PATHOLOGIE

ET

THÉRAPEUTIQUE

CHIRURGICALES GÉNÉRALES

PAR

TH. BILLROTH
Professeur de Pathologie chirurgicale
à l'Université de Vienne.

Alex. von WINIWARTER
Professeur de Pathologie chirurgicale
à l'Université de Liège.

DEUXIÈME ÉDITION FRANÇAISE
COMPLÈTEMENT REMANIÉE ET TRÈS AUGMENTÉE
TRADUITE D'APRÈS LA DOUZIÈME ÉDITION ALLEMANDE

PAR

Le Dr Oscar Delbastaille
Assistant à l'Université de Liège.

Avec 176 figures dans le texte.

PARIS

ANCIENNE LIBRAIRIE GERMER BAILLIÈRE ET Cie

FÉLIX ALCAN, ÉDITEUR

108, BOULEVARD SAINT-GERMAIN, 108

1887

PATHOLOGIE

ET

THÉRAPEUTIQUE

CHIRURGICALES GÉNÉRALES

PATHOLOGIE

ET

THÉRAPEUTIQUE

CHIRURGICALES GÉNÉRALES

PAR

TH. BILLROTH
Professeur de Pathologie chirurgicale
à l'Université de Vienne.

Alex. von WINIWARTER
Professeur de Pathologie chirurgicale
à l'Université de Liège.

DEUXIÈME ÉDITION FRANÇAISE
COMPLÈTEMENT REMANIÉE ET TRÈS AUGMENTÉE
TRADUITE D'APRÈS LA DOUZIÈME ÉDITION ALLEMANDE

PAR

Le Dr Oscar Delbastaille
Assistant à l'Université de Liège.

Avec 176 figures dans le texte.

PARIS

ANCIENNE LIBRAIRIE GERMER BAILLIÈRE ET Cie

FÉLIX ALCAN, ÉDITEUR
108, BOULEVARD SAINT-GERMAIN, 108

—

1887

PATHOLOGIE

ET

THÉRAPEUTIQUE

CHIRURGICALES GÉNÉRALES

PAR

TH. BILLROTH
Professeur de Pathologie chirurgicale
à l'Université de Vienne.

ALEX. VON WINIWARTER
Professeur de Pathologie chirurgicale
à l'Université de Liège.

DEUXIÈME ÉDITION FRANÇAISE
COMPLÈTEMENT REMANIÉE ET TRÈS AUGMENTÉE
TRADUITE D'APRÈS LA DOUZIÈME ÉDITION ALLEMANDE

PAR

Le Dr Oscar Delbastaille
Assistant à l'Université de Liège.

Avec 176 figures dans le texte.

PARIS

ANCIENNE LIBRAIRIE GERMER BAILLIÈRE ET Cie

FÉLIX ALCAN, ÉDITEUR

108, BOULEVARD SAINT-GERMAIN, 108

1887

PRÉFACE

DE LA NEUVIÈME ÉDITION ALLEMANDE

Prié depuis quelque temps de publier une nouvelle édition de mon livre, j'ai acquis, après mûre réflexion, la certitude que je n'étais plus en état de refaire un travail aussi important, avec le même soin qu'autrefois.

Les nécessités de la pratique et de la vie sociale, les exigences de l'enseignement ont, dans le cours de ces dix dernières années, absorbé à ce point mon activité qu'il ne m'a plus été possible de suivre les progrès de toutes les sciences médicales, chose nécessaire quand on se propose de réunir les résultats des travaux récents en un résumé critique et général à la portée des nouvelles générations.

Il m'eût cependant été très pénible de devoir renoncer à la publication d'une nouvelle édition de ces leçons. A ma grande satisfaction, M. le Professeur Dr Alexandre von Winiwarter s'est chargé de cette tâche, et il l'a accomplie si bien et si soigneusement, que l'ouvrage, à présent encore, pourra guider les étudiants et les médecins dans le domaine si vaste de la pathologie et de la thérapeutique chirurgicales générales.

Cette tâche était d'autant plus difficile que ce livre, qui m'appartient complètement et dont j'ai publié la première édition il y a déjà vingt ans, est marqué à chaque page par des opinions absolument personnelles.

M. le Professeur von Winiwarter a voulu fidèlement lui conserver son cachet d'originalité, mais je le prie expressément de mettre de plus en plus les éditions ultérieures de ce livre en rapport avec ses opinions et avec celles de la jeune génération chirurgicale. De cette façon, mon traité sera toujours au courant de la science. En écrivant ces lignes, je prends congé des lecteurs qui m'ont si souvent honoré de leurs sympathies.

Je puis dire avec orgueil que j'ai été largement récompensé des efforts que je n'ai cessé de faire pour inspirer à la jeunesse studieuse le culte de l'art et de la science chirurgicale.

Merci mille fois à ceux qui m'ont secondé dans cette tâche.

Th. BILLROTH.

Vienne, 1er janvier 1880.

PRÉFACE

DE LA DOUZIÈME ÉDITION ALLEMANDE

Quand, en 1880, j'ai confié à mon élève et ami, le Dr Alexandre von Winiwarter, le soin de publier une édition nouvelle de mon livre, j'ai émis le vœu qu'à l'avenir mon traité fût mis en rapport avec ses opinions personnelles et avec celles de la nouvelle école : ce n'était, en effet, qu'à ce prix que l'utilité et que l'actualité de ces leçons pouvaient être conservées.

Si ce résultat a été obtenu, et si de nouvelles éditions ont dû être publiées, c'est surtout à l'autorité et au succès du Professeur von Winiwarter, désormais mon collaborateur, qu'en revient l'honneur. C'est pourquoi j'ai désiré que son nom figurât en tête de l'ouvrage, à côté du mien. Puisse notre travail commun éclairer la jeunesse studieuse sur les méthodes et les progrès des sciences médicales et contribuer à l'aider dans la pratique de notre art.

Th. BILLROTH.

Vienne, 12 mai 1885.

AVANT-PROPOS

DU TRADUCTEUR

Il y a déjà plus de vingt ans que Billroth a publié la première édition de son traité de pathologie et de thérapeutique chirurgicales générales. Depuis, la science a réalisé d'immenses progrès : l'anatomie et la physiologie pathologiques, et une science toute neuve, la bactériologie, ont bouleversé les théories les plus accréditées de la médecine générale et ont modifié les applications thérapeutiques qui en découlent.

Néanmoins, l'œuvre du célèbre professeur de Vienne a survécu à cette révolution scientifique. Grâce à la collaboration éclairée du Dr Professeur Alexandre von Winiwarter, à qui Billroth a confié le soin des éditions ultérieures de son livre, celui-ci constitue actuellement, plus encore qu'autrefois, une des productions majeures de la littérature allemande. Nous y retrouvons l'érudition profonde, la clarté d'exposition et l'expérience personnelle qui ont tant contribué à la popularité de l'ouvrage.

De plus, les travaux marquants des littératures de tous pays y sont l'objet d'une étude attentive et d'une critique fine et judicieuse. On peut le dire : ces cinquante leçons constituent de véritables cliniques, embrassant un grand nombre de faits et témoignant des connaissances profondes et variées ainsi que de l'expérience considérable des auteurs.

L'étudiant, comme le médecin praticien, y trouveront les renseignements les plus utiles et les conseils les plus sages : ce livre sera pour eux un guide précieux parmi tant de monographies disséminées.

La rapidité avec laquelle les dernières éditions allemandes ont été épuisées, et le succès obtenu par les traductions en toutes langues qui en ont été faites, nous ont engagé à rendre l'ouvrage accessible aux lecteurs français. Nous avons l'espoir que ces derniers, par l'accueil qu'ils lui feront, confirmeront ce succès mérité.

Dr Oscar DELBASTAILLE.

Liège, septembre 1886.

PATHOLOGIE
ET THÉRAPEUTIQUE
CHIRURGICALES GÉNÉRALES

INTRODUCTION

La chirurgie considérée dans ses rapports avec la médecine interne. — Nécessité pour le praticien de connaître ces deux sciences. — Aperçu historique. — Enseignement de la chirurgie dans les universités allemandes.

MESSIEURS,

L'étude de la chirurgie, qui fait l'objet de ces leçons, est regardée aujourd'hui avec raison, dans la plupart des pays, comme indispensable au médecin praticien, et nous considérons qu'on a accompli un progrès important en faisant disparaître la séparation qui existait autrefois entre la médecine et la chirurgie. En effet, la distinction entre ces deux branches n'est qu'apparente, artificielle; tout au plus peut-elle avoir sa raison d'être dans l'histoire et dans l'accumulation sans cesse croissante des matériaux de la médecine générale. Dans le cours de ce traité, vous aurez assez souvent l'occasion d'apprécier la nécessité où l'on se trouve, en chirurgie, d'avoir recours à la connaissance des phénomènes internes et généraux de l'organisme, et à l'analogie qu'il y a entre les affections internes et les affections externes. Vous verrez que la seule différence qui sépare celles-ci, c'est qu'en chirurgie les altérations locales des tissus tombent immédiatement sous nos sens, tandis qu'en médecine la nature des désordres des organes internes ne nous est révélée que par la connaissance des troubles fonctionnels. Le chirurgien doit savoir quelle est l'influence des lésions locales sur l'organisme entier, au même titre que celui qui s'occupe spécialement de pathologie interne.

En résumé, le chirurgien ne peut juger sûrement et exactement de l'état de ses malades s'il n'est pas en même temps médecin. De la même façon, le médecin qui ne veut soigner que les maladies internes doit avoir des connaissances en chirurgie, s'il ne veut s'exposer à commettre d'inexcusables erreurs.

Outre que le médecin de campagne n'est pas toujours entouré de confrères auxquels il puisse renvoyer les cas chirurgicaux, la vie du patient dépend souvent du diagnostic précis et rapide d'une maladie chirurgicale. Que le sang jaillisse d'une plaie, qu'un corps étranger, introduit dans les voies respiratoires, menace de suffoquer le malade, l'intervention chirurgicale la plus prompte pourra seule écarter le danger. Dans d'autres cas encore, le médecin ignorant des choses de la chirurgie peut méconnaître l'importance d'une maladie et faire ainsi beaucoup de mal; il peut laisser s'aggraver jusqu'à l'incurabilité une maladie qu'une prompte intervention chirurgicale aurait améliorée, et causer ainsi, par l'insuffisance de son savoir, un préjudice considérable. Il est donc impardonnable de la part d'un médecin de ne vouloir faire que de la médecine interne, et vous seriez plus coupables encore si, dès à présent, votre pensée était de négliger l'étude de la chirurgie en vous disant : Je ne veux pas faire d'opérations, parce que la pratique journalière n'en donne que rarement l'occasion et parce que je n'ai pour cela aucune aptitude spéciale. Comme si la chirurgie ne consistait que dans l'art d'opérer! comme s'il ne suffisait, pour être bon chirurgien, que d'une certaine habileté manuelle!

J'espère vous inspirer des pensées plus élevées et plus généreuses que celles que je viens de vous énoncer et qui sont malheureusement encore aujourd'hui trop souvent exprimées. La chirurgie s'occupant surtout de lésions bien apparentes, il semble que le diagnostic anatomique doive presque toujours être facile. N'allez pas cependant vous exagérer la valeur de cette conclusion, car non seulement il y a des lésions chirurgicales profondément cachées, mais encore on exige bien plus, en chirurgie, du diagnostic, du pronostic et du traitement, qu'en médecine interne. Je reconnais que, sous bien des rapports, celle-ci est plus attrayante que celle-là, à cause de la façon brillante dont elle triomphe des difficultés de la localisation et du diagnostic des processus morbides. Souvent ici, il faut faire preuve d'une grande perspicacité pour tirer une conséquence de l'ensemble des symptômes et des résultats de l'investigation.

Les médecins peuvent citer, avec orgueil, les diagnostics anatomiques des affections cardiaques et pulmonaires, dont on détermine à présent les caractères, par un examen minutieux, avec autant d'exactitude que si l'on avait les organes sous les yeux. Quel succès pour le médecin de pouvoir décrire nettement l'état pathologique d'organes complètement cachés, tels que les reins, le foie, la rate, l'intestin, le cerveau et la moelle épinière, rien qu'en examinant le malade et en coordonnant les symptômes qu'il présente! Et quel triomphe, que le diagnostic des maladies d'organes dont les fonctions physiologiques, par exemple celles des capsules surrénales, ne nous sont point encore connues!

Cela nous console de l'aveu que nous oblige à faire l'insuffisance de nos ressources en médecine bien plus encore qu'en chirurgie, quoique la thérapeutique des maladies internes se soit précisément inspirée des progrès du diagnostic anatomique, pour réaliser plus sûrement son but.

L'attrait d'un raisonnement plus raffiné, dans la médecine interne, est cependant largement compensé, en chirurgie, par une sûreté et une précision plus grandes du diagnostic et du traitement. D'où il résulte que non seulement ces deux branches de la science médicale ont une valeur parfaitement égale, mais encore qu'elles sont toutes deux l'objet de travaux également importants. Aussi ne doit-on pas perdre de vue que le diagnostic anatomique (autrement dit l'appréciation des modifications pathologiques de l'organe malade) n'est encore qu'un moyen d'atteindre le but, à savoir la guérison du mal.

Établir les causes du processus pathologique, en prévoir la marche, le conduire vers une terminaison heureuse ou l'enrayer complètement, tels sont les termes du problème que doit résoudre le médecin, et dont la solution est également difficile en médecine interne et en médecine externe : les connaissances scientifiques et un empirisme bien épuré sont les moyens dont nous disposons pour atteindre le but.

Une chose en plus est exigée du chirurgien : c'est l'art d'opérer. Cet art a, comme tout autre, son côté technique, et celui-ci est basé sur une connaissance exacte de l'anatomie, sur la pratique et le talent personnels.

L'habileté opératoire peut aussi s'acquérir à un haut degré par une pratique persévérante, lors même qu'antérieurement on n'avait qu'une vocation médicale. Démosthènes, par un exercice soutenu, n'a-t-il pas triomphé des difficultés de l'art de la parole? C'est surtout à la technique, d'ailleurs indispensable, qu'il faut rapporter cette distinction, si longtemps maintenue, entre la chirurgie et la médecine.

L'histoire nous enseigne comment cette division a pris naissance, et comment elle s'est perpétuée jusque dans le courant du siècle actuel, où son manque de fondement a été enfin reconnu. Le mot « chirurgie », de χειρ et ἔργον, littéralement « action manuelle », prouve bien que dans le principe on n'avait en vue que la technique opératoire.

Quoique ces leçons n'aient pas pour but de vous faire un résumé complet de l'histoire de la chirurgie, il me paraît utile et intéressant, à la fois, d'esquisser à grands traits le développement de cette science et de montrer la raison d'être de certaines dispositions légales, encore en vigueur dans quelques pays, pour le personnel médical.

Un historique plus complet ne vous sera utile que lorsque vous serez capables d'apprécier la valeur et la nullité des différents systèmes, méthodes, ou opérations. Vous trouverez alors, surtout en médecine opératoire, la raison de beaucoup de faits surprenants, d'expériences restées stériles et de nombreux temps d'arrêt, dans le développement de la science qui nous occupe.

Bien des faits indispensables pour l'intelligence de ce sujet seront développés à l'occasion des diverses affections que nous aurons à étudier; pour le moment, je me bornerai à mentionner quelques événements importants relatifs au développement de la chirurgie, et à la position faite aux chirurgiens.

Parmi les peuples de l'antiquité, l'art de guérir était essentiellement lié au culte religieux. Chez les Indiens, les Arabes, les Égyptiens, aussi bien que

chez les Grecs, cet art était considéré comme révélé aux prêtres par la divinité, et cette révélation se transmettait, à travers les âges, par la tradition.
Les philologues diffèrent d'opinion sur l'âge des documents sanscrits, dont
la découverte ne date pas d'une époque bien éloignée de la nôtre; ainsi les
uns les font remonter à l'an 1000, les autres à 1400 ans avant Jésus-Christ,
d'autres enfin les attribuent au 1er siècle de l'ère chrétienne.

Ayur-Véda (le livre de la science de la vie) est l'œuvre sanscrite la plus
remarquable au point de vue de la médecine; son auteur est Susrutas;
ce traité date, très vraisemblablement, de l'époque de l'empereur romain
Auguste. La science, suivant cet auteur, ne doit former qu'un seul tout;
c'est en effet ce qui ressort de ces paroles : « Seule la réunion de la médecine
et de la chirurgie peut former un médecin parfait. Celui qui serait ignorant
de l'une de ces branches ressemblerait à un oiseau qui n'aurait qu'une aile. »
Sans aucun doute, la chirurgie était à cette époque la partie de beaucoup
la plus avancée de l'art de guérir; ainsi il est question, dans cet ouvrage,
d'un grand nombre d'opérations et d'instruments, mais l'auteur ajoute avec
raison que la main est de tous l'instrument le plus parfait ; le traitement
des plaies y est traité d'une façon simple et rationnelle, et déjà la plupart
des affections chirurgicales sont connues.

Parmi les Grecs, c'était Asklépias (Esculape), fils d'Apollon et disciple de
Chiron, qui concentrait en lui tout l'ensemble de la science médicale. Beaucoup de temples lui furent érigés, et ses prêtres se transmettaient par tradition l'art de guérir; déjà alors diverses écoles des Asclépiades surgirent à
côté, et malgré le serment imposé à tout prêtre néophyte, serment qui consistait à n'enseigner l'art de guérir qu'aux descendants d'Esculape, et qui a
été conservé jusqu'à nos jours (son authenticité est, depuis peu, sérieusement révoquée en doute), il y eut cependant alors, comme cela ressort de
diverses circonstances, d'autres médecins à côté des prêtres. Bien plus, un
passage du serment prouve qu'à cette époque il y avait, comme aujourd'hui, des spécialistes ne s'occupant que du traitement de certaines affections, car il y est dit : « Jamais je ne ferai la taille, mais j'en laisserai le soin
aux hommes du métier. » Nous n'avons de notions exactes sur les diverses
espèces de médecins qu'à partir de l'époque d'Hippocrate, un des derniers Asclépiades. Né en 460 avant Jésus-Christ dans l'île de Cos, il
vécut tantôt à Athènes, tantôt dans les villes de la Thessalie, et mourut à
Larisse en 377 avant Jésus-Christ. A cette époque où, en Grèce, les Pythagore, les Platon, les Aristote illustraient les sciences, la médecine devait
nécessairement être l'objet d'un culte particulier, et, en effet, les œuvres
d'Hippocrate, dont un grand nombre nous sont conservées, doivent exciter
le plus grand étonnement. La clarté de l'exposition, l'habile coordination de
toutes les connaissances scientifiques, l'enthousiasme pour l'art de guérir,
l'esprit d'observation critique, que nous rencontrons dans ces œuvres, excitent encore notre admiration pour l'antiquité grecque. Il ressort clairement de ces œuvres que déjà alors il existait une science et un art médicaux, et non plus seulement des dogmes médicaux surannés, qu'il fallait
servilement respecter. Dans l'école hippocratique, l'art de guérir était un :
la médecine et la chirurgie étaient réunies; cependant le personnel médical

était déjà divisé en plusieurs classes. Il y avait, à côté des Asclépiades, encore d'autres médecins instruits et des aides qui n'avaient reçu qu'une éducation routinière, des gymnastes, des charlatans et des faiseurs de miracles. Les médecins avaient des élèves qu'ils initiaient à leur art; de plus, il ressort de quelques remarques faites par Xénophon qu'il y avait déjà des médecins militaires, surtout à l'époque des guerres des Perses. Ils avaient leur place, ainsi que les devins et les joueurs de flûte, à côté de la tente royale. On conçoit facilement qu'à une époque où l'on faisait tant de cas de la beauté physique, comme chez les Grecs, on accordât une grande importance aux maux extérieurs; aussi l'étude des fractures et des luxations était-elle très développée chez les médecins de l'époque hippocratique. On fait aussi mention, déjà à cette époque, d'une foule d'opérations difficiles et d'un grand nombre d'instruments et d'appareils. Pour ce qui concerne les amputations, il semble que l'on ait été bien en retard; il faut croire que la plupart des Hellènes aimaient mieux mourir que subir une mutilation; c'était seulement quand un membre était gangrené que l'on se décidait à l'amputation.

La doctrine d'Hippocrate ne pouvait à ce moment se répandre davantage, car pour cela il eût fallu des connaissances plus étendues en anatomie et en physiologie; il est vrai que sous ce rapport une faible impulsion fut donnée par l'école d'Alexandrie, qui, florissante pendant plusieurs siècles sous les Ptolémées, transmit, après les victoires d'Alexandre le Grand, l'esprit de la Grèce dans une partie de l'Orient. Cependant les médecins alexandrins se perdirent bientôt dans des systèmes philosophiques variés et ne contribuèrent au progrès de l'art de guérir que par quelques découvertes anatomiques. Dans cette école, la médecine subit pour la première fois une division en trois branches : hygiène, médecine interne et chirurgie. En même temps que la civilisation grecque, la médecine des Grecs s'étendit jusqu'à Rome; les premiers médecins romains furent des esclaves grecs; on permettait aux affranchis de cette nation d'établir des bains et d'y exercer leur métier. Alors pour la première fois les barbiers et baigneurs se considérèrent comme rivaux et collègues des médecins, et pendant longtemps à Rome cette corporation porta préjudice à la dignité de l'art. Ce n'est qu'à la longue que les gens instruits et les philosophes se mirent à lire les écrits d'Hippocrate et des Alexandrins, et pratiquèrent eux-mêmes l'art de guérir sans y apporter toutefois aucune idée nouvelle. La plus grande impuissance de découvertes originales se rencontre ensuite dans les remaniements encyclopédiques des ouvrages scientifiques les plus variés. L'œuvre la plus célèbre sous ce rapport est le traité de Celse (Aulus Cornelius Celsus, 30-25 avant Jésus-Christ jusqu'à 40-50 après Jésus-Christ, au temps des empereurs Tibère et Claude) : « De artibus ». Il en reste huit livres : « De medicina, » qui sont parvenus jusqu'à nous et qui donnent une idée de l'état de la médecine et de la chirurgie à cette époque. Quelle que soit la valeur de ces débris de la science romaine, ils n'en représentent pas moins, comme cela a été dit plus haut, un simple compendium, comme on en fait encore de nos jours. On a même nié que Celse fût médecin ou en exerçât la profession; mais c'est là une opinion inadmissible, car il faut bien attribuer à Celse un mérite personnel, si l'on considère sa méthode d'exposition. Le septième et le huitième livre, qui contiennent la chirurgie, ne pourraient avoir été écrits d'une façon aussi claire par une personne ignorante de la pratique. On y reconnaît que la chirurgie, et surtout la technique opératoire, avaient fait de grands progrès depuis les temps d'Hippocrate et des Alexandrins. Celse parle déjà des opérations autoplastiques et des hernies, et il décrit une méthode d'amputation encore en usage aujourd'hui. Un passage qui est devenu très célèbre est celui du septième livre, où il est question des qualités du chirurgien accompli. Comme ce passage témoigne de l'esprit qui anime ce livre, je vais vous le citer.

« Esse autem chirurgus debet adolescens, aut certe adolescentiae propior, manu strenua, stabili, nec unquam intremiscente, eaque non minus dextra ac sinistra promptus, acie oculorum acri claraque, animo intrepidus, immisericors, sic, ut sanari velit eum, quem accipit, non ut clamore ejus matus vel magis, quam res desiderat, properet, vel minùs, quam necesse est; secet : perinde faciat omnia, ac si nullus ex vagitibus alterius adfectus oriretur. »

Les instruments de chirurgie retrouvés dans les ruines de Pompéi montrent qu'à cette époque déjà la technique opératoire était très avancée : les pinces, les tenailles, les couteaux, les ciseaux, les spéculums, les cathéters conservés au musée de Naples sont faits de bronze et travaillés avec beaucoup d'élégance et de correction. Cela m'a causé une étrange impression que la vue de cet antique arsenal chirurgical d'un collègue romain, dont les instruments différaient si peu de ceux employés de nos jours. « Ars longa, vita brevis! »

Le plus illustre des médecins romains fut Galien, Claudius Galenus (131-201 après J.-C.); quatre-vingt-trois traités écrits par lui sont arrivés jusqu'à nous. Galien revint aux principes d'Hippocrate et considéra l'observation comme la base de la médecine. L'anatomie surtout lui est redevable de progrès importants; il se servait pour ses dissections de cadavres de singes, rarement de cadavres humains. L'anatomie de Galien, et en général tout son système philosophique, dans lequel il avait compris la médecine, et qu'il mettait même au-dessus de l'observation, ont été pendant plus de mille ans considérés comme seuls conformes à la vérité. Le mérite de Galien au point de vue de l'histoire de la médecine est très grand, tandis qu'il ne fit faire que des progrès insensibles à la chirurgie, que du reste il exerçait peu; car de son temps il y avait déjà des chirurgiens spécialistes, gymnastes, baigneurs et barbiers qui, par tradition, se transmettaient la pratique de la chirurgie, tandis que la médecine interne restait aux mains de médecins instruits en philosophie, qui l'exercèrent pendant longtemps. Ceux-ci connaissaient et commentaient aussi les écrits chirurgicaux d'Hippocrate, des Alexandrins et de Celse, mais ils ne pratiquaient guère la chirurgie. Nous pourrions maintenant, comme il ne s'agit ici que d'une esquisse rapide, franchir bien des siècles, même plus d'un millier d'années, pendant lesquelles la chirurgie ne fit pour ainsi dire aucun progrès, et rétrograda même sous certains rapports. La période byzantine fut en général peu favorable au développement des sciences, c'est à peine si l'école d'Alexandrie put

reprendre un fugitif éclat. Même les médecins les plus célèbres de la décadence romaine, tels qu'Antille (IIIe siècle), Oribase (326-403 après J.-C.),
Alexandre de Tralles (525-605 après J.-C.), Paul d'Égine (660), firent faire
relativement peu de progrès à la chirurgie. La position et l'instruction médicales avaient reçu plus d'une amélioration : il y avait du temps de Néron un
Gymnase, du temps d'Adrien un Athénée, des institutions scientifiques, dans
lesquelles on enseignait aussi la médecine, et même du temps de Trajan une
école de médecine. La médecine militaire a été sous les Romains l'objet
d'une sollicitude spéciale; il y avait des médecins de la cour, « Archiatri
palatini », portant le titre de « Perfectissimus », d' « Eques » ou de « Comes
archiatrorum », comme aujourd'hui il y a, chez nous, des « Hofräthe », des
« Geheimeräthe », des « Leibärzte », des « Ordensritter », etc. Si plus tard,
dans l'empire byzantin, la décadence des sciences n'entraîna pas complètement à sa suite celle de l'art de guérir, nous le devons aux Arabes.

L'immense élan que prit cette nation sous le règne de Mahomet, à partir
de l'an 608, contribua beaucoup à la conservation de la science. C'est grâce
à l'école d'Alexandrie et à ses succursales en Orient, à l'école des Nestoriens,
que l'art hippocratique s'est transmis chez les Arabes; ceux-ci le cultivèrent
et l'importèrent, quelque peu modifié en Europe, par l'Espagne, jusqu'à ce
que Charles Martel mit fin à leur domination. Les Arabes les plus célèbres
dont les ouvrages de chirurgie nous ont été conservés sont : Rhazès (850-
932), Avicenne (980-1037), Abulcasem († 1106) et Avenzoar († 1162); les
œuvres de ces deux derniers sont les plus remarquables au point de vue de
la chirurgie. La médecine opératoire chez les Arabes se développa très peu,
à cause de leur horreur du sang, dont on trouve en grande partie la raison
d'être dans les lois du Koran; c'est pour cela aussi qu'ils faisaient du fer
rouge un usage fréquent. La distinction des affections chirurgicales et la
sûreté du diagnostic firent chez eux de rapides progrès. Déjà nous voyons
le culte des instituts scientifiques fort en honneur chez les Arabes; leur école
la plus célèbre était celle de Cordoue; il y avait aussi, en beaucoup d'autres
lieux, des hôpitaux. L'éducation médicale n'était plus chez eux une affaire
purement privée, et la plupart de ceux qui voulaient étudier cet art étaient
forcés de chercher leur instruction aux écoles. Ce fait exerça une influence
sur les peuples de l'Occident; en même temps que l'Espagne, l'Italie surtout
acquit le culte des sciences; dans le sud de ce dernier pays naquit une école
de médecine très célèbre, celle de Salerne, sur le golfe Tyrrhénien; elle
avait été fondée probablement par Charlemagne en 802, et, au XIIe siècle, elle
atteignit sa plus haute splendeur. De récentes recherches ont établi que ce
n'était pas une école tenue par des moines, mais que tous les maîtres étaient
laïques, il y avait même des maîtresses qui s'élevèrent au rang d'auteur; la
plus connue de ces femmes est Trotula. Peu ou point de travaux originaux
y furent publiés, mais on y commentait les ouvrages des anciens. Ce qui
ajoute encore à l'intérêt que présente cette école, c'est que nous y voyons,
pour la première fois, un corps enseignant ayant le droit d'accorder le titre
de « Doctor » et de « Magister ». Bientôt les empereurs et les rois s'intéres-
sèrent de plus en plus aux sciences, surtout en fondant des universités. Ainsi
furent fondées les universités de Naples, en 1224, de Paris, en 1205, de Sala-

manque, en 1243, de Pavie et de Padoue, en 1250, et de Prague, en 1348, qui toutes avaient le droit de délivrer des grades académiques. La philosophie était la science que l'on cultivait de préférence, et même la médecine ne parvint pas, pendant longtemps, à dépouiller complètement ses allures philosophiques; on s'attachait tantôt au système de Galien, tantôt au système arabe, tantôt à des nouveaux systèmes médico-philosophiques, et l'on y rattachait toutes les observations. C'était là le principal obstacle à l'essor des sciences naturelles, l'entrave intellectuelle que ne pouvaient même pas faire disparaître les hommes les plus éminents.

Le traité d'anatomie de Mondino de Luzzi (1314) se rapproche beaucoup de celui de Galien, bien que son auteur ait mis à profit la dissection de quelques cadavres humains. Pour ce qui concerne la chirurgie, aucun progrès n'a été accompli. Lanfranchi († 1300), Guy de Chauliac (commencement du xive siècle), Branca (milieu du xve siècle) constituent les quelques personnalités de cette époque dignes d'être citées.

Avant de passer à l'époque heureuse de la renaissance des sciences naturelles et de la médecine au xvie siècle, nous devons encore dire, en quelques mots, comment l'exercice de la médecine était divisé, car c'est là une question historique du plus haut intérêt. Il y avait des médecins philosophes, soit clercs, soit laïques. Ils enseignaient la médecine aux universités et à d'autres hautes écoles; c'est-à-dire qu'ils commentaient les écrits de l'antiquité soit sur l'anatomie, soit sur la chirurgie, soit sur la médecine interne; ils s'adonnaient aussi à la pratique, mais ils exerçaient peu celle de la chirurgie. D'autres lieux consacrés au culte des sciences étaient les couvents; les Bénédictins particulièrement s'occupaient beaucoup de médecine, et pratiquaient aussi la chirurgie, bien que cela fût mal vu des supérieurs, et qu'une dispense spéciale fût parfois nécessaire pour entreprendre une opération. Les médecins praticiens proprement dits étaient soit des individus établis à poste fixe, soit des individus ambulants. En général, les premiers avaient reçu une éducation scolastique et n'obtenaient l'autorisation de pratiquer que sous certaines garanties.

L'empereur Frédéric promulgua, en 1224, un édit en vertu duquel ces médecins devaient avoir étudié pendant trois années la logique, c'est-à-dire la philosophie et la philologie, puis pendant cinq ans la médecine et la chirurgie; enfin ils devaient encore avoir exercé, pendant un certain temps, sous la direction d'un médecin plus âgé, pour pouvoir se livrer librement à la pratique ou, suivant l'expression qu'un examinateur employait récemment à l'égard des médecins diplômés, pour « relancer le public ».

Outre ces médecins sédentaires, dont un grand nombre étaient docteurs ou maîtres, il y avait encore un grand nombre de médecins ambulants, d'élèves errants, qui s'en allaient aux foires, sur un char, accompagnés d'un bouffon, et qui vendaient leurs recettes. Cette classe de charlatans, qui jouaient un grand rôle dans la poésie dramatique du moyen âge et qui aujourd'hui encore sont la joie du public au théâtre, se conduisaient très mal au moyen âge; ils étaient de mauvaise foi, comme les musiciens, les jongleurs et les bourreaux. Ces charlatans ambulants se rencontrent encore aujourd'hui, non plus sur les champs de foire, mais dans les salons, affublés des titres de faiseurs de cures miraculeuses, guérisseurs de cancers, marchands d'herbes médicinales, somnambules, etc.

Si maintenant vous me demandez quels rapports existaient entre ces individus et les personnes qui se consacraient à la chirurgie, je vous répondrai que cette branche de l'art de guérir était à l'occasion exercée par tous ces charlatans; il y avait cependant des chirurgiens spéciaux, qui se réunissaient en corporations et constituaient une classe honnête de la bourgeoisie. Ils acquéraient leurs connaissances pratiques d'abord auprès du maître, chez lequel ils faisaient un stage; plus tard, ils s'instruisaient dans les livres et dans les établissements scientifiques. Ces personnes, sédentaires pour la plupart, mais parmi lesquelles cependant on en rencontrait voyageant comme chirurgiens herniaires, comme opérateurs de la taille, ou comme oculistes, concentraient principalement dans leurs mains la pratique des opérations chirurgicales; nous retrouverons plus tard des hommes de grand mérite parmi ces vieux maîtres de notre art. Mais, à côté d'eux, les baigneurs, et plus tard, comme autrefois chez les Romains, les barbiers exerçaient également la chirurgie; la petite chirurgie leur était légalement permise, c'est-à-dire qu'ils avaient le droit de ventouser, de saigner, de soigner les fractures et les luxations. On conçoit facilement que tous ces privilèges, qu'il n'était pas toujours facile de limiter, devaient faire naître des conflits parmi les différentes classes de médecins, surtout dans les grandes villes, où toute espèce de médecins se trouvaient réunis. C'était surtout le cas à Paris. La corporation des chirurgiens de cette ville, « le collège de Saint-Côme », revendiquait les mêmes prérogatives que celles de la Faculté de médecine; avant tout, elle réclamait le baccalauréat et la licence. De leur côté, les barbiers et les baigneurs voulaient faire toute la chirurgie, comme les membres du collège de Saint-Côme. Pour humilier ceux-ci, les membres de la Faculté appuyèrent les barbiers, et, malgré des compromis réciproques, qui de temps à autre venaient apaiser la querelle, celle-ci subsistait, et l'on peut même dire qu'elle subsiste encore aujourd'hui partout où il y a des chirurgiens spécialistes (chirurgiens de première classe et barbiers) et des médecins spécialistes.

C'est depuis dix ans seulement que, dans tous les États allemands, cette division a pris fin, et que la loi ne permet plus d'accorder exclusivement un diplôme de médecin ou de chirurgien, mais uniquement celui de docteur en médecine, chirurgie et accouchements.

Pour en finir avec ce qui concerne les attributs de la carrière médicale, nous ferons remarquer qu'en Angleterre seulement une ligne de démarcation assez sévère continue d'être tracée entre les chirurgiens (surgeons) et médecins (physicians) surtout dans les villes; tandis qu'à la campagne, en général, les practitioners font à la fois de la chirurgie et de la médecine et même de la pharmacie. En Allemagne, en Suisse et en France, ce sont les circonstances qui décident un homme de l'art à embrasser la médecine ou la chirurgie. Le personnel médical n'est composé légalement que de médecins et d'aides subalternes ou de barbiers chirurgiens, ayant passé un examen qui les autorise à ventouser, à saigner, etc. Cette organisation a enfin été introduite dans les armées, où les « chirurgiens de compagnies », ayant rang de sergents-majors, jouaient autrefois un triste rôle à côté des médecins de bataillon et de régiment.

Depuis peu, la profession médicale est entièrement libre en Allemagne, c'est-à-dire que chacun peut donner une consultation médicale et en réclamer le payement; toutefois, le staat examen est indispensable pour avoir le droit de s'intituler « médecin pratiquant »; le public est laissé libre dans son choix.

Reprenons à présent le fil de l'histoire du développement de la chirurgie. Ce qui doit avant tout nous frapper, c'est la grande révolution qui s'est opérée à l'époque de la Renaissance, au xvie siècle, dans la presque totalité des sciences et des arts. La Réforme, l'invention de l'imprimerie et le réveil de l'esprit critique provoquèrent ce grand mouvement. L'observation de la nature reprit ses droits et se dégagea, lentement et insensiblement, des liens de la scolastique. La recherche de la vérité, qui est la base de toute science, occupa de nouveau les esprits; le génie hippocratique sembla se réveiller! Ce fut, avant tout, la régénération, on pourrait dire la seconde découverte de l'anatomie et l'extension incessante de cette science qui aplanirent le terrain. Vesale (1513-1564), Fallope (1532-1554), Eustachio († 1579) furent les fondateurs de l'anatomie moderne; leurs noms et celui de plusieurs autres vous sont connus par les appellations de certains de nos organes. La voix du scepticisme et de la critique retentit désormais contre le système de Galien et des Arabes; ce fut Bombaste Théophraste Paracelse (1493-1554) qui surtout osa tenir un langage pareil, et proclamer l'expérience la source principale du savoir en médecine. Lorsqu'enfin William Harvey (1578-1658) eut découvert la circulation du sang, et Aselli (1581-1626) les vaisseaux lymphatiques, l'ancienne anatomie et l'ancienne physiologie durent céder la place à la science moderne, qui, dès lors, ne cessa pas de grandir.

Cependant un temps bien long devait encore s'écouler avant que la médecine pratique fût, comme l'anatomie et la physiologie, affranchie des entraves de la philosophie. Les systèmes succédèrent aux systèmes, et les théories médicales subirent des modifications constantes, suivant la philosophie régnante.

On peut le dire, ce n'est que grâce au développement considérable qu'a pris, dans notre siècle, l'anatomie pathologique, que la médecine pratique a gagné cette base solide anatomo-physiologique sur laquelle elle repose généralement aujourd'hui et qui constitue une défense puissante contre tous les systèmes médico-philosophiques. Mais aussi, en suivant cette direction anatomique, on s'expose au danger de l'exagération et de l'exclusivisme. Nous en parlerons plus tard.

Pour le moment, nous voulons consacrer notre attention au développement scientifique de la chirurgie, depuis le xvie siècle jusqu'à nos jours.

Un trait intéressant de cette époque, c'est que les progrès accomplis par la chirurgie pratique sont dus aux chirurgiens réunis en corps de métier, bien plutôt qu'aux doctes professeurs des universités.

Les chirurgiens allemands devaient pour la plupart s'instruire à l'étranger; cependant quelques-uns eurent un mérite réellement original : Henri

von Pfolsprundt, membre d'un ordre allemand (né au commencement du
xvᵉ siècle), Jérôme Brunschwig, né à Strasbourg en 1430, Jean de Gersdorf
(vers 1520), Félix Würtz († 1576), chirurgien à Bâle, sont dignes d'être cités
les premiers. Nous possédons des écrits de chacun d'eux. Félix Würtz est,
pour moi, la personnalité la plus originale; c'était un esprit éminemment
critique. Vinrent ensuite, plus méritants déjà, Fabrice van Hilden (1560-
1634), médecin à Bâle, et Godefroid Purman (1674-1679), chirurgien à Hal-
berstadt et à Breslau. Ces hommes, dont les travaux sont l'expression d'un
grand enthousiasme pour les sciences, appréciaient déjà le prix et la nécessité des connaissances anatomiques exactes, et ils contribuèrent à leur développement aussi bien par leurs écrits que par l'enseignement privé.

Parmi les chirurgiens français du xviᵉ et du xviiᵉ siècle, il faut citer en
première ligne Ambroise Paré (1517-1590). D'abord barbier, il fut plus
tard, à cause de son mérite, reçu dans la corporation des chirurgiens de
Saint-Côme; il déploya une grande activité comme médecin militaire,
était souvent appelé en consultation à l'étranger, et se fixa définitivement
à Paris. Il fit avancer la chirurgie, et témoigna d'un esprit de critique très
pénétrant, pour son époque, en matière de thérapeutique; il sut débarrasser, entre autres, la matière médicale de l'énorme fatras de médicaments plus ou moins étranges. Quelques-uns de ses traités, par exemple
celui qui concerne le traitement des plaies par armes à feu, sont tout à
fait classiques; sa découverte de la ligature des vaisseaux dans les amputations l'a rendu immortel. Paré peut être, comme réformateur de la
chirurgie, placé à côté de Vesale, le réformateur de l'anatomie. Les travaux de ces hommes, auxquels il faudrait ajouter quelques autres noms
célèbres, prévalurent jusque dans le xviiᵉ siècle, et ce n'est que dans le
xviiiᵉ que nous trouvons de nouveaux et importants progrès. L'animosité
qui régnait entre les membres de la Faculté et ceux du collège de Saint-
Côme durait toujours à Paris; les personnages les plus éminents du dernier de ces deux ordres produisaient évidemment plus que les professeurs
de la chirurgie. C'est ce qui fut enfin reconnu de fait, par la création,
en 1731, d'une académie de chirurgie qui, sous tous les rapports, fut mise
au même niveau que la faculté de médecine.

Cette institution prit bientôt un tel essor que, pendant plus d'un siècle, elle
domina toute la chirurgie européenne. Ce n'était pas là un fait isolé, mais
une conséquence de l'influence générale, de la suprématie morale et intellectuelle que la France exerçait alors sur le monde entier.

Les hommes alors à la tête de l'Académie de chirurgie étaient Jean-
Louis Petit (1674-1766), Pierre-Joseph Desault (1744-1795), Pierre-Fran-
çois Percy (1754-1825), et beaucoup d'autres. En Italie brillait, avant tous,
Scarpa (1748-1832). Déjà au xviiᵉ siècle la chirurgie avait pris un grand
développement en Angleterre, et elle s'éleva, dans le xviiiᵉ, à un niveau
élevé sous Percival Pott (1713-1768), William et John Hunter (1728-1793),
Benjamin Bell (1749-1806), William Cheselden (1688-1752), Alex. Monro
(1696-1767), etc. Parmi ceux-ci, John Hunter était le génie le plus remarquable en anatomie et en chirurgie; son travail sur l'inflammation et sur
les plaies forme encore la base de nos opinions sur ces sujets.

Relativement à ces hommes, les chirurgiens allemands du xviiie siècle, quelque dignes que fussent leurs efforts, étaient loin d'être aussi remarquables. Laurent Heister (1683-1758), Jean-Ulrich Bilguer (1720-1796), Chr.-Ant. Theden (1719-1797), sont les chirurgiens les plus en renom de cette époque. Ce ne fut qu'au commencement de notre siècle que la chirurgie allemande acquit plus de prestige. Charles Gaspard de Siebold (1736-1807), Auguste-Dieudonné Richter (1742-1812) étaient des hommes hors ligne; le premier était professeur de chirurgie à Würzbourg, le dernier à Gœttingue; parmi les écrits de Richter, quelques-uns ont conservé de la valeur jusqu'à nos jours, entre autres son petit traité des hernies.

Au début de ce siècle, les professeurs de chirurgie reprennent le dessus et conservent le premier rang, parce qu'ils font de la chirurgie pratique. Un prédécesseur du vieux Richter à la chaire de chirurgie de Gœttingue, le célèbre Albert Haller (1708-1777), qui était à la fois physiologiste, poète, et l'un des derniers encyclopédistes, pouvait encore s'exprimer ainsi : « Etsi chirurgiæ cathedra per septemdecim annos mihi concredita fuit, etsi in cadaveribus difficillimas administrationes chirurgicas frequenter ostendi, non tamen unquam vivum hominem incidere sustinui, nimis ne nocerem veritus. » Ce langage nous paraît aujourd'hui inconcevable, tant est grande la révolution que peut opérer le court espace d'un siècle !

Au commencement de notre siècle, ce sont encore les chirurgiens français qui tiennent le premier rang : Boyer (1757-1833), Delpech (1777-1832), et surtout Dupuytren (1777-1835) et Jean-Dominique Larey (1776-1842), jouissaient d'une autorité presque absolue dans leur art. A côté d'eux surgit, en Angleterre, l'autorité inattaquable d'Astley Cooper (1768-1841). Larey, le compagnon fidèle de Napoléon Ier, a laissé un grand nombre d'ouvrages; vous lirez plus tard ses mémoires avec beaucoup d'intérêt. Dupuytren brillait surtout par ses cliniques au lit des malades.

Les monographies et les leçons d'Astley Cooper vous rempliront d'admiration. Les œuvres des chirurgiens français et anglais, traduites en allemand, excitèrent tout d'abord le mouvement en Allemagne; mais bientôt ce pays se distingua, à son tour, par des productions originales d'une autorité incontestable. Les hommes qui ont contribué, entre autres, à l'essor national de la chirurgie allemande, étaient Vincent von Kern, à Vienne (1760-1829), J.-N. Rust, à Berlin (1775-1840), Philippe von Walther (1782-1849), à Munich, Ch.-Fd. von Graefe (1787-1840), à Berlin, C.-J. Langenbeck (1776-1850), à Gœttingue, J.-Frédéric Dieffenbach (1795-1847), Cajetan von Teschor (1782-1860), à Würzbourg.

Au fur et à mesure que l'on se rapproche du milieu du siècle actuel, on voit s'amoindrir, quant à ce qui concerne la chirurgie, les divergences nationales.

Grâce à l'extension des voies de communication, les progrès scientifiques se répandirent, dans le monde civilisé, avec une rapidité qu'on ne pouvait pressentir. Des écrits nombreux, des congrès médicaux nationaux et internationaux, des relations variées, établirent des rapports fréquents entre les chirurgiens.

Les écoles, dans l'acception exacte et ancienne du mot, prirent fin et cessèrent de concentrer en un seul point les découvertes de certains hommes ou de certains groupes d'hommes remarquables. Il semble que toute une génération de chirurgiens, dont le mérite brille encore avec éclat, doive prendre fin : je veux parler de personnalités comme Stanley (1791-1862), Lawrence (1783-1867), Brodie (1783-1862), Syme (1799-1870), en Angleterre; Roux (1780-1854), Bonnet (1809-1858), Leroy (1798-1861), Malgaigne (1806-1865), Civiale (1867), Jobert (1799-1868), Velpeau (1795-1867), en France; Seutin (1793-1862), en Belgique; Valentin Mott (1785-1865), en Amérique; Wutzer (1789-1863), Schuh (1804-1865), François von Pitha (1810-1875) et d'autres, en Allemagne. Parmi les contemporains, citons encore certains hommes dont nous devons déplorer la perte, tels que O. Weber, ce chercheur infatigable (1827-1867); Follin (1867), l'un des chirurgiens français les plus remarquables de l'époque; Middeldorpf (1824-1868), l'inventeur de la galvanocaustique; W. von Linhardt (1877); Heine (1878), et Wilms (1880).

Plus tard seulement, vous apprécierez l'importance de leurs travaux; pour le moment, je dois bien me borner à ne citer que leurs noms.

Cependant, je ne puis taire plus longtemps deux conquêtes chirurgicales modernes importantes : la découverte des procédés anesthésiques, et celle du pansement antiseptique.

L'usage, dans les opérations les plus variées, des propriétés anesthésiques, de l'éther sulfurique et du chloroforme, constitue une découverte que le XIXᵉ siècle peut revendiquer avec un légitime orgueil.

En 1846, on reçut, de Boston, la nouvelle que le dentiste Morton, sur l'instigation de son ami le Dʳ Jackson, avait réussi à rendre complètement indolore l'extraction des dents, en faisant inhaler de l'éther.

En 1849, Simpson, alors professeur d'accouchements à Édimbourg (1811-1870), fit usage, dans la pratique chirurgicale, d'un moyen plus actif encore que l'éther : le chloroforme. Malgré les essais faits avec d'autres substances du même genre, l'emploi du chloroforme s'est maintenu jusqu'à nos jours avec un succès qu'on ne prévoyait pas.

Le pansement antiseptique n'est pas absolument une conquête moderne; déjà, au commencement du siècle actuel, Kern a reconnu l'importance des phénomènes de décomposition dont les plaies pouvaient être le siège, et a cherché à les enrayer par des précautions diverses, apportées au mode de pansement et à la technique opératoire.

Toutefois, c'est à un chirurgien moderne, à Joseph Lister (autrefois chirurgien à Édimbourg, actuellement professeur de chirurgie à Londres), que revient le mérite d'avoir découvert, à la suite de longues recherches, une méthode dont l'emploi scrupuleux réduit au minimum les dangers des complications accidentelles des plaies, et qui hâte singulièrement la guérison de celles-ci.

Je ne puis m'étendre davantage, en ce moment, sur la théorie du pansement antiseptique; vous ne la comprendriez peut-être pas; mais tout au moins dois-je vous dire que la méthode Lister, ainsi que l'on est convenu de désigner ce nouveau mode de pansement, constitue pour la chirurgie moderne un événement immense, dont on ne peut encore prévoir toutes les conséquences.

La chirurgie allemande peut, à juste titre, revendiquer l'honneur d'avoir la première, et avec l'enthousiasme le plus sincère, adopté cette méthode, qui, dans la patrie même de l'innovateur, ne rencontra tout d'abord qu'un accueil restrictif.

Mais les chirurgiens allemands n'ont pas imité docilement cette méthode; ils l'ont essentiellement modifiée et perfectionnée, à ce point que ce qui, aujourd'hui, est connu sous le nom de pansement antiseptique, est en grande partie une conquête de la chirurgie allemande. Cette dernière n'a cessé d'imprimer, tant au point de vue théorique qu'au point de vue pratique, un cachet sérieux et scientifique à la méthode Lister, qui, au début, touchait de près à l'empirisme.

Vous ne pouvez, messieurs, vous représenter qu'imparfaitement l'importance de la réforme dont cette méthode fut le signal pour la chirurgie moderne. Elle a radicalement transformé et modifié, non seulement la médecine opératoire et le traitement des blessés et des opérés, mais encore le pronostic, la statistique, la médecine légale même, enfin tout ce qui a rapport à la chirurgie. En adoptant et en perfectionnant la découverte de Lister, la chirurgie allemande a encore prouvé que, dans le domaine théorique comme dans le domaine pratique, elle occupait le premier rang. Aucun pays civilisé, même l'Angleterre, la patrie de Lister, n'a produit autant dans ces derniers temps; et partout, en Europe et en Amérique, la chirurgie allemande est à présent considérée comme l'idéal de la perfection, le modèle dont s'inspirent les autres nations.

Je ne vous nommerai pas les hommes qui ont contribué à cette œuvre grandiose : ils sont connus de tous. Quant à l'avenir, il s'annonce sous de brillants auspices : les maîtres allemands ont formé d'habiles élèves; partout règne un grand mouvement scientifique, et la jeune et brillante génération promet à l'Allemagne une école de chirurgiens remarquables.

Il ressort de ce que nous venons de dire que l'élève qui veut spécialement s'adonner à l'étude de la chirurgie trouvera, dans les cliniques allemandes, un enseignement tellement perfectionné, qu'il pourra se dispenser de recourir à l'étranger.

Néanmoins, il est incontestable qu'il est avantageux, pour le médecin, de fortifier son expérience et son instruction en visitant d'autres pays. Au point de vue pratique, l'Angleterre, l'Amérique sont, à mes yeux, les pays où l'étude de la chirurgie présente surtout de l'intérêt. La chirurgie anglaise a, depuis Hunter, conservé un grand cachet d'originalité et de grandeur. Si la chirurgie allemande a pris un grand essor pendant le XIXᵉ siècle, elle le doit au soin qu'elle a pris d'étayer, sur des connaissances approfondies en anatomie et physiologie, l'étude de la pathologie générale. Le chirurgien qui possède ces connaissances, et qui joint à cela une grande expérience, peut se glorifier d'avoir atteint le but le plus élevé de la médecine générale.

Avant d'aborder notre sujet, je veux encore vous présenter quelques observations sur l'étude de la chirurgie, telle qu'elle est comprise, ou telle qu'elle devrait du moins être comprise aujourd'hui, dans nos écoles.

Si vous vous en tenez aux quatre années généralement exigées en Allemagne [1] pour l'étude de la médecine, je vous conseille de ne pas commencer la chirurgie avant le cinquième semestre. La tendance générale parmi vous est de vous affranchir, aussi vite que possible, des cours préparatoires, pour aborder de très bonne heure les études pratiques.

Il est vrai qu'aujourd'hui cela n'est plus aussi commun, depuis que la plupart des facultés ont institué pour l'anatomie, la microscopie, la physiologie, la chimie, etc., des cours qui vous initient déjà au côté pratique; cependant, l'empressement qu'on met à fréquenter le plus tôt possible les cliniques est toujours très grand; il y a bien certainement une tendance qui consiste à vouloir dès le principe expérimenter soi-même; on considère qu'il est beaucoup plus intéressant de procéder de la sorte que de se tourmenter à étudier des objets dont le rapport avec la pratique ne paraît pas bien clair. Mais on oublie qu'il faut déjà un certain exercice, qu'il faut déjà avoir traversé l'école de l'expérience, pour tirer un profit réel des choses que l'on a vues. Si quelqu'un voulait entrer, aussitôt après sa sortie de collège, comme élève dans un hôpital, il agirait, dans sa nouvelle position, comme un enfant qui entrerait dans la vie avec la prétention d'y rechercher l'expérience nécessaire pour se guider dans sa carrière. De quelle utilité est l'expérience de l'enfant, en ce qui concerne la sagesse nécessaire dans la vie ultérieure, et l'art de vivre avec les hommes? Combien on reconnaît tardivement l'utilité réelle des observations les plus vulgaires, que l'on a pu faire journellement dans la vie!

Ainsi donc, cette méthode qui consisterait à vouloir empiriquement parcourir soi-même toutes les phases du développement de la médecine serait très longue et très pénible; l'homme le mieux doué, le scrutateur le plus intrépide pourrait seul arriver au but par ce chemin, et encore n'y arriverait-il qu'après de longs et de fréquents détours. On ne doit pas s'exagérer l'importance de l'expérience et de l'observation acquises, si l'on n'envisage pas ces qualités à un point de vue plus élevé que ne le fait le vulgaire: c'est un art, un talent, une science d'apporter à l'observation un esprit critique, et de tirer des conséquences justes des faits observés; voilà le point scabreux de l'empirisme. Le public étranger à la médecine ne connaît l'expérience et l'observation que dans le sens vulgaire et nullement scientifique; il professe autant et parfois même plus de respect envers un vieux pâtre qu'envers le médecin. C'en est assez! Si un médecin ou quelque autre personnage se vante vis-à-vis de vous de son expérience ou de son esprit d'observation, voyez d'abord ce que vous pouvez attendre de son jugement.

En m'élevant contre cet empirisme naïf, je ne veux pas dire qu'il faille nécessairement commencer par apprendre théoriquement toute la pathologie, avant d'aborder le côté pratique de la science médicale; mais vous devez posséder, en entrant à la clinique, des connaissances scientifiques assez étendues pour pouvoir vous livrer à l'étude des processus pathologiques. Il est absolument nécessaire que vous ayez des connaissances générales sur ce que vous aurez à observer au lit du malade. Il faut que vous appreniez à

---

1. En Autriche, en Belgique et en France, la loi prescrit cinq ans pour l'étude de la médecine.

connaître l'outil avant de le voir manier par d'autres et avant de le manier vous-mêmes. En d'autres termes, la pathologie et la thérapeutique générales, la matière médicale, doivent être connues par vous sommairement, avant que vous commenciez à vouloir explorer le malade. La pathologie chirurgicale générale n'est qu'une partie détachée de la pathologie générale, aussi devez-vous d'abord en faire l'étude avant d'aborder la clinique chirurgicale. En même temps, vous devez être, autant que possible, au courant de l'histologie normale, au moins de sa partie générale, et vous devez étudier, dans le cinquième semestre, la chirurgie générale, l'anatomie et l'histologie pathologiques.

La chirurgie générale, qui doit faire l'objet de ces leçons, rentre, comme nous l'avons dit, dans la pathologie générale; cependant elle a déjà plus de rapports avec la pratique que cette dernière. Elle a trait à l'étude des plaies, des inflammations, et des tumeurs situées extérieurement et que l'on combat par des moyens externes. La chirurgie spéciale, ou anatomo-topographique, s'occupe des maladies chirurgicales des diverses parties du corps, et cette étude nous force à considérer les tissus et les organes les plus variés, au point de vue de leur importance locale; tandis que, par exemple, nous n'avons à nous occuper en chirurgie générale que des plaies et de leur traitement en général, la chirurgie spéciale vous apprendra à connaître les plaies de la tête, de la poitrine, de l'abdomen, dans lesquelles vous aurez à considérer séparément les lésions simultanées de la peau, des os, des viscères. S'il était possible de continuer, pendant plusieurs années consécutives, l'étude de la chirurgie dans un grand hôpital, en supposant que l'exposé clinique le plus complet de chaque cas particulier fût toujours suivi d'études consciencieuses à domicile, il serait inutile de faire de la chirurgie spéciale l'objet d'un cours théorique particulier. Mais comme il existe un grand nombre de maladies chirurgicales, qui, même dans les plus grands hôpitaux, ne se présentent peut-être pas une fois pendant une longue série d'années, et que le médecin doit cependant connaître, un cours de chirurgie spéciale, s'il est complet et concis, n'est nullement superflu. Pendant mes études, j'ai souvent entendu dire : A quoi bon suivre le cours de chirurgie et de pathologie spéciales? Ce sont des sujets que j'étudierai beaucoup plus commodément chez moi. Cela peut se faire en effet, mais cela se fait malheureusement trop peu, et seulement pendant les derniers semestres, à l'approche des examens. D'ailleurs, ce raisonnement pèche encore sous un autre point de vue : la voix animée, la *viva vox*, comme disait le vieux Langenbeck à Gœttingue (et il possédait effectivement une *viva vox*, dans la plus belle acception du mot), cette parole ailée vous pénètre ou doit vous pénétrer, vous entraîner plus que la parole écrite; et ce qui doit surtout rendre attrayants pour vous les cours de médecine pratique, ce sont les démonstrations graphiques, les planches, les pièces préparées, les expériences, etc., qui doivent être jointes à ces cours. J'attache la plus haute importance à ce que tout enseignement médical soit démonstratif, parce que je sais par expérience que ce genre d'enseignement est toujours le plus profitable et le plus attrayant. En suivant ces deux cours de chirurgie spéciale et générale, vous avez encore à vous exercer à la médecine opératoire, étude que vous pourrez remettre aux derniers semestres.

J'aime toujours à voir messieurs les étudiants suivre le cours de médecine opératoire dans le sixième ou le septième semestre, en même temps que le cours de chirurgie spéciale, afin de leur procurer l'occasion d'exécuter dans la clinique quelques opérations, surtout des amputations, sous ma direction. On se sent toujours plus de courage en entrant dans la pratique, quand on a déjà exécuté soi-même, pendant les années d'études, quelques opérations sur le vivant.

Le grand avantage des petites universités, c'est que le maître apprend à y connaître chacun de ses élèves et sait apprécier ce qu'il peut abandonner à leur initiative. Dans les grandes cliniques, cela n'est malheureusement pas le cas, les circonstances ne s'y prêtant pas. Fuyez donc le séjour des grandes universités, au début de vos études cliniques; ne les fréquentez que dans les derniers temps de vos études, et plus tard, quand vous serez déjà lancés dans la pratique, revenez-y de temps à autre pour quelques semaines!

Aussitôt que vous avez fini de suivre le cours de chirurgie générale, vous devez entrer comme simple auditeur dans la clinique chirurgicale, pour pouvoir ensuite, dans le septième ou le huitième semestre, y jouer un rôle actif, vous rendre à vous-mêmes publiquement compte de votre savoir dans un cas donné, vous habituer à rassembler rapidement vos connaissances, à distinguer les faits importants de ceux qui ne le sont pas, et apprendre, en général, ce qui fait le vrai praticien. Vous connaîtrez alors les lacunes de votre savoir et vous les comblerez par des études sérieuses faites à domicile.

Une fois vos quatre années d'études ainsi terminées, les examens passés, et vos connaissances augmentées par la fréquentation, pendant quelques mois ou une année, des grands hôpitaux du pays ou de l'étranger, vous serez assez instruits pour juger sainement les cas chirurgicaux qui se présenteront dans la pratique. Si vous voulez alors vous consacrer spécialement à la chirurgie et aux opérations, vous serez encore loin du but; il vous faudra encore vous exercer, sur le cadavre, à l'art d'opérer, remplir pendant un an ou deux les fonctions d'assistant de chirurgie, étudier consciencieusement les monographies chirurgicales, rédiger avec soin les observations, etc., bref, apprendre à connaître tous les détails de la pratique. Vous devez encore être au courant du service des hôpitaux, et connaître même exacte-ment les devoirs des infirmiers; en peu de mots, vous ne pourrez ignorer rien de ce qui concerne les malades, et, au besoin, il est nécessaire que vous puissiez remplir les fonctions inférieures, afin que vous conserviez toute l'autorité nécessaire sur le personnel soumis à vos ordres.

Vous voyez qu'il y a beaucoup à faire, beaucoup à apprendre; avec zèle et persévérance vous arriverez à tout connaître; mais aussi le zèle et la persévérance sont des qualités indispensables pour l'étude de la médecine.

Le mot étudiant dérive d' « étude »; étudiez donc sans relâche; le maître attire votre attention sur ce qui lui semble être le plus nécessaire; il peut stimuler votre zèle, lui imprimer des directions; vous pouvez aussi consigner dans vos notes le fonds positif qu'il vous donne, et l'emporter ainsi chez vous ; mais si vous voulez développer ce fonds, en faire votre propriété intellectuelle, vous ne pourrez y arriver que par une initiative personnelle, et c'est en cela que consiste la vraie étude.

Si vous ne vous appropriez ces connaissances que par une réceptivité passive, vous pourrez bien acquérir une réputation de doctes personnages ; mais si le fonds de vos connaissances n'est pas revivifié par le travail de l'intelligence, jamais vous ne deviendrez praticiens accomplis.

Que les faits d'observation soient profondément gravés dans votre esprit, qu'ils l'animent et l'inspirent sans cesse, et vous trouverez une vraie jouissance dans le travail intellectuel.

Dans une lettre que Gœthe écrivait à Schiller, il exprime cette maxime : « Le travail constitue le seul vrai bonheur, la seule chose qui y contribue ; « tout le reste n'est que vanité. »

CHAPITRE PREMIER

DEUXIÈME LEÇON

Mode de production et aspect de ces plaies. — Formes diverses. — Phénomènes médiats et immédiats : douleur; extravasation de sang et de lymphe. — Diverses
espèces d'hémorrhagies : hémorrhagies capillaires, artérielles, veineuses. — Pénétration de l'air dans les veines. — Hémorrhagies parenchymateuses. — Hémophilie.
— Suites générales des fortes hémorrhagies.

Par plaie, nous entendons, dans le langage habituel, toute blessure donnant lieu à une solution de continuité de l'enveloppe du corps.

La connaissance exacte et le traitement rationnel des plaies doivent être
considérés par le chirurgien comme de première importance, non seulement parce que ces sortes de blessures sont fréquentes, mais encore parce
que souvent, en opérant, nous les produisons de propos délibéré, dans des
conditions où nous n'intervenons pas précisément à cause d'un mal mettant la vie en danger. Notre responsabilité, par conséquent, pour ce qui
concerne la guérison des plaies, est d'autant plus grande que le danger
d'une lésion peut mieux être préjugé par notre expérience. On distingue
les plaies, d'après leur mode de production, en : plaies par instruments
tranchants, plaies par instruments piquants, plaies contuses, et plaies par
arrachement. De plus, il y a des formes composées, parmi lesquelles les
plaies par armes à feu, qui, à cause de leur caractère spécial, sont rangées
dans la classe des plaies contuses et par arrachement à la fois. Commençons donc par l'étude des plaies par instruments tranchants.

Les lésions qui sont produites d'un seul coup, au moyen d'instruments
bien affilés, couteaux, ciseaux, sabres, rapières et haches, présentent les
caractères des plaies par incision proprement dites. Ces sortes de plaies sont
reconnaissables à la netteté et à la régularité de leurs bords, qui montrent
l'aspect uni des surfaces de section des tissus sains. Si l'instrument dont on
s'est servi est émoussé, la plaie pourra encore présenter une certaine netteté
des bords, lorsque la section aura été faite brusquement; si, au contraire,

l'incision a été lente, les lèvres de la plaie auront un aspect irrégulier, contus. Parfois ce n'est que dans le cours de la guérison que l'on reconnaît la nature de la lésion, attendu que les plaies consécutives à la brusque division des tissus par des instruments bien affilés se cicatrisent plus rapidement et plus facilement, pour des raisons que nous ferons valoir ultérieurement, que celles qui résultent d'une pénétration lente de couteaux, de ciseaux, de rapières ou d'autres instruments dont le tranchant est émoussé. Il est rare qu'un corps complètement mousse puisse produire une plaie dont l'aspect soit analogue à celui d'une plaie par instrument tranchant. Cela peut arriver, quand la peau, contiguë à un plan osseux, se déchire sous l'influence d'un coup, brusquement porté, par un corps contondant.

C'est ainsi que souvent vous avez vu des plaies du cuir chevelu présenter exactement l'aspect des plaies par instruments tranchants, bien qu'elles eussent été produites par un corps contondant, tel qu'une pierre à angles obtus, une poutre, ou d'autres objets semblables.

Il existe cependant, entre les plaies contuses et celles produites par instruments tranchants, une différence qui est due au mécanisme du traumatisme. Car les plaies dont la périphérie a été soumise à une forte contusion montrent toujours dans leurs tissus, et surtout au niveau des bords, des petits extravasats de sang, ce qui manque absolument dans les plaies par instruments tranchants. Par contre, des arêtes osseuses peuvent produire des plaies dont l'aspect est identique à celui des plaies par instruments tranchants : tel est le cas, par exemple, lorsque l'on tombe sur la crête du tibia et que la peau est déchirée par celle-ci de dedans en dehors. Des esquilles osseuses pointues, en traversant la peau, peuvent aussi produire des plaies à bords nets. Des blessures de cette espèce, aussi nettes que celles produites par incision, peuvent se présenter à la main, à la face palmaire surtout, par l'effet d'une déchirure. Enfin l'orifice de sortie d'une balle peut, dans certaines conditions, avoir la forme d'une fente très nette.

La connaissance de ces faits sera pour vous d'une grande importance, car vous pouvez être appelés, en justice, à établir l'origine et la cause d'une plaie donnée, et l'issue d'un procès criminel peut dépendre de votre réponse. Nous n'avons eu en vue, jusqu'ici, que les plaies produites d'un coup ou d'un seul trait. Mais il arrive aussi que des coups répétés donnent aux bords de la blessure un aspect déchiqueté, et alors les conditions de la réunion sont notablement changées; pour le moment, nous ferons complètement abstraction de ces sortes de plaies; car, sous le rapport de la cicatrisation et du traitement, elles se rapprochent des plaies contuses, à moins que l'art n'intervienne et ne les transforme artificiellement en plaies simples, par l'élimination des bords contus.

Les diverses directions imprimées à l'instrument tranchant, qui agit sur la surface du corps, ne modifient guère l'aspect de la lésion, à moins que le coup n'ait été porté si obliquement, que certaines parties molles soient séparées, sous forme de lambeaux plus ou moins épais.

Dans ces plaies à lambeaux, il est important de s'assurer de la largeur du pédicule, qui relie la partie enlevée avec le corps; on saura ainsi si la circulation du sang persiste dans le lambeau, ou si l'absence de toute circulation doit faire considérer la partie détachée comme privée de vie. Ces plaies à lambeaux sont le plus souvent déterminées par des coups de sabre ou autres analogues; mais les plaies par arrachement peuvent offrir les mêmes caractères. Ainsi ce genre de plaies s'observe souvent à la tête, où une forte traction sur une touffe de cheveux peut arracher une partie du cuir chevelu.

D'autres fois, une portion des parties molles peut être complètement détachée; on est alors en présence d'une plaie compliquée de perte de subtance.

Sous le nom de plaies pénétrantes, on désigne les plaies compliquées de l'ouverture d'une des trois grandes cavités du corps, ou d'une articulation; elles sont produites, le plus souvent, par un instrument pointu, ou par une balle, et elles peuvent être compliquées d'une lésion des organes internes ou des os.

Par la dénomination générale de plaies transversales ou longitudinales, on entend, cela va de soi, leur direction par rapport à la tête, au tronc ou aux extrémités. Les plaies transversales ou longitudinales des muscles, des tendons, des vaisseaux, des nerfs, sont naturellement celles qui divisent transversalement ou longitudinalement les fibres des parties dont nous parlons.

Les phénomènes qui se montrent, plus ou moins vite, après la blessure, sont d'abord la douleur, puis l'extravasation et l'écartement des lèvres de la plaie. Tous les tissus, hormis les tissus épithélial et épidermique, étant traversés par des nerfs sensibles, la douleur doit être le premier phénomène consécutif à la blessure.

Cette douleur est très variable, suivant la richesse en tissu nerveux des parties atteintes, et aussi suivant l'impressionnabilité individuelle à la douleur. Les doigts, les lèvres, la langue, les mamelons, les parties génitales externes, la région anale sont les plus sensibles. L'intensité de la douleur qu'occasionne une blessure du doigt, par exemple, vous est, par expérience, suffisamment connue. Les blessures de la peau sont assurément les plus douloureuses; celles des muscles et des tendons le sont moins. Les lésions des os sont toujours extrêmement vives, ainsi que vous avez pu en juger chez les individus atteints de fractures; de plus, nous savons que, à l'époque où l'on amputait sans chloroforme, la section de l'os était le temps le plus douloureux de l'opération. La muqueuse intestinale, la partie inférieure du rectum exceptée, est presque insensible à l'action des divers irritants, ainsi qu'on a pu l'observer chez l'homme et chez l'animal; de même la portion vaginale de l'utérus est presque insensible à l'action des irritants chimiques ou mécaniques; on peut toucher cette région avec le fer rouge, ce qui se fait pour la guérison de certaines maladies, sans que la femme en ressente la moindre douleur. En général, il semble que certains nerfs, qui ne réagissent que sous l'action d'irritations spéciales, soient accompagnés de peu ou point d'autres nerfs sensibles. On ne sait pas bien encore quel rapport il existe, pour la peau, entre les nerfs de la sensibilité tactile et ceux de la sensibilité douloureuse, ni s'ils sont complètement distincts les uns des autres. Dans le nez et la langue, nous avons, il est vrai, des nerfs sensoriels et des nerfs seulement sensibles, les uns à côté des autres, de telle sorte que, dans ces deux organes, la douleur peut être perçue en même temps qu'une sensation spéciale particulière.

La section du nerf optique s'accompagne d'une sensation lumineuse sans vive douleur. Pour ce qui concerne le nerf acoustique, l'expérience nous fait défaut.

La substance blanche du cerveau, malgré sa richessse en tissu nerveux, est insensible, ainsi qu'on a pu le constater dans les plaies profondes de tête.

La section des nerfs sensibles ou des nerfs mixtes est, dans tous les cas, une blessure extrêmement douloureuse; rien que l'arrachement d'un nerf dentaire, dans l'avulsion d'une dent, a dû rester gravé dans la mémoire de plus d'un d'entre vous; de même la division de gros troncs nerveux doit occasionner une douleur intolérable.

L'impressionnabilité douloureuse varie beaucoup selon les individus; mais il faut se garder de la confondre avec la manifestation extérieure plus ou moins grande, ou de l'apprécier, sans tenir compte de l'énergie psychique qui la dissimule ou la réduit; cette énergie dépend, dans tous les cas, de la volonté et du tempérament de l'individu.

Les hommes vifs manifestent leurs douleurs, comme aussi leurs autres sensations, avec plus d'intensité que les individus phlegmatiques. La plupart des hommes affirment qu'en criant, qu'en contractant instinctivement et fortement tous les muscles, les muscles masticateurs surtout, qu'en grinçant des dents, etc., la douleur est plus facilement supportée. Personnellement, je n'ai pu constater que ces moyens eussent la moindre influence sur la diminution de la souffrance, et je ne vois en cela que des actes réflexes. Une forte volonté contribue beaucoup à restreindre la manifestation de la douleur; les femmes sous ce rapport font preuve d'un plus grand courage que les hommes. Mais l'effort psychique qu'il faut faire alors est souvent suivi d'une dépression physique et morale intense et de durée plus ou moins longue. J'ai vu des hommes très forts, très énergiques, qui, souffrant beaucoup, dissimulaient leurs douleurs, puis tombaient alors dans un état syncopal. Ces syncopes sont le résultat d'une anémie cérébrale. Comme vous le savez, l'irritation d'un nerf sensible est suivie directement d'un retard et d'un affaiblissement dans l'action du cœur; une anémie cérébrale aiguë succède à toute douleur vive, surtout si l'on ne combat pas l'atonie cardiaque par quelque autre moyen, et particulièrement par de fréquentes et de profondes inspirations. De la même façon, le cri, qui est une manifestation de la douleur, est en même temps un prophylactique contre la syncope; car l'activité du cœur augmente en raison directe de la rapidité de la circulation du sang artériel dans les organes pulmonaires, et le cerveau reçoit ainsi une masse de sang suffisante. Aussi aurez-vous l'occasion d'observer que les individus qui, pour la plus petite douleur, se démènent comme des fous, sont ceux qui en sont le moins affectés avant et après. Je crois, au surplus, que certains hommes, toutes choses égales d'ailleurs, ressentent la douleur avec moins d'intensité que d'autres. Vous avez certainement rencontré des sujets qui, bien qu'on ne réclamât pas de leur part un plus grand effort de résistance à la douleur, en accusaient si peu, qu'il fallait bien admettre chez eux une sensibilité moins grande que chez les autres; j'ai rencontré cela surtout chez des individus mous et stupides, chez lesquels, en général aussi, toutes les autres manifestations nerveuses consécutives à la blessure sont extrêmement marquées. Une violente excitation morale rend la plupart des hommes insensibles à la douleur : le soldat, au milieu de la mêlée, ne sent pas toujours la blessure qu'il a reçue; de même, une lésion modérément douloureuse peut passer inaperçue, si l'attention est fixée ailleurs. Les enfants paraissent souvent devenir insensibles sous l'action directe de douleurs intenses; de même encore chez les animaux, et particulièrement chez les chiens, on remarque qu'au début d'une opération expérimentale la manifestation douloureuse est très intense, mais que bientôt ces animaux deviennent calmes, puis tombent dans une sorte de stupeur, pendant laquelle ils ne réagissent plus.

Parfois encore, une terreur subite peut produire une anesthésie de quelques instants; ainsi l'on peut, par un cri subit, étourdir à ce point les hommes pusillanimes, et plus encore des enfants, qu'il devient possible de leur pratiquer, rapidement et sans résistance de leur part, une petite opération à laquelle ils ne se seraient certes pas soumis sans cela.

Plus rapide est la blessure, plus tranchant est l'instrument, moins vive est la douleur; aussi est-ce avec raison que dans les petites, comme dans les grandes opérations, on considère d'une si grande importance, pour le patient, les incisions rapides et sûres, surtout les incisions cutanées.

La sensation que l'on éprouve immédiatement après une blessure est une sensation spéciale, une sensation de brûlure. Cette douleur, qui ne ressemble pas à celle que l'on ressent au moment même où les fibres nerveuses sont sectionnées, est très vraisemblablement due au contact des extrémités nerveuses divisées avec l'air atmosphérique. Cette douleur disparaît presque instantanément dans les plaies simples, produites par instrument tranchant, et mises à l'abri de l'air par un pansement correct. Mais si un nerf, petit ou gros, est comprimé de l'une ou l'autre façon dans la plaie, s'il est étiré ou quelque peu irrité, des douleurs intenses, de vraies douleurs névralgiques apparaissent immédiatement après la blessure.

Ces douleurs, quand elles ne cessent pas d'elles-mêmes, doivent être combattues par l'éloignement de la cause locale, qu'un examen attentif déterminera; si celui-ci est impraticable ou n'est suivi d'aucun succès, on leur opposera des moyens narcotiques, car sans cela elles mettent et entretiennent le malade dans un état d'excitabilité qui peut aller jusqu'au délire maniaque.

Pour supprimer la douleur des opérations, nous faisons généralement usage, à présent, des inhalations de chloroforme. Quant à la technique de la narcose chloroformique et aux moyens employés pour éviter ou combattre les dangers qu'elle présente, vous apprendrez à les connaître en clinique, et vous les retiendrez mieux que si je vous en faisais une description détaillée. Dans le cours de médecine opératoire, ce sujet doit être traité en détail; je me bornerai à vous dire, en passant, que depuis peu l'éther sulfurique a été plus souvent employé, au moins en dehors de l'Allemagne, qu'il ne l'était dans ces dix dernières années, dans l'intervalle desquelles les cas de mort à la suite de narcose chloroformique ont augmenté en raison directe de l'usage fréquent qu'on en fait. Je fais exclusivement usage à présent, pour la narcose, d'un mélange de trois parties de chloroforme avec une partie d'éther sulfurique et une partie d'alcool absolu, et je suis persuadé qu'il y a moins de danger à procéder de cette façon qu'avec le chloroforme seul.

Dans ces derniers temps, on a, surtout sur les recommandations de Nüssbaum et de König, presque partout mis en pratique la narcose combinée (morphine et chloroforme); autrefois, on ne faisait l'injection sous-cutanée de morphine, préalablement à la narcose, que chez les sujets alcooliques, ou encore chez les individus en proie à une grande excitabilité psychique.

Pour cela, on injecte, au moyen d'une petite seringue (seringue de Pravaz) dont la canule lancéolée est introduite sous la peau, une solution de chlorhydrate de morphine dans l'eau distillée.

La plupart des seringues employées pour les injections sous-cutanées contiennent 1 gramme environ de liquide. Chez les individus dont la sensibilité à l'action de la morphine est inconnue, on commence par une injection d'une demi-seringue d'une solution à 1 p. 100. D'habitude, la narcose est effectuée rapidement, après quelques (2 à 3) minutes, mais elle n'atteint son summum que lorsque toute la masse injectée est résorbée et entraînée dans la circulation.

L'endroit où se fait l'injection est indifférent : de préférence, on fait choix du ventre ou de l'avant-bras.

La canule doit être poussée dans le tissu cellulaire sous-cutané; en effet, les injections pratiquées dans l'épaisseur de la peau même sont extrêmement douloureuses, à cause de la densité et de la résistance du tissu, et toujours elles sont suivies d'une inflammation locale. On fait à présent, et avec grand avantage, une injection sous-cutanée immédiatement avant la narcose; de cette façon, on diminue beaucoup la durée du stade d'excitation, qui peut même faire défaut. Les patients tombent très rapidement dans un profond sommeil, la quantité de chloroforme nécessaire est moins grande, et la narcose elle-même, ainsi que l'a démontré Claude Bernard, est beaucoup moins dangereuse.

Cependant je vous engage à agir avec beaucoup de prudence quand vous emploierez la morphine et le chloroforme en même temps, surtout si vous avez affaire à des enfants ou à des individus faibles et anémiques; en pareil cas, vous ne devez donner du chloroforme que lorsque l'effet de l'injection de morphine s'est fait sentir. Sans cela, pendant la narcose chloroformique, la morphine pourrait donner lieu au collapsus. L'inhalation de vapeurs de chloroforme est le procédé le plus en usage; toutes les autres méthodes ayant pour but d'introduire le chloroforme dans l'organisme sont moins usitées.

Depuis quelques années, Spencer Wells, en Angleterre, a beaucoup employé et chaudement recommandé le bichlorure de méthylène, qui serait plus actif et moins dangereux que le chloroforme. Mais, la valeur pratique de ce moyen n'étant pas supérieure à celle des autres anesthésiques, il me paraît superflu de m'y arrêter.

Les anesthésiques locaux, que l'on emploie dans le but d'insensibiliser le point qui doit être soumis à une opération, telle est par exemple l'application d'un mélange de glace et de salpêtre, ou de glace et de sel, sont abandonnés, ou plutôt n'ont jamais été que d'un emploi très restreint.

Récemment, l'anesthésie locale a cependant de nouveau attiré l'attention des médecins, et cela depuis qu'une méthode convenable a été imaginée. Un médecin anglais, Richardson, a construit un petit appareil à l'aide duquel on pulvérise de l'éther, jusqu'à ce que, par l'action du froid, la sensibilité du point où l'on doit opérer soit entièrement abolie.

L'anesthésie devient plus facile si, au préalable, on a rendu exsangue le champ opératoire (par l'élévation du membre, ou par sa compression au moyen d'une bande); il suffit alors d'une pulvérisation d'éther sulfurique, que l'on peut se procurer partout. La peau, sous cette influence, devient livide en quelques secondes, et l'insensibilité apparaît peu à peu ; toutefois l'anesthésie ne fait guère sentir ses effets au delà de la moitié de l'épaisseur de la peau, et si, sans y prendre garde, on continue la pulvérisation de l'éther sur la plaie, dans le but de la rendre complètement insensible, on obtient un refroidissement intense, qui n'est pas sans inconvénient : d'abord les tissus, étant complètement gelés, ne se laissent plus distinguer les uns des autres, et ensuite le couteau se recouvre d'une couche de glace qui émousse son tranchant. Il en résulte que l'anesthésie locale, ainsi perfectionnée, n'est avantageuse pour le malade que dans un petit nombre de petites opérations, et particulièrement dans les petites opérations des extrémités.

La crainte de voir le processus de cicatrisation entravé par l'application d'un froid aussi intense sur les tissus n'est pas justifiée.

Comme calmant ou comme hypnotique, après les blessures graves ou les grandes opérations, rien ne surpasse l'injection sous-cutanée d'un ou de deux centigrammes de chlorhydrate de morphine ; on tranquillise ainsi le patient, et, si ce moyen ne lui procure pas toujours le sommeil, il amoindrit du moins ses souffrances. La dose de morphine nécessaire pour calmer le malade, ou pour atténuer la douleur, est très variable ; certains sujets se sentent déjà mieux après une faible injection, d'autres ont besoin d'une quantité plus grande.

L'injection directe de morphine dans le courant sanguin détermine des phénomènes d'intoxication qui peuvent devenir sérieux ; on doit donc éviter de ponctionner une veinule.

Pour cela, il faut toujours, avant de pratiquer l'injection, enlever la seringue de la canule et attendre quelques instants, jusqu'à ce qu'on soit sûr qu'aucune goutte de sang n'apparaisse à son extrémité.

On a aussi fait usage, dans ces derniers temps, comme hypnotique interne, de l'hydrate de chloral (3 à 5 grammes dans un verre d'eau), dont le pouvoir narcotique a été démontré par Liebreich, en 1869.

Administré immédiatement avant la narcose, comme le font certains chirurgiens, ce médicament agit à peu près comme la morphine. A peine l'opération est-elle terminée, que les malades chez lesquels on l'a employé tombent dans un profond sommeil de quelques heures. Administré seul, l'hydrate de chloral est surtout hypnotique; toutefois, son action est contrariée par la moindre douleur, en sorte qu'il ne peut remplacer ni le chloroforme, ni la morphine. De plus, il provoque facilement des troubles gastriques, des nausées, des vomissements et de l'anorexie. L'hydrate de chloral n'en constitue pas moins une acquisition importante de la thérapeutique médicale : il est d'un emploi avantageux quand il s'agit de procurer un sommeil de quelques heures à un individu excité, ce que l'on obtient quelques instants après l'administration du médicament.

On a cherché encore à obtenir une anesthésie complète par l'injection intraveineuse de chloral, qui se transforme en chloroforme dans l'organisme; mais jusqu'à présent cette méthode a eu peu de succès, à cause des dangers auxquels elle expose. Associé à la morphine, le chloral est surtout un bon moyen contre l'agitation des individus adonnés à l'alcool, auxquels il procure un sommeil de quelques heures.

Enfin, on emploie encore, pour calmer la douleur, le froid en application locale, sous forme de compresses froides ou de vessies remplies de glace; nous en reparlerons à l'occasion du traitement des plaies.

Le deuxième épiphénomène qui s'observe dans une plaie par instrument tranchant ou piquant est une extravasation, en d'autres termes un écoulement, hors des tissus, d'une certaine quantité de liquide. Habituellement, on n'a sous les yeux qu'une extravasation de sang, parce que c'est celle-là qui frappe le plus la vue. Mais, abstraction faite des tissus non vascularisés (la cornée par exemple) dont les plaies ne saignent pas, outre le sang, on trouve dans chaque plaie par instrument tranchant ou piquant, sans exception, une extravasation de lymphe, provenant en partie des interstices de la peau et du tissu cellulaire, et en partie aussi des vaisseaux lymphatiques sectionnés; presque toujours cette extravasation est cachée par l'hémorrhagie.

En outre, consécutivement à l'ouverture des cavités physiologiques, des liquides d'autre nature peuvent aussi se mêler au sang. Nous étudierons d'abord le symptôme le plus important, l'hémorrhagie, dont l'abondance dépend du nombre, du calibre et de l'espèce des vaisseaux sectionnés. Nous n'aurons en vue que les hémorrhagies des tissus qui étaient normaux avant la lésion, et nous distinguerons des hémorrhagies capillaires, parenchymateuses, artérielles et veineuses. Ces diverses hémorrhagies seront considérées isolément. Comme on le sait, les diverses parties du corps varient beaucoup au point de vue de la richesse en vaisseaux sanguins; on rencontre parfois les plus grandes différences dans le nombre et la largeur des capillaires. A surface égale, les capillaires de la peau sont moins nombreux et plus étroits que ceux de la plupart des muqueuses.

En outre, la peau est plus riche en tissu élastique et musculaire, d'où il résulte (comme on peut s'en convaincre sous l'action du froid et dans ce qu'on nomme la chaire de poule) que les vaisseaux y sont plus facilement comprimés que dans les muqueuses, qui ne possèdent que peu de tissus élastique et musculaire. Si les tissus sont sains, les hémorrhagies capillaires s'arrêtent d'elles-mêmes, par suite de la rétraction des tissus lésés et du rétrécissement consécutif des orifices vasculaires.

Cependant, dans les tissus malades, la rétraction ne s'effectuant pas, l'hémorrhagie capillaire peut devenir sérieuse.

Les hémorrhagies artérielles sont facilement reconnaissables, d'abord parce que le sang s'écoule par jets intermittents comme les contractions rythmiques du cœur, et ensuite parce que le sang a une couleur rouge vif. Cependant cette couleur peut être altérée et devenir très foncée, à la suite d'une gêne respiratoire; c'est ainsi que dans les opérations pratiquées à la région cervicale, quand il y a menace d'asphyxie, ou quand la narcose chloroformique est très intense, le sang qui s'échappe des artères présente une coloration très foncée, presque noire.

L'abondance de l'hémorrhagie dépend du diamètre de l'artère coupée, ou de l'étendue de la solution de continuité dont sa paroi est le siège. N'en concluez pas toutefois que le jet artériel doive être précisément proportionnel au diamètre du vaisseau. D'ordinaire, le jet est beaucoup plus petit, parce que la lumière du vaisseau subit, au niveau de l'incision, une rétraction transversale; il n'y a guère que les artères d'un gros calibre, comme l'aorte, la carotide, la fémorale et l'axillaire, qui ne subissent qu'une rétraction transversale à peine sensible, ce qui est dû à ce que leurs parois ne contiennent que très peu de fibres musculaires. Dans les très petites artères, cette contraction oppose un tel obstacle, que le sang en sort sans former un jet intermittent; il peut même arriver que, par suite du frottement, le sang s'échappe très lentement et très difficilement, jusqu'à ce que finalement sa coagulation suspende l'hémorrhagie.

L'écoulement sanguin s'arrête d'autant plus vite, que la diminution subie par la masse totale du sang rétrécit davantage le calibre des artères, dont l'hémorrhagie, sans cette circonstance, nécessiterait les secours de l'art.

Plus tard, vous aurez souvent l'occasion de voir, à la clinique, avec quelle impétuosité le sang jaillit, au début d'une grosse opération, et combien vers la fin l'hémorrhagie, même celle des grosses artères, diminue d'intensité.

Il est vrai que la syncope consécutive aux grandes pertes de sang contribue aussi à cette diminution. Cette syncope provient d'une anémie cérébrale commençante, et, celle-ci rendant plus faible la contraction du cœur et plus intense la rétraction artérielle, il en résulte que l'hémorrhagie, par son propre effet sur l'organisme et par la diminution de la masse totale du sang, se suspend spontanément. Quelque paradoxal que cela puisse vous paraître à première vue, c'est dans le but d'obtenir un effet analogue que, pour arrêter une hémorrhagie, nous faisons, par la phlébotomie, une rapide soustraction d'une certaine quantité de sang.

Souvent aussi on obtient artificiellement une anémie cérébrale en plaçant subitement le sujet atteint d'hémorrhagie dans la station verticale ou assise : la syncope qui en résulte suspend la perte de sang.

Les hémorrhagies, produites par la blessure des grosses artères, du tronc, du cou et des extrémités, sont toujours si abondantes, qu'elles exigent impérieusement l'intervention de l'art, à moins que la solution de continuité de leur paroi ne soit extrêmement petite.

Si la déchirure du tronc artériel d'une extrémité s'est effectuée sans plaie aucune, alors la pression des parties molles voisines pourra suffire à suspendre l'écoulement de sang; ces sortes de lésions entraînent à leur suite des complications, sur lesquelles nous attirerons votre attention ultérieurement.

Les hémorrhagies veineuses sont caractérisées par l'écoulement continu d'un sang foncé, ainsi qu'on l'observe dans les hémorrhagies des petites veines et dans celles d'un calibre moyen. Rarement ces hémorrhagies sont considérables; c'est ainsi que, si l'on veut soustraire une certaine quantité de sang par la phlébotomie, pratiquée au pli du coude, l'on doit diminuer, par la compression du bras, l'afflux du sang veineux vers le cœur. Si l'on n'agit pas de la sorte, quelques gouttes de sang s'écoulent par la ponction, puis l'hémorrhagie s'arrête spontanément, à moins qu'on ne l'entretienne par la contraction musculaire. Cela tient à ce que les minces parois des veines s'affaissent aisément et ne restent pas béantes comme celles des artères divisées.

Le bout central des veines divisées ne laisse pas échapper le sang à cause des valvules dont ces vaisseaux sont pourvus, à moins que celles-ci ne soient insuffisantes. Les veines sans valvules, celles du système de la veine-porte par exemple, nous occupent très rarement.

Les hémorrhagies des gros troncs veineux constituent toujours des accidents dangereux. Une hémorrhagie par les veines axillaire, fémorale, sous-clavière, jugulaire interne sera presque toujours suivie de mort, si de prompts secours n'interviennent pas; une blessure de la veine innominée doit être considérée comme absolument mortelle.

Les gros troncs veineux ne laissent pas échapper le sang en jet continu, à cause de l'influence de la respiration. J'ai vu plusieurs fois, dans des opérations pratiquées sur la région du cou, la veine jugulaire interne blessée : pendant l'inspiration, le vaisseau s'affaissait à ce point qu'on aurait pu le confondre avec un cordon de tissu conjonctif; mais, pendant l'expiration, le sang noir jaillissait comme d'une fontaine, ou plutôt comme les gros bouillons formés par un jet d'eau dont on aurait diminué la pression.

Outre l'abondante et rapide perte de sang à laquelle la blessure de ces veines, situées près du cœur, peut donner lieu, un autre phénomène peut se produire et augmenter le danger, je veux parler de l'introduction de l'air dans la veine et dans le cœur; celle-ci s'accompagne parfois d'un bruit de sifflement perceptible, quand un grand mouvement d'inspiration favorise le retour du sang veineux au cœur. Cet accident peut entraîner subitement la mort, quoique ce ne soit pas habituellement le cas.

Personnellement, je n'ai jamais observé de cas semblable. Billroth a vu, à la suite de la blessure de la veine jugulaire interne, l'air s'y précipiter et ensuite un sang écumeux en sortir; cet accident ne porta aucun préjudice à l'état général de l'opéré. Vous lirez dans les traités de médecine opératoire que si, à la suite de l'ouverture d'une grosse veine du cou ou de la région axillaire, l'air pénètre en sifflant dans le vaisseau, le malade tombe dans le collapsus, et que ce n'est que rarement que l'on parvient à le rappeler à la vie, en faisant la respiration artificielle. Dans ce cas, la mort doit être rapportée à une embolie des artères pulmonaires, les bulles d'air entravant subitement, en cet endroit, le cours du sang vers le cœur gauche. Une anémie cérébrale complète, qui se termine par la mort, résulte de cet obstacle au courant sanguin. On peut très facilement tuer des lapins en faisant pénétrer de l'air dans leurs veines jugulaires; mais, chez les chiens, l'injection de plusieurs seringues remplies d'air n'est parfois suivie d'aucun effet.

Indépendamment des espèces d'hémorrhagies mentionnées, nous distinguons encore les hémorrhagies dites parenchymateuses, que l'on a identifiées à tort avec les hémorrhagies capillaires. Dans les tissus normaux d'un organe , les hémorrhagies parenchymateuses ne viennent pas des capillaires, mais d'un grand nombre d'artérioles et de veinules qui, pour l'un ou l'autre motif, ne se rétractent pas dans l'intérieur de tissus, ne se contractent pas et ne sont pas non plus comprimées par le tissu lui-même.

L'hémorrhagie des corps caverneux de la verge peut être considérée comme un exemple d'une pareille hémorrhagie parenchymateuse, que l'on peut aussi rencontrer aux parties génitales de la femme, au périnée, au pourtour de l'anus, à la langue et dans les os spongieux. Ces hémorrhagies parenchymateuses sont toutefois bien plus fréquentes dans les tissus malades; en outre, on les rencontre souvent comme hémorrhagies secondaires, à la suite des lésions traumatiques et des opérations; il en sera question plus loin.

Il nous faut encore signaler la particularité de certains sujets, qui saignent abondamment à la suite de la moindre plaie, et chez lesquels une déchirure de la peau ou la simple extraction d'une dent peut occasionner la mort par hémorrhagie. Cette maladie générale est connue sous le nom de maladie des saigneurs; les individus qui en sont atteints sont nommés saigneurs (hémophiles, de αἷμα et φίλος). La cause de cette affection doit être vraisemblablement attribuée à une minceur anormale des parois artérielles, le plus souvent congénitale, mais peut-être aussi susceptible d'être acquise, à la suite d'une dégénérescence des membranes vasculaires, suivie d'atrophie de leurs parois; une étroitesse relativement trop grande des gros vaisseaux artériels peut aussi parfois, en modifiant d'une façon anormale les conditions de pression, être la cause de ces sortes d'hémorrhagies, dont l'origine paraît énigmatique et sur lesquelles récemment Virchow a particulièrement attiré l'attention.

Le plus souvent, cette triste infirmité se transmet de génération en génération dans certaines familles [1], et paraît frapper les hommes plutôt que les femmes. Ce ne sont pas seulement les plaies qui déterminent des hémorrhagies chez ces personnes; même une légère pression peut faire naître une suffusion sanguine sous la peau; enfin, il peut se produire chez elles des

---

1. Il y a peu de temps, Lossen a établi la généalogie d'une famille de saigneurs des environs de Heidelberg. La souche de cette famille était saine; la postérité, qui en trois générations avait dépassé 100 membres, comptait 17 hémophiles, dont 9 moururent d'hémorrhagie. L'affection fut exclusivement transmise par l'élément féminin, qui lui-même jouissait d'une complète immunité, tandis que les enfants des descendants mâles, atteints d'hémophilie, restèrent complètement exempts de la maladie du père.

hémorrhagies spontanées à issue mortelle, par la muqueuse de l'estomac, de la vessie, etc. Ce ne sont pas précisément les individus atteints de blessures considérables, et que l'on s'empresse toujours de secourir, qui présentent ces pertes de sang continues, hors de proportion avec le calibre des vaisseaux de la partie blessée, et difficiles à arrêter, mais on les voit survenir surtout après des lésions peu importantes.

Ce qui prouve que la composition du sang dans les cas d'hémophilie n'est pas sans importance, c'est que chez les individus leucémiques (chez lesquels le nombre des globules blancs augmente considérablement, tandis que celui des globules rouges diminue) les petites plaies elles-mêmes saignent avec une telle abondance que l'on ne parvient qu'à peine, ou pas du tout, à arrêter l'hémorrhagie, et cela parce que la coagulation du sang se fait très lentement, ou ne se fait pas. C'est à cette propriété particulière du sang leucémique que l'on a dû, dans ces derniers temps, de voir l'extirpation des rates leucémiques hypertrophiées être suivie de mort par hémorrhagie, malgré toutes les précautions prises pour éviter cet accident.

Une perte de sang prompte et abondante exerce bientôt une modification dans l'état général. Le visage, particulièrement au niveau des lèvres, devient livide; ces dernières deviennent bleues; le pouls devient plus petit et perd, au commencement, un peu de sa fréquence. La température du corps baisse, principalement aux extrémités; le malade tombe facilement en syncope, surtout quand il est assis ou levé; il est pris de vertiges, d'envies de vomir, d'éblouissements, de bourdonnements d'oreilles; tous les objets semblent tourner autour de lui, il fait des efforts pour se soutenir, perd le sentiment, et enfin tombe. Ces phénomènes de syncope sont, d'après nous, le résultat d'une rapide anémie cérébrale. Dans la position horizontale, ces phénomènes se dissipent rapidement. On voit souvent des gens s'évanouir à la suite d'une hémorrhagie insignifiante, et plutôt alors du fait de la crainte et du dégoût que leur inspire la vue du sang, que du fait de l'affaiblissement. Une première syncope de ce genre ne donne pas encore la mesure de la quantité de sang perdu, le malade reprenant bientôt ses sens.

Si l'hémorrhagie continue, alors apparaissent plus ou moins vite les phénomènes suivants : le visage devient de plus en plus livide et prend l'aspect de la cire; les lèvres bleuissent, les yeux prennent un éclat vitreux; la température s'abaisse de plus en plus, le pouls devient plus petit, filiforme, d'une extrême fréquence; la respiration s'affaiblit et devient superficielle, le vomissement arrive, le patient tombe en syncope plusieurs fois de suite, il devient de plus en plus abattu et anxieux, enfin il perd totalement connaissance; à la fin, les bras et les jambes sont animés de mouvements convulsifs, qui se répètent sous l'influence de la plus légère irritation, telle qu'une piqûre d'épingle; cet état peut se terminer par la mort. Une forte dyspnée, la soif d'oxygène, et avec cela une sensation subjective de chaleur et une grande agitation sont les signes les plus fâcheux; cependant, même alors, il ne faut jamais désespérer; souvent encore on peut porter remède quand la vie semble éteinte. Les jeunes femmes surtout peuvent subir d'énormes pertes de sang, sans que la vie en soit directement compromise; dans la clinique des accouchements, vous aurez, plus tard, l'occasion d'observer ce fait; ce sont les enfants et les vieillards qui supportent le moins d'abondantes pertes de sang.

Chez les personnes très âgées, une forte hémorrhagie, lorsqu'elle n'entraîne pas immédiatement la mort, peut être suivie d'un collapsus incurable, et susceptible même de devenir mortel, après des jours et des semaines. Ce fait s'explique par cette circonstance que le sang perdu est d'abord remplacé par du sérum et que, chez les vieillards, la formation des corpuscules sanguins est probablement beaucoup plus lente, de telle façon que le sang trop dilué ne peut plus nourrir les tissus, dont le progrès de l'âge suffit déjà à ralentir le renouvellement.

Le malade revient-il à lui après une forte hémorrhagie, il éprouve tout d'abord une soif ardente, comme si le corps avait été desséché; les vaisseaux du tube intestinal absorbent avidement l'eau bue en grande quantité; chez les individus sains et robustes, les éléments cellulaires du sang sont bientôt réparés, sans qu'on puisse encore dire exactement à l'aide de quels matériaux; après quelques jours, s'il s'agit d'un homme jeune, sain et vigoureux, on ne constate parfois plus trace de son anémie, et bientôt aussi l'état de ses forces ne se ressent plus de son affaiblissement antérieur.

<hr>

TROISIÈME LEÇON

Traitement des hémorrhagies : — 1º Ligature immédiate et médiate des artères. Torsion. — 2º Compression, compression digitale, lieux d'élection pour la compression des grosses artères. — Tourniquet. Méthode Esmarch. Acupressure. Forcipressure. Suture. Flexion forcée. Enveloppement. Tamponnement. — 3º Styptiques. — Occlusion des veines saignantes. — Traitement général de l'anémie subite. Transfusion.

Vous connaissez à présent, messieurs, les diverses formes d'hémorrhagie. Quels sont donc les moyens dont nous disposons pour arrêter une perte de sang plus ou moins abondante? Le nombre en est très grand, et cependant nous n'en employons que quelques-uns, ceux qui sont les plus sûrs. Déjà nous sommes dans le domaine de la thérapeutique chirurgicale; il s'agit d'agir rapidement et sûrement pour que le succès ne se fasse pas attendre.

L'emploi du moyen réclame de l'exercice, du sang-froid; une sûreté de main absolue et la présence d'esprit sont de première nécessité dans les cas d'hémorrhagies dangereuses. Dans une pareille situation, le chirurgien peut montrer ce qu'on est en droit d'attendre de lui.

Les moyens hémostatiques se divisent en trois groupes principaux : 1º l'occlusion du vaisseau par la ligature ou par la torsion; 2º sa compression au moyen d'une force extérieure; 3º les moyens qui déterminent une coagulation rapide du sang, autrement dit les styptiques (στύφω, oblitérer, boucher).

1º La ligature peut être pratiquée de trois façons différentes : la ligature du vaisseau saignant, pris isolément ; la ligature du vaisseau, en comprenant dans l'anse du fil les parties environnantes ; et la ligature dans la continuité, c'est-à-dire dans un endroit éloigné de la plaie.

Ces diverses espèces de ligature ne s'emploient, pour ainsi dire, qu'en vue d'arrêter les hémorrhagies artérielles.

Les hémorrhagies veineuses rendent rarement la ligature nécessaire, à moins qu'il ne s'agisse de gros troncs veineux ; nous évitons, autant que possible, d'y recourir dans ces cas, parce qu'elle peut avoir des suites dangereuses. Nous verrons plus tard en quoi consiste ce danger ; pour le moment, bornons-nous à l'étude de la ligature des artères.

Supposons le cas le plus simple : une petite artère donne au fond d'une plaie ; vous commencez par la saisir au moyen d'une pince à coulisse, dont les branches doivent, autant que possible, saisir l'artère seule, ce qui se fait le mieux en saisissant le vaisseau transversalement ; vous serrez alors fortement la pince, et l'hémorrhagie s'arrête. Ces pinces à glissières doivent être, de préférence, faites de maillechort, ce métal étant moins sujet à se rouiller que le fer, ou bien elles doivent être nickelées.

Il existe une grande variété de ces pinces, qui toutes ont ce point de ressemblance qu'une fois fermées elles sont maintenues dans cet état par un simple mécanisme servant à pousser un bouton.

Dans ces derniers temps, on a fait, en outre, un fréquent usage des pinces employées par Verneuil, Kœberlé et Péan, et désignées sous le nom de pinces hémostatiques. Ces pinces, qui varient en longueur, et dont la forme correspond assez bien à celle des pinces à pansement généralement connues, ont des branches flexibles et minces, de petites dents qui s'engrènent les unes dans les autres, de façon à les maintenir fermées et à soumettre le vaisseau saisi à une compression élastique suffisamment forte.

Ces pinces hémostatiques ont, sur les pinces à glissière, l'avantage de pouvoir être plus facilement nettoyées. D'ailleurs le choix de l'un ou l'autre système n'est qu'une question de préférence ou d'habitude personnelle.

L'artère étant sûrement saisie, il s'agit alors d'en maintenir la lumière fermée d'une façon durable, ce que l'on réalise par la ligature. Au préalable, il faut toutefois s'assurer qu'aucun filet nerveux n'est compris dans la ligature, parce que cela pourrait provoquer non seulement de vives douleurs, mais encore des troubles nerveux généraux d'une certaine gravité.

Pour ligaturer les artères, nous employons des fils de soie et de catgut [1] de diverses épaisseurs, suivant le diamètre des vaisseaux ; il faut que ces fils soient de bonne qualité et d'une certaine solidité, pour qu'ils ne se rompent pas sous une forte constriction. On les prépare d'après un procédé dont la description détaillée ne peut trouver place ici, et on les conserve dans un liquide approprié.

On fait un peu relever les pinces, suspendues au bout de l'artère, puis on passe par en bas un fil autour du vaisseau ; on fait alors un nœud de chirurgien, que l'on serre fortement, immédiatement au-devant des branches des pinces, et sur lequel on en applique un second. Les pinces sont

1. Le mot anglais catgut signifie boyau de chat.

alors enlevées, et, si la ligature tient bien, l'hémorrhagie s'arrête. Pour
serrer fortement et sûrement le nœud, l'on doit exercer une traction horizontale, (et non pas une traction oblique) au moyen des extrémités des
indicateurs appliqués sur les bouts du fil, que l'on tend fortement. Cette
pratique est surtout nécessaire quand il faut lier des artères profondément
situées. Quand on fait usage du catgut, il suffit de faire deux nœuds simples. La ligature étant bien serrée, on en coupe alors les deux chefs au ras
du nœud.

On ne réussit pas toujours à saisir l'artère qui donne, et à la lier
ensuite ; parfois le vaisseau se rétracte tellement dans les tissus, soit dans
les muscles, soit dans le tissu cellulaire épaissi, qu'il est impossible de le
saisir isolément. Dans ces conditions, il est difficile d'appliquer la ligature, dans l'anse de laquelle, les branches des pinces étant saisies, le fil
ne peut plus être serré suffisamment.

C'est alors le cas d'employer la ligature médiate : après avoir attiré en
avant, avec une pince quelconque ou avec un ténaculum, la partie saignante, on prend une forte aiguille courbe, on l'enfonce à côté du vaisseau, de façon à l'entourer par un côté ou mieux par en bas, puis on fait
sortir l'aiguille du côté opposé au point d'entrée ; l'aiguille retirée, on serre
le nœud de façon à comprendre dans l'anse toute l'extrémité béante du
vaisseau ; on exerce alors une forte constriction, comme cela a été dit plus
haut : de cette manière, l'artère est enlacée avec une partie des tissus voisins et la lumière du vaisseau se trouve, du même coup, fermée.

La ligature médiate (Umstechung) ne doit être faite qu'exceptionnellement, car la constriction peut supprimer complètement la vie dans les tissus
sur lesquels elle agit, et alors ceux-ci se mortifieront, ce qui compliquera la
marche de la guérison. Un procédé plus sommaire encore est celui de la
ligature percutanée de Middeldorpf : on prend une grande aiguille courbe,
que l'on enfonce (supposons une hémorrhagie de l'artère radiale), simplement à travers la peau, au-dessus de l'endroit saignant ; l'aiguille ayant
pénétré profondément, on la fait passer au-dessous de l'artère, pour la
faire sortir du côté opposé ; ensuite, on opère la constriction au moyen
d'un fil qui comprime l'artère en même temps que les autres parties ; le
fil reste en place pendant deux à trois jours. Je ne vous recommande pas
cette méthode, à laquelle il ne faut avoir recours qu'en cas de nécessité
absolue, et seulement qu'en tant que moyen provisoire.

Quand les artères qui saignent peuvent être facilement reconnues dans
les plaies, c'est toujours la ligature qui doit être pratiquée d'abord ; mais,
dans le cas ou l'hémorrhagie provient des artères du périoste, l'exécution
de la ligature peut devenir impossible, à plus forte raison encore lorsque
l'hémorrhagie provient des artères des os ; dans ces cas, nous employons
d'autres méthodes, surtout la compression.

S'agit-il d'hémorrhagies de grosses artères, la conduite est identique ;
toutefois, dans ces cas, il faut redoubler de soins pour isoler le vaisseau ;
ainsi, après en avoir saisi le bout saignant, l'on refoule avec un petit scalpel
ou avec des pinces à dissection le tissu environnant, puis on lie l'artère
soigneusement et exactement. Lorsque, dans une plaie, l'on a sous les yeux

le bout central et le bout périphérique du vaisseau, le plus souvent il faut les lier tous deux, car les anastomoses du système artériel sont assez nombreuses pour faire reparaître, sinon de suite, au moins plus tard, l'hémorrhagie par le bout périphérique, à cause de la dilatation des branches collatérales.

Il peut se faire qu'une hémorrhagie intense prenne naissance dans une plaie très petite, par exemple dans une plaie par piqûre ou par arme à feu. Dans ce cas, vous devez savoir, aidé de vos connaissances anatomiques, quel est le gros vaisseau qui a été lésé dans la plaie soumise à votre examen. Si vous avez acquis la certitude, à cause de l'intensité de l'hémorrhagie, que la ligature est le seul moyen que l'on doive employer, vous vous trouverez dans l'alternative suivante : ou bien, après avoir fait comprimer en amont ou après avoir rendu le membre exsangue au moyen de la bande d'Esmarch (dont nous parlerons plus tard), vous élargirez la plaie, et vous rechercherez par une dissection minutieuse le vaisseau lésé, dont vous lierez alors les extrémités ; ou bien, tandis que l'on comprimera la plaie, vous chercherez en deçà de la blessure la partie centrale du tronc artériel, et vous lierez alors le vaisseau dans sa continuité. Ces deux méthodes exigent des connaissances précises sur la situation des artères, et un grand exercice. Vous choisirez entre ces deux procédés celui qui vous conduira le plus rapidement au but et celui dont la technique augmentera le moins la lésion.

Si vous croyez pouvoir facilement isoler l'artère dans la plaie sans compliquer celle-ci, adoptez ce moyen comme celui qui vous donnera le plus de garanties ; si, au contraire, ce procédé vous paraît d'une exécution difficile, à cause de la situation profonde du vaisseau lésé sous les muscles et les aponévroses, ainsi que cela arrive parfois chez les individus très musclés ou très gras, ayez recours au procédé classique de la ligature dans la continuité, en amont (par rapport au cœur) de la plaie.

Je ne m'arrêterai pas ici sur les lieux d'élection de la ligature des artères, le choix en ayant été sanctionné depuis des années par de nombreuses raisons théoriques et pratiques.

Dans les traités de chirurgie et d'anatomie chirurgicale, et surtout dans le cours de médecine opératoire, cette question est étudiée, et vous devez, avant tout, vous appliquer, par l'exercice, à trouver sûrement, à isoler minutieusement et à lier avec art les artères ; ce sont là autant d'opérations que vous ne sauriez exécuter avec trop de correction.

Bien que tous les chirurgiens modernes reconnaissent la haute valeur de la ligature, on a cependant toujours recherché une méthode plus simple et plus sûre. Je mentionnerai seulement la torsion des artères saignantes, méthode dont le but est de réaliser mécaniquement et sans ligature la fermeture du vaisseau par l'oblitération graduelle de sa lumière.

On saisit transversalement ou longitudinalement, au moyen de pinces à glissière fermant très exactement, le vaisseau saignant isolé, on le tire en dehors des tissus, dans l'étendue d'un demi-pouce environ, puis on imprime à l'instrument, et en même temps à l'artère, cinq à six mouvements de torsion longitudinale ; le plus souvent, on tire l'artère en dehors des tissus, aussi fort que faire se peut, et on tord alors jusqu'à rupture du vaisseau.

On peut tordre de cette manière des artères de petit calibre, et même des artères du diamètre de la brachiale, et en arrêter complètement l'hémorrhagie. Cependant la plupart des chirurgiens ont renoncé à cette méthode, parce que, aujourd'hui, le besoin d'un procédé remplaçant la ligature ne se fait plus sentir.

2° La compression immédiate du vaisseau saignant, au moyen du doigt, est une méthode si simple et si facile, si tant est qu'on puisse l'appeler une méthode, qu'il y a lieu de s'étonner qu'elle ne vienne pas immédiatement à l'esprit du premier venu ; instinctivement, celui qui aura assisté deux fois à une opération appuiera immédiatement le doigt sur le vaisseau saignant. Et cependant combien il est rare de rencontrer des gens qui songent à recourir à ce moyen si simple, dans les cas d'accidents ! Vous verrez employer tout d'abord, inutilement, des remèdes familiers de toute espèce, salir la plaie de toiles d'araignée, de cheveux, d'urine et d'autres substances ; ou bien encore on fera appel à quelque vieille sorcière, qui devra arrêter l'hémorrhagie par un sortilège. Et aucun des assistants ne pensera à comprimer la plaie !

La compression méthodique peut être faite en vue de deux buts différents : elle peut être provisoire, ou définitive.

La compression provisoire, que l'on fait en attendant que l'on ait décidé la façon dont l'hémorrhagie sera le plus sûrement arrêtée, est pratiquée soit en pressant fortement du doigt le vaisseau saignant, dans l'intérieur même de la plaie (autant que possible contre un os), ou même en le comprimant entre deux doigts, soit en faisant la compression du tronc artériel contre un os, à une distance plus ou moins grande de la plaie.

Le premier moyen est employé, comme cela a déjà été dit plus haut, lorsqu'on veut lier le tronc ; le second, lorsqu'on veut lier l'extrémité béante du vaisseau ou examiner plus attentivement la plaie elle-même. Les questions qui se présentent alors sont celles-ci : devons-nous comprimer les troncs artériels et de quelle façon seront-ils le mieux comprimés ?

S'il s'agit de comprimer l'artère carotide droite, l'on se placera derrière le malade, puis on appuiera fortement les extrémités des deuxième, troisième et quatrième doigts de la main droite contre la colonne vertébrale, vers le milieu du cou, et au niveau du bord antérieur du muscle sterno-cléido-mastoïdien, le pouce de la même main passant autour de la nuque ; avec la main gauche on inclinera légèrement la tête du blessé du côté de la plaie, en arrière. En procédant de cette façon, l'on doit sentir distinctement les pulsations de l'artère carotide. Cette forte compression est très pénible pour le patient, car, inévitablement, le nerf vague est soumis à la pression des doigts, et le larynx et la trachée en ressentent les effets.

Par suite des nombreuses anastomoses qui relient les deux artères carotides, la compression unilatérale n'exerce qu'une influence restreinte sur les hémorrhagies artérielles de la tête et de la face ; mais une compression complète et efficace des deux côtés prend tant d'espace, qu'il faut bien, dans le plus grand nombre des cas, se contenter d'une simple diminution du calibre des artères, à l'aide d'une compression incomplète.

La compression des deux carotides est toujours une manœuvre douloureuse et pleine d'angoisse pour le patient, à cause surtout de la forte pression que le larynx et la trachée ont indirectement à supporter; aussi n'y a-t-on recours que très rarement.

La compression de l'artère sous-clavière est d'un emploi plus fréquent, particulièrement quand ce vaisseau est lésé dans le creux sus-claviculaire ou dans le creux de l'aisselle.

Dans ce cas encore, il est préférable de se placer derrière le patient, qui est couché ou demi assis; on reporte, au moyen de la main gauche, la tête du blessé du côté de la lésion (par exemple du côté droit), et l'on applique immédiatement, derrière le bord externe du chef claviculaire du muscle sternocléido-mastoïdien relâché, le pouce de la main droite, de façon à comprimer fortement contre la première côte l'artère à son point de sortie de l'interstice des muscles scalènes. La pression, ici encore, est douloureuse, à cause du plexus brachial, qui est comprimé en même temps; mais on peut comprimer complètement l'artère au point de faire cesser tout battement de la radiale.

L'habileté et la connaissance précise de la situation du vaisseau sont plus nécessaires, pour cette manœuvre, que la force physique. Mais comme le pouce, appuyé avec force, se fatigue bientôt, au point de ne plus percevoir aucune sensation, on a songé à remplacer le doigt par divers instruments. Un des moyens les plus commodes consiste à se servir d'une forte clef, assez courte, dont on enveloppe le panneton au moyen d'un mouchoir et dont on saisit l'anneau à pleine main; le panneton est alors appliqué sur l'artère, qu'il comprime fortement contre la première côte. En raison de sa situation, l'artère brachiale est facile à comprimer : on se place au côté externe du bras, que l'on saisit de la main droite, de telle façon que les second, troisième et quatrième doigts réunis compriment le milieu ou une partie un peu plus élevée du bras, au côté interne de la portion charnue du biceps, tandis que le pouce de la même main achève d'embrasser la circonférence du membre; la seule difficulté est de ne pas comprimer en même temps le nerf médian, qui recouvre en cet endroit presque entièrement l'artère. La compression de la brachiale supprime très bien le pouls radial, et on y a recours avec avantage quand on veut lier la radiale ou la cubitale pour une lésion qui les intéresse, et que l'on n'a sous la main aucune bande qui puisse servir à utiliser la méthode Esmarch.

Dans ces derniers temps, on a même réalisé avec succès la compression de l'aorte descendante. Toutefois, la compression manuelle étant assez difficile, on emploie alors un compresseur spécial, en forme de pelote (imaginé par Esmarch), qui est appliqué directement, ou avec une bande élastique, contre la colonne vertébrale, et est maintenu en ce point par la force des mains. Il va de soi que les intestins doivent, autant que possible, être vides; chez les individus très gras, dont les parois abdominales sont épaisses, la compression ne peut guère se faire.

Dans les hémorrhagies artérielles des extrémités inférieures, on fait la compression de l'artère fémorale à l'endroit où elle commence à prendre ce nom, c'est-à-dire juste au-dessous du ligament de Poupart. On la comprime au milieu d'une ligne qui réunit l'épine du pubis et l'épine iliaque antérieure et inférieure, contre la branche horizontale du pubis.

Le malade doit être couché; la compression est faite au moyen du pouce; elle est facile, parce qu'à ce niveau l'artère est assez superficielle. Jusqu'au tiers inférieur de la cuisse, il est encore possible de comprimer la fémorale contre le fémur; cependant on ne réussira à faire la compression digitale que chez les individus très maigres.

Quoiqu'une nouvelle méthode de compression, la simple constriction du membre après anémie locale préalable, ait rendu le tourniquet inutile, nous ne pouvons passer complètement sous silence cet instrument.

Par tourniquet, on entend un appareil qui nous permet, à l'aide d'un système de torsion, de vis ou de boucles, d'appuyer avec force un morceau de bois ou de cuir de forme ovale, ou une pelote, sur une artère, laquelle se trouve ainsi comprimée sur un os. Une compression prolongée des artères humérale ou fémorale étant extrêmement fatigante, nous pouvons très bien recourir à cet instrument pour comprimer ces vaisseaux. La forme adoptée actuellement est celle du tourniquet à vis de Jean-Louis Petit.

La pelote, qui est mobile le long d'une bande, est appliquée exactement à l'endroit correspondant à l'artère, tandis que l'appareil à vis est au côté opposé. On a soin de protéger la peau en plaçant sous ce dernier quelques couches de linge. Cela fait, on fixe la bande autour du membre et on augmente la constriction de cette bande, et en même temps celle de la pelote, jusqu'à ce que l'artère sous-jacente ait cessé de battre.

Si l'orifice béant d'une artère, par exemple dans une plaie d'amputation, ne se laissait pas apercevoir immédiatement, il suffirait, pour s'orienter, de relâcher un peu l'appareil, au moyen de la vis, et de laisser écouler un peu de sang; le tourniquet étant alors resserré, on appliquerait une ligature sur le vaisseau. C'est en cela que consiste le grand avantage de ce procédé.

Si l'appareil est bien fait et bien fixé, il peut rendre de grands services. Il est vrai que la bande, qui étreint les extrémités, exerce inévitablement une certaine pression sur les veines, particulièrement sur les veines sous-cutanées. Toutefois la compression de la pelote fait sentir ses effets surtout sur l'artère. Vous pouvez improviser facilement un tourniquet semblable au moyen d'une large bande et d'un morceau de bois arrondi, ou bien au moyen d'une bande roulée et d'un garrot; cependant je vous conseille, si cet appareil improvisé n'exerce pas une compression assez forte et assez sûre, d'avoir recours de préférence à d'autres procédés plus efficaces, que nous aurons à décrire. La facilité avec laquelle on arrête des hémorrhagies considérables au moyen du tourniquet pourrait vous engager à le laisser en place assez longtemps, jusqu'à ce que l'hémorrhagie s'arrête d'elle-même, et cela dans le but de vous épargner la peine de faire une ligature. Ce serait commettre une faute grave, car une demi-heure à peine d'application du tourniquet suffit pour que les extrémités deviennent violacées, se tuméfient, perdent toute sensibilité, puis se mortifient, par suite de l'absence de toute circulation sanguine. Vous vous reprocheriez toute votre vie une pareille négligence, qui pourrait compromettre sérieusement la vie de votre malade. L'application du tourniquet n'est permise par conséquent que comme moyen hémostatique provisoire.

Vouloir faire la compression digitale jusqu'à ce que l'hémorrhagie cesse d'elle-même n'est pas chose facile. Cependant il est des cas où cette méthode est la seule façon d'arrêter sûrement l'hémorrhagie de petites artères : ainsi, dans les hémorrhagies du rectum ou dans les hémorrhagies profondes du pharynx, si les autres moyens ont dû être abandonnés, il faudra parfois faire la compression digitale pendant une demi-heure, une heure et même plus longtemps ; en effet, la ligature de l'artère iliaque dans le premier cas, celle de la carotide dans le second cas, constitueraient des moyens hémostatiques aussi dangereux qu'incertains.

Pour obvier au danger de la stase veineuse qui résulte de la ligature du membre, on peut, avant d'appliquer le tourniquet, envelopper l'extrémité, de bas en haut, au moyen d'une bande fortement serrée, et refouler ainsi vers le centre le sang qui y est contenu.

Ce procédé fut autrefois mis en usage sur des membres qui devaient être amputés ; on rendait de cette façon l'hémorrhagie aussi faible que possible. Un médecin de Vicenze, Grandesso Silvestri, employait dans ce but une bande élastique, et, au lieu du tourniquet, un fort tube de *caoutchouc*, au moyen duquel il étreignait plusieurs fois l'extrémité. Esmarch, qui ignorait l'existence de ce procédé, d'ailleurs peu connu, imagina le même moyen et attira l'attention sur sa haute importance ; depuis, cette méthode, qui à bon droit est devenue d'un usage général, porte le nom de « constriction hémostatique d'Esmarch, anémie locale d'Esmarch, ou hémostase artificielle d'Esmarch, ou enfin, plus simplement, méthode d'Esmarch. » De fait, les membres qui ont été enveloppés de cette façon au moyen d'une bande élastique, puis serrés au-dessus de celle-ci au moyen d'un tube élastique ou d'une seconde bande, paraissent complètement exsangues après l'enlèvement de la première bande ; on peut y pratiquer des opérations de longue durée sans être le moins du monde incommodé par l'écoulement de sang, et cette hémostase peut être prolongée pendant des heures, sans que la vitalité des tissus en éprouve le moindre préjudice.

Lorsque toutes les artères visibles sont liées, on enlève la bande qui étreint le membre, et le sang rentre aussitôt dans les vaisseaux ; cependant l'hémorrhagie consécutive est toujours plus considérable que dans les conditions normales ; les muscles des vaisseaux ont été évidemment paralysés sous l'influence de la compression, et, par suite, les orifices des artères laissent écouler une plus grande quantité de sang. Il faut alors saisir les vaisseaux qui donnent, au moyen de pinces hémostatiques, et procéder à leur ligature.

Cette hémorrhagie secondaire (consécutive) est le seul inconvénient de la bande d'Esmarch. On a cherché à l'éviter en faisant agir un fort courant électrique sur la surface de la plaie, avant d'enlever la bande ; mais l'influence de ce moyen sur les extrémités coupées des vaisseaux paralysés n'est rien moins qu'établie.

Il est beaucoup plus avantageux, au lieu d'envelopper l'extrémité au moyen d'une bande, de l'élever verticalement pendant quelques minutes, de façon à refouler le sang qui y est contenu vers le cœur. Si alors on applique la bande centrale, l'anémie n'ayant pas été aussi complète qu'après l'emploi de la compression totale, l'hémorrhagie qui survient après l'enlèvement de l'appareil est beaucoup moins considérable, surtout lorsque l'on place et qu'on maintient encore le membre dans l'élévation. Dans tous les cas, la méthode d'Esmarch constitue l'un des progrès les plus considérables de la technique chirurgicale moderne, progrès inestimable pour le malade comme pour le médecin; on lui doit de pouvoir entreprendre des opérations auxquelles on n'aurait pu penser autrefois. C'est seulement à la clinique que vous jugerez de l'effet réellement étonnant de la bande d'Esmarch.

Énumérons à présent les méthodes de compression qui ont pour but d'arrêter définitivement l'écoulement du sang. Au nombre de celles-ci, citons tout d'abord une méthode hémostatique préconisée par le savant chirurgien et accoucheur Simpson (d'Édimbourg), que vous connaissez déjà comme ayant introduit dans la chirurgie l'usage du chloroforme. Cette méthode, que je ne puis considérer comme appelée à remplacer la ligature, bien qu'elle soit d'une grande utilité pratique dans certains cas, consiste dans l'aplatissement de l'artère saignante par la pression d'une aiguille, autrement dit par « l'acupressure ». On peut faire l'acupressure de diverses façons. Ainsi vous enfoncez assez perpendiculairement une longue aiguille d'acier dans les parties molles, à une distance d'un quart à un demi-pouce de l'artère, vous poussez la pointe immédiatement au-dessus ou immédiatement au-dessous du vaisseau, puis vous la faites sortir du côté opposé et à distance égale du point d'entrée, de telle façon que l'extrémité de l'artère soit comprimée contre les parties molles, ou contre la peau, ou, mieux encore, contre un os. On peut modifier l'acupressure par la torsion, c'est alors l'acutorsion : on introduit transversalement une aiguille à travers l'extrémité de l'artère, attirée au dehors ; on fait faire alors à l'aiguille un quart, un demi ou un tour complet, dans la direction du rayon de la surface de la plaie, jusqu'à ce que l'hémorrhagie s'arrête, et l'on enfonce alors profondément et solidement, dans les parties molles, l'extrémité de l'aiguille. Après quarante-huit heures, on peut retirer cette aiguille, sans crainte d'une nouvelle hémorrhagie.

La forcipressure au moyen des pinces hémostatiques ou des pinces à glissière, dont nous avons parlé précédemment, a été employée, comme moyen hémostatique définitif, par Kœberlé et Verneuil ; c'est une méthode à laquelle il faut recourir dans certains cas, lorsque, par suite de circonstances défavorables, une artère saisie ne peut être liée.

Le vaisseau saignant seul ou avec les tissus qui l'entourent est saisi entre les extrémités larges et cannelées des branches des pinces, qu'on serre fortement et qu'on ferme. Pour les petits vaisseaux, une forcipressure de dix à quinze minutes suffit; si les artères sont d'un calibre plus fort, les pinces devront rester plus longtemps; après vingt-quatre heures, on peut toujours les enlever, car même les grosses artères, après ce laps de temps, sont thrombosées et ont leur lumière obturée par le caillot. Cette méthode, dont la valeur, dans certains cas, est incontestable, ne peut cependant remplacer la ligature.

La méthode appelée uncipressure de Vanzetti repose sur le principe de la compression médiate : dans les hémorrhagies artérielles profondes, que l'œil ne peut découvrir, on exerce une traction sur les tissus dans une direction déterminée au moyen d'une érigne ou d'un rétracteur, de telle façon que le vaisseau soit comprimé par l'extension, et qu'ainsi l'hémorrhagie prenne fin. On fixe alors l'érigne dans cette position, et on la laisse en place jusqu'à ce que le vaisseau saignant soit définitivement fermé.

Un puissant moyen d'hémostase est la compression médiate du vaisseau saignant exercée sur la surface de la peau ou sur la surface de la plaie elle-même. On peut arrêter sûrement toute hémorrhagie par compression, quand les circonstances sont favorables, c'est-à-dire quand le vaisseau saignant peut être comprimé contre un plan solide et résistant, par exemple contre un os.

C'est sur le principe de compression médiate que repose le procédé hémostatique de flexion forcée à angle aigu, procédé qui n'est applicable toutefois que pour les hémorrhagies des extrémités.

Si l'on fléchit l'articulation d'un membre au maximum, le coude ou le genou par exemple, le pouls du vaisseau situé en aval diminuera d'intensité, parce que, dans cette position, le calibre du vaisseau sera rétréci. On a utilisé cette flexion forcée pour combattre les hémorrhagies, et nous aurons encore l'occasion de revenir sur ce procédé en parlant des anévrysmes. Pour le moment, qu'il nous suffise de faire remarquer que cette méthode, utile quand elle est applicable, ne peut être longtemps supportée par le patient, à cause de la vive douleur qui en résulte et qui provient de la compression des nerfs.

Les hémorrhagies veineuses, les hémorrhagies provenant d'un grand nombre de petites artères, et surtout les hémorrhagies parenchymateuses, sont combattues au moyen d'un pansement exact ou au moyen du tamponnement.

Si vous avez affaire à une hémorrhagie du bras ou de la jambe que vous vouliez arrêter par compression, si, par exemple, une veine malade et fortement dilatée laisse échapper une grande quantité de sang, ou si une hémorrhagie de nombreuses petites artères a lieu, vous serrerez fortement l'extrémité de bas en haut au moyen d'une bande, après avoir au préalable recouvert la plaie avec une compresse et de la charpie, et après avoir appliqué sur le trajet de l'artère principale une compresse graduée. Il est bon, lorsque l'on a recours à ce procédé, qui porte le nom de bandage de Theden, de placer le membre sur une attelle, de façon à l'immobiliser complètement, car la contraction musculaire fait reparaître facilement l'hémorrhagie.

Ce procédé, exactement exécuté, peut être employé avec avantage, sur un champ de bataille, dans les cas de blessures par armes à feu ou par instruments piquants : on peut ainsi arrêter les hémorrhagies des artères radiale, cubitale, tibiale antérieure et tibiale postérieure, et même aussi les hémorrhagies de l'artère fémorale et de l'artère humérale. Le bandage ne doit pas rendre l'extrémité complètement exsangue, il doit seulement diminuer d'une façon notable la quantité de sang qui la traverse.

La compression peut encore être employée lorsqu'il s'agit d'arrêter les hémorrhagies du thorax, par exemple une hémorrhagie parenchymateuse survenue après l'amputation d'un sein malade. Dans ce cas, on applique

de la charpie et des compresses sur la plaie, et l'on assujettit fortement ces
pièces de pansement par des tours de bandes roulées autour du thorax.
Mais ce pansement, si l'on veut le rendre efficace, fatigue les malades à
un haut degré; il vaut mieux lier méthodiquement, en opérant, les artères
qui donnent, quelque nombreuses qu'elles soient; vous-même, aussi bien
que votre patient, vous vous en trouverez mieux, parce que, de cette
manière, vous échapperez l'un et l'autre à l'ennui et à l'inquiétude que
causent les hémorrhagies consécutives, si fréquentes après l'opération que
nous venons de citer, quand on s'est trop hâté dans l'application des ligatures et qu'on a employé une compression insuffisante.

Il y a cependant plusieurs endroits du corps où ce pansement compresseur
ne saurait être employé : tels sont le rectum, le vagin, le fond de la cavité nasale.

C'est ici le cas de recourir au tamponnement. Il y a bien des espèces de
tampons, surtout pour combattre les hémorrhagies du vagin et du rectum.
Un des plus simples est le suivant : Vous prenez une pièce de toile carrée
dont les côtés peuvent avoir un pied de longueur. Vous réunissez ensuite
deux, trois ou même les cinq doigts de votre main droite, et vous les couvrez de la pièce de toile de telle sorte que le milieu de cette dernière corresponde exactement aux doigts réunis; ensuite vous la poussez bien haut dans
le vagin ou le rectum, et, après avoir retiré votre main, vous remplissez la
poche ainsi produite avec autant de boulettes de charpie qu'il peut en pénétrer, de manière à dilater entièrement le vagin ou le rectum et à exercer
une forte compression sur les parois de ces canaux. Lorsque l'hémorrhagie
est arrêtée, vous laissez le tampon en place jusqu'au lendemain, et plus
longtemps en cas de besoin, puis vous l'enlevez doucement, en exerçant
une traction sur la toile qui enveloppe la charpie.

Vous pouvez aussi faire une grosse pelote en roulant un fil autour d'une
certaine quantité de charpie ou de linge; on laisse pendre un bout de ce fil,
par lequel on retire la pelote plus tard. Un tampon de ce genre étant tantôt
trop gros, tantôt trop petit, je préfère pour ma part le premier système, qui
permet de remplir à volonté la poche de toile enfoncée dans la cavité. Si
l'hémorrhagie provient de la portion vaginale de l'utérus, ce qui arrive, par
exemple, après une opération faite en cet endroit, il est beaucoup plus prudent d'écarter la paroi vaginale postérieure au moyen d'un gros spéculum
de Sims, de mettre la portion vaginale de l'utérus en vue, et d'appliquer
directement et exactement un tampon sur l'endroit saignant, car la masse
de charpie nécessaire pour remplir le vagin d'une femme multipare, de
façon qu'il ne puisse plus s'écouler de sang, ni à travers le tampon, ni à
côté de lui, est extrêmement considérable, et les douleurs que la patiente
en ressent sont très vives.

Au lieu de tampons de charpie, on se servira avec avantage de l'instrument de Braun, composé d'un ballon de caoutchouc terminé par un tuyau;
le ballon vide est placé dans le vagin, puis on le distend fortement avec
de l'eau glacée, qu'on y introduit au moyen d'une seringue; après quoi, on
ferme le tuyau au moyen d'un robinet. Ce ballon élastique se moule exactement sur les parois et empêche l'écoulement de sang, de la même façon
qu'un tamponnement fait avec la charpie.

En cas d'hémorrhagie abondante par le nez, provenant le plus souvent de la partie postérieure du méat inférieur, et assez souvent aussi du tissu caverneux qui est situé en arrière et qui recouvre le cornet inférieur, le tamponnement par l'ouverture antérieure des fosses nasales est tout à fait insuffisant et inefficace; l'hémorrhagie continue; le sang pénètre dans le pharynx ou bien s'écoule par l'autre narine, le malade appuyant le voile du palais contre la paroi du pharynx et isolant la partie postérieure de l'arrière-bouche. Il faut donc tamponner la cavité nasale d'arrière en avant; et c'est à quoi l'on arrive à l'aide de la sonde de Belloc. Cet instrument, extrêmement ingénieux, consiste en une canule longue d'environ 6 pouces, dont un bout est légèrement recourbé; dans la canule est placé un ressort de montre qui la dépasse de beaucoup et qui supporte à son extrémité un bouton percé d'un trou. Vous préparez d'abord une mèche épaisse de charpie suspendue par deux fils. La mèche doit être assez forte pour bien remplir l'entrée postérieure d'une fosse nasale. Elle doit consister en filaments de charpie longs, réunis par le milieu au moyen d'un fort fil de soie. Pour appliquer l'appareil, vous commencez par attirer le ressort, puis vous engagez la sonde dans le méat inférieur; vous la poussez jusqu'à l'ouverture postérieure de la fosse nasale, ensuite vous faites saillir le ressort de telle façon que le bouton passe sous le voile du palais et se présente dans la bouche. Vous engagez un des fils de la mèche dans le trou du bouton, vous l'attachez fortement et vous ramenez ensuite la canule avec son ressort par la narine antérieure; le fil et la mèche suivent, tandis que le second fil, passant par la cavité buccale, est fixé en dehors de la bouche; si vous tirez un peu fort sur le premier, la mèche est pressée avec force dans l'ouverture postérieure de la narine; dès ce moment, l'hémorrhagie s'arrête ordinairement, si la mèche n'a pas été trop mince; il faut encore qu'elle ne soit pas trop longue, afin qu'elle ne touche pas par un des bouts le larynx. Vous coupez ensuite le fil, et vous laissez le tampon en place jusqu'au lendemain; puis vous le ramenez par la bouche en tirant sur le fil, ce qui se fait d'autant plus facilement que le tampon est ordinairement couvert de mucosités qui en favorisent le glissement. Comme on n'a pas toujours cet instrument sous la main, on peut le remplacer par une sonde élastique, ou un morceau de baleine, ou un autre objet semblable que l'on introduit dans le nez; ensuite on passe avec le doigt derrière le voile du palais, et l'on attire l'extrémité de la sonde dans la bouche pour y fixer le fil qui supporte la mèche.

Dans les cas les plus graves, prenez une éponge humide attachée à un fort fil, comprimez-la entre les doigts et portez-la au moyen de ceux-ci dans le pharynx, derrière le voile du palais; poussez-la ensuite, autant que vous le pouvez, dans l'orifice nasal postérieur. L'éponge se dilatera comme un corps élastique et exercera une compression beaucoup plus intense et beaucoup plus régulière qu'un tampon de charpie. Cependant il faut plus d'adresse, pour se servir de ces derniers moyens, que pour employer la sonde de Belloc.

Je ne saurais trop vous déconseiller, dans le tamponnement de la cavité nasale, l'emploi des tampons de charpie imbibés de perchlorure de fer, pratiqué parfois par des médecins peu familiarisés avec la chirurgie. Il peut en résulter les plus graves accidents. L'ulcération de la muqueuse nasale, l'inflammation putride de la trompe d'Eustache et de l'oreille moyenne suivie de surdité, etc., peuvent être les suites de l'application, complètement superflue, d'un caustique aussi énergique que le perchlorure de fer. On a même observé, dans ces cas, une méningite mortelle, consécutive à la cautérisation de la lame criblée de l'ethmoïde. Dans ces derniers temps, on a imaginé pour le tamponnement de la cavité nasale un appareil analogue à celui de Braun, un ballon de caoutchouc, qui est introduit dans la cavité nasale et qu'on gonfle ensuite.

3° Les styptiques sont des moyens qui agissent, soit en produisant une astriction intense des tissus, soit en déterminant une prompte coagulation du sang. Le nombre en est très grand; nous mentionnerons seulement ceux qui, dans des cas déterminés, ont une certaine valeur.

Le froid sollicite non seulement les parois artérielles et veineuses à se contracter, mais le même effet s'exerce encore sur les parties molles, qui compriment ainsi les vaisseaux. Le courant sanguin, sous cette influence, éprouve de plus grandes difficultés à s'effectuer, et peut même s'arrêter complètement, si le refroidissement est complet et surtout si le sang lui-même est congelé. Toutefois l'influence du froid comme moyen hémostatique a été exagérée; je vous conseille de ne pas trop vous y fier. On peut employer ce moyen de la manière suivante : d'abord on peut projeter de l'eau glacée contre la plaie saignante; on en injecte, par exemple, dans le nez, dans la bouche, dans le vagin, dans la vessie (au moyen d'une sonde); ici l'irritation mécanique d'un jet énergique s'ajoute à l'influence du froid; vous pouvez encore mettre immédiatement au contact de la plaie des morceaux de glace, ou bien aussi les faire pénétrer dans les cavités; vous les ferez avaler en cas d'hémorrhagies de l'estomac ou du poumon; ou bien enfin vous remplirez une vessie de glace et vous l'appliquerez sur la plaie, pour l'y laisser pendant quelques heures et même pendant quelques jours.

Le repos absolu, indispensable dans les cas d'hémorrhagies, et le rétrécissement des artères, consécutif à la perte qui a déjà eu lieu, ont peut-être souvent une plus grande influence hémostatique que la glace, à laquelle on attribue trop exclusivement cet effet. Je ne veux pas vous déconseiller d'employer le froid en cas d'hémorrhagies parenchymateuses modérées; cependant il ne faut pas en attendre de grands effets lorsqu'il s'agit de fortes hémorrhagies artérielles, ni perdre trop de temps, car la vie du malade dépend de la promptitude des secours.

La même remarque s'applique aux moyens astringents , tels que le vinaigre, les solutions d'alun, etc., qui agissent aussi par astriction des tissus et par la compression consécutive des vaisseaux ; sans doute, ces moyens sont utiles pour combattre des épistaxis capillaires, mais il ne faut pas en attendre des effets bien extraordinaires.

D'autres astringents vulgairement employés, tels que le vinaigre, la solution d'alun, de sel marin, etc., sont moins actifs et n'agissent que par la rétraction des tissus et la compression vasculaire consécutive qu'ils déterminent.

Outre le froid, on a récemment préconisé la chaleur comme moyen hémostatique. Cela semble d'autant plus paradoxal qu'en général la chaleur produit la dilatation et le relâchement. C'est exact pour la chaleur modérée, mais, au contraire, une chaleur élevée provoque une contraction des tissus et des muscles des vaisseaux. Les injections d'eau chaude (45-50° Celsius) sont employées avec grand profit dans les hémorrhagies intra-utérines, et cela vraisemblablement à cause de la contraction énergique des fibres musculaires de cet organe, qui s'ensuit. Dans les hémorrhagies qui naissent au sein d'un tissu non contractile, par exemple après les amputations, on obtient au moyen d'une irrigation d'eau chaude une hémostase momentanée. Mais il résulte d'expériences précises que l'hémorrhagie recommence bientôt avec abondance, de sorte que la quantité totale de sang perdu, après l'irrigation d'eau chaude, est beaucoup plus grande que si l'on avait abandonné l'hémorrhagie à elle-même.

Le fer rouge, ou cautère actuel, agit en carbonisant le bout du vaisseau et le sang, et en empêchant, par la formation d'une escarre, l'écoulement de ce liquide. Il suffit de tenir, dans le voisinage immédiat de l'endroit saignant, une tige en fer, fixée dans un manche en bois et munie à son extrémité d'un petit bouton chauffé au rouge blanc, pour produire instantanément une escarre noire ; quelquefois même, la chaleur rayonnante d'un fer chauffé à blanc suffit déjà pour faire flamber le tissu. Un fer simplement rougi, appuyé contre l'endroit saignant, produit le même effet, mais l'escarre y adhère facilement et se détache avec lui. Les tiges de fer munies d'un manche, ou cautères, sont chauffées dans un réchaud de charbon dont la chaleur est activée par un soufflet. — Il y a des circonstances où le cautère actuel peut devenir un moyen très commode pour arrêter le sang.

C'était le système le plus renommé avant l'invention de la ligature. Les chirurgiens arabes avaient l'habitude de chauffer leur couteau à blanc avant de faire leurs amputations ; ce procédé est même encore vanté par Fabrice de Hilden, bien que ce dernier préférât cautériser isolément les bouches béantes des artères, qui laissaient échapper le sang, avec des cautères à pointe très fine, opération qu'il paraît du reste avoir su exécuter avec une habileté qu'on pourrait encore lui envier aujourd'hui.

Dans ces derniers temps, on a imaginé une méthode qui se rattache à celle que nous venons de mentionner et qui consiste à opérer avec un fil de platine rendu incandescent par l'électricité. C'est là ce qu'on appelle la galvano-caustique, méthode introduite en Allemagne par Midelldorpf et qui, dans certaines circonstances, peut être employée avec avantage.

Ce n'est que si le fil de platine est chauffé au rouge qu'il agit comme styptique ; chauffé à blanc, il coupe les parties molles comme un couteau, et alors une forte hémorrhagie a lieu. Un appareil beaucoup plus simple que le galvano-cautère est le thermo-cautère de Paquelin, constitué par une tige creuse de platine, à parois minces, qui, rougie au préalable à la flamme, est maintenue dans cet état, aussi longtemps qu'on veut, au moyen d'un jet de vapeur d'essence de pétrole. Vous verrez fréquemment employer cet instrument à la clinique.

On n'a pas toujours, en pratique, ces appareils sous la main.

Dieffenbach, le plus grand génie chirurgical de l'Allemagne du xixe siècle, et qui était en même temps un des hommes les plus originaux, fit cesser, un jour, dans une masure, et en l'absence d'autres moyens, une forte hémorrhagie qui s'était produite après l'extirpation d'une tumeur du dos, en se servant d'une pince à feu qu'il avait fait rougir sur l'âtre. Une aiguille à tricoter, enfoncée dans un morceau de bois ou dans un bouchon de liège, et chauffée au rouge, peut au besoin remplacer le cautère actuel.

Le perchlorure de fer liquide est un moyen dont les effets équivalent et parfois même surpassent ceux du cautère actuel. Cette substance, au contact du sang, donne lieu à un caillot solide, ayant presque la consistance du cuir, et très adhérent. On s'en sert de la façon suivante : on prend un bourdonnet de charpie, on l'imbibe de perchlorure, on le comprime et on l'applique fortement pendant deux à cinq minutes sur la plaie au préalable bien épongée; on arrête ainsi des hémorrhagies artérielles même assez fortes.

Si la première application reste sans succès, on en fait une seconde et une troisième : il est rare que ce moyen échoue, si l'on y associe encore la compression. Le perchlorure de fer versé simplement sur une surface saignante, comme on le voit faire souvent par les médecins ignorants, n'a d'autre effet que de barbouiller horriblement la plaie et de provoquer une suppuration intense. Aussi ne doit-on pas perdre de vue que le perchlorure de fer produit une escarre très adhérente, sous laquelle s'accumule fréquemment un liquide putride, mêlé de bulles d'air; on n'emploiera donc ce styptique, qui constitue la dernière ressource de tous les chirurgiens ignorants, qu'en cas d'absolue nécessité.

L'amadou, la toile d'araignée, le papier buvard en application sur des plaies saignantes, sont de vieux remèdes populaires; l'amadou s'agglutine fortement au sang et à la plaie, si l'hémorrhagie est peu abondante ; mais, en cas de forte hémorrhagie, ce moyen est impuissant, si l'on n'y joint une compression méthodique.

La charpie sèche, fortement tassée, ainsi que me l'a prouvé l'expérience, rend les mêmes services. Dans ces derniers temps, j'ai eu recours plusieurs fois au Penghawar Djambi, et je puis affirmer qu'en grande quantité, et fortement tassé, il a une action styptique, et qu'il est préférable à la charpie; quant à savoir s'il est aussi actif que le perchlorure de fer, cela n'est pas démontré; cependant il salit moins les plaies que cette dernière substance, si même on le laisse plusieurs jours en contact avec elles. Le Penghawar Djambi est formé des fibres fines et brun clair du tronc du Cibotium Cuminghii, arbre originaire des Indes orientales. Il faut l'employer en quantité notable et le tasser fortement sur la plaie; de cette façon, on peut même arrêter l'hémorrhagie de gros vaisseaux. Pendant plusieurs jours il adhère fortement à la plaie, mais il ne donne pas lieu, comme le perchlorure de fer, à la production d'une escarre.

Nous possédons d'autres hémostatiques, tels que l'*huile essentielle de térébenthine* et l'*eau de Binelli;* l'activité de cette dernière est due surtout à la présence de la créosote; je n'ai d'expérience propre sur aucune de ces deux substances. Billroth a beaucoup employé la térébenthine; du temps de ses études à Gœttingue, elle lui fut surtout vantée par son maître, le professeur Baum, et il s'en est servi un jour avec un succès tellement éclatant, dans un cas désespéré, qu'il a conservé un pieux attachement pour ce remède. Il est vrai qu'il est très héroïque, non seulement parce que l'application de l'essence de térébenthine sur une plaie provoque une vive douleur, mais encore parce qu'il en résulte, aussi bien dans la plaie que dans les parties environnantes, une forte inflammation. Je veux vous raconter le cas dans lequel Billroth s'en est servi, d'après ses propres termes : « Une jeune femme délicate souffrait, à la suite d'un accouchement, depuis plusieurs mois déjà, d'une forte suppuration en arrière du sein droit, entre la glande et l'aponévrose du muscle grand pectoral ; un bon nombre d'incisions avaient déjà été faites dans la mamelle et tout autour de sa base, en vue de ménager des issues au pus, formé en quantité extrême ; mais bientôt les ouvertures s'étaient refermées, et il fallait ou rouvrir les anciennes, ou en pratiquer de nouvelles, parce que la guérison ne voulait pas se faire dans la profondeur. Une de ces incisions faite par moi, à une assez grande profondeur, fut suivie d'une forte hémorrhagie qui fit jaillir le sang de la profondeur du foyer de suppuration, sans qu'il me fût possible de trouver le vaisseau ouvert. Le sang ne cessait de couler à grands flots ; je commençai par bourrer la cavité de charpie, sur laquelle je fis passer des tours de bande ; bientôt le sang se mit à traverser cet appareil ; je l'enlevai et injectai de l'eau glacée dans les différentes ouvertures ; la perte devint plus modérée, je remis un bandage compressif, qui sembla mettre fin à l'hémorrhagie. Mais à peine étais-je rentré dans mon appartement, à l'hôpital, que l'infirmière me rappela, parce que l'appareil était de nouveau imprégné de sang ; la malade était tombée en syncope, elle était devenue pâle comme un cadavre, et son pouls était très petit. Il fallut de nouveau enlever l'appareil ; je fis alors passer par les ouvertures de petits morceaux de glace dans la cavité creusée sous le sein, mais l'hémorrhagie ne voulut toujours pas s'arrêter. La malade tombait de syncope en syncope, tout le lit était rempli de sang et d'eau glacée, la femme étendue devant moi, sans connaissance, ayant les extrémités froides et les yeux éteints, les infirmières cherchant toujours à la ranimer, en lui tenant de l'ammoniaque sous le nez et en lui frottant le front d'eau de Cologne ; moi-même, au début de ma carrière chirurgicale, n'ayant pas encore assisté à une scène pareille, que j'avais cependant provoquée, et n'ayant par conséquent ni le calme ni le sang-froid que donne l'habitude : c'était, en un mot, une situation que je n'oublierai jamais ! Déjà je croyais à la nécessité d'amputer rapidement le sein, d'aller à la recherche de l'artère blessée et de la lier, quand l'idée me vint de faire encore un essai avec l'essence de térébenthine. J'imbibai donc quelques boulettes de charpie d'essence de térébenthine, je les fis pénétrer dans la cavité, et aussitôt l'hémorrhagie cessa. Bientôt la malade fut remise ; une vive réaction se fit dans la cavité de l'abcès sous l'influence de la térébenthine, qui fut supprimée après environ vingt-quatre heures ; les parois de l'abcès s'éliminèrent, et au bout de trois semaines une formation énergique de bourgeons charnus amena une guérison dont la poursuite avait vainement fatigué, pendant des mois entiers, la patience et la persévérance du médecin et de la malade. »

Je ne saurais vous dire comment l'hémostase s'effectue après l'emploi de la térébenthine ou de la créosote; il n'en résulte pas, dans tous les cas, une coagulation bien solide du sang, mais il est vraisemblable que, à la suite de la vive irritation produite par ces substances, il se manifeste une contraction énergique des orifices béants des vaisseaux sectionnés.

En général, vous verrez rarement employer les styptiques dans la clinique de chirurgie; ces moyens ne sont plus guère que des procédés favoris aux médecins pratiquants qui ne sont pas familiarisés avec les méthodes de ligature.

Partout où il est possible de lier et de comprimer, on devrait s'abstenir d'employer des styptiques. Les hémorrhagies parenchymateuses de la face, du cou, du périnée et de la cavité utérine peuvent être avantageusement combattues par ceux d'entre eux que je vous ai signalés, comme les plus sûrs, lorsqu'il importe peu que la plaie suppure ou ne suppure pas plus tard; mais si l'hémorrhagie est forte, et si les styptiques ont échoué, la ligature devient alors beaucoup plus difficile, parce que la plaie a été horriblement salie par ces substances. Vous n'avez rien à attendre, dans la pratique chirurgicale, de l'usage interne des médicaments vantés comme ayant une vertu styptique. Le repos absolu, des boissons fraîches, des narcotiques, l'ergotine, des laxatifs en cas d'hémorrhagies congestives, tels sont les adjuvants qui peuvent avoir par hasard leur utilité; mais en général leur action est beaucoup trop lente dans les hémorrhagies que le chirurgien peut être appelé à combattre.

Les hémorrhagies dues à la section des grosses veines doivent être arrêtées par la double ligature. Si le vaisseau est seulement incisé ou déchiré, on peut ou bien en opérer la fermeture par une ligature appliquée le long de la paroi, ou bien on peut suturer au moyen de catgut fin. Dans certains cas, il est utile de comprimer la veine sectionnée avec des pinces à glissière, qu'on laissera en place pendant quarante-huit heures, jusqu'à ce que la veine soit fermée.

L'affaiblissement général, à la suite de pertes de sang profuses, est naturellement combattu d'abord par les moyens qui arrêtent l'hémorrhagie elle-même. Néanmoins, pendant que vous êtes occupé à ce soin, les personnes qui vous assisteront pourront ranimer le malade par des essences, des affusions d'eau froide, etc. C'est seulement après la cessation de l'hémorrhagie que vous pouvez vous-même vous charger du soin de combattre cet état de faiblesse, en faisant donner du vin, du rhum ou du cognac, du café chaud, du bouillon chaud, quelques gouttes de liqueur d'Hoffmann, d'éther acétique, ou en approchant du nez un flacon d'ammoniaque, ou enfin en faisant une injection sous-cutanée d'une seringue de Pravaz d'éther sulfurique. Il sera bon aussi de réchauffer le malade en le couvrant avec des draps chauds ou en l'entourant de briques ou de sacs de sable bien chauds.

Pour combattre la menace d'anémie cérébrale, on placera la tète du malade aussi bas que possible, et même, dans les cas graves, on pourra suspendre le malade la tête en bas, de façon à reporter vers le cœur, les poumons et le cerveau tout le sang des extrémités et de l'abdomen. C'est dans le même but que l'on entoure les extrémités, aussi promptement que faire se peut, avec des bandes élastiques, cette anémie des extrémités pouvant être prolongée pendant un certain temps sans inconvénient. Si le patient revient à lui, les bandes seront relâchées peu à peu et avec précaution.

Il ne m'est jamais arrivé, jusqu'à présent, de voir succomber un de mes malades à une perte de sang, mais j'en ai vu qui, une, deux et cinq heures après de grandes opérations, sont morts au milieu d'une forte dyspnée et de convulsions, dues évidemment à la trop grande abondance du sang perdu. Il existe pour ces cas une ressource ultime, qui consiste à injecter dans une veine de l'individu anémié du sang d'une personne saine.

Cette opération, qu'on appelle la transfusion, date d'assez loin. Elle remonte au milieu du xviie siècle; mise de côté et couverte de ridicule, après avoir excité pendant un certain temps l'étonnement par son étrangeté, elle fut tirée de l'oubli vers la fin du dernier siècle, par des médecins anglais, surtout par des accoucheurs. Après quelques essais, bientôt abandonnés, par Dieffenbach, pour remettre la transfusion en honneur en Allemagne, elle tomba dans l'oubli. Dans ces derniers temps, Martin eut le mérite de rappeler l'attention sur cette opération, comme moyen de sauver l'existence, tandis que Panum, Landois et Ponfick étudièrent la question à fond par la voie de l'expérimentation physiologique.

L'appareil instrumental nécessaire pour la transfusion consiste en un bistouri, des pinces, des ciseaux, un trocart fin, et une seringue de verre contenant de 140 à 200 grammes de liquide. On fait, d'après le procédé que nous décrirons plus loin, une saignée au bras d'un individu jeune et robuste, et l'on recueille, pour commencer, environ 140 grammes de sang, dans un vase haut et étroit, qui baigne dans une cuvette remplie d'eau chauffée à la température du sang. Ce sang est battu continuellement avec un petit balai, pour éliminer la fibrine. Pendant ce temps, le chirurgien met à nu, en la disséquant, la veine la plus apparente du pli du coude de l'individu anémique; ensuite on passe deux fils de soie sous la veine, on tire sur le fil inférieur sans faire un nœud, uniquement pour empêcher que le coup de ciseaux oblique qui va ouvrir la veine ne donne lieu à un écoulement de sang; cela fait, on introduit la canule dans la plaie béante du vaisseau, en ayant soin de la diriger vers la partie supérieure, et l'on croise le fil supérieur sur elle, sans faire de nœud. Il faut qu'on prenne la précaution de laisser échapper un peu de sang par la canule, pour qu'elle soit bien remplie et qu'il n'y ait pas pénétration d'air. Pendant ce temps, l'aide ayant terminé la saignée de l'individu sain, et filtré le sang battu à travers une toile fine, on remplit la seringue, préalablement chauffée, on en tourne la pointe en haut, et l'on en chasse l'air. Cela fait, on l'applique solidement sur la canule et on injecte lentement. L'expérience prouve qu'il ne convient pas d'injecter plus de 140 à 200 grammes de sang, et que cette quantité suffit d'ailleurs parfaitement pour rappeler les individus à la vie.

On ne doit jamais vider la seringue complètement, et il faut s'arrêter aussitôt que l'individu a de la dyspnée.

Une fois l'injection terminée, on retire les fils et la canule, et l'on traite la plaie comme celle d'une saignée. On a beaucoup débattu la question de savoir s'il est nécessaire de priver d'abord de sa fibrine le sang qui doit être injecté. Les expériences de Panum établissent positivement que la fibrine n'est pas indispensable pour rappeler un individu à la vie par substitution sanguine, et que, malgré toutes les précautions possibles, il peut s'en coaguler une partie, qui deviendrait nuisible dans cet état. Ce qui semble vivifier, dans cette opération, c'est, avant tout, l'arrivée de nouveaux corpuscules sanguins, qui sont les véhicules de l'oxygène.

Il est assez douteux, ainsi que cela résulte des conclusions des travaux de Panum, que la transfusion ait quelque utilité dans les anémies profondes dues à d'autres causes, ou à des causes parfois inconnues, puisque, d'après cet auteur, le sang n'est pas nutritif par lui-même et n'agit que comme véhicule des matériaux nutritifs.

Les recherches entreprises par Neudörfer, pendant la dernière guerre d'Italie, sur des blessés devenus anémiques consécutivement à des suppurations profuses, n'ont été suivies d'aucun résultat concluant.

A l'exemple de Græfe, Hueter a injecté du sang défibriné dans l'extrémité périphérique des artères (radiale ou tibiale postérieure), dans le but d'éviter le danger d'une embolie pulmonaire.

Des cas de mort ont été observés pendant et immédiatement après la transfusion, sans qu'on puisse en rendre responsable l'opération elle-même. Personnellement, j'ai fait inutilement la transfusion dans quelques cas où elle eût pu être d'un secours réel, de telle sorte que mon expérience ne lui est nullement favorable. Il y a quelques années, la transfusion directe de sang d'agneau, cette découverte antique, a été de nouveau préconisée. Elle ne pouvait résister à une critique sérieuse, aussi tomba-t-elle dans l'oubli, en dépit des efforts de quelques charlatans, qui prétendaient guérir, par ce moyen, non seulement l'anémie, mais encore des infirmités de toutes sortes, comme la tuberculose. L'expérience nous apprend d'ailleurs que le sang d'une espèce animale ne peut être substitué à celui d'une autre espèce.

S'appuyant sur des expériences faites sur l'animal, on a, dans ces derniers temps, injecté dans les veines, au lieu de sang, une solution de 0,6 gr. pour 100 de sel marin additionnée d'une goutte de solution de soude caustique, et il semble que le résultat ne diffère pas de celui qu'on obtient avec le sang défibriné. Il résulte de là que ce qui paraît surtout agir dans la transfusion, c'est l'arrivée au cœur d'une quantité de liquide suffisante pour qu'il puisse travailler. Jusqu'à présent, on connaît déjà un grand nombre d'observations de transfusion d'eau salée, suivies de succès. Dans tous les cas, cette opération n'offre que peu de dangers. Il suffit de mettre à nu une veine du bras, d'y introduire la canule et de laisser pénétrer lentement 120 à 150 grammes de cette solution salée (sérum artificiel) chauffée à 38° C. Cette solution elle-même est placée dans un irrigateur ou dans un entonnoir en verre, et on obtient la pression nécessaire en élevant l'instrument à la hauteur d'un demi à 1 mètre au-dessus de la veine. Bientôt, sous cette influence, le patient ressent une impression de chaleur bienfaisante ; le pouls, antérieurement à peine appréciable, reprend de l'ampleur ; le cœur se contracte plus énergiquement, la dyspnée disparaît, les muqueuses reprennent leur coloration normale ; en un mot, les symptômes menaçants disparaissent, et le malade, près de succomber, renaît à la vie.

Je ne puis m'occuper ici du traitement des complications qu'entraînent les pertes de sang abondantes ; sans doute, vous comprendrez qu'en thèse générale la cachexie, la régénération incomplète du sang, doivent être combattues par un régime tonique et fortifiant, et par un traitement diététique et médicamenteux.

L'écoulement de liquide parenchymateux, de lymphe, au dehors d'une plaie, ne réclame aucun traitement particulier ; quant à la conduite qu'il faut tenir dans les cas où un produit de sécrétion physiologique (par exemple la synovie, la salive, l'urine, etc.) s'écoule de la plaie, les traités de chirurgie spéciale et les leçons de clinique vous l'enseigneront.

QUATRIÈME LEÇON

Écartement des bords de la plaie. — Réunion par les emplâtres agglutinatifs. — Sutures : suture à points séparés ou entrecoupés ; suture entortillée. — Soie et fils métalliques. — Modifications de la plaie visibles extérieurement. — Enlèvement des sutures. — Guérison de la plaie.

Après que vous avez complètement arrêté l'hémorrhagie provenant d'une plaie, que vous avez nettoyé sa surface par le lavage, et que vous vous êtes rendu un compte exact de sa profondeur et de la nature des parties divisées, examen dans lequel vous devez surtout vous attacher à reconnaître si une articulation ou une des cavités du corps a été ouverte, si des troncs nerveux d'une certaine importance ont été coupés, si un os a été dénudé ou lésé, etc., après cet examen, dis-je, vous devez diriger votre attention sur le troisième épiphénomène qu'offrent les plaies récentes, à savoir l'écartement des bords. La peau, les aponévroses et les nerfs seront le siège, après leur division, de ce phénomène, à cause de leur élasticité d'abord, puis parce qu'ils adhèrent à des muscles qui se contractent immédiatement après avoir été blessés et dont les surfaces de section doivent par conséquent s'écarter plus ou moins les unes des autres, surtout dans les plaies transversales.

Pour le moment, nous allons simplement nous occuper des plaies par incision, qui ne sont pas accompagnées d'une perte de substance des parties molles et ne consistent qu'en une séparation pure et simple de ces parties. Si l'on veut guérir rapidement une pareille plaie, il est nécessaire que ses bords soient rapprochés l'un de l'autre et rétablis exactement dans le rapport qui existait avant la lésion ; pour atteindre ce but, nous avons recours soit aux bandelettes agglutinatives, soit à la suture.

Pour les plaies qui ont à peine entamé le derme, par exemple pour les coupures aux doigts, que tout le monde est exposé à se faire, on se sert, comme on sait, avec avantage, de l'emplâtre dit *taffetas d'Angleterre*. Cet emplâtre consiste en une dissolution d'ichthyocolle dans de l'eau mêlée d'un peu d'alcool rectifié, dissolution dont on enduit une pièce de papier ou de soie mince, mais résistante; souvent on badigeonne la face libre du tissu avec la teinture de benjoin pour le parfumer. Cette pratique a l'inconvénient d'irriter la plaie et de favoriser la suppuration. L'emplâtre se dissolvant facilement dans l'eau, il peut devenir utile, une fois qu'il adhère, de le recouvrir d'une couche de *collodion*.

Le *collodion* est une dissolution, dans un mélange d'alcool et d'éther, de fulmicoton; si l'on enduit de ce liquide l'emplâtre et les parties environnantes de la peau, l'éther s'évapore promptement, et il reste une pellicule très fine, qui rétracte quelquefois assez fortement la peau et ne se dissout pas dans l'eau. L'astriction que le collodion fait subir au tégument peut encore être utilisée en vue d'une autre indication. Ainsi, on peut l'étendre soit directement sur la peau, soit sur une couche d'un tissu de coton à larges mailles (gaze) dont on a eu soin de couvrir d'abord la surface enflammée, qui, de cette façon, supporte une pression légère et uniforme. Gardez-vous, si vous voulez employer le collodion pour fixer l'emplâtre, de le porter directement sur la plaie; il en résulterait non seulement une douleur inutile, mais encore quelquefois une inflammation et une suppuration que, précisément, vous voulez éviter.

Si le derme a été divisé et si l'emplâtre doit vaincre une certaine tension pour affronter les bords de la plaie, le taffetas d'Angleterre ne suffit plus; vous devez alors vous servir de l'*emplâtre adhésif* proprement dit. Nous en avons deux espèces principales, sans compter les nombreuses modifications proposées pour le rendre soit meilleur, soit moins coûteux. L'*emplâtre adhésif*, notre agglutinatif ordinaire, le diachylon, est formé d'huile d'olive, de litharge, de colophane et de térébenthine. On l'étend à l'état liquide sur de la toile (ce qu'on appelle en France le sparadrap), que l'on a l'habitude de découper en bandelettes, pour les appliquer sur la plaie après en avoir rapproché les bords, qui restent ainsi réunis. Cet emplâtre, s'il est récent, adhère parfaitement, mais il finit par se décoller quand il est couvert de compresses humides; la peau, si elle est très sensible, est irritée après des applications répétées d'agglutinatif; on peut dans ces cas en employer un autre, l'*emplâtre de céruse* (emplâtre adhésif blanc de la pharmacopée prussienne), préparé avec de l'huile d'olive, de la litharge, de la céruse et de l'eau chaude. A la vérité, il colle beaucoup moins, mais en revanche il offre l'avantage de moins salir les bords des plaies. — Un mélange de l'un et de l'autre diminue les inconvénients et réunit les avantages de chacun.

En général, lorsqu'il s'agit de grandes plaies, on évite, aujourd'hui plus qu'autrefois, de se servir du sparadrap, et l'on aime mieux recourir à la *suture*. Pour réunir les plaies par ce dernier moyen, nous ne choisissons en général qu'entre deux espèces de sutures, la *suture à points séparés, suture intrecoupée*, et une variété de celle-ci, la suture à plaques, et la suture *entortillée*. L'objection qui consiste à dire que nous entretenons les bords de la plaie dans un état d'irritation continuelle en y laissant séjourner un corps étranger, fil ou épingles, a bien quelque chose de fondé, mais elle est peu importante comparativement aux avantages immenses que nous assure le contact immédiat des surfaces de la plaie par le moyen de la suture. Il en résulte que, sauf les emplâtres agglutinatifs, presque tous les moyens que la chirurgie ancienne et moderne s'est évertuée à substituer à la suture ont chaque fois été abandonnés après avoir joui d'une faveur éphémère. La suture n'a pas encore été remplacée, pas plus que la ligature, et il n'est pas probable que jamais elle puisse l'être.

Il y a quelques parties du corps, telles que le cuir chevelu, les mains et les pieds, où certains chirurgiens évitent les sutures, parce que les processus inflammatoires qui peuvent s'y produire, et que l'on a mis souvent sur le compte de cette opération, prennent facilement un caractère dangereux; je dois cependant reconnaître qu'ici encore les préjugés ont joué un grand rôle; en général, les plaies de la tête prédisposent facilement aux inflammations de la peau et du tissu cellulaire sous-cutané, et jusqu'à présent des études statistiques, faites sur une grande échelle, n'ont pas encore prouvé que cette prédisposition puisse être beaucoup exagérée par l'irritation provenant de la suture. Il y a de ces articles de foi qui se transmettent de professeur à élève, de manuel à manuel; beaucoup d'entre eux sont des espèces de traditions hippocratiques pleines de vérité pratique, d'autres ne se fondent que sur des observations dues au hasard et sur des préjugés qui en sont le résultat. De ce nombre est, à mes yeux, la défense de coudre les plaies de la tête. En passant bien en revue les résultats de mon expérience, je trouve plus de cas d'inflammations de la peau consécutives à des plaies de têtes non suturées qu'à des plaies suturées. *Un point essentiel cependant consiste à reconnaître à temps les inflammations qui peuvent se déclarer à la tête et d'enlever alors les sutures.* Avant de suturer les lèvres de la plaie, il est bon aussi d'introduire des drains pour favoriser l'écoulement de la sécrétion de la plaie. L'indication de la suture dépend naturellement de l'écartement plus ou moins considérable des bords de la plaie et de sa forme (plaie à lambeau ou autre); en général, on ne se donne pas inutilement la peine d'appliquer des sutures, à moins que, dans la première ardeur chirurgicale, on ne se laisse entraîner trop loin; cependant, partout où les raisons indiquées ne permettent pas de remplacer utilement les sutures par le sparadrap, il faut recourir au premier de ces deux moyens.

Pour faire la *suture entrecoupée*, nous nous servons d'aiguilles chirurgicales et de fil de soie ou de métal. Les *aiguilles chirurgicales* se distinguent des aiguilles ordinaires en ce que leur pointe doit être à bords tranchants comme une lancette, pour pouvoir pénétrer dans la peau plus facilement que la pointe d'une aiguille à coudre; de plus, elles sont d'un acier qui a une trempe un peu plus douce que les aiguilles à coudre anglaises, afin qu'elles ne se brisent pas aussi facilement. Leur grosseur et leur longueur varient beaucoup suivant qu'on se sert de fils forts, pour traverser profondément les bords de la plaie, comme, par exemple, lorsque la tension est très grande, ou seulement de fils plus fins, pour affronter exactement les bords de la peau. Toutes ces aiguilles doivent avoir le chas assez large, pour que le chirurgien ne perde pas son temps à enfiler comme un tailleur, et qu'au contraire cette opération se fasse vite et facilement. Les aiguilles sont ou entièrement droites, ou courbées. La courbure doit varier suivant les endroits où il faut faire la réunion ; ainsi, par exemple, des aiguilles fines, très fortement courbées, sont nécessaires pour faire des sutures dans le voisinage de l'angle interne de l'œil ; de grandes aiguilles fortement courbées sont également nécessaires pour réunir les bords d'une rupture du périnée, etc. La courbure porte sur toute l'aiguille, ou seulement sur la pointe ; les variétés sont très nombreuses. Pour faire les points de suture dans la pratique ordinaire, vous n'avez besoin que de quelques aiguilles, les unes droites, les autres diversement courbées, dont l'épaisseur doit varier.

Les fils sont ordinairement de soie plus ou moins forte, suivant l'épaisseur des aiguilles ; par économie, on emploie aussi des fils de chanvre. Autrefois, j'employais la soie écrue, poreuse, qui depuis longtemps servait à cet usage ; à présent, je me sers de soie filée, dite soie de Chine, qui n'irrite nullement les tissus et ne gonfle pas ; elle est, au préalable, désinfectée dans une solution phéniquée à 5 pour 100.

D'autres matériaux pour coudre, originaires d'Amérique et d'Angleterre, ont été mis en vogue, à savoir : des fils métalliques, d'argent, de fer, de plomb et même de platine et d'or.

Ces fils doivent être très fins et très doux ; le fil de fer a dû être, à cet effet, fortement rougi au feu. On a songé à les utiliser en se fondant sur l'expérience acquise, suivant laquelle les métaux cachés dans l'épaisseur de la peau, ou dans un autre endroit du corps, ne produisent ordinairement pas de suppuration et restent dans les tissus sans entraver la cicatrisation. On a donc pensé que l'on pourrait éviter les suppurations qui se déclarent assez souvent aux points d'entrée et de sortie des aiguilles, en choisissant un métal, à la place de la substance animale qui constitue la soie. On ne peut nier que cette suppuration ne s'établisse bien plus rarement aux points d'entrée et de sortie des sutures métalliques qu'aux points d'entrée et de sortie des fils de soie ; cependant il a été établi, par les expériences de Simon, que la suppuration des plaies produite par les sutures dépend essentiellement de l'épaisseur du fil.

Je puis affirmer par expérience que les fils de soie très fins ne favorisent pas davantage la suppuration aux points qu'ils traversent et n'empêchent pas plus la guérison que les fils métalliques.

Je n'ai pas trouvé que le catgut fût plus particulièrement avantageux pour suturer ; la partie du fil de catgut située au fond de la plaie est parfois résorbée en moins de trois jours ; si, à ce moment, les lèvres de la plaie n'adhèrent pas intimement, elles pourront de nouveau s'écarter. Outre les fils que nous venons de mentionner, un grand nombre d'autres produits du règne animal ont été essayés et employés pour la suture : des crins, des tendons et des nerfs de divers animaux, l'intestin du ver à soie (fil de Florence), etc.

Occupons-nous à présent du mode d'application de la suture entrecoupée. Vous procédez de la façon suivante : vous saisissez d'abord, avec une pince à dents de souris, l'un des bords cutanés de la plaie, puis vous enfoncez l'aiguille dans la peau, à environ deux lignes de ce bord, de façon à pénétrer jusque dans le tissu cellulaire et à faire sortir l'aiguille par la plaie elle-même ; vous saisissez ensuite, avec la pince, le bord opposé, vous le traversez, en partant de la plaie et en allant de dedans en dehors, juste en face de la première piqûre ; vous faites passer le fil par le chemin qu'a parcouru l'aiguille, et vous le coupez à une distance assez grande de la plaie pour avoir de chaque côté un bout qui vous permette de faire commodément un nœud. Vous faites alors un nœud chirurgical, vous le serrez fortement en ayant soin que les bords de la plaie soient soigneusement rapprochés, vous faites ensuite un second nœud simple et vous coupez les chefs du fil près de ce dernier pour les empêcher de s'introduire dans la plaie. Si l'on se sert d'une aiguille courbe, il est important de la diriger dans la piqûre parallèlement à sa courbure, de façon qu'elle décrive, en même temps que la main, un arc de cercle. Si vous vous entêtiez à la diriger en ligne droite, dans une direction perpendiculaire à la surface, comme cela se fait pour l'aiguille droite, l'aiguille courbe se briserait en son milieu.

Si vous voulez vous servir de fils métalliques, vous en garnissez les aiguilles absolument comme avec les fils de soie, vous recourbez le petit bout du fil dans le chas de l'aiguille, et vous opérez ensuite comme dans le cas précédent. Si le fil métallique est très flexible, il se prête à la formation d'un nœud comme le fil de soie ; cependant la manœuvre opératoire est beaucoup moins commode avec le fil métallique qu'avec le fil de soie, car, pendant la constriction, les bords cutanés se renversent facilement, ou bien le fil s'entortille pendant qu'on sert le nœud, et ce dernier en devient moins solide ; ceci peut arriver surtout avec le fil de fer allemand, qui est moins doux que le fil de fer anglais. Les fils de métal les plus commodes sont composés d'un alliage d'or et d'argent, ou de platine ou de magnésium ; ces derniers peuvent être obtenus d'une finesse, d'une flexibilité et d'une solidité admirables. Mais il serait ridicule de vouloir toujours substituer ces substances coûteuses à la soie ordinaire, avec laquelle on a déjà guéri et l'on guérira encore tant de plaies.

Je passe sous silence les nombreuses inventions faites récemment en vue de bien serrer le nœud des sutures métalliques. Le grand nombre de ces inventions prouve que les plus zélés partisans des sutures métalliques n'ont pas été sans rencontrer bien des difficultés pour serrer le nœud. Je commence pour ma part par préparer le nœud, ensuite je tire sur les bouts du fil, et je les tords deux ou trois fois très rapidement. Cela fait, je coupe les bouts du fil métallique très près de l'endroit tordu.

Depuis peu, je ne noue plus les extrémités des sutures métalliques profondes, mais je les fixe à une petite plaque de plomb perforée (à travers laquelle un grain de plomb écrasé les empêche de glisser), de telle façon que les lèvres de la plaie sont exactement rapprochées. Ce procédé a l'avantage de répartir sur une plus grande surface (la surface de la plaque de plomb) la force qui maintient en contact les bords de la plaie, de telle sorte que le fil métallique ne coupe plus aussi facilement les tissus, ce qui arrivait sans cela d'autant plus vite que les fils étaient plus fins et la tension plus grande. Les sutures métalliques employées de cette façon, comme sutures profondes, sont plus particulièrement propres à la coaptation de larges lambeaux, par exemple sur les moignons d'amputation, tandis que, dans l'intervalle laissé libre, la peau est rapprochée au moyen de sutures superficielles en soie.

La plupart des débutants commettent la faute de serrer trop fortement la suture, ou, plus rarement, de la serrer trop peu. Si la suture est trop serrée, presque toujours les bords tuméfiés de la plaie sont étranglés; il est rare que cet étranglement soit tel que les tissus intéressés se mortifient; mais il peut en résulter un état d'irritation inflammatoire, qui se traduit bientôt par une rougeur intense et une suppuration notable autour de la piqûre. Si, dans ce cas, on ne coupe et l'on n'éloigne pas à temps la suture, l'inflammation peut s'étendre et la guérison de la plaie peut en être sérieusement influencée.

Les aiguilles droites sont ordinairement conduites avec les doigts. Pour les aiguilles courbes, surtout lorsqu'elles sont petites et qu'on a affaire à des plaies profondes, on fait mieux d'employer des *porte-aiguille* particuliers. Il en existe un grand nombre; le seul que j'emploie est celui de Dieffenbach. Il consiste en une pince à branches courtes et fortes, entre lesquelles on tient l'aiguille sûrement et fortement, pour l'introduire et la conduire à travers la peau dans le sens de sa courbure. Cet instrument, si simple, suffit dans presque tous les cas; il n'est surpassé par aucun autre, sous le rapport de la sûreté avec laquelle il permet à une main exercée de fixer et de conduire l'aiguille. Les intruments compliqués, dit Dieffenbach dans l'admirable Introduction à sa *Médecine opératoire*, sont faits pour les chirurgiens maladroits; ce n'est pas l'instrument, c'est la main du chirurgien qui doit opérer.

Il existe pour appliquer les sutures métalliques un grand nombre de porte-aiguille (chasse-fil), dont quelques-uns sont très commodes; habituellement, ces instruments sont construits d'après le même principe que les aiguilles munies d'un manche; c'est-à-dire qu'une aiguille fixée à un long manche ne traversera pas complètement les tissus, mais servira seulement à percer les bords de la plaie et à rendre possible l'application du fil; après quoi, l'aiguille sera de nouveau retirée dans le sens où elle aura été introduite. Pour que cela soit possible, ou bien l'aiguille doit être munie d'un chas très proche de sa pointe (comme les aiguilles des machines à coudre), ou bien elle doit être creuse dans toute sa longueur, comme un fin trocart, de façon à laisser passer le fil. C'est cette dernière combinaison qui est adoptée dans l'instrument de Colin, si commode pour les sutures métalliques (chasse-fil de Colin). Si l'on doit suturer à une grande profondeur, par exemple dans le vagin, dans le rectum, au voile du palais, etc., le mieux sera de faire usage, même pour la soie, des aiguilles à manche. Il va de soi que vous devez vous exercer à appliquer correctement une suture, même sans porte-aiguille et sans pinces; les bords de la plaie et l'aiguille sont alors tenus simplement avec les doigts. Rien n'est aussi honteux, pour un chirurgien, que de ne pouvoir se passer d'instruments dans d'aussi simples manœuvres. Le nombre des sutures qui doivent être appliquées dépend naturellement de la longueur de la plaie. En général, il suffit de les placer à la distance d'un centimètre l'une de l'autre; cependant, quand il est très important d'affronter exactement les lèvres d'une plaie et d'obtenir une cicatrice linéaire, comme c'est le cas dans les plaies du visage, on doit les rapprocher davantage et poser alternativement des points forts, éloignés des bords de la plaie, et d'autres plus fins et plus rapprochés (sutures doubles de Simon).

Le second genre de suture, appelé suture entortillée, ou bien suture à bec-de-lièvre, consiste à faire passer à travers les bords de la plaie, soit avec la main seule, soit, ce qui vaut mieux, avec le porte-aiguille de Dieffenbach, une épingle fine et longue (une épingle à insectes, telle que celles qui sont en usage pour fixer les papillons et les scarabées). Cette épingle doit rester en place, pour être entourée d'un fil de coton ou de soie, de la manière suivante : vous prenez le fil des deux mains et vous le placez parallèlement à l'épingle, immédiatement au-dessus de celle-ci, par conséquent en travers de la plaie ; ensuite vous tirez le fil en bas de chaque côté, ce qui rapproche exactement les bords de la plaie (c'est là ce que l'on appelle le tour en zéro) ; cela fait, vous changez de main, vous prenez le fil droit de la main gauche et vous contournez de haut en bas le bout de l'épingle qui fait saillie à gauche ; le fil gauche, tenu de la main droite, passe de la même façon autour de l'extrémité droite de l'épingle ; ensuite vous changez de nouveau les fils, et vous faites ainsi ce que l'on appelle les tours en huit de chiffre, en tout, à peu près, trois à quatre fois ; vous faites alors un nœud double, vous coupez les extrémités du fil tout près du nœud, et vous enlevez de chaque côté les deux bouts de l'épingle avec de petites tenailles, pour les empêcher de comprimer la peau ; cependant il ne faut pas couper ces bouts trop près, afin que vous puissiez plus tard retirer facilement les épingles. On peut aussi appliquer sur l'extrémité pointue de l'épingle un petit morceau de liège.

Outre ces deux espèces de suture, il en existe une foule d'autres, dont la plupart n'ont qu'une valeur historique et que nous passerons ici sous silence. Certains chirurgiens ont employé, dans ces derniers temps, à côté de la suture entrecoupée, et pour certains cas, la suture des pelletiers, suture continue, en surjet (sutura pellionum) ; pas n'est besoin que je vous la décrive, vous l'avez vu pratiquer dans les salles d'autopsies. Quelques espèces particulières doivent être décrites dans la chirurgie spéciale, par exemple à l'occasion des plaies de l'intestin.

Nous devons maintenant nous demander en quoi consistent les avantages de la suture entortillée sur la suture entrecoupée, et quels sont les cas où nous devons y recourir. Les indications de la suture entortillée ne sont qu'au nombre de deux, en dehors desquelles vous vous en tenez à la suture entrecoupée, qui reste la plus simple et la plus usuelle. Ainsi, la suture entortillée doit être employée : 1° lorsque la tension des bords de la plaie est très considérable ; 2° lorsque les bords cutanés qu'il s'agit de réunir sont minces et non soutenus par les tissus sous-jacents, lorsque la peau est flasque, en un mot toutes les fois que les bords de la plaie ont une tendance à s'enrouler en dedans. Les épingles, qui restent à demeure, donnent, dans les deux cas, un soutien plus sûr et plus solide à la suture ; l'épingle sert en quelque sorte d'attelle sous-cutanée aux bords de la peau qu'elle supporte ; et ceux-ci sont maintenus en outre plus sûrement par les nombreuses circonvolutions du fil qui les couvre. Toutefois, afin que les aiguilles n'agissent pas au sein des tissus comme des corps étrangers, et pour qu'elles ne produisent pas d'irritation trop vive et pas de suppuration, il est nécessaire qu'elles soient aussi fines que possible et qu'elles ne restent en place que quarante-huit heures au plus. Souvent, lorsqu'il s'agit de faire une réunion bien exacte, comme à la face, on choisit alternativement les sutures entrecoupées et les sutures entortillées ; ces dernières servent dans ces cas comme soutiens et pour vaincre la tension ; les premières, au contraire, effectuent la réunion encore plus exacte des bords de la plaie déjà mis en rapport par les autres.

Après quarante-huit heures, souvent après vingt-quatre heures, vous pouvez enlever avec précaution les épingles de la suture entortillée, en supposant que vous ayez placé en outre des sutures à points passés. Pour ce faire, le mieux sera de se servir du porte-aiguille de Dieffenbach, dont nous avons parlé plus haut, et de retirer les épingles au moyen de légers mouvements de rotation, pendant qu'un doigt restera fixé légèrement sur la suture entortillée elle-même. D'habitude, le fil reste adhérent à la plaie, grâce au sang coagulé qui la recouvre, comme une sorte d'agrafe ; vous ne devez pas y toucher, il tombera plus tard de lui-même. Si on cherche à l'enlever, on tiraillera inutilement la plaie, et on s'exposera à en séparer les bords déjà agglutinés.

Si l'on n'a appliqué que des sutures entrecoupées, au quatrième jour on enlèvera celles qui servent le moins ; les autres seront enlevées au cinquième et au sixième jour. Cependant, aux points où la peau est fort tendue, on laissera les sutures, surtout les sutures profondes, jusqu'au huitième jour, et même au delà, jusqu'à ce qu'elles se soient relâchées ; sans cela, il peut arriver que les lèvres de la plaie, déjà réunies, s'écartent de nouveau, à cause de la tension. Si l'inflammation s'étend de bonne heure au delà de la normale, il faut enlever les sutures plus tôt, afin qu'elles n'augmentent pas l'irritation existante ; il n'est pas rare de trouver alors, dans les canalicules formés par les fils des sutures, et donnant lieu à des phénomènes d'irritation anormaux, une certaine quantité de pus.

Pour enlever les sutures à points passés, on prendra les précautions suivantes : au moyen d'une pince à dissection, on saisit le fil au niveau du nœud, on le coupe à côté de celui-ci, au point où l'on peut le plus facilement introduire l'extrémité des ciseaux, sans tirailler les bords de la plaie, puis on le tire du côté où il a été coupé. Pendant cette manœuvre, on exerce une légère pression sur les bords de la plaie, soit au moyen du doigt, soit au moyen des ciseaux fermés, afin de ne pas déterminer de tiraillement en retirant le fil. Si, après l'enlèvement des sutures, on suppose que la soudure des lèvres de la plaie n'est pas suffisamment intime, on place, entre les endroits où passaient les sutures, et transversalement à la plaie, des bandelettes de taffetas anglais dont on fixe les extrémités au moyen de collodion (la plaie étant respectée), ou des bandelettes d'emplâtre agglutinatif, afin d'empêcher tout écartement, ce qui, aux plaies du visage par exemple, ne pourrait être évité sans cette précaution, à cause des contractions mimiques.

Une fois l'hémorrhagie arrêtée et la plaie exactement réunie, la douleur disparaît, dans les cas de plaie simple et nette par instrument tranchant, au point de ne laisser qu'une sensation imperceptible de l'état anormal; le blessé éprouve un certain soulagement, et on a satisfait à toutes les exigences du moment. Observons maintenant ce qui va se passer dans la plaie ainsi fermée, si l'on se borne à maintenir le membre blessé en repos.

Immédiatement après la réunion, les bords de la plaie deviennent généralement plus pâles, sous l'influence de la pression qu'exercent les sutures sur les capillaires de la peau; dans des cas plus rares, la coloration des bords cutanés de la plaie est d'un bleu foncé; cela annonce toujours un obstacle considérable au retour du sang veineux, obstacle qui résulte de la destruction d'une partie des voies circulatoires. En effet, la division d'un grand nombre de capillaires peut tout naturellement troubler d'une manière assez notable la communication entre les artères et les veines, ce qui, dans tel ou tel endroit des bords de la plaie, peut soustraire le courant veineux à la *vis à tergo*. Le plus souvent, cette coloration bleu foncé des bords de la plaie s'observe dans les cas où la peau est très amincie, ou dans ceux où elle a été privée d'une grande quantité de pannicule adipeux, dans les veines duquel les veines de la peau surtout se déversent. Si elle ne s'efface promptement d'elle-même, une petite partie du bord de la plaie se mortifie; nous reviendrons sur ce phénomène à l'occasion des plaies contuses, qui en sont assez fréquemment le siège.

Au bout de vingt-quatre à quarante-huit heures déjà, vous trouvez les bords de la plaie quelquefois colorés en rose clair et légèrement tuméfiés; cette rougeur et ce gonflement manquent, il est vrai, assez souvent, surtout quand l'épiderme est épais, comme à la plante du pied ou à la paume de la main. Ce ne sont pas là des symptômes absolument inséparables d'une blessure; toutefois leur existence prouve toujours une certaine irritation, une réaction des bords; mais parfois, selon la grandeur et la profondeur de la plaie, ou selon le degré de tension de la peau, ils s'étendent tantôt à la distance de 2 à 3 lignes, tantôt à celle de 2 ou 3 pouces; dans ces limites est comprise ordinairement la réaction, dite locale, qui se fait autour de la plaie. Celle-ci donne lieu à une légère douleur, surtout quand on la touche. C'est chez les enfants et les femmes dont épiderme est délicat que tout cela s'observe le mieux. Autour des plaies de la face et des parties génitales, il n'est pas rare de trouver au bout de vingt-quatre heures un œdème étendu, surtout aux paupières et au prépuce; cela effraye ordinairement beaucoup les commençants, mais ce n'est pas dangereux.

Quand l'œdème a disparu complètement, si l'on tâte avec précaution les bords de la plaie, on les trouve un peu plus résistants que la peau normale; cet état, appelé infiltration plastique, disparaît peu à peu, dans l'espace de trois à quatre jours.

Assez souvent, quand les sutures n'ont pas été trop serrées, non seulement les bords de la plaie ne montrent, immédiatement après, aucune modification, mais ils restent dans cet état jusqu'à la guérison; c'est la marche la plus favorable, la marche idéale, celle qu'il serait légitime d'obtenir dans le cas où la réunion et le traitement ont été corrects.

Le processus consécutif à une simple solution de continuité, pratiquée par incision dans les tissus, et grâce auquel la réunion des bords de la plaie se réalise, est désigné sous le nom de guérison de la plaie.

On distingue en général deux espèces de guérison des plaies : la guérison par première intention, et celle par seconde intention. La première a lieu quand les lèvres d'une plaie simple, non compliquée, se mettent immédiatement en contact et restent en cet état. Les bords de la plaie s'agglutinent d'abord par l'intermédiaire du coagulum interposé ; après quelques jours, la réunion définitive se produit, par l'intermédiaire d'une néoformation cellulaire et vasculaire, et du sixième au huitième jour la plupart des plaies simples par instruments tranchants sont suffisamment fermées pour qu'il ne soit pas nécessaire de maintenir artificiellement la réunion ; souvent même, du deuxième au quatrième jour, cette réunion est déjà effectuée. Les jours suivants, si l'on enlève, en lavant soigneusement, le sang desséché qui se trouve au voisinage de la plaie, on verra apparaître au niveau de celle-ci une strie fine et rosée : la jeune cicatrice.

Après quelques mois, la cicatrice perd sa coloration rougeâtre et sa dureté ; et, comme vous le savez, elle devient enfin plus blanche que la peau et aussi molle que celle-ci.

Souvent, après plusieurs années, elle disparaît tout à fait ; d'autres fois, il persiste une fine ligne blanchâtre. Il en est parmi vous qui quittent l'Université avec des cicatrices nombreuses et très visibles encore au visage ; que cela ne les attriste pas ; après six ou huit ans, elles seront à peine appréciables. « *Tempora mutantur et nos mutamur in illis.* »

CINQUIÈME LEÇON

Phénomènes intimes qui se passent dans les tissus après la blessure. — Réunion par première et par seconde intention. — Formation de bourgeons charnus. — Néoformation vasculaire. — Circulation plasmatique.

Vous connaissez les phénomènes qui s'offrent à l'œil nu dans une plaie en voie de guérison ; jetons à présent un regard sur les faits qui se passent dans les tissus depuis le moment où la lésion a été faite jusqu'à la cicatrisation. Depuis longtemps on a cherché à étudier ce processus plus attentivement, en faisant des plaies à des animaux et en les examinant à leurs diverses périodes ; cependant ce n'est qu'à l'aide d'une exploration microscopique extrêmement minutieuse des tissus et de leurs modifications après la lésion, que nous sommes parvenus à nous former une idée du processus curatif des plaies. Je vais essayer de vous donner un court aperçu du résultat de ces recherches.

Les phénomènes qui s'observent après la lésion des divers tissus se passent principalement dans les vaisseaux, dans le tissu lésé lui-même et dans les nerfs de ce tissu. Toutefois l'influence des nerfs sur le processus en question est tellement obscure, que nous sommes obligés d'en faire abstraction. La question de savoir si les nerfs trophiques les plus fins, qui se perdent dans l'épaisseur des divers tissus, — car il ne peut être ici question que de cette espèce de nerfs, — exercent une influence directe sur les phénomènes qui se développent dans le tissu lésé et dans les vaisseaux, cette question, dis-je, doit être laissée sans réponse et regardée comme insoluble pour le moment, d'autant plus que les terminaisons des nerfs n'ont été decouvertes jusqu'à présent que dans quelques régions du corps, tandis que, dans d'autres régions, elles sont encore inconnues. Il est certain que l'irritation

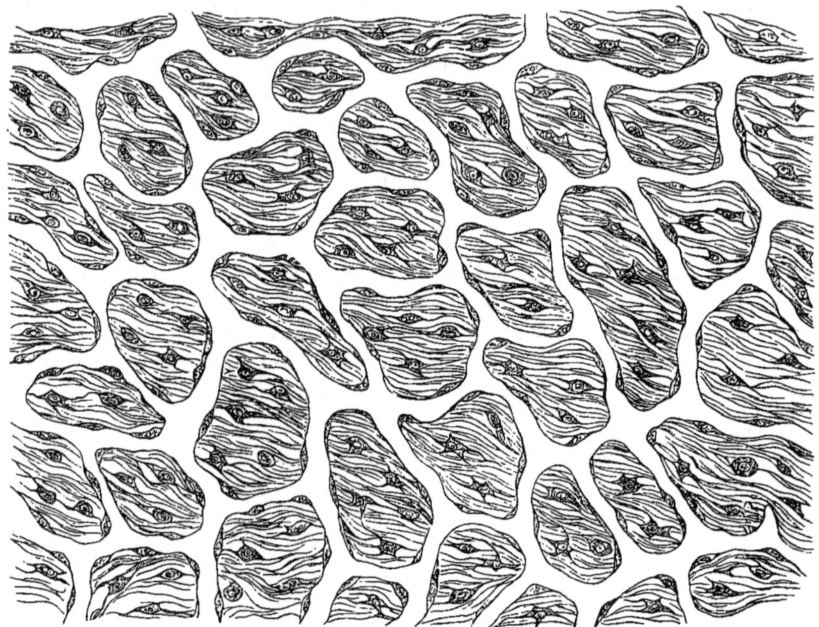

Fig. 1. — Tissu conjonctif avec ses capillaires, qui doivent être considérés comme remplis de sang. Dessin schématique. Grossissement 350-400.

des nerfs peut produire une contraction et une dilatation des vaisseaux, mais les autres relations qui existent entre les nerfs et les fonctions vitales des tissus nous sont inconnues. C'est dans les cours de physiologie et de pathologie générale que votre attention a dû être appelée sur les hypothèses possibles et probables que ce sujet comporte. Si, par conséquent, dans ce qui suit, il est peu question des nerfs, *cela ne tient qu'à notre ignorance sur leur mode de participation au processus dont il s'agit ici, car nous ne prétendons nullement nier leur influence.*

Tenons-nous-en d'abord, pour le fait qui nous occupe, au tissu le plus simple ; supposons, par exemple, le tissu conjonctif de la surface de la peau, avec son système capillaire intact, envisagé sur une coupe verticale à un grossissement de 350 à 400. Voici un pareil système schématiquement représenté :

Qu'une incision traverse ce tissu de haut en bas, les capillaires saignent, bientôt l'hémorrhagie s'arrête, la plaie est exactement réunie, peu importe par quels moyens. Qu'est-ce qui doit d'abord se passer dans ce cas?

Le sang s'est coagulé dans les capillaires jusqu'à la ramification la plus voisine, autrement dit jusqu'à un nœud du réseau capillaire. Presque toujours il reste un peu de sang coagulé entre les lèvres de la plaie. Quelques-unes des voies circulatoires qui avaient existé auparavant sont devenues imperméables; il faut que le sang passe désormais par les voies collatérales. Ceci ne peut évidemment s'effectuer que sous une pression artérielle plus

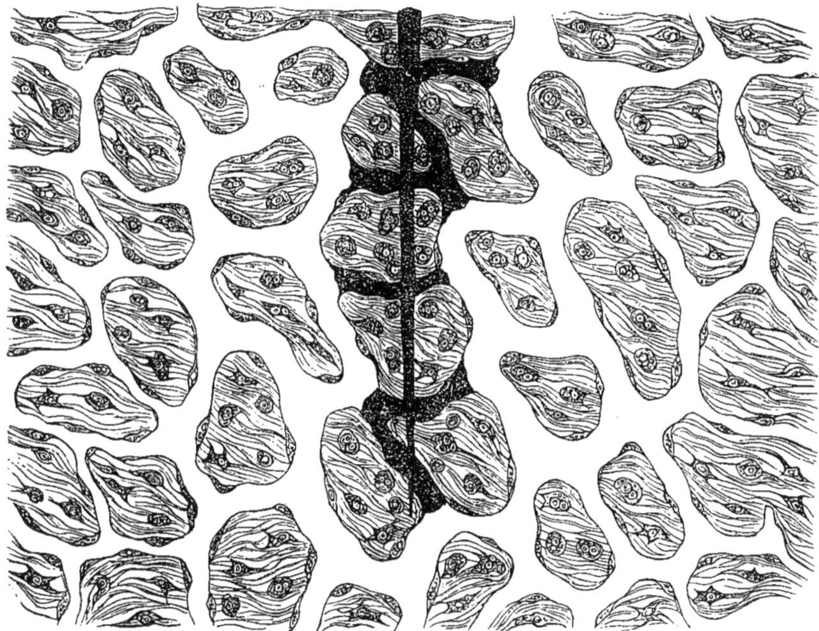

Fig. 2. — Simple plaie par incision du tissu conjonctif. Occlusion des capillaires par du sang coagulé. Dilatation collatérale. Dessin schématique. Grossissement 350-400.

forte, qui augmentera à mesure que l'obstacle à la circulation sera plus considérable et que les voies supplémentaires de la *circulation* dite *collatérale* seront moins nombreuses. Une conséquence de cette pression exagérée est la dilatation des vaisseaux, c'est-à-dire des capillaires; de là provient la rougeur, et en partie aussi le gonflement à l'entour de la plaie. Mais le gonflement reconnaît encore une autre cause : plus les parois capillaires sont distendues, plus elles s'amincissent; or si, dans les conditions de pression régulière et d'épaisseur normale de leurs parois, ces vaisseaux laissent déjà transsuder le plasma sanguin qui doit nourrir les tissus, ce plasma traversera, maintenant que la pression est augmentée, en plus grande abondance les parois vasculaires; le tissu lésé en sera pénétré et se gonflera en vertu de son pouvoir d'imbibition.

Ainsi vous êtes éclairés sur les modifications qui apparaissent sur les bords de la plaie, c'est-à-dire sur la rougeur et l'augmentation de la chaleur, modifications déterminées par le développement rapide de la circulation collatérale, qui fait circuler près de la surface une plus grande quantité de sang dans les vaisseaux; de là aussi résulte le gonflement du tissu, gonflement qui, de son côté, produit une légère compression des nerfs et par cela même une douleur modérée.

La dilatation des capillaires et l'exsudation du sérum sanguin, qui s'y ajoute ordinairement et que nous avons appris à connaître comme les premiers effets d'une lésion, ne peuvent évidemment pas provoquer toutes seules la réunion organique des deux bords juxtaposés d'une plaie. Il faut que les surfaces de section offrent des modifications telles qu'il en résulte une réunion durable et pour ainsi dire une fusion. Longtemps on s'est représenté la réunion des plaies par première intention comme une chose analogue à la réunion en un seul de deux morceaux de cire à cacheter liquéfiés par la chaleur, comme un processus suivi d'une réunion si solide et si intime que toute trace de séparation ou de soudure ne fût plus appréciable.

La guérison par première intention ne se fait pas toujours de cette façon, et un semblable processus n'a lieu, en général, que dans un nombre de cas très restreint, notamment dans la guérison par formation de granulations, dont il sera question plus tard. En général, on peut adopter comme règle le fait que tous les tissus organiques divisés sont réunis au moyen d'une substance d'interposition, d'une sorte de colle ou de ciment, et que cette substance est extrêmement variable sous le rapport de sa constitution et de sa persistance.

Par conséquent, il serait plus juste de comparer la guérison par première intention à la réunion de deux morceaux de bois au moyen de colle, bien que cette comparaison ne soit pas complètement exacte. Considérons d'abord le processus de la guérison des plaies par première intention, tel que l'ont établi les recherches de Thiersch, de Billroth, de Gussenbauer, de Güterbock, etc.

Tenons-nous-en au schéma donné plus haut; supposons que la lésion n'intéresse que le tissu conjonctif avec ses vaisseaux et qu'il s'agisse d'une réunion de cette substance. Le tissu conjonctif consiste, comme vous savez, en éléments cellulaires et en une substance intercellulaire, d'apparence ordinairement fibreuse. Des éléments cellulaires, les uns sont fixes, stables : ce sont les éléments connus depuis longtemps sous le nom de corpuscules de tissu conjonctif, c'est-à-dire des cellules plates, à noyaux, munies de longs prolongements; les autres, les cellules migratrices, découvertes par von Recklinghausen, identiques pour la forme, l'aspect et les propriétés vitales avec les corpuscules blancs du sang et les cellules lymphatiques. Ces cellules migratrices se forment vraisemblablement pour la plus grande partie dans les glandes lymphatiques, arrivent dans le sang par les vaisseaux lymphatiques, émigrent accidentellement des capillaires et des petites veines dans les tissus voisins, où elles se fixent sous forme de cellules de tissu conjonctif; ou bien elles rentrent dans les vaisseaux lymphatiques (d'après l'observation de Hering) et dans les vaisseaux sanguins, ou bien elles subissent des métamorphoses encore inconnues.

Immédiatement après la lésion, lorsque l'hémorrhagie a pris fin, nous trouvons les bords de la plaie agglutinés entre eux, en partie par du sang extravasé et coagulé, en partie par la lymphe également coagulée, qui s'est épanchée hors des vaisseaux lymphatiques sectionnés ou hors des interstices du tissu conjonctif. Ce caillot sanguin situé dans l'interstice, dans la solution de continuité qui s'est produite après la blessure, par suite de la rétraction des lèvres de la plaie, s'étend jusque dans les canalicules lymphatiques et les vaisseaux coupés; dans ces derniers, il s'étend jusqu'aux ramifications collatérales les plus proches, par lesquelles la circulation continue d'avoir lieu. Cette cicatrice primitive, provisoire, qui réunit les lèvres de la plaie,

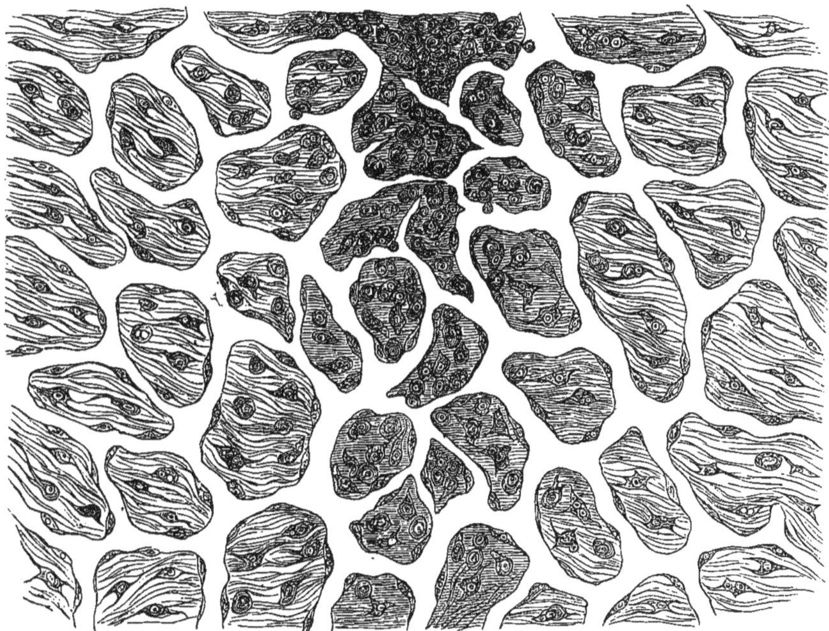

Fig. 3. — Réunion des lèvres de la plaie par la néoplasie cellulaire. Tissu infiltré de plasma. (Les cellules des parois vasculaires doivent être considérées comme étant également en voie de prolifération.) Néoformation vasculaire. Dessin schématique. Grossissement 300-400.

consiste donc en sang et en lymphe coagulés, autrement dit en fibrine. Même les plaies de la cornée faites expérimentalement avec le bistouri le plus fin et le plus acéré présentent immédiatement après la lésion une couche, extrêmement mince d'ailleurs, de fibrine coagulée, interposée entre les lèvres de la solution de continuité, et cependant la cornée ne renferme pas de vaisseaux sanguins. Déjà, quelques heures après la blessure, de nombreuses cellules rondes apparaissent dans l'épaisseur des lèvres de la plaie; ces cellules augmentent de nombre en peu de temps, à ce point que les fibres du tissu conjonctif en sont réellement infiltrées. L'origine de ces éléments cellulaires a été pendant longtemps entourée de doutes; à présent, on sait que ce sont, pour la plus grande partie, des cellules migratrices, mais qu'aussi les cellules des parois des vaisseaux sanguins et lymphatiques, ainsi que les corpuscules du tissu conjonctif, au voisinage de la plaie, entrent en prolifération et produisent de jeunes cellules.

Pendant ce temps, la substance intercellulaire s'épanche aux bords de la plaie en une masse homogène, les cellules migratrices pénètrent dans le caillot, qui remplit la solution de continuité, et voyagent d'un des bords de la plaie à l'autre bord.

Vingt-quatre heures environ après le traumatisme, la substance interposée entre les lèvres de la plaie, ou la cicatrice provisoire, est constituée par des cellules de nouvelle formation, qui remplissent le caillot sanguin et les bords de la plaie et qui rapprochent ces derniers si intimement, qu'il faut employer une certaine force pour les écarter.

Au même moment, la vascularisation de la substance intercellulaire s'effectue par une néoformation, qui prend son point de départ dans les vaisseaux sanguins préexistants des bords de la plaie. Nous étudierons ultérieurement de plus près ce processus; qu'il vous suffise pour le moment de savoir que des vaisseaux de nouvelle formation, partant des bords de la plaie, pénètrent au sein de l'infiltration cellulaire et là traversent de part en part, pour s'unir entre eux et établir non seulement la vascularisation de la cicatrice, mais encore une communication avec les anciens vaisseaux sanguins des deux lèvres de la plaie. Pendant que ce processus s'effectue, la substance fibrineuse intercellulaire diminue de plus en plus, vraisemblablement par suite de ramollissement et de résorption, tandis que les cellules rondes deviennent fusiformes et se transforment enfin en fibres de tissu conjonctif. A ce moment, la cicatrice provisoire est à proprement parler transformée en cicatrice définitive; les bords de la plaie sont réunis entre eux par un tissu fibreux et vascularisé appelé tissu cicatriciel. Nous étudierons plus tard les phénomènes consécutifs qui se passent dans l'intérieur de la cicatrice et qui sont caractérisés par une atrophie d'une partie des vaisseaux néoformés.

Le processus que je viens de vous décrire, et qui est le même partout, dans tous les tissus conjonctifs, s'appelle, ainsi qu'il a été déjà dit, réunion par première intention. Comme vous voyez, c'est essentiellement un processus de néoformation, auquel prennent part le tissu et les vaisseaux, et qui se résume dans la production d'un tissu réunissant les bords de la plaie et comblant la solution de continuité. Le rétablissement de l'état normal n'en est assurément pas la conséquence, car ce tissu cicatriciel, qui remplace le tissu conjonctif physiologique, se distingue tout à fait de ce dernier par la disposition de ses fibres et de ses vaisseaux. Nous verrons ultérieurement comment se fait la régénération du tissu primitif.

Vous vous souvenez qu'immédiatement après la lésion la coagulation du sang et de la lymphe épanchés dans la plaie s'étend jusque dans les extrémités des vaisseaux sectionnés et dans les interstices du tissu, et qu'ainsi une partie du domaine vasculaire cesse d'être perméable. Mais il est alors très important que ce tissu et la jeune néoplasie cellulaire dont il est le siège trouvent des matériaux de nutrition, surtout en attendant que les vaisseaux aient relié les lèvres de la plaie entre elles. Et de fait, déjà avant que la vas-

cularisation ne soit complète, nous
trouvons dans le tissu interposé entre
les bords de la plaie une circulation
nutritive; toutefois cette circulation
est due exclusivement au plasma
sanguin.

Les remarquables recherches de
Thiersch ont démontré qu'il existe,
au sein du jeune tissu cellulaire de
nouvelle formation, un système de
canalicules qui se laisse pénétrer par
l'injection d'une masse de gélatine
liquide, grâce aux petites ouvertures
(stigmates) des vaisseaux sanguins,
mais qui sont privés de toute paroi
propre et ne sont limités que par les
cellules du tissu. Par suite, il y aurait
dans le tissu, avant toute formation
de vaisseaux, un courant de plasma
sanguin, qui serait naturellement
d'une grande importance pour la
nutrition. Il est probable que cette
circulation plasmatique s'effectue
immédiatement après la lésion, par
suite d'une dilatation des capillaires
et d'un surcroît d'activité, de telle
sorte que même les bords de la
plaie, dont les vaisseaux ont été en
partie thrombosés, peuvent encore
être nourris.

Ce fait n'a rien qui doive nous
étonner, puisque, même dans les conditions normales, on observe, à un
moindre degré toutefois, que des courants de plasma sanguin traversent
les parois vasculaires en certains
points, rendus visibles par l'injection, et se répandent alors dans les
interstices du tissu.

La néoformation vasculaire proprement dite, dans la réunion par
première intention, prend son point
de départ aux deux lèvres de la
plaie, par le bourgeonnement des
capillaires préexistants et des petites
artères. En même temps que se produit la néoformation cellulaire, les

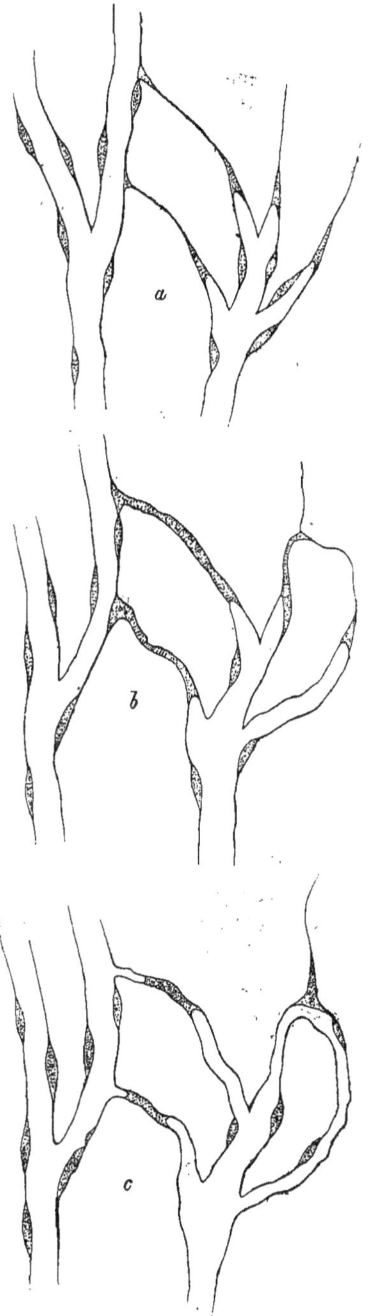

Fig. 4. — Néoformation des vaisseaux par bourgeonnement. La suite des transformations est indiquée
en *a, b, c;* ces changements se manifestent dans
l'espace de dix heures. Grossissement 300, d'après
Arnold.

cellules des parois vasculaires commencent, comme je l'ai déjà dit plus haut, à entrer en prolifération.

La substance protoplasmatique fondamentale des capillaires s'accumule à certaines places, constituant d'abord des bourgeons, puis des prolongements de protoplasme jeune et granuleux, qui se dirigent vers la plaie et finissent par s'anastomoser, non seulement entre eux, mais encore avec les filaments issus du bord opposé de la plaie. Ainsi s'établit d'abord une continuité du protoplasme de la paroi vasculaire.

Ces fines ramifications du début deviennent plus volumineuses, et peu à peu, aux dépens de ces vaisseaux préformés, et dans leur épaisseur, se forme un canalicule qui s'avance de plus en plus de chaque côté, jusqu'à ce qu'enfin une communication s'établisse entre les capillaires des deux bords de la plaie. Cette voie de communication est au début d'une telle étroitesse, qu'il est probable qu'aucun corpuscule sanguin ne peut la traverser et qu'elle livre seulement passage au plasma sanguin. Peu à peu, ce canalicule s'élargit, des noyaux se forment dans sa paroi, et le prolongement primitif de jeune protoplasme se transforme en un vaisseau capillaire de nouvelle formation. Toutefois cette néoformation vasculaire ne se borne pas au tissu cicatriciel; dans l'épaisseur des bords de la plaie apparaissent aussi de nombreux bourgeons, aux dépens desquels un riche réseau anastomotique est établi entre les vaisseaux oblitérés.

Le processus de néoformation vasculaire décrit ci-dessus est identique au mode de développement des vaisseaux dans le tissu embryonnaire, par formation de bourgeons, tel qu'Arnold l'a observé et étudié récemment sur la queue des têtards.

D'après les recherches de Ranvier et de ses élèves, outre ce mode de développement, il existe encore dans le tissu embryonnaire un autre type de néoformation vasculaire produit par les cellules vaso-formatives de Ranvier. Ces dernières sont des grosses cellules, constituées par une masse protoplasmatique finement granuleuse et par de nombreux noyaux, et munies de prolongements; ces cellules se développent vraisemblablement aux dépens des corpuscules blancs du sang émigrés.

Les noyaux de ces cellules vaso-formatives, en se divisant, donnent naissance à des éléments cellulaires qui constituent, les uns la paroi du vaisseau, les autres les corpuscules rouges du sang.

L'anastomose de plusieurs cellules vaso-formatives donne naissance à des canalicules remplis de corpuscules sanguins, tandis que les prolongements deviendront des ramifications collatérales.

On croyait, jusque dans ces derniers temps, que ce mode de formation des vaisseaux et des corpuscules sanguins ne s'observait que chez l'embryon (dans la capsule du cristallin, la peau, etc., par exemple); depuis, des recherches précises ont démontré que, du moins dans les néoplasies pathologiques, un processus tout à fait analogue pouvait être observé; toutefois, jusqu'à présent, il n'a pas encore été prouvé qu'il en est de même pour la vascularisation de la jeune cicatrice.

Je ne puis m'empêcher de vous faire observer à ce propos qu'il y a déjà plus de trente ans Rokitansky avait mentionné la formation des corpuscules sanguins et le développement des vaisseaux aux dépens d'une masse de protoplasma (d'une masse de substance amorphe, comme il la nommait), et que, malgré les doutes qui s'élevèrent sur l'exactitude de son observation, il ne cessa de la maintenir.

Voyons à présent ce que deviendra la plaie, si, par suite de l'écartement de ses bords, la guérison par première intention n'a pas eu lieu, bien que les autres conditions de la réunion ne fissent pas défaut. Nous nous trouvons alors en présence d'une plaie analogue à celle qui résulte d'une perte de substance. Si nous mettons une plaie de l'espèce à l'abri de la dessiccation au moyen d'un corps indifférent quelconque, par exemple au moyen d'un morceau de linge enduit de vaseline [1], ou au moyen d'un morceau de gutta-percha laminée, et que nous l'observions chaque jour, nous y verrons les modifications suivantes : après un intervalle de vingt-quatre à quarante-huit heures, les bords de la plaie sont légèrement rouges, un peu gonflés et sensibles à la pression ; il arrive toutefois qu'on n'observe aucun changement.

De même que dans la guérison par première intention, ces symptômes peuvent parfois manquer complètement, bien que le fait soit plus rare ; c'est le cas, par exemple, quand la plaie intéresse la peau flasque et desséchée d'un vieillard ; leur absence est d'habitude observée aussi aux endroits où l'épiderme est très épais. C'est au contraire sur la peau des enfants bien portants que les phénomènes sont les plus prononcés.

Dans les premières vingt-quatre heures, la surface de la plaie n'a pas encore subi de grands changements. Les tissus sont partout facilement reconnaissables, malgré leur aspect grisâtre, gélatineux, dû à la fibrine qui s'y est attachée ; la lymphe, sortie des mailles du tissu et mêlée d'un peu de sang, s'est répandue sur toute la surface et s'est en partie coagulée ; en outre, on y observe des petits points jaunâtres ou gris rougeâtre ; en examinant ceux-ci de plus près, on voit que ce sont de petites parcelles de tissus mortifiés, mais encore bien adhérentes.

Le second jour, la sécrétion primitive de la plaie a augmenté de quantité et est devenue plus fluide, par suite de l'augmentation de la transsudation vasculaire ; la surface de la plaie donne issue à une quantité plus ou moins grande de sérosité jaunâtre ; les tissus paraissent plus uniformément gris rougeâtre, et les limites qui les séparent les uns des autres commencent à s'effacer.

Le troisième jour, la sécrétion de la plaie est plus épaisse et d'un jaune plus pur ; le plus grand nombre des parcelles de tissu jaunâtres et mortifiées se détachent et se mêlent au produit de la sécrétion (ces parcelles détachées sont éliminées, avec une partie de la fibrine, sous forme de grains ou de grumeaux ramollis et jaunâtres) ; la surface de la plaie devient de plus en plus unie et d'un rouge plus uniforme, elle se nettoie, pour nous servir de l'expression consacrée. — Si vous observez une plaie (par exemple un moignon

---

1. La vaseline est un produit de la fabrication du pétrole : c'est un corps gras indifférent, onctueux, sans odeur ni saveur, ne se décomposant pas et ne devenant pas rance.

d'amputation) qui n'est pas recouverte d'un pansement, et si vous recueillez dans un vase la sécrétion qui s'en écoule, vous constaterez que celle-ci, sanguinolente et brun rouge le premier et le second jour, devient ensuite visqueuse et gris brunâtre, puis enfin jaune sale.

Si vous regardez de près ou si vous prenez une loupe à votre aide, vous voyez déjà, le troisième jour, de petites saillies rougeâtres à la surface du tissu, de petites granulations (bourgeons charnus). Celles-ci, entre le quatrième et le sixième jour, augmentent fortement de volume et confluent peu à peu, au point de former une surface finement granulée et d'un rouge brillant, surface de granulations qui, dans notre exemple, sera recouverte d'un liquide muqueux jaunâtre. On appelle encore la réunion par seconde intention, à cause de ce tissu qui lui est propre, guérison par formation de granulations. Les jours suivants, ces granulations s'élèvent de plus en plus au-dessus du niveau de cette surface et arrivent, après un temps plus ou moins long, jusqu'à la hauteur du plan cutané, qu'assez souvent même elles dépassent. Pendant que cet accroissement s'opère, les granulations isolées deviennent de plus en plus épaisses et confluentes, et il est difficile de les reconnaître à la fin comme bourgeons séparés, toute la surface prenant un aspect vitreux et gélatineux. Les granulations se maintiennent souvent fort longtemps dans cet état.

Dès ce moment, les métamorphoses suivantes vont se produire peu à peu : La surface entière se rétracte de plus en plus et devient plus petite ; sur la limite, entre la peau et les granulations, la sécrétion de pus devient un peu plus faible ; il se forme d'abord un limbe sec et rouge, large environ d'une demi-ligne, s'avançant vers le centre de la plaie. A mesure que ce limbe avance et couvre la surface bourgeonnante, il est suivi immédiatement d'une autre zone, d'un blanc bleuâtre, qui se transforme en épiderme normal. Ces deux limbes sont formés par le développement de l'épiderme des lèvres de la plaie, qui s'avance de la périphérie au centre ; la cicatrisation se produit ; le bord de la jeune cicatrice s'étend chaque jour d'une demi-ligne à une ligne, enfin il finit par couvrir toute la surface des bourgeons charnus. Celleci, pendant ce temps, a déjà beaucoup diminué, par suite du rapprochement des bords de la peau normale ; en même temps que les granulations s'élèvent à la surface, elles se transforment peu à peu, dans la profondeur, en tissu conjonctif. En outre, toute la masse bourgeonnante se rétracte pour ainsi dire sur elle-même, et les tissus qui forment les bords de la plaie suivent ce mouvement d'autant plus activement qu'ils sont plus mobiles.

La formation ultérieure de tissu conjonctif, qui résume essentiellement le processus de cicatrisation, aura pour effet de réduire de plus en plus l'espace qui doit être recouvert d'un nouvel épithélium, jusqu'à ce qu'enfin, plus ou moins tôt, la tension des tissus voisins mette un terme à la réduction. A cette époque, la jeune cicatrice est encore assez rouge et tranche ainsi très fortement sur la peau saine ; elle est d'ailleurs plus ferme au toucher que la peau et adhère très intimement aux parties sous-jacentes. Avec le temps, après quelques mois, elle devient plus pâle, plus molle, plus mobile, et enfin elle devient blanche ; elle diminue encore d'étendue pendant des mois et des années, tout en conservant, durant toute la vie,

une teinte plus blanche que la peau. La cicatrice, en se contractant, exerce
une traction sur les tissus voisins; longtemps après la guérison, les parties
voisines et mobiles de la peau seront ainsi très fortement tendues. Parfois
ce résultat est désirable, mais plus souvent il en résulte des troubles
fonctionnels ou des altérations de l'esthétique, lorsque par exemple une
semblable cicatrice de la joue rétracte la paupière inférieure en bas et
qu'il y a formation de l'infirmité connue sous le nom d'ectropion.

Il va de soi que, pour qu'une plaie ou une cicatrice puisse se rétracter dans
tous les sens, il faut que le tissu sous-jacent et que les bords eux-mêmes
soient mobiles; les plaies situées au-dessus des os et les plaies dont les
bords sont fixes ne peuvent pas se fermer par rétraction, mais seulement
par formation d'un nouvel épiderme, ce qui retarde beaucoup la guérison.

Vous lirez encore que la cicatrisation des surfaces bourgeonnantes peut
quelquefois avoir pour point de départ des espèces d'îlots cicatriciels qui se
forment dans leur milieu. Cela ne peut arriver que dans les cas où une
petite portion du derme avec son réseau de Malpighi est restée intacte au
milieu de la plaie, ou bien encore dans les cas où des restes de glandes
sudoripares ou sébacées ont persisté, comme cela s'observe, par exemple,
dans les brûlures, quand l'agent caustique a pénétré d'une manière très
inégale dans la profondeur des tissus. C'est surtout le cas lorsque la brûlure a atteint des points où des glandes cutanées, et particulièrement des
glandes sudoripares, pénètrent profondément, jusque dans le tissu cellulaire sous-cutané. La brûlure, dans ces circonstances, peut détruire la peau
et laisser les glandes intactes. Si alors il se forme des granulations, les
bourgeons charnus recouvriront d'abord toute la surface de la plaie, et,
quand celle-ci se rétractera. les îlots développés aux dépens de chaque
reste épithélial intact, ou aux dépens de l'épithélium des glandes, apparaîtront comme des centres d'où partira le processus cicatriciel.

Dans ces endroits, les conditions sont les mêmes que si vous aviez produit une ampoule sur la peau au moyen d'un vésicatoire; autrement dit,
il y a séparation entre la couche cornée et la couche muqueuse par le
développement rapide d'un exsudat; il n'en résulte pas un développement
de granulations, à moins que vous n'irritiez d'une manière continue la
partie dénudée, mais les lamelles épidermiques de la couche cornée se
reproduisent immédiatement aux dépens de la couche muqueuse. Lorsqu'un
semblable reste du réseau de Malpighi n'existe pas, il ne peut jamais y avoir
d'îlots cicatriciels, et la formation de l'épiderme se fait à partir de la périphérie, en avançant peu à peu vers le centre de la plaie.

Ce fait, que l'épiderme ne peut se former qu'aux dépens d'un tissu épithélial préformé, a été souvent révoqué en doute; on a attribué aux cellules
migratrices la faculté de se transformer en cellules épithéliales; mais toutes
les recherches précises qui ont été entreprises dans ce but sur l'homme et
l'animal ont toujours été suivies d'un résultat négatif, de sorte qu'aujour-
d'hui il est admis que les granulations elles-mêmes ne peuvent jamais produire du tissu épithélial, et que, par suite, la cicatrisation dépend de l'existence d'un foyer de formation épithéliale physiologique. Voyons à présent les

phénomènes histologiques plus intimes qui donnent lieu à ces manifestations macroscopiques de la guérison par seconde intention.

Le mieux sera encore de nous représenter ici un simple réseau capillaire du tissu conjonctif (fig. 1). Supposez qu'on ait enlevé un segment
demi-circulaire de la partie supérieure de ce réseau; il en résultera d'abord
une perte de sang par les vaisseaux, perte qui sera arrêtée par la formation
de caillots, s'étendant jusqu'aux collatérales les plus rapprochées.

Après cela se produira une dilatation des vaisseaux situés autour de la
plaie, dilatation déterminée par la fluxion et par l'augmentation de pression,

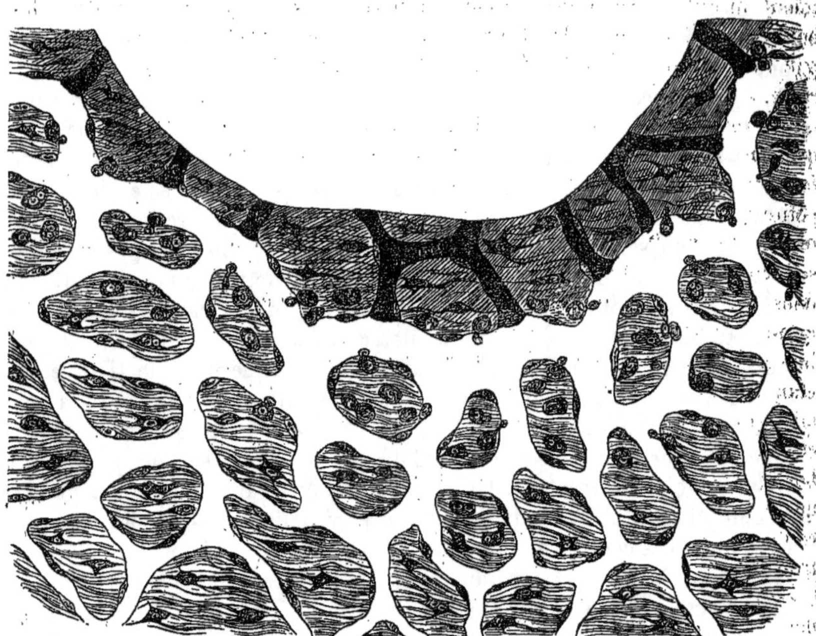

Fig. 5. — Plaie avec perte de substance. Dilatation vasculaire. La partie hachurée
représente le tissu mort et les vaisseaux thrombosés. Dessin schématique. Grossissement 300-400.

une augmentation de la transsudation de sérum sanguin, et par conséquent
une exsudation est encore ici la suite nécessaire de la dilatation capillaire,
pour les raisons que nous avons exposées antérieurement; en outre, sur toute
l'étendue de la plaie, les mailles de tissu conjonctif ouvertes laissent écouler
une certaine quantité de lymphe fibrinogène, qui se mélange au sérum transsudé et qui (probablement sous l'influence des corpuscules rouges du sang)
se coagule à la surface et dans l'épaisseur des couches superficielles du tissu.
L'aspect vitreux, transparent et brillant de la surface de la plaie, après les
premières vingt-quatre heures, est par conséquent produit par la coagulation d'une partie de la sécrétion primitive, tandis qu'une autre partie, mélangée avec le plasma sanguin et quelques corpuscules sanguins, s'écoule
au dehors.

Le réseau vasculaire prend donc l'aspect représenté par la figure 5.

Généralement, à la surface des plaies par perte de substance, une partie du tissu se mortifie, soit à cause de la thrombose des capillaires, soit à cause des difficultés que rencontre la circulation plasmatique; outre l'infiltration des couches superficielles du tissu par du sang coagulé, l'on doit encore tenir compte ici de la quantité de sécrétion primitive, qui est de beaucoup plus abondante que dans les plaies simples par instruments tranchants. Suivant la nature du tissu, la couche mortifiée, que nous avons représentée schématiquement dans notre figure, est d'une minceur microscopique ou bien est visible à l'œil nu; dans ce dernier cas, elle est formée par ces lambeaux de tissus dont nous avons parlé antérieurement. Les phénomènes consécutifs sont essentiellement analogues à ceux que nous avons représentés à l'occasion de la réunion par première intention.

Tout d'abord, l'irritation traumatique est d'habitude un peu plus intense dans les plaies par perte de substance; il se manifeste une vive réaction des tissus, qui se traduit premièrement par une infiltration cellulaire et une néoformation inflammatoire. Ce qui, dans notre schéma relatif aux simples plaies par instruments tranchants, représentait les bords, en représente ici la surface. Il y aura donc aussi dans ce cas une forte infiltration de cellules migratrices jusque dans les couches les plus superficielles, en même temps qu'une prolifération des cellules du tissu et des éléments cellulaires des parois vasculaires. Un écartement entre les bords de la plaie n'existe pas; les cellules migratrices en atteignent donc la surface, se mêlent à la sécrétion et sont éliminées avec celle-ci; les corpuscules blancs du sang immigrés sont plus nombreux dans le tissu de la surface de la plaie et constituent une épaisse infiltration cellulaire d'aspect gélatineux, dans l'épaisseur des couches superficielles, phénomène analogue à ce stade de la réunion *per primam*, dans lequel la substance interposée entre les bords de la plaie (la jeune cicatrice) consiste essentiellement en cellules néoformées.

Pendant ce temps, les cellules du tissu elles-mêmes ainsi que les vaisseaux se sont mis à proliférer. Aux dépens des capillaires préexistants se développent des prolongements, des anses qui se dirigent vers la surface, absolument comme dans la réunion *per primam* les vaisseaux néoformés se prolongent dans l'interstice de la plaie. Mais ici, les vaisseaux de nouvelle formation ne pouvant se mettre en rapport avec ceux du bord opposé, il se forme de larges anses capillaires dont la convexité est dirigée vers la surface et qui se prolongent dans l'infiltration cellulaire. Ainsi est constitué le tissu de granulations, qui n'est autre chose qu'une néoformation cellulaire richement vascularisée, un jeune tissu cicatriciel analogue à celui qui se forme, en quantité restreinte, entre les bords d'une plaie qui guérit par première intention.

Si l'on examine sur une coupe microscopique le jeune tissu de granulations, on trouve une grande quantité de cellules rondes serrées les unes contre les autres, complètement semblables aux cellules migratrices, situées dans l'interstice d'une plaie qui guérit par première intention; on constate en outre, au milieu de ces cellules, de nombreux vaisseaux capillaires dilatés, formés de parois extrêmement minces, et une petite quantité de substance intercellulaire molle et gonflée, qui fait adhérer lâchement les cellules néoformées. Les vaisseaux n'atteignent jamais complètement la surface; la couche la plus superficielle des granulations est toujours uniquement constituée par des cellules baignant simplement dans un plasma qui circule entre elles, dans les espaces intercellulaires.

Vous me demanderez d'où provient cet aspect remarquable des petits boutons rouges (bourgeons charnus) visibles à l'œil nu. A la vérité, la structure des granulations n'est pas toujours aussi nettement dessinée; souvent, la surface de la plaie paraît unie, ou bien elle semble fortement bosselée; les granulations qui proviennent d'un os ressemblent le plus aux

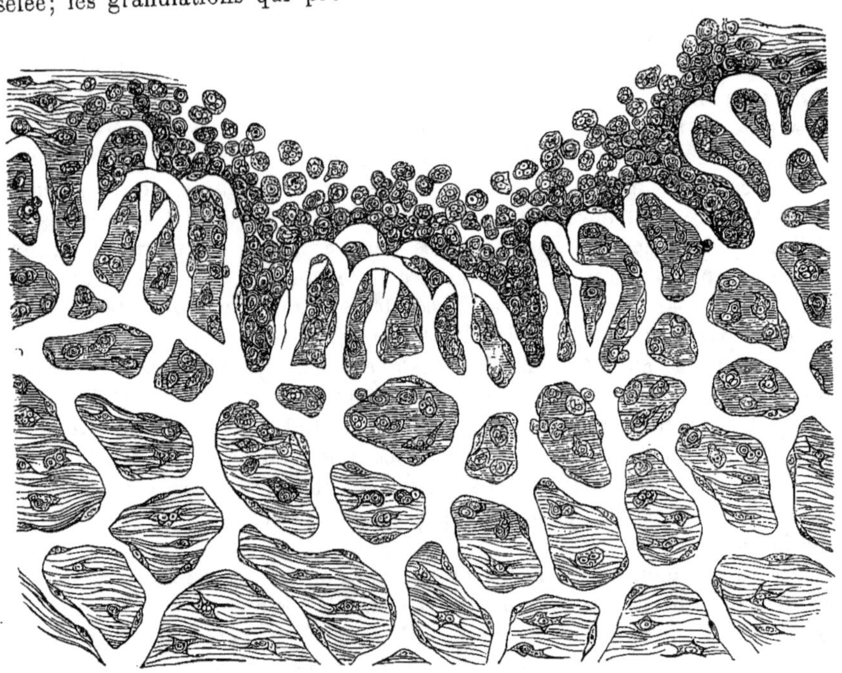

Fig. 6. — Plaie bourgeonnante. Dessin schématique. Grossissement 300-400.
Vaisseaux néoformés entourés de jeunes cellules.

papilles. Sans doute l'aspect granuleux dépend de la disposition des anses vasculaires en véritables houppes ou en amas pelotonnés, et de certaines démarcations entre ces divers groupes de vaisseaux qui s'accroissent ensuite d'une façon indépendante, de sorte qu'en général le type des anses vasculaires est toujours conservé. Comme dans les tissus normaux il existe déjà des systèmes capillaires circonscrits et préformés, il est probable que, par suite d'une néoformation vasculaire en dépendant, de nouveaux réseaux vasculaires isolés prennent naissance. Chacun de ces réseaux, formé d'une ou de plusieurs anses, se développe, à cause de la pression en tous sens qu'exerce sur lui le tissu voisin, surtout vers le haut, vers la surface de la plaie.

Il en résulte que le réseau vasculaire présente assez bien la forme conique, et, comme chacun de ces réseaux capillaires est entouré d'éléments cellu-

laires, on voit se produire ces formes caractéristiques qui ont été comparées
à celle des papilles cutanées, bien que les granulations soient au moins dix
fois plus volumineuses que ces éléments physiologiques à peine visibles à
l'œil nu.

Si l'accroissement progressif des granulations n'est pas maintenu dans
certaines limites, il en résultera une tumeur granuleuse qui augmentera sans
cesse. Mais cela n'arrive pas, ou du moins cela n'arrive que très rarement.

Vous savez déjà, par l'exposé des phénomènes extérieurs, que les granulations, aussitôt qu'elles ont atteint le niveau de la peau, et parfois même
avant cela, cessent de s'accroître, se couvrent d'une couche épidermique et
subissent une formation régres-
sive cicatricielle. Le tissu lui-
même éprouve alors les modifications suivantes :

D'abord il existe dans le tissu
de granulations, comme dans les
bords d'une plaie qui se réunit
par première intention, un grand
nombre de 'cellules destinées à
périr. Non seulement des millions
de cellules de pus à la surface,
mais encore des cellules , qui
existent dans la profondeur du
tissu bourgeonnant, disparaissent par désagrégation et résorption ; il est très
vraisemblable qu'il y a aussi des cellules du tissu de granulations qui
restent intactes et qui rentrent dans les vaisseaux, comme vous le verrez
plus tard à propos de l'organisation des thrombus.

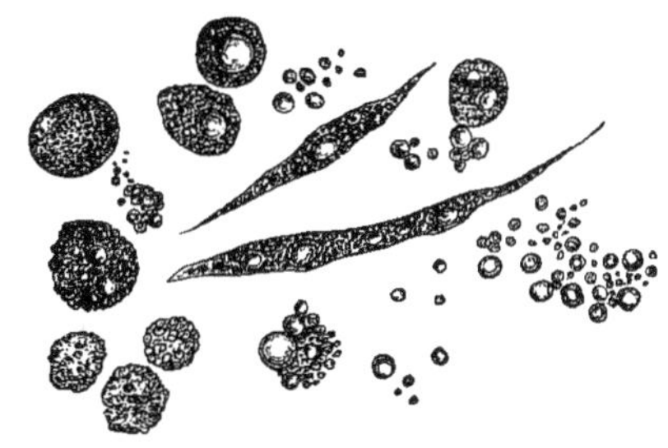

Fig. 7. — Dégénérescence graisseuse des cellules d'un tissu de granulations. Cellules granuleuses. Grossisse-ment 500.

Quand cette transformation doit se faire, des molécules graisseuses excessivement fines se montrent peu à peu, en nombre toujours plus considérable,
dans les cellules, et non seulement dans celles qui sont rondes, mais même
dans celles qui sont déjà devenues fusiformes ; en général, on désigne ces
cellules composées de fines granulations graisseuses sous le nom de « cellules
granuleuses » ; elles se rencontrent souvent dans les bourgeons anciens.
Par suite de l'accroissement des bourgeons vers la surface de la plaie, la
perte de substance se nivelle ; il doit se produire alors dans le tissu de granulations le même changement que celui qu'a éprouvé, dans la réunion par
première intention, la substance cellulaire intermédiaire pour devenir tissu
cicatriciel et définitif, autrement dit une transformation en tissu conjonctif.

Ce processus de transformation commence à la périphérie, dans les
couches de granulations les plus âgées, les plus profondes, pour s'étendre
peu à peu vers le centre et vers la surface. Tandis qu'une grande partie des
jeunes cellules est résorbée, les autres, et tout d'abord celles qui sont dans
le voisinage direct des vaisseaux, prennent un aspect fusiforme ; la substance
intercellulaire diminue peu à peu, et les cellules fusiformes se changent en
fibres de tissu conjonctif, qui s'entre-croisent dans diverses directions. En
même temps qu'a lieu cette métamorphose en tissu conjonctif, il se produit,

ainsi que nous l'avons déjà dit, une forte rétraction du tissu, de telle façon que les bords de la plaie sont attirés vers le centre de la perte de substance et que la surface bourgeonnante se rétrécit dans tous les sens. Les détails morphologiques de ce processus sont tout à fait semblables à ceux que nous avons fait connaître dans la réunion par première intention.

Un processus particulier à la réunion par seconde intention et qui doit se combiner à la formation des granulations pour l'achèvement de la cicatrisation est la production de l'épithélium. Les cellules des bourgeons ne peuvent jamais se transformer en éléments épithéliaux, par conséquent la cicatrisation est liée à la néoformation épithéliale qui part des bords de la plaie, du réseau de Malpighi qui s'y trouve.

La matrice épithéliale elle-même entre en prolifération, et les cellules néoformées se disposent sur les granulations qui ont subi la transformation en tissu conjonctif; de telle sorte que la couche épidermique supérieure devient la plus ancienne, tandis que plus profondément apparaissent des cellules de plus en plus nombreuses, qui ne tardent pas à se séparer en couche cornée et en couche muqueuse.

Cette production épidermique s'accomplit, suivant Arnold, par scission d'un protaplasma primitivement amorphe, qui se forme aux environs immédiats du bord épidermique; suivant Heiberg, Eberth, F. A. Hoffmann, Schüller et Lott, ce seraient les cellules épithéliales les plus rapprochées des bords de la plaie qui bourgeonneraient.

Les groupes de cellules épithéliales néoformées présentent un arrangement particulier, à cause de la poussée continuelle qui provient du bord de la plaie : ils prennent la forme d'un cône à base dirigée, en haut, et ils deviennent de plus en plus courts à mesure que l'on va de la périphérie au centre; la direction de ces cônes est inclinée; leurs extrémités sont dirigées de dedans en dehors et de haut en bas.

A mesure que la cicatrisation fait des progrès, la suppuration diminue à la surface de la plaie; les granulations se rapprochent de plus en plus, et enfin toute la surface se revêt d'une couche épidermique d'abord mince : la plaie est cicatrisée. Enfin l'oblitération des capillaires formés en excès doit suivre, et il n'en reste qu'un petit nombre pour entretenir la circulation dans la cicatrice.

A cette oblitération correspondent une sécheresse, une résistance et une rétraction de plus en plus considérable du tissu, et ainsi des années entières peuvent se passer avant que la cicatrice ait pris sa forme définitive.

Pour comprendre la différence qui existe entre la réunion *per primam* et la guérison par formation de bourgeons, ou guérison par seconde intention, vous devez vous rappeler que dans la première le tissu cellulaire cicatriciel détermine directement la jonction des bords de la plaie et qu'il se métamorphose plus tard en tissu conjonctif.

Dans la guérison d'une plaie avec perte de substance, ce rapprochement direct n'est pas possible, le tissu cicatriel doit d'abord remplacer le tissu disparu et combler la lacune existant entre les bords de la plaie. Le tissu de granulations de nouvelle formation présente donc une période de développement autonome; et c'est la présence et l'accroissement de cette substance, appelée à compenser la perte de tissu, qui constituent la caractéristique de la guérison par seconde intention.

Le processus physiologique est le même : il vous suffira d'écarter les bords de la plaie, représentés dans la figure 3, pour avoir l'aspect, représenté dans la figure 6. L'observation prouve d'ailleurs qu'il en est ainsi ; qu'une plaie presque guérie par première intention et non suffisamment réunie se déchire, et l'on aura alors une surface bourgeonnante dont la guérison se fera par seconde intention.

<hr>

SIXIÈME LEÇON

De l'inflammation. — Historique. — Symptômes cardinaux : rougeur, chaleur, gonflement, douleur. — Néoformation inflammatoire. — Suppuration.

Jusqu'ici, nous avons étudié la guérison d'une plaie simple par instrument tranchant, telle qu'on l'observe en l'absence de toute irritation ; les phénomènes du processus réparateur étaient le résultat direct de la solution de continuité du tissu vivant. Mais la marche de ce processus n'est pas toujours aussi simple.

Le complexus de modifications morphologiques et chimiques qui s'observent dans les tissus, qui souvent compliquent la blessure et se combinent avec la guérison de la plaie, le processus qui se traduit par les symptômes de rougeur, de gonflement et de douleur des bords de la plaie, bref la réunion de ces incidents, constitue la réaction des bords de la plaie, l'inflammation, et dans certains cas nous parlons même d'inflammation traumatique, autrement dit d'une inflammation produite par blessure (τραῦμα). Je vous en prie, ne perdez pas de vue ce fait d'observation, que l'inflammation n'est nullement une conséquence nécessaire de la blessure et qu'elle n'est pas inséparable de la guérison de la plaie. L'inflammation traumatique constitue plutôt une complication accidentelle de la lésion et de sa guérison, quoique le nombre des cas dans lesquels cet accident fait défaut soit, en fait, beaucoup plus restreint que le nombre des cas compliqués par l'inflammation. Cependant depuis longtemps on s'est habitué à considérer l'existence d'un certain degré d'inflammation, après un traumatisme, comme une conséquence régulière de la lésion, et à regarder ce processus comme normal, si les signes locaux dont nous avons parlé ne prennent pas, après vingt-quatre heures, une extension plus grande que celle indiquée. C'est la caractéristique de l'inflammation traumatique, de se limiter exactement aux bords de la plaie et de ne pas s'étendre au delà sans cause déterminée.

Du troisième au cinquième jour, la rougeur légère, le gonflement, la douleur et l'élévation de température des parties lésées diminuent fortement, sinon complètement. Si ces phénomènes s'exaspèrent au deuxième, au troisième, au quatrième jour, ou si quelques-uns d'entre eux, par exemple la douleur, la tuméfaction, augmentent fortement, alors qu'un peu avant ils paraissaient s'atténuer, ou bien encore s'ils persistent en augmentant d'intensité après le cinquième ou le sixième jour, cela prouve que la marche de la guérison s'éloigne de la normale. Ce fait se traduira tout d'abord dans la manière d'être de l'état général. Tout l'organisme se ressentira de cette inflammation anormale. Nous reparlerons, à la fin de ce chapitre, de cette réaction générale, de cette « fièvre traumatique ».

Avant de considérer l'état d'une partie blessée atteinte d'inflammation, nous devons faire quelques remarques générales relativement au processus inflammatoire lui-même.

Il n'y a pas longtemps que l'on s'accorde à considérer l'inflammation comme une complication accidentelle du traumatisme.

Les anciens expérimentateurs ne pouvaient se figurer que le processus de guérison des plaies pût s'effectuer sans inflammation, et toutes leurs observations ont été faites évidemment sur des tissus qui se trouvaient dans un état d'inflammation traumatique expérimentale. Il en résulte qu'il était difficile, au point de vue morphologique, de séparer les uns des autres les phénomènes qui relèvent uniquement du processus de guérison des plaies, d'avec ceux qui appartiennent à l'inflammation. Dans tous les cas, les observations relatives à la guérison des plaies ont permis de juger clairement la nature du processus inflammatoire, et, sous ce rapport, nous pouvons étudier cette guérison, en faisant abstraction des manifestations inflammatoires.

Tout d'abord, il est important d'établir que, sous la dénomination d' « inflammation », on a coutume de désigner la suite des modifications que l'on est en état d'apprécier par l'examen microscopique des tissus irrités. Depuis ces derniers temps, nous avons l'habitude de considérer ces phénomènes morphologiques comme le fait essentiel du processus inflammatoire et de réunir sous la dénomination de « processus inflammatoire » l'apparition et la marche typique de ces incidents histologiques. Je ne voudrais pas que dès maintenant déjà vous vous désintéressiez de ces questions; cependant il est nécessaire, pour suivre le courant d'idées qui dominent, d'attirer au préalable votre attention sur ce fait que (comme dans tout accroissement organique, dans toute régénération et dans toute réparation des tissus du corps) la forme la plus petite, comme la plus grande, est toujours le produit des forces chimiques et physiques inhérentes à la matière des tissus. Le processus inflammatoire est, comme tout processus physiologique qui se passe dans le corps humain, de nature physico-chimique; avec les meilleurs microscopes, nous ne le voyons même jamais; ce que nous apercevons, ce sont les résultats de son influence. Ces résultats, la destruction et la néoformation des tissus, présentent notamment dans leur marche typique certaines particularités; toutefois, dans la phase intermédiaire à la vie et à la mort, ces effets peuvent varier beaucoup; ainsi certains tissus peuvent mourir subitement ou bien être languissants une année durant; de deux néoplasmes, de structure complètement semblable, l'un peut s'être développé en quelques jours, l'autre peut avoir exigé plusieurs mois pour son développement. Des causes toutes différentes peuvent produire des néoplasies extrêmement semblables.

Nous disons d'une plaie qu'elle ést enflammée quand nous constatons à son niveau de la rougeur, de la chaleur, du gonflement et de la douleur. Ces quatre symptômes cardinaux, connus depuis tout temps, doivent nécessairement résulter de certaines modifications des vaisseaux et des nerfs. Il était facile d'expliquer la rougeur et la chaleur existant au niveau d'une plaie fraîche par la dilatation des capillaires, le gonflement par l'augmentation de la transsudation, et la douleur par la compression des nerfs résultant de la tuméfaction. C'est ce que l'on fit, et de fait cette explication s'appropriait très bien aux phénomènes que nous voyons se produire immédiatement après la lésion. Mais c'était aller trop loin que de considérer ces phénomènes comme propres à l'inflammation et de vouloir les rapporter à toutes les inflammations sans exception, même aux inflammations non traumatiques. Cette prétention ne put être admise, par cette raison bien simple qu'il n'est nullement question d'une inflammation dans ces phénomènes qui se passent dans les plaies récentes.

Ce serait peine perdue de vouloir rapporter les premiers symptômes de l'inflammation à des causes qui, dans les simples plaies par instruments tranchants, sont de règle, et dont la raison n'est autre que le trouble mécanique de la circulation. Ni les dilatations vasculaires parfois considérables qui, à une époque reculée de la lésion, s'affirment par une rougeur étendue au voisinage de la plaie, ni les dilatations capillaires du début des inflammations spontanées ne peuvent être uniquement attribuées à un obstacle mécanique de la circulation. Si le trouble circulatoire dû à l'incision n'atteint pas un haut degré, il sera remarquablement vite compensé ; ces sortes d'hyperémies, dites hyperémies passives, ne sont pas encore de l'inflammation ; leur étendue est exactement subordonnée aux conditions mécaniques, tandis que la rougeur dans une inflammation progressive se prolonge souvent au delà des limites de l'obstacle mécanique de la circulation ; ce n'est que si la dilatation capillaire est associée à un état d'irritation du tissu, ou que si elle en est le résultat, que l'on est en droit de parler d' « inflammation ». L'ectasie des capillaires peut être produite par une irritation mécanique et chimique, comme vous le savez. Vous voyez, par exemple, en ce moment, que ma conjonctive oculaire est d'un blanc bleuâtre très pur, comme cela doit être dans un œil normal. Je vais à présent fortement frotter mon œil au point de le rendre larmoyant. Comme vous le constatez, la conjonctive oculaire est devenue rougeâtre ; peut-être reconnaîtrez-vous déjà à l'œil nu quelques vaisseaux d'un certain calibre gorgés de sang ; à la loupe, vous verrez les vaisseaux plus fins dans le même état. Après cinq minutes au plus tard, la rougeur a complètement disparu. Voyez ensuite un œil dans lequel un insecte s'est introduit sous les paupières, comme tant de fois cela arrive ; on se frotte, l'œil coule et devient très rouge ; l'insecte est éloigné, et après une demi-heure vous ne remarquerez peut-être plus rien de particulier. Les phénomènes qui se sont passés dans les vaisseaux de la conjonctive ont été fugitifs, parce que l'irritation n'a duré que peu de temps. Vous n'avez pas eu affaire à une inflammation. Mais si vous supposez à présent que l'irritation n'a pas cessé, parce que par exemple l'insecte n'a pas été enlevé, il y aura, après un certain temps, outre une dilatation des capillaires un état d'irritation du tissu, et au lieu d'une simple hyperémie il se développera une inflammation de la conjonctive. Qu'est-il arrivé dans ce cas? Comment se fait-il enfin qu'un corps étranger, ayant irrité pendant un certain temps la conjonctive, produise une inflammation au lieu d'un trouble de la circulation? Nous n'en savons rien; ce que nous savons, c'est qu'une irritation persistante provoque l'inflammation.

Essayons à présent d'étudier les phénomènes en détail et tout d'abord ceux qui sont relatifs aux vaisseaux. Ces phénomènes apparaissent subitement et disparaissent rapidement, quand l'irritation prend fin; il n'y a pas d'interruption mécanique dans la circulation. Quelle est la cause immédiate de ces manifestations? Pourquoi les vaisseaux se rétractent-ils, au lieu de se dilater?

Il est tout aussi difficile de répondre à ces questions qu'il est facile de faire et de multiplier toujours avec le même succès l'expérience qui y est relative. Le fait lui-même est connu depuis aussi longtemps qu'il a été observé. Le vieil adage : « Ubi stimulus, ibi affluxus, » lui est consacré. A l'irritation qui atteint le tissu vascularisé succède un afflux plus considérable de sang.

Autrefois on désignait le processus qui détermine cette sorte de rougeur « hyperémie active ou congestion active ». Virchow revint à l'ancienne dénomination et remit en usage le nom de « fluxion ».

Vos connaissances en pathologie générale doivent vous faire comprendre qu'il s'agit ici de l'explication théorique de phénomènes qui ont formé de tout temps un des objets les plus importants des sciences médicales. Astley Cooper, chirurgien anglais du plus grand mérite et dont vous lirez plus tard les travaux avec plaisir si vous vous attachez à l'étude des monographies, Astley Cooper, dans son introduction à ses leçons de chirurgie pratique, s'exprime en ces termes : « L'objet de cette leçon est l'irritation, que vous devez étudier avec le plus grand soin pour bien la connaître, car elle constitue la pierre angulaire de la chirurgie scientifique. Sans cette étude, vous ne posséderez pas les principes de votre art et vous ne serez pas en état de l'exercer à votre honneur et à l'avantage de ceux qui se confieront à votre traitement. »

Vous reconnaîtrez par là quel rôle les matières qui nous occupent aujourd'hui et qui pourraient vous paraître des jeux inutiles de l'esprit et de l'imagination ont joué aux diverses époques. L'histoire même de la médecine vous apprendra plus tard que des systèmes entiers, ayant eu les conséquences pratiques les plus étranges, se fondaient sur les hypothèses auxquelles on avait recours pour expliquer les phénomènes offerts par les vaisseaux, leur irritabilité et l'irritabilité des tissus en général.

Ce n'est pas ici le lieu de traiter un pareil sujet *in extenso*; je vous rappellerai seulement quelques-unes des hypothèses qui, dans ces derniers temps, quand déjà on connaissait les vaisseaux et les éléments des tissus les plus fins qu'il soit possible d'apercevoir sous le microscope, ont été formulées sur la cause de cette dilatation vasculaire que provoque l'irritation.

Vous savez par l'histologie et la physiologie que les artères et les veines, jusqu'au moment où elles passent à l'état de capillaires, renferment dans leurs parois des fibres cellules musculaires, les unes transversales, les autres longitudinales, et que ces cellules sont en général plus rares dans les veines que dans les artères, bien que sous ce rapport il y ait de nombreuses différences. Si des études directes sur l'influence de l'irritation sont très difficiles à faire dans ces dernières ramifications artérielles et veineuses, il est cependant très simple de comparer l'effet d'une pareille irritation sur l'intestin, où l'on se trouve placé dans des conditions essentiellement analogues, c'est-à-dire en présence d'un tube pourvu de muscles à directions longitudinale et transversale. Mais vous aurez beau irriter l'intestin comme vous voudrez, vous ne produirez jamais une dilatation à l'endroit irrité; il n'en résultera qu'un raccourcissement ou une rétraction circulaire; par conséquent, sur les artères et sur les veines, cela ne peut pas donner lieu à une dilatation active. Je vous ferai observer que cette conclusion n'est pas complètement juste : dans toute irritation directe de l'intestin, vous provoquez en même temps la contraction des deux systèmes de muscles, tandis qu'il est très vraisemblable, ou tout au moins très possible, que les muscles circulaires et que les muscles longitudinaux soient innervés isolément, et qu'ainsi ils puissent agir isolément. Je reviendrai plus tard sur une autre erreur également importante de l'argumentation.

Retenez donc, afin de comprendre les hypothèses suivantes, que l'on considérait toute dilatation active des vaisseaux comme une chose impossible ; toute irritation devait et pouvait seulement avoir pour résultat une contraction de ceux-ci. Mais on avait observé comme conséquence de l'irritation une dilatation vasculaire et particulièrement une dilatation des capillaires. De là les diverses hypothèses imaginées pour expliquer ce phénomène. On pensa d'abord que, à la suite d'une irritation qui agit sur les nerfs sensibles, il se produisait par réflexe une contraction des artères, celle-ci provoquait un ralentissement du cours du sang dans les capillaires et en second lieu une dilatation de ceux-ci.

Henle a émis l'opinion que la dilatation vasculaire consécutive à une irritation était le résultat de la paralysie de la paroi vasculaire.

Mais cette manière de voir est en contradiction avec les lois physiques : une dilatation des capillaires devant avoir pour résultat une diminution dans la résistance opposée au frottement devrait être suivie d'une accélération du cours du sang (Brücke), tandis que dans l'inflammation on observe un ralentissement de celui-ci, puis alors seulement une dilatation des capillaires. Suivant Virchow, à l'irritation, qui dans tous les cas aurait pour résultat immédiat une contraction, succéderait une rapide fatigue des fibres musculaires. Que la contraction tétanique soit suivie d'un épuisement quand un muscle a été irrité directement ou par l'intermédiaire de son nerf, ce fait a été constaté par Dubois-Reymond ; mais on se demande si ce qui est vrai pour les fibres musculaires striées, sur lesquelles ont été faites les expériences en question, peut être rapporté sans réserve aux fibres musculaires lisses des vaisseaux. La dilatation des vaisseaux peut être en tout cas expliquée par la paralysie et la diminution consécutive de la résistance que les parois peuvent opposer à la pression sanguine ; par contre, il n'est nullement prouvé que les vaisseaux, une fois irrités et forcés de se contracter, se paralysent aussitôt, alors que dans les autres muscles cette paralysie ne survient qu'après des irritations longtemps répétées. Il faudrait donc admettre une fatigue se produisant avec une facilité toute particulière dans les muscles vasculaires, ce qu'infirme l'expérience. Comme vous l'avez appris en physiologie, Claude Bernard a prouvé que la contraction et que la dilatation des artères de la tête sont sous la dépendance de la partie cervicale du nerf grand sympathique. Si l'on irrite le ganglion cervical supérieur de ce nerf, les artères se contractent; si l'on fait la section du nerf, il se produit une dilatation (paralysie) des artères et des capillaires. Ces expériences peuvent, en ce qui concerne l'irritation, être souvent répétées sans qu'il y succède immédiatement une fatigue des muscles vasculaires, à la condition que le courant électrique ne soit pas trop intense. De là il vous est permis de conclure que la supposition d'une fatigue instantanée, après une seule et unique irritation, n'est pas un fait bien probable.

Si, à la suite de l'irritation, les veines seules venaient à subir une forte contraction, sans aucun doute la réplétion des capillaires serait une conséquence de la stase sanguine, et il n'y aurait plus de différence entre l'hyperémie veineuse (passive) et la fluxion. Mais cette manière de voir est complètement inadmissible; il n'y a pas en effet de raison pour admettre que les veines seules se contractent dans le cas d'irritation inflammatoire. Que les veines se contractent sous l'influence d'une irritation mécanique, vous pouvez vous en assurer, par exemple sur la veine fémorale d'un membre que l'on vient d'amputer, et Virchow insiste tout particulièrement sur cette irritabilité des parois veineuses qui persiste même plus longtemps que celle des nerfs. Schiff admettait, comme Lotze à vrai dire l'avait déjà fait, que les vaisseaux pouvaient se dilater sous l'influence d'une irritation active; il pensait, sans pouvoir expliquer le mécanisme de cette dilatation, que cela ressortait clairement de certaines expériences.

Mais comment doit-on se représenter l'influence paralysante d'un nerf irrité sur les muscles des vaisseaux? En fait, nous connaissons en physiologie de pareils phénomènes, le ralentissement des mouvements du cœur par l'irritation du nerf vague, celui des mouvements intestinaux par l'irritation du nerf splanchnique, etc. On suppose ici l'existence d'un système nerveux d'arrêt qui suspend la contraction musculaire; pourquoi un système nerveux analogue n'existerait-il pas pour les vaisseaux? des nerfs en un mot dont l'irritation supprimerait la contraction des muscles vasculaires, et du même coup la résistance que les parois opposent à la pression sanguine?

Le système des nerfs d'arrêt est si difficile à comprendre qu'un court exposé sur la possibilité de son existence conduirait ici trop loin.

Mais toute la question est singulièrement modifiée depuis que, tout récemment, grâce à un travail peu remarqué de Sigmund Exner sur « les muscles dilatateurs du calibre des vaisseaux », nous avons appris qu'une dilatation active des vaisseaux peut succéder à une irritation des nerfs, et cela par suite de la contraction de leurs fibres musculaires longitudinales. Figurez-vous un cylindre creux dont le manchon est composé d'éléments musculaires longitudinaux; admettez que ces éléments se raccourcissent, la section transversale du tube devra évidemment devenir plus considérable, et, comme alors chaque partie du manchon (autrement dit de la paroi du tube vasculaire) représentera sur une coupe transversale un segment plus considérable de la circonférence, il faut que la périphérie interne aussi bien que la périphérie externe du cylindre deviennent plus grandes, c'est-à-dire que le calibre du vaisseau s'élargisse.

Je me dispenserai de vous en donner la preuve mathématique : Exner a établi sans conteste par une simple expérience que la dilatation n'est pas seulement une hypothèse, mais bien un fait réel. Ce qui est certain, c'est que nous sommes à présent seulement en possession de l'explication de l'importance des deux systèmes de fibres musculaires; les muscles circulaires sont « contracteurs »; les muscles longitudinaux « dilatateurs » des vaisseaux.

Il n'est plus à présent invraisemblable d'admettre que l'un des systèmes musculaires puisse se contracter indépendamment de l'autre, et que cela provoque une dilatation active. En général, on se rattache de plus en plus à l'opinion que les éléments musculaires des vaisseaux sont, de même que le cœur, placés sous la double influence du grand sympathique et des nerfs cerébro-spinaux, et que le premier provoque la contraction des vaisseaux, tandis que les derniers régularisent et suspendent cette contraction. L'irritation des fibres du sympathique aurait pour effet d'augmenter la contraction des vaisseaux, la section de ces fibres serait au contraire suivie d'une paralysie des muscles vasculaires et peut-être aussi d'une dilatation active des vaisseaux ; mais ce dernier effet pourrait aussi résulter d'une irritation des nerfs cérébro-spinaux.

Maintenant qu'enfin vous êtes assez avancés pour pouvoir considérer la dilatation des vaisseaux, que tant de théories s'efforcent d'éclaircir, comme la réaction active du tissu musculaire sur l'irritation des nerfs, quoique cette conquête nouvelle en vue d'expliquer l'hyperémie inflammatoire ne soit pas encore établie, vous allez me demander ce qu'apprend l'expérimentation et comment on peut réellement observer les effets de l'irritation sur l'organisme vivant. Comme vous le savez, il n'est pas difficile de suivre directement sous le microscope le cours du sang dans les capillaires et dans les petites veines et artères, sur le mésentère, sur la langue ou sur la patte de la grenouille, sur la troisième paupière des lapins, et même sur le mésentère des mammifères. Si l'on y provoque une irritation mécanique ou chimique, il en résulte toujours une contraction des petites artères, il survient quelques étranglements qui toutefois sont de courte durée, à ce point que leur constance a même été révoquée en doute. Après cela survient une dilatation plus ou moins rapide des capillaires, dilatation dont la cause n'est pas non plus étudiée par l'observation directe. Mais ces deux phénomènes ne constituent guère encore une inflammation. Tout ce qui arrive après, lorsqu'à la suite d'une irritation une inflammation se développe, fait sur lequel nous aurons à revenir, ne se rattache pas immédiatement à l'influence de l'irritation, et nous pouvons nous en rendre compte, mais ce que nous ne savons pas, c'est pourquoi, dans un cas, l'état normal se rétablit promptement et pourquoi, dans un autre cas, la dilatation des capillaires, l'hyperémie capillaire, est suivie des phénomènes de l'inflammation. Il n'est pas douteux que les capillaires puissent subir une contraction active. On conçoit aussi que le tube capillaire, qui est formé de protoplasme vivant, puisse subir une dilatation active. Il n'est donc pas bien difficile de se représenter le mécanisme du rétrécissement et de la dilatation produit par une irritation. En revanche, actuellement, on ne sait pas encore si l'irritation agit directement sur les nerfs des vaisseaux ou sur le protoplasme vivant des capillaires, ou bien si les modifications se produisent par voie réflexe. Sous ce rapport, on ignore encore si l'effet momentané de l'irritation qui détermine le rétrécissement des artères et plus tard la dilatation des capillaires constitue généralement un élément important de l'inflammation. Les observateurs qui, dans ces derniers temps, se sont occupés activement de ces questions, font dépendre la dilatation ultérieure et continue des capillaires, dans l'inflammation aiguë, des modifications dont sont le siège les parois de ces capillaires, modifications qui doivent être produites directement par l'irritation inflammatoire elle-même. Cohnheim pense que l'irritation inflammatoire altère les parois vasculaires d'une façon toute particulière, de telle sorte que non seulement elles résistent moins à la pression sanguine, mais encore qu'elles sont ramollies; nous reviendrons plus tard sur ce point. Samuel attribue la cause de l'inflammation à des modifications survenues dans le sang, dans la paroi vasculaire et dans les tissus. Von Recklinghausen partage également cette manière de voir, qui constitue la meilleure explication des faits observés. Nous ne pouvons entrer dans de plus amples détails sur les modifications chimiques et physiques de la paroi vasculaire, modifications que l'on ne reconnaît qu'à ses suites.

Il m'a bien fallu vous décrire brièvement la façon dont la théorie du processus inflammatoire a été conçue par certains auteurs. Vous avez à présent assez de sujets de réflexions; aucune de toutes les hypothèses que nous venons de citer ne peut prétendre à donner la véritable explication du phénomène de la fluxion inflammatoire, bien que quelques-unes portent peut-être en elles le germe d'un développement ultérieur plus complet. Mais il n'est pas jusqu'à la connaissance de cette vérité, jusqu'à cette séparation entre l'hypothèse et l'observation qui n'ait son utilité; l'esprit d'investigation, toujours infatigable, n'en est pas ralenti dans sa marche, au contraire, il en est sans cesse revivifié. Félicitez-vous qu'il vous ait été donné, à vous et aux générations futures, de pouvoir travailler dans le but d'éclaircir cette question.

Longtemps avant d'édifier des théories sur l'inflammation, on s'était aperçu que, dans les tissus enflammés, il apparaît une quantité de cellules rondes dont on attribuait la formation à un plasma particulier exsudé des vaisseaux. L'étude exacte de ce processus sur les tissus enflammés expérimentalement ne permet plus d'admettre cette opinion.

Vous savez que c'est au mérite de Stricker, de von Recklinghausen et particulièrement à celui de Cohnheim que nous sommes redevables de la transformation inattendue qu'ont subie depuis une vingtaine d'années nos opinions sur les processus morphologiques qui se passent dans les phénomènes inflammatoires.

Les travaux de l'observateur anglais Waller furent complètement méconnus. Ce fut Stricker qui le premier observa chez la grenouille l'émigration des corpuscules rouges du sang à travers la paroi des vaisseaux, tandis que Cohnheim prouvait sur l'animal vivant que les corpuscules blancs du sang émigrent sous forme de cellules migratrices douées de mouvements amiboïdes, et montrait que dans l'inflammation les corpuscules blancs du sang ou les corpuscules lymphatiques traversent en grande quantité les parois des vaisseaux, grâce à la contractilité propre au protoplasme vivant, et se répandent dans les tissus au voisinage des vaisseaux, constituant de cette façon la plus grande partie de l'infiltration cellulaire inflammatoire.

Je me dispenserai de vous décrire ici les expériences fondamentales de Cohnheim, persuadé qu'elles vous sont suffisamment connues. Cela m'entraînerait aussi trop loin si je voulais vous citer les nombreuses recherches entreprises par une longue série d'observateurs sur l'inflammation.

Rappelez-vous seulement qu'à côté de la théorie de Cohnheim et de ses partisans, qui rapportent toute la néoplasie cellulaire inflammatoire à l'émigration des corpuscules blancs du sang, une autre manière de voir prit naissance et fut soutenue par Stricker et ses élèves, à savoir que cette néoformation cellulaire inflammatoire est due à la prolifération des éléments cellulaires des tissus et particulièrement aux cellules de tissu conjonctif.

L'effet d'une irritation mécanique ou chimique se traduit aussi bien par les modifications des vaisseaux que par les phénomènes de multiplication des cellules du tissu, qui reviennent pour ainsi dire à leur état jeune, se multiplient et contribuent ainsi, d'une part à la formation des cellules de pus, et d'autre part à la régénération des tissus détruits par la suppuration, tandis que, suivant Stricker, l'on ne doit accorder qu'un rôle accessoire aux cellules émigrées des vaisseaux.

Outre Cohnheim, Axel, Key, Eberth et d'autres se sont élevés contre l'exactitude des observations de Stricker, ou plutôt contre leur interprétation.

Les récentes recherches de E. Fuchs semblent prouver que quelques heures après une cautérisation une immigration intense de corpuscules blancs du sang a lieu dans la cornée, tandis que plus tard les corpuscules de la cornée elle-même prolifèrent et provoquent la disparition de l'eschare et la réparation du tissu détruit.

On ne nie plus le fait de l'émigration des corpuscules blancs du sang ; ce qu'il s'agit de savoir, c'est pourquoi tant de cellules émigrent dans le tissu enflammé, comment ces masses souvent énormes de cellules migratrices arrivent dans le sang et où elles prennent naissance.

Pour ce qui concerne le fait de l'émigration des cellules migratrices des parois vasculaires, diverses opinions sont défendues. Quant à moi, je suis d'avis que le premier changement, que nous constatons sur le tissu vivant en état d'inflammation est une dilatation vasculaire ; celle-ci a pour résultat immédiat une transsudation et une accumulation des corpuscules blancs du sang dans le voisinage immédiat de la lumière du vaisseau. A la suite d'un processus chimique, propre à toute inflammation et dont le mode d'action nous est encore inconnu, la paroi du vaisseau se ramollit de plus en plus, de telle sorte qu'alors les corpuscules blancs du sang, grâce à leurs mouvements actifs, peuvent la pénétrer et enfin la traverser. Il est vraisemblable que les corpuscules blancs du sang traversent la paroi vasculaire, non par des canaux préformés, mais par un passage qu'ils se frayent entre les cellules de cette paroi, celles-ci subissant des modifications de forme en rapport avec l'irritation inflammatoire, modifications provoquées peut-être par le gonflement et le ramollissement de la substance intercellulaire.

Félix von Winiwarter et Arnold ont d'ailleurs démontré que, dans les conditions ordinaires, ces espaces intercellulaires de la paroi capillaire sont perméables aux substances injectées, et à plus forte raison au plasma sanguin sous une pression cardiaque normale, et que dans les vaisseaux enflammés les solutions injectées transsudaient sous cette même pression en quantité beaucoup plus considérable et en des points beaucoup plus nombreux, se répandant alors dans le tissu suivant certaines directions déterminées. Vous vous souvenez qu'antérieurement déjà nous nous sommes occupés de la circulation du plasma, à l'occasion de la guérison par première intention.

Quant à la provenance de cette masse considérable de globules blancs qui émigrent dans l'inflammation, c'est là une question du ressort de la physiologie et que celle-ci peut seule résoudre. Les glandes lymphatiques et la rate sont les organes auxquels on pense surtout devoir rattacher ce phénomène.

Si, à présent, dans l'état actuel de nos connaissances sur l'inflammation, nous recherchons quels sont les éléments qui contribuent à la néoformation cellulaire, nous devons bien attribuer la faculté de prolifération aux cellules migratrices, qui ne sont en somme que des globules blancs émigrés du sang, aux cellules du tissu conjonctif même, et enfin à toutes les cellules sans exception qui n'ont pas perdu leurs propriétés vitales, comme par exemple les cellules épithéliales ayant subi la métamorphose cornée. Il est prouvé depuis longtemps que même les cellules dont le protoplasme jusqu'au noyau a été transformé en tissu, et chez lesquelles aucune modification vitale n'est plus appréciable, peuvent, sous l'influence de certaines irritations, subir une sorte de rajeunissement et présenter alors les caractères des cellules embryonnaires riches en protoplasme.

Quant à ce fait que la prolifération des cellules de tissu conjonctif n'est pas la condition *sine qua non* du développement de la néoformation et que celle-ci peut s'effectuer plutôt et même seulement aux dépens des cellules migratrices, autrement dit aux dépens des globules blancs émigrés du sang, cela ressort des expériences de Ziegler et de Tillmann. Ziegler luta les bords de deux couvre-objets l'un contre l'autre, de façon à ménager entre eux un interstice ouvert des deux autres côtés et dans lequel du liquide et des cellules migratrices pouvaient pénétrer. Ainsi préparé, l'objet fut introduit dans la cavité abdominale d'un animal vivant, où on le laissa séjourner longtemps, un mois et davantage. Ces couvre-objets traités alors par l'acide osmique furent placés sous le microscope et examinés.

Entre les deux lamelles de verre, des cellules migratrices avaient pénétré et s'étaient même transformées en un tissu cellulaire, qui dans certains cas contenait des vaisseaux de nouvelle formation. Ces expériences confirmaient déjà l'opinion d'après laquelle une néoplasie pouvait être produite par les cellules migratrices seulement; des expériences plus récentes ont encore prouvé qu'une réunion de parties sectionnées pouvait être accidentellement produite par ces mêmes éléments.

Dans le but d'éviter complètement la prolifération des éléments cellulaires normaux du tissu, Tillman introduisit dans la cavité abdominale de petits morceaux de tissus morts, c'est-à-dire durcis dans l'alcool absolu et sur lesquels il avait imité des pertes de substance par incisions.

Dans ce cas, le tissu mort ne pouvant naturellement produire aucune cellule, la néoformation cellulaire au niveau de la perte de substance devait être attribuée aux éléments émigrés du tissu vivant voisin. Et, de fait, Tillman trouva sur ces petits morceaux de tissus privés de vie une cicatrisation complète de la perte de substance, et cela par suite d'une émigration de globules blancs du sang (comme dans les expériences de Ziegler), une néoformation vasculaire, et une transformation des cellules migratrices en tissu conjonctif, en un mot un processus complètement analogue à celui que l'on constate pour la réunion par première intention dans les conditions normales. Sans doute, on peut objecter à ces expériences qu'elles ne prouvent rien contre la participation des cellules de tissu conjonctif à la formation de la cicatrice dans les conditions normales; néanmoins on peut en conclure que les cellules migratrices seules suffisent parfaitement pour donner naissance à une néoplasie et particulièrement à une guérison par première intention.

En outre, les vaisseaux laissent exsuder dans l'inflammation une matière d'abord séreuse, plus tard riche en plasma, qui, s'ajoutant à la néoformation cellulaire, autrement dit à l'infiltration plastique, produit la tuméfaction des parties voisines de la plaie.

A la suite de la gêne de la circulation consécutive à l'inflammation, le tissu est le siège, au voisinage de la partie enflammée, d'une imbibition séreuse que l'on désigne sous le nom d'œdème collatéral.

La substance fondamentale du tissu subit aussi une modification que l'on a l'habitude de désigner brièvement sous le terme de ramollissement, de liquéfaction. Cependant, après vingt-quatre heures déjà, nous trouvons que la substance interposée entre les éléments jeunes de la néoformation inflammatoire et celle du tissu lui-même sont le siège d'une certaine coagulation (infiltration fibrinoplastique), due vraisemblablement à l'influence des globules rouges extravasés. E. Neumann a prouvé récemment que dans l'inflammation des organes à tissu conjonctif la substance intercellulaire se ramollissait et devenait homogène, en même temps qu'elle subissait une modification chimique qui la transformait en une substance fibrinoïde.

Voyons à présent comment la réunion par première intention a lieu, quand la blessure est (nous supposons toujours qu'il s'agit d'une plaie simple par instrument tranchant) suivie d'un certain degré d'inflammation ne dépassant pas ce que l'on considère comme compris dans les limites de la normale.

Cette inflammation est caractérisée par une légère rougeur et une tuméfaction œdémateuse des bords de la plaie, par une faible élévation thermique et par un peu de douleur. Vous reconnaîtrez dans ces signes les symptômes cardinaux de l'inflammation, tels qu'ils étaient établis par les anciens pathologistes : rubor, tumor, calor et dolor.

Pour le moment, nous ne connaissons pas l'irritation qui a déterminé l'inflammation ; nous admettrons que c'est le traumatisme dans la plus large acception de ce terme, en tenant compte toutefois de ce fait que, dans notre exemple de simple plaie par instrument tranchant, la solution de continuité seule ne constitue pas l'ensemble du traumatisme, mais qu'il s'y joint aussi un facteur que nous ne connaissons pas encore.

La différence qu'on observe microscopiquement, entre la réunion par première intention simple et la réunion par première intention inflammatoire, est constituée précisément par les phénomènes de l'émigration et de la néoplasie cellulaire inflammatoire. Cette dernière provoque la formation d'une grande quantité d'éléments jeunes qui infiltrent au loin le tissu, particulièrement la circonférence des vaisseaux, à ce point que leur structure propre est parfois complètement dissimulée. En outre, dans le cas de première intention compliquée par l'inflammation, nous observons l'exsudation qui se distingue de la simple transsudation séreuse par la nature de l'exsudat et de l'œdème collatéral. Pour ce qui concerne les phénomènes ultérieurs de la guérison par première intention, l'inflammation n'exerce, quand elle se réduit aux bornes que nous avons indiquées, aucune influence.

Au début, des masses de cellules rondes remplissent les lèvres de la plaie et sa cavité ; cependant elles disparaissent d'habitude très vite, soit qu'elles rentrent dans les vaisseaux, soit qu'elles subissent une destruction et une résorption. Quelques cellules prennent vraisemblablement part à la formation de la cicatrice définitive, en se transformant alors en fibres de tissu conjonctif. Enfin la guérison s'effectue comme nous l'avons décrit antérieurement, tandis que l'infiltration cellulaire existant encore disparaît et que l'exsudat plasmatique est résorbé.

Par conséquent, dans la forme d'inflammation traumatique qui n'entrave pas la guérison par première intention, la terminaison par résolution est la seule concevable, car la suppuration empêcherait la première intention. Le tissu revient ainsi en quelques jours à son état normal, tandis que la réunion des lèvres de la plaie s'effectue comme cela a été décrit antérieurement.

Voyons à présent comment se comporte une plaie simple dont les bords ont été réunis et qui a été compliquée par une inflammation considérable, dont la terminaison ne s'est pas faite par résolution. En pareil cas, la cavité de la plaie et le tissu des bords de celle-ci sont remplis d'une grande quantité de jeunes cellules ; en même temps se produit une abondante exsudation de plasma qui écarte les lèvres de la plaie ; celle-ci se comporte absolument comme la surface d'un tissu dans lequel on a déterminé artificiellement une inflammation ; elle suppure, et la soudure primitive produite par la coagulation de l'extravasat est détruite par la suppuration ; la plaie s'ouvre et apparaît sous une forme absolument semblable à celle que nous observons dans le cas de seconde intention compliquée par l'inflammation.

Nous avons trouvé que ce qui caractérisait la guérison par seconde intention, c'était la production du tissu de granulations. Si ce processus est compliqué d'une inflammation, l'accumulation des jeunes cellules rondes peut être tellement considérable, soit par suite de la prolifération des éléments du tissu, soit par suite de l'émigration des corpuscules blancs du sang, qu'elle cesse de marcher de pair avec la vascularisation. Les cellules néoformées apparaissent du second au troisième jour à la surface de la plaie, se mêlent aussi en grande quantité à la sécrétion, rendant ainsi cette dernière plus épaisse, plus opaque, jusqu'à ce qu'enfin (entre le quatrième et le sixième jour) elle devienne réellement purulente. Si vous laissez une plaie librement exposée à l'air sans pansement afin de pouvoir en recueillir la sécrétion dans un vase, vous verrez que celle-ci est, le premier et le second jour, colorée en brun par le mélange du sang, puis qu'elle devient gris brunâtre, visqueuse à la suite de la coagulation de la fibrine, plus tard jaune sale, enfin, lorsque les granulations seront complètement développées et que la plaie se sera détergée, elle sera jaunâtre ou jaune verdâtre et d'une consistance crémeuse : sous cette forme, la sécrétion constitue ce que les anciens chirurgiens appelaient « pus bonum et laudabile ». Le pus est sécrété par la surface des bourgeons charnus, c'est-à-dire qu'il se produit sous l'influence de l'inflammation une émigration et une néoformation cellulaire considérables, auxquelles contribuent pour beaucoup les vaisseaux des granulations. Vous trouverez dans beaucoup d'ouvrages la guérison par seconde intention appelée guérison par suppuration. Dans un grand nombre de cas, cette dénomination n'est pas correcte, la guérison par seconde intention pouvant s'effectuer, ainsi que je vous l'ai déjà dit, sans inflammation et par conséquent aussi sans suppuration. Quand même la blessure est suivie d'inflammation, celle-ci n'est pas nécessairement accompagnée de suppuration ; si la néoplasie inflammatoire et l'exsudation sont relativement peu considérables, les éléments cellulaires peuvent être résorbés sans se mélanger à la sécrétion ; celle-ci reste alors pauvre en éléments cellulaires et séro-muqueux, sans se transformer en pus. Cependant, le plus souvent, la guérison par seconde intention est compliquée d'un certain degré d'inflammation et de suppuration. L'émigration de corpuscules blancs du sang au dehors des vaisseaux anciens et néoformés est si considérable qu'une grande partie de ces cellules, et même toujours la couche superficielle, n'a pas le temps de s'organiser en tissu solide ; les cellules se mêlent à la sécrétion de la plaie, à l'exsudat inflammatoire liquide, et ainsi prend naissance ce que nous nommons le pus. Rigoureusement, le pus n'est autre chose qu'un tissu cellulaire non vascularisé, à substance intra-cellulaire liquide, qu'une néoplasie inflammatoire produite constamment à la surface des granulations, sécrétée par la plaie et sans cesse renouvelée.

Le pus consiste donc en jeunes éléments cellulaires provenant du tissu de granulations et des vaisseaux des bourgeons charnus. Si on le recueille dans un vase et qu'on le laisse reposer, il se sépare en une couche supé-

rieure, ténue et limpide et en une couche inférieure jaune ; la première
n'est que la substance intercellulaire liquide, la seconde contient principalement les corpuscules du pus. Ceux-ci, vus au microscope, représentent
de petits globules finement ponctués, du diamètre des globules blancs,
avec lesquels ils sont identiques. En général, tant que ces cellules sont dans
la lymphe ou dans le sang, on n'y remarque qu'un seul noyau volumineux,
mais, à peine sorties des vaisseaux, elles se modifient au point qu'on y
remarque alors trois à quatre petits noyaux foncés que l'addition d'un peu
d'acide acétique fait surtout bien ressortir, parce que les granulations pâles
du protoplasme sont alors dissoutes ou se gonflent du moins à un tel point

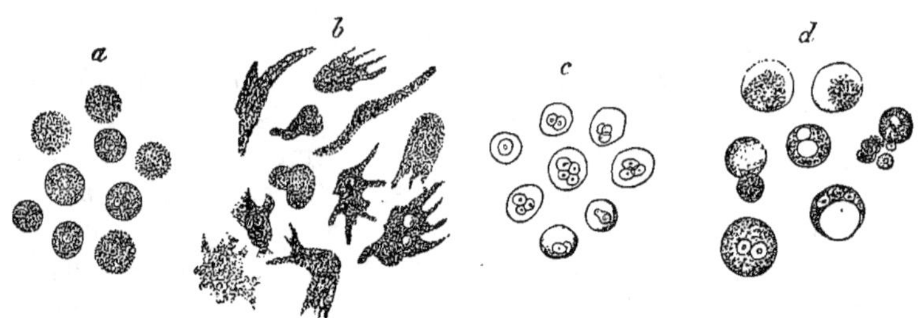

Fig. 8. — Cellules de pus frais à un grossissement de 400 d. : *a*, globules morts sans addition d'acide
acétique ; *b*, formes diverses des cellules de pus résultant de leurs mouvements amœboïdes ; *c*, cellules
de pus après addition d'acide acétique ; *d*, cellules de pus après addition d'eau.

qu'elles deviennent transparentes. C'est là le seul caractère constant, qui
différencie morphologiquement les corpuscules blancs du sang (qui eux
aussi sont identiques avec les cellules lymphatiques) d'avec les globules
de pus. Les noyaux ne se dissolvent pas dans l'acide acétique ; le globule
entier se dissout facilement dans une solution alcaline.

Au point *a*, figure 8, on voit les cellules de pus telles qu'elles se présentent ordinairement, lorsque l'on recouvre une goutte de pus d'une plaque de
verre et qu'on l'observe ainsi sous le microscope. Les observations de Recklinghausen ont démontré que les formes rondes n'appartiennent qu'aux
cellules mortes ; c'est en observant les cellules du pus dans un milieu humide,
sur un porte-objet chauffé, que l'on voit le mieux, selon Schulze, les mouvements amœboïdes de ces cellules. Ces mouvements, qui à la température
du sang ne se font qu'avec lenteur, et qui impriment aux globules des
modifications de formes, *b*, si singulières, deviennent beaucoup plus rapides
à une température élevée et de plus en plus lents à une basse température.
La quantité des cellules de pus est si grande que, dans une goutte de cette
substance, on n'observe même pas sous le microscope de substance intercellulaire liquide.

L'examen chimique du pus est rendu difficile d'abord par l'impossibilité
de séparer complètement les corpuscules du liquide, ensuite parce que le
pus, que l'on doit avoir en grande quantité pour pouvoir le soumettre à
une analyse, a ordinairement séjourné déjà depuis un certain temps dans
le corps, ce qui peut lui avoir fait subir des altérations morphologiques
et chimiques, enfin par cette circonstance que le pus renferme principa-

lement des substances protéiniques qu'il n'est pas toujours possible d'isoler les unes des autres. Si on laisse au repos dans un vase une certaine quantité de pus, le sérum, jaune clair, occupe un volume tantôt plus grand, tantôt plus petit que le dépôt épais et jaune paille qui contient les corpuscules de pus.

Le pus renferme environ 14 à 16 p. 100 d'éléments solides, surtout de chlorure de sodium, et des sels en quantité à peu près égale à ceux du sérum sanguin. Des recherches récentes ont prouvé que diverses substances albuminoïdes (globuline, paraglobuline, myosine, etc.) et que des acides gras, de la leucine et de la tyrosine, existaient à l'état constant dans le pus. Le pus collecté dans le corps ne subit pas facilement une fermentation acide, mais le pus pur, frais, à réaction alcaline, peut devenir acide si on le laisse reposer pendant un certain temps (plusieurs semaines) dans un vase clos, même à l'abri du desséchement par évaporation.

La suppuration d'une plaie bourgeonnante persiste jusqu'à ce que la cicatrisation commence. Aux points où les granulations se transforment en tissu conjonctif, la sécrétion devient plus rare et tarit peu à peu, tandis que l'épithélium de nouvelle formation recouvre la surface de la plaie. Le résultat d'une guérison par seconde intention compliquée de suppuration est d'habitude la formation d'une cicatrice assez volumineuse, parce que toujours la suppuration entraîne la destruction d'une partie, si petite soit-elle, du tissu des bords de la plaie et retarde la régénération épithéliale. De plus, la cicatrice et les parties voisines restent longtemps encore infiltrées, plus dures, jusqu'à ce que les éléments cellulaires exubérants soient résorbés ou transformés en tissu conjonctif.

<hr>

SEPTIÈME LEÇON

Guérison des parties complètement détachées du corps. — Transplantation. — Conditions de la réunion par première intention. — Guérison sous-crustacée. — Agglutination des surfaces bourgeonnantes. — L'inflammation est un trouble de nutrition. — Préparations servant à démontrer la guérison des plaies.

Jusqu'à présent, nous avons étudié les deux variétés de la guérison des plaies simples par instruments tranchants, dans le cas où toute réaction fait défaut, aussi bien que dans le cas d'une complication inflammatoire. Nous devons encore approfondir certains faits importants, qui se rattachent à ce que nous avons dit.

A propos de la cicatrisation par première intention, nous avons supposé que les deux lèvres de la plaie, également bien nourries, s'étaient enfin réunies. Voyons à présent si des portions de tissu complètement séparées du corps et soustraites par conséquent à la circulation peuvent aussi redevenir adhérentes.

Si l'on doit ajouter foi aux récits des anciens temps, les exemples de nez coupés, de morceaux de doigts détachés qui ont été ensuite recollés n'ont pas été rares. Assurément ces faits ont été empreints de beaucoup d'exagération, mais que la chose en elle-même soit exacte, qu'une adhérence parfaite de parties du corps complètement détachées ait pu être obtenue, cela n'est pas douteux. Quelles sont donc les conditions nécessaires pour qu'une semblable réunion soit possible?

Il faut premièrement, cela va de soi, que le contact et la fixation du morceau de tissu séparé avec la surface de la plaie soient exacts; deuxièmement, que ce morceau de tissu séparé se trouve dans des conditions favorables pour la circulation plasmatique. Toute la portion détachée étant appelée à jouer ici le rôle du jeune tissu cicatriciel avant la vascularisation, il est nécessaire qu'elle soit d'abord nourrie, pour qu'une réunion organique puisse avoir lieu. Aussi l'étendue du morceau détaché a-t-elle une grande influence sur la réunion; plus son diamètre en surface sera petit, plus facilement il sera partout imbibé par le plasma. La structure du tissu a en outre une grande importance; un tissu dans lequel existent de nombreux canalicules pour la circulation plasmatique et dans lequel celle-ci ne rencontre aucun obstacle sérieux sera plus disposé, toutes choses égales d'ailleurs, à se recoller qu'un autre. Le tissu adipeux est le moins propre à la circulation du plasma, parce que son stroma, par lequel celle-ci peut exclusivement se faire, est très restreint relativement à l'étendue qu'occupent les cellules gonflées de graisse.

Lorsque la circulation plasmatique peut être rétablie dans un morceau de tissu complètement détaché, il n'y a plus rien qui s'oppose à la réunion définitive. Comme dans les expériences de Ziegler et de Tillman, on voit se produire dans ce cas une immigration de corpuscules blancs du sang dans le fragment détaché; ce dernier devient ainsi le siège d'une infiltration cellulaire et d'une circulation plasmatique qui ne cessent qu'après le développement de vaisseaux de nouvelle formation et le rétablissement définitif de la circulation normale du sang.

La possibilité de greffer de petits morceaux de peau sur la surface d'une plaie granulante, dans le but d'en obtenir la cicatrisation, a été démontrée par Reverdin; nous aurons à parler plus tard de l'application pratique de cette découverte. Toutefois, il faut noter que ces petits morceaux de tissu que l'on veut faire adhérer ne doivent pas nécessairement être tout frais, autrement dit, qu'ils peuvent avoir été soustraits depuis assez longtemps à l'organisme (à condition toutefois qu'ils aient été préservés de la dessiccation), sans que cela compromette le succès de la tentative.

J'ai réussi, dans des expériences de l'espèce entreprises à ma clinique, à obtenir l'adhérence de morceaux de peau de la grandeur d'un centimètre carré, enlevés sur un membre amputé sept heures après l'opération.

On a très souvent l'occasion d'observer la réimplantation de dents arrachées, qui réussit avec une facilité étonnante, ce qui prouve combien les canalicules dentaires doivent être aptes à la circulation plasmatique.

On ne doit, par conséquent, jamais omettre de réimplanter dans leurs alvéoles les dents qui en auraient été chassées ou que l'on aurait arrachées par erreur; dans la plupart de ces cas, cette tentative réussit et l'adhérence finit par devenir très solide. Zeis a, dans son traité d'autoplastie, réuni tous

les cas disséminés dans la littérature qui sont relatifs aux réunions de parties
du corps complètement détachées. Rosenberger a poursuivi cette énumération jusqu'à l'époque actuelle, et il a publié un grand nombre d'observations
personnelles de morceaux de nez et d'extrémités de doigts qui, à la suite
d'une réapplication exacte, avaient repris complètement vie. Le même
auteur confirme l'exactitude d'observations antérieures, d'après lesquelles
l'épiderme et parfois même les couches superficielles de ces parties réimplantées subissent, en général, une mortification, alors que sous elles la
réunion s'effectue.

Nous abordons à présent une question d'une grande importance pratique
et qui, depuis longtemps peut-être, est déjà sur vos lèvres : comment se faitil que malgré la circulation plasmatique, que malgré l'immigration cellulaire, toutes les plaies ne se réunissent pas par première intention?

Le vulgaire sait bien qu'un doigt blessé ne guérit pas toujours sans complications; il dit alors qu'il est survenu de la suppuration, entendant bien
par là que la suppuration n'est pas la cause de l'absence de la réunion par
première intention, mais qu'elle en est un phénomène consécutif.

Diverses circonstances peuvent entraver la réunion par première intention. Tout d'abord, une cause mécanique peut empêcher la juxtaposition
des parties divisées, parce que la tension est trop forte. Dans ces cas, nous
ne faisons usage ni de la suture ordinaire ni d'emplâtres, car, par suite de
la tension des sutures, les vaisseaux subiraient un certain degré de compression, et le tissu se mortifierait : en pareil cas, les sutures couperaient.

On s'explique facilement que, dans de semblables conditions, la circulation plasmatique et l'immigration cellulaire ne puissent plus avoir lieu,

Vous verrez et vous apprendrez à la clinique quelle est la règle à suivre
dans ces cas.

Un autre obstacle, et d'une importance plus grande, à la réunion per
primam, résulte de l'état du tissu blessé lui-même, de la manière d'être de
la lésion. Si le traumatisme a déterminé une telle contusion des bords de la
plaie que toute activité vitale y soit suspendue et que toute nutrition soit
rendue impossible, alors nécessairement les conditions indispensables à la
réunion cesseront d'exister; le tissu, ainsi contus, doit être considéré comme
privé de vie et destiné à se mortifier; il n'est plus, dès lors, qu'un corps
étranger interposé entre les lèvres des parties divisées, et il rendra impossible tout rapprochement direct, intime, de ces parties.

D'ordinaire, les plaies par instruments tranchants ne sont pas le siège
d'attritions semblables, tandis que c'est le cas pour les plaies produites par
des instruments émoussés. Nous aurons l'occasion de revenir sur ces faits à
l'occasion des plaies contuses.

La réunion par première intention peut encore être entravée par le fait
de l'accumulation d'une grande quantité de sang coagulé entre les lèvres
d'une plaie, consécutivement à une hémostase incomplète.

Plus le caillot interposé entre les bords de la plaie sera volumineux, plus
difficile sera l'établissement de la circulation plasmatique; les bords de la
plaie seront le siège de troubles de nutrition qui, atteignant un certain
degré, rendront impossible la réunion par première intention.

La masse de sang épanché ou la quantité de sérosité accumulée, après la lésion, entre les lèvres de la plaie et dans le tissu même, est-elle moins considérable, des complications inflammatoires de la réunion per primam peuvent encore survenir, et l'on observe alors de la rougeur, du gonflement et de la douleur. Généralement on désigne le liquide qui s'épanche à la surface d'une plaie et qui provient des tissus blessés sous le nom de « sécrétion de la plaie », expression originaire de l'époque où l'on considérait le pus et tous les produits inflammatoires comme des sécrétions organiques éliminées par les tissus, au même titre que les sécrétions glandulaires.

Il n'y a pas que la réunion per primam qui soit influencée par la quantité de cette première sécrétion de la plaie, par ce mélange de sérum sanguin et de lymphe sécrétés dans l'espace des premières vingt-quatre heures par les tissus blessés; mais les phénomènes de décomposition auxquels l'existence de cette sécrétion peut donner lieu, quand la plaie s'infecte, sont de nature à modifier beaucoup les manifestations ultérieures, tant locales que générales, de la lésion. Puisque l'abondance de la sécrétion de la plaie, lors même qu'elle n'est pas décomposée, enraye la réunion par première intention, à plus forte raison ce liquide, devenu putride, entraînera-t-il des troubles plus considérables dans la nutrition.

Nous aurons plus tard l'occasion d'approfondir cette question.

La réunion per primam est plus difficile, bien qu'encore possible, si les tissus qu'il s'agit de réunir ne sont pas de même nature. Dans les plaies ordinaires par instruments tranchants, dont nous venons de parler, les bords sont complètement semblables; aussi dans ces cas la réunion est-elle beaucoup plus facile que lorsqu'il s'agit, par exemple, de la réunion de la peau avec un muscle, ou de la peau avec un os, etc. L'expérience prouve cependant que même alors la réunion par première intention peut être réalisée, et cela parce que dans presque tous les organes du corps il existe un tissu unique, le tissu conjonctif, grâce auquel la réunion peut s'effectuer. Enfin l'existence dans la plaie de corps étrangers, qu'ils soient de nature solide ou liquide, peut entraver la réunion per primam, et cela, pas n'est besoin de le dire, d'autant plus sûrement que les troubles de la circulation qui en résulteront seront plus intenses.

Sous ce rapport, on doit considérer non seulement les substances qui souillent mécaniquement la plaie, telles que les saletés, le sable, la poussière de charbon, les parcelles de vêtements, les éclats métalliques, les morceaux de verre, etc., mais encore celles qui agissent chimiquement, l'urine, les matières fécales, la salive, etc., par exemple. Ces dernières sont même beaucoup plus nocives que les premières, leur décomposition pouvant amener celle de la sécrétion de la plaie. Certains corps étrangers, tels que les fragments métalliques ou les morceaux de verre, n'empêchent pas toujours la réunion per primam, s'ils se sont engagés assez profondément dans les tissus pour que la réunion des bords de la plaie puisse s'effectuer au-dessus d'eux. Nous reviendrons plus tard sur ce fait.

Vous voyez déjà que, pour que la guérison par première intention ait lieu, il faut : 1° que l'hémostase soit complète; 2° que la plaie soit propre et préservée de toute infection, dans l'acception la plus large du mot; 3° que les bords de la plaie soient rapprochés exactement, les tissus étant autant que possible de même nature, et que toute tension excessive soit évitée. L'aspect de la blessure et l'expérience acquise par une longue et minutieuse observation de l'homme blessé permettront de déterminer à l'avance si l'on peut espérer la guérison par première intention. C'est seulement à la clinique, messieurs, que vous apprendrez à reconnaître si, dans un cas donné, la réunion per primam peut être obtenue et si l'on est autorisé ou non à employer les moyens qui y conduisent. Cette question n'est pas toujours aussi facile à résoudre en pratique; aussi la faculté d'apprécier l'état d'une plaie récente dépend-elle surtout de l'expérience du chirurgien.

Si, consécutivement à la blessure ou à une complication de cette dernière, des parties considérables de tissus ont été le siège d'un trouble de la nutrition tel qu'elles ont perdu leur vitalité, la guérison pourra être retardée jusqu'à l'élimination des parties mortifiées. Une plaie semblable se comporte alors comme si il y avait eu perte de substance. Ce sont, en général, les tissus pauvres en vaisseaux et ceux dont la circulation plasmatique est déjà difficile (comme les tendons, les aponévroses, le tissu adipeux, la substance corticale des os, etc.) qui, même après de simples blessures par instruments tranchants, sont le siège d'une mortification de lambeaux de tissus, surtout si, dès le principe, la plaie n'a pas été mise à l'abri de la dessiccation.

Vous trouverez alors, durant les premiers jours, la surface de la plaie recouverte par des lambeaux de tissus blancs ou gris, mais encore solidement adhérents et qui seront éliminés peu à peu par les bourgeons en voie de formation. Quand le tissu osseux est à nu dans la plaie et surtout lorsqu'il est soumis aux causes de dessiccation, sa couche superficielle se nécrose fréquemment, et des semaines sont alors nécessaires pour l'élimination du séquestre. Chez les personnes très âgées, fort débilitées, et chez les enfants mal nourris, la surface de la plaie ne manifeste souvent et pendant longtemps aucun phénomène réactionnel; c'est comme si l'on se trouvait en présence d'un tissu cadavérique ; la sécrétion est minime, ténue et séreuse; la plaie se déterge péniblement, le tissu de granulations se développe lentement, et les bourgeons charnus sont flasques et pâles, tandis que les bords de la plaie ont un aspect flétri et comme desséché. Cependant toutes ces anomalies n'ont, en général, aucune influence sur l'issue de la guérison.

Dans des conditions particulièrement favorables, la guérison d'une plaie, même recouverte de tissus mortifiés, peut s'effectuer sans trace de suppuration. Cela s'observe surtout dans le cas de pertes de substance minimes, superficielles, quand l'extravasation a été tellement faible qu'elle s'est desséchée sous l'influence de l'air. Dans ces cas, la surface de la plaie se recouvre d'une croûte fortement adhérente, formée de sang coagulé ou de la sécrétion primitive de la plaie coagulée.

Si toutes les influences extérieures qui peuvent donner lieu à une irritation inflammatoire sont éliminées, il n'y aura sous la croûte qu'une multiplication cellulaire ne dépassant pas le degré nécessaire au développement d'une mince couche granuleuse et il n'y aura que peu ou pas de sécrétion. L'épiderme se régénère suivant le mode habituel, et, quand la cicatrisation

de la plaie est complète, la croûte tombe. Dans le cas de plaies plus considérables, il est rare qu'il se forme une croûte ; cependant celle-ci peut être
remplacée par une eschare molle ou sèche, dont on détermine la formation
en cautérisant par l'un ou l'autre procédé la surface granuleuse.

Le plus souvent on se sert, pour obtenir une eschare artificielle, du fer
rouge, d'une solution concentrée de chlorure de zinc, ou de perchlorure de
fer pulvérisé.

Sous cette eschare superficielle et sous l'influence de la légère pression
que celle-ci détermine, la guérison, en l'absence de toute complication
inflammatoire, peut se réaliser sans réaction comme sous l'eschare naturelle (sous la croûte). Le tissu mortifié est séparé du tissu vivant par les
granulations qui se forment, l'épiderme se reforme sous l'eschare, et celle-
ci tombe quand la guérison est achevée. On désigne en général le processus
que nous venons de décrire sous le nom de guérison sous-crustacée ; c'est
dans cette variété de guérison par granulations que sont le mieux marquées,
d'une part la différence, et d'autre part la relation qui existent entre la
réunion par première intention et la réunion par seconde intention. La
seule distinction consiste, ainsi que je l'ai déjà mentionné, dans l'existence,
dans le cas de guérison sous-crustacée, d'un tissu de granulations qui, comme
tissu *sui generis*, a atteint un degré de développement cicatriciel plus élevé,
ce qui n'est pas le cas dans la guérison per primam.

D'après ce que nous avons dit, vous pouvez admettre que les conditions
nécessaires à la guérison sous-crustacée sont à peu près semblables à celles
que nous avons considérées comme inséparables de la cicatrisation par première intention ; ce qu'il importe surtout, c'est qu'il y ait absence complète
d'inflammation ; si une infiltration cellulaire considérable et une exsudation
vasculaire intense se montrent, il se produira de la suppuration et, consécutivement à celle-ci, une élimination de la croûte.

Les phénomènes morphologiques dans cette forme de guérison de la
plaie, la formation des granulations, le développement des vaisseaux, l'accroissement des bourgeons, la cicatrisation, sont exactement les mêmes que
ceux que nous avons décrits, à cette réserve près que tout le processus
évolue sous la protection d'une croûte protectrice qui tombe seulement
lorsque la cicatrice est recouverte d'épiderme. Pour vous donner un exemple
d'une guérison de cette espèce, je vous rappellerai une blessure que chacun
de vous a déjà eu l'occasion d'observer sur lui-même, ce que l'on nomme
une écorchure de la peau. Ces sortes de blessures saignent très peu, et, si l'on
n'y touche pas, elles se recouvrent bientôt d'une croûte épaisse et adhérente.
Si par le grattage on fait tomber celle-ci, alors des bourgeons saignants
sont mis à nu, et habituellement la suppuration s'établit ; mais, si on laisse
la croûte intacte, la plaie guérit sans la moindre suppuration ; après huit à
dix jours, la croûte (l'eschare) tombe, et l'on n'aperçoit plus qu'une cicatrice
lisse, rosée et d'une étendue correspondant à celle de la lésion. Il y a déjà
un siècle qu'un savant chirurgien anglais, John Hunter, observa le premier que certaines plaies pouvaient guérir sous une eschare sans trace
d'inflammation ni de suppuration ; c'est sur ce fait qu'il basa une méthode
de traitement des plaies qui n'eut toutefois aucune popularité, parce que

l'observation de Hunter fut révoquée en doute, puis tomba dans l'oubli. Ce n'est que dans ces derniers temps que l'importance de la guérison sous-crustacée fut reconnue, ainsi que vous le verrez plus tard. Il y a encore une autre variété de guérison par seconde intention, qui consiste en ce que deux surfaces granulantes mises intimement en contact se fusionnent entre elles, suivant un mode de soudure analogue, par exemple, à celui qui a lieu entre deux bâtons de cire à cacheter chauffés. Ce processus, que vous pouvez appeler réunion par troisième intention, s'observe très souvent après les blessures sous-cutanées, guérissant par bourgeonnement; mais il est rare, malheureusement, qu'il se réalise spontanément dans le cas de plaie ouverte. La raison en est facile à concevoir; la surface des bourgeons charnus sécrète constamment du pus, et, tant que cela a lieu, les surfaces ne se touchent complètement qu'en apparence, car le pus les sépare l'une de l'autre. Quelquefois, il est vrai, on réussit, en pressant l'une contre l'autre les deux surfaces, à empêcher la continuation de cette sécrétion de pus, et, dans ces cas, les deux surfaces peuvent effectivement devenir adhérentes entre elles; on arrive à ce résultat soit en affrontant les deux surfaces avec du sparadrap, soit en appliquant des sutures secondaires, pour lesquelles on fait choix, de préférence, de fils métalliques. Toutefois, il est malheureusement si peu commun que l'on parvienne à obtenir après coup, à l'aide de ces moyens, une rapide guérison, que l'on n'y a recours que très rarement. On obtient les meilleurs résultats par des sutures métalliques secondaires, placées à un centimètre au moins des lèvres de la plaie, en ne les appliquant que le quatrième ou le cinquième jour après la lésion, parce qu'alors le tissu est déjà redevenu plus dense et plus ferme, et moins facile à couper par les sutures.

Jusqu'à présent, nous nous sommes occupés de la guérison par réunion immédiate et de la guérison par formation de granulations; nous avons mentionné ce fait que l'inflammation pouvait accompagner ces deux processus, et nous avons fait ressortir particulièrement que l'inflammation consécutive à une blessure, ce que l'on nomme l'inflammation traumatique, n'était pas nécessairement une suite du traumatisme, mais qu'elle devait toujours être considérée comme une complication de la lésion, spécialement de la période de guérison. Cette manière de voir n'a pas toujours été partagée; jusque dans ces derniers temps, on pensait que le propre de toute blessure était de provoquer une inflammation, et que toute inflammation traumatique d'intensité pour ainsi dire normale avait pour caractère de ne pas s'étendre, à moins qu'il n'y eût une nouvelle cause occasionnelle indépendante de la blessure.

Ces opinions étaient basées sur l'expérience, surtout sur l'observation de l'homme blessé, et aussi sur ce fait, démontré par l'observation clinique des chirurgiens des temps passés, que parfois des blessures très étendues et très graves évoluent sans manifestations inflammatoires, absolument comme on l'a observé depuis longtemps chez les animaux.

Théophraste Paracelse, qui fut assurément un observateur consciencieux, faisait observer déjà au xvie siècle que les chiens guérissaient leurs blessures rien qu'en les léchant et sans qu'il y eût de réaction inflammatoire. Depuis John Hunter et B. Bell, on sait que, chez l'homme également, certaines plaies peuvent guérir sans présenter les moindres signes cliniques appréciables d'inflammation, sans rougeur, sans gonflement et sans douleur. Cependant les méthodes de traitement des plaies, jusque dans ces derniers temps, ne furent pas combinées de façon que l'on pût observer après la lésion une marche sans inflammation; ce ne fut que dans ces dix dernières années que les irritations artificielles des plaies produites par le traitement lui-même disparurent; en même temps, les observations relatives à des blessures graves guérissant sans phénomène réactionnel apparent augmentaient de nombre.

Toutefois on était déjà si imbu du dogme de l'inflammation traumatique, que ces cas étaient considérés comme des exceptions à la règle, exceptions dues à une certaine insensibilité de l'individu blessé. C'est seulement dans ces derniers temps qu'un perfectionnement inespéré fut apporté au traitement des plaies et qu'il devint possible d'observer seule, et pour ainsi dire isolée de toute complication accidentelle, l'influence de l'irritation traumatique sur le tissu. Grâce à cela, on reconnut que la blessure, la solution de continuité, ne provoque pas par elle-même l'inflammation, mais que l'inflammation dite traumatique est produite par des causes accidentelles qui, les unes, tiennent à diverses influences du dehors, combinées avec la lésion, les autres à l'état pathologique du tissu lui-même qui réagit contre toute irritation et par conséquent aussi contre une irritation traumatique en donnant lieu à l'inflammation. Pourtant, depuis les temps les plus reculés, les médecins et les chirurgiens avaient l'idée confuse que quelque chose d'inconnu, attribué tantôt à l'atmosphère, tantôt au tempérament, tantôt à un « génie animé particulier », se combinait à la lésion et produisait l'inflammation; de là ces expressions populaires : « l'inflammation s'est jetée sur la plaie », « la suppuration est survenue », etc., qui prouvent que l'on interprétait partout d'une façon confuse l'inflammation comme un accident, comme quelque chose qui entrait subitement dans l'organisme et qui y provoquait des troubles de toute espèce.

Négligeons complètement jusqu'à nouvel ordre les causes de l'inflammation traumatique, qui, déjà antérieurement, ont été brièvement mentionnées, et voyons comment on doit interpréter l'inflammation d'après les opinions nouvelles. C'est à Virchow que revient l'honneur d'avoir trouvé une définition convenable : « L'inflammation est un trouble de nutrition, une modification des phénomènes physiologiques normaux qui se passent dans les tissus organiques. » Les symptômes qui caractérisent ce trouble de nutrition sont connus depuis longtemps; ce sont les symptômes cardinaux des anciens : calor, rubor, tumor, dolor; sous ce rapport, le vulgaire apprécie comme le médecin : pour lui, une partie est enflammée si elle est rouge, chaude, gonflée et douloureuse. Si l'on observe l'apparition de ces symptômes après la lésion au niveau des bords de la plaie et dans son voisinage, on peut à bon droit parler d'une inflammation traumatique. Cela devient plus difficile quand l'un ou l'autre de ces symptômes fait défaut, quand, par exemple, on ne remarque sur les bords de la plaie que de la rougeur et un peu de douleur, sans gonflement et sans élévation thermique. Faut-il admettre alors qu'il existe une inflammation? En d'autres termes, la rougeur des bords de la plaie, compliquée nécessairement de la sensibilité à la pression, est-elle déjà de l'inflammation, et quel est le degré que doivent atteindre l'hyperémie, la douleur, l'élévation de température, etc., pour que l'on soit autorisé à parler d'inflammation?

Pratiquement, cette question est loin d'être toujours soluble; il n'est pas non plus toujours possible de définir exactement la symptomatologie de l'inflammation.

Il est certain que des influences extérieures peuvent produire une irritation qui ne peut pas être considérée comme de nature inflammatoire, bien qu'elle soit suivie d'une dilatation vasculaire et d'une néoformation cellulaire : l'hyperémie et l'émigration constituant des phénomènes réactionnels du côté des vaisseaux, la prolifération étant une manifestation de l'irritation des cellules.

En outre, l'expérience et l'observation de l'homme blessé établissent que la guérison per primam et la guérison par formation de granulations peuvent, si les circonstances s'y prêtent, être réalisées purement et simplement par une activité formatrice et non par une activité inflammatoire du tissu. C'est pour ce motif qu'aujourd'hui la plupart des chirurgiens et des pathologistes sont d'accord sur ce fait que le processus de guérison des plaies, dans son expression la plus simple, doit être regardé comme un processus de régénération du tissu, dont le but le plus direct est la restauration de la perte de substance, et dont le but idéal, qui toutefois n'est pas toujours atteint, est la compensation complète des éléments détruits.

Il est difficile, en théorie comme en pratique, de distinguer ce processus régénérateur d'avec l'inflammation. Nous savons cependant par expérience qu'il y a entre la régénération et l'inflammation un certain antagonisme, et que celle-là est d'autant plus parfaite que celle-ci est moindre. Ce fait se vérifie pour la guérison per primam aussi bien que pour la guérison par seconde intention. On est en droit, par conséquent, de considérer la guérison des plaies en général comme un processus typique qu'a fait naître la blessure, qui peut être compliqué, et, de fait, est souvent compliqué et altéré par une inflammation, et qui finit par la cicatrisation de la plaie. L'inflammation traumatique est donc un trouble du processus normal, toujours le même quant à sa nature, mais variant beaucoup quant au degré, depuis la simple rougeur, le gonflement et la sensibilité des bords de la plaie, jusqu'à l'infiltration progressive du membre blessé tout entier. L'usage a tenu compte depuis longtemps de la différence qui existe entre la guérison d'une plaie et l'inflammation traumatique : si une plaie se cicatrise en l'absence de toute réaction, c'est-à-dire sans rougeur, sans gonflement, sans douleur, personne n'imaginera de parler d'une inflammation de la blessure; on réserve cette expression pour les phénomènes suffisamment connus qui constituent des complications du processus de guérison. Vous vous demanderez peut-être à quoi peuvent bien aboutir ces développements théoriques. Je ne puis les passer complètement sous silence, parce que ces faits ont donné lieu à des appréciations et à des divergences d'opinions de toute sorte. Prenez-en bonne note; cela vous permettra plus tard de juger par vous-mêmes certaines questions qui vous auraient laissés indifférents.

Il ne rentre pas dans le cadre de ces leçons de démontrer pas à pas, sur des préparations microscopiques, les modifications morphologiques des tissus lésés ; toutefois je dois bien vous soumettre, à l'appui des phénomènes dont je vous ai entretenus, quelques préparations dans lesquelles vous reconnaîtrez que nos dessins schématiques correspondent cependant à la réalité.

L'infiltration cellulaire consécutive à l'irritation d'un tissu par une incision s'observe le plus facilement sur la cornée. La figure 9 représente une

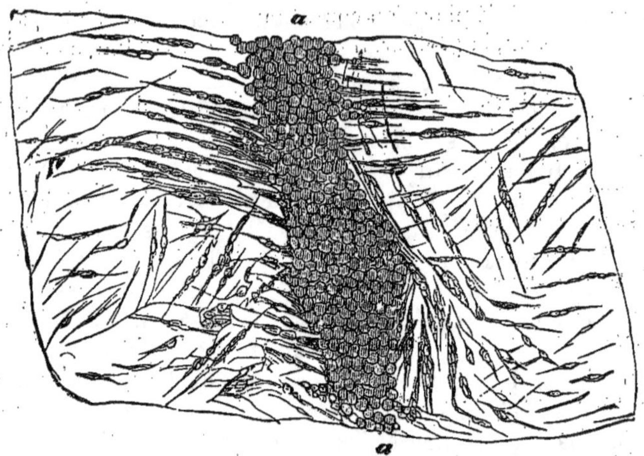

Fig. 9. — Coupe de la cornée trois jours après la blessure ; *aa*, substance unissante située entre les deux lèvres de la plaie. Coupe de la surface. Grossissement, 300.

coupe de la cornée d'un lapin ; au moyen d'un bistouri bien tranchant, une incision a été faite dans la cornée ; 3 jours plus tard, l'animal a été tué.

Vous voyez en *aa* (fig. 9) que la substance unissante, qui se présente macroscopiquement comme un trouble laiteux, est constituée par une grande quantité de cellules ; dans l'épaisseur des bords de la plaie, entre les lames de la cornée, il existe aussi une infiltration cellulaire. Les cellules que vous voyez dans cette préparation sont probablement toutes sorties des anses vasculaires de la conjonctive : ce sont des cellules migratrices.

Je dois ajouter que, pour cette préparation, j'ai choisi ce point, parce que la substance intermédiaire est abondantes et très riche en éléments cellulaires.

Dans les incisions très petites de la cornée pratiquées avec un bistouri bien acéré, la substance intermédiaire est si peu abondante qu'il est difficile de la voir ; en outre, les modifications des bords de la plaie sont moins marquées qu'ici, et il n'est pas du tout possible de voir à l'œil nu une cicatrice aussi fine.

La figure 10 représente la section transversale d'une plaie par incision faite dans la joue d'un chien depuis vingt-quatre heures et récemment agglutinée.

L'incision *aa* est bien marquée; les bords de la plaie sont séparés l'un de l'autre par une masse intermédiaire foncée consistant d'une part en cellules incolores, et d'autre part en corpuscules rouges du sang; ces derniers proviennent du sang épanché après la blessure entre les lèvres de la plaie; les interstices du tissu conjonctif atteints par l'incision, et dans lesquels se

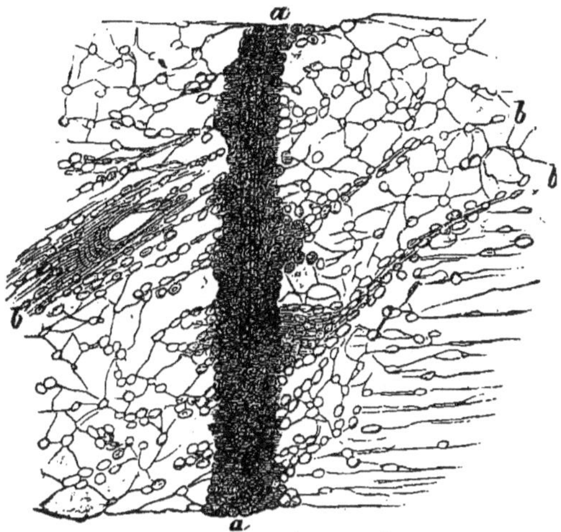

Fig. 10. — Coupe d'une plaie par instrument tranchant faite dans la joue d'un chien, vingt-quatre heures après la blessure. Grossissement, 300.

trouvent des cellules de tissu conjonctif, sont déjà remplis par un grand nombre de jeunes cellules qui se sont même déjà glissées dans le sang extravasé, entre les bords de la plaie. La préparation a été traitée par l'acide

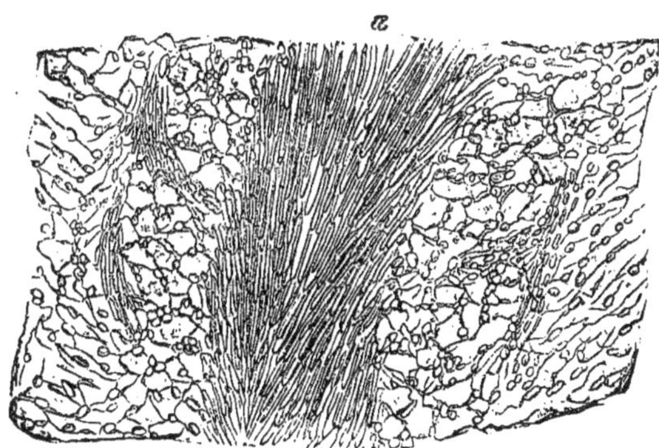

Fig. 11. — Cicatrice, neuf jours après la guérison par première intention, d'une incision pratiquée dans la lèvre d'un lapin. Grossissement, 300.

acétique, c'est pourquoi vous ne voyez plus la disposition fibreuse du tissu cellulaire, tandis que les jeunes cellules ressortent d'autant plus distinctement. Veuillez, en outre, bien considérer certaines traînées, riches en cellules, qui partent des deux côtés de la plaie (*b, b, b*); ce sont des vaisseaux sanguins dont les parois sont infiltrées par de nombreuses cellules qui ont émigré ou sont sur le point d'émigrer des vaisseaux. Quant à ce qui concerne les métamorphoses du sang coagulé entre les bords de la plaie (thrombus de la plaie), nous en reparlerons d'une façon plus détaillée à la fin de ce chapitre, à propos de la cicatrisation des vaisseaux.

La préparation (fig. 11) vous montre une jeune cicatrice, neuf jours après la lésion.

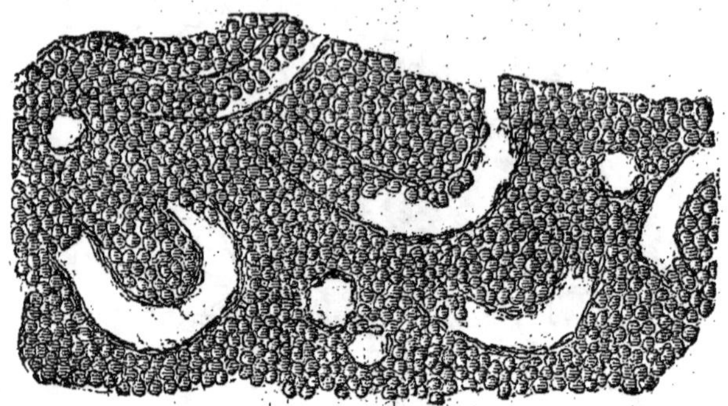

Fig. 12. — Tissu de granulations. Grossissement, 300.

La masse unissante qui se trouve entre les bords de la plaie consiste exclusivement en cellules fusiformes, étroitement serrées les unes contre les autres, et en communication très intime avec le tissu des deux lèvres de la plaie.

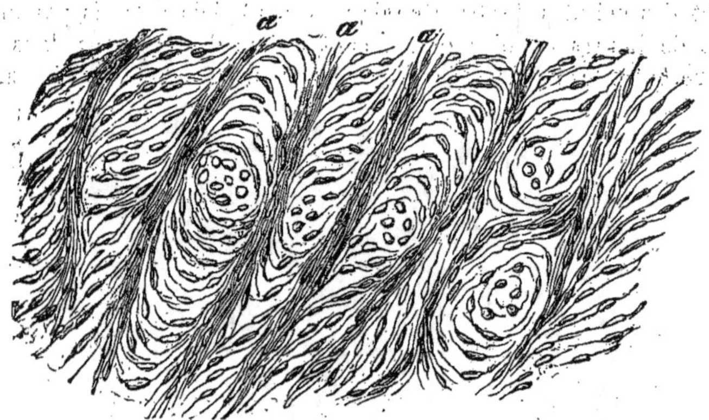

Fig. 13. — Jeune tissu cicatriciel. Grossissement, 300.

Il est impossible de faire des coupes fines dans le tissu bourgeonnant frais que l'on vient d'enlever de la plaie, car ce tissu est, en général, très difficile à manier pour les préparations délicates. Si l'on durcit le tissu de granulations dans l'alcool, si l'on colore ensuite les coupes par le carmin et si l'on clarifie à l'aide de la glycérine, on obtient l'image représentée dans la fig. 12.

Le tissu paraît exclusivement constitué par des cellules et des vaisseaux pourvus de parois très minces; quant à la substance intercellulaire muqueuse, qui existe toujours, bien qu'en petite quantité, dans les granulations fraîches et saines, elle n'est pas visible, parce que tout le tissu est condensé par l'alcool.

Vous verrez très bien sur la préparation suivante (fig. 13) le tissu de la jeune cicatrice; cette préparation provient d'une large cicatrice produite sur le dos d'un chien, à la suite d'une plaie qui a bourgeonné et suppuré. La lésion remontait à 4 ou 5 semaines. La préparation a été traitée par

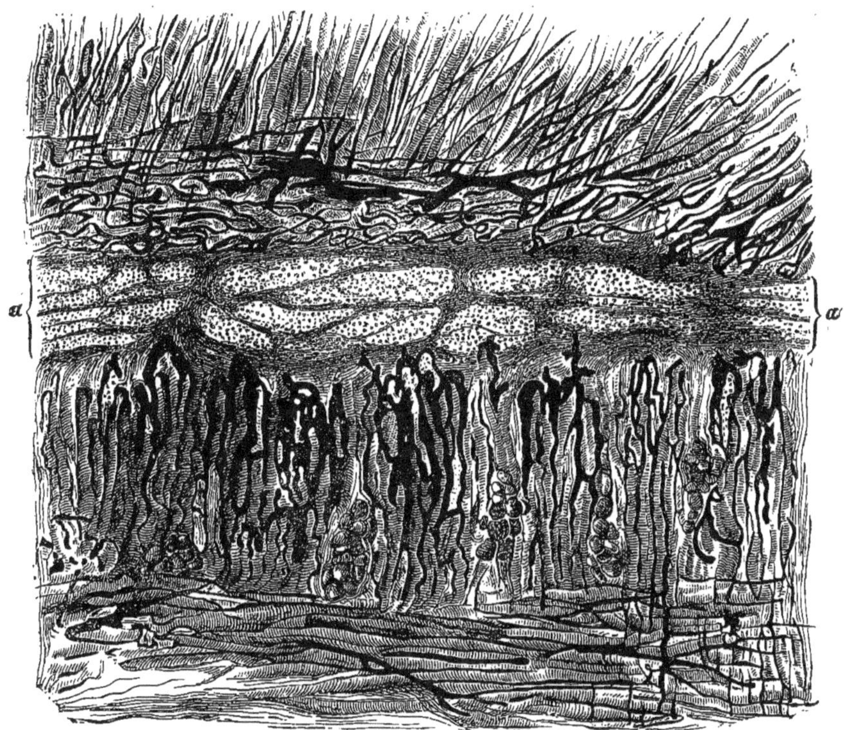

Fig. 14. — Coupe de la langue après injection et durcissement, quarante-huit heures après la blessure. Grossissement, 70-80, d'après Wywodzoff. *aa.* Substance intermédiaire aux lèvres de la plaie, constituée par une matière unissante d'apparence fibreuse, et par du sang extravasé. La coupe a porté directement sur deux plans musculaires entrecroisés. Formation d'anses vasculaires sur les deux lèvres de la plaie. Début de l'allongement de ces anses et formation de bourgeons dans la masse unissante.

l'acide acétique, afin de mieux faire ressortir la disposition des cellules du tissu conjonctif, telles qu'elles se sont développées aux dépens du tissu bourgeonnant; *a, a, a* sont des vaisseaux sanguins en partie oblitérés et en partie encore perméables; les cellules du tissu conjonctif sont relativement volumineuses; elles sont succulentes et manifestement fusiformes; cependant la substance intercellulaire est fortement développée. Si l'on veut étudier exactement l'état des vaisseaux sanguins des plaies, on est forcé de faire des injections. Ces expériences sont très difficiles, et leur réussite dépend souvent d'un heureux hasard.

Nous possédons sur cette matière les récents travaux de Wywodzoff et de

Thierch, dont les résultats concordent, pour le fond, entre eux ainsi qu'avec ceux des autres auteurs qui s'en sont occupés particulièrement. Wywodzoff,

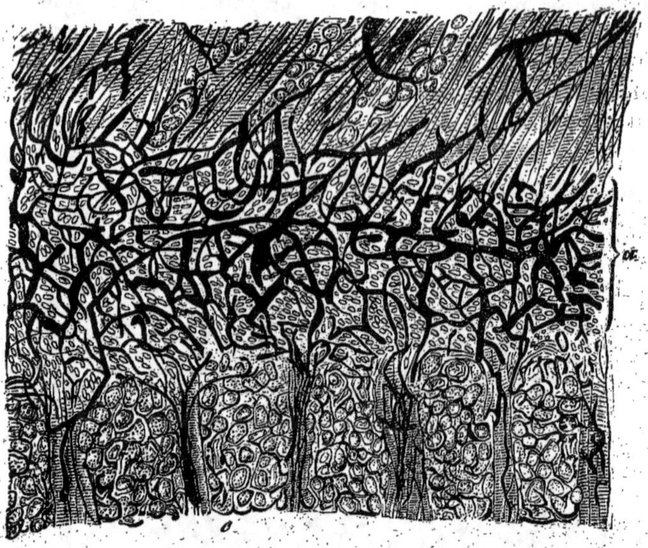

Fig. 15. — Même coupe de la langue d'un chien. — Cicatrice (a) datant de dix jours. Les vaisseaux des deux lèvres de la plaie sont partout anastomosés. Grossissement, 70-80, d'après Wywodzoff.

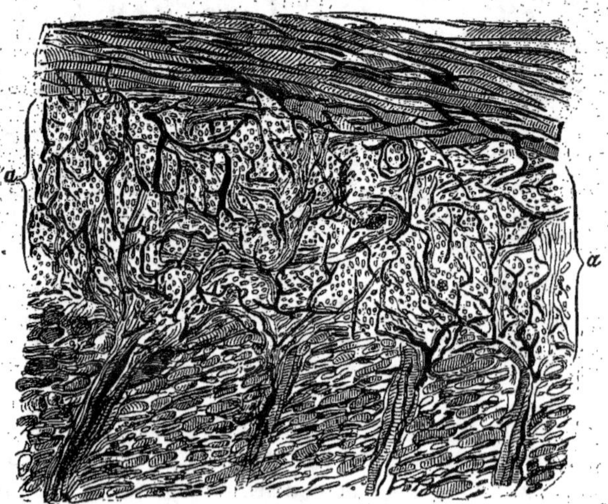

Fig. 16. — Même coupe de a langue d'un chien. Cicatrice datant de seize jours (a). Les vaisseaux sont déjà en voie d'amincissement et de disparition. Grossissement, 70-80, d'après Wywodzoff.

qui a opéré sur la langue du chien, a fait une série de préparations sur l'état des vaisseaux sanguins aux divers stades de la guérison des plaies. Je désire vous en montrer quelques-unes sans vouloir entrer dans le détail intime de la formation vasculaire.

Pour finir, voici une préparation représentant une injection dans les vaisseaux lymphatiques de la lèvre d'un chien. Vous voyez que la jeune cicatrice, au septième jour, époque à laquelle elle est constituée presque exclusivement par des cellules, ne possède encore aucun vaisseau lymphatique; ceux-ci s'arrêtent immédiatement au niveau de la jeune cicatrice, dans

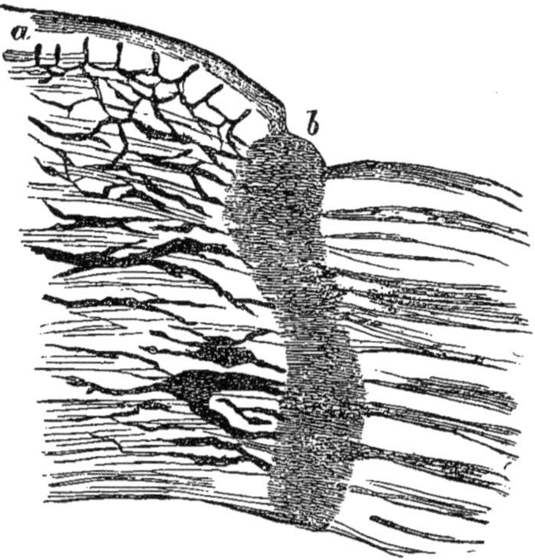

Fig. 17. — Coupe d'une plaie cicatrisée de la lèvre d'un chien, sept jours après la lésion. Réunion *per primam*. Injection des vaisseaux lymphatiques. *a*, muqueuse ; *b*, jeune cicatrice. Grossissement, 20.

laquelle on ne les rencontre que lorsque les faisceaux fibrillaires du tissu conjonctif se sont développés.

De la même façon, le tissu de granulations ne possède pas de lymphatiques; dans les points où existe une néoformation inflammatoire ou bien un tissu cellulaire récent, les voies lymphatiques sont obstruées, soit par des caillots fibrineux, soit par des cellules de nouvelle formation. Ces faits ont été récemment vérifiés par Lösch, de Saint-Pétersbourg, qui a fait des recherches sur des testicules enflammés à la suite d'un traumatisme.

* * *

HUITIÈME LEÇON

Réaction générale après la lésion. — Fièvre traumatique. — Théories sur la fièvre. — La fièvre est due à la résorption. — Substances pyrogènes. — Fibrinferment de A. Schmidt. — La sécrétion des plaies enflammées a la propriété de donner lieu à la fièvre. — Influence de la putréfaction; substances infectieuses, germes infectieux. — Marche de la fièvre provoquée expérimentalement. — Action phlogogène locale de certaines substances pyrogènes. — Pronostic des plaies simples par instruments tranchants. — Traitement général des blessés.

Vous connaissez à présent les phénomènes externes et internes les plus intimes de la guérison des plaies, autant qu'il nous est possible de les poursuivre au lit du malade et par la voie de l'expérience avec nos microscopes actuels. Mais jusqu'à présent il n'a pas encore été question de l'homme blessé; si vous aviez jeté un coup d'œil sur son état, vous auriez trouvé en lui des modifications qu'il ne nous a pas toujours été possible jusqu'à présent d'approfondir complètement.

Supposons que nous ayons affaire à un homme sain qui a reçu un coup d'un instrument tranchant, par exemple, dans les parties molles de la cuisse; admettons que cette plaie soit seulement superficielle et munie d'un lambeau, ainsi que cela arrive d'ordinaire dans ces cas. Voyons à présent comment le blessé réagira contre la blessure. Remarquons tout d'abord que, même pour des lésions d'apparence très grave, toute réaction peut faire défaut; toutefois ce ne sera habituellement pas le cas, si l'on n'intervient pas judicieusement.

Presque toujours, déjà le premier jour, à la soirée, le blessé montre un certain degré d'agitation; il est excité, il se sent plus de chaleur, il est altéré, surtout si la perte de sang a été considérable; la plaie, qui immédiatement après le traumatisme était à peine sensible, commence à devenir douloureuse, et une sensation de tension est éprouvée dans son voisinage. Le repos de la nuit est troublé, le blessé dort peu, son sommeil est fréquemment interrompu, et le lendemain il est fatigué, brisé. Ces symptômes subjectifs subissent une exacerbation dans le courant du jour suivant et vers la soirée. Si nous tâtons le pouls, nous le trouvons plus fréquent que normalement; l'artère radiale est tendue et plus pleine; la peau est chaude et sèche; la température du corps est augmentée; la langue est un peu chargée et devient sèche. Vous savez déjà ce qu'éprouve le malade : il a la fièvre. Oui, il a la fièvre, mais qu'est-ce que la fièvre? d'où vient-elle? et quel est le rapport qui existe entre tous ces phénomènes, subjectifs et objectifs, si frappants? Ne poursuivez pas plus loin vos questions, car déjà j'ai peine à répondre à celles que vous venez de m'adresser.

Sous le nom de fièvre, nous désignons un complexus symptomatologique qui se reproduit mille et mille fois et qui se combine presque toujours avec les maladies inflammatoires, dont il dépend manifestement dans la majorité des cas; nous en connaissons exactement la durée et le cours dans les affections les plus diverses, et cependant la cause de la fièvre, si tant est qu'elle soit mieux connue qu'autrefois, est loin d'être tout à fait déterminée. Les divers symptômes de la fièvre varient beaucoup d'intensité. Il en est deux d'entre eux qui sont constants : l'augmentation de fréquence du pouls, et l'élévation de la température du corps. Ces deux symptômes peuvent être mesurés, le premier en comptant les pulsations, le second en employant le thermomètre. La fréquence des battements du cœur dépend d'une foule de circonstances, et parfois aussi d'influences psychiques de toute espèce; elle varie un peu suivant que le malade est debout ou couché, au repos ou en marche. Il faut donc tenir compte d'une foule de faits, si l'on ne veut s'exposer à commettre des fautes d'observation; toutefois il est possible d'éviter ces erreurs, et l'on s'est servi avec beaucoup de succès, pendant bien des siècles, de la fréquence des pulsations pour mesurer la fièvre. L'examen du pouls nous fournit encore bien d'autres renseignements utiles; ainsi il nous apprend à nous rendre compte de l'abondance du sang, de la tension des artères, de l'irrégularité des impulsions cardiaques, etc., et aujourd'hui encore, que nous possédons un autre moyen pour mesurer l'intensité de la fièvre, l'examen du pouls ne doit pas être négligé. L'autre moyen, plus exact sous certains rapports, pour mesurer le degré et la durée de la fièvre, consiste dans l'évaluation de la température du corps au moyen de thermomètres parfaitement gradués, à échelle centigrade (Celsius), et dont chaque degré est subdivisé en dix parties égales. Le mérite d'avoir introduit cette méthode d'observation dans la pratique appartient à Baerensprung, Traube et Wunderlich. Cette méthode offre en même temps l'avantage de pouvoir représenter par un dessin graphique, sous forme d'une ligne brisée, la série des mensurations, que l'on fait ordinairement à neuf heures du matin et à cinq heures du soir, et de former ainsi un tableau d'une lecture très facile.

Une série d'observations ayant rapport à la fièvre traumatique qui accompagne les plaies à marche régulière permet de reconnaître les faits suivants : la fièvre traumatique apparaît parfois déjà immédiatement après la lésion, plus souvent cependant le deuxième et le troisième jour, plus rarement le quatrième jour.

La température la plus élevée qui peut quelquefois, mais non très fréquemment, être atteinte, est de 40 à 40,5 degrés ; en général, la colonne mercurielle ne dépasse guère 38,5 à 39 degrés ; la fièvre traumatique simple ne persiste pas au delà du septième jour ; dans la plupart des cas, elle dure seulement 2, 3 ou 5 jours, et dans beaucoup de cas même elle fait complètement défaut, par exemple dans la plupart des petites plaies superficielles par instruments tranchants. Elle peut aussi manquer après certaines opérations graves et même après des amputations de cuisse et après des ovariotomies.

En général, cette fièvre dépend de l'état de la plaie ; elle appartient ordinairement au type rémittent ; l'accès de fièvre se développe tantôt brusquement, tantôt avec lenteur.

Si l'on considère la fièvre traumatique comme un phénomène réactionnel, on est tenté d'admettre qu'elle augmentera d'intensité avec l'étendue de la lésion ; si celle-ci est très petite, ou bien la fièvre manquera complètement ou bien l'élévation de température pourra être si peu marquée ou si passagère qu'elle échappera à nos moyens d'investigation ; il serait donc possible de dresser une échelle des lésions d'après la durée et l'intensité de la fièvre.

Cette conclusion n'est juste que sous certaines réserves : certains malades ont de la fièvre après de très faibles lésions ; au contraire, des traumatismes très graves peuvent n'être accompagnés d'aucune fièvre, ou bien d'une fièvre seulement très légère. La cause de la fièvre traumatique a fait l'objet de nombreuses études dans ces derniers temps, expérimentalement, et au lit du malade, et nous pouvons considérer à présent quelques-unes des questions s'y rattachant comme étant résolues. La fièvre traumatique dépend avant tout des conditions locales de la plaie récente, et en second lieu des troubles locaux de nutrition qui compliquent la blessure.

Nous devons donc faire une distinction entre les causes qui ont provoqué la fièvre dans les premiers temps, immédiatement après la blessure, et celles qui se rattachent à des troubles de nutrition dont l'influence peut se faire sentir aussi longtemps qu'ils durent, c'est-à-dire jusqu'à la formation dans la plaie d'un tissu de compensation provisoire, d'un tissu de granulations. Nous laissons provisoirement de côté la fièvre et la cause de la fièvre qui se montre plus tard, lorsque la plaie bourgeonne.

Je dois vous avouer que, pratiquement, il ne nous est pas possible de déterminer dans chaque cas pourquoi le patient a de la fièvre.

Il est très important, quand il s'agit de reconnaître les causes de la fièvre, d'observer exactement et d'interpréter avec logique les faits observés.

Plus vous vous serez conformés à ce principe, plus rarement vous serez embarrassés pour déterminer la cause de la fièvre chez votre patient. Dans tous les cas, il semble que, si des conditions purement individuelles qui nous sont inconnues ont une action sur le degré et la durée de la fièvre, l'on ne doit cependant pas trop s'en remettre à de semblables influences.

Avant de chercher à expliquer le rapport qui existe entre l'état de la plaie et l'état général, nous devons insister un peu plus longuement sur ce dernier. Le symptôme prédominant et le plus remarquable de la fièvre est l'élévation de la température du sang et, par cela même, de la température du corps. Toutes les théories modernes de la fièvre ont pour but d'expliquer ce phénomène. Il n'y a pas de raison qui nous force à admettre que, aux conditions qui exercent continuellement leur influence dans l'organisme pour le maintien de la température constante du corps, il faille absolument en ajouter de nouvelles lorsqu'il s'agit de la fièvre ; il est, au contraire, vraisemblable que la température fébrile n'est que le résultat d'une modification, d'une perturbation des conditions de la température normale.

Il est évident, *à priori*, qu'une élévation de la température du corps peut se produire aussi bien par le fait d'une diminution de la dépense de chaleur, la production restant la même, que par le fait d'une augmentation de la production, la dépense n'étant pas modifiée.

Les recherches de Liebermeister et de Leyden ont établi que, pendant la fièvre et antérieurement déjà à l'élévation thermique, il y a une augmentation notable de la quantité d'acide carbonique éliminé. Mais, d'autre part, l'absorption d'oxygène augmente plus encore que l'élimination d'acide carbonique. Il ressort donc de là que, pendant la fièvre, l'oxydation dans le corps s'accroît fortement. En outre, l'excrétion de l'urée s'accroît chez le fébricitant, et cette augmentation précède même l'élévation thermique ; d'où il résulte que, pendant la fièvre, la combustion est plus intense que normalement. Le poids du corps diminue fortement dans cet état, comme le prouvent les recherches de Weber, de Liebermeister, de Schneider, de Leyden, etc., et cela vraisemblablement à cause de l'insuffisance de l'assimilation durant cette augmentation de dépense. De ces faits il faut conclure que la production de chaleur, pendant la fièvre, augmente à cause de l'accroissement de l'oxydation et de la combustion. En opposition avec cette théorie, presque universellement adoptée aujourd'hui, on admet d'autre part (Traube, Senator) que l'élévation thermique, dans la fièvre, serait le résultat d'une diminution de la perte de chaleur, opinion qui est infirmée par les faits.

Des expériences pratiquées sur l'animal ont d'ailleurs prouvé pour certains cas le contraire d'une diminution de la déperdition calorique admise par Traube ; si l'on provoque la fièvre chez de petits animaux dont la perte de calorique est proportionnellement considérable, on ne constate, le milieu étant à un degré de température ordinaire, aucune ou seulement une très légère élévation thermique du corps. Si ces mêmes animaux sont alors placés dans un milieu chauffé, on observera une augmentation thermique supérieure de quelques degrés à la normale, tandis que des animaux sains, soumis aux mêmes conditions, n'accuseront pas la moindre élévation dans la température du corps.

On peut considérer les muscles volontaires, le cœur, les vaisseaux et les glandes comme les sources de la chaleur : chacun de ces organes produit de la chaleur par son activité physiologique, ainsi que cela résulte des faits de l'expérience. Quant à savoir quels sont les organes qui, dans l'état fébrile, contribuent le plus à la production de chaleur, c'est là une question encore irrésolue ; certains auteurs admettent que ce sont surtout les gros organes glandulaires de la cavité abdominale.

Il faut encore se demander, quant à ce qui concerne la fièvre traumatique, comment la lésion agit sur l'organisme pour provoquer la fièvre.

Pendant longtemps on a rapporté la fièvre traumatique uniquement au processus inflammatoire développé dans la plaie et dans son voisinage. On admettait que la production de chaleur était due à l'activité des échanges organiques qui se font dans le foyer inflammatoire : le sang qui traverse le foyer y serait échauffé plus fortement et communiquerait à tout le corps l'excédent de chaleur qu'il aurait reçu. Le fait d'une augmentation de chaleur de la partie enflammée, comparativement à celles qui ne le sont pas, est facile à constater, surtout dans les inflammations de la surface, par exemple de la peau ; mais ce fait ne prouve pas qu'il se produise là plus de chaleur qu'à l'ordinaire, mais seulement que, dans un temps donné, une plus grande quantité de sang traverse les vaisseaux dilatés.

D'après les recherches de O. Weber et d'Hufschmidt, confirmées par Mosengeil, le sang veineux provenant d'un foyer inflammatoire aurait une température un peu plus élevée (de quelques dixièmes de degré) que le sang artériel y arrivant.

Néanmoins, il est certain qu'il n'y a pas au sein du foyer inflammatoire une production de chaleur assez intense pour élever de plusieurs degrés, et en une ou deux heures de temps, la température de la masse totale du sang.

Toute cette théorie de l'échauffement du sang du fait d'un processus inflammatoire ne peut plus d'ailleurs être admise, si l'on considère que l'on a constaté, par des mensurations précises faites sur le malade, que des températures fébriles se manifestent à une époque où il ne peut être nullement question d'une réaction inflammatoire de la plaie, et que, d'autre part, on a observé également une élévation thermique après des blessures qui, pendant toute leur durée, ne présentaient aucun signe d'inflammation. Il faut donc chercher ailleurs que dans l'inflammation traumatique la cause de l'élévation thermique fébrile.

Abstraction faite des nombreuses hypothèses abandonnées aujourd'hui, deux opinions modernes ont particulièrement rencontré des défenseurs et des détracteurs :

1° La première se rapporte à l'irritation exercée par la blessure sur les nerfs, irritation qui se transmettrait aux centres vaso-moteurs, d'où résulterait une augmentation de chaleur, une température fébrile.

Cette hypothèse est, malgré certains faits qui plaident en sa faveur, insuffisante pour éclaircir un grand nombre d'observations qui ont été faites au lit du malade et qu'on peut répéter à chaque instant.

Les recherches expérimentales de Breuer et de Chrobak ont prouvé que la fièvre se montre quand même on a coupé tous les nerfs qui se rendent du point lésé périphérique aux centres nerveux.

2° L'autre hypothèse, qui actuellement rallie la plupart des chirurgiens, admet, comme cause de l'élévation thermique, la résorption de certains éléments qui se trouvent dans la plaie, et qui, arrivés dans le sang, produisent des changements dans l'organisme, à la suite desquels une plus grande production de chaleur a lieu.

Il n'est pas vraisemblable que la production de chaleur soit le résultat immédiat de modifications chimiques du sang. Il est plus probable que les substances donnant lieu à la fièvre sont résorbées et agissent alors sur le système nerveux central, particulièrement sur les centres vaso-moteurs, et qu'ainsi apparaissent les symptômes propres à la fièvre. Quant à la façon dont cela se produit, nous l'ignorons jusqu'à présent; néanmoins il est certain que la régularisation de la chaleur n'est pas supprimée dans la fièvre; ainsi que l'enseigne l'expérimentation, elle se fait comme à l'état normal, seulement elle devient plus incertaine : « elle se trouve dans un état d'équilibre plus instable ».

Cette dernière théorie, qui attribue à des phénomènes de résorption l'augmentation de température, la fièvre traumatique, confirme les résultats d'études expérimentales et d'observations faites au lit du malade. Si l'on s'en tient à ce qui concerne la fièvre traumatique, on doit se demander avant tout de quelle nature sont ces substances, dont l'existence dans la plaie a été démontrée et dont la résorption fait apparaître la fièvre. Quelles sont ces substances pyrogènes, comme on les appelle ordinairement?

C'est là une question résolue en grande partie par les travaux d'une foule de savants, au nombre desquels O. Weber et Billroth occupent le premier rang. Plus récemment, A. Schmidt, Bergmann, Edelberg, Angerer, Schmiedeberg ont élucidé cette question. Il résulte surtout de ces travaux que les substances les plus diverses peuvent pénétrer dans la circulation et produire de la fièvre, mais que la simple fièvre dite traumatique est due à la résorption de la sécrétion normale, primitive de la plaie.

Vous savez que le résultat immédiat de toute blessure est l'écoulement d'un liquide sanguin et parenchymateux, l'écoulement de lymphe, au dehors des vaisseaux et des interstices du tissu; nous avons vu que, quelques heures après le traumatisme, un sérum rougeâtre était sécrété en assez grande quantité par la surface de la plaie et que ce sérum devait être considéré comme un mélange de plasma sanguin transsudé et de liquide parenchymateux, dans lequel sont suspendus des globules rouges et des leucocytes. Nous avons mentionné aussi ce fait que la guérison *per primam* pouvait être troublée ou même empêchée par l'existence d'une grande quantité de cette sécrétion primitive retenue entre les bords de la plaie.

On doit déjà tirer de là cette conséquence que les tissus ne restent pas indifférents vis-à-vis de ce liquide, et que ce dernier, qui est surtout composé de sang et de lymphe, comme celui de la circulation normale, doit différer de celui-ci. Si cette sécrétion reste entre les lèvres de la plaie, sans trouver d'issue au dehors, ou si la blessure n'a pas été compliquée d'une solution de continuité de la peau, il y aura nécessairement résorption par les vaisseaux sanguins et lymphatiques.

Or toute résorption de liquide composé essentiellement de sang ou de lymphe extravasés fait naître la fièvre, ainsi que cela a été démontré par l'observation au lit du malade et par l'étude expérimentale.

En outre, il est établi que l'hémoglobine en solution, le sérum sanguin, la solution de sel marin, et même l'eau de pluie, injectés dans les veines, exercent une action pyrogène; bien plus, en injectant du sang artériel d'un animal dans son système veineux, on a fait naître une élévation thermique passagère. Longtemps on a été hésitant quant à la détermination de la substance pyrogène surtout active dans la sécrétion primitive des plaies ouvertes : d'abord on a accusé la leucine, élément normal de la lymphe, dont l'injection dans les tissus donne lieu à de la fièvre, sans produire cependant la moindre irritation inflammatoire (Billroth). Actuellement l'opinion dominante attribue l'activité pyrogène de la sécrétion primitive, et par conséquent du sang et de la lymphe extravasés, surtout à une matière trouvée par A. Schmidt et nommée *fibrinferment*, qui a la propriété de faire coaguler le sang. Ce corps ne se trouve jamais à l'état de liberté dans le sang en circulation, mais il se forme, quand le sang est stagnant ou extravasé, aux dépens des globules blancs; nous en reparlerons à l'occasion de la thrombose et de l'embolie. L'expérimentation et l'observation au lit du malade prouvent que la résorption du *fibrinferment* donne lieu à la fièvre, car, en général, les blessures qui ont pour résultat une extravasation sanguine considérable, dans lesquelles il y a par conséquent formation d'une grande quantité de *fibrinferment*, sont régulièrement suivies de fièvre traumatique. Outre cette substance, Schmiedeberg a encore isolé du sang un autre ferment pyrogène, l'*histozyme*, qui, d'après ses expériences, contribue aux échanges nutritifs normaux. Vous voyez que, parmi les produits des processus biochimiques normaux, il y en a un certain nombre qui, sans être décomposés, exercent une action pyrogène. Remarquons à cette occasion qu'outre les ferments du sang d'autres ferments physiologiques, comme la pepsine, la pancréatine, etc., peuvent donner certainement lieu à la fièvre. La résorption de la sécrétion primitive non décomposée, non inflammatoire, n'exerce en général aucun préjudice sérieux sur l'organisme, malgré l'élévation thermique souvent considérable qu'elle produit.

Il en est tout autrement si des phénomènes inflammatoires survenant dans la plaie modifient essentiellement la nature de sa sécrétion. Tandis que tantôt la sécrétion de la plaie consistait seulement en plasma sanguin transsudé, en lymphe et en liquide parenchymateux, elle est à présent mélangée à des produits d'exsudation inflammatoire, qui, comme on sait, ne sont pas identiques au plasma. Bien que nous ne sachions pas grand'chose sur leur composition chimique, il est cependant évident que ces produits exercent une vive influence locale et peuvent même produire une inflammation dans les points où ils arrivent en contact avec les tissus.

Cette sécrétion inflammatoire peut, ainsi que nous l'avons déjà dit, non seulement entraver, mais encore empêcher la réunion *per primam* aussi bien que la guérison sous-crustacée. Si la sécrétion inflammatoire est résorbée, ce qui arrive facilement lorsqu'elle est soumise à une certaine pression du dehors, c'est-à-dire quand elle ne peut pas s'écouler librement, on verra survenir une élévation thermique qui sera d'autant plus considérable et d'autant plus durable, que la quantité de cette substance pyrogène, qui aura tout à coup pénétré dans la circulation, sera plus grande.

Vous pouvez conclure de là que les circonstances qui prédisposent à la fièvre traumatique sont très fréquentes en fait, quoique jusqu'à présent nous ayons eu seulement en vue la résorption de la sécrétion en quelque sorte normale, non décomposée de la plaie. Mais, sous certaines influences, la sécrétion primitive de la plaie comme aussi les produits de l'inflammation traumatique peuvent subir une décomposition et s'altérer au point de donner naissance à des phénomènes réactionnels intenses, et cela aussi bien par simple contact que par résorption.

Vous savez que toute substance animale est susceptible de se putréfier sous l'influence d'une certaine humidité et d'une température convenable, si elle est mise en contact avec l'air atmosphérique. Il a été établi par des recherches précises que la putréfaction est due à la présence de micro-organismes très simples, appartenant aux formes les plus infimes du règne végétal et considérés, en général, par les botanistes comme des mucédinées.

Nous ne nous appesantirons pas sur la description de ces organismes, qui, dans ces derniers temps, ont été l'objet d'une si grande attention en pathologie, mais nous voulons faire ressortir ce fait qu'ils se développent comme ferments dans les substances animales en question, produisant par leur multiplication des phénomènes de décomposition qui donnent lieu à ce que nous nommons la putréfaction.

Toutefois certaines conditions sont indispensables pour que le développement et l'accroissement de ces germes aient lieu; il faut une substance nutritive (Nährmaterial) spéciale, un degré d'humidité approprié, une température élevée, etc. L'essentiel est l'existence de germes fermentescibles, soit dans l'air, soit dans quelque autre corps, et leur contact avec une substance organique. L'air est le véhicule par excellence de tous ces micro-germes; ils y sont suspendus en grand nombre et peuvent en être séparés par une filtration mécanique, comme aussi ils peuvent être paralysés par une forte température. C'est ainsi que l'air filtré à travers la ouate et chauffé au delà de 100° Celsius cessera de pouvoir donner lieu aux phénomènes de décomposition. Tous les phénomènes de décomposition qui se montrent dans une plaie sont causés, à peu d'exceptions près, par des germes organiques venant du dehors. Ces substances infectieuses peuvent être transportées à la surface de la plaie ou dans l'épaisseur de ses bords, soit par l'air atmosphérique, soit par des substances qui sont mises en contact avec la lésion et qui recèlent ces germes à l'état sec ou à l'état humide. Si ces derniers trouvent un terrain convenable, un tissu animal mortifié ou une sécrétion organique, substances que l'on doit considérer comme des produits d'excrétion du tissu vivant, il se développe dans la plaie un processus de décomposition chimique dont l'analyse exacte n'a pas encore pu être faite, mais qui donne finalement naissance à des produits de putréfaction. Dans tous les stades de ce processus il se forme des produits dont la résorption est « pyrogène », autrement dit dont la résorption produit un mouvement fébrile, sans que l'on puisse dire encore exactement à quels éléments on doit rapporter cette propriété caractéristique.

C'est à O. Weber et Billroth que revient l'honneur d'avoir déterminé, par une série d'expériences, l'influence exercée sur l'organisme vivant par les diverses substances décomposées. Des parcelles de tissus putréfiés, ou plutôt des infusions de tissus putréfiés, injectées dans l'organisme par la méthode sous-cutanée, produisent chez l'animal une violente fièvre ; fréquemment même la mort survient rapidement, après des symptômes de collapsus, d'abattement, de somnolence, parfois aussi après des évacuations alvines sanguinolentes. Le pus frais d'un abcès chaud a une action tout à fait analogue, tandis que le pus des abcès froids ne provoque aucune réaction ; l'effet est moins certain lorsque l'on injecte seulement le sérum du pus. Cependant, il ne faut pas croire que les produits d'une putréfaction très avancée sont, de tous, les plus actifs ; toutes les recherches ont conduit à ce même résultat, que la sécrétion d'une plaie enflammée depuis vingt-quatre ou quarante-huit heures était susceptible de produire un état fébrile d'une très grande intensité, lors même que l'on n'observait encore aucun signe physique distinctif de putréfaction. Comme les phénomènes chimiques de décomposition se passent très rapidement et donnent naissance à des produits divers et jusqu'à présent peu connus dans leur essence, il ne peut être encore question d'une seule substance toxique, infectieuse et constante dans sa composition, mais on doit plutôt considérer comme pyrogène toute une longue série de substances similaires qui ne sont que des degrés divers des produits de décomposition.

Nous avons déjà dit que les liquides primitifs et non décomposés d'une plaie pouvaient provoquer la fièvre et que les sécrétions inflammatoires avaient une action pyrogène plus intense encore ; vous devez donc considérer les produits de décomposition de chaque substance comme des éléments infectieux de premier ordre. On a souvent cherché à rapporter l'activité de ces derniers éléments à certaines substances connues depuis longtemps, dont la présence dans les produits de putréfaction et dont les propriétés toxiques étaient établies : tels sont l'acide sulfhydrique, le sulfure ammonique, le sulfure de carbone, la leucine, etc. En injectant ces principes chimiques, on a produit dans tous les cas des phénomènes d'intoxication, qui cependant ne peuvent pas être identifiés avec ceux qui sont produits par les liquides putréfiés.

Toutes ces subtances, la leucine exceptée, sont les derniers produits de la décomposition ; leur présence ne peut donc, en aucune façon, expliquer l'influence pyrogène des premiers produits de décomposition. En outre, les mélanges putrides les plus variés, même les substances végétales en putréfaction, provoquent la fièvre traumatique ; le nombre des substances pyrogènes est infiniment considérable, et dans cette seule secrétion de la plaie, par exemple, un grand nombre de produits de nature pyrogène peuvent se former dans le cours du processus de désorganisation, depuis son origine jusqu'à la décomposition putride complète. Ce sont les produits de la décomposition primitive qui agissent avec le plus d'énergie, quoique aucune odeur ne décèle leur présence. Peu importe donc que la sécrétion de la plaie ait ou n'ait pas de mauvaise odeur ; si le blessé a de la fièvre, vous pouvez être sûr que la sécrétion de la plaie a été résorbée.

Quoique toutes les substances pyrogènes exercent le même effet sur l'organisme, en ce sens que, arrivées dans la circulation, elles produisent une élévation de la température, elles se distinguent cependant essentiellement les unes des autres par l'intensité de la réaction fébrile à laquelle elles donnent lieu. La sécrétion primitive non décomposée provenant d'une plaie non enflammée déterminera une élévation thermique passagère, peu considérable, sans altération notable de l'état général : le blessé, malgré une haute température, éprouvera la sensation subjective de bien-être. Si, au contraire, c'est une sécrétion décomposée qui est résorbée, l'effet sera beaucoup plus marqué : tous les symptômes de la fièvre, le malaise général, la perte d'appétit, la sécheresse de la langue, etc., se combineront avec l'augmentation de température ; le blessé se sentira souffrant, et ces symptômes ne diminueront d'intensité que si la résorption des substances pyrogènes est suspendue ou si la décomposition s'arrête, ce qui, comme nous l'avons dit incidemment, n'est pas commun.

La fièvre traumatique est donc toujours et sans exception une fièvre de résorption ; je vous ai déjà dit que les blessures les plus graves ne provoquaient par elles-mêmes aucun mouvement fébrile s'il n'y a pas de résorption de la sécrétion ou des produits de décomposition de celle-ci. La sécrétion primitive non décomposée produit une élévation thermique ; elle n'agit cependant pas avec autant d'intensité que la transsudation inflammatoire et que les produits de décomposition putride. La fièvre que l'on appelle aseptique, qui apparaît à la suite de la résorption de produits non décomposés, et la fièvre septique, comme Volkmann et Genzmer ont désigné l'augmentation de température survenant après la résorption d'éléments décomposés, ne sont pas du tout des processus distincts ; ce sont des degrés d'une seule et même fièvre de résorption, dont l'intensité varie suivant la qualité et la quantité des produits résorbés. L'action pyrogène des produits de l'inflammation et de la putréfaction étant ainsi mise tout à fait hors de doute, il reste à prouver que ces substances peuvent être résorbées par le sang du milieu des tissus et à constater par quelle voie cette résorption s'opère. Dans ce but, on injecte les substances mentionnées dans le tissu cellulaire sous-cutané des animaux ; l'effet est le même que si l'injection est poussée directement dans les vaisseaux sanguins, dans les veines par exemple, à cette réserve près qu'il est plus lent et un peu moins intense. On a ainsi la preuve que les poisons pyrogènes sont résorbés du tissu cellulaire et qu'ils n'agissent qu'après être arrivés dans la circulation, ce qui explique le retard de leur action. Toutefois, ces injections sous-cutanées provoquent souvent, outre des phénomènes généraux, des modifications locales, ce que l'on n'observe pas à la suite des injections intravasculaires. Je vous ai déjà dit que les produits d'une inflammation aiguë agissent en provoquant l'inflammation du tissu ; de même la plupart des liquides putréfiés mis en contact avec un tissu vivant donnent naissance à une inflammation intense, qui souvent s'étend rapidement au loin et peut entraîner rapidement la mortification des tissus. Nous appellerons cette action locale, engendrant l'inflammation, « phlogogène », pour la distinguer de l'action pyrogène, qui est caractérisée par une élévation thermique fébrile consécutive à la résorption. Toutes les substances pyrogènes ne sont pas en même temps phlogogènes : les injections de sécrétions inflammatoires fraîches (par exemple de la sécrétion d'une plaie d'amputation) produisent presque toujours une inflammation sanieuse et une gangrène ; le pus frais non décomposé provenant d'un foyer d'inflammation aiguë (par exemple d'un abcès chaud) a aussi une action phlogogène ; des liquides putrides provenant de substances végétales ou animales produisent fréquemment, même s'ils sont injectés en petites quantités, des inflammations aiguës à tendance progressive ; pour d'autres mélanges de substances putréfiées, l'action dépend vraisemblablement du plus ou moins de principes toxiques, encore peu connus, que ces matières renferment. Ce qui plaide d'ailleurs en faveur de ce fait, que toutes les substances pyrogènes ne sont pas en même temps phlogogènes, c'est que la fièvre traumatique elle-même n'est pas seulement produite par la résorption des produits inflammatoires. On ne peut pas déterminer avec certitude si les substances pyrogènes pénètrent dans le sang par les vaisseaux lymphatiques ou par les capillaires sanguins ; elles peuvent, du reste, différer entre elles sous ce rapport. Plusieurs circonstances semblent prouver que la résorption a lieu principalement par les vaisseaux lymphatiques.

Il nous reste à dire quelques mots sur la marche de la fièvre provoquée artificiellement chez les animaux. Elle se déclare rapidement, souvent déjà une heure après l'injection ; au bout de deux heures, on trouve toujours une élévation de température assez considérable, par exemple chez un chien qui, avant l'expérience, avait une température de 39°,2 dans le rectum, on trouve, deux heures après une injection de pus frais, provenant d'un abcès chaud, 40°,2 ; au bout de quatre heures, 41°,4. L'effet est le même, que les substances aient été injectées directement dans le sang ou dans le tissu cellulaire. La période d'état de la fièvre peut durer de une à douze heures et peut-être plus longtemps ; sa disparition a tantôt lieu par lysis, tantôt par crise. Si l'on fait de nouvelles injections, la fièvre s'allume de nouveau ; par des injections répétées, on peut tuer les plus grands animaux en peu de jours. Pour qu'une seule expérience suffise à tuer un animal, il faut que la quantité et la force du poison injecté soient proportionnées à la taille de l'animal. Un chien de taille moyenne peut, après une injection d'un gramme d'un liquide putride filtré, avoir une fièvre qui dure plusieurs heures et se retrouver bien portant douze heures plus tard. Le poison peut donc être éliminé par les échanges organiques, et les troubles occasionnés par sa présence dans le sang peuvent être réparés.

Je ne veux pas poursuivre plus loin l'exposé de ces observations, et je désire seulement que ce sujet intéressant, qui nous occupera encore par la suite, soit bien gravé dans votre esprit. Retenez surtout bien ce fait, à savoir que la fièvre traumatique, comme en général les fièvres inflammatoires, dépend essentiellement d'un état d'intoxication du sang et qu'elle peut être provoquée par diverses substances qui passent du tissu lésé dans le sang. Nous reprendrons cette question à propos des maladies traumatiques accidentelles.

Quelques mots encore sur le pronostic des plaies simples par instruments tranchants, abandonnées à elles-mêmes. Le pronostic des plaies simples des parties molles par instruments tranchants dépend essentiellement de l'importance physiologique de la partie lésée; aussi doit-on faire entrer en ligne de compte, d'une part, l'importance de cette partie par rapport au corps entier, et, d'autre part, le trouble apporté à la fonction de cette partie.

Vous comprendrez facilement qu'une lésion de la moelle allongée, une lésion du cœur et des gros troncs artériels situés profondément dans les grandes cavités du corps, doit être absolument mortelle. Les blessures du cerveau, ainsi que celles de la moelle, guérissent rarement; elles entraînent presque toujours après elles des paralysies étendues et deviennent mortelles par différentes maladies consécutives. Les lésions des gros troncs nerveux sont suivies de la paralysie des parties du corps situées au-dessous de l'endroit lésé. L'ouverture des grandes cavités du corps constitue toujours une blessure très dangereuse. Si à cela s'ajoute encore une lésion du poumon, de l'intestin, du foie, de la rate, du rein, de la vessie, etc., le danger augmente de plus en plus; quelques-unes de ces lésions sont même absolument mortelles. De même, l'ouverture des grosses articulations est une blessure qui non seulement a souvent pour résultat l'abolition de la fonction de l'articulation, mais qui très fréquemment devient dangereuse pour la vie par ses autres conséquences. Il va de soi que nous considérons ici le danger de la blessure sans tenir aucunement compte de l'influence du traitement. Les conditions extérieures, la constitution, le tempérament des malades, exercent aussi une certaine influence sur la marche de la guérison. Une autre source de dangers consiste dans le développement de maladies accidentelles s'ajoutant aux blessures pendant la durée du traitement, maladies qui, malheureusement, existent en nombre assez considérable, et qui seront étudiées plus tard dans un chapitre spécial. Il faut que provisoirement vous vous contentiez de ces indications sommaires, dont l'amplification constitue une partie essentielle de la chirurgie clinique.

Quant à ce qui concerne le traitement de l'état général, les moyens internes n'ont guère de prise sur les phénomènes généraux résultant de l'état de la plaie, et particulièrement sur la fièvre. Le blessé ne doit pas avoir l'estomac

chargé; sa nourriture doit être de digestion facile et peu abondante. S'il
a de la fièvre et s'il a perdu l'appétit, il suffira de lui donner des aliments liquides : du lait, des œufs crus ou mollets, du bouillon, etc., et 100 à
200 grammes de bon vin. Il serait absolument irrationnel de mettre à une
diète absolue le blessé affaibli par des pertes de sang, car il n'y a que des
circonstances spéciales qui motivent pareille conduite.

Toutefois, même quand la fièvre a cessé, il faut que le malade vive sobre-
ment et ne mange qu'autant que le repos au lit ou un séjour prolongé dans
la chambre le lui permettent. Si la fièvre est intense, et si le malade éprouve
le besoin de prendre quelque autre boisson que l'eau fraîche (ce que préfèrent généralement les personnes atteintes de fièvre), vous pouvez prescrire des acides sous forme de limonades ou de potions; la limonade ordinaire au citron répugne bien vite; les malades préfèrent en général l'acide
phosphorique ou l'acide chlorhydrique ajoutés à l'eau et additionnés d'un
sirop de fruits, le sirop de vinaigre framboisé dans de l'eau, l'eau pommée,
l'eau panée (c'est-à-dire un décocté fait avec du pain grillé et additionné
d'un peu de jus de citron et de sucre). D'autres malades aiment mieux le
lait d'amandes, des glaces aux fruits dissoutes dans de l'eau, une décoction
de gruau d'avoine, de l'eau d'orge, etc. En cela, vous devez laisser toute
liberté aux goûts du malade et aux personnes de la famille qui, sous votre
direction, lui prodiguent leurs soins. Il est bon cependant que plus tard vous
dirigiez même votre attention sur ces sortes d'objets. Les médecins doivent
connaître les secrets de la cave et de la cuisine aussi bien que ceux de la
pharmacie; aussi n'est-ce pas sans raison qu'on leur a fait une réputation
de gourmets. Nous pouvons exercer une influence considérable sur l'état
général du blessé en cherchant à le soustraire, autant que possible, à la
réaction, ce à quoi nous arrivons le mieux par les soins rationnels donnés
à la plaie.

NEUVIÈME LEÇON

Du traitement des plaies. — Historique. — Pansement à ciel ouvert. — Méthode Lister.
— Pansement antiseptique occlusif. — Traitement des plaies simples. — Anfractuosités
des plaies et leurs dangers. — Théorie du pansement de Lister. — Microbes, germes de
la putréfaction. — Coccobactéries septiques. — Micro-organismes septogènes et pathogènes. — Modifications du pansement de Lister. — Pansement durable et pansement
sec. — Iodoforme comme antiseptique. — Précautions antiseptiques générales.

Avant de parler du traitement rationnel des plaies simples par instruments tranchants, nous devons dire quelques mots du pansement des plaies
en général et des principes sur lesquels il repose. Nous abordons ainsi le
chapitre le plus important de la chirurgie moderne; cette question a, en
effet, été dans ces dernières années l'objet de nombreux travaux. Tout
d'abord je vais vous retracer brièvement les phases par lesquelles le traitement des plaies a passé avant d'atteindre le degré de perfectionnement
auquel il est arrivé aujourd'hui.

La nécessité de traiter les blessés d'une façon rationnelle a prévalu de bonne heure, mais on peut dire que c'est seulement depuis le commencement de notre siècle qu'un progrès fondamental a été réalisé sous ce rapport.

Au lieu d'observer d'abord le processus de guérison des plaies chez les animaux, et d'étudier alors la marche des blessures analogues chez l'homme, avant toute intervention de l'art, on a fait usage anciennement, et pendant le moyen âge, d'un attirail d'objets de pansement, dans la plus large acception du mot, extrêmement compliqué et complètement étayé sur des vues théoriques. Je ne puis malheureusement pas approfondir l'histoire du traitement des plaies; vous lirez plus tard avec un grand intérêt les ouvrages concernant cette question, qui nous entraînerait trop loin, et puis il y a une foule de choses que vous ne comprendriez pas, parce que l'observation clinique vous fait défaut. Qu'il vous suffise de savoir qu'il fallut bien des siècles avant d'en arriver à ne plus panser du tout les plaies et à les traiter par un repos absolu, de façon à laisser s'accomplir le processus normal, pour ainsi dire physiologique, de la cicatrisation. On constata alors une certaine concordance dans la marche de toutes ces blessures, qui, chez les individus bien portants antérieurement, se terminent heureusement par cicatrisation, sans complication notable.

Précédemment déjà, quand nous avons parlé de la marche des plaies, nous avons signalé quels étaient les phénomènes considérés comme normaux qui apparaissent après toute blessure. Il faut considérer comme tels la sécrétion de la plaie d'abord séro-sanguinolente, puis purulente, la formation de granulations, la cicatrisation et les symptômes d'inflammation modérée du voisinage, qui sont accompagnés d'une légère fièvre traumatique ou qui sont exempts de toute réaction. D'autres plaies présentaient une marche différente de ce type pour ainsi dire physiologique, en ce sens que ou bien les signes inflammatoires observés dans la plaie même étaient très intenses ou de longue durée, ou bien ils s'étendaient bien au delà du voisinage immédiat de la blessure. Il arrivait encore que des parties notables de tissu étaient gangrenées dans la plaie, ou qu'une décomposition putride se manifestait par une sécrétion infecte, enfin que le blessé, immédiatement après le traumatisme ou plus tard, présentait les symptômes d'une affection générale grave qui, assez fréquemment, entraînait la mort. Le clinicien qui observait exactement devait être surpris de cette différence dans la marche des plaies, dont il ne pouvait trouver l'explication ni dans la gravité ni dans l'étendue de la lésion; en effet, souvent des traumatismes très intenses, l'arrachement d'une extrémité entière par exemple, évoluent sans réaction bien marquée, tandis que d'autres blessures, beaucoup plus légères, entraînent à leur suite des manifestations locales et générales graves. Un examen plus attentif fit voir que, toutes choses égales d'ailleurs, les plaies dans lesquelles une réunion par première intention avait lieu dans une grande étendue étaient le siège d'une faible réaction, et que, d'autre part, dans les cas où une rétraction inégale des tissus donnait lieu à la formation de cavités ou d'anfractuosités, en dehors desquelles la sécrétion de la plaie ne s'écoulait qu'avec peine ou pas du tout, on constatait des accidents sérieux.

De bonne heure, le danger inhérent aux plaies dites anfractueuses fut reconnu par les chirurgiens, mais il appartint à l'époque moderne de reconnaître la vraie cause de ce danger dans l'influence de la sécrétion non décomposée, et plus encore dans celle de la sécrétion décomposée. De fait, comme déjà nous l'avons vu plus haut, la guérison sans réaction par première ou par seconde intention dépend d'abord de cette circonstance que la sécrétion normale ne s'accumule pas entre les lèvres de la plaie, ne se décompose pas, et qu'ainsi il ne se produit aucune résorption. Dès que l'on fut fixé sur ces faits, l'on dut chercher, dans le traitement, à mettre les plaies, autant que possible, à l'abri de toutes les causes qui pouvaient favoriser la stagnation de la sécrétion, sa décomposition et sa résorption. Nous laissons, pour le moment, complètement de côté la question de l'influence sous laquelle la décomposition de la sécrétion normale a lieu; déjà antérieurement nous en avons dit quelques mots, et plus tard nous y reviendrons encore. Nous devons seulement nous occuper de l'application pratique des principes reconnus comme si importants pour la guérison, sans réaction, des blessures.

Je ne puis pas non plus entrer dans des détails sur ce sujet. Retenez bien que, l'influence nocive de la sécrétion primitive non décomposée étant établie, il fallait prouver que tous les processus de décomposition qui se passent dans la plaie, que la putréfaction des parties de tissu mortifié et celle de la sécrétion étaient le résultat d'une infection venant de l'extérieur, et que cette sécrétion contenait des substances tantôt phlogogènes, tantôt pyrogènes, tantôt encore phlogogènes et pyrogènes à la fois.

Ces prémisses étant posées, le but d'un pansement rationnel devait être d'empêcher l'accumulation de la sécrétion et la pénétration des germes de putréfaction du dehors, plus exactement de priver, pour ainsi dire, ces derniers de leurs conditions d'existence. Puisque, comme nous l'avons déjà dit, la sécrétion non décomposée elle-même possède une activité intense, quoique passagère, l'objectif de la méthode moderne du traitement des plaies dut se concentrer sur l'éloignement de tout processus de décomposition, et, puisque nous sommes habitués à considérer comme substances septiques tous les produits de décomposition putride, on peut, avec raison et conformément à son but, considérer cette méthode rationnelle de traiter les plaies comme une méthode antiseptique. Le traitement antiseptique existait de fait longtemps avant que ce nom fût connu et avant que l'on sût se rendre un compte exact de sa valeur. On cherchait à atteindre l'idéal du pansement des plaies (l'absence de réaction) par deux voies différentes. On s'efforçait de transformer toute l'étendue des parties blessées en une plaie ouverte, dans laquelle toute accumulation et toute décomposition de la sécrétion, comme aussi toute résorption de celle-ci, devinssent impossible, l'écoulement ayant lieu au fur et à mesure de la production. Ensuite, comme l'expérience enseigne que les substances animales sont d'autant plus facilement préservées de la putréfaction qu'elles sont davantage exposées au libre contact de l'air atmosphérique, on tâchait de laisser toutes les parties de la plaie accessibles à l'air, on en maintenait les bords écartés l'un de l'autre, on provoquait le desséchement (la momification) des parties sphacélées par le contact de l'air, et l'on évitait ainsi la décomposition putride. La méthode à laquelle ces principes servirent de base est connue sous le nom de « pansement à ciel ouvert ». On en fit pour la première fois sérieusement usage au commencement de notre siècle, et Vincent de Kern à Vienne l'employa méthodiquement et la défendit avec énergie. Cependant, ce ne fut que quelque dix ans plus tard qu'elle fut adoptée et propagée partout par Bartscher, Vezin, Burow, etc. Si nous prenons comme type de plaie par instrument tranchant une plaie d'amputation, le pansement à ciel ouvert consistera dans ce cas en ceci : on renonce à toute réunion, même à celle des lambeaux cutanés; l'hémostase étant faite, le moignon est placé à nu sur un coussin, et la sécrétion qui s'en écoule est recueillie dans un vase. Dans les endroits où, par suite de leur poids, les surfaces cruentes peuvent se mettre en contact, on applique une bandelette de toile pour empêcher toute réunion. Chaque jour la surface de la plaie est lavée avec de l'eau; les croûtes formées par le desséchement de la sécrétion sont éloignées, et l'on sépare au moyen des doigts les parties de la plaie réunie pouvant donner lieu à la formation de culs-de-sac et favoriser la rétention de la sécrétion. La réunion a lieu ainsi par formation de granulations et par suppuration; la sécrétion s'écoule continuellement et n'a, par conséquent, aucune occasion de se décomposer ou d'être résorbée. Aussi la marche des plaies d'amputation ainsi traitées, naturellement dans les cas où cette méthode réussit, n'est-elle compliquée d'aucune réaction. Ni des symptômes d'inflammation locale, ni des signes de fièvre intense ou de longue durée n'apparaissent; bien plus, très souvent les patients n'ont pas la moindre fièvre. Ce type de pansement à ciel ouvert a reçu de nombreuses modifications, quoique le principe soit resté le même; nous aurons plus tard l'occasion d'étudier les changements qui y ont été apportés.

La seconde méthode de traitement des plaies, qui repose sur les mêmes principes, mais dont la technique est différente, est le « pansement antiseptique occlusif ». Il est étayé sur ce fait d'expérience, que la réalisation de la première intention constitue l'idéal de tout processus de cicatrisation, que cette réunion *per primam* met à l'abri non seulement de la stagnation et de la décomposition, mais encore de la résorption, puisque déjà la substance intermédiaire provisoire abolit la solution de continuité et qu'ainsi une réunion définitive s'opère en peu de temps.

Grosso modo, cette méthode consiste à laver soigneusement la plaie, à réunir exactement les lèvres dans le but d'obtenir une réunion par première intention aussi étendue que possible, à rapprocher et à maintenir en contact dans toutes leurs parties les surfaces blessées. Il va de soi que l'on évitera tout ce qui pourrait contrarier la première intention et, avant tout, la stagnation de la sécrétion et sa décomposition, puisque, comme vous le savez, ce sont surtout les produits sécrétés par la plaie qui, mis en contact avec les tissus, produisent des troubles locaux de nutrition, de l'inflammation et de la suppuration. Il est très difficile d'empêcher la décomposition de la sécrétion dans la cavité d'une plaie complètement fermée, aussi le but principal de ce pansement est d'empêcher surtout l'accumulation de la sécrétion dans l'intérieur de celle-ci; il faut que cette sécrétion soit éliminée aussitôt qu'elle est formée, et comme il n'est pas possible de l'éloigner en un instant de la cavité de la plaie, ainsi que cela a lieu dans le pansement à ciel ouvert, il faut qu'une disposition particulière du pansement contribue, en dehors de la plaie, à la rendre inoffensive.

La méthode antiseptique occlusive tend à réaliser ces divers desiderata par les moyens suivants : *a.* Nettoyage et désinfection de la plaie récente et des parties voisines de celle-ci. On entend par « désinfection » l'extermination des germes organiques auxquels nous avons antérieurement attribué la décomposition putride, au moyen de substances chimiques capables, par simple contact, de réduire à néant les conditions de leur existence ou de leur multiplication, capables, en d'autres termes, de développer une action antiseptique. Quand un corps est privé de tout germe organique de décomposition, on dit qu'il est aseptique. La désinfection a pour but de rendre la plaie aseptique. — *b.* Drainage de la plaie. La pratique du drainage a été empruntée à l'agriculture : ce n'est autre chose qu'un moyen d'assèchement des terrains humides, qui consiste dans l'introduction, dans le sol, de tuyaux d'argile poreux dans lesquels l'eau est aspirée et au moyen desquels elle est dérivée. Les drains dont on fait généralement usage aujourd'hui dans le pansement des plaies sont des drains de caoutchouc, percés de fenêtres; ils ont été introduits dans la pratique par Chassaignac. Le drainage lui-même, dont la découverte a été attribuée par les Français à leur compatriote Chassaignac, est d'origine bien plus ancienne. B. Bell, chirurgien anglais, employait déjà, au milieu du xviiie siècle, des drains en plomb, et on trouve dans la chirurgie d'Abulkasis († 1106) la mention de bandelettes de toile employées dans ce même but. — *c.* Réunion exacte et compression de la plaie par un pansement convenable, maintenu par des tours de bandes. — *d.* Protection de la plaie et des parties voisines par des matières qui absorbent les liquides de la plaie, mettent ceux-ci à l'abri de la décomposition et empêchent en même temps toute action nuisible venant du dehors.

Vous comprenez déjà comment ces deux méthodes de pansement assurent l'antisepsie : l'une agit en permettant le contact de l'air avec la plaie, l'autre maintient la plaie aseptique par une occlusion aussi exacte que possible, c'est-à-dire en filtrant l'air et en rendant ainsi très difficile les conditions d'une décomposition à l'intérieur du pansement. On conçoit aisément que cette dernière méthode de pansement antiseptique et occlusif, dans sa perfection idéale, doive agir plus efficacement encore que le pansement à ciel ouvert, puisqu'elle a pour but une cicatrisation aussi rapide que possible. Il en résulte que, sans tenir compte de ses autres avantages, ce dernier pansement réduit encore considérablement le temps pendant lequel il peut se développer, dans la plaie, une décomposition avec toutes ses suites.

Nous reviendrons plus tard sur les détails du pansement antiseptique et occlusif qui a été imaginé et vulgarisé particulièrement par Lister, au point qu'à présent il est universellement connu sous le nom de « pansement de Lister ».

Après ce qui vient d'être dit, on se demandera comment on doit panser une simple plaie récente par instrument tranchant, pour faire application des principes d'un traitement rationnel. Il est clair que, pour les plaies simples et superficielles, toute espèce de pansement peut mener à la guérison; on voit souvent appliquer sur les plaies des remèdes populaires [1] qui ne sont rien moins que désinfectants et désodorisants; ainsi l'urine humaine fraîche, la bouse de vache, le beurre ranci, la couenne, le pain mâché, etc. Dans ces cas, nous devons faire choix d'un mode de pansement simple, pratique et peu coûteux à la fois, qui puisse être confectionné, en cas de nécessité, avec les matériaux qui se trouvent partout. Toutes les plaies, préalablement au pansement, doivent être lavées complètement avec de l'eau et, si cela est possible, désinfectées au moyen d'un des antiseptiques les plus en usage. Si nous avons affaire à une plaie dont les bords sont complètement réunis et suturés, il suffit de la recouvrir simplement d'un morceau de linge humide recouvert d'un morceau de gutta-percha laminée ou d'un autre tissu imperméable, afin d'éviter le desséchement. Si l'on a du collodion élastique sous la main, on en badigeonnera les bords et le pourtour de la plaie et on laissera cette couche protectrice en lieu et place jusqu'à la guérison complète. Les plaies superficielles, qui doivent guérir par bourgeonnement, seront recouvertes d'un peu de coton dégraissé (ouate hydrophile) ou d'un peu de charpie bien propre, imbibée d'une solution désinfectante quelconque.

A cet égard, le liquide qui convient le mieux est la solution d'acétate d'alumine, que Burow employait chaude, et qui répond à toutes les exigences; elle est désinfectante et désodorisante, n'irrite ni la surface de la plaie, ni la peau, et est en outre très peu coûteuse. La formule de ce liquide est variable; celle qui m'a paru la plus convenable est la suivante : ℞ Aluminis crudi, 5,0; Plumbi acetici, 25,0; Aquæ distillatae, 500,0. Il se forme dans ce mélange un dépôt blanc assez abondant, tandis que le liquide lui-même reste complètement clair. Avant de s'en servir, le tout est bien secoué, afin que le mélange se fasse. En augmentant la quantité d'alumine, on peut augmenter l'action irritante du liquide. La charpie est trempée dans la solution et placée sur la plaie; par-dessus on applique une compresse repliée plusieurs fois sur elle-même, imprégnée de ce liquide et un peu exprimée, puis un morceau de gutta-percha laminée ou de papier de soie verni un peu plus grand que la compresse, dans le but d'empêcher l'évaporation du liquide; le tout est fixé au moyen d'une bande. On fait usage encore, pour les pansements simples, d'une quantité de substances, telles que la solution de chlorure de chaux, l'eau de Saturne, des solutions aqueuses d'acide carbolique, de phénate de soude, de sulfate de soude, d'alcool, d'alcool camphré, de glycérine, etc. L'acétate d'alumine réunit tous les avantages de ces substances; il est d'un prix modique et convient, par conséquent, très bien pour la pratique hospitalière. Il exerce en même

---

1. Un remède populaire très en usage pour toutes les blessures est la teinture d'arnica. Je ne puis assez vous dissuader d'en faire emploi, non seulement parce que, en général, elle irrite la blessure, mais encore parce qu'elle produit fréquemment un eczéma aigu et intense, d'une forme grave, qui peut s'étendre à tout le tronc et produire une complication très désagréable.

temps une légère irritation sur la surface de la plaie; on peut augmenter
ce dernier effet en multipliant la quantité d'alumine. Cette méthode de
pansement antiseptique suffit pour un grand nombre de blessures qui ne
réclament, à proprement parler, aucun traitement particulier; je l'ai mentionnée en première ligne avant de parler des méthodes antiseptiques spéciales, parce que, en pratique, il se présente une quantité de blessures que
l'on ne peut ni ne veut soigner au moyen de pansements coûteux; pour
tous ces cas, les moyens simples que nous avons cités sont très suffisants.

Quant à ce qui concerne la fréquence du renouvellement du pansement
d'une plaie simple, cela dépend de la quantité de sécrétion; en général, je
trouve qu'il est sage de renouveler au moins deux fois par jour, dans les
quatre premiers jours, le pansement appliqué d'après la méthode indiquée
plus haut; si, le premier et le second jour, la sécrétion perce le pansement
après quelques heures, il faut aussitôt le renouveler. Pas n'est besoin, pour
ce pansement, de faire souffrir le patient, comme c'était le cas autrefois,
pour enlever la charpie de la plaie; l'application de gutta-percha laminée
empêche le dessèchement et l'agglutination du pansement, et il n'est néces-
cessaire que d'irriguer un peu la surface de la plaie au moyen de l'irrigateur d'Esmarch pour éloigner la charpie. Le plus souvent il suffit, quand
on change le pansement, de nettoyer la plaie avec un peu de ouate; cela
n'est même pas nécessaire, s'il n'y a pas trace de pus éliminé. Dans beaucoup de cas, on peut s'en tenir à cette forme de pansement pendant des
semaines; plus tard le pansement est renouvelé chaque jour et même seulement tous les deux ou trois jours; la cicatrisation s'étend peu à peu et
la plaie guérit sans autre intervention. Il arrive souvent aussi, en dehors
de certaines maladies des granulations dont nous aurons à parler, que, le
mode de pansement restant toujours le même, la guérison s'arrête; que,
pendant des jours, le processus de cicatrisation ne fait pas de progrès, et
que la surface bourgeonnante présente un aspect atonique. Dans ces conditions, il est nécessaire de changer de pansement, afin d'irriter d'une autre
manière la surface des granulations; presque toujours les plaies étendues
présentent des temps d'arrêt semblables pendant la cicatrisation. Dans ces
cas, vous pouvez tout d'abord faire usage d'un pansement sec; ou bien
vous emploierez un mélange de mucilage de gomme arabique, d'un peu
de camphre et de vin rouge; vous pouvez aussi badigeonner de temps à
autre la plaie avec une solution de nitrate d'argent, 0,2 à 0,4 argent.
nitric. pour 40,0 eau; ou bien vous saupoudrerez la plaie avec de l'iodoforme, qui presque toujours provoque une formation très active de granulations.

La surface de la plaie est-elle devenue plus petite, vous pourrez alors
faire usage de pommades; celles-ci sont étendues en mince couche sur de
la charpie ou sur une compresse; les plus recommandables sont : l'onguent
basilique, composé d'huile d'olive, de cire, de colophane, de suif et de térébenthine; la pommade au nitrate d'argent (0,1 pour 5,0 d'un corps gras
quelconque, avec addition d'un peu de baume du Pérou); la pommade au
précipité rouge est très avantageuse (℞ Mercur. precipit. rubri, 1,00 à 1,50;
unguenti simpl., 30,0); plus irritant encore, mais d'un très bon effet, est

l'onguent diachylon (Hebra), mélange d'emplâtre diachylon simple et d'huile d'olive, parties égales.

La cicatrisation est-elle déjà très avancée, on peut alors faire usage de pommade à l'oxyde de zinc (Zinc. oxid. 5,0 pour 40,0 Axung.) ou bien d'un peu de ouate sèche qu'on colle sur la plaie restante, qui ainsi peut guérir sous une croûte.

Jusqu'à présent, nous n'avons eu en vue que les conditions les plus simples dans lesquelles se présente la plaie, que la guérison des blessures qui sont ou bien complètement fermées, ou bien complètement ouvertes. Mais il y a des plaies étendues et profondes, produites aussi par des instruments tranchants, qui, même après avoir été exactement suturées, ne se réunissent qu'au niveau des bords cutanés, tandis que dans la profondeur il persiste une cavité remplie d'air et de sang. Supposez que vous ayez divisé la peau pour extirper une tumeur située profondément ou un os, ou que vous ayez affaire à une plaie divisant transversalement les divers tissus du membre jusqu'à l'os, et que ceux-ci se soient rétractés inégalement : dans les deux cas, les surfaces de la plaie ne pourront être rapprochées l'une de l'autre que très irrégulièrement et très inexactement, si l'on se borne à réunir les bords de la peau.

L'expérience apprend que, dans ces conditions, des surfaces de plaies étendues, fussent-elles au début lâchement rapprochées l'une de l'autre, s'écartent facilement à la suite d'hémorrhagies secondaires ou d'exsudations liquides, et que ces substances renfermées dans la profondeur subissent souvent une décomposition putride, alors que les bords de la peau sus-jacente sont exactement réunis et que l'agglutination est complète. Dans ce cas, le voisinage de la plaie se tuméfie considérablement, devient très douloureux, et il survient une fièvre intense, des troubles locaux et généraux pouvant parfois même causer la mort.

Si l'on considère exactement les cas de cette espèce, on aura la conviction que c'est la stagnation, ou, comme on a coutume de le dire, la rétention de la sécrétion, qui donne lieu à cette irritation inflammatoire locale et que de la nature de la sécrétion dépend l'intensité de la réaction.

Depuis longtemps les chirurgiens ont reconnu toute l'importance des anfractuosités des plaies et ont cherché à en réduire les dangers par un mode de pansement convenable. Je vous ai dit déjà que le pansement à ciel ouvert a pour but d'empêcher la décomposition de la sécrétion, en évitant, autant que possible, la rétention de celle-ci dans la cavité de la plaie. Dans beaucoup de cas, il suffit de laisser complètement la plaie béante ; mais pour les plaies anfractueuses profondes, s'étendant dans l'épaisseur du tissu musculaire, il est rare que, par la position seule du patient, sans autre expédient, on arrive à éviter cet accident ; il faut avant tout que le patient reste dans l'état d'immobilité qui lui a été prescrit, ce qui rencontre en pratique des difficultés insurmontables. Par conséquent, pour éviter la rétention, il faut prendre des précautions qui empêchent l'agglutination des surfaces fraîches de la plaie entre elles. On y arrive soit en introduisant des drains, soit, ce qui vaut mieux, en remplissant toute la cavité de la plaie de pièces à pansement antiseptiques.

Il semble, d'après cela, qu'une méthode d'après laquelle les surfaces de la plaie sont mises en contact avec des objets de pansement ne doive plus être considérée comme appartenant au « pansement à ciel ouvert ». Cependant, si l'on admet que le principe de ce dernier consiste à empêcher toute réunion *per primam* et à n'obtenir la guérison qu'après bourgeonnement et suppuration, on devra bien considérer cette méthode ainsi modifiée comme analogue au « pansement à ciel ouvert ».

Ceux qui pensent que le pansement à ciel ouvert consiste uniquement à abandonner la partie blessée à elle-même et à en recueillir la sécrétion dans un vase n'en comprennent nullement la raison. Pour remplir la cavité d'une plaie, nous nous servons actuellement soit de tampons de ouate hydrophile, soit de bandelettes de tissu poreux, de gaze, substance très employée dans le pansement moderne. Cette substance est trempée dans la solution d'acétate d'alumine ou imprégnée d'un des antiseptiques secs généralement en usage et dont nous parlerons ultérieurement. Il faut que les tampons soient introduits partout jusque dans les angles les plus cachés de la plaie, et qu'ils n'entravent nullement l'écoulement de la sécrétion. L'application de drains, convenablement faite, prévient le mieux ce dernier accident. Sur le pansement on applique une compresse pliée plusieurs fois, un morceau de gutta-percha laminée, et le tout est fixé au moyen de tours de bande qui en même temps exercent une certaine compression. Si la sécrétion est modérée, le pansement peut rester plusieurs jours en place ; sinon il faut le renouveler au moins une fois dans les vingt-quatre heures, parce que son action antiseptique est de courte durée et suffit seulement à désinfecter la sécrétion qui est aspirée par la matière à pansement. Si satisfaisants qu'étaient les résultats du pansement à ciel ouvert, comparés à ceux des procédés sans but et sans plan autrefois en usage, ils n'étaient cependant pas toujours à l'abri de graves complications locales et générales. De plus, cette méthode ne peut être considérée comme la plus appropriée aux plaies récentes et aseptiques.

Aujourd'hui cependant, le pansement à ciel ouvert est relégué au second rang et n'est employé que dans les cas où la méthode antiseptique occlusive n'est pas de mise. Pour ces cas, on a apporté quelques modifications à la technique du pansement à ciel ouvert, modifications qui établissent une transition entre ce traitement et le pansement antiseptique occlusif. Nous en reparlerons ultérieurement.

Le pansement occlusif antiseptique typique est appelé du nom de son inventeur, le chirurgien écossais Lister, « méthode Lister ».

Sans doute ce fut un grand avantage pour le blessé et un triomphe pour notre art, que la réalisation de la guérison *per primam* de toute grande plaie anfractueuse, sans que pour cela le malade fût exposé à un danger quelconque. A la vérité, dans le traitement à ciel ouvert, il peut se faire aussi que les surfaces de la plaie se rapprochent si intimement l'une de l'autre qu'il en résulte une guérison, par première intention, presque complète, et cela sans autre secours de l'art ; mais, en général, ce fait est rare ; en raison du principe de la méthode, il ne doit pas même se réaliser, et, si des adhérences s'établissent entre les surfaces de la plaie, elles doivent être rompues.

Déjà avant Lister on a voulu obtenir une réunion immédiate des surfaces de la plaie, soit par l'application de bandes les comprimant l'une contre l'autre, soit par des sutures profondes; mais si cela réussissait dans certains cas, dans d'autres circonstances assez nombreuses, malgré cette compression, les surfaces de la plaie étaient écartées l'une de l'autre par du sang ou un exsudat; ceux-ci, ne trouvant aucune issue, subissaient alors une décomposition putride, de sorte que cette méthode entraînait après elle un danger si sérieux, que tout chirurgien consciencieux dut bien s'en abstenir.

Lister alors chercha, pour résoudre le problème, à obtenir dans une grande étendue, pour les plaies anfractueuses, une réunion *per primam* et à écarter ainsi, autant que possible, le danger de la rétention et celui de la décomposition putride de la sécrétion. Dans ce but, il s'appuya sur cette idée théorique que toute décomposition putride de la sécrétion au sein de la plaie est due exclusivement à la pénétration d'organismes végétaux microscopiques du groupe des *schistomycètes*, dont la présence dans l'air atmosphérique est la raison essentielle de l'influence exercée par celui-ci sur les plaies anfractueuses. Lister adoptait ainsi l'opinion d'abord émise par Th. Schwann, à savoir que la putréfaction et la fermentation sont dues à la présence de ferments organiques; dans tous les cas, cette manière de voir semble avoir été prouvée jusqu'à l'évidence, à présent que les recherches les plus variées et les plus scrupuleuses sont faites sur ce sujet.

L'air atmosphérique contenant des milliards d'organismes semblables, on devait se figurer facilement que ceux-ci pussent s'attacher aux objets de pansement, aux éponges, aux instruments et surtout à la personne et aux vêtements du chirurgien lui-même, et qu'ainsi les plaies fussent infectées par les divers objets mis en contact avec elles, en d'autres termes que les plaies fussent exposées à une décomposition putride. Partant de cette idée, Lister imagina, après des recherches et des modifications nombreuses, une méthode de pansement dont les temps essentiels sont les suivants :

1° Désinfection minutieuse de la plaie elle-même, des parties voisines et de tout ce qui est mis en contact avec elle, même de l'air atmosphérique. Lister pense pouvoir atteindre ce but en mettant les germes de putréfaction hors d'état d'agir au moyen d'un contact avec des solutions d'acide carbolique.

L'acide carbolique a en effet une influence antiseptique, c'est-à-dire qu'employé à un degré de concentration convenable il anéantit la propriété qu'ont les organismes microscopiques de se développer. Nous n'avons pas l'intention pour le moment de faire une critique de cette manière de voir; qu'il nous suffise de constater que Lister prétend pouvoir atteindre son but par le lavage, au moyen d'une solution phéniquée à 5 p. 100, des objets qui doivent être mis en contact avec la plaie. Pour désinfecter l'air atmosphérique, il se sert d'un appareil analogue au pulvérisateur de Richardson, au moyen duquel un fin nuage d'acide carbolique est projeté sur la plaie pendant tout le temps que celle-ci reste exposée à l'air. On appelle cet appareil un *spray* [1], et dans ces derniers temps on a construit

1. Spray est un mot anglais qui signifie « pluie fine ».

(spray à vapeur) des appareils de ce genre activés par la vapeur d'eau. Quand la plaie et tout le reste ont été ainsi désinfectés par la solution carbolique à 5 p. 100, on procède au second temps de la manœuvre, qui consiste :

2° A réunir exactement les surfaces de la plaie et à éviter l'accumulation de la sécrétion et sa décomposition en la dérivant au dehors, par le plus court chemin, au moyen d'un nombre déterminé de drains qui sont coupés au ras des surfaces de la plaie. La peau, dans l'intervalle des drains, est exactement suturée; ces derniers eux-mêmes sont ou bien suturés aux bords de la plaie, ou bien fixés par des épingles de sûreté pour empêcher qu'ils ne glissent à l'intérieur. Ces drains ne doivent être ni trop longs ni trop minces, afin qu'ils ne puissent pas être comprimés et rendus imperméables par la pression des parties molles.

3° La plaie étant convenablement drainée, on procède au pansement, dont le but essentiel est d'amener de suite une agglutination des surfaces de la plaie, en les mettant en contact l'une avec l'autre aussi exactement que possible. Mais pour que la sécrétion qui s'écoule au dehors ne puisse pas se décomposer, auquel cas la décomposition s'étendrait jusque dans la cavité de la plaie, on recouvre celle-ci d'une grande quantité d'étoffe à pansement, s'imbibant facilement (gaze Lister), imprégnée d'acide phénique en solution, de telle sorte que la sécrétion absorbée par cette matière est en même temps désinfectée. Toutefois, comme l'acide carbolique, malgré ou plutôt à cause de ses propriétés antiseptiques, exerce une action irritante sur la surface de la plaie, et que l'on doit éviter un contact trop long de cette substance sur les tissus blessés, Lister recouvre la plaie elle-même et les points où s'ouvrent les drains d'une étoffe imperméable, « protective silk », qui n'empêche aucunement l'écoulement de la sécrétion. Ce n'est autre chose qu'un tissu de soie d'une extrême minceur trempé dans une solution carbolique, et rendu imperméable par un vernis. Fait de cette façon, le pansement doit, d'une part, désinfecter la plaie et, d'autre part, en éloigner les germes de décomposition, puisque l'air atmosphérique est en quelque sorte débarrassé par filtration de ses éléments dangereux.

Pour empêcher l'accès de l'air et favoriser la pénétration de la sécrétion dans la gaze, Lister recouvre la couche extérieure du pansement d'un tissu imperméable, « le makintosh », qui n'est autre chose qu'une sorte de toile de caoutchouc. Par-dessus ces différents objets, au niveau des bords du pansement, on dispose de la ouate phéniquée, qui agit comme un filtre et désinfecte l'air atmosphérique; enfin le tout est fixé au moyen d'une bande exerçant une compression exacte. Le traitement ultérieur doit être, d'après Lister, réglé d'après les mêmes principes.

Il évite tout d'abord, autant que faire se peut, toute irritation soit mécanique, soit chimique de la plaie; c'est pourquoi il ne change le pansement que lorsque celui-ci ne remplit plus son but, ne désinfecte plus la sécrétion, quand il n'y a plus de matériaux de désinfection.

Ce fait se reconnaît à l'état du pansement qui est alors imbibé par la sécrétion. Dès qu'on aperçoit à sa surface des taches brunes et humides, le pansement doit être renouvelé; cela se fait encore sous le spray phéniqué; la plaie elle-même est touchée avec les plus grands ménagements; on s'assure seulement du fonctionnement des drains, sans toutefois faire d'injection dans la cavité de la plaie et sans soumettre celle-ci au contact de l'acide carbolique; pour nettoyer, on se sert uniquement de ouate légèrement humide. Le pansement est ensuite appliqué de la même façon que la première fois. D'habitude, le premier pansement doit être changé après vingt-quatre heures; plus tard, on peut le laisser plusieurs jours sans y toucher, parce qu'il y a peu de sécrétion et parce que la quantité de gaze appliquée sur la plaie suffit pour la recueillir, pour la désinfecter, et souvent aussi pour la dessécher.

Les manipulations tant soit peu compliquées que nous venons de décrire constituent la technique du pansement occlusif tel que Lister l'a définitivement recommandé; nous ne nous arrêterons pas davantage sur la pratique de ce procédé; la théorie sur laquelle il repose doit cependant encore attirer notre attention un instant. Comme je l'ai dit, Lister pense que l'action antiseptique de son procédé repose uniquement sur ce fait : qu'il aurait pour effet soit de rendre inoffensifs les germes organiques de putréfaction, les champignons, soit de les éliminer complètement. Il fait complètement abstraction de la possibilité d'une action phlogogène et pyrogène due aux produits de décomposition chimique de l'albumine, sans intervention d'éléments organiques. Cela n'est évidemment pas correct; nous avons déjà vu que le sang et la lymphe extravasés et non décomposés pouvaient exercer, bien qu'à un moindre degré que la sécrétion décomposée, une action éminemment irritante locale et générale. Reste à savoir à présent si nous pouvons considérer ces substances non décomposées comme des ferments, dans le sens physiologique du mot. Vous savez qu'il y a des produits de sécrétion normale, comme la salive, le suc gastrique, la sécrétion pancréatique, etc., qui agissent comme ferments et qui, produits d'une sécrétion cellulaire, provoquent la décomposition chimique, sans la présence d'éléments cellulaires. Nous devons considérer le *fibrinferment* de Schmidt et l'*histozim* de Schmiedeberg comme analogues.

Si l'on ne désigne par le mot ferment que les substances dont l'action est indépendante de la quantité, puisqu'une quantité très petite de ferment se reproduit continuellement et donne toujours naissance à de nouvelles décompositions sans s'épuiser, quand les circonstances sont favorables, les sécrétions physiologiques, dont nous venons de parler, ne sont plus des ferments dans le sens chimique du mot; en effet, leur influence est liée à la présence d'une quantité déterminée, en l'absence de laquelle toute action cesse d'avoir lieu. C'est ainsi que semblent agir les sécrétions non décomposées des plaies, le sang, la lymphe, le suc parenchymateux, etc. : si elles sont résorbées, ce qui détermine dans tous les cas un certain degré de réaction, de fièvre traumatique, leur influence prend fin.

Il en est autrement pour les ferments organiques, dans le sens de Pasteur. De même qu'il suffit, d'après les recherches de Pasteur, d'une quantité minime de levain pour produire, quand les circonstances sont favorables, un processus de fermentation, qui ne prend fin que lorsque les matériaux de nutrition (Nährmaterial) sont épuisés, de même la plus légère infection par des germes de putréfaction organisés suffit pour entraîner une décomposition des éléments albuminoïdes de la sécrétion d'une plaie. Les ferments organiques qui sont composés par des filaments végétaux du dernier ordre et par leurs spores ont, comme les champignons de la levure, cela de caractéristique que, lorsque les circonstances sont favorables, ils se développent rapidement dans les liquides nutritifs et donnent sans cesse naissance à de nouveaux processus de décomposition. Par conséquent, la présence dans la plaie de ces germes organiques peut donner lieu à des échanges chimiques dont les produits ont un effet pyrogène ou phlogogène ou bien ces deux effets réunis. L'existence seule des organismes en question dans la sécrétion décomposée d'une plaie ne prouve nullement qu'ils sont le point de départ de la décomposition, puisqu'ils pourraient en être aussi bien le résultat que la cause; cependant il résulte de recherches récentes qu'une quantité d'organismes microscopiques, appartenant au groupe des Schistomycètes et dont on trouve des germes presque partout, dans l'air et dans l'eau, ainsi que dans la plupart des substances organiques, exercent une influence directe sur les tissus, influence en partie mécanique et résultant de leur multiplication et de leur pénétration dans les tissus, et en partie chimique, due aux produits de décomposition auxquels leur développement donne lieu.

Ces derniers produits peuvent être directement transportés dans la circulation, comme des substances chimiques, comme des poisons, et y exercer leur action délétère, sans que la présence des germes de décomposition dans l'organisme soit pour cela nécessaire.

Les microorganismes, et particulierement les schistomycètes, ont, dans ces dix dernières années, beaucoup préoccupé les pathologistes et les chirurgiens, aussi existe-il actuellement un grand nombre de travaux relativement à ce sujet. Après de nombreux tâtonnements, on a enfin trouvé des méthodes permettant d'isoler certaines formes de microbes, de les cultiver isolément et de déceler leur présence dans les préparations microscopiques des tissus, au moyen de réactions particulières par les substances colorantes. En France, Pasteur et ses élèves, en Allemagne, Billroth, Hallier, Cohn, Klebs, Eberth, Orth, Birch-Hirschfeld, Rosenbach, etc., mais surtout Koch et ses élèves, ont poursuivi l'étude de ces microparasites et ont démontré par leurs travaux qu'il existe, à côté des processus de putréfaction des tissus mortifiés, toute une série de phénomènes pathologiques dans l'organisme vivant, qui sont dus à la pénétration de microparasites spécifiques et à la multiplication de ceux-ci. Nous savons aujourd'hui que certains microbes provoquent l'inflammation et la suppuration, que d'autres donnent lieu à la gangrène, que la plupart des complications locales et générales des plaies, qu'un grand nombre d'affections aiguës et chroniques sont de nature infectieuse et parasitaire. Nous ne pouvons pas décrire en détail toutes les phases par lesquelles la théorie microbienne a passé dans ces dix dernières années, sans qu'on puisse encore prévoir le terme de leur évolution; cela nous entraînerait trop loin, et l'espace dont nous disposons est insuffisant pour cette étude. Contentons-nous de décrire les faits morphologiques essentiels et de déterminer l'importance des microparasites dans les processus pathologiques dont il est ici question.

Voyons d'abord les diverses espèces que l'on rencontre le plus fréquemment dans les tissus et les liquides décomposés. Ce sont tantôt de petites sphérules (micrococcus, μικρὸς, petit, et ὁ κόκκος, le noyau), tantôt de petits bâtonnets (bactéries, de βακτήριον, bâtonnet) que l'on trouve isolés ou réunis deux à deux, d'autres fois enchaînés au nombre de 4 à 20 et davantage (streptococcos, ὁ στρεπτὸς, la chaîne, et ὁ κόκκος), souvent enfin réunis par une masse muqueuse, qu'ils sécrètent, en formations irrégulièrement rondes et cylindriques (coccoglia, de κόκκος et ἡ γλια ou γλοία, colle).

Ces éléments varient beaucoup de volume, puisqu'ils oscillent entre le diamètre d'une granulation pâle et à peine visible avec le plus fort grossis-

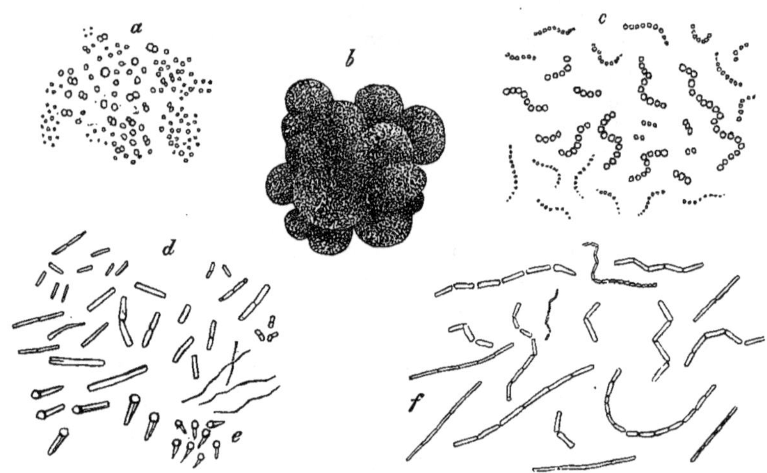

Fig. 18. — *a*, micrococcus (monades, Hueter ; microspores, Klebs) ; *b*, coccoglia ou gliacoccos (zooglæa Cohn) ; *c*, streptococcos (Torula) ; *d*, bactéries ; *e*, vibrio ; *f*, streptobacteria (leptothrix, Hallier). Grossissement, 300-500.

sement jusqu'à celui du noyau d'une cellule de pus ; de plus, ces éléments tantôt sont mobiles, tantôt sont fixes. On admet assez généralement que ces petits organismes appartiennent, non pas au règne animal, mais au règne végétal, et qu'ils sont de la famille des algues.

Quant à leur classification systématique en botanique et à leurs relations éventuelles les uns avec les autres, on discute encore ; l'histoire de leur développement n'est nullement éclaircie, et même jusque dans ces derniers temps on n'a cessé d'affirmer qu'ils naissent par « génération équivoque », ou, comme l'on dit aujourd'hui, par « abiogenèse » (c'est-à-dire sans le concours d'organismes vivants). D'après les recherches de Billroth, il est très vraisemblable que toutes les formes de végétations précitées appartiennent à une espèce végétale, qu'il a désignée sous le nom de coccobactérie septique, parce qu'elle se présente sous la forme de coccos et de bactéries et parce qu'elle se rencontre surtout dans les liquides en putréfaction. La façon dont ce végétal se développe est, d'après lui, la suivante : dans l'air sec il y a d'abord des germes desséchés, germes de durée, germes stables, qui apparaissent sous l'objectif du microscope comme de fines poussières; celles-ci, au contact de l'eau, se gonflent, et un plus ou moins grand nombre de granulations pâles en résultent : micrococcus (fig. 18, *a*). Ces derniers, sous l'influence de circonstances extérieures, se présentent sous les formes diverses suivantes :

1° En se multipliant par scission, ils sécrètent une masse colloïde muqueuse (glia) au moyen de laquelle ils sont réunis en petites sphères comme le frai de grenouille : coccoglia ou gliacoccos (fig. 18, *b*); cette variété constitue surtout la pellicule brun clair et cohérente que l'on voit souvent à la surface des liquides, mais elle végète aussi dans les interstices des tissus et se trouve dans les liquides sous forme de flocons blanc grisâtre; ces formations sont toujours immobiles; dans certains cas, la « glia » se condense autour de ces granulations et de ces cylindres en une membrane, les coccos y contenus deviennent mobiles et s'échappent par une ouverture de la capsule (ascoccocos, de ἀσκὸς, outre).

2° Les coccos isolés se divisent toujours dans un sens, et quelques-uns d'entre eux restent réunis par une mince couche de glia comme le frai de crapaud (fig. 18, *c*); ces streptococcos sont parfois mobiles, ils serpentent lentement sur le champ du microscope; la plupart toutefois sont immobiles. On les rencontre en grande quantité aussi bien dans la sécrétion fraîche des plaies que dans le pus (très fréquemment aussi dans l'urine alcaline), sans que la sécrétion ou le pus aient toujours pour cela une mauvaise odeur. Le streptococcos est avec le micrococcos isolé et le gliacoccos la coccobactérie que l'on rencontre le plus fréquemment dans les sécrétions décomposées et dans la diphthérie (dont nous parlerons plus tard) des plaies. A l'état de repos complet, le streptococcos peut constituer des filaments qui se maintiennent longtemps perpendiculaires à la surface du liquide, ce que l'on nomme un gazon de champignons; toutefois c'est là un fait extrêmement rare dans l'organisme vivant, et qu'il est très difficile de rendre visible sous le microscope.

3° Les coccos se transforment en bâtonnets, en bactéries; chaque bactérie se développe en longueur, puis se divise transversalement; par l'intermédiaire de ces formes de végétations, il se produit alors des chaînes de bactéries (fig. 18, *f*), qui sont mobiles ou immobiles, et qui peuvent aussi former des « gazons de champignons », comme les streptococcos; ou bien la division des bactéries est si complète, qu'elles sont isolées ou seulement associées deux à deux (diplobactéries); celles-ci sont parfois complètement immobiles, mais le plus souvent elles sont douées d'une très vive mobilité. La division des bactéries se fait dans certains liquides avec une très grande rapidité, et alors les bâtonnets deviennent de plus en plus courts, au point de devenir presque carrés, enfin ils semblent s'arrondir, et, grâce à ces innombrables formes de transition, la distinction du coccos d'avec les bactéries disparaît.

Les végétations de bactéries prospèrent difficilement dans la sécrétion des plaies, dans le pus et dans le sang décomposé; elles se forment au contraire et persistent à l'état de repos dans tous les liquides cadavériques et dans les infusions aqueuses de presque tous les tissus; dans celles-ci, elles sont très mobiles.

Toutes ces végétations exigent pour se multiplier rapidement une abondante quantité d'eau et de substances organiques, et surtout des éléments azotés; elles supportent pendant un certain temps une dessiccation modérée; toutefois, si elles se dessèchent complètement, elles meurent. Si même, plus tard, le contact de l'eau les fait de nouveau gonfler, elles n'en ont pas moins perdu leur faculté de végéter. Elles peuvent résister à un degré de froid incroyable sans mourir; de même, elles supportent une température voisine de 100° C., mais elles sont tuées par la température de l'eau bouillante si on les laisse longtemps exposées à cette influence. Elles peuvent végéter dans les liquides et les tissus humides à l'abri complet de l'air atmosphérique, jusqu'à ce qu'elles aient consommé tout l'air de ces liquides. Si ces derniers ne reçoivent pas de nouveau de l'air, les végétations de coccobactéries meurent, puisqu'elles ne peuvent décomposer ni l'eau, ni une combinaison organique quelconque.

Dans ces conditions, il se pourrait que certaines coccobactéries à la suite de l'évaporation des liquides, ce qui arrive si souvent dans la nature, fussent entraînées dans l'air atmosphérique et de là transportées partout; mais dans l'air sec ces végétations devraient se dessécher, mourir, s'altérer et puis se transformer en une poussière organique, privée de toute aptitude d'organisation. Il est à craindre qu'il n'en soit pas ainsi. De même que chez certaines algues d'eaux stagnantes, qui possèdent les mêmes propriétés vitales, et qui n'échappent pas à l'influence de la dessiccation, il est des circonstances sous lesquelles, dans des éléments isolés de coccobactéries, une grande quantité d'un protoplasme très concentré se réunit en granulations brillantes à contours foncés, granulations qui se distinguent très bien, par les propriétés énumérées, des autres coccos, si même on ne peut toujours les distinguer avec certitude des fines granulations graisseuses.

Ces granulations possèdent les caractères des spores de champignons et des graines très résistantes; elles peuvent se dessécher complètement, être soumises à une température au-dessous de 0° ou à une chaleur dépassant 100° Cels. et être mises pendant longtemps à l'abri complet de l'air, sans perdre leurs facultés germinatives; c'est pourquoi on les appelle « spores durables ». D'après ce que Billroth a observé, elles s'organisent certainement et très souvent en bactéries; cependant elles forment aussi des coccoglia; quant à savoir si certaines granulations de streptococcos peuvent se transformer en spores durables, je ne vous en dirai rien. Ces spores durables sont les germes secs de l'air dont nous avons parlé; le séjour dans un liquide ou à sa surface, ou encore sur un tissu très humide, suffit à leur développement.

Les organismes de la putréfaction peuvent se développer partout, à l'intérieur de l'organisme vivant, où existent des tissus ou des liquides privés de vie, par exemple du sang extravasé, tandis que le tissu sain, physiologique, oppose une résistance considérable à leur développement. Au contraire, il y a d'autres microparasites pathogènes qui trouvent dans les tissus vivants, dans les cellules, dans le sang, dans les espaces lymphatiques, des conditions particulièrement favorables à leur développement et à leur multiplication, qui envahissent ainsi l'organisme et y donnent lieu aux

troubles les plus variés. Ces espèces particulières, douées d'une activité spéciale, sont essentiellement différentes des organismes de la putréfaction et
sont elles-mêmes détruites par ces derniers, de sorte que, si paradoxal que
cela puisse paraître, la putréfaction doit être considérée comme le facteur
antiparasitaire par excellence des contages organiques spécifiques. Jusque
dans ces derniers temps, la plus grande incertitude et la plus grande hésitation ont régné dans les indications relatives à l'existence de microorganismes pathogènes propres aux divers processus pathologiques, parce que
les observateurs confondaient constamment, dans leurs expériences et dans
les faits observés chez l'homme, les organismes spécifiques avec les organismes de la putréfaction, et parce que l'on ne connaissait aucun moyen
certain d'isoler et de cultiver une espèce déterminée, parmi cette quantité
de microbes et de spores variés au milieu desquels les germes de la putréfaction se multiplient toujours rapidement. C'est à M. Koch que revient le
mérite d'avoir trouvé et d'avoir perfectionné une méthode scientifique-
ment irréprochable pour la recherche des microparasites. Cette méthode
repose essentiellement sur le principe suivant : on étale, sur une surface
aussi considérable que possible d'un élément de culture consistant, une
quantité notable de microbes, de façon que chaque espèce puisse se développer en colonies serrées, mais isolées les unes des autres ; on peut ainsi
reconnaître à l'œil nu les diverses formes de végétations à l'aspect particulier des taches qu'elles produisent, à leur mode d'accroissement, etc.

Koch a démontré l'importance de l'aspect macroscopique des cultures au
point de vue du diagnostic de l'espèce et la nécessité, pour distinguer les
uns des autres certains microbes dont les formes microscopiques paraissent absolument semblables, de recourir à la culture sur une substance
consistante. Un procédé important pour la recherche microscopique des
microbes est la coloration au moyen de certaines substances, surtout au
moyen des couleurs d'aniline. On avait, il est vrai, déjà coloré les micro-
organismes, mais Koch le premier a montré comment il fallait employer les
couleurs d'aniline pour déceler les microorganismes pathogènes, et de plus
il a contribué à rendre plus nette l'image microscopique des microbes
colorés au sein des coupes, par une méthode d'éclairage spéciale par le
condensateur d'Abbé.

Je ne puis vous décrire la technique des cultures et des recherches
enseignées par Koch. Il faut être complètement familiarisé avec ces procédés et en avoir fait longtemps usage pour pouvoir se livrer à des recherches personnelles sur la présence et sur l'importance des microparasites
dans les processus pathologiques, et c'est parce que l'on ne tient pas assez
compte de ce fait que tant de travaux, qui ne résistent pas à une critique
sérieuse, sont publiés.

Nous devons encore ajouter que, pour apprécier l'activité pathologique
des microbes, il faut d'abord qu'ils soient cultivés à l'état de pureté. C'est-
à-dire qu'on doit les étaler sur un milieu de culture approprié et artificiellement préparé (gélatine de viande avec addition de peptone), qui est au
préalable stérilisé, privé de tout germe étranger, et les laisser alors se
développer ; cette première culture sert pour l'ensemencement d'une se-

conde, celle-ci pour une troisième, et ainsi de suite; ce n'est que si les mêmes microbes, et seulement ceux-là, se sont formés dans ces cultures successives, qu'on inocule l'animal soumis à l'expérience, avec le produit pur de la dernière culture.

Si, à la suite de cette inoculation, des modifications pathologiques apparaissent chez l'animal, il faudra établir qu'elles sont bien le résultat de la multiplication des germes inoculés et de cette multiplication seulement, en faisant une contre-épreuve, c'est-à-dire en reproduisant les cultures primitives au moyen du liquide contenant des microbes provenant de l'animal en question. Alors seulement, et à cette seule condition que l'expérience ait été

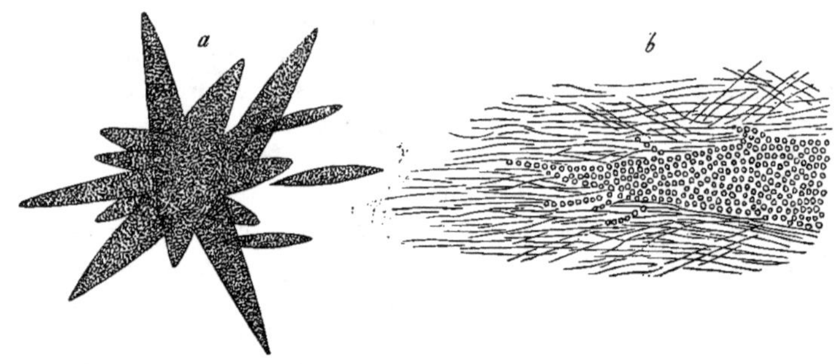

Fig. 19. — *a*, figure microbienne de la cornée d'un lapin ; multiplication des coccus entre les lamelles, à la suite de l'inoculation. Faible grossissement. — *b*, une extrémité de la figure vue à un fort grossissement, 600. D'après V. Frisch.

plusieurs fois renouvelée et suivie du même résultat, on peut, si aucune erreur n'a été commise dans la méthode, admettre qu'on a trouvé le microorganisme propre à l'affection.

Les premières recherches expérimentales sur le développement des microbes dans l'organisme vivant ont été pratiquées sur la cornée : on inoculait des coccus et on observait leur développement dans le milieu transparent. Au début, les microbes s'y multiplient sans donner lieu à la moindre réaction; parfois il se produit un léger trouble étoilé visible à l'œil nu, *figure microbienne;* il est dû à une agglomération de coccus fortement serrés les uns contre les autres, entre les lamelles de la cornée. Bientôt cependant il se développe une inflammation correspondant à la nature du microbe inoculé, de la suppuration ou de la gangrène, ou bien la colonie disparaît sans modifier le tissu, les microorganismes meurent (v. Frisch).

Vous trouvez déjà ici un exemple de l'action variable qu'exercent les microbes; il en est qui donnent lieu à la gangrène, d'autres à la suppuration; la plupart toutefois provoquent l'inflammation.

Nous connaissons d'ailleurs encore des formes inflammatoires spécifiques produites par des micro-organismes pathogènes, par exemple l'érysipèle; nous reviendrons plus tard sur ces faits. Le premier effet d'une culture pure (privée par conséquent de toute substance chimique irritante), appréciable sur les tissus, est dans tous les cas une action mécanique, due à la multiplication rapide et à l'extension de la colonie; après se manifeste l'influence particulière du microbe en question : nous en ignorons le mécanisme, nous ne l'apprécions que par la réaction du tissu. Cependant tous les microbes, quelle que soit leur nature, ne se développent pas dans notre organisme ; le corps humain se montre indifférent à l'égard de certains d'entre eux ; d'autres formes ne prospèrent que dans des conditions pathologiques toutes spéciales ; d'autres enfin ne se multiplient que dans certains tissus et organes. Beaucoup d'espèces pathogènes, les microbes de la putréfaction exceptés, se développent habituellement en dehors du corps humain et du corps des animaux et ne pénètrent pour ainsi dire qu'accidentellement dans l'organisme vivant ; d'autres enfin ne peuvent atteindre leur développement normal que dans l'organisme animal, en dehors duquel ils restent à l'état de spores.

Je ne puis non plus vous décrire ces formes de microbes qui ont été trouvées dans les divers processus pathologiques, dans les maladies infectieuses de l'homme et d'un grand nombre d'animaux ; nous parlerons plus tard de quelques espèces spéciales. Ce que vous ne devez pas perdre de vue pour le moment, c'est que la plupart des microorganismes qui donnent lieu aux processus de décomposition des plaies et de leurs sécrétions, qui se rencontrent dans le pus, dans la sanie, etc., appartiennent au groupe des microorganismes de la putréfaction, aux microbes septogènes, de sorte que, si l'on ne mentionne expressément aucun caractère spécifique propre, il faut toujours entendre par infection microparasitaire l'infection septique produite par les germes de la putréfaction. Ajoutons qu'on désigne en général les formes rondes sous le nom de coccus, et celles en bâtonnets sous celui de bactéridies ; les bactéries volumineuses s'appellent aussi bacilles.

Sur quoi repose la théorie de Lister, étant données les connaissances actuelles sur les microparasites ? Lister croyait pouvoir préserver complètement la plaie de ces petits organismes au moyen de son pansement. Mais en pratique ce fait ne se réalise pas : de nombreuses observations ont prouvé qu'après l'emploi le plus scrupuleux de la méthode Lister, et lors même que durant la marche de la plaie il n'existe pas de réaction, il peut y avoir sous le pansement des microorganismes, sans qu'il soit possible de constater une action spéciale exercée par eux sur la guérison de la lésion. Lister a tourné cette difficulté en admettant qu'il y avait de bons et de mauvais micrococcos ; et que les premiers seuls se présentaient sous le pansement fait d'après les règles. Mais cette distinction est purement théorique ; rien ne permet d'établir une différence de forme entre ces deux prétendues variétés. De nombreuses recherches ont prouvé que les solutions carboliques, telles que les emploie Lister, ne suffisent nullement pour tuer les germes suspendus dans l'air atmosphérique et adhérents aux objets de pansement, aux éponges, etc. Une autre objection peut encore être faite : c'est que cette méthode ne met pas à l'abri des processus de décomposition provoqués, non pas par les germes qui pénètrent du dehors dans la plaie, mais par ceux qui déjà existent dans l'organisme. *A priori*, on peut très bien admettre que les organismes microscopiques qui sont introduits en masse dans les poumons avec l'air inspiré passent des alvéoles dans le sang, et qu'ils peuvent s'établir dans la plaie. Toutefois, dans les conditions normales, cela ne paraît pas être le cas. D'après des recherches récentes et très précises, l'organisme vivant et sain ne renferme pas de germes organiques; il semble même que le sang circulant normalement ne soit pas du tout un terrain nutritif qui leur convienne; bien plus, après des injections intraveineuses de liquides contenant ces organismes, à la condition toutefois qu'ils ne contiennent aucun produit de décomposition, il n'y a aucun signe appréciable de réaction générale, et les organismes qui, au début, sont facilement reconnaissables dans le sang, disparaissent très vite sans laisser de traces.

La multiplication et l'influence des micrococcus semblent plutôt dépendre de la nature du substratum nutritif qu'ils trouvent; toutes les recherches semblent établir que l'organisme vivant oppose une résistance extraordinaire à l'invasion de ces champignons; lorsqu'il n'y a dans la plaie aucune accumulation de sécrétions, les champignons n'ont guère l'occasion de se développer; ils meurent bientôt, sans avoir provoqué des phénomènes de décomposition. De plus, les sécrétions peuvent, par l'emploi de l'acide phénique, être à ce point modifiées, qu'elles cessent de constituer un liquide de culture approprié aux végétations de coccus.

Il ne s'agit donc pas tant, dans la théorie du pansement antiseptique occlusif, d'éloigner tout germe organique de la plaie, ce qui — des observations précises en sont la preuve — n'est pas toujours réalisable, que d'éloigner les matériaux de nutrition des microgermes, et de favoriser la réalisation de conditions telles que les organismes pénétrant dans la plaie n'y trouvent plus les moyens de s'y développer.

Pendant que l'on cherchait à réaliser ces deux desiderata de diverses façons et aussi complètement que possible, la technique du pansement occlusif antiseptique subissait, particulièrement de la part des chirurgiens allemands, de Volkmann, de Thiersch et d'autres, certaines modifications qui n'en ont pas modifié le fond, mais qui l'ont rendue moins compliquée et plus facile. Une question importante et toute d'actualité est celle-ci : le spray, qui constitue dans la méthode Lister la manœuvre la plus désagréable de toutes, est-il ou non indispensable? Les résultats des recherches faites à ce point de vue permettent de dire que le spray fait avec une solution phéniquée à 2,5 p. 100, comme on l'emploie d'habitude, est non seulement superflu, mais même nuisible. En premier lieu, il n'empêche pas la pénétration des bactéridies dans la plaie; au contraire, les germes peuvent, sous son influence, être projetés sur elle, en même temps que le nuage d'acide carbolique. En outre, la plaie, constamment baignée par l'acide phénique, est irritée, et il se produit assez fréquemment, sous cette influence, des phénomènes d'intoxication dus à la résorption de cette substance.

De fait, l'expérience clinique prouve que les résultats de la méthode antiseptique, quand on fait usage à plusieurs reprises d'une irrigation de solution phéniquée à 2,5 p. 100, sont au moins aussi bons que quand on emploie le spray. A peine eut-on supprimé le spray que l'on chercha à restreindre la dépense occasionnée par le pansement de Lister; le protective-silk et le makintosh furent remplacés par la gutta-percha laminée; puis on appliqua directement la gaze antiseptique sur la plaie, et, au lieu d'employer les huit couches égales de gaze, on recouvrit la plaie de gaze chiffonnée, c'est-à-dire de morceaux de gaze de la grandeur d'un mouchoir de poche, lâchement chiffonnée et serrée sur la plaie et sur les parties avoisinant celle-ci, de façon à exercer en même temps une certaine compression. La ouate phéniquée fut remplacée par la ouate hydrophile et désinfectée de Bruns ou par la jute. Enfin, on a cherché à remplacer l'acide phénique par un antiseptique plus énergique et n'en ayant pas les inconvénients. L'acide carbolique, à l'état concentré, a une action extrêmement caustique, il irrite la surface de la plaie et la peau saine, même quand il est fortement dilué.

Chez les personnes sensibles il détermine de l'eczéma, et les mains du chirurgien ont beaucoup à souffrir de l'action continue de cette substance. Cela ne serait rien encore, mais la résorption carbolique donne parfois lieu à des phénomènes d'intoxication graves, pouvant devenir mortels. Cet empoisonnement a pour symptômes le collapsus, la chute de la température du corps, des vomissements, des diarrhées sanguinolentes, etc.; il est particulièrement redoutable chez les enfants. On a fait valoir qu'il n'est pas prouvé jusqu'à présent si c'est réellement l'acide phénique, et non pas les altérations inhérentes à cette substance, qui produisent l'apparition de ces symptômes d'empoisonnement souvent si inattendus, et survenant lors même qu'on a fait usage de très petites quantités d'acide. Cette objection est fondée, car la résorption carbolique, qui se traduit par la coloration vert olive que prend l'urine, s'observe très souvent en l'absence de phénomènes d'intoxication. Le sulfate de soude, à la dose de 4 à 5 grammes par jour, est utile dans cette circonstance, probablement parce qu'il se combine à la substance toxique.

Les préparations que l'on emploie au lieu de l'acide phénique sont : l'acide salicylique (Thiersch), le sulfate de soude (Minnich), le thymol (Billroth), le nitrate de bismuth (Kocher), l'iodoforme (v. Mosetig), le sublimé (Bergmann, Schede), etc. Il n'y a que le sublimé qui, essayé par Billroth et C. Koch comme antiseptique, se soit montré capable de remplacer complètement l'acide carbolique; certains chirurgiens l'emploient même exclusivement, non seulement sous forme de solutions désinfectantes (1 : 3000, jusqu'à 1 : 1000 d'eau), mais encore sous forme de gaze sublimée sèche, préparée de la même façon que la gaze phéniquée. Le sublimé est un des antiseptiques les plus anciens et les plus sûrs là où on ne le met pas au contact des substances albuminoïdes; il convient donc très bien pour la désinfection des instruments, des objets de pansement, etc. Cependant, porté sur une plaie ouverte, il a une action antiseptique beaucoup moindre que l'acide phénique. En outre, c'est un poison dangereux : plusieurs cas d'intoxication, suivis de mort, ont déjà été observés à la suite de son emploi, et plusieurs chirurgiens ont souffert eux-mêmes de son action toxique. De plus, il n'est pas impossible que l'usage continuel du sublimé ne puisse provoquer chez les chirurgiens, les infirmiers, etc., une intoxication mercurielle chronique; c'est pourquoi, jusqu'à présent, je n'ai pu me décider à faire usage de cet antiseptique. Jusqu'à présent, un grand nombre de chirurgiens font encore usage de l'acide phénique, comme moyen de désinfection générale; mais on évite, le plus possible, de s'en servir dans les cas de plaies présentant une grande surface de résorption, et on se sert dans ces conditions, surtout chez les enfants, du thymol (1 : 1000 d'eau) ou de l'acide borique (5-10 : 100 d'eau), en irrigations.

Vous verrez employer à la clinique deux espèces de solutions phéniquées : l'une à 2 1/2 p. 100, l'autre à 5 p. 100. La première sert pour les éponges, les instruments, la soie, etc., pour irriguer la surface de la plaie, pour rincer les éponges, etc. La seconde est employée pour désinfecter les parties voisines de la plaie, les mains du chirurgien, et comme antiseptique dans les cas de plaies suspectes et infectées. Malgré toutes ces réserves, il n'est pas douteux que les résultats pratiques que l'on doit à la méthode Lister aient dépassé toute attente.

Même les chirurgiens, qui, au début, ont le plus critiqué la théorie Lister, ont dû reconnaître qu'en fait les résultats obtenus semblaient à peu près confirmer sa doctrine. Cependant on ne peut contester que certaines règles, considérées par Lister comme indispensables à la technique du pansement, puissent être délaissées ou remplacées par d'autres, sans que les résultats soient pour la cause modifiés, quand toutefois les desiderata essentiels de la méthode ont été réalisés. Cela prouve que la théorie du pansement de Lister ne correspond pas complètement à la pratique. Ce qui est certain, c'est que le pansement antiseptique occlusif, pratiqué suivant les règles, qu'on ait fait usage d'acide phénique, de sous-nitrate de bismuth, de sublimé, etc., réalise, quand il a été bien fait, tout ce qu'on peut exiger. C'est ainsi que vous obtiendrez, même dans les cas de traumatismes les plus graves, une marche presque complètement exempte de réaction.

Si, par exemple, immédiatement après l'accident, vous traitez suivant la méthode Lister une plaie infectieuse compliquée, vous observerez à peu près les phénomènes suivants : 1° Une grande partie de la plaie guérit par première intention ; les culs-de-sac profonds d'où la sécrétion peut, grâce au drainage, s'écouler facilement, se réunissent sans difficulté. — 2° La sécrétion de la plaie ne se décompose pas, même si le pansement reste plusieurs jours en place. — 3° Les portions de tissu sphacélé, qui sont à la surface de la plaie, sont éliminées ou résorbées, quand elles sont peu volumineuses, et cela sans avoir subi de décomposition ; elles n'exhalent absolument aucune mauvaise odeur. — 4° Si un caillot sanguin se trouve dans la profondeur de la plaie, souvent il s'organise par suite de la pénétration dans son intérieur de cellules migratrices, qui s'y transforment en tissu conjonctif, sans que le sang extravasé soit décomposé. — 5° Si la plaie ne se réunit pas complètement per primam, tout phénomène inflammatoire fait cependant habituellement défaut ; il n'y a presque pas de réaction au niveau des bords de la plaie, qui sont tout au plus un peu tuméfiés, et les tissus voisins ne sont le siège d'aucune rougeur, d'aucune douleur, d'aucune infiltration plastique, et d'aucun œdème. — 6° La guérison par bourgeonnement dans la profondeur de la plaie a lieu sans suppuration véritable. Il y aura une sécrétion muco-séreuse qui se desséchera sous le pansement en une croûte jaunâtre. La suppuration ne peut pas toujours être évitée complètement cependant ; mais même alors la quantité de pus est beaucoup moins considérable que sous un pansement ordinaire. — 7° Outre l'absence de réaction locale et de douleur, on ne constate encore qu'une réaction générale presque nulle. Parfois il y a, durant les deux ou trois premiers jours, une élévation thermique atteignant 39° et même plus; toutefois ce fait n'a rien d'inquiétant. Cette augmentation de température est due à la résorption de la sécrétion primitive non décomposée, résultat d'un écoulement incomplet par les drains. Vous savez qu'en général cette sécrétion non décomposée provoque seulement une augmentation de température sans autre symtôme général de fièvre; c'est pourquoi Volkmann a spécialement désigné sous le nom de fièvre aseptique la fièvre qui se développe après l'emploi scrupuleux de la méthode Lister. C'est là une dénomination mal choisie, parce qu'on pourrait en tirer cette conclusion qu'il existe deux sortes de fièvre, alors que la fièvre est un complexus symptomatique qui ne varie pas dans son essence, mais dont l'intensité est variable et qui peut être produit par la résorption de substances diverses. — 8° Enfin un avantage de la méthode Lister, c'est que, en général, la période de guérison des plaies est beaucoup plus courte sous son influence. On comprend qu'ainsi le but qu'on se propose, l'obtention d'une guérison par première intention dans une grande étendue, soit effectivement atteint dans beaucoup de cas. De plus, comme les malades n'ont été affaiblis ni par une fièvre de longue durée, ni par une suppuration abondante, ils se rétablissent rapidement des suites immédiates du traumatisme; il est même presque de règle que les blessés chez lesquels le pansement de Lister est fait scrupuleusement ne se ressentent de leur lésion que par le trouble fonctionnel qui en résulte.

Vous me demanderez encore si ce pansement doit être exclusivement employé pour toutes les blessures. Cela n'est pas nécessaire dans tous les cas. D'abord il y a toute une série de blessures pour lesquelles le pansement de Lister n'est pas pratique, parce qu'il ne présente pas d'avantages; et puis il est des lésions qui ne motivent pas son emploi en raison de circonstances faciles à apprécier (par exemple après les opérations pratiquées dans la cavité buccale). De plus, une certaine réserve s'impose encore quand on a affaire à des plaies étendues où existe déjà un certain degré de décomposition putride. Dans ces cas, nous avons recours à d'autres moyens dont nous parlerons plus tard. Mais, à côté des blessures graves et étendues, il y a une grande quantité de blessures légères et superficielles que l'on ne traite pas par cette méthode, simplement parce qu'elles guérissent avec tout autre pansement et parce que le pansement de Lister est trop dispendieux. C'est surtout le cas lorsqu'il s'agit de la pratique hospitalière. Il ne faut donc pas croire qu'on ne puisse pas soigner les plaies simples par instruments tranchants si l'on n'a pas sous la main les matériaux du pansement de Lister. Nous l'avons déjà dit : dans ces cas, les pansements les plus simples réussissent très bien, et vous verrez à la clinique des centaines de cas qui, traités de cette façon, guérissent sans retard. C'est surtout à la clinique que vous apprendrez à distinguer les cas qui doivent être traités par la méthode Lister d'avec ceux où il faut employer soit le pansement à ciel ouvert, soit un simple pansement. Les essais faits en vue de simplifier et de perfectionner le plus possible le procédé antiseptique ont eu d'abord pour résultat la réduction au minimum des changements de pansements. Dans ce but, on a restreint le drainage autant que faire se pouvait, en cherchant à mettre en contact intime et dans toute leur étendue les deux surfaces de la plaie (et non seulement les bords cutanés de celle-ci), soit au moyen de sutures de catgut profondes, soit au moyen de sutures métalliques en plaques, afin d'obtenir, par une agglutination étendue, une réunion *per primam*. Là où les drains semblent superflus, on emploie les tubes en os décalcifiés de Neuber, qui, de même que les fils de cagtut, sont abandonnés à la résorption. Sur la plaie nettoyée, aseptique et complètement réunie, on applique d'abord une petite quantité de gaze antiseptique, puis on enveloppe toute la partie blessée jusqu'au delà des limites de la plaie, avec un coussin, c'est-à-dire avec un sac de gaze presque rempli d'une sustance absorbante et antiseptique à la fois. Au début, on se servait, pour ces pansements matelassés (Polsterverband), de gaze ou de jute phéniquées. Mais bientôt on fit usage d'une infinité de substances variées, d'un prix modique et convenant très bien pour remplir les coussins : tourbe, cendres, sable, sciure de bois, mousse, laine de bois, mélangés à l'état sec avec une matière antiseptique (acide phénique, iodoforme, sublimé, etc.). Le coussin est appliqué et serré sur la plaie et les parties voisines au moyen d'une bande ; par-dessus, on applique un morceau de gutta-percha laminée, et aux bords du pansement on ajoute un peu de ouate de Bruns ; le tout est fixé par une bande de coton que l'on recouvre d'une bande de gaze amidonnée (organtine) préalablement trempée dans l'eau et qui, en se desséchant, constitue une vraie cuirasse. Ce pansement, quand la marche est régulière, peut rester en place deux à trois semaines et plus longtemps ; quand on l'enlève, on trouve la plaie complètement fermée ou du moins on ne trouve plus à sa place qu'une petite surface bourgeonnante, qui peut guérir totalement sous un pansement simple à l'un ou l'autre corps gras. Le pansement durable a été considérablement perfectionné par P. von Bruns, qui a ajouté à la technique un nouveau principe antiseptique : le desséchement. On sait, depuis les temps anciens, que le desséchement est un moyen de préserver la chair de la putréfaction. V. Bruns a eu le mérite d'ajouter à l'antisepsie du pansement rare l'avantage du pansement sec ; il laisse de côté l'enveloppe imperméable de gutta-percha laminée, et il obtient ainsi une prompte évaporation des éléments liquides de la sécrétion absorbée par les coussins du pansement. De fait, dans ces conditions, le danger d'une infection de la plaie par le contact de celle-ci avec les substances décomposées est presque complètement écarté : le pansement sera changé après 3 à 4 semaines ; on trouvera le coussin imprégné d'une sécrétion brunâtre ou gris brunâtre desséchée et sans mauvaise odeur.

Pour les plaies qui sont en communication avec des cavités muqueuses physiologiques et pour lesquelles, comme je l'ai dit, le lister n'est pas de mise, il est nécessaire de combiner d'une façon particulière le pansement à ciel ouvert avec le pansement antiseptique occlusif.

L'antiseptique par excellence pour ces sortes de cas est l'iodoforme [1] ; nulle

---

1. L'iodoforme est une poudre cristalline jaune, exhalant une forte odeur de safran, qui a été employée d'abord par Mosetig, dans le traitement des affections tuberculeuses, et plus tard comme antiseptique.

autre substance connue ne peut le remplacer, et c'est seulement depuis que
nous avons appris à employer le pansement iodoformisé dans les plaies de
la cavité buccale et pharyngienne, dans celles du vagin, du rectum, etc., que
l'antisepsie a pu être appliquée aussi au niveau de ces régions. Quand la
plaie a été lavée avec une solution phéniquée ou sublimée, on saupoudre
légèrement la surface de la plaie au moyen d'iodoforme, puis on tamponne avec de la gaze iodoformisée toute la cavité de la plaie et toute la
cavité muqueuse qui communique avec elle ; ou bien, quand le tamponnement ne peut, pour l'un ou l'autre motif, être effectué (par exemple à la
suite d'une opération pratiquée sur la langue), on recouvre la surface de la
plaie d'un bourrelet de gaze que l'on fixe par quelques points de suture.
L'effet de ce pansement, qui peut rester en place, suivant l'abondance de la
sécrétion, 2, 6 ou 14 jours, est extrêmement sûr : l'iodoforme empêche la
décomposition des sécrétions muqueuses physiologiques, de même que celles
de la plaie ; il se dissout avec une extrême lenteur, et, tant qu'il en reste une
trace dans la substance à pansement, la plaie reste aseptique. Nous aurons
ultérieurement à parler d'un autre avantage du pansement iodofomisé dans
les plaies des muqueuses : l'obstacle qu'il oppose au développement de la
diphthérie des plaies et des muqueuses. Vous comprendrez que le tamponnement avec la gaze iodoformisée peut encore être employé dans les cavités
d'une plaie qui n'est pas en communication avec une cavité muqueuse,
mais qui, pour l'un ou l'autre motif, n'est pas susceptible du pansement
antiseptique occlusif.

Vous connaissez à présent une quantité de méthodes de pansement, et vous
vous trouvez probablement dans la situation de l'élève auquel Méphisto
exposait la raison d'être des quatre facultés. Vous verrez à la clinique
qu'en réalité la chose est très simple.

Je ne consacrerai pas plus de temps à vous décrire en détail les diverses
espèces de pansement. Si vous me demandez quel est le meilleur pansement antiseptique occlusif, je vous répondrai que, si l'antisepsie est scrupuleusement faite, tous sont d'égale valeur, et que, quant à l'accomplis-
sement de l'antisepsie, les principes formulés par Lister doivent toujours
servir de guides. Les précautions essentielles du pansement, dont dépend
non seulement la marche de la guérison, mais aussi, comme vous le
comprendrez plus tard, la vie du patient, sont de nature prophylactique.

Elles consistent dans l'exécution de l'antisepsie la plus rigoureuse, non
seulement quant à ce qui concerne le traitement de la plaie même, mais
encore quant à ce qui concerne l'hygiène générale du malade. Le chirugien
doit particulièrement veiller à ce que tous les instruments et tous les objets
de la salle soient désinfectés, à ce que cette dernière soit bien ventilée et
bien nettoyée, et enfin à ce que les matériaux hors d'usage soient promptement éloignés du malade et mis hors d'état de nuire ; avant tout, péné-
trez-vous bien de cette idée que l'antisepsie qui ne commence que lors du
pansement de la plaie ne vous donnera jamais de résultats complets.

Ce n'est pas au moment où vous examinez un blessé que vous devez commencer à désinfecter les instruments, les éponges, les objets de pansements, etc. ; il faut que tous ces objets soient pour ainsi dire soumis à une

désinfection permanente. Ce sont surtout les éponges qui doivent être l'objet de cette importante préoccupation, parce qu'elles peuvent donner lieu directement à l'infection primaire, déjà avant l'application du pansement. Aussi faut-il, quand elles sont neuves, les nettoyer avec le plus grand soin, les désinfecter et les conserver dans des vases hermétiquement clos et renfermant une solution carbolique à 4 p. 100 qui sera renouvelée tous les huit jours. Avant de s'en servir, elles doivent être trempées dans de l'eau phéniquée. Les éponges qui ont déjà servi ne doivent jamais être de nouveau employées sans avoir été soumises à une nouvelle désinfection [1] préalable et sans avoir séjourné quelque temps, huit jours au moins, dans une solution phéniquée. Le catgut que l'on achète sera conservé dans l'huile phéniquée ; je vous conseille d'être particulièrement prudent dans l'emploi de cette substance. Souvent les flacons qui la contiennent sont mal bouchés, l'acide carbolique s'en évapore, et de nombreuses colonies de micrococcus élisent domicile entre les fibres des fils de catgut plongés dans l'huile. Il faut donc que les flacons soient hermétiquement bouchés, ou bien il faut en renouveler fréquemment l'huile phéniquée. Avant de vous en servir, vous devez plonger le catgut dans une solution carbolique à 2 p. 100 ; quant à la soie, il faut, pour la désinfecter, la faire cuire pendant une heure dans une solution phéniquée à 4 p. 100 et la conserver dans une solution à 2 p. 100. La gaze elle-même perd à la longue ses propriétés antiseptiques ; aussi est-il avantageux de n'en faire venir de la fabrique que de petites quantités à la fois, ou bien d'en fabriquer soi-même la quantité à peu près nécessaire pour l'usage d'une semaine, ainsi qu'on le fait à présent dans la plupart des hôpitaux et des cliniques. La gutta-percha laminée, la toile de caoutchouc, la toile cirée doivent être trempées dans une solution phéniquée ou sublimée avant de servir ; chaque instrument, lors même qu'il a été soigneusement nettoyé, doit être trempé, avant d'être employé, dans une solution analogue. Vous devez dresser tout le personnel qui vous assiste de telle façon qu'il soit toujours non seulement très propre, mais encore enclin à considérer, ainsi que vous le faites, l'antisepsie comme une chose toute naturelle. Sous ce rapport, il me semble que l'idéal de l'antisepsie est bien réalisé par les infirmiers de la clinique de Volkmann, qui, par habitude et sans y penser, vont jusqu'à tremper dans l'acide phénique les ciseaux et les couteaux dont ils se servent pour couper les appareils plâtrés.

Vous avez peut-être déjà lu ou entendu dire que le célèbre chirurgien anglais Spencer Wells, l'éminent ovariotomiste, exigeait, de chaque médecin qui voulait assister à une de ses opérations, l'engagement d'honneur de ne fréquenter aucune salle de dissection ou d'autopsie durant quelques jours. Spencer Wells veut ainsi se mettre à l'abri de l'infection qui pourrait résulter du transport des germes par les vêtements ou le corps du médecin lui-même.

Vous allez me demander comment il est possible qu'un chirurgien con-

---

1. Vous apprendrez à la clinique la méthode de désinfection des éponges : cette question nous entraînerait trop loin.

sciencieux puisse en même temps faire de la médecine opératoire, des autopsies et même des expériences de physiologie pathologique dans son laboratoire, sans avoir à se reprocher d'exposer aux dangers de l'infection les blessés et les opérés qui lui sont confiés. Sous ce rapport, je puis heureusement vous rassurer : vous pouvez vous livrer à tous ces travaux si, avant de quitter la salle de dissection, le laboratoire, etc., vous prenez la précaution de vous laver convenablement les mains avec du savon et une brosse, de les frotter ensuite avec quelques gouttes d'acide chlorhydrique, et de les désinfecter enfin avec une solution concentrée (1 pour 10) d'acide carbolique. Avant de toucher une plaie dans la salle des malades, vous devez être d'une propreté scrupuleuse, et, après chaque pansement, il faut vous laver les mains. Vous devez toujours vous arranger de façon à soigner les plaies infectées et déjà atteintes par la décomposition en tout dernier lieu, après avoir pansé tous les autres patients. Quand vous entrez dans la salle, vous devez déposer vos vêtements de dessus, parce que les germes d'infection s'attachent aisément à leur étoffe laineuse.

Pendant le pansement et pendant l'opération, l'opérateur et les assistants feront bien de porter un tablier blanc, muni de longues manches serrées au poignet, qui recouvrira convenablement les autres vêtements et qui sera changé deux ou trois fois par jour suivant le besoin. De cette façon, on s'aperçoit le mieux de la présence des taches de sang ou de pus et des impuretés ; il va de soi que ces tabliers seront désinfectés après avoir été lavés et avant de servir ; leur but n'est pas tant de préserver de toute souillure les vêtements du médecin que de mettre les patients à l'abri de l'infection. Les infirmiers doivent être revêtus de la même façon ; le temps n'est plus où le chirurgien, avant d'entrer dans la salle, s'affublait d'un vieux vêtement, brunâtre autant que possible (afin qu'on n'y vît pas les taches), crasseux, couvert de sang et de pus desséchés, sous lequel il opérait et faisait les pansements, tandis que les assistants et les infirmiers, suivant son exemple, étaient plus malpropres encore. Vous ne pouvez être trop attentifs à ces détails en apparence sans importance ; plus vous attacherez d'importance à l'antisepsie dans un hôpital, meilleurs seront les résultats que vous obtiendrez auprès de vos blessés et de vos opérés.

Vous connaissez à présent les principes qui servent de base au pansement des plaies, tels qu'ils sont admis aujourd'hui par la plupart des chirurgiens. Il est certain que l'antisepsie complète constitue le but idéal que nous poursuivons. Le choix du moyen pour y arriver varie d'après les opinions, mais les différences reposent uniquement sur la pratique, et je dois avouer, pour ma part, qu'elles me paraissent accessoires quand l'antisepsie elle-même a été appliquée à la lettre. C'est par l'usage et la fréquentation de la clinique que l'on se familiarise avec cette méthode. Si, plus tard, dans votre pratique privée, vous faites choix du pansement de Lister typique, ou de l'une ou l'autre de ses modifications, vous vous habituerez avant tout à persister dans cette ligne de conduite : rien n'est plus mauvais que de changer continuellement de méthode de pansement ; on n'arrive jamais de cette façon à la sûreté indispensable à la pratique de notre art, et à la guérison des blessés et des malades.

Nous aurons plus tard l'occasion de reparler de quelques questions intimement liées au traitement des plaies ; pour le moment, nous nous en tiendrons là et nous reprendrons l'étude des processus qu'on observe dans les tissus blessés.

DIXIÈME LEÇON

Anomalies des granulations : granulations fongueuses, éréthiques, torpides. — Hypertrophie cicatricielle ; kéloïdes. — Processus de régénération dans la cicatrice. — Formation de fibres musculaires et nerveuses. — Cicatrice vasculaire ; le thrombus et ses transformations. — Circulation collatérale.

Vous vous souvenez qu'à propos de la guérison par seconde intention nous avons fait la description des surfaces bourgeonnantes normales.

Il n'est pas rare que les surfaces bourgeonnantes prennent un autre aspect. Il y a certaines maladies des bourgeons charnus dont je vais résumer brièvement les formes les plus fréquentes, bien que ces affections offrent des transitions si nombreuses, que vous serez forcés, plus tard, de les observer par vous-mêmes avec le plus grand soin, pour bien les connaître, Vous pouvez considérer comme autant d'espèces bien distinctes les suivantes :

1. *Les granulations exubérantes, fongueuses.* — L'expression fongueuse rappelle simplement la ressemblance avec un champignon. Sous cette dénomination, on désigne par conséquent les granulations qui s'élèvent fort au-dessus du niveau de la surface cutanée et qui s'étalent à l'instar d'un champignon au-dessus des bords de la plaie. D'habitude, leur consistance est très flasque ; le pus qu'elles sécrètent est muqueux, transparent, visqueux ; il contient moins d'éléments cellulaires que le pus louable, et la plupart de ces cellules, ainsi que celles des bourgeons charnus, sont remplies d'un grand nombre de granulations graisseuses et d'une substance muqueuse ; celle-ci existe aussi comme substance intercellulaire en quantité plus grande que dans les granulations normales. Rindfleisch a aussi trouvé dans ces granulations des cellules géantes multinucléaires, de même que des foyers de tissu muqueux de Virchow bien développés. La vascularisation peut être très exagérée ; souvent ce tissu, facile à détruire, saigne au moindre contact, les bourgeons charnus présentent parfois une teinte rouge tirant sur le bleu. D'autres fois, la vascularisation est pauvre, souvent au point que la surface peut paraître rose clair, par endroits même jaunâtre, gélatineuse, comme cela arrive chez les personnes anémiques, et souvent aussi chez les petits enfants et chez les vieillards. La cause la plus ordinaire de ce développement exubérant des bourgeons charnus consiste en quelque obstacle local qui s'oppose à la guérison : par exemple, la dureté de la peau environnante, qui entrave la rétraction cicatricielle, un corps étranger qui reste caché dans la profondeur d'une plaie cylindrique, bourgeonnante, autrement dit dans une fistule. Cette végétation anormale s'observe surtout sur de grandes plaies qui ne peuvent se rétracter que lentement ; on dirait que les tissus sont épuisés et

devenus incapables d'amener la condensation et la cicatrisation nécessaires, de sorte que le tissu bourgeonnant flasque et fongueux est seul produit. Tant qu'il existe des granulations qui ont les caractères que nous venons de décrire et qui dépassent les bords cutanés, la cicatrisation n'avance généralement pas. Abandonnée à elle-même, la plaie finirait par se cicatriser, mais seulement après un temps bien long. Nous possédons assez de moyens pour abréger la durée du processus curatif dans ces conditions. Nous employons surtout les caustiques pour détruire en partie la surface bourgeonnante et provoquer un travail plus énergique dans la profondeur. Le premier moyen consiste dans la cautérisation journalière de la surface des granulations par le crayon de nitrate d'argent; cette cautérisation sera faite surtout aux bords; il en résulte immédiatement une eschare blanche qui se détache dans les douze ou vingt-quatre premières heures, souvent même beaucoup plus tôt; vous répétez, selon le besoin, cette légère opération, jusqu'à ce que la surface bourgeonnante soit nivelée. Si cela ne suffit pas, vous obtiendrez un très bon résultat avec le fer rouge ou avec le thermocautère, dont l'usage est actuellement si répandu. Un autre moyen consiste à saupoudrer la plaie avec du précipité rouge, procédé qu'il faut également renouveler tous les jours pour améliorer l'état de la surface. La compression par des bandelettes d'emplâtre est un moyen qui peut aussi rendre de bons services. Si les granulations sont trop épaisses et trop volumineuses, le mieux est, pour atteindre plus vite le but, d'en exciser une partie avec les ciseaux, ou bien de racler toute la surface avec la curette; le léger saignement qui s'ensuit est facilement arrêté par compression.

2. On entend par *granulations éréthiques* celles qui se distinguent par la douleur excessive qu'elles font éprouver au moindre contact. Ce sont d'habitude des granulations exubérantes, qui en même temps saignent très facilement; on les observe très rarement. Lorsque l'éréthisme est très intense, les granulations sont à ce point sensibles, que le plus léger attouchement cause des douleurs intolérables et qu'aucune espèce de pansement ne peut être supporté. On ne sait pas bien à quoi est due cette sensibilité; le tissu bourgeonnant ne contient habituellement pas de nerfs; le plus souvent il est entièrement insensible au toucher, et le contact ne peut être senti que par l'intermédiaire des nerfs sous-jacents sur lesquels la pression se continue. Il faut donc supposer qu'en cas de sensibilité exagérée, comme nous venons de la décrire, les terminaisons nerveuses au fond de la plaie ont dû subir une dégénérescence particulière; peut-être aussi se forme-t-il en petit, sur les dernières ramifications nerveuses, des épaississements analogues à ceux que nous apprendrons à connaître plus tard sur les gros troncs. Il serait fort à désirer qu'on fît des recherches exactes sur cet objet. Nous rencontrons parfois une hyperesthésie de ce genre sur les cicatrices des gros troncs nerveux; nous aurons l'occasion d'y revenir. Pour remédier à cet endolorissement excessivement pénible, qui non seulement retarde la guérison, mais qui met encore les patients dans un état d'excitation extraordinaire, le mieux sera de recouvrir toute la surface de la plaie avec de la poudre d'iodoforme; déjà, après 24 heures, l'effet se fait presque toujours sentir. Si ce moyen reste inefficace, vous ne devez pas hésiter à détruire

toute la surface bourgeonnante, ou au moins les endroits douloureux de cette surface, par des caustiques (nitrate d'argent, potasse caustique, cautère actuel), après avoir soumis le patient à la narcose chloroformique, ou même vous enlèverez avec la curette toute la masse des bourgeons.

L'hyperesthésie et l'irritabilité tiennent-elles à un état d'hystérie, d'anémie, etc., vous n'obtiendrez, en général, pas de grands résultats par l'emploi des moyens locaux; vous essayerez alors de diminuer l'irritabilité générale par des médicaments internes, tels que la valériane, l'asa fœtida, les préparations ferrugineuses, les bains tièdes et autres moyens semblables calmant l'irritabilité générale.

3. Il peut se faire que, sur de grandes plaies et aussi sur la surface de fistules bourgeonnantes, il se forme une couenne jaune qui recouvre une partie des granulations et s'en laisse détacher facilement, couenne qui, examinée avec soin, apparaît comme composée de cellules de pus extrêmement adhérentes les unes aux autres. Si, dans certains cas, on trouve entre les cellules de la fibrine coagulée, ce n'est cependant pas toujours la règle, et, par conséquent, l'on doit admettre que le protoplasma cellulaire lui-même est transformé en fibrine, de même que cela a lieu dans le vrai croup et particulièrement dans la formation des pseudo-membranes sur les séreuses. Il s'agit alors d'un croup des granulations. Peu d'heures après avoir été enlevée, la membrane croupale s'est déjà reproduite, et elle se renouvelle pendant plusieurs jours consécutivement, jusqu'à ce qu'enfin elle disparaisse spontanément ou à la suite de l'emploi de moyens appropriés. Des taches blanches très analogues se rencontrent quelquefois sur des surfaces bourgeonnantes plus grandes; ces taches ne proviennent pas d'une superposition ou d'une infiltration de fibrine, mais probablement d'une oblitération vasculaire locale. L'un et l'autre état peuvent, dans des conditions particulières défavorables, conduire à la destruction des granulations, constituant ainsi la véritable « diphthérie » des plaies dont nous parlerons plus tard. Heureusement, il est rare que la maladie atteigne ce degré; après un certain temps, l'état de la plaie s'améliore, devient normal, et la guérison suit son cours habituel. Quand la surface bourgeonnante présente cette altération et qu'il s'y joint du gonflement, une extrême sensibilité et de la fièvre, on a affaire à une véritable inflammation aiguë de la plaie; alors la substance muqueuse des granulations se coagule en une masse fibrineuse et la surface de la plaie présente un aspect complètement jaune et poisseux.

Nous reviendrons plus tard, à l'occasion des plaies contuses, sur l'étude des causes de ces inflammations secondaires.

Le traitement de l'inflammation croupale des granulations est purement local : on doit rechercher avec soin les causes de cette irritation nouvelle et se hâter de les combattre. Localement on fait usage de badigeonnages à la teinture d'iode (une ou deux fois en vingt-quatre heures), ou mieux encore on saupoudre les granulations avec de l'iodoforme, dont l'influence semble être due à l'iode naissant mis constamment en liberté, et on applique la chaleur humide; parfois encore le cautère actuel est indiqué.

4. Outre les maladies des bourgeons charnus que nous venons de men-

tionner, ces derniers présentent enfin un état d'affaissement complet et
de collapsus sous l'influence duquel ils offrent l'aspect d'une surface unie,
rouge, polie, miroitante, qui a perdu son aspect bosselé; granuleux, et
qui sécrète, non plus un pus épais, mais un sérum aqueux. Cet état
s'observe presque toujours sur les bourgeons charnus pendant les derniers
moments de la vie; il est constant, ainsi que je vous l'ai fait remarquer
antérieurement, sur le cadavre.

Nous avons encore à ajouter quelques remarques sur les cicatrices, sur
certaines modifications ultérieures qu'elles peuvent offrir, sur leur hypertrophie et leur configuration dans les divers tissus.

Les cicatrices linéaires des plaies guéries par première intention subissent rarement une dégénérescence ultérieure.

Très souvent les cicatrices larges et grandes s'ouvrent de nouveau, surtout lorsqu'elles sont immédiatement situées sur les os, parce que les mouvements, les secousses ou les frottements les plus minimes suffisent pour
enlever l'épiderme encore tendre au commencement, et faire naître ainsi
une crevasse ou une excoriation superficielle; quelquefois aussi il arrive
que le jeune épiderme est soulevé en ampoule, parce qu'il se fait une exsudation par les vaisseaux de la cicatrice, en même temps qu'une légère
hémorrhagie, de sorte que l'ampoule est remplie d'un sérum sanguinolent.
La déchirure de l'ampoule donne lieu à une excoriation, comme cela a
lieu après une simple écorchure. Cet état d'écorchure de la cicatrice peut,
s'il se répète souvent, devenir très pénible pour les malades. Vous pré-
viendrez le mieux cet inconvénient en engageant les malades à protéger
pendant quelque temps la jeune cicatrice au moyen de ouate ou d'une
bande.

Si la cicatrice est fixée à un os, si elle est dure, rouge et luisante, vous
pourrez la rendre mobile et résistante en la frottant et la pétrissant de la
périphérie au centre, avec une certaine force, au moyen des doigts, et après
avoir au préalable bien imbibé d'huile la surface de la peau. Ce procédé
porte le nom de « massage »; nous aurons ultérieurement encore à parler
de cet excellent moyen thérapeutique.

Si des excoriations existent, vous devez recourir à des topiques très doux,
tels que l'huile, la vaseline, la glycérine, le cérat, la pommade à l'oxyde de
zinc et autres semblables, ou bien encore vous emploierez un emplâtre de
céruse. Les onguents irritants augmentent dans ces cas la surface des plaies
et ne doivent, par conséquent, pas être employés.

Une fois que la surface bourgeonnante est entièrement couverte d'épiderme, il se fait dans la cicatrice, comme cela a été dit plus haut, un processus régressif ayant pour effet la formation d'un tissu conjonctif solide;
dès ce moment, la cicatrice ne s'accroît plus. Dans quelques cas rares, il
arrive cependant qu'elle prend un véritable accroissement spontané et se
développe en une tumeur solide de tissu conjonctif. On n'observe guère ce
fait que sur les petites plaies qui ont longtemps suppuré et qui étaient couvertes de granulations fongueuses, que l'épiderme, contrairement à ce qui
s'observe presque toujours, a complètement recouvertes.

Vous savez qu'on a l'habitude de percer de bonne heure le lobule de l'oreille des petites filles, pour y suspendre plus tard des boucles. Cette petite opération est exécutée, à l'aide d'une forte aiguille, par les mères ou par les orfèvres, et l'on a soin d'introduire immédiatement après un petit anneau dans l'ouverture. En général, la petite plaie se cicatrise vite, et l'anneau qui s'y trouve empêche l'oblitération de la plaie. D'autres fois, cependant, il se produit une inflammation et une suppuration très considérables; l'anneau peut même couper le lobule de haut en bas sous l'influence de la fonte purulente continuelle du tissu; des granulations exubérantes se forment à l'ouverture d'entrée et à l'ouverture de sortie; enfin on peut être forcé d'enlever l'anneau ; assez souvent l'ouverture guérit alors et se ferme rapidement. Dans d'autres cas, les granulations se cicatrisent, la cicatrice s'accroît, et il se forme sur les deux surfaces du lobule de petites tumeurs de tissu conjonctif, de petits fibromes (kéloïde, de κηλις, tache de sang, stigmate, et εἶδος, semblable) qui ressemblent à un gros bouton de chemise que l'on aurait fait passer à travers le pertuis de l'oreille; ces fibromes prennent ensuite un accroissement indépendant, à l'instar des tumeurs. Si vous examinez ces néoformations sur une surface de section, vous leur trouvez un aspect blanc, tendineux, comme celui de la cicatrice elle-même; elles sont formées d'un tissu conjonctif contenant de nombreux éléments cellulaires. Dieffenbach en décrit un cas dans sa *Chirurgie opératoire*. On rencontre également ces formations sur d'autres parties du corps; ainsi, après l'extirpation de petits adéno-fibromes du sein, chez des jeunes filles, on observe des hypertrophies cicatricielles qui parfois sont très douloureuses ; d'habitude, chez ces personnes, toutes les lésions de la peau, comme par exemple les endroits correspondant aux piqûres de l'aiguille à suture, donnent lieu à la formation de kéloïdes.

Généralement, l'extirpation de ces tumeurs n'est suivie d'aucun résultat, parce que la nouvelle cicatrice a la même tendance à s'hypertrophier. La cautérisation à l'acide nitrique fumant n'agit pas mieux ; au point où la surface de la peau est détruite par une goutte de cet acide, il se produit quelque temps plus tard une cicatrice hypertrophique. Parfois ces kéloïdes disparaissent spontanément après quelque temps.

Jusqu'ici nous n'avons considéré, dans la description du bourgeonnement et de la cicatrisation, que les faits qui se passent dans le tissu conjonctif, et cela pour plus de simplicité; il nous faut étudier à présent les phénomènes qui s'observent dans la cicatrisation des autres tissus.

Comme vous vous le rappelez, nous avons dit, à propos de la guérison *per primam*, qu'au début la jeune cicatrice n'est formée que de tissu conjonctif, que ce tissu existe dans tous les organes du corps et que par conséquent il contribue à la réunion cicatricielle de deux parties même hétérogènes. La guérison au moyen de tissu cicatriciel étant effectuée de l'une ou de l'autre façon, il se produit alors un processus de régénération du tissu normal, processus par suite duquel la texture primitive est peu à peu rétablie dans la cicatrice. Cependant les résultats de ce processus varient beaucoup ; dans un petit nombre de cas, il y a une véritable « restitutio ad integrum » ; toutefois ce fait est rare dans les tissus d'une structure compliquée, comme la peau, et aussi après les blessures avec perte de subtance; il est déjà plus fréquent de l'observer dans les tissus simplement fibreux, les muscles et les nerfs, par exemple.

Dans le plus grand nombre des cas, le tissu physiologique n'est reproduit qu'en partie seulement, et il reste encore une trace de la cicatrice. Il va de soi que la régénération sera d'autant plus complète que la guérison aura été plus prompte et plus parfaite; dans la réunion par première intention, les conditions sont, sous ce rapport, plus favorables que dans la guérison par bourgeonnement. Les complications inflammatoires exercent encore une grande influence. Mieux on évitera l'inflammation, qu'il s'agisse de la première ou de la seconde intention, plus complète sera la régénéra-

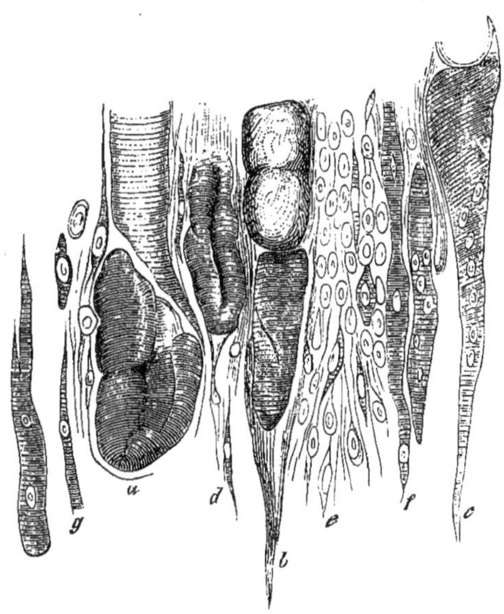

Fig. 20. — Extrémités disséquées de faisceaux musculaires provenant du muscle biceps d'un lapin, huit jours après la lésion. *a, b, c*, faisceaux musculaires anciens; *a*, substance contractile enroulée et pelotonnée; *idem*, au sommet d'un faisceau *d; b*, un faisceau avec une masse de sarcolème en pointe; *c*, tube de sarcolème pointu, fusiforme, dans lequel on voit une série de jeunes corpuscules musculaires, entre lesquels se trouve une substance très finement striée transversalement; *d*, granulations de tissu conjonctif; *e*, *idem*, entremêlées de cellules musculaires fraîches et libres; *f*, deux fibres musculaires jeunes rubannées; *g*, *idem*, isolées et de grandeurs diverses. — Grossissement 450. Préparation de O. Weber.

tion; celle-ci est modifiée d'une façon très défavorable par la suppuration. Il semble que l'émigration en masse des corpuscules blancs du sang constitue un obstacle à la néoplasie physiologique : celle-ci dépend exclusivement de l'activité productrice des éléments cellulaires des tissus préformés.

Puisque l'inflammation traumatique est le résultat de l'irritation de la plaie, on peut dire aussi que le rétablissement complet (restitutio ad integrum) par la régénération sera d'autant plus complet, que l'on aura évité plus soigneusement toute irritation locale du tissu blessé. Au point de vue pratique, il s'ensuit que la méthode Lister présente les meilleures chances de guérison, sous le rapport de la perfection de la régénération du tissu normal au sein de la cicatrice, puisque ce mode de pansement donne lieu, d'une part, à la guérison *per primam*, et que, d'autre part, il obvie à toute complication inflammatoire.

La cicatrice des muscles n'est d'abord formée que par du tissu conjonctif ; les extrémités des fibres musculaires primitives sont au début le siège d'une désagrégation ; ensuite et à partir d'une certaine limite, elles montrent une accumulation de noyaux ; il en résulte une terminaison arrondie des fibres, qui parfois ressemble à un renflement en massue, d'autres fois et plus souvent au sommet d'un cône ; les fibres ainsi modifiées se continuent avec le

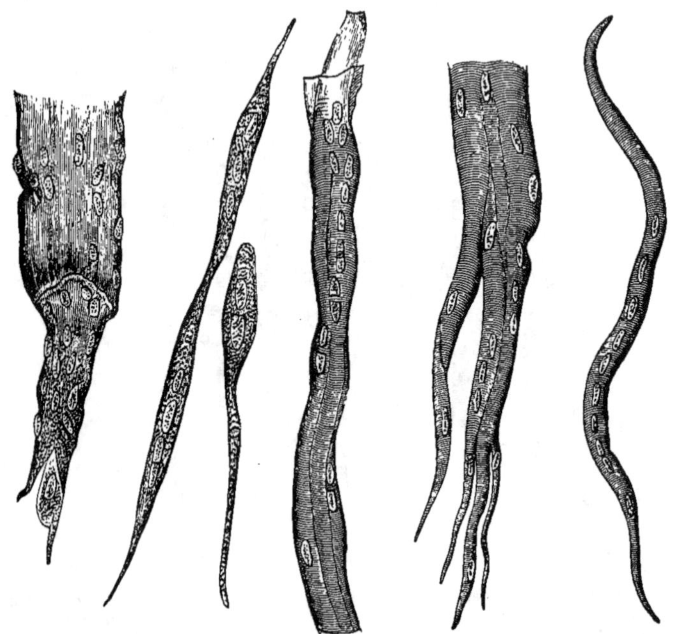

Fig. 21. — Processus de régénération des fibres musculaires à striation transversale, consécutif à des blessures. — Grossissement, 500 environ. Préparation de Gussenbauer.

tissu conjonctif de la cicatrice, comme avec les tendons ; la cicatrice musculaire devient une insertion tendineuse.

D'après Weber, les jeunes fibres musculaires types proviendraient d'un clivage de la substance protoplasmatique des anciens faisceaux musculaires ; toutefois, cet auteur soutient qu'il est impossible de prouver qu'il n'y ait pas de fibre musculaire qui provienne, dans ces processus, d'autres éléments cellulaires jeunes.

Aussi estime-t-il, sur l'appui de l'étude qu'il a faite des cicatrices musculaires anciennes, que la régénération fait continuellement des progrès avec le temps, et qu'elle est beaucoup plus complète dans la plupart des cas qu'on ne l'admet d'habitude.

Gussenbauer a prétendu qu'après la lésion il se produit surtout une dégénérescence cireuse de la substance contractile des fibres musculaires,

et qu'alors, vraisemblablement, des fibres musculaires nouvelles se forment
suivant le type du développement embryonnaire, exclusivement aux dépens
des cellules contenues dans les fibres musculaires anciennes. Récemment,
Kraske, sur l'initiative de Cohnheim, a étudié la régénération des fibres
musculaires à stries transversales et a confirmé l'opinion de Gussenbauer.
Les noyaux des muscles subissent d'abord un allongement, leurs nucléoles
se mutiplient, se divisent même, s'éloignent l'un de l'autre, et, autour de
chacun de ces nucléoles néoformés, apparaît une masse fortement granulée
de protoplasma. Ces jeunes éléments cellulaires remplissent les interstices
des muscles et prennent la place des fibres qui ont été détruites. Ils se
disposent, comme des cellules fusiformes, les uns à côté des autres et
présentent, à la fin de la troisième semaine, les premières traces de striation
transversale. Plus tard, par suite de la multiplication des nucléoles et de la
division des noyaux de chacune des cellules fusiformes, il se produit une
fibre à stries transversales. Kraske a encore démontré par ses expériences
l'exactitude de ce principe, applicable aussi aux fibres musculaires, à savoir
que la néoformation est d'autant plus parfaite que l'on réussit mieux, dans
l'expérience, à se mettre à l'abri de l'inflammation et de la suppuration.
L'émigration des corpuscules blancs du sang, consécutivement à la lésion,
n'a rien à voir avec la régénération des fibres musculaires.

Si un nerf est simplement sectionné, ses extrémités, en raison de leur
élasticité, s'écartent un peu l'une de l'autre, se renflent légèrement et se
remettent plus tard en communication par le développement d'une formation nouvelle de véritable substance nerveuse, si bien que la conductibilité
se rétablit à travers la cicatrice.

La façon dont s'accomplit cette guérison a été étudiée par de nombreuses
recherches faites sur les animaux, et pendant longtemps elle a été un sujet
de controverses. A présent, il semble établi qu'une réunion directe *per
primam* des fibres nerveuses, suivie d'un rétablissement immédiat de la
fonction, ne soit jamais réalisée, même quand le rapprochement a été scrupuleusement fait. Les éléments de tissu conjonctif du nerf peuvent bien se
souder et rétablir ainsi une continuité complète apparente; mais les éléments nerveux de l'extrémité périphérique du nerf sectionné se mortifieront toujours complètement par suite d'une dégénérescence, et il se produira dans le bout central, à une distance déjà notable de la solution de
continuité, une néoformation de fibres nerveuses, qui, peu à peu, pénétreront dans le tissu conjonctif cicatriciel, le traverseront et se développeront
dans le bout périphérique, de façon à reconstituer l'innervation de la peau
ou des muscles. Le bout nerveux périphérique sera ainsi envahi par des
fibres nerveuses de nouvelle formation, auxquelles il servira de cordon
conducteur, à peu près comme le fait un fil métallique guidant les sarments
d'une plante grimpante. Dans le bout central, il se produit aussi une dégénérescence des fibres nerveuses, mais celle-ci se limite au voisinage immédiat de la solution de continuité. Les mêmes phénomènes s'observent après
l'excision d'une portion de nerf, surtout si les deux extrémités ne sont pas
restées en contact. Bien plus, si, comme Gluck l'a fait, on insère par la
suture, entre les deux extrémités du nerf coupé, un fragment de nerf

emprunté à un autre animal, en prenant naturellement toutes les précautions antiseptiques, on constate que les fibres néoformées se portent le long de ce pont artificiel, car la portion de nerf transplantée ne constitue pas autre chose, vers le bout périphérique, dans lequel elles pénètrent. La fonction du nerf ne se rétablit jamais qu'après un temps assez long, et progressivement. Je dois vous faire remarquer que les essais de régénération nerveuse ne réussissent que sur des animaux jeunes ; chez les animaux âgés, il y a bien une néoformation de fibres, mais elle ne donne que des résultats incomplets.

Récemment, Vanlair a repris les expériences de Gluck, mais, au lieu d'introduire un morceau de nerf étranger dans la solution de continuité, il a inclus les deux extrémités du nerf réséqué dans la lumière d'un drain d'os décalcifié ; il a réussi ainsi, ce que n'avait pu faire Gluck dans ses expériences, à amener chez le chien une résorption du drain sans réaction. Après quelque temps, les fonctions du nerf réséqué (nerf sciatique) s'étaient en grande partie rétablies, et l'examen démontra que l'extrémité centrale du nerf, correspondant à la lumière du drain, s'était développée vers la périphérie à laquelle elle s'était réunie. La néoformation des fibres nerveuses s'était faite à la manière ordinaire. Il ressort de ces recherches que ce procédé employé par Vanlair et nommé par lui « suture tubulaire » ou « virolage » peut être employé même pour des pertes de substance étendues (de plusieurs centimètres de longueur), puisqu'on peut ainsi frayer en quelque sorte le chemin aux fibres nerveuses, qui se développent aux dépens du bout central, sans que celles-ci aient besoin de se faire jour à travers un corps étranger ; car il faut considérer comme tel le bout nerveux périphérique atteint de dégénérescence. On comprend encore ainsi que le développement des fibres de nouvelle formation dans le drain doive être d'autant plus lent que les deux extrémités nerveuses sont plus rapprochées, et que les fibres néoformées atteignent plus tôt le bout périphérique, dont la structure ferme retarde la progression. Une chose intéressante ressort des expériences de Vanlair : nous voulons parler de la pénétration des fibres nerveuses néoformées dans les canalicules de Havers et dans les cavités résultant de la résorption du drain décalcifié.

Dans les vastes cicatrices superficielles, il se développe des nerfs nouveaux, et même, si vous excisez une portion de peau et que par le glissement vous mettiez en contact et réunissiez entre elles des parties fort éloignées les unes des autres, de nouveaux nerfs traverseront bientôt la cicatrice, et la conductibilité nerveuse redeviendra, au bout d'un certain temps, ce qu'elle était auparavant, comme on a si souvent l'occasion de s'en assurer dans les opérations autoplastiques. Ces faits sont très remarquables, et jusqu'à présent il a été impossible de les expliquer physiologiquement.

Les détails histologiques de la régénération des nerfs ont été, jusque dans ces dernières années, décrits et interprétés différemment par les observateurs. Nous ne pouvons approfondir ces faits ; je veux seulement vous communiquer les résultats essentiels des travaux récents de Neumann, d'Eichhorst, Ranvier, Hehn, S. Mayer, Rumpf, Gluck, Vanlair, etc., que

l'on considère généralement comme prouvés. La néoformation des fibres
nerveuses part exclusivement des cylindre-axes du bout central; il se
forme, en même temps, un grand nombre de jeunes fibres constituées uniquement dès le principe par des cylindre-axes ; en d'autres termes, les
cylindre-axes primitifs se développent, se divisent parfois en deux et plusieurs filaments, et s'allongent peu à peu jusqu'à ce qu'ils soient mis en
continuité avec les organes périphériques, les muscles, la peau, etc. Ni la
gaine de Schwann, ni la gaine médullaire, ni les cellules, quelles qu'elles
soient, ne prennent part à la formation de nouvelles fibres ; les premières,
la gaine de Schwann et la gaine médullaire, disparaissent, au contraire, aux

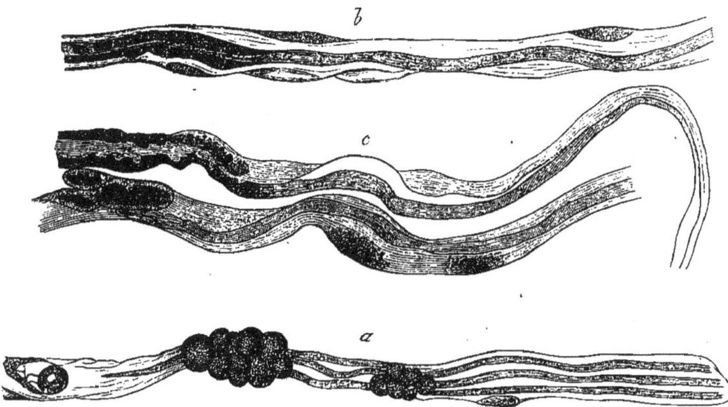

Fig. 22. — Nerf du lapin : *a*, dix-sept jours ; *b*, cinquante jours ; *c*, nerf de grenouille,
trente jours après la section. — Grossissement, 600 environ. D'après Eichhorst.

points où il y a prolifération des cylindre-axes. Les jeunes fibres issues des
cylindre-axes en voie de prolifération s'entourent peu à peu d'une gaine de
Schwann et d'une gaine de myéline. Vous voyez que cette manière de voir
confirme tout à fait la théorie physiologique d'après laquelle le cylindre-
axe constitue un trait d'union ininterrompu entre les cellules ganglionnaires centrales et les organes périphériques. S. Mayer a démontré récemment ce fait important que la dégénérescence et la régénération des fibres
nerveuses constituent un processus physiologique, qui s'effectue régulièrement pendant toute la vie, dans les nerfs périphériques de l'homme et des
animaux vertébrés.

Rokitansky a autrefois attribué aussi au tissu conjonctif la propriété
d'un accroissement indépendant; le temps n'est plus loin où, grâce aux
recherches persévérantes entreprises sous ce rapport, nous aurons une
opinion précise sur ces faits.

La régénération des nerfs, chez l'homme, ne se fait que dans certaines
limites que l'on ne peut déterminer d'une manière rigoureuse. La régénération complète des gros troncs nerveux, comme le nerf sciatique, le nerf
médian, ne se fait ordinairement pas; en outre, elle manque après l'excision de segments nerveux d'une certaine longueur, si l'écartement dépasse
un centimètre. Il faut donc une apposition aussi exacte que possible des

bouts nerveux, parce que, évidemment, la transformation du tissu intermédiaire nouvellement formé en substance nerveuse ne peut se faire qu'avec le concours des bouts nerveux eux-mêmes, quelles que soient d'ailleurs les différences d'opinions qui peuvent être émises sur le mode de ce processus. Nous retrouverons des conditions analogues dans la guérison des fractures où une réunion osseuse ne peut également s'effectuer qu'après une coaptation suffisante des fragments. Comment se fait la régénération des tissus du cerveau et de la moelle épinière? Chez l'homme, elle ne se produit pas après une blessure ou après une perte de substance résultant d'une inflammation spontanée, ou du moins cette régénération n'est pas telle que

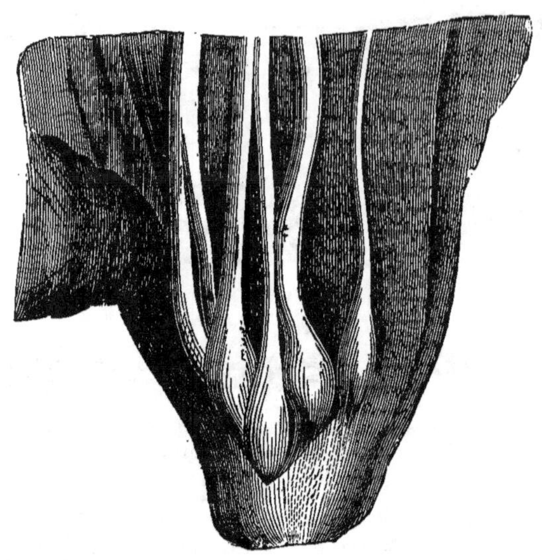

Fig. 23. — Terminaisons renflées en massue des bouts nerveux d'un moignon ancien d'amputation du bras, d'après une préparation du musée de Bonn, copiée sur Froriep, *Chirurgische Kupfertafeln* vol. I, planche 113.

la conductibilité nerveuse puisse être rétablie. Il est vrai que, chez les animaux, comme l'ont prouvé Brown-Séquard par des expériences faites sur les pigeons, et Vanlair et Masius, en opérant sur des chiens, la régénération peut se faire après la section de la moelle épinière, au point que la paralysie qui, naturellement, s'est produite dans toutes les parties situées au-dessous de l'endroit divisé, finit par disparaître entièrement. Malheureusement ce pouvoir de régénération des nerfs diminue graduellement à mesure que l'on s'élève dans la série des animaux vertébrés, et se trouve être moindre chez l'homme que chez tous les animaux. On sait que, chez les salamandres, des extrémités entières peuvent se reproduire après avoir été amputées. Quel dommage qu'il n'en soit pas de même chez l'homme! Cependant la nature paraît vouloir faire, de temps à autre, un essai, malheureusement infructueux, de régénération nerveuse. En effet, on remarque assez souvent qu'après les amputations les extrémités des nerfs se développent, au lieu de se cicatriser simplement, en nodosités renflées en massue, devenant éminemment douloureuses et exigeant parfois une excision consécutive. Ces renflements des nerfs (névromes d'amputations) consistent en un lacis de fibres nerveuses primitives, qui se développent à partir du bout coupé du nerf, comme si elles voulaient aller à la rencontre d'un bout opposé.

Les cicatrices nerveuses dans la continuité restent parfois noueuses, parce qu'il se développe dans leur intérieur des fibres primitives en excès, entrelacées et pelotonnées. Ces petites tumeurs nerveuses, véritables névromes, sont aussi extrêmement douloureuses et doivent être enlevées au bistouri. Il y a aussi des névromes traumatiques qui ne sont nullement douloureux, tels sont ceux que l'on rencontre souvent dans d'anciens moignons d'amputations.

Le processus curatif, après les lésions d'un certain volume surtout, des troncs artériels, a été parfaitement étudié par voie d'expérimentation. Lorsqu'on lie une forte artère, soit dans un moignon d'amputation, soit dans la continuité, pour combattre une hémorrhagie ou une maladie artérielle, la tunique interne se rompt sous une forte constriction, et les tuniques moyenne et externe sont resserrées de telle sorte que leurs surfaces se plissent et s'appliquent étroitement l'une contre l'autre. Vous pourrez vous convaincre de la rupture de la tunique interne non seulement en liant de gros vaisseaux, parce qu'alors vous sentirez assez souvent, sous le doigt, un léger craquement pendant la constriction, mais encore en incisant une artère liée sur le cadavre, après avoir détaché la ligature.

Depuis l'endroit correspondant à la ligature jusqu'au premier rameau partant du tronc artériel, aussi bien dans le bout central que dans le bout périphérique, la cavité de l'artère se remplit de sang coagulé, autrement dit d'un thrombus (ὁ θρόμϐος, le caillot sanguin). La constriction produite par la ligature détruit le tissu saisi, celui-ci se résout peu à peu, et, quand ce processus est terminé, la ligature se détache et tombe. Quand ce résultat arrive, il faut que la lumière du vaisseau soit déjà définitivement et sûrement obturée, sans quoi l'hémorrhagie recommencerait. Dans des conditions défavorables, il peut arriver, aussi bien pour les petites que pour les moyennes et les grosses artères, que la chute de la ligature se fasse trop tôt et qu'alors il survienne des hémorrhagies consécutives subites et dangereuses. C'est ce qui s'observe surtout quand la paroi artérielle était malade avant l'opération ; il peut arriver même que des artères fortement ossifiées ne se laissent pas lier du tout, parce que la ligature n'aplatit point le vaisseau ou parce qu'elle le divise entièrement au moment de son application.

Il arrive encore que des artères sont dans un état de ramollissement (par exemple lorsque des vaisseaux fournissent un long trajet dans la paroi d'une grande cavité purulente) tel que déjà la constriction du fil suffit pour sectionner le vaisseau et que, par suite, la ligature doit être faite à un niveau éloigné de l'ouverture saignante. Très souvent encore, chez des individus parfaitement sains, surtout après les blessures par armes à feu, il survient des hémorrhagies des gros troncs artériels à l'endroit de la ligature, parce que celle-ci, faite suivant toutes les règles, en occasionne parfois la division mécanique avant que la fermeture organique soit assez

ferme pour opposer une résistance suffisante à l'impulsion de l'onde sanguine. L'effet de la ligature, qui, momentanément, peut sauver la vie, sera
souvent réduit à néant par suite de ces accidents.

Voyons maintenant ce qui s'est passé dans le bout vasculaire depuis le
moment où le sang s'y est coagulé jusqu'à celui de l'oblitération définitive. Les expériences faites sur les animaux et celles faites accidentellement
sur l'homme nous fournissent à cet égard les renseignements suivants :
le caillot, d'abord mou, qui remplit l'extrémité du vaisseau, adhère de
plus en plus solidement à la paroi et devient plus ferme, mais il reste

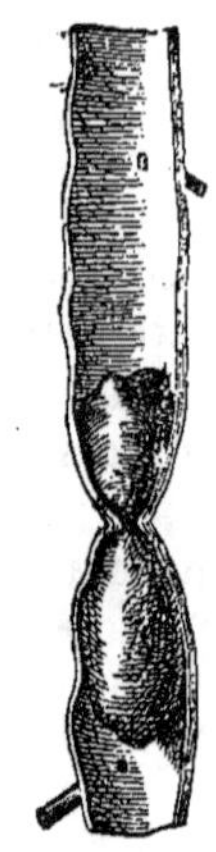

Fig. 24. — Artère liée dans
la continuité. Thrombus ; d'après Froriep.

longtemps encore rouge ; ce n'est qu'après des semaines
ou des mois qu'il se décolore en commençant par le
centre, de sorte que le reste n'a plus à la fin qu'une couleur légèrement jaunâtre. Après la chute de la ligature,
le thrombus est si ferme et si adhérent à la paroi du
vaisseau que sa lumière en est complètement oblitérée.
La préparation (fig. 24) vous montre la formation du
thrombus dans une artère ligaturée dans la continuité ;
le thrombus inférieur s'étend jusqu'à la première bifurcation ; le supérieur ne va pas si loin. Le premier cas
forme la règle, ainsi que l'établissent les ouvrages ; le
dernier, une exception qui n'est pas rare. L'obstruction
du vaisseau par un caillot adhérent n'est toujours qu'un
état provisoire, car, ultérieurement, le thrombus ne persiste pas sans se modifier ; de même que la cicatrice primitive des tissus, il subit certaines métamorphoses qui
consistent en une transformation en tissu conjonctif cellulaire. La cicatrice artérielle définitive n'est effectuée

qu'après des mois et des années ; alors seulement existe une solide oblitération de la lumière artérielle au niveau des points coupés.

Quelques mois après la ligature, vous ne voyez plus rien du trombus, mais
l'artère se termine, effilée en cône, dans le tissu conjontif de la cicatrice.

Les phénomènes que nous venons de décrire et qui se laissent voir à
l'œil nû démontrent que le caillot sanguin subit un changement consistant
dans la solidification et dans l'adhérence plus intime avec la paroi vasculaire ; nous allons voir maintenant sous le microscope en quoi consistent
ces modifications du caillot. Si vous examinez un coagulum sanguin frais,
vous le trouvez composé de corpuscules rouges, de quelques corpuscules
incolores, et de petites fibres réticulées de fibrine coagulée. Si vous retirez
un thrombus d'une artère petite ou moyenne deux jours après la ligature,
il est déjà plus rigide qu'au commencement et plus difficile à diviser en
faisceaux fibreux ; les corpuscules rouges sont peu modifiés, les blancs sont
beaucoup augmentés de nombre ; ils montrent tantôt deux et trois noyaux,
comme à l'ordinaire, tantôt des noyaux uniques, pâles, ovalaires, pourvus
de nucléoles ; quelques-unes de ces cellules ont presque le double de la
grandeur des corpuscules blancs du sang. Les fibres délicates formées par
la fibrine sont réunies par une masse assez homogène, difficile à réduire
en faisceaux. Si vous examinez ensuite un thrombus ancien de six jours,

vous voyez que les corpuscules rouges ont presque disparu : la fibrine,
comme dans le cas précédent, constitue une masse ferme, presque homogène, encore plus difficile à fractionner qu'auparavant ; une grande quan-

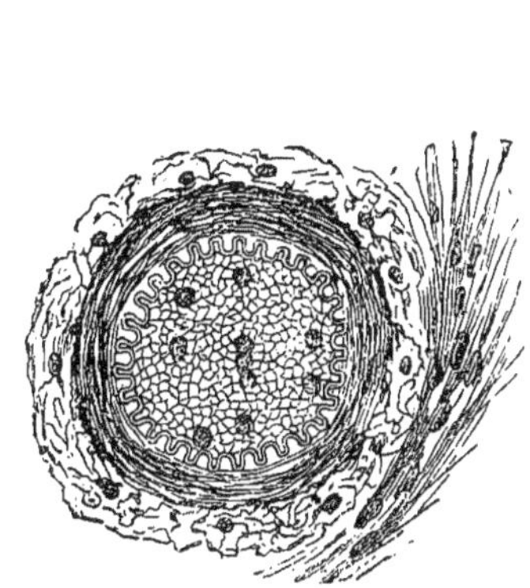

Fig. 25. — Coupe transversale d'un thrombus
frais. Grossissement, 300.

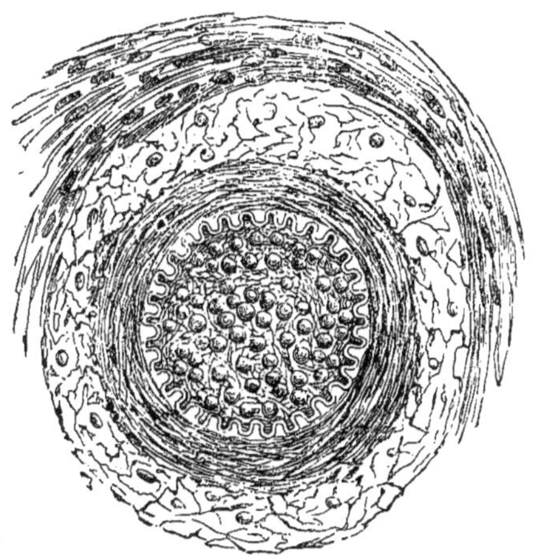

Fig. 26. — Coupe transversale d'un thrombus
de six jours. Grossissement, 300.

tité de cellules fusiformes, à noyaux ovalaires, apparaissent. D'après ce
que nous venons de dire, on reconnaît que, de bonne heure déjà, il se fait
dans le coagulum sanguin une néoplasie cellulaire dont nous allons poursuivre le développement ultérieur. Comme on se procure un aperçu plus
exact des modifications du thrombus et
de ses rapports avec la paroi artérielle
en faisant des sections transversales dans
les artères thrombosées, nous allons
nous servir de ce moyen pour poursuivre
l'étude du thrombus. La préparation ci-
dessus (fig. 25) vous montre le thrombus
frais d'une petite artère sur une coupe
transversale.

En dedans, vous voyez l'élégante mo-
saïque formée par les corpuscules rouges
comprimés, au milieu desquels vous reconnaissez quelques corpuscules blancs
arrondis, rendus visibles au moyen d'une
solution de carmin ; à l'entour, vous
voyez la tunique interne froncée en plis
réguliers auxquels le caillot adhère solidement ; ensuite la tunique musculaire,
enfin la tunique externe avec son réseau
délicat de fibres élastiques ; à droite, un

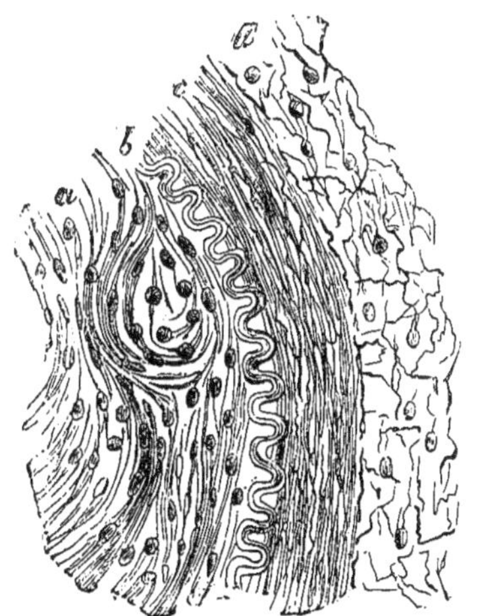

Fig. 27. — Thrombus datant de dix jours : *a*,
thrombus organisé ; *b*, tunique interne ; *c*, tunique musculaire ; *d*, tunique adventice.
Grossissement, 300.

peu de tissu conjonctif lâche qui y adhère. La préparation suivante (fig. 26)
vous montre une coupe transversale d'une artère humaine contenant un

thrombus qui date de six jours; vous ne voyez plus de corpuscules rouges; à leur place on trouve un réseau de fines fibres de fibrine; les corpuscules blancs sont devenus beaucoup plus nombreux, la plupart arrondis; dans la tunique adventice et dans le tissu conjonctif environnant, une hyperplasie cellulaire a déjà commencé à se produire.

Considérons à présent un thrombus de dix jours chez l'homme (fig. 27) dans une forte artère musculaire de la cuisse (après l'amputation); nous y

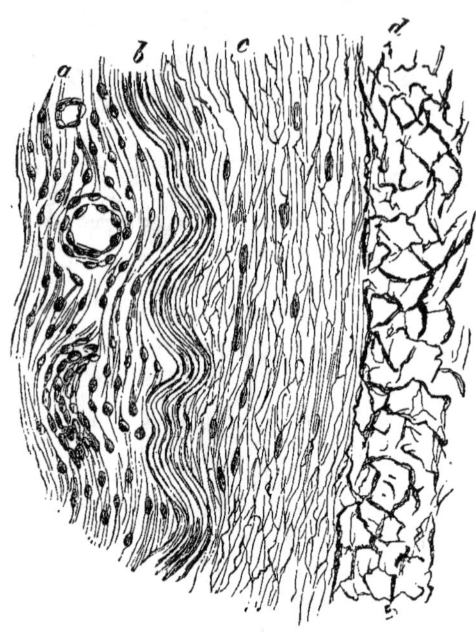

Fig. 28. — Thrombus complètement organisé dans l'artère tibiale postérieure de l'homme : *a*, thrombus avec des vaisseaux, confondu avec la couche interne de la tunique interne; *b*, lamelles de la tunique interne; *c*, tunique moyenne parcourue par un grand nombre de fibres de tissu conjonctif et de fibres élastiques; *d*, tunique adventice. — Grossissement, 300. D'après une préparation de Rindfleisch.

trouvons déjà beaucoup de cellules fusiformes, dont quelques-unes disposées par traînées, pour former plus tard des vaisseaux; la substance intercellulaire présente une disposition fibreuse; elle est devenue plus ferme; sur la préparation, elle est rendue transparente au moyen de l'acide acétique. Enfin les vaisseaux sanguins se forment à leur tour dans le thrombus organisé, comme cela se voit sur les préparations suivantes (fig. 28 et 29).

Quels sont les éléments qui prennent part à l'organisation du thrombus? Tous les observateurs ne sont pas d'accord sur ce point, et, si l'on compare les diverses opinions à ce sujet, il semble qu'il y ait plusieurs modalités d'obstruction cicatricielle des vaisseaux. Les recherches de F. Raab ont établi que la tunique interne des artères et des veines peut, dans des conditions particulières, contracter des adhérences d'une façon durable sans l'intermédiaire d'un caillot sanguin. Cette union peut se faire d'abord par suite d'une hyperplasie de l'endothélium vasculaire; pour les artères, cette hyperplasie seule suffit; pour les veines, en général, toutes les couches de la paroi vasculaire participent au processus; de plus, les granulations bourgeonnent à travers les déchirures produites par la ligature; ainsi seraient réalisées l'obstruction provisoire et l'obstruction définitive des vaisseaux. Le thrombus lui-même est provisoire et nécessaire pour la formation d'une cicatrice solide du vaisseau lié. La participation de l'endothélium à l'organisation du trom-

bus a déjà été établie, d'abord par Thiersch et plus tard par Riedel, Pfitzer et d'autres. Les expériences de Baumgarten, faites sur des sections de vaisseaux remplis de sang, ont prouvé que l'organisation du thrombus pouvait avoir lieu non seulement par hyperplasie de l'endothélium, mais encore par l'envahissement de cellules migratrices à la suite d'une réaction inflammatoire de la paroi vasculaire et du tissu environnant.

Par contre, Senftleben et Tillmann, après avoir provoqué la thrombose de sections de vaisseaux morts en introduisant ceux-ci, avec les précautions antiseptiques, dans la cavité abdominale d'animaux vivants, sont arrivés à ce résultat que la cicatrice vasculaire est due exclusivement à la pénétration, dans la lumière du vaisseau, de corpuscules blancs du sang, autrement dit des cellules migratrices, et à la transformation de celles-ci en tissu conjonctif.

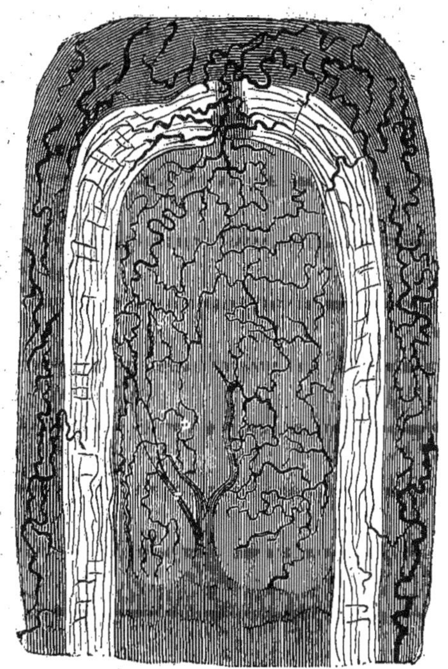

Fig. 29. — Coupe longitudinale du bout lié de l'artère crurale d'un chien, cinquante jours après la ligature; le thrombus est injecté; *a a,* tuniques interne et moyenne; *b b* tunique externe. — Grossissement, 40. D'après O. Weber.

Les résultats des observations faites dans diverses conditions semblent prouver que, s'il y a différentes modifications de formation du thrombus, elles ont cependant cela de commun qu'elles produisent la thrombose par multiplication des cellules de tissu conjonctif, car, aussi bien les cellules endothéliales de la tunique interne que les cellules des parois et celles des granulations appartiennent au tissu conjontif. Ce que l'on appelait l'organisation du sang coagulé, la transformation de la fibrine en substance intercellulaire de tissu conjonctif, à laquelle autrefois on faisait jouer un si grand rôle, ne prend par conséquent pas part à la formation de la cicatrice vasculaire, qu'elle soit provisoire ou définitive.

Les recherches de O. Weber ont établi que les vaisseaux du thrombus sont en communication d'une part avec l'intérieur du vaisseau oblitéré et d'autre part avec les vasa vasorum de ce dernier.

Le processus curatif qui s'effectue dans les veines directement coupées

en travers paraît beaucoup plus simple que celui qui s'observe sur les
artères. Même les grosses veines des extrémités s'affaissent à leurs bouts
divisés et semblent devoir se fermer sans autre difficulté, le sang étant
retenu par la première valvule située au-dessus de la plaie. Près de ces
valvules se forment des caillots souvent plus étendus qu'on ne le désire; ces
thromboses, qui s'avancent au loin du côté du cœur, nous occuperont encore
plus tard.

Si vous voulez tirer une conclusion de ces préparations, dont je ne vous

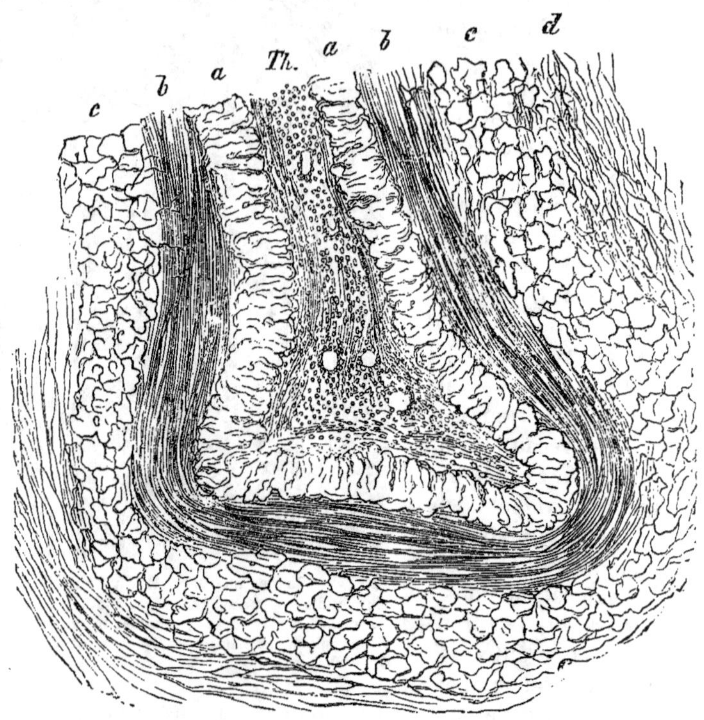

Fig. 30. — Partie d'une coupe transversale de la veine fémorale de l'homme. — Thrombus organisé
et vascularisé, dix-huit jours après l'amputation de la cuisse : *aa*, tunique interne; *bb*, tunique
moyenne; *cc*, tunique adventice; *dd*, tissu cellulaire d'enveloppe. Thrombus organisé avec des vaisseaux; la stratification de la fibrine est encore bien visible à la périphérie du thrombus. — Grossissement, 100.

ai communiqué que quelques spécimens, vous trouverez que, dans le bouchon de sang coagulé, il se produit une néoplasie cellulaire qui, dans le cas
présent, conduit à un développement de tissu conjonctif, en un mot, que
le thrombus s'organise. Cette organisation du thrombus n'a pas pour effet,
il est vrai, la formation d'un produit permanent, car le thrombus disparaît
peu à peu ou se réduit du moins à un minimum, sort qu'il partage du reste
avec beaucoup d'autres néoplasies dépendant de la guérison des plaies.

Il faut, comme nous l'avons dit, des conditions particulièrement favorables à la nutrition pour permettre à l'organisation du caillot sanguin de
se faire. Il est une loi fondamentale de l'organisme humain, en vertu de

laquelle les tissus privés de vaisseaux, qui ne sont nourris que par le travail cellulaire, ne prennent jamais un grand volume; voyez le cartilage articulaire, la cornée, la tunique interne des vaisseaux, tous ces tissus sont invariablement formés de couches minces; en d'autres termes, les cellules du corps humain ne peuvent pas, comme les cellules végétales, conduire à toutes les distances le liquide nutritif, elles ne se prêtent à cet acte que dans une mesure très restreinte; il faut toujours qu'à de certaines distances de nouveaux vaisseaux sanguins apparaissent pour faire arriver et écouler le liquide nutritif. Le coagulum sanguin, consistant en cellules mêlées de fibrine coagulée, est un tissu de cellules, au commencement dépourvu de vaisseaux, et qui ne peut conserver son existence qu'autant qu'il s'étale en couche mince, puisqu'il oppose à la circulation plasmatique une résistance considérable. C'est ce qui ressort d'observations que plus tard nous aurons encore souvent à mentionner, à savoir que de grands coagula ne s'organisent point, ou ne s'organisent que dans leurs couches périphériques et se désagrègent au centre. L'étude de la formation et de l'organisation du thrombus a énormément occupé les chirurgiens et les anatomistes depuis John Hunter, et, comme nous l'avons vu, il ne paraît pas que la question soit vidée : nous devions en faire le premier objet de ce chapitre, à cause de son intérêt histiogénétique, bien que dans ces derniers temps on ait émis de nombreux doutes sur l'importance exclusive que la thrombose peut avoir au point de vue pratique et que l'on était tenté de lui attribuer jusqu'à aujourd'hui. Déjà Porta a attiré l'attention sur ce fait qu'une agglutination rapide et une cicatrisation du tissu environnant l'artère liée sont tout aussi importantes que l'organisation du thrombus; ce fait et d'autres encore résultent des résultats que l'on a obtenus au moyen de l'acupressure et de l'acutorsion, et aussi au moyen de la compression forcée des artères.

Il est impossible qu'après quelques heures et même qu'après vingt-quatre heures il se forme dans une artère de fort calibre un thrombus assez résistant pour suffire, à lui seul, à vaincre la pression sanguine. Quoique Kocher ait prouvé qu'à la suite de l'acupressure il se formait également un thrombus, il n'y a cependant pas de doute que, dans ces cas, le point le plus important, pour que l'oblitération ait lieu, est l'agglutination exacte, intime des parties molles, en un mot, la réunion par première intention. Aussi a-t-on toujours considéré en pratique la réunion exacte de la plaie et l'obtention de la première intention comme les conditions essentielles de l'hémostase définitive. Nous favorisons cette dernière en faisant choix, pour la ligature, de substances antiseptiques, catgut et soie, qui sont rapidement résorbées ou enkystées tout en réunissant très bien la plaie.

Jetons encore un regard sur le rétablissement de la circulation après la ligature d'une forte artère dans la continuité. Supposez que, pour une hémorrhagie du membre inférieur, on ait lié l'artère fémorale; par quelle voie le sang artériel va-t-il arriver dans la jambe? De quelle manière se fera la circulation? Nous avons vu que, après l'oblitération d'un système capillaire, le sang, soumis à une pression plus élevée, pénètre à travers les vaisseaux perméables les plus rapprochés et les dilate. Un résultat analogue se produit après l'oblitération des petites et des grandes artères. Le sang coule sous une pression plus forte qu'auparavant à travers les branches collatérales, immédiatement au-dessus du thrombus et bientôt rencontre, grâce aux nombreuses anastomoses artérielles dans le diamètre longitudinal aussi bien que dans les différents diamètres transversaux d'un membre, d'autres artères, par l'intermédiaire desquelles il arrive dans le bout périphérique du tronc lié.

Il se développe, par l'entremise des branches latérales, une circulation

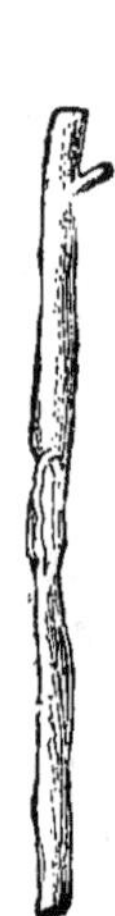

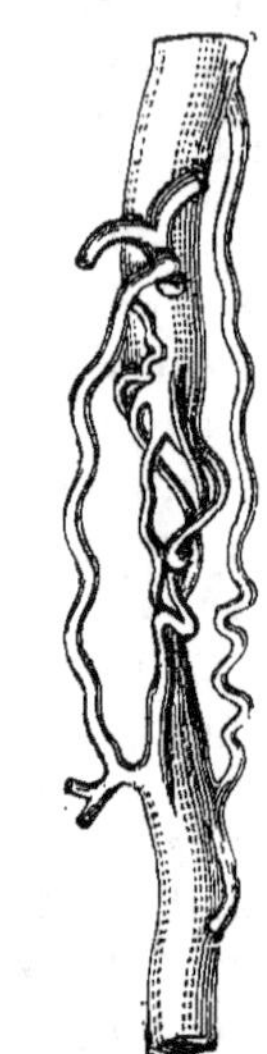

Fig. 31. — *a*, carotide d'un lapin injectée six semaines après la ligature. D'après Porta.

Fig. 32. — *a*, carotide d'une chèvre injectée trente-cinq mois après la ligature. D'après Porta.

artérielle collatérale à côté de la partie liée et thrombosée du tronc artériel. Si une pareille circulation ne se développait point, la partie du corps située en dessous ne recevrait plus assez de sang et mourrait, elle se dessécherait ou tomberait en putréfaction. Heureusement, les anastomoses artérielles sont si nombreuses, qu'un cas semblable ne se présente pas facilement, même après la ligature de gros vaisseaux tels que les artères axillaire et fémorale. Si les artères sont malades et ne peuvent suffisamment se dilater, la gangrène peut se produire dans l'extrémité correspondante. La manière dont ces nouvelles communications vasculaires se rétablissent est très variée. Porta a fait là-dessus, il y a bien des années, des recherches très approfondies, et il a pu, d'après ses nombreuses expériences, établir les types principaux suivants de la circulation collatérale :

1° Il se produit une circulation collatérale directe, c'est-à-dire qu'il y a des vaisseaux fortement développés allant directement du bout central de l'artère à son bout périphérique. Ces vaisseaux de communication sont ordinairement les vasa vasorum dilatés; dans ces cas, il peut arriver qu'une des branches de communication se dilate à un tel point que le tronc principal semble simplement s'être régénéré.

2° Il se fait une circulation collatérale indirecte, c'est-à-dire que les bran-

ches latérales les plus rapprochées des artères communiquent entre elles
par des branches fortement dilatées, comme cela se voit dans le cas suivant (fig. 33) :

On a choisi ici, pour les deux genres de circulation collatérale, les exemples les plus saillants. Toutefois, si vous passez en revue les nombreux dessins de Porta, et si vous répétez vous-mêmes ces expériences, vous trouverez que la circulation directe et la
circulation indirecte se combinent entre
elles dans la plupart des cas; aussi la
classification n'a-t-elle d'autre valeur
que de grouper d'une manière quelconque les différentes formes qui peuvent se
présenter.

Le détour du courant sanguin qui,
dans cette circulation collatérale, s'observe assez souvent, se fait avec une
extrême rapidité, si les anastomoses
sont abondantes; si, par exemple, chez
l'homme, on lie l'artère carotide primitive, et qu'ensuite on coupe l'artère au
delà de la ligature, le sang se précipite
avec une force terrible par le bout périphérique, par conséquent, en revenant
sur ses pas, comme par une veine. Dans
les cas où les artères à lier sont pourvues de riches anastomoses, il faut donc,
si une portion de l'artère doit être excisée, lier d'abord les deux bouts, central et périphérique, pour être à l'abri
d'une hémorrhagie. En pratique, chaque
fois qu'il faut lier un gros tronc vasculaire dans la continuité, il faut toujours
placer deux ligatures, une centrale et

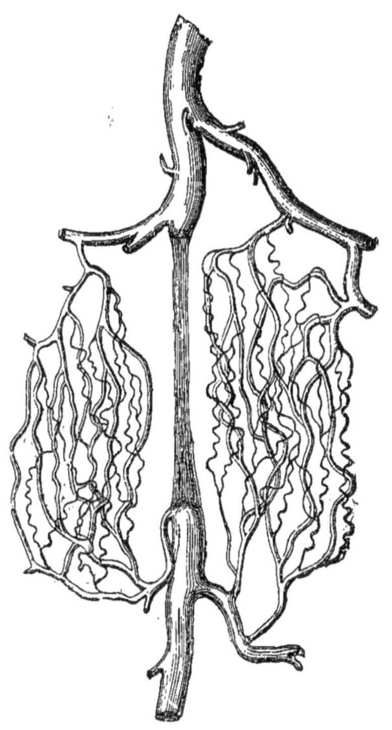

Fig. 33. — *a*, artère fémorale d'un fort chien,
injectée trois mois après la ligature. D'après
Porta.

une périphérique, et sectionner alors complètement le vaisseau entre celles-
ci, puisque l'expérience prouve que la partie du vaisseau intermédiaire aux
deux ligatures se mortifie même lorsqu'il y a réunion *per primam* et absence
de réaction, si ce segment, comme c'est presque toujours le cas, a été complètement isolé de ses adhérences. Un exercice anatomique excellent consisterait à vous représenter comment, après la ligature des artères principales de l'une ou des deux extrémités ou du tronc, le sang arrive dans la
partie du corps située au delà de la ligature; dans ces recherches vous serez
très utilement secondés par le tableau des anastomoses artérielles que vous
trouverez dans le manuel d'anatomie de Krause. Dans le traité de chirurgie
de Conrad Martin Langenbeck, ces conditions anatomiques sont très longuement développées au chapitre qui traite des anévrysmes.

CHAPITRE II

QUELQUES PARTICULARITÉS DES PLAIES PAR INSTRUMENTS PIQUANTS

ONZIÈME LEÇON

Les plaies par instruments piquants guérissent généralement très vite par première intention. — Piqûres d'aiguilles : séjour des aiguilles dans le corps, leur extraction. — Complication des plaies, par la présence de corps étrangers. — Opérations sous-cutanées. — Piqûres des nerfs. — Piqûres des artères : anévrysmes traumatiques, variqueux ; varices anévrysmales. — Piqûres des veines, saignée ou phlébotomie.

On désigne sous le nom de plaies par instruments piquants les traumatismes qui sont produits par un instrument pointu ou cunéiforme, et dont le diamètre transversal est beaucoup plus petit que le diamètre longitudinal. Il résulte du mécanisme du traumatisme que la plaie est démesurément plus étendue en profondeur qu'en largeur. Ce sont, pour la plupart, des plaies simples qui guérissent généralement par première intention ; la plupart ont en même temps le caractère des plaies par instruments tranchants, quand l'instrument piquant a une certaine largeur ; quelques-unes ont le caractère des plaies contuses, lorsque l'instrument est émoussé ; dans ce cas, il y a généralement aussi une suppuration plus ou moins considérable. — Nous faisons nous-mêmes beaucoup de plaies par instruments piquants dans nos opérations chirurgicales, d'abord avec les aiguilles que nous employons d'habitude pour la suture à *points passés* et pour la suture entortillée, ensuite avec les aiguilles à acupuncture, c'est-à-dire avec ces fines et longues aiguilles dont on se sert quelquefois pour examiner, par exemple, si l'os est détruit sous une tumeur ou sous un ulcère et jusqu'à quelle profondeur va cette destruction. Ce sont encore des plaies de ce genre que nous produisons avec le trocart, espèce de poignard à trois arêtes entouré d'une canule qui l'embrasse étroitement ; nous nous servons de cet instrument pour faire écouler le liquide des cavités.

Les coups de poignard, d'épée, de couteau, de baïonnette, doivent être considérés comme étant à la fois des plaies par incision et par piqûre. Lorsque ces plaies par instruments piquants ne sont pas combinées avec des lésions de troncs artériels et nerveux, ou avec des lésions osseuses, et, lorsqu'elles n'ont pas non plus pénétré dans les grandes cavités du corps, la guérison se fait rapidement et exige rarement un traitement quelconque. Les plaies les plus fréquentes de ce genre sont les piqûres d'aiguilles, surtout chez les femmes, et cependant il est bien rare que celles-ci consultent pour cela un médecin. Une semblable lésion ne peut guère se compliquer à moins que l'aiguille entière ou un fragment de celle-ci n'ait pénétré très profondément dans les parties molles.

Pareille chose arrive à l'occasion dans différentes parties du corps, lorsque, par exemple, une personne s'asseoit ou tombe par hasard sur une aiguille. Lorsqu'une aiguille a pénétré dans la peau, les symptômes sont ordinairement si insignifiants que les blessés accusent rarement une sensation bien définie et ne savent même pas dire si l'aiguille a positivement pénétré et quel est son siège. Aussi ce corps étranger ne provoque-t-il généralement pas, dans les parties molles, une inflammation appréciable à l'extérieur et peut-il séjourner dans le corps pendant des mois, des années, pendant la vie entière même, sans faire naître de phénomènes graves, à moins qu'il n'ait pénétré dans un tronc nerveux. Une aiguille s'arrête rarement à l'endroit ou elle a pénétré, elle chemine plus loin, est conduite par les contractions musculaires dans d'autres parties du corps et peut ainsi suivre un fort long trajet jusqu'à ce qu'elle apparaisse dans une toute autre région. On cite des exemples de femmes hystériques, qui, par une singulière vanité, voulant attirer l'attention sur elles, s'étaient enfoncé une foule d'aiguilles dans les parties les plus diverses du corps, aiguilles qui se présentaient ensuite dans les endroits les plus variés et bien loin des lieux d'introduction; il se peut même que des aiguilles avalées traversent, sans aucun danger pour le corps, les parois de l'estomac et de l'intestin et sortent par un endroit quelconque de la paroi abdominale. B. Langenbeck trouva un jour une épingle au centre d'un calcul de la vessie; en allant aux informations, il apprit que le patient avait avalé ce corps pendant son enfance. Ainsi l'épingle a pu arriver à travers les intestins dans la vessie; là, des couches de phosphate ammoniaco-magnésien s'étaient déposées autour d'elle et avaient donné naissance au calcul. Dittel a observé un cas de ce genre.

Lorsque les aiguilles sont restées, pendant quelque temps, enfoncées dans les parties molles sans provoquer de souffrances, ou bien lorsque celles qui traversent le corps de l'intérieur vers l'extérieur arrivent près de la surface, immédiatement au-dessous de la peau, il se produit en général une petite suppuration; la sensation de la piqûre devient de plus en plus vive, et si l'on fait alors une légère incision à l'endroit douloureux, il en sort une petite quantité d'un pus séreux et l'on trouve l'aiguille au fond du petit abcès, d'où on la retire facilement avec une pince à dissection ou à pansement. Il n'est pas très facile d'expliquer pourquoi ce corps étranger qui, pendant des mois entiers, avait bien des fois changé de place dans l'économie, sans provoquer d'accidents, finit cependant par produire une suppuration, quand il est enfin arrivé sous la peau. Il faut que vous vous contentiez du simple fait. Le cas intéressant qui suit vous offrira une image encore plus

frappante de la marche que ces lésions suivent ordinairement. On amena
à Zurich, à la clinique de Billroth, une fille sourde et muette, tout à fait
idiote, d'environ trente ans, chez laquelle on avait cru diagnostiquer une
fièvre typhoïde. Ni la malade elle-même, ni son entourage également peu
intelligent, ne pouvaient fournir le moindre renseignement anamnestique.
La patiente, qui passait souvent des journées entières au lit, se plaignait
depuis quelques jours de souffrances dont elle montrait le siège dans
la région inguinale droite. Cependant elle avait peu de fièvre. L'examen
révéla un gonflement de la partie désignée par la malade, gonflement qui
augmenta les jours suivants et devint très douloureux à la pression. La
peau rougit, et une fluctuation évidente finit par se développer. Il était
facile de reconnaître que ce n'était pas là un cas de fièvre·typhoïde, mais
je vous laisse à penser combien d'opinions furent émises relativement au
siège de la suppuration, car tout prouvait qu'un abcès était en train de se
développer; ce pouvait être une inflammation de l'ovaire, une perforation
de l'appendice vermiculaire, un abcès dans les téguments abdominaux, etc.;
mais ces opinions soulevaient toutes contre elles des objections plus ou
moins graves. Au bout de quelques jours, la peau, fortement rougie, était
devenue très mince, et l'abcès s'était concentré aux environs de l'épine
iliaque antérieure et supérieure, à quelques travers de doigt au-dessus du
ligament de Poupart. On fit alors à la peau une incision, d'où s'échappa un
pus brunâtre, ichoreux, mêlé de gaz et répandant une odeur fécale très
prononcée. En sondant avec le doigt la cavité de l'abcès, Billroth sentit
dans le fond un corps dur, cylindrique, proéminent peu dans l'intérieur de
la cavité; il commença à l'extraire avec la pince, et, tirant toujours, il mit à
découvert une aiguille à tricoter, longue d'un pied environ, assez épaisse,
couverte de rouille et enfoncée dans la direction du bassin. La cavité de
l'abcès était tapissée de granulations flasques; cependant, lorsqu'on voulut
chercher l'ouverture que l'aiguille devait évidemment avoir laissé derrière
elle, il fut impossible de la retrouver; elle s'était refermée, et se trouvait
obstruée par les granulations. Il fallut à l'abcès beaucoup de temps pour
guérir, cependant la guérison eut lieu sans incidents, et la patiente quitta
l'hôpital au bout d'un mois. Lorsqu'on montra à la malheureuse idiote
l'aiguille retirée de son corps, elle sourit de son sourire niais et repoussant;
c'est tout ce qu'il fut possible d'en obtenir; peut-être un vague souvenir se
rattachait-il à ce sourire.

Ce qu'il y a de plus probable, c'est que la patiente s'était introduit l'aiguille dans le vagin ou dans le rectum, car on sait que les femmes, malheureusement sans être idiotes, font quelquefois des choses incroyables
dans ce genre, comme vous pouvez le lire surtout dans la médecine opératoire de Dieffenbach, au chapitre qui traite de l'extraction des corps étrangers. Dans l'espèce, il n'est pas impossible que l'aiguille ait passé à côté du
col utérin et se soit enfoncée dans le cæcum; c'est du moins ce que le pus
chargé de gaz permettait de supposer, car on pouvait croire, d'après ce
signe, à une communication au moins passagère avec l'intestin; cependant,
il n'y a, à cet égard, rien de certain, car le pus, surtout au voisinage des
intestins, peut se décomposer, par suite du développement de gaz fétides,

lors même qu'aucune communication avec la cavité intestinale n'existe ou n'a existé.

L'extraction d'aiguilles enfoncées depuis peu offre parfois de grandes difficultés, surtout parce que les patients fournissent souvent des indications vagues sur le siège occupé par le corps étranger, et quelquefois ne veulent pas avouer, par honte, comment les aiguilles ont pénétré (par exemple pour la vessie). Avant de faire une incision dans la peau, on doit fixer au moyen de la main gauche l'endroit où l'on croit sentir le corps étranger et au niveau duquel on incisera : cela est indispensable pour que l'aiguille ne fuie pas pendant l'incision. Parfois l'on sent plus ou moins distinctement le corps solide, et l'on provoque même une vive douleur en le comprimant. Ces essais peuvent indiquer l'endroit où il faut inciser. Une fois la section de la peau faite, on cherche à saisir l'aiguille avec une bonne pince à dissection; les bords d'une aponévrose fortement tendue peuvent, aux doigts surtout, donner facilement le change, parce que, avec la pince, on a toujours une sensation incertaine. S'il est impossible de trouver l'aiguille, on fait imprimer quelques mouvements à la partie; l'aiguille peut alors se déplacer et prendre une position dans laquelle elle est plus facile à saisir. Lorsque vous pourrez faire l'hémostase d'Esmarch, ce qui sera le cas surtout aux extrémités, vous ne négligerez jamais de recourir à ce moyen auxiliaire; il vous facilitera beaucoup la recherche du corps étranger; vous ne serez pas constamment dérangés par l'hémorrhagie, et vous reconnaîtrez beaucoup plus facilement dans un tissu anémié une aiguille au moyen du sens de la vue qu'avec la sonde ou le doigt. L'extraction des corps étrangers, exige du reste, un certain exercice et une habileté manuelle que l'on n'acquiert qu'avec le temps et la pratique; la dextérité que certains individus possèdent naturellement leur vient merveilleusement en aide dans cette circonstance.

Outre des aiguilles, il arrive fréquemment encore que, non seulement de fins éclats de bois ou de métaux restent dans la plaie, mais aussi des morceaux de verre assez volumineux.

C'est ainsi que Billroth retira une épine noire, longue de 7 lignes, qui, pendant onze ans, était restée profondément sous la peau de la jambe, sans occasionner la moindre douleur. Moi-même j'ai extrait un morceau de vitre à bords tranchants, irrégulièrement quadrangulaire, du volume de l'ongle du pouce, et qui était resté plus d'un an placé entre les tendons de la face palmaire de la main gauche, et cela sans que le patient, menuisier de profession, eût été empêché de travailler. Tout chirurgien occupé pourra vous fournir des exemples de ce genre.

Les piqûres faites avec des instruments moins acérés subissent parfois des retards dans leur guérison, la plaie extérieure pouvant se fermer par première intention, pendant que, dans la profondeur, une inflammation et une suppuration se présentent après peu de jours, de sorte que la plaie se rouvre et que le trajet entier entre alors en suppuration ou que le pus se fraye un passage par un autre endroit. Ceci arrive principalement aux plaies dans lesquelles un corps étranger, par exemple la pointe d'un couteau, est resté engagé, ou bien à celles qui ont été produites à l'aide d'ins-

truments très émoussés. En examinant la plaie, il faut que vous recher-
chiez toujours avec la plus grande attention si un pareil corps étranger n'y
est pas retenu, et vous devez autant que possible vous procurer l'instrument qui a servi à faire la lésion ; vous prendrez, en outre, des renseignements très précis sur la direction que l'instrument a suivie en pénétrant,
afin que vous puissiez vous orienter sur les parties qui ont pu être lésées.
Cependant, même dans les cas défavorables, l'inflammation et la suppuration le long du trajet de l'instrument sont quelquefois extrêmement minimes. Ainsi, un jour, un homme se présenta à la Clinique : la veille, il était
tombé du haut d'un arbre de moyenne élévation, sur le bras gauche, pendant qu'il était occupé à élaguer cet arbre. L'avant-bras gauche était un
peu gonflé sur la face dorsale, à quelques pouces au-dessous du coude ; à
la face palmaire, immédiatement au-dessus de l'articulation de la main, on
apercevait une petite excoriation ; la flexion et l'extension de l'avant-bras
sur le bras se faisaient sans douleur ; la pronation et la supination étaient
seules difficiles et douloureuses ; une fracture des os de l'avant-bras n'existait certainement pas. Cependant, à l'endroit qui correspondait au gonflement de la face dorsale, immédiatement au-dessous du coude, on sentait
directement sous la peau un corps solide qui se laissait un peu repousser,
mais qui reprenait, aussitôt après, sa première position, comme poussé par
un ressort. C'était absolument comme si un fragment osseux, un éclat,
s'était partiellement détaché pour se loger directement sous la peau. Quoiqu'il parût tout à fait incompréhensible qu'à la suite d'une simple chute
du bras sur le sol et sans aucune solution de continuité du radius ou du
cubitus un pareil éclat se fut produit, Billroth fit chloroformer le blessé et
essaya de nouveau de repousser le fragment supposé. Mais ce fut en vain.
Comme ce fragment était en contact tellement direct avec la peau qu'il
devait infailliblement la perforer en peu de temps, Billroth fit, à ce niveau
et pour l'extraire, une petite incision aux téguments. Alors, au plus grand
étonnement de tous il retira, non un fragment osseux, mais un morceau
long de cinq pouces d'une mince branche d'arbre qui s'était assez fortement
enclavée entre les deux os de l'avant-bras. On ne concevait pas comment ce
morceau de branche avait pu pénétrer dans l'avant-bras ; cependant, en examinant de près, on reconnut à l'endroit excorié signalé plus haut à la face
palmaire, une plaie linéaire déjà fermée, à travers laquelle le corps étranger
avait évidemment glissé avec une telle rapidité que le patient lui-même ne
s'était pas aperçu de sa pénétration. — Après l'extraction, le gonflement,
qui, du reste, avait été très modéré, disparut complètement ; la petite plaie
donna peu de pus, et fut entièrement fermée au bout de huit jours.

Les conditions favorables des plaies par instruments piquants ont suggéré
l'idée des opérations dites *sous-cutanées*, qui ont été introduites en chirurgie
par Stromeyer et par Dieffenbach. Ces opérations consistent à introduire
un couteau étroit et pointu sous la peau, et à diviser ensuite, en vue de
divers résultats thérapeutiques, des tendons, des muscles ou des nerfs, sans
produire d'autre plaie extérieure que la petite ponction par laquelle on
introduit l'instrument connu sous le nom de ténotome.

Les conditions nécessaires à une guérison par première intention sans réaction, sont ici très favorables si l'on empêche la pénétration de l'air et des micro-organismes y contenus ; l'hémorrhagie étant très faible, on arrivera, par une compression soigneuse après l'opération, à rapprocher très bien les surfaces de la plaie. Naturellement, l'avantage des opérations sous-cutanées avant l'époque antiseptique, résultait surtout de ce fait que, sans le savoir et sans le vouloir, on opérait et on pansait d'une façon antiseptique. Si la lame du couteau n'est pas dépouillée de toute substance infectieuse, ce procédé opératoire ne donne aucun succès ; l'inflammation, la suppuration, et même l'infection en seront à coup sûr les suites.

La plaie a-t-elle pénétré dans une des cavités du corps et y a-t-elle produit des lésions, alors le pronostic sera toujours douteux et plus ou moins grave, selon l'importance physiologique et la vulnérabilité, c'est-à-dire la plus ou moins grande tendance aux inflammations dangereuses de l'organe atteint. En général, une plaie par instrument piquant n'est jamais, dans ces conditions, aussi dangereuse qu'une plaie par arme à feu. Pour le moment, nous n'insisterons pas davantage sur ce sujet, et nous nous bornerons à examiner les lésions par instruments piquants des troncs nerveux et artériels aux extrémités.

Les piqûres des *nerfs* provoquent évidemment, selon leur largeur, des paralysies de diverses étendues ; pour le reste, elles se comportent absolument comme les plaies par incision des mêmes organes ; la régénération se fera d'autant plus facilement que le tronc nerveux n'aura pas été traversé dans toute sa largeur. — Il en est autrement lorsque les corps étrangers, tels que pointes d'aiguille, petits éclats de verre, restent engagés dans l'épaisseur des troncs nerveux et y sont entourés d'une cicatrice, comme cela arrive dans les autres tissus. La cicatrice nerveuse qui renferme ces corps étrangers reste éminemment douloureuse au moindre contact ; elle peut même être le point de départ de douleurs nerveuses à rayonnement excentrique, de véritables *névralgies*. Bien plus, ces corps étrangers peuvent provoquer le développement des accidents nerveux les plus violents, tant aigus que chroniques. On a observé, après ces blessures, des convulsions épileptiformes quelquefois précédées d'une aura, consistant ici en une douleur dans la cicatrice, qui donne le signal de l'accès ; certains chirurgiens admettent aussi que le tétanos peut être le résultat de ces sortes d'irritations nerveuses ; je reviendrai plus tard sur ce fait, qui me paraît douteux. Cette première forme morbide, qui doit être rangée dans la catégorie des épilepsies dites réflexes, peut être guérie par l'extraction du corps étranger et par l'extirpation de la cicatrice.

Une piqûre faite dans de gros *troncs artériels* ou *dans une de leurs fortes branches,* peut entraîner des suites de différentes natures.

Une piqûre très fine se referme le plus souvent immédiatement, grâce à l'élasticité et à la contractilité des membranes ; il n'y aura pas même toujours hémorrhagie, pas plus qu'une petite piqûre faite dans un intestin n'entraînera toujours un épanchement de matières fécales. Si l'ouverture a la forme d'une fente, il se peut que, dans ce cas encore, il n'y ait qu'une faible hémorrhagie, en supposant que la plaie soit peu béante ; mais, dans d'autres cas, une hémorrhagie artérielle violente s'ensuit immédiatement.

Si l'on comprime alors et que l'on applique un pansement exact, on réussit le plus souvent, non seulement à arrêter définitivement l'hémorrhagie, mais encore à obtenir la guérison par première intention de la plaie artérielle, aussi bien que de la plaie des autres parties molles. Si, au contraire, l'hémorrhagie ne veut pas s'arrêter, il faut procéder à la ligature, soit au point lésé lui-même, en ayant d'abord soin d'agrandir l'ouverture, soit plus haut, dans la continuité.

L'occlusion de la plaie artérielle se fait de la manière suivante : Un coagulum sanguin se forme dans la plaie plus ou moins béante de la paroi artérielle ; ce coagulum fait une légère saillie dans l'intérieur du vaisseau , mais en dehors il est un peu plus grand et se trouve implanté comme un large champignon. Ce caillot est transformé en tissu conjonctif comme le thrombus mentionné plus haut, et c'est ainsi que se produit l'oblitération organique permanente, sans modification du calibre de l'artère. — Cette marche normale peut être compliquée lorsque de nouvelles couches fibrineuses, provenant du sang en circulation, se déposent sur le bouchon, qui proémine légèrement dans l'intérieur du vaisseau ; il se fait ainsi une oblitération de la cavité artérielle par du sang coagulé, autrement dit une *thrombose artérielle*. Cet accident est cependant assez rare ; dans le cas où il se présente, il doit avoir les mêmes résultats que la thrombose succédant à la ligature : développement d'une circulation collatérale et fermeture définitive du vaisseau par l'organisation du thrombus.

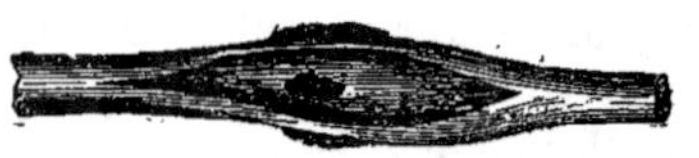

Fig. 34. — Artère blessée latéralement, avec son caillot, quatre jours après la blessure. D'après Porta.

Il s'en faut qu'une piqûre artérielle suive toujours une marche aussi favorable. Dans bien des cas, on aperçoit bientôt après la lésion une tumeur à l'endroit qui correspond à la cicatrice de la peau ; cette tumeur s'accroît lentement et offre des pulsations visibles et palpables, qui sont isochrones à la systole du cœur et au pouls artériel. Si nous appliquons le stéthoscope sur la tumeur, nous y entendons un bruissement et un bruit de frottement manifestes ; si nous comprimons la principale artère de l'extrémité au-dessus de la tumeur, la pulsation et le bourdonnement cessent de s'y produire, et en même temps la tumeur s'affaisse légèrement. Une tumeur semblable s'appelle un anévrysme (ἀνευρύνω, je dilate), et dans le cas particulier où il s'agit d'un anévrysme qui a pris naissance après une blessure artérielle, nous avons affaire à un *anévrysme faux* ou *traumatique,* en opposition avec *l'anévrysme vrai* qui est produit par d'autres affections artérielles. Il porte le nom d'anévrysme faux, parce qu'il n'y a en réalité dans ce cas aucun anévrysme, aucune dilatation artérielle. Au contraire l'anévrysme vrai consiste en un diverticule, en forme de sac, des parois artérielles elles-mêmes ; dans ce dernier cas, le sang est entouré par les membranes du vaisseau, tandis que dans le premier cas il est entouré par les parties molles voisines de l'artère. Toutefois, comme nous aurons l'occasion de le voir, un anévrysme peut aussi être produit par un traumatisme.

Comment cette tumeur prend-elle naissance, et quelle est sa nature? La tumeur doit se développer de la manière suivante : la plaie extérieure est

fermée par compression, le sang ne peut plus s'en échapper; cependant il
se fraye un passage dans les parties molles, à travers l'ouverture artérielle
non fermée encore par un caillot ; il vient labourer ces parties tant que la
pression sanguine l'emporte sur la résistance que les tissus sont en état d'op-

poser; il se forme une cavité remplie de
sang qui est en communication directe avec
l'intérieur de l'artère; autour du sang, dont
une partie est bientôt coagulée, il se fait
une inflammation légère du tissu circonvoisin, une infiltration plastique qui entraîne une néoplasie de tissu conjonctif; ce
tissu, devenu plus dense, représente une
espèce de sac dont la cavité laisse entrer et
sortir le liquide nourricier, tandis que les
parois de la cavité sont tapissées de couches de sang coagulé. Le bruissement dont
il a été question plus haut provient probablement, d'une part, de l'écoulement du
sang à travers l'étroite ouverture artérielle, d'autre part, du frottement du courant sanguin contre les caillots périphériques, et enfin, en dernier lieu, de la ré-
gurgitation du sang dans l'intérieur de
l'artère.

Un pareil anévrysme traumatique peut
encore naître d'une autre façon, c'est-à-dire
secondairement, la plaie artérielle ayant
commencé par guérir, et la jeune cicatrice
cédant plus tard, après la suppression du
pansement compressif, à la pression intravasculaire et s'évasant peu à peu sous
forme d'un diverticulum. Tout d'abord,

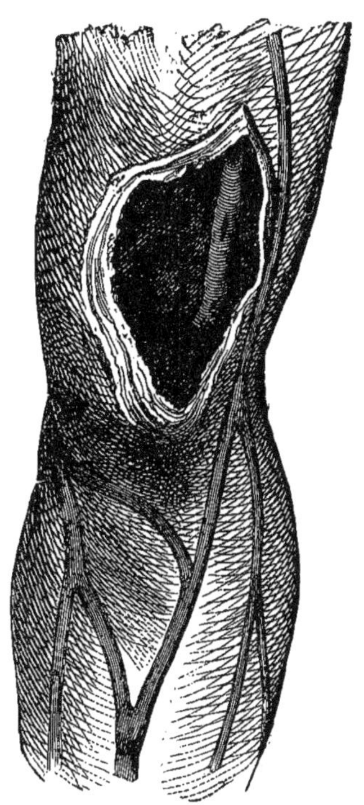

Fig. 35. — Anévrysme traumatique de
l'artère brachiale. — D'après Froriep,
Chirurgische Kupfertafeln, vol. IV, planche 483.

dans ce cas, le sang reste contenu dans l'intérieur du vaisseau ; mais, plus
tard, le sac peut se déchirer et ainsi se formera, de la façon décrite plus
haut, un anévrysme faux.

Ce n'est pas toujours la pontion de l'artère qui provoque ces anévrysmes
traumatiques : ceux-ci peuvent aussi être dus à la déchirure des membranes
artérielles par de forts tiraillements et à des contusions sans plaie extérieure.
Ainsi, A. Cooper raconte, dans ses *Leçons chirurgicales*, le cas d'un chasseur
qui, ayant sauté par-dessus un fossé, ressentit une vive douleur dans le
jarret et ne put continuer sa marche. Bientôt, il se développa un anévrysme
de l'artère poplitée, qui dut être opéré plus tard. Dans le saut, l'artère avait
été en partie déchirée. Il suffit de la déchirure des tuniques interne et
moyenne pour provoquer un anévrysme. Si la tunique adventice reste intacte, le torrent sanguin peut isoler cette dernière de la tunique moyenne ;
c'est ainsi que se développe un genre d'anévrysme qui a reçu le nom d'*anévrysme disséquant* (*anevrysma dissecans*). — Les plaies par instruments

piquants suivies d'anévrysme se présentent surtout fréquemment chez les militaires en temps de guerre, mais encore assez souvent dans la clientèle civile. Ainsi, j'ai vu un jeune garçon atteint d'un anévrysme de l'artère fémorale : la tumeur avait à peu près la grosseur d'un œuf de poule, et avait été produite par une chute faite sur un canif ouvert. Billroth a opéré un cordonnier d'un anévrysme de l'artère radiale, développé à la suite d'une blessure accidentelle qu'il s'était faite avec son alène.

L'anévrysme est une tumeur communiquant médiatement ou immédiatement avec l'intérieur d'une artère. Cependant les conditions anatomiques de cette tumeur peuvent se compliquer davantage.

Il arrive, par exemple, qu'en faisant la saignée du bras au pli du coude,

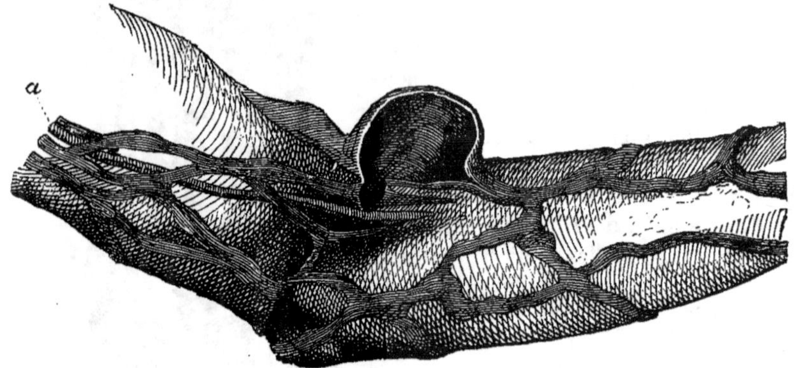

Fig. 36. — Varice anévrysmale : *a*, artère brachiale. — D'après Bell (Froriep, *loc. cit.*, vol. III, pl. 263).

par conséquent en blessant à dessein une veine pour obtenir une évacuation sanguine, on lèse l'artère brachiale en même temps que la veine; c'est là une des causes les plus communes de l'anévrysme traumatique, ou du moins elle l'était autrefois quand l'habitude de la saignée était encore très répandue. Dans un cas pareil, on apercevra facilement le jet de sang rutilant au milieu du sang veineux plus foncé. On commence alors par entourer le bras entier d'un appareil, en ayant soin de comprimer tout particulièrement l'artère, et, dans beaucoup de cas, la guérison de l'une et de l'autre plaie vasculaire se fait sans autres suites fâcheuses. Mais un anévrysme peut aussi en résulter, et celui-ci peut avoir la forme mentionnée plus haut; ou bien les deux ouvertures vasculaires peuvent communiquer entre elles, de telle sorte que le sang artériel se jette en partie dans la veine et se rencontre là avec le courant formé par le sang veineux. De là proviennent des stases dans la circulation veineuse, et consécutivement des évasements, des dilatations du calibre de la veine, dilatations que nous désignons en général sous le nom de *varices*. La varice, dans ce cas particulier, est une *varice anévrysmale*, parce qu'elle communique avec une artère à la manière d'un anévrysme. — Un autre cas peut encore se produire : ainsi, la formation d'un anévrysme a lieu entre l'artère et la veine; l'artère aussi bien que la veine se mettent en communication avec le sac anévrysmal. C'est là ce que nous appelons un *anévrysme variqueux*. Il peut se produire encore bien

des variantes dans les rapports entre le sac anévrysmal, la veine et l'artère,
sans qu'il en résulte une modification dans les symptômes ou dans le traitement. Aussi s'est-on fort heureusement abstenu de donner des noms
nouveaux à ces anomalies. — Dans tous les cas où du sang artériel pénètre
directement ou indirectement dans la veine par l'intermédiaire d'un sac
anévrysmal, cette dernière *se dilate*, et il s'y produit un bruissement sensible
à l'oreille aussi bien qu'au toucher, et que l'on perçoit quelquefois aussi
dans les artères ; il est dû, vraisemblablement, à la rencontre des courants
sanguins. Cependant ce symptôme n'a rien de caractéristique, attendu que

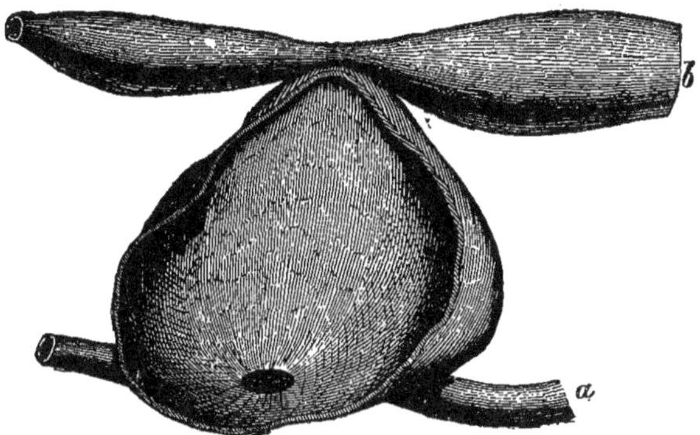

Fig. 37. — Anévrysme variqueux : *a*, artère brachiale ; *b*, veine médiane. Le sac anévrysmal est ouvert.
D'après Dorsey (Froriep, *loc. cit.*, vol. III, pl. 263).

l'on peut quelquefois le produire rien qu'en exerçant une pression sur les
veines, et qu'on le remarque aussi dans certaines maladies du cœur. Mais,
en outre, on aperçoit quelquefois une faible pulsation dans les veines dilatées par la cause que nous venons de mentionner, et de là on peut déjà tirer
un argument plus puissant en faveur du diagnostic de la lésion qui nous
occupe. Billroth cite plusieurs cas d'anévrysmes consécutifs à des plaies par
armes à feu ; dans trois cas relatifs à l'artère fémorale et à l'artère iliaque
externe, ce bruissement existait à un haut degré, de sorte que l'on devait
admettre une déchirure de l'artère et de la veine et une communication
entre ces deux vaisseaux ; dans un cas même, ce fait fut établi par l'autopsie. Cependant dans aucun de ces cas il ne s'était formé de varices ; le
développement de celles-ci n'est donc pas toujours le résultat inévitable
d'une communication entre l'artère et la veine ; il est vraisemblable qu'une
fermeture valviforme se produit parfois au point de communication entre
l'artère et la veine, de façon à empêcher l'afflux du sang artériel vers
celle-ci ; peut-être aussi les varices ne se développent-elles que dans le
cours de plusieurs années.

Les anévrysmes artériels, quelle que soit la forme qu'ils affectent, ne
produiraient guère d'inconvénients sérieux s'ils restaient toujours petits.
Cependant, dans la plupart des cas, les sacs anévrysmaux devenant de plus
en plus considérables, des troubles se font sentir dans les fonctions des
extrémités correspondantes ; enfin l'anévrysme peut se rompre et donner

lieu à une hémorrhagie profuse qui tue rapidement. J'ai pensé qu'il convenait de vous entretenir ici des anévrysmes traumatiques, parce que, dans la pratique, ils se présentent ordinairement à la suite des plaies par instruments piquants; dans d'autres manuels, vous les verrez traités systématiquement à côté des autres maladies des artères.

Nous nous occuperons plus tard, dans un chapitre spécial, des anévrysmes qui naissent spontanément et du traitement de ces tumeurs vasculaires.

Les plaies des veines par instruments piquants guérissent absolument de la même manière que celles des artères, ce qui nous permet de ne pas nous y arrêter; je ferai seulement remarquer que dans les veines il se forme bien plus facilement des coagulations étendues que dans les artères : la thrombose veineuse traumatique, par exemple, après une saignée, est beaucoup plus fréquente qu'une trombose artérielle après une piqûre faite dans la paroi d'une artère, et, ce qui est pis, le premier genre de thrombose a, dans certaines circonstances, des suites beaucoup plus fâcheuses que le dernier; plus tard, vous serez obligés de vous occuper de ce sujet peut-être plus qu'il ne vous plaira.

Voilà bien des fois déjà qu'il a été question de la *saignée,* opération chirurgicale qui se pratiquait dans un assez grand nombre de circonstances. Nous donnerons une courte description de la manœuvre opératoire, quoique ces sortes de choses s'apprennent mieux et plus rapidement à la vue que je ne serais en état de vous les décrire théoriquement. Si je voulais m'appesantir sur les conditions dans lesquelles on doit pratiquer la saignée, je serais forcé de m'aventurer bien loin dans le domaine de la médecine entière ; on pourrait écrire un gros livre si l'on voulait envisager sous toutes ses faces la question des indications, des contre-indications, de l'innocuité, de l'utilité de la saignée, et du tort qu'elle peut faire à l'organisme. La saignée constitue aujourd'hui une opération rare; vous apprendrez à connaître en clinique quelles en sont les indications. Toutefois il pourrait encore se faire que deux années s'écoulassent sans que vous ayez l'occasion de voir une saignée. Comme renseignement historique, je vous dirai seulement qu'autrefois on ouvrait les veines sous-cutanées les plus variées, tandis que de nos jours on se borne exclusivement à opérer sur les veines du pli du coude. Lorsqu'une saignée doit être faite, vous commencez par entourer le bras d'un bandage compressif pour obtenir une stase dans les veines périphériques; dans ce but, on se sert d'un mouchoir convenablement appliqué ou de la bande rouge spécialement destinée à cet objet, bande solide, large de deux ou trois travers de doigt, munie d'une boucle à l'une de ses extrémités. Une fois la bande appliquée, les veines de l'avant-bras se gonflent promptement, et vous voyez au pli du coude les veines céphalique et basilique avec les veines médianes correspondantes.

Pour opérer, vous choisissez la veine la plus saillante. Le bras du patient est mis dans la demi-flexion ; avec le pouce de la main gauche vous fixez la veine, avec la lancette tenue de la main droite vous la ponctionnez et la fendez sur une longueur de deux à trois lignes. Le sang s'échappe par un jet; vous en laissez couler la quantité que vous jugez nécessaire, puis, appliquant le pouce sur la plaie, vous détachez la bande du bras, et l'hémorrhagie s'arrête ; vous couvrez la plaie d'une petite compresse que vous fixez à l'aide d'une bande. Le bras doit rester au repos pendant trois ou quatre jours, temps nécessaire à la guérison. Quelque facile que soit cette petite opération dans la plupart des cas, elle n'en exige pas moins un certain exercice. La ponction faite avec la lancette doit être préférée à la ponction par le phlébotome ; ce dernier instrument était fort usité autrefois, mais aujourd'hui il commence à tomber en désuétude. Le phlébotome est une petite lame que le jeu d'un ressort fait pénétrer dans la veine ; on laisse opérer l'instrument au lieu de le conduire sûrement avec la main.

Une foule d'obstacles peuvent empêcher la réussite de la saignée. Chez les personnes très grasses, il peut être très difficile de voir ou de sentir les veines à travers la peau ; alors on emploie un autre moyen pour seconder l'effet de la compression : il consiste à plonger l'avant-bras dans l'eau chaude, ce qui provoque un afflux de sang plus fort dans cette partie du corps. La graisse peut, de son côté, après la ponction de la veine, opposer un obstacle à l'écoulement du sang, des lobules graisseux venant barrer le passage et obstruer l'ouverture ; dans ce cas, il faut rapidement les enlever avec les ciseaux. Quelquefois survient un obstacle mécanique qui consiste en ce que le bras a pris, après la ponction, une autre position par un mouvement de torsion ou de flexion, ce qui tend à détruire le parallélisme entre l'ouverture de la veine et celle de la peau ; cet obstacle peut être levé si l'on imprime une autre direction au bras. — Il y a encore d'autres causes qui peuvent empêcher le sang de couler : ainsi l'ouverture de la veine peut être trop petite, faute très souvent commise par les commençants ; ou la compression peut être trop faible, défaut auquel on remédie en serrant la bande ; ou bien elle est, au contraire, trop forte et porte en même temps sur l'artère, ce qui empêche le sang d'affluer en quantité suffisante dans le bras : c'est en relâchant la bande que l'on remédiera à cet inconvénient. — On peut encore faciliter l'écoulement du sang en faisant plonger la main du malade dans de l'eau chaude, ou bien en recommandant à ce dernier d'ouvrir et de fermer alternativement la main, le sang étant alors mieux expulsé, grâce au concours des contractions musculaires.

CHAPITRE III

DOUZIÈME LEÇON

Mode de production des contusions. — Commotion nerveuse. — Déchirures vasculaires sous-cutanées. — Sugillation, ecchymose, suffusion. — Déchirures sous-cutanées des artères. — Extravasation de lymphe. — Changements de coloration de la peau. — Résorption. — Terminaisons par tumeurs fibrineuses, par kystes, par suppuration, par décomposition putride. — Traitement des épanchements sanguins et lymphatiques.

On nomme contusion une solution de continuité produite par une attrition des tissus. Cette attrition peut être le résultat du contact d'un objet agissant avec violence sur un point du corps qu'il comprime contre un plan résistant, un os, par exemple, ou bien elle peut être produite par une compression des parties molles entre deux objets résistants.

Dans ces sortes de blessures, tantôt la peau reste intacte, tantôt elle est déchirée : c'est pourquoi l'on distingue les contusions dites sous-cutanées d'avec les contusions externes ouvertes. Occupons-nous d'abord des premières, des contusions sous-cutanées. Elles peuvent être produites, soit par le choc d'un objet émoussé, lourd ou animé d'une forte impulsion, soit par la simple pression d'un poids considérable, soit encore par le choc du corps contre une surface résistante quelconque.

Le résultat immédiat d'une contusion semblable est un écrasement des parties molles, écrasement qui peut atteindre les degrés les plus divers; souvent nous voyons à peine un changement appréciable, d'autres fois nous trouvons les tissus réduits en bouillie. Diverses circonstances contribuent, dans ces traumatismes, à produire ou non une solution de continuité de la peau; et d'abord cela dépend de la forme du corps contondant et de la force de l'impulsion, ensuite de la nature des parties sous-cutanées : la même force, par exemple, peut produire à la cuisse une contusion sans plaie, alors qu'agissant sur la crête du tibia, elle produira une plaie, parce qu'ici l'arête tranchante de l'os coupera en quelque sorte la peau de dedans en dehors. Il faut, en outre, prendre en considération le degré d'élasticité et d'épaisseur de la peau, qui non seulement est très variable selon les individus, mais diffère encore beaucoup chez le même individu, selon les différentes régions du corps. En général, la peau présente une résistance extraordinaire à la pression, au point qu'elle ne subira que difficilement une solution de continuité, même quand les signes de la contusion dont nous allons parler ne feront pas défaut. Lorsqu'il y a contusion sans plaie, nous ne pouvons pas reconnaître immédiatement l'étendue de la destruction ; nous ne pouvons l'apprendre qu'indirectement en consultant les phénomènes qu'offrent les nerfs et les vaisseaux, et de plus la marche ultérieure de la lésion.

Du côté des nerfs, le premier symptôme, après une contusion, est la douleur, comme en cas de plaie, douleur plus sourde et plus vague cependant, quoiqu'elle puisse encore être très violente. Dans beaucoup de cas, on éprouve, surtout lorsque c'est le corps qui frappe contre un objet dur, la sensation d'une vibration, d'un ébranlement dans les parties atteintes ; cette sensation, qui s'étend encore bien au delà de l'endroit heurté, est due à la commotion qu'éprouve le tissu nerveux. Si, par exemple, on se heurte violemment la main ou un doigt, une petite partie seulement est contusionnée, mais il n'est pas rare que la main entière éprouve la commotion, c'est-à-dire une douleur sourde et violente, accompagnée de tremblement et de l'impossibilité momentanée de remuer les doigts ; la sensibilité tactile elle-même est assez souvent supprimée pour quelques instants. Cet état se dissipe rapidement, ordinairement déjà après quelques secondes, et alors nous éprouvons seulement la douleur particulière, brûlante, qui correspond à l'endroit contusionné. Vous connaissez tous les signes de la commotion du nerf cubital consécutive au choc du coude contre une arête : on éprouve, outre la douleur sourde, qui s'étend dans le quatrième et le cinquième doigts, un tremblement intense spécial, un fourmillement qui court le long du nerf et, immédiatement après, cette sensation que nous désignons sous le nom d'engourdissement du nerf. Nous ne pouvons nous expliquer ce phénomène passager autrement qu'en admettant que la substance nerveuse des cylindres-axes éprouve d'abord, sous l'influence du choc, des déplacements moléculaires, puis se remet ensuite spontanément en équilibre. Les phénomènes d'ébranlement, de commotion, sont loin d'accompagner toutes les contusions ; ils font défaut dans la plupart des cas où un corps lourd vient frapper un membre au repos, sans comprimer directement contre un os un nerf superficiellement placé ; toutefois ils acquièrent une haute importance dans les contusions de la tête ; ici la commotion cérébrale est parfois accompagnée de contusion, ou bien la première se manifeste seule. Par exemple, dans les cas de chute sur les pieds ou sur le siège, l'ébranlement se communique au cerveau, et les accidents les plus graves, la mort même, peuvent arriver, sans que l'on trouve une lésion appréciable dans le cerveau. La commotion est un phénomène qui se passe essentiellement dans le système nerveux ; aussi distingue-t-on une commotion du cerveau et une commotion de la moelle épinière. Toutefois, les nerfs périphériques peuvent aussi être le siège d'une commotion accompagnée des symptômes mentionnés plus haut ; mais, en raison de la prédominance des phénomènes locaux de la contusion, cet état nerveux est peut-être trop souvent perdu de vue dans ce cas. Ainsi, une violente commotion du thorax peut provoquer les phénomènes les plus graves, précisément à cause de la commotion simultanée des nerfs cardiaques et pulmonaires, d'où résultent des perturbations, quoique passagères, de la circulation et de la respiration. Il n'est pas douteux non plus qu'il y ait une certaine réaction des nerfs ébranlés, surtout de ceux qui appartiennent au système du grand sympathique, sur le cœur, et indirectement sur le cerveau. Certainement il a déjà dû arriver à certains d'entre vous, en luttant ou en boxant au gymnase, de recevoir un coup sur l'épigastre : quelle horrible douleur! Dans le moment même, l'on éprouve un sentiment de défaillance. C'est que ce choc a fait sentir ses effets sur le cerveau et sur le cœur; on cesse de respirer alors, et il faut s'armer de toute son énergie pour ne pas tomber. L'on observe souvent un état analogue, un évanouissement subit, avec ralentissement de l'activité cardiaque, pâleur mortelle du visage, sueur froide et tremblement des extrémités, lorsque le testicule est frappé ou comprimé.

Si vous assistez à une castration faite à la clinique, vous verrez apparaître ces phénomènes au moment où la ligature en masse sera portée sur le conduit spermatique et, par conséquent, sur les nerfs qui l'accompagnent, même si le patient est chloroformisé.

Vous connaissez par la physiologie l'expérience de Golz : on frappe sur le ventre d'une grenouille saine et forte avec le manche d'un scalpel ou le marteau à percussion ; aussitôt survient un collapsus pouvant même entraîner la mort de l'animal. Celle-ci est due à la paralysie du cœur et à l'anémie cérébrale consécutive. Le sang veineux, qui cesse d'être aspiré par le cœur, s'accumule dans les grosses veines de l'abdomen, qui semblent alors être remplies, tandis que les poumons et le cerveau ne contiennent plus de sang. On attribue cet arrêt de l'action du cœur à un phénomène réflexe. Il suffit de l'irritation d'un nerf sensible en rapport avec l'organe central pour produire non seulement un ralentissement momentané de l'action du cœur mais aussi consécutivement une anémie artérielle aiguë. Une expérience plus intéressante et d'une exécution facile est la suivante : On fixe un lapin sur le dos au moyen d'un appareil spécial, et on pique une longue et fine aiguille à travers la paroi thoracique jusque dans le cœur; on peut ainsi observer facilement les mouvements de cet organe d'après les oscillations de l'aiguille, qui accomplit alors, comme un long bras de levier, des mouvements étendus. L'animal supporte très bien cette opération, et, quelque temps après la piqûre, les oscillations de l'aiguille se font régulièrement. Approche-t-on alors du nez de l'animal une substance irritante quelconque, du chloroforme ou de l'ammoniaque par exemple, il survient momentanément un arrêt complet des mouvements de l'aiguille, qui deviennent ensuite beaucoup plus rares et plus étendus, ce qui prouve que l'activité cardiaque s'est énormément ralentie. La même chose a lieu si l'on occasionne une douleur quelconque à l'animal. On peut faire cette expérience à plusieurs reprises ; cela prouve qu'il n'est besoin que de la seule irritation des fibres nerveuses sensibles pour produire un ralentissement de l'activité cardiaque.

Celle-ci, de son côté, est suivie d'une anémie aiguë du cerveau, anémie résultant de la contraction des artères cérébrales. Ce que l'on observe chez le lapin à la suite de l'irritation du trijumeau ou d'autres fibres sensibles, peut s'observer également chez l'homme à la suite d'une irritation quelconque d'un nerf sensible. C'est vraisemblablement de cette façon qu'on doit expliquer ces syncopes profondes, suivies parfois de mort, qu'on observe après une douleur violente. Il semble que la syncope se produise plus particulièrement chez les individus qui ont réprimé toute manifestation extérieure de la douleur et qui ont voulu lui opposer un calme complet. Au contraire, les manifestations extérieures de la douleur, les cris, l'agitation, etc., rendant la respiration plus ample et favorisant la circulation, semblent être un obstacle instinctif et favorable au ralentissement de l'activité cardiaque et à l'anémie cérébrale.

Tous ces symptômes sont des phénomènes de commotion des nerfs périphériques. Mais, comme nous ignorons la nature intime des changements qui se produisent ici dans les nerfs, nous ne pouvons juger si ces changements exercent une influence sur la marche ultérieure de la contusion et des plaies contuses, et quelle peut être cette influence ; aussi ne pouvons-nous nous occuper ici plus longuement des nerfs. Quelques observations indubitables semblent établir que ces ébranlements des nerfs périphériques peuvent entraîner des paralysies du mouvement et de la sensibilité, ainsi que des atrophies musculaires des membres ; cependant le lien de causalité est souvent très difficile à constater.

Les contusions des nerfs se distinguent de ces commotions en ce que, dans les premières, les troncs nerveux sont détruits dans quelques-unes de leurs ramifications ou même dans leur épaisseur, sur une étendue très variable et à des degrés très divers par l'agent vulnérant qui les atteint ; aussi trouvons-nous ces troncs nerveux dans un état plus ou moins pulpeux. Il faut nécessairement qu'il résulte de là une paralysie en rapport avec l'importance de la lésion, et cette paralysie nous permettra, à son tour, de juger quel est le nerf atteint et jusqu'où s'est étendue l'influence de l'agent vulnérant. En général, ces contusions des nerfs sans plaie sont rares (le nerf radial et le nerf crural en sont le plus souvent le siège) attendu que les troncs principaux sont profondément situés entre les muscles, et que, par conséquent, ils sont moins directement atteints.

On admet *a priori* que des phénomènes de commotion peuvent se produire dans d'autres tissus et dans d'autres organes que dans les nerfs, et qu'ainsi peuvent apparaître non seulement des troubles fonctionnels, mais encore des troubles de nutrition transitoires ou définitifs.

Ces troubles peuvent encore exercer une influence sérieuse sur le cours de la guérison de la lésion, et certains chirurgiens les ont considérés comme les causes principales de ces inflammations souvent si intenses et compliquées d'exsudations et d'infiltrations facilement décomposables. Je suis loin de révoquer en doute l'influence d'une commotion intense qui se produirait par exemple sur un os dont la moelle et les vaisseaux auront été déchirés sans qu'il y ait eu fracture ; assurément, les suites d'une pareille lésion seront, dans ce cas, beaucoup plus étendues et beaucoup plus durables que dans le cas d'une fracture résultant d'une flexion, par exemple; cependant on ne doit pas attribuer uniquement à cette circonstance la marche souvent si sérieuse des plaies contuses.

Outre l'influence de la contusion sur les nerfs, ce qu'indiquent d'habitude certains symptômes, il se produit encore dans les tissus, consécutivement aux solutions de continuité dues à la contusion, des changements importants et appréciables anatomiquement; ce sont ces changements qui vont nous occuper.

Pour étudier expérimentalement ces changements, on a produit chez des animaux des contusions sur des tissus rendus exsangues; sans cette précaution, en effet, les extravasations résultant des déchirures vasculaires auraient entravé tout examen au microscope. Quelque variable que fût la force qui produisit la contusion, les tissus contus eux-mêmes, c'est-à-dire les éléments cellulaires et la substance intercellulaire ne montrèrent que des différences peu appréciables; nous faisons complètement abstraction des vaisseaux. Il résulte des expériences de Gussenbauer que, dans les contusions légères, c'est presqu'exclusivement dans le tissu conjonctif lâche, qui accompagne les plus petits vaisseaux sanguins, que l'on observe des déchirures; un traumatisme plus considérable produit, en outre, des solutions de continuité dans la substance intercellulaire des tissus, tandis que leurs éléments cellulaires et fibreux sont plus ou moins séparés les uns des autres; c'est ainsi que les fibres musculaires sont brisées en de nombreux endroits, en partie déchirées et montrent, çà et là, la substance contractile faisant hernie à travers des déchirures du sarcolemme. Même après une attrition plus intense des tissus, on retrouve presque toujours intacts les éléments cellulaires, les corpuscules de tissu conjonctif, les cellules des parois des vaisseaux, les endothéliums, etc.; l'attrition atteint surtout la substance intercellulaire. Dans les organes où la substance intercellulaire est peu abondante, on trouve, il est vrai, des solutions de continuité entre les cellules, mais les éléments cellulaires eux-mêmes paraissent, au grossissement le plus fort, n'avoir subi aucun changement.

La pensée que l'on pourrait avoir *a priori*, à savoir, que dans un tissu contus, toute structure doit être devenue méconnaissable, est, par conséquent, dénuée de tout fondement. Il n'est pas juste non plus, cela étant, de vouloir distinguer divers degrés de contusion, distincts les uns des autres par de nombreux signes anatomiques; dans un tissu exsangue, les changements correspondant à l'intensité de la blessure varient seulement suivant le degré ou plutôt suivant l'étendue.

Ce sont les déchirures vasculaires qui donnent lieu aux symptômes les plus importants de la contusion. Toute contusion est presque toujours suivie d'une hémorrhagie sous-cutanée. Cette hémorrhagie serait encore bien plus considérable qu'elle ne l'est généralement, si, dans ce genre de lésion, les plaies vasculaires avaient des bords nets et si elles devenaient béantes; cependant cela n'arrive ordinairement pas; les plaies contuses des vaisseaux sont rugueuses, inégales, déchirées, et ces inégalités constituent un obstacle à l'épanchement du sang; le frottement devient bientôt assez considérable pour résister à la pression; il se forme des caillots fibrineux qui se déposent

d'abord sur les inégalités et qui s'avancent jusque dans l'intérieur du vaisseau, et vous vous trouvez ainsi en présence d'une oblitération mécanique
de ce dernier, d'une thrombose.

Les déchirures consécutives à la contusion ne se montrent pas seulement
dans les vaisseaux sanguins, mais encore dans les lymphatiques; il en
résulte que l'on trouve dans les tissus des extravasations de sang et de lymphe. Le sang qui s'écoule des déchirures vasculaires ou bien se dissémine
uniformément dans les mailles des tissus, s'y infiltre, ou bien s'accumule
dans de petites cavités encore appréciables; dans le premier cas nous
avons affaire à ce que l'on nomme une infiltration hémorrhagique; dans le
dernier à une ecchymose ou à une sugillation; si le sang s'épanche dans
une cavité plus grande, il s'agit alors d'un hématome, ou bien d'une suffusion,
quand c'est en surface que l'épanchement a lieu. Naturellement il existe de
nombreuses transitions entre ces diverses formes d'extravasations. Le degré
et l'étendue de l'épanchement sanguin constituent les meilleurs signes d'appréciation de l'intensité de la lésion; c'est pourquoi il est important d'établir brièvement les rapports qui existent entre le degré de la contusion et
l'extravasation.

Dans les contusions légères, on n'observe guère que des déchirures des
plus petits vaisseaux; le sang s'épanche dans les interstices périvasculaires,
sans dépasser cette limite; il ne s'agit alors que d'une infiltration hémorrhagique. Ce n'est que dans des cas pathologiques, dans l'hémophilie, par
exemple, que des contusions légères sont suivies de suffusions et d'hématomes. Ces sortes d'extravasations sanguines ne se montrent, en général, que
consécutivement à des contusions intenses, lorsque la substance intercellulaire a été écrasée dans une certaine étendue, ou encore lorsqu'une artère
ou une veine d'un certain diamètre a été déchirée. S'il est rare que l'hémorrhagie devienne dangereuse, cela tient à la coagulation du sang épanché,
due en partie au frottement qui s'exerce au niveau de la déchirure, et en
partie aussi à la compression des tissus voisins eux-mêmes, compression
qui équilibre bientôt la pression intravasculaire. En outre, la contusion de
la paroi vasculaire seule, du fait de l'altération de structure qui en résulte,
peut déjà être suivie d'une coagulation du sang. Brücke a prouvé, en effet,
que la condition *sine qua non* du maintien de la liquidité du sang à
l'intérieur des vaisseaux, était l'intégrité de leur tunique interne. Naturellement, les hémorrhagies dans les grandes cavités du corps sont dangereuses;
ici, en effet, il n'y a guère que des parties molles susceptibles de déplacement et incapables d'opposer une résistance suffisante au sang qui
s'échappe du vaisseau; aussi n'est-il pas rare que ces hémorrhagies soient
suivies de mort, et cela pour deux raisons; d'abord, à cause de la quantité
même du sang qui s'épanche (par exemple dans la poitrine, dans l'abdomen) ensuite, à cause de la compression que le sang extravasé exerce
sur les parties situées dans les cavités, comme, par exemple, sur le cerveau, qui est non seulement détruit en partie par le sang échappé des
vaisseaux volumineux, mais comprimé dans divers sens et rendu incapable
de fonctionner. C'est ainsi que les hémorrhagies cérébrales provoquent
rapidement des paralysies et souvent aussi des désordres du sensorium.

Ces épanchements sanguins eux-mêmes, lorsqu'ils ont lieu dans le cerveau, ont reçu, ainsi que la série des symptômes qui en résultent, le nom d'apoplexies (de ἀπο et de πλήσσω, abattre).

Lorsqu'aux extrémités une grosse artère a été contusionnée, les phénomènes qui en résultent sont les mêmes que ceux d'une plaie artérielle par instrument piquant réunie par une suture ou comprimée. Il peut se former, à la manière décrite dans la leçon précédente, un anévrysme traumatique, une tumeur offrant des pulsations. Toutefois, cet accident est très rare, relativement aux nombreuses contusions que l'on observe journellement, sans doute parce que les gros troncs artériels sont situés assez profondément et parce que les tuniques artérielles sont solides et élastiques, ce qui les empêche de se déchirer aussi facilement que les veines. Cependant on a observé une fois à la clinique de Billroth une pareille déchirure sous-cutanée, qui intéressait l'artère tibiale antérieure. Un homme robuste s'était fracturé la jambe, sans lésion de la peau. La fracture siégeait à peu près au milieu du tibia, celle du péroné était un peu plus haut ; le gonflement assez considérable qui s'était développé autour du siège de la fracture, immédiatement après la lésion, offrait des pulsations très sensibles à la face extérieure de la jambe ; on entendait en ce point un bruissement très évident. La jambe fut entourée de bandes et d'attelles, et l'on s'abstint à dessein d'appliquer un appareil inamovible, pour pouvoir observer quel serait le développement ultérieur de l'anévrysme traumatique, qui, évidemment, s'était produit en cet endroit. Le pansement fut renouvelé tous les trois ou quatre jours, et, grâce à ce traitement, la tumeur diminua graduellement, présentant des pulsations de plus en plus faibles, jusqu'à ce qu'enfin elle se dissipa entièrement quinze jours après la lésion. L'anévrysme avait été guéri par la compression exercée à l'aide de l'appareil. La guérison de la fracture se fit sans interruption, et le malade recouvra, huit semaines après la lésion, l'usage complet de son membre.

Les hémorrhagies sous-cutanées les plus fréquentes en cas de contusion sont dues à la déchirure des veines sous-cutanées. Ces extravasations provoquent divers phénomènes visibles dépendant, les uns de la qualité du sang épanché, les autres de son mode de distribution dans les tissus.

Plus une partie est riche en vaisseaux, et plus elle est contusionnée fortement, plus aussi l'extravasat sera considérable.

Le sang épanché se frayera, s'il quitte lentement les vaisseaux, un chemin entre les faisceaux du tissu conjonctif, surtout du tissu conjonctif sous-cutané et intermusculaire. Plus le tissu est lâche et susceptible de s'écarter, plus cette infiltration sanguine sera étendue, en supposant que le sang s'écoule pendant un certain temps, d'une manière lente et continue au dehors des vaisseaux. C'est pourquoi nous trouvons généralement des épanchements sanguins fort étendus aux paupières et au scrotum, parce que, dans ces endroits, le tissu conjonctif sous-cutané est très lâche. Plus la peau est fine, plus facilement et plus rapidement nous reconnaîtrons l'infiltration sanguine ; le sang a un reflet bleu à travers la peau, qu'il pénètre et à laquelle il donne une coloration bleu d'acier. Au contraire, sous la conjonctive oculaire, le sang extravasé, à cause de la finesse et de la transparence de cette membrane, apparaît complètement rouge. Les extravasations sanguines, dans l'épaisseur même de la peau, se présentent sous forme de taches (pétéchies) ou de vergetures; toutefois elles sont rarement, sous cette forme, le résultat d'une contusion, et ne se présentent guère qu'après des coups de fouet ou autres traumatismes de l'espèce ; plus souvent elles sont produites par la déchirure spontanée des vaisseaux, affection dont nous parlerons plus tard. La contusion de la peau se caractérise ordinairement par une coloration d'un bleu foncé tirant sur le brun; on la reconnaît parfois aussi à l'enlèvement de l'épiderme, à l'écorchure ou excoriation, comme on dit dans le langage scientifique.

Lorsque tout à coup une grande quantité de sang sort des vaisseaux et se collecte dans un tissu cellulaire lâche, dans une étendue plus ou moins limitée, on dit qu'il s'est produit un hématome, une tumeur sanguine. Il dépend de la profondeur de l'épanchement sanguin que la peau change de couleur ou non; si l'épanchement est très profond, diffus, ou s'il est circonscrit, on n'observe souvent aucun changement de couleur de la peau, surtout immédiatement après l'accident. On ne voit qu'un gonflement dont le développement instantané permet de reconnaître immédiatement la nature; cette tumeur est molle au toucher, quoique sa paroi soit plus ou moins tendue. L'extravasat sanguin circonscrit offre la sensation très caractéristique de la fluctuation. Vous pouvez le mieux vous représenter cette sensation en palpant les parois d'une vessie remplie d'eau. La recherche de la fluctuation est d'une grande importance dans la pratique chirurgicale, attendu qu'il y a des cas fort nombreux dans lesquels il est essentiel de décider si l'on a affaire à une tumeur de consistance solide ou liquide. Vous apprendrez à la clinique la manière dont vous aurez à procéder pour faire le plus convenablement cet examen, selon les cas particuliers qui pourront se présenter.

Certains médecins ont donné à ces épanchements de sang des noms particuliers suivant leur siège. Ainsi, on appelle céphalématomes (de κεφαλή, tête, et αἱματόω, j'ensanglante) les extravasats qui se font assez souvent à la tête des nouveau-nés, entre les divers téguments du crâne et le crâne lui-même; l'extravasat qui se forme dans les grandes lèvres, après une contusion ou après la rupture spontanée de veines dilatées, a été décoré du nom élégant d'épisiohématome ou d'épisiorrhagie (de ἐπείσιον, le pénil). On a aussi donné des noms particuliers aux extravasats qui se font dans l'intérieur de la plèvre ou du péricarde et que l'on a appelés hématothorax, hématopéricarde, etc. Nous attachons en général aujourd'hui peu d'importance à ces harmonieuses appellations grecques ou latines; mais il faut cependant que vous les connaissiez, d'abord pour l'intelligence des ouvrages de médecine, et ensuite pour que vous ne soyez pas tentés d'y chercher quelque chose de mystérieux; enfin, ces termes servent positivement à rendre le langage plus bref et à faire saisir plus vite notre pensée.

Les deux signes les plus importants d'une extravasation dans le cas de contusion sont la coloration des parties atteintes et la tuméfaction des tissus lésés.

Nous avons déjà parlé de la coloration intermédiaire au rouge et au

violet qui est le résultat de la présence du sang; le changement de coloration, qui s'observe dans l'extravasat sanguin après la lésion, nous occupera ultérieurement. Le gonflement de la partie contuse est la suite immédiate et inévitable de la présence d'un extravasat sanguin, et de l'issue de
la lymphe hors des vaisseaux et des interstices du tissu. Plus grande sera la
quantité de sang épanché, et plus considérable sera le gonflement.

Il y a entre l'intensité de la coloration et le degré de tuméfaction une
opposition, en ce sens que, dans le cas de gonflement considérable, il est très
rare que la coloration de la peau soit très marquée et réciproquement. Ce
contraste apparent résulte de ce fait qu'une tuméfaction considérable ne
peut guère être produite sans qu'il y ait eu de solution de continuité des
grosses artères ou des grosses veines, qui toujours sont situées profondément sous la peau; dans ce cas, la coloration du sang épanché est très peu
marquée à cause de l'épaisseur des tissus qui le séparent de la surface.
L'aspect de la tuméfaction peut servir de point de repaire pour reconnaître
l'étendue de l'extravasation sanguine, en ce sens qu'une augmentation de
volume régulière a lieu dans le cas d'infiltration hémorrhagique, tandis que,
dans le cas d'épanchement sanguin considérable dans une cavité, dans le
cas où il existe un hématome, ou une tumeur sanguine, l'augmentation de
volume est inégale et les parties contuses sont déformées. Dans le cas de
contusion très forte, d'attrition des parties molles, celles-ci apparaissent
souvent comme une masse informe entourée par la peau, comme par un
sac, dans lequel la circulation a complètement cessé.

Outre ces épanchements consécutifs à l'extravasation sanguine, on rencontre encore, bien que rarement, après les contusions, des extravasats de
lymphe pure, qui se reconnaissent à leur augmentation lente et graduelle,
à l'absence de toute coloration de la peau, à la fluctuation extrêmement
manifeste et à la disparition des phénomènes qui résultent de la coagulation du sang; si on ponctionne ces tumeurs lymphatiques, il s'en écoule
un liquide jaunâtre, complètement clair, analogue au contenu de l'hydrocèle.

Nous verrons plus tard en quoi ces extravasations lymphatiques se distinguent des tumeurs sanguines, des hématomes, tant au point de vue du
pronostic qu'au point de vue du traitement.

Nous devons nous occuper à présent de l'étude des phénomènes qui se
passent dans les tissus après une contusion, et nous parlerons d'abord des
extravasats sanguins, de leur marche, et des phénomènes qui les accompagnent. Et pour ne parler d'abord que des extravasats diffus, nous sommes
rarement en état de décider, immédiatement après la lésion, quelle a été ou
quelle est encore l'étendue de l'hémorrhagie. Si vous considérez la partie
contuse, le second ou le troisième jour, vous remarquez déjà une extension
beaucoup plus grande du changement de coloration de la peau; l'extension en devient parfois colossale, ainsi que cela eut lieu dans un cas cité
par Billroth, et relatif à un homme atteint de fracture de l'omoplate. Dans
ce cas, il n'y avait au commencement qu'une légère modification dans la
couleur de la peau, quoiqu'une grande tumeur fluctuante eût pris naissance. Le huitième jour, tout le dos du patient avait pris, depuis la nuque

jusqu'aux fesses, une teinte bleu d'acier, ce qui donnait un aspect singulier
à la peau, qui paraissait couverte d'une couche de peinture. Ces suffusions
sanguines étendues se présentent surtout dans les fractures, aussi bien aux
membres supérieurs qu'aux membres inférieurs. Cette teinte, en partie bleu
foncé et en partie bleu rouge, ne persiste heureusement pas; il se produit d'autres transformations. Et d'abord de nouveaux changements de
couleur : le bleu et le rouge passent, en se combinant, au brun, ensuite au
vert et enfin au jaune citron clair. La teinte jaune, qui se montre la dernière, persiste d'habitude très longtemps, souvent des mois entiers après le
traumatisme, jusqu'à ce qu'enfin elle disparaisse et qu'on ne voie plus trace
de l'extravasat.

Si nous nous demandons d'où proviennent ces modifications successives
dans la coloration de la peau, et si l'occasion nous est fournie d'examiner
des extravasats sanguins à diverses périodes, nous trouvons que c'est la
matière colorante du sang qui présente peu à peu ces nuances variées.
Une fois que le sang est sorti des vaisseaux et qu'il a pénétré dans le tissu
conjonctif, la fibrine se coagule, le sérum imbibe le tissu conjonctif lui-
même, et retourne de là dans les vaisseaux, où il est résorbé. La matière
colorante du sang, l'hématine, quitte les corpuscules sanguins et se répartit
également dans les tissus à l'état de solution. La fibrine et les corpuscules
se réduisent pour la plus grande partie en molécules très fines et sont
résorbés par les vaisseaux dans cet état, quelques-unes des cellules sanguines incolores peuvent, comme dans le thrombus, s'organiser ultérieurement en tissu. L'hématine qui imbibe les tissus passe ensuite par diverses
métamorphoses non exactement connues et éprouve des changements de
couleur, jusqu'à ce qu'enfin elle se soit transformée en une matière colorante fixe qui n'est plus soluble dans les liquides de l'organisme, et que
l'on a appelée l'hématoïdine. Celle-ci se dépose comme dans le thrombus,
soit en granulations, soit en cristaux; elle est, à l'état de pureté, d'une
couleur orange et communique aux tissus une teinte jaunâtre, lorsqu'elle
s'y distribue en faible quantité, et jaune orangé foncé lorsqu'elle s'y accumule. Cette résorption de l'extravasat a toujours lieu dans la sugillation
diffuse, parce qu'ici le sang se répand fort loin dans le tissu, et parce que
les vaisseaux, chargés de la résorption, n'ont pas été atteints par la contusion; c'est encore la terminaison la plus désirable et la plus fréquente
dans les conditions favorables, après un épanchement sanguin sous-cutané
et intermusculaire. Le sang extravasé sera résorbé en grande partie par
les vaisseaux lymphatiques, et ces derniers, de même que les ganglions
de la région intéressée, contiendront, longtemps encore après la blessure,
de la matière colorante, et, plus tard, du pigment brunâtre, surtout dans
les ganglions.

Il en est autrement des épanchements circonscrits, des ecchymoses, des
sugillations et des hématomes. Dans ces cas, tout dépend d'abord de la
grandeur du foyer et de l'état des vaisseaux qui entourent l'extravasat;
plus ces derniers sont nombreux, mieux ils ont échappé à la contusion,
plus aussi il faut espérer que la résorption se fera. Toujours est-il que
celle-ci a lieu d'une manière moins constante pour les grands épanchements

appartenant à cette catégorie. Diverses causes sont là pour l'empêcher; d'abord il se produit autour de l'extravasat, comme autour d'un corps étranger (comme autour d'un anévrysme traumatique), un épaississement du tissu conjonctif, qui enkyste ainsi complètement le sang épanché; sur la surface interne de ce sac, la fibrine du sang épanché se dépose par couches, le sang liquide restant au milieu. Par suite, les vaisseaux qui entourent la tumeur sanguine ne peuvent plus absorber que de faibles quantités de liquide, puisqu'ils sont séparés de la partie liquide du sang par une couche souvent assez épaisse de fibrine. Les conditions sont alors identiques à celles que l'on observe dans les grands exsudats, riches en fibrine, de la cavité pleurale; ici, en effet, les couennes fibrineuses déposées sur les parois s'opposent

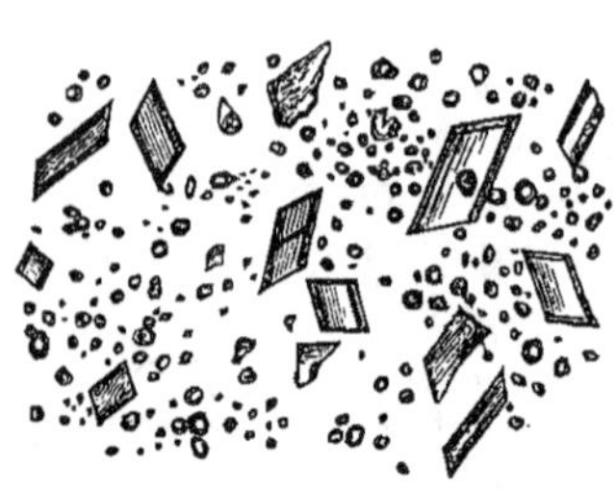

Fig. 38. — Granulations et cristaux d'hématoïdine de couleurs orangé et rouge. — Grossissement, 400.

essentiellement à la résorption. Celle-ci ne peut se faire complètement, qu'à la condition que la fibrine se transforme en fines molécules, se liquéfie et devienne susceptible d'être résorbée ou qu'elle s'organise en tissu conjonctif pourvu de vaisseaux sanguins et lymphatiques; c'est ce qui se remarque assez souvent sur les dépôts fibrineux de la plèvre. Cependant, ces extravasats peuvent encore avoir bien d'autres destinées. Ainsi, il se peut que la partie liquide du sang soit entièrement résorbée et qu'il reste une tumeur solide composée de couches concentriques comme celles d'un oignon. Cette terminaison s'observe parfois dans les extravasats des grandes lèvres; il en résulte une tumeur dite fibrineuse; de pareilles tumeurs fibrineuses peuvent encore se former dans la cavité de l'utérus. Elles peuvent s'organiser partiellement en tissu conjonctif, absorber peu à peu des sels calcaires et finir par se calcifier ou se crétifier entièrement; c'est là, il est vrai, un fait assez rare; cependant, on l'observe, par exemple, dans les extravasats qui se font dans les goîtres volumineux.

Un autre mode de terminaison consiste dans la transformation de la tumeur sanguine en kyste; on l'observe dans le cerveau, quelquefois aussi dans des tumeurs molles; il n'est pas impossible que, dans les goîtres, certains kystes soient dus à des épanchements semblables, à côté de ceux qui reconnaissent une autre origine. Par kystes, on entend des poches de tissu conjonctif qui renferment un contenu plus ou moins liquide; paroi et contenu doivent être considérés comme dépendant intimement l'un de l'autre, en ce sens que le contenu doit être regardé comme un produit de la paroi, ou, au contraire, la paroi comme provenant du contenu.

Le contenu des kystes qui sont dus à des extravasats sanguins est plus ou moins foncé selon qu'ils datent d'une époque plus ou moins récente; la couleur rouge du sang peut même s'y effacer entièrement et le contenu devenir entièrement limpide ou seulement légèrement trouble par le mélange de molécules graisseuses. — En général, dans les grands extravasats circonscrits vous trouverez plus rarement des cristaux d'hématoïdine nombreux et d'une belle formation que dans les extravasats plus petits et plus diffus, attendu que la métamorphose graisseuse des éléments sanguins l'emporte ordinairement dans les premiers, ce qui favorise plutôt la formation de cristaux de cholestérine. — La capsule qui renferme ces extravasats sanguins de provenance ancienne est formée en partie aux dépens des couches périphériques du caillot qui se sont organisées, et en partie aux dépens du tissu environnant.

Une terminaison beaucoup plus fréquente que les deux dernières métamorphoses, et à peu près aussi fréquente que la résorption, est la *suppuration* des extravasats circonscrits. Le processus inflammatoire dans les parties environnantes, et les processus plastiques dans la partie périphérique de l'extravasat lui-même, processus qui, dans les deux cas précédents, ont donné lieu à une formation de tissu conjonctif condensé, par lequel le sang a été isolé de tous côtés, affectent, dans le cas qui va maintenant nous occuper, un caractère plus aigu ; il se forme bien une couche qui tend à circonscrire l'extravasat, mais elle ne se produit pas lentement et successivement comme précédemment, et s'accompagne d'une rapide multiplication de cellules ; l'infiltration plastique du tissu ne conduit pas à une formation de tissu conjonctif, mais à la suppuration ; l'inflammation s'avance progressivement jusqu'à la peau ; celle-ci entre peu à peu en suppuration de dedans en dehors ; enfin elle est perforée et le sang mêlé de pus est évacué ; les parois de la cavité se rejoignent plus tard, elles subissent la rétraction cicatricielle et finissent par adhérer entre elles ; c'est ainsi que la guérison s'opère. Nous aurons à y revenir à l'occasion des abcès.

Toute tumeur formée par du pus, c'est-à-dire toute collection purulente circonscrite, située sous la peau à quelque profondeur que ce soit, est désignée sous le nom d'*abcès ;* on dit aussi en parlant du processus dont il vient d'être question que l'extravasat sanguin s'est abcédé. Ce processus peut bien traîner en longueur, il peut durer de trois à quatre semaines ; cependant il suit en général une marche favorable et n'est dangereux que par le siège qu'il occupe. Nous reconnaissons la transformation d'un extravasat sanguin en abcès par la rougeur inflammatoire de plus en plus prononcée de la peau, par l'augmentation du gonflement, par un endolorissement plus marqué, quelquefois accompagné d'un peu de fièvre, par l'amincissement de la peau à l'endroit où finalement la perforation a lieu.

Enfin, une décomposition rapide, une *fonte putride* de l'*extravasat* peut encore se produire ; c'est là un cas heureusement fort rare. La tumeur devient bientôt très chaude et rénitente, excessivement douloureuse ; la fièvre s'élève le plus souvent à un degré très élevé ; des frissons surviennent ainsi que d'autres accidents généraux des plus graves. Cette terminaison, de toutes la plus fâcheuse, est la seule qui réclame une prompte intervention de l'art.

Il ne dépend pas de la quantité de sang épanché qu'il y ait résorption, suppuration ou fonte putride d'un extravasat. C'est, au contraire, le degré de la contusion éprouvée par les tissus qui détermine avant tout celle des trois terminaisons qui devra arriver ; tant que les tissus pourront encore se reconstituer dans toute leur intégrité, il est probable que la résorption du sang épanché aura lieu ; la vitalité des tissus contus dépend surtout du maintien de la circulation ; le tissu et même des fragments de tissus pourront encore être conservés après une attrition très forte, si leur nutrition n'a pas été suspendue. C'est ce qui résulte de certaines expériences dans lesquelles on a transplanté avec succès dans le tissu cellulaire sous-cutané d'animaux vivants de petits fragments de tissus fortement contus. Ce n'est donc pas tant la contusion elle-même qui provoque la mortification, mais bien l'interruption de la circulation sanguine consécutive à la lésion (par suite de la déchirure, en effet, les vaisseaux sont ou comprimés ou thrombosés), et aussi, peut-être même comme facteur principal, l'abolition de la circulation plasmatique dans les parties contuses.

Si la circulation plasmatique ne rencontre pas de nombreux obstacles, les tissus contus pourront être préservés de la mortification jusqu'au rétablissement de la circulation sanguine, de la même façon que cela a lieu pour des parties complètement séparées du corps.

D'après ces faits, il est évident que le sang épanché, de même que le tissu contusionné, sera frappé de mort si la circulation se suspend d'une façon durable dans les parties atteintes.

Quelques mots encore à propos des extravasats lymphatiques, qui sont moins fréquents que les précédents. Quant à ce qui concerne leur marche, ces épanchements se distinguent des extravasats sanguins par ce fait qu'ils se résorbent très difficilement ou même pas du tout. Ainsi ils peuvent persister à l'état liquide pendant des mois, vraisemblablement parce qu'ils ne renferment aucune substance fibrinogène, la coagulation de l'extravasat étant la première condition de la résorption. D'autre part, ces épanchements de lymphe ne donnent pas lieu à la suppuration et à la décomposition, de sorte que le pronostic, si un traitement rationnel est établi, est en général favorable.

Le degré de gravité que peut avoir la contusion des muscles, des tendons et des aponévroses, ne saurait se juger suffisamment lorsque la peau est restée intacte ; les dimensions de l'extravasat peuvent quelquefois nous renseigner à cet égard ; cependant, c'est là un moyen d'appréciation fort incertain, il vaut mieux interroger le fonctionnement des muscles atteints. Mais ici encore on ne doit tirer des conclusions qu'avec une grande réserve ; la connaissance exacte du degré de la force qui a agi sur les parties peut permettre d'évaluer approximativement l'étendue de la destruction sous-cutanée. — La guérison des contusions musculaires se fait comme celle des plaies : il faut que les éléments musculaires contusionnés subissent auparavant une désagrégation moléculaire et se résorbent, ou qu'ils soient éliminés avec le pus pendant la suppuration de l'extravasat pour qu'une néoformation de tissu musculaire ou de tissu conjonctif puisse avoir lieu.

Les plus grands extravasats, diffus aussi bien que circonscrits, sont généralement ceux qui accompagnent les lésions osseuses ; ces dernières feront l'objet d'un chapitre séparé, dans lequel il sera question de ce symptôme.

Lorsqu'une partie du corps est broyée à un tel degré qu'elle est incapable de vivre, soit en totalité, soit en grande partie, elle devient froide, bleurouge, puis noire ; elle commence à entrer en putréfaction ; les produits de cette putréfaction pénètrent dans les tissus voisins et dans le sang; les inflammations locales et la fièvre prennent des caractères particuliers. Ce phénomène appartenant en commun aux contusions avec et sans plaie, nous en parlerons plus longuement au chapitre suivant.

Le *traitement* des contusions sans plaie a pour but d'amener la terminaison la plus favorable du processus, c'est-à-dire la résorption de l'extravasat; si ce résultat est obtenu, les lésions des autres parties molles suivent également une marche heureuse, parce qu'alors tous les phénomènes sont souscutanés. Il n'est question ici que des cas dans lesquels la contusion des parties molles et l'extravasat forment à eux seuls l'objet du traitement. Dans les fractures osseuses, il faut avant tout s'occuper de ces dernières; l'extravasat lui-même ne fournit pas d'indications particulières. Si vous arrivez auprès d'un individu qui vient à l'instant même de subir une contusion, vous pouvez être assez heureux pour arrêter les progrès de l'hémorrhagie sous-cutanée qui est encore en train de se faire. C'est à quoi vous réussissez le mieux par la compression qui, partout où il est possible de l'employer, doit être faite à l'aide de tours de bandes bien appliqués. Lorsqu'un enfant tombe sur la tête ou se heurte le front, les mères ou l'infirmière ont l'habitude de se servir d'un manche de cuiller ou d'une pièce de monnaie qu'elles appliquent immédiatement sur l'endroit lésé pour prévenir la formation d'une bosse sanguine. C'est là un remède populaire très rationnel, car, d'une part, la compression a pour effet d'empêcher que le sang continue à s'épancher, de l'autre, elle force le sang à se disséminer dans le tissu circonvoisin au lieu de se réunir en un endroit circonscrit; ainsi une ecchymose en voie de formation peut être transformée en sugillation, ce qui permet au sang de se résorber plus facilement. Une bande bien appliquée permet quelquefois d'arriver au même résultat. Cependant il est rare que l'on intervienne assez tôt après la lésion et, dans les cas de beaucoup les plus nombreux, comme il s'agit d'une lésion osseuse ou articulaire, le traitement de l'extravasat n'est plus que d'une importance secondaire.

L'emploi du froid sous forme de vessies de porc ou de gutta-percha remplies de glace, ou bien sous celle de compresses froides auxquelles on ajoute, dans la clientèle populaire, par une vieille habitude, du vinaigre ou de l'extrait de Saturne, trouve également son application en cas de contusions récentes, ces moyens ayant la réputation de prévenir une inflammation trop intense. Cependant ne comptez pas trop sur cette ressource; le meilleur de tous les moyens, celui qui favorise le plus la résorption, est et sera toujours la compression uniforme, et *le repos de la partie atteinte*. On fera donc très bien d'envelopper les extrémités ou la tête, dont le cuir chevelu est le plus souvent le siège d'extravasats, de bandes mouillées sur lesquelles on pourra appliquer des draps mouillés, que l'on renouvellera toutes les trois ou quatre heures. Sans doute, ce qui agit dans ces cas c'est l'humidité ou le changement de température que les topiques font subir à la peau, changement qui tient les capillaires en activité, les dispose tantôt à la contraction, tantôt à la dilatation et les rend plus aptes à absorber, précisément en raison de ce surcroît d'activité. D'autres moyens, tels que l'onguent mercuriel, qui, par exemple, lorsqu'il s'agit d'une inflammation aiguë de la peau, sont d'une grande importance, produisent généralement très peu d'effet.

Les extravasats sanguins diffus qui accompagnent les contusions modérées des parties molles seront presque toujours résorbés sans qu'il y ait grande nécessité d'intervenir ; alors même qu'un extravasat circonscrit ne se modifie pas sensiblement au bout de quinze jours, il n'en résulte pas qu'il faille agir plus énergiquement. On peut badigeonner alors la tumeur une ou deux fois par jour avec de la teinture d'iode, y appliquer la chaleur humide ou la comprimer par un appareil convenable et assez souvent on en verra la disparition insensible, même après plusieurs semaines. Si, dans l'intervalle, la tumeur devient chaude, si la peau se couvre d'une rougeur inflammatoire et devient sensible, on doit s'attendre à la suppuration ; vous pouvez, dans ces cas, faire des applications chaudes, soit purement et simplement avec des compresses trempées dans l'eau chaude, recouvertes d'un tissu imperméable (gutta-percha laminée), et attendre tranquillement le développement des phénomènes ultérieurs ; si l'état général du malade n'empire pas, vous pouvez laisser en toute sécurité l'abcès s'ouvrir de lui-même ; il arrivera, peut-être seulement après plusieurs semaines, que la peau s'amincisse de plus en plus ; enfin, il se fera une ouverture, le pus s'écoulera, les parois de la grande cavité se rejoindront et en peu de temps tout le processus sera terminé. Au commencement de cette leçon, je vous ai cité un cas où un extravasat énorme, en partie diffus, et en partie circonscrit, s'était formé après une fracture de l'omoplate ; une tumeur qui offrait une forte fluctuation persista sans se résorber, tandis que la résorption se fit promptement dans l'extravasat diffus ; seulement, dans le cours de la cinquième semaine à partir de la lésion, l'abcès se perfora et donna issue à 2 litres de pus environ ; huit jours après, cette énorme excavation était fermée et le patient quitta l'hôpital entièrement guéri.

Si, cependant, dans le cours de la suppuration de l'extravasat sanguin, la tension de la tumeur augmente rapidement, s'il se manifeste une fièvre violente avec frissons, alors vous pouvez admettre que le sang et le pus se décomposent, et qu'il se produit une fonte putride des liquides enfermés. Dans ces conditions, il faut naturellement que les liquides en putréfaction soient rapidement évacués. Vous faites alors une *large* incision à la peau, à moins que la disposition anatomique des parties ne s'y oppose ; s'il en est ainsi, il faut que vous fassiez plusieurs petites incisions, principalement aux endroits qui permettent au liquide de s'écouler facilement et librement.

Vous apercevez alors une cavité dont les parois sont recouvertes de granulations, et qui contient des lambeaux de tissus nécrosés, souvent fétides, mélangés à un pus chargé de bulles de gaz, et un caillot sanguin ramolli. Pour désinfecter cette cavité, il faut la débarrasser soigneusement de son contenu, la laver avec une solution phéniquée à 2 ou 4 p. 100, l'étancher au moyen d'éponges sèches, la désinfecter avec une solution de chlorure de zinc à 5 p. 100, la drainer et panser au moyen d'un Lister et d'un bandage compressif soigneusement fait. En général, ce traitement est suivi d'une guéri-

son assez rapide, parce que les parois de la cavité déjà recouverte, au moins
en partie, de bourgeons charnus s'agglutinent, se soudent entre elles sous
l'influence de la compression. Ajoutons seulement que, si une décomposition putride des parties molles se fait dans une grande étendue, il y a lieu de
recourir à l'amputation, quoiqu'en général ces accidents déplorables soient
très rares en l'absence d'une fracture.

Si l'ouverture du sac, dans le cas d'épanchement sanguin, n'est qu'exceptionnellement nécessaire, cette intervention sera plus rare encore dans les
cas d'extravasats de lymphe, et, en tous cas, ce ne sera pas la décomposition
qui l'imposera, car déjà, antérieurement, nous avons dit que ces épanchements de lymphe ne provoquaient que très rarement des symptômes inflammatoires. Toutefois il faudra y recourir pour en favoriser la guérison.

Comme les extravasats de lymphe ne se coagulent pas et ne sont pas résorbés, mais qu'au contraire ils augmentent de volume, une intervention
opératoire devient nécessaire dans la plupart des cas. C'est pourquoi l'on
recommande de ne pas se borner à favoriser l'écoulement de ces épanchements par la ponction seule, mais d'ouvrir largement, de désinfecter et de
traiter d'après la méthode décrite ci-dessus.

CHAPITRE IV

DES PLAIES CONTUSES ET DES PLAIES PAR ARRACHEMENT DES PARTIES MOLLES

TREIZIÈME LEÇON

Mode de production de ces plaies, leur aspect. — Changements de coloration et de volume de leurs bords. — Peu d'hémorrhagie dans les plaies contuses. — Shok. — Hémorrhagies consécutives primaires. — Mortification des bords de la plaie. — Influences qui déterminent une élimination plus ou moins prompte des tissus morts. — Indications de l'amputation primaire. — Complications locales des plaies contuses, décomposition, putréfaction. — Inflammations septiques. — Influence du traitement antiseptique. — Contusions des artères. — Hémorrhagies consécutives secondaires. — Leur traitement.

Les causes qui produisent les plaies contuses dont nous aurons à parler aujourd'hui sont les mêmes que celles des contusions simples, à cela près que, pour les premières, il faut généralement une plus grande force que pour les secondes. Le signe distinctif le plus important entre la contusion simple et la plaie contuse est fourni par l'existence, dans cette dernière, d'une solution de continuité, si petite soit-elle, siégeant dans un point quelconque dela peau.

Un coup de pied de cheval, un coup de bâton, la morsure d'un animal ou d'un homme, le passage d'une voiture sur le corps, une blessure faite avec un couteau émoussé, avec une scie, etc., telles sont les causes ordinaires des plaies contuses. Cependant, aucune cause n'occasionne ces plaies aussi souvent que les roues et les cylindres des machines en mouvement, les scies mécaniques, les machines à filer, les nombreux mécanismes à roues et à marteaux. Tous ces instruments, produits d'une industrie toujours croissante, causent bien des maux aux ouvriers. Si vous ajoutez à cela les accidents de chemins de fer, devenus, il est vrai, plus rares de nos jours, et les lésions qui résultent des coups de mine dans le creusement des tunnels, etc., vous pourrez vous figurer quelle dépense, non seulement de travail, mais encore de sang, exige l'intérêt de l'industrie moderne !

Cependant, on ne peut nier que la cause principale de ces accidents réside dans l'imprévoyance, souvent même dans la témérité insensée des ouvriers. L'habitude journalière du danger finit par les rendre insouciants et audacieux et plus d'un d'entre eux paye de sa vie sa trop grande hardiesse.

Les plaies par armes à feu doivent aussi être comptées parmi les plaies contuses, quant à leurs caractères essentiels; mais, comme elles présentent certaines particularités propres, nous en ferons l'objet d'un chapitre à part. Les déchirures et les arrachements complets des membres seront traités à la fin de ce chapitre.

Les plaies contuses, dues à toutes les influences que nous venons de signaler, sont très souvent accompagnées de fractures diverses et souvent très dangereuses; mais passons provisoirement sous silence ce genre de lésions, et bornons-nous à celles des parties molles.

Le simple aspect d'une plaie permet le plus souvent de juger si elle a été faite par incision ou par contusion. Le changement de couleur des bords de la plaie, qui résulte des nombreux extravasats sanguins, est beaucoup plus important que la forme pour reconnaître les plaies contuses. Je vous ai déjà dit que l'apparition de ces épanchements de sang dans les tissus pouvait avoir une grande importance au point de vue du diagnostic différentiel entre une plaie contuse et une plaie simple par instrument tranchant. Vous connaissez déjà les caractères particuliers à celle-ci; mais je vous ai cité aussi des cas dans lesquels une plaie contuse pouvait avoir l'aspect d'une plaie par instrument tranchant et réciproquement. Déjà, à propos des contusions, nous avons parlé des diverses formes d'épanchements sanguins; dans les plaies contuses, ces degrés différents peuvent également se montrer, depuis l'infiltration circonscrite, du volume d'une tête d'épingle, jusqu'à la tumeur sanguine volumineuse et fluctuante. Il va de soi que les extravasats, ou bien seront localisés aux bords de la plaie, ou bien s'étendront plus ou moins loin dans le voisinage, suivant l'intensité et l'étendue de la contusion. Un second symptôme important des plaies contuses est le changement de volume des bords. Dans la majorité des cas, ces derniers sont tuméfiés, épaissis, par suite du sang épanché dans le tissu; mais, si la force contondante a été très considérable, on trouve assez souvent les bords de la plaie complètement comprimés, pâles, décolorés, parce que le sang au moment de la lésion a été complètement exprimé des tissus, et que les vaisseaux ont été en même temps soumis à une pression telle que la circution y est devenue impossible.

C'est ainsi, par exemple, qu'aux points fortement contus, la peau s'affaisse en dessous du niveau normal, devient blanc-jaunâtre, parcheminée. Si l'on incise ce tissu devenu très dur, il ne s'en écoule pas même une goutte de sang. Ces symptômes sont importants, parce qu'ils nous donnent la mesure de l'intensité de la contusion; l'amincissement et la décoloration des bords de la plaie ne se présentent guère que dans les lésions très graves. Ces signes correspondent en quelque sorte au broiement complet des parties molles dont la résistance est moins forte que celle de la peau. Ils établissent le pronostic, en ce sens que, dans des tissus contus à ce point, la circulation peut ne pas se rétablir, et la mortification, la gangrène primaire, en être la conséquence. Nous verrons plus tard que la gangrène peut aussi se montrer dans les plaies contuses à la suite d'une inflammation.

Les plaies contuses peuvent, aussi bien que les plaies par instruments tranchants, être accompagnées d'une perte de substance ou ne représenter qu'une simple solution de continuité des parties molles. Les bords de ces plaies sont le plus souvent irréguliers, lacérés, surtout les bords cutanés; les muscles semblent quelquefois hachés; des lambeaux de diverses grandeurs, souvent même très considérables, pendent dans la plaie. Les tendons sont rompus ou arrachés, les aponévroses déchirées, et la peau décollée souvent dans une grande étendue surtout si l'agent contondant a exercé en même temps une traction et une torsion.

Naturellement, les degrés de cette destruction des parties molles sont très différents et son étendue ne peut pas toujours être exactement mesurée, attendu qu'il n'est pas toujours possible de voir à quelle distance les effets de la contusion et du tiraillement s'étendent au delà de la plaie; assez souvent la marche ultérieure démontre que l'attrition des parties molles a dépassé de beaucoup la plaie, que des écartements de fibres musculaires, des ruptures d'aponévroses et des épanchements sanguins s'étendent encore bien loin au-dessous de la peau, qui peut ne présenter qu'une petite déchirure. Il est très fâcheux que les plaies cutanées ne permettent nullement de juger, dans ces cas, de l'étendue et de la profondeur des contusions; il en résulte qu'il devient très difficile d'apprécier la gravité d'une pareille lésion à première vue; aussi, tandis que l'aspect extérieur n'inspire que de légères inquiétudes aux individus étrangers à la médecine, le chirurgien expérimenté doit redouter de bonne heure des dangers plus sérieux.

Comme les désordres, surtout en cas de blessure par une machine, se produisent ordinairement avec une extrême rapidité, la sensation douloureuse n'est pas très notable; immédiatement après la lésion, les douleurs occasionnées par les plaies contuses sont souvent même extrêmement insignifiantes, et d'autant plus que la lésion et le broiement ont été plus considérables. Ce fait trouve son explication dans cette circonstance que les nerfs entièrement écrasés et détruits dans toute l'étendue de la plaie sont, par conséquent, devenus incapables de transmettre des sensations; du reste, il faut encore vous rappeler ici ce que j'ai dit dans la leçon précédente sur la commotion nerveuse locale, et sur la stupeur des parties lésées.

On peut, au premier abord, être étonné que ces plaies contuses saignent généralement peu ou point, alors même que des veines et des artères considérables ont été écrasées et déchirées. Nous possédons des observations d'une parfaite authenticité qui prouvent qu'aucune hémorrhagie n'a succédé à des écrasements complets des artères fémorale ou axillaire. Cela n'est pas, il est vrai, très fréquent; mais, dans beaucoup de cas, une solution de continuité complète de grosses artères, par le fait d'une contusion, est suivie d'un suintement continu du sang et non d'un jet véritable qui, s'il provenait par exemple de l'artère fémorale, serait promptement mortel. Déjà, antérieurement, j'ai montré de quelle manière l'hémorrhagie est diminuée dans les petites artères. Cependant un exemple vous rendra la chose encore plus claire. Tout récemment, un ouvrier de chemin fer tomba sous la roue d'une

locomotive qui passa sur la cuisse gauche, immédiatement au-dessous de
l'articulation coxo-fémorale. Le malheureux fut transporté de suite à la
clinique de Billroth sur une civière; chemin faisant, il avait déjà perdu
beaucoup de sang, et il arriva très pâle, anémié, mais conservant toutes ses
facultés intellectuelles. Après avoir enlevé complètement les vêtements
déchirés, on trouva un horrible écrasement de la peau et des muscles à
l'endroit mentionné. L'os était brisé en une trentaine d'éclats, les muscles
étaient, les uns réduits en bouillie, les autres pendants par lambeaux dans
la plaie, la peau était déchirée jusqu'au niveau de l'articulation de la
hanche. Aucune artère, dans toute l'étendue de cette énorme plaie, ne laissait échapper de jet, mais le sang s'écoulait toujours lentement et en quantité assez considérable de la profondeur. L'état général du patient prouvait
d'autre part que déjà il avait dû perdre une assez grande quantité de sang.
— Évidemment, il n'y avait dans ce cas autre chose à faire qu'à désarticuler la cuisse, mais, dans l'état où se trouvait le patient,, il ne fallait
pas y songer, la nouvelle perte de sang qui devait accompagner une opération aussi grave eût été infailliblement mortelle. Il fallait donc, avant
tout, mettre fin à l'hémorrhagie qui, selon toute probabilité, avait sa
source dans une déchirure de l'artère fémorale. Billroth chercha d'abord
ce vaisseau dans la plaie même, tout en faisant comprimer au-dessus; mais
les muscles avaient tous subi des déplacements et des torsions si considérables, les rapports anatomiques étaient tellement altérés qu'il ne put réussir
à trouver l'artère assez rapidement; on procéda donc à la ligature au-dessous du ligament de Poupart. Après cela, l'hémorrhagie fut en grande
partie arrêtée, mais non entièrement, à cause des nombreuses anastomoses
artérielles, et, comme en raison de l'écrasement qui existait il ne pouvait
être question d'un pansement régulier, Billroth étreignit fortement toute
l'extrémité avec le tourniquet, immédiatement au-dessous de l'endroit où
il voulait désarticuler. Dès ce moment, l'hémorrhagie s'arrêta; on employa
divers moyens pour réconforter le blessé; ainsi on lui donna du vin, des
boissons chaudes, etc., le soir il s'était relevé au point que la température du corps était redevenue normale et que le pouls radial avait repris
de l'ampleur. On aurait bien ajourné l'opération au lendemain matin si,
malgré la ligature et le tourniquet, le retour de l'activité cardiaque n'avait
pas donné lieu à une nouvelle perte de sang par la plaie, ce qui devait
faire craindre une nouvelle hémorrhagie. Billroth fit donc la désarticulation du fémur, avec toute la rapidité possible. Bien que l'hémorrhagie
ne fût pas très considérable pendant cette opération, le patient, déjà très
affaibli, ne put la supporter. A peine était-il porté dans son lit que bientôt
survinrent une grande agitation et une dyspnée qui alla toujours en augmentant; enfin des convulsions s'y ajoutèrent, et, deux heures après l'opération, il succomba.

L'examen de l'artère fémorale de l'extrémité broyée révéla ce qui suit :
dans le tiers supérieur de la cuisse, il y avait un endroit contus et déchiré
qui occupait environ le tiers de la circonférence de l'artère. Les lambeaux
de la tunique interne, aussi bien que les autres membranes vasculaires et
le tissu conjonctif de la gaine, s'étaient enroulés dans l'ouverture artérielle,

que le sang ne pouvait, dès lors, traverser qu'avec difficulté; le tissu environnant était complètement imbibé de sang. Il ne s'était formé, dans ce cas, aucun caillot dans l'intérieur de l'artère, parce que l'écoulement du sang n'avait pas encore été empêché au point de donner lieu à un pareil résultat; mais supposez que la contusion eût frappé l'artère dans toute sa circonférence, les lambeaux des tuniques, engagés de tous côtés dans l'ouverture, eussent pu rendre l'expulsion du sang encore plus difficile, peut-être même impossible; il aurait pu se former un caillot qui eût oblitéré le vaisseau et se serait peu à peu organisé plus tard ou qui aurait été dissous par la décomposition ou la suppuration. — Si la contusion de l'artère n'avait été suivie d'aucune plaie extérieure, il y aurait eu peut-être un simple coagulum à l'endroit blessé, autrement dit un *thrombus adhérent à la paroi*, qui n'aurait pas rempli toute la lumière du vaisseau. La guérison eût alors été possible sans même que le vaisseau fût devenu imperméable.

Si vous appliquez à des artères plus petites ce que je viens de vous dire relativement aux grosses artères contusionnées, vous concevrez qu'une oblitération spontanée et complète de la lumière du vaisseau se fasse plus facilement encore sous l'influence de l'enroulement de la tunique interne, peu résistante et lacérée, du retrait de la tunique moyenne, des obstacles formés par les lambeaux de la tunique externe, et de la compression des parois vasculaires, produits non seulement par la contusion des parties molles voisines, mais encore par le sang extravasé, et que, par conséquent, dans ces sortes de plaies contuses, l'hémorrhagie puisse faire complètement défaut.

L'expérience de cet effet hémostatique de la contusion a donné l'idée à un chirurgien français, à Chassaignac, de construire un instrument au moyen duquel on peut exciser les parties malades sans hémorrhagie. Cette méthode est nommée l'écrasement linéaire, et l'instrument lui-même s'appelle l'écraseur. Cet instrument est composé d'une forte chaîne métallique formée de petits chaînons articulés les uns avec les autres, destinée à entourer la partie qui doit être enlevée, et d'un mécanisme à crémaillère au moyen duquel cette chaîne est rentrée dans un tube métallique. Si l'instrument est bien manié, il ne donne lieu à aucune hémorrhagie; de plus, la guérison des plaies produites par l'écraseur a lieu presque sans réaction locale et sans réaction générale; toutefois, ce procédé n'est applicable que dans un petit nombre d'opérations.

Il y a encore une circonstance que vous devez considérer comme pouvant contribuer à limiter la perte de sang dans les grandes contusions : c'est l'affaiblissement de l'activité cardiaque, déterminé par la violence, affaiblissement qui probablement a lieu par voie réflexe. Des individus atteints de blessures graves se trouvent ordinairement, en l'absence même d'une perte de sang et d'une lésion des centres nerveux, dans un état d'anéantissement qui dure un certain temps. Nous n'avons aucun terme spécial pour désigner cet état dépressif; le mot anglais « shok » (stupeur, littéralement) est usité chez nous aussi pour désigner cet état de grande faiblesse consécutif aux blessures. La frayeur occasionnée par la lésion et toutes les pensées qui, dans une rapide succession, s'y rattachent, provoquent une très forte dépression morale qui, à elle seule, suffit déjà pour produire un effet paralysant l'activité cardiaque. Chez les personnes même dont le moral n'est pas fort affecté par la lésion, comme cela s'observe chez les vieux soldats déjà blessés à plusieurs reprises ou chez les individus très phlegmatiques, cet effet d'une lésion grave ne manque jamais de se produire ; de sorte que l'on doit admettre que ce sont des conditions purement réflexes qui déterminent la mort par shok. Ce n'est, d'ailleurs, pas toujours une dépression psychique qui existe, mais parfois une sorte d'agitation, comme je l'ai observé il y a peu de temps dans un cas très intéressant. Un ouvrier robuste, âgé de soixante ans, fut renversé par une locomotive; les roues lui broyèrent les deux avant-bras ; immédiatement après l'accident, il fut transporté à ma clinique. Le blessé présentait, outre les signes physiques du shok, une expression de physionomie très particulière, que je ne puis comparer à autre chose qu'à une stupéfaction inconsciente. Ainsi il répétait continuellement d'une voix haute et emphatique deux ou trois phrases, toujours les mêmes, qu'il accompagnait d'une mimique grimaçante analogue à celle d'un mauvais tragédien. On dut pratiquer simultanément et sans narcose l'amputation des deux avant-bras, ce qui ne modifia nullement l'état psychique de l'individu, qui, au moyen de ses deux moignons, gesticulait d'une façon théâtrale en parlant. Il était, d'ailleurs, parfaitement conscient, il était seulement très agité; ces altérations psychiques persistèrent durant trois jours, tandis que les signes physiques du shok avaient disparu en vingt-quatre heures. Plus tard, l'opéré reprit sa physionomie habituelle, celle d'un homme d'une intelligence moyenne, et sa façon de parler redevint naturelle.

Plus encore que les blessures des extrémités, ce sont les contusions des viscères abdominaux qui agissent en déprimant l'activité des centres nerveux, et cela vraisemblablement par l'entremise des rameaux splanchniques du nerf vague. Rappelez-vous, à ce propos, l'expérience de Golz et l'expérience faite sur les lapins, dont je vous ai parlé antérieurement. Dans l'expérience de Golz, nous faisons apparaître par l'irritation répétée des nerfs sensibles un état qui a beaucoup d'analogie avec le shok; la seconde expérience prouve qu'une irritation, même légère, peut produire un ralentissement de l'action du cœur et ses suites.

Tous les phénomènes du shok peuvent être attribués à un trouble réflexe de la circulation; l'aspect d'un homme qui se trouve sous le coup d'une blessure grave correspond complètement à la description théorique : pouls insensible ou filiforme, mouvements du cœur ralentis, à peine sensibles, pâleur mortelle et refroidissement de la peau, respiration intermittente, superficielle, lèvres cyanosées, dépression psychique, souvent accompagnée d'agitation. Il n'est pas douteux que cet état puisse entraîner la mort. Il suffit souvent d'un rien, par exemple d'une tentative de chloroformer le blessé, pour suspendre complètement l'action du cœur, ce qui ne doit pas nous étonner, puisque les expériences faites sur les lapins nous ont prouvé que l'approche seule d'une éponge imprégnée de chloroforme, au voisinage du nez de l'animal, suffit pour agir sur l'activité normale du cœur. D'un autre côté, vous verrez que, si le shok n'est pas immédiatement mortel, le malade pourra se remettre ; en général, cela a lieu dans l'espace de quelques heures. Alors, si le cœur se remet à battre comme autrefois ou même plus énergiquement qu'autrefois, on peut voir saigner des vaisseaux qui d'abord ne saignaient pas. C'est là une forme d'hémorrhagie secondaire analogue à celle qu'on observe après certaines opérations, quand la narcose chloroformique a disparu. Aussi faut-il, dans ces cas, toujours surveiller attentivement le malade, afin de pouvoir combattre aussitôt ces hémorrhagies secondaires, surtout si, en raison du siège de la lésion, on a lieu de croire qu'une grosse artère a pu être blessée.

Revenons à présent aux phénomènes locaux de la plaie contuse.

Quoique, sans aucun doute, les processus qui se produisent dans les plaies contuses, les modifications de la surface et la guérison définitive doivent être essentiellement les mêmes que dans les plaies par incision, il y a cependant dans la manifestation extérieure de ces processus des différences assez notables, suivant qu'on se trouve en présence des uns ou des autres.

Une circonstance très importante, c'est que d'abord, dans les plaies contuses, les bords cutanés et ceux formés par les autres parties molles sont, par le fait même de la contusion, frappés de mort dans une étendue plus ou moins grande, ou au moins fortement altérés dans leur nutrition. Pour exprimer ce fait dans un langage plus rigoureusement anatomique, il faudrait dire : la circulation, le courant des humeurs et l'innervation sont plus ou moins supprimés dans les bords des plaies contuses par l'attrition des vaisseaux, du tissu et des nerfs. Cet accident exclut déjà une réunion des bords contus par première intention, car celle-ci exige une vitalité complète. La cessation de la circulation plasmatique qui résulte d'une contusion constitue bien le plus grand obstacle à la réunion *per primam*, car, par suite de cette circonstance, les tissus fortement contus se trouvent dans des conditions bien plus défavorables que des parties du corps complètement détachées. Nous avons déjà cité ce fait que des parties même fortement meurtries, introduites dans le tissu sous-cutané d'un animal sain, pouvaient reprendre vie sous l'influence d'une circulation plasmatique convenable. Mais, dans les plaies contuses, cela n'est pas possible ; les portions de tissus dans lesquelles la circulation a cessé doivent être considérées comme des corps étrangers qui doivent être éliminés ou résorbés pour que la réunion des bords de la plaie puisse avoir lieu.

Cette élimination donne habituellement lieu à l'inflammation, et surtout à la suppuration, si la plaie est abandonnée à elle-même ; on peut donc établir ce principe que les plaies contuses dont les bords sont mortifiés guérissent presque toujours par suppuration.

La conséquence pratique de cette proposition, c'est que, dans les plaies contuses, l'on ne fait presque jamais usage de sutures en vue d'obtenir une réunion par première intention. On ne s'écarte de cette règle générale que dans les cas où il s'agit de la combinaison d'une plaie contuse avec une plaie par arrachement, lorsque de grands lambeaux de peau sont détachés. Alors on fixe ces lambeaux, malgré la contusion de leurs bords, par quelques sutures lâches, uniquement afin d'empêcher qu'ils ne se rétractent par

trop dès le commencement et ne constituent ainsi un obstacle à la guérison. Il n'est pas question d'obtenir ici une réunion par première intention. Le bourgeonnement et la suppuration se font ensuite absolument
comme dans les plaies avec perte de substance, avec cette seule différence
que le développement des bourgeons charnus est ici plus lent et, pourrait-on même dire, plus incertain dans beaucoup d'endroits. Il est vrai
que dans les plaies par incision, avec perte de substance, une couche mince
et superficielle du tissu est parfois éliminée quand ce dernier n'est plus suffisamment nourri ; cependant c'est peu de chose en comparaison de ces vastes
lambeaux qui sont éliminés dans les plaies contuses.

Pendant bien des jours et souvent pendant des semaines, on peut voir
dans ce cas des lambeaux de peau morte (sphacélée), d'aponévroses, de
tendons, suspendus aux bords de la plaie, alors que dans d'autres endroits
il y a déjà du tissu de granulations.

Cette séparation des parties mortes d'avec les parties vivantes se fait de
la manière suivante : sur la limite du tissu sain se développe, à partir de
ce dernier, une formation cellulaire et vasculaire dont le résultat est la production de bourgeons charnus ; il se forme des granulations à la limite du
tissu sain, par suite de la prolifération des éléments du tissu conjonctif et
par suite de l'activité des cellules migratrices ; cette surface bourgeonnante
se ramollit et se liquéfie en pus. La suppuration, autrement dit la néoformation cellulaire, détermine peu à peu le ramollissement et la résorption
du tissu sphacélé, qui se trouve immédiatement en contact avec la couche
bourgeonnante ; il en résulte que la cohésion cesse complètement d'exister
entre les parties mortes et les parties vivantes, et que les lambeaux morts,
qui jusqu'à présent formaient encore un tout continu avec les parties vivantes, à cause de l'adhérence entre les fibres, doivent se détacher et tomber.
Une fois l'élimination achevée, la couche bourgeonnante, qui déjà était
formée avant la chute des parties nécrosées, devient superficielle. Le processus est absolument le même, qu'il s'agisse des parties molles ou du tissu
osseux.

Une partie de la surface des plaies contuses devient donc presque toujours gangreneuse (de ἡ γάγγραινα, la gangrène, γραίνω, ronger), nécrosée (de
νέκρός, mort). Ces deux termes sont synonymes et désignent l'état d'un tissu
dans lequel la circulation et l'innervation ont cessé, en un mot dans lequel
toute manifestation de la vie est suspendue ; les portions de tissu qui se
trouvent dans cet état sont dites mortifiées. L'endroit où a lieu l'élimination du tissu gangrené se nomme la ligne de démarcation.

Je veux rendre plus évident, par le dessin schématique suivant, ce travail d'élimination des tissus mortifiés, expulsés par la suppuration.

Dans la portion de tissu conjonctif ici représentée, nous supposons le
bord de la plaie tellement atteint par la contusion, que la circulation et
par conséquent la nutrition y sont interrompues ; le sang est coagulé dans
les vaisseaux aussi loin que l'indiquent les hachures du dessin.

Dès ce moment commencent, à l'extrémité de la partie vivante, entre *a* et
b, au point où le système vasculaire est limité par des anses, l'infiltration
cellulaire et la néoplasie inflammatoire ; ces anses vasculaires se dilatent,

s'accroissent par bourgeonnement, et se multiplient; l'infiltration des cellules migratrices s'accroît dans le tissu même, comme si le bord de la plaie était là; il se forme un tissu de granulations, qui se liquéfie à la surface immédiatement à côté du tissu mort, et alors nécessairement la partie gangrenée doit tomber, parce qu'il n'y a plus de cohésion entre elle et le tissu vivant.

En examinant les bords d'une plaie récente, on peut, dans bien des cas,

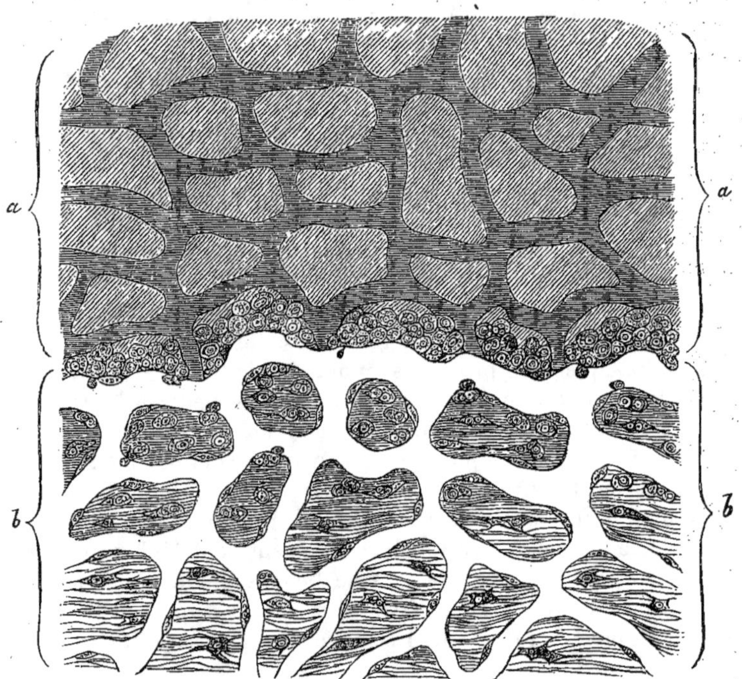

Fig. 39. — Travail d'élimination du tissu conjonctif mort dans les plaies contuses. Grossissement, 300. Dessin schématique. a, partie contuse nécrosée; b, le tissu vivant; entre a et b, cellules de pus; la surface de la plaie se trouve à la limite supérieure de a.

mais non toujours, prévoir l'étendue dans laquelle ils se mortifieront; mais on ne peut jamais, dès le commencement, déterminer avec une précision mathématique la limite entre la vie et la mort.

La peau tout à fait contuse est généralement d'une teinte bleu foncé, violette ou blanc jaunâtre et froide au toucher; quand la contusion est portée à un haut degré, la zone de peau exsangue, blanc jaunâtre, paraît affaissée en dessous du niveau de la peau voisine; alors la partie atteinte a un aspect mat, coriace; dans d'autres cas, on ne s'aperçoit de rien au commencement, mais après quelques jours elle se décolore, devient blanche, entièrement insensible, plus tard grise, ou, si elle se dessèche, gris noir ou brun noir. Il est rare que l'on puisse se tromper et considérer comme normale une partie de la peau complètement privée de circulation; c'est qu'alors celle-ci a une coloration légèrement rosée, d'aspect d'abord hyperémique, puis cyanotique, due au pigment sanguin qui provient d'extravasats multiples et qui s'est diffusé dans le tissu. Vous apprécierez le mieux si la circulation a lieu ou non dans une zone de la peau, en exerçant à ce niveau, au moyen de l'extrémité du doigt, une pression légère et rapide. Si la circulation persiste, il se produit momentanément, par suite du déplacement du sang, une tache blanchâtre, au niveau de laquelle la coloration normale reparaît dès que la pression cesse. Vous éprouvez la même sensation que si le sang fuyait sous votre doigt et revenait ensuite. Si la circulation a cessé, une pression momentanée n'apporte aucune modification à l'état de la peau ; la coloration rosée ou violacée persiste.

Les diverses nuances de la peau morte dépendent principalement de la masse de sang coagulé qui se trouve dans les vaisseaux ou qui, par suite de la déchirure de ceux-ci, s'est infiltré dans le tissu lui-même.

Le point où commence la peau saine est marqué par une ligne rouge, qui se confond insensiblement avec le tissu sain, rougeur qui a sa raison d'être dans la dilatation collatérale des capillaires, et en partie aussi dans la fluxion et dans l'inflammation dont il a été longuement question antérieurement ; cette rougeur correspond à l'inflammation de démarcation dont nous avons parlé ; elle délimite le tissu sain. Ce n'est que dans les capillaires non thrombosés, dilatés, que la circulation peut persister, et c'est précisément aux points où le sang circule encore dans les capillaires que commence la surface vivante de la plaie.

Il est beaucoup plus difficile et souvent impossible de juger à première vue dans quelle étendue les muscles, les aponévroses et les tendons seront éliminés. Le temps qui doit s'écouler jusqu'au moment où les parties mortes se limitent et se séparent des parties vivantes diffère extrêmement selon les tissus.

Ce temps dépend premièrement du degré de vascularisation ; plus un tissu est riche en capillaires, plus il est mou, plus les cellules peuvent s'y développer facilement, plus il est riche par sa nature en cellules susceptibles d'un développement ultérieur, plus aussi la formation des bourgeons charnus et l'élimination des parties mortifiées se feront rapidement. Toutes ces conditions se rencontrent au maximum dans le tissu conjonctif sous-cutané, beaucoup moins dans les tendons et les aponévroses ; la peau tient le milieu entre ces deux genres de tissus. Sous ce rapport, les os se trouvent dans les conditions les plus défavorables ; aussi la séparation entre les parties nécrosées et les parties vivantes se fait-elle ici plus lentement ; c'est un point sur lequel nous reviendrons plus loin. La richesse en nerfs paraît à peine entrer en ligne de compte dans ces processus.

Mais il y a encore une foule d'autres influences qui empêchent la prompte séparation des parties mortes, ou, ce qui revient au même, qui s'opposent à la formation des granulations et du pus. Telle est, par exemple, l'action prolongée du froid sur la plaie, consécutive à l'usage de vessies remplies de glace. Les vaisseaux sont maintenus par le froid dans un état de contraction permanente, et le développement des cellules, leurs mouvements et leur émigration hors des vaisseaux se font avec une grande lenteur sous l'influence de l'abaissement de température.

Une température élevée, comme celle qu'on obtient par l'application de cataplasmes, produit un effet opposé : par là, nous augmentons la fluxion dans les capillaires, et nous les forçons à se dilater, comme vous pourrez vous en convaincre par la rougeur que vous faites naître sur la peau saine en y appliquant un cataplasme chaud ; quant à l'influence d'une température élevée sur les mouvements des cellules, elle est connue.

Il est impossible de calculer à l'avance l'influence qu'exerce l'ensemble de la constitution sur les processus locaux que nous venons de mentionner ; en général, on peut dire que ces processus se manifestent avec plus d'énergie chez les individus jeunes et robustes, et d'une manière plus faible et plus lente chez les individus délicats ; cependant, sous ce rapport, on est exposé à se tromper assez souvent. Habituellement, chez les vieux buveurs, les plaies contuses prennent un caractère fâcheux.

Ce que je vous ai dit jusqu'à présent vous permet déjà de conclure qu'il faut, pour la guérison des plaies contuses, beaucoup plus de temps que pour celle de la plupart des plaies par instruments tranchants ; d'autre part, vous concevez qu'il doit y avoir des conditions dans lesquelles l'amputation d'un membre devient nécessaire par la raison que toutes les parties molles sont déchirées et broyées. Il y a des cas où les parties molles sont tellement détachées de l'os que celui-ci seul est encore intact, de sorte que, d'une part, il n'y a pas de cicatrisation possible, et que, de l'autre, si jamais, après bien des mois ou des années, la guérison venait à être obtenue, l'extrémité deviendrait une partie absolument inutile que l'on aurait beaucoup mieux fait d'enlever immédiatement.

Les règles à suivre pour ces amputations primaires des membres ne peuvent être formulées d'une façon générale. Pour les amputations des extrémités inférieures, on cherchera avant tout à conserver un moignon sur lequel le patient pourra s'appuyer et marcher au moyen d'un appareil simple. Aux extrémités supérieures, on tâchera de conserver le plus de parties possible. Pour les mutilations de la main et des doigts, il faut, en général, rester fidèle à ce principe que chaque ligne de plus a son importance, et qu'on doit s'efforcer de conserver autant possible quelques doigts, surtout le pouce, attendu que, pour peu qu'ils fonctionnent, ils rendent toujours infiniment plus de services que la main artificielle la plus perfectionnée.

Pour les mêmes motifs, dans le cas de contusion des doigts, on s'abstiendra le plus souvent d'amputer : on abandonnera le processus à lui-même, afin de ne perdre que ce qui ne pourra absolument pas être sauvé.

Encore serions-nous heureux si ces mutilations, quelque tristes qu'elles puissent être, et la lenteur de la guérison, étaient les seuls soucis que nous donnent les individus atteints de plaies contuses! Mais malheureusement ces plaies offrent encore toute une série de complications locales et générales, qui mettent directement ou indirectement la vie en danger. Nous ne nous occuperons pour le moment que des complications locales, les maladies accidentelles des plaies devant faire l'objet d'un chapitre à part.

Le danger principal des plaies contuses est dû à la présence de tissus mortifiés et de sang extravasé. Tandis que, comme je l'ai dit plus haut, l'organisme vivant offre une résistance considérable au développement des microparasites, ceux-ci rencontrent, dans la plupart des plaies contuses, une grande quantité de parties mortifiées, dans lesquelles ils trouvent les conditions d'une rapide multiplication, favorisée par l'humidité et la chaleur. L'effet immédiat de leur pénétration dans la plaie est une rapide décomposition des corps albuminoïdes; il se forme ainsi certains corps analogues aux ferments, qui provoquent à leur tour dans d'autres combinaisons organiques, surtout dans les liquides, les mêmes processus chimiques. Si un liquide putride est mis en contact avec une plaie récente, dans les interstices du tissu de laquelle il s'est accumulé en outre du sang et de la lymphe extravasés, comme c'est le cas dans les plaies contuses, les tissus se mortifieront jusqu'à une certaine profondeur. A ce niveau, une infiltration inflammatoire avec néoformation cellulaire, et un développement de bourgeons charnus apparaîtront comme phénomènes consécutifs à l'irritation de la substance putride. Cette couche de bourgeons charnus empêchera l'action des ferments de la putréfaction. Dans certains cas, c'est la coagulation rapide du plasma et l'agglutination des parties molles qui s'opposent aux effets qu'une putréfaction locale étendue pourrait avoir sur l'organisme, jusqu'à ce qu'il se soit formé une couche granuleuse opposant une forte résistance aux éléments putrides.

On ne sait guère comment il se fait que les substances putrides soient si nocives quand elles sont mises en contact avec les plaies récentes, tandis qu'elles agissent si peu sur les plaies bourgeonnantes. Autrefois on admettait que ces dernières résorbaient peu ou pas, parce qu'elles ne contenaient pas de vaisseaux lymphatiques proprement dits. Cependant récemment Maas a prouvé expérimentalement que les bourgeons sains étaient susceptibles de résorber les solutions de toute espèce; mais on ne sait encore si l'absorption a lieu par les vaisseaux sanguins ou par les espaces lymphatiques, qui existent entre les cellules des granulations et les vaisseaux. Quoi qu'il en soit, vous pouvez, comme l'a démontré Billroth, panser journellement une surface bourgeonnante, produite expérimentalement chez le chien, avec de la charpie imprégnée de sang sans observer de ce fait aucune suite fâcheuse, tandis que l'injection sous-cutanée d'une petite quantité de ce même liquide suffit pour faire apparaître une réaction locale et générale intense. Vous verrez souvent à la policlinique des individus porteurs d'ulcères dont la surface est recouverte de substances extrêmement sales et fétides, sans que l'organisme se ressente de cette infection locale, à moins que les bourgeons n'aient été blessés ou détruits par une cause mécanique ou chimique.

Les phénomènes que je viens de vous décrire constituent la marche d'une plaie contuse grave, qui n'est l'objet d'aucun traitement. Mais heureusement, grâce aux méthodes de pansement actuellement en usage, cette terminaison est très rare. Si cette décomposition putride peut être arrêtée, l'influence locale des produits auxquels elle donne lieu sera suspendue, l'inflammation se réduira au degré nécessaire à l'élimination des tissus mortifiés, et, par suite, la réaction générale sera peu marquée. Ces conclusions théoriques sont complètement confirmées par la pratique, puisque l'on réussit, par un traitement approprié, à rendre une plaie contuse aseptique.

Si l'emploi méthodique du pansement à ciel ouvert a donné de bons résultats dans les plaies contuses, c'est cependant le procédé de Lister qui le premier a permis en quelque sorte d'en obtenir la guérison, sans complications imputables à une décomposition siégeant dans le tissu contus. Il a été prouvé que, dans les plaies contuses, de même que dans les lésions traumatiques en général, le traumatisme par lui-même ne produit nullement une réaction locale et générale intense, mais que, ici aussi, les symptômes graves résultent d'une complication accidentelle, qui toutefois s'observe fréquemment. Tout d'abord il se produit dans ce cas une décomposition de la sécrétion primitive, laquelle, dans les plaies contuses, est particulièrement abondante à cause des troubles de la circulation; en outre, les parties molles contuses dans lesquelles la circulation n'a plus lieu, et le sang à demi coagulé constituent un terrain particulièrement favorable au développement des phénomènes de putréfaction.

Déjà antérieurement, nous avons dit que la décomposition putride était liée à l'existence et au développement de germes organiques, de microbes. Ceux-ci pénètrent dans les plaies contuses souvent déjà au moment de la lésion, soit avec l'air atmosphérique, soit par l'intermédiaire de corps étrangers de toute nature mis en contact avec elles. Et comme les conditions nécessaires à leur développement sont considérablement plus favorables dans les plaies contuses que dans les plaies par instruments tranchants ou piquants par exemple, à cause de la masse de *matériaux nutritifs* qu'ils y trouvent, l'immigration et la multiplication des coccus se font avec la plus grande rapidité, et, ainsi favorisés par la chaleur et l'humidité, les phénomènes de décomposition se développent à peu près aussi rapidement que si l'on avait exposé de la chair morte à la putréfaction dans une couveuse dont l'atmosphère serait humide. Par conséquent, il importe, surtout dans le traitement de ces plaies, d'éviter l'infection venant du dehors et de rendre inactifs les germes de putréfaction qui s'y trouvent déjà. Si l'on atteint ce but, — et nous verrons plus tard quel est le meilleur moyen d'y arriver, — la plaie contuse n'évoluera guère autrement qu'une simple blessure.

Toutefois, une guérison complète par première intention est le plus souvent irréalisable, parce que fréquemment les bords de la plaie, dans une certaine étendue, sont privés de vie et, par suite, doivent être éliminés. Cependant il y a de nombreuses exceptions : la circulation peut se rétablir là où d'abord elle était suspendue, et alors les bords de la plaie ne sont le siège d'aucune élimination; peut-être bien y aura-t-il une couche extrêmement mince de tissu, qui subira une décomposition moléculaire, mais elle sera résorbée, et il pourra se produire une réunion en partie *per primam* et en partie par formation de granulations; mais il n'y aura qu'une suppuration très minime, ainsi que cela arrive souvent dans les plaies contuses soumises à un traitement convenable. D'autres fois, quand les extravasats sont nombreux et que de grandes portions de tissus sont privées de circulation, la réunion par première intention devient impos-

sible; mais, si la plaie est aseptique, le sang extravasé et coagulé sera
en partie résorbé et en partie transformé en tissu conjonctif, grâce à la
pénétration de cellules migratrices; les tissus nécrosés resteront adhérents sans exhaler la moindre odeur; puis ils se détacheront lentement et
successivement sans suppuration considérable. Une partie de ces tissus
nécrosés, ceux dont le volume est très petit, seront résorbés par les vaisseaux qui se trouvent à la limite du tissu mort et du tissu vivant, tandis
que les granulations saines et vigoureuses de la surface favoriseront, sans
suppuration notable, la chute et l'élimination des autres parties nécrosées.

C'est ainsi que l'on voit des plaies contuses, même considérables, guérir
presque sans réaction et avec peu de suppuration, sous l'influence d'un traitement convenable, ou bien encore sans que l'inflammation ait un caractère
envahissant, lorsque l'irritation est plus intense. La détersion (nettoiement)
de la plaie, c'est-à-dire l'élimination des parties nécrosées, exige, en tout
cas, un temps plus long quand il s'agit de tissus peu vascularisés, tels que
les fascia, les tendons, les aponévroses, etc., dans lesquels la néoformation
vasculaire et, par suite, le développement des granulations ne se font que
lentement. Les tissus mortifiés, mais non en décomposition putride, ont un
aspect brun grisâtre, comme tanné; ils se dessèchent par soustraction d'eau
et sont éliminés avec la sécrétion de la plaie, soit sous forme de petits lambeaux et fragments, soit sous forme de détritus moléculaires. La sécrétion
de la plaie est toujours assez abondante, à cause des troubles de circulation étendus consécutifs à la thrombose d'un grand nombre de capillaires, de petites artères et de veines; ces conditions rendent la transsudation beaucoup plus abondante qu'elle ne l'est, par exemple, dans une
simple plaie par instrument tranchant.

Quand la marche est aseptique, la sécrétion de la plaie n'a pas d'odeur;
au début, elle est séro-sanguinolente; plus tard, elle devient de plus en plus
purulente; mais, à cause du mélange d'une grande quantité de pigment
sanguin et de portions de tissus nécrosés, sa couleur est d'abord rosée, puis
de plus en plus brunâtre, sans prendre cependant l'aspect désagréable de la
sanie, comme c'est le cas pour la sécrétion qui a subi une décomposition
putride.

Un fait qui, dans le cours des plaies contuses et particulièrement dans
l'élimination des tissus sphacélés, a une grande importance, est l'état des
artères. Il se peut qu'une artère soit contuse sans avoir éprouvé précisément
une solution de continuité, et qu'ainsi le sang la traverse encore, bien
qu'une partie de ses parois ait cessé de vivre et soit appelée à se détacher
après six à neuf jours, voire même plus tard. Aussitôt que cet accident
arrive, une hémorrhagie d'une gravité correspondant à l'importance de
l'artère se déclare. Ces hémorrhagies consécutives, survenant ordinairement
à une époque plus ou moins éloignée de l'accident, sont extrêmement dangereuses, parce qu'elles surprennent le patient sans qu'il s'y attende,
quelquefois pendant son sommeil, et ne sont souvent aperçues que quand
déjà une grande quantité de sang a été perdue.

Indépendamment de ce mécanisme, une hémorrhagie artérielle tardive
peut encore se faire quand le thrombus ou la paroi du vaisseau entrent en

suppuration; cette forme d'hémorrhagie consécutive peut se montrer non seulement dans le cours des plaies contuses, mais encore dans toute plaie en suppuration située dans le voisinage immédiat d'une grosse artère.

J'ai observé, il y a quelque temps, un cas de ce genre, sur une femme chez laquelle, quatorze jours avant, j'avais divisé de nombreux trajets fistuleux du sein, s'étendant jusqu'au creux de l'aisselle et consécutifs à une mastite puerpérale. La plaie bourgeonnait parfaitement et la patiente ne tenait déjà plus le lit que pendant une petite partie de la journée. Un matin, pendant la visite, la femme éprouva tout à coup une sensation de chaleur particulière, tandis qu'au même moment le sang s'écoulait abondamment sous le pansement et perçait les vêtements. Heureusement, l'assistant était à quelques pas de la patiente; il déchira les vêtements et comprima la plaie, au moyen d'une main introduite dans le creux de l'aisselle, tandis que l'autre main comprimait la sous-clavière. Quand j'arrivai, quelques minutes plus tard, que je trouvai la patiente pâle comme une morte, et que je vis la quantité de sang perdue, je pensai immédiatement à une hémorrhagie due à une érosion de l'artère axillaire; la patiente fut promptement portée sur la table d'opérations, et alors seulement, pendant qu'un assistant comprimait la sous-clavière contre la première côte, le pansement fut enlevé. Je dilatai la plaie après en avoir enlevé les caillots, et je cherchai à voir dans sa profondeur d'où venait l'hémorrhagie; mais, comme la compression de la sous-clavière avait été un moment relâchée, un flot de sang tellement intense jaillit de dessous le muscle pectoral qu'il ne fut plus possible de penser à saisir et à lier le vaisseau au point lésé. Je tamponnai alors toute la cavité au moyen d'éponges humides qui furent maintenues en place par un assistant. La sous-clavière fut ensuite isolée, liée doublement au-dessus de la clavicule et en dedans du scalène, et sectionnée entre les ligatures; je liai ensuite pour plus de sécurité l'artère axillaire dans le creux de l'aisselle, puis les tampons furent enlevés; l'hémorrhagie était arrêtée.

Il est évident que cette patiente aurait succombé, si l'hémorrhagie était survenue à un autre moment, en l'absence du médecin. Billroth cite un cas tout aussi malheureux. Il avait fait chez un homme une opération au voisinage de l'artère fémorale, à côté du ligament de Poupart : la plaie bourgeonnait et déjà le patient était entré en convalescence. Au milieu d'une nuit, le patient se réveilla, se vit baigné dans son sang et sonna immédiatement la garde-malade. Celle-ci appela aussitôt l'assistant, qui trouva le malade déjà privé de connaissance; pendant qu'il comprimait l'artère dans la plaie, Billroth survint; il trouva le patient sans pouls, sans connaissance, mais respirant encore; les battements du cœur étaient également très distincts. Néanmoins, la mort survint avant que l'artère fémorale eût été liée. A l'autopsie, on trouva un point de ce vaisseau en suppuration et perforé. Dans ce cas également, les secours avaient été portés assez vite, et néanmoins le malade avait succombé à l'hémorrhagie. Vous comprenez combien le chirurgien est impressionné par de semblables événements.

Heureusement que les hémorrhagies de ce genre sont extrêmement rares, et que ce n'est pas toujours une fémorale ou une axillaire qui donne. Les hémorrhagies consécutives devraient en quelque sorte être habituelles dans les plaies contuses, au moment de l'élimination des tissus sphacélés, si déjà, avant celle-ci, il n'y avait, dans la majorité des cas, une solide obstruction des artères et des veines par un thrombus pouvant opposer un obstacle à la pression sanguine. Cette thrombose, étendue souvent au delà du domaine des tissus contus, est due à l'influence de la contusion sur les éléments de la paroi vasculaire elle-même, qui perd, par suite de la lésion, la propriété de contenir dans sa cavité le sang à l'état liquide, sans cependant pour cela être atteinte de nécrose. De plus, la compression mécanique des vaisseaux par le tissu voisin favorise encore l'extension de la thrombose.

Dans toutes les hémorrhagies artérielles consécutives, le premier moyen qu'il faut employer est la compression, exercée soit directement dans la plaie, soit, quand celle-ci est recouverte d'un pansement, sur le tronc artériel principal du membre. Tout infirmier devrait savoir comprimer les troncs artériels des extrémités, au moins jusqu'à ce qu'une bande élastique ait été placée en amont de la plaie. Le personnel des infirmiers devrait être dressé, en quelque sorte, à appliquer instinctivement la bande d'Esmarch aussitôt qu'une hémorrhagie survient et à n'appeler le médecin qu'après avoir mis ce moyen en œuvre. Cependant la compression n'est qu'un palliatif; il peut se faire qu'après cela l'hémorrhagie ne cesse que momentanément.

Dans ce cas, vous devez, munis des instruments nécessaires, lever le pansement, enlever les coagula qui sont dans la plaie, puis, après avoir examiné attentivement celle-ci, retirer la bande d'Esmarch ou suspendre la compression digitale. Si alors vous apercevez un vaisseau qui saigne, vous devez le saisir et le lier dans la plaie elle-même. Mais, si l'hémorrhagie est tellement forte, ou si elle provient d'un point tellement profondément situé que vous ne puissiez rien voir, ne perdez pas de temps en recherches inutiles, hâtez-vous d'envelopper de nouveau l'extrémité au moyen de la bande, afin d'arrêter provisoirement l'hémorrhagie, et faites au lieu d'élection la ligature dans la continuité du tronc artériel principal. C'est le seul moyen d'arriver sûrement au but, parce qu'il prévient le plus rapidement la menace de syncope; le malade pourra peut-être supporter une fois une semblable perte de sang, mais, si elle se renouvelle une seconde ou une troisième fois, vous pouvez être certain de le voir succomber. Par conséquent, il est très important pour vous, messieurs, de vous familiariser sans cesse, au cours de médecine opératoire, avec la ligature des artères. Vous devez pouvoir l'exécuter pour ainsi dire les yeux fermés; pour cela, la connaissance exacte de l'anatomie ne doit pas être négligée, et vous ne pouvez l'acquérir que par la pratique assidue des exercices de médecine opératoire. La ligature dans la continuité est une de ces opérations à la réussite de laquelle la vie de l'homme est liée dans le cas qui nous occupe; il n'y a pas à reculer, ni à hésiter, il faut que vous opériez, et, si vous ne trouvez pas l'artère, vous vous reprocherez durant toute votre vie d'avoir, par ignorance, laissé mourir un homme d'hémorrhagie.

Outre les hémorrhagies artérielles consécutives, il arrive parfois que, après des plaies contuses, des hémorrhagies secondaires parenchymateuses se produisent, habituellement lorsque les tissus mortifiés ont été éliminés et lorsque la cavité de la plaie est remplie de granulations. Dans ce cas, on ne voit pas un seul vaisseau qui saigne; c'est toute la surface qui saigne; le sang jaillit des granulations comme d'une éponge, et cela sous l'influence du moindre mouvement fait par le malade, sous l'influence du renouvellement du pansement, etc. Ces hémorrhagies peuvent avoir pour cause ou bien un état spécial de tout l'organisme (hémophilie, scorbut, septicémie et pyoémie), état à la suite duquel les granulations elles-mêmes et surtout leurs vaisseaux sont devenus moins résistants, fragiles. Mais il se peut aussi que la cause réside dans des obstacles locaux à la circulation, obstacles qui s'opposent au retour du sang veineux et qui produisent ainsi une stase permanente dans le réseau capillaire des granulations. A la suite de ces troubles de circulation, non seulement il se produit à travers la paroi des vaisseaux une abondante extravasation de sérum, mais encore de nombreuses ruptures capillaires ont lieu; le sang, ne pouvant s'écouler, jaillit par ces ouvertures béantes, toute compression de la part de ces granulations flasques faisant défaut. Stromeyer, qui a attribué à cette cause les hémorrhagies parenchymateuses consécutives, les appelle hémorrhagies phlébostatiques. Comme je l'ai dit, elles sont rares; pour les arrêter, il suffit souvent d'une compression énergique, de l'application de la glace, ou, comme moyen plus simple encore, de l'application du fer rouge; on peut même être forcé de lier le tronc artériel, quoique ce moyen ait souvent été tenté sans succès. Le pronostic de ces hémorrhagies secondaires est, en règle générale, très fâcheux et d'autant plus que ces hémorrhagies sont plus fréquentes et plus abondantes.

QUATORZIÈME LEÇON

Suppurations progressives partant des plaies contuses. — Inflammations secondaires des plaies, leurs causes; infection locale. — Réaction fébrile dans les plaies contuses, fièvre consécutive, fièvre de suppuration; frisson fébrile, ses causes. — Traitement des plaies contuses. — Mesures prophylactiques contre les inflammations secondaires. — Traitement interne des blessures graves. — Quinine, opium. — Plaies par arrachement, déchirure sous-cutanée des muscles et des tendons; arrachement des membres.

Nous avons dit antérieurement qu'on pouvait réussir à réduire au minimum l'inflammation et la suppuration des plaies contuses même très graves en employant un traitement antiseptique convenable. Toutefois, pour que cela soit possible, il faut que le traitement soit institué dès le début, avant que l'infection de la plaie ait eu lieu. S'il n'en est pas ainsi, si aucun traitement rationnel n'a été institué, comme c'est malheureusement encore trop souvent le cas en dehors de la pratique hospitalière, dans les localités où les médecins ne sont pas familiarisés avec les choses de la chirurgie, ou si la blessure n'a pas été pansée par un médecin, mais traitée au moyen de remèdes domestiques, on voit apparaître à la suite des plaies contuses des phénomènes graves locaux et généraux, quand même la lésion en elle-même est peu sérieuse.

Ce sont même ces traumatismes en apparence insignifiants, tels que les plaies contuses des doigts et de la main, ces traumatismes qui ne rendent pas nécessairement tout travail impossible, qui entraînent le plus souvent à leur suite des symptômes de haute gravité, et cela parce que le blessé a continué à se servir de la main jusqu'à ce qu'enfin l'intensité de la douleur et des symptômes inflammatoires ait rendu tout mouvement impossible.

Il nous faut nous occuper tout d'abord de ces suites graves des plaies contuses, bien que, heureusement, elles soient chaque année plus rares, depuis que les médecins pratiquants sont persuadés de l'importance du pansement antiseptique et depuis qu'ils se sont familiarisés avec son emploi.

Nous connaissons à présent deux genres d'inflammations qui peuvent compliquer les plaies contuses :

1° L'inflammation septique, rapidement progressive, qui se déclare dans le courant des trois ou quatre premiers jours (rarement dans les vingt-quatre heures qui suivent la lésion, et tout aussi rarement après le quatrième jour). Cette inflammation n'est pas le résultat immédiat de la lésion ; elle résulte d'une infection locale due aux germes de putréfaction et aux liquides putrides. Il n'est pas rare de voir déjà, vingt-quatre heures après la lésion, l'infection d'une plaie contuse. Si l'on est en présence d'un tissu imbibé de sang et de lymphe et contus au point que la circulation y est suspendue, d'une plaie peut-être encore souillée par une foule de corps étrangers et infectée en outre par les germes de putréfaction suspendus dans l'air atmosphérique, et si l'on considère que les tissus mortifiés sont, pendant les fortes chaleurs, exposés à une température favorable à la décomposition, et qu'enfin ils sont toujours soumis à l'action de la température du corps, on comprendra que cette influence des produits de décomposition putride puisse se faire sentir aussi rapidement que nous venons de le dire. De fait, dans les cas d'attrition étendue des extrémités, par exemple à la suite d'un accident de chemin de fer, surtout pendant l'été, on constate que la première sécrétion de la plaie est odorante déjà quelques heures après la blessure.

Si l'on injecte à un animal vivant une certaine quantité de cette sécrétion, on provoque l'apparition de symptômes très graves d'infection septique locale et générale. Plus les tissus sont imbibés de liquides, plus grande sera l'influence exercée par la contusion sur leur énergie vitale ; de plus, la prédisposition à la putréfaction augmente en raison de la diminution de leur activité organique. Supposez qu'un avant-bras soit directement atteint par une pierre très lourde ; peut-être n'en résultera-t-il qu'une petite plaie cutanée, mais en même temps il y aura une attrition considérable des muscles, une contusion des tendons et des aponévroses, et des déchirures de la plupart des veines. Une tuméfaction œdémateuse considérable surviendra bientôt, puisque le sang, poussé des artères dans les capillaires avec plus d'intensité, ne pourra pas suivre la voie habituelle des veines, et qu'ainsi une grande quantité de sérum, soumise à une forte pression, passera des capillaires dans l'épaisseur des tissus. Ce trouble de la circulation, de la nutrition générale, permettra bientôt de constater quels sont les points où le sang peut encore circuler et ceux où il ne le peut pas. Il se produit d'abord une décomposition des parties qui ont cessé de vivre; celle-ci s'étend aux liquides en stagnation, et, dans les cas malheureux, elle se propage au loin; l'extrémité, jusqu'à l'épaule, se tuméfie d'une façon effrayante, la peau devient rouge, brillante, tendue, douloureuse; elle se couvre de phlyctènes, car, sous l'épiderme aussi, les capillaires cutanés ont laissé exsuder du sérum. Le plus souvent, ces phénomènes apparaissent le troisième jour et ils s'aggravent ensuite avec une rapidité redoutable. Toute l'extrémité peut, à la suite de ce trouble de la circulation, devenir gangreneuse; d'autres fois, il n'y a que les fascia, les tendons et des portions de peau qui se mortifient; il en résulte une infiltration cellulaire de tout le tissu conjonctif du membre (tissu cellulaire sous-cutané, péremysium, névrilème, gaines vasculaires, périoste, etc.), qui entraîne la suppuration; du sixième au huitième jour, toute l'extrémité est baignée de pus déjà décomposé. Théoriquement, on pourrait croire en pareil cas la guérison encore possible; on pourrait supposer que le processus puisse enfin se limiter et que l'élimination du pus et des parties nécrosées puisse s'effectuer par des incisions cutanées convenables.

Mais, en pratique, il est rare qu'il en soit ainsi; si l'état est tel que nous l'avons décrit, il ne reste souvent d'autre moyen pour sauver le blessé que l'amputation rapide, et même ce moyen peut manquer. On peut considérer cette espèce d'infiltration comme une infiltration séro-sanieuse, quoiqu'elle n'ait ce caractère qu'au début; bientôt elle devient purulo-sanieuse, et enfin uniquement purulente. C'est essentiellement une inflammation du tissu cellulaire produite par une infection septique locale, un phlegmon septique, dont les produits ont une grande tendance à se décomposer et qui enfin provoque une suppuration et une gangrène considérables, quand l'individu survit à l'infection du sang, qui jamais ne fait défaut en pareil cas. Plus le processus se délimitera rapidement, moins grave sera le pronostic; si les phénomènes locaux prennent de l'extension, les chances de mort iront en augmentant.

2° L'inflammation purulente progressive, qui peut surtout survenir dans les plaies des mains et des pieds, pendant l'élimination des tissus nécrosés, sans que le pus ait été décomposé, quoiqu'il renferme souvent des acides gras et qu'il exhale une odeur fétide. La surface bourgeonnante qui se développe dans une plaie contuse est ordinairement très irrégulière et peut présenter beaucoup de poches et d'anfractuosités. Si un traitement antiseptique n'a pas été institué, la suppuration s'empare non seulement de la surface de la plaie, mais encore des parties contuses environnantes. Mais le pus lui-même est de nature infectieuse; partout où il est en contact avec le tissu sain, il produit de l'inflammation et de la suppuration. Ainsi le processus s'étend de plus en plus sous la peau, dans les mailles du tissu sous-cutané, entre les muscles, le long des os, dans les gaines tendineuses, etc. De plus, le pus peut se décomposer et devenir plus irritant encore. D'ailleurs, la résorption du pus non décomposé donne lieu aussi, comme vous l'apprendrez plus tard, à des symptômes généraux graves. L'inflammation purulente progressive du tissu cellulaire ne commence jamais avant la fin de la première semaine ; si les circonstances sont favorables, à la fin de la deuxième ou de la troisième semaine le processus s'arrête.

Cependant cette suppuration destructive peut encore s'étendre, elle peut cheminer plus loin dans la continuité des gaines tendineuses et du tissu cellulaire ; de nouveaux foyers purulents se montrent tantôt en tel endroit, tantôt en tel autre, dans la profondeur ; pendant ce temps, la partie lésée reste gonflée, œdémateuse, la surface des granulations est poisseuse, jaune, boursouflée, fongueuse ; partout où l'on exerce une pression dans le voisinage de la plaie, le pus s'écoule péniblement par des ouvertures plus ou moins grandes qui se sont formées spontanément, et ce pus, qui stagne dans la profondeur, est assez souvent ténu et fétide.

Si ce processus dure longtemps, le blessé devient de plus en plus faible ; il est en proie à une fièvre intense et continue. Ainsi une plaie qui avait peut-être paru insignifiante au début, par exemple aux doigts ou à la main, peut donner lieu à une tuméfaction effrayante de toute l'extrémité et à un état général très grave. Ce sont surtout les gaines tendineuses près de la main et du pied qui deviennent facilement le siège de ces suppurations cachées et profondes qui s'étendent de plus en plus loin, et d'où l'inflammation peut gagner les articulations, de même qu'aussi les inflammations articulaires aux extrémités peuvent facilement gagner les gaines tendineuses. Ces accidents peuvent prendre une tournure très grave. La persistance de la fièvre et la suppuration continuelle peuvent faire maigrir les individus les plus robustes d'une manière effrayante et en quelques semaines et entraîner leur mort au milieu des symptômes de marasme fébrile.

Les formes inflammatoires qui se montrent dans ces circonstances ont, comme nous l'avons déjà remarqué, le plus souvent le caractère de la suppuration diffuse. Cependant il existe encore d'autres formes qui peuvent se présenter spontanément : telles sont l'inflammation ulcéro-diphthéritique de la plaie elle-même (pourriture d'hôpital), l'inflammation des vaisseaux lymphatiques (lymphangite) et une forme spéciale de lymphangite capillaire de la peau, l'érysipèle ou inflammation érysipélateuse ; enfin l'inflammation des veines (phlébite). Il n'est pas rare d'observer tous ces processus combinés entre eux. Leur apparition a si bien le caractère de complications accidentelles, et ces inflammations dépendent si peu de la blessure elle-même, que déjà depuis longtemps on les a rangées dans la catégorie des maladies accidentelles des plaies. Nous nous en occuperons, par conséquent, en même temps que nous étudierons les autres processus de cette espèce. Nous devons nous occuper des causes de ces formes secondaires de l'inflammation avant de passer au traitement des plaies contuses.

Comme causes des inflammations secondaires qui se développent dans les plaies suppurantes en voie de guérison et autour d'elles, on peut citer les suivantes : 1° *Congestion vive vers la plaie*. Elle peut être produite par de violents mouvements de la partie lésée ou de tout le corps, de même que par des boissons excitantes, par de fortes émotions ; en un mot, par tout ce qui détermine une vive excitation ; de pareilles congestions sont surtout dangereuses dans les plaies de tête. Non seulement les hyperémies par fluxion, mais aussi celles par stase, peuvent avoir une influence très nuisible, par exemple lorsque des pansements trop serrés étranglent les parties. — 2° L'*irritation mécanique de la plaie*. Ceci a une grande importance. Le pus non décomposé de la plaie ne peut jamais être résorbé à travers les granulations intactes ; mais si ces dernières sont détruites mécaniquement, par exemple par un pansement irrationnel, par l'introduction fréquente du stylet et d'autres manœuvres analogues qui font de nouveau saigner la plaie, de nouvelles inflammations peuvent en être la conséquence. Les corps étrangers qui se trouvent quelquefois dans les plaies jouent un grand rôle à cet égard : par exemple, des éclats de verre, des morceaux de fer ou de plomb à arêtes tranchantes, des esquilles osseuses pointues, etc., si même ces éléments ne constituent pas des véhicules d'infection. Si les arêtes d'un corps étranger frottent continuellement contre les tissus, que ce corps soit déplacé par les mouvements musculaires ou par les mouvements qui sont communiqués aux tissus par les artères, il se déclare toujours après un certain temps une forte inflammation. — 3° Les *irritations chimiques de la plaie, produites par des corps étrangers*. Ici je citerai d'abord les corps étrangers qui contiennent soit des germes organiques, soit des produits de décomposition putride, tels que des morceaux d'étoffe, de papier, qui entrent dans les tissus à la suite des plaies par armes à feu. Ces substances s'imprègnent des sécrétions de la plaie ; au contact de ces dernières, les matières organiques (papier, laine) se décomposent et agissent comme corrosifs ou comme ferments. Il est vraisemblable que les esquilles nécrosées elles-mêmes sont plutôt nuisibles par leur action chimique que par leur action mécanique ; elles renferment toujours dans les canalicules de Havers ou dans la moelle quelques substances organiques en décomposition, car tous ces fragments osseux nécrosés répandent une forte odeur de putréfaction quand on les extrait. Si par les arêtes tranchantes d'un pareil fragment osseux le tissu des granulations est détruit en partie, la matière ichoreuse renfermée dans l'esquille entre dans les vaisseaux lymphatiques ouverts, ou peut-être aussi dans les vaisseaux sanguins, et donne lieu non seulement à l'infection locale, mais aussi à l'infection générale. Des morceaux de tendons et d'aponévroses mortifiés peuvent entraîner les mêmes conséquences. C'est dans cette infection par des produits de décomposition que semble résider aussi la cause essentielle des inflammations secondaires ; les irritations de la plaie par congestion, par causes mécaniques et chimiques, etc., n'agissent guère que si la surface granuleuse, qui, dans les conditions normales, oppose un obstacle assez considérable à la pénétration des substances infectieuses, a été lésée dans l'un ou l'autre endroit, ou peut-être encore leur action réside-t-elle dans une modification de la sécrétion de la plaie, modification à la suite de laquelle les germes putrides trouveraient un terrain plus propre à leur mutiplication que dans les plaies suppurant normalement. Ainsi, par exemple, une hémorrhagie produite par un cathétérisme intempestif pourra donner naissance à des conditions favorables à la multiplication rapide des microcoques qui auront été introduits dans la plaie par le corps étranger infecté.

Outre les causes que nous venons de citer, on a, jusque dans ces derniers

temps, considéré le refroidissement comme une circonstance étiologique
expliquant les inflammations secondaires consécutives aux traumatismes.
Dupuytren pensait, par exemple, que les phlegmons septiques diffus, consécutifs aux plaies contuses graves, étaient dus à ce que les malades,
sous l'empire de la fièvre, se découvraient dans leur lit, et qu'ainsi la plaie
se refroidissait. Aujourd'hui, cette théorie, d'après laquelle le refroidissement serait une cause phlogogène, est fortement révoquée en doute ; en tout
cas, on n'arrive pas à produire expérimentalement une inflammation par le
froid, et on sait aujourd'hui que certains processus pathologiques que l'on
considérait autrefois comme des maladies *a frigore* sont de nature parasitaire. Il est très difficile de prouver que, dans un cas donné, le refroidissement de tout le corps ou de la partie malade ait donné lieu à une inflammation.

Avant que l'antisepsie fût connue, on observait parfois dans les hôpitaux
des cas d'inflammation secondaire grave et étendue dont on ne pouvait
se rendre compte et que l'on expliquait par l'influence tout spécialement nuisible de l'air des hôpitaux, surtout de cet air qui est imprégné
d'une odeur de suppuration. Il y a beaucoup de raisons de croire que les
substances nuisibles ne sont pas gazéiformes. Si l'on établit une forte
ventilation, si l'on cherche à maintenir pur l'air de l'hôpital, on ne garantit
pas les blessés des maladies en question ; on ne peut produire une inflammation par aucun des gaz qui se développent dans le pus ou dans les
matières en décomposition, si ce n'est par l'acide sulfhydrique, quand on
l'a fait dissoudre dans l'eau et qu'on l'injecte dans le tissu cellulaire sous-
cutané.

En revanche, dans les hôpitaux, les causes d'altération de l'air atmosphérique par des corpuscules organiques desséchés ne font pas défaut. Abstraction faite des germes de nature végétale qui, dans les conditions normales,
sont suspendus dans l'atmosphère et qui sont capables de produire des
phénomènes de décomposition putride, il y a encore, en tout temps,
adhérents aux murs, aux planchers, aux couvertures, etc., d'un hôpital,
des particules plus volumineuses de sécrétions desséchées (pus, sanie,
matières fécales, crachats, etc.), qui s'attachent aux linges, aux pièces de
pansement, aux instruments, aux lits, etc. Par suite de leur légèreté, sous
l'influence des manipulations indispensables auxquelles donnent lieu le
nettoyage, le balayage, l'époussetage et la ventilation, ces éléments se dis-
séminent sous forme de poussières et restent suspendus pendant quelque
temps dans l'air de la salle des malades. Si ces corpuscules organiques et
desséchés, qui certainement sont déjà infectés par les spores de champignons, rencontrent des conditions favorables à leur germination, ils se
développent rapidement comme ferments.

La réaction fébrile dans les plaies contuses est généralement plus intense
que dans les plaies par instruments tranchants. D'après notre hypothèse,
l'explication en est facile à donner ; en effet, dans les tissus contus, il y a
d'abord une quantité beaucoup plus considérable de liquide extravasé (sang
et lymphe), et ensuite la sécrétion primaire, par suite des troubles de circulation, est beaucoup plus abondante que dans les simples plaies par instru-

ments tranchants. La plus grande partie de l'extravasat doit être résorbée; aussi la sécrétion de la plaie pénètre-t-elle parfois en grande quantité dans la circulation sanguine. Il en résulte que nous observons dans les plaies contuses étendues, même quand il n'y a pas de décomposition, une fièvre traumatique intense, que l'on voit apparaître d'ailleurs avec la même intensité et dans les mêmes conditions dans les contusions sous-cutanées étendues. Si l'on n'a pu arriver à éviter la décomposition des tissus contus et frappés de mort, il se développera, par suite de la résorption des produits putrides, non seulement une inflammation locale intense, mais encore une infection générale que nous appelons septicémie ou fièvre putride. Il va de soi que l'intensité de cette fièvre dépendra de la quantité des substances décomposées qui auront été résorbées et du degré de leur activité. Comme vous le savez, la décomposition chimique des liquides putrides est loin d'être constante; elle se modifie continuellement suivant le stade du processus, et les produits primaires de la décomposition sont toujours ceux dont l'activité est la plus intense. Si une inflammation purulente progressive part de la plaie, il en résultera une fièvre inflammatoire ou une fièvre de suppuration d'une durée correspondante. Celle-ci a le caractère d'une fièvre rémittente, ou, dans les cas graves, d'une fièvre continue rémittente présentant une courbe ascensionnelle élevée et des exacerbations temporaires, qui dépendent de la progression de l'inflammation ou de circonstances favorisant la résorption purulente.

Quelques mots, à présent, sur les plaies par arrachement : on comprend sous cette dénomination des solutions de continuité atteignant les parties molles et la peau qui les recouvre ou celle-ci seulement, et qui sont dues à une violente déchirure. La caractéristique de ces blessures consiste avant tout en ce que leurs bords sont irréguliers et ne sont pas situés dans un seul et même plan vertical. Comme les tissus divers du corps présentent une force de cohésion qui varie beaucoup, sous l'influence d'une seule et même violence, certains tissus se rompent plus tôt que d'autres. En outre, comme l'élasticité des tissus varie, la rétraction est différente pour chacun des tissus déchirés; de là provient l'aspect inégal et déchiqueté des bords des plaies par arrachement.

Au moment de la violence, la douleur est extrêmement vive, mais elle diminue bientôt parce que les nerfs sont déchirés et deviennent, par suite, inaptes à la transmission. L'hémorrhagie dans les plaies par arrachement est habituellement peu considérable, lors même que des artères importantes ont été divisées. Cela s'explique par le mode du traumatisme. Si une artère est violemment étirée dans le sens longitudinal, sa membrane interne et sa membrane musculaire se déchirent tout d'abord, et ces deux couches se recoquillent et rétrécissent ainsi la lumière du vaisseau; si la violence continue, la membrane adventice qui jusqu'alors a résisté se transforme en un mince cordon résistant qui finit par céder en son milieu. Les deux bouts de l'artère s'effilent ainsi en forme de cônes et s'obstruent par cet obstacle mécanique, contre lequel le sang se coagule bientôt.

Les hémorrhagies provenant des veines arrachées peuvent être plus sérieuses, parce que l'adventice en est beaucoup plus délicate et que, par conséquent, elle se rompt le plus souvent en même temps que les tuniques internes.

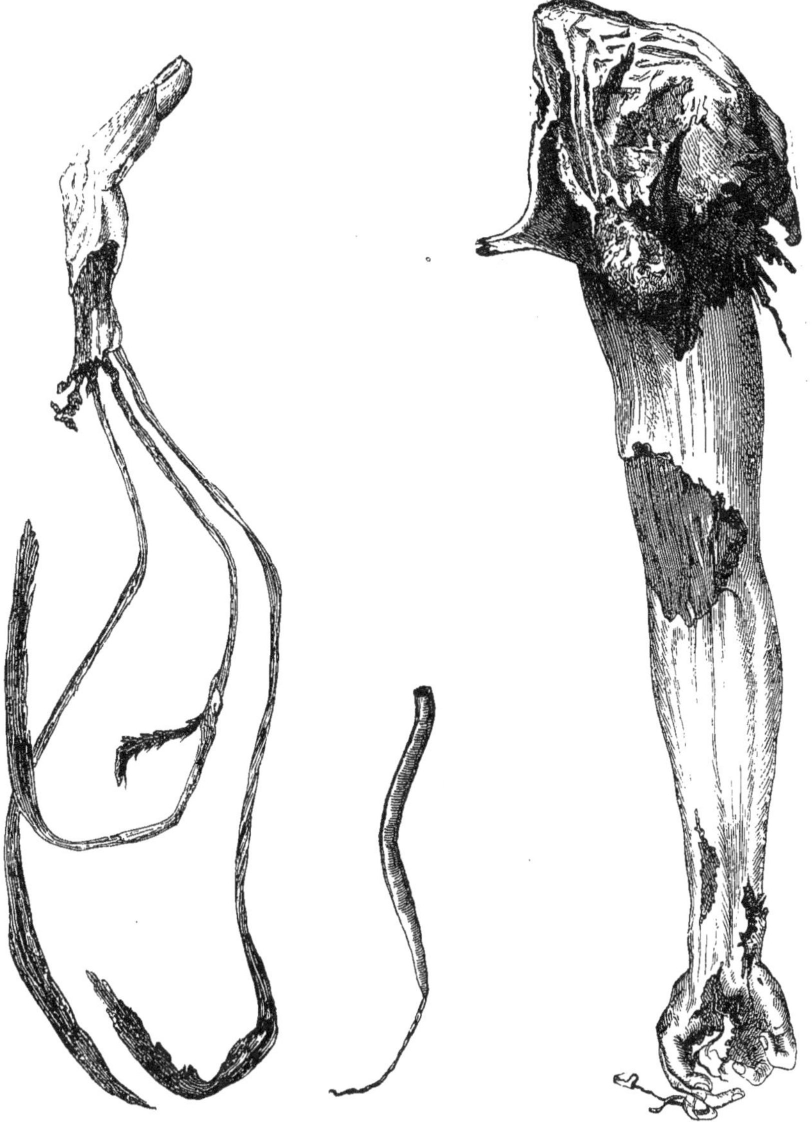

Fig. 40. — Doigt médius arraché avec ses tendons.

Fig. 41. — Bout central d'une artère humérale déchirée.

Fig. 42. — Bras arraché avec l'omoplate et la clavicule.

L'examen microscopique d'une plaie par arrachement établit que la solution de continuité siège presque toujours dans le tissu intercellulaire, tandis que les éléments cellulaires sont très rarement déchirés. En général, la destruction est beaucoup moins étendue dans les plaies par arrachement que dans les plaies contuses; le pronostic en est, par conséquent, souvent plus favorable, parce que, en général, elles sont plus à jour et que l'on n'a pas à craindre que la lésion s'étende plus profondément; on voit comment la peau et les muscles, les nerfs et les vaisseaux sont déchirés. Il n'est pas rare que l'on obtienne dans ces cas une guérison par première intention, parce que les tissus des bords de la plaie n'ont pas été contus et que, si la circulation sanguine a été suspendue dans de nombreux vaisseaux, les conditions de la circulation plasmatique sont cependant restées favorables. Dans beaucoup de cas toutefois, il y a suppuration.

Outre les plaies par déchirure, il y a encore des ruptures sous-cutanées de muscles, de tendons et même d'ós, qui ne sont accompagnées d'aucune contusion. Quelqu'un veut sauter un fossé, il prend son élan, mais il manque le but, tombe et ressent une vive douleur dans une jambe, il boite même de ce côté. Vous l'examinez et vous trouvez, immédiatement au-dessus de la tubérosité du calcanéum, un enfoncement dans lequel on peut introduire le pouce; les mouvements du pied sont incomplets, surtout l'extension. Qu'est-il donc arrivé? C'est le tendon d'Achille qui a été arraché du calcanéum par la contraction musculaire. Pareille chose arrive au tendon du triceps fémoral inséré à la rotule, à la rotule elle-même, qui peut être divisée par le milieu, au ligament rotulien, au triceps du bras qui est arraché de l'olécrâne, le plus souvent en emportant une portion de cet os. Ce sont là des exemples de ces arrachements sous-cutanés des tendons.

On connaît encore des cas de ruptures sous-cutanées du muscle droit de l'abdomen, du vaste externe de la cuisse et d'autres muscles. Ces déchirures musculaires sous-cutanées simples ne constituent pas des lésions importantes; on les reconnaît facilement par le trouble fonctionnel, par l'enfoncement visible et plus sensible encore au toucher qui se montre immédiatement, et qui cependant est masqué plus tard par l'extravasat sanguin.

Le traitement est simple : repos de la partie, position telle que les bouts déchirés soient mis en contact par le relâchement du muscle, chaleur humide et compression durant quelques jours; au bout de huit à dix jours, la plupart de ces patients peuvent ordinairement se lever sans douleur. Il se forme au commencement une masse connective interstitielle, qui, bientôt, se condense à un tel point, par le raccourcissement et la rétraction, qu'il en résulte une cicatrice tendineuse assez solide; les phénomènes se passent absolument de la même manière qu'après la ténotomie, dont il sera question plus tard.

Il est rare qu'une altération fonctionnelle importante persiste à la suite de ces accidents; parfois il reste un léger degré de faiblesse du membre et la perte de certains mouvements de précision, surtout à la main; cela tient à l'allongement, par la substance intermédiaire, des muscles et des tendons guéris.

Pour qu'une contusion produise des déchirures musculaires et tendineuses sous-cutanées du genre de celles que nous venons de nommer, il faut une action contondante d'une force extraordinaire; sans doute, une contusion de l'espèce prendrait un caractère assez fâcheux; des suppurations étendues et la mortification de quelques tendons en seraient le résultat probable. Vous voyez, encore une fois, combien il peut y avoir de différences dans la marche de lésions en apparence analogues, selon la manière dont elles se sont produites.

Les déchirures les plus graves sont produites par la combinaison de l'arrachement et du broiement ; on les rencontre le plus souvent à la suite des accidents dus aux machines à engrenages, à roues, à transmission, etc., ou encore après les accidents de chemin de fer, quand la victime a été atteinte par une roue, avant ou après la contusion. Dans ces lésions, il y a souvent une telle combinaison de contusions, de torsions, de déchirures, etc., qu'il devient très difficile d'en juger *a priori* la gravité, même si on possède une grande expérience.

Il faut encore distinguer, à côté des plaies par déchirures, l'arrachement de membres entiers, par exemple d'une extrémité, d'un doigt, etc. Mais il arrive encore, quoique ce soit là un fait rare, que des organes internes soient complètement arrachés : ainsi, on cite le cas d'une sage-femme qui, après l'accouchement, tira, en dehors de la vulve, un utérus et ses annexes, et l'arracha ensuite complètement ; chose plus remarquable encore, on a observé, dans des cas semblables, la guérison. L'arrachement de membres entiers par des machines, des boulets de canon, etc., est toujours accompagné des phénomènes graves du shok, auxquels la plupart des patients succombent très rapidement ; mais, s'ils triomphent de la période du collapsus, de la paralysie du cœur et de l'anémie cérébrale aiguë, ils supportent ces blessures avec une facilité remarquable, à moins qu'elles ne soient compliquées de contusions intenses. Les cas d'arrachement de quelques doigts ou de toute la main ne sont pas rares, ils provoquent naturellement une réaction beaucoup moindre et évoluent beaucoup plus favorablement que les arrachements du bras ou de la jambe.

Billroth cite deux cas d'arrachement des doigts ; le suivant est remarquable : « Un maçon occupé sur un échafaudage sentit tout à coup ce dernier s'écrouler sous lui ; une corde, dont l'extrémité formait un nœud coulant, était suspendue au toit de la maison contre laquelle s'appuyait l'échafaudage ; le maçon, en tombant, saisit cette corde, mais il ne put faire passer que le doigt médius de la main dans l'anse du nœud ; il se balança ainsi pendant quelques instants au-dessus du sol, puis il tomba, heureusement, pas de très haut, de sorte qu'il ne se fit aucun mal, mais il lui manquait le doigt médius de la main droite, qui avait été arraché dans l'articulation métacarpo-phalangienne et qui était resté engagé, en haut, dans le nœud. Au doigt adhéraient les deux tendons des fléchisseurs et le tendon de l'extenseur, arrachés exactement à l'endroit correspondant à leur insertion. L'ouvrier fit dessécher son doigt avec les tendons et le conserva dans son porte-monnaie en souvenir de son accident. La guérison eut lieu sans inflammation importante de l'avant-bras et sans intervention médicale pour ainsi dire. » L'arrachement de la main n'est pas un fait rare ; parfois il reste assez de peau pour qu'on puisse abandonner la guérison à elle-même ; d'autres fois il faut procéder à l'amputation de l'avant-bras. Ces cas évoluent, d'habitude, favorablement. On a même observé des cas d'arrachement du bras entier avec l'omoplate et la clavicule (fig. 43 et fig. 44, préparation conservée à Zurich), sans que la mort par hémorrhagie eût lieu. L'artère axillaire était, dans ce cas, complètement tordue, comme si la torsion avait été faite *lege artis*. Même ces sortes de blessures peuvent encore guérir.

A présent que nous avons parlé des formes principales qu'affectent les blessures des parties molles, je vais vous en décrire le traitement. Vous connaissez déjà la théorie de l'antisepsie; occupons-nous à présent de sa mise en pratique. Nous anticipons, il est vrai, sur la clinique; mais notre tâche sera rendue plus facile, si vous êtes familiarisés au préalable avec les méthodes de traitement que vous verrez employer au lit du malade.

Pour toutes les plaies et préalablement à tout traitement, il faut faire la toilette des parties intéressées. La peau sera lavée à l'eau chaude et au savon, frottée avec une brosse et rasée ; les malpropretés, substances huileuses, matières colorantes, etc., seront enlevées au moyen de l'huile de térébenthine. La peau, étant parfaitement nettoyée, sera lavée avec une solution phéniquée à 5 p. 100. Il va de soi que le traitement variera suivant que l'on aura affaire à une plaie récente, aseptique ou à une plaie déjà infectée. Si la blessure est récente et ne paraît pas souillée, et si l'instrument qui a donné lieu à la lésion était net, la plaie peut-être considérée comme aseptique. Ces conditions sont réalisées dans les plaies consécutives aux opérations pratiquées suivant les règles antiseptiques. Plus une blessure accidentelle se rapprochera par sa nature d'un traumatisme opératoire, plus il sera vraisemblable qu'elle n'est pas infectée. Ces sortes de plaies n'ont alors besoin que d'être lavées avec une solution carbolique à 5 p. 100, afin d'en éloigner le sang et autres substances qui y adhèrent; la coaptation des surfaces blessées sera faite partout où cela sera possible, par des sutures profondes et superficielles; des drains et un pansement seront appliqués. J'applique, sur les plaies ainsi réunies, un peu de gaze chiffonnée, puis une couche d'ouate et un bandage compressif, sur lequel j'ajoute une bande d'organtine. Ce pansement est le même, qu'il s'agisse d'une plaie simple par instrument tranchant ou piquant, ou d'une plaie contuse ou par arrachement. Le drainage est inutile, si aucun déchet mortifié ne se trouve dans l'intérieur de la plaie. En général, la suture ne doit pas être employée, quand il n'y a pas lieu d'espérer une guérison par première intention à cause de l'intensité de la contusion.

Mais cela ne veut pas dire qu'on ne doive jamais faire usage de la suture dans les plaies contuses. Dans beaucoup de cas, en effet, quand la plaie est très étendue, il s'agit d'empêcher un écartement trop considérable, une rétraction trop grande des lèvres de la peau, parce qu'alors la guérison serait inutilement retardée. C'est pourquoi on applique, dans ces cas, quelques sutures profondes, à plaques de plomb, qui fixent les bords de la plaie dans leur situation normale, sans les réunir complètement.

S'il s'agit de plaies plus petites, dont les bords seulement sont contus, on peut aviver au moyen du scalpel ou des ciseaux et retrancher les parties contuses, de façon à mettre la plaie dans les conditions d'une plaie par instrument tranchant, et procéder alors à la suture comme on le ferait pour celle-ci. Vous apprendrez d'ailleurs à connaître plus exactement les indications de la suture à la clinique. Sous l'influence du pansement de Lister, les plaies contuses peu étendues évoluent sans réaction ; l'élimination des parties mortifiées s'effectue sans décomposition putride, par destruction (fonte) moléculaire et par résorption. On n'observe aucun lambeau réellement gangreneux ; des parties contuses, les unes reprennent vie dès que la circulation s'y rétablit, les autres se maintiennent grâce à la pénétration des cellules migratrices et à la circulation plasmatique qui s'y fait, tout à fait comme un morceau de tissu broyé qui, introduit sous la peau d'un animal vivant, est nourri jusqu'à l'établissement d'une vascularisation.

Le tissu de granulations formé à la périphérie du tissu sain a aussi une grande influence sur les particules complètement mortifiées qu'il consume, pour ainsi dire, peu à peu, de la même façon que l'on voit disparaître lentement des morceaux de tissus sans vie introduits dans la cavité abdominale d'animaux vivants. Par suite de ces circonstances, la suppuration dans ces plaies contuses peut être extrêmement réduite et même presque nulle ; il s'en écoulera seulement un liquide muqueux, d'abord brunâtre, plus tard jaunâtre et pauvre en éléments cellulaires, tandis que certaines parties de la plaie se cicatrisent d'emblée par première intention. Un grand nombre de plaies contuses d'un degré léger ne réclament pas d'autre traitement.

Mais si vous avez affaire à des plaies contuses compliquées d'une attrition étendue des parties molles et d'un épanchement sanguin considérable, ou bien si, comme cela arrive fréquemment à la main, il y a ouverture d'une articulation et des gaines tendineuses, broiement des os, etc. (soit qu'il s'agisse d'une plaie compliquée par arrachement, soit qu'il s'agisse d'une plaie contuse), vous ne réussirez souvent pas au moyen du pansement de Lister typique, et cela parce qu'il est presque impossible de désinfecter immédiatement et complètement et d'empêcher toute décomposition ultérieure. Dès qu'une plaie compliquée de l'espèce sera le siège d'une décomposition, le pansement de Lister ne suffira plus à en enrayer l'extension. Souvent, ces sortes de plaies ne sont pas fraîches quand elles nous arrivent ; elles sont salies par des corps étrangers de toute espèce, parmi lesquels la terre, le sable, les poussières, la houille, les substances colorantes, etc., comptent encore pour les moins pernicieuses. Parfois même, un médecin a recouvert la blessure de teinture de perchlorure de fer et a suturé ensuite. Dans tous ces cas, je vous conseille de ne pas tenter l'emploi du pansement de Lister typique, mais de recourir plutôt au pansement antiseptique non occlusif (ouvert). Après avoir soigneusement lavé la plaie, ce qui souvent n'est pas une mince besogne, vous veillerez, avant tout, à ce qu'il n'y ait nulle part rétention de la sécrétion ; pour cela, vous élargirez la plaie, partout où cela sera nécessaire, vous ferez des contre-ouvertures dans les points où les parties molles seront décollées dans une certaine étendue, vous séparerez complètement au moyen des ciseaux les parties contuses et mortifiées, et vous laverez ensuite au moyen d'une solution de chlorure de zinc de 6 à 8 p. 100. Cette solution, outre son action désinfectante, agit encore en cautérisant légèrement, et, sous son influence, le sang prend une coloration rouge laque, tandis que les tissus blessés se recouvrent d'une mince eschare grisâtre. Vous introduirez alors, dans les endroits les plus favorables à la rétention, des drains d'un calibre en rapport avec ces cavités, et vous bourrerez tous les interstices, toutes les anfractuosités et l'espace interposé aux bords de la plaie au moyen de pièces à pansement imprégnées d'un liquide désinfectant. Pour ce fait, je fais usage de charpie ou d'ouate hydrophile trempée dans la solution de Burow (voyez antérieurement) et modérément exprimée.

On évite de cette façon non seulement la réunion superficielle, mais encore la rétention de la sécrétion de la plaie ; la charpie absorbe les liquides, les désinfecte et désinfecte en même temps la surface de la plaie. Sur celle-ci, vous placez une bonne quantité de charpie et vous recouvrez le tout, assez au delà des limites de la blessure, au moyen de compresses imbibées aussi du liquide de Burow ; sur ces dernières, vous appliquez un morceau de gutta-percha laminée et vous fixez tout le pansement par des tours de bande méthodiques, au moyen desquels vous exercez une compression légère et uniforme. Il va de soi que la partie blessée doit être placée dans une position aussi favorable que faire se peut à la circulation, et maintenue dans le repos.

Le pansement doit être changé au moins une fois par jour, deux fois quand la sécrétion est plus abondante, puisque le liquide dont sont imbibées les pièces à pansement n'est pas en quantité suffisante pour empêcher plus longtemps la décomposition. Vous voyez que, de cette façon, nous combinons le pansement à ciel ouvert avec le pansement antiseptique dans le sens rigoureux de ce mot. Toutefois, il s'y ajoute encore un autre avantage : la chaleur humide. Cette dernière exerce incontestablement une influence heureuse sur la circulation, qu'elle active ; elle fait disparaître la rougeur et la tuméfaction œdémateuse des bords de la plaie, qui déjà se montraient avant l'application du pansement ; elle favorise la résorption des extravasats et par suite le développement des granulations, lesquelles constituent l'obstacle le plus puissant contre l'infection. L'expérience m'a donné la conviction que le pansement humide, au liquide de Burow, a une action beaucoup plus favorable que l'application sur la plaie de gaze Lister sèche qu'on renouvelle chaque jour. En outre, cette dernière façon de faire le pansement est beaucoup plus coûteuse. Le pansement humide phéniqué dont se servent quelques chirurgiens ne me paraît pas recommandable. Il irrite la plaie et la peau, provoque de l'eczéma chez les personnes sensibles et n'agit pas plus activement comme désinfectant que l'acétate d'alumine, puisque l'on ne peut pas employer des solutions phéniquées concentrées. En outre, il n'est pas rare que ce pansement donne lieu à une intoxication carbolique, parce que, dans une plaie à grande surface, la résorption du liquide qui imprègne le pansement est très considérable.

A chaque changement de pansement, vous devez très bien laver la plaie et vous assurer qu'il n'existe nulle part une rétention. Si l'écoulement se fait difficilement, si par exemple il est nécessaire de presser sur les parties pour le favoriser, il faut élargir l'ouverture existante ou bien faire une contre-ouverture. Dans ce but, vous introduisez une forte sonde d'étain flexible ou bien une sonde d'argent légèrement courbe dans le trajet fistuleux jusqu'à sa terminaison ; vous pressez alors la pointe de la sonde contre la peau et vous incisez soit d'un seul coup, ou bien, si l'épaisseur des parties molles est considérable, lentement et méthodiquement, jusqu'à la sonde, de façon à ouvrir suffisamment la cavité. Vous pouvez aussi introduire une pince à pansement, dont vous écartez les branches, après avoir incisé de façon à saisir le drain, auquel vous faites suivre alors un chemin inverse. Le pansement doit être continué de cette façon durant la période de suppuration ; ce ne sera que lorsque la plaie sera déjà comblée que l'on fera usage, dans le but de hâter la cicatrisation, d'une pommade irritante (pommade au précipité rouge ou au nitrate d'argent, etc.).

Dans certains cas, par exemple dans les lésions produites par des machines ou résultant d'accidents de chemin de fer, les tissus sont tellement contus que l'on peut sûrement s'attendre à une mortification primaire étendue de la peau et des parties molles. Les muscles sont alors réduits en bouillie ; souvent il existe un foyer fluctuant rempli de liquides extravasés et de débris de tissus, qui ne communiquent avec l'extérieur que par une plaie de la peau relativement très étroite, tandis que, dans la profondeur, les muscles sont dissociés dans une grande étendue, la peau décollée et les fascia déchirés. La peau, d'ailleurs, oppose une grande résistance à la force contondante, ce qui, soit dit en passant, s'observe très bien quand on fait usage de l'écraseur de Chassaignac ; elle peut être comprimée au point de devenir complètement exsangue et d'une consistance coriace, mais il est très difficile de produire une solution de continuité complète. Dans les cas d'attrition étendue accompagnée d'une petite ouverture de la peau, celle-ci doit être tout d'abord agrandie pour que la cavité de la plaie soit accessible au traitement. Dans ces cas, le traitement à ciel ouvert ne suffit plus, parce que, par ce moyen, il est presque impossible d'empêcher que, en un point où le tissu mortifié est soumis à l'influence de la moiteur et de la chaleur du corps, le danger de la décomposition ne se montre pas. C'est alors que l'irrigation permanente antiseptique donne de bons résultats. Ce moyen peut être employé de deux façons. Vous appliquerez d'abord le pansement, comme il a été déjà décrit, c'est-à-dire que vous introduirez de la charpie dans la cavité de la plaie et que vous recouvrirez la partie blessée avec des compresses. Vous ne mettrez pas sur celles-ci de gutta-percha, mais vous suspendrez au-dessus du lit, soit au mur soit à une solive, un irrigateur Esmarch qui laissera constamment écouler, goutte à goutte, du liquide de Burow sur les compresses, qui resteront ainsi toujours humides. Le membre blessé sera étendu sur une alèze en caoutchouc, de façon que le liquide qui aura traversé le pansement soit recueilli dans un bassin placé sous le lit. On renouvellera ainsi constamment le liquide désinfectant qui baigne le pansement.

Cette manière d'appliquer l'irrigation continue est surtout indiquée dans les cas de blessures graves de la main et des doigts compliquées de l'ouverture des articulations. Si la cavité de la plaie est très étendue, profonde et irrégulière, il est avantageux d'établir directement l'irrigation au moyen d'un drain introduit jusque dans la profondeur de la plaie. Pour cela, vous faites dans les compresses et dans la gutta-percha des trous qui livrent passage aux gros drains introduits dans la plaie. Ces derniers sont mis alors en communication avec l'irrigateur Esmarch, et vous laissez écouler à travers la plaie un faible jet de la solution d'acétate d'alumine. L'issue du liquide a lieu par le bord du pansement correspondant au point d'appui de la partie blessée, ou bien par un fort drain qui a été placé dans la partie la plus déclive de la plaie, la peau ayant été préalablement incisée à ce niveau.

La technique de ce pansement exige une certaine habileté, que l'on n'acquiert que par l'usage; mais, une fois appliqué, si l'irrigation fonctionne bien, il n'est besoin que de remplir de temps à autre l'irrigateur, puisque le pansement lui-même peut rester en place, sans qu'on intervienne, pendant quelques jours. L'effet de ce mode de traitement est extrêmement favorable; en effet, son action antiseptique est très grande, puisque constamment du nouveau liquide désinfectant est mis en contact avec le tissu mortifié et qu'en même temps les produits de sécrétion de la plaie sont toujours entraînés au dehors. Les plaies contuses traitées de cette façon restent constamment inodores; l'élimination des parties mortifiées est accélérée et la production d'un tissu de granulations vigoureuses activée. De plus, l'irrigation agit comme moyen antiphlogistique local et général, et, par conséquent, comme sédatif de la douleur. D'habitude, les patients soumis à ce traitement se trouvent très à l'aise; le seul reproche qu'on puisse lui faire, c'est que, malgré tous les efforts, souvent on ne parvient pas à éviter l'humidité des literies. Mais, comme il s'agit, dans ces cas, de blessures très graves, ce petit inconvénient n'entre guère en ligne de compte. D'ailleurs l'irrigation est surtout applicable dans les premiers temps qui suivent le traumatisme; dès que la plaie est détergée et qu'elle bourgeonne convenablement, on lui substitue le pansement humide simple tel qu'il a été décrit antérieurement. Vous verrez plus tard que certaines plaies par armes à feu sont susceptibles aussi de ce mode de traitement.

Si vous comparez les résultats obtenus dans les plaies contuses par les méthodes de traitement que nous venons de décrire avec ceux que l'on obtenait par les méthodes anciennes, vous reconnaîtrez combien ceux-là sont plus favorables que ceux-ci. Le chirurgien qui n'a pas vu la marche aseptique d'une plaie contuse considérable ne peut pas se figurer le succès qu'on en retire. Abstraction faite de la réaction locale légère, ce sera surtout l'absence de ces phénomènes généraux d'infection intense qui l'étonnera. De fait, lorsque le patient nous arrive immédiatement après l'accident, nous pouvons presque à coup sûr éviter l'infection septique ; toutefois il n'en est pas de même de la fièvre : les blessés accusent fréquemment une élévation thermique, qui parfois même atteint un degré élevé; mais, en présence de nos connaissances sur les causes de cette fièvre, ce fait n'a rien qui doive nous étonner. Cette réaction ne dépasse d'ailleurs pas les limites que nous avons désignées comme étant en quelque sorte normales, et elle n'a rien d'inquiétant, puisque tous les autres phénomènes graves de la fièvre font défaut. Toutes les complications accidentelles des plaies contuses sont sûrement évitées par les méthodes de traitement modernes, de sorte que nous ne les observons plus guère aujourd'hui dans les hôpitaux que lorsqu'elles se sont développées antérieurement. Nous devons voir à présent quelles sont les règles thérapeutiques qui doivent guider notre conduite dans les cas où nous avons affaire à des plaies contuses déjà atteintes par l'infection.

Jusqu'ici, nous n'avons fait que mentionner l'indication de soumettre les plaies contuses au repos, dans une position convenable. Cela va de soi pour toute espèce de blessure. Dans les plaies contuses, le repos est d'autant plus important que toute agitation dans le système vasculaire provoque vers les parties blessées une congestion qui peut avoir les suites les plus sérieuses. C'est pourquoi il faut non seulement que la partie blessée soit absolument immobilisée, afin que la contraction musculaire, les mouvements articulaires, etc., ne favorisent pas la résorption de la sécrétion de la plaie, mais même que l'immobilisation s'étende en quelque sorte sur le corps entier. Le malade doit absolument rester couché ; tout mouvement brusque, le fait de se lever sans aide, de se retourner dans le lit, etc., doivent être évités ; le patient ne doit même faire avec les membres sains aucun mouvement exigeant un effort musculaire étendu, énergique ou prolongé ; les efforts de défécation doivent également être évités. Il va de soi que le calme de l'esprit doit être observé ; toute agitation, toute altération de l'état psychique normal a pour résultat un changement dans la sphère de la circulation, changement qui peut faire sentir son influence, au voisinage de la plaie, sur le cours du sang et de la lymphe, et qui par conséquent peut devenir nuisible.

La position élevée de la partie blessée ne doit pas non plus être négligée quand cela est possible. Vous pouvez facilement vous convaincre sur vous-mêmes du rôle que joue la pesanteur sur la circulation du sang ; si, pendant cinq minutes, vous laissez pendre le bras sans faire aucun mouvement, vous ressentirez une lourdeur intense dans la main et vous verrez sur le dos de celle-ci les veines se tuméfier fortement ; si, au contraire, vous tenez le bras élevé pendant un temps assez long, la main pâlira rapidement et paraîtra plus mince. Les personnes affaiblies qui sont restées au lit dans la position horizontale ont le matin, par exemple, la mine beaucoup meilleure que si elles sont restées debout pendant toute la journée.

Dans ces derniers temps, Volkmann a employé, dans les inflammations de la main, la suspension du bras comme puissant moyen antiphlogistique. Je fais usage de cette méthode dans tous les processus inflammatoires des extrémités, et, dans de nombreux cas, j'en ai retiré d'excellents résultats. On peut s'en servir notamment pour les extrémités inférieures : on place le membre sur un plan incliné ou bien on le suspend sur une attelle. Un des plus grands avantages de cette méthode est la disparition presque instantanée des douleurs et la diminution du gonflement ; cependant il y a des malades qui ne peuvent pas supporter l'élévation ; celle-ci rend aussi peu de services dans le cas d'inflammation profonde de l'articulation du poignet, par exemple.

Je dois enfin vous citer un moyen dont nous avons également déjà parlé dans le cours de ces leçons : la compression régulière au moyen des bandes qui fixent le pansement de Lister, la charpie, les compresses, etc. La pression qu'on exerce ainsi favorise la circulation et prévient un gonflement intense. Quelques chirurgiens emploient dans ce but, au lieu des bandes de coton ou de gaze dont on se sert d'habitude, des bandes élastiques ; celles-ci doivent être appliquées légèrement, sans quoi le malade ne peut les supporter. La compression exacte a, comme la suspension, une influence marquée sur la diminution des douleurs.

Il n'y a pas bien longtemps qu'on employait le froid comme unique moyen thérapeutique dans le traitement des plaies contuses, parce que l'on savait que les substances organiques qui sont exposées à l'air se putréfient beaucoup plus difficilement sous une basse température que quand celle-ci est élevée. C'est sur ce principe que reposent les méthodes de refroidissement autrefois en usage, soit qu'on eût recours à l'immersion ou au bain froid continu, qui avait encore l'avantage de mettre la plaie complètement à l'abri de l'air, soit qu'on employât le traitement par la glace (application de vessies remplies de glace ou, d'une façon plus énergique encore, l'enveloppement complet du membre blessé par la glace), soit, enfin, qu'on se servit de l'irrigation continue avec l'eau froide. L'emploi de l'eau froide comme antiphlogistique est réduit actuellement à certains cas déterminés, dont nous parlerons plus tard ; comme antiseptique, on ne l'emploie plus guère, parce que nous connaissons à présent des moyens plus simples et plus certains.

Devons-nous, dans ces cas, prescrire à nos malades des médicaments internes, autres que les boissons et les médicaments rafraîchissants, un régime approprié, etc. ? La fièvre rémittente, qui existe assez souvent dans ces suppurations secondaires, rend les patients faibles, maussades et les prive souvent de sommeil. Il y a lieu de recourir ici à deux remèdes : à la quinine et aux préparations opiacées : on donnera la quinine comme tonique et fébrifuge, l'opium, et spécialement la morphine, comme narcotique, surtout le soir pour procurer le repos de la nuit, et comme diaphorétique. Ordinairement j'agis de la façon suivante avec ce genre de malades. Tant que la fièvre dans les suppurations progressives est nulle ou faible, je ne fais administrer aucun médicament, je donne seulement de l'alcool à dose modérée ; s'il y a de la fièvre vers le soir, je donne l'après-midi, sous forme de poudre, deux doses de quinine de 0,3 gramme (par dose) mélangées à du bicarbonate de soude, et le soir je fais prendre pour la nuit 0,01 à 0,02 gramme d'acétate de morphine ou bien 0,08 gramme d'opium. Dès que la fièvre disparaît, j'abandonne ces médicaments. Quand l'infection existe déjà, il est nécessaire de faire usage de doses plus élevées de quinine (de 1 à 1,50 et à 2 grammes par jour) mélangées à l'opium (0,10 à 0,30 gramme) afin de faire tomber la température et de provoquer une forte sudation.

Ce que je viens de vous dire ne se rapporte évidemment pas qu'aux plaies contuses ; les mêmes précautions doivent être prises dans le traitement de toutes les blessures, qu'elles soient accidentelles ou consécutives à une opération.

Je ne saurais trop vous recommander d'être, dès le début de votre pratique, extrêmement méticuleux dans l'observance de ces règles ; plus sévères, plus tyranniques serez-vous envers vous-mêmes et envers votre personnel, plus exactement et plus à la lettre observerez-vous ces préceptes prophylactiques, plus sûrement atteindrez-vous votre but. Chacun de vous peut, sous ce rapport, rendre de grands services même dans la sphère la plus modeste ; familiarisez-vous, pendant le cours de vos études, avec tous les détails de la méthode antiseptique dans la plus large acception du mot, et surtout n'allez pas croire, ce que l'on entend dire si souvent, que le traitement antiseptique n'est utile que dans les grands hôpitaux et les cliniques : rien n'est plus inexact.

Vous pouvez comme médecin de campagne, dans votre clientèle, tirer parti des principes de l'antisepsie que vous aurez acquis pendant vos années d'étude, tout aussi bien que le clinicien, si vous en avez la volonté. Il est vrai que l'indolence et l'indifférence trouvent toujours une cause d'excuse.

Si nous appelons simplement fièvre traumatique la fièvre qui peut accompagner la blessure sans en être pour cela nécessairement inséparable, nous pourrons appeler fièvre secondaire ou fièvre de suppuration la fièvre qui survient plus tardivement. Celle-ci peut succéder immédiatement à la fièvre traumatique, si le processus inflammatoire devient de suite progressif.

Mais, quand la fièvre traumatique a cessé et que la plaie est déjà en voie de guérison, il peut arriver qu'il se développe des inflammations secondaires, comme celles dont nous avons antérieurement parlé en détail ; alors, il s'y joint toujours une nouvelle fièvre de suppuration ; en un mot, la fièvre et l'inflammation sont toujours inséparables. Parfois la fièvre semble précéder l'inflammation secondaire ; cela serait dû à cette circonstance que les substances qui font naître l'inflammation secondaire dans la plaie existaient avant elle et auraient alors été résorbées, puisqu'elles manifestent leur influence pyrogène avant de manifester leur influence phlogogène. Ce fait prouve que ce ne sont pas seulement les produits de l'inflammation qui produisent la fièvre, mais encore les substances infectieuses qui ont pénétré dans la plaie. En tout cas, les premiers phénomènes inflammatoires qui se développent à la surface de la plaie peuvent être si peu marqués, que nous ne les remarquons pas immédiatement, et que notre attention n'est attirée sur ce qui se passe dans la plaie que par l'élévation de la température. Il faut donc, chaque fois que l'on remarque une nouvelle élévation thermique, rechercher avec soin le foyer inflammatoire qui peut en être la cause.

Sous ce rapport, il est très important de prendre exactement la température des blessés. Non pas qu'un chirurgien exercé, expérimenté, ne puisse savoir sans thermomètre si le malade a de la fièvre, mais parce que le tableau de la température mesurée chaque jour et aux mêmes heures instruit le médecin sur le cours régulier de l'augmentation et de la diminution de la chaleur du corps ; l'apparition d'une augmentation thermique insolite est en quelque sorte un signal d'alarme, qui annonce au chirurgien que quelque chose d'anormal se développe dans la plaie ou bien dans une autre partie du corps. On comprend aisément que le tableau de température soit en outre un aide puissant pour établir le diagnostic et le pronostic ; toutefois on ne doit pas ignorer ce qu'une température élevée ou abaissée indique dans un cas donné, si c'est un signe favorable ou défavorable. Cette connaissance ne s'acquiert que par l'observation au lit du malade ; c'est pourquoi je me réserve de traiter ce sujet avec plus de détails à la clinique.

L'expérience apprend que ces fièvres secondaires sont souvent beaucoup plus intenses que la fièvre traumatique primitive ; tandis que c'est une chose très rare que la fièvre traumatique débute par un frisson (un léger frisson, après de fortes hémorrhagies et des ébranlements intenses, n'est ordinairement pas associé à une augmentation de température), souvent la fièvre secondaire commence par un *frisson* violent. Nous devons examiner immédiatement et d'un peu plus près ce phénomène particulier. Autrefois, on a toujours regardé le frisson comme un phénomène dépendant essentiellement d'un empoisonnement du sang ; mais, comme nous considérons déjà la fièvre en général comme un état d'intoxication, nous sommes obligés de rechercher une nouvelle cause au frisson. L'observation montre que le frisson, auquel succède toujours la chaleur, puis la transpiration, dépend d'une augmentation très rapide de la température. Si l'on examine au thermomètre la température du sang d'un malade pendant le frisson, on trouve qu'elle est élevée et qu'elle monte rapidement. Tous les vaisseaux, les artères et les capillaires de la peau sont contractés spasmodiquement ; la peau est froide, cyanosée, surtout aux extrémités, qui sont froides au toucher ; le sang est chassé des vaisseaux cutanés dans les organes internes. Dans tous les cas, il existe une si grande différence entre la température de l'air et celle du corps, que le malade éprouve la sensation du froid. Découvrez un fébricitant enfoncé dans son lit et qui ne sent pas le froid, il commencera immédiatement à frissonner. A cette sensation de froid intense s'ajoutent nécessairement certains mouvements involontaires des muscles : le patient, pendant la fièvre, tremble de tous ses membres ; ses dents claquent, sa respiration devient accélérée et superficielle. Plus prompte et plus intense est la chute de la température du corps, plus fort est le refroidissement, plus intense est la sensation de froid éprouvée par le fébricitant. Cependant ce frisson ne dure pas longtemps, souvent quelques minutes seulement, tout au plus une demi-heure, très rarement plus longtemps, au moins dans les fièvres qui nous occupent ici. A ce moment, la température des organes internes et du sang peut s'élever de 2 et même de 3°. Les expériences très exactes de Traube et de Jochmann ont prouvé que l'irritabilité nerveuse de l'individu contribue beaucoup à ce que, dans l'augmentation rapide de la température du sang, le changement soit senti d'une manière intense ou non ; que, par conséquent, chez des individus atoniques ou bien dans l'état comateux, le frisson ne s'ajoute pas aussi facilement à la fièvre que chez les sujets irritables ou épuisés déjà par de longues maladies. Billroth confirme ce fait par ses propres observations. On admet qu'en général le frisson se présente surtout, l'irritabilité étant suffisante, quand il entre par poussées dans le sang une plus grande quantité de substances pyrogènes, ce qui donne lieu à une augmentation rapide de la température ; cependant je ne voudrais pas nier que les qualités des substances pyrogènes aient aussi leur importance. Nous ne savons rien chimiquement de ces qualités, mais nous pouvons croire à leur diversité, parce que les symptômes de la fièvre et sa durée sont tellement différents qu'il est impossible de les rattacher à la seule idiosyncrasie du malade. Je ne voudrais pas trop fatiguer votre esprit par ces considérations ; je les renverrai donc au chapitre des maladies générales qui compliquent accidentellement les plaies et les inflammations.

CHAPITRE V

DES FRACTURES SIMPLES

Contusions et ébranlements des os; différentes espèces de fractures. — Symptômes, diagnostic. — Marche et phénomènes visibles à l'extérieur. — Notions anatomiques sur le processus curatif; formation du cal. — Origines de la néoplasie inflammatoire ossifiante; remarques histologiques.

Messieurs,

Jusqu'à présent nous nous sommes occupés exclusivement des lésions des parties molles; il est temps de parler également des os. Ici encore, les moyens employés par la nature pour réaliser une guérison aussi complète que possible sont à peu près les mêmes que ceux que vous connaissez déjà; cependant les différents phénomènes sont un peu plus compliqués et ne peuvent être bien compris que lorsqu'on a une idée claire de la guérison des plaies dans les parties molles. En général, tout le monde sait que les os peuvent se casser et que les fragments peuvent se souder d'une manière très solide; cette soudure, vous le comprenez *a priori*, ne peut se faire qu'au moyen d'une substance osseuse, et une seconde conséquence qui ressort de ce fait, c'est que dans ces cas un tissu osseux de nouvelle formation doit nécessairement se développer : *la cicatrice dans l'os consiste ordinairement en tissu osseux;* ce fait est très important, car s'il en était autrement, si les bouts fracturés ne se soudaient que par l'intermédiaire du tissu conjonctif, les os, et surtout les os longs, ne seraient plus assez résistants pour supporter le poids du corps, et beaucoup d'individus resteraient estropiés pour toute leur vie après les fractures les plus simples. Cependant, avant de suivre les processus de la guérison osseuse jusque dans ses plus petits détails, étude qui a toujours été faite avec prédilection par les chirurgiens, je dois vous faire encore quelques remarques sur l'étiologie et les symptômes des fractures simples; je dis *fractures simples* ou *sous-cutanées*, en opposition avec les fractures compliquées de plaies des parties molles.

L'homme peut déjà avoir les os fracturés avant sa naissance; les os du fœtus peuvent être brisés dans la matrice, soit par des contractions anormales de cet organe, soit par des coups sur l'utérus gravide, et le plus souvent une pareille fracture intra-utérine ne guérit pas sans laisser une grande difformité; la force médicatrice de la nature, comme nous le verrons en maintes occasions, opère mieux en médecine interne qu'en chirurgie. Pendant l'accouchement, des fractures peuvent encore être produites par les manœuvres de l'accoucheur. Il va de soi que les fractures peuvent se rencontrer à tout âge; cependant on les observe le plus fréquemment de vingt-cinq à soixante ans, et cela par les raisons suivantes : les os des enfants sont encore flexibles, et par conséquent ne se brisent pas aussi facilement; quand un enfant tombe, sa chute n'est pas grave. Les vieillards ont, comme on a l'habitude de dire, des os plus fragiles; en d'autres termes et anatomiquement parlant, à l'âge avancé, la cavité médullaire devient plus grande, la substance corticale plus mince; cependant les vieillards, en général, ne s'exposent pas à des dangers pouvant avoir des fractures pour conséquence, leur faiblesse ne leur permettant pas de se livrer à des travaux pénibles et dangereux. C'est l'âge où l'homme du peuple est forcé de se soumettre à un travail pénible qui offre le plus d'occasions aux accidents en général, et aux fractures en particulier. Il est facile de comprendre, par la différence des occupations, pourquoi les hommes sont plus exposés aux fractures que les femmes. Ce sont des conditions purement extérieures qui font que les os longs des extrémités, surtout du côté droit, se cassent plus fréquemment que les os du tronc. Il est évident que des os malades, déjà faibles par eux-mêmes, se fracturent plus aisément que des os sains; certaines affections osseuses prédisposent donc beaucoup aux fractures, surtout ce qu'on appelle la maladie anglaise ou le rachitisme, maladie qui dépend d'un dépôt insuffisant de sels calcaires dans les os, et ne se remarque que chez les enfants; ensuite le ramollissement des os ou ostéomalacie, qui dépend d'une dilatation anormale de la cavité médullaire et d'un amincissement de la substance corticale, et qui, dans les degrés élevés, entraîne la fragilité des os et même une mollesse et une flexibilité de la totalité du squelette.

Comme causes spéciales des fractures, nous citerons les deux suivantes :

1º Les violences extérieures : la manière d'agir peut différer des deux façons suivantes : la force (un coup, une pression, etc.), atteint l'os, de sorte qu'il est cassé dans sa continuité précisément au point atteint; l'os est alors brisé par choc direct. Ou bien la force agit dans le sens du grand axe de l'os, de sorte qu'il est plus fortement courbé que ne lui permet son élasticité. Dans ce cas, la fracture a lieu en un point où la force agit indirectement. Dans ce dernier mécanisme, vous pouvez considérer comme un os long, soit une extrémité tout entière, soit la colonne vertébrale elle-même, qui représente une tige unique et jusqu'à un certain point flexible, sur laquelle vous pouvez, dans votre pensée, transporter l'effet de la cause indirecte. — Nous allons choisir deux exemples pour bien vous faire comprendre ce que nous venons de dire : si un poids considérable tombe sur l'avant-bras en repos, les os seront fracturés par une force directe; si on tombe sur l'épaule et que la clavicule se brise à sa partie moyenne, cette fracture est due à une force indirecte. Dans l'un et l'autre cas, on constate, en général, des contusions dans les parties molles; mais, dans le dernier, ces contusions sont plus ou moins éloignées de l'endroit fracturé, tandis que dans le premier, on les rencontre au niveau même de la fracture, et l'on comprend que ce dernier cas soit moins favorable que le premier.

L'action d'une force vive agissant directement sur un os ne produit pas toujours une fracture; il est évident qu'il y a entre la contusion du périoste et le broiement d'un os un grand nombre de degrés de lésions. Il peut se faire que le périoste ait été fortement meurtri ou que l'os, au moment de la contusion, ait été notablement comprimé et qu'il revienne, grâce à son élasticité, à sa forme normale, sans que le tissu osseux lui-même ait été fracturé; toutefois, dans ce cas, la moelle peut avoir été fortement contuse. Enfin, il peut encore arriver dans ce cas que la substance spongieuse soit le siège de petites brisures qui ne se réparent pas de suite, tandis que la couche corticale de l'os n'est le siège d'aucun changement notable dans sa forme. On désigne sous le nom de contusions des os toutes les lésions osseuses qui résultent de l'action compressive de forces agissant directement.

Un ébranlement des os peut être produit par une force directe aussi bien que par une force indirecte, et il peut en résulter des extravasations nombreuses, ponctuées, dans le tissu médullaire. On a prouvé, par des expériences faites sur les animaux, qu'un coup de marteau suffit pour provoquer dans la moelle des os des extravasats de sang, qui, à vrai dire, sont si petits qu'ils ne sont visibles qu'au microscope et qui, cependant, ont une certaine importance. Dans ces contusions osseuses, il y a habituellement une douleur disproportionnée à la lésion et un trouble fonctionnel important; autrement dit la sensibilité à la pression est beaucoup plus grande que dans les simples contusions des parties molles, et souvent l'ensemble de ces symptômes seul rend possible la probabilité du diagnostic; la marche ultérieure de la lésion permet alors de juger plus sûrement du degré d'intensité de la force. Parfois l'ébranlement des os accompagné de contusion, par exemple s'il s'agit du grand trochanter, est suivi d'une ostéite de longue durée, rarement suppurante, mais qui cependant, surtout chez les vieillards, se complique d'une formation d'ostéophytes, de sclérose, et parfois d'un trouble fonctionnel chronique.

La contraction musculaire peut devenir, quoique rarement, la cause de fractures. Je vous ai déjà dit, en parlant des déchirures sous-cutanées des muscles, que la rotule, l'olécrane, et même une partie du calcanéum pouvaient être arrachés, c'est-à-dire divisés transversalement sous l'influence de la contraction musculaire.

De plus, dans certains cas de fractures dues à l'action indirecte d'un traumatisme, l'influence mécanique de la contraction musculaire doit encore être prise en considération.

La manière dont les os se fracturent sous l'influence de ces différentes causes est très variable; cependant on a établi quelques types que vous ne devez pas ignorer : ainsi on distingue les fractures complètes d'avec les fractures incomplètes, suivant que la solution de continuité intéresse toute l'épaisseur de l'os, y compris le périoste, ou qu'elle n'intéresse qu'une partie de son épaisseur.

Pour les fractures incomplètes, on admet différentes formes : les fissures, c'est-à-dire des fentes sans écartement notable des fragments. On les observe le plus souvent aux os plats ; cependant on les rencontre aussi sur les os longs, principalement sous la forme de fissures longitudinales unies à d'autres solutions de continuité ; la fente peut être béante ou bien ressembler à la fêlure d'un vase en porcelaine.

L'infraction est une fracture incomplète, sans déchirure du périoste, et qui n'intéresse d'habitude qu'une moitié de l'épaisseur de l'os, tandis que l'autre moitié, altérée dans sa cohérence, est fortement comprimée au lieu d'être divisée. La condition essentielle de la production de ces sortes de fractures est une certaine élasticité, une mollesse et une flexibilité des os ; aussi les observe-t-on surtout dans l'enfance, par exemple à la clavicule, aux côtes, au radius, et surtout dans le cas de ramollissement des os par suite de rachitisme. Vous pourrez facilement vous représenter cette forme en courbant un tuyau de plume jusqu'à ce que la face concave s'infléchisse en se brisant.

On comprend aisément ce qu'on désigne sous le nom de séparation par éclat : c'est une séparation complète d'une partie d'un os sans que pour cela la continuité de celui-ci soit rompue. On ne peut guère se figurer cette lésion sans blessure concomitante des parties molles, ainsi qu'on le voit à la suite des coups de sabre, de hache, de machines tranchantes, etc. ; elle rentre, par suite, plus particulièrement dans la catégorie des fractures compliquées. Il en est de même de la perforation des os, sans solution de continuité complète de leur substance. Ici encore, la lésion des parties molles en est inséparable. Le plus souvent, cette sorte de fracture est produite par un projectile d'arme à feu (par exemple une balle atteignant la tête de l'humérus, l'épiphyse inférieure du fémur, etc.), plus rarement par un instrument piquant (par exemple un coup de baïonnette ou de sabre atteignant le scapulum ou l'os iliaque). Ce traumatisme produisant dans l'os une perte de substance ronde, on appelle encore cette solution de continuité : fracture par emporte-pièce.

Les *fractures complètes* se distinguent en *fractures transversales, obliques, longitudinales, engrenées, simples* ou *multiples, comminutives;* tous ces termes n'ont besoin d'aucune explication. Enfin, mentionnons que, jusqu'à l'âge de vingt ans, il peut se faire une solution de continuité de l'os dans le cartilage épiphysaire, quoique ce fait soit rare et que les os longs se divisent plus facilement à un autre endroit.

Souvent il est facile de reconnaître qu'un os est cassé, et ce diagnostic peut être établi avec sûreté par le premier venu ; dans d'autres cas, le diagnostic peut être très difficile, quelquefois même on ne peut que présumer l'existence de la fracture.

Passons en revue les *symptômes* les plus importants.

D'abord, habituez-vous à commencer votre examen en regardant attentivement la partie lésée pour la comparer à la partie saine correspondante ; ce que je viens de dire est surtout important pour les extrémités. Souvent ce simple examen des yeux suffit pour vous faire reconnaître la lésion que vous avez devant vous. Vous demandez au malade comment l'accident est arrivé ; en attendant, vous le faites déshabiller avec précaution, ou bien, dans le cas où ce serait trop douloureux, vous coupez le pantalon et les chaussures pour pouvoir bien examiner le siège de la lésion. La manière dont la lésion a été produite, le poids de l'objet qui est tombé sur le membre, vous indiqueront déjà à peu près à quoi vous devez vous attendre. Si vous trouvez les extrémités déformées, par exemple la cuisse courbée complètement en dedans et gonflée, si en même temps vous remarquez des sugillations de la peau, si le malade ne peut remuer le membre sans éprouver de grandes douleurs, vous pourrez dire avec certitude que vous avez affaire à une fracture ; dans ce cas, pour constater le simple fait de la fracture, vous n'avez pas besoin d'un examen ultérieur, vous n'êtes pas obligés de causer au malade de nouvelles souffrances. Ce n'est que pour connaître le *siège précis* et la *direction* de la fracture que vous devez examiner avec les mains, examen moins nécessaire pour les indications thérapeutiques, que pour pouvoir prédire si la guérison est possible et comment elle peut se faire. Pour ce faire, vous palpez l'os suivant sa longueur et en exerçant une légère pression ; au moment où vous arrivez au siège de la fracture, le patient tressaille et accuse, si la pression augmente, une vive douleur. Dans ce cas, vous avez établi le diagnostic par un simple coup d'œil et vous l'avez confirmé par la palpation ; dans votre pratique chirurgicale, il vous sera souvent facile de reconnaître la lésion avec rapidité, si vous vous habituez à user de vos yeux avec intelligence, et si vous vous exercez à l'appréciation des formes normales du corps. Cependant il faut bien vous pénétrer de la manière dont on arrive à poser ce diagnostic rapide. Le premier point à considérer est le mode de production de la lésion ; le second est la difformité ; cette dernière est due à ce que les différentes parties de l'os (*les fragments*) ont glissé les unes sur les autres. Ce *déplacement des fragments* est la conséquence, soit de la cause même qui a donné lieu à la fracture (les fragments se déplacent dans la direction qui leur a été imprimée par le fait de l'incurvation anormale de l'os), soit de la contraction musculaire, qui n'agit plus sur la totalité de l'os, mais sur les deux fragments.

La douleur consécutive à la lésion détermine des contractions musculaires involontaires ; il en résulte que les extrémités fracturées compriment les parties molles et entretiennent un spasme musculaire réflexe.

Comme l'action des divers groupes musculaires se fait sentir isolément sur les fragments, ceux-ci seront déplacés de diverses façons, l'un à côté de l'autre et l'un sur l'autre ; c'est ainsi que, dans une fracture de la cuisse, par exemple, le fragment supérieur sera soulevé par les fléchisseurs, et l'inférieur sera tiré en haut, à côté et en arrière du précédent ; de cette façon, la cuisse doit non seulement se raccourcir, mais encore s'infléchir en avant ou latéralement, ce qui la rend difforme.

Le déplacement peut s'effectuer en divers sens ; toutefois ces déplacements se font dans certaines directions qui ont donné lieu autrefois à des dénominations encore en usage aujourd'hui. Le simple déplacement latéral des fragments est appelé déplacement suivant l'épaisseur (*ad latus*) ; si les deux fragments forment un angle, comme feraient les deux bouts d'une tige brisée, on dit que le déplacement s'est fait suivant l'axe, ou suivant la direction (*dislocatio ad axin*).

Quand une des extrémités fracturées a subi un mouvement de torsion autour de son long axe, il y a, dit-on, déplacement suivant la périphérie, ou par rotation (*dislocatio ad peripheriam*); si, enfin, les fragments chevauchent l'un sur l'autre de telle façon qu'ils ne se touchent plus que par leurs surfaces latérales, il y a déplacement longitudinal (*ad longitudinem*). Il est bon de tenir compte de ces expressions, parce qu'elles vous permettront, dans un cas donné, d'établir la nature de la fracture en peu de mots et d'une façon très compréhensible.

Outre le déplacement des fragments, le gonflement consécutif à l'extravasation de sang et de lymphe, produite par le traumatisme, contribue encore à modifier l'aspect du membre blessé.

Le sang provient principalement de la cavité médullaire de l'os, mais il peut également avoir sa source dans les parties molles environnantes, dont les vaisseaux sont déchirés par le choc ou par les fragments osseux; on le reconnaît à travers la peau à sa teinte bleuâtre, si toutefois il peut se faire jour jusqu'au-dessous de cette enveloppe, ce qui arrive ordinairement après un certain temps.

Le blessé ne peut mouvoir le membre qu'au prix de vives douleurs, ainsi qu'on le remarque; la cause de ce trouble fonctionnel se comprend facilement; nous ne perdrons donc pas notre temps à en parler.

Si vous considérez isolément chacun des symptômes indiqués, aucun ne peut fournir à lui seul la preuve de la fracture, ni la cause vulnérante, ni la difformité, ni le gonflement, ni l'épanchement, ni le trouble fonctionnel, et cependant leur réunion est décisive; dans votre pratique, vous serez souvent obligés d'apprendre à diagnostiquer de cette façon. — Tous ces symptômes peuvent manquer, et la fracture peut pourtant exister. Donc, si l'on a devant soi une lésion et qu'aucun des symptômes mentionnés ne soit bien manifeste, ou qu'on ne remarque que l'un ou l'autre de ces signes, il faut s'aider de l'examen manuel. — Que vous proposez-vous de sentir avec les mains? Tel est le problème dont il faut vous faire une idée bien nette dès à présent : je vois souvent des élèves palper longtemps et des deux mains les parties affectées, causer au malade des douleurs énormes, et cependant, à la fin de leur examen, ils ne sont pas plus avancés. Dans les fractures, vous pouvez sentir à l'aide des mains trois séries de phénomènes : 1° Vous constatez la mobilité anormale, le seul signe pathognomonique des fractures; 2° vous pouvez encore reconnaître très souvent quelle est la *direction* de la fracture, et quelquefois s'il y a plus de deux fragments; 3° vous sentirez souvent, en imprimant des mouvements aux os fracturés, un frottement, un craquement, ce qu'on appelle la *crépitation*. La signification propre de ce mot exprime une sensation perçue par l'oreille, et cependant on dit : sentir la crépitation; mais que cela ne vous étonne pas, c'est un abus de langage tellement consacré par l'usage, qu'il serait difficile de l'en bannir; du reste, chacun sait ce qu'il faut entendre par ce mot. — Une main exercée sent dans un instant tout ce que le toucher peut donner; il n'est donc pas nécessaire de faire souffrir longtemps le malade par ces recherches. Pour constater l'existence de la mobilité anormale, l'un des symptômes les plus importants de la fracture, on doit tâcher de déplacer les fragments l'un de l'autre et tâcher en même temps d'être renseigné sur ce déplacement. Pour ce faire, il est complètement inutile d'exercer une compression. Car alors vous déplacerez les fragments et vous causerez de la douleur au patient, mais vous ne percevrez pas la mobilité. Habituez-vous à saisir isolément avec chaque main, au niveau probable de la fracture, les deux fragments, et cherchez alors sans crainte à y produire un mouvement ou bien à éloigner l'un de l'autre et latéralement les fragments. Vous percevrez ainsi non seulement cette sensation indéfinissable de la mobilité anormale, mais encore la crépitation. Celle-ci peut manquer ou être très peu sensible, puisque sa production dépend du frottement des fragments l'un sur l'autre; elle ne peut évidemment se produire que si les fragments sont mobiles et s'ils sont situés assez près l'un de l'autre; si leur déplacement latéral est très considérable, ou bien si une grande quantité de sang ou de parties molles est interposée entre les fragments on comprend que la crépitation puisse ne pas se produire; souvent elle est difficile à percevoir, lorsque les os sont très profondément situés. Par conséquent, lorsqu'on ne sent pas la crépitation, cela ne prouve pas, en face de tous les autres symptômes réunis, que la fracture n'existe pas. Cependant, si même vous sentez de la crépitation, vous pouvez encore vous tromper quant à son mode de production; la sensation de frottement peut encore être perçue en d'autres circonstances; la compression du sang coagulé et des exsudats fibrineux, par exemple, peut donner la sensation de crépitation. Cette crépitation molle, analogue au frottement pleurétique, ne doit pas être confondue par nous avec la crépitation osseuse; du reste, vous pourrez facilement faire la distinction avec un peu d'exercice; à l'occasion, j'attirerai à la clinique votre attention sur d'autres bruits de frottement doux qui s'observent surtout dans l'épaule des enfants et des vieillards. — Parfois, la violente douleur ressentie en un point déterminé peut suffire à un médecin exercé pour porter un diagnostic sûr, surtout parce que, dans les simples contusions, la douleur, quand on saisit l'os, n'est jamais aussi violente et est plus diffuse que dans les fractures.

Nous passons à présent à la description de la marche que suit la guérison d'une fracture. Vous aurez rarement l'occasion d'observer chez l'adulte ce qui arrive quand aucun appareil n'a été appliqué, parce que ces blessés le plus souvent s'empressent, à cause de l'importance du trouble fonctionnel, de faire venir le médecin. Mais chez les enfants, qui ne peuvent manifester d'une façon précise leurs sensations, il arrive assez souvent que des fractures, celles du radius et de la clavicule surtout, sont méconnues même par le médecin, de sorte que, dans ces cas, non seulement aucun appareil n'a été appliqué, mais l'immobilité même de l'extrémité n'a pas été établie. Alors vous observerez après quelques jours, outre les symptômes de la fracture déjà décrits, un œdème intense, plus rarement une rougeur inflammatoire au voisinage de la fracture; l'examen peut, dans ces conditions, être rendu très difficile; parfois même, le gonflement est tel qu'il ne faut pas penser à diagnostiquer sûrement la forme de la fracture.

C'est sur les os superficiels, où l'application d'un bandage est impossible, que l'on peut le mieux étudier les modifications externes ultérieures qui se montrent au siège de la fracture : tel est le cas pour la fracture de la clavicule. Au bout de sept à neuf jours, après que l'œdème inflammatoire de la peau a diminué, que l'extravasat sanguin a passé par ses différentes couleurs et commence à se résorber, il persiste une tumeur dure, immobile, entourant la fracture de toutes parts, et qui est plus ou moins volumineuse selon le déplacement des fragments ; comme moulée sur ces derniers, elle est d'une dureté cartilagineuse dans le courant du second septenaire ; cette tumeur s'appelle le *cal*. Une pression sur le cal, au travers duquel on ne sent que difficilement les fragments, est encore douloureuse, quoique moins qu'auparavant.

Plus tard le cal se solidifie ; les extrémités des fragments ne sont plus mobiles, la fracture doit être considérée comme guérie ; ce temps est à peu près de trois semaines pour la clavicule, il est plus court pour les petits os, plus long pour les grands. Cependant là ne se bornent pas les modifications extérieures ; le cal ne reste pas aussi épais qu'il l'était ; il diminue encore pendant quelques mois, pendant quelques années même, et si aucun déplacement des fragments n'a existé, on ne remarque, plus tard, absolument rien sur l'os ; mais s'il y a eu un déplacement qu'on n'a pu corriger pendant le traitement, ou si la fracture n'a pas été reconnue, les extrémités osseuses se soudent en formant un angle, et, après la disparition du cal, l'os reste difforme.

Pour connaître les phénomènes qui se passent dans la profondeur, pour savoir comment les extrémités des fragments se soudent, il faut avoir recours à des expérimentations sur les animaux ; nous produisons des fractures sur des chiens ou des lapins, nous appliquons un appareil, et nous tuons les animaux à différentes époques, pour examiner la fracture ; de cette façon, nous pouvons nous faire une idée bien claire de ce qui se passe entre les fragments. Ces expérimentations ont été faites maintes et maintes fois avec les mêmes résultats, mais leur interprétation varie beaucoup.

Nous parlerons d'abord de ce que nous voyons à l'œil nu et avec la loupe. Si nous examinons une fracture toute récente du tibia d'un lapin, par exemple, nous trouvons les deux fragments, soit en contact l'un avec l'autre, soit séparés plus ou moins l'un de l'autre. Le périoste n'est que rarement intact ; le plus souvent il est déchiré dans toute sa circonférence en même temps que le tissu cellulaire lâche qui le recouvre immédiatement, et il adhère aux deux extrémités fracturées jusqu'au siège de la fracture ; ou bien il est décollé dans une étendue plus ou moins grande, parfois même dans une étendue de quelques centimètres au-dessus et au-dessous de la fracture. Les parties molles, surtout les muscles, sont, à ce niveau, déchirées, en partie contuses, traversées par les fragments. Il existe toujours une extravasation sanguine relativement considérable : cela résulte des conditions mécaniques particulières des vaisseaux qui, renfermés dans des canalicules à parois rigides auxquels ils sont fixés, ne peuvent ni se contracter ni se rétracter et ne peuvent non plus être comprimés par les parties voisines, tandis que, dans les plaies des parties molles, l'hémorrhagie prend fin sous l'influence de ces circonstances. L'extravasat entoure les extrémités des os fracturés, pénètre dans l'espace laissé libre entre elles et se mélange en ce point aux liquides provenant de la cavité médullaire ; entre la surface des os et le périoste décollé, le sang constitue une couche qui va en s'amincissant en haut et en bas ; de même l'extravasat remplit le tissu cellulaire lâche intermusculaire, et, souvent aussi, le tissu cellulaire sous-cutané, au niveau de la fracture. Là aussi, la moelle osseuse est infiltrée de sang.

Si vous examinez, trois à quatre jours après la fracture, l'os du lapin, et si vous le sciez en long [1], vous trouvez ce qui suit : Les parties molles autour de l'endroit fracturé sont tuméfiées et donnent la sensation d'un corps élastique ; les muscles et le tissu cellulaire sous-cutané ont un aspect lardacé, les parties molles, gonflées, forment autour de la fracture une tumeur et se confondent avec les couches externes du périoste, en une masse homogène gris rougeâtre. Les parties molles gonflées forment

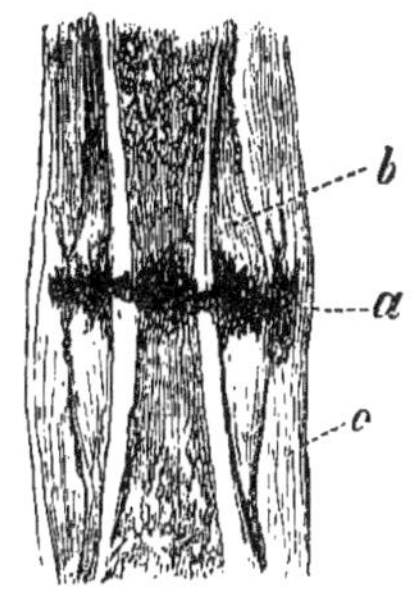

Fig. 43. — Fracture datant de trois jours, sans déplacement, d'un os de lapin. Dessin schématique. *a*, extravasation sanguine ; *b*, périoste infiltré et décollé en partie ; *c*, parties molles.

autour de la fracture une tumeur fusiforme peu épaisse, qui est due surtout à l'épaississement du périoste (voyez la figure 43). Le sang, coagulé au voisinage immédiat de la fracture et dans la solution de continuité, n'est pas modifié ; à la périphérie il y a résorption partielle de l'exsudat. Si nous examinons à présent, chez le lapin, une fracture datant de dix à douze jours, nous trouvons que l'extravasat a complètement disparu ou qu'il n'existe plus qu'en faible quantité ; les bords du périoste déchirés ont soudés entre eux et méconnaissables. Le gonflement fusiforme du périoste et des tissus voisins a augmenté de volume et constitue une masse molle, gélatineuse, manifestement cartilagineuse par places, et qui entoure le siège de la fracture en dehors comme un anneau ou comme le nœud d'une branche greffée. Cette masse, en dehors, est unie, bien délimitée, ou bien elle se confond peu à peu avec les parties molles voisines. En dedans, elle est intimement soudée à la surface des os, pénètre dans l'interstice de la fracture qu'elle remplit, de façon à justifier la comparaison de Billroth suivant laquelle l'os fracturé s'enfoncerait dans cette

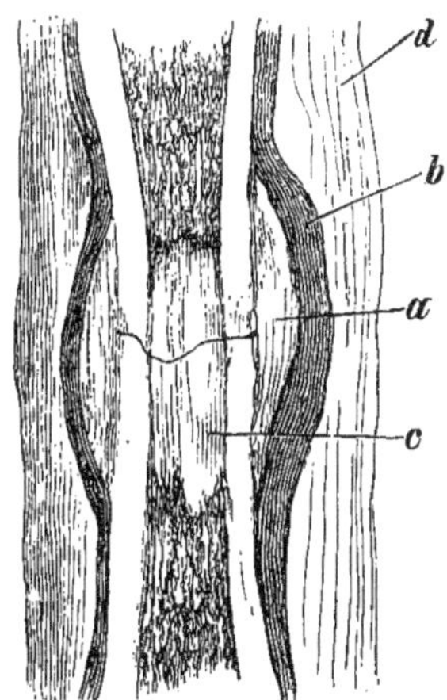

Fig. 44. — Fracture du tibia d'un chien, datant de dix jours. Dessin demi-schématique. *a*, cal extérieur ; *b*, périoste ; *c*, cal interne ; *d*, parties molles. D'après Stanley.

---

1. Pour faire ces préparations, le mieux est de faire congeler l'extrémité fracturée, puis de la scier et de la conserver dans l'alcool absolu.

masse comme si l'on avait plongé les deux fragments dans de la cire à cacheter, pour les appliquer ensuite l'un contre l'autre (voyez la figure 44). Dans la cavité médullaire, l'extravasat sanguin est également résorbé; au voisinage des extrémités fracturées, la moelle osseuse a pris une coloration rouge vif, et se continue sans interruption à travers la solution de continuité jusque dans le tissu médullaire de l'autre fragment.

Plus tard, le quatorzième jour environ, le périoste, à sa partie profonde, devient plus ferme et plus pâle, et les premiers dépôts calcaires apparaissent, constituant le début de l'ossification, qui, chez l'homme, s'observe déjà à ce moment (dixième au treizième jour). Cette ossification débute, en général, aux points les plus éloignés de l'hyperplasie périostale, dans les couches les plus profondes, tout près de l'os, de sorte que si on détache le périoste de la surface de l'os, de petits fragments, des aiguilles, des lamelles osseuses y restent adhérentes. Au niveau du point fracturé, la néoplasie osseuse devient plus active, et, comme les deux fragments y participent, il se produit en quelque sorte deux bourrelets se rapprochant de la solution de continuité, à bords irrégulièrement limités, manifestement reconnaissables (véritables anneaux, puisqu'ils entourent toute la périphérie de l'os fracturé), qui enfin se touchent et se fusionnent de telle façon, qu'une enveloppe osseuse externe recouvrant les fragments se forme dans la tuméfaction fusiforme primitive, constituée par le périoste épaissi. L'ossification s'étend de dedans en dehors, atteignant enfin les couches les plus périphériques de la tuméfaction périostale : celles-ci ne se modifient pas et prennent peu à peu la structure fibreuse du périoste normal; elles se confondent naturellement avec le périoste sain, non épaissi des deux fragments osseux.

A l'intérieur de la cavité médullaire, le tissu médullaire, qui, au début, était rouge, prend peu à peu une coloration plus claire et une consistance ferme semblable à celle de la couche cartilagineuse externe; puis il s'y produit une ossification qui part des couches périphériques de la substance corticale et débute à une certaine distance de la solution de continuité.

Il se forme donc dans la cavité médullaire aussi, un anneau osseux entourant chacun des deux fragments; ces deux anneaux se fondent entre eux et ainsi la cavité médullaire est complètement obstruée ou seulement rétrécie. L'ossification périostale pénètre enfin dans la solution de continuité et se confond là avec l'ossification intra-médullaire, de sorte que l'union des deux extrémités osseuses est établie, non plus par un tissu conjonctif et cartilagineux, mais par un tissu cicatriciel osseux.

Puisque la masse osseuse néoformée adhère aussi bien à la surface des deux fragments qu'à la couche corticale dans la cavité médullaire, la guérison n'est nullement le résultat d'une simple agglutination par une substance intermédiaire étrangère, mais celui d'une véritable fusion. La comparaison faite par Billroth et suivant laquelle les extrémités osseuses seraient réunies comme deux morceaux de cire à cacheter chauffés, doit donc être modifiée en ce sens que la réunion de deux os fracturés se fait comme celle de deux tubes de verre chauffés au gaz et soudés l'un à l'autre. Tandis que tous ces phénomènes se passent, les deux extrémités fracturées elles-mêmes ne se modifient pas, ce dont on peut s'assurer en enlevant la couche périostale néoformée.

On nomme, comme vous le savez, cette cicatrice osseuse un cal. D'après ce que nous venons de dire, il y a donc un cal externe, cal périostal, un cal interne, endostal ou cal médullaire, et enfin un cal intermédiaire (substance intermédiaire de Breschet) qui se continue dans le cal périostal et dans le cal endostal. Dupuytren appellait la cicatrice osseuse à cette période cal provisoire.

Ce cal provisoire, comme son nom l'indique, a une structure essentiellement différente de l'os fracturé; il est très richement vascularisé, lâche et poreux, se laisse couper au couteau et est constitué par des travées osseuses minces et délicates. A la coupe, le cal périostal se sépare nettement de la couche corticale compacte; la direction des vaisseaux qui le traversent est irrégulière, oblique ou perpendiculaire, comparée à celle des vaisseaux de l'os fracturé; en dehors, la délimitation du cal périostal n'est pas nette, il n'est pas rare qu'il pénètre sous forme d'aiguilles et de lamelles entre les parties molles voisines, d'où une ressemblance frappante avec une production d'ostéophytes. Dans cet état, qui constitue déjà une consolidation de la fracture, le cal ne se durcit cependant pas. La substance spongieuse se transforme et se soude intimement avec le tissu osseux préformé; ces modifications se font peu à peu et réclament un temps plus ou moins long, des mois et parfois même des années. La substance osseuse poreuse devient d'abord plus dense, plus dure, ses vaisseaux s'oblitèrent; à la surface de l'os compact il se produit à la même époque une résorption, de sorte que la délimitation entre le cal poreux et l'os préformé raréfié disparaît (voyez fig. 46) ; à la fin, de la substance osseuse se dépose dans les lacunes, et ainsi le cal prend l'aspect solide, compact, blanchâtre, de la substance corticale normale, et le cal périostal n'apparaît plus sur une coupe comme un dépôt étranger, mais comme un épaississement régulier de l'os fracturé.

Les mêmes phénomènes se produisent dans les cals intermédiaire et endostal qui se confondent avec les extrémités fracturées; seulement ce dernier ne devient le plus souvent pas aussi dense que la couche corticale. Le cal provisoire ne se transforme pas en entier en tissu osseux compact; il se produit dans sa partie périostale une résorption considérable qui contribue à faire disparaître l'aspect inégalement épaissi qu'avait l'os au début et à rendre à ce dernier ses dimensions et sa conformation normales. Mais le cal médullaire prend également part au processus régressif : le tissu d'abord compact qui parfois remplit complètement la cavité médullaire se transforme en tissu spongieux, puis la résorption, partant du centre, envahit les lamelles osseuses, le tissu spongieux disparaît complètement, et ainsi la continuité de la cavité médullaire, qui était interrompue au niveau du siège de la fracture, se rétablit (voyez fig. 45). Le processus décrit ci-dessus étant terminé, si les fragments n'ont subi qu'un déplacement insignifiant ou aucun déplacement, l'os reprendra si complètement sa forme primitive qu'on ne saurait indiquer le lieu où était la fracture, ni sur le vivant, ni sur le cadavre. Les phénomènes que nous venons de décrire, dans un os long de lapin, lorsque le déplacement a été le moins considérable possible achèvent leur évolution en 26 à 28 semaines; sur les os longs de l'homme, ils durent beaucoup plus longtemps, d'après ce qu'on peut déduire des préparations que le hasard nous met entre les mains.

Il faut que je vous fasse encore quelques remarques sur la guérison des

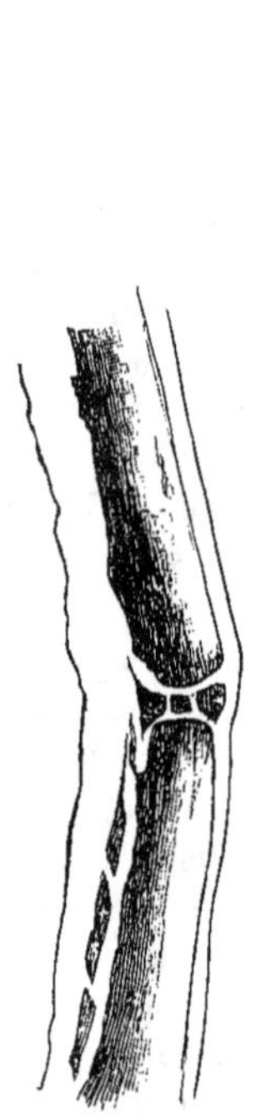

Fig. 45. — Fracture du péroné guérie. Coupe longitudinale. Continuité de la cavité médullaire (presque complètement rétablie. D'après Bruns.

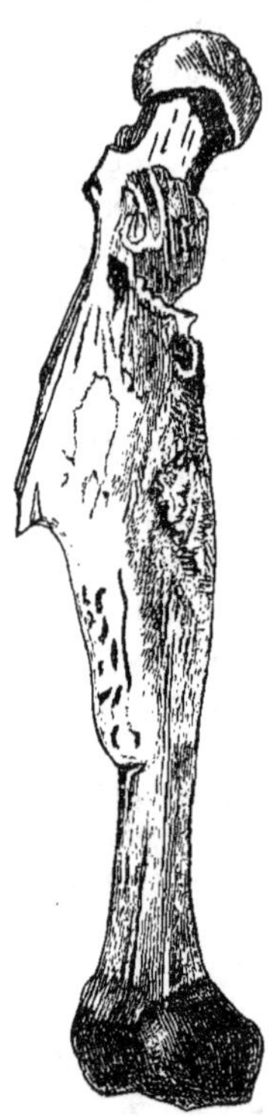

Fig. 46. — Fracture de la diaphyse du fémur guérie avec une déformation anguleuse. Coupe longitudinale. Le cal extérieur est soudé avec le tissu cortical ramolli. D'après Bruns.

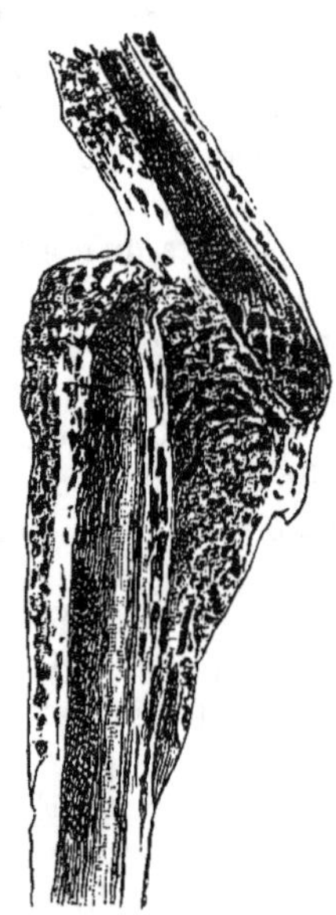

Fig. 47. — Fracture du fémur avec déplacement. Cal externe volumineux. D'après Bruns.

os plats et spongieux. Pour les premiers, l'occasion la plus fréquente d'observer la guérison se rencontre dans les fissures des os du crâne; dans ces fractures, le développement du cal provisoire est très peu considérable, et quelquefois paraît même manquer complètement. A l'omoplate, ou l'on observe plutòt le déplacement de petits fragments plus ou moins détachés, on voit plus facilement se former un cal extérieur, quoique, dans ce cas encore, il ne prenne jamais une épaisseur considérable. La soudure des os spongieux, dans lesquels le déplacement est, en général, peu considérable, n'est pas non plus accompagnée d'un cal extérieur aussi épais que celui des os longs, mais les cellules du tissu spongieux en contact immédiat avec la fracture se remplissent de matière osseuse dont une partie, il est vrai est résorbée plus tard.

Il est évident que les phénomènes sont plus compliqués si les extrémités osseuses ont éprouvé un grand déplacement ou si quelques fragments ont été complètement séparés et en même temps déplacés. Dans ces cas, le cal, qui se forme en partie sur la surface entière des fragments disloqués et dans la cavité médullaire, en partie dans les portions molles interposées, est si considérable que les différents fragments sont entourés complètement de substance osseuse dans une certaine longueur et sont soudés les uns aux autres. La réaction formative sera d'autant plus étendue et le cal d'autant plus volumineux que le rayon de l'irritation produite par la dislocation des fragments sera plus considérable.

La formation du cal dans les fractures à grand déplacement s'observe chez l'homme, le plus souvent à la clavicule, et il est facile de voir que *l'étendue de la masse osseuse de nouvelle formation est en rapport avec le degré du déplacement.* Vous comprenez aisément qu'avec ce luxe de tissu nouveau, l'os peut être très solide à l'endroit fracturé, malgré sa grande difformité (voyez fig. 47). Cependant si l'on ne s'en assurait pas par l'examen de préparations anatomiques, il serait difficile de croire qu'avec le temps la nature parvienne, ici par résorption, là par épaississement, à rétablir dans de pareils cas non seulement la forme extérieure de l'os, mais encore sa cavité médullaire. Une grande quantité de pointes, de bosses, d'inégalités de toute espèce, qui, dans ces circonstances, se rencontrent sur le cal encore jeune, disparaissent au bout de quelques mois ou de quelques années au point qu'il ne reste, en fin de compte, qu'une substance corticale compacte, à peine un peu plus épaisse.

Plus tard, la texture propre au tissu spongieux se rétablit dans les os fracturés. H. Von Meyer et Cullmann ont trouvé et ont prouvé que, dans l'os normal, les trabécules du tissu spongieux, au point de vue de la charge normale de l'os, réalisaient les conditions statiques les plus favorables par leur arrangement en voûte et en piliers; de telle sorte que ce tissu, quoique formé par moins de substance osseuse, présente la même résistance à la charge que le tissu osseux compact. L'existence de la cavité médullaire prouve donc, d'après leurs calculs, que l'os étant normal et la charge aussi, il est inutile, au point de vue des conditions statiques, qu'il y ait du tissu osseux en cet endroit.

J. Wolff a étudié les fractures guéries les plus variées, d'après ce principe d'architecture, et il a trouvé qu'il se produit des changements au sein de la fracture osseuse guérie, suivant le degré du déplacement, en ce sens que, d'une part, il y a une néoformation de substance osseuse dans la direction où se font le plus sentir la compression et le tiraillement, et que, d'autre part, toute la substance osseuse inutile à l'équilibre est résorbée. S'il ne se produit aucun déplacement des fragments, ces modifications secondaires se limitent au siège de la fracture et favorisent le rétablissement de la cavité médullaire et de la structure normale du tissu spongieux.

Au contraire, plus grand sera le déplacement et plus les changements se produiront au loin; les extrémités articulaires de l'os fracturé éprouvent une modification, et, au niveau du siège même de la fracture, une structure nouvelle en rapport avec la modification des conditions statiques se réalise;

par conséquent, dans le cas de déplacement considérable, il peut se faire que la cavité médullaire ne se rétablisse pas, et qu'au contraire elle doive se remplir, au niveau de la fracture, de tissu spongieux. Vous voyez dans la figure 48 la coupe longitudinale schématisée d'une fracture transversale avec déplacement de la diaphyse du fémur, fracture suivie de guérison.

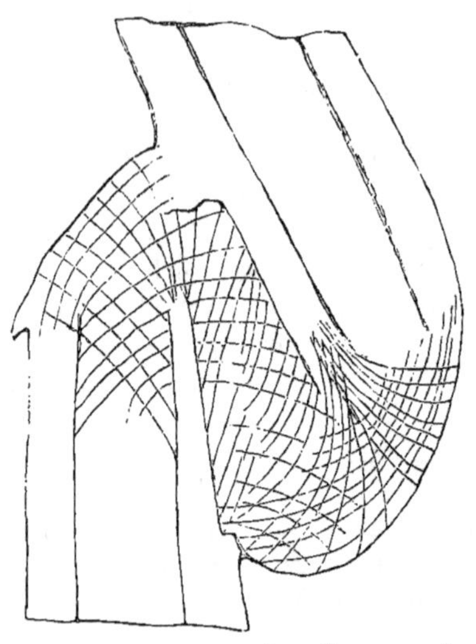

Fig. 48. — Dessin schématique d'une coupe longitudinale d'une fracture de la diaphyse du fémur avec déplacement angulaire des fragments. D'après J. Wolff.

L'espace qui existe entre les deux fragments et autour de ceux-ci est rempli de tissu spongieux dont les trabécules se croisent en courbes régulières marquées par des lignes ; à la paroi postérieure des deux fragments, la couche corticale est beaucoup plus épaisse qu'à la paroi antérieure. Quant à ce qui concerne l'origine de la substance osseuse néoformée, vous avez déjà vu que le périoste, la moelle et le tissu contenu dans les canalicules de Havers prennent part à la formation du cal. Cette opinion n'est cependant pas partagée par tous les auteurs ; les uns attribuent au périoste seul la propriété de former du tissu osseux, d'autres rattachent la formation du cal définitif au tissu osseux préformé qui, suivant l'expression de Rokitansky, se développerait en quelque sorte dans la couche périostale de tissu conjonctif. D'après des travaux récents, le processus de la formation du cal est, au point de vue histologique, complètement analogue à celui de l'accroissement osseux normal ; Gegenbaur, Kölliker, Waldeyer, Strelzoff, Kassowitz, etc., ont poursuivi cette étude dans ses détails.

Les recherches expérimentales sur la guérison et l'inflammation osseuses entreprises par Ollier, Ranvier, Wegner, Maas, F. Busch, P. Bruns et d'autres confirment encore ce fait ; c'est pourquoi je crois bon de vous rappeler en quelques mots les processus de l'accroissement normal des os. Vous vous souvenez qu'autrefois on admettait que la formation normale de l'os se réalisait d'une façon très simple : un tissu conjonctif ou cartilagineux embryonnaire pouvait se transformer en tissu osseux quand il était le siège d'un dépôt de sels calcaires ; la substance intercellulaire se durcissait, et les éléments cellulaires se transformaient en corpuscules osseux. La chose est loin d'être aussi simple. Tout d'abord la formation osseuse vraie résulte exclusivement de l'intervention du tissu médullaire dont les éléments se transforment en cellules particulières nommées ostéoblastes, auxquelles échoit la propriété spécifique de former du tissu osseux. Le tissu médullaire lui-même peut se développer non seulement aux dépens du périoste, mais encore aux dépens du tissu cartilagineux. L'os cartilagineux préformé de l'embryon possède une enveloppe, un périchondre qui est composé d'une couche externe fibreuse et d'une couche interne cellulaire (couche ostéoplastique) ;

dans celle-ci a lieu une prolifération énergique des éléments cellulaires et une néoformation vasculaire; ainsi prennent naissance d'abord des îlots et des cônes de tissu médullaire périchondral (espaces médullaires périostaux) qui sont entourés de faisceaux de tissu conjonctif incrusté.

Dans ce tissu médullaire, les cellules se transforment en ostéoblastes et se disposent le long des vaisseaux comme un épithélium. Tout le processus s'effectue dans le périchondre. Dans l'ébauche embryonnaire elle-même qui représente l'os futur, nous distinguons l'enveloppe cartilagineuse et le tissu médullaire central. Tandis que la substance intercellulaire du cartilage s'ossifie provisoirement, le tissu médullaire pénètre de dedans en dehors dans ce cartilage incrusté, absolument comme le tissu médullaire périchondral pénètre dans le périchondre. Les vaisseaux sanguins se multiplient, résorbent la chaux, et pénètrent avec les cellules médullaires qui les enveloppent dans les cavités où se trouvent les cellules cartilagineuses; celles-ci disparaissent, les cavités s'élargissent et se remplissent de tissu médullaire : elles se sont transformées en cavités médullaires primitives. Dans ces dernières aussi, les cellules médullaires se transforment en ostéoblastes et se déposent entre la paroi et les vaisseaux sanguins à la façon d'un épithélium. La formation osseuse, aussi bien dans le périchondre (formation osseuse périchondrale ou périostale) qu'à l'intérieur du cartilage préformé (formation osseuse endochondrale), résulte de l'activité des ostéoblastes, en ce sens que la substance fondamentale fibrillaire de l'os est produite, soit directement par l'élaboration de ceux-ci, soit par la transformation d'une partie de leur protoplasme, tandis que les ostéoblastes eux-mêmes se transforment en totalité ou en partie (partie contenant le noyau) en corpuscules de tissu osseux.

A côté de la néoformation osseuse on trouve à la surface et à l'intérieur de l'os une résorption osseuse continue, due à l'intervention de cellules géantes multinucléaires nommées ostoclastes qui existent partout où l'os est consumé; diverses opinions ont été exprimées relativement à leur origine; Kölliker les considère comme des dérivés des ostéoblastes.

Je crois plus vraisemblable l'opinion de Wegner, qui les considère comme des cellules adventices des vaisseaux. Vous voyez à présent comment se fait la formation du cal; vous savez déjà que le périoste y joue le rôle le plus important, surtout les couches les plus profondes, celles qui sont immédiatement en contact avec l'os, qui correspondent à la couche ostéoplastique du périchondre et qui contiennent encore dans l'os en voie d'accroissement des ostéoblastes, en d'autres termes, les couches de prolifération (Virchow), la couche de cambium (Billroth). Les essais nombreux de transplantation prouvent que cette couche ostéoblastique possède à un haut degré la propriété de former du tissu osseux; plus on s'éloigne de la limite interne du périoste et plus cette propriété diminue, les couches les plus externes du périoste en sont complètement privées. Dans la formation du cal périostal primaire, c'est cette couche ostéoblastique qui prolifère (voyez la figure 49), et, même chez les lapins et chez les chiens, il se forme d'abord une masse cartilagineuse qui plus tard s'ossifie, tandis que chez l'homme le tissu ostéoblastique en voie de prolifération se transforme en tissu osseux directement, sans devenir cartilagineux. Quant à ce qui concerne le cal endostal, il résulte de l'activité ostéoplastique de la moelle osseuse ; les transplantations de la moelle établissent que celle-ci peut également produire de l'os. Mais cette propriété est peu développée chez les individus âgés dont la moelle est jaune et chargée de graisse ; par conséquent, après une fracture, cette moelle jaune se transforme d'abord en un tissu rouge susceptible d'une

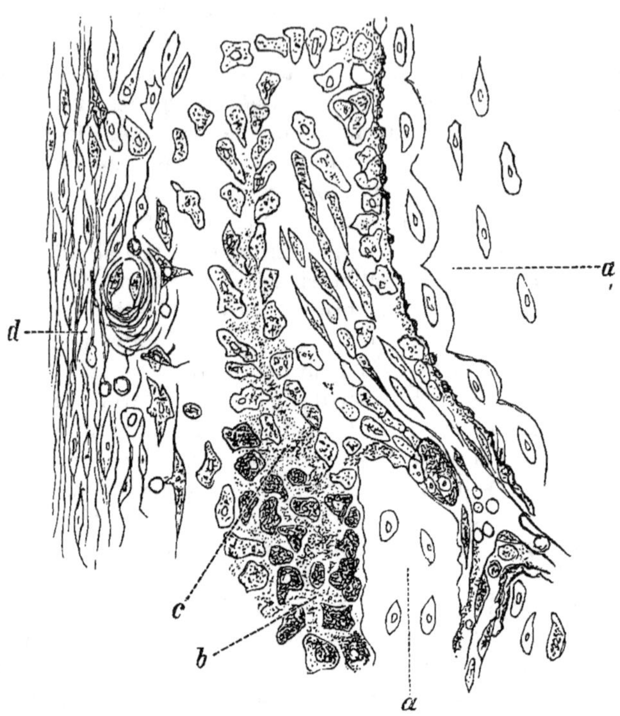

Fig. 49. — Coupe du cal, 52 heures après une fracture du cubitus d'un lapin. Début de la formation du tissu ostéoïde. *a*, limite du tissu osseux ; *b*, néoplasie ostéoïde ; *c*, travée entourée d'ostéoblastes et commencement de calcification ; *d*, périoste. — Grossissement, 400. D'après Bajardi.

néoformation, elle revient à cet état jeune que nous avons déjà, dans d'autres occasions, cité comme caractéristique de la néoformation inflammatoire. Le tissu médullaire renferme, comme le périoste, des ostéoblastes, et ceux-ci contribuent à l'ossification de la même façon qu'à l'intérieur du cal périostal, soit directement, soit après avoir formé du tissu cartilagineux. La substance médullaire des canalicules de Havers ouverts se comporte absolument de la même façon au niveau de la fracture ; elle participe également à la formation du cal, quoique ce soit surtout le cal périostal, situé dans la solution de continuité, qui contribue à la réunion des extrémités fracturées. Ce dernier peut, dans certains cas, comme Maas l'a mis en évidence par ses expériences, remplacer le cal endostal.

Nous devons encore nous demander si les parties molles, au voisinage de la fracture, prennent part à la formation du cal ; d'après ce que je vous ai dit de la propriété ostéoplastique du périoste, cette participation est peu probable, les recherches récentes de Maas, de F. Busch, de Bruns l'infirment absolument. Si, dans les cas de déplacement considérable des fragments et de déchirure étendue du périoste, un cal volumineux pénétrant dans les parties molles est formé, ce fait peut s'expliquer par cette considération qu'une partie de la couche ostéoplastique du périoste a été fortement déplacée et est arrivée par hasard dans les parties molles. Ollier a d'ailleurs démontré que, après l'extirpation totale d'un lambeau annulaire de périoste, il ne se produit pas de cal périostal en ce point si l'os a été fracturé, tandis que, à la limite du périoste normal, le cal se développe très bien. Quant à ce qui concerne maintenant le processus histologique dans la transformation du cal provisoire en cal définitif, on voit d'abord se produire aux surfaces externe et interne de la substance compacte des fragments, une dilatation des espaces vasculaires par suite d'une hypertrophie périvasculaire; la substance osseuse se résorbe concentriquement autour des espaces de Havers. Plus tard, par suite de l'apposition régulière de substance osseuse aussi bien dans le tissu spongieux du cal que dans la corticale raréfiée des bouts fracturés, les alvéoles se remplissent, les canalicules de Havers élargis se rétrécissent sous l'influence du dépôt de tissu osseux et ainsi se produit peu à peu la transformation du cal en tissu osseux compact et sa fusion avec l'os normal. Les corpuscules osseux à l'intérieur du tissu osseux préformé ne prennent pas part à ce processus, du moins d'après l'opinion de la plupart des observateurs. Comment la résorption du tissu osseux compact, dont nous avons parlé, se fait-elle? Cette question, jusque dans ces derniers temps, était restée sans réponse. Ce qui est certain, c'est que la résorption doit être absolument sous la dépendance de la néoformation vasculaire; partout où des vaisseaux se développent dans le tissu osseux, il se produit une résorption. Ce fait s'observe aussi bien dans le tissu osseux vivant que dans le tissu osseux privé de vie; c'est ainsi que des chevilles d'ivoire que l'on a implantées dans l'os, pour guérir, par exemple, une pseudarthrose, subissent peu à peu une usure et deviennent inégales; autrement dit, leur substance est en partie résorbée. Les recherches de Tillman établissent que le tissu osseux subit une fonte au contact de l'acide carbonique, et, comme le sang veineux contient de l'acide carbonique, la fonte et la résorption du tissu osseux vivant pourraient être produites par la circulation du sang seulement. Kassowitz admet que c'est le courant liquide allant des vaisseaux sanguins dans toutes les directions qui favorise la résorption, de sorte que toute augmentation dans l'arrivée du sang devrait produire une résorption plus considérable. Le périoste reprend, pendant le processus d'ossification du cal extérieur, sa structure normale; il devient pauvre en éléments cellulaires, ses vaisseaux s'oblitèrent en partie et il se délimite mieux d'avec la substance osseuse compacte, au point fracturé. Les couches périphériques restent longtemps encore confondues avec les parties molles voisines, jusqu'à ce qu'enfin celles-ci aussi rentrent dans les conditions physiologiques. Considérez à présent les préparations suivantes qui vous feront comprendre le processus de la formation du cal. Dans la figure 49 vous voyez le début de la formation du cal périostal, à une certaine distance du siège de la fracture. La couche ostéoplastique du périoste se trouve en voie de prolifération ; les ostéoblastes se sont disposés partiellement en séries, et déjà, dans la substance intercellulaire, il s'est produit autour de celles-ci un dépôt finement granuleux de sels de chaux ; vous pouvez vous représenter d'après cela le développement des travées osseuses du cal externe provisoire.

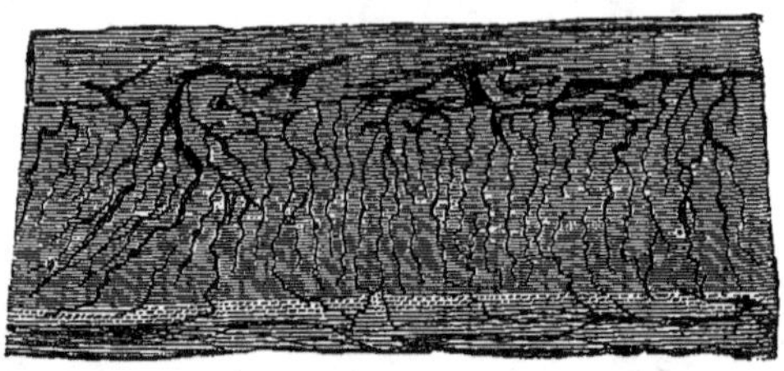

Fig. 50. — Cal externe de moyenne épaisseur, de la surface d'un tibia de lapin, au voisinage d'une fracture datant de cinq jours. Injection artificielle. Coupe longitudinale : *a*, cal ; *b*, os. — Grossissement, 20.

La figure 50 vous représente un cal injecté artificiellement ; vous remarquez la direction allongée, particulière, presque perpendiculaire à l'os, des plus gros troncs vasculaires qui pénètrent dans celui-ci par le jeune cal extérieur. Les trabécules osseuses se développent d'abord autour de ces vaisseaux et ainsi prennent naissance dans le cal provisoire les alvéoles du tissu osseux poreux.

La coupe transversale de l'humérus fracturé d'un enfant vous donnera une bonne idée de la formation du cal externe (périostal) et du cal interne (endostal).

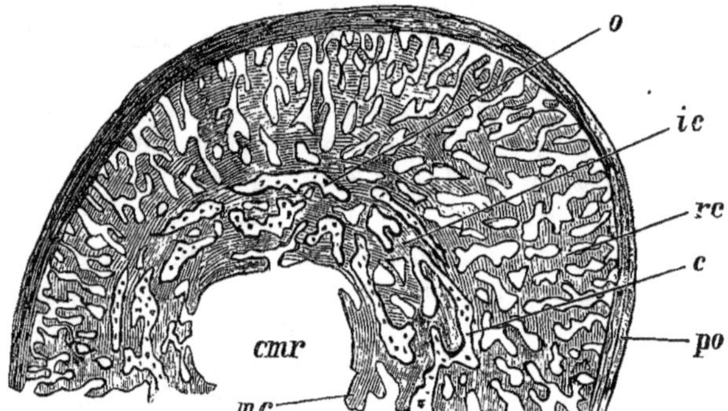

Fig. 51. — Coupe transversale d'un humérus fracturé chez un enfant. Dessin demi-schématique : *cmr*, reste du canal médullaire central ; *po*, périoste ; *mc*, cal médullaire ; *ic*, cal intermédiaire ; *o*, substance osseuse d'une extrémité de la fracture ; *rc*, cal cortical. D'après Thierfelder.

Les figures 52 et 53 reproduisent des périodes ultérieures du processus de la formation du cal : résorption du tissu osseux préformé par les cellules géantes (ostéoblastes) et apposition de tissu osseux néoformé le long de celles-ci.

La figure 54 vous montre le cal intermédiaire ossifié ; enfin voyez encore la figure 55 : un cal externe déjà ossifié, à la surface d'un os long, au voisinage d'une fracture.

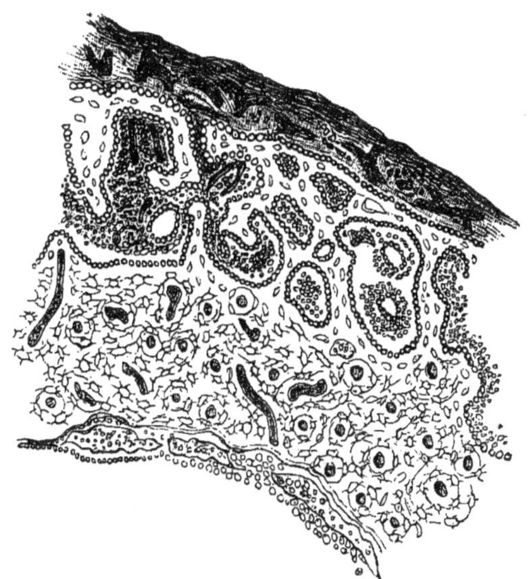

Fig. 52. — Coupe transversale d'un cal datant de quarante jours sur le tibia d'un lapin. Résorption au niveau de la cavité médullaire par les cellules géantes. Apposition de tissu osseux au périoste. — Grossis sement, 200. D'après Maas.

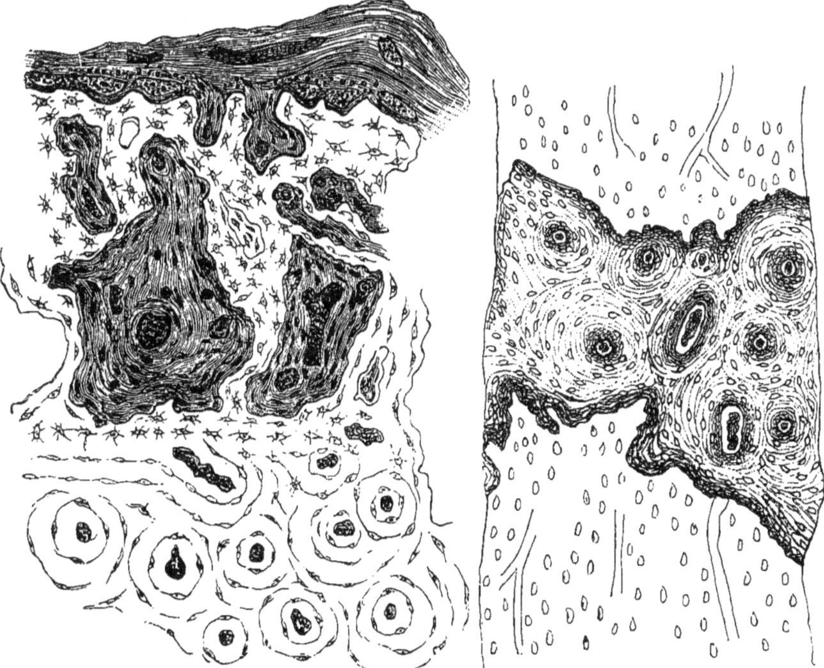

Fig. 53. — Coupe transversale d'un cal datant de quarante jours ; fracture du tibia chez le lapin. Résorption du cal externe (périostal) par formation de cavités médullaires avec cellules géantes. La disposition irrégulière des corpuscules osseux dans le cal externe, se confond peu à peu avec la disposition régulière de la corticale. — Grossissement, 200. D'après Maas.

Fig. 54. — Cal intermédiaire (coupe longitudinale) quatre-vingt-seize jours après la fracture, formé de substance osseuse sclérosée. qui se distingue de la couche corticale des deux fragments par l'arrangement des corpuscules osseux et des vaisseaux. — Grossissement, 200. D'après Bajardi.

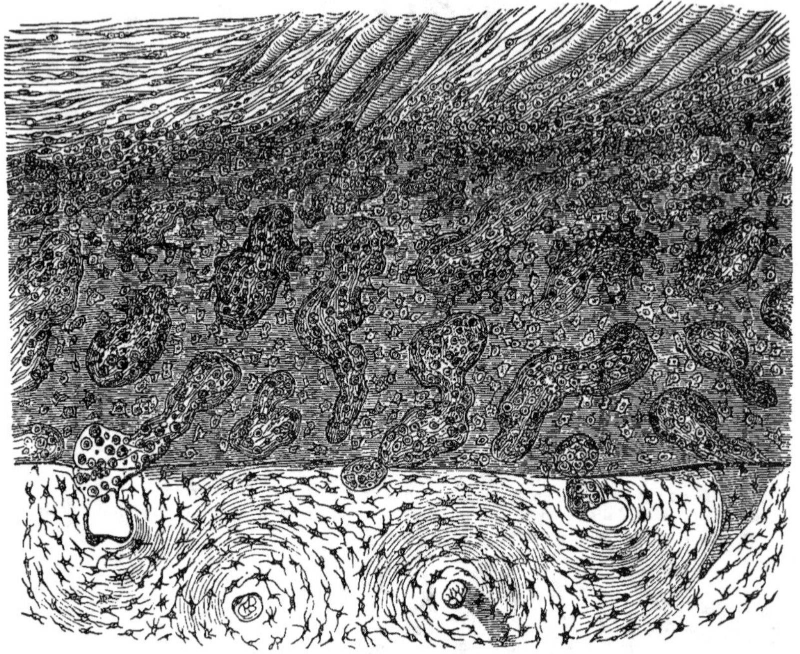

Fig. 55. — Cal ossifié à la surface d'un os long, au voisinage d'une fracture. Coupe transversale. Grossissement, 300.

SEIZIÈME LEÇON

Traitement des fractures simples. — Réduction. — Époque à laquelle il convient d'appliquer l'appareil. — Choix de ce dernier. — Appareils de plâtre et de tripolithe. — Appareils amidonnés, silicatés et de gutta-percha. — Appareils à attelles; extension permanente; position du membre — Indications relatives à la levée de l'appareil. — Fièvre dans les fractures simples. — Valeur de cette fièvre. — Durée de la guérison.

Nous passerons immédiatement au traitement des fractures simples ou sous-cutanées; nous aurons dans ce chapitre principalement en vue les fractures des extrémités, parce qu'elles sont de beaucoup les plus fréquentes et surtout parce qu'elles nécessitent des appareils spéciaux : les fractures du tronc et de la tête exigent moins des appareils qu'une position convenable; mais ces détails rentrent dans la chirurgie spéciale et la clinique chirurgicale.

Le problème que nous avons à résoudre est le suivant : remédier aux déplacements quelconques et fixer le membre fracturé dans une position anatomiquement normale, jusqu'à ce que la fracture soit guérie.

D'abord, il faut *réduire la fracture;* il y a des cas où cette manœuvre est tout à fait inutile, par la simple raison qu'il n'y a pas de déplacement, comme cela arrive pour certaines fractures du cubitus, du péroné, etc. Dans d'autres cas, la réduction est très difficile et quelquefois même elle ne peut pas se faire d'une manière complète. Les obstacles qui s'opposent à la réduction peuvent résulter de la position même des fragments : par exemple, l'un d'eux peut s'être engagé solidement dans l'autre, ou avoir subi un mouvement de rotation autour de son axe, ou bien une petite esquille se place entre les deux fragments qui, de la sorte, ne peuvent pas être affrontés exactement; sous ce rapport les fractures de l'extrémité inférieure de l'humérus sont souvent les plus opiniâtres, parce que de semblables petites esquilles peuvent se déplacer de manière que ni l'extension ni la flexion de l'articulation du coude ne puissent s'exécuter complètement, et que les fonctions du membre soient entravées pour toujours. Un second obstacle à la réduction est constitué par la tension musculaire; le malade contracte involontairement les muscles de l'extrémité fracturée; par là un fragment frotte contre l'autre ou comprime les parties molles et donne lieu à la plus vive douleur, ce qui provoque des contractions musculaires énergiques; cette contraction musculaire est presque tétanique, de sorte qu'on ne parvient qu'avec peine à en triompher, même en employant de grands efforts.

Un autre obstacle à la réduction, obstacle qui toutefois est très rare, est l'interposition de tendons ou de parties de muscles entre les extrémités fracturées ou bien la pénétration d'un fragment pointu dans ces parties molles, d'où résulte une entrave au rapprochement des extrémités osseuses. Il va de soi que cette circonstance a une influence très fâcheuse sur la guérison de la fracture si l'on ne parvient pas à l'éviter. Jadis, ces difficultés étaient quelquefois tout à fait insurmontables; on cherchait dans certains cas à arriver au but par des sections tendineuses et musculaires, mais on était souvent obligé encore de se contenter d'une réduction incomplète. Toutes ces difficultés ont été levées en une fois par l'invention du chloroforme comme anesthésique. Dans tous les cas où la réduction ne nous réussit pas, nous chloroformisons le malade jusqu'à résolution musculaire complète, et parvenons ordinairement à faire sans difficulté une réduction parfaite. Quelques chirurgiens vont jusqu'à donner le chloroforme-presque dans toutes les fractures, soit pour examiner le membre, soit pour appliquer un appareil. Cette pratique est généralement inutile : bornez-vous à employer le chloroforme dans les cas de fractures où la réduction offre des difficultés et dans lesquels vous avez à craindre ultérieurement un trouble fonctionnel important, si les parties n'ont pas été parfaitement affrontées. Si vous avez affaire à des buveurs, chez lesquels, comme vous le savez, le stade d'excitation est très marqué, vous devez vous attendre à ce que, dans la narcose, le patient fasse de violents mouvements, et dérange les fragments avec une force souvent colossale. Dans ces conditions, il est absolument indiqué de recourir à la chloroformisation, et même de faire une injection de morphine préalable; on obtient ainsi une narcose relativement calme.

La manière dont la réduction est faite est ordinairement la suivante : deux aides robustes saisissent, l'un l'articulation au-dessus de la fracture, l'autre celle qui est au-dessous, et exercent une traction lente et uniforme, tandis que le chirurgien entoure de ses mains l'endroit fracturé et tâche de remettre doucement les fragments dans leur position normale. Toutes les tractions subites, trop fortes ou trop inégales, sont inutiles et doivent soigneusement être évitées. Il arrive parfois que, malgré la narcose, on n'arrive pas à éloigner les tendons ou les muscles interposés aux fragments. Dans ce cas, il faut s'attendre à un retard dans la consolidation et même à une pseudarthrose. Il y a lieu alors de se demander si la pression des fragments l'un contre l'autre pourra favoriser l'atrophie des parties interposées, ou bien s'il n'est pas préférable d'intervenir par une opération dans le but d'isoler les fragments, d'éloigner les tendons étranglés et d'attendre alors la guérison. Avant l'invention du pansement antiseptique, pareille intervention n'aurait pas été justifiée, parce que l'incision au niveau de la fracture aurait transformé en une fracture ouverte et plus dangereuse, une simple fracture sous-cutanée; mais, aujourd'hui, grâce à la méthode antiseptique, nous pouvons agir de la sorte sans inconvénient si le diagnostic est sûrement établi; le danger d'une pseudarthrose est assez considérable pour justifier une semblable intervention opératoire; la fracture doit naturellement alors être traitée comme une fracture ouverte, compliquée. Les précautions que l'on doit prendre dans ce cas seront étudiées à l'occasion du traitement des fractures compliquées.

Dans la réduction des fractures, de même que dans la réduction des luxations, on fait habituellement usage de l'extension et de la contre-extension, c'est-à-dire qu'on fait agir parallèlement à l'axe longitudinal de l'os des forces qui portent leur action dans des directions opposées. La force centrifuge s'appelle l'extension; celle qui agit dans la direction du corps, la force centripède, se nomme la contre-extension.

Ces deux manœuvres s'exécutent avec les mains seulement dans les cas de fractures, tandis que, dans les luxations, on est parfois forcé de recourir à d'autres moyens mécaniques. Par le procédé indiqué, la réduction complète n'est impossible que lorsqu'on ne peut pas exactement reconnaître la direction du déplacement, soit que la tuméfaction ait pris trop de développement; soit que le déplacement des fragments se trouve dans des conditions très défavorables.

D'après nos principes actuels, qui se fondent sur une grande série d'observations, le moment propre à la réduction est d'autant plus favorable qu'il est plus proche de l'accident; nous appliquons alors immédiatement un appareil. On n'a pas toujours été de cet avis : on différait la réduction et l'application d'un appareil jusqu'à la cessation du gonflement, qui, du reste, se présente presque toujours, quand on ne met pas immédiatement un appareil. On craignait que, sous la pression de cet appareil, le membre ne vînt à se gangrener, et que la formation du cal ne fût empêchée. Le premier danger sera évité très facilement, si l'on prend certaines précautions dans l'application du bandage; le second danger n'est pas illusoire en ce sens que l'immobilisation immédiatement après la lésion peut réduire l'irritation des extrémités fracturées à un minimum tel que la reproduction du tissu conjonctif et la néoformation osseuse nécessaires à la consolidation deviennent insuffisantes. Nous reviendrons sur ce fait dans le chapitre des pseudarthroses. Quant au choix de l'appareil qui doit être appliqué, les chirurgiens se sont, dans ces derniers temps, mis presque entièrement d'accord. En règle générale, dans tous les cas de fracture simple sous-cutanée des extrémités, il faut appliquer, aussitôt que possible, un appareil solide qui peut être renouvelé deux ou trois fois au plus, et qui, dans un très grand nombre de cas, n'a pas besoin d'être changé. On appelle ce genre d'appareils, appareils inamovibles, en opposition avec les appareils amovibles, qui doivent être changés tous les deux jours et qui n'ont plus de valeur aujourd'hui que comme appareils provisoires.

Il y a plusieurs espèces d'appareils inamovibles parmi lesquels les appareils plâtrés, amidonnés et silicatés sont les plus en usage. Je vais commencer par vous décrire l'appareil plâtré et vous en montrer l'application, car il mérite d'être employé le plus souvent, et répond si bien à toutes les exigences qu'il semble ne pouvoir être surpassé.

Appareil plâtré [1]. Après la coaptation des fragments, les extrémités brisées étant maintenues dans une position fixe par l'extension et la contre-extension [2], on entoure d'abord le membre en haut et en bas au point où doit s'arrêter le bandage avec des compresses de toile d'une largeur de 4 travers de doigt environ, nommées manchettes; on prend alors des feuilles roulées d'ouate de 12 à 20 centimètres de largeur que l'on applique sur le membre comme une bande roulée de façon à ce que les tours de bande se recouvrent de moitié environ et que le membre soit ainsi entouré d'une couche épaisse. On roule ensuite *lege artis* et de bas en haut une bande de gaze qui exercera une certaine pression sur l'ouate et indirectement aussi sur la partie blessée. Dans la pratique privée, au lieu d'ouate, on fait usage, quand on peut faire abstraction des raisons d'économie, d'une bande de flanelle neuve et fine, qui s'applique mieux et plus exactement, et conserve en outre son volume, tandis que l'ouate cède sous la pression, s'affaisse et rend ainsi l'appareil trop lâche. Suit alors l'application de la bande plâtrée.

On répand sur une bande de gaze longue de 8 à 10 mètres, ou, en l'absence d'une bande semblable, sur une fine bande de toile, du plâtre à modeler très fin et sec, et on roule cette bande comme d'habitude, mais sans la serrer, lâchement, de telle sorte qu'entre les diverses couches du tissu, il reste encore interposé une certaine quantité de plâtre. Immédiatement avant

---

1. L'appareil plâtré exécuté avec des bandes roulées a été imaginé par Mathysen, médecin hollandais. La première publication de cette méthode remonte à 1832; cependant, elle n'a été généralement connue et popularisée que depuis 1850.

2. Au lieu que des aides saisissent directement le membre au moyen des mains pendant l'application de l'appareil, il est souvent avantageux, surtout si le déplacement des fragments se reproduit aisément, de faire usage de lacs, c'est-à-dire d'anses de fortes bandes qui entourent le membre et aux extrémités desquelles les assistants exercent une traction. On peut ainsi non seulement faire l'extension et la contre-extension dans la direction de l'axe du membre, mais encore exercer des tractions perpendiculairement à cet axe, de façon à éviter les mouvements de latéralité des fragments jusqu'à ce que l'appareil soit complètement durci. Lorsque ce dernier a été complètement appliqué sur ces lacs qui ne gênent en aucune façon, on les retire ou bien on les coupe tout près du bandage.

de s'en servir, on la plonge complètement dans de l'eau tiède à laquelle on a mélangé au préalable une poignée d'alun ou de sel marin, et on l'y laisse tremper jusqu'à ce qu'aucune bulle de gaz ne s'échappe plus de sa surface. On comprime alors légèrement la bande et on l'applique de bas en haut, comme toute bande roulée, autour du membre enveloppé de la façon indiquée plus haut avec la précaution toutefois de ne pas serrer comme on le fait avec les bandes ordinaires. On rabat, sur les derniers tours de bande appliqués, les manchettes qui elles-mêmes sont fixées par quelques tours de bande, de telle façon qu'en haut et en bas l'appareil soit bien limité et bien bordé. Trois, tout au plus quatre couches de ces bandes plâtrées, suffisent pour obtenir la solidité nécessaire. Après dix minutes environ, le bon gypse est assez solide pour qu'on puisse abandonner l'extrémité et la laisser au repos ; après une demi-heure ou une heure l'appareil a la dureté de la pierre. La durée de la consolidation du bandage dépend de la qualité du gypse ; celui-ci ne vaut-il rien, est-il humide, grumeleux ou mélangé, alors l'appareil ne durcira pas et ne remplira pas son but.

Vous voyez que la qualité de nos appareils plâtrés dépend surtout de la valeur de la substance employée ; sans doute, on peut aisément se procurer du bon plâtre à modeler, mais si on ne l'a pas conservé absolument à l'abri de l'humidité, il s'empare de celle-ci et perd ses qualités. C'est pourquoi il était très avantageux de trouver une substance qui ne fût pas altérée par l'humidité. Tout récemment, on a introduit dans le commerce une matière de ce genre, nommée tripolithe, qui réunit toutes les qualités du gypse sans en avoir les inconvénients. Cette matière n'est autre qu'une poudre fine, grisâtre, dont la composition reste un secret de fabrication, et dont l'emploi, semblable à celui du gypse, a cependant sur celui-ci les avantages suivants : 1° elle peut être conservée à volonté et longtemps dans des vases ouverts, dans des sacs, etc., sans subir l'influence de l'humidité ; 2° elle est plus légère que le gypse, durcit plus rapidement, et, une fois durcie, résiste complètement à l'influence de l'humidité ; 3° enfin, elle est d'un prix moins élevé. Pour ces motifs, la tripolithe a déjà aujourd'hui trouvé son emploi en chirurgie et peut-être détrônera-t-elle complètement le plâtre. Son mode d'emploi est absolument le même que celui du gypse. Peut-être les appareils à la tripolithe ne sont-ils pas aussi élégants que les appareils plâtrés bien faits (leur couleur, une fois durcis, étant un peu grise), mais l'avantage qui résulte de la conservation facile de la tripolithe est si considérable que cela suffit pour les faire préférer aux bandages plâtrés.

A côté du bandage plâtré, que nous venons de décrire, et qui est certainement l'appareil inamovible le plus pratique, il y a encore d'autres modifications de ce bandage qui concernent surtout l'application du gypse et l'emploi des éléments du bandage. Toutes ces modifications peuvent être effectuées également au moyen de la tripolithe. D'abord, on peut, si la solidité de l'appareil ne paraît pas suffisante, l'augmenter par l'application d'une couche de bouillie plâtrée ; cette bouillie se prépare en ajoutant à l'eau une quantité convenable de plâtre ; on l'applique alors en l'étendant très vite, soit avec une cuiller, soit avec la main ; comme ce mélange se solidifie très rapidement, il ne faut le préparer qu'au moment du besoin. Pour donner plus de solidité à l'appareil, on introduit avec avantage entre les couches de plâtre des lattes de bois ou encore de minces attelles de fer-blanc ; cette manière d'agir peut avoir certains avantages pour les appareils fenêtrés.

Au lieu de bandes roulées de toile ou de gaze, que l'on n'a pas toujours sous la main en quantité suffisante, on a fait usage d'autres éléments pour l'application de l'appareil plâtré. Quelques-unes de ces modifications doivent être mentionnées ici en peu de mots, puisqu'elles présentent certains avantages dans des cas déterminés. Le procédé qui consiste à se servir de pièces de pansement séparées est assez ancien ; c'est Pirogoff qui, le premier, par suite du manque d'objets de pansement en campagne, utilisa n'importe quel tissu, découpé en compresses ou en bandelettes qu'on trempe dans une mince bouillie de plâtre, pour l'appliquer sur le membre cassé ; le tout est encore couvert avec du gypse délayé ; de cette façon, on obtient un moule très solide, si même il est un peu grossier. Plus tard, ce chirurgien transforma ce procédé en méthode générale, en faisant découper de vieilles voiles d'après des dimensions déterminées pour chaque extrémité et en appliquant ce tissu grossier de la manière indiquée plus haut. On peut aussi employer de la même façon les bandes de Scultet. Le procédé le plus commode, et qui certainement est très avantageux dans certains cas, consiste à plier en deux un morceau de grosse flanelle, que l'on trempe dans la bouillie de plâtre et que l'on fixe ensuite sur l'extrémité préalablement enveloppée d'une bande, au moyen d'une seconde bande de gaze ou de toile.

Récemment, on a fait encore usage de paquets de chanvre ou de jute imprégnés de bouillie plâtrée. Les avantages de ce genre d'appareils plâtrés (auquel on pourrait donner le nom de bandages à attelles plâtrées), sont d'abord la facilité de contrôler exactement la position du membre jusqu'à ce que l'appareil soit complètement solidifié, et ensuite la facilité de l'enlever.

On a modifié ensuite de différentes manières la couche qui recouvre immédiatement le membre ; ainsi, on a supprimé l'ouate et la bande qui recouvraient directement l'extrémité, et l'on s'est borné à recouvrir celle-ci d'une couche d'huile, afin que le gypse n'adhérât pas aux poils. D'autres chirurgiens appliquent directement sur le membre une couche épaisse d'ouate, sans bande. Nous aurons à revenir en clinique sur la critique de ces divers procédés.

La levée de l'appareil plâtré présente beaucoup de difficultés pour les personnes peu exercées, et cependant vous verrez que nos infirmiers l'exécutent très bien et très rapidement. Il faut que vous vous exerciez à ce travail pénible : le mieux est de couper l'appareil avec un couteau bien tranchant, solide et concave, tel qu'en ont les jardiniers ; la division se fait beaucoup plus facilement en dirigeant le couteau non pas perpendiculairement, mais obliquement, et en coupant jusqu'à la bande cutanée ; on enlève ensuite l'appareil d'une pièce. On a aussi inventé des ciseaux spéciaux (tels que ceux de Szymanowski, de Bruns, de Leiter, etc.), et des sortes de scies. Ces instruments, en général, s'usent rapidement, et sont inutiles; en pratique privée, vous devrez le plus souvent employer un simple canif.

Appareil amidonné. — Avant de connaître l'appareil plâtré, on possédait déjà dans l'appareil amidonné un moyen excellent d'immobiliser les fragments. Cet appareil fut introduit dans la pratique chirurgicale par Seutin, qui y apporta tous les perfectionnements dont ce] procédé est susceptible; mais déjà, depuis vingt-cinq ans, il a été remplacé par le plâtre, et on ne l'emploie plus qu'exceptionnellement. L'application de l'ouate et de la première bande se fait de la même manière que pour l'appareil plâtré; puis on prend des attelles de carton de moyenne épaisseur, qu'on ramollit dans l'eau, on les applique sur le membre et on les fixe par des bandes qui ont été complètement imprégnées d'amidon. Jusqu'à ce que cet appareil soit durci, ce qui demande un peu plus de vingt-quatre heures à la température ordinaire de la chambre, il faut appliquer des attelles de bois, qu'on enlève plus tard. La lenteur de sa dessiccation rend cet appareil beaucoup inférieur au bandage constitué par le plâtre ou la tripolithe. On peut obvier en partie à cet inconvénient en remplaçant les attelles de carton par des *morceaux de cuir* ramollis, et les bandes de toile imbibées d'amidon fraîchement préparée, par des bandes d'organtine ou de gaze amidonnée. Celles-ci, qui sont très avantageuses dans toute espèce de bandage, sont faites de gaze grossière à larges mailles; trempées [dans l'eau, elles se ramollissent complètement, puis une fois appliquées, sèchent et durcissent rapidement. On applique les bandes d'organtine à l'état humide et en plusieurs couches superposées, de façon à ce qu'elles s'unissent les unes aux autres pour constituer, comme les bandes plâtrées, un moule qui devient très résistant et en même temps très léger. L'emploi de ce tissu rend l'application de l'appareil amidonné très simple; ce bandage est beaucoup plus propre et a un aspect très coquet. Vous verrez en clinique les divers usages que nous faisons des bandes d'organtine.

Au lieu d'amidon, on s'est encore servi jadis d'une solution de dextrine, de blanc d'œuf pur ou d'un mélange de farine et d'eau. Vous pouvez aussi, au moyen de la colle de menuisier, fabriquer un appareil très commode et durcissant rapidement. Il est bon que vous sachiez vous servir de ces substances, qu'on trouve partout.

Appareil silicaté. — On fait usage, pour cet appareil, d'une solution épaisse de silicate de potassium du commerce (verre soluble). Au moment d'appliquer le bandage, on étend cette solution au moyen d'un gros pinceau sur des bandes de coton, après avoir au préalable, comme nous l'avons décrit plus haut, recouvert le membre d'une bande de flanelle.

Le silicate sèche plus vite que l'amidon, mais pas aussi vite que le gypse qui, d'ailleurs, devient plus résistant que lui. Cet appareil suffit pour les fractures où il n'y a pas de tendance à la dislocation. Si l'on veut fixer les extrémités fracturées en état de dislocation au moyen du bandage silicaté, on doit le rendre plus ferme par l'application d'attelles, ou bien on doit y ajouter une attelle plâtrée que l'on n'enlèvera qu'après durcissement complet du silicate. Le bandage silicaté est plus léger que l'appareil plâtré, et il possède une élasticité beaucoup plus grande.

Outre les bandages inamovibles que nous venons de décrire, il convient encore de citer l'appareil en gutta-percha qui, en réalité, forme la transition entre les appareils amovibles et les appareils inamovibles.

Pour cet appareil, on emploie des feuilles de gutta-percha du commerce que l'on coupe au moyen d'un couteau, suivant la longueur et la largeur voulues. On les trempe dans l'eau chaude ou dans l'eau presque bouillante, jusqu'à ce qu'elles soient complètement ramollies, ce qui permet de les assouplir facilement, de les allonger et de les modeler. Les feuilles de gutta-percha ainsi ramollies sont directement appliquées sur l'extrémité dont la surface a été, au préalable, imprégnée soigneusement d'huile; ces attelles sont alors fixées au moyen d'une bande roulée humide. Le refroidissement fait durcir assez rapidement la gutta-percha; on peut accélérer encore le durcissement en laissant couler sur le bandage un courant d'eau froide; cependant, dans beaucoup de cas, il est bon de fixer provisoirement le membre au moyen d'attelles de bois. La gutta-percha est d'un prix très élevé, et, par conséquent, elle n'est guère pratique pour les pauvres et les hospitalisés; ses avantages sont : sa résistance à l'humidité et à l'imbibition par la sécrétion de la plaie, sa grande souplesse et sa grande plasticité. Les attelles de caoutchouc peuvent être utilisées à plusieurs reprises, car en les ramollissant, on peut leur rendre leur forme primitive. L'appareil de gutta-percha peut, en outre, être employé avec avantage comme moyen de fixation après les résections articulaires.

Quoique l'appareil plâtré soit aujourd'hui à ce point en usage qu'il n'est pas un médecin de campagne qui n'ait en réserve, dans une boîte métallique, quelques bandes de gypse, les bandages provisoires ont cependant conservé leur grande valeur pratique. Ils consistent en bandes, en compresses et en attelles de diverse nature.

Pour faire des attelles, vous pouvez vous servir de planches minces, de couvercles de boîtes, de parois de petites caisses, de carton, de fer-blanc, de cuir, de paille fortement serrée, d'écorces d'arbres, etc. Sur un champ de bataille, vous pouvez faire usage de sabres, de baïonnettes, d'armes, etc.; dans la cabane du pauvre, vous serez obligés de vous contenter quelquefois de haillons, de vieux linges que vous déchirez en lanières pour les coudre ensemble. Pour cette raison, il est nécessaire que, dans vos exercices de pansements, vous appreniez à vous servir des matériaux les plus variés.

Il n'est pas dans mon intention de vous citer tout ce qui pourrait être encore utilement employé parmi les bandages innombrables connus en chirurgie, cependant je vous ferai encore quelques courtes remarques.

Les appareils à attelles ont, comme vous le comprenez facilement, pour but d'immobiliser l'os en lui donnant des points d'appui solides d'un ou de plusieurs côtés et de les rendre ainsi immobiles : on peut y arriver en appliquant des attelles étroites de bois sur les côtés, en avant et en arrière; cependant on peut se servir également d'attelles creuses ou gouttières. Ces dernières ne sont utiles que quand elles sont faites avec une matière flexible, telle que le cuir, le fer-blanc mince, un tissu de fil de fer; une gouttière complètement inflexible ne peut être utile que dans quelques cas tout à fait spéciaux.

Tous les appareils à attelles doivent être matelassés avec soin au moyen d'ouate, de compresses, de coussinets de balle d'avoine, etc., afin que les inégalités du membre soient nivelées et que les attelles puissent être serrées avec une certaine force sans crainte de décubitus. Pour fixer ces attelles de diverse nature, on emploie des courroies munies de boucles, ou des bandes roulées, ou encore des bandelettes d'emplâtre agglutinatif, ou enfin des mouchoirs pliés (compresses).

La règle générale pour tous les pansements amovibles ou inamovibles est d'immobiliser les os fracturés et les articulations avec lesquelles ceux-ci sont en rapport. Ce n'est que de cette façon qu'il est possible d'exercer sur les fragments une extension et une contre-extension suffisante pour s'opposer aux raccourcissements et aux déplacements latéraux. Quant à l'appréciation du nombre d'attelles et des points où elles doivent être appliquées dans les cas spéciaux pour réaliser le but, c'est affaire d'expérience. L'extension et la contre-extension au moyen d'appareils inamovibles ou d'appareils à attelles, devient très difficile ou même irréalisable pour certaines parties du corps; pour ces sortes de fractures, il est un autre moyen de fixation très utile : l'extension permanente. L'idée de l'employer devait se présenter surtout dans les cas où il y avait une grande tendance au raccourcissement, au déplacement, suivant la longueur. On a cherché à produire l'extension, soit en fixant des poids à l'extrémité fracturée, soit en mettant à profit le poids du membre lui-même pour obtenir l'extension et la contre-extension; pour ce faire, le membre blessé était placé sur un double plan incliné. Les premiers appareils de l'espèce étaient très compliqués et très coûteux; il en fut ainsi de l'appareil « chemin de fer » de Dumreicher. Ce n'est que grâce aux efforts des chirurgiens américains, et, en Allemagne, grâce à Volkmann, que l'extension permanente s'est beaucoup simplifiée et que la technique en a été perfectionnée. Nous employons exclusivement, à présent, l'extension au moyen des bandelettes d'emplâtre et du traîneau de Volkmann. Pour ce faire, on applique d'abord le long des deux côtés des membres deux bandelettes d'emplâtre ayant environ trois doigts de largeur, que l'on fixe au moyen de tours circulaires d'emplâtre adhésif. Une bande roulée ordinaire assujettit sur l'extrémité ces diverses bandelettes. Les extrémités des deux bandelettes longitudinales sont réunies de façon à former un étrier, dans lequel est placée une petite plaque de bois, à laquelle on fixe un poids ou un sac de sable au moyen d'une longue corde. Au pied du lit est adapté verticalement une poulie sur laquelle passe cette corde. Pour éviter le frottement du membre sur les literies, ce dernier est placé dans une gouttière en fer battu, qui glisse, au moyen de quatre petites roues, sur un plan incliné constitué par un cadre en bois. Au moyen de cet appareil simple, vous pouvez obtenir, surtout dans les fractures de la cuisse, des guérisons remarquables. Le poids suspendu en vue de l'extension varie, suivant l'âge du patient et suivant le degré de déplacement des fragments, entre 2 et 5 kilogr., rarement plus. Cette extension est bien supportée, parce que la force se répartit sur toute la surface du membre et parce que nulle part il n'y a de compression.

L'extension permanente est non seulement applicable à l'extrémité inférieure, mais encore au bras fracturé, bien que, dans ces cas, on n'en fasse usage habituellement que si le malade, à cause d'autres blessures, doit garder le lit. Gussenbauer a, d'ailleurs, imaginé un appareil qui permet de faire l'extension continue au bras en laissant au patient la faculté de circuler.

Le double plan incliné, au moyen de coussins cunéiformes placés dans le creux poplité, peut rendre des services dans les cas de fracture du col du fémur chez les vieillards auxquels on ne veut appliquer aucun autre appareil. Dans ce cas, l'extension se fait par le poids de la jambe, la contre-extension est produite au moyen du poids du corps.

Je dois encore mentionner quelques moyens dont il faut se servir pour donner au membre fracturé une position convenable : pour les membres supérieurs, il suffit, dans la plupart des cas, d'un simple drap, d'une écharpe, dans laquelle on place le bras. Des malades, atteints d'une fracture du bras ou de l'avant-bras, maintenus par un appareil plâtré et soutenus par une écharpe, peuvent rester levés sans inconvénient pendant toute la durée du traitement.

Pour donner une bonne position aux membres inférieurs fracturés, il y a un grand nombre de moyens, dont les plus usités sont les suivants : des sacs remplis de sable, étroits et à peu près de la longueur de la jambe ; on les place des deux côtés de l'appareil inamovible, pour que le membre ne puisse tomber ni d'un côté ni de l'autre ; dans le même but, on se sert de longs morceaux de bois qui ont la forme d'un prisme triangulaire et qui, réunis deux à deux, forment une espèce de gouttière. Si l'on a besoin de soutiens plus solides, on placera le membre dans une gouttière de Volkmann, la même que celle qui est employée pour l'extension continue, mais sans y attacher de poids. Cette gouttière, à cause du cadre sur lequel elle glisse, empêche les déplacements latéraux et le mouvement de bascule de l'extrémité. Il faut enfin citer les appareils à suspension, qui consistent ordinairement en une tige recourbée, fixée au pied du lit, et à laquelle on suspend librement le membre renfermé dans n'importe quelle boîte ou gouttière ; ce moyen a certains avantages quand les malades sont peu tranquilles.

Il faut vous exercer à vous servir de tous ces appareils, qui, employés plus rarement qu'autrefois, peuvent de temps en temps être très utiles ; la clinique chirurgicale vous donnera l'occasion de les appliquer. Il ne faut cependant pas croire que vous ne puissiez pas, dans la clientèle privée et chez les pauvres, donner aux membres fracturés une position convenable sans cela. Au moyen de planchettes et de bandes plâtrées on peut improviser les appareils les plus divers et les plus commodes. Autrefois, quand le pansement à ciel ouvert était la règle du traitement des fractures compliquées, on avait plus souvent l'occasion de recourir à ces appareils que depuis la découverte de la méthode Lister, qui nous permet d'atteindre le but avec des moyens beaucoup plus simples.

Seutin essaya de rehausser encore les avantages des appareils inamovibles en indiquant des moyens, qui, dans une certaine mesure, permettent au malade atteint d'une fracture de l'extrémité inférieure de se promener avec des béquilles. Cependant je ne vous conseille pas de suivre cet exemple ; dans tous les cas, je ne permets pas la marche avant la quatrième semaine, car, plus tôt, l'œdème se montre facilement dans le membre fracturé, et certains patients sont si peu habiles à se servir de béquilles qu'ils tombent facilement; ils peuvent ainsi produire dans l'extrémité affectée une commotion nuisible, si légère soit-elle.

Enfin, nous devons encore examiner combien de temps l'appareil doit rester appliqué, et quelles sont les circonstances qui doivent nous engager à le lever avant la guérison définitive. C'est surtout l'expérience qui vous apprendra à reconnaître si un appareil est appliqué trop exactement; les symptômes suivants doivent guider le médecin. Si l'extrémité des membres, les doigts et les orteils qu'on laisse en général libres, gonflent; si ces parties deviennent d'un rouge bleuâtre; si elles se refroidissent ou deviennent même insensibles, il faut enlever l'appareil *immédiatement*. Si le malade se plaint de fortes douleurs sous l'appareil, on fait bien de lever ce dernier, même dans le cas où aucun symptôme objectif ne se montre. Quant à la manifestation de la douleur, il faut connaître les malades; il y en a parmi eux qui se plaignent toujours, d'autres qui sont très indolents et ne disent rien de leurs sensations; dans tous les cas, il vaut mieux éloigner l'appareil plusieurs fois inutilement, que de négliger cette précaution quand elle est nécessaire.

Je ne puis assez vous recommander, comme règle absolue, de voir chaque malade auquel vous avez appliqué un appareil inamovible, au plus tard dans les vingt-quatre heures pour modifier l'appareil si cela est nécessaire, et vous n'aurez pas alors à regretter ces malheurs, qui arrivent trop souvent au médecin insouciant et négligent. On connaît un grand nombre de cas où, après l'application de l'appareil inamovible, des extrémités se sont gangrenées et où l'on a été obligé d'en venir à l'amputation; chose étonnante, on a conclu de ces cas que les appareils inamovibles en général étaient nuisibles, tandis que la faute en était au médecin. Dans les appareils à extension, on doit veiller surtout à ce qu'il n'y ait pas de lésion de décubitus, car celle-ci, si l'on n'y prend pas garde, peut s'étendre très profondément. Au membre inférieur, c'est avant tout la peau qui se trouve au niveau du tendon d'Achille et la peau du talon qui souffrent généralement; le talon ne doit jamais appuyer sur l'attelle ou sur le coussin, il doit porter à faux. Il est bon d'examiner ces parties de temps en temps, car beaucoup de malades ne ressentent la lésion de décubitus que lorsque déjà le pus s'est accumulé sous l'eschare, et si pareille perte de substance s'étend jusqu'au fascia, il faut souvent plus de temps pour en obtenir la guérison que pour la fracture elle-même.

Réfléchissez au peu de peine que donne aujourd'hui le traitement d'une fracture, comparé à ce qu'il était autrefois quand on était obligé de renouveler l'appareil tous les trois ou quatre jours! Il ne faudrait cependant pas croire que vous soyez dispensés de vous exercer à l'application des bandages. Un appareil inamovible, pour être bien fait, demande autant d'exercice, d'habileté et de précautions qu'en exigeaient autrefois les appareils à attelles. Si vous n'êtes appelés pour une fracture que le second ou le troisième jour, quand déjà il existe un gonflement inflammatoire considérable, vous pouvez encore appliquer un appareil inamovible; cependant il faut qu'il soit moins serré et que le membre soit entouré de beaucoup d'ouate.

Un semblable appareil doit être enlevé et renouvelé après dix ou douze jours, car les parties molles étant dégonflées, il sera trop lâche au bout de ce temps. C'est le relâchement du bandage et la tendance plus ou moins grande au déplacement qui vous indiquent quand et combien de fois il faut renouveler l'appareil jusqu'à la guérison définitive. S'il survient un gonflement considérable accompagné d'une forte contusion et d'une suffusion de la peau, si celle-ci se recouvre de bulles remplies d'un liquide sanguinolent, il faut, avant d'appliquer un bandage inamovible, prendre certaines précautions. Ainsi il peut arriver que, dans les cas où la peau est le siège d'une gangrène circonscrite, une fracture sous-cutanée se transforme en fracture ouverte. Afin d'éviter alors l'infection et la décomposition putride de l'eschare, on panse les parties contusionnées avec une épaisse couche de gaze Lister, après avoir, au préalable, lavé soigneusement et désinfecté la peau, et alors seulement on applique un appareil plâtré bien matelassé. Il est rare que ce moyen échoue; habituellement, la peau gangrenée se transforme en une eschare sèche qui se détache sans suppuration notable. Si cependant des douleurs apparaissent, si le patient a de la fièvre, si le membre se tuméfie, le bandage doit être enlevé.

Une question importante se présente ici : les individus atteints d'une fracture sous-cutanée ont-ils de la fièvre, et quelle est la valeur de cette fièvre, si elle existe, au point de vue du pronostic. Il n'y a pas longtemps que cette question a été étudiée. Comme les blessés se trouvent généralement très bien, quand la fracture a été réduite et immobilisée, on a admis *a priori* que les fractures sous-cutanées ne devaient nullement être accompagnées d'un état fébrile. Or, c'est là une conclusion absolument erronée : au contraire, de nombreux tracés thermométriques ont établi que, dans les premiers jours qui suivaient ces sortes de fractures, il n'était pas rare d'observer des températures vespérales de 39°, et même plus.

Cependant, ces élévations de température s'observent presque exclusivement dans les fractures des os longs, et surtout quand elles sont accompagnées d'une extravasation sanguine considérable ou tout au moins quand on peut croire qu'il en est ainsi, c'est-à-dire dans les cas de contusion intense des parties molles. Mais lors même que les symptômes de cette complication font défaut, il faut admettre qu'il y a, dans toute fracture, une certaine extravasation due à la déchirure des vaisseaux de la moelle. Il s'ensuit qu'il existe, à l'endroit de la fracture, un extravasat de sang et de lymphe qui doit être résorbé et qui, de fait, est assez rapidement résorbé. Nous avons vu, en parlant des plaies des parties molles, que la résorption de la sécrétion primitive était suivie de fièvre; il n'y a rien d'étonnant, dès lors, à ce que les fractures sous-cutanées donnent lieu à un mouvement fébrile. Mais, comme la sécrétion primitive d'une plaie non infectée a, comme vous le savez, très peu d'influence, les patients n'éprouvent habituellement aucun trouble particulier, et l'élévation thermique disparaît encore avant le quatrième ou le cinquième jour. Mais si plus tard, pendant la seconde ou la troisième semaine, la fracture sous-cutanée se complique de fièvre avec douleur, gonflement et rougeur de l'extrémité, il ne pourra plus être question de fièvre traumatique, mais bien d'un état anormal au siège de la fracture, état qui réclamera la surveillance la plus attentive. Dans ces cas, qui feront ultérieurement l'objet de notre étude, l'appareil doit être immédiatement levé. En général, il faut considérer comme n'ayant aucune valeur fâcheuse au point de vue du pronostic l'élévation thermique, sans autres symptômes, qui survient immédiatement ou quelques jours après une fracture sous-cutanée, et la regarder, au contraire, comme étant pour ainsi dire normale. Si cette fièvre apparaît à une époque plus reculée, elle sera toujours l'indice d'une complication, soit au niveau de la fracture, soit ailleurs. Vous apprendrez, soit à la clinique, soit dans les ouvrages de chirurgie spéciale, combien de temps l'appareil doit rester appliqué pour les fractures des différents os; je ne vous cite ici, comme limite extrême, que deux exemples : un doigt met à peu près quatorze jours, une cuisse jusqu'à soixante jours et plus pour guérir. Si vous appliquez les appareils plâtrés immédiatement après l'accident, la réduction étant parfaite, le cal provisoire extérieur sera toujours très petit, et, par cette raison, la consolidation se fera plus longtemps attendre que s'il y avait eu un peu de déplacement, ou que si l'appareil avait été mis plus tard; toutefois, la réunion des extrémités fracturées l'une avec l'autre n'exerce aucune influence sur la formation du cal définitif.

CHAPITRE VI

DES FRACTURES OUVERTES ET DE LA SUPPURATION OSSEUSE

DIX-SEPTIÈME LEÇON

Différence, sous le rapport du pronostic, entre les fractures sous-cutanées et les fractures ouvertes. — Diversité des cas. — Indications de l'amputation immédiate. — Amputation secondaire. — Formes diverses de guérison. — Suppuration osseuse. — Développement des granulations osseuses. — Histologie de la formation du cal. — Nécrose des extrémités des fragments. — Périostite et ostéomyélite suppurées. — Pronostic et marche des fractures compliquées. — Embolie graisseuse. — Traitement des fractures compliquées.

Sous le terme de fractures compliquées, on entend en général celles qui sont accompagnées de plaies cutanées. Rigoureusement parlant, cette expression est incorrecte, car il en est qui sont compliquées de lésions autrement importantes. Si le crâne est brisé et si une partie de la substance cérébrale est broyée, ou bien si en même temps qu'une fracture de côtes il y a déchirure du poumon, la fracture est dite compliquée, quoique les téguments soient intacts. Néanmoins, comme la complication est dans ces cas plus importante que la fracture elle-même, on dit qu'il y a attrition du cerveau, ou déchirure du poumon avec fracture du crâne, ou fracture de côtes. Nous laissons de côté les lésions des organes internes, produites par les fragments osseux, parce qu'elles constituent souvent un état complexe dont l'analyse ne sera compréhensible pour vous que plus tard. Pour le moment, nous nous bornerons à l'étude des fractures des extrémités, compliquées de plaies cutanées, que nous appellerons fractures ouvertes. La caractéristique de ces sortes de fractures est l'existence d'une communication entre le foyer de la fracture et l'extérieur. Au contraire, nous appelons fracture non compliquée celle où il n'existe pas de communication directe avec une plaie des parties molles. Un exemple fera mieux comprendre encore cette distinction. Si vous supposez une fracture du tibia produite par choc direct et au niveau de laquelle les parties molles sont broyées, vous aurez une fracture ouverte compliquée. Au contraire, si vous supposez une fracture du col du fémur, accompagnée d'une plaie cutanée située un peu au-dessus du genou, vous aurez affaire à une fracture simple.

En parlant de la marche des contusions simples sans plaies et des plaies contuses proprement dites, j'ai déjà attiré votre attention sur la grande facilité avec laquelle se font la résorption des extravasats sanguins et la guérison des parties contuses, à la condition que le tout reste sous-cutané, et je vous ai dit combien les conditions sont changées si la peau est, au contraire, détruite. Dans ces cas, le grand danger vient, comme vous vous le rappelez, des phénomènes de décomposition qui se produisent dans la plaie, de la mortification étendue des parties contuses, de la suppuration progressive associée à des états fébriles épuisants et de longue durée, et cependant nous n'avons pas encore fait mention des affections générales les plus graves : l'érysipèle traumatique, l'intoxication putride du sang, la pyémie, le tétanos traumatique, le délire des buveurs. Sous le rapport de la marche et du pronostic, le contraste entre les fractures simples, sous-cutanées, et les fractures compliquées, ouvertes, est encore beaucoup plus frappant qu'entre les contusions simples et les plaies contuses. On n'ose presque pas dire qu'un individu est malade quand il est atteint d'une fracture simple; une pareille lésion peut être considérée, avec la méthode de traitement actuelle si commode, plutôt comme un désagrément que comme un malheur; tandis que toute fracture compliquée d'un os considérable des membres, quelquefois même celle des os d'un doigt, peut donner lieu à une maladie très grave, parfois même mortelle. J'ajouterai toutefois avec bonheur que des progrès énormes ont été réalisés dans ces dix dernières années, quant à ce qui concerne la thérapeutique chirurgicale de ces cas compliqués.

Un des problèmes les plus importants et les plus difficiles à résoudre est de porter un jugement exact, dès le début, sur le pronostic d'une fracture ouverte. La vie et la mort de l'individu peuvent quelquefois dépendre, dans ces cas, du choix du traitement suivi pendant les premiers jours, et, pour cette raison, nous nous croyons obligés d'entrer, à ce sujet, dans quelques détails. Les symptômes d'une fracture compliquée, on le comprend, sont à peu près les mêmes que ceux d'une fracture sous-cutanée, si ce n'est que la coloration, due à l'extravasat sanguin, manque souvent, parce que le sang s'est échappé par la plaie ouverte. Les extrémités des fragments sortent assez souvent hors de la plaie ou sont à découvert au fond de celle-ci, de sorte qu'il suffit quelquefois de jeter un coup d'œil sur la lésion pour porter le diagnostic d'une telle fracture. Cependant cela ne suffit pas encore : nous devons tâcher de savoir aussi exactement que possible de quelle manière la fracture s'est produite, si c'est par action directe ou indirecte, quelle a été à peu près la force de l'agent vulnérant, si l'attrition a été accompagnée de tiraillement et de torsion, si les artères et les troncs nerveux ont été déchirés, si le malade a perdu beaucoup de sang, et quel est son état général. Il y a des cas où l'on peut affirmer, dès l'abord, que la guérison est impossible et que la seule ressource est l'amputation. Si une locomotive passe sur le genou d'un malheureux, si la main ou l'avant-bras s'engage entre les roues ou les cylindres d'une machine en mouvement, si, dans les carrières de pierre, une explosion prématurée brise et déchire les membres des ouvriers, si des poids énormes broient un pied ou une jambe, le médecin n'éprouve aucune hésitation à décider l'*amputation immédiate,* et en général les membres atteints sont dans un tel état que les malades eux-mêmes cèdent bientôt, quoique le cœur navré, aux sollicitations du médecin. De pareils cas ne présentent pas de difficultés. Dans d'autres circonstances, on peut avec tout autant de sûreté, et sans grand risque d'erreur, prédire une terminaison favorable. Si, par exemple, une fracture de la jambe s'est produite par cause indirecte, sous l'influence d'une force qui tend à exagérer sa courbure, l'extrémité pointue du tibia cassé peut traverser la peau et faire saillie à l'extérieur; dans un cas semblable il n'y a pas attrition, mais simple déchirure de l'enveloppe cutanée ; quand un corps à demi tranchant frappe avec une grande force un point circonscrit d'une extrémité, que les os et la peau sont lésés, tout le membre peut être ébranlé, cependant l'étendue de la lésion est assez petite, et la plupart des cas semblables se terminent favorablement, si le traitement est dirigé avec intelligence. Les cas difficiles à juger se trouvent entre ces deux extrêmes. Dans ceux où il y a un certain degré d'attrition, peu visible, et lorsque la peau n'est entamée que sur une petite surface, il devient très difficile de décider si l'on doit tenter la conservation ou pratiquer immédiatement l'amputation du membre; les circonstances particulières seules peuvent nous guider dans notre manière d'agir.

Actuellement, la conservation du membre, même dans les cas douteux, est tentée, et l'on temporise avant d'amputer une extrémité qui, à la rigueur, peut être conservée. On est d'autant plus autorisé à agir de la sorte que l'on est mieux à même d'obvier aux dangers éventuels de cette conduite. Ce principe est certainement justifié par ses tendances philanthropiques ; cependant il est certain qu'on peut aller trop loin dans cette voie, qu'on peut exposer la vie dans le but de sauver un membre, car on ne s'écarte pas impunément des principes de nos anciens chirurgiens qui, dans ces cas douteux, donnaient, à peu d'exceptions près, la préférence à l'amputation. La gravité d'un cas donné varie selon qu'on a affaire à des plaies profondes, à des fractures recouvertes de grandes masses musculaires, ou bien à des os placés immédiatement sous la peau, car la profondeur, l'étendue et le danger des suppurations en dépendent essentiellement. Ainsi, par exemple, le pronostic d'une fracture compliquée à la partie antérieure de la jambe est plus favorable que la même lésion au bras et à l'avantbras; le lieu le plus défavorable pour cette espèce de fracture est la cuisse; il y a même des chirurgiens qui font l'amputation pour ce dernier cas, plutôt que de laisser courir au malade les chances de la conservation. Cette manière de faire, si elle est commode, est assurément condamnable dans l'état actuel de la thérapeutique chirurgicale. — La déchirure de gros troncs nerveux ne se rencontre pas souvent; du reste, elle paraît avoir très peu d'influence sur la guérison; les essais sur les animaux et l'expérience chez l'homme prouvent que les fractures de membres paralysés peuvent guérir d'une manière normale. La blessure de gros troncs

veineux donne lieu à des hémorrhagies qui, il est vrai, peuvent être facilement arrêtées par la compression, mais qui peuvent aussi devenir dangereuses, lorsqu'une grande quantité de sang, répandue dans les interstices
musculaires et sous la peau, entre en décomposition. — La déchirure de
l'artère principale d'un membre donne lieu quelquefois à une hémorrhagie
immédiate très considérable; cependant ce n'est pas toujours le cas, car
nous avons déjà vu qu'autour des artères broyées il se forme rapidement
un thrombus. Mais si la nature du sang fait reconnaître la déchirure d'un
tronc artériel, on tâchera, d'après les principes indiqués plus haut, de faire
la ligature dans la plaie ou, si cela n'est pas possible, la ligature au lieu
d'élection.

L'expérience prouve que la déchirure de l'artère fémorale compliquant
une fracture de cuisse est toujours suivie de gangrène; en pareil cas, l'indication formelle est donc d'amputer. Enfin il faut encore se demander, en ce
qui concerne l'amputation ou la conservation, si, après tant d'accidents, le
membre guéri pourra rendre quelque service. Cette question s'impose surtout dans les cas de fractures compliquées du pied et de la partie inférieure
de la jambe. Souvent, en effet, on a été obligé d'amputer des pieds qui,
après des fractures comminutives ouvertes, présentaient des modifications
de forme et de position telles qu'ils devenaient complètement impropres à
la marche. Les mêmes considérations sont applicables aux fractures compliquées du poignet et des doigts ; ici, on a parfois la plus grande peine à
conserver la main, et, si l'on parvient enfin à obtenir la guérison, le patient
possède un moignon informe, dont les doigts sont absolument immobiles,
et qui présente plus d'inconvénients que d'avantages. Dans ces cas, dont on
ne se rend compte que par une expérience déjà acquise, il faut amputer,
parce qu'un appareil prothétique est plus utile au patient qu'un membre
estropié.

Comme la nature du sujet nous a conduit directement à parler de l'indication de l'amputation en cas de blessure, je vous dirai immédiatement ce
qu'on peut attendre des amputations secondaires après des blessures. Si un
cas de fracture compliquée vous laisse dans le doute sur ce que vous avez
à faire, dites-vous bien qu'on peut toujours faire l'amputation plus tard,
quand les craintes d'une marche défavorable viennent à se réaliser. Sous
ce rapport, l'observation rigoureuse des faits prouve qu'il faut distinguer
deux époques pour ces amputations secondaires. Le premier danger que
court le malade provient du travail aigu de décomposition dans la plaie
et à son pourtour, et de l'intoxication putride du sang qui s'ajoute à la
décomposition locale. C'est dans les quatre premiers jours que cette complication s'observe ordinairement. Si elle se présente et que vous prati-
quiez l'amputation (qui nécessairement doit se faire bien haut, au-dessus de
l'infiltration ichoreuse), vous aurez choisi le moment le plus défavorable
pour cette opération, car la réussite est malheureusement très rare dans
ces cas. Les résultats que vous obtiendrez en faisant l'amputation du huitième au quatorzième jour à peu près seront un peu plus favorables,
quoiqu'ils le soient encore très peu, si on les compare aux résultats obtenus
après les amputations immédiates (c'est-à-dire celles qui se font dans les

quarante-huit heures après l'accident, avant l'apparition de la fièvre et de l'inflammation), surtout si les symptômes de l'infection aiguë par le pus, c'est-à-dire de la pyémie, se prononcent clairement.

Si le malade a dépassé la seconde ou la troisième semaine et qu'alors une suppuration très abondante et sans frissons l'épuise, qu'une fièvre intense ou que des causes purement locales rendent l'amputation nécessaire, les résultats seront relativement meilleurs, à la condition que la résistance du blessé n'ait pas déjà été compromise par la suppuration et la fièvre. Si un certain nombre de chirurgiens ont prétendu que les amputations secondaires donnent de plus beaux résultats que les primitives, ils avaient presque exclusivement en vue ces opérations tardives pratiquées dans les circonstances que nous venons de mentionner. Mais si l'on considère qu'un grand nombre de blessés chez lesquels l'amputation primitive, bien qu'indiquée, n'a pas été pratiquée, succombent dans le cours des trois premières semaines, il est tout à fait évident pour nous que les amputations immédiates méritent de beaucoup la préférence.

L'indication des amputations secondaires est d'ailleurs assez rare. La guérison d'une fracture ouverte peut se faire de différentes façons. Il peut arriver que la plaie cutanée de même que l'os fracturé guérissent sans suppuration, par première intention ; il faut évidemment considérer ce cas comme le plus favorable ; avec le mode de traitement employé de nos jours, on l'observe plus fréquemment qu'autrefois, quoique les conditions de la réunion immédiate ne se rencontrent pas souvent, d'après la nature même des choses.

Il est beaucoup plus fréquent (et ceci est encore à considérer comme très favorable) que la plaie ne suppure pas jusqu'à une faible profondeur, que la suppuration ne s'étende ni entre les fragments ni autour d'eux, et que la guérison de l'os se fasse comme dans une fracture simple, sous-cutanée. Les cas où la plaie n'intéresse que la peau et ne communique pas avec la fracture ne devraient pas être comptés parmi les fractures compliquées : cependant les limites précises sont difficiles à tracer.

Si la plaie cutanée est large, si les parties molles sont fortement contuses, au point que des lambeaux s'en détachent, si la lésion s'étend dans la profondeur, entre les muscles et les os, et même dans le canal médullaire, si les fragments sont complètement écartés l'un de l'autre, si l'on rencontre çà et là des fragments osseux, en partie détachés, si enfin des fentes longitudinales se prolongent au loin, la marche de la guérison devra différer beaucoup de celle qui se fait dans les fractures sous-cutanées. A la vérité, il peut se faire même dans ce cas qu'au moyen d'un pansement antiseptique la suppuration fasse défaut, mais ce résultat ne s'obtient habituellement que quand la fracture nous arrive toute récente et quand on a réussi, par ce moyen, à préserver la plaie des phénomènes de décomposition. Le processus histologique de la guérison des fractures ouvertes est, toutes choses égales d'ailleurs, exactement semblable à celui des fractures sous-cutanées. Toute la cavité de la plaie est, d'habitude, remplie par un caillot, qui joue le rôle d'une eschare humide aseptique (Volkmann), et, sous celle-ci, les parties molles, le périoste et la moelle produisent du tissu de granulations qui réunit les parties divisées et se métamorphose dans une certaine étendue en tissu osseux.

En même temps, les parties nécrosées sont résorbées ou éliminées lentement et peu à peu, et il arrive alors qu'on n'observe, dans ce processus, ni trace de décomposition, ni trace de suppuration ; la sécrétion est peu abondante et de nature muqueuse. Les surfaces bourgeonnantes se fondent enfin l'une dans l'autre pour se transformer en une cicatrice provisoire de tissu conjonctif qui, peu à peu, deviendra du tissu osseux.

Si, pour l'un ou l'autre motif, on ne peut obtenir une marche aseptique, sans réaction, la suppuration se produira. La réaction inflammatoire concomitante peut varier beaucoup en intensité et en étendue, en passant par les degrés les plus différents, depuis les plus légers jusqu'aux plus graves. Le processus de guérison des fractures compliquées est, en général, le suivant. Il se produit une forte infiltration du périoste et des parties molles voisines, s'étendant jusqu'aux parois de la cavité de la plaie et dans l'interstice des fragments osseux : ainsi la cavité de la plaie est d'abord complètement isolée des interstices du tissu conjonctif intermusculaire. Des masses de granulations se forment alors dans tout l'intérieur de la plaie, et ces bourgeons amènent, par la suppuration dont ils sont le siège, l'élimination des portions de tissus mortifiés (périoste, parties molles, esquilles complètement détachées). Dans ce tissu bourgeonnant font saillie les extrémités fracturées, qui, le plus souvent, sont privées de périoste et baignent, pour ainsi dire, dans le pus. Bientôt cependant il se produit, à leur surface et à leurs extrémités, une production considérable de granulations (à moins que les fragments ne soient nécrosés) qui contribuent à la soudure des fragments. Cela étant, la cavité de la plaie se remplit, à son tour, de bourgeons, de sorte que toute la solution de continuité primitive des parties molles et de l'os en est remplie, comme dans toute autre plaie guérissant par seconde intention. A une période ultérieure, le tissu de granulations s'ossifie ; ce phénomène s'observe déjà très tôt (environ au sixième jour) et ne diffère pas de ce qu'il est dans le cas de fracture sous-cutanée.

La production osseuse débute, ici aussi, à la limite du périoste intact, immédiatement à la surface de l'os, et le tissu de granulations se transforme directement en os spongieux, sans produire d'abord de cal cartilagineux. On ne voit de formation cartilagineuse qu'aux endroits qui n'ont point suppuré (Ranvier).

Le cal osseux, dans les fractures compliquées, est, comme vous le voyez, produit par le périoste, la moelle osseuse et le tissu qui se trouve dans les canalicules de Havers, absolument comme dans les fractures simples sous-cutanées, à cette différence près que le rôle du cal intermédiaire est beaucoup plus important. La forme du cal ne sera pas sensiblement modifiée ; toutefois, à l'endroit où se trouvait la plaie, il y aura une interruption dans l'anneau qu'il forme, jusqu'à ce que les granulations qui végètent vers la surface et qui s'ossifient dans la profondeur en aient opéré le nivellement. Le processus mettra donc plus de temps pour être terminé que dans le cas de fracture sous-cutanée, et le cal sera plus volu-

mineux, plus grossier, plus inégal, de même que la guérison par bourgeonnement et par suppuration exige beaucoup plus de temps pour s'effectuer et qu'elle est suivie d'une cicatrice plus volumineuse que la guérison
per primam.

Si une surface osseuse complètement dénudée est sur le point de se couvrir de granulations (ce que, du reste, nous ne pouvons voir en cas de fracture compliquée que lorsque les extrémités des fragments sont à nu dans de
grandes plaies cutanées, par exemple à la partie antérieure de la jambe),
nous le reconnaissons aux signes suivants : La surface osseuse conserve généralement, huit à dix jours après sa séparation du périoste, sa couleur jaune ;
toutefois, pendant les derniers jours de cette période, elle prend déjà une
teinte légèrement rosée. Si, à ce moment, nous examinons la surface osseuse
à la loupe, nous remarquons un grand nombre de points et de stries rouges
très fins, qui, au bout de quelques jours, deviennent visibles à l'œil nu. Ces
points et ces stries augmentent rapidement de volume, se développent en
hauteur et en largeur, jusqu'à ce qu'ils se touchent les uns les autres et
représentent alors une surface granuleuse complète, qui se continue sans
interruption avec les granulations des parties molles environnantes, et qui,
plus tard, prend également part à la formation de la cicatrice, laquelle
adhère solidement à l'os.

Poursuivons ce processus dans ses détails histologiques (ces recherches
doivent être faites sur des os injectés et privés de leur partie calcaire), et
nous arriverons aux résultats suivants : si la circulation dans l'os est conservée jusque près de la surface, il se forme dans le tissu conjonctif qui
entoure les vaisseaux des canalicules de Havers un grand nombre de cellules ; celles-ci accompagnent les anses vasculaires qui se développent vers
la surface et font saillie aux endroits où les canalicules de Havers s'ouvrent
au dehors. Le développement en largeur de ces jeunes granulations se
fait aux dépens de la substance osseuse résorbée. Si l'on fait macérer un os
qui porte à sa surface de semblables granulations, il paraîtra comme rongé
à sa superficie ; dans le grand nombre de petits trous qui communiquent
tous avec plus ou moins de canalicules se trouvait sur l'os vivant le tissu
de granulations. Cependant la surface osseuse ne persiste pas en cet état :
pendant que, à leur surface, les granulations se transforment en tissu conjonctif, se condensent et se changent en cicatrice, elles s'ossifient assez promptement dans la profondeur, de sorte qu'après la guérison l'os affecté n'est
pas incomplet, mais, au contraire, devient plus épais par suite du dépôt d'une
jeune masse osseuse à sa surface et dans son intérieur. Vous voyez que les
phénomènes sont ici exactement les mêmes que dans le cas de guérison d'une
fracture sous-cutanée, à cela près que vous devez reporter le processus à la
surface de l'os dénudé. La suppuration est une complication qui ne modifie
en rien l'essence du processus de la seconde intention. Cependant que
deviennent les extrémités osseuses qui, privées en partie ou en totalité de
leur périoste, se trouvent dans la plaie ? Que deviennent les fragments
osseux plus ou moins grands qui, complètement séparés de l'os, ne tiennent
que faiblement aux parties molles ? De même que pour les parties molles,
deux choses peuvent arriver, selon que les fragments osseux sont suscep-

tibles de vivre encore, ou bien qu'ils sont morts; dans le premier cas, du reste le plus fréquent, des granulations s'élèvent directement sur la surface osseuse. Dans le dernier cas, l'activité plastique commence dans l'os, comme dans les parties molles sur les limites de ce qui est encore en vie ; il se forme des granulations interstitielles aux dépens du tissu conjonctif de l'os; ces granulations minent peu à peu le tissu osseux nécrosé, tandis que le reste de la partie osseuse mortifiée, le séquestre, tombe. L'étendue de ce travail d'élimination dépend évidemment de l'étendue de la surface nécrosée, ou, pour employer des termes plus conformes à la physiologie, de la circonscription dans laquelle la circulation a cessé par suite de l'oblitération des vaisseaux. Elle peut varier beaucoup, elle peut ne comprendre que la couche superficielle de l'os lésé, et, comme on appelle nécrose tout ce travail d'élimination, on donne le nom de nécrose superficielle à ce détachement superficiel d'une lamelle osseuse (nécrose superficielle ou exfoliation); l'élimination de la partie interne d'un os s'appelle nécrose centrale, tandis que l'on peut désigner par les termes de nécrose totale l'élimination de toute l'extrémité de l'os fracturé. L'expression « nécrose totale » est usitée aussi pour désigner la mortification de toute la diaphyse d'un os long, ou du moins celle de la plus grande partie de celui-ci ; par opposition, on se sert du terme « nécrose partielle ». Pour le moment, retenez que le fragment osseux mortifié, le séquestre, est séparé et éliminé du corps de l'os par les granulations siégeant dans ce dernier : nous nous réservons de revenir ultérieurement sur la description de ce processus.

La suppuration dans les fractures compliquées provient habituellement, comme nous l'avons déjà dit, des parties molles de la cavité de la plaie et des granulations issues des extrémités de l'os fracturé. Mais si, dans les fractures ouvertes et en suppuration, l'inflammation suppurative se propage au loin par suite d'attrition intense, une grande partie du périoste peut être détruite, soit par gangrène, soit par suppuration, et nous trouvons, dans de pareils cas, une périostite suppurative étendue; la plus grande partie d'un os long, par exemple du tibia, peut être entourée de pus. Ainsi les os, séparés des parties molles, sont privés des éléments nutritifs que leur apportaient les vaisseaux de celles-ci, et de cette façon il peut se développer à la suite de la périostite suppurée une nécrose étendue. Ces dangers locaux ont, du reste, peu de valeur en comparaison de ceux qu'entraînent, pour tout l'organisme, de pareilles suppurations profondes, dangers dont nous parlerons plus tard avec tous les détails que comporte ce sujet. La substance médullaire des os longs, de même que celle des os spongieux, peut prendre part à la suppuration. D'après ce que nous avons déjà dit, vous savez que, dans la marche normale de la guérison des fractures, il se forme également dans la cavité médullaire du tissu osseux nouveau, et que ce dernier ferme, pour quelque temps, la cavité médullaire. Dans les fractures ouvertes, on voit quelquefois survenir une suppuration de la substance médullaire qui peut s'étendre plus ou moins loin. Une pareille *ostéomyélite suppurée* est très dangereuse, aussi bien pour l'os que pour tout l'organisme, absolument comme la périostite suppurée. Elle peut aussi prendre, dès les premiers temps, un caractère ichoreux ; les veines osseuses les plus grosses qui sortent de la moelle peuvent prendre part à la suppuration, et cette maladie a des suites très fâcheuses, parce qu'elle est tellement profonde qu'on ne la reconnaît souvent qu'à l'autopsie. L'ostéomyélite, à elle seule, peut également conduire à la nécrose partielle ou même totale d'un os, à plus forte raison quand elle est associée à la périostite suppurée.

Il était nécessaire de vous faire connaître toutes ces complications des fractures ouvertes, cependant je dois vous avertir qu'on ne les rencontre que rarement avec la gravité et l'étendue indiquées ; ni la nécrose totale des deux bouts fracturés, ni la périostite, ni l'ostéomyélite suppurées et étendues ne sont des conséquences fréquentes de ces fractures ; souvent la guérison s'effectue dans la profondeur d'une manière très simple, et ce n'est qu'à l'extérieur qu'existe une suppuration d'une durée un peu longue. Ici, de même que dans les plaies contuses simples, de l'état et du degré de la lésion, et plus tard de toutes les circonstances que nous avons appris à reconnaître comme causes directes ou indirectes des inflammations secondaires, dépend que l'inflammation traumatique devienne progressive. De plus, la lésion des parties molles, qui complique la fracture, joue un rôle très important.

L'expérience nous apprend que les fractures comminutives étendues, telles que celles qui s'observent dans les plaies par armes à feu, sont très dangereuses non seulement à cause de la fracture, mais à cause de l'attrition des parties molles qui les complique nécessairement. D'un autre côté, on peut, par exemple par une intervention opératoire, telle que l'ostéotomie (opération que vous apprendrez plus tard dans tous ses détails), diviser un os long au moyen d'un ciseau et même en enlever un morceau qui intéresse toute son épaisseur (ce qui nécessairement a pour effet de contusionner fortement la moelle, au point que le sang qui s'écoule est mélangé de gouttelettes graisseuses), sans que cette complication entrave la guérison de la plaie osseuse, qui se fait sans trace de suppuration, à la condition toutefois que les parties molles n'aient pas été contuses et que la plaie n'ait pas été infectée. Ce fait ainsi que l'expérience prouvent que, dans les os de même que dans les parties molles, ce n'est pas le traumatisme lui-même, mais bien les complications auxquelles ce dernier donne lieu qui donnent naissance à l'inflammation et à la suppuration. Bien plus, le tissu osseux lui-même se trouve dans les conditions les plus favorables à une guérison par bourgeonnement et sans réaction.

Qu'un grand nombre de cas de fractures compliquées qui n'ont pas été soumises à un traitement antiseptique donnent lieu, dès le début, à une suppuration inflammatoire, cela ne doit pas nous étonner.

Souvent en effet, déjà à l'instant où le traumatisme s'est produit, une infection par corps étrangers a lieu ; de plus, les parties molles sous-cutanées sont habituellement beaucoup plus fortement contuses que la peau elle-même ; dans la cavité de la plaie entre les extrémités fracturées et dans l'épaisseur des tissus, il s'est épanché du sang et de la lymphe, qui, par suite du mécanisme de la lésion et par suite des mouvements du membre, sont bientôt mélangés d'air atmosphérique, ce qui donne lieu à la pénétration des germes qui sont suspendus dans celui-ci. Même dans le cas le plus favorable, quand les parties molles et les fragments osseux sont encore vivants au point de ne pas être nécessairement atteints par la mortification, la décomposition de l'extravasat, du coagulum sanguin ne pourra guère être évitée. Par suite et de bonne heure, la cavité de la plaie sera remplie d'un liquide putride, qui contient des quantités de végétations de coccobactéries et qui, d'habitude déjà le lendemain du traumatisme, exhale une mauvaise odeur. Plus la plaie des parties molles favorisera la rétention, plus les tissus seront contus, plus étendu enfin sera le trouble de la circulation, et plus vite la décomposition s'étendra dans toute la profondeur : les produits de la décomposition seront résorbés et une septicémie générale en résultera; en outre, partout où la sécrétion décomposée s'infiltrera dans les interstices des tissus, on verra apparaître une inflammation intense, qui s'étendra d'abord dans les parties molles, ensuite dans le tissu médullaire et dans les mailles du périoste. Si l'écoulement de la sécrétion est difficile, comme c'est généralement le cas, quand les os sont recouverts d'épaisses couches musculaires, dans lesquelles les solutions de continuité ne correspondent pas exactement, il peut arriver que la sécrétion décomposée subisse, entre les extrémités fracturées, une pression tellement intense, qu'elle pénètre dans le tissu médullaire, où elle provoque une ostéomyélite progressive. Vous voyez quelle est l'importance des plaies des parties molles compliquant les fractures et combien les phénomènes que l'on observe dans les tissus voisins de l'os influent sur leurs conséquences. Le pronostic dépend donc en grande partie de l'importance de ces lésions et du temps écoulé avant que la fracture compliquée ait été soumise au traitement. En effet, les conditions sont tout autres, suivant que nous devons seulement empêcher l'infection et la décomposition dans un cas de blessure récente, ou suivant que nous avons à faire à une plaie déjà infectée et où il faut enrayer la décomposition des liquides contenus dans sa profondeur. Il en est, sous ce rapport, des fractures compliquées comme des plaies des parties molles, à cette réserve près que celles-là se trouvent habituellement dans des conditions moins favorables. A la rigueur, on pourrait faire complètement abstraction de la lésion osseuse considérée en elle-même et ne tenir compte, dans la fracture compliquée, que du caractère de la blessure des parties molles concomitantes suivant qu'il s'agit d'une plaie simple par instrument piquant ou tranchant, ou d'une plaie contuse. Dans le premier cas, les conditions sont favorables, même si la lésion osseuse est étendue; dans le dernier, elles cessent de l'être, lors même que la lésion du tissu osseux est peu étendue.

Il nous faut à présent, pour compléter cette description, dire quelques mots de l'état général du patient atteint de fracture compliquée. L'état général dépend absolument des complications locales de la lésion. Lorsque le blessé est abandonné à lui-même, presque toujours on voit d'abord survenir une fièvre traumatique intense, due à la résorption de la sécrétion primitive de la plaie; plus tard survient la fièvre de suppuration (fièvre secondaire), dont l'intensité augmente en raison de l'extension du processus inflammatoire. Comme nous l'avons vu à propos des plaies contuses, une exacerbation fébrile accompagne, ici aussi, toute extension inflammatoire, et cette exacerbation est d'autant plus marquée que les foyers de suppuration sont plus profonds. Ainsi, dans l'ostéomyélite et dans la périostite accidentelles, il n'est pas rare de voir la température matinale dépasser 40° Celsius. Ces élévations thermiques, intenses et rapides, associées à des frissons, ne sont malheureusement pas des phénomènes rares. La septicémie, la pyémie, le tétanos et le délirium tremens compliquent fréquemment les fractures de l'espèce ; aussi dois-je attirer votre attention sur ce fait, que je mentionnais au début de ce chapitre, à savoir que toute fracture ouverte peut être ou peut devenir souvent une lésion grave et dangereuse. Je puis vous affirmer, par expérience, qu'un succès opératoire complet m'a rarement causé autant de satisfaction que la cure d'une fracture compliquée grave. Les fractures compliquées graves produites par un violent traumatisme peuvent entraîner la mort en quelques heures, soit par shok, soit par septicémie suraiguë.

Ce que nous avons dit à l'occasion des plaies contuses a d'autant plus d'importance ici que c'est surtout la lésion des parties molles qui contribue à cette issue fatale. Ainsi nous voyons par exemple, dans les fractures compliquées des extrémités inférieures consécutives à des accidents de chemin de fer, que les blessés, même après avoir été immédiatement amputés, survivent seulement quelques heures. La mort a lieu parfois plus tard, parfois vingt-quatre à quarante-huit heures après l'accident ; il est quelquefois difficile dans ce cas de déterminer si le patient a succombé uniquement au shok ou à une septicémie aiguë ou s'il a succombé à la combinaison de ces deux phénomènes. La décomposition, dans les cas où les parties molles sont broyées, peut, surtout en été, être si rapide que tout à coup le poison septique pénètre par un grand nombre de vaisseaux sanguins et lymphatiques dans le courant circulatoire et y produit une intoxication foudroyante, dont les symptômes ont à peine le temps d'apparaître. Nous reparlerons plus tard, à l'occasion des plaies empoisonnées, de cette septicémie suraiguë qui entraîne la mort en quelques heures.

Nous devons encore mentionner une complication qui entraîne parfois la mort des blessés et non seulement de ceux qui sont atteints de fractures compliquées, mais encore de ceux qui sont atteints de fractures simples sous-cutanées : c'est l'embolie graisseuse des vaisseaux sanguins. Pour que de la graisse à l'état moléculaire puisse pénétrer dans la circulation, il faut qu'il existe quelque part de la graisse libre, autrement dit de la graisse non renfermée dans des cellules, et en outre il faut que des vaisseaux soient lésés de façon à laisser des ouvertures par lesquelles des gouttelettes de graisse puissent pénétrer et être entraînées par le courant sanguin. Ces conditions sont particulièrement réalisées dans les cas de fractures, et d'autant mieux que la contusion de la moelle et que la déchirure de ses vaisseaux seront plus intenses. Les gouttelettes de graisse introduites dans la circulation avanceront dans une direction centripète, arriveront dans le cœur droit, et de là dans les poumons, dans les vaisseaux alvéolaires, dans lesquels elles éliront domicile et où l'examen microscopique permettra de les déceler facilement. Ces gouttelettes graisseuses agiront seulement comme embolies mécaniques; dans leur voisinage, on n'apercevra aucun changement. Si des embolies de l'espèce limitées en ces points sont en elles-mêmes peu dangereuses, si souvent elles ne provoquent aucune réaction, leurs suites sont autrement graves quand elles se montrent en grande quantité, non seulement dans les poumons, mais dans le cœur, dans l'intestin, dans le foie, dans les reins, etc. Dans ce cas, l'embolie graisseuse seule peut occasionner une mort immédiate, ainsi qu'il en existe plusieurs observations dans la littérature. La mort peut survenir en très peu de temps ou bien peu de jours après le traumatisme, sans symptômes d'infarctus pulmonaires multiples; toutefois une terminaison aussi fatale constitue toujours un fait rare, et il faut que post mortem la preuve anatomique de l'embolie graisseuse soit faite, pour qu'on soit autorisé à éliminer sûrement toute autre cause de mort.

Le traitement des fractures compliquées est une des questions les plus difficiles de la thérapeutique chirurgicale. Il n'en est pas une qui ait donné lieu à plus d'opinions diverses dans ces trente dernières années. Il y a trente à quarante ans, toute fracture compliquée était habituellement un motif d'amputation. Les dangers de cette lésion, contre lesquels on était à peu près désarmé, faisaient considérer les chances de l'amputation comme préférables pour le malade.

Il est certain que cette manière de faire était un peu justifiée dans l'état où se trouvait alors le traitement des plaies et qu'on sauvait par l'amputation un plus grand nombre de patients qu'on ne l'eût fait en recourant à la chirurgie conservatrice. Plus tard, quand le pansement à ciel ouvert et l'application des bandages inamovibles furent généralisés, on put se hasarder à restreindre les indications de l'amputation primaire.

Les brillants résultats que l'on obtint, en comparaison de ceux réalisés avec les anciennes méthodes de traitement, quand on se décida à appliquer, dans les cas de fractures ouvertes, des appareils plâtrés, et à favoriser, aussi bien que possible, l'écoulement de la sécrétion par la libre exposition de la plaie à l'air, par le drainage, par des contre-incisions, etc., ces résultats contribuèrent au succès de la chirurgie conservatrice. Il est vrai que l'on tomba d'un extrême dans l'autre; si autrefois on amputait trop souvent, on amputa peut-être alors trop rarement.

Partant de cette idée qu'aucun germe ne pénétrait dans les plaies pansées à ciel ouvert, et que les phénomènes réactionnels étaient restreints par l'immobilisation absolue, on a peut-être été trop loin; on a exposé des blessés à une foule de dangers qu'on n'était pas encore en état de combattre, et enfin il est arrivé que la guérison, en rendant au malade un membre informe, inutile et incapable de l'aider, devint pour lui plutôt un inconvénient qu'un avantage. En outre, ni le danger de l'inflammation progressive aiguë, ni celui de la suppuration secondaire et de ses suites, la septicémie et la pyémie, ne furent complètement éloignés par le traitement à ciel ouvert et les appareils inamovibles. Un assez grand nombre de patients succombèrent encore à ces complications, malgré l'application permanente de la glace, malgré l'immersion, malgré le drainage le plus scrupuleux. Ce n'est que tout récemment, grâce surtout aux efforts des chirurgiens allemands et notamment de Volkmann, que le traitement antiseptique des fractures compliquées fut érigé en méthode. Les résultats de celle-ci comparés même à ceux du pansement à ciel ouvert sont tels que nous pouvons considérer la thérapeutique des fractures compliquées comme le triomphe du pansement occlusif antiseptique.

Déjà antérieurement nous avons énuméré les indications de l'amputation primitive; occupons-nous à présent uniquement de la chirurgie conservatrice des fractures compliquées. Ce que nous cherchons à éviter par ce traitement, c'est : 1° la rétention de la sécrétion de la plaie; 2° la décomposition putride à l'intérieur de la plaie et ses conséquences locales et générales; 3° les suppurations progressives secondaires. Comme c'est la pénétration de germes organisés dans la plaie, au moment même du traumatisme, qui provoque la décomposition, il importe dans le traitement de désinfecter la plaie récente, afin d'en éliminer et de détruire les germes qui y ont déjà pénétré et afin d'en éloigner tout élément capable de favoriser le développement des micrococcus, avant tout donc, les extravasats et la sécrétion primitive.

Il va de soi qu'il n'est pas toujours facile de réaliser ces deux desiderata. Il y a des fractures compliquées par des plaies cutanées largement béantes, des solutions de continuité d'os superficiels compliquées par une simple lésion des parties molles, faite par instrument tranchant, dans lesquelles il suffit d'un lavage avec une solution antiseptique pour empêcher l'infection et la décomposition. D'autres fois, on reçoit immédiatement après l'accident des fractures étendues compliquées d'un certain degré de contusion des parties molles : il s'y joint une hémorrhagie modérée, mais pas de gonflement, la plaie paraît être bien propre, il n'y a pas eu pénétration d'air. Dans ces conditions, on peut, sans toucher à la plaie, appliquer un pansement antiseptique, immobiliser et obtenir une guérison sans trace de réaction.

C'est l'expérience que vous donnera seulement la fréquentation de la clinique qui vous permettra de distinguer ces cas d'avec ceux qui sont gravement compliqués. Toutefois, comme cette distinction est souvent difficile à faire, le débutant fera toujours mieux de pratiquer une désinfection complète et soigneuse.

Dans la plupart des cas de fractures compliquées, il n'est pas toujours facile de pratiquer l'examen et d'établir le traitement : habituellement les plaies cutanées sont trop petites pour que l'on puisse se rendre compte de l'étendue de la lésion. Si un blessé atteint d'une fracture compliquée récente est confié à vos soins, vous rechercherez d'abord quelle est l'étendue de la lésion. Supposons une fracture grave de la jambe produite par éboulement. Le patient sera transporté à l'hôpital dans l'état où il aura été trouvé, la jambe seulement fixée sur une attelle provisoire. Vous vous assurerez rapidement par un examen superficiel qu'il s'agit d'une lésion osseuse; habituellement d'ailleurs les compagnons du blessé ou ce dernier lui-même vous disent que le membre est fracturé.

Pour examiner avec soin et appliquer le pansement définitif approprié à la lésion, le mieux sera, surtout à l'hôpital, de chloroformer le blessé si toutefois l'état général (shok, anémie aiguë, commotion cérébrale, etc.) ne s'y oppose pas. Puis vous débarrassez le membre blessé des vêtements et de l'appareil provisoire et vous nettoyez au moyen d'une brosse, de savon et d'eau tièdes les parties voisines de la plaie.

Souvent la peau est recouverte d'une couche épaisse de crasse qui vous force à faire usage de térébenthine et d'éther avant d'employer le savon ; ce sont surtout les parties salies par la poussière de charbon, par la suie et la couleur qu'il est très difficile de nettoyer. Quand enfin vous avez mis la plaie elle-même à nu, recherchez d'abord le siège de la fracture et l'étendue de la plaie cutanée. Le mieux est d'introduire le doigt préalablement désinfecté dans la cavité de la plaie et de rechercher ainsi l'étendue de la lésion des parties molles, l'état de l'os, le déplacement des fragments, la nature des esquilles ou des corps étrangers qui s'y trouvent. En procédant de la sorte, vous parviendrez rapidement à vous rendre compte de tout le traumatisme, et vous pourrez conformer votre intervention ultérieure à l'état de la lésion. Tout d'abord la plaie devra être nettoyée et désinfectée. Pour ce faire, il faut généralement en agrandir l'ouverture ; vous inciserez, cela va de soi, dans la direction où vous aurez le moins de chances de rencontrer des vaisseaux, par conséquent parallèlement au grand axe du membre. L'incision doit être suffisamment étendue pour vous permettre d'arriver facilement jusqu'aux fragments. Vous irriguez alors toute la plaie avec une solution carbolique à 2 p. 100, en vous proposant pour but principal d'éloigner d'abord les corps étrangers (terre, sable, poussières métalliques ou fragments de bois, lambeaux de vêtements, etc.), puis les caillots sanguins, les lambeaux de parties molles complètement séparées, les esquilles détachées, etc., tandis que vous laisserez en place les fragments d'os encore adhérents. Volkmann conseille de faire toujours saillir en dehors de l'incision les deux extrémités fracturées, de les nettoyer soigneusement, d'en retrancher les aspérités, etc. Je crois que cette conduite n'est pas toujours nécessaire ; en tout cas, on doit toujours débarrasser les surfaces des os des caillots et des débris de parties molles qui y adhèrent et les nettoyer au moyen de petites éponges montées.

Il peut survenir dans le cours de ces manipulations une hémorrhagie artérielle, comme aussi il est possible qu'une hémorrhagie artérielle ou veineuse existe déjà à ce moment. Dans ce cas, il faut éloigner les caillots et rechercher la source de la perte de sang.

Le plus souvent, par un examen attentif de la cavité de la plaie, on trouve le vaisseau saignant que l'on peut saisir au moyen d'une pince et lier avec du catgut ou de la soie désinfectée. S'il s'agit d'une hémorrhagie due à la déchirure d'un tronc important, on devra en faire la ligature dans la continuité et au lieu d'élection ; toutefois cette complication est très rare. Les hémorrhagies provenant de la moelle osseuse et les hémorrhagies capillaires des parties molles sont combattues par l'irrigation d'eau phéniquée froide ou par l'élévation du membre. Quand la plaie a été nettoyée au point que le liquide injecté en ressort sans être coloré, on réduit la fracture par

la manœuvre ordinaire de l'extension et de la contre-extension combinées
avec une pression exercée directement sur les extrémités fracturées.

Tout ce qui fait obstacle à une réduction exacte doit être supprimé : s'il
existe des éclats osseux proéminents, on les retranchera ; si des tendons ou
des aponévroses s'interposent entre les fragments, on les éloignera et, si
besoin est, on les sectionnera (quitte à réunir après les bouts des tendons
coupés par des sutures fines). La réduction achevée, on s'assurera encore
au moyen du doigt s'il n'existe pas quelque part dans le voisinage de la
fracture une poche ou une anfractuosité qui devra être drainée.

Dans ce cas, on devra faire des contre-incisions. Parfois une seule suffit ;
alors on incise à travers la plaie cutanée primitive, au point opposé, aussi
près que possible du siège de la fracture. Dans d'autres cas, il est nécessaire
de faire plusieurs contre-incisions : on incise la poche toujours autant que
faire se peut dans son point le plus déclive et on conduit le drain au
dehors par le plus court chemin. On ne doit jamais faire usage de longs
drains traversant toute l'étendue de la plaie ; ils se bouchent facilement,
surtout dans leur milieu, et donnent lieu, si l'on ne les retire pas à temps, à
la formation de fistules. En règle générale, les drains doivent être aussi
courts que possible et avoir une direction verticale de la profondeur vers
la surface.

Les drains étant introduits et fixés en dehors de la plaie, soit au moyen
d'épingles de sûreté qui traversent leurs extrémités extérieures, soit au
moyen de sutures qui unissent leurs parois aux lèvres de la plaie, on
s'assure de leur fonctionnement régulier en y laissant pénétrer une solution
phéniquée à 2 p. 100, et en observant si le liquide s'écoule partout aisément.
On désinfecte de nouveau alors toute la surface de la plaie avec une solution de chlorure de zinc de 5 à 8 p. 100 pour détruire les germes organiques
qui y auraient déjà pénétré, et en même temps pour favoriser la formation
d'une légère eschare sur les tissus blessés, ce qui constituera un obstacle à
la pénétration des substances infectieuses. Cette mince eschare grisâtre,
produit de la coagulation des liquides des tissus, n'entrave nullement la
guérison par première intention.

Tout cela étant enfin terminé, les extrémités fracturées étant dans une
bonne position, on réunit la plaie que l'on a faite par incision jusqu'aux
points où se trouvent les drains, au moyen de quelques sutures superficielles et profondes, en plaques et à points passés.

On ne touchera naturellement pas aux points où la contusion de la peau
paraîtra suspecte, et en général on réunira les bords de la plaie en ayant
soin d'éviter toute rétention de la sécrétion et toute tension. La réunion
par sutures d'une partie de la plaie a pour but de favoriser le plus possible
et dans l'étendue la plus considérable que faire se peut l'agglutination des
parties molles et par conséquent la guérison.

La fracture compliquée peut à présent être pansée : un pansement de
Lister typique avec une quantité de gaze chiffonnée suffisante est directement appliqué sur les bords de la plaie, de telle sorte qu'une compression
uniformément reportée sur tous les points s'exerce au niveau de la cavité.
Le membre doit être enveloppé en bas et en haut, bien au delà du siège de

la fracture : on prend ensuite une bande de gaze phéniquée qu'on applique de la périphérie vers le centre en exerçant une pression modérée et méthodique ; par-dessus, on place de la gutta-percha laminée, une couche de ouate et enfin une bande roulée. Le membre fracturé doit être alors disposé convenablement. Le pansement de Lister agit déjà en s'opposant à tout déplacement ; par-dessus, on dispose des attelles de bois, de gutta-percha, de zinc, de carton ou d'autre substance en nombre suffisant, et on les fixe au moyen de bandes de gaze amidonnée et humide afin que l'appareil devienne plus tard suffisamment résistant. Pour les fractures du membre inférieur, il suffit souvent de placer celui-ci dans une attelle de Volkmann, ou bien l'on combine l'extension permanente au pansement de Lister. Dans ce dernier cas, afin que l'application exacte du Lister à la surface de la peau ne soit pas modifiée par l'extension permanente, il est avantageux d'appliquer quelques tours d'une mince bande élastique au niveau des bords supérieur et inférieur du pansement. Cette bande s'adapte exactement à la peau et ne glisse pas : il va de soi que l'on doit éviter toute constriction trop intense.

Récemment, ainsi que vous l'apprendrez, on a substitué, dans le pansement de Lister, pour les fractures compliquées graves, l'iodoforme à l'acide carbolique. Pour ce faire, on projette de la poudre d'iodoforme dans la cavité, la plaie préalablement désinfectée comme il a été dit, ou bien si celle-ci est très grande on la remplit de gaze iodoformée (tissu semblable à celui de la gaze Lister, préparé seulement avec de la poudre d'iodoforme au lieu d'acide phénique). On ne suture pas et on ne place que peu ou pas de drains. Par-dessus, on applique un pansement ordinaire à la gaze phéniquée ou iodoformée. Ce traitement a l'avantage, outre que l'iodoforme agit comme antiseptique, de réduire au minimum la sécrétion de la plaie. C'est pourquoi j'emploie exclusivement le pansement à l'iodoforme dans les cas de fractures compliquées, et directement aussi j'applique un appareil plâtré fermé. Le bandage ainsi effectué peut rester en place dix à quatorze jours. Au bout de ce temps, on le change et on applique un nouvel appareil plâtré qu'on peut laisser jusqu'à ce que la guérison soit complète. L'avantage de pouvoir immobiliser les fragments dès le premier pansement et pour un temps aussi long est si grand, que je considère à présent le pansement iodoformé, néanmoins quelques inconvénients dont j'aurai à vous parler, comme une des conquêtes les plus importantes de la méthode antiseptique.

Je vous ai décrit en détail l'application du premier pansement, parce que l'état ultérieur du blessé en dépend essentiellement. Antérieurement j'ai attiré votre attention sur ce fait que les complications locales et générales des fractures compliquées dépendaient uniquement de l'infection de la plaie et de la pénétration à son intérieur de germes de putréfaction.

Si, par le premier pansement, on parvient à désinfecter complètement la plaie, à en éloigner tous les corps étrangers pouvant y exercer une influence mécanique ou chimique, les caillots sanguins infectés, etc., le patient se trouvera à peu près dans les mêmes conditions qu'un individu atteint de fracture sous-cutanée.

La résorption de la sécrétion primitive et non décomposée n'a que peu
d'importance ; la cavité de la plaie bien drainée et soumise à l'agglutination
sous l'influence du pansement compressif peut guérir en grande partie par
première intention sans qu'il y ait le moindre obstacle à l'écoulement de la
sécrétion. Entre les extrémités fracturées, et remplissant d'habitude tout
cet espace, il y a dans la plupart des cas un caillot sanguin qui résulte
d'une extravasation des vaisseaux de la moelle et des parties molles après
l'application du bandage, et qui s'oppose à la pénétration de l'air atmosphérique dans l'intérieur de la plaie. Si l'on réussit à préserver ce caillot du
contact des germes de décomposition organique, il jouera le rôle d'une
masse de fibrine coagulée interposée entre les lèvres d'une simple plaie
par instrument tranchant ; des cellules migratrices le pénétreront, des vaisseaux de nouvelle formation y enverront des anses, et, dans les cas évoluant normalement, le coagulum s'organisera et constituera une cicatrice provisoire entre les bouts de la fracture. En un mot, si le premier
pansement, dans une fracture compliquée, réussit, la plaie osseuse guérira
comme une fracture sous-cutanée, sans phénomènes inflammatoires dans
le voisinage, sans suppuration, sans réaction locale et générale. Le traitement ultérieur est très simple : après vingt-quatre heures le pansement
sera changé, afin d'en remplacer les pièces habituellement imprégnées de
sérosité sanguinolente. Le deuxième pansement peut rester en place pendant
quatre ou cinq jours, jusqu'à ce que la sécrétion apparaisse au dehors. Si
tout va bien, on enlève tous ou la plupart des drains, et on peut alors
laisser le pansement plus longtemps, huit à quatorze jours, jusqu'à ce que
la cavité de la plaie soit complètement comblée. Si l'on a fait usage d'un
pansement à l'iodoforme l'indication de le changer sera plus rare encore,
ainsi que nous l'avons dit. S'il reste après le comblement de la plaie une
surface bourgeonnante, on panse au moyen d'une pommade légèrement
irritante, puis on applique un appareil plâtré, à moins qu'on n'ait fait
usage, dès le début, de l'extension continue. Si enfin le premier pansement n'est pas suivi du résultat que l'on espérait, ou si déjà la décomposition a eu lieu à l'intérieur de la plaie, on ne doit généralement plus
rien attendre du pansement occlusif.

Dans ce cas, on remarque, dès que le premier pansement est enlevé,
que la sécrétion sent mauvais ; le patient se plaint d'éprouver des douleurs
dans le membre blessé ; les bords de la plaie et les parties voisines sont
tuméfiées, œdémateuses, très sensibles à la pression ; de la profondeur de la
plaie, il s'écoule spontanément, ou sous l'influence de la pression, du sang
brunâtre, déjà décomposé et possédant une influence phlogogène et pyrogène énergique. Si, à ce moment, vous voulez encore tenter d'enrayer le
cours de la décomposition évidente qui s'effectue déjà, le seul moyen est
d'agrandir la plaie, de nettoyer et de désinfecter avec une solution d'acide
phénique ou de chlorure de zinc, ou de sublimé.

Mais, en fait, on réussit très rarement à éloigner les germes de putréfaction qui se sont introduits dans une plaie et à enrayer le cours de la décomposition. Les caillots sanguins, infiltrés dans les parties molles, constituent
autant de milieux de développement pour les colonies de coccus qui se sont

introduits dans la plaie. Il n'est pas possible de désinfecter complètement la cavité de la plaie, parce que les bords de celle-ci sont déjà dans une certaine étendue en état d'infiltration inflammatoire, et parce que les micrococcus qui ont pénétré dans les interstices du tissu conjonctif donnent partout le signal d'une inflammation et d'une nouvelle décomposition.

Dans ces cas, que l'on peut en partie considérer comme résultant de la non-réussite du premier pansement, le mieux est de renoncer de suite à la méthode Lister et d'avoir recours au pansement à ciel ouvert. On enlève les sutures aux points où cela est nécessaire et l'on soigne la fracture suivant la méthode indiquée antérieurement, c'est-à-dire que l'on remplit la cavité de la plaie de charpie imprégnée de liquide de Burow ou de gaze iodoformée, et on renouvelle ce pansement au moins une fois toutes les vingt-quatre heures. Parfois cela ne suffit pas, ou bien, si vous n'avez commencé à soigner la fracture compliquée qu'après trois ou quatre jours, vous trouvez que toute la plaie est déjà dans un état avancé de décomposition, qu'au voisinage existent une tuméfaction et une infiltration considérable; le mieux est alors d'employer, comme traitement antiseptique, l'irrigation permanente au liquide de Burow, après avoir au préalable immobilisé le membre au moyen d'un bandage à attelles et l'avoir placé dans une situation élevée afin de favoriser la circulation veineuse. Par ce traitement, vous pouvez encore espérer arrêter le processus de décomposition et combattre au moins les complications du phlegmon septique et de la suppuration secondaire.

Dans ces conditions, il faut exercer la surveillance la plus scrupuleuse, afin de reconnaître la moindre rétention, la moindre fusée purulente, et on doit y remédier avec soin par le drainage et des contre-incisions. Il va de soi que, dans ces cas, il ne peut être question d'une guérison par première intention ou sans suppuration ; on doit être déjà satisfait si l'inflammation et la suppuration restent localisées dans le voisinage immédiat de la lésion et si elles ne progressent pas. Enfin, si la cavité de la plaie est partout recouverte de granulations, on suspendra l'irrigation permanente, sans toutefois enlever tous les drains, car la suppuration persiste habituellement encore. La durée de la guérison est naturellement beaucoup plus grande dans ces cas que dans les conditions normales, et le blessé est exposé à beaucoup plus de complications que lorsque l'on peut faire usage du pansement de Lister.

Dans les fractures compliquées, dans lesquelles la sécrétion est déjà décomposée, on a employé aussi l'iodoforme, c'est-à-dire qu'on a rempli toute la cavité de la plaie de poudre jaune et cristalline de cette substance. Il n'est pas douteux que ce moyen ait souvent enrayé la décomposition, vraisemblablement à cause de la formation constante d'iode qui résulte du contact du médicament avec les tissus. En tout cas, l'iode, après une application d'iodoforme, est bientôt reconnaissable dans toutes les sécrétions physiologiques et pathologiques, tandis que, jusqu'à présent, on n'a pu encore déceler dans celle-ci la présence d'iodoforme. On choisira l'iodoforme dans le cas d'une décomposition progressive de la sécrétion si la cavité de la plaie est suffisamment accessible à la pénétration de la poudre dans toutes ses anfractuosités. S'il n'en est pas ainsi, si l'on se trouve en présence de trajets étendus, sinueux et profondément situés, il vaudra mieux avoir recours à l'irrigation continue.

Parfois il survient, quelques semaines après le traumatisme, une tuméfaction considérable, une suppuration intense compliquée de fièvre ; cela peut être dû à une nécrose partielle de fragments pointus, et l'on doit alors tenter d'extraire ces parcelles osseuses dans la narcose.

Cette complication se présentera seulement dans les fractures comminutives, et il est presque de règle que les fragments nécrosés se fassent jour au dehors sans donner lieu à une irritation locale ultérieure. On évitera toute intervention quand il n'existera aucun motif de rechercher les séquestres, d'irriter la plaie par le sondage, et d'ouvrir la voie à l'infection en blessant le tissu de granulations. Ce ne sera que si la plaie n'est le siège d'aucune réaction, comme dans le cas d'un trajet fistuleux chronique, que vous pourrez rechercher les séquestres; toutefois il faut procéder avec beaucoup de circonspection et ne faire usage que d'instruments désinfectés. Si l'un ou les deux bouts fracturés sont nécrosés, l'extraction pourra offrir des difficultés, et l'on devra alors avoir recours à une opération dans le genre de celles que l'on pratique en cas de nécrose et dont nous aurons à vous parler à l'occasion des maladies des os; mais cela ne doit être fait que quand le processus est entré dans la période de chronicité.

Quant à ce qui concerne la durée de la guérison dans le cas de fracture compliquée, celle-ci exige toujours plus de temps que la fracture simple, et, même en raison de l'intensité de la suppuration, elle peut exiger une période de temps double. Sous ce rapport, on ne devra se prononcer qu'après un examen manuel et n'engager le patient à se servir du membre qu'après une consolidation parfaite. L'atrophie du cal, sa condensation et sa résorption jusqu'au rétablissement de la cavité médullaire s'accomplissent tout à fait comme dans les fractures simples sous-cutanées.

Les fonctions du membre se rétablissent plus lentement que dans le cas de fracture simple : les muscles sont atrophiés, leur substance est traversée par du tissu conjonctif néoformé, les articulations sont raides. Vous favoriserez le retour à l'état normal par le massage, la gymnastique, les bains, les douches, etc.

APPENDICE AUX CHAPITRES V ET VI

1º Retard dans la formation du cal. Formation d'une pseudarthrose. — Causes souvent inconnues. Conditions locales. Causes générales. — Etat anatomique. — Traitement : moyens internes; moyens opératoires; critique des méthodes. — 2º De la consolidation vicieuse des fractures; infraction, opérations sanglantes. Appréciation du procédé. — Hypertrophie du cal.

1º *Retard dans la formation du cal et développement d'une fausse articulation, d'une « pseudarthrose ».*

Dans certaines conditions qui ne sont pas toujours connues, il peut arriver qu'une fracture, traitée de la manière habituelle, ne soit pas consolidée au bout du temps ordinaire; il peut même arriver que la consolidation ne se fasse jamais, mais que l'endroit fracturé devienne douloureux et reste très mobile; on comprend qu'alors la fonction du membre puisse être gênée et même complètement abolie. Ces cas, que l'on considère comme des retards dans la formation du cal, s'observent assez souvent dans les fractures simples sous-cutanées, sans que pour cela la guérison définitive cesse d'avoir lieu. Il semble que ce soient surtout les fractures transversales du tibia sans déplacement considérable qui fournissent le plus grand nombre de ces pseudarthroses, et l'on peut souvent se convaincre que ce sont surtout les fractures dans lesquelles les symptômes locaux ont été très peu marqués et pour lesquelles l'immobilisation a été pratiquée immédiatement après la lésion, qui guérissent avec cette lenteur. Aussi est-on tenté de croire que dans ces cas l'irritation locale au niveau de la fracture a été trop peu intense pour donner lieu à une réaction énergique des extrémités osseuses. Dans ces circonstances, on prévoit l'absence du cal.

Un autre épisode du cours de la guérison des fractures est le retard de consolidation du cal. Ce retard s'observe surtout chez les enfants malingres, mal nourris, mais parfois aussi chez des individus d'apparence saine et tout particulièrement dans les cas de fracture de la cuisse. Quand vous enlevez l'appareil après le délai habituel, vous trouvez la fracture en apparence consolidée par un cal considérable, — le patient est même en état d'élever librement sa jambe, — aussi considérez-vous la guérison comme définitive et ne placez-vous plus aucun appareil. Au bout de deux ou de trois jours, vous remarquez que, malgré le repos du malade au lit, il s'est produit un raccourcissement considérable ou bien une déviation anguleuse de l'os qui paraissait consolidé, quoique aucune mobilité particulière n'existe au niveau de la fracture.

On doit bien admettre, dans ces cas, que le cal, bien que normalement formé, ne s'est cependant pas ossifié normalement; mais que ce durcissement plus lent s'est effectué de telle façon que la contraction musculaire ou une influence mécanique quelconque ont favorisé une déviation ou un déplacement des fragments sans qu'il en soit résulté pour cela une nouvelle solution de continuité. L'os se comporte dans ces conditions absolument comme un os complètement rachitique. La consolidation complète a presque toujours lieu quand même elle a fait défaut lors de l'enlèvement du premier appareil et si même il y a eu un raccourcissement ou une déviation de l'os.

Un accident autrement sérieux que celui dont nous venons de parler est la formation d'une pseudarthrose vraie. Il y a des cas, j'en pourrais relever un grand nombre dans ma pratique et dans celles d'autres collègues, de fractures simples chez des jeunes gens très robustes, qui ne se consolident nullement, et où la réunion fait défaut ou n'est établie que par un cal de tissu conjonctif, de telle sorte qu'il en résulte une fausse articulation ou pseudarthrose. Ce sont toutefois des faits que l'on considère comme rares; le plus souvent ils sont dus à des causes bien déterminées, parfois à des affections osseuses; d'autres fois, la cause reste inconnue. L'examen anatomique des pseudarthroses prouve que cette mobilité anormale au niveau de la fausse articulation peut être réalisée de deux façons différentes : ou bien les extrémités fracturées sont réunies par une substance fibreuse, intermédiaire, plus ou moins lâche, ou bien la réunion fait absolument défaut. Dans ce dernier cas, chaque fragment est habituellement un peu épaissi par l'hypertrophie du cal, qui cependant n'a pas amené la guérison; les deux bouts fracturés sont pour ainsi dire polis et revêtus d'une substance cartilagineuse, ce qui ajoute à la similitude d'extrémités articulaires.

Parfois on trouve de véritables rudiments articulaires ou plutôt des surfaces usées, tandis que les parties molles voisines sont épaissies en une sorte de capsule fibreuse, lisse à sa surface interne qui semble revêtue d'une sorte d'endothélium, et qui contient parfois un liquide séro-muqueux, semblable à la synovie. Si l'on examine au microscope les bouts fracturés, on les trouve recouverts en partie d'une couche de cartilage. Cela n'a rien qui doive nous étonner : nous avons déjà dit, à l'occasion de la formation du cal, que, si les circonstances s'y prêtent, la néoformation osseuse passe d'abord par une phase de production cartilagineuse avant la calcification. Le tissu cartilagineux semble se développer partout où le frottement et la pression des fragments l'un contre l'autre ont lieu.

Toute réunion des fragments fait défaut dans cette espèce de pseudarthrose; aussi peut-on dire alors qu'il s'agit, dans le sens exact du mot, d'une fausse articulation formée dans la continuité de l'os.

Il y a certaines fractures du squelette qui, pour différentes raisons, ne se réunissent presque jamais par un cal osseux : à cette catégorie appartiennent les fractures intra-capsulaires du col du fémur et du col de l'humérus, les fractures de l'olécrâne et celles de la rotule. Quand ces deux derniers os sont cassés transversalement, ils s'écartent à tel point que les masses osseuses formées aux deux extrémités ne se rencontrent pas, et, de la sorte, l'union entre les deux fragments n'est constituée que par du tissu cicatriciel, si un traitement approprié n'est pas établi. Quand la tête du fémur est cassée en dedans de la capsule, elle reçoit encore du sang par une artériole qui y arrive par le ligament suspenseur, cependant cette source est très faible et, par conséquent, la production osseuse sur le petit fragment est très faible aussi. Lorsque, dans une fracture intra-capsulaire de la tête de l'humérus, il arrive, cas assez rare du reste, qu'un fragment de la tête soit complètement séparé du reste de l'os, ce fragment ne recevra plus de sang et se comportera comme un corps étranger : on ne peut donc guère alors espérer de soudure. Dans les exemples que nous venons de citer, la guérison est rare; aussi ne donnons-nous plus guère le nom de pseudarthroses à ces sortes d'accidents. Toutefois ces cas particuliers se différencient beaucoup quant à ce qui concerne le résultat fonctionnel de la guérison. Les fractures transversales de la rotule, de l'olécrâne, de la tête du fémur peuvent par un traitement approprié guérir au point que si même la substance intermédiaire aux fragments ne s'ossifie pas, mais reste constituée par du tissu conjonctif, les extrémités fracturées sont néanmoins solidement unies entre elles. Aussi, dans ces cas, ne peut-on parler d'une pseudarthrose dans le sens strict du mot, car les extrémités fracturées sont exactement fixées l'une à l'autre.

Si, au contraire, dans une fracture de ces os, il ne se forme pas de substance intermédiaire, comme c'est le cas dans les fractures transversales de la rotule et de l'olécrâne qui n'ont pas été soignées, ou bien si la cicatrice de tissu conjonctif est très étendue au point de maintenir éloignées les surfaces brisées, le résultat fonctionnel ne différera en rien de celui que l'on obtient dans les cas de la première espèce.

On peut donc réserver le terme de pseudarthrose pour les fractures non consolidées de certains os et dire d'après cela qu'il y a certaines conditions exclusivement locales qui favorisent la pseudarthrose. Parmi celles-ci, il faut faire rentrer, comme je vous l'ai dit déjà, l'interposition au moment de la blessure de parties molles, de muscles, ou de tendons entre les fragments. Si la réduction ne réussit pas à faire cesser cet étranglement des parties molles, il peut encore se faire que la pression exercée sur elles par les fragments en amène la mortification. Sinon, il se développera une pseudarthrose, parce qu'il n'y aura pas contact entre les deux surfaces brisées. Une pseudarthrose peut encore se développer dans les fractures compliquées comminutives, par suite de conditions locales, telles que l'élimination de gros fragments nécrosés, ou l'expulsion après la lésion d'un fragment complètement détaché. Le plus souvent cependant, la production du cal est si grande qu'elle peut suffire à combler une perte de substance considérable. Une suppuration de longue durée, avec destruction, ulcération et résorption étendue des fragments, pourrait également donner lieu au développement d'une pseudarthrose. Certains chirurgiens attribuent encore cette dernière à l'influence du traitement, à un appareil trop lâche, ou à l'absence d'appareil ou encore aux mouvements prématurés.

Mais ces hypothèses ne sont rien moins qu'établies, de même que l'opinion d'après laquelle l'application du froid trop longtemps continuée, la ligature d'un tronc artériel considérable, la paralysie du membre et enfin un appareil trop serré empêcheraient la formation suffisante du cal osseux. Toutes ces causes peuvent bien avoir quelque valeur, mais il faut encore que les conditions générales de nutrition organique interviennent.

Parmi les dispositions générales et les maladies générales du tissu osseux qui favorisent la pseudarthrose, on cite : une mauvaise nourriture, surtout une nourriture exclusivement végétale, comme celle dont on fait usage dans certaines contrées pauvres, l'affaiblissement par hémorrhagies répétées, les maladies organiques spécifiques, comme la syphilis, l'alcoolisme chronique, le scorbut, l'infection carcinomateuse, etc. Parmi les affections des os, c'est surtout l'ostéomalacie, qui est caractérisée par une atrophie de la substance corticale combinée avec un agrandissement de la cavité médullaire. Comme nous l'avons dit, en effet, dans cette affection non seulement les os sont à certains moments d'une fragilité excessive, mais encore les chances de guérison des fractures sont très faibles. La grossesse constituerait aussi une prédisposition ; personnellement je n'ai jamais pu l'observer. Toutes ces prédispositions générales n'ont évidemment pas la même importance ; jusqu'à présent il n'existe pas de statistique qui puisse établir l'influence de certaines causes locales. De plus, on voit des cas de pseudarthroses chez des individus qui ne présentent absolument aucune prédisposition locale ou générale, de sorte qu'il nous faut bien admettre alors que la formation d'une fausse articulation constitue une complication accidentelle de la fracture. C'est ainsi que chez un individu jeune, bien portant et robuste de mon service, qui avait eu une fracture double de l'humérus droit, la consolidation s'était effectuée rapidement entre les fragments inférieur et moyen, tandis qu'entre les fragments moyen et supérieur il s'était développé une pseudarthrose dans le vrai sens du mot. L'opération de la pseudarthrose établit que cette dernière ne résultait pas d'un étranglement des parties molles. Toutes les tentatives en vue d'obtenir une consolidation échouèrent et le patient dut être renvoyé non guéri avec un appareil prothétique. Quant aux causes de cette différence dans la terminaison de deux fractures atteignant le même os chez un individu parfaitement sain, je ne puis rien en dire, mais des cas de l'espèce s'observent parfois et jusqu'à présent on n'a pu en donner l'explication.

Tant que la pseudarthrose n'intéresse que de petits os, par exemple la clavicule ou même les os de l'avant-bras, le radius ou le cubitus, le trouble fonctionnel est encore supportable. Mais si la solution de continuité se localise au bras, à la cuisse ou à la jambe, il en résultera naturellement des troubles fonctionnels sérieux. Dans certains cas, on arrive à donner au moyen d'appareils prothétiques une solidité suffisante aux extrémités ; dans d'autres cas, cela ne réussit qu'imparfaitement ou pas du tout, aussi a-t-on cherché déjà depuis longtemps à guérir les pseudarthroses par une opération qui provoquerait l'ossification.

Avant de vous exposer les procédés mis en usage dans ce but, je dois vous entretenir des essais qu'on a faits avec des remèdes internes ou des remèdes locaux, soit pour prévenir les pseudarthroses, quand, d'après les raisons indiquées plus haut, on pouvait s'y attendre, soit pour les guérir, quand elles étaient déjà produites. Ce sont principalement les préparations de chaux qu'on emploie dans ce but. On fait prendre le phosphate de chaux en poudre, ou bien on fait boire de l'eau de chaux avec du lait, mais ni l'un ni l'autre n'a donné de succès réels.

La chaux introduite de cette façon n'est absorbée qu'en très petite proportion, et de cette faible quantité en excès dans le sang la plus grande partie est éliminée par les reins, de sorte qu'il y en a très peu qui profite à la pseudarthrose. On doit attendre davantage des prescriptions diététiques générales et des aliments, qui, par eux-mêmes, sont riches en éléments calcaires. Par conséquent, il faut recommander le séjour à la campagne, l'usage du lait et de la viande ; cependant ne fondez pas trop d'espoir sur ces ressources, surtout en cas de pseudarthrose complètement formée et existant depuis plusieurs mois. Depuis quelque temps, Wegner a prouvé, par une série d'expériences, que l'administration continue de très petites doses de phosphore favorisait la formation du cal au niveau des fractures et le rendait plus ferme ; il a prouvé que, chez les animaux en état de croissance, la masse de tissu osseux néoformé devenait, sous l'influence de l'usage du phosphore, extrêmement abondante et dure, et qu'en outre elle était très riche en sels de chaux. Ces observations ont donné lieu à l'emploi du phosphore chez les patients atteints de pseudarthrose, surtout au début ; malheureusement, les résultats de ce traitement n'ont pas répondu, chez l'homme, à l'attente, de sorte que l'on est en droit de considérer en général comme peu avantageux les remèdes internes opposés à la formation d'une pseudarthrose.

Les moyens locaux tendent à produire une irritation et un certain degré d'inflammation dans les extrémités fracturées et dans leur voisinage, car l'expérience apprend que la plupart des processus inflammatoires dans l'os, et immédiatement autour de lui, surtout les processus aigus traumatiques et sous-cutanés, conduisent à la néoplasie osseuse.

Si l'on a affaire à une fracture qui ne s'est pas consolidée après le temps voulu, on frottera d'abord énergiquement les extrémités fracturées l'une contre l'autre, afin de favoriser la formation du cal par l'irritation mécanique. En outre, on badigeonnera la peau fortement et à plusieurs reprises, avec de la teinture d'iode, au niveau de la fracture. Ce badigeonnage détermine, suivant Schede, une infiltration plastique abondante dans le périoste et dans l'os ; les emplâtres épispastiques et le fer rouge agissent de la même façon. Un autre moyen, qui réussit souvent, est la constriction de l'extrémité : on exerce au-dessus de la fracture, au moyen d'une pelote de ouate fixée par quelques tours de bande, une constriction qui, sans arrêter la circulation artérielle, s'oppose cependant au retour du sang veineux. Le membre se tuméfie rapidement en dessous ; de vives douleurs se manifestent au niveau de la fracture, et, après l'emploi de ce procédé renouvelé pendant quelques jours, on constate habituellement, au niveau des bouts fracturés, un gonflement qui résulte du tissu du cal nouvellement formé et qui, dans les cas favorables, amène la guérison. Les moyens suivants sont déjà plus énergiques : on irrite directement la masse cicatricielle qui se trouve entre les os fracturés, soit en y enfonçant de longues aiguilles à acupuncture qu'on laisse en place durant quelques jours, soit en mettant les extrémités de deux

aiguilles, enfoncées de la même façon, en rapport avec une batterie électrique et en y laissant passer le courant chaque jour pendant quelques
minutes. L'idée qu'on se faisait de l'influence spéciale, particulière de ce
dernier moyen, appelé l'électropuncture, n'était pas fondée : le résultat
qu'on en obtient est dû simplement à l'effet caustique du courant électrique.

Ensuite, on peut faire passer, à travers cette masse cicatricielle, un ruban
mince et étroit, ou des fils de soie réunis en cordon, c'est-à-dire un séton,
ou simplement un fil à ligature assez épais qu'on laisse jusqu'à ce qu'il ait
provoqué une suppuration abondante ; c'est là un moyen qui es tabandonné.
Le plus souvent, ces divers procédés sont sans effet. Dieffenbach employait
le moyen suivant, basé sur ce fait que si un fragment osseux mortifié, c'est-
à-dire un séquestre, séjourne pendant un temps assez long dans le tissu osseux
vivant, il y donnera lieu à une hypertrophie assez considérable : au
moyen de deux petites incisions on met à nu les deux extrémités de l'os
fracturé, on les perfore d'outre en outre près de leurs bords, et on enchâsse
dans les trous des bâtonnets d'ivoire. Ceux-ci restent en place jusqu'à ce
qu'ils soient devenus mobiles et qu'ils se détachent. Parfois, en répétant ce
moyen, on obtient un bon résultat, mais le plus souvent le succès est loin de
répondre à ce que la théorie semblait promettre.

Comme moyen extrême il reste toujours la résection du tissu cicatriciel,
l'avivement des extrémités fracturées, autrement dit l'intervention opératoire dans le but de transformer la fracture primitive en une fracture
récente et compliquée.

Pour ce faire on a recours aux précautions antiseptiques ; au moyen
d'une incision longitudinale, on met à nu les bouts fracturés, on en détache le périoste, et on en résèque les extrémités, de façon à n'avoir pas
une perte de substance trop grande, afin que les deux surfaces de section
puissent être mises en contact. Dans le but d'obtenir un rapprochement plus
facile et plus parfait, on résèque obliquement, ou en forme d'échelons, et
on tâche de maintenir les fragments en contact, aussi intimement que possible. Il y a plusieurs méthodes pour arriver à ce résultat : ou bien on cloue
les fragments l'un à l'autre au moyen de chevilles d'ivoire ; ou bien on emploie, à l'exemple de von Langenbeck, des vis métalliques que l'on maintient solidement au moyen d'une *anse d'acier*. Dans ces derniers temps,
on a fait usage de ce que l'on nomme la suture osseuse, c'est-à-dire qu'on
traverse les os, préalablement forés, avec des fils d'argent, de plomb ou
de fortes ligatures de catgut ou de soie que l'on serre. Il est très difficile d'obtenir ainsi une fixation parfaite des extrémités fracturées, quelque
simple que cela paraisse être. Les chevilles d'ivoire, les clous et les sutures
métalliques doivent être éliminées après quelques semaines, ce qui n'est
parfois pas sans difficultés. On constate alors que les chevilles d'ivoire sont
le siège d'uue résorption superficielle de leur substance, au niveau de leur
surface de contact avec l'os vivant ; ce phénomène s'explique par la faculté
de résorption que possèdent les vaisseaux des granulations. Parfois, les chevilles sont complètement recouvertes par du tissu osseux néoformé, de telle
sorte qu'on ne peut plus guère les enlever. Si les circonstances s'y prêtent,
les sutures de métal et de soie s'enkystent même dans la plaie ; quant au

catgut, il est résorbé. L'emploi des chevilles ou des vis a l'avantage de provoquer au voisinage immédiat des extrémités avivées une irritation permanente, et de hâter ainsi la production d'un cal osseux.

On a réussi à guérir certaines pseudarthroses par une sorte d'autotransplantation osseuse : on enlève, par une coupe longitudinale, un fragment de tissu osseux de l'une des extrémités de l'os fracturé, en s'arrangeant de façon que ce fragment reste en continuité avec l'os au moyen du périoste ; on lui fait subir autour de ce pédicule périostal un mouvement circulaire de 180° et on le fixe alors à l'endroit où se trouve la pseudarthrose. Il va de soi qu'après toutes ces opérations il faut immobiliser les fragments, soit au moyen d'attelles en bois ou en gutta-percha, soit au moyen d'un appareil plâtré. Quant au pansement de la plaie produite, certains chirurgiens ont attiré l'attention sur ce fait, que la méthode Lister réduisait l'irritation des tissus au minimum, et qu'à cause de cela la consolidation de la fracture faisait souvent défaut.

Cette opinion n'est pas sans fondement : c'est pourquoi l'on peut combiner le traitement consécutif à l'opération de la pseudarthrose de la façon suivante : les deux ou trois premiers jours, alors que le danger d'une infection septique est le plus à craindre, on applique un pansement de Lister, puis on a recours au pansement à ciel ouvert ou bien au pansement à l'iodoforme.

Les procédés ayant pour but de guérir les pseudarthroses sont aussi nombreux que les résultats en sont incertains. C'est de règle d'ailleurs, en médecine et en chirurgie, que les remèdes opposés aux maladies sont habituellement d'autant plus nombreux que leur efficacité est moins grande. Il y a des pseudarthroses qui guérissent par n'importe quel procédé opératoire, et d'autres qui résistent à tout traitement et que l'on peut considérer comme absolument incurables. Aussi faut-il, quand on a à traiter un cas de pseudarthrose, ne pas exposer le patient à un danger trop grand, dans l'espoir d'une guérison incertaine. Il faut, par conséquent, considérer quelle est la méthode qui, dans le cas actuel, mérite le plus de confiance et qui est en même temps la moins dangereuse.

Toutes les opérations pratiquées au niveau des extrémités sont plus dangereuses sur les régions recouvertes d'une couche très épaisse de parties molles, à la cuisse par exemple, que sur les autres points du squelette, bien que l'emploi de la méthode antiseptique atténue considérablement ce danger. En général, dans le traitement des pseudarthroses, vous aurez recours tout d'abord aux méthodes non sanglantes, et ce ne sera qu'en cas d'insuccès que vous ferez usage de la résection des extrémités fracturées et de la suture osseuse. Le traitement au moyen de chevilles d'ivoire est peu dangereux quand la pseudarthrose atteint des os superficiels, et il peut souvent réussir, si l'on répète assez souvent l'opération et si le médecin et le patient font preuve d'une patience suffisante. Ce traitement peut durer six mois et davantage.

Toutefois, il y a des cas où même la résection et la suture osseuse ne sont suivies d'aucun succès ; chaque irritation provoque, au lieu d'une formation nouvelle de cal, un ramollissement et une résorption de l'os, de sorte qu'il faut s'abstenir de toute intervention ultérieure.

Dans les pseudarthroses incurables, on peut se demander s'il faut recourir à l'amputation. Pour le membre inférieur, et particulièrement en cas de pseudarthrose de la cuisse, un moignon d'amputation et un appareil prothétique approprié sont beaucoup plus utiles au patient; pour le membre supérieur, on peut obvier aux inconvénients d'une fausse articulation au moyen d'un appareil à attelles convenables, qui empêche le déplacement des fragments; l'indication d'amputer n'existera par suite que dans des cas exceptionnels, quand la pseudarthrose par exemple sera mal située.

2° Des consolidations vicieuses.

Grâce aux progrès réalisés dans le traitement des fractures, il est rare, aujourd'hui, de rencontrer des cas où la consolidation se soit faite dans une position assez oblique pour que le membre ne puisse absolument plus remplir ses fonctions; cependant, on voit encore de temps en temps ces accidents, soit que, dans les fractures accompagnées de larges plaies ouvertes, la déviation n'ait pas pu être évitée malgré les soins les plus assidus, soit que l'incurie ou l'agitation du malade, dont l'appareil était lâchement appliqué, aient donné lieu à un déplacement considérable des fragments. Dans beaucoup de cas, ce déplacement est si minime que le malade ne se soucie pas de faire réparer ce défaut d'harmonie du corps; on ne désire une meilleure position que dans les cas où, par suite d'une incurvation ou d'un raccourcissement trop marqués, les mouvements du membre, par exemple du pied ou de la main, sont considérablement entravés. Pour de semblables cas, nous possédons une série de ressources au moyen desquelles nous pouvons sensiblement améliorer la difformité et même la faire complètement disparaître. Tant que le cal n'est pas solidement ossifié, on peut toujours corriger le déplacement des fragments soit en exerçant une traction et une contre-extension sur les extrémités fracturées, soit en replaçant celles-ci dans leur situation normale par une coaptation directe; néanmoins je vous engage vivement à n'agir ainsi que dans les fractures sous-cutanées. Dans les fractures compliquées, il est extrêmement dangereux d'entreprendre une manœuvre qui a pour but de corriger la situation des fragments avant la guérison définitive de la plaie des parties molles. Par ces manœuvres, vous détruiriez la couche de granulations protectrices, et il pourrait en résulter, par infection de la plaie, une nouvelle inflammation très violente. C'est principalement dans les fractures qui ont longtemps suppuré que le cal reste longtemps mou, de sorte que vous pourrez toujours obtenir plus tard une position plus convenable du membre, en appliquant des attelles rembourrées tantôt d'un côté, tantôt de l'autre, ou peut-être aussi en faisant l'extension continue avec des poids ou bien encore en vous servant d'une bande élastique. Si la fracture est entièrement consolidée dans une position vicieuse, nous possédons les moyens suivants pour y remédier :

1. — Le redressement du cal (infraction) : dans ce but, on chloroforme le malade et l'on tâche avec les mains de redresser le membre à l'endroit fracturé; si l'on réussit, on applique un appareil inamovible dans cette nouvelle position. Cette méthode, complètement inoffensive dans les fractures sous-

cutanées, n'a de chances de succès que si le cal est encore assez mou pour se laisser courber; elle ne réussit donc que peu de temps après la fracture.

2. — La rupture complète du cal ossifié : tandis que dans la manœuvre précédente l'os est simplement ployé, ici on produit une nouvelle solution de continuité; il en résulte, par suite, une nouvelle fracture sous-cutanée.

Elle peut quelquefois être obtenue à l'aide des mains seules, souvent cependant on sera obligé d'avoir recours à des moyens mécaniques. On a construit, dans cette intention, différents appareils à leviers ou à vis, d'une très grande force, dont l'un porte le nom horrible de « dysmorphostéopaclinclaste » ! Tous ces appareils agissent d'après le principe des leviers à un ou à deux bras; mais, comme ces appareils ne peuvent être appliqués directement sur les os, une grande partie de leur force atteint les parties molles de l'extrémité, aussi devez-vous être très circonspects dans l'emploi de ces ostéoclastes. Afin que les parties molles n'éprouvent pas une trop forte pression au point d'appui du levier, vous devez, au préalable, matelasser l'appareil au moyen d'une épaisse couche de compresses, car il pourrait en résulter une contusion étendue avec gangrène de la peau et des parties molles sous-jacentes. Et l'on aurait alors à craindre tous les inconvénients d'une fracture compliquée grave, tandis que le but qu'on se propose n'est autre qu'une solution de continuité sous-cutanée de l'os. L'ostéoclaste le meilleur est celui de Rizzoli : vous le verrez assez souvent employer en clinique; manié avec prudence, cet appareil ne présente aucun danger.

3. — Au lieu de fracturer l'os en faisant agir une force perpendiculaire à son grand axe, on emploie, dans certains cas, surtout dans les fractures mal consolidées de la cuisse, l'extension forcée dans une direction parallèle au grand axe du membre. Pour ce faire, on se sert de l'appareil de Schneider-Menel, qui n'est autre chose qu'un cabestan à moufle, dont on fait usage également pour redresser des luxations anciennes. Vous pouvez comprendre facilement, par la comparaison que je vais faire, l'effet mécanique d'une semblable extension : si vous avez un bâton assez fortement courbé, et si vous faites tirer aux deux extrémités par des individus robustes, le bâton cassera à l'endroit de sa plus forte courbure. Si, de cette façon, on produit par une force indirecte une fracture nouvelle de la cuisse à l'endroit déformé et si l'on a donné aux fragments une position convenable, on applique immédiatement un appareil plâtré, pendant que le membre est encore maintenu dans l'extension par la machine. D'après les expériences faites jusqu'à ce jour, cette méthode paraît être exempte de tout danger, toutefois elle n'est pas parfaite; il arrive que l'extension a pour résultat, non pas une fracture au siège primitif, mais une fracture à côté de celui-ci.

4. — Dans tous les cas où le déplacement est très considérable et dans lesquels l'infraction de l'os paraît irréalisable sans blessure des parties molles, soit par suite de la résistance du cal, soit parce que la situation de la consolidation vicieuse ne permet pas de faire usage d'une force nécessaire, dans tous ces cas, il faut recourir à la division de l'os par une opération sanglante. La méthode uniquement employée de nos jours dans ces circonstances est l'ostéotomie sous-cutanée, suivant le procédé de von Langenbeck, dont nous reparlerons plus tard.

5. — Si le déplacement des fragments est tel que la section transversale ou oblique faite au ciseau ne suffise pas à obtenir une position convenable du membre, il reste encore l'excision cunéiforme suivant le procédé de Rhea Barton : il consiste à ouvrir largement les parties molles jusqu'à l'os, à l'endroit correspondant à la fracture, et à réséquer du cal une portion en forme de coin, dont la partie large correspond à la convexité et la pointe à la concavité de l'os anormalement courbé. Cette opération constitue, en tout cas, la ressource extrême : elle était, avant que la méthode Lister fût connue, extrêmement dangereuse et, à cause de cela, très rarement employée. Avec les précautions antiseptiques, elle n'est guère plus grave que la simple ostéotomie, si l'on a soin d'éviter la contusion des parties molles et de faire un drainage soigneux. On divise l'os complètement, afin qu'il se place pour ainsi dire de lui-même dans la situation normale ; on fait une contre-ouverture dans le point le plus déclive de la cavité de la plaie, on y introduit deux drains et on panse, comme dans une fracture compliquée, après avoir immobilisé par un appareil à attelles convenables, ou, s'il s'agit de la cuisse, par un appareil à extension. La guérison s'effectue toujours par la formation d'un cal osseux.

Si l'on compare ces méthodes entre elles, on verra que la division non sanglante de l'os ne peut offrir du danger que lorsque les parties molles auront subi une pression considérable, au point qu'il en résulte une gangrène et une suppuration putride des parties contuses. Par la force seule des mains, une pareille contusion ne peut guère avoir lieu ; ce ne sera le cas que si l'on emploie, pour briser l'os, un appareil mécanique.

Pour éviter cette complication, les parties molles doivent être bien matelassées. Si l'on fait usage de l'ostéoclaste de Rizzoli, qui agit au moyen d'une vis, la force doit exercer son action aussi rapidement que possible, afin que la durée de la compression des parties molles soit très courte. Pour cela on imprime à la vis quelques tours énergiques au moyen de la manivelle, et l'on relâche aussitôt que l'os est fracturé. En prenant ces précautions on peut développer, au moyen de cet appareil, une force énorme.

La division sanglante de l'os n'est pas grave, si l'on évite la contusion des parties molles et si l'on entretient la plaie dans l'état aseptique. Il arrive, quoique rarement, que la déviation de l'os fracturé, surtout aux extrémités inférieures, est si grande qu'aucun des moyens indiqués ne réussit à rendre le membre utile. Dans ces circonstances, il ne reste d'autre ressource que l'amputation pratiquée au point le plus favorable pour le patient.

Parfois encore, le cal est hypertrophié et a pris un volume tout à fait anormal au point de constituer une sorte de tumeur osseuse ; on observe, comme vous le savez, des hypertrophies analogues au niveau des cicatrices des plaies molles ; elles sont même plus communes à la peau et à l'extrémité des nerfs qu'au niveau des os. Dans ces cas, on ne doit pas trop se hâter d'intervenir par une opération, qui ne pourrait consister qu'en une résection de la masse du cal et qui ne serait pas sans danger. A la longue, cette hypertrophie du cal disparaît presque toujours, et, si même ce dernier reste quelque peu volumineux, cela a peu d'importance.

CHAPITRE VII

LÉSIONS DES ARTICULATIONS

<hr>

DIX-HUITIÈME LEÇON

Contusion. — Entorse. Traitement par la compression et le massage. — Ouverture des articulations et arthrite inflammatoire aiguë traumatique. — Variétés dans la marche et la terminaison. — Traitement : Ouverture et lavage de l'articulation, irrigation permanente, immobilisation. — Considérations anatomiques sur l'arthrite traumatique aiguë. — Luxations traumatiques, congénitales, subluxations spontanées. — Étiologie. — Réduction. Traitement consécutif. — Luxations habituelles et anciennes. Traitement. — Luxations compliquées. — Luxations congénitales. — Luxations des cartilages semi-lunaires de l'articulation du genou; luxation du tendon du biceps.

Jusqu'ici, nous n'avons parlé que des lésions des tissus assez simples; nous allons nous occuper maintenant d'appareils un peu plus compliqués.

Vous savez que les articulations sont composées de deux ou plusieurs extrémités osseuses, recouvertes de cartilage, d'un sac pourvu souvent d'appendices et de poches, qui est compté parmi les séreuses et qu'on appelle la synoviale, et enfin d'une capsule fibreuse avec ses ligaments de renforcement. Toutes ces parties peuvent prendre part à l'affection de l'articulation, de sorte qu'on a quelquefois affaire en même temps à une maladie de la membrane séreuse, de la capsule fibreuse, des tissus osseux et cartilagineux. La part que prend à l'affection chacun de ces divers éléments est très différente sous le rapport de l'intensité et de l'étendue; cependant je vous ferai observer déjà maintenant que la membrane synoviale et l'os y jouent le rôle le plus important, et que le caractère particulier, propre aux affections articulaires, dépend principalement de cette propriété du sac synovial d'être fermé et de porter des appendices.

Je commencerai par vous dire quelques mots de la *contusion des articulations*. Si un individu reçoit un coup violent sur une articulation, celle-ci peut gonfler modérément, par suite d'une augmentation de la sécrétion de synovie; cependant, dans la plupart des cas, après quelques jours de repos, pendant lesquels on peut faire appliquer des compresses d'eau blanche ou tout simplement d'eau froide, le gonflement et la douleur disparaissent, et l'articulation revient à son état normal. Dans d'autres cas, il persiste un peu d'endolorissement et de raideur; il se développe une inflammation chronique qui peut amener des affections sérieuses sur lesquelles nous ne voulons pas nous étendre pour le moment. Si l'on a l'occasion d'examiner une articulation modérément contusionnée chez un individu qui a succombé à des lésions graves, reçues en même temps, on trouvera, dans le tissu de la synoviale, des extravasats sanguins plus ou moins grands, et quelquefois du sang dans la cavité articulaire elle-même; dans ces contusions sans fracture, les épanchements sanguins sont rarement assez considérables pour que la cavité articulaire soit complètement remplie de sang; cependant la chose est possible. On appelle cet état *hémarthron* (αἷμα, sang, ἄρθρον, articulation). Si une articulation qui a commencé à gonfler d'une manière considérable immédiatement après la contusion reste douloureuse pendant quelque temps, un traitement antiphlogistique un peu plus énergique est indiqué. Il consiste à envelopper l'articulation d'une bande mouillée qui exerce une pression égale et modérée; on pourra même avoir recours à l'application d'une vessie de glace, quand la douleur et le gonflement seront considérables, et le membre sera soumis à un repos absolu. En général, les inflammations de ce degré cèdent facilement aux moyens indiqués, quoique des affections chroniques et une certaine irritabilité de l'articulation affectée succèdent assez souvent à l'état aigu. Il est très important de savoir si la contusion articulaire n'est pas compliquée d'une fracture ou d'une fissure des extrémités osseuses; s'il en était ainsi, il faudrait appliquer un appareil plâtré et être très réservé dans le pronostic sur les fonctions ultérieures de l'articulation [1].

Un mode de lésion tout à fait spécial aux articulations, c'est l'*entorse* (distorsio). Elle est surtout fréquente au pied. Une pareille distorsion, qui du reste peut s'observer sur presque toutes les articulations, consiste principalement en un tiraillement, une extension trop forte, et quelquefois une déchirure des ligaments avec extravasation sanguine dans l'articulation et dans les tissus environnants. Cette lésion peut être très douloureuse dans le premier moment, bien que ce ne soit pas toujours le cas, et ses suites sont souvent de très longue durée, surtout si le traitement n'est pas institué d'une manière logique. Dans ces circonstances on employait autrefois les saignées et le froid. On le fait encore aujourd'hui, mais sans profit si l'on n'immobilise pas la jointure. Il est en effet beaucoup plus important, après ces traumatismes, de laisser les articulations dans un repos absolu, afin que les ligaments déchirés puissent se souder d'une manière normale. Nous atteignons ce but de la manière la plus simple par l'application d'un appareil plâtré, avec lequel le malade pourra se promener s'il ne ressent pas de douleur en prenant cet exercice. Après dix, douze ou quatorze jours, selon l'intensité de la lésion, nous pouvons lever l'appareil, mais nous le renouvelons immédiatement si le malade ressent encore

---

1. Quant au pronostic relativement au temps nécessaire pour le rétablissement des fonctions de l'articulation, il faut tenir compte de l'existence de la contusion des extrémités osseuses et du degré de gravité de cette contusion.

de la douleur en marchant. Il peut quelquefois être nécessaire de faire porter l'appareil pendant trois à quatre semaines. Ceci vous paraîtra très long pour une si faible lésion : il n'en est rien cependant; les tendons déchirés ou seulement étirés exigent un certain temps pour se rétablir. Malheureusement cette précaution est rarement observée : avant de recourir à l'immobilisation on emploie souvent dans l'entorse toute espèce de moyens, et le résultat en est une prolongation de quelques mois pour la guérison, sans compter que cette longue durée augmente les chances d'apparition des inflammations chroniques qui se développent plus tard dans l'articulation. En cas d'entorse, vous ne devez donc pas établir un pronostic trop favorable quant à la rapidité de la guérison, et vous aurez soin de traiter consciencieusement cette lésion, qui souvent n'est insignifiante qu'en apparence.

Outre l'immobilisation, il y a encore un excellent moyen qui agit contre la sensibilité et le trouble fonctionnel des entorses légères; je veux parler de la compression et du pétrissage du sang extravasé. C'est là un procédé, très ancien déjà, en usage chez les Indous et dans les gymnases grecs et qui s'est transmis en Europe et en Orient comme remède populaire. On appelle cette méthode de traitement : le *massage*.

Le massage s'effectue de la façon suivante. On oint d'abord la peau au niveau du point blessé et au-dessus de l'articulation avec de la vaseline ou un corps gras quelconque, dont on s'imprègne également les mains afin de diminuer le frottement. On frictionne alors, en pressant d'abord modérément, puis de plus en plus fort, et en allant de bas en haut, de telle façon que les doigts appliqués d'abord en dessous de l'articulation malade se portent sur celle-ci et se dirigent vers l'articulation voisine, absolument comme si l'on voulait refouler un liquide vers le point où l'écoulement doit se faire. On peut en outre, au niveau du siège du gonflement, exercer un véritable « pétrissage » circulaire au moyen des deux pouces, en faisant usage de toute sa force afin d'écraser ainsi le sang extravasé (l'infiltration inflammatoire) et d'aider à sa résorption ultérieure par le frottement (effleurage). Il est établi par l'expérience que des substances colorantes en poudre (par exemple le vermillon, l'encre de Chine, etc.), introduites dans l'articulation du genou d'un lapin, ont été refoulées par le massage, et cela en quelques minutes, jusque dans les vaisseaux et les espaces lymphatiques du tissu conjonctif de la cuisse. La même chose a lieu pour les produits pathologiques, sang extravasé et transsudats.

Il n'est pas douteux que nous puissions, par le massage, obtenir une résorption rapide et considérable de l'épanchement sanguin et une disparition du gonflement inflammatoire. La vive douleur ressentie au début disparaît bientôt, déjà pendant le massage, et cette opération achevée le patient éprouve un grand soulagement. C'est surtout quatre à six heures après la lésion que le massage a cette influence; plus tard, s'il existe une inflammation aiguë, ce traitement doit être institué avec beaucoup de circonspection; ce n'est qu'après la disparition de la tuméfaction inflammatoire que l'on peut masser avec énergie. Nous aurons plus tard l'occasion de revenir sur l'emploi de ce moyen contre les arthrites inflammatoires chroniques. Il

ne faut pas perdre de vue que, malgré le massage, les tissus blessés exigent
un certain temps pour se guérir et que, par conséquent, pendant les prémiers
temps, le repos absolu est nécessaire. Il arrive, malheureusement assez souvent, que, malgré les soins les plus attentifs, des inflammations chroniques
soient consécutives aux entorses. Ces inflammations sont graves non seulement en raison de leur durée, mais encore parce que, peu à peu, dans
l'espace de quelques années, elles donnent lieu à des affections fongo-tuber-
culeuses de l'articulation. Cela s'observe assez souvent chez les enfants et
chez les adultes de complexion délicate, entachés de diathèse scrofulo-tuberculeuse. Nous reviendrons ultérieurement, à propos de l'étiologie des
inflammations chroniques, sur cet objet.

Ouverture des articulations et arthrite traumatique aiguë.

En passant maintenant aux plaies articulaires, nous faisons, sous le rapport de l'importance de la lésion, un pas énorme. La contusion et la distorsion des articulations sont considérées par beaucoup de malades comme une
chose de peu d'importance, mais l'ouverture du sac synovial avec écoulement de synovie, est toujours, que la plaie soit grande ou non, une lésion
grave, qui peut compromettre sérieusement les fonctions de l'articulation
et qui, dans beaucoup de cas, peut même mettre la vie en danger. Ici, encore,
il faut établir la distinction que nous avons déjà faite en parlant des contusions, entre les inflammations traumatiques sous-cutanées et celles qui communiquent avec l'extérieur, distinction dont nous avons également vu l'importance en parlant des fractures sous-cutanées et des fractures ouvertes.
Dans les articulations, il s'ajoute encore un autre élément fâcheux, c'est que
les sacs sont fermés et garnis d'anfractuosités dans lesquelles stagne le pus
formé; d'un autre côté, l'inflammation des membranes séreuses exerce toujours, à l'état aigu, une très fâcheuse influence sur l'état général du malade,
lade, et, dans les cas les plus favorables, elle peut encore donner lieu à des
processus de très longue durée. Je ne parle ici que des plaies simples par
instruments piquants, tranchants ou contondants, c'est-à-dire de celles qui ne
sont pas compliquées de luxations ou de fractures, et je choisis comme
exemple l'articulation du genou; cependant je vous ferai observer que,
précisément dans cette articulation, la lésion est généralement considérée
comme la plus grave de ce genre. Un homme vient vous trouver : en coupant du bois, il s'est fait à côté de la rotule une plaie de 1 ou 2 centimètres
de long, qui ne donne pas issue à beaucoup de sang. Cette plaie peut dater
de quelques heures ou déjà du jour précédent. Mais le patient n'en fait
pas de cas, il vient chez vous dans le simple but de vous demander la
manière de se panser. Vous l'examinez, et vous voyez que, d'après sa position, la plaie répond à la synoviale, qu'autour d'elle il y a un peu de
liquide transparent, séreux, légèrement visqueux, qui se montre en plus
grande abondance quand le blessé met l'articulation en mouvement. —
Ce fait attirera toute votre attention; vous interrogez le malade, et vous
apprenez qu'immédiatement après l'accident il ne s'est pas écoulé beaucoup de sang, mais un liquide qui ressemblait à du blanc d'œuf. Dans ces

cas, vous pouvez être sûr que l'articulation est ouverte, car sans cette lésion la synovie n'aurait pas pu sortir. Dans les petites articulations, la quantité de synovie qui sort est si peu considérable qu'on la remarque à peine, c'est ce qui explique pourquoi, dans les plaies des articulations digitales et même dans celles du cou-de-pied et du poignet, on peut pendant quelque temps douter si la plaie pénètre dans l'articulation ou non.

Cet exemple vous prouve que les symptômes immédiats des plaies pénétrantes des articulations peuvent être insignifiants : tandis qu'un patient atteint d'une fracture sous-cutanée de la jambe est forcé, à cause de la douleur et du trouble fonctionnel, de se considérer comme blessé, celui qui est atteint d'une plaie articulaire peut circuler sans grande peine ; la plaie est peu douloureuse, l'hémorrhagie a été peu abondante, et la guérison se fait de façon à laisser le patient dans l'ignorance de la gravité de son état. Aussi aucun traumatisme n'est-il aussi souvent suivi d'accidents, par suite de négligence, que les plaies pénétrantes des articulations ; bien coupable est le médecin, qui n'institue pas dans ce cas un traitement sérieux, parce qu'il ne tient pas compte de l'insignifiance apparente de la lésion.

Quel traitement doit-on instituer dans le cas de plaie pénétrante d'une articulation ? Il faut distinguer les blessures récentes qui nous sont soumises immédiatement après l'accident, d'avec celles qui, pansées sans soins, ont été exposées durant plusieurs heures, ou même tout un jour, au contact de l'air atmosphérique. Si on réclame vos soins pour un malade atteint d'une plaie produite par un instrument tranchant, il est évident ou très probable que l'articulation a été ouverte ; vous recherchez d'abord s'il n'y a pas eu pénétration de corps étrangers dans l'articulation, si l'hémorrhagie a été abondante, si la lésion est considérable ou non. Si les symptômes de la lésion permettent d'admettre qu'il n'y a eu, jusqu'à ce moment, aucune infection de la plaie, et que la quantité de sang épanché dans la cavité articulaire a été peu considérable, il vous suffira de laver et de désinfecter la plaie et les parties voisines, et de tâcher de réunir aussi vite que possible les parties molles blessées.

Vous pouvez vous hasarder dans ces cas à réunir exactement la plaie cutanée par quelques sutures profondes ; puis vous appliquerez un pansement de Lister ou un pansement iodoformisé ou bien, en cas de nécessité, un simple pansement ouaté et vous exercerez une compression régulière sur l'articulation. La chose essentielle dans le traitement de toutes les plaies articulaires est le repos absolu : pour ce faire, on fixe tout le membre dans un appareil à attelles et on le place dans l'élévation. On ne doit cesser l'immobilisation qu'après la fermeture complète de la plaie des parties molles et qu'après la disparition de toute inflammation articulaire. Dans ces circonstances, on peut obtenir une guérison complète par première intention, sans avoir recours à d'autres moyens. Les antiphlogistiques, auxquels on avait recours autrefois dans ces circonstances, les sangsues, les ventouses, la glace, etc., sont absolument inutiles s'il y a infection de la plaie articulaire, et parfaitement superflus s'il n'en est pas ainsi. Quand la marche est régulière, la plaie guérit par première intention ; en général, on trouve à l'intérieur de l'articulation une plus grande quantité de synovie secrétée, ce qui occasionne un certain gonflement de l'articulation. Mais cet épanchement séreux aigu disparaît rapidement sous l'influence d'une compression méthodique, et déjà, vers la fin de la première semaine, l'articulation peut avoir repris son aspect normal ; le patient, qui, le premier jour, éprouvait une sensation de tension et de chaleur au niveau de la blessure et qui avait un peu de fièvre, se trouve à ce moment complètement rétabli et ne ressent plus aucune douleur.

Lors même que la marche de la lésion a été exempte de toute réaction, je vous conseille vivement de ne pas cesser l'immobilisation avant la première semaine, et de ne permettre les mouvements articulaires que peu à peu et avec beaucoup de précautions, si même toute trace de gonflement et de sensibilité a disparu. Ces mouvements, passifs ou actifs, sont au début un peu douloureux ; le repos prolongé a produit la raideur de l'articulation et un certain degré d'atrophie musculaire ; habituellement dans les premiers mouvements passifs, on perçoit un léger craquement des surfaces articulaires frottant l'une contre l'autre. Cet inconvénient disparaît rapidement sous l'influence d'une gymnastique méthodique et prévoyante, à laquelle il est utile d'ajouter le massage ; de plus on fera usage de bains tièdes combinés à des douches froides en pluie ; si enfin on ajoute à cela des frictions avec l'eau-de-vie camphrée, avec le liniment ammoniacal, etc., ou bien encore la chaleur humide sous forme d'enveloppements, et si la lésion a évolué, comme nous l'avons décrit, l'articulation récupérera en peu de temps sa mobilité normale.

Il en est tout autrement, si la plaie articulaire a été infectée dès le début, ou s'il y a eu dans la cavité articulaire une hémorrhagie abondante qui a passé inaperçue et malgré laquelle des mouvements imprimés au membre après la blessure ont favorisé l'entrée de l'air dans l'articulation. Cela peut arriver même dans le cas d'une blessure insignifiante des parties molles, par exemple à la suite d'une plaie produite par instrument piquant, souvent méconnue comme plaie articulaire à cause du rapprochement de ses bords. Si, dans cette occurrence, on suture la plaie cutanée et si l'on établit le traitement que nous venons de décrire, pendant les deux ou trois premiers jours la marche peut, en apparence, n'être compliquée d'aucun incident. Si vous examinez le blessé le quatrième et le cinquième jour, vous trouvez un gonflement considérable de l'articulation, au niveau de laquelle la peau est chaude et rouge ; les sutures qui réunissaient les bords de la plaie ont déchiré dans la profondeur, et peut-être même déjà verrez-vous entre ceux-ci une petite quantité de pus ténu. Ou bien encore la plaie cutanée sera réunie superficiellement ; mais si vous éloignez les sutures, la plus légère pression écartera les bords de la solution de continuité et vous verrez sourdre de l'articulation une quantité notable de synovie trouble mélangée de flocons purulents. S'il s'est produit dans l'articulation un épanchement de sang en même temps qu'une pénétration d'air, il survient habituellement déjà, vingt-quatre heures après la lésion, des phénomènes de réaction locale et générale intenses ; l'articulation est tendue et très douloureuse, et le patient a de la fièvre ; si vous écartez les adhérences établies au niveau de la plaie le troisième ou le quatrième jour, il s'écoule un mélange de pus et de synovie, contenant des caillots sanguins et des gaz et exhalant une odeur fétide. Ce dernier cas est le plus grave : si on le méconnaît et si l'on n'intervient pas avec énergie, il en résulte une arthrite sanieuse aiguë.

Prenons d'abord pour exemple un processus moins aigu. Supposons un individu qui a reçu dans l'articulation du genou un coup de pointe de couteau, qui n'a pas été soigné suivant les règles et qui a continué à marcher encore pendant quelques jours malgré la douleur. Vers la fin de la première semaine, la douleur devient intolérable au point d'entraver le plus léger mouvement ; tout attouchement est sensible, le malade fixe le membre blessé au moyen des deux mains et de la jambe saine ; la région articulaire est rouge et très chaude, toute la jambe et le genou sont tuméfiés, œdémateux ; la fièvre s'allume et augmente à la soirée ; le malade a complètement perdu l'appétit, il commence à maigrir.

La plaie articulaire s'est peut-être fermée après avoir laissé sourdre de la synovie trouble, ou bien il s'en est écoulé constamment un liquide séromuqueux présentant peu à peu les caractères du pus. Mais quand même ce ne serait pas le cas, le gonflement de l'articulation, la fluctuation évidente, la grande sensibilité douloureuse, l'augmentation de la température, l'œdème de la jambe, l'exacerbation de la fièvre prouvent qu'il s'agit d'une inflammation articulaire aiguë intense. Si, dans ces conditions, le membre n'est pas fixé, il prendra peu à peu une position fléchie, pouvant même aller jusqu'à la position à angle aigu.

Cette flexion des articulations enflammées est vraisemblablement due à ce que les nerfs sensibles de la synoviale enflammée produisent par réflexe une contraction des fléchisseurs, qui est entretenue par la persistance de la douleur. L'opinion, d'après laquelle la flexion aurait lieu parce que c'est dans la position intermédiaire à la flexion et à l'extension que les articulations peuvent contenir le plus de liquide, est infirmée par les faits. En effet, on observe cette position fléchie dans des affections articulaires sans accumulation de liquide dans la cavité de la synoviale, tandis qu'elle fait très souvent défaut dans des arthrites chroniques, dans des hydarthroses complètement indolores. Il est probable que jamais il n'existe, chez l'homme vivant, dans le liquide contenu dans l'articulation, une pression aussi forte que celle dont Bonnet et d'autres durent faire usage dans leurs expériences, pour produire sur le cadavre une flexion articulaire. En tous cas, l'observation démontre que c'est surtout la synovite aiguë et douloureuse qui favorise cette flexion, et l'expérience a prouvé d'autre part que la sensibilité de l'articulation diminue quand on place cette dernière dans une position normale et qu'on l'immobilise, après avoir, au préalable, chloroformé le patient.

Si, dans ces conditions, aucun traitement rationnel n'a été institué, le liquide augmente rapidement dans l'articulation ; la tension ne cesse de s'accroître, les douleurs deviennent de plus en plus vives, jusqu'à ce qu'enfin la capsule articulaire soit perforée par le pus qui s'épanchera dans les tissus voisins, puisque d'habitude la plaie cutanée sera trop minime pour lui livrer passage. La guérison spontanée peut succéder à cette marche ; en effet le pus, épanché dans le voisinage de l'articulation, arrivera rapidement à la surface, puis s'écoulera au dehors, tandis que la cavité se comblera peu à peu. Dans ces circonstances, le résultat définitif de la lésion sera en somme favorable si la synovite aiguë n'a déterminé aucune destruction profonde ; la fièvre diminuera avec l'écoulement du pus, les symptômes inflammatoires locaux disparaîtront, et enfin la plaie articulaire primitive et les orifices de la capsule se cicatriseront ; toutefois il persistera toujours une certaine raideur articulaire. Si la position vicieuse n'a pas été corrigée, l'articulation se fixera dans cet état ; les ligaments, les tendons et les aponévroses se contracteront et, en l'absence d'un traitement convenable, le membre restera indéfiniment déformé et peu utile. Cette terminaison aura d'autant plus de chances de se réaliser, que la suppuration aura duré plus longtemps, que la synovite catarrhale primitivement superficielle aura gagné davantage en profondeur, et enfin que le processus aigu aura pris un caractère de chronicité plus marqué.

Mais les cas qui se terminent de cette façon ne sont ni les plus graves ni les plus fréquents. Il arrive bien plus fréquemment que dès que la suppuration a envahi l'articulation, elle s'étend promptement si un traitement énergique convenable n'y met obstacle. D'abord la capsule peut être atteinte et, quoiqu'il y ait une plaie ouverte de l'articulation, il peut encore se produire une ulcération de la capsule et un écoulement de pus dans les parties molles péri-articulaires. Il se forme habituellement alors une tumeur profonde et confusément fluctuante ; si on la comprime, il s'écoule d'un point souvent assez éloigné de l'articulation et provenant de celle-ci une quantité notable de liquide purulent. Toutefois il peut toujours se faire qu'une partie de l'articulation, qu'une portion du sac synovial reste indemne, au point qu'on n'y trouve qu'un sérum clair ; cela est dû à ce que certaines poches de la cavité articulaire sont mécaniquement isolées les unes des autres par l'action des plis de la synoviale tuméfiée, qui agissent comme des soupapes. Mais une fois que toute la cavité est entreprise, chaque cul-de-sac, chaque bourse muqueuse en communication avec la synoviale devient une source de dangers à cause de la rétention du pus, et ce sera surtout à leur niveau que se produiront le plus facilement les ulcérations. Par suite de cette *panarthrite*, toute la membrane synoviale sera peu à peu envahie par cette suppuration et cette destruction. Puis, même aux points où le pus ne s'est pas infiltré dans les parties molles il se formera des collections nommées abcès péri-articulaires. On attribue la formation de ces derniers au transport, par les lymphatiques, des produits inflammatoires issus de la cavité articulaire, dans le tissu cellulaire du voisinage ; ces éléments produiraient alors une inflammation suppurative.

On s'explique ainsi que ces abcès puissent se former sans qu'il y ait communication directe avec les cavités articulaires ; mais plus tard, par suite de la destruction de la capsule articulaire, ils se confondent avec le pus de la synoviale. Cette suppuration peut encore s'étendre dans les gaines tendineuses voisines ; en différents points, il se forme des fistules externes ; le membre entier ressemble à une éponge imprégnée de pus, que la plus légère pression fait sourdre dans toutes les directions. L'articulation elle-même présente une mobilité anormale par suite de la destruction de la capsule et des ligaments ; la mobilité latérale constitue même, quand ce processus atteint des articulations à charnière, un symptôme très important. Quant aux mouvements actifs ou volontaires, ils sont perdus dans ces cas, parce que les muscles enflammés et infiltrés en partie par la suppuration ne peuvent plus guère se contracter.

L'état général, dans des processus locaux d'une pareille gravité, est naturellement profondément altéré. Dès le début, la présence du pus dans l'articulation donne lieu à une fièvre continue ; cet état fébrile à exacerbations vespérales atteint jusqu'à 39°,5 et au delà ; la perte d'appétit, les douleurs continues, et enfin l'insomnie ont, au bout de trois semaines, affaibli le malade au point qu'il est méconnaissable. Si la suppuration envahit les parties molles, les gaines tendineuses, etc., des frissons répétés surviendront, les traits de la face s'altèreront de plus en plus, le patient sera comme inconscient, hébété, il accusera à peine de la douleur, ne parlera que rarement et lentement, d'une façon incohérente ; après il retombera bientôt dans un état de demi-somnolence, d'où il ne sortira que comme effrayé, et seulement quand on l'interpellera. La langue sera sèche et recouverte d'un enduit brunâtre, l'élocution et la déglutition seront difficiles, le malade aura du délire nocturne ou tout au moins sera extrêmement agité. La guérison serait encore possible même à cette période si les suppurations aiguës cessaient, si la fièvre disparaissait et si l'affection prenait un caractère chronique. Mais en fait, cela n'arrive que bien rarement. D'habitude, les patients sont si épuisés que, si même l'affection locale s'est heureusement modifiée, ils ne peuvent plus se rétablir et succombent au marasme. Le plus souvent cependant la mort est causée par la pyémie, soit qu'il y ait des abcès métastatiques dans les poumons soit qu'il survienne une diarrhée dyssenterique profuse, soit enfin qu'il se développe une encéphalite métastatique et une méningite suppurée. Vous allez me demander jusqu'à quel point nous pouvons enrayer par un traitement convenable l'issue funeste d'une plaie articulaire pénétrante. Cela variera suivant que l'on aura évité complètement la suppuration ou suivant qu'on l'aura maintenue dans de certaines limites et qu'on en aura empêché la décomposition. Si vous avez affaire à une plaie articulaire récente qui est infectée par des corps étrangers ou qui est compliquée d'un épanchement sanguin considérable, l'indication formelle sera d'ouvrir la cavité au moyen d'une ou de deux incisions, de façon à la rendre complètement accessible. Il va de soi qu'on incisera suivant une direction parallèle à l'axe du membre et de façon à léser le moins possible les parties molles. Autrefois, il y a une dizaine d'années, on ne se contentait pas de l'ouverture de l'articulation, mais on faisait, dans ces cas, une résection totale, parce qu'on ignorait le traitement antiseptique des plaies articulaires.

Dans une simple plaie pénétrante, alors que les extrémités articulaires n'ont pas été détruites, comme c'est le cas, par exemple, dans une plaie par arme à feu, cette manière d'agir ne serait absolument plus justifiée ; tout au plus serait-on autorisé à faire une résection partielle afin d'empêcher la rétention. Par contre, il faut chercher à évacuer soigneusement le contenu de la poche synoviale, soit qu'il s'agisse de sang coagulé, soit qu'il s'agisse

de sang liquide. Pour cela, on lavera l'articulation avec une grande quantité
de solution phéniquée à 2 p. 100 et en même temps on fera le massage et des
mouvements passifs; on arrêtera l'hémorrhagie par la ligature, la suture ou
la compression, on placera en quantité nécessaire des drains courts et résistants et l'on suturera la plus grande partie de l'incision cutanée. On appliquera alors un pansement de Lister typique et uniformément compressif, et
enfin on fixera le membre dans une position convenable au moyen d'attelles
de bois ou de gutta-percha. L'extension permanente sera surtout avantageuse quand la lésion intéressera l'articulation de la hanche. Si l'on a
affaire à une arthrite suppurée déjà envahie par la décomposition, ou si
malgré le drainage il y a rétention dans l'articulation, si enfin il existe déjà
des abcès péri-articulaires et des suppurations dans les gaines tendineuses,
l'on ne doit plus employer le pansement de Lister : c'est dans ces cas que
je vous recommande surtout l'irrigation permanente avec le liquide de
Burow, en ayant soin qu'une quantité suffisante de ce liquide circule dans
les cavités purulentes en un temps donné, si vous voulez en obtenir un effet
énergique.

Pour établir l'irrigation continue, vous commencerez par anesthésier le
patient, car tout dépend du soin avec lequel vous aurez fait le premier pansement. Vous ouvrirez alors largement l'articulation, vous y introduirez un
doigt, et partout où une poche ou un cul-de-sac existera, vous établirez par
la voie la plus courte une communication avec l'extérieur. Souvent vous
rencontrerez à la surface interne de la capsule synoviale des bourgeons
charnus en état de fonte purulente; vous devez les racler avec la curette,
après quoi vous essuierez la cavité articulaire avec des éponges exprimées et bien propres. Vous inciserez ensuite toutes les poches voisines de
l'articulation : pour ce faire, vous ferez pénétrer dans les cavités les plus
profondes et les plus difficilement accessibles une grosse sonde d'étain
flexible et vous ferez l'incision de la peau et des parties molles sur ce conducteur. Vous ménagerez autant que possible, naturellement, les parties
molles et surtout les gros vaisseaux, les nerfs et les tendons. L'intérieur
des poches purulentes sera également raclé et nettoyé. Le mieux sera, pour
ces manipulations importantes, d'appliquer, chaque fois qu'on le pourra,
la bande d'Esmarch, afin que le patient ne perde pas inutilement du sang
et afin que l'opérateur ait toutes ses aises. Quand toutes les poches ont été
ouvertes, j'applique habituellement pour commencer un pansement compressif, afin que, lors de l'enlèvement du tube Esmarch, l'hémorrhagie ne
soit pas trop considérable. Dans ce but, je bourre toute la plaie, y compris
l'articulation, avec d'étroites bandes de gaze, de façon à tamponner toutes
les anfractuosités et à empêcher le mieux possible toute agglutination des
surfaces.

Le membre entier est alors enveloppé d'un pansement compressif de
Lister fait avec une grande quantité de gaze chiffonnée, et seulement alors
on enlève la bande hémostatique; puis on maintient dans l'élévation, durant
une heure encore, l'extrémité préalablement fixée sur une attelle. Généralement on réussit ainsi à arrêter complètement l'hémorrhagie qui, sans ces
précautions, serait certainement assez intense en raison de l'hyperémie

générale consécutive : c'est là le seul but de ce pansement. En effet, vingt-quatre heures plus tard il doit être enlevé, la gaze étant généralement alors imprégnée de sang et de pus. Grâce à l'irrigateur Esmarch, on retire assez facilement toute la gaze qui remplit les cavités sans provoquer une nouvelle hémorrhagie.

Il faut alors laver de nouveau les anfractuosités de la plaie, introduire des drains dans tous les points où cela est nécessaire, tamponner la cavité de la plaie avec de la charpie trempée dans la solution d'acétate d'alumine, et envelopper toute l'extrémité avec des compresses imbibées du même liquide. Le membre est alors fixé sur une attelle et placé dans une situation élevée sur une alèze de caoutchouc; deux ou plusieurs drains dépassant le niveau du pansement sont mis en communication avec le tube d'un irrigateur, et la cavité de la plaie compliquée se trouve ainsi traversée par un courant constant de liquide antiseptique (solution de Burow filtrée) qui se répand non seulement à la surface, mais encore dans les culs-de-sac les plus profonds.

Pour mieux atteindre ce but vous ferez bien d'employer des drains à travers lesquels un fil épais et flexible de fer ou de plomb aura été passé, de façon à pouvoir le plier comme vous voudrez sans le briser; il vous est possible ainsi d'introduire dans la plaie un drain en forme d'U, percé de fenêtres latérales par lesquelles le liquide irrigué pourra se répandre dans toutes les directions.

L'irrigation permanente, ainsi établie, amène presque toujours, déjà après vingt-quatre heures, un grand changement dans l'état local et général du blessé. Souvent elle arrête d'emblée la décomposition du pus. En même temps, la température s'abaisse, ce qui est dû en partie à la soustraction de chaleur par l'irrigation; les douleurs cessent presque entièrement, le pus diminue considérablement d'abondance, enfin le gonflement et l'infiltration périarticulaires disparaissent. En général, dans ces cas, si les ligaments et la capsule articulaire ne sont pas atteints encore par la destruction, on obtient une guérison complète et une mobilité normale de l'articulation; mais, pour cela, il faut continuer l'irrigation tant que persiste la suppuration, si faible soit-elle; si l'on a eu recours, dès le début, à l'ouverture et au drainage de l'articulation, on peut presque toujours avec certitude compter sur un rétablissement complet.

Cependant, malgré ces moyens thérapeutiques, auxquels nous devons aujourd'hui, dans le traitement des plaies articulaires pénétrantes, des résultats que nous n'aurions jamais osé rêver il y a dix ans, il arrive parfois encore que l'on doive amputer le membre blessé.

Si, pour l'un ou l'autre motif, on n'a pu se rendre maître de la suppuration ou si l'on n'a eu le malade en traitement qu'après l'apparition de frissons, si, en un mot, on se trouve en face d'un de ces états compliqué de suppuration de toutes les parties molles et accompagné de fièvre continue, dont nous avons parlé, la seule chance qu'il reste de soustraire le patient à la mort par pyohémie est l'amputation immédiate pratiquée dans les tissus sains. Sans doute ce moyen pourra souvent encore échouer, si par exemple il y a déjà une infection purulente générale, si des abcès métastatiques se sont formés dans les organes internes, ou si le malade est trop épuisé. Toutefois l'amputation a ce grand avantage d'éliminer complètement et en une fois le foyer de suppuration d'où part l'infection. En outre, l'effet immédiat de cette opération est réellement considérable : la température, qui depuis plusieurs semaines oscillait entre 39° et 40°, tombe de 3 à 4 degrés déjà le premier soir après cette intervention et redescend à la normale ; l'état général s'amende à vue d'œil, la langue devient humide et se déterge, de sèche et de chargée qu'elle était ; l'appétit revient, ainsi que le sommeil, le délire se calme, l'expression de la physionomie reprend son aspect normal, en un mot, après 2 ou 3 jours, le patient est devenu méconnaissable. D'habitude aussi la plaie opératoire guérit rapidement, à moins que l'on n'ait pu pratiquer l'amputation dans les tissus sains. On arrive parfois ainsi à sauver par l'amputation un blessé déjà condamné ; mais, comme je vous l'ai dit déjà, on n'a pas toujours cette chance : si la pyohémie a déjà produit des troubles étendus, cette dernière ressource peut encore n'être suivie d'aucun succès ; il y a bien une amélioration momentanée, mais elle est de courte durée et le malade ne tarde pas à succomber à l'infection générale. Plus tard, à l'occasion des maladies accidentelles des plaies, nous aurons à revenir sur ce sujet.

Dans l'étude de l'inflammation articulaire traumatique et de son traitement, nous avons jusqu'ici passé sous silence les modifications anatomopathologiques. Nous devons donc revenir sur nos pas et analyser ces phénomènes tels qu'on les a étudiés, soit sur le cadavre, soit sur les membres amputés, soit à l'aide d'expérimentations sur les animaux. La maladie atteint principalement, on peut même dire exclusivement, dans les premiers temps, la membrane synoviale. Si, en disséquant, notre attention n'est pas portée particulièrement sur elle, on se la représente beaucoup plus mince qu'elle ne l'est en réalité ; je le sais par ma propre expérience. Cependant, en examinant l'articulation du genou, vous pouvez facilement vous convaincre que cette membrane est, dans la plupart des endroits, plus épaisse et plus humide que la plèvre et le péritoine. Elle est séparée de la capsule fibreuse par une couche lâche de tissu cellulaire sous-séreux, quelquefois riche en graisse, de sorte que vous pouvez facilement séparer le sac synovial d'une articulation du genou, jusqu'aux cartilages, sous forme d'une membrane continue et indépendante qui consiste, comme vous savez, en tissu cellulaire, porte à sa surface une couche ordinairement simple d'épithélium pavimenteux, et, très près de sa surface, renferme un réseau capillaire assez serré. Quant aux lymphatiques de la synoviale, il résulterait des recherches de Hueter, que cette membrane n'en contient pas, mais que le tissu cellulaire sous-synovial en est très riche. C'est là un résultat qui surprend. Tilmann a confirmé ce fait chez le lapin et le chien, mais il a constaté chez le bœuf un réseau lymphatique abondant aussi bien à la surface que dans la profondeur.

La surface de la synoviale montre surtout, sur les parties latérales, un grand nombre de prolongements villeux ; ces prolongements renferment des anses capillaires très bien dessinées et souvent très compliquées. La synoviale a ceci de commun avec les autres séreuses, qu'à la suite d'une irritation elle sécrète d'abord une quantité assez considérable de sérum. En même temps, les vaisseaux se dilatent et commencent à s'étendre vers la surface; par suite, la membrane perd son aspect uni et brillant; elle est d'abord d'un rouge jaunâtre trouble; plus tard elle devient de plus en plus rouge et prend à sa surface une consistance veloutée. Ce changement résulte d'abord de la diapédèse considérable des globules rouges du sang qui sortent des vaisseaux dilatés avec le sérum, puis, dans un stade plus avancé, du grand nombre des vaisseaux néoformés qui constituent des anses serrées s'étendant vers la surface et dont la grande quantité de prolongements très fins donnent cet aspect velouté à la synoviale. Dans la plupart des cas il se forme, sur cette surface, en cas d'inflammation aiguë, une couche plus ou moins épaisse de fibrine, autrement dit une fausse membrane absolument comme dans l'inflammation de la plèvre ou du péritoine.

L'examen microscopique de la synoviale arrivée à cet état donne le résultat suivant : le tissu dont elle est composée est très abondamment infiltré de cellules, et, à la surface, cette prolifération est si considérable que tout le tissu consiste presque uniquement en petites cellules rondes, dont les plus superficielles ont tous les caractères des corpuscules de pus. C'est surtout au voisinage des vaisseaux fortement ectasiés que l'on trouve en grande quantité ces éléments cellulaires parmi lesquels se trouvent encore de nombreux corpuscules rouges du sang. La fausse membrane est toute entière composée de semblables petites cellules, réunies par une substance fibrineuse coagulée, qui, comme nous l'avons déjà vu antérieurement, provient d'une combinaison de substances fibrinogènes et fibrino-plastiques. Le tissu conjonctif de la membrane a perdu en partie sa nature striée et a pris la consistance d'un mucus gélatineux, de sorte qu'il offre une grande ressemblance avec la substance intercellulaire du tissu bourgeonnant : dans le liquide renfermé dans l'articulation, liquide qui devient de plus en plus trouble et puriforme, on rencontre, d'abord en petit nombre, des corpuscules purulents; à la fin ce liquide présente tous les caractères du pus. Un peu plus tard, toute la surface synoviale est tellement vascularisée que, même vue à l'œil nu, elle ressemble à une surface fongueuse à granulations peu marquées.

L'état dans lequel se trouve la membrane synoviale dans ce cas ressemble, au début surtout, au catarrhe aigu des muqueuses; aussi longtemps qu'il ne s'agit que de suppuration superficielle sans fonte du tissu (c'est-à-dire sans ulcération) la membrane peut revenir à l'état normal, mais si l'irritation est assez forte pour produire non seulement des fausses membranes (qui, elles aussi, peuvent de nouveau se désagréger) mais encore la fonte purulente du tissu même de la synoviale, alors la formation d'une cicatrice est le seul résultat possible. Précédemment, en exposant un cas type de suppuration dans l'articulation du genou, nous avons fait remarquer que le pus de la cavité articulaire peut se frayer un passage dans le tissu cellulaire sous-cutané; cela peut arriver surtout dans les points qui y sont anatomiquement et particulièrement prédisposés; cependant, comme nous l'avons déjà fait ressortir, ces suppurations péri-articulaires provoquées par la résorption de la sécrétion phlogogène de la cavité articulaire, se présentent

parfois aussi sans qu'il soit possible de trouver une communication directe
avec la synoviale. Ces abcès péri-articulaires se présentent non seulement
dans les arthrites chroniques, mais aussi dans les arthrites aiguës; leur
pathogénie est identique : ils résultent de la résorption d'éléments qui,
partout où ils se trouvent, donnent lieu à l'irrit tion et à l'inflammation
du tissu. Cet effet se manifeste presque toujours dans les glandes lymphatiques du voisinage : en effet, celles-ci se tuméfient, deviennent sensibles
et parfois même suppurent. Les vaisseaux lymphatiques eux-mêmes peuvent prendre part à l'inflammation; à l'occasion de la lymphangite, il nous
faudra revenir sur ces faits. Le cartilage ne participe que plus tard à
l'inflammation; sa surface devient terne, et si le travail morbide est très
aigu, il commence par se fondre en petites molécules, ou bien de grandes
portions se nécrosent et se détachent de l'os, un travail d'inflammation et
de suppuration s'établissant entre le cartilage et l'os. Quoique le tissu cartilagineux, avec ses cellules, ne soit pas complètement inactif dans ces
inflammations aiguës, les cellules cartilagineuses pouvant aussi produire
des cellules de pus, je crois cependant que cet état du cartilage est dû en
grande partie à un simple phénomène passif de ramollissement, à une
espèce de macération, qu'on rencontre dans les mêmes circonstances sur la
cornée, en cas de blennorrhée considérable, de diphtérie de la conjonctive.
En général, il est difficile de trouver deux parties du corps humain qui présentent, au point de vue pathologique, autant d'analogie que la conjonctive
et la synoviale, la première dans ses rapports avec la cornée, la seconde
dans ses rapports avec le cartilage. Plus tard, nous aurons encore l'occasion
d'y revenir; aussi n'entrons-nous pas ici dans des détails que nous traiterons
in extenso dans le cours de ces leçons.

Des luxations simples.

Sous le nom de *luxation* on entend cet état d'une articulation dans lequel
les deux surfaces articulaires ont quitté leurs rapports naturels complètement
ou en grande partie; ce phénomène est le plus souvent accompagné d'une
déchirure partielle de la capsule; au moins c'est le cas le plus fréquent dans
les *luxations traumatiques,* c'est-à-dire dans celles qui se sont produites dans
une articulation saine sous l'influence de violences extérieures. En dehors de
cette classe, on distingue encore les *luxations congénitales* et les *luxations
spontanées* ou *pathologiques.* Ces dernières se produisent par suite de la destruction ulcérative et lente des extrémités articulaires et des ligaments, et il
s'opère des déplacements dus à ce que la contraction musculaire ne rencontre plus d'obstacle de la part des extrémités articulaires; à proprement
parler, ces déplacements ne sont plus des luxations, car il n'existe plus de
surfaces articulaires et, par conséquent, il ne peut plus être question du mécanisme normal de l'articulation et de l'altération de ce mécanisme; nous
n'en parlerons que plus tard parce qu'elles ne sont que les terminaisons de
certaines affections articulaires chroniques. Nous ferons quelques remarques
sur les luxations congénitales à la fin de ce chapitre. Pour le moment, nous
ne parlerons que des luxations traumatiques. Vous entendrez parler quel-

quefois de *subluxation;* par cette expression on désigne un état dans lequel les surfaces articulaires ne se sont pas quittées complètement, c'est une luxation incomplète. Par luxations *compliquées,* on comprend celles où il existe en même temps soit des fractures, soit des plaies cutanées, soit des déchirures de gros troncs vasculaires et nerveux, ou toutes ces lésions réunies. Je vous ferai observer encore qu'on est convenu de désigner comme luxé celui de deux os qui est le plus éloigné du tronc; ainsi, dans l'articulation de l'épaule, on ne parlera pas de la luxation de l'omoplate, mais de celle de l'humérus; dans l'articulation du genou, on ne dira pas que c'est une luxation du fémur, mais une luxation du tibia, etc.

Les luxations sont, en général, des lésions assez rares; dans quelques articulations on les observe si peu, que leur nombre connu jusqu'aujourd'hui atteint à peine la demi-douzaine; on dit que les fractures sont huit fois plus fréquentes que les luxations; cette proportion me paraît encore trop forte pour les luxations. Mais c'est surtout la fréquence des luxations dans les différentes articulations qui est très variée. Je vais vous le prouver par quelques chiffres. D'après une statistique de Malgaigne, il y avait, sur 489 luxations, 8 au tronc, 62 aux extrémités inférieures, 419 aux extrémités supérieures, et parmi ces dernières, 321 à l'épaule. Vous voyez donc que l'épaule est l'articulation la plus favorable aux luxations, ce qui s'explique, du reste, facilement, par sa disposition anatomique et ses mouvements étendus. Les luxations sont plus fréquentes chez les hommes que chez les femmes, pour les raisons que nous avons indiquées en parlant des fractures.

Les causes occasionnelles des luxations se divisent en violences extérieures et en contractions musculaires. Ces dernières sont rarement une cause de luxation, cependant on a vu chez des épileptiques des contractions spasmodiques donner lieu à ce genre de lésion. Les causes extérieures se divisent, comme pour les fractures, en causes *directes* ou *indirectes.* Si, par exemple, quelqu'un tombe sur l'épaule et que l'humérus se luxe, on aura une luxation par cause directe : la même luxation peut se produire par cause indirecte, si, par exemple, quelqu'un tombe sur la main ou le coude, le bras étant écarté du corps. Pourquoi se produit-il dans un cas, une luxation, et dans un autre une fracture? Il est probable que cela dépend principalement de la position de l'articulation et du mode d'action de la violence extérieure, cependant la fragilité plus grande, soit de l'os, soit des ligaments, y est pour beaucoup; on peut, par exemple, produire artificiellement sur le cadavre tantôt l'une, tantôt l'autre lésion, par la même manœuvre. — Comme pour les fractures, il existe un grand nombre de symptômes de la luxation; plusieurs peuvent être très évidents, surtout si l'on vient immédiatement après l'accident, alors que le déplacement des surfaces articulaires n'est pas encore caché par le gonflement inflammatoire des parties molles qui les recouvrent. Le *changement de forme* de l'articulation est un des symptômes les plus importants qui, il est vrai, ne conduit sûrement et rapidement au diagnostic que lorsqu'on a exercé l'œil à reconnaître facilement les déviations de la forme normale. Un coup d'œil juste, une connaissance exacte de la forme normale, en un mot, l'instinct de la plastique, le goût de l'anatomie des formes, de l'anatomie des artistes sont, dans ce cas, extrêmement utiles. S'il s'agit de déviations très faibles de la forme normale, le plus expérimenté ne pourra pas se passer de comparer le côté malade au côté sain, et je vous engage instamment, si vous ne voulez pas commettre de fautes grossières, à faire toujours déshabiller le malade pour pouvoir comparer les deux côtés. Le mieux sera de suivre de l'œil la direction de l'os que vous supposez luxé, et si cette ligne n'aboutit pas directement à la cavité articulaire, vous pouvez, dans la plupart des cas, admettre avec vraisemblance une luxation, à moins que vous n'ayez affaire à une fracture siégeant immédiatement au-dessous de la tête articulaire, ce qui doit être décidé par l'examen manuel. L'allongement et le raccourcissement d'un membre, sa position vis-à-vis du tronc, les changements de rapports entre certains points saillants du squelette, permettent souvent d'établir rapidement un diagnostic au moins probable. — Un autre symptôme perceptible à la vue, est la suffusion sanguine des parties molles, la sugillation. Il est rare, à la vérité, qu'elle soit bien distincte dès le commencement, parce que le sang épanché par suite de la déchirure de la capsule n'arrive sous la peau et ne devient visible que peu à peu, souvent au bout de quelques jours seulement ; dans certains cas, l'épanchement sanguin est si insignifiant qu'on n'observe rien à l'extérieur. Les symptômes que le malade indique lui-même sont la douleur et l'incapacité de mouvoir le membre d'une manière normale. La douleur n'est jamais aussi forte que dans les fractures, elle ne devient bien sensible que si l'on essaye de faire exécuter des mouvements. Si, comme cela arrive assez souvent dans les luxations de l'épaule, l'extrémité luxée comprime un nerf ou un plexus nerveux, la douleur a un caractère névralgique, et elle s'irradie jusqu'aux branches nerveuses périphériques ; souvent dans ces cas on éprouve une sensation de fourmillement, comme si l'extrémité était endormie. Dans certaines luxations, le malade peut quelquefois mouvoir le membre luxé, cependant ces mouvements ne sont possibles que dans certaines directions et dans des limites très restreintes. — L'examen manuel doit, dans la plupart des cas, décider en dernier ressort ; il s'agit de constater par ce moyen si la cavité articulaire est vide, et si la tête se trouve ailleurs, à côté, au-dessus ou au-dessous. Cet examen peut devenir très difficile, si les parties molles sont tuméfiées, et souvent nous sommes obligés d'avoir recours au chloroforme pour pouvoir faire nos recherches avec soin, sans quoi le malade les rendrait impossibles par ses cris et ses mouvements. En imprimant au membre luxé des mouvements qui peuvent être impossibles ou très peu considérables, on perçoit quelquefois une sensation de frottement, une crépitation faible et indistincte. Elle peut être produite soit par le frottement de la tête articulaire contre les ligaments et tendons déchirés, soit par l'écrasement des caillots sanguins. Il ne faut donc pas croire immédiatement à une fracture, quand ces sortes de crépitations se produisent, mais il faut examiner avec d'autant plus de soin. Les fractures de certaines parties des extrémités articulaires, avec déplacement, peuvent facilement être confondues avec les luxations. Il existait autrefois à cet égard une certaine confusion, car on appelait également luxations les déplacements intra-articulaires qui sont accompagnés de fractures, et ne sont dus qu'à ces dernières. Aujourd'hui, nous faisons une distinction tranchée entre les luxations véritables et les fractures intra-articulaires avec déplacement.

L'hésitation entre une fracture articulaire sans déplacement considérable, et une luxation, peut être dissipé aisément en faisant des essais de réduction. Si un pareil déplacement disparaît avec facilité par une traction légère, et se reproduit quand l'on cesse de tirer, c'est qu'il s'agit d'une fracture, car, d'un côté, pour réduire une luxation, il faut le plus souvent employer des manœuvres bien précises et conformes aux règles de l'art et, d'un autre côté, les luxations une fois réduites ne se reproduisent pas facilement; cependant il y a quelques rares exceptions à cette règle. En tous les cas, vous pouvez exclure la luxation si vous constatez que la région articulaire est pleine, si la dépression pathognomonique fait défaut. Par exemple dans un cas de fracture du col de l'humérus sans luxation, vous pourrez constater la forme arrondie de l'épaule, et la palpation vous fera reconnaître que la cavité glenoïdienne est remplie par la tête humérale.

On peut encore confondre la luxation avec une entorse ou une contusion de l'articulation, mais, en examinant bien attentivement, on évitera facilement cette erreur. D'anciennes luxations traumatiques peuvent être confondues, dans certaines circonstances, avec les déplacements qui se produisent à la suite des contractures. Enfin, sur les membres paralysés où il existe en même temps un relâchement de la capsule articulaire, les articulations peuvent présenter tant de mobilité, qu'elles semblent démises dans de certaines positions. Les données anamnestiques et l'examen local exact peuvent, dans ces cas encore, nous apprendre la vérité.

Quant à l'état des parties lésées, immédiatement après l'accident, on a trouvé, dans les cas où l'on a pu examiner ces parties, que la capsule articulaire et le sac synovial étaient déchirés. La déchirure de la capsule est de grandeur très variable, quelquefois la fente est en boutonnière, d'autres fois elle est triangulaire, avec des bords plus ou moins lacérés; on a également observé des déchirures des muscles et des tendons placés immédiatement autour de l'articulation. La contusion des parties est très variable, et, par conséquent, l'épanchement sanguin atteint des proportions très diverses. La tête articulaire n'est pas toujours placée à l'endroit vers lequel elle s'est échappée par la déchirure de la capsule; dans beaucoup de cas elle est plus haut, plus bas ou bien à côté, car les muscles qui se trouvent en contact avec la tête se contractent et la déplacent peu à peu. Il est très important que vous soyez avertis à cet égard, car ce fait vous explique pourquoi il faut souvent commencer par donner une autre position à la tête luxée, avant de pouvoir la ramener à travers la fente dans la cavité articulaire.

Il arrive quelquefois que les blessés réduisent eux-mêmes le membre par suite de quelque mouvement musculaire fortuit. C'est surtout à l'épaule qu'on a remarqué ce fait à plusieurs reprises. Ces réductions spontanées sont du reste très rares par la raison qu'il existe d'ordinaire certains obstacles qu'il s'agit de vaincre par une réduction conforme aux règles de l'art. Ces obstacles consistent en partie dans la contraction des muscles; la tête articulaire peut même être prise entre deux muscles ainsi contractés. Un autre obstacle, beaucoup plus fréquent, est la *petitesse de l'ouverture capsulaire*, ou bien son obstruction par des parties molles fortement engagées. Enfin, certaines *tensions de la capsule* ou des *ligaments* peuvent s'opposer à la réduction des luxations traumatiques récentes. Outre ces circonstances qui entravent la réduction des luxations récentes, il y a encore, pour les luxations anciennes, la fixation de la tête articulaire luxée dans sa position anormale et le remplissage de la cavité articulaire par du tissu cicatriciel de nouvelle formation.

Le *traitement des luxations* consiste, en premier lieu, dans une *bonne réduction*, qu'on fait suivre des moyens capables d'aider au rétablissement de la fonction. Nous ne parlerons ici que de la réduction des luxations récentes, parmi lesquelles nous comprenons celles qui existent depuis une huitaine de jours. C'est immédiatement après l'accident qu'on se trouve dans les meilleures conditions pour faire la réduction ; à ce moment le gonflement des parties molles est peu marqué, et il n'y a que peu ou point de déplacement secondaire de la tête articulaire ; le blessé est encore dans un état d'affaissement moral et physique qui rend la réduction facile. Plus tard, nous sommes presque toujours obligés d'avoir recours au chloroforme. Quant aux manœuvres de réduction proprement dites, on ne peut rien en dire en général, parce qu'elles dépendent complètement de la disposition mécanique des différentes articulations. Il existait autrefois un principe général pour la réduction des luxations : on devait placer le membre dans la position où il se trouvait au moment où la luxation s'était produite, et faire suivre à la tête articulaire, par des tractions, le même chemin qu'elle avait suivi pour se luxer. Ce principe ne garde sa valeur que pour quelques cas rares ; outre que le blessé n'est pas toujours en état de donner des renseignements précis sur la situation du membre au moment de la luxation, nous employons aujourd'hui dans les différentes luxations des mouvements très divers, tels que la flexion, l'extension forcée, l'adduction, l'abduction, etc. Ordinairement le médecin traitant dirige les mouvements exécutés par les aides, et repousse lui-même la tête avec la main, lorsqu'elle est arrivée, par la manœuvre indiquée, devant la cavité articulaire.

Souvent le chirurgien peut faire la réduction tout seul, et il est déjà arrivé qu'un médecin habile réduisît sans aides des luxations de la cuisse, qui avaient déjà fatigué en vain plusieurs confrères, aidés par de solides campagnards. Tout dépend, dans ce cas, de l'idée plus ou moins nette qu'on se fait des rapports anatomiques, et vous comprenez facilement qu'en tirant dans une certaine direction, on puisse faire facilement rentrer la tête articulaire sans employer beaucoup de force, tandis que la réduction est impossible en tirant dans un autre sens. Dans toutes les luxations, les manœuvres les plus efficaces sont celles qui s'exercent directement sur l'extrémité luxée, de telle façon que la tête, étant saisie, on la repousse dans la cavité ; ainsi dans la luxation de l'épaule, on peut sans grande dépense de force, sans causer beaucoup de douleur au patient et sans l'aide du chloroforme, arriver plus rapidement au but que par la traction immodérée et déréglée de la moufle, dont on fait malheureusement encore assez souvent usage dans les hôpitaux. Quand la tête rentre dans la cavité articulaire, on entend quelquefois un bruit très sensible, cependant ce n'est pas toujours le cas; la preuve certaine que la réduction est faite n'est donnée que par le rétablissement des mouvements normaux.

Si les forces d'un homme ne suffisent pas, on peut réunir celles de plusieurs personnes, qui tirent dans une direction déterminée sur un drap formant anse et fixé au membre. Cette traction, à laquelle il faut naturellement opposer une contre-extension sur le tronc, ne doit jamais se faire par secousses, mais d'une manière uniforme. — Si par ces moyens on n'arrive pas au but, il faut avoir recours à des machines qui augmentent nos forces. Dans cette intention, on se servait autrefois d'instruments très divers, tels que des leviers, des vis, des échelles, etc. Aujourd'hui on ne se sert plus que des moufles ou de l'appareil à extension de Schneider-Menel. Un des bouts de la moufle est fixé au mur par un crochet solide, tandis que l'autre est appliqué sur le membre au moyen de courroies et de boucles. La contre-extension se fait sur le corps du malade. Un aide tire sur la corde de la moufle, dont la force, comme vous savez, augmente avec le nombre de poulies. — L'appareil de Schneider-Menel constitue latéralement une grande potence très solide; et à la face interne, se trouve fixé, plus ou moins haut, un cabestan qui peut être tourné au moyen d'une manivelle et fixé par une roue dentelée; sur le cabestan passe une large courroie fixée au moyen d'un crochet à une anse qui est attachée au membre luxé. Dans le cas de luxation des extrémités inférieures, le malade est couché sur une table placée, selon sa longueur, entre les deux branches de la potence, et dans la luxation des membres supérieurs, on le fait asseoir sur une chaise également placée entre les deux branches de la potence; la contre-extension est faite au moyen de courroies qui fixent le malade à la poutre opposée à celle qui porte le cabestan. Les deux appareils ont certains avantages, mais tous deux sont difficiles à appliquer. Il faut cependant vous rappeler que ces appareils ne sont presque exclusivement employés que dans les luxations anciennes, dont le traitement est plus souvent entrepris dans les hôpitaux et les cliniques chirurgicales que dans la pratique ordinaire.

Quand nous entreprenons de pareilles réductions forcées, nous commençons toujours par chloroformer le malade. Si l'on veut aller jusqu'à la résolution complète des muscles, il faut que la chloroformisation soit poussée très loin, et comme la poitrine est souvent entourée de courroies destinées à la contre-extension, il faut user du chloroforme avec une extrême précaution. Mais en dehors de ce danger, il y en a d'autres, bien connus déjà des anciens chirurgiens, qui ne connaissaient pas encore le chloroforme. Le malade peut s'affaisser subitement et mourir, s'il est soumis trop longtemps à l'action de ces moyens violents; ensuite, l'extrémité malade peut tomber en gangrène par suite de la pression des courroies qui l'entourent, ou bien il se produit des déchirures sous-cutanées de troncs nerveux et sanguins considérables, et par suite des paralysies, des anévrysmes traumatiques, des suppurations étendues et d'autres accidents locaux graves. Quant aux conséquences de la pression exercée par les bandages, on les évi-

tera le mieux en appliquant sur tout le membre une bande mouillée avant
de fixer les courroies. De cette façon, on exerce une pression uniforme
assez considérable, .et la compression à laquelle donne lieu la courroie
immédiatement au-dessus des articulations sera moins dangereuse. Quant à
la durée pendant laquelle il est permis de continuer ces essais de réduction, une demi-heure doit être considérée comme le maximum ; on peut
être sûr qu'avec la méthode employée on n'arrivera pas au but, si l'on
n'a pas réussi après ce temps d'essai. Si, dans ces cas, on veut encore faire
quelque chose, il faut avoir recours à une autre méthode. Toutefois je vous
engage vivement, surtout chez les personnes âgées et dont les artères sont
rigides, à borner là vos tentatives de réduction. Jusque dans ces derniers
temps on n'avait aucune notion précise sur le degré de force qu'on pouvait
employer sans danger. Les moyens mécaniques mentionnés ci-dessus rendent presque impossible l'arrachement du membre luxé ; cependant il n'y
a pas longtemps qu'un accident de l'espèce est arrivé à Paris. Mais en
général les courroies se rompent ou les boucles se courbent d'abord. Il est
assez peu probable qu'on puisse produire des déchirures sous-cutanées des
nerfs et des vaisseaux d'un membre parfaitement sain, si l'on exerce une
traction uniforme sur tout le membre ; mais les artères peuvent se déchirer
quand elles sont athéromateuses, ou quand elles adhèrent dans la profondeur à des cicatrices, ou enfin quand elles sont ratatinées et qu'elles ont
perdu leur élasticité normale. Si, dans ces cas, on pouvait toujours avoir
une connaissance exacte des conditions dans lesquelles se trouve le malade,
certainement on renoncerait souvent à tout essai de réduction, car la
déchirure du nerf ou du vaisseau pourrait se faire aussi bien en essayant
la réduction à force de bras, et l'on ne peut pas mettre ces accidents absolument sur le compte des machines. On a inventé un instrument avec
lequel il est possible de mesurer la force employée pendant l'extension. Cet
instrument est adapté à l'appareil à extension, et indique la force employée
en poids. D'après Malgaigne, on ne doit pas dépasser 200 kilogrammes au
dynamomètre. Naturellement, de pareilles indications ne sont qu'approximatives.

La réduction de la luxation étant opérée, la chose principale est faite,
cependant il faut encore du temps pour que le membre reprenne toutes
ses fonctions. La plaie de la capsule doit guérir, et pour cela l'articulation
doit être maintenue au repos pendant un temps plus ou moins long. Après
la réduction, il se déclare toujours une inflammation modérée de la synoviale, avec épanchement peu considérable dans l'articulation ; celle-ci reste
pendant quelque temps douloureuse, raide et gênée dans ses mouvements.
Si la réduction a suivi de près la luxation, l'articulation doit être soumise
à un repos complet ; on l'entoure de bandes mouillées, on y fait des applications froides ; rarement le gonflement devient assez considérable pour
exiger des moyens antiphlogistiques plus énergiques. Pour l'épaule, on
commence après dix à quinze jours à faire des mouvements passifs, et on
les continue jusqu'au moment où les mouvements actifs et les exercices
peuvent être permis ; souvent il se passe quelques mois avant que les mouvements soient libres ; c'est toujours l'élévation du bras qui se fait attendre

le plus longtemps. Dans d'autres articulations dont la mobilité est moins étendue, on peut permettre beaucoup plus tôt les mouvements actifs; ceux-ci dans les articulations du coude et de la hanche reviennent vite à leur état normal. Aussi, pour ces dernières luxations, peut-on permettre au malade d'exécuter des mouvements beaucoup plus tôt, parce que le déplacement ne se reproduit pas aussi facilement.

Si l'on permet trop tôt les mouvements actifs après la réduction, surtout dans les articulations où la luxation se reproduit facilement, comme, par exemple, à l'épaule et à la mâchoire inférieure, et si la luxation se reproduit une ou plusieurs fois avant que la déchirure capsulaire soit complètement guérie, il arrive que la capsule ne se ferme pas complètement, ou que la cicatrice devienne si extensible, que le malade n'a qu'à faire un mouvement un peu maladroit pour que la luxation se reproduise. Il est inexact d'attribuer uniquement, dans ces cas, la mobilité anormale de l'articulation à la persistance de la déchirure de la capsule ou à l'allongement de sa cicatrice. La capsule n'embrasse pas les extrémités articulaires d'une façon tellement étroite qu'elle puisse empêcher la luxation. Ce qui, outre la pression atmosphérique, maintient les extrémités articulaires en contact, ce sont les ligaments et les aponévroses tendineuses confondues dans la capsule. Dans toute luxation complète ces derniers doivent être déchirés; la guérison n'a lieu, comme dans tous les tissus fibreux, que difficilement et peu à peu, et, si des mouvements sont exécutés avant la cicatrisation complète, les parties s'écartent de nouveau et la mobilité articulaire reste anormale. Il persiste alors un état, qu'on appelle *luxation habituelle*, mal très désagréable surtout à la mâchoire inférieure. Billroth cite le cas d'une femme affectée antérieurement d'une luxation de la mâchoire et qui n'avait pas pris des précautions suffisantes, de sorte que la luxation se reproduisit bientôt et dut être réduite de nouveau. La capsule était tellement dilatée, que cette femme se luxait la mâchoire chaque fois que, en mangeant, un morceau un peu gros se plaçait entre les molaires. Elle s'était tellement habituée à la réduire, qu'elle le faisait avec la plus grande facilité. De la même façon une luxation habituelle peut se former à l'épaule. Tel est le cas d'un jeune homme qui, gesticulant avec beaucoup de vivacité, était obligé de mettre toute son attention à ne pas élever brusquement le bras gauche, car il le luxait presque toujours par ce mouvement. De pareils états sont très pénibles pour le malade, et très difficiles à guérir; la guérison n'en est possible que par un long repos. Il est rare que les malades aient l'envie et la patience de se soumettre à cette méthode. Il est utile de leur faire porter un bandage qui empêche les mouvements trop étendus du bras en haut et en arrière; si l'on évite la luxation pendant quelques années, elle ne se reproduira plus aussi facilement.

Si une luxation simple est méconnue et si elle n'est pas réduite, ou bien si la réduction ne réussit pas pour une raison quelconque, il y a néanmoins une certaine mobilité, qui peut être beaucoup perfectionnée par un exercice régulier. Dans ces cas, il faut d'abord imprimer des mouvements passifs au membre luxé, puis faire faire au patient une gymnastique systématique, au moyen de certains appareils mécaniques qu'on emploie dans la gymnastique médicale. On comprend facilement que certains mouvements restent impossibles à exécuter pour des raisons toutes physiques, cette impossibilité dépend des rapports qu'affecte la tête articulaire avec les apophyses avoisinantes et du déplacement des muscles; d'autres mouvements peuvent se rapprocher des mouvements normaux. Si l'on ne s'efforce pas de ramener la mobilité par un exercice méthodique, le membre reste raide, les muscles s'atrophient et le malade ne peut presque plus se servir de cette extrémité. — Les modifications anatomiques que subissent l'articulation et les tissus voisins sont les suivantes : l'extravasat sanguin est résorbé, la capsule se plisse et se ratatine, la tête luxée s'appuie contre un des os qui sont à proximité de la cavité articulaire (par exemple, dans la luxation en dedans de la tête humérale, contre les côtes, sous le grand pectoral), les parties molles qui entourent la tête déplacée s'infiltrent de matière plastique, se transforment en un tissu conjonctif cicatriciel qui s'ossifie en partie, de sorte qu'il se forme une espèce de cavité articulaire osseuse, tandis que la tête est entourée d'une nouvelle capsule de tissu conjonctif. Le cartilage de la tête subit les changements suivants, visibles à l'œil nu : il devient rugueux, fibreux, et se fixe au moyen d'un tissu cicatriciel dense aux parties avec lesquelles il est en contact. Ces adhérences deviennent avec le temps excessivement résistantes, surtout si des mouvements ne sont pas venus les troubler dans leur formation. Si nous poursuivons sous le microscope cette métamorphose du cartilage en tissu conjonctif, nous observerons ce qui suit : la substance cartilagineuse se divise directement en fibres ténues, de sorte que le tissu prend d'abord l'aspect d'un fibro-cartilage et puis celui d'un tissu cicatriciel ordinaire, qui se confond avec les parties voisines. Si l'articulation nouvelle fonctionne, il peut se produire une couche de cartilage dans la cavité articulaire néoformée, et la surface cartilagineuse de la tête luxée peut très bien se conserver et même se régénérer. On observe ces faits accidentellement dans les autopsies de luxations de l'épaule non réduites, et l'on voit alors que le muscle deltoïdien est en dégénérescence graisseuse, tandis que les autres muscles sont restés intacts. Les muscles qui entourent la tête, lorsqu'ils ne sont pas déchirés, perdent une grande partie de leurs fibres, soit par fonte moléculaire, soit par métamorphose graisseuse.

Dans cet état, la luxation est appelée ancienne, et c'est alors surtout que nous pouvons employer les méthodes de réduction forcée que nous avons citées plus haut. Mais depuis combien de temps faut-il qu'une luxation existe pour dire qu'il est impossible de la réduire? La réponse est difficile depuis l'emploi du chloroforme; du reste, elle varierait beaucoup pour les différentes articulations. C'est ainsi que la réduction d'une luxation de l'épaule peut encore se faire après des années, tandis que celle de la hanche est déjà fort difficile après deux ou trois mois. Le principal obstacle réside dans les adhérences que la tête a contractées dans sa nouvelle position, dans l'état des muscles dépourvus d'extensibilité, parce qu'ils ont perdu leur élément contractile en se transformant en tissu conjonctif, et enfin dans le remplissage de la cavité articulaire par du tissu conjonctif néoformé ; à la hanche, le principal obstacle à la réduction peut tenir à la diminution progressive de la cavité articulaire qui, comme toute cavité non remplie, deviendra trop petite pour la tête articulaire. On observe quelque chose d'analogue pour la cavité orbitaire après l'énucléation du bulbe oculaire. Ici aussi les parois s'affaissent en quelque sorte, parce qu'elles n'ont plus à résister à aucune pression interne. Chez les individus âgés, on ne doit, en tout cas, faire des tentatives de réduction tardives qu'avec la plus grande circonspection ; on a observé en effet chez eux des cas de déchirures des nerfs et des vaisseaux (dans le cas d'athéromasie vasculaire surtout) et des fractures. Une autre question est de savoir si, dans les luxations anciennes, la réduction, en supposant qu'elle réussisse, atteint le but désiré, c'est-à-dire le retour des fonctions du membre ; elle se pose surtout pour la luxation de l'épaule. Si vous considérez que la petite cavité articulaire est complètement remplie et recouverte par la capsule ratatinée, que la tête articulaire a perdu son cartilage, vous comprendrez que le rétablissement de la fonction est impossible, même dans le cas où l'on parviendrait à remettre la tête à sa place normale. Je puis vous assurer par expérience que dans ces cas le résultat final d'un traitement consécutif, très pénible et très long, ne compense nullement les peines et la patience du malade et du médecin. Le résultat, dans ces cas, est à peine plus favorable que quand le malade laisse le membre dans la position anormale où il se trouve peut-être depuis des mois ou des années, et qu'il tâche d'en tirer tout le parti possible par des exercices méthodiques. On peut rendre ces exercices plus faciles et plus profitables, en déchirant par des mouvements de rotation énergiques les adhérences de la tête articulaire, après avoir chloroformé le malade.

Vous allez me demander s'il n'y aurait pas lieu, dans les cas de luxations irréductibles, d'ouvrir l'articulation afin d'aider à la réduction. Dans l'état actuel du mode de pansement des plaies, cette opération n'entraîne aucun danger immédiat, mais cependant en général elle est très rarement indiquée. Dans les luxations récentes, la réduction est presque toujours possible, et en cas d'insuccès, si l'on ouvre la cavité articulaire, elle est habituellement encore extrêmement difficile. Dans les luxations anciennes, on n'aboutit guère davantage en ouvrant la cavité ; il faut encore enlever la tête articulaire par un trait de scie, c'est-à-dire faire une résection complète afin de pouvoir replacer le membre dans sa situation normale. Aussi ne se décide-t-on à recourir à ce moyen que si la tête luxée comprime un nerf et donne lieu à des phénomènes douloureux ou paralytiques, ou bien encore si la position du membre est tellement vicieuse que l'usage n'en est plus possible. Alors, il est bon de ne pas trop retarder cette opération afin que les nerfs et les muscles ne soient pas atrophiés. Il va de soi qu'on opérera en suivant les règles antiseptiques les plus rigoureuses. Billroth a vu un cas de paralysie complète du bras, par suite d'une luxation de l'humérus en bas et en dedans, sinon guérir, au moins s'améliorer considérablement à la suite de la résection de la tête articulaire.

Une luxation peut être compliquée de différentes façons ; elle l'est le plus souvent par la fracture de quelque partie ou de la totalité de la tête articulaire. Dans ces cas, très difficiles à apprécier, il faut avant tout, dans le traitement, avoir égard à la fracture, autrement dit, il faut faire porter un bandage jusqu'à la guérison de celle-ci. Ce n'est qu'après la réunion parfaite des extrémités fracturées que l'on peut tenter de réduire la luxation. Mais le résultat du traitement est loin d'être toujours favorable : ou bien la réduction n'est pas praticable ; ou bien, quand elle réussit, l'articulation reste rigide. Cependant dans certains cas, surtout à l'épaule, on peut saisir la tête articulaire fracturée directement à travers les parties molles et en opérer la réduction ; la guérison de la fracture ne constitue naturellement alors que le second temps. Dans ces conditions, il est utile de renouveler l'appareil tous les huit jours et de l'appliquer chaque fois dans une position différente, afin que l'articulation ne se raidisse pas. Malgré cela, on ne réussit pas toujours, de sorte que je vous recommande d'émettre en pareille occurrence un pronostic douteux sur le rétablissement des mouvements.

Une autre complication est la coexistence d'une plaie articulaire. Il peut arriver par exemple que le bout articulaire, si large, de l'extrémité inférieure de l'humérus ou du radius, soit chassé de l'articulation avec une telle force qu'il déchire les parties molles de la peau et fasse saillie au dehors. Le diagnostic est naturellement facile dans ces cas ; la réduction est faite d'après les règles énoncées plus haut, cependant il nous reste une plaie articulaire d'une étendue considérable. Tous les accidents dont nous avons parlé à propos des plaies articulaires peuvent alors se présenter, de sorte que je ne puis que vous renvoyer à ce chapitre pour le pronostic, pour la diversité des terminaisons et pour le traitement. Le cas le plus grave est évidemment une fracture intra-articulaire compliquée de plaie ; dans ces circonstances, il ne faut s'attendre ni à une cicatrisation rapide de la plaie articulaire, ni au rétablissement des fonctions de l'article, et l'on est menacé de rencontrer tous les dangers qui se présentent et dans les fractures compliquées et dans les plaies articulaires. Il est facile de prendre une résolution sur ce qu'il faut faire, quand il existe en même temps une attrition ou une déchirure considérable des parties molles ; dans ces circonstances, il faut se décider pour l'amputation immédiate. Si la lésion des parties molles n'est pas considérable, on pratiquera le lavage et le drainage de l'articulation, on mettra un pansement de Lister ou bien on fera l'irrigation continue antiseptique. Quand le patient est soumis à ce traitement immédiatement après l'accident, on peut encore obtenir ainsi la guérison avec intégrité de la mobilité normale. Mais s'il y a suppuration, l'articulation restera ankylosée totalement ou partiellement.

S'il existe une fracture comminutive des extrémités articulaires, d'après les principes de la chirurgie moderne, on évite l'amputation en isolant les extrémités articulaires fracturées des parties molles environnantes, et en les enlevant au moyen d'un trait de scie, pour produire une plaie plus simple. C'est là la *résection totale* d'une articulation, opération sur laquelle les derniers dix ans fournissent des données très étendues, et qui est une des gloires des temps modernes ; de cette manière, on a sauvé, dans beaucoup de cas, des membres qu'il aurait fallu amputer infailliblement si l'on avait suivi les principes et la pratique de l'ancienne école.

Ces résections ont, quant au danger qu'elles présentent, une importance très différente, suivant les articulations sur lesquelles elles sont pratiquées; il est donc difficile de dire là-dessus quelque chose de général. Cependant nous nous occuperons avec quelques détails de ce sujet dans un chapitre subséquent (voy. l'article *Traitement des affections fongueuses chroniques des articulations*); ce que nous venons de dire suffira pour vous donner une idée de ce qu'on appelle une résection articulaire.

Des luxations congénitales.

Les luxations congénitales se rencontrent rarement; il faut prendre bien garde de les confondre avec les luxations qui peuvent se produire pendant l'accouchement sous l'influence de certaines manœuvres faites dans le but d'extraire l'enfant; ces dernières ne sont que des luxations traumatiques simples qui peuvent être réduites et guéries. On a observé des luxations congénitales de la plupart des articulations des extrémités, cependant on rencontre cette lésion le plus souvent à la hanche, où elle existe assez fréquemment des deux côtés. La tête articulaire est placée un peu en haut et en arrière de la cavité, toutefois elle peut y être ramenée facilement dans beaucoup de cas. En général, la maladie n'est remarquée que lorsque les enfants commencent à marcher. Le symptôme qui frappe le plus vers cette époque est une marche titubante toute spéciale qui dépend de ce que, la tête articulaire étant placée derrière la cavité, le bassin se trouve incliné en avant, et en second lieu de ce que l'espace compris entre les deux têtes articulaires est plus grand que normalement, et enfin de ce que la tête du fémur monte et descend alternativement dans les mouvements de la marche; il n'existe pas de douleur. Pour mieux examiner l'enfant, vous le ferez complètement déshabiller et vous observerez exactement sa démarche; après cela vous l'étendrez sur le dos dans une position tout à fait horizontale et vous comparerez la longueur et la position des extrémités. Si la luxation n'existe que d'un seul côté, le membre luxé sera plus court et le pied sera un peu dirigé en dedans; si vous fixez le bassin, vous pourrez, dans beaucoup de cas, réduire la luxation en tirant simplement en bas, mais elle se reproduira immédiatement. L'examen anatomique de cette maladie a donné les résultats suivants : la tête articulaire est non seulement sortie de sa cavité, mais cette cavité elle-même a une forme irrégulière, elle n'est pas assez profonde; plus tard, lorsque les individus sont arrivés à l'âge adulte, elle est fortement comprimée et remplie de graisse. Si le ligament rond existe, il est très allongé; la tête articulaire n'est pas complètement développée; dans certains cas, ses dimensions sont réduites à la moitié du volume normal, le cartilage est d'ordinaire complètement formé, la capsule est très grande et lâche.

Vous comprenez que dans de pareilles conditions la guérison de cet état morbide soit très incertaine, le plus souvent même impossible. Si la tête est faiblement développée, si le bord supérieur de la cavité cotyloïde manque, si la capsule est énormément distendue, comment est-il possible de rétablir et de maintenir les rapports normaux? On a fait les hypothèses les plus variées pour expliquer la manière dont se produit ce vice de conformation singulier; jusqu'à présent on n'a jamais eu l'occasion d'étudier cette maladie sur l'embryon. Il s'agit ici d'un arrêt dans le développement, qui pour une cause quelconque a été troublé dans sa marche normale. On admet que ces troubles sont dus à des processus pathologiques qui remontent à la vie fœtale, et parmi les nombreuses hypothèses la suivante offre la plus grande vraisemblance : à une période très reculée de la vie embryonnaire, l'articulation se remplirait d'une quantité] anormale de liquide et serait de cette façon distendue, il en résulterait une rupture ou au moins une dilatation très grande de la capsule. Mais on peut se demander si l'articulation a jamais été complètement formée dans la vie embryonnaire; en effet, il est difficile de se figurer comment une dilatation anormale de la cavité articulaire a pu donner lieu à un si grand retard dans le développement de la tête. fémorale. Suivant moi, il faut admettre que, dans les luxations congénitales, les deux extrémités articulaires n'ont jamais été en rapport intime entre elles et que par suite chacune d'elles s'est développée indépendamment de l'autre. Roser croit que des positions vicieuses dans la matrice peuvent donner lieu à cette anomalie.

On a tenté la guérison de cette maladie dans les cas où l'examen direct pouvait constater la présence d'une tête articulaire [assez bien développée. Dans ces circonstances on a réduit la luxation et l'on a tâché de maintenir le membre dans sa position normale à l'aide de bandages et d'appareils, en laissant l'enfant dans un repos absolu pendant une ou plusieurs années. Les résultats de ce traitement, qui exige de la part du médecin et des parents une longue patience, ne sont pas complètement satisfaisants d'après les expériences faites jusqu'ici par d'excellents chirurgiens; car, après un traitement semblable on a obtenu, il est vrai, une amélioration de la marche, mais très rarement une guérison complète, et si plus tard vous avez occasion de lire dans les réclames d'institutions orthopédiques que les guérisons des luxations congénitales y sont fréquentes, vous pouvez être sûrs que, dans la plupart des cas, il y a eu erreur de diagnostic ou intention de tromper.

Les luxations congénitales de la cuisse ne mettent jamais la vie en danger, cependant elles exercent avec le temps une influence sur la position et la courbure de la colonne vertébrale, parce que le centre de gravité du corps est déplacé; la claudication ou une marche vacillante sont les seuls phénomènes qu'on puisse rattacher à cette maladie. Il ne peut être question d'un traitement quelconque que dans la première enfance; mais comme le médecin ne peut jamais promettre sûrement le succès, même après un traitement de un à trois ans, on rencontre peu de malades qui veuillent s'y soumettre. Quant aux appareils orthopédiques que l'on a construits jusqu'ici afin d'empêcher le déplacement de la tête articulaire pendant la marche, ils sont peu avantageux.

Parmi les luxations on doit encore ranger une espèce tout à fait particulière : la luxation des cartilages semi-lunaires, de l'articulation du genou.

Ce déplacement sans autres changements de l'articulation est très rare, au point même que son existence a été contestée. Il existe cependant, comme j'ai pu en voir un exemple chez un jeune homme, et même à l'état de luxation habituelle. C'est d'habitude la rondelle cartilagineuse interne qui se luxe en avant, de telle façon que le condyle interne du fémur au lieu de glisser sur le cartilage se porte en arrière. Ce déplacement se produit généralement dans la flexion forcée de l'articulation, en même temps que la pointe du pied est portée en dehors. Les symptômes de cette luxation sont : la fixation de l'articulation du genou dans l'extension incomplète avec rotation légère de la pointe du pied en dehors. Si l'on essaye d'étendre complètement le genou, on éprouve une résistance élastique, le patient accuse de la douleur, tandis que l'on peut plier le genou à angle droit ; à la partie postérieure de l'articulation on sent le cartilage semi-lunaire.

Billroth a observé, une fois seulement jusqu'à présent, l'anomalie suivante : le tendon de la longue portion du muscle biceps brachial sort, sous l'influence de certains mouvements, de sa gouttière, et s'arrête au bord de la grosse ou de la petite tubérosité bicipitale ; par suite, le bras reste fixé dans une légère abduction. Si l'on fixe l'omoplate, et qu'on relâche le tendon en élevant lentement le bras, on peut, en imprimant à ce dernier un léger mouvement de rotation, le faire rentrer facilement dans son sillon. Aussitôt alors la douleur disparaît et les mouvements redeviennent libres.

Pour que cette luxation ait lieu, il faut nécessairement que la membrane fibreuse qui ferme la coulisse et la transforme en canal soit déchirée ou très relâchée ; il n'est pas vraisemblable qu'elle soit déchirée, et, comme le déplacement se reproduit aisément à l'occasion de certains mouvements, il doit plutôt y avoir relâchement. Il y a des individus chez lesquels les fibres aponévrotiques qui ferment la gouttière dans laquelle glisse le tendon du muscle tibial postérieur sont tellement relâchées, que ce dernier se luxe spontanément et se réduit en faisant entendre un bruit particulier.

CHAPITRE VIII

DES PLAIES PAR ARMES A FEU

DIX-NEUVIÈME LEÇON

Remarques historiques. — Lésions produites par les gros projectiles. — Différentes formes des plaies produites par les balles. — Transport et soins à donner aux soldats blessés sur le champ de bataille. — Traitement. — Fractures compliquées produites par les armes à feu.

Pendant la guerre, on observe un grand nombre de lésions qui peuvent être rattachées aux plaies par instruments piquants, tranchants et contondants; les plaies par armes à feu doivent être comptées parmi les dernières, mais elles présentent tant de particularités, qu'elles doivent être décrites à part, et, à cette occasion, nous jetterons un coup d'œil, très rapide il est vrai, sur le domaine de la chirurgie militaire en général. Depuis que les armes à feu ont été employées dans la guerre (depuis 1338), les plaies produites par ces armes ont toujours été décrites à part, de sorte que les documents sur ce sujet se sont accrus d'une manière extraordinaire; la chirurgie militaire a même acquis une place presque indépendante, elle est comme une branche à part de la chirurgie, qui comprend dans son domaine les soins à donner au soldat pendant la paix comme pendant la guerre, les mesures spéciales hygiéniques et diététiques qui jouent un rôle important dans les casernes, les hôpitaux, les ambulances, l'habillement et la nourriture du soldat. — Nous avons vu, dans l'introduction, que les Romains faisaient déjà accompagner les armées par des médecins soldés par l'État. Au moyen âge prévalut une autre habitude. Chaque chef d'un petit corps emmenait avec lui, à sa charge, un médecin qui, avec un ou plusieurs aides, pansait, d'une manière incomplète il est vrai, les soldats après la bataille, et qui ensuite avançait ordinairement avec le corps d'armée, abandonnant les blessés aux soins des personnes charitables et sans que le chef ou l'État les prît plus tard sous sa protection. Ce n'est qu'avec l'établissement des armées permanentes qu'on adjoignit à chaque bataillon et à chaque compagnie des médecins particuliers, et que les soins des blessés furent régularisés par des mesures et des dispositions, naturellement très incomplètes. La position des médecins militaires était à cette époque tout à fait indigne et inférieure ; ainsi, sous le règne du père de Frédéric le Grand, le médecin recevait publiquement la bastonnade chaque fois qu'il laissait mourir un de ses grands grenadiers. A cette époque, où les soldats marchaient encore à l'ennemi d'un pas mesuré comme à la parade, les mouvements des corps étaient excessivement lents et embarrassés ; les grandes armées étaient encombrées de bagages ; pendant la guerre de Trente ans, par exemple, les lansquenets emmenaient souvent leurs femmes et leurs enfants sur un nombre interminable de chariots ; par conséquent, on ne sentait pas le besoin de donner aux dispositions réservées aux malades plus de légèreté. Ce n'est qu'avec la tactique adoptée par Frédéric le Grand que le train, si lourd auparavant, devint plus mobile ; cependant cette plus grande mobilité ne se développa bien que dans l'armée française sous Napoléon. Tant qu'un petit pays ou une province restait pendant toute la campagne le théâtre de la guerre, l'institution de quelques grands hôpitaux dans les villes voisines pouvait suffire. Mais lorsque les armées avancèrent et se suivirent rapidement, qu'une bataille se livra tantôt par-ci, tantôt par-là, on sentit le besoin d'établir des hôpitaux plus faciles à déplacer, c'est-à-dire des ambulances, placées à une faible distance du champ de bataille et susceptibles d'être facilement transportées au loin.

Ces ambulances sont une création d'un des plus grands chirurgiens, de Larrey, que nous avons déjà cité antérieurement. Plus tard je vous dirai en peu de mots ce qu'on fait des blessés depuis le champ de bataille jusqu'à l'ambulance principale, et je quitte ce sujet en vous citant encore quelques-uns des meilleurs ouvrages sur la chirurgie militaire. Les *Mémoires de Larrey*, un peu étendus, sont tout particulièrement intéressants, non seulement sous le rapport médical, mais aussi sous le rapport historique ; je vous recommande surtout de lire les campagnes d'Égypte et de Russie. Un autre ouvrage excellent nous vient des Anglais : *Principles of military Surgery*, de John Hennen ; ensuite, dans la littérature allemande, nous possédons, en dehors de plusieurs ouvrages excellents de date plus ancienne, les *Maximes de l'art médical militaire*, par Stromeyer, qui se basent principalement sur les expériences faites pendant la guerre du Schleswig-Holstein ; le *Traité général de la chirurgie militaire*, d'après les réminiscences de la guerre de Crimée, du Caucase et de la pratique des hôpitaux du docteur Pirogoff ; enfin les notices plus récentes, sur le même sujet, de Langenbeck, Beck, Billroth, Löffler, Fischer, etc. Pour l'étude des pansements et de la conduite à tenir sur le champ de bataille, je vous recommande surtout le traité d'Esmarch : *Chirurgie de guerre*. C'est un ouvrage écrit avec concision, étayé sur une longue expérience et qui dénote le génie du chirurgien qui en est l'auteur.

Les plaies produites par les projectiles de gros calibre, tels que les boulets, les grenades, les bombes, les *shrepnells*, et quel que soit le nom de tous ces instruments de mort, sont généralement de nature à entraîner immédiatement la mort après elles ; dans d'autres cas, ces projectiles enlèvent des membres tout entiers, ou au moins ils les broient tellement que la seule ressource à laquelle on puisse avoir recours est l'amputation. Les déchirures et les contusions étendues, produites par ces sortes de projectiles, ne se distinguent pas des autres plaies contuses de grande dimension, telles que celles qui sont produites par les machines et qu'on n'observe que trop souvent à notre époque dans la clientèle civile.

Les balles employées de nos jours dans la guerre se distinguent entre elles sous bien des rapports.

Bien qu'on rencontre encore, çà et là, des projectiles d'ancienne forme, complètement ronds, ovales, pointus, à moitié creux, etc., le type des armes modernes (chassepot, fusil à aiguille, fusil Werder) est généralement oblong; la balle n'est pas creuse et est tout en plomb. Le projectile du chassepot pèse 25 grammes, a 2 centimètres 1/2 de long, est cylindrique, arrondi à l'extrémité et a un diamètre de 12 millimètres environ.

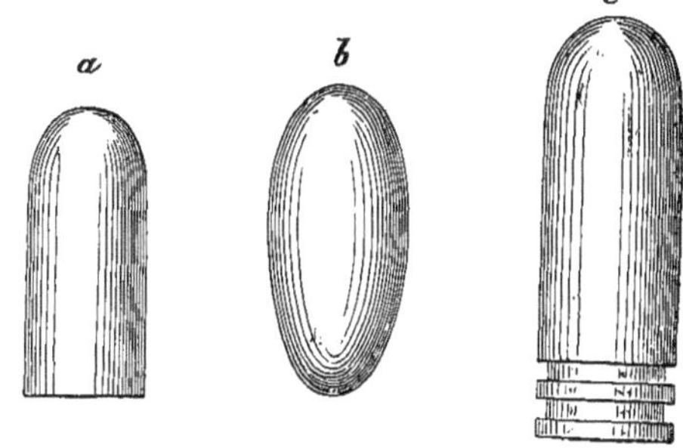

Fig. 56. — *a.* Balle de [chassepot — *b.* Balle du fusil à aiguille prussien — *c.* Projectile de la mitrailleuse. — Grandeur naturelle.

Le projectile de l'arme prussienne pèse 31 grammes, est glandiforme, d'une longueur de 2 centimètres 1/2, et d'un diamètre d'environ 15 millimètres.

Le projectile des mitrailleuses a le même poids que celui du chassepot, a 4 centimètres de long, 14 millimètres de diamètre, et est cylindrique.

Il ne faudrait pas croire que les balles que nous trouvons dans les plaies aient la même forme qu'au moment où elles ont été introduites dans le fusil; le plus souvent elles sont déjà déformées lorsqu'elles sortent du canon; d'autres fois, elles s'aplatissent dans la plaie, de sorte qu'on rencontre très souvent dans les tissus une masse de plomb informe qu'on ne reconnaît presque plus pour une balle. Nous allons maintenant passer brièvement en revue les différentes espèces de lésions qui peuvent être produites par une balle; évidemment nous ne pouvons traiter que les points principaux.

Dans beaucoup de cas, la balle ne fait pas de plaie, elle ne produit qu'une contusion des parties molles avec suffusion sanguine considérable, quelquefois une fracture sous-cutanée. Les fractures simples, sous-cutanées, ne seraient rien moins que rares sur le champ de bataille. Ces lésions sont dues à des balles mortes, c'est-à-dire à celles qui viennent de loin et qui n'ont plus la force de traverser la peau; une pareille balle, en touchant la région hépatique, peut repousser devant elle la peau de l'abdomen en forme de doigt de gant, déprimer ou déchirer le foie, puis tomber à terre sans laisser la moindre trace sur la peau. Des contusions semblables peuvent être produites par des balles qui touchent la surface cutanée sous un angle très obtus. Des corps solides, tels qu'une montre, un portefeuille, des pièces de monnaie, le cuir des uniformes, etc., peuvent également empêcher la balle de pénétrer dans le corps. Ces sortes de contusions, qui peuvent avoir des conséquences très graves lorsqu'elles ont pour siège le bas-ventre ou le thorax, ont de tout temps attiré l'attention des médecins et des soldats ; on les attribuait au vent de la balle et l'on supposait que dans ces cas la balle passait tout près du corps sans le toucher. L'idée que ces lésions pouvaient réellement se produire de cette manière était si profondément enracinée, que des hommes très sensés, du reste, se torturaient le cerveau pour expliquer théoriquement la manière dont le vent pouvait produire ces contusions ; tantôt on disait que l'air, devant la balle et sur ses côtés, était tellement comprimé, que la pression atmosphérique produisait la lésion ; tantôt on supposait que la balle, s'électrisant peut-être par le frottement contre le canon du fusil, pouvait produire, on ne savait comment, une contusion et une brûlure à une certaine distance. Si l'on s'était convaincu un peu plus tôt que le vent des balles est un fait dénué de tout fondement, on n'aurait pas eu recours à ces théories fantastiques. — Les contusions par des balles mortes et par celles qui touchent le corps très obliquement doivent être traitées d'après les mêmes principes que les contusions en général.

Le second cas est le suivant : la balle ne pénètre pas profondément dans les parties molles, mais entraîne avec elle une partie de la peau, de sorte qu'il reste une gouttière plus ou moins profonde. Cette espèce de plaie de guerre est évidemment une des plus légères, à moins que, comme cela peut arriver pour la tête, la balle n'ait entamé superficiellement le crâne et qu'un morceau de plomb ne soit resté dans l'os.

Le troisième cas est celui où la balle traverse la peau sans sortir du corps par un autre côté. La balle pénètre donc et reste, dans la plupart des cas, dans les parties molles. Il se fait une plaie tubulaire, un véritable canal. D'autres corps étrangers peuvent s'y trouver entraînés, surtout des parties de l'uniforme, des morceaux de drap, des boutons, des fragments de cuir, etc. ; à côté de cela, un os peut être brisé et les fragments entraînés dans la profondeur de la plaie y déchirer les tissus. Il arrive aussi que la balle, après avoir traversé la peau et les parties molles, bute contre un os, revienne sur ses pas pour retomber par l'ouverture d'entrée, de sorte qu'on ne la trouve pas dans la plaie, quoiqu'il n'y ait *qu'une seule* ouverture. La plaie que fait la balle en entrant dans le corps a ordinairement la forme de cette dernière, les bords en sont contus, quelquefois d'une teinte légèrement bleu noirâtre et un peu enfoncés vers la plaie. Ces signes de l'ouverture d'entrée sont probants pour la majorité des cas, cependant leur valeur n'est pas absolue.

Le quatrième cas est celui d'une balle qui entre par un côté et sort par un autre. On a alors un canal complet avec ouverture d'entrée et de sortie. Si ce canal ne traverse que des parties molles et si la balle n'a pas chassé devant elle d'autres corps étrangers, l'ouverture de sortie est ordinairement plus petite que celle d'entrée et la première ressemble plutôt à une fente. Si la balle a touché un os et si elle a chassé devant elle des esquilles ou d'autres corps étrangers, l'ouverture de sortie est quelquefois beaucoup plus grande que celle d'entrée ; il peut également y avoir deux ou plusieurs ouvertures de sortie, lorsque la balle s'est divisée, a éclaté, ou que plusieurs fragments d'os ont suivi des voies différentes. Enfin des esquilles chassées à

travers la peau peuvent simuler des ouvertures de sortie, tandis qu'une
partie ou même la totalité de la balle se trouve encore dans la plaie. — On
a attaché beaucoup trop d'importance à cette distinction entre l'ouverture
d'entrée et celle de sortie, distinction qui n'a de valeur qu'en médecine
légale ; dans ce cas, il peut être important de savoir si, dans une certaine
position du blessé, la balle est venue d'un côté ou d'un autre, car, d'après la
direction de la balle, on recherchera les traces du coupable. La marche que
suit la balle dans la profondeur est quelquefois très curieuse. Elle est souvent
déviée de sa direction primitive par les os, par les tendons et les aponévroses,
de sorte qu'on se tromperait fort si l'on admettait que la ligne droite qui
réunit les ouvertures d'entrée et de sortie représente la direction du trajet
parcouru par la balle. Sous ce rapport, ce qu'il y a de plus curieux est le
trajet circulaire que fait la balle autour du crâne et du thorax ; par exemple,
une balle entre obliquement au niveau du sternum, cependant sa force n'est
plus suffisante pour perforer cet os : la balle peut continuer sa marche sous
la peau, le long d'une côte et sortir par les parties latérales du thorax ou
seulement près de la colonne vertébrale. D'après la position des ouvertures
d'entrée et de sortie, on devrait croire que la poitrine a été traversée obliquement ou d'avant en arrière, et l'on est très étonné que de pareils malades
arrivent à l'ambulance sans dypsnée. Les projectiles des pistolets et des
revolvers ont le même effet ; seulement, comme leur calibre est plus petit, les
blessures auxquelles ils donnent lieu sont relativement plus légères, parce
que leur force suffit à peine pour perforer un os et parce que les petits
fragments du projectile s'enkystent souvent sans déterminer de réaction.

La complication des plaies par armes à feu par des brûlures, telle qu'on
l'observe lorsque le coup a été tiré de très près, se présente rarement à la
guerre. Lors des accidents qui sont dus au manque de précautions dans le
maniement des armes, à des fusils qui éclatent, à des mines qui font explosion, cette complication n'est pas rare, et l'on peut observer tous les degrés
de la brûlure. Les particules de charbon provenant de la poudre s'implantent
souvent dans la surface du derme, la petite plaie se cicatrise par-dessus, de
sorte que les parties atteintes conservent pendant toute la vie une teinte
gris noirâtre.

En temps de paix, il n'est pas rare d'observer des blessures par armes
chargées à plomb. Chaque plomb agit dans ce cas comme un projectile
isolé, et on trouve au niveau de la peau un plus ou moins grand nombre de
petites ouvertures, bleuâtres, rondes ou en forme de fentes, tandis qu'on
sent le grain de plomb à travers la peau. Plus grande est la distance à
laquelle le coup a été tiré, plus la charge sera disséminée ; en d'autres
termes, plus les solutions de continuité de la peau seront distantes les unes
des autres ; chacun des plombs forme un canal dont la longueur est en raison directe de sa force de pénétration. Si le coup est tiré de près, la charge
fait balle et elle produit par conséquent une lésion beaucoup plus étendue
que celles produites par les balles de dimension ordinaire.

Il y a quelque temps, on amena à ma clinique un homme qui, en nettoyant
un fusil de chasse, avait été atteint dans l'abdomen par la charge de celui-ci.
Outre une brûlure superficielle de la peau, on trouva au niveau de la ligne

blanche en dessous de l'ombilic une perte de substance ronde, de 5 centimètres de diamètre environ, comme à l'emporte-pièce; à travers cette ouverture, une masse d'anses intestinales, grosse comme le poing et criblée de trous, faisait hernie. A côté de celle-ci s'écoulait un sang noirâtre mêlé de matières intestinales. Le blessé avait conservé sa présence d'esprit et se plaignait de vives douleurs; la mort survint quelques heures après l'accident. L'autopsie fit constater que les intestins étaient percés de nombreux orifices; une anse d'intestin grêle était complètement isolée de son mésentère et était déchirée presque circulairement en deux ·points; les plombs avaient pénétré jusque dans la colonne vertébrale et dans les parties molles de la paroi abdominale postérieure.

La douleur produite par un coup de feu est, dit-on, presque nulle; la vitesse avec laquelle la lésion se fait est si grande que le blessé n'a que la sensation d'une espèce de choc qui le frappe du côté d'où vient la balle; ce n'est que plus tard qu'il s'aperçoit de la plaie saignante et qu'il ressent la douleur spéciale à ces sortes de lésions. Il existe un grand nombre d'exemples de combattants ayant reçu des coups de feu, surtout aux extrémités supérieures, et les ayant si peu sentis que leur attention n'a été attirée sur la plaie que par la remarque de leurs voisins ou par la perte de sang.

Comme dans les plaies contuses, l'hémorrhagie est généralement moindre dans les plaies par armes à feu que dans celles qui sont produites par un instrument piquant ou tranchant; cependant on se tromperait fort, si l'on croyait que les gros troncs artériels ne donnent pas de sang lorsqu'ils sont traversés par une balle; un grand nombre de soldats ne succombent sur le champ de bataille que par suite d'une forte hémorrhagie provenant de quelque grosse artère lésée. Quand on a eu l'occasion de voir couler le sang d'une artère carotide, sous-clavière ou fémorale, complètement coupée, on comprend que la perte du sang est au bout de peu d'instants si considérable, que de pareils blessés ne puissent être sauvés que si les secours sont immédiats, car une hémorrhagie de ces artères conduit infailliblement à la mort, si elle dure deux minutes; mais il est vrai de dire que les plaies contuses des artères, même du calibre de la radiale, ne donnent souvent que peu de sang. Les chirurgiens qui nous ont laissé les premières descriptions des plaies par armes à feu ont attiré déjà l'attention sur ce sujet.

Avant de passer au *traitement* spécial des plaies par armes à feu, je vous donnerai un court résumé de la marche à suivre dans le transport et les premiers secours à donner aux blessés. Comme premier refuge pour les blessés, on établit, à une faible distance, derrière le front de bataille et à un endroit aussi couvert que possible, quelques lieux de pansement protégés par le drapeau blanc; c'est là qu'on transporte les blessés en premier lieu; ce transport est fait, ou par les soldats eux-mêmes, ou par un personnel spécial d'infirmiers. Ceux qui sont légèrement blessés ou seulement atteints aux extrémités supérieures, et leur nombre est toujours assez considérable, se rendent à pied au dépôt d'ambulance. L'institution des compagnies d'infirmiers a rendu tant de services dans les dernières guerres, que certainement elle se répandra de plus en plus. Ces compagnies se composent d'hommes qu'on a exercés par des manœuvres particulières à transporter les malades hors des lignes de combat et à leur donner, en cas de besoin, des secours palliatifs ; par exemple, ils feront la compression sur des plaies qui saignent fortement, etc. Il sont exercés à porter un blessé à deux, soit avec les bras seuls sans appui, soit en improvisant à la hâte un brancard. A cet effet, ils ont ordinairement avec eux une lance et un morceau de drap un peu plus long et plus large que le corps d'un homme ; les lances sont introduites dans une coulisse qui se trouve sur le côté long du drap, et de cette manière on a bien vite improvisé une espèce de brancard ; les baïonnettes ou les sabres droits peuvent servir provisoirement d'attelles pour soutenir une extrémité fracassée par un projectile. C'est ainsi que les blessés arrivent au dépôt d'ambulance, où l'on applique les premiers appareils, que les malades conservent jusqu'à ce qu'ils arrivent à l'ambulance la plus rapprochée. Au dépôt, les hémorrhagies doivent être arrêtées complètement, les extrémités brisées doivent être maintenues de telle sorte que le transport ne puisse nuire ; les balles superficiellement situées, les corps étrangers y sont extraits, les esquilles complètement détachées y sont enlevées, lorsque cela peut se faire facilement et rapidement. Les membres qui sont fracassés par des boulets y sont déjà amputés, lorsqu'il n'est pas possible d'appliquer un appareil tel que le transport soit possible. D'une manière générale, le dépôt d'ambulance est surtout destiné à rendre le malade transportable, et, par conséquent, on ne doit pas y entreprendre beaucoup d'opérations, ni des opérations qui demandent du temps. On ne peut faire que le strict nécessaire lorsqu'on voit arriver du champ de bataille un nombre de plus en plus considérable de blessés, et, quelque barbare que paraisse être le conseil donné par Pirogoff, il est certainement très important ; le voici : « Les médecins ne doivent pas épuiser leurs forces à traiter les mourants et les blessés dont les lésions sont nécessairement mortelles. » Il serait désirable que chaque blessé portât avec lui une petite notice sur le résultat du premier examen ; un billet de quelques lignes qu'on mettrait dans une des poches du malade suffirait. Il s'agit principalement d'indiquer si la balle a été extraite, si une plaie de la poitrine ou de l'abdomen est pénétrante, etc. ; par cette notice, on épargne au médecin de l'ambulance du temps et de la peine, et au malade des douleurs. Jusqu'à présent il n'a pas été possible de prendre cette mesure. Une partie des infirmiers est ensuite chargée, sous la direction des médecins, de placer convenablement les malades, dans la voiture destinée à les transporter plus loin. Dans ce but, il existe des voitures spéciales qui peuvent avoir la construction la plus variée et qui sont faites pour recevoir des malades tantôt couchés, tantôt assis. Ces voitures suffisent rarement, et souvent il faut se contenter, pour le transport des blessés, de grands chariots qu'on arrange aussi bien que possible avec des planches, du foin, de la paille, des matelas, etc. Les voitures conduisent les blessés à l'ambulance la plus rapprochée ; celle-ci est établie dans une ville ou un village situé près du champ de bataille ; on y choisit les espaces les meilleurs et les plus vastes, tels que salles d'école, églises, granges. Ces dernières sont seulement recommandables. Dans ces locaux, on prépare d'avance des lits avec de la paille, quelques matelas et quelques couvertures ; c'est là que les médecins et les infirmiers attendent avec la plus vive inquiétude la première voiture de blessés, dès que la proximité du canon et quelques nouvelles reçues de temps à autre ont fait connaître que la bataille a commencé. C'est ici que l'on procède à l'examen minutieux des malades qui n'ont été pansés que provisoirement au dépôt, et que l'activité opératoire se développe sur une grande échelle : les amputations, les résections, les extractions de balles, etc., se font en quantité considérable, et le jeune médecin qui appelait de ses vœux la première opération sur le vivant a tellement à faire pendant toute la journée qu'il tombe de fatigue ; cela continue ainsi jusque bien avant dans la nuit, la bataille s'étant prolongée bien tard dans la soirée, et ce n'est que vers le matin que les derniers convois de blessés arrivent à l'ambulance. Avec un mauvais éclairage, sur une table quelconque transformée en table d'opérations, aidé par des infirmiers inhabiles, le médecin est forcé d'examiner tous les blessés jusqu'au dernier avec un égal soin, de les opérer en cas de nécessité et de les panser. A cette ambulance, les blessés ont du repos pendant un certain temps et l'on ne doit autant que possible envoyer les opérés et ceux qui sont grièvement blessés à l'ambulance principale que lorsque la guérison commence à se faire. Cependant on ne peut pas toujours agir de la sorte ; quelquefois l'endroit où est établie l'ambulance doit être évacué. Si l'on appartient au parti vaincu, si les troupes sont obligées de se retirer, si l'ennemi occupe l'endroit où est établie l'ambulance, les médecins avec leurs malades se constituent ordinairement prisonniers, car, quelque humain que soit l'ennemi, la pénurie de médecins est telle après les grandes batailles, que ceux de l'ennemi ne peuvent se charger de soigner les prisonniers blessés.

Depuis quelques années, il a été fait à Genève, entre les puissances européennes, une convention d'après laquelle les médecins et leur matériel sanitaire doivent être considérés comme neutres. Quoique, en pratique, l'exécution de ce principe et de ses conséquences ne soit pas toujours à l'abri de certaines difficultés, cette convention a cependant, dans les dernières guerres, donné de bons résultats, et elle est destinée à un avenir sérieux. En tout cas, le fait de considérer les blessés ennemis comme des malades et non plus comme des ennemis réalise déjà un progrès immense, au point de vue de la civilisation et de la philanthropie. Si les blessés sont à l'abri, si les opérations nécessaires ont été pratiquées, si enfin, sous les autres rapports, pour ce qui concerne par exemple l'alimentation et les soins divers, toutes les mesures ont été prises, le corps médical n'a plus à s'inquiéter que du transport immédiat des patients. L'accumulation d'un grand nombre de blessés en un seul point constitue un danger, et si la guerre a eu pour théâtre une région pauvre, où il y a peu de voies de communication, il sera très difficile de leur donner les soins nécessaires. Aussi doit-on éloigner ceux-ci aussitôt que possible, ce qui se fait au moyen de bonnes voitures-ambulances, et même, pour les individus gravement atteints, au moyen de trains-ambulances bien appropriés. Dans le cas où les moyens de transport sont plus difficiles, on peut du moins éloigner de bonne heure les individus blessés légèrement. Ce système de dispersion, qui a été mis en pratique, dans ces derniers temps, avec succès, et qui exige beaucoup de prudence et de soins de la part des autorités militaires et sanitaires, a donné d'excellents résultats. Pour ce qui concerne le reste des individus gravement blessés, le mieux est de les laisser dans des baraques volantes ; si ce n'est pas possible, on pourra caser dans des habitations privées ceux dont les blessures n'exigent plus aucun traitement chirurgical spécial ; il n'est pas bon de laisser long-temps les blessés dans les églises et dans les écoles, parce que ces locaux peuvent être rarement bien ventilés.

La guerre d'Amérique, celle des Prussiens et des Autrichiens de 1866, et celle des Français et des Allemands de 1870 ont prouvé que l'organisation des services de santé militaire a été l'objet de persévérants perfectionne-ments. Ajoutons à cela, ce qui n'existait pas autrefois, le concours spontané de certaines sociétés, de sœurs de charité, de médecins civils et de beaucoup d'autres personnes qui se dévouent aux intérêts des blessés et qui les aident encore par des dons en argent et en objets divers. Quand cette assistance privée est organisée convenablement, elle peut, sous une direction habile, aider singulièrement les autorités militaires, comme l'a prouvé la dernière guerre.

Les opinions sur le traitement des plaies par armes à feu se sont beaucoup modifiées. Les plus anciens chirurgiens dont nous possédions les écrits croyaient que les plaies de guerre étaient empoisonnées et pensaient, par conséquent, qu'il fallait les cautériser avec le fer rouge ou l'huile bouil-lante. Le premier qui ne suivit pas la règle admise fut Ambroise Paré, dont le nom a déjà été cité en parlant des ligatures. Il raconte que, dans l'expé-dition du Piémont (1536), l'huile pour cautériser les plaies lui avait man-qué, et qu'il s'attendait à voir mourir tous les malades qui n'avaient pas été traités d'après les règles de l'art admises à cette époque. Cependant il n'en fut pas ainsi : au contraire, ces derniers se portaient mieux que le petit nombre des élus pour lesquels il avait employé le reste de son huile. C'est ainsi qu'un heureux hasard délivra la médecine d'une croyance supersti-tieuse. Plus tard, on observa qu'une des grandes difficultés qui s'opposent à la guérison des plaies produites par les balles consiste dans l'étroitesse du trajet parcouru par le projectile, et l'on tâcha d'y remédier en remplissant complètement la plaie avec de la charpie ou de la racine de gentiane afin de dilater le canal formé par le projectile et de favoriser l'écoulement de la sécrétion. Cependant des chirurgiens intelligents remarquèrent bientôt que le pus accumulé dans la profondeur ne pouvait plus, de cette façon, être évacué. Déjà, à cette époque, on admettait que les plaies par armes à feu n'étaient que des plaies contuses à forme tubulée. On tenta donc de remédier à cet état de choses d'une manière assez singulière, en établissant comme règle générale que tout trajet superficiel devait être complètement fendu, et que l'ouverture de tout canal qui s'étendait dans la profondeur devait être rendue plus grande par une ou plusieurs incisions. Chose extra-ordinaire, on croyait transformer par ces incisions les plaies contuses en plaies simples par instruments tranchants, cependant on ne faisait autre chose que d'ajouter à la plaie contuse une plaie nouvelle par incision. Une règle bien plus rationnelle consistait à enlever au bistouri tout le trajet parcouru par la balle, à fermer la plaie par des sutures, et à la comprimer pour obtenir une réunion par première intention ; mais ce procédé, rarement

applicable, trouva peu d'adhérents. De nos jours, le traitement des plaies
en général a été fort simplifié, et l'on soigne les plaies par armes à feu
d'après les mêmes principes que ceux suivis pour les plaies contuses. La
première chose à faire, lorsqu'on est en présence d'une plaie par arme à
feu, est d'arrêter l'hémorrhagie artérielle, s'il y a lieu. On y parvient,
d'après les règles établies antérieurement, en liant l'artère blessée dans
la plaie elle-même, ou bien le tronc dans sa continuité; dans le premier
cas, il faut presque toujours dilater l'ouverture d'entrée ou celle de sortie
pour trouver l'artère qui donne. S'il n'y a pas d'hémorrhagie, il faut
examiner la plaie et surtout les trajets borgnes, pour voir s'il n'y a pas
de corps étrangers, si une balle ou des morceaux de vêtements n'ont
pas pénétré dans les tissus. Cet examen se fait de préférence avec le doigt
désinfecté; si ce dernier n'est pas assez long, ou si le canal est trop
étroit, on se servira d'un cathéter d'argent, avec lequel on sent plus
exactement et plus sûrement qu'avec une sonde; si l'on s'est convaincu de
la présence d'une balle, on tâchera de la retirer par le plus court chemin,
soit par l'ouverture d'entrée, ou bien, si elle a creusé un canal borgne
et qu'elle se trouve sous la peau, en incisant; de cette façon, on transformera en même temps ce dernier en un canal complet. — L'extraction
des balles par l'ouverture d'entrée peut se faire à l'aide d'instruments en
forme de pince ou de cuiller. Les pinces à branches minces et longues
sont souvent difficiles à appliquer, parce qu'elles ne peuvent pas être suffisamment ouvertes dans un canal étroit pour saisir la balle; pour cette
raison, beaucoup de médecins militaires préfèrent les instruments en forme
de cuiller. Une nouvelle pince à balle, très recommandable, nous vient de
l'Amérique; elle se distingue en ce qu'elle prend peu de place et saisit
sûrement; toutefois, la plupart de ces pinces sont trop faibles. Je trouve
que ce qui convient le mieux pour l'extraction des balles est une longue
et forte pince à polypes. Si la balle est enclavée dans un os, on se sert
d'une longue vis (tire-fond) qu'on fait pénétrer dans le projectile. Si l'on ne
réussit pas à extraire la balle ou les corps étrangers par l'ouverture d'entrée, on dilate celle-ci pour gagner plus de place et mieux appliquer les
instruments. On a souvent observé que des balles peuvent rester dans les
tissus sans déterminer de suppuration; mais il arrive beaucoup plus fréquemment que cette complication survienne. En règle générale, on doit
s'abstenir de toute manœuvre violente ou dangereuse et ne pas tenter l'extraction quand la balle siège profondément et quand l'opération ne peut se
faire sans blesser un organe important.

Les *hémorrhagies* et les *difficultés de l'extraction des corps étrangers* sont
les deux indications principales de la dilatation primitive des plaies par
armes à feu. Plus tard, il est vrai, d'autres indications peuvent s'y ajouter et
rendre la dilatation nécessaire. Cependant, la plaie par armes à feu en elle-
même n'a nullement besoin d'être dilatée pour arriver à la guérison. Cette
dernière se fait de la manière suivante : à l'ouverture d'entrée se détache
lentement une petite eschare circulaire, des lambeaux gangreneux sortent
par le canal lui-même, une bonne granulation et une bonne suppuration
s'établissent et le canal se ferme peu à peu de dedans en dehors. Dans la

plupart des cas, l'ouverture de sortie se cicatrice plutôt que celle d'entrée.

Un certain nombre d'obstacles peuvent s'opposer à cette marche normale; des suppurations progressives peuvent se montrer dans la profondeur, et nécessiter de nouvelles incisions, comme dans toutes les plaies contuses et profondes. En campagne, le premier pansement d'une plaie par arme à feu consiste ordinairement dans l'application d'une compresse mouillée, recouverte de toile cirée, de cuir ou de parchemin, le tout fixé au moyen d'une bande ou d'une cravate. Plus tard, il suffit de maintenir la plaie humide, de la couvrir mollement avec de la charpie et d'appliquer des compresses d'eau blanche, d'eau chlorurée, etc.

Le traitement des plaies par armes à feu, sans pansement, a souvent aussi été employé dans les dernières guerres, et avec autant de succès que pour les autres plaies. Dans la guerre russo-turque récente, le pansement de Lister a été employé en partie, et cela avec des résultats remarquables, comme le prouvent les rapports de Reyher et de Bergmann. Il n'y a pas de doute que ce pansement n'apporte à l'avenir d'importants changements dans la pratique de la chirurgie de guerre; le pansement iodoformé, qui déjà a été employé par les chirurgiens anglais, après la guerre d'Égypte (1882), est appelé à un grand avenir. Esmarch a demandé que chaque soldat soit muni en temps de guerre de deux tampons de ouate salicylée enveloppés dans une feuille de gutta-percha laminée, afin que, en cas de blessure, le blessé lui-même, ou l'un de ses camarades, puisse immédiatement panser la plaie. La ouate salicylée forme avec le sang qui s'écoule de la plaie une croûte qui agit comme pansement antiseptique provisoire et qui protège la plaie contre toute souillure, jusqu'à l'intervention du médecin. Les expériences d'Esmarch établissent que cette croûte de ouate salicylée peut rester en place durant plusieurs jours, et même qu'en dessous d'elle il peut y avoir une guérison complète sans réaction aucune.

En Allemagne, l'autorité militaire recherche actuellement un moyen simple et pratique de charger chaque soldat en temps de guerre d'un pansement antiseptique provisoire. Bien que la guérison par première intention ait été déjà observée dans les plaies par armes à feu, ce résultat n'en demeure pas moins un fait rare; en général, toutes ces plaies suppurent plus ou moins longtemps. Ce n'est guère qu'en cas de blessure par de petits projectiles, des balles de revolver par exemple, qu'il arrive assez communément que l'eschare se détache et que la guérison par seconde intention ait lieu sans trace de suppuration. Klebs est le premier qui ait examiné soigneusement l'état anatomo-pathologique de blessures par armes à feu pendant la dernière guerre franco-allemande; il a vu des cas de plaies perforantes de la poitrine et de l'abdomen dans lesquelles il y avait absence totale de suppuration et de réaction.

Klebs pense que si, dans ces cas, l'air n'a pu pénétrer dans le canal formé par le projectile et que si par suite il y a eu absence totale de réaction locale, ces faits sont dus à cette circonstance particulière que la plaie cutanée a été fermée par des sortes de valves.

Quoi qu'il en soit, ces sortes de plaies ne sont rien moins que communes, et l'on fera bien dans les cas de plaies pénétrantes par armes à feu, intéressant la poitrine ou l'abdomen, de ne pas trop compter sur cette terminaison favorable. Une des causes les plus importantes des inflammations profondes est l'existence dans la plaie de corps étrangers, surtout des morceaux d'étoffe et de cuir déchirés par le projectile, parce que ces substances entraînent toujours avec elles une quantité de germes d'infection qui se multiplient et donnent lieu à des phénomènes de décomposition si les circonstances s'y prêtent. La pénétration d'une balle ou d'un morceau de balle dans la plaie est beaucoup moins dangereuse ; par suite de l'échauffement du projectile au moment du tir, les micrococcus qui y adhèrent perdent leur influence nocive. La balle peut être complètement entourée par le tissu cicatriciel et s'enkyster ; la plaie se cicatrise au-dessus, et le blessé conserve le projectile. Mais celui-ci ne reste pas toujours à la même place ; il voyage, soit à cause de sa pesanteur, soit à cause des mouvements que lui impriment les contractions musculaires, si bien que souvent, quelques années plus tard, il apparaît en un point du corps très éloigné du point d'entrée. Je vous ai déjà décrit quelque chose d'analogue à propos des aiguilles. Il est très rare que des corps non métalliques puissent séjourner de cette façon dans le corps humain, vraisemblablement parce qu'ils agissent toujours comme des foyers de décomposition : aussi devez-vous toujours en pratiquer l'extraction. En général, la fièvre consécutive aux plaies par armes à feu dépend de leur étendue, du volume du projectile, et aussi des suppurations accidentelles qui les compliquent. Pour la première fois, pendant la guerre de 1866, la thermométrie a été régulièrement employée pour les plaies par armes à feu dans l'ambulance du médecin en chef badois Beck ; depuis, les mensurations thermométriques ont été généralisées dans les hôpitaux des champs de bataille. Les résultats de ces mensurations dans les plaies par armes à feu concordent généralement avec celles que l'on observe dans les autres lésions.

Les traités de chirurgie spéciale vous renseigneront sur la conduite à tenir dans les cas de plaies pénétrantes du crâne, de la poitrine et de l'abdomen. Il nous reste seulement quelques remarques à faire sur les fractures produites par les plaies par armes à feu. Nous avons déjà dit antérieurement que des fractures simples sous-cutanées pouvaient être dues à des balles perdues ou portant obliquement. Le plus souvent cependant les fractures sont compliquées de plaies des parties molles. Les os courts et mous, formés de substance spongieuse, et les épiphyses peuvent être simplement perforés par le projectile sans qu'il en résulte nécessairement un « éclatement » de l'os. Cette lésion, quand l'articulation voisine n'a pas été ouverte, est relativement favorable ; la balle peut rester enclavée dans l'os et y entretenir une ostéite intense ; on a également observé l'enkystement du projectile, toutefois ce fait est rare.

Tout le canal parcouru dans l'os, quand celui-ci a été perforé, entre en suppuration et se remplit de granulations, qui, à la fin, s'ossifient en partie, de sorte que la solidité de l'os n'en souffre pas. Si la balle atteint la diaphyse d'un os long, il se produit une fracture comminutive, extrêmement compliquée ; le grand nombre des esquilles pointues et l'étendue considé-

rable de l'éclatement relativement au diamètre du projectile étonnent singulièrement le médecin qui voit pour la première fois un grand nombre de
plaies par armes à feu.

Je considère comme nécessaire et très important d'examiner soigneusement avec le doigt, de suite après l'accident, les fractures par armes à feu,
et d'enlever toutes les esquilles libres ou seulement peu adhérentes aux
parties molles. Il peut être utile d'arracher ou de scier les extrémités très

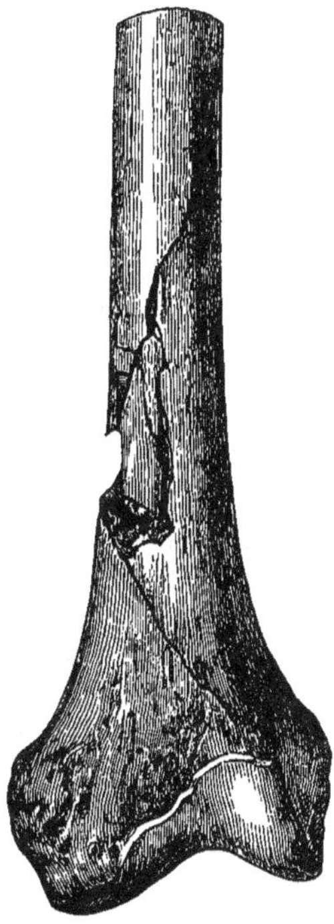

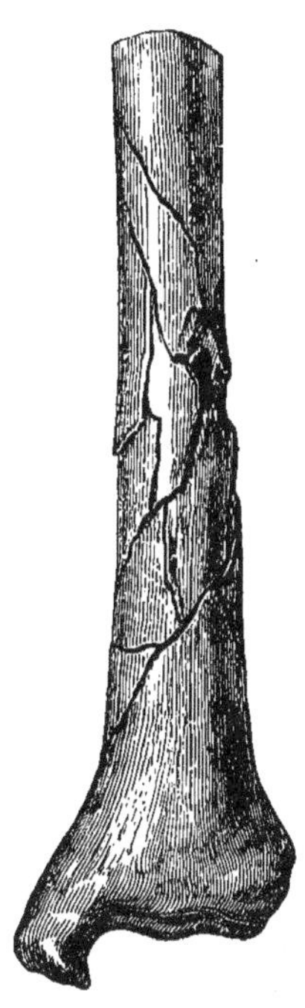

Fig. 57. — Fémur d'un soldat français atteint   Fig. 57 *bis*. — Tibia d'un soldat allemand
par la balle d'un fusil à aiguille.   atteint par le projectile d'un chassepot.

pointues des fragments, quand cela peut se faire sans produire de nouvelle
lésion sérieuse et sans grande incision au travers d'épaisses parties molles.
Cependant ces résections dans la continuité doivent être faites avec beaucoup de prudence et avec mesure, car l'expérience prouve que dans beaucoup de ces cas la guérison s'effectue sans nécrose des extrémités fracturées.

Le traitement antiseptique des fractures par armes à feu est absolument
semblable à celui que nous avons adopté pour les fractures compliquées.
Ici aussi l'état des parties molles est une source d'indications : si elles sont
fortement contuses, si la suffusion est considérable, il est généralement
indiqué de recourir à l'irrigation permanente avec le liquide de Burow;
sinon on ne touche pas à la fracture, on désinfecte, on lave avec une solution concentrée de chlorure de zinc; on applique un pansement de Lister,
puis on immobilise le membre au moyen d'attelles et de bandes de gaze
amidonnées. Si le trajet de la balle n'est pas très long, et s'il n'est pas

recouvert par trop de parties molles, la conduite la plus rationnelle est de le diviser dans toute sa longueur, d'en enlever les tissus sphacélés, de désinfecter énergiquement, puis, après avoir introduit des drains en quantité suffisante, de réunir par des sutures profondes et superficielles la plaie que l'on a faite. Dans ces cas, les chances d'une guérison sans réaction sont beaucoup plus grandes que si l'on a été forcé de désinfecter les tissus blessés par des injections pratiquées seulement dans le trajet de la balle.

Si un coup de feu donne lieu à une fracture articulaire compliquée, la question qui doit être débattue est celle de savoir s'il faut faire la résection ou l'amputation immédiate : le cas spécial seul peut nous faire prendre une décision ; le traitement expectant donne, du moins d'après les statistiques, des résultats détestables. Toutefois il me paraît que les moyens antiseptiques dont nous disposons à présent nous autorisent, dans certaines conditions, à tenter la guérison, par l'emploi de l'ouverture et du drainage de l'articulation, et en faisant l'irrigation antiseptique. Les succès obtenus par ce traitement dans les plaies articulaires pénétrantes nous donnent l'espoir que, dans les prochaines guerres entre nations civilisées, les résultats de la méthode conservatrice seront beaucoup améliorés.

Enfin, ajoutons que les hémorrhagies consécutives sont très fréquentes après les coups de feu, comme après toutes les plaies contuses en général.

Autrefois, quand le seul traitement rationnel des plaies par armes à feu était le pansement à ciel ouvert, on faisait souvent usage des appareils plâtrés à fenêtres ; aujourd'hui on emploie, avec la méthode Lister, des appareils à attelles de bois ou de gutta-percha, ou bien encore l'extension permanente, s'il s'agit de fractures du bras ou de la cuisse.

Les inflammations purulentes secondaires s'observent plus souvent encore dans les plaies par armes à feu que dans les autres plaies contuses ; les causes de ces complications dangereuses, que nous avons déjà appris à connaître, agissent malheureusement trop souvent aussi dans les plaies par armes à feu.

CHAPITRE IX

DES BRULURES ET DES CONGÉLATIONS

---

1. *Brûlures :* Degrés, étendue, traitement. — Coup de soleil. — Coup de foudre.
2. *Congélations :* Degrés. — Raideur générale. — Traitement. — Engelures.

Les phénomènes consécutifs à la brûlure et à la congélation ont, il est vrai, beaucoup de ressemblance entre eux ; cependant ils diffèrent assez les uns des autres pour qu'on puisse les traiter séparément. Nous parlerons donc en premier lieu des brûlures.

1. — *Des brûlures.*

Elles peuvent être produites par le feu lui-même, comme par exemple dans un incendie, ou bien lorsque les personnes, et surtout les enfants, s'approchent trop du feu, qui se communique à leurs habits ; on observe plus fréquemment des brûlures produites par des liquides chauds, principalement chez les enfants, qui laissent tomber sur eux des vases remplis d'eau chaude, de café, de soupe, etc. Ensuite on rencontre très souvent, dans les fabriques, des brûlures par des métaux élevés à une haute température, du plomb fondu, du fer chaud, etc., et, dans la vie ordinaire, des brûlures plus légères par des allumettes et de la cire à cacheter, petit accident qui est probablement arrivé à chacun de vous. En dehors de ces cas, on voit assez souvent des brûlures de différents degrés produites par les acides concentrés et les alcalis caustiques ; ces brûlures sont analogues à celles qui sont produites par les corps chauds.

Dans les brûlures, il faut considérer l'intensité et l'étendue ; nous parlerons plus tard de cette dernière. L'*intensité* de la brûlure dépend essentiellement du degré de la chaleur et de la durée de son influence ; d'après les effets produits, on distingue différents degrés de brûlures. Ces degrés passent insensiblement des uns aux autres ; cependant il est facile de les distinguer d'après les symptômes qu'ils présentent ; seulement il ne faut pas être trop absolu dans ces divisions. Nous admettons trois degrés dans les brûlures.

Premier degré (hyperémie) : La peau est fortement rougie, très douloureuse et régulièrement enflée. Ces phénomènes dépendent de la dilatation des capillaires et d'une exsudation faible de sérum dans le tissu du derme. C'est un léger degré d'inflammation où il n'y a multiplication de cellules que dans le réseau de Malpighi, ce que nous reconnaissons à la légère desquamation de l'épiderme qui succède, au moins dans beaucoup de cas, à l'inflammation. La rougeur et la douleur ne durent quelquefois que peu d'heures ; dans d'autres cas elles persistent pendant quelques jours. Cependant il n'est ni nécessaire ni pratique de distinguer, pour cette raison, différents degrés.

Deuxième degré (phlyctènes) : Aux symptômes du premier degré il s'ajoute le développement de bulles sur la surface cutanée ; elles renferment, avant d'être crevées, un sérum tout à fait limpide ou un peu coloré par du sang. Ces bulles se forment immédiatement, ou bien quelques heures seulement après la brûlure, et peuvent être de grosseur très variable. Sous le rapport anatomique, nous trouvons que, dans la plupart de ces cas, la couche cornée s'est détachée de la couche muqueuse de l'épiderme, de sorte que le liquide, qui sort rapidement des capillaires, se trouve entre ces deux couches, comme celui qui est exsudé après l'application d'un vésicatoire. La bulle crève ou est ouverte artificiellement ; le réseau de Malpighi, resté intact, forme une nouvelle couche cornée, et au bout de trois à quatre jours la peau est réparée. Il peut arriver cependant qu'après la disparition de la bulle, la peau, mise à nu, devienne très douloureuse, qu'il se développe une suppuration superficielle qui dure quelques jours ; le pus se dessèche en une croûte sous laquelle se forme le nouvel épiderme. Vous pouvez également provoquer artificiellement cet état, en laissant un vésicatoire pendant quelque temps au même point. Dans ce cas encore, il n'est pas nécessaire d'établir de nouveaux degrés de brûlure basés sur ces différences, car tout dépend d'une destruction plus ou moins considérable du réseau de Malpighi, de même que la douleur plus ou moins forte est due à ce que les nerfs, dans les papilles du derme, sont plus ou moins à découvert.

Troisième degré (eschares) : On range ici les brûlures où il y a formation d'eschares, c'est-à-dire les cas où une partie de la peau et même des parties molles sous-jacentes sont mortifiées. Naturellement, dans ces cas, les différences peuvent être très considérables, parce qu'on peut avoir affaire tantôt à la brûlure et à la carbonisation de l'épiderme et des sommets papillaires, tantôt à la mortification d'une portion du derme, tantôt, enfin, à une carbonisation de la peau, voire même de toute une extrémité. Dans tous les cas où la couche papillaire est détruite avec le réseau de Malpighi, il y aura toujours une suppuration plus ou moins étendue qui favorisera l'élimination de la partie mortifiée ; il se formera des plaies couvertes de granulations qui suivent dans leur guérison la marche ordinaire. S'il n'y a de carbonisé que l'épiderme et la surface des papilles, il n'y aura qu'une courte suppuration suivie d'une prompte réparation de la couche cornée, prenant son point de départ dans ce qui restera du réseau de Malpighi.

D'après ce que nous venons de dire, vous comprendrez qu'il est facile d'admettre quatre, six et même plus de degrés de brûlure ; cependant il suffit, pour l'intelligence de ce chapitre, de distinguer les trois degrés : rougeur, formation de bulles et formation d'eschares. Dans les brûlures étendues, on trouve réunis les différents degrés d'intensité, et, si l'endroit atteint est couvert par de l'épiderme calciné et par de la crasse, il est souvent difficile de déterminer exactement au début quel est le degré de brûlure aux différentes places. La suppuration est tantôt superficielle, tantôt profonde. On dirait parfois qu'au milieu d'une plaie bourgeonnante il se forme des îlots d'un jeune tissu cicatriciel ; ce fait a donné lieu à l'opinion erronée que la cicatrisation des plaies bourgeonnantes pouvait partir non seulement des bords, mais aussi de plusieurs points centraux. De là cette supposition que l'épithélium des îlots cicatriciels était formé par les granulations ou par les cellules migratrices, et que, par conséquent, aucune matière épithéliale n'était absolument indispensable à la cicatrisation. Ces conclusions ne tiennent pas debout devant les faits précis et nombreux observés, et le fait lui-même de la néoformation d'îlots épidermiques n'est plus soutenable. En effet, il s'agit habituellement alors de brûlures qui ont atteint profondément et inégalement les tissus. Tandis que toute la couche papillaire de la peau a été détruite dans une grande étendue, en certains points, surtout dans la profondeur, les glandes sudoripares et les follicules pileux sont restés intacts. Quand la surface de la plaie bourgeonne, ces restes épithéliaux deviennent luxuriants, ce que l'on ne remarque pas ; ce n'est que plus tard, après la métamorphose des granulations en tissu conjonctif, qu'une néoformation abondante des restes glandulaires se montre tout à coup sous forme d'îlots interposés aux bourgeons charnus ; de ces îlots part alors, comme du bord de la plaie, l'épithélium qui contribue à la cicatrisation : ce processus s'observe également, comme nous le verrons plus tard, dans certains néoplasmes.

Le pronostic, quant au rétablissement des fonctions de la partie brûlée, résulte de ce que nous avons dit. Cependant il faut ajouter qu'après une destruction étendue de la peau, telle qu'on l'observe à la suite des brûlures du cou et des extrémités supérieures par des liquides bouillants, il se développe des rétractions cicatricielles très considérables qui, par exemple, entraînent la tête vers un des côtés du cou ou vers le sternum, ou bien qui maintiennent le bras dans la position fléchie, lorsque la cicatrice existe au pli du coude par exemple. Ces cicatrices deviennent, à la longue, plus extensibles ; cependant elles cèdent rarement au point que le trouble fonctionnel et la difformité disparaissent complètement ; dans beaucoup de cas, il faut avoir recours aux opérations autoplastiques pour y porter remède. On a prétendu autrefois que les cicatrices, suites de brûlures, se contractent plus fortement que tout autre tissu cicatriciel. Ce fait n'a que l'apparence de la vérité, car il est rare que, dans d'autres espèces de lésions, la perte de substance de la peau soit aussi étendue qu'après les brûlures ; on peut se convaincre facilement (surtout par les opérations anaplastiques faites après de grandes pertes de substance, qui sont la suite d'un processus ulcératif) que la rétraction cicatricielle est tout aussi forte qu'après les brûlures.

L'*étendue* de la brûlure est de la plus haute importance sous le rapport du pronostic *quoad vitam*, indépendamment des différents degrés d'intensité. On peut admettre que, lorsque les deux tiers de la surface cutanée sont brûlés, même au premier degré, la mort arrive assez rapidement, d'une manière qui ne peut pas encore être expliquée physiologiquement. Immédiatement après une brûlure étendue, si même elle est superficielle, les blessés sont ordinairement agités à un haut degré, ils crient et se plaignent de la douleur, mais ils se calment quand un traitement convenable a un peu atténué leurs souffrances, et ne cessent de demander à boire. La conscience est intacte, et les patients décrivent parfaitement la façon dont l'accident est arrivé. Chez les enfants surtout il survient souvent, directement après les brûlures graves, des vomissements alimentaires, bilieux et quelquefois, mais rarement, sanguinolents; — ces derniers constituent un symptôme que l'on peut presque toujours considérer comme annonçant une terminaison fatale. Le besoin d'uriner fait défaut; si l'on pratique le cathétérisme, l'on ne retire pas ou l'on ne retire que quelques gouttes d'une urine albumineuse, parfois hémorrhagique. Quelques heures plus tard, · le malade bâille, soupire et devient apathique; s'il n'a pas encore vomi, il aura des éructations et du hoquet, auxquels s'ajoutera parfois un vomissement. Puis le délire apparaîtra, et le malade se déjettera sans égard pour ses brûlures, en proie à des convulsions cloniques allant souvent jusqu'à l'opisthotonos. La conscience disparaîtra totalement, le pouls, qui déjà immédiatement après la lésion était très fréquent et petit, deviendra filiforme et tumultueux, la respiration sera de plus en plus difficile et superficielle, la cyanose apparaîtra, et quelques heures après la lésion, sinon dans le courant du premier ou du second jour, le patient sera en proie à des accès de délire furieux ou tombera dans un état comateux. La température du corps baisse habituellement déjà de suite après la brûlure au-dessous de la normale, et cela sans interruption jusqu'à la mort; cet abaissement de la température est d'un pronostic fâcheux.

D'autres fois le patient vit plus longtemps : il semble se ranimer; toutefois, une huitaine de jours plus tard, les symptômes que nous venons de décrire apparaissent et se terminent en quelques heures par la mort. Parfois celle-ci est due à des diarrhées répétées, et il arrive, bien que rarement, comme dans la septicémie, qu'il se forme une ulcération dans le duodénum, directement derrière le pylore.

On a cherché à expliquer la rapidité de la mort consécutive aux brûlures étendues de différentes façons; on a d'abord admis que la lésion contemporaine de presque toutes les terminaisons nerveuses périphériques déterminait une surexcitation du système nerveux central, et ensuite une paralysie; d'autres, comme Hebra, prétendent que c'est le choc et la paralysie réflexe consécutive du cœur qui sont en cause, mais ainsi on n'explique que la mort survenant immédiatement après la brûlure. Ensuite on a dit que, par suite de la brûlure, la perspiration cutanée cessait, et que la mort devait s'expliquer de la même façon que chez les animaux dont on recouvre toute la surface cutanée avec une couche imperméable, comme la couleur à l'huile, le caoutchouc ou une matière résineuse. Dans cette dernière hypothèse, on admet que l'élimination par la peau de certaines substances, surtout de l'ammoniaque, est empêchée par cette couche imperméable (comme par la brûlure), et qu'il se développe un empoisonnement du sang qui détermine la mort. On peut objecter à cette manière de voir qu'il est nécessaire de vernir toute la surface cutanée pour que la mort s'ensuive, tandis que la brûlure d'un tiers de toute l'étendue du derme suffit souvent pour tuer le patient. Enfin ces phénomènes pourraient aussi résulter d'une intoxication phlogogène ou septique intense (quand il y a des eschares), surtout quand l'affection traîne en longueur.

Wertheim a le premier attiré l'attention sur la présence, dans le sang des individus brûlés, de corpuscules particuliers qu'il considère comme des globules rouges altérés. Il conclut de là à une [altération étendue des éléments colorants du sang. Cette appréciation a été confirmée par d'autres. Ponfick a récemment prouvé, en expérimentant sur des chiens, que, quelques minutes déjà après la brûlure, il existait une profonde altération du sang, une destruction moléculaire des globules rouges. L'hémoglobine, mise ainsi en liberté, était éliminée par les reins et provoquait une néphrite parenchymateuse intense. Les causes de la mort seraient donc dans ces cas : l'altération des globules rouges et la mise en liberté de l'hémoglobine. D'après les expériences intéressantes de Sonnenburg, la mort qui succède si rapidement aux brûlures serait due à l'échauffement du sang et à la paralysie du cœur consécutive. Si la mort ne survient pas aussi vite, il y a toujours une diminution de la pression sanguine, par suite de la paralysie vasculaire réflexe ; toutefois ce phénomène manque si l'on a, au préalable, sectionné la moelle des animaux. Ceux-ci supportent alors beaucoup plus facilement la brûlure. Sonnenburg conclut de ces résultats curieux que la diminution générale du tonus vasculaire produite par l'irritation anormale du système nerveux réflexe doit être considérée dans les brûlures étendues comme la véritable cause de la mort.

Si l'étendue de la brûlure n'entraîne pas, par elle-même, nécessairement la mort, il arrive néanmoins, dans certains cas, que la grande perte de substance et la suppuration qui en résulte constituent un danger surtout chez les enfants et les vieillards ; enfin, les amputations nécessitées par la carbonisation complète des extrémités sont la source d'une série de dangers d'autant plus grands qu'ils atteignent des individus qui sont déjà fortement ébranlés par le fait même de la lésion. Dans le traitement des brûlures du premier et du second degré, il s'agit de soulager les douleurs du malade plutôt que d'intervenir d'une façon énergique, car on ne peut hâter d'aucune manière le retour de la peau à son état normal ; il faut abandonner complètement la marche de la maladie à la nature. Nous ne possédons non plus aucun moyen à opposer à la menace de mort dans les brûlures étendues ; la transfusion d'une quantité de sang sain correspondant à la quantité de sang altéré, préalablement soustrait par la phlébotomie, a été employée par Ponfick, d'après les données théoriques. Mais, jusqu'à présent, on n'a pas fait encore d'essais assez nombreux de cette pratique pour émettre un jugement sur son utilité.

Notre première préoccupation dans les brûlures du premier et du deuxième degré doit donc être de calmer la douleur. On y arrive en général en soustrayant les parties brûlées à l'action de l'air atmosphérique, afin que les extrémités nerveuses mises à nu ne soient pas influencées par son contact. Le moyen populaire par excellence consiste à recouvrir les parties atteintes au moyen de compresses trempées dans l'eau froide; toutefois ce procédé n'est pas le meilleur. Les compresses calment bien dans les premiers moments, mais elles s'échauffent bientôt, doivent être souvent renouvelées et par suite réveillent toujours les souffrances. L'emploi énergique du froid est naturellement contre-indiqué si l'on a affaire à des lésions étendues, à cause de la chute de température organique déjà existante et de la menace de collapsus; quant à l'application partielle du froid, elle sera mal supportée.

Dans les brûlures du premier degré, on peut s'en tenir à l'application de poudres d'amidon, d'oxyde de zinc, de bicarbonate de soude, avec un peu d'iodoforme, de fécule de pomme de terre ou bien encore d'huile, de colle d'amidon, de vaseline, de collodion élastique iodoformé, etc. Le badigeonnage de grandes surfaces avec le collodion est un moyen peu recommandable; la couche raide et cassante de cette substance se brise facilement, et au niveau des crevasses la peau sera excoriée et très douloureuse. Dans les brûlures du second degré, il importe avant tout d'ouvrir les phlyctènes, sans enlever la couche épidermique soulevée, qui protège très bien les papilles mises à nu. On scarifie les bulles, on en exprime le contenu avec des tampons de ouate imprégnés de poudre, puis on recouvre la surface au moyen d'un pansement doux et souple et bien adhérent. Pour cela, on fait usage de liniments ou de pommades (surtout le liniment oléo-calcaire formé de parties égales d'eau de chaux et d'huile de lin; l'onguent simple, etc.); ou bien on enveloppe toute la partie brûlée d'une couche épaisse de ouate hydrophile de Bruns ou de ouate salicylée, que l'on fixe par des tours de bande. La ouate ne doit pas être changée tant qu'elle ne tombe pas d'elle-même; mais, de temps à autre, on en ajoutera une nouvelle couche que l'on comprimera sur la première. Un autre mode de traitement consiste dans l'emploi d'une solution de nitrate d'argent (50 centigrammes pour 50 grammes d'eau); on en badigeonne les parties brûlées et on recouvre celles-ci de compresses qu'on maintient humides avec la même solution. Au début, la douleur produite par la cautérisation des surfaces privées d'épiderme par le nitrate d'argent est très vive; cependant il se forme bientôt une croûte mince, l'épiderme prend une teinte d'un brun noirâtre, et les douleurs cessent complètement. Je vous recommande surtout ce traitement dans les cas où les trois degrés de brûlure se trouvent réunis sur une petite surface.

Le traitement du troisième degré ne se distingue pas de celui indiqué jusqu'ici dans le cas où l'on n'a affaire qu'à une brûlure circonscrite du derme (lorsque le derme est brûlé par la chaleur rayonnante ou par l'eau bouillante, et qu'il n'est pas carbonisé, il prend ordinairement une couleur tout à fait blanche). Mais alors, surtout si la brûlure est profonde, il faut appliquer un pansement antiseptique exact partout où c'est possible. C'est surtout dans ces cas que l'on peut employer le pansement à

l'iodoforme, ou bien un pansement composé de poudre d'iodoforme et
de ouate hydrophile, ou bien enfin, si les surfaces brûlées sont grandes, un
pansement à la gaze iodoformée. On évite ainsi d'abord le changement
fréquent du pansement, ce qui est si douloureux en cas de brûlures ;
ensuite, chose beaucoup plus importante, on entrave la décomposition
putride des parties gangreneuses, si bien que les phénomènes réactionnels
locaux et généraux de l'inflammation septique font défaut. De cette façon,
l'eschare, quand elle n'est pas trop grande, peut se détacher sans réaction
sous le pansement antiseptique, et la guérison peut avoir lieu presque sans
suppuration. Dans les brûlures étendues des membres, il est parfois nécessaire de recourir de suite à l'amputation afin d'éviter la gangrène de toute
l'extrémité et l'infection septique inévitable qui en résulte. Les principes
qui doivent nous guider ici sont les mêmes que ceux qui sont applicables
dans les cas de plaies contuses étendues et par broiement, à cette réserve
près qu'en général il est plus facile d'émettre un jugement quand on a
affaire à une brûlure. Il en est de même de l'usage du pansement antiseptique dans les brûlures du troisième degré qui n'ont pas motivé une amputation : l'important ici est d'éviter la décomposition des parties complètement mortifiées.

Le blessé a-t-il échappé aux dangers immédiats de la brûlure et de l'infection septique, il restera encore exposé aux complications d'une suppuration
considérable et de longue durée. Si, en effet, après l'élimination de l'eschare, il reste de grandes surfaces bourgeonnantes, surtout aux parties du
corps qui sont souvent mises en mouvement et à celles où la peau avoi-
sinante n'est pas très mobile, la guérison peut exiger beaucoup de temps,
souvent même plusieurs mois. Il se forme des granulations exubérantes
qui montrent ordinairement peu de tendance à la cicatrisation. Parmi les
moyens indiqués déjà antérieurement, dans le but de hâter la guérison de
pareilles plaies, je vous recommande tout particulièrement la compression
à l'aide de bandelettes de sparadrap et l'extension de la peau voisine en
exerçant sur elle une traction permanente.

La compression rend également des services contre les contractures cicatricielles consécutives à ces brûlures ; le massage pratiqué avec soin et avec
persévérance agit plus efficacement encore contre ces contractures, et on
peut en retirer un réel avantage ; aussi ferez-vous bien d'employer toujours
cette méthode d'une manière suivie avant de recourir à la section des
cicatrices et à une opération autoplastique.

Si vous êtes appelés auprès d'une personne dont la plus grande partie
du corps a été brûlée, vous devez diriger toute votre attention sur l'état
général et tâcher de prévenir le collapsus par l'emploi de légers excitants : vin, boissons chaudes, éther, ammoniaque. Malheureusement, tous
nos efforts restent le plus souvent stériles. Mais nous devons chercher à
atténuer les douleurs horribles du malade et à les lui rendre supportables
autant que possible. Nous pouvons y arriver par l'emploi du bain chaud
continu d'Hebra. Pour ce faire, on emploie une grande baignoire dans
laquelle est suspendu par des chaînes un châssis garni de sangles métalliques, sur lequel le malade, enveloppé d'une couverture, est couché ;

au moyen d'un cabestan, ce châssis et le malade peuvent être tirés de l'eau et peuvent y être replacés à volonté ; la tête du malade repose sur un coussin disposé obliquement. Le bain est d'abord rempli d'eau à la température de 30 à 31° Celsius, et le malade y est plongé sans pansement quelconque.

La température de l'eau doit être portée jusque 38 à 40° C., sans cela le patient éprouverait une vive sensation de froid. Dans ce milieu, d'une température uniforme, le blessé se trouve fort à l'aise ; les douleurs cessent, l'excitation psychique s'atténue et fait place à un calme bienfaisant. Le patient séjourne nuit et jour dans le bain, dont on ne le retire, au moyen du cabestan, que pour les besoins de la miction et de la défécation. Il va de soi que la température en est maintenue à un degré constant par le renouvellement de l'eau. Sans doute ce mode de traitement ne peut rien contre les phénomènes généraux graves consécutifs aux brûlures étendues ; les blessés succombent aussi vite dans le bain que si l'on fait usage d'un autre moyen, mais au moins ils ne souffrent pas. Si la brûlure n'est pas assez étendue pour entraîner la mort immédiatement après l'accident, le bain continu réalise un moyen thérapeutique incomparable en ce sens qu'il nous rend le traitement plus facile et qu'il allège beaucoup les douleurs des patients. Ceux-ci peuvent y séjourner pendant des semaines et des mois sans en éprouver le moindre inconvénient. L'eau protège la surface des plaies du contact de l'air atmosphérique, empêche la décomposition des eschares et favorise leur élimination ; elle rend inutile tout pansement et tout changement de pansement, diminue la suppuration et active la cicatrisation. Malheureusement le bain continu d'Hebra, employé aussi dans les plaies et les tumeurs étendues et gangrenées, et dans beaucoup d'affections cutanées, n'est à la disposition du médecin que dans les cliniques et dans les hôpitaux ; et, si l'installation n'en est pas établie de telle façon que l'eau chaude soit sûrement et sans cesse renouvelée, ce traitement ne peut être institué. C'est pourquoi, en clientèle, il faut recourir aux autres moyens et tout d'abord au pansement antiseptique.

Chez les individus à peau délicate, il peut aussi se produire de légers degrés de brûlure, lorsqu'ils ont eu la face et le cou longtemps exposés aux rayons solaires. Cette brûlure offre les caractères de l'érythème calorique, ou bien encore ceux d'une dermatite superficielle (par insolation). On a souvent l'occasion de l'observer chez les personnes qui font des ascensions de montagnes ; ceux qui, n'ayant pas l'habitude de passer toute la journée au grand air, voyagent, en été, pendant plusieurs jours consécutifs, par un temps très clair, ou bien marchent pendant des heures dans les neiges, ou sur des glaciers, en plein soleil, et sans avoir pris la précaution de se garantir la face et le cou, y sont exposés. Dans ce cas, la peau rougit, se tuméfie, devient chaude et très douloureuse ; au bout de trois à quatre jours, l'épiderme se dessèche, se fendille et se détache en écailles brunâtres. Lorsque la peau est revenue à son état normal, elle a pris une coloration beaucoup plus foncée : on dit alors que l'individu est hâlé, autrement dit qu'il s'est déposé du pigment dans la peau. Quant à la provenance de ce dernier, nous y reviendrons à une autre occasion.

Chez d'autres individus dont la peau est plus irritable encore, il se forme
des vésicules qui plus tard se dessèchent, sans cependant donner lieu à la
formation de cicatrices (eczéma solaire). Quand même on fait usage de
voile, de parasol, etc., il est bon, pour préserver la peau, avant d'entre-

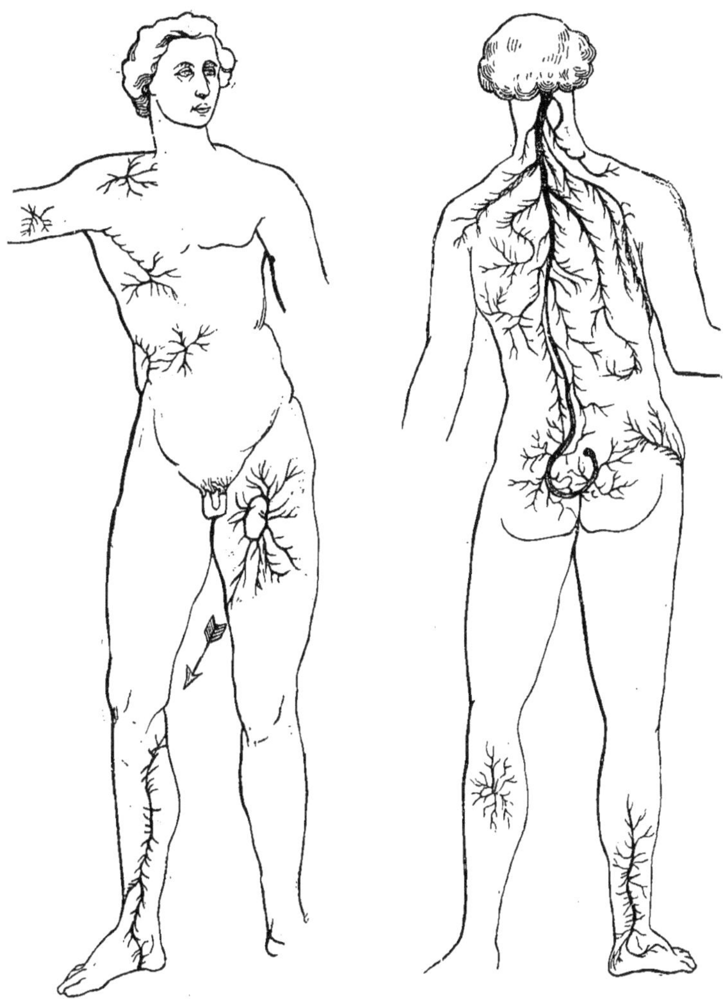

Fig. 58. — Effets de la foudre. D'après Stricker.

prendre ces voyages, de se frictionner les parties découvertes avec du cold-
cream, de la glycérine ou de la vaseline. Les mêmes moyens s'emploient
également une fois que l'effet de l'insolation est produit; si les endroits
brûlés sont très douloureux, on applique des compresses froides.

Nous avons encore à mentionner ici le *coup de soleil*. Cette maladie se
présente dans notre climat presque exclusivement chez les jeunes soldats,
lorsqu'ils sont obligés, par un temps très chaud et sous un ciel découvert,

de faire des marches longues et fatigantes, chargés de tout leur fourniment. Ils éprouvent une violente céphalalgie, des vertiges, des étourdissements, des syncopes, et la mort peut arriver après quelques heures. En Orient, surtout aux Indes, cette maladie est assez commune parmi les soldats anglais. Il y a des cas à marche suraiguë qui se terminent par des convulsions tétaniques; d'autres sont précédés de prodromes assez longs et traînent en longueur. On observe de violents maux de tête, une chaleur ardente à la peau, une extrême faiblesse et un abattement considérable, des battements de cœur, quelques spasmes musculaires; à l'époque de la convalescence, il peut survenir des récidives. Contrairement aux anciennes théories, d'après lesquelles le coup de soleil produirait une congestion cérébrale, on admet aujourd'hui que les symptômes mentionnés sont dus à une anémie cérébrale. Aussi le traitement autrefois en usage, affusions froides, glace sur la tête, saignées, drastiques, etc., a-t-il été modifié. On donne à présent des stimulants, de l'alcool, et on fait observer un repos physique et psychique complet.

Ajoutons encore quelques remarques sur les *effets de la foudre*. Sans doute, vous avez tous eu l'occasion de voir des maisons ou des arbres qui avaient été frappés par la foudre. On observe ordinairement une large fente à bords carbonisés. Les hommes et les animaux peuvent également être frappés de cette manière, au point que des membres entiers soient séparés du corps; cependant cela n'arrive pas toujours. Le plus souvent la foudre suit le corps, tantôt dans un sens, tantôt dans un autre; les vêtements sont déchirés, arrachés même et lancés au loin. On rencontre sur le corps des lignes en zigzag, d'un brun rouge et présentant des ramifications particulières; on a cru y voir tantôt l'image des arbres avoisinants, tantôt on les a prises pour des coagulations sanguines dans l'intérieur des vaisseaux, et visibles à travers la peau (fig. 58). Ces deux théories ne sont pas exactes : on ignore pourquoi la foudre suit sur la peau cette direction particulière. Un homme frappé directement par la foudre meurt ordinairement sur-le-champ; si la foudre tombe dans un endroit très rapproché, on constate des phénomènes de commotion cérébrale plus ou moins prononcés, la paralysie de certains membres ou de certains organes des sens, quelquefois aussi des brûlures et des extravasations sanguines. Ces brûlures guérissent comme les autres; les paralysies ne donnent pas lieu, en général, à un pronostic fâcheux, l'activité des nerfs et des muscles revient après un temps plus ou moins long.

2. — *Des congélations.*

Nous pouvons distinguer, comme dans les brûlures, trois degrés dans la congélation, dont le premier est également caractérisé par de la rougeur, le second par la formation de bulles, le troisième par la formation d'eschares.

Le premier degré de la congélation est assez connu; vous pouvez considérer la torpeur des doigts ou des oreilles que chacun de vous a probablement ressentie pendant l'hiver ou dans un bain froid comme en étant la plus faible expression. Les doigts deviennent blancs, la peau se ride, la sensibilité est diminuée; après un certain temps, ces phénomènes cessent,

la peau rougit, les doigts gonflent et il se manifeste un prurit et un fourmillement particuliers. Ces symptômes sont d'autant plus forts que la transition du froid au chaud est plus rapide. La rougeur de la peau, à ce degré
de froid, se distingue de celle qui se manifeste au même degré de brûlure
par une teinte d'un bleu violet.

Ces phénomènes disparaissent après quelque temps et la peau redevient
normale. Ordinairement, on ne fait rien contre ces faibles degrés de congélation, cependant on conseille avec raison de ne pas réchauffer trop rapidement les doigts, c'est un précepte connu de tout le monde; on recommande de les frotter avec de la neige, puis de passer progressivement à
une température plus élevée. Les phénomènes indiqués s'expliquent de la
façon suivante : les capillaires se contractent d'abord fortement sous l'influence du froid, puis ils se paralysent pendant quelque temps.

Chez certains individus, sous la moindre influence de froid, ce ne sont pas
tant les capillaires que les artères qui se contractent, surtout dans les doigts.
Habituellement, ce phénomène s'observe seulement sur un ou deux doigts,
et toujours les mêmes, tandis que les autres ne subissent aucun changement.
Chez ces personnes, il suffit de l'immersion de la main dans l'eau froide,
même en été, ou de l'action d'un air frais et humide, pour produire une vraie
crampe des artères : le doigt prend l'aspect cadavérique, il est anémié,
comme après l'application de la bande Esmarch, et, si on le pique, il ne
s'écoule pas de sang; on ressent, en outre, une impression pénible d'engourdissement et de raideur de l'articulation. Le retour de la circulation exige
toujours un certain temps, au moins 10 à 15 minutes. Le frottement, le
réchauffement modéré, etc., n'apportent guère de modifications à cet état;
ce n'est qu'après une longue immersion de la main dans l'eau chaude que
la circulation se rétablit tout à fait dans les doigts anémiés, et l'on peut y
suivre parfaitement le retour du cours du sang; c'est ainsi qu'on voit la
première phalange rougir, pendant que les deux autres sont encore blanches,
et ainsi de suite. Dans ce cas, on n'éprouve aucune sensation douloureuse et
la dilatation vasculaire paralytique est très peu marquée.

Le fait seul que ce sont certaines circonscriptions vasculaires, toujours les
mêmes, qui sont atteintes, différencie ce phénomène de l'anémie par le
froid, due à la contraction des capillaires. Nous reparlerons plus tard de
cette crampe des artères, quand nous étudierons la gangrène spontanée.

Dans certaines circonstances, il peut se faire que la rougeur consécutive
à la congélation persiste, c'est-à-dire que les capillaires restent dilatés.
Cette paralysie vasculaire permanente s'observe surtout dans les congélations du nez et des oreilles, et elle est souvent tout à fait incurable. Billroth a
soigné un jeune homme chez lequel à la suite d'une congélation le nez était
resté d'un rouge foncé. Cet individu voulait être à tout prix débarrassé de
son infirmité. Dans ce but, tous les moyens furent employés successivement :
application de collodion, cautérisation légère avec l'acide nitrique, le nitrate
d'argent et la teinture d'iode. Mais ce fut en vain, malgré la patience héroïque
dont le patient fit preuve. Récemment on a tâché d'améliorer cette affection
en faisant des injections locales et sous-cutanées d'ergotine, dans le but
d'obtenir un rétrécissement considérable des petites artères; cette méthode

n'a pas encore fait ses preuves. Il vaut mieux en pareil cas recourir aux scarifications répétées des parties rougies. Pour ce faire, on emploie un scalpel mince et pointu en forme de lancette, semblable à la lancette à vaccin, et l'on fait perpendiculairement à la direction des vaisseaux un grand nombre de scarifications superficielles. L'hémorrhagie consécutive est parfois assez forte, mais on l'arrête par compression. Ces scarifications sont renouvelées à de courts intervalles ; elles déterminent chaque fois l'oblitération d'un certain nombre de capillaires. La cicatrice est complètement invisible, parce que ces scarifications guérissent *per primam*, et, en ramenant les capillaires dilatés à leur diamètre normal, on parvient à rétablir la coloration habituelle de la peau. Le traitement des engelures et des ulcères qui leur succèdent présente autant de difficultés que la guérison des simples congélations, mais nous y reviendrons un peu plus loin.

La congélation devient beaucoup plus grave si, à côté de la rougeur, il existe des phlyctènes ; cet état est souvent accompagné d'une insensibilité absolue des parties affectées, et, dans ces cas, une mortification complète est à craindre. L'influence de la congélation sur les tissus est toute différente de celle de la brûlure ; en effet, dans celle-ci, il y a immédiatement gangrène sans extension ultérieure. Au contraire, dans la congélation, le froid agit d'abord sur les tissus et sur les liquides y contenus qu'il congèle. Ce n'est que plus tard, quand les parties sont dégelées, qu'apparaissent les changements qui amènent la gangrène, au point que d'abord le tissu peut avoir l'aspect normal et être le siège d'un reste de circulation, quoique la vitalité des cellules et du sang soit tellement altérée que la gangrène est inévitable. Quant à savoir jusqu'où s'étendra celle-ci, on ne peut le dire. Là où apparaîtront des phlyctènes, la peau se gangrènera, car l'accumulation de liquide sous la couche cornée prouve que la circulation est suspendue dans la peau et que le sérum sanguin transsude à travers les parois capillaires mortifiées. Par conséquent, la production de phlyctènes dans les congélations est d'un pronostic beaucoup plus fâcheux que dans les brûlures. Le sérum contenu dans les bulles est rarement clair, le plus souvent il est coloré par du sang, et particulièrement par la matière colorante du sang que les corpuscules rouges ont cédée au sérum. Le sang gelé puis dégelé reste rouge clair (couleur de laque, Rollet), mais l'hémoglobine se sépare toujours des éléments cellulaires. Ce sang a la propriété de coaguler le sang normal, et, en en injectant une petite quantité dans les vaisseaux d'un animal sain, on cause la mort de celui-ci. On observe alors dans le cœur et dans les gros vaisseaux des caillots étendus. Un membre complètement gelé est tout à fait raide et cassant, ses parties se brisent au moindre contact comme du verre. Billroth cite le cas d'un homme, qu'il vit, étant étudiant, à la clinique chirurgicale de Göttingue, et qui avait les deux pieds gelés. Ses membres s'étaient détachés spontanément au niveau de l'articulation tibio-tarsienne pendant son transport à l'hôpital, de sorte qu'ils ne tenaient plus que par quelques tendons. On fut obligé d'amputer les deux membres au-dessus des malléoles. Souvent on ne peut déterminer qu'après un certain temps la hauteur à laquelle un membre est complètement gelé, c'est-à-dire le point où la circulation a complètement cessé ; il ne faut donc pas trop se hâter d'amputer. On a vu des cas où les deux pieds étaient d'un bleu foncé et complètement insensibles ; en enfonçant profondément une épingle, il ne s'écoulait que quelques gouttes de sang noir ; malgré cela, la circulation se rétablissait, et quelques orteils seulement tombaient. Cependant ces cas sont exceptionnels ; le plus souvent, quand la peau a une coloration d'un bleu foncé et qu'elle est recouverte de phlyctènes, le membre se gangrène entièrement. Si une gangrène étendue de la peau est sûrement reconnue, on ne doit plus hésiter à amputer, car, si l'on tarde trop, les malades sont atteints de septicémie ou de pyohémie. Un bien triste cas de ce genre a été observé à l'hôpital de Zurich : un jeune homme vigoureux eut les deux mains et les deux pieds gelés ; le patient ne put se décider à subir une quadruple amputation, et l'on ne put lui persuader de se soumettre à cette horrible opération : il mourut de pyohémie.

Ce sont surtout les extrémités des membres, le bout du nez et les oreilles qui sont le plus exposés à se congeler. Des effets d'habillements trop justes, qui gênent la circulation, augmentent la prédisposition à la congélation. Les congélations peuvent avoir lieu par un vent froid, et par un froid humide et modéré, aussi bien que quand le froid est intense et que l'air est calme et sec.

Il existe aussi une congélation totale, un engourdissement de tout le corps où l'homme est sans connaissance et où les phénomènes vitaux sont réduits à leur minimum : le pouls radial ne se sent plus, les battements du cœur s'entendent à peine, la respiration ne se perçoit presque plus ; tout le corps est froid comme glace. Dans cet état, le malade peut passer insensiblement à la mort par suite d'anémie cérébrale ; tous les liquides se transforment en glace. Une pareille congélation générale se rencontre surtout chez les individus qui, fatigués par une longue marche et épuisés par le froid lui-même, se couchent en plein champ ; ils s'endorment bientôt et souvent pour ne plus se réveiller. On ne connaît pas exactement le temps pendant lequel un homme peut rester dans cet état de raideur. On cite des cas où cette espèce de léthargie a duré jusqu'à six jours. Que ce fait soit vrai ou non, dans tous les cas il faut essayer de rappeler de pareils individus à la vie, aussi longtemps qu'on perçoit encore l'ombre d'un battement du cœur.

Nous commencerons le traitement des congélations en vous exposant immédiatement ce qu'il faut faire dans ces états d'engourdissement général : d'après l'opinion reçue (personnellement je n'ai jamais eu l'occasion de rencontrer un cas d'asphyxie par le froid), il faut éviter de faire subir au corps malade toute transition brusque de température et n'arriver à une température élevée que peu à peu. Cependant cette manière de voir n'est pas absolument confirmée par les résultats des expériences faites sur l'animal. En expérimentant sur de gros chiens, on a prouvé que le retour à la vie n'était possible que quand la température rectale n'était pas tombée au-dessous de 18º C. ; mais qu'alors le réchauffement rapide par les bains chauds sauvait un plus grand nombre d'animaux et réveillait plus vite les phénomènes vitaux que si l'on cherchait à ranimer les sujets soumis à l'expérience dans un espace frais en les frictionnant avec de la neige, etc.

Il ressort aussi de ces expériences que les manœuvres que nous venons de mentionner n'empêchent pas la température du rectum de tomber au début encore de 2 à 3° avant de s'élever, quand cette éventualité se réalise. La méthode généralement employée pour ranimer les individus atteints de congélation est la suivante : On transporte d'abord le patient dans une salle non chauffée et on le frictionne avec des draps froids et humides ; puis on le met dans un bain dont la température est de 16 à 18° C., et on élève peu à peu la température de l'eau, tout en continuant les frictions, de façon à atteindre 30° C. après deux à trois heures. En même temps, on fait des injections sous-cutanées d'éther et l'on fait boire au malade, dès qu'il peut avaler, de l'alcool en quantité suffisante. Les violentes douleurs qu'il éprouve quand la circulation se rétablit seront calmées par des irrigations d'eau froide (douches) et par des injections de morphine. Plusieurs heures, un jour même après l'accident, le patient se trouvera encore dans un état relatif d'hébétude qui disparaîtra peu à peu. Dans les congélations totales, il est rare qu'on n'ait pas à déplorer la perte de quelque membre en totalité ou en partie ; aussi importe-t-il d'établir dès le début un traitement convenable contre l'état des extrémités. Ce traitement consiste, avant tout, dans la suspension verticale, qui peut être faite en même temps pour les quatre extrémités congelées. Cette suspension favorise le retour du sang veineux et agit, par conséquent, contre la menace de gangrène. Ce moyen constitue en même temps le meilleur anesthésique. Si une extrémité est congelée complètement ou en partie, outre l'emploi de moyens propres à ranimer la circulation, il faut faire usage d'autres remèdes très utiles, dans le but surtout d'empêcher l'infection septique qui menace l'organisme à la suite de la gangrène locale. De même que dans les brûlures du troisième degré, le mieux est d'employer le pansement antiseptique ; outre cela, le membre sera placé dans une attelle et dans la position verticale. On attendra alors afin de savoir si la gangrène s'étend et jusqu'où elle s'étend. Si la coloration bleu rouge de la peau se transforme peu à peu en une coloration rouge cerise foncé, les chances du rétablissement de la circulation seront très faibles, et la plupart du temps alors la gangrène surviendra. Toutefois, on ne peut délimiter sûrement l'étendue de celle-ci que lorsqu'une ligne de démarcation s'est établie entre le tissu vivant et le tissu mort.

Suivant les expériences récentes, il faut postposer l'amputation des membres gangrenés jusqu'au moment où cette ligne de démarcation est établie ; mais il peut arriver que, déjà avant, l'état général soit si grave (quand, par exemple, après la congélation, l'inflammation a pris le caractère phlegmoneux progressif avant l'application du pansement antiseptique) qu'il faille amputer. Dans ces cas, si même on a amputé, dans les tissus qui paraissent sains, on observe souvent encore que le moignon d'amputation lui-même ou tout au moins la peau de celui-ci se gangrène, de sorte que le pronostic est toujours douteux. Aussi je vous engage, quand une inflammation progressive apparaît après une congélation, à faire aussitôt des incisions multiples dans les tissus infiltrés et à recourir à l'irrigation permanente avec la solution de Burow. Dans la gangrène étendue de la main, le bain chaud permanent donne aussi de très bons

résultats. On peut ainsi abandonner à la nature l'élimination de quelques
doigts ou orteils; on n'amputera que si la partie mortifiée est complètement délimitée d'avec le tissu sain, de telle sorte que la partie restante
puisse constituer un moignon convenable.

Je vais revenir sous forme d'appendice aux engelures (perniones), non
parce qu'elles peuvent présenter des dangers, mais parce qu'elles constituent
un mal très pénible et dont la guérison est parfois extrêmement difficile.
Il est nécessaire que vous ayez en réserve contre cette affection une série
de moyens, si vous voulez être agréable à vos clients. Les engelures sont
dues à une paralysie des capillaires avec exsudation séreuse dans le tissu
du derme. Quand cette affection traîne en longueur, il se forme, par
suite de l'inflammation chronique, un épaississement de la peau et du tissu
cellulaire sous-cutané. Ces engelures, comme vous le savez, constituent des
gonflements d'un bleu rouge siégeant aux mains et aux pieds et très
pénibles à cause du prurit, de la sensation de brûlure intense et des ulcérations qui apparaissent parfois à leur surface. Le plus souvent on les
observe au dos de la main et du pied et au niveau du métatarse et du
talon; elles se développent sous l'influence d'un froid répété peu intense,
atteignent un seul et même endroit et ne se présentent pas chez tous les
individus d'une manière également fréquente; elles sont moins douloureuses par un temps froid que lors du dégel; on les observe aussi pendant
les chaleurs de l'été. Quand on se couche, sous l'influence de la chaleur, il
arrive que les mains et les pieds deviennent le siège d'une démangeaison si
vive qu'on passe des heures entières à gratter les endroits atteints. En
général, les femmes y sont plus prédisposées que les hommes et les jeunes
gens davantage que les vieillards. Les occupations qui entraînent un changement fréquent de température y prédisposent : ainsi les marchands, les
pharmaciens, qui séjournent tantôt dans une chambre chaude, tantôt dans
un magasin froid, ont le plus souvent des engelures; de plus, les chaussures
trop étroites et les gants trop serrés, qui entravent la circulation, semblent
les faire naître ou tout au moins en favoriser le retour. Dans le sexe féminin, la chlorose et les troubles menstruels paraissent les entretenir. En général, l'apparition des engelures paraît liée à des affections constitutionnelles.
Quant au traitement, il est ordinairement très difficile de combattre les
causes qui dépendent de la constitution et du genre d'occupations; sous le
rapport prophylactique, je vous engage à conseiller aux personnes prédisposées de faire usage, au début des temps froids, de gants ou de chaussures
chaudes et larges. Si les engelures existent déjà, on en est réduit aux
moyens locaux. En Italie, où on les observe assez souvent dès qu'un hiver
comparativement rigoureux se présente, on fait faire des frictions avec de
la neige et des applications de glace. Nous employons, nous, d'abord des
maniluves ou des pédiluves glacés, puis des enveloppements humides au
liquide de Burow. On peut aussi faire des badigeonnages au collodion, à la
colle forte, à la traumaticine (gutta-percha dissoute dans le chloroforme),
ou bien encore on peut employer des bandelettes d'emplâtres adhésifs.
On fait usage aussi de légers caustiques : solution légère d'acide nitrique

(1 pour 30); nitrate d'argent (1 pour 100); teinture de cantharides, etc. Des bains de mains ou de pieds dans de l'eau additionnée de 40 à 60 grammes de sel marin ou d'une cuillerée à café de chlorure de chaux; l'application de pommade au précipité rouge (1 pour 50); enfin on a recours à l'un ou l'autre de ces moyens. Souvent j'ai obtenu de bons résultats du badigeonnage à la teinture d'iode, suivi de l'emploi de la chaleur humide, mais ce moyen est assez douloureux au début. Si les engelures sont ulcérées, à la surface on doit les recouvrir de compresses chargées de pommade à l'oxyde de zinc ou au nitrate d'argent (5 centigrammes pour 5 grammes d'axonge). Je ne vous ai cité jusqu'à présent qu'un petit nombre des remèdes recommandés et dont l'efficacité est en grande partie établie. Il y en a encore beaucoup d'autres, mais sur lequels on peut moins compter. Au commencement de votre pratique, les moyens que nous vous avons cités vous suffiront.

CHAPITRE X

DES INFLAMMATIONS AIGUES NON TRAUMATIQUES DES PARTIES MOLLES

VINGT ET UNIÈME LEÇON

Étiologie générale des inflammations aiguës. — Inflammation aiguë : 1° De la peau :
a, inflammation érysipélateuse; *b*, furoncle; *c*, charbon (anthrax, pustule maligne).
2° Des muqueuses. 3° Du tissu cellulaire. Abcès chauds. 4° Des muscles. 5° Des membranes séreuses : gaines tendineuses et bourses muqueuses sous-cutanées.

Après nous être occupés exclusivement des lésions traumatiques, nous
allons passer aux processus inflammatoires aigus qui en sont indépendants.
Parmi ces derniers, ceux qui ont pour siège les parties externes du corps
doivent rentrer dans la chirurgie, ainsi que ceux qui, tout en ayant pris
naissance dans des organes internes, sont cependant susceptibles d'un traitement chirurgical.

Quoique j'aie lieu de croire que les causes générales des maladies vous
sont déjà connues, il me paraît cependant nécessaire de faire précéder de
quelques considérations étiologiques l'objet dont nous aurons à nous occuper aujourd'hui. Puisque le traumatisme en lui-même ne fait pas naître
l'inflammation, mais qu'il en favorise seulement le développement, on ne
peut, à proprement parler, pas faire de différence, au point de vue étiologique, entre l'inflammation traumatique et l'inflammation non traumatique.
Les causes des inflammations aiguës non traumatiques rentrent à peu près
dans les catégories suivantes :

1° *Irritation mécanique ou chimique répétée.* — Au premier abord, cette
cause semble se confondre avec le traumatisme; cependant il y a une
grande différence entre le traumatisme et l'irritation chimique ou mécanique agissant d'une façon répétée. D'abord le traumatisme est caractérisé
par une solution de continuité produite d'une façon quelconque et qui
nécessite, pour se guérir, un processus de réparation; dans l'irritation
mécanique ou chimique, il n'y a premièrement aucune solution de continuité : dès que l'irritation a cessé d'agir, les tissus reviennent à leur état

primitif sans que l'intervention d'un processus de restitution soit nécessaire. Mais si l'irritation se renouvelle dans de courts intervalles de temps, il n'en est plus de même; elle n'agit plus alors sur un tissu normal, mais sur un tissu déjà irrité, et, par suite, l'influence de cette irritation répétée est complètement distincte de celle qui est produite par un traumatisme et de celle qui n'agit que d'une façon passagère. Les changements que subissent d'abord la circulation et ensuite les cellules des tissus ne se répareront plus immédiatement, comme c'est le cas pour une irritation passagère. Un exemple vous rendra la chose plus claire. Supposez que votre cornée soit irritée à la surface, par accident; il s'agira alors d'une irritation traumatique, car l'épithélium aura été détruit dans une certaine étendue et devra se réparer. Supposez maintenant qu'un grain de sable ait pénétré dans l'œil; à peine est-il dans le sac conjonctival qu'une réaction vive en résulte, même si ce corps étranger n'a donné lieu à aucune blessure : l'œil devient rouge, douloureux, larmoyant, les paupières se tuméfient, etc. Si l'on enlève le grain de sable, en quelques minutes tout rentre dans l'ordre sans qu'il reste tracé visible de l'accident. L'hyperémie disparaît en même temps que la douleur, que le larmoiement, etc. Si, au contraire, le grain de sable reste dans l'œil, la réaction deviendra plus vive et enfin il surviendra une véritable inflammation de la conjonctive et peut-être de la cornée.

On dit alors que cette conjonctivite aiguë résulte d'une irritation mécanique persistante.

Nous ne connaissons pas exactement l'essence de cette irritation. Nous présumons seulement que l'irritation n'a pas donné lieu d'abord à une inflammation parce qu'elle a atteint des tissus normaux; plus tard, au contraire, ceux-ci étaient déjà congestionnés.

Cette irritation répétée provoque définitivement ainsi une inflammation. De même, l'irritation traumatique répétée rapidement donne lieu à une inflammation, et cependant, comme vous le savez, le traumatisme en lui-même n'en est pas inévitablement la cause. L'irritation chimique agissant une seule fois ou bien à plusieurs reprises est dans le même cas, ces sortes d'irritation ne se présentent pas fréquemment. Mais elles peuvent jouer, quelque faibles qu'elles soient, un rôle très important dans la production de l'inflammation chronique, surtout si elles atteignent des parties plus ou moins affaiblies. Nous reviendrons plus tard sur ce point.

2° *Refroidissement.* — Chacun de vous sait qu'un refroidissement peut provoquer toute espèce de maladies, entre autres des catarrhes aigus, des inflammations articulaires, des pneumonies, etc. Mais en quoi consiste ici l'agent nuisible et quels sont les changements immédiats qui se passent dans les tissus, voilà ce que nous ignorons. Les expériences faites par Rosenthal et, plus récemment, par Afanassiew ont prouvé que les animaux dont la température du corps est normale ou un peu au-dessus de la normale supportent facilement la réfrigération par l'éther, tandis que si leur température a été portée à un degré plus élevé, le refroidissement est beaucoup plus intense et persiste plus longtemps au point qu'alors la mort survient souvent. Les seules lésions pathologiques qu'on observe chez ces animaux sont des hyperémies et des hémorrhagies capillaires dans le cœur, le foie et les reins. L'abaissement brusque de la température surélevée du corps est donc la cause principale de la mort par le froid ; il n'est possible de produire expérimentalement ni une inflammation ni une autre maladie par refroidissement. On accuse surtout les rapides changements de température de constituer le fond du refroidissement, et cependant par ce moyen on ne peut produire expérimentalement ni une inflammation ni une autre maladie susceptible de se développer sous l'influence d'un refroidissement ; on se refroidit lorsqu'on est échauffé et que dans cet état on est exposé pour un temps plus ou moins long à un courant d'air froid, voilà qui est bien connu ; en s'observant bien, on sait parfois indiquer exactement le moment où le refroidissement s'est produit. — Il y a des effets pure-ment locaux du refroidissement : ainsi, par exemple, une personne est long-temps assise près de la fenêtre, et le côté du visage dirigé du côté de cette fenêtre est exposé au contact d'un air frais ; quelques heures après survient une paralysie du nerf facial ; nous devons admettre que, dans ce cas, des changements moléculaires se sont opérés dans la substance nerveuse, chan-gements qui ont eu pour effet de supprimer la conductibilité dans l'in-térieur de ce nerf ; un autre individu contractera dans les mêmes condi-tions une conjonctivite sous l'influence prolongée du courant d'air. Ce sont là des refroidissements purement locaux. — Un cas plus fréquent est le suivant : après un refroidissement, la partie la plus disposée à devenir malade, la partie faible (*locus minoris resistentiæ*) se trouve affectée. Il y a des personnes qui, après toute espèce de refroidissement, contrac-tent un catarrhe aigu du nez, un coryza, d'autres qui ont des douleurs musculaires, d'autres encore, des inflammations articulaires, etc. Or, comme les parties atteintes n'ont pas toujours été frappées directement par la cause morbifique (exemple : une personne contracte un coryza après avoir eu les pieds mouillés), on est bien forcé d'admettre que le corps est lésé dans son ensemble et que l'effet de la cause morbifique ne se fait sentir que dans la partie faible. Est-ce par l'entremise des nerfs, ou du sang, ou d'autres liquides de l'organisme que ces causes morbifiques agissent sur des parties spéciales du corps (car dans ce cas les cellules des tissus, malgré leur motilité, peuvent difficilément être prises en considération), c'est une question qui n'est pas encore résolue jusqu'à ce jour et qui divise les médecins en deux grands camps, les névropathes et les humoristes. Je dois, d'ailleurs, vous rappeler, comme déjà j'ai eu l'occasion de le faire, qu'il y a peu de temps on attribuait encore au refroidissement certaines maladies qui sont reconnues aujourd'hui comme étant sûrement ou du moins très probablement des maladies infectieuses ; ainsi la pneumonie croupale, le rhumatisme articulaire aigu, l'ostéomyélite aiguë, etc. Je crois que ces faits doivent nous rendre circonspects relativement à l'opinion qui considère le refroidissement comme une cause d'inflammation. Dans l'ancien langage, on appelle rhumatismales les inflammations provenant d'un refroidissement (de ῥεῦμα, flux, fluxion) ; mais cette expression n'étant plus guère en usage, il est préférable de ne l'employer que rarement.

3° *Intoxication et infection.* — Il y a une foule de substances chimiques qui déterminent, aux points où elles sont mises en contact avec le tissu vivant, une inflammation, même quand elles ne contiennent pas de micro-organismes et quand la pénétration d'air atmosphérique a été complète-ment empêchée. Tels sont les acides dilués et les alcalis, beaucoup de sels, des huiles éthérées et âcres, etc. Quand l'épiderme est sain, beaucoup de substances phlogogènes restent inactives ; il en est cependant qui pénètrent à travers le revêtement épithélial ou qui détruisent d'abord ce dernier, provoquant ensuite l'inflammation de la peau et du tissu sous-cutané. D'au-tres combinaisons chimiques provoquent l'inflammation quand elles ont pénétré de l'une ou l'autre façon dans le torrent circulatoire, sans cepen-dant donner toujours lieu à une irritation au point de leur introduction. On reconnaît ici une influence spéciale agissant sur certains organes : bien que l'élément chimique étranger circule avec le sang dans le corps entier, il n'exerce cependant d'action nuisible que sur un organe tout à fait déter-miné, son influence phlogogène est toute spécifique. Nous connaissons l'ac-tion spéciale, spécifique, non phlogogène, de toute une série de médica-ments, surtout des alcaloïdes.

Prenons le groupe des narcotiques : ils produisent tous un effet plus ou moins stupéfiant, autrement dit, ils paralysent les fonctions psychiques ; mais en même temps on remarque les effets spécifiques les plus singuliers ; ainsi la belladone agit sur l'iris, la digitale sur le cœur, l'opium sur le canal intestinal, etc. Des observations analogues peuvent être faites avec d'autres substances ; nous pouvons provoquer l'inflammation des reins par des doses répétées de cantharidine, l'inflammation de la muqueuse buccale et des glandes salivaires par le mercure, etc., quel que soit le mode d'introduction de ces substances dans le sang, par l'estomac, le rectum ou la peau.

Nous nommons en général les substances chimiques qui exercent sur les tissus une action irritante ou destructive, poisons, dans l'acception la plus large du mot, et nous disons qu'ils produisent une action toxique, une intoxication, un empoisonnement.

Outre ces substances, il y a encore un grand nombre d'autres poisons, produits de décomposition formés soit dans l'organisme animal vivant, soit dans des matières organiques en putréfaction, par l'intermédiaire des micro-organismes. On considère ces poisons comme des éléments organiques, comme des contages ou des miasmes. Certains d'entre eux sont contenus dans les produits formés par l'organisme dans certains processus patho-logiques, tels sont le sang de rate et le virus de la rage ; d'autres se trou-vent dans le sol, dans l'air, dans l'eau, etc. L'action de ces poisons est variable : les uns exercent directement, les autres indirectement leur action phlogogène ; parmi ceux-ci, il en est encore dont l'action est spécifique et propre à des organes tout à fait déterminés. Ainsi il existe un grand nombre de poisons organiques septiques dont la composition chimique est en grande partie inconnue et dont beaucoup, sinon tous, ont des pro-priétés phlogogènes spécifiques. Je ne vous citerai qu'un seul exemple : si vous injectez dans les veines d'un chien un liquide ichoreux, vous déter-minerez dans beaucoup de cas, outre l'intoxication directe du sang, une entérite, une pleurite, peut-être même une péricardite ; ne devons-nous donc pas admettre que dans le liquide injecté il y a une ou peut-être plusieurs substances douées d'une action phlogogène spécifique sur la muqueuse intestinale, la plèvre ou le péricarde?

Nous pouvons produire expérimentalement une inflammation locale en introduisant dans l'organisme certains microorganismes que nous isolons par culture. Dans ces cas, il ne s'agit pas de l'action d'un poison parfaitement formé, puisque nous l'avons exclu à dessein. Les micro-organismes phlogogènes provoquent l'inflammation par leur multiplication au sein du tissu vivant et par les échanges chimiques qu'ils déterminent; mais si les produits de cette inflammation parasitaire se sont complètement développés, ils pourront, à leur tour et en l'absence des germes primitifs de l'inflammation, agir comme poisons non seulement sur l'organisme de l'animal même, mais encore sur tout organisme avec lequel ils seront mis en contact. Théoriquement nous pouvons, par conséquent, séparer l'intoxication produite par le poison libre, isolé des micro-organismes, de l'infection due aux éléments vivants produisant le poison. En pratique toutefois, cette séparation n'est pas réalisable, nous avons toujours affaire à des influences combinées.

Si par exemple nous inoculons la sécrétion d'une pustule charbonneuse, ce liquide contient les bacilles pathogènes en même temps que les produits de l'inflammation spécifique provoquée par les bactéries. Les poisons phlogogènes septiques dont l'action spécifique est si variable sont évidemment des mélanges de micro-organismes de diverses espèces et de substances animales ou végétales par eux décomposées. Il est certain que les procédés suivant lesquels l'infection peut avoir lieu sont assez nombreux : les germes d'inflammation peuvent pénétrer dans l'organisme, où ils exercent leur action délétère, par des solutions de continuité de la peau, à travers un épiderme mince et délicat, par les orifices des glandes sébacées et sudoripares, par les organes respiratoires et digestifs, par la vessie et l'utérus, de sorte que, à côté de l'infection, les autres circonstances étiologiques favorisant l'inflammation doivent être considérées comme secondaires.

Je voudrais encore faire quelques observations générales sur les *formes* et la *marche* des inflammations non traumatiques. Je vous ai dit précédemment que le caractère essentiel des inflammations traumatiques consiste en ce qu'elles restent toujours limitées au voisinage immédiat de la lésion ; si elles deviennent progressives, c'est que des irritations mécaniques ou toxiques (septiques) auront le plus souvent été en jeu. Ceci explique déjà pourquoi les inflammations même primitives, produites par des irritations mécaniques et des influences toxiques, ont une tendance à devenir progressives ou du moins diffuses; il en est de même de la plupart des inflammations dues au refroidissement; dans ces cas, tout un organe ou une partie assez étendue du corps est atteint. Naturellement l'intensité de l'irritation est dans ce dernier cas d'une signification prépondérante. Dans les inflammations toxiques, l'intensité de l'inflammation dépend de la qualité et de la quantité du virus introduit, et surtout de son action plus ou moins fermentative sur les sucs qui imbibent les tissus. Quant aux inflammations dues à une irritation mécanique répétée ou à un refroidissement, on n'a pas toujours le droit d'admettre que leurs produits aient une influence plus irritante que les produits d'une inflammation traumatique simple; la différence ne réside que dans le mode de diffusion : tandis que, après un traumatisme, la partie blessée et enflammée est habituellement soumise au repos, de telle façon que la résorption des produits inflammatoires devient très difficile, souvent, après une irritation mécanique répétée, le tissu enflammé est continuellement irrité par les mouvements, et les contractions musculaires favorisent la diffusion des éléments phlogogènes. Ces diverses causes rendent compte de l'intensité plus grande et des progrès plus rapides de l'inflammation.

Dans l'inflammation due à un refroidissement, la matière peccante se répand, selon les idées humorales de Billroth, dans tout un organe ou toute une région, et, pour cette raison, ces inflammations sont ordinairement diffuses dès le début.

Nous ne sommes pas encore fixés sur les causes de la diffusion des inflammations aiguës : sans doute, les conditions anatomiques des tissus, l'arrangement de leurs fibres, etc., jouent un rôle ; de plus, les dispositions individuelles et la conduite du patient (si par exemple ce dernier continue à travailler malgré les douleurs vives qui résultent d'une inflammation de la main) doivent aussi entrer en ligne de compte. Le fait essentiel, c'est le développement et la dissémination des microbes qui des foyers primitifs se répandent partout dans les tissus et donnent lieu à des phénomènes de décomposition d'où proviennent les produits phlogogènes. Quand une substance phlogogène issue d'un foyer inflammatoire préexistant pénètre dans la circulation, qu'elle provoque, par suite d'une action spécifique, une inflammation dans un organe quelconque, nous appelons métastatique l'inflammation secondaire développée de cette façon ; de pareilles inflammations métastatiques peuvent encore se produire d'une manière beaucoup plus évidente, par l'intermédiaire de coagula sanguins situés dans les veines. Nous reviendrons sur ce sujet à propos de la thrombose, de l'embolie et de la phlébite. Les inflammations non traumatiques peuvent se terminer par résolution, par organisation des produits inflammatoires, par suppuration, par gangrène; cependant nous n'entrerons pas ici dans plus de considérations générales sur ce sujet et nous passerons immédiatement aux inflammations des différents tissus.

1. — *Inflammation aiguë de la peau.*

Les diverses formes de l'inflammation aiguë de la peau (taches, macules, papules, vésicules et pustules) qui sont réunies sous le nom commun d'exanthèmes aigus appartiennent à la médecine proprement dite. L'inflammation érysipélateuse, le furoncle et l'anthrax seuls sont du ressort de la chirurgie. Tandis qu'on admet que ces exanthèmes aigus sont toujours consécutifs à une intoxication du sang, et par conséquent de nature deutéropathique, on suppose que les dernières formes de dermatites que nous venons de mentionner sont uniquement des affections locales, par conséquent de nature protopathique; nous verrons plus tard jusqu'à quel point cette opinion est justifiée.

Cependant je ferai observer que très souvent la peau est affectée secondairement, par continuité, quand un processus inflammatoire se déclare dans le tissu conjonctif sous-cutané, dans les muscles, dans le périoste ou dans les os.

L'inflammation aiguë de la peau (dermatite) est, ou bien limitée à la couche papillaire, ou bien localisée aux couches plus profondes du derme; dans le premier cas, l'exsudat s'épanchera à la surface de la peau (en admettant qu'il y ait exsudation); dans le dernier cas, il siégera entre les fibres conjonctives de la peau. Parmi les inflammations superficielles de la peau, on range la dermatite circonscrite, l'érythème, et la dermatite diffuse, l'érysipèle; parmi les inflammations profondes, le furoncle et l'anthrax, qui sont deux formes circonscrites. Nous aurons l'occasion de parler de l'érysipèle à propos des maladies accidentelles des plaies.

a. Inflammation érythémateuse, dermatite érythémateuse, érythème inflammatoire. — Le nom d'érythème est employé également en dermatologie pour désigner les hyperemies cutanées pures, aiguës et chroniques. Nous comprenons sous ce nom une inflammation aiguë circonscrite du corps papillaire et du réseau de Malpighi, caractérisée par une coloration rosée, parfois même scarlatineuse de la peau, un léger gonflement, une augmentation de température et une sensation de brûlure, et qui se termine par une desquamation de l'épiderme. Parfois il se produit une exsudation d'un liquide jaunâtre et séreux qui soulève l'épiderme sous forme de vésicules. Si ce dernier a été macéré ou s'il a été lésé par des causes mécaniques, le réseau de Malpighi, fortement rougi, sera mis à nu et sécrétera une grande quantité d'un liquide séreux qui, au contact de l'air, se desséchera en croûtes jaunâtres. Lorsque le point privé d'épiderme est continuellement irrité, il se produit une véritable suppuration, sans cela la sécrétion tarit après quelques jours, la couche muqueuse produit de nouvelles cellules épidermiques qui la recouvrent. Le résultat définitif de l'inflammation est la formation d'une feuille cornée jeune et délicate et la disparition de la perte de substance superficielle, sans trace de cicatrice. Les irritants locaux les plus variés de nature mécanique, chimique et calorique, peuvent produire l'érythème; le plus souvent ce sont les sécrétions de la peau elle-même accumulées et décomposées, les sécrétions sébacée et sudoripare, puis les excrétions physiologiques et pathologiques, telles que l'urine, les matières fécales, le pus, etc., dont le contact donne lieu à une macération de l'épiderme et à une inflammation du derme.

Il en résulte que nous observons surtout l'érythème aux points de contact de deux surfaces cutanées, au pli de l'aine, au périnée, à l'anus, à la vulve, dans le creux de l'aisselle, au niveau des plis cutanés chez les individus gras, etc. On le rencontre encore aux mains et au visage, qui sont les parties les plus exposées aux influences du dehors. La dermatite érythémateuse peut être très douloureuse et très pénible, cependant il est exceptionnel qu'elle soit accompagnée de fièvre; si l'irritation est continue, il se produit parfois des ulcérations superficielles. Le traitement est très simple : propreté minutieuse, lavage, bains tièdes, enveloppements humides avec de l'eau saturnée ou avec une solution d'acétate d'alumine; si les parties sont humides,

on fera usage avec avantage de poudres indifférentes et sèches, telles que :
les poudres d'amidon, de lycopode, de talc et de riz, la gomme arabique, etc.,
auxquelles on ajoutera un peu d'oxyde de zinc, d'acide borique, d'iodoforme, etc. Le traitement au moyen de pommades et d'emplâtres est beaucoup moins utile; dans tous les cas, au lieu des corps gras habituellement
en usage, il vaut mieux ne se servir que de vaseline, qui ne se décompose
pas, tandis que les pommades officinales à base de zinc et de plomb deviennent très rapidement rances et sont plutôt nuisibles qu'utiles.

b. Le *furoncle* ou *clou* est une forme spéciale d'inflammation cutanée à
marche le plus souvent typique. Probablement plusieurs d'entre vous la
connaissent déjà de vue. Il se forme d'abord dans la peau, qui est rouge et
assez douloureuse, une tumeur de la grosseur d'un pois ou d'un haricot;
à son sommet apparaît bientôt un petit point blanc, une vésicule qui contient un peu de liquide séro-purulent. Souvent celle-ci a été grattée, de telle
sorte qu'il ne reste plus qu'une croûte brunâtre desséchée; la tuméfaction
s'étend autour de ce point et atteint ordinairement l'étendue d'une pièce
de 2 francs et même davantage; parfois le furoncle reste petit et ne
dépasse pas le volume d'une cerise. La peau dans le voisinage est toujours
empâtée, luisante et d'un bleu rouge foncé. Plus gros est le furoncle, plus
grande est la douleur; les personnes irritables peuvent même avoir de la
fièvre. Si l'on abandonne le mal à lui-même, la tumeur dans son milieu
devient conique; au niveau de la croûte centrale ou au niveau du point blanchâtre, quand la vésicule n'a pas été grattée, vers le cinquième jour un petit
orifice se fait jour et laisse écouler d'abord une petite quantité de pus.

Ce qui caractérise le furoncle, c'est l'élimination de la partie centrale sous
forme d'un bouchon (bourbillon). Habituellement, une légère pression en
favorise la sortie en même temps que celle d'une certaine quantité de pus
épais et mélangé de sang et de lambeaux de tissu conjonctif : à partir de ce
moment, la douleur et la réaction locale disparaissent peu à peu. Il persiste
à la fin une petite dépression arrondie qui se comble rapidement; trois ou
quatre jours plus tard, la suppuration cesse, la tuméfaction et la rougeur
diminuent peu à peu et il reste enfin une cicatrice ponctuée, pigmentée et à
peine visible.

On a très rarement l'occasion d'examiner un pareil furoncle à l'époque
de sa première formation, parce qu'il est rare de voir quelqu'un en mourir.
Mais son développement et ce qu'on observe en incisant font supposer que
la mortification d'une petite partie du derme est le point de départ et le
centre du processus inflammatoire qui détermine une stase sanguine dans
les capillaires dilatés à la fin. Le tissu du derme sous l'influence de l'infiltration plastique se transforme en partie en pus, tandis qu'une autre partie
se gangrène et est éliminée. Cette inflammation n'a pas de tendance à
s'étendre; elle reste confinée à son point d'origine, c'est-à-dire à la partie
primitivement malade. Souvent déjà, on a émis l'opinion que la partie
centrale mortifiée du furoncle était une glande cutanée. D'après Kochman,
il s'agirait le plus souvent d'une glande sudoripare dans laquelle et autour
de laquelle il se serait formé une inflammation fibrineuse; toutefois cette
affection peut aussi atteindre les glandes sébacées.

En effet, on observe souvent que l'infiltration primitive du furoncle se développe autour d'un follicule pileux, par conséquent au niveau des glandes de celui-ci. La façon dont la peau est vascularisée, ce fait que les glandes sudoripares et sébacées sont alimentées par un réseau vasculaire isolé, fourni par les artères sous-cutanées, expliquerait la localisation de la gangrène à une partie circonscrite de la peau.

Il est certain que, dans beaucoup de cas, la cause de certains furoncles est purement locale. Certains points de la peau, au niveau desquels la sécrétion glandulaire est particulièrement abondante, comme le périnée, le creux de l'aisselle, le dos, la nuque, en sont le siège de prédilection.

Cette affection est surtout fréquente chez les individus dont les glandes sébacées sont très larges et qui ont pour cette raison des tannes ou des comédons; après une irritation de longue durée de toute la surface du corps, par exemple après une cure énergique à l'eau froide, on voit parfois apparaître de nombreux furoncles. Mais il est de toute évidence qu'il y a aussi des conditions plus générales, des maladies du sang qui prédisposent à la formation d'un grand nombre de ces furoncles sur les régions les plus diverses du corps, le diabète sucré particulièrement. On appelle cette diathèse la furonculose; à la longue, elle peut épuiser fortement l'organisme. Les malades maigrissent, sont épuisés par les douleurs et l'absence de sommeil; les enfants et les vieillards débilités peuvent même y succomber. Le vulgaire considère le furoncle comme contagieux et l'attribue à la pléthore et à l'obésité. Ce sont là deux opinions erronées. Vous verrez, au contraire, que ce sont souvent les enfants misérables, mal nourris, et les personnes maladives, qui en sont atteints, et, si l'on doit mettre en cause le manque de soins donnés à la peau, ce n'est pas là l'unique motif du développement de cette diathèse. Chez certaines personnes, ils peuvent être dus à une infection, telle est celle du virus cadavérique; toutefois, il serait exagéré de les rapporter toujours à cette cause. Il est très singulier que parfois des individus, paraissant très sains, soient atteints pendant un certain temps d'une succession de furoncles en des points du corps différents, puis que tout à coup cette production cesse d'avoir lieu. Que dans ces cas l'état général ait une influence, cela semble résulter de ce fait qu'on observe parfois la furonculose au même moment et chez deux ou plusieurs personnes (homme et femme d'une même famille) vivant absolument dans les mêmes conditions hygiéniques.

Le traitement du furoncle est simple. On a cherché, en appliquant de bonne heure de la glace, à en arrêter le développement et à faire avorter la suppuration. Mais ce moyen ne réussit que rarement et il constitue un traitement pénible et peu goûté du malade.

L'application d'un emplâtre mercuriel est un moyen abortif plus simple, mais dont l'activité n'est cependant pas plus grande. Je crois qu'il vaut encore mieux hâter, autant que possible, les suppurations par la chaleur humide, et, si la lésion n'est pas trop étendue, attendre l'élimination du bourbillon, faire sortir les matières par une douce pression et chercher à obtenir la guérison spontanée. Pour le patient, la chaleur humide est certainement le moyen le plus agréable. Si le furoncle est volumineux, si les douleurs sont intenses, on pratique dans la tumeur une ou deux incisions cruciales allant jusque dans le tissu sain ; l'écoulement du sang et la suppuration, qui s'établira rapidement, accéléreront alors la marche du processus. Certains chirurgiens font une incision cruciale, puis une irrigation énergique avec une solution phéniquée à 4 p. 100 déjà au premier stade de l'infiltration.

Outre la douleur qu'occasionne ce procédé, je pense qu'il n'est pas susceptible de hâter la guérison. Le vulgaire fait souvent usage d'emplâtres (emplâtres de savon, de miel et de farine, de safran, et autres substances analogues) qui auraient la propriété de *tirer le pus ;* je ne trouve pas que ces emplâtres puissent nuire et je n'en parlerai pas davantage ; ils n'ont pas non plus d'utilité particulière.

La furonculose est une affection parfois difficile à combattre, surtout parce que nous n'en connaissons guère la cause.

On lui oppose en général les préparations de quinquina, les acides minéraux, les ferrugineux et les arsenicaux ; en outre, les bains chauds généraux continués régulièrement pendant quelque temps. Parfois les patients sont atteints de glycosurie ; en pareille circonstance, il faut avant tout établir une diététique sévère, réglée et prescrire surtout une nourriture analeptique, des viandes et du bon vin. Chaque furoncle sera traité de la manière indiquée plus haut.

c. Anthrax et inflammation charbonneuse (ἄνθραξ, charbon). — L'anthrax n'est sous le rapport anatomique qu'une réunion de plusieurs furoncles, situés très près les uns des autres. Tout le processus a plus d'étendue et plus d'intensité, il a plus de tendance à devenir progressif, de sorte que d'autres parties peuvent être entraînées dans le travail morbide par suite de l'extension successive de l'inflammation. — Beaucoup d'anthrax sont, comme la plupart des furoncles, des maladies d'origine purement locale ; leur siège principal est la peau si épaisse du dos, surtout chez les sujets d'un âge assez avancé. Le début et l'accroissement sont les mêmes que pour le furoncle. Cependant il se forme bientôt un grand nombre de points blancs placés les uns à côté des autres, puis le gonflement, la rougeur et la douleur augmentent à la périphérie ; l'anthrax peut avoir les dimensions d'une assiette ordinaire ; souvent le processus gagne encore en étendue, pendant qu'au centre des bourbillons s'éliminent. L'élimination du tissu mortifié est beaucoup plus considérable dans l'anthrax que dans le furoncle. A la suite de cette élimination, la peau paraît percée de nombreux orifices comme une pomme d'arrosoir ; parfois cependant l'abondance de la suppuration donne lieu à une perte de substance étendue à la suite de laquelle persiste toujours une large cicatrice. — Cependant le processus, même lorsqu'il est très intense, reste presque toujours limité à la peau et au tissu conjonctif sous-cutané ; il est excessivement rare de voir la gangrène détruire les aponévroses et les muscles, et lorsqu'un grand anthrax est situé à proximité d'un gros tronc artériel, la crainte de voir les parois de l'artère entamées est plus grande que la réalité du danger. Cette localisation du processus à la peau et au tissu cellulaire sous-cutané est absolument propre aux inflammations fibrineuses (diphthéritiques) ; c'est à cause de cela et à cause de l'induration et de la mortification constante du tissu infiltré, que je n'hésite pas à considérer l'anthrax comme une inflammation diphthéritique de la peau. Dans l'infiltrat blanchâtre et encore parfaitement dur d'un petit anthrax fraîchement incisé j'ai trouvé des microcoques en grande quantité, l'infiltrat lui-même était constitué par du tissu conjonctif imbibé et par de nombreuses fibres élastiques; il n'y avait nulle part trace appréciable de tissu glandulaire. Après l'élimination du tissu conjonctif et l'arrêt du processus à la périphérie, il se forme une abondante végétation de bourgeons charnus de bonne nature; la guérison se fait de la manière ordinaire et après un laps de temps qui est en rapport avec l'étendue de la surface bourgeonnante.

Quoique la marche de l'anthrax du dos ou de la nuque soit longue, douloureuse et épuisante, la mort est l'exception. Les cas accompagnés de fièvre intense sont très dangereux et le plus souvent mortels; lorsque l'anthrax occupe la face ou le cuir chevelu et qu'il s'y ajoute des phénomènes septiques ou, comme on disait autrefois, « typhiques », sans qu'il y ait même une grande élévation de température (anthrax malin, pustule maligne), le pronostic est grave. Tous les anthrax de la face ne sont pas aussi malins; quelques-uns suivent la marche ordinaire et n'ont que l'inconvénient de laisser une cicatrice difforme; mais comme il est très difficile, souvent même impossible, de prédire au début quelle sera la marche de la maladie, je vous conseille d'être très circonspect dans votre pronostic. L'anthrax de la face est si souvent suivi de mort, que toute affection de cette nature m'inspire les plus vives inquiétudes pour la vie du malade. Le cas suivant cité par Billroth en est un exemple : Un jeune homme, beau et robuste, ressentit pendant un voyage à Berlin, et sans cause connue, un gonflement douloureux à la lèvre inférieure; ce gonflement augmenta rapidement et s'étendit bientôt à toute la lèvre; le malade avait une fièvre violente. Le médecin appelé fit mettre des cataplasmes et sans doute jugea la maladie peu importante, car il laissa passer deux jours sans revoir le patient. Le troisième jour, toute la figure était fortement gonflée, le malade avait eu un violent frisson et délirait beaucoup; on l'apporta alors à la clinique chirurgicale. On trouva la lèvre d'un bleu rouge foncé et parsemée d'une grande quantité de points blancs gangreneux. On fit immédiatement un grand nombre d'incisions, les plaies furent pansées avec de l'eau chlorurée, on appliqua des cataplasmes et l'on mit sur la tête une vessie de glace, parce qu'une méningite était en voie de se développer. Cependant l'état du malade semblait désespéré. Il tomba bientôt dans un collapsus profond et mourut au bout de vingt-quatre heures, quatre jours après le début de l'anthrax. Malheureusement on ne permit pas de faire l'autopsie.

Dans beaucoup de cas d'anthrax malins de la face, on trouvera, en examinant scrupuleusement, que l'inflammation s'est étendue dans la cavité crânienne et a donné lieu à une affection du cerveau, comme dans le cas que nous venons de citer. Je dois cependant vous faire observer que l'étendue de cette inflammation, telle que nous la rencontrons sur le cadavre, n'est nullement en rapport avec la violence extraordinaire des phénomènes généraux, de sorte que ces derniers ne sont pas complètement expliqués par les résultats de l'autopsie. Il y a des cas, et quelquefois même des plus aigus, où la mort arrive sans qu'on puisse découvrir quelque chose d'anormal au cerveau. Dans ces circonstances, l'hypothèse a beau jeu ; la marche impétueuse et le passage rapide de l'inflammation carbonculeuse à la fonte gangreneuse ont fait penser à une décomposition très rapide du sang. Vous entendrez dire plus tard que l'infection de la peau par le poison charbonneux donne lieu à des inflammations analogues à l'anthrax et très souvent mortelles. C'est pourquoi on a supposé que tous les cas d'anthrax malins étaient dus à une infection et que cette dernière avait lieu par l'intermédiaire d'insectes, mouches à viande et taons surtout, qui transportaient sur l'homme le poison provenant d'animaux atteints de charbon ou des cadavres de ces derniers. Il est certain que la morsure ou la piqûre de ces insectes donne parfois lieu à des phénomènes locaux et généraux extrêmement graves ; ce qui plaide encore en faveur de cette hypothèse, c'est que ces anthrax s'observent le plus souvent aux endroits du corps habituellement découverts. Quoi qu'il en soit, il est très difficile de prouver qu'un insecte a réellement transporté le virus carbonculeux, et dans la plupart des cas la cause productrice de ces anthrax malins reste très obscure. Dans le diabète sucré et l'urémie, on voit également se développer des anthrax et on a observé aussi du sucre dans l'urine d'individus sains chez lesquels des anthrax se sont développés (Wagner). Il est probable que dans ces derniers cas il s'agissait d'individus qui, avec toutes les apparences de la santé, étaient cependant atteints de diabète léger, à leur insu ou à l'insu du médecin. Heureusement les anthrax ne sont pas très fréquents ; les anthrax simples, bénins, sont même si rares que dans la policlinique chirurgicale de Berlin, où sont traités annuellement 5 à 6 mille malades, Billroth n'en a observé un cas que tous les deux ans. L'affection est plus commune à Vienne ; à Liège, j'en rencontre 3 à 4 cas par an ; encore ne s'agit-il que de formes légères. Le *diagnostic* des anthrax ordinaires n'est pas difficile, surtout lorsqu'on a déjà vu la maladie ; une inflammation carbonculeuse diffuse ne peut être reconnue qu'après un certain temps, au début elle ressemble à l'érysipèle.

Le *traitement* de l'anthrax doit être très énergique si l'on veut empêcher le mal d'avancer trop loin. Comme dans toutes les inflammations qui ont de la tendance à la gangrène, il faut faire de bonne heure un grand nombre d'incisions, pour que les tissus et les liquides en décomposition puissent sortir. Vous ferez donc, dans l'anthrax, une incision en croix traversant toute l'épaisseur du derme ; elle doit être assez longue pour diviser complètement la peau infiltrée et entamer encore la peau saine. Si cela ne suffit pas, vous ferez encore quelques autres incisions, surtout aux endroits où la gangrène de la peau se manifeste par des points blancs. Outre cela, les chirurgiens français font usage de la curette, avec laquelle ils font le raclage dans les points incisés ; cette pratique est utile quand il y a déjà une gangrène étendue de la peau. L'hémorrhagie est peu considérable eu égard à la grandeur de l'incision, parce que le sang est coagulé dans la plupart des vaisseaux de l'anthrax. On lave alors soigneusement la surface de la peau et tous les points incisés avec une solution phéniquée à 4 p. 100 ; puis on introduit dans les incisions un peu de poudre d'iodoforme et de la charpie imbibée de la solution de Burow, afin d'empêcher la réunion des surfaces et la rétention du pus. Par-dessus on applique des compresses humides ou des cataplasmes dans le but d'obtenir une réaction aussi vive que possible au niveau des tissus qui ne sont pas atteints par la gangrène. Ce pansement doit être, au début, renouvelé au moins 2 à 3 fois par jour; si d'autres endroits paraissent infiltrés, on incisera immédiatement. Quand les tissus commencent à se détacher, on retire journellement avec des pinces les lambeaux mortifiés, que l'on coupe pour éviter de produire une hémorrhagie, et on tient la plaie aussi propre que possible. Bientôt des granulations vigoureuses se montrent çà et là; enfin les derniers lambeaux s'éliminent, et il reste une surface végétante, criblée de trous, qui s'égalise bientôt et finit par se cicatriser de la manière ordinaire, de sorte qu'elle n'a besoin pour guérir que d'être cautérisée avec le nitrate d'argent, comme les autres surfaces à granulations. Pour l'anthrax malin, le traitement local est le même que celui que nous venons de décrire; toutefois, dans l'inflammation charbonneuse diffuse, il faut recourir en outre aux scarifications de Volkmann pratiquées dans la peau infiltrée. Certains médecins français parlent avec enthousiasme de l'utilité des injections sous-cutanées d'acide phénique aussi bien dans les cas simples que dans les cas d'anthrax malins; d'autres au contraire attribuent les résultats de cette pratique au hasard. On pourrait aussi essayer les injections parenchymateuses d'émulsion iodoformée. Il est très important de soutenir les forces du patient : dans ce but, on lui fera prendre beaucoup d'alcool.

Contre les troubles cérébraux précoces, on ne peut faire autre chose qu'appliquer une vessie de glace sur la tête. A l'intérieur, on prescrit la quinine, le salicylate de soude, des acides et d'autres remèdes antiseptiques. J'avouerai cependant que les résultats de ce traitement sont malheureusement très peu favorables, car le plus souvent, quand la septicémie est confirmée, on ne parvient pas à prévenir une terminaison fatale; résultat d'autant plus triste que cette affection atteint ordinairement des jeunes gens robustes. Dans le cas où le patient ne meurt pas, il y a toujours une perte considérable de tissu et il reste des difformités, surtout si l'inflammation carbonculeuse a occupé les paupières, la lèvre supérieure ou l'inférieure, parce que ces organes sont presque complètement détruits par la gangrène. Que cette perspective désolante d'une thérapeutique sans succès ne vous empêche pas de traiter de bonne heure chaque anthrax avec la plus grande énergie! Les pertes de substances considérables, à la face, seront traitées ultérieurement par l'autoplastie.

2. — *Inflammation aiguë des muqueuses.*

Tandis que l'inflammation traumatique des muqueuses ne présente aucune particularité, le catarrhe aigu ou inflammation catarrhale aiguë des muqueuses constitue une forme pathologique spéciale, caractérisée anatomiquement par une forte hyperémie, par une tuméfaction œdémateuse et par la sécrétion abondante d'un liquide d'abord séreux et ensuite muco-purulent : cette affection est le plus souvent, peut-être même exclusivement due à l'infection. Cependant cette dernière n'est pas prouvée pour tous les cas ; aussi parmi les causes étiologiques le refroidissement figure-t-il encore sans qu'on puisse cependant en préciser l'influence.

La blennorrhée (de βλεννα, mucosité, et ῥέω, couler) est un catarrhe d'une intensité telle que du pus à l'état pur est sécrété en grande quantité. Le catarrhe et la blennorrhée peuvent devenir chroniques.

Le simple examen de muqueuses superficielles atteintes de catarrhe montre que ce processus peut durer longtemps et être très intense, sans que pour cela le tissu de la membrane soit sérieusement intéressé ; la surface de la muqueuse reste alors hyperémiée, gonflée et un peu épaissie ; rarement il en résulte des pertes superficielles de l'épithélium et de petites ulcérations catarrhales ; toutefois, dans des cas très rares il est vrai, il peut s'ensuivre une destruction plus étendue.

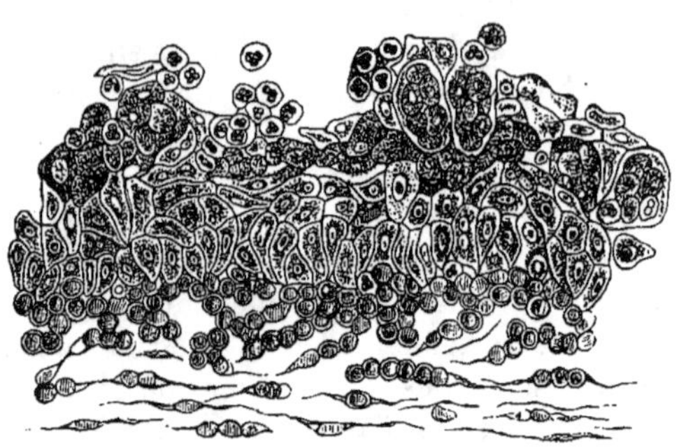

Fig. 59. — Couche épithéliale d'une conjonctive atteinte d'inflammation catarrhale. (D'après Rindfleisch.) — Grossissement, 400.

Ces faits sont établis par les recherches faites sur le cadavre et par l'examen histologique. On croyait qu'à la suite du catarrhe il se produisait seulement une desquamation rapide des cellules épithéliales qui arrivaient à la surface comme des cellules purulentes et que les couches sous-jacentes de la muqueuse ne prenaient pas part à ce processus.

Bien qu'on se fût efforcé souvent de déterminer la participation des couches épithéliales profondes au processus d'inflammation catarrhale des muqueuses, on n'avait cependant pas réussi, lorsque Remak, Buhl et Rindfleisch découvrirent dans les couches épithéliales de ces membranes de nombreuses cellules migratrices et de gros éléments dans le protoplasme desquels se trouvent enfermées quelques jeunes cellules rondes. Ces cellules-mères, comme on les appelle, ne sont, suivant Steudener et Volkmann, autre chose que des cellules épithéliales dans lesquelles des cellules migratrices (autrement dit des globules blancs du sang) ont pénétré, grâce à la contractilité de leur protoplasme vivant. Le tissu conjonctif sous-épithélial est infiltré de nombreuses cellules rondes, qui peuvent en partie traverser la couche épithéliale et arriver ainsi à la surface de la muqueuse. Mais, en outre, des recherches récentes (Jokoloff, Kolessnikow, etc.) ont prouvé qu'il y avait dans les couches épithéliales profondes une prolifération cellulaire, de sorte que nous devons admettre que les cellules purulentes de la sécrétion catarrhale proviennent non seulement du tissu conjonctif sous-muqueux, mais aussi de l'épithélium.

Outre l'inflammation catarrhale, les muqueuses sont encore le siège d'une inflammation croupale (de « croup », couenne) et diphthéritique (de διφθέρα, membrane).

Lorsque, dans l'inflammation des muqueuses, les produits inflammatoires (cellules et transsudat) exsudés à la surface forment de la fibrine et se transforment ainsi en une membrane adhérente, qui, après quelque temps, se résout en mucus et en pus, ou qui est détachée par le pus produit sous elle, par la muqueuse, on dit qu'il y a inflammation croupale ; dans ce cas, l'épithélium de la muqueuse reste intact, et il y a ensuite *restitutio ad integrum*. La diphthérie constitue un processus absolument analogue ; toutefois, non seulement il y a une adhérence intime entre le tissu et la couche fibrineuse, mais il y a encore une coagulation du transsudat qui imbibe la muqueuse malade ; il en résulte que la circulation est fortement entravée dans toute l'épaisseur de la muqueuse, au point que parfois toute la partie atteinte se gangrène.

Suivant l'opinion de la plupart des pathologistes et des cliniciens, le croup et la diphthérie sont des processus identiques, ne variant que par leur localisation. Les phénomènes généraux sont ici très variables et ne sont pas toujours en rapport avec l'affection locale. Nous reviendrons plus tard sur ces faits. — Le pharynx et la trachée sont les organes le plus souvent atteints de croup, autrement dit d'inflammation diphthéritique ; la muqueuse vésicale l'est plus rarement, de même que la muqueuse intestinale (dysenterie). La muqueuse des organes génitaux en est rarement aussi le siège, tandis qu'elle est souvent atteinte de blennorrhée contagieuse (chaude-pisse, gonorrhée, de γονος, semence).

3. — *Inflammation aiguë du tissu cellulaire.*

Inflammation phlegmoneuse. — Cette expression est un pléonasme, parce que ἡ φλεγμονὴ signifie inflammation ; mais on l'emploie si exclusivement pour désigner une inflammation du tissu cellulaire tendant à la suppuration, que chacun comprend ce qu'on doit entendre par ce terme ; le terme de *pseudo-érysipèle* est, à mon avis, encore moins juste. L'expression usitée en Angleterre, « cellulite », au lieu d'inflammation du tissu cellulaire, est assurément courte et facile ; toutefois cette dénomination, barbarisme à part, est trop en contradiction avec ce que nous comprenons aujourd'hui sous le terme de cellule pour que nous puissions l'adopter. Les *causes* de cette inflammation sont très obscures dans la plupart des cas ; rarement on peut lui assigner comme cause un violent refroidissement ; assez souvent, peut-être, de pareilles inflammations sont dues à l'infection, même alors que la peau reste intacte, l'infection pouvant se produire, comme j'ai eu l'occasion de l'observer, par l'intermédiaire d'un follicule pileux, au niveau duquel s'observent les premiers symptômes d'inflammation. Nous avons déjà vu ces inflammations aiguës, progressives, compliquer des blessures, surtout à la suite de l'infection locale, provoquée par des lambeaux de tissus frappés de gangrène, après des contusions et des plaies contuses. L'inflammation dite spontanée du tissu cellulaire s'observe le plus fréquemment aux membres, plus souvent au-dessus des aponévroses qu'au-dessous, mais surtout aux doigts et à la main. A cet endroit, elle porte le nom de panaris (mot dérivé par corruption de *Paronychia,* inflammation de l'ongle, de ὄνυξ) sous-cutané, pour la distinguer des inflammations plus profondes également situées aux doigts et à la main qu'on appelle également panaris. Si l'inflammation atteint le voisinage de l'ongle ou sa matrice, on dit alors qu'il y a un panaris subunguéal.

Nous distinguons, comme pour la dermatite, une inflammation circonscrite et une inflammation diffuse du tissu cellulaire sous-cutané (phlegmon circonscrit et phlegmon diffus); cette dernière forme s'appelle encore phlegmon progressif, septique, diphthéritique, etc.

Nous avons déjà mentionné cette inflammation parmi les complications éventuelles de certaines blessures, surtout des plaies contuses graves, consécutivement à une infection locale, et nous y reviendrons en détail à propos des maladies accidentelles des plaies. Le phlegmon circonscrit reste, comme son nom l'indique, limité à son siège primitif, l'inflammation ne s'étend pas, à moins que le pus ultérieurement formé ne donne lieu à son tour à une inflammation des parties voisines. Dans le phlegmon progressif ou diffus, la tendance à l'extension est considérable, et cela alors qu'il n'existe pas encore de suppuration; l'inflammation est en outre caractérisée par la formation d'un exsudat très riche en fibrine se coagulant rapidement, et par une prompte mortification du tissu.

Examinons d'abord les phénomènes qui accompagnent un phlegmon de l'avant-bras; il débute par la douleur, la tuméfaction et la rougeur de la peau avec fièvre ordinairement intense. La peau du bras est un peu œdémateuse et fortement tendue; avec un début pareil, qui dans tous les cas indique une inflammation du bras, le siège du mal peut être très variable, et pendant les premiers jours vous ne pourrez pas toujours dire si vous avez affaire à une inflammation du tissu cellulaire sous-cutané, à une inflammation périmusculaire sous-aponévrotique ou même à une inflammation du périoste ou de l'os. Après deux ou trois jours, on remarque une infiltration dure, élastique, plus ou moins arrondie des parties molles; la peau est d'abord un peu rouge, chaude au toucher, tendue; le tissu cellulaire sous-cutané, dans le voisinage de la tumeur phlegmoneuse proprement dite, est empâté à cause de l'œdème collatéral; tout mouvement actif est impossible. Plus l'œdème est considérable, plus les douleurs sont vives, plus faible est la rougeur cutanée, plus intense est la fièvre et plus on aura lieu de croire à un processus inflammatoire profondément situé.

La terminaison d'un pareil phlegmon a presque toujours lieu par suppuration; si l'inflammation atteint le tissu cellulaire sous-cutané, vous pouvez sentir, à travers la peau œdématiée, une infiltration dure, et quatre ou cinq jours plus tard, au début de la suppuration, vous sentirez au centre un foyer de ramollissement. La présence du pus s'annonce par une coloration intense de la peau allant du rouge scarlatineux au violet, par une douleur lancinante et pulsatile qui augmente en un point bien marqué sous l'influence de la pression, par une aggravation de l'œdème, et enfin par la fluctuation qui, d'abord obscure, devient de plus en plus manifeste. Si le foyer purulent siège très profondément, il peut être impossible de le diagnostiquer sûrement, surtout si la rougeur est diffuse; dans ces cas, l'augmentation de l'œdème cutané indique l'existence du pus; ce dernier exige ouvent quelques jours pour se frayer un passage vers la surface. Si l'inflammation atteint des régions où la peau (et surtout l'épiderme) est très épaisse, comme à la paume des mains et à la plante des pieds, la sensibilité et la tension seront très grandes; on observera peu de rougeur au début, parce qu'elle sera cachée par la couche cornée très épaisse de l'épiderme; la peau aura plutôt un aspect jaunâtre, et souvent la fluctuation sera à peine appréciable. Quand enfin le pus aura traversé le derme, il soulèvera souvent la couche cornée de l'épiderme, dans une grande étendue, sous forme d'une bulle, et il se répandra sous ce dernier jusqu'à ce qu'il ait enfin trouvé un endroit parfois éloigné·du siège de perforation du derme, où il puisse se faire jour. Plus la tension sera grande, plus l'infiltration au niveau du foyer phlegmoneux sera dure et plus facilement la peau se mortifiera. La gangrène n'atteint cependant, en général, qu'un point circonscrit, arrondi, qui, par suite de l'accumulation du pus, s'amincit, s'anémie et enfin se détache; on dit alors que le pus s'est fait jour au dehors.

Le tissu graisseux sous-cutané se gangrène toujours dans une certaine étendue; les fascia sont également menacés. Quelquefois les aponévroses sont également détruites par ce travail inflammatoire, et il arrive que l'on doive retirer avec des pinces, par les ouvertures de la peau, de grands lambeaux mortifiés, blancs, filiformes et cohérents, ainsi que des restes de tissu cellulaire orangé ou jaune sale. On observe cela surtout sous le cuir chevelu, où l'inflammation s'étend assez souvent sur tout le crâne; le péricrâne peut ainsi se mortifier en entier.

Le pus frais de la plupart des foyers phlegmoneux contient une grande quantité de micro-organismes, et les tissus des parois de l'abcès sont également le siège de nombreuses colonies, surtout les vaisseaux et les interstices du tissu conjonctif. Ogston a démontré aussi leur présence dans des abcès complètement à l'abri du contact de l'air; le plus souvent, ce sont des colonies de coccus, qui se trouvent isolés ou réunis en chaînons, ou sous forme de zoogloea, soit à l'état de liberté dans un liquide, soit à l'intérieur du tissu. D'après les recherches de Rosenbach, ces coccus appartiennent à diverses espèces; on peut, dans les cultures pures, constater des différences remarquables dans leur mode de développement, comme le prouve l'aspect macroscopique de la gélatine où fructifient ces bactéries. Dans le pus fétide de certains abcès, Rosenbach a trouvé certaines espèces de coccus dont la culture pure donnait naissance à une odeur de putréfaction pénétrante, dégoûtante, de sorte qu'il attribue à ces organismes un rôle prépondérant dans la production des produits de putréfaction fétide.

Passons maintenant aux modifications anatomiques plus intimes qui se passent dans l'inflammation aiguë du tissu cellulaire.

La première chose que nous rencontrons, c'est la dilatation des capillaires et l'imbibition du tissu par le sérum sorti des vaisseaux, c'est-à-dire par un exsudat séreux; nous trouvons là, selon la période, une infiltration plastique plus ou moins abondante; en d'autres termes, le tissu conjonctif et graisseux est pénétré d'une masse énorme de jeunes cellules rondes. C'est ainsi qu'il faut vous représenter à la première période les tissus de la peau œdématiée, fortement rougie et très douloureuse. Par suite, le tissu est pendant quelque temps assez fortement tendu, et, à plusieurs endroits, il se produit une stase dans les vaisseaux, surtout dans les capillaires et les veines; la circulation cesse complètement par endroits. Cet arrêt du sang, à la suite duquel le tissu prend d'abord une couleur bleu rouge foncé, qui devient blanche plus tard, à cause de la décoloration rapide des globules rouges du sang, peut s'étendre si loin que le tissu se gangrène en masse, terminaison que nous avons déjà citée plus haut. Cependant, dans la plu-

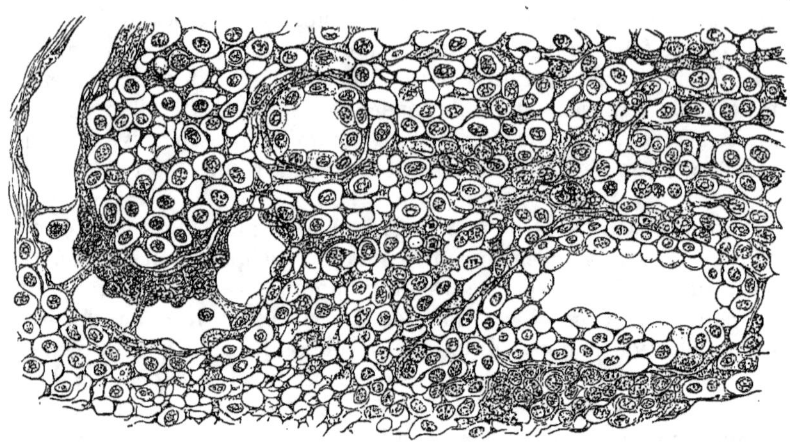

Fig. 60. — Tissu conjonctif infiltré et enflammé du prépuce. Infiltration cellulaire; transformation du tissu conjonctif en néoformation inflammatoire. L'aspect fibrillaire du tissu conjonctif a presque entièrement disparu; les parois vasculaires sont relâchées et comme perforées. — Grossissement, 500 environ.

part des cas, il n'en est pas ainsi; pendant que les cellules augmentent de nombre, la substance intercellulaire à aspect fibrillaire tend à disparaître, elle se divise en petits fragments et prend peu à peu une consistance gélatiniforme; elle peut devenir à la fin complètement liquide ou purulente.

Par suite des progrès de ce travail, tout le foyer inflammatoire finit par se transformer en pus, c'est-à-dire en un tissu fluide constitué par des cellules et un peu de liquide intercellulaire séreux auquel sont mélangées de petites particules mortifiées de tissu conjonctif. Figurez-vous que tout ce processus se passe dans le tissu conjonctif sous-cutané; qu'il s'étende dans toutes les directions, plus rapidement aux points où le tissu est le plus riche en cellules, et vous comprendrez que la fonte purulente, atteignant ainsi le derme de dedans en dehors, en amène la perforation et permette au pus de s'écouler au dehors. Ordinairement à ce moment le processus cesse de s'étendre. Le tissu qui entoure le foyer est infiltré de nombreuses cellules et est très riche en vaisseaux; il ressemble exactement, sous le rapport anatomique, à une surface bourgeonnante qui revêtirait toute la cavité. Si le pus est complètement évacué, les parois du foyer se juxtaposent et se soudent assez rapidement, du moins dans la plupart des cas. L'infiltration plastique persiste encore pendant quelque temps, et la peau devient ainsi plus dense et plus rigide qu'à l'état normal. Cependant, peu à peu, cet état disparaît aussi par la fonte et la résorption des cellules infiltrées et la transformation de la substance intercellulaire.

Vous voyez que, sous le rapport anatomique, il y a peu de différences dans ces processus, qu'ils soient diffus ou circonscrits, et que les phénomènes intimes qui se passent dans les tissus sont absolument les mêmes dans l'inflammation diffuse du tissu cellulaire sous-cutané et dans la forme circonscrite. En pratique, on établit cependant une distinction entre l'*infiltration purulente* et l'*abcès;* la première expression s'entend de soi-même; par abcès, on entend ordinairement un foyer purulent limité qui exclut l'idée d'une progression ultérieure du processus inflammatoire; un abcès qui s'est formé rapidement à la suite d'une inflammation aiguë est appelé abcès chaud, en opposition avec l'abcès froid, qui est le résultat d'une inflammation chronique. La figure suivante pourra mieux encore vous faire comprendre le processus de la formation d'un abcès :

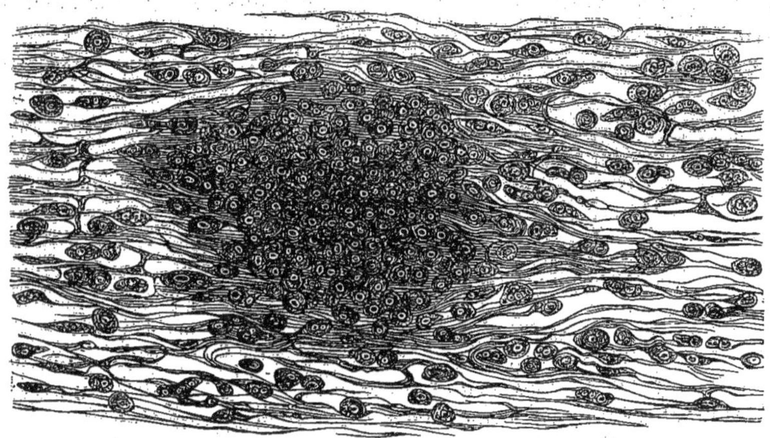

Fig. 61. — Infiltration purulente du tissu conjonctif se transformant vers le milieu en un abcès. — Dessin schématique. Grossissement, 500 environ.

Vous voyez ici comment les jeunes cellules ont infiltré le tissu, tandis que la substance intermédiaire diminue toujours, et comment au milieu du dessin, au centre du foyer inflammatoire, les groupes de cellules deviennent à la fin confluents et représentent un foyer suppuré; chaque abcès étant constitué à son début par ces petits foyers de suppuration isolés, il s'accroît par l'extension du travail suppuratif à la périphérie. — Le tissu graisseux, qui est ordinairement renfermé en quantité considérable dans le tissu cellulaire sous-cutané, disparaît le plus souvent pendant les processus inflammatoires aigus de la manière suivante : les cellules graisseuses sont pour ainsi dire écrasées par la masse des cellules de formation nouvelle, et la graisse se liquéfie; on la retrouve quelquefois plus tard sous forme de gouttelettes huileuses, mêlées au pus. Vous voyez dans la figure ci-après l'aspect que présente, sous le microscope, l'inflammation du pannicule adipeux (fig. 62).

Il faut encore que j'attire toute votre attention sur ce fait que jusqu'à l'arrêt du processus nous avons toujours affaire à un ramollissement progressif, à une *fonte* suppurée du tissu, tandis que la surface granuleuse, bien constituée, ne forme le pus qu'à la surface et non aux dépens de son tissu. Toutes les inflammations parenchymateuses suppurées exercent une action destructive (délétère) sur le tissu. Quant au rapport qui existe entre les *vaisseaux sanguins* d'une part, et entre la néoplasie, la fonte et la liquéfaction du tissu d'autre part, nous avons déjà dit que les vaisseaux sont d'abord fortement dilatés et qu'ensuite le sang s'y arrête; de cette façon, la circulation est suspendue dans certaines régions (quelquefois la coagulation du sang dans les veines prend une extension toute particulière), les parois vasculaires et les caillots sanguins se transforment également en pus ou se désagrègent en parcelles jusqu'au point où la circulation persiste. Nous avons déjà vu antérieurement, à propos de

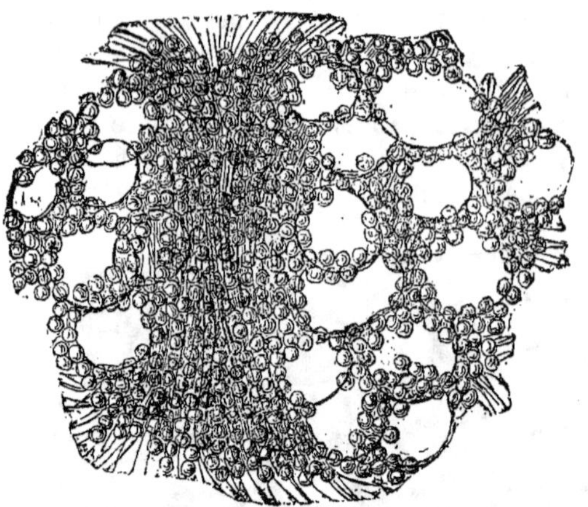

Fig. 62. — Infiltration purulente du pannicule adipeux. — Grossissement, 350; d'après une préparation durcie dans l'alcool. Les fibres représentent la fibrine coagulée.

la séparation des lambeaux de tissu gangrené, que sur cette limite du tissu vivant il se forme des anses vasculaires; toute la surface interne d'un foyer purulent se comporte donc comme une surface à granulations qui serait pliée sur elle-même pour former un sac. Quant aux lymphatiques, on peut admettre par analogie qu'ils sont fermés dans ce cas, comme au voisinage des plaies, par la néoplasie inflammatoire; il serait désirable que des recherches fussent faites à cet égard. Aussi longtemps donc qu'un abcès est entouré d'une couche bien vivace d'un tissu devenu le siège d'une infiltration plastique, il n'y aura pas résorption des substances putrides se trouvant dans le foyer de l'abcès. Vous pouvez avoir la preuve matérielle de ce fait si vous ouvrez des abcès de la bouche ou des environs du rectum; ce pus a une odeur de putréfaction excessivement pénétrante, cependant il n'est pas résorbé et il ne produit pas de symptômes de septicémie. Mais au début du processus inflammatoire, quand ce dernier est associé à une fonte *rapide* du tissu, comme on l'observe dans certaines inflammations progressives autour des plaies contuses, dans certains cas de phlegmon spontané du tissu conjonctif sous-cutané, etc., les lymphatiques ne sont plus obturés par la formation nouvelle des cellules, la néoplasie inflammatoire ne se fait pas ou ne se fait que tard, au moment où la fonte gangreneuse se limite, et les matières en décomposition entrent dans les lymphatiques ouverts et agissent sur le sang. De là la fièvre.

Quoique l'inflammation du tissu cellulaire puisse se montrer dans toutes les régions du corps, on l'observe le plus souvent cependant à la main, à l'avant-bras, au niveau de l'articulation du genou, au pied et à la jambe. La lymphangite (dont nous parlerons plus tard à l'occasion des complications des plaies) se combine fréquemment au phlegmon et souvent même précède son extension. C'est de la quantité et de la qualité de ces substances résorbées que dépendent l'intensité et la durée de la *fièvre* qui accompagne ces inflammations. Au début, il entre une grande quantité de ces produits

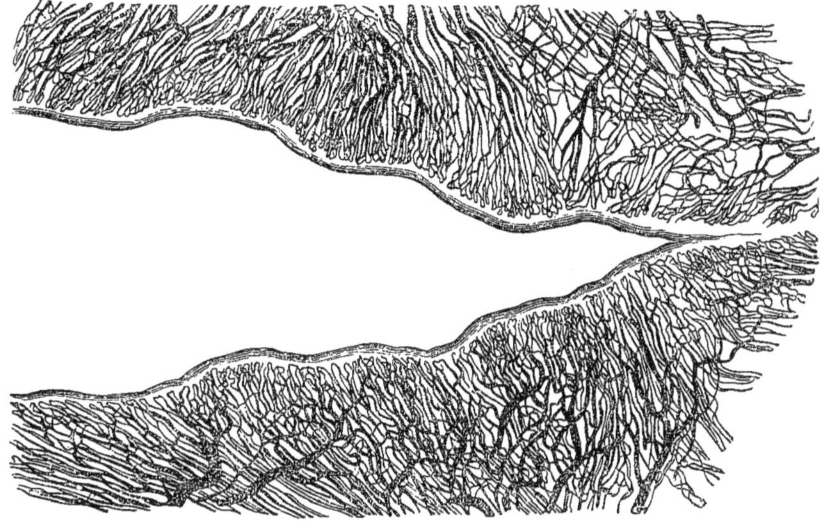

Fig. 63. — Vaisseaux d'un abcès artificiellement produit dans la langue d'un chien.
(Injection artificielle.) — Grossissement, 25.

inflammatoires dans le sang, c'est pourquoi la fièvre est ordinairement violente dès le commencement et accompagnée quelquefois d'un frisson ; si l'inflammation progresse, la fièvre continue ; elle cesse si la résorption des produits inflammatoires est arrêtée par les métamorphoses des tissus déjà signalées, si le travail morbide s'arrête et si la formation de l'abcès est terminée. Tant que le pus est retenu dans le tissu sous une forte pression, il y a toujours une légère résorption : avec l'ouverture de l'abcès et l'écoulement du pus coïncide la disparition subite de la fièvre, à moins que l'inflammation n'ait pris un caractère progressif. La qualité des substances pyrogènes qui se forment dans l'inflammation du tissu conjonctif est certainement très différente ; il y a des cas de phlegmons (par exemple ceux qui sont situés très profondément dans le cou et ceux qui se développent chez les vieillards) qui sont suivis d'une intoxication phlogistique si intense que les malades succombent, sans que d'autres complications s'y ajoutent. Dans ces cas, il en est comme des anthrax, dont quelques-uns donnent lieu à peu de fièvre, tandis que d'autres entraînent à leur suite un état typhoïde mortel. Si un phlegmon est produit par un virus dangereux, par celui de la morve par exemple, on ne s'étonne pas de l'issue mortelle, parce que ce résultat a souvent été observé ; mais pour les phlegmons spontanés, développés sans cause connue, on se demande toujours pourquoi quelques-unes de ces affections sont si extraordinairement dangereuses, tandis que d'autres suivent une marche relativement peu grave.

Le *pronostic* des inflammations phlegmoneuses varie beaucoup selon la région, l'étendue et la cause productrice. Lorsque cette maladie se présente comme métastase dans une diathèse inflammatoire générale ou purulente, ou bien lorsqu'elle est la conséquence d'un empoisonnement par la morve, il y a peu d'espoir de guérison; les abcès profonds des parois abdominales ou du bassin peuvent, dans les cas favorables, suivre une marche très lente, et, selon l'endroit qu'ils occupent, mettre la vie en danger ou avoir une influence fâcheuse sur les fonctions, par la destruction des aponévroses, des tendons et de la peau, mais la plupart des cas de phlegmons aux doigts, aux mains, aux pieds, à l'avant-bras, etc., sont des maladies bénignes et de peu de durée, quoiqu'elles soient accompagnées de fortes douleurs. Le pronostic est d'autant plus favorable que la suppuration se fait plus rapidement et que le foyer inflammatoire est plus circonscrit.

Quant au *traitement*, on tâche au début d'arrêter, autant que faire se peut, le processus dans son développement, c'est-à-dire d'obtenir aussitôt que possible la résorption de l'infiltration séreuse et plastique. Dans ce but, on emploie différents moyens, et tout d'abord l'usage externe du mercure; on fait couvrir toute la surface enflammée d'une épaisse couche d'onguent mercuriel; le malade gardera le lit, et l'extrémité malade sera entourée de linges imbibés de liquide de Burow et recouverts de gutta-percha laminée.

Cela fait, le membre doit être fixé sur une attelle bien matelassée, par des tours de bandes qui exercent en même temps une compression modérée sur la partie malade. Pour favoriser la circulation veineuse, l'extrémité sera placée dans la position verticale ou au moins dans une position élevée sur un plan incliné. Ce traitement remplit toutes les indications; il calme la douleur et favorise la résorption. Je ne vous conseille pas l'emploi de la glace; elle est généralement mal supportée par les patients, et jamais je ne l'ai trouvée aussi avantageuse que la chaleur humide; c'est tout au plus si elle retarde la marche de l'affection.

Si, après l'emploi de ces moyens, les symptômes ne se modèrent pas en peu de temps, si au contraire ils augmentent d'intensité, il faudra renoncer à l'espoir de voir la maladie se terminer par résolution, et l'on aura recours à des remèdes capables de hâter la suppuration. On suspendra les frictions mercurielles, puisqu'elles n'ont plus aucune utilité et qu'à la longue elles irritent fortement la peau. En effet, elles favorisent l'apparition de nombreuses pustules, et, quand la peau est fine, l'épiderme est rapidement enlevé sous leur influence, la couche papillaire est mise à nu, et les patients souffrent généralement de cette plaie ouverte et en voie de suppuration. A part cela, le traitement n'est pas changé; la chaleur humide rend alors encore de grands services. Dès que l'on perçoit une fluctuation manifeste en un point, on n'abandonne pas l'ouverture de l'abcès à la nature, mais on incise, afin de livrer passage au pus. Lorsque le pus a fusé au loin sous la peau, on fait des ouvertures multiples; du moins, je préfère cette manière d'agir à celle qui consiste à faire des grandes incisions, depuis le coude jusqu'à la main par exemple, et cela parce que la plaie reste largement béante par suite de ces dernières et que la guérison demande beaucoup plus de temps. Si l'écoulement de pus se fait d'une manière normale par ces ouvertures, il ne faudra plus que des soins de propreté, secondés par des bains locaux tièdes. Ce n'est que si le phlegmon est très étendu en surface et en profondeur et que s'il y a menace de gangrène que l'on doit pratiquer de longues incisions jusque dans les tissus sains. On désinfecte alors; on racle la cavité de l'abcès avec la curette, on cautérise avec une solution de chlorure de zinc de 6 à 8 p. 100, puis on peut pratiquer la suture partielle des incisions qu'on a faites après avoir établi un drainage suffisant. Ensuite on applique un Lister ou bien on fait l'irrigation permanente. On a surtout recours à celle-ci dans les cas où il existe une mortification considérable des tissus. Vous entendrez dire souvent qu'en faisant de bonne heure des incisions dans les phlegmons il est possible d'éviter la gangrène étendue de la peau ou la suppuration. Cela n'est vrai que si l'on entend par là l'incision prématurée des régions cutanées, déjà menacées de gangrène par suite de l'intensité de l'inflammation et de la grande quantité de l'exsudat fibrineux. Mais dans ces cas il n'est pas question de suppuration, et les incisions n'ont d'autre but que d'empêcher une tension trop considérable. Malheureusement, ce résultat n'est rien moins qu'assuré : on voit souvent survenir la gangrène et la suppuration de la peau après ces incisions précoces; de plus, la peau se mortifie beaucoup plus souvent par suite de la violence du processus inflammatoire que par suite de la pression exercée par l'accumulation sous-jacente du pus. Dans les phlegmons à marche progressive cependant, ces incisions, antérieures à l'abcession, sont réellement utiles, mais on doit en outre faire des scarifications dans le but d'empêcher, autant que possible, l'extension du processus, en favorisant ainsi l'écoulement du sérum en dehors du tissu enflammé; la plaie sera ensuite recouverte de poudre d'iodoforme.

Tandis que l'ouverture des abcès du tissu cellulaire sous-cutané est une opération très simple et exempte de danger, celle des abcès profonds demande beaucoup de circonspection, selon les conditions anatomiques de la région; le diagnostic peut offrir de grandes difficultés, par exemple lorsqu'il y a des suppurations profondes au cou, dans le bassin, dans les parois abdominales; la plupart du temps on ne peut le porter qu'après un temps d'observation plus ou moins long; cependant il est souvent désirable que le pus soit évacué de bonne heure, soit pour soulager le malade, soit pour éviter, par exemple, une ouverture spontanée dans la cavité abdominale. Dans de pareils cas, on ne peut pas enfoncer le bistouri purement et simplement, mais il faut aller en disséquant, couche par couche, jusqu'à ce qu'on arrive près de l'abcès; alors on introduit avec précaution un stylet, puis on dilate l'ouverture en introduisant dans l'abcès une pince à pansement dont on fait écarter les branches, pour éviter toute hémorrhagie qui pourrait venir de la profondeur. — Quelquefois, par suite de la décomposition du pus, il se forme tant de gaz dans un abcès, qu'il rend un son tympanique à la percussion. Dans ces phlegmons graves, produits par infection, le pus est, dès le début, mélangé à des bulles de gaz, sanieux et très fétide ; on ne perçoit pas une fluctuation nette, mais une crépitation particulière, analogue à celle de l'emphysème sous-cutané ; ces abcès sanieux doivent être ouverts le plus tôt possible ; on doit y injecter de l'eau chlorurée ou de l'acétate d'alumine en solution, ou bien une solution de chlorure de zinc après l'évacuation du pus ; on introduit ensuite dans la cavité un peu d'iodoforme et on tamponne avec de la gaze iodoformée. Si la cavité est grande et anfractueuse, il est préférable d'avoir recours à une irrigation antiseptique énergique.

4. — *Inflammation aiguë des muscles.*

L'inflammation aiguë, idiopathique de la substance musculaire est relativement rare. On l'observe dans les muscles de la langue, dans le psoas, dans le pectoral, dans le fessier, dans les muscles de la cuisse et du mollet ; cette inflammation se termine ordinairement par suppuration, cependant la résolution peut également avoir lieu. Les abcès musculaires métastatiques se rencontrent très fréquemment dans l'intoxication morveuse. En ce qui concerne plus spécialement les conditions histologiques, le tissu conjonctif interstitiel des muscles, autrement dit le perimysium, sert ici, comme dans l'inflammation musculaire traumatique, essentiellement de point de départ à la formation des cellules de pus ; les noyaux des fibres musculaires se désagrègent, dans les processus tout à fait aigus, en même temps que la substance contractile et le sarcolemme ; ce n'est qu'aux bouts tronqués des fibres musculaires qui correspondent à la paroi de l'abcès que les noyaux musculaires prennent part à la néoplasie par un travail d'hypergenèse et se confondent ainsi avec la cicatrice de l'abcès ; d'après O. Weber, on observe aussi dans ces cas une formation nouvelle peu abondante de fibres-cellules musculaires. — Les symptômes d'un abcès musculaire ne se distinguent pas de ceux des autres abcès profonds ; le développement d'un pareil abcès se fait plus ou moins lentement, et la perforation a lieu après un temps plus ou moins long, selon l'abondance et l'étendue de la collection purulente. Dans beaucoup de cas il se produit une contracture du muscle dans la substance duquel s'est développé l'abcès, par exemple dans le psoïtis. Est-ce là une conséquence physiologique de l'irritation inflammatoire, ou bien le patient contracte-t-il volontairement, instinctivement le muscle malade ? C'est une question que je ne suis pas en état de résoudre ; cependant je penche vers la dernière supposition ; car, dans les petits abcès peu douloureux, de même que dans les inflammations traumatiques des muscles, la contracture ne s'établit pas, on ne l'observe que dans les vastes abcès comprimés par de fortes aponévroses. La position anormale du membre, après la guérison d'un abcès musculaire, est due à la cicatrice et au défaut d'extensibilité de celle-ci. On ouvre les abcès musculaires, aussitôt que le diagnostic est sûrement établi et qu'on sent la fluctuation.

Une forme tout à fait spéciale d'affection musculaire et qu'il faut compter, selon moi, parmi les inflammations subaiguës, a été récemment décrite par Zenker ; on la rencontre principalement dans le typhus abdo-

minal, où elle intéresse les muscles adducteurs de la cuisse. La substance
contractile se désagrège en grumeaux dans la gaine du sarcolemme ; ces
grumeaux disparaissent peu à peu par résorption, en même temps que de
nouvelles fibres-cellules musculaires se . forment en remplacement des
anciennes ; de cette façon, tout rentre le plus souvent dans l'état normal.
Dans d'autres cas, l'atrophie de la substance musculaire persiste. Aucune
observation n'établit que cette affection puisse entraîner la suppuration,
quoiqu'on ait observé des abcès musculaires après le typhus, dans le
muscle droit de l'abdomen, par exemple.

5. — *Inflammation aiguë des membranes séreuses : gaines tendineuses et bourses muqueuses sous-cutanées.*

On sait que les *gaines tendineuses* sont constituées par des poches séreuses
closes, qui entourent un certain nombre des tendons. Elles peuvent être
atteintes d'inflammation aiguë à la suite d'une contusion, et plus rarement
d'une manière spontanée. De même que toutes les membranes séreuses,
devenues le siège d'une inflammation aiguë, ces poches laissent exsuder
une certaine quantité d'un sérum riche en fibrine ; les pseudo-membranes
fibrineuses peuvent se dissoudre, elles peuvent aussi entraîner une adhérence passagère ou durable entre la gaine et le tendon ; enfin il n'est pas
rare qu'il se produise une suppuration des membranes, et dans ces cas
le tendon peut périr par mortification. Les premiers symptômes d'une
inflammation de ce genre consistent dans la douleur pendant les mouvements et dans un léger gonflement ; parfois on observe dans les gaines
tendineuses un bruit de frottement, un craquement particulier. On le perçoit très bien par la palpation et plus distinctement encore par le sens de
l'ouïe. Ce bruit est dû à ce que la surface de la gaine tendineuse et celle
du tendon sont rendues rugueuses par des dépôts fibrineux et frottent
l'une contre l'autre sous l'influence des mouvements ; c'est sur le dos de
la main que cette inflammation subaiguë des gaines tendineuses, qui se
termine le plus souvent par résolution, se rencontre le plus fréquemment [1]. Une affection plus rare est l'inflammation tendineuse suraiguë,
passant à la suppuration et due le plus souvent à des causes inconnues.
Cette inflammation débute de la même manière que le phlegmon aigu ; le
tissu cellulaire sous-cutané participe de bonne heure à l'inflammation ; le
membre enfle fortement ; les articulations voisines des doigts ou du poignet
peuvent être entraînées dans le processus inflammatoire. Tout comme la
membrane synoviale des articulations, la membrane des gaines tendineuses semble quelquefois donner lieu, lorsqu'elle est le siège d'une inflammation aiguë, à des produits qui infectent les tissus environnants d'une
manière particulièrement intense. Lorsque, par un traitement convenable,
la suppuration a pu être évitée ou que cette dernière, si tant est qu'elle
se développe, reste entièrement limitée, la terminaison par résolution se
fait avec une grande lenteur ; le membre conserve pendant longtemps de

____

1. Tendovaginite crépitante.

la raideur; les adhérences qui se sont établies entre les tendons et leur gaine ne cèdent qu'après des mois entiers d'exercice. S'il se fait une suppuration étendue des gaines tendineuses, désignée, lorsqu'elle se présente à la main, sous le nom de « *panaris tendineux* », les tendons atteints se mortifient ordinairement et peuvent être retirés au bout d'un certain temps par les ouvertures d'abcès sous forme de fils ou de lambeaux blancs. La membrane qui constitue la gaine tendineuse dégénère ensuite en granulations fongueuses. Si le processus s'arrête là, un ou plusieurs doigts deviennent raides et restent tels pour la vie entière. Si les articulations sont également envahies, une guérison avec ankylose peut bien s'effectuer aux *doigts;* mais, en cas de participation des articulations du *poignet* ou du *pied*, l'extension constante de la suppuration en étendue et en profondeur, la rétention et la décomposition du pus, etc., peuvent menacer la vie au point que parfois il ne reste d'autre ressource que l'amputation du membre. Dans l'inflammation purulente aiguë des articulations, la *fièvre* est quelquefois peu considérable au commencement, cependant il se peut aussi que, dans des cas graves, la maladie débute par un frisson. Si l'inflammation et la suppuration s'étendent, si le processus n'a aucune tendance à se limiter définitivement par la formation d'un abcès, la fièvre en devient d'autant plus durable et prend un caractère manifestement rémittent; en même temps, les malades s'affaiblissent avec une extrême rapidité ; les hommes les plus robustes sont réduits à l'état de squelette en peu de semaines. Le pronostic devient très fâcheux, lorsque la fièvre se caractérise par des accès et des frissons intermittents.

Le *traitement* de l'inflammation subaiguë, crépitante des gaines tendineuses du dos de la main consiste à maintenir celle-ci au repos sur une attelle, à faire frictionner avec de la teinture d'iode l'endroit malade, à appliquer des compresses chaudes et un bandage légèrement compressif; s'il n'en résulte pas une prompte amélioration, on applique un vésicatoire ; j'ai toujours vu l'inflammation subaiguë des gaines tendineuses disparaitre en peu de jours à la suite de ce traitement.

Si les phénomènes sont intenses dès le début, il faut avant tout immobiliser la main dans une position élevée, appliquer de l'onguent mercuriel et la chaleur humide. Ce traitement doit être continué avec persévérance pendant une ou deux semaines. Plus tard, quand la résolution s'est effectuée, on emploie le massage et des maniluves tièdes. S'il se forme un abcès, on doit inciser largement en prenant les précautions antiseptiques nécessaires, afin de livrer passage au pus, puis on raclera les granulations, on irriguera la cavité avec une solution de chlorure de zinc à 8 p. 100, on introduira de la poudre d'iodoforme, et après avoir placé des drains en quantité suffisante on fera un pansement de Lister et une compression énergique. Quand ce traitement ne réussit pas, que la suppuration persiste, et que la tuméfaction du membre augmente, quand on perçoit une légère crépitation dans les articulations du poignet (indice de l'ucération des cartilages) avec mobilité anormale, quand enfin l'état du malade empire et qu'on ne peut même plus espérer une terminaison par ankylose du poignet, alors il ne faut pas différer plus longtemps le seul moyen qui reste de sauver le patient, il faut amputer. Si l'amputation est faite à temps, le malade peut survivre et se rétablir rapidement.

Un mal moins dangereux consiste dans l'inflammation aiguë des bourses muqueuses sous-cutanées. Celles qui sont affectées le plus souvent sont les bourses muqueuses rotulienne et olécranienne. Cet accident peut survenir spontanément ou à la suite d'une contusion. Ces bourses ne communiquent ni avec l'articulation ni avec les gaines tendineuses. Elles se remplissent d'un sérum fibrineux, en même temps qu'il se manifeste des douleurs; la peau devient rouge, et le tissu cellulaire environnant prend part à l'inflammation; cependant la suppuration est rare, si les malades sont soumis de bonne heure à un traitement rationnel. Celui-ci consiste à faire des frictions mercurielles ou iodées, à immobiliser le membre et à exercer une certaine pression sur la bourse malade au moyen d'une bande humide. Si, malgré cela, la rougeur augmente ainsi que le gonflement et la douleur, on peut s'attendre à la suppuration. En pareil cas, gardez-vous de chercher à obtenir la guérison par la ponction suivie de l'injection de liquides désinfectants; fendez plutôt le sac, nettoyez-le soigneusement, et après y avoir introduit un drain, appliquez un Lister. Le plus souvent, la plaie se ferme rapidement. Dans les cas particulièrement défavorables, ces foyers de suppuration circonscrits, quand ils n'ont pas été incisés assez tôt, peuvent être le point de départ de phlegmons étendus au membre entier, et qui peuvent même entraîner la mort.

CHAPITRE XI

DES INFLAMMATIONS AIGUES DES OS, DU PÉRIOSTE ET DES ARTICULATIONS

VINGT-DEUXIÈME LEÇON

Considérations anatomiques. — Périostite aiguë et ostéomyélite des os longs : Symptômes, terminaison par résolution, suppuration, nécrose. Pronostic. Traitement. — Ostéite aiguë des os spongieux. — Ostéomyélite multiple aiguë. — Inflammations articulaires aiguës. — Hydropisie aiguë (hydarthrose) : Symptômes. Traitement. — Arthrite aiguë suppurée : Symptômes, marche, traitement, anatomie pathologique. — Rhumatisme articulaire aigu. — Accès de goutte. — Inflammations articulaires métastatiques (blennorhagiques, pyémiques, puerpérales). — Appendice aux chapitres I-XI. — Considérations rétrospectives sur l'inflammation aiguë.

Le périoste et l'os ont entre eux des rapports physiologiques tellement intimes, que la maladie de l'un de ces deux organes entraîne presque toujours celle de l'autre ; si malgré cela nous sommes forcés, pour répondre à un besoin pratique, d'étudier à part, au moins jusqu'à un certain point, les inflammations aiguës, et plus tard aussi les inflammations chroniques du périoste et des os, nous n'en reviendrons pas moins très souvent sur le lien qui unit entre elles les affections de ces deux organes. Il faut que je fasse précéder cette étude de quelques prolégomènes anatomiques qui auront leur importance pour l'intelligence du processus que nous allons décrire. Quand on parle purement et simplement du périoste, on entend par là la membrane pauvre en vaisseaux, blanche, mince, d'un brillant pareil à celui des tendons, qui constitue l'enveloppe immédiate de l'os ; à ce propos, je dois ajouter que ce n'est cependant là qu'une partie du périoste, et encore la partie qui, au point de vue pathologique, est d'une importance secondaire. Sur cette couche interne que nous venons de mentionner est superposée, aux endroits où ne s'insèrent ni tendons, ni ligaments, une couche de tissu cellulaire lâche, qui doit être considérée comme faisant encore partie du périoste, et dans laquelle se répandent principalement les vaisseaux qui pénètrent dans l'intérieur de l'os. Cette couche externe du périoste est le siège le plus fréquent des processus inflammatoires primitifs, aussi bien aigus que chroniques; le tissu conjonctif lâche qui la compose est très riche en cellules et en vaisseaux, et par cela même beaucoup plus apte au développement d'un travail inflammatoire que la partie tendineuse du périoste immédiatement adhérente à l'os, qui est pauvre en vaisseaux et en cellules. Dans les os longs, les épiphyses ont en général leurs vaisseaux nourriciers propres, indépendants de ceux de la diaphyse, pendant toute l'existence du cartilage épiphysaire; les diaphyses possèdent également des artères spéciales. Cette distribution vasculaire explique pourquoi, chez les jeunes gens, les maladies des diaphyses se transmettent rarement aux épiphyses et *vice versa*. La capsule articulaire, considérée au point de vue génétique, n'est qu'une continuation du périoste, et une certaine corrélation entre les maladies des articulations et les maladies du périoste se reconnaît fréquemment à la facilité avec laquelle les maladies de l'une de ces parties se transmettent à l'autre. Plus d'une fois nous aurons encore l'occasion de revenir sur ces conditions anatomiques dans le cours des considérations suivantes.

Parlons d'abord de la *périostite* et de l'*ostéomyélite aiguës,* dont je vous ai déjà dit quelques mots à l'occasion de la suppuration osseuse, dans les fractures ouvertes. Cette maladie n'est généralement pas très fréquente, on la rencontre de préférence chez les jeunes sujets, et dans sa forme essentielle, presque exclusivement sur les os longs. Le plus souvent elle s'observe au fémur, en second lieu au tibia, plus rarement à l'humérus et aux os de l'avant-bras.

On observe la maladie, spontanément ou immédiatement après des refroidissements intenses, ou médiatement dans le voisinage d'articulations atteintes d'inflammations aiguës; on l'observe encore après de fortes contusions, après des fractures sous-cutanées ou après la commotion des os; enfin elle peut être consécutive aux maladies infectieuses aiguës, comme le typhus, les exanthèmes aigus (scarlatine, rougeole), ou bien encore à des inflammations atteignant un point quelconque de l'organisme. Il est cependant très probable que ni le refroidissement, ni le traumatisme ne constituent des causes essentielles, que ce processus est plutôt le résultat d'une infection locale ou générale, de même que le rhumatisme aigu et certains phlegmons. Néanmoins, on ne peut pas toujours établir l'origine de l'infection. Roser et Lücke avaient déjà émis l'hypothèse de la nature infectieuse de l'ostéomyélite aiguë; Kocher, Rosenbach, Busch et autres, ont établi expérimentalement que l'on ne peut pas produire une ostéomyélite aiguë suppurée chez les animaux par le traumatisme seul, soit qu'on agisse chimiquement, soit qu'on agisse mécaniquement sur l'os ou la moelle mise à nu, tandis que l'ostéomyélite se développe aussitôt que l'on a infecté la plaie osseuse récente au moyen de substances putrides ou en décomposition.

Récemment on s'est appliqué à rechercher les microorganismes pathogènes de l'ostéomyélite infectieuse aiguë et à les isoler par la culture. De fait on est arrivé à cultiver une forme particulière de coccus. Ceux-ci furent mélangés aux aliments des animaux soumis aux expériences; quand alors on déterminait chez ces animaux ainsi infectés une contusion osseuse sous-cutanée, il se produisait une ostéomyélite typique aiguë. Mais Rosenbach a objecté à ces faits que cette forme de coccus se retrouvait aussi dans les simples suppurations phlegmoneuses et qu'elle ne pouvait être considérée comme propre à l'ostéomyélite; suivant lui, il est certain que les germes d'infection, qui existent déjà dans le corps et qui y ont pénétré d'une façon quelconque, par exemple, ce qui est très probable, par le canal intestinal, sont en état de donner lieu à une ostéomyélite aiguë, si, sous l'influence d'une autre cause, la moelle osseuse a été le siège d'une lésion ou d'une irritation ayant donné lieu à une extravasation sanguine.

Il est rare que l'affection se localise sur plusieurs os en même temps (ostéomyélite multiple); on ne sait pas jusqu'à présent si, dans ce cas, l'infection a fait sentir ses effets en même temps en plusieurs points, ou bien si elle résulte du transport du poison d'un des foyers primitifs à d'autres endroits. L'examen anatomique de l'os malade montre ou bien de nombreux abcès punctiformes, disséminés dans la moelle, au sein desquels se trouvent des corpuscules de pus mélangés à de nombreux micrococques, ou bien des collections considérables d'un pus sanieux dans lequel le microscope révèle, outre des cellules purulentes, des masses de cellules (géantes) multinucléaires, du tissu graisseux en prolifération d'après Rosenbach, et des éléments fusiformes. Quelle que soit la façon dont l'infection ait eu lieu, il se développe d'abord une suppuration aiguë qui, dans les cas graves, aboutit à une décomposition progressive de la moelle.

En même temps, ou bien secondairement, le périoste est atteint, soit qu'il ait été ou non mis en communication avec le foyer primitif. Souvent les articulations voisines participent à l'affection, déjà même au début; parfois ce n'est que plus tard que l'on constate le développement d'une arthrite purulente.

Les ganglions du voisinage sont fortement tuméfiés et rouge brunâtre à la coupe. Ajoutons à cela qu'on observe des inflammations des membranes séreuses, des pleurésies et des péricardites suppurées, des abcès dans les poumons, dans le foie, dans la rate, etc., comme le prouvent les autopsies faites dans les cas d'ostéomyélite ayant entraîné rapidement la mort. On trouve des végétations de micrococcus non seulement dans les thrombus des veines osseuses, mais aussi dans les abcès des organes internes, dans les reins, etc.

La mort survient, ou bien à la suite de symptômes typhiques et comateux, par septicémie générale, ou bien par pyohémie, ou bien enfin, plus tardivement, à la suite d'inflammations secondaires des organes internes. Bien qu'il n'y ait aucune différence appréciable entre les formes d'ostéomyélite grave rapidement mortelles et les formes légères, pour ce qui concerne la cause de l'affection, cependant les premières formes, qui laissent fort peu d'espoir, sont heureusement rares. Dans certaines contrées, on ne les observe presque jamais. La plupart de ces affections sont fournies par les parties montagneuses du sud de l'Allemagne et de la Suisse et par les régions littorales du nord de l'Allemagne.

Étudions maintenant de plus près cette forme d'ostéomyélite qui s'observe plus souvent à la clinique, bien que nous soyons plus souvent appelés à en soigner les suites (nécroses plus ou moins étendues). Dans beaucoup de cas, on ne peut prouver si c'est le périoste seul, ou si c'est la moelle seule qui est atteinte; ce diagnostic ne peut guère se faire avec certitude que d'après la marche et la terminaison de l'affection.

Les symptômes qui se présentent dans l'affection dont nous parlons sont les suivants : la maladie débute par une fièvre intense, souvent précédée d'un frisson; de violentes douleurs sont ressenties subitement dans l'extrémité atteinte, et celle-ci se tuméfie; la peau n'est d'abord le siège d'aucune rougeur. Par suite de la vive sensibilité du membre malade, le patient ne peut pas se mouvoir; tout attouchement, surtout au niveau des épiphyses, la plus légère secousse, provoquent une exacerbation intolérable de la douleur; souvent il existe en même temps des troubles fonctionnels dans les articulations voisines; la peau est tendue, œdématiée, et parfois les veines sous-cutanées, fortement tuméfiées, font saillie, ce qui est l'indice d'une entrave au retour du sang veineux dans les parties profondes. L'inflammation atteint l'os dans toute sa longueur ou seulement dans une partie de celle-ci.

Ces signes ne permettent encore de poser d'autre diagnostic que celui de l'existence d'un processus inflammatoire intense, profond et aigu. Mais comme l'inflammation idiopathique des tissus périmusculaires et péritendineux est très rare, et qu'elle ne se manifeste pas par une sensibilité aussi grande à la pression, le plus souvent on ne se trompera pas, en supposant, d'après les symptômes décrits, qu'il s'agit d'une périostite aiguë compliquée peut-être d'une ostéomyélite. Si le gonflement fait défaut et n'apparaît que plus tard, et qu'en même temps existent cette grande sensibilité, ces violents phénomènes fébriles, cette inertie complète du membre causée par la douleur, on sera autorisé à admettre que le processus inflammatoire a pour siège primitif la moelle osseuse et que le périoste n'est d'abord que faiblement affecté.

A ce moment, nous pouvons nous représenter l'état de la partie malade de la façon suivante à peu près : les vaisseaux de la moelle et du périoste sont dilatés fortement et gorgés de sang; peut-être çà et là existe-t-il une stase sanguine. La moelle au lieu d'être, comme d'habitude, jaunâtre, a une coloration rouge bleu foncé, elle est le siège d'extravasats; le périoste est infiltré par un liquide séreux, et en même temps l'examen microscopique y décèle un grand nombre de jeunes cellules, de même que dans la moelle; il y a donc déjà une infiltration plastique. A cette période, tout peut encore rentrer dans l'ordre, surtout dans les cas subaigus; cela s'observe assez souvent quand un traitement opportun a été institué. La fièvre se dissipe, le gonflement diminue, les douleurs cessent; quinze jours après le début de l'affection, le patient peut être rétabli. Même lorsque le processus est plus avancé, il peut s'arrêter dans sa marche, alors une partie de la néoplasie inflammatoire de la surface de l'os s'ossifie et il persiste, pendant un certain temps, un épaississement qui disparaît après quelques mois.

Dans la plupart des cas, la marche de la périostite n'est pas si favorable, la maladie progresse toujours et se termine par suppuration. Les phénomènes extérieurs sont alors les suivants : la peau du membre, fort enflé, tendu et douloureux, prend une coloration d'abord rougeâtre, ensuite brun rouge ; l'œdème s'étend de plus en plus, les articulations voisines deviennent douloureuses et se tuméfient, la fièvre se maintient au même niveau ; les frissons se répètent assez souvent. Si l'on palpe l'os, par une pression légère, on reconnaît souvent qu'il est le siège d'une tuméfaction fusiforme, due à l'infiltration du périoste ; les ganglions lymphatiques sont généralement peu intéressés. Le malade est fort épuisé, car il ne prend presque pas de nourriture et ses nuits se passent sans sommeil. Souvent il survient une diarrhée abondante ; la langue se dessèche, devient rouge brunâtre, le sensorium s'entreprend, le patient ressemble à un typhisé ; du douzième au quatorzième jour de la maladie, rarement beaucoup plus tôt, mais souvent bien plus tard, on sent enfin une fluctuation bien distincte. La perforation spontanée, et surtout la fonte purulente des aponévroses, se fait parfois longtemps attendre, et ordinairement les ouvertures ainsi produites sont trop petites. Si vous introduisez par une de ces ouvertures spontanées ou artificielles le doigt dans le foyer purulent, vous arrivez à toucher l'os directement, et vous le trouvez dénudé de son périoste. L'étendue dans laquelle cette dénudation s'est produite dépend de l'extension de la périostite. Par suite de la rétention du pus entre l'os et le périoste, celui-ci se détache dans toute l'étendue du processus jusqu'à ce qu'enfin une ouverture se forme dans le tissu conjonctif environnant. La périostite peut intéresser toute la longueur de la diaphyse, et dans ces cas, les plus fâcheux de tous, les phénomènes sont très intenses. Il se peut cependant qu'il n'y ait qu'une moitié ou un tiers du périoste qui soit atteint ; en outre, il n'est pas constant que le mal s'étende sur toute la circonférence de l'os, la périostite peut n'intéresser par exemple que la partie antérieure, latérale ou postérieure ; il arrive surtout assez souvent que la périostite se limite aux points d'insertion ou d'origine de muscles puissants. Dans ces sortes de cas, toute la série des phénomènes se distinguera par une bénignité beaucoup plus grande.

Dans la suite, la marche peut encore différer de deux manières ; il est possible qu'après l'évacuation du pus les parties molles se réappliquent promptement sur l'os et se resoudent avec lui comme les parois d'un abcès aigu. C'est ce que j'ai observé plusieurs fois dans les cas de périostite du fémur, sur des enfants de deux à trois ans. Une faible quantité de pus s'écoulait encore pendant un temps assez court ; bientôt les ouvertures se refermaient, la tumeur se résolvait et la guérison devenait complète. D'après mon expérience, une terminaison pareille n'est possible que chez les très jeunes enfants. Il arrive bien plus souvent que l'os, privé, par la suppuration du périoste, de la plus grande partie de ses vaisseaux nourriciers, meurt en partie ou en totalité ; il résulte de là un état désigné du nom de *nécrose* ou *gangrène osseuse*. L'extension de cette nécrose dépend essentiellement de l'extension de la périostite ; la diaphyse des os longs, morte en totalité ou partiellement, doit être éliminée de l'organisme comme un corps étranger, absolument comme nous avons vu l'élimination se faire dans la gangrène des parties molles et dans la nécrose traumatique. Mais, pour cela, il faut un temps très long ; le processus de la nécrose, l'élimination des parties osseuses mortes, du séquestre avec tout ce qui l'accompagne, est donc toujours un processus chronique dont j'aurai encore à vous entretenir plus tard. En attendant que l'inflammation passe à cet état chronique, la suppuration aiguë persiste encore assez longtemps après la première ouverture du foyer purulent. Bien des complications peuvent survenir, et tant que les malades ne sont pas exempts de fièvre, ils sont toujours en danger de succomber.

Il faut maintenant revenir à la *moelle osseuse*, dont nous n'avons jusqu'ici vu l'inflammation qu'à sa première période. Encore ici, l'inflammation peut se terminer par suppuration. Si l'ostéomyélite est diffuse ou totale, toute la moelle peut entrer en suppuration. Cette suppuration peut même devenir ichoreuse, et de là peut résulter une septicémie. S'il existe à la fois une ostéomyélite purulente étendue et une périostite purulente, la mort de la dyaphyse osseuse est certaine. Si la suppuration de la moelle n'est que partielle, ou si elle n'arrive point, de telle sorte qu'il n'y ait qu'une périostite purulente, la circulation du sang peut se maintenir dans la plus grande partie de l'os, lequel peut continuer à vivre. Il arrive assez souvent que, dans ces cas, l'os reste pendant un certain temps suspendu en quelque sorte entre la vie et la mort, la circulation, réduite à de bien faibles proportions, ne pouvant plus qu'imparfaitement suffire à la nutrition du tissu osseux par le concours de la circulation collatérale. Un signe très caractéristique observé dans un grand nombre de cas graves est la multiplication rapide des globules blancs du sang : il se produit une véritable leucémie myélogène évidemment consécutive à la multiplication cellulaire intense qui a lieu dans le tissu médullaire. Il n'est guère possible d'admettre l'existence d'une ostéomyélite suppurée aiguë, sans participation aucune du périoste; il n'est pas rare que l'ostéomyélite se complique d'une *ostéophlébite*, qui peut donner lieu à une fonte ichoreuse ou puriforme des thrombus, et qui entraîne avec une facilité toute particulière la formation d'abcès métastatiques, ainsi que cela est prouvé par l'expérience. Une autre complication, assez commune, quoique non constante de l'ostéomyélite, est la *fonte purulente des cartilages épiphysaires*, chez les individus qui les possèdent encore, c'est-à-dire à peu près jusqu'à l'âge de vingt-quatre ans. Le fait n'est pas difficile à expliquer : en effet, le travail de suppuration peut se propager au cartilage épiphysaire, soit par la moelle, soit par le périoste; une fois que ce cartilage est entré en suppuration, la continuité avec l'os est interrompue et il se produit à l'endroit correspondant une mobilité comme dans les fractures; des déplacements peuvent même s'effectuer, sous l'influence de la contraction musculaire.

Dans les cas les plus graves, la fonte épiphysaire se fait souvent très rapidement, longtemps avant la sortie du pus au dehors. Habituellement, une seule épiphyse se détache, la supérieure ou l'inférieure; dans les cas les plus rares, la disjonction est double. C'est surtout au tibia que l'on observe ce dernier cas; les séparations simples sont le plus fréquentes à l'extrémité inférieure et aux extrémités de l'humérus. On rencontre aussi le ramollissement épiphysaire avec déplacement de l'extrémité supérieure du fémur, comme si cet os avait été luxé, et cela sans aucune suppuration. Déjà nous avons fait remarquer que l'inflammation des articulations voisines s'ajoute assez souvent à la périostite et à l'ostéomyélite ; ces inflammations articulaires ont, en général, une marche subaiguë. Le liquide séreux qui s'amasse alors en quantité modérée dans l'articulation se résorbe ordinairement avec la cessation de l'état aigu de l'affection osseuse, cependant le gonflement persiste très souvent, et il n'est pas rare qu'il y ait, plus tard, une raideur permanente. On voit parfois aussi une périostite et une ostéomyélite aiguës du fémur s'ajouter à un rhumatisme articulaire aigu du genou. Mentionnons encore un phénomène rare : le développement de gaz dans l'articulation participant à l'affection ; dans certains cas, il a même lieu avant l'ouverture du foyer purulent ; c'est toujours un symptôme très grave. Le pus dans les os atteints d'ostéomyélite et dans les abcès subpériostaux contient souvent des gouttelettes de graisse, provenant de la décomposition de la moelle. Les phénomènes microscopiques de l'inflammation aiguë de l'os et du périoste ont été étudiés expérimentalement sur les animaux ; ils correspondent absolument, quant à leur nature, à ceux que nous avons décrits à l'occasion de la formation du cal. L'émigration des globules blancs du sang, à l'intérieur de l'os lui-même, est très faible ; dans le périoste et dans le tissu médullaire, elle donne lieu à la formation de pus, mais elle n'a aucune influence sur les processus ultérieurs. Ceux-ci consistent surtout en une multiplication des cellules de la couche ostéogène du périoste et de ces éléments particuliers (ostéoblastes) qui recouvrent les vaisseaux sanguins et les espaces médullaires de l'os ; il y aura néoformation osseuse aux dépens de ces deux parties, aux dépens du périoste et de la moelle. Mais, en outre, il se produit une résorption du tissu osseux, non seulement par l'intermédiaire des ostéoblastes en voie de multiplication dans les canalicules de Havers, mais aussi par l'intermédiaire des cellules géantes. Les corpuscules osseux n'ont qu'un rôle absolument passif. Tandis que l'ostéomyélite aiguë suppurée est produite par l'infection qui résulte de la pénétration dans les vaisseaux de l'os de substances septiques, il est une autre forme d'ostéite et d'ostéomyélite, qui est due très vraisemblablement à la pénétration, dans les vaisseaux, d'un corps étranger, agissant surtout comme cause mécanique.

Cette forme particulière d'affection, dont l'étiologie est très remarquable, n'a été observée jusqu'à présent qu'à Vienne et a été décrite par Englisch et surtout par Gussenbauer ; on la désigne sous le terme « d'ostéite des ouvriers tourneurs de nacre ». Chez ces ouvriers, recrutés surtout parmi les individus jeunes, qui séjournent constamment dans une atmosphère imprégnée de fines poussières de nacre, il survient souvent des inflammations des extrémités diaphysaires des os longs, habituellement multiples, très douloureuses, accompagnées d'un gonflement considérable du périoste, à marche subaiguë, et qui, d'après les observations recueillies jusqu'à aujourd'hui, ne donnent jamais lieu à la suppuration.

Cette ostéopériostite se termine par résolution. Tout au plus persiste-t-il un épaississement du périoste, mais, en général, l'affection récidive quand l'individu reprend son travail. On ne possède aucun résultat d'autopsie de cette singulière maladie. En se basant sur l'analyse chimique et microscopique de cette poussière de nacre et sur l'observation clinique, Gussenbauer a émis l'hypothèse suivante sur la pathogénie de cette inflammation : la poussière de nacre contient non seulement des éléments inorganiques, mais encore des éléments organiques qui sont inhalés dans les poumons et qui, de là, pénètrent dans la circulation. Les molécules organiques sont très grosses, de sorte qu'elles restent complètement fixées dans les artères étroites des extrémités diaphysaires, où elles peuvent donner lieu à des embolies. D'après les recherches de Langer, il existe, dans les extrémités des diaphyses des os longs, de très petites artères qui constituent un réseau vasculaire isolé, tout à fait circonscrit (réseau endartériel dans le sens de Cohnheim ; voir plus loin). Gussenbauer croit que l'obstruction de ces artères par les particules organiques de nacre donne lieu à une inflammation embolique de l'os et secondairement du périoste.

Il explique notamment ainsi l'explosion brusque de la douleur intense que provoque cette affection, douleur à laquelle succède, plus tard seulement, le gonflement, et sa localisation particulièrement fréquente au niveau des extrémités de la diaphyse des os longs, où existe cette vascularisation spéciale dont nous venons de parler. Une maladie similaire a été observée récemment chez les ouvriers travaillant la laine et la jute.

Dans un cas donné, il est impossible de juger sûrement jusqu'à quel point le périoste et l'os prennent part au processus inflammatoire ; il s'agit, pour avoir à cet égard des renseignements, de voir s'il se développera plus tard une nécrose et quelle sera son étendue. Cependant ce point de repère est encore insuffisant, attendu que la périostite peut se terminer par suppuration, tandis que le processus inflammatoire dans l'os même se termine par résolution ou n'entraîne qu'un peu de néoplasie osseuse interstitielle. Évidemment, le processus peut avoir un double point de départ : 1º dans la couche de tissu cellulaire lâche du périoste, laquelle entre en suppuration ; si le processus ne va pas plus loin, on arrive bien avec le doigt explorateur, une fois l'abcès ouvert, jusqu'à la surface osseuse, mais on la trouve recouverte par la partie tendineuse du périoste ; si cette dernière couche suppure également, comme cela arrive assez fréquemment, l'os est découvert, et la suppuration peut se continuer dans son intérieur. Ainsi l'ostéomyélite s'ajoute à la périostite. Si l'on veut ne point envisager la couche cellulaire lâche comme faisant partie du périoste, et ne la considérer que comme une partie du tissu cellulaire intermusculaire (hypothèse peu admissible, vu que cette couche contient surtout les vaisseaux osseux entrants et sortants), alors il n'y a pas, à vrai dire, de périostite aiguë, car la partie tendineuse du périoste s'enflamme primitivement, tout aussi peu que les aponévroses et les tendons. 2º L'inflammation débute dans l'os et s'étend de là au périoste et au tissu cellulaire ; l'ostéomyélite est alors le mal primitif, la périostite le mal secondaire, et le pus se rencontre non seulement dans l'os, mais encore à la surface de celui-ci, immédiatement au-dessous de la partie tendineuse du périoste ; cette couche est soulevée par le pus autant que son élasticité le permet, ensuite perforée ; le pus se répand dans le tissu cellulaire, y provoque une nouvelle suppuration, et ainsi se fait jour au dehors. Roser prétend que dans ces cas la graisse médullaire liquide pénètre de la cavité de l'os dans les canalicules de Havers, sous l'influence de la forte pression artérielle existant dans l'intérieur du canal médullaire, et qu'ainsi cette graisse arrive, en traversant la substance corticale, jusqu'à la surface de l'os, d'où il résulterait qu'un pus venant ainsi de la profondeur, de dessous le périoste et entremêlé de gouttelettes adipeuses, permettrait d'établir le diagnostic de l'ostéomyélite. En outre, Roser a trouvé dans quelques cas un remarquable allongement de l'os et une certaine laxité de l'articulation la plus rapprochée du mal, après l'évolution d'une ostéomyélite. Il attribue ce double état à un accroissement dans le développement en longueur des ligaments articulaires et des cartilages épiphysaires.

Quant au pronostic, il faut distinguer le danger que court la vie elle-même d'avec celui que court l'existence de l'os. L'ostéomyélite aiguë peut entraîner la mort à chacun de ses stades; même quand le foyer purulent a été ouvert, tout danger d'infection septique ou de suppuration secondaire n'est pas écarté. Quand l'affection atteint les deux fémurs, elle est toujours très dangereuse pour la vie, à cause de la pyémie qui survient facilement; elle est d'autant plus grave que le processus dure plus longtemps à l'état aigu, qu'il est plus étendu et qu'il atteint un os plus volumineux. Si tout danger pour la vie est écarté, il reste encore celui de la nécrose plus ou moins étendue dont la durée dépendra naturellement du temps nécessaire pour la séparation et l'élimination du séquestre. La suppuration persistera jusqu'à l'élimination du séquestre, et comme son expulsion ou sa résorption n'est généralement rien moins que probable à cause de son volume et de son siège, ce processus, abandonné à lui-même, peut durer non seulement des mois, mais même des années, ce qui finira par épuiser les forces du patient.

Le traitement de l'ostéomyélite aiguë n'a été amélioré que dans ces derniers temps, depuis que l'on est fixé sur la nature infectieuse de cette maladie. Autrefois on se contentait d'immobiliser le membre, d'employer des antiphlogistiques énergiques (ventouses, sangsues, onguent mercuriel, glace, etc.). Quand la suppuration s'établissait, et qu'on trouvait un point fluctuant, on ouvrait l'abcès et on employait la chaleur humide.

Actuellement, pour ce qui regarde le traitement antiseptique en usage, il faut distinguer si l'on a à faire à un cas grave, de nature rapidement septique, ou à un cas plus simple et plutôt subaigu. Au début, cependant, ce diagnostic n'est rien moins que facile. Aussi, chez tout malade atteint d'une affection osseuse aiguë, et présentant les symptômes mentionnés, frissons, sensibilité douloureuse intense au niveau d'un os long, troubles fonctionnels, mauvais état général, etc., faut-il d'abord badigeonner énergiquement tout le membre avec la teinture d'iode, appliquer un pansement humide et comprimer légèrement. L'immobilisation du membre semble souvent superflue, parce que le patient évite spontanément tout mouvement; néanmoins je vous engage à immobiliser l'extrémité au moyen d'une attelle de bois ou de gutta-percha, et à le fixer dans une position aussi élevée que possible. Si, au début, il y a une fièvre violente accompagnée de frissons et sans rémission matinale, il est nécessaire de prescrire quelques doses de quinine (1 à 1,50 gramme par jour) ou de salicylate de soude (6 à 12 grammes par jour), que l'on fera prendre quand la température sera la plus basse et non pas au moment de son exacerbation. Le diagnostic établi, il faut, dans les cas les plus graves, faire aussitôt que possible l'ouverture du foyer de suppuration qui se trouve dans la cavité médullaire de l'os malade ou qui se trouve sous le périoste.

L'opération que cela nécessite n'est pas sans gravité; elle doit être exécutée avec les précautions antiseptiques les plus rigoureuses. Pour ce faire, on met à nu, au moyen d'une large incision, la surface de l'os au point où la sensibilité et le gonflement font présumer l'existence d'un foyer purulent. Le plus souvent on ne rencontre pas encore de pus entre le périoste et l'os, et on doit ouvrir la cavité médullaire. Pour cela ou bien on fait usage du trépan, au moyen duquel on enlève une rondelle de la substance corticale, ou bien on emploie la gouge et le maillet. On n'arrive pas toujours d'emblée sur le foyer purulent; il est souvent même nécessaire d'ouvrir la cavité médullaire en plusieurs endroits, pour arriver au but. Le traitement ultérieur consistera naturellement à donner libre issue au pus, à désinfecter la cavité, à la drainer, à y projeter de l'iodoforme et à appliquer un pansement antiseptique, ou encore l'irrigation continue.

Pour éviter l'intervention dont nous venons de parler, et qui n'est pas exempte de dangers, on doit, d'après Kocher, ponctionner au point où l'on suppose qu'il y a abcession, afin d'évacuer le pus; puis alors on fait à plusieurs reprises des injections de solution phéniquée dans la cavité. Mais si l'on présume qu'il existe dans l'intérieur de l'os un foyer de suppuration, il faut trépaner la substance corticale et injecter une solution phéniquée dans la cavité médullaire. Je dois vous avouer que cette seconde méthode ne me paraît pas beaucoup moins dangereuse que la première, outre qu'elle est moins sûre. Dans tous les cas, on ne se décidera à ouvrir la cavité médullaire qu'après avoir établi sûrement le diagnostic, qu'après s'être assuré par l'incision ou la ponction qu'il n'y a pas trace de pus sous le périoste, et que si la fièvre, malgré cette intervention, ne diminue pas.

S'il n'existe pas de foyer purulent dans l'os et s'il s'agit d'une infiltration purulente de la moelle, il est douteux qu'on puisse obtenir un résultat quelconque par l'ouverture du canal médullaire. On ne peut pas diagnostiquer sûrement à l'avance s'il n'y a pas d'abcès et pas d'infiltration. En tout cas, je vous déconseille de désarticuler ou d'amputer l'os infiltré par le pus, d'abord parce que vous ne pourrez pas apprécier exactement l'étendue du processus, et ensuite parce qu'il est toujours très dangereux de produire un nouveau traumatisme chez les individus atteints d'une ostéomyélite aiguë. Il n'y a lieu d'amputer que si la suppuration des parties molles est très considérable, que si une articulation est en voie de suppuration et que si enfin le processus a déjà dépassé le stade d'acuité. Dans ces cas, l'amputation du membre a l'avantage de mettre fin à une suppuration qui épuise l'organisme. Toutefois cette nécessité sera toujours très rare : de bons soins et surtout une alimentation roborante et l'administration d'alcool en quantité suffisante soutiendront presque toujours les patients jeunes pendant un temps très long. Une jeune fille du service de Billroth atteinte d'ostéomyélite et de périostite du tibia avait eu seize frissons dans l'espace de douze jours, ce qui ne l'empêcha pas de guérir, quoique une partie du tibia se nécrosa et que l'articulation du cou-de-pied s'ankylosa.

Le traitement de l'ostéopériostite commune, subaiguë, est beaucoup plus simple et plus facile. Ici l'on peut attendre tranquillement l'issue du pus et n'inciser qu'après avoir senti nettement la fluctuation. En attendant, on emploie la chaleur humide, le repos et la compression modérée du membre; si le pus est visible, on ouvre l'abcès avec les soins antiseptiques; on draine, on applique un Lister jusqu'à ce que la cavité soit comblée. Les arthrites suppurées réclament un traitement spécial que nous indiquerons dans le chapitre suivant. L'immobilisation du membre atteint d'ostéomyélite aiguë est d'autant plus importante que le processus est plus aigu et que la douleur est plus vive; elle est surtout indispensable lorsqu'il y a suppuration de l'épiphyse. Dans ces cas, on plaçait autrefois un appareil plâtré fenêtré, qui permettait de faire en outre un pansement à ciel ouvert. Pour le pansement de Lister, il vaut mieux immobiliser avec des attelles et des bandes amidonnées, ou, si cela est nécessaire, faire l'extension permanente en employant des attelles de gutta-percha. Sous l'influence d'un traitement bien institué, la fièvre diminue bientôt après l'évacuation du pus; le gonflement disparaît, et l'affection passe à la période de chronicité. Pendant celle-ci, il persiste une suppuration modérée, et peu à peu les parties nécrosées se séparent des parties saines : ainsi s'établit le processus de réparation et de restitution, puisqu'il y a élimination du séquestre et réparation de la perte de substance subie par l'os. Nous en reparlerons plus tard.

Je veux encore ajouter ici quelques courtes remarques sur la périostite suppurée de la troisième phalange des doigts, peut-être la plus fréquente de toutes. Comme les inflammations des doigts et de la main sont désignées en général sous le nom commun de panaris, on donne à cette périostite de la troisième phalange le nom de panaris du périoste (*panarisium periostale*); cette affection est très douloureuse, comme toutes les périostites, au point de priver les patients de leur sommeil, et ordinairement il ne faut pas moins de huit à dix jours pour que le pus se fraye une issue au dehors. La terminaison par nécrose partielle ou totale de ce petit os est très commune et ne peut être prévenue par une incision faite de bonne heure, bien que l'on soit souvent conduit à la faire pour apaiser les souffrances brûlantes si pénibles, et les battements douloureux, en partie par l'évacuation sanguine locale, et en partie par la division du périoste.

Mais je vous engage à prévenir le patient de l'éventualité de la nécrose, parce que les personnes peu intelligentes attribuent celle-ci au médecin, qu'elles accusent d'avoir incisé l'abcès avant sa maturité. Comme on ne peut presque jamais empêcher dans ces cas la terminaison par suppuration, on cherche à la favoriser par des cataplasmes, des maniluves, etc., pour accélérer autant que possible la marche de l'affection.

Nous n'avons parlé jusqu'à présent que de l'inflammation aiguë du périoste et de la moelle des os longs, et nous avons passé sous silence l'inflammation des os spongieux.

Tandis que, dans les os longs, l'inflammation de la substance corticale, lors même que le processus est très intense, ne peut évoluer que lentement

à cause de la structure de cette substance compacte, dans les os spongieux
une inflammation aiguë totale peut très bien avoir lieu. C'est-à-dire qu'il
est très possible qu'il y ait une inflammation de la moelle qui s'y trouve
enfermée, et qui possède les mêmes qualités que la moelle des os longs,
avec cette seule différence qu'elle est disséminée dans les mailles de l'os.

Chaque espace médullaire contient un grand nombre de capillaires, du
tissu conjonctif, des cellules adipeuses et des nerfs; c'est dans ces espaces
que commence à se produire l'inflammation aiguë de l'os spongieux, laquelle
se transmet ensuite peu à peu au tissu osseux proprement dit. Ce que l'on
est convenu d'appeler *ostéite aiguë d'un os spongieux* n'est donc au commencement qu'une ostéomyélite. Il est infiniment rare que cette dernière
se montre spontanément dans cet état d'acuité, c'est ordinairement une
affection chronique, quelquefois subaiguë. Par contre, il y a une ostéomyélite traumatique aiguë des os spongieux, sur laquelle nous ferons ici quelques observations, quoique le processus soit absolument analogue à celui
dont nous avons parlé à l'occasion de la guérison des fractures compliquées.

Supposez une plaie par amputation, immédiatement au-dessous du genou;
le tibia est scié dans sa partie spongieuse; l'inflammation traumatique se
fera dans la moelle située entre les mailles du tissu osseux; elle sera caractérisée par un développement vasculaire et une néoplasie cellulaire; de là
résultera une formation de granulations, qui végéteront au-dessus de la
moelle et représenteront bientôt une surface de granulations confluentes
qui plus tard se cicatrise à la manière ordinaire. Mais, par la suite, vous
trouverez, si l'occasion vous est fournie d'observer un pareil moignon,
qu'à l'extrémité les espaces médullaires sont remplis de substance osseuse,
et que la couche la plus externe de l'os spongieux est transformée en
substance osseuse compacte; la cicatrice dans l'os s'est donc ossifiée encore
après coup. C'est là l'issue normale non seulement de l'ostéite traumatique, mais encore de l'ostéite spontanée : la cicatrice de l'os s'ossifie elle-
même. Il peut aussi arriver une fonte purulente ou ichoreuse de la moelle
des os spongieux, aussi bien que des os longs; l'ostéophlébite peut encore
survenir ici avec ses conséquences.

Nous avons à parler à présent des *inflammations articulaires aiguës*.
Comme il a été question antérieurement de l'inflammation traumatique des
articulations, vous possédez déjà quelques notions sur plusieurs particularités appartenant aux articulations malades. En outre, vous connaissez ce
caractère des membranes séreuses, d'avoir une grande tendance à sécréter
un exsudat liquide, quand elles se trouvent dans un état d'irritation; vous
savez que cet exsudat peut aussi contenir du pus toutes les fois que l'irritation inflammatoire est très intense. De même qu'il existe une pleurite à
exsudat séro-fibrineux (forme ordinaire) et une pleurite à exsudat purulent
(empyème), de même aussi il y a dans les articulations une synovite ou
hydropisie séreuse et une synovite purulente ou un empyème; l'une et
l'autre formes morbides peuvent être chroniques ou aiguës et entraînent
à leur suite diverses affections du cartilage, des os, de la capsule articulaire, du périoste et des muscles circonvoisins. Vous verrez que ces pro-

cessus morbides se compliquent de plus en plus à mesure que la partie affectée est plus complexe. De nos jours, on a attaché beaucoup d'importance, surtout les chirurgiens français, à adopter une classification anatomique et à traiter séparément les maladies de la membrane synoviale, celles des cartilages, celles de la capsule articulaire et ainsi de suite. Quelque fondée que cette classification puisse être à un point de vue purement anatomo-pathologique, il n'en est pas moins vrai que cette manière de traiter le sujet n'a aucune utilité pratique. Le médecin considérera toujours l'affection articulaire comme une maladie d'ensemble, et alors même qu'il est forcé de savoir que telle ou telle partie de l'article est plus particulièrement souffrante, cela ne constitue jamais qu'une partie des efforts intellectuels qu'on est en droit de lui demander. La marche, la symptomatologie, l'état général, voilà ce qui doit exciter son attention au même degré et le guider dans le choix des remèdes à employer. C'est donc la modalité clinique de l'ensemble des phénomènes qui doit exercer une influence prépondérante sur la classification de ces maladies comme sur celle de beaucoup d'autres.

Dans ce qui suit, il ne sera question que des inflammations articulaires aiguës qui prennent naissance spontanément. Souvent elles ne peuvent être attribuées qu'à un refroidissement qu'il a été possible de constater; dans d'autres cas on n'obtient aucun renseignement sur le mode de production de ces maladies. Quelques-uns des cas plus particulièrement subaigus sont d'origine métastatique et font partie intégrante du tableau général de la pyémie. Pour le moment, il ne s'agira pas encore de ces derniers, mais uniquement des inflammations idiopathiques, que l'on a coutume d'appeler inflammations rhumatismales pour les opposer aux inflammations traumatiques et aussi parce qu'elles sont dues à des refroidissements. Les malades qui auront recours à vous dans ces sortes d'inflammations articulaires aiguës vous présenteront quelques différences sous le rapport des symptômes de leur maladie. Si nous prenons encore pour terme de comparaison l'articulation du genou, nous retrouvons à peu près le tableau suivant : Un homme robuste, du reste entièrement sain, s'est mis au lit parce que son genou est gonflé, chaud et douloureux depuis un ou deux jours.

En examinant le genou, vous sentez en même temps une fluctuation manifeste dans l'articulation, et vous trouvez la rotule un peu soulevée et remontant toujours après qu'elle a été abaissée. La peau de l'articulation n'est pas rouge, le malade a la jambe étendue dans le lit; il n'a pas de fièvre et peut, sur votre invitation, quoique avec un peu de difficulté, plier et tendre son genou. Tout cet examen provoque une douleur modérée. Vous vous trouvez ici en présence d'une *synovite séreuse aiguë*, d'une *hydarthrose* ou d'une *hydropisie articulaire aiguë*. Sous le rapport anatomique, voici l'état de l'articulation : la membrane synoviale est tuméfiée légèrement et présente une vascularisation modérée; la cavité articulaire est remplie de sérum mêlé à la synovie, quelques flocons fibrineux se trouvent dans le liquide; tout le reste de l'articulation est sain. Les choses se passent anatomiquement de la même manière que dans une inflammation des bourses tendineuses ou dans une pleurite d'une intensité modérée.

Cette maladie des articulations est en général facile à guérir; le repos au
lit, un fort badigeonnage de teinture d'iode ou quelques vésicatoires
volants, un bandage légèrement compressif, avec des bandes mouillées,
un léger massage, voilà ce qui généralement suffit pour faire justice de
cet état en peu de jours, ou au moins pour faire disparaître l'acuité du mal;
si le malade ne se soigne pas, il peut arriver que tous les phénomènes
aigus cèdent, que le malade se promène et ne se plaigne pour ainsi dire
plus de rien; cependant le liquide reste dans l'articulation, et il persiste
une hydropisie articulaire chronique, affection très opiniâtre, quoique non
dangereuse, dont il sera question plus tard.

On vous appelle auprès d'un autre malade également atteint d'une inflammation de l'articulation du genou. C'est un jeune homme pris d'un violent
refroidissement quelques jours auparavant; bientôt après il a ressenti des
douleurs au genou, a été pris d'une forte fièvre, peut-être même d'un frisson
intense, l'articulation est devenue de plus en plus douloureuse. Le malade
est couché le genou fléchi, de sorte que la cuisse est dans une forte rotation en dehors et dans l'abduction; il s'oppose à toute tentative faite en vue
de donner une autre position à son membre, parce qu'il éprouve des douleurs
atroces aussitôt qu'on essaye de lui faire exécuter le moindre mouvement.
L'articulation du genou est fort gonflée, très chaude au toucher, mais on ne
peut y apercevoir aucune fluctuation bien évidente, la peau est œdématiée
et un peu rouge au sommet du genou, toute la jambe est également le siège
d'un gonflement œdémateux; les douleurs ne permettent pas d'étendre le
genou ni de le fléchir davantage. Quelle différence entre les symptômes de
cette affection et ceux de la précédente! Si vous avez l'occasion d'examiner
une articulation dans cet état, vous trouvez un fort gonflement de la membrane synoviale. Elle est très rouge, gonflée, et sous le microscope on
reconnaît qu'elle est devenue le siège d'une infiltration plastique et séreuse;
dans la cavité articulaire on trouve ordinairement une faible quantité d'un
pus floconneux, mêlé de synovie, quelquefois aussi du pus presque pur. Le
cartilage paraît double à sa surface et ne montre, à l'examen microscopique,
d'autres changements qu'un trouble de la substance hyaline; peut-être les
cavités cartilagineuses sont-elles un peu agrandies et les cellules y contenues
sont-elles moins distinctes qu'à l'état normal. La capsule articulaire est
œdématiée. Vous avez ici sous les yeux une *synovite suppurée suraiguë* à
laquelle le cartilage menace déjà de prendre part; si cet état se prolonge
et que la quantité de pus augmente dans l'articulation, vous êtes en droit
d'appeler cette lésion un *empyème de l'articulation*.

La différence entre la première et la deuxième forme de la synovite
aiguë consiste principalement en ce que, dans la dernière, le tissu de la
membrane synoviale participe essentiellement au processus, tandis que,
dans la première, ce qui frappe le plus est l'exagération de la faculté sécré-
toire. Entre ces deux extrêmes figurent les cas dans lesquels le produit de
la sécrétion devient purulent et s'accumule en grande quantité dans l'articulation, sans qu'il y ait une destruction profonde de la membrane synoviale. Volkmann donne à cette forme le nom d'arthrite catarrhale; l'endolorissement est alors un peu plus considérable que dans l'hydarthrose

ordinaire, d'où peut également procéder la forme purulente catarrhale, quoique le fait soit rare.

La fréquence de la synovite purulente aiguë varie beaucoup pour les diverses articulations : le genou est le plus souvent atteint, puis viennent le coude et le poignet ; cette inflammation aiguë atteint beaucoup plus rarement les articulations de la hanche, de l'épaule et du cou-de-pied. Cette affection est plus fréquente chez les jeunes gens que chez les vieillards ; pendant l'enfance on ne l'observe presque jamais. Quant à la marche ultérieure et à la terminaison de ce dernier processus, elles dépendent en très grande partie du moment où vous avez commencé le traitement et de l'espèce de traitement que vous avez institué. Ordinairement on appliquait sur l'articulation quelques sangsues et des cataplasmes, selon les idées de la vieille école, d'après lesquelles les inflammations articulaires rhumatismales doivent être combattues par les antiphlogistiques et la chaleur. Les sangsues sont complètement inutiles ; elles ne calment en rien la douleur : au lieu de cataplasmes vous ferez usage de la glace en application continue, ce qui est parfaitement indiqué ici, à la condition évidemment que vous ayez été appelés au début. On place sur l'articulation une grande vessie remplie de glace et on peut en outre faire un badigeonnage énergique avec la teinture d'iode dans le but d'obtenir une puissante révulsion cutanée ; les chirurgiens français emploient dans ce but un vésicatoire recouvrant toute l'articulation.

Outre ces moyens et même avant eux il est de toute importance de mettre le membre et de le maintenir dans une position convenable ; car si vous ne réussissez pas à rétablir complètement les fonctions de l'article, s'il doit persister de la raideur, la très forte flexion du genou est souvent un surcroît d'ennui, attendu qu'alors la jambe ne peut plus rendre que des services insignifiants ou nuls.

Déjà antérieurement, nous avons dit que les articulations atteintes d'inflammation aiguë étaient ordinairement dans la flexion et nous avons cherché à expliquer la cause de cette position anormale par la douleur qui provoque et entretient une sorte de contracture réflexe. Cette déviation s'observe aussi en d'autres points du corps, par exemple dans les muscles du cou, à la suite d'un abcès profond de cette région. Il faut donc que, dès le début, cette mauvaise position soit corrigée, quelle que soit l'articulation qui en est le siège, de telle sorte que la position, au cas où il y aurait ankylose complète, soit aussi favorable que possible au fonctionnement du membre. Pour la hanche et le genou, on cherchera à placer l'extrémité dans l'extension ; pour l'articulation tibio-tarsienne et pour l'articulation du coude, dans la position à angle droit ; les articulations du poignet et de l'épaule subissent souvent des déplacements : la première reste habituellement dans l'extension, et, pour ce qui concerne la seconde, le bras reste d'habitude placé le long du thorax.

Pour donner à l'articulation malade une position convenable, il faut faire usage d'une force très considérable qui est de nature à déterminer de vives douleurs. C'est alors que la narcose est d'une grande utilité. Vous chloroformerez le patient, et la contracture musculaire cessera dès que la sensibilité sera complètement abolie. Vous pourrez alors, avec la plus grande facilité, mettre l'articulation dans une position convenable; puis vous appliquerez soit un bandage inamovible (le mieux est d'employer l'appareil plâtré), soit l'extension permanente au moyen de l'appareil de Volkmann, s'il s'agit de l'articulation de la cuisse. Cette méthode est ici particulièrement favorable, les douleurs cessant dès que les muscles se relâchent.

Cependant la traction ne doit pas être trop considérable. Suivant l'âge et la force du patient, il suffira d'un poids de 2 à 5 kilog. Si à son réveil le malade se plaint de douleurs assez vives, vous lui ferez une injection de 2 centigrammes de morphine et vous appliquerez au niveau de l'articulation, sur l'appareil plâtré, une ou deux grosses vessies de glace. Le froid agit lentement, et après vingt-quatre heures le patient se trouve beaucoup soulagé par la nouvelle position qu'on lui a donnée. La compression légère produite par l'appareil plâtré, convenablement matelassé, exerce aussi une action antiphlogistique utile. S'il existe de la fièvre, vous pouvez prescrire des antipyrétiques; à cela se bornera le traitement. L'immobilisation complète du membre malade combinée au redressement constitue la chose essentielle dans le traitement des inflammations articulaires. Même dans les cas les plus aigus, le chirurgien doit appliquer un appareil convenable, en ayant soin naturellement d'éviter, par l'interposition d'une épaisse couche de ouate, toute constriction. Je vous engage à être très soigneux dans l'application de l'appareil plâtré et de l'appareil à extension, et à porter votre attention sur les détails en apparence les plus simples, car de là dépend souvent le soulagement du patient et la facilité avec laquelle il supportera son appareil. Un appareil mal mis peut être l'origine de lésions de décubitus qui compliquent singulièrement le traitement.

Si vous êtes appelés de bonne heure auprès du patient, vous pourrez réussir, dans certains cas, non seulement à restreindre l'acuité de l'affection par le traitement institué, mais encore à conserver au patient la mobilité de l'articulation.

Néanmoins, si vous n'êtes appelés que tardivement, le traitement que nous venons d'établir trouve encore son indication. Si les douleurs se calment, si la fièvre tombe, vous pourrez quelques semaines plus tard enlever l'appareil, car l'affection dure dans tous les cas plusieurs semaines; parfois il faut trois à cinq mois pour que le processus inflammatoire prenne complètement fin. Peu à peu tout rentrera dans l'état normal; sous l'influence des bains, des douches, des massages et de la gymnastique, la mobilité primitive se rétablira. Vous devrez alors mettre votre malade en garde contre tout nouveau refroidissement, contre tout usage excessif de l'articulation, car la récidive peut avoir une marche moins favorable.

Supposons maintenant que le processus inflammatoire aigu ne rétrograde pas sous l'influence du traitement que vous avez institué, qu'il progresse au contraire, alors le mal pourra passer à la forme chronique ou rester aigu; nous aurons à parler plus tard du premier cas. Admettons donc, pour le moment, que les douleurs ne cessent pas, qu'elles deviennent plus vives et

que vous soyez forcés d'inciser l'appareil tout le long de sa face antérieure ;
vous trouverez le genou enflé plus fortement, la fluctuation plus sensible,
et le ballottement de la rotule plus marqué ; en même temps, le malade
aura une fièvre intense. — Si vous abandonnez le mal à lui-même, il peut
arriver que la fluctuation s'étende de plus en plus loin, par exemple jusqu'à la cuisse, et que le tissu cellulaire sous-cutané de la cuisse et de la
jambe prenne part au processus inflammatoire purulent. On a attribué la
cause de cette extension à une rupture sous-cutanée ou à une fonte purulente partielle des poches synoviales accessoires de l'articulation, surtout
de la grande poche synoviale qui se trouve sous le tendon du triceps fémoral
et du prolongement poplité. Me basant sur ma propre expérience, je considère cet accident comme très rare, car ce que j'ai observé au lit du malade
et ce que j'ai vu sur le cadavre m'ont donné la conviction que ces abcès
péri-articulaires du tissu cellulaire, qui se forment dans la synovite aiguë
et dans l'ostéite des extrémités articulaires, apparaissent isolément, et que
généralement ce n'est que plus tard qu'ils s'ouvrent dans l'articulation. De
plus, l'état du malade peut avoir considérablement empiré. Cette aggravation consiste en une participation très étendue du tissu cellulaire péri-articulaire à la suppuration, avec fièvre très intense, frissons intercurrents,
décomposition des traits du visage, amaigrissement, manque d'appétit, et
complète privation de sommeil. La quinine et les opiacés n'agiront plus à
la fin, et le malade périra sous l'influence de la suppuration épuisante, de
la fièvre prolongée et intense, peut-être aussi à la suite d'une complication
par des suppurations métastatiques, à moins que vous n'arrêtiez le processus
local par l'amputation de la cuisse.

Dans ces derniers temps cependant, le traitement de ces arthrites purulentes aiguës non traumatiques a fait de grands progrès. Si l'inflammation,
après que l'immobilisation a été faite, menace de devenir progressive, on
incise largement l'articulation en s'entourant de toutes les précautions
antiseptiques, absolument comme nous avons eu l'occasion de le dire à
propos des arthrites suppurées de nature traumatique. Le pus est évacué,
tous les diverticules de la capsule synoviale sont lavés soigneusement avec
une solution phéniquée à 2 p. 100 ; l'articulation est drainée, désinfectée avec
une solution de chlorure de zinc à 5 p. 100 ; puis on applique un Lister et on
immobilise le membre dans un appareil à attelles. Ici aussi il peut arriver
que l'irrigation permanente avec la solution de Burow doive être substituée
au pansement de Lister ; l'irrigation est surtout avantageuse quand le patient
est en proie à une fièvre intense, ce moyen agissant alors comme antiphlogistique. Ce procédé permet encore d'obtenir la guérison sans que la mobilité du membre soit altérée, quand les cartilages n'ont pas été détruits. En
tout cas, on parvient, par une intervention opportune et énergique, à écarter
le danger des abcès péri-articulaires et de la résorption purulente consécutive. Si déjà il y a une suppuration considérable des parties molles,
l'irrigation permanente est à plus forte raison indiquée. Si vous parvenez,
à l'aide d'un traitement antiseptique énergique et de l'administration de
quinine et d'opium, à vaincre l'acuité de cet état et à le rendre chronique,
vous n'aurez plus la chance de conserver la mobilité de l'articulation, mais

le malade aura au moins une jambe encore capable de rendre des services, dût-elle être ankylosée à angle droit ; c'est là le plus beau succès qu'il nous soit possible d'obtenir après bien des jours ou des semaines d'angoisses et de tourments, une fois que l'inflammation est arrivée au degré que nous venons de signaler. Dans un certain nombre de cas malheureusement, la méthode conservatrice ne donne aucun résultat et l'on est forcé de sacrifier l'extrémité. — Les modifications anatomiques que nous rencontrons dans une articulation arrivée à ce degré d'inflammation sont les suivantes : l'articulation est remplie d'un pus jaune et épais, entremêlé de flocons fibrineux ; la membrane synoviale est recouverte de pseudo-membranes au-dessous desquelles elle paraît fortement rougie et boursouflée, en certains points même on y voit des ulcérations ; le cartilage est en partie réduit en bouillie et en partie nécrosé ; dans ce dernier état, il se détache par lamelles plus ou moins grandes, et l'os sous-jacent est fortement rougi, noir et même infiltré de pus. Le pronostic n'est pas trop mauvais quand il s'agit de sujets jeunes et robustes qui se sont soumis de bonne heure à un traitement convenable ; il est, au contraire, extrêmement fâcheux, même désespéré, quand la maladie atteint des sujets vieux et décrépits.

Dans ce qui précède, je vous ai décrit les deux espèces de synovite, la séreuse et la purulente, dans leur forme pure, et je suis persuadé que dans votre clientèle vous les reconnaîtrez aisément d'après le tableau que je viens de vous en tracer. — Je dois ajouter cependant qu'il se présente encore aux articulations une forme inflammatoire aiguë ou subaiguë qui offre certaines particularités ; nous voulons parler de la maladie connue sous le nom de *rhumatisme articulaire aigu*. Cette affection éminemment remarquable, qui est traitée plus au long dans les cours de pathologie interne, se distingue en ce qu'ordinairement elle attaque plusieurs articulations à la fois, et qu'il existe en même temps une grande prédisposition à l'inflammation d'autres membranes séreuses, telles que le péricarde et l'endocarde, la plèvre, et, dans des cas très rares, le péritoine et l'arachnoïde. A cause de cette atteinte simultanée des membranes que nous venons de nommer et des articulations, cette affection constitue un mal qui envahit tout le corps à la fois ; il est très probable que, comme l'ostéomyélite, elle dépend surtout d'une infection générale de l'organisme par un micro-parasite spécial. La péricardite et l'endocardite, à cause de l'importance de l'organe atteint, deviennent souvent prépondérantes à un tel point, et exercent une telle influence sur les indications à remplir, que le traitement chirurgical des affections articulaires perd la majeure partie de son importance ; cela doit arriver d'autant mieux que la maladie articulaire, quoique extrêmement douloureuse, prend rarement un développement dangereux pour le membre ou pour la vie. Une douleur très considérable, ressentie dans les articulations au moindre mouvement ou à la moindre pression, la sensation bien marquée du frottement des surfaces articulaires l'une contre l'autre ressentie par le patient, l'œdème des parties molles environnantes, la rougeur simultanée de la peau, tels sont les principaux symptômes du mal local, et il est rare que la maladie en provoque d'autres et de plus graves. Les autopsies peu nombreuses qui ont été faites à la suite de ce processus morbide, et dont nous connaissons les résultats, prouvent que la synovie est un peu augmentée, quelquefois entremêlée de flocons purulents, et que la membrane synoviale est tuméfiée et rougie; il est très rare que le cartilage prenne part à l'affection; d'un autre côté, la collection liquide est rarement assez considérable pour qu'on perçoive la fluctuation. Le rhumatisme articulaire aigu est très fréquent, mais il est rarement mortel. Tous les phénomènes que cette maladie offre prouvent que c'est une affection tout à fait distincte et spécifique, mais dont la marche est tellement irrégulière, et dont les causes sont tellement obscures, que l'on n'est pas encore parvenu à approfondir sa nature intime. J'élève donc quelques doutes sur l'existence d'un rhumatisme mono-articulaire, que l'on met en opposition avec ce rhumatisme poly-articulaire dont nous venons de parler; dans tous les cas, je n'envisagerai une inflammation bornée à une seule articulation comme faisant partie de la réunion des symptômes qui constituent le rhumatisme articulaire aigu, que quand je verrai survenir une pleurite, une péricardite, ou d'autres processus que l'on sait pouvoir compliquer cette maladie; lorsque cela n'a pas lieu, nous n'avons affaire qu'à un processus purement local, à une arthrite simple. — Quant à la marche suivie par les inflammations articulaires dans le rhumatisme, la terminaison par résolution et le rétablissement complet des fonctions de l'articulation sont tellement ordinaires, que l'on voit bien rarement une autre issue. La longue durée de la maladie, qui est ordinairement de six à huit semaines, dépend beaucoup moins du temps pendant lequel chaque articulation reste atteinte, que de l'irrégularité avec laquelle tantôt une articulation, tantôt une autre tombe malade, et en outre de la facilité avec laquelle le processus donne lieu à des exacerbations dans des articulations qui déjà semblaient entièrement rétablies. C'est là ce qui rend cette maladie extrêmement fatigante, aussi bien pour le malade que pour le médecin, cependant elle exige la surveillance et la sollicitude les plus constantes, si l'on veut éviter des rechutes interminables. — Bien rarement il arrive qu'une des articulations devienne le siège d'une suppuration intense, d'un empyème; il peut arriver plutôt qu'une articulation, malgré la terminaison du processus dans son ensemble, reste endolorie et raide, et qu'une inflammation articulaire chronique se développe et gagne de l'extension. — Vous voyez que le pronostic de cette maladie, en tant qu'il s'agit seulement des articulations, doit être considéré comme des plus favorables; ces inflammations locales se terminent le plus souvent heureusement d'elles-mêmes et sans que le médecin ait besoin d'intervenir activement. Tout ce que nous tentons, par conséquent, contre le processus local, se résume à garantir les parties d'un refroidissement local, en les enveloppant de ouate, de lin, d'étoupe ou de laine. On peut ajouter à cela quelques légères irritations externes, une application de teinture d'iode officinale, etc. Pour apaiser la douleur et hâter la fin du processus, Stromeyer et d'autres ont conseillé l'emploi des vessies de glace.

Cependant en général la chaleur humide est plus agréable pour le patient que le froid; mais ni l'une ni l'autre méthode n'exercent d'influence spéciale sur la nature du processus. Le remède qui calme le mieux la douleur est la compression combinée à l'immobilisation au moyen d'un appareil inamovible. On simplifie celui-ci en appliquant sur l'articulation préalablement entourée de ouate une attelle de carton que l'on fixe par des tours de bande amidonnée et au moyen de laquelle on exerce en même temps une compression modérée. Cet appareil doit naturellement être appliqué aussitôt que l'articulation est atteinte et on l'enlèvera quand la douleur cessera. A l'intérieur, on donne, outre des diurétiques, des diaphorétiques et des sels neutres, l'acide salicylique ou le salicylate de soude, ce dernier à la dose de 3 à 6 grammes par jour; le traitement des complications, et en particulier des complications du côté du cœur, fait l'objet de la pathologie spéciale et vous sera appris à la clinique interne.

Au rhumatisme aigu se rattache l'*accès aigu de l'inflammation arthritique ou goutteuse*. Un accès de goutte aux pieds ou aux mains a également quelque chose de spécifique et n'appartient qu'à cette seule maladie : la goutte; ici encore, l'inflammation articulaire est une synovite séreuse, aiguë, mais accompagnée de très peu de sécrétion liquide dans l'articulation. Mais ce qui est tout à fait caractéristique pour l'inflammation arthritique aiguë, c'est l'inflammation constante des parties qui environnent l'article, du périoste, des gaines tendineuses, et surtout de la peau; celle-ci rougit toujours, devient brillante, fortement tendue, comme dans l'érysipèle, et excessivement douloureuse, parfois aussi elle se desquame après l'accès; l'inflammation articulaire aiguë de la goutte est encore bien plus douloureuse que celle du rhumatisme. Quant au traitement de la goutte et de la diathèse goutteuse, il en sera question plus tard.

Il nous reste encore à faire mention d'une espèce d'inflammation articulaire aiguë, de l'inflammation *métastatique*, dont nous aurons à parler plus longuement à l'occasion de la pyémie. L'inflammation métastatique aiguë ou subaiguë des articulations est ordinairement une synovite, séreuse au commencement, mais bientôt franchement purulente. Il y a lieu d'en distinguer plusieurs formes :

1. — L'*inflammation articulaire gonorrhéique* : elle se manifeste chez les hommes atteints de gonorrhée, parfois aussi on la voit survenir après l'introduction répétée de bougies dans l'urèthre; elle atteint presque exclusivement les genoux. Plusieurs auteurs prétendent que le développement de ces inflammations coïncide principalement avec la suppression rapide d'une chaudepisse; mon expérience ne me permet pas de m'associer à cette opinion; la maladie, comparée à l'énorme fréquence de la gonorrhée, est assez rare, cependant je l'ai observée plusieurs fois à la suite de refroidissements survenus dans le cours d'une chaudepisse très aiguë. — L'inflammation blennorrhagique du genou se manifeste ordinairement des deux côtés à la fois, c'est une synovite séreuse subaiguë, qui en général cède promptement au repos, si l'on a soin d'éviter de nouvelles irritations de l'urèthre, à l'emploi des vésicatoires, de la teinture d'iode, à une légère compression sur les articulations malades, et qui se termine par une guérison complète après la résorption du liquide. Cependant la susceptibilité des genoux persiste assez souvent, et il n'est pas rare que les mêmes individus soient affectés de nouvelles inflammations du même genre sous l'influence d'une

autre chaudepisse. Dans quelques cas rares, un rhumatisme articulaire chronique se développe après l'inflammation blennorrhagique du genou.

2. — L'*inflammation articulaire pyémique* se rencontre aussi très fréquemment dans l'un ou l'autre genou, mais aussi dans les articulations du pied, de l'épaule, du coude et de la main; très rarement elle s'observe dans la hanche; c'est une synovite purulente typique, à laquelle se joint également une fonte purulente du tissu cellulaire péri-articulaire; sa marche est ordinairement subaiguë, et, par conséquent, elle n'est pas toujours arrivée à son complet développement au moment où les individus succombent. Les personnes affectées de pyémie ne meurent pas toujours d'une suppuration articulaire; on a déjà observé la résorption dans des cas où les malades guérissaient de la pyémie. Le traitement ne diffère pas de celui que nous avons mentionné plus haut; lorsque le pus se réunit en trop grande quantité, on obtient de bons résultats de la ponction ou de l'ouverture de l'articulation suivie du drainage. Naturellement on se décidera pour l'un ou l'autre moyen suivant l'état général du patient; si cet état général est désespéré, on s'abstiendra de toute opération et l'on se bornera à calmer la douleur. — Les suppurations articulaires qui surviennent après des lésions, des déchirures de l'urèthre, provoquées par un cathétérisme fait sans ménagement, et qui sont ordinairement accompagnées de frissons, sont évidemment de nature pyémique et non gonorrhéique. Billroth a traité à Berlin un jeune homme atteint de rupture de l'urèthre déterminée par l'introduction d'une bougie, et qui, à la suite de cet accident, a eu un abcès de l'épaule gauche avec suppuration de l'articulation acromio-claviculaire et subluxation consécutive de la clavicule. Le malade fut complètement rétabli, et comme l'abcès n'était pas très grand, on s'abstint de l'ouvrir. Au bout d'une année, l'abcès avait diminué de volume, on sentait encore très manifestement la fluctuation; mais comme il n'en était résulté aucun dérangement dans les fonctions, ni en général aucune espèce d'accident, on n'eut garde d'ouvrir l'abcès, et je vous conseille la même réserve dans des cas semblables, lorsque vous aurez affaire à ces abcès froids qui communiquent manifestement avec des articulations, car l'ouverture peut ici faire beaucoup plus de mal que de bien, attendu qu'il pourrait en résulter une inflammation suraiguë de l'articulation avec toutes ses suites fâcheuses.

3. — *Inflammation articulaire puerpérale.* La fièvre puerpérale ou fièvre maligne des femmes en couches est une forme de la pyémie qui peut se développer dans l'état puerpéral. Les inflammations articulaires purulentes qu'on y observe rentrent donc dans la catégorie de la synovite purulente pyémique dont il vient d'être question. — Cependant, après la fin de l'état puerpéral, dans la troisième et même encore dans la quatrième semaine après l'accouchement, il n'est pas rare d'observer une inflammation aiguë, purulente, surtout de l'articulation du genou et du coude, et dont on a interprété de bien des manières le mode de production. L'opinion la plus vraisemblable, c'est que ces inflammations ultérieures des articulations ne constituent qu'un phénomène tardif et ordinairement isolé de la pyémie, et qui doit être pour cette raison compté parmi les inflammations métastatiques. Quoi qu'il en soit, ce qui est certain, c'est que ces inflammations

articulaires qui surviennent tardivement après les couches n'ont absolument rien de spécial ; leur marche est tantôt aiguë, tantôt subaiguë, et si on les soumet à un traitement convenable, on peut assez souvent conserver la mobilité du membre ; cependant quelquefois l'inflammation prend un caractère chronique, et il en résulte une ankylose ; en général, le pronostic de ces arthrites n'est pas des plus mauvais, rarement elles arrivent à une acuité extrême. Le traitement est le même que celui indiqué antérieurement pour la synovite purulente aiguë.

Je dois encore rappeler ici que, dans la pyémie des *nouveau-nés*, il se présente également des arthrites purulentes, que, parfois même, les enfants viennent au monde avec une lésion de ce genre ; des inflammations articulaires peuvent prendre naissance et même terminer entièrement leur évolution pendant la vie fœtale, comme cela est prouvé par les cas dans lesquels les enfants naissent avec des articulations parfaitement développées, mais ankylosées.

APPENDICE AUX CHAPITRES VII A XI

APERÇU GÉNÉRAL SUR LE PROCESSUS INFLAMMATOIRE AIGU

Je vous ai décrit jusqu'à présent une série de modalités cliniques qui correspondent aux diverses variétés de formes du processus inflammatoire aigu. Nous avons étudié les traumatismes et leurs suites, de même que les affections aiguës non traumatiques ressortissant à la chirurgie, et nous avons analysé les troubles physiologiques qui en sont la conséquence, les procédés de réparation, et les complications intercurrentes. Cette manière d'exposer les faits m'a paru intéressante, et j'ai cru devoir la suivre parce que j'ai supposé qu'ayant déjà acquis quelques notions de pathologie générale, vos connaissances actuelles vous fourniraient des points de repère suffisants pour aborder les phénomènes de la physiologie et de l'histologie pathologiques. Il ne vous paraîtra pas superflu que je termine ce chapitre par un court aperçu sur l'état actuel de l'inflammation, question que les travaux importants de Cohnheim, de von Recklinghausen, de Samuel, d'Arnold, etc., ont rendu capitale. Je pourrai de cette façon résumer et synthétiser tout ce que j'ai déjà dit.

Je ferai d'abord remarquer qu'il nous faut malheureusement faire abstraction du rôle que jouent les nerfs dans le processus inflammatoire à cause de l'insuffisance de nos connaissances sur cet objet. Cette étude se bornera presque exclusivement à ce qui concerne les vaisseaux, le sang et les tissus.

La rougeur inflammatoire, *rubor*, est le phénomène primordial, le plus frappant, qui se manifeste dans l'inflammation ; il dépend manifestement d'une hyperémie, d'une augmentation du contenu des vaisseaux, qui sont dilatés. En effet, cette dilatation des vaisseaux sanguins est un fait essentiel dans l'inflammation ; et cependant ni l'hyperémie due à l'entrave de la circulation veineuse (hyperémie par stase), ni la dilatation des artères consécutive à la paralysie des parois vasculaires (telle est celle qu'on observe sur l'oreille du lapin, à la suite de la section du nerf sympathique cervical), ni enfin la dilatation vasculaire primitive et subite dépendant des irritations mécaniques et chimiques (fluxion par irritation primaire) n'ont la même signification que l'hyperémie inflammatoire et ne donnent nécessairement et directement lieu à l'inflammation. La dernière forme de dilatation vasculaire dont nous venons de parler semble être la plus importante, parce qu'elle est l'expression d'une réaction consécutive à une irritation.

directe et momentanée et parce que pendant longtemps elle a été considérée comme le premier stade de l'inflammation. Si vous frictionnez la peau, si vous y appliquez de l'eau chaude ou de la neige, si vous y laissez tomber une goutte d'huile de térébenthine, toujours la rougeur surviendra pour disparaître bien vite, si l'irritation mécanique, thermique ou chimique qui l'a produite est de courte durée. Cohnheim a démontré que cette hyperémie peut avoir disparu déjà depuis longtemps, quand survient l'hyperémie nouvelle, qui est le signal de l'inflammation et qui dure autant que celle-ci.

I a première peut même manquer complètement, et néanmoins il se développera une inflammation régulière avec hyperémie inflammatoire spécifique. La rougeur irritative, comme on l'appelle, est donc bien le résultat d'une irritation directe qui détermine momentanément peut-être une paralysie des parois vasculaires. Quant à savoir pourquoi l'irritation complètement circonscrite, le « stimulus » des anciens pathologistes détermine une hyperémie « affluxus » dans une étendue relativement considérable, nous n'en savons rien.

La dilatation vasculaire consécutive à la section du sympathique donne lieu à une certaine transsudation séreuse, mais elle ne provoque ni une inflammation, ni un trouble quelconque de la nutrition. La stase légère disparaît rapidement ; si elle persiste ou si elle s'étend notablement, il en résultera un épanchement séreux tellement abondant dans le tissu (œdème) que les vaisseaux lymphatiques fonctionnant peut-être encore ne suffiront plus à la résorption. En même temps, on observera une diapédèse considérable des globules rouges à travers les parois des capillaires. L'obstacle à la circulation permet-il encore au sang de circuler, on n'observera rien d'autre que l'œdème et la diapédèse. La circulation, au contraire, est-elle complètement suspendue, et le sang se coagule-t-il, la gangrène en sera la conséquence ; mais, dans aucun cas, il n'y aura inflammation.

L'hyperémie inflammatoire est caractérisée par l'accélération du courant sanguin à l'intérieur des vaisseaux dilatés ; le sang artériel traverse les capillaires plus rapidement qu'à l'état normal et s'écoule à travers les veines sans perdre sa coloration rouge vif. Quant à la façon dont l'irritation inflammatoire provoque cette hyperémie, nous ne pouvons pour le moment que faire des conjectures. Vraisemblablement elle n'est ni la suite immédiate de l'irritation antérieure, ni la suite d'une excitation des nerfs vasculaires, ni le résultat d'obstacles à la circulation, quoique tous ces facteurs puissent intervenir, mais elle résulte d'une altération particulière des parois et des éléments cellulaires des vaisseaux (surtout des capillaires et des veines). Cette altération ne peut certainement pas être réparée par le rétablissement du cours du sang seulement. On ignore quelles sont les modifications chimiques ou physiques dont les parois vasculaires sont le siège ; mais on conclut de la dilatation continue des vaisseaux, dans la zone enflammée, et de l'exsudation considérable des corpuscules blancs du sang que l'on constate, à un état de mollesse et de souplesse plus grandes de la substance de ces vaisseaux. On ne peut pas sûrement expliquer dans tous les

cas pourquoi les vaisseaux se trouvent dans cet état ; on considère ce phénomène comme lié directement (bien qu'il n'apparaisse que quelques heures
plus tard) à l'influence de la cause ou de l'irritation qui a donné lieu à l'inflammation. Il est tout aussi difficile d'expliquer la nature de l'inflammation,
quelque faible qu'elle soit, des bords ou de la cavité d'une blessure nettement limitée et produite par un instrument tranchant ou piquant, que d'expliquer la fluxion primitive. La blessure en elle-même, c'est-à-dire la solution de continuité, n'est certainement pas suffisante pour provoquer une
inflammation, car, s'il en était ainsi, la lésion la plus simple devrait toujours
nécessairement y donner lieu. Or ce n'est pas le cas, comme je vous l'ai dit
à plusieurs reprises ; vous avez pu souvent vous en convaincre sur vous-
mêmes, et le vulgaire même distingue entre la plaie qui guérit et celle qui
s'enflamme. La circulation accélérée dans la fluxion primitive revient à la
normale quand la dilatation vasculaire primitive rétrocède. Dans certains
vaisseaux du foyer inflammatoire, la rapidité de la circulation décroît peu
à peu surtout dans les veines ; le sang va et vient par chocs ; accidentellement, il s'arrête complètement dans l'un ou l'autre point. Cette stase partielle, qui d'abord n'est pas suivie d'une coagulation, était autrefois considérée comme tout à fait particulière à l'inflammation vraie, et elle a donné
lieu à de nombreuses théories qui n'ont guère d'intérêt pour nous, puisque
nous savons que beaucoup d'inflammations se produisent sans stase et que
cette stase se dissipe souvent malgré l'extension de l'inflammation. Si elle
persiste, il se produira une coagulation du sang dans les vaisseaux (thrombose) avec ses conséquences variables suivant les conditions locales et suivant l'étendue de la thrombose ; par suite de la circulation collatérale, il se
produira une réparation complète des tissus menacés dans leur nutrition ;
sinon il surviendra une gangrène de ces derniers.

Une suite immédiate du ralentissement de la circulation dans les vaisseaux sanguins dilatés est la disposition des globules blancs le long des
parois : dans les veines et les capillaires du foyer inflammatoire, la pression
du sang diminue (Cohnheim) ; peu à peu, le long des parois de ces vaisseaux,
un grand nombre de globules blancs s'accumulent et se fixent ; puis alors,
par suite de la faculté qu'ils ont de se mouvoir, ils commencent à émigrer
dans les tissus ; de là résulte : l'infiltration interstitielle de ces derniers par
les cellules migratrices (infiltration cellulaire qui, portée à un haut degré,
devient purulente), et éventuellement le transport des éléments cellulaires à
la surface (suppuration superficielle, catarrhe purulent, sécrétion purulente).

Tel est le tableau complet de l'inflammation aiguë. Mais, de même que le
processus, déjà au moment de la dilatation vasculaire et de l'accumulation
des globules blancs le long des parois vasculaires, peut rétrograder, si par
exemple la pression intravasculaire augmente, de même il peut arriver
qu'à un degré ultérieur, quand l'infiltration cellulaire est déjà assez étendue,
il y ait régression, et que toute trace de modification dans les tissus et dans
les vaisseaux fasse défaut. Si l'infiltration purulente atteint un certain degré,
le tissu qui en est le siège peut disparaître, le pus prend alors sa place, et
un abcès se forme, ou bien il se produit une néoformation interstitielle (tissu
de granulations, néoformation inflammatoire) qui prend la place du tissu

enflammé et qui se transforme en tissu cicatriciel contenant des vaisseaux et des nerfs, si la nécrobiose n'en a pas produit la mortification.

Il faut se demander à présent comment se produit cette atrophie du tissu enflammé. A-t-elle déjà été préparée par la cause elle-même qui a donné lieu à l'inflammation, ou est-elle le résultat de l'infiltration cellulaire?

Cette question nous amène à un point important de notre étude : à savoir le rôle du tissu lui-même dans le processus décrit.

Si nous nous en tenons d'abord aux inflammations produites par des causes physiques et chimiques bien déterminées, il n'est pas douteux que celles-ci ne puissent agir sur les vaisseaux et sur le sang sans atteindre en même temps les tissus. Cette influence exercée sur le tissu peut, d'autre part, donner lieu à des altérations de longue durée dans les nerfs, altérations qui amènent un trouble de nutrition au sein du foyer enflammé. Peut-être faut-il à cet égard admettre des différences suivant que l'irritation inflammatoire atteint primitivement et principalement le tissu, ou la paroi vasculaire, ou les nerfs, ou suivant que des substances nuisibles apparaissent dans la lumière des vaisseaux et y entretiennent l'irritation locale. Nous connaissons certaines modifications appréciables au microscope (tuméfaction trouble et dégénérescence des fibres musculaires et nerveuses, altération des fibres du tissu conjonctif, qui les rend indistinctes, décoloration des corpuscules rouges du sang, etc.), et aussi d'autres changements qui sont bien des altérations chimiques des cellules, comme le prouve la façon dont ces dernières se comportent à l'égard des matières colorantes.

Tout cela prouve qu'il se produit dans le tissu certaines transformations constantes, qui provoquent, dans les points où la gangrène n'apparaît pas toujours immédiatement sous l'influence d'une aggravation incessante du processus, une décomposition graduelle des tissus, ou qui peu à peu en amènent la mortification. L'émigration des leucocytes ne constitue pas du tout le facteur essentiel de l'inflammation ; on peut expérimentalement, en irriguant le mésentère enflammé avec une solution de sel marin à 1,5 p. 100, arrêter les mouvements des globules blancs et leur émigration (Thoma), et malgré cela voir se produire les changements inflammatoires du tissu et des parois vasculaires. Par conséquent, on n'est pas autorisé à considérer comme n'étant pas de nature inflammatoire les processus dans lesquels l'émigration fait défaut et qui néanmoins présentent tous les signes de l'inflammation. On ne peut davantage, comme cela se fait aussi, distinguer d'avec l'inflammation cette modification des vaisseaux qui contribue à l'émigration considérable des corpuscules blancs du sang (suppuration). L'épiphénomène essentiel, actuellement encore révoqué en doute par certains pathologistes, de l'irritation inflammatoire du tissu, est la prolifération des éléments préexistants. Dans tous les cas, comme vous le savez déjà, ce phénomène n'est pas propre seulement à l'inflammation, mais il s'observe aussi dans la simple régénération, sans symptômes d'inflammation. L'irritation inflammatoire se manifeste : a, par l'augmentation de volume des éléments cellulaires des tissus (tuméfaction parenchymateuse de Virchow); b, par la transformation des éléments du tissu en masses protoplasmatiques contractiles, qui présentent des modifications de formes rythmiques et des mouvements de locomotion; *c*, par la division des noyaux et des cellules elles-mêmes.

Nous ne sommes pas capables de produire expérimentalement une inflammation en troublant seulement la circulation, en déterminant une congestion active et en ajoutant à celle-ci la ligature d'une veine ou la compression d'une artère. Je n'oserais prétendre, comme Stricker paraît disposé à l'admettre dans ses récentes publications, qu'il se produit, dans les tissus enflammés, un trouble nutritif primitif des éléments du tissu indépendant des vaisseaux sanguins et de leurs fonctions. On a l'habitude de considérer comme tel le dépôt des sels d'acide urique dans certains tissus, à la suite de l'arthritisme, affection qui doit avoir pour résultat une altération inflammatoire spécifique des vaisseaux ; cependant, même ici, il n'y a pas lieu d'exclure la participation des vaisseaux qui sont modifiés en même temps que les tissus.

Il paraît très vraisemblable, d'après ce que nous connaissons, que ni les causes physiques, ni les causes mécaniques, agissant directement du dehors sur certaines parties du corps, ne peuvent donner lieu à l'inflammation, mais que des troubles primitifs de la nutrition des tissus, et que des troubles de la circulation, qui se produisent dans l'organisme sans motif apparent, peuvent y donner lieu.

En tout cas, des inflammations d'apparence analogue peuvent être produites par des irritations variées et qui ont atteint d'abord des parties de tissus différentes, de même qu'une seule et même condition nuisible peut donner lieu à des formes diverses d'inflammations, suivant la façon dont elle aura agi sur les parties constituantes des organes (von Reklinghausen).

Un phénomène que je ne dois pas oublier de mentionner, et auquel on faisait jouer autrefois un rôle important dans l'inflammation, est la formation de fibrine. On l'observe surtout, on pourrait presque dire exclusivement, dans l'inflammation du tissu conjonctif ; elle se localise parfois à la surface des cavités séreuses, des plaies récentes et bourgeonnantes, et des muqueuses (surtout du pharynx, du larynx, des voies respiratoires) ; dans d'autres cas, la fibrine du liquide nourricier contenu dans le tissu conjonctif se coagule.

L'inflammation fibrineuse apparaît dans certains processus spécifiques de nature infectieuse (diphthérie) ; elle peut être produite aussi par l'action locale de certains caustiques (ammoniaque), et aussi par l'effet d'une pression mécanique. Nous avons dit antérieurement déjà que la formation de fibrine n'était pas due à un excès de fibrine dans le sang, mais à une altération chimique subie par celle-ci dans les parties enflammées.

La fibrine existe dans les tissus enflammés ; elle n'est donc pas le résultat constant de l'altération provoquée par l'inflammation dans les tissus. La transsudation séreuse qui s'observe souvent dans les inflammations aiguës doit aussi nous occuper un instant. Sans doute, dans un grand nombre de cas, elle est la conséquence de la modification éprouvée par la pression intravasculaire au sein du foyer inflammatoire, mais cependant l'altération fonctionnelle des parois vasculaires et du tissu contribue beaucoup aussi à sa production.

Elle apparaît, comme on sait, dans les inflammations du tissu conjonctif, surtout des membranes séreuses, très souvent tout au début.

Les parois vasculaires ne peuvent plus retenir le sérum sanguin, le tissu ne le consomme pas, les veines et les lymphatiques l'évacuent incomplètement surtout s'ils sont recouverts et obstrués par la fibrine (comme c'est le cas dans l'inflammation des séreuses à la surface desquelles les lymphatiques sont béants). Le sérum, dans un tissu enflammé, est essentiellement différent du sérum que l'on rencontre dans les parties du corps non enflammées et envahies par l'hydropisie; en effet, non seulement des cellules migratrices et des corpuscules rouges du sang en voie de dégénérescence (décolorés) y sont mélangés, mais il contient aussi les produits solubles provenant des troubles nutritifs dont les tissus enflammés sont le siège. La résorption, quoique lente, de ce liquide, par les veines et les lymphatiques, débarrasse les tissus d'une pression qui n'est pas sans importance, et transporte ainsi au loin les produits délétères de la décomposition; cependant cette résorption se fait aussi en partie du moins par le sang, etc.; c'est ce qui, à notre avis, donne lieu à la fièvre inflammatoire.

Suivant les idées qui dominent aujourd'hui, on refuse toute importance et toute valeur pratique à ces sortes de réflexions théoriques, que peut-être quelques-uns d'entre vous ont considérées comme prolixes. Ce courant d'idées entraîne un grand nombre d'étudiants et les empêche de se livrer à l'étude et à la méditation de ces questions. Cependant je vous assure que plus tard vous ne serez guère en état de lire et de comprendre un ouvrage de médecine, si, pendant le cours de vos études, vous n'avez pas acquis la connaissance des principes fondamentaux sur lesquels reposent les faits. Je suis persuadé qu'après quelques années de pratique quelques-uns d'entre vous, fatigués aujourd'hui de ces leçons, désireront ardemment encore entendre l'exposition scientifique et méthodique de ces importants processus morbides. Puissiez-vous alors vous souvenir de cette leçon!

CHAPITRE XII

DE LA GANGRÈNE

VINGT-TROISIÈME LEÇON

Gangrène sèche, humide. — Causes immédiates. — Processus d'élimination. — Différentes espèces de gangrènes d'après les causes éloignées. — 1. Abolition de la vitalité des tissus par suite de causes mécaniques ou chimiques. — 2. Interruption complète de la circulation artérielle et veineuse. Incarcération. — 3. Pression continue. Décubitus. Forte tension des tissus. — 4. Interruption complète de la circulation artérielle. — Gangrène spontanée. — 5. Gangrène consécutive à l'action des poisons. — 6. Gangrène consécutive à l'altération fonctionnelle des nerfs. — Noma. — Gangrène dans diverses affections du sang. — Traitement.

Souvent déjà nous avons parlé de gangrène et de fonte gangreneuse; vous savez ce que, d'une manière générale, on entend par ces mots, et nous avons déjà vu ensemble un série de cas où nous avons noté la mort locale des tissus; il y a cependant encore un grand nombre de circonstances qui déterminent la gangrène; nous allons réunir dans ce chapitre tout ce qui s'y rapporte. Originairement, le mot gangrène n'a été employé que pour désigner cette période de la mortification pendant laquelle les parties affectées sont encore douloureuses et chaudes; lorsque, par conséquent, les tissus ne sont pas encore complètement morts; la gangrène à cette période portait le nom de gangrène chaude; cela correspond en quelque sorte au degré le plus élevé de l'inflammation aiguë. Quelques auteurs ont employé le terme de sphacèle pour désigner la gangrène humide et froide. On appelle aussi momification la gangrène sèche. La gangrène humide survient au moment où cesse toute circulation, et elle est tout à fait analogue à la putréfaction ordinaire des parties organiques.

Si l'on ne peut pas toujours indiquer d'une manière positive pourquoi dans un cas il y a gangrène humide, et, dans un autre, gangrène sèche, on peut du moins dire en général que les parties dans lesquelles la circulation cesse tout d'un coup sont frappées de gangrène humide, surtout si elles étaient enflammées ou œdématiées auparavant. La gangrène *sèche*, la momification et le racornissement des parties sont le plus souvent la conséquence d'une mortification lente ; la circulation existe encore dans les parties profondes, quoique à un très faible degré, et le sérum, renfermé dans les parties qui se mortifient, est résorbé par les vaisseaux lymphatiques et les veines. Une évaporation rapide des liquides contribue également à produire cette dessiccation ; sans doute, on peut provoquer une dessiccation superficielle de la peau, même dans la gangrène humide, si l'on détache du membre gangrené la couche cornée de l'épiderme, si facile à enlever. On peut encore favoriser beaucoup la dessiccation des parties mortifiées en y appliquant, au moyen de compresses ou avec le pinceau, des substances très avides d'eau, telles que l'alcool, une solution de sublimé, de l'acide sulfurique, etc. ; mais on n'arrive jamais à une momification aussi complète que celle qui se produit quelquefois spontanément. La gangrène sèche n'est donc pas une simple putréfaction, mais un travail pathologique assez compliqué, qui conduit peu à peu à l'arrêt de la circulation.

La cause prochaine de la mortification de quelques parties du corps est toujours la cessation complète de l'arrivée des sucs nutritifs, par suite de l'arrêt de la circulation dans les capillaires ; il peut arriver que les troncs artériel et veineux d'une extrémité soient oblitérés sur un point de leur trajet, et cependant le sang trouve, par les anastomoses, une voie pour passer du bout supérieur dans le bout inférieur, et réciproquement. L'oblitération d'un tronc artériel ne devient donc une cause immédiate de gangrène que lorsque la circulation collatérale n'est plus possible. Ce dernier état peut être produit soit par des conditions anatomiques particulières, soit par une grande rigidité des parois des petites artères, soit par une oblitération très étendue du tronc artériel, par exemple lorsque l'artère fémorale est imperméable depuis l'aine jusqu'à ses divisions dans le pied ; ce n'est que dans le cas où ces conditions rendent la circulation capillaire impossible que la nutrition cesse. Cependant, lorsque la circulation ne se fait plus dans un *petit district capillaire* ou dans une petite artère, la mortification n'en est pas une conséquence nécessaire ; le trouble nutritif peut, dans ces circonstances, prendre une forme moins grave, surtout si cet arrêt très restreint de la circulation se fait lentement. Les éléments liquides des tissus disparaissent peu à peu par résorption dans les vaisseaux sanguins et lymphatiques voisins ; les éléments solides subissent une fonte moléculaire, un ratatinement et un desséchement en une masse jaune, caséeuse ; il se produit en un mot cette série de métamorphoses qu'on observe sur le cadavre et qu'on désigne sous le nom d'infarctus jaunes, secs. Si un pareil trouble nutritif et une pareille fonte des tissus ont lieu à la surface, on désigne ce processus sous le nom d'*ulcération gangreneuse ;* toute la série des ulcères atoniques, sur lesquels nous reviendrons plus tard, trouvent en grande partie leur cause dans ces troubles nutritifs. Quelque rapprochées que soient par leur étiologie la gangrène sèche et la formation d'ulcères, néanmoins le tableau de la gangrène dans ses différentes formes est tout à fait spécial et bien déterminé, comme vous verrez par la suite, car d'ordinaire il ne s'agit pas seulement d'une fonte moléculaire des tissus, mais de la mortification de lambeaux de tissus, de celle même de toute une extrémité.

On ne peut être certain qu'une partie du corps est gangrenée que quand on peut prouver que cette partie cesse de participer aux transformations vitales ; la gangrène est manifeste quand, à l'entour, les modifications inflammatoires donnent au tissu un aspect pathologique, et que cependant la partie privée de vie conserve une apparence normale (von Recklinghausen). Plus tard d'autres changements surviennent : changement de coloration, desséchement ou ramollissement du tissu, développement de gaz putrides, solutions de continuité, etc. — Si dans la peau et dans les parties molles plus profondes la gangrène sèche se déclare, ces tissus prennent le plus souvent une teinte gris noirâtre, d'autant plus marquée que les parties affectées sont plus riches en sang, de sorte que, dans les cas où les parties étaient enflammées auparavant, la peau prend dès le commencement une teinte d'un violet foncé et devient enfin presque tout à fait noire. Dans d'autres cas, surtout dans la gangrène sèche, la peau gangrenée est, au début, d'un blanc pur ; les tendons et les aponévroses mortifiés changent très peu de couleur. Quand sur une grande étendue le tissu n'est plus nourri par suite du trouble de la circulation, la limite entre ce qui est mort et ce qui est vivant se prononce peu à peu plus distinctement encore ; il se produit autour de la peau morte une vive rougeur, ce qu'on appelle la *ligne de démarcation*. Cette rougeur est due à la dilatation vasculaire, laquelle est en partie la conséquence de la circulation collatérale dans les capillaires, en partie un phénomène fluxionnaire dû à une irritation des vaisseaux par des matières putrides. En même temps que cette modification des vaisseaux, on observe, au niveau de la ligne de démarcation de la peau, un développement énergique de cellules par lesquelles le tissu lui-même, quel qu'il soit, est en partie ramolli et dissous. Par conséquent, sur la limite du tissu vivant, les jeunes cellules remplacent partout, sous forme de pus, le tissu dense, et, de cette façon, la cohérence des parties cesse d'exister. Ce qui est mort se sépare de ce qui vit, et à la limite se trouve un tissu modifié par l'infiltration plastique et par l'ectasie des vaisseaux : c'est le tissu de granulations. Si l'on veut exprimer ce fait dans le langage chirurgical ordinaire, on dit : ce qui est mort doit se séparer du tissu vivant par une suppuration énergique, et, en même temps que cette élimination des tissus mortifiés, il se fait un développement vigoureux de bourgeons charnus qui se cicatrisent à la manière ordinaire. Ce travail est absolument le même pour tous les tissus et pour toutes les formes de gangrène, même pour l'os, comme nous l'avons dit en parlant de la nécrose des extrémités osseuses dans les fractures compliquées. Cependant nous ne traiterons pas ici de la gangrène des os, parce qu'elle est si intimement unie à d'autres affections osseuses chroniques, que nous sommes obligés de renvoyer cette description aux chapitres qui traitent de ces dernières maladies. Le temps nécessaire à la séparation des tissus mortifiés est très variable. Il dépend : 1° du volume des parties mortifiées ; 2° de la richesse en vaisseaux et en cellules et de la consistance du tissu ; 3° de l'état des forces et de l'énergie vitale du malade.

Comme la gangrène est ordinairement la conséquence d'autres maladies, il n'est pas toujours facile d'apprécier exactement, dans l'état général, les symptômes qui doivent lui être attribués. Dès que la ligne de démarcation est formée et que le travail éliminatoire s'effectue par la suppuration, on n'observe d'atteinte à l'état général que dans les cas où la gangrène s'étend sur de grandes sections des extrémités. Dans ces circonstances, il survient un état de marasme, un affaiblissement progressif des forces, la température du corps descend au-dessous de la normale, le pouls devient très petit, la langue se dessèche, les malades tombent dans un état de demi-somnolence, pendant lequel ils s'affaiblissent de plus en plus, enfin ils succombent sans que souvent on puisse découvrir sur le cadavre une cause particulière de mort, tandis que dans d'autres cas, il est vrai, on trouve des abcès métastatiques ichoreux dans le poumon. Dans ces cas, on a à faire à une forme de septicémie chronique ; il est pour moi hors de doute que l'introduction répétée dans le sang de substances putrides, résorbées pendant le développement de la gangrène, par la circulation sanguine et lymphatique qui existe encore en partie, est la cause de la mort. Cependant nous n'avons pas de preuve absolue pour étayer cette supposition. Je me propose de revenir sur ce sujet dans un prochain chapitre.

Après ces remarques générales, il faut examiner de plus près les différentes espèces de gangrène, sous le rapport de leurs causes éloignées ou prochaines, et de leur signification pratique.

1. *Abolition complète de la vitalité des tissus par des causes mécaniques ou chimiques*, telles que le broiement, l'attrition, la destruction par une température très élevée ou très basse, par des acides ou des alcalis corrosifs. Nous nous sommes déjà occupés de toutes ces sortes de gangrène.

2. L'*empêchement complet de l'arrivée et du départ du sang*, par la compression circulaire ou par d'autres influences mécaniques, peut être, dans beaucoup de cas, la cause de la stase capillaire et de la gangrène. Si, par exemple, vous entourez très solidement une extrémité avec un lien, il y aura d'abord stase veineuse, puis œdème ; le sang se coagulera dans les vaisseaux, et l'absence de nutrition entraînera la gangrène de tout le membre. Un obstacle absolu à la circulation de retour par compression mécanique conduit au même résultat, lors même que les artères n'ont pas été comprimées au début. Ici encore, par suite de la réplétion des veines, il y a une stase capillaire, des épanchements sanguins nombreux dans le tissu, puis il se développe un œdème étendu, beaucoup plus considérable dans ce cas que quand la compression des artères et des veines est complète ; le sang ne peut plus pénétrer dans les artères, parce qu'il ne peut s'écouler nulle part, et, en fin de compte, l'absence de nutrition détermine l'asphyxie locale du tissu. Si le prépuce est trop étroit, et s'il est violemment entraîné derrière le gland, de sorte qu'il se forme un paraphimosis, les veines seront comprimées, le pénis se tuméfiera fortement, en même temps que le bourrelet prépucial qui se trouve en avant de la partie étranglée ; l'œdème augmentera encore les troubles de la circulation, et le gland et même toutes les parties étranglées se gangrèneront. C'est par le même mécanisme que se gangrène une hernie étranglée.

3. La *pression continue* peut également donner lieu à la gangrène par empêchement complet de l'arrivée et du départ du sang, surtout chez les individus dont l'activité cardiaque a été affaiblie par une longue maladie, ou qui sont déjà prédisposés à la gangrène par suite d'intoxication septique

générale. Toutefois la pression continue atteint plus souvent directement la circulation capillaire, de telle façon que la stase apparaît d'abord dans les vaisseaux du plus petit calibre. Il en résulte une altération des parois vasculaires telle que le sang ne peut plus y séjourner à l'état liquide; la coagulation a lieu, et celle-ci s'étend d'abord dans les veines, puis dans les artères. Le *décubitus* est également une gangrène causée par pression continue, mais à laquelle cependant d'autres causes prennent part. D'abord il existe souvent une inflammation de la peau, consécutive à une macération de l'épiderme produite par une position continue et toujours la même dans un lit rendu humide par la transpiration, l'urine, les matières fécales, etc. La pression constante exercée par le poids du corps, par un bandage, et même par les couvertures de lit, suffit chez un patient dont la circulation est déjà rendue difficile par la faiblesse de l'activité cardiaque, pour produire une stase capillaire dans le tissu enflammé et la gangrène. Cela a d'autant plus aisément lieu que le retour du sang veineux est plus lent et plus difficile dans les parties déclives du corps. Vous voyez d'après cela que, chez les individus atteints d'affections graves et épuisantes, le décubitus peut se produire de diverses façons.

La gangrène par décubitus est surtout fréquente dans la région du sacrum et peut quelquefois y prendre une extension très grave; c'est ainsi que toutes les parties molles se gangrènent quelquefois jusqu'à l'os; elle peut encore se produire au talon, au trochanter, à la tête du péroné, à l'omoplate, aux apophyses épineuses des vertèbres, selon la position des malades dans le lit, et parfois encore être due à des machines mal appliquées. Elle constitue une affection d'autant plus désagréable qu'elle vient ordinairement compliquer d'autres maladies débilitantes. Quoique aucune maladie pendant laquelle le patient est condamné à un repos absolu et de longue durée ne soit absolument exempte de cette complication désagréable, il y a cependant des affections qui y prédisposent tout particulièrement, et parmi elles il faut noter avant tout le typhus; chez les malades atteints de septicémie, les escharres, qui ordinairement sont précédées d'une stase sanguine tout à fait circonscrite dans la peau qui recouvre le sacrum, se montrent également de bonne heure, quelquefois déjà après 3 à 5 jours d'une position tranquille, tandis que les phthisiques peuvent garder le lit pendant des mois et des années sans avoir de gangrène, à condition qu'ils soient bien soignés. La gangrène par compression est, pour des causes faciles à saisir, favorisée par la paralysie des muscles et par l'abolition de la sensibilité, c'est pourquoi les patients qui, par exemple, après une fracture de la colonne vertébrale, sont atteints de paraplégie, sont si facilement affectés de décubitus. Le décubitus devient excessivement pénible, surtout pour les malades atteints d'affections chroniques, parce qu'il donne lieu à des douleurs très vives; par contre, dans les cas aigus de typhus ou de septicémie, les malades quelquefois ne sentent pas même qu'ils sont atteints d'une eschare considérable. Cette forme de la gangrène devient surtout dangereuse si la cause ne peut pas être complètement éloignée; dans ces cas, la mortification devient progressive. Le pronostic est d'autant plus grave, que le malade est plus épuisé; souvent cette complication devient

une cause de mort, lorsque, malgré le traitement, la gangrène s'étend de
plus en plus ou qu'elle devient le point de départ d'une pyémie.

Une *tension trop forte des tissus*, par laquelle les vaisseaux sont fortement
tiraillés et quelquefois extrêmement comprimés, a pour conséquence une
diminution dans la quantité de sang renfermée dans les vaisseaux, au moment où se fait sentir un besoin pathologique de nutrition exagérée, et une
coagulation dans les capillaires par suite de l'augmentation du frottement.
C'est à cette cause que doit être rapportée la gangrène qui survient pendant les inflammations, et que nous avons déjà citée en parlant des phlegmons ; cependant je ne veux pas dire qu'on doive rapporter à une trop forte
tension des tissus toute stase sanguine dans les capillaires qui peut se présenter pendant l'inflammation, puisqu'il y a encore d'autres causes qui
interviennent.

4. L'*empêchement complet de l'arrivée du sang artériel*, qui est produit
surtout par les maladies du cœur et des artères, doit nécessairement être
suivi de gangrène dans certaines conditions ; à cette catégorie appartiennent
les formes que l'on désigne sous le nom de *gangrène spontanée* et de *gangrène sénile*, parce qu'elles s'observent principalement chez les vieillards.
Cette gangrène spontanée peut être produite de différentes façons et peut
prendre différentes formes. Les causes peuvent être très différentes : ainsi,
la coagulation peut commencer dans les capillaires (thrombose due au marasme et consécutive à la faiblesse du cœur ou à l'insuffisance des petites
artères), ou bien il peut se faire dans l'artère principale une thrombose sur
place qui s'étend plus loin, ou enfin la thrombose peut être due à l'embolie ;
une anémie très considérable et de longue durée, suivie de rétrécissement
énorme des artères et de faiblesse cardiaque, enfin des contractions spasmodiques persistantes des petites artères, peuvent également y donner
lieu. La gangrène sénile proprement dite est une maladie qui débute aux
orteils, très rarement aux extrémités des doigts ; cependant j'ai vu une
fois ce dernier cas. Il y a deux formes principales : dans l'une, il se montre
à un orteil une tache brune, devenant bientôt noire, qui s'étend peu à peu
jusqu'à ce que l'orteil soit complètement desséché. Dans les cas favorables,
il se forme une démarcation au niveau de l'articulation métatarso-phalan-
gienne, l'orteil tombe et la cicatrisation commence. Cependant la *momification* peut aussi aller plus loin et se limiter tantôt au milieu du pied,
tantôt au delà des malléoles, tantôt au milieu de la jambe, tantôt immédiatement au-dessous du genou. Dans l'autre forme, la maladie débute par
les symptômes de l'inflammation, avec gonflement œdémateux des orteils,
douleurs *très intenses* et coloration des parties d'abord en bleu rouge foncé,
plus tard en noir ; il y a des périodes où l'on peut distinctement reconnaître, à la peau presque marbrée, comment la circulation doit vaincre,
d'un côté, les plus grandes difficultés, tandis que de l'autre elle est déjà
complètement arrêtée ; cette lutte des parties malades entre la vie et la
mort a été comparée très judicieusement par les Français à la mort par
asphyxie et a été appelée asphyxie locale. Dans cette forme de *mortification
humide et chaude*, la maladie atteint souvent plusieurs orteils en même
temps et s'étend au pied, jusqu'à ce qu'au bout de plusieurs semaines

toute cette partie, et parfois même la jambe soient gangrenées. Dans cette forme humide de la gangrène sénile, la décomposition s'étend de bonne heure au tissu conjonctif sous-cutané, qui est œdématié; le danger de la résorption putride par les lymphatiques est par conséquent beaucoup plus grand que dans la forme sèche. — La maladie qui conduit à la gangrène spontanée peut avoir son siège dans des endroits différents du système artériel : dans la gangrène sénile vraie, la coagulation primitive a lieu dans les capillaires à la suite d'une circulation très faible; de là cette coagulation peut remonter et s'étendre dans les artères. L'affaiblissement de la circulation artérielle peut être produit par différentes causes : 1° par la faiblesse de l'activité cardiaque; 2° par un épaississement des parois artérielles, combiné à un rétrécissement de la lumière de ces vaisseaux; 3° par une dégénérescence de la couche musculaire des petites artères. Dans certains cas, toutes ces conditions se trouvent réunies, car c'est précisément chez les individus âgés, dont l'activité du cœur est faible, que les maladies des artères se développent le plus fréquemment; à côté de cela, les affections du cœur et des artères reposent ordinairement sur une même cause étiologique générale. Ce n'est pas ici le lieu d'exposer au long si la rigidité et ce qu'on appelle l'altération athéromateuse des parois artérielles peuvent être attribuées à l'inflammation chronique, ou si elles doivent être considérées comme une maladie spéciale. Chez les vieillards, les parois artérielles sont très souvent épaissies, et il s'y forme des dépôts calcaires qui peuvent être si abondants que tout le cylindre paraît formé par de la chaux, que la lumière est sensiblement rétrécie par l'épaississement des parois, et qu'il se forme sur la surface interne des vaisseaux des rugosités qui favorisent tout particulièrement le dépôt de caillots sanguins. Par suite de ces modifications, la texture primitive de la paroi artérielle est tellement changée, qu'elle n'est plus ni élastique ni contractile; de cette façon, des difficultés considérables dues, soit au rétrécissement, soit au manque de contractilité des vaisseaux, s'opposent à la progression du sang. A cela s'ajoute la diminution de l'énergie cardiaque causée par le marasme général et par une affection analogue du cœur; il en résulte un affaiblissement de la pression sanguine et la production de caillots qui se forment surtout au niveau des inégalités et des aspérités de la membrane interne devenue athéromateuse, au niveau desquelles elles restent fixées. On comprend donc facilement que, dans ces cas, il puisse se produire des coagulations, surtout dans les régions très éloignées du cœur, et qu'enfin la circulation puisse cesser complètement.

Les cas que nous venons de décrire ont été désignés avec une certaine raison sous le titre de gangrène sénile, et le rapport entre cette maladie et les lésions artérielles a été admis généralement depuis Dupuytren, mais il y a d'autres formes de gangrène spontanée qu'on observe également surtout chez les vieilles gens, mais aussi chez des jeunes gens affaiblis, et qui se distinguent de la forme décrite plus haut, en ce qu'une grande section d'une extrémité, par exemple toute une jambe jusqu'au mollet ou jusqu'au genou, se gangrène d'un coup. Voici ce qui se passe dans ce cas : il se forme dans le tronc artériel principal, par exemple dans l'artère fémorale, soit à l'aine, soit dans le creux poplité, un caillot résistant, adhérent à la paroi vasculaire, qui se fixe à des rugosités de celle-ci, produites par une affection athéromateuse préexistante, ou qui se forme dans des endroits dilatés de l'artère ; peu à peu ce caillot augmente par l'apposition de nouvelle fibrine, de sorte que non seulement la lumière du vaisseau est bouchée, mais que tout le bout périphérique de l'artère et une partie du bout central sont fermés par le caillot fibrineux. La conséquence de cette oblitération complète provenant d'un thrombus formé sur place, et qui peu à peu rend même impossible la circulation artérielle *collatérale*, est ordinairement une gangrène de tout le pied et d'une partie de la jambe, gangrène qui est tantôt plus sèche, tantôt plus humide, selon la rapidité avec laquelle le caillot se forme ; on peut quelquefois voir très distinctement comment la croissance du thrombus entraîne l'extension de la gangrène. Billroth a observé, dans sa clinique, un vieillard entré à l'hôpital pour une gangrène spontanée du pied. L'amaigrissement considérable du système musculaire et la grande rigidité des artères permettaient de poursuivre très distinctement les pulsations de l'artère fémorale jusque dans le creux poplité. Par la suite, la gangrène gagna du terrain, et en même temps les pulsations cessèrent dans le bout inférieur de l'artère ; lorsque quinze jours plus tard, et peu de temps avant la mort, la gangrène se fut avancée jusqu'à l'articulation du genou, la pulsation de l'artère fémorale avait également cessé au-dessous du ligament de Poupart. L'autopsie confirma le diagnostic de la thrombose artérielle complète. La jambe gangrenée était si parfaitement momifiée, qu'on la sépara du corps, et, pour la garantir plus tard contre la décomposition et la vermine, on la fit recouvrir d'un vernis ; elle se trouve aujourd'hui encore dans le musée de Zurich.

Une autre cause de thrombose artérielle est l'oblitération primitive de l'artère par une embolie. Un caillot fibrineux, qui, par exemple, se détache du cœur pendant une endocardite ou qui provient d'un sac anévrysmal, peut s'enclaver dans l'artère principale d'une extrémité ; il devient le point de départ de dépôts fibrineux ultérieurs. On est très porté de nos jours à attribuer à ces embolies la plus grande partie des ramollissements et des desséchements du cerveau, de la rate, etc. Un cas très intéressant de ce genre a été observé dans la clinique de Billroth. Une jeune femme fut atteinte, six semaines après un accouchement, d'un gonflement considérable de la jambe gauche, auquel se joignit bientôt une coloration bleu foncé de la peau, et ensuite une putréfaction complète de ces parties du corps ; lorsque la malade arriva à l'hôpital, il existait déjà des symptômes généraux d'une intoxication septique. Comme on ne pouvait pas découvrir une anémie excessive ni une maladie artérielle d'une région quelconque du corps, Billroth posa le diagnostic : endocardite avec végétations fibrineuses à la valvule mitrale, détachement d'une de ces végétations, embolie à la bifurcation de l'artère fémorale gauche dans le creux poplité ; il maintint ce diagnostic, quoiqu'on ne pût découvrir au cœur de bruit anormal, car c'est un fait connu que mainte endocardite parcourt ses phases sans se traduire par des symptômes particuliers ; l'invasion prompte de la gangrène de la jambe devait reconnaître pour cause une action instantanée. Comme elle ne se limitait pas et que l'état général empirait chaque jour, on ne pouvait rien attendre de l'amputation pour la conservation de la vie ; la mort survint à peu près douze jours après les premiers signes de gangrène. L'autopsie confirma entièrement le diagnostic. — Il est étonnant que dans de pareils cas il ne se développe pas de circulation collatérale, comme après la ligature de l'artère fémorale. On ne peut s'expliquer ce fait qu'en admettant que l'activité du cœur doit être considérablement affaiblie dans l'endocardite, souvent compliquée de myocardite, et qu'alors la pression sanguine ne suffit pas pour dilater assez les petites artères collatérales.

Enfin récemment, Félix von Winiwarter a décrit une forme de gangrène spontanée différente sous le rapport du développement d'avec les formes mentionnées et qui jusqu'ici a vraisemblablement été confondue avec l'embolie athéromateuse. Il s'agit d'un individu de la clinique de Billroth, âgé de cinquante-sept ans, et chez lequel, après un an de souffrances attribuées au rhumatisme, il s'était produit une gangrène des orteils et du pied ayant nécessité l'amputation de la jambe. L'examen des vaisseaux décela une hypertrophie de la tunique interne des artères et des veines, localisée d'abord aux gros troncs vasculaires, rétrécissant uniformément la lumière de ces vaisseaux et qui, sans donner lieu à une métamorphose régressive, se terminait enfin en une masse fibreuse, contenant de nombreuses cellules, et qui oblitérait la lumière. Les tuniques moyenne et adventice ne participaient qu'à peine à ce processus. On a donc affaire ici à une oblitération des plus gros vaisseaux par une forme spéciale d'endartérite et d'endophlébite, dont la connaissance est d'autant plus importante qu'il est indiqué, en pareil cas, d'amputer avant que la ligne de démarcation soit tracée, ce que l'on ne doit pas faire, comme vous le savez, dans les formes ordinaires de gangrène sénile. Dans le cas de Félix von Winiwarter, la guérison eut lieu, ce qui prouve que l'opération a, en pareil cas, quelque chance de réussir.

Il est très rare que l'anémie soit assez considérable pour que les artères se rétrécissent tellement, qu'il ne passe presque plus de sang par celles d'un petit calibre, et que l'excitation du système nerveux central présidant aux mouvements du cœur devienne tellement faible, que les contractions soient très incomplètes. La forme de gangrène spontanée due à cette cause s'observe plus fréquemment chez des femmes très grêles, chlorotiques et aménorrhéiques, que chez les hommes.

Précédemment j'ai dit que, chez certains individus, on observe sous l'influence du froid une contraction spasmodique des artères qui donne lieu à une anémie complète et passagère siégeant habituellement dans quelques doigts. On observe des phénomènes semblables chez les malades qui sont atteints de gangrène spontanée. Si vous supposez que cette contraction persiste pour l'une ou l'autre cause, le membre anémié devra se gangrener.

Ces personnes, le plus souvent jeunes, souffrent fréquemment d'engourdissement des mains et des pieds, de lipothymies et de faiblesse considérable ; en France, cette maladie paraît être plus fréquente qu'en Allemagne et en Angleterre ; nous possédons, sur ce sujet, un travail excellent de Raynaud, intitulé : *De l'asphyxie locale et de la gangrène symétrique des extrémités,*

1862. Comme l'indique déjà ce titre, la gangrène se présente le plus souvent
d'une manière symétrique aux deux extrémités. Dans ces cas, ce ne sont
pas toujours les points les plus extrêmes des membres qui sont atteints de
gangrène, mais on observe encore des foyers de mortification sur la peau,
par exemple en des points symétriques du bras. D'habitude ces foyers se
limitent, l'eschare tombe et la plaie en résultant guérit par bourgeonnement. Il semble que ces processus apparaissent par accès dans un laps de
temps plus ou moins long et que dans l'intervalle il y ait habituellement
des troubles de circulation passagers. Le développement symétrique de la
gangrène a été attribué par la plupart des observateurs à l'influence des
nerfs; on pense, sans pouvoir le certifier, que dans ces cas il y a une affection des nerfs vaso-moteurs. Billroth cite le cas d'un jeune homme très anémique, qui fut atteint sans cause connue, d'abord d'une gangrène du bout
du nez, ensuite d'une gangrène des deux pieds; après quelques mois de
souffrances, la mort survint. De même que pendant la vie, on ne constata
à l'autopsie rien d'anormal, en dehors de la pauvreté extrême du sang,
dont la cause resta mystérieuse.

5. *Gangrène consécutive à l'intoxication par des substances vénéneuses.* —
Il y a des substances qui menacent directement la vie des tissus, ou qui, en
agissant sur les nerfs et les vaisseaux, donnent lieu indirectement à la gangrène, ou enfin qui provoquent celle-ci par l'intermédiaire de corps qui
agissent sur l'organisme et y produisent des décompositions dont les produits ont des propriétés toxiques. Telles sont les gangrènes propres à certaines affections dyscrasiques, qui sont caractérisées par une altération du
sang et des liquides parenchymateux, par exemple le diabète sucré, la
maladie de Bright, certaines intoxications, etc. De plus, il faut citer la gangrène produite par l'empoisonnement au moyen de substances physiologiquement ou pathologiquement sécrétées par certains animaux, le venin des
serpents, le charbon, etc., dont il sera question plus tard.

Un exemple de cette forme de gangrène, résultat de l'absorption gastro-
intestinale d'un poison de nature chimique, est la gangrène par le seigle
ergoté. Les symptômes ont une certaine ressemblance avec la gangrène
symétrique de Raynaud. L'élément actif du seigle ergoté, l'ergotine, semble
être un poison des nerfs, qui agit surtout sur les centres vaso-moteurs et
exerce ainsi une influence sur l'appareil vasculaire; cette substance produit,
d'après l'expérience, une augmentation de la contraction des fibres musculaires organiques, surtout de celles de l'utérus et des artères utérines. Le
seigle ergoté est un grain, un épi de la plante (*Secale cereale*) rendu malade
par une végétation de champignons; introduit dans l'estomac avec le pain,
il donne lieu à des accidents spéciaux dont l'ensemble constitue l'Ergotisme.
Comme cette maladie du seigle existe ordinairement dans des contrées déterminées, on doit l'observer chez l'homme et même chez les animaux d'une
manière épidémique. On la connaît depuis bien longtemps, et la première
bonne description d'une épidémie qui a eu lieu en 1630 a été faite en
France. En Allemagne, en Angleterre et en Italie, cette maladie semble
avoir été peu commune. De nos jours, on ne la rencontre presque plus, ce
qui s'explique facilement, parce qu'on connaît mieux le seigle altéré et

qu'on ne l'emploie plus pour faire le pain. Il n'est pas douteux que la gangrène puisse résulter de l'usage du seigle ergoté; moi-même, je connais le cas d'une femme qui, à la suite de l'absorption prolongée de fortes doses d'ergotine, prescrites à cause d'un fibrome de l'utérus, perdit par gangrène la dernière phalange d'un doigt. D'après les descriptions faites jusqu'à aujourd'hui, on peut admettre que dans les cas suraigus les malades sont atteints d'abord de fourmillements, de vives douleurs ou d'anesthésie, puis de spasmes généraux violents, et que la mort peut survenir après quatre à huit jours. D'autres cas présentent une marche beaucoup plus lente; alors la peau, d'abord pâle, devient livide; il se forme des vésicules, des phlyctènes sur un fond rouge, et la peau paraît refroidie; la gangrène débute le plus souvent à l'extrémité des doigts et des orteils, sous la forme sèche, plus rarement sous la forme humide, et elle envahit toute l'extrémité. Dans les cas à marche chronique, l'issue est le plus souvent favorable, quoiqu'on ait fréquemment à noter la perte de quelques doigts ou de quelques orteils. Le chloral agit d'une façon analogue : après des doses considérables, il peut se produire une gangrène aiguë par décubitus ou par compression, vraisemblablement à la suite de troubles de l'activité cardiaque et d'une altération dans la circulation capillaire.

La gangrène peut résulter aussi de l'action d'une quantité de produits de décomposition et de putréfaction sur les parois vasculaires, qui subissent alors une dégénérescence hyaline particulière, pendant que le sang se coagule dans l'intérieur des vaisseaux.

Il faut citer ici en première ligne les produits de la gangrène elle-même, le liquide putride qui provient d'un foyer gangreneux et qui, partout où il est mis en contact avec le tissu sain, peut produire la gangrène; les substances septiques formées en dehors de l'organisme, par exemple le virus cadavérique, l'urine ammoniacale, etc., ont la même influence. Enfin il y a encore quelques formes de gangrène dont la cause, il est vrai, n'est pas bien connue jusqu'ici, et qui cependant se produisent vraisemblablement à la suite de la pénétration d'un contage; peut-être aussi d'autres influences concourent-elles à leur développement. Je citerai tout d'abord une affection qui survient spontanément chez les enfants, le noma, forme de gangrène qui atteint le plus souvent la joue; on l'observe principalement dans les villes situées sur les bords de la mer Baltique, beaucoup plus rarement dans l'intérieur des terres; elle apparaît habituellement après les inondations, en hiver et au printemps. Ce sont surtout les enfants débilités, vivant dans des habitations froides et humides, qui y sont prédisposés.

Sans cause occasionnelle connue, il se forme au milieu de la joue ou de la lèvre une tumeur gangreneuse qui s'étend rapidement, de sorte que la plupart des enfants succombent à l'épuisement. Habituellement des maladies infectieuses aiguës, le typhus, la rougeole, la scarlatine, la variole, etc., ont précédé l'apparition de cette gangrène, de sorte que l'on ignore si ce sont des altérations spéciales du sang ou des influences miasmatiques ou bien encore une anémie générale et une parésie du cœur qui en favorisent la production. En tout cas, outre ces causes prédisposantes, il faut admettre qu'il intervient un facteur encore inconnu. Comme nous l'avons déjà dit à l'occasion de la septicémie, et du décubitus qu'on observe dans le cours de cette dernière affection, certaines altérations de la qualité du sang prédisposent à la gangrène. Il faut compter encore dans cette catégorie la gangrène qui succède au typhus, à la diphthérie, à la fièvre intermittente et aux fièvres exanthématiques, puis celles qui se montrent pendant le diabète sucré, la maladie de Bright, etc. Après et pendant ces maladies, on observe la gangrène du bout du nez, de l'oreille, de la lèvre, des joues, des mains et des pieds; on l'observe même dans les organes internes. Dans quelques cas rares, un exanthème cutané peut donner lieu à la gangrène; c'est ainsi que, dans l'ecthyma des enfants, on voit fréquemment une gangrène circonscrite de la peau. On peut admettre que, dans tous ces cas, le miasme qui a donné lieu à l'affection, le typhus par exemple, a encore exercé son influence sur le développement de la gangrène; mais ici encore la faiblesse de l'activité cardiaque et le marasme doivent être pris en considération, de même que dans la production du décubitus. Dans ce dernier cependant la gangrène a été provoquée par une cause mécanique locale, qui fait complètement défaut dans les cas qui nous occupent, et nous sommes obligés de rechercher la cause directe de la gangrène. Von Estlander a conclu récemment des expériences intéressantes qu'il a faites sur la gangrène des extrémités inférieures, dans le typhus exanthématique, que cette gangrène est en partie due à des embolies qui proviennent de thromboses marastiques ayant pris naissance dans le cœur gauche. Magendie a observé sur des chiens que la gangrène peut survenir à la suite de l'inanition ou à la suite d'une alimentation insuffisante ou de mauvaise qualité. Cette observation a été faite aussi chez l'homme, et cela dans des circonstances des plus variées, qui ont toutes ceci de commun qu'il s'agissait d'individus soumis pendant longtemps à l'usage d'une nourriture insuffisante ou mal appropriée dans laquelle la viande fraîche et les substances végétales faisaient défaut, par exemple, dans les voyages sur mer, dans des temps de famine, etc.; différentes causes interviennent encore plus ou moins dans certains cas, de sorte que l'on ne peut tracer une étiologie uniforme pour ces espèces rares de gangrène, dues à des causes internes. Je dois encore mentionner la stomatite qui se développe après l'usage immodéré du mercure, stomatite qui a une grande tendance à devenir gangreneuse. Nous nous occuperons plus tard d'une forme spéciale de gangrène qui se montre sur les plaies et qu'on appelle la pourriture d'hôpital.

6. *Gangrène consécutive à l'altération fonctionnelle des nerfs.* — Vous savez que certains physiologistes et pathologistes admettent l'existence de nerfs trophiques dont la lésion doit entraîner des anomalies de nutrition dans les tissus qui en sont pourvus. Depuis longtemps déjà, on a observé qu'après des lésions et des maladies graves du système nerveux central, dans les cas d'hémiplégie et de paralysie, il survenait souvent très rapidement des lésions profondes de décubitus; de plus, que les extrémités, dont les nerfs étaient lésés de l'une ou l'autre façon, étaient souvent le siège d'ulcérations gangreneuses, n'ayant aucune tendance à guérir, comme, par exemple, le mal perforant du pied. Pour expliquer la gangrène par décubitus et l'ulcération des parties du corps paralysées, il suffit de tenir compte

dè ce fait que ces malades ne sentent pas les irritations cutanées et qu'ils ne peuvent non plus s'y soustraire en changeant de place. De plus, on peut bien admettre, pour toutes les formes de gangrène qui ne sont pas le résultat d'une destruction directe du tissu, l'existence d'altérations dans l'innervation des vaisseaux et particulièrement du cœur, sans qu'il faille pour cela supposer l'existence de nerfs trophiques. Nous avons déjà dit que, dans la gangrène symétrique et dans l'ergotisme, la participation immédiate de l'appareil vaso-moteur était très probable. L'altération des nerfs périphériques détermine directement la gangrène dans la lèpre, surtout dans la forme anesthésique de cette affection ; vous étudierez plus tard cette maladie endémique singulière. Pour le moment, qu'il vous suffise de savoir que les troncs nerveux périphériques sont atteints, dans la lèpre, d'une inflammation chronique de nature particulière (Daniellsen, Virchow, Carter, etc.), et que les parties innervées par ces nerfs malades se momifient peu à peu à partir de leur périphérie, et tombent, d'où le nom de « lèpre mutilante ».

Il existe aussi certaines formes de gangrènes inflammatoires de la peau que l'on a attribuées directement à l'influence des nerfs ; mais, jusqu'à présent, aucune preuve n'a encore confirmé cette manière de voir.

Au début de ce chapitre, j'ai dit que la cause immédiate de la mortification de certaines parties du corps était toujours l'abolition complète de la circulation des liquides nourriciers consécutive surtout à un arrêt dans la circulation capillaire. Cette proposition n'exclut pas la possibilité d'une gangrène se produisant dans un tissu où la circulation capillaire existe encore. Il semble, au premier abord, impossible de se figurer que la circulation capillaire persiste dans une partie gangrenée ; on ne peut en effet comprendre la chose autrement qu'en admettant que dans ces cas la gangrène a d'abord atteint les tissus, que les propriétés vitales de ceux-ci ont été anéanties, tandis que la circulation n'était pas encore complètement suspendue dans les vaisseaux. Celle-ci ne cesserait qu'après que l'altération des cellules des parois vasculaires aurait fait perdre aux vaisseaux leur propriété de maintenir le sang à l'état liquide. On peut d'ailleurs produire, expérimentalement au moins, un pareil processus, dans une zone vasculaire circonscrite, en injectant une certaine quantité de chloroforme dans l'artère fémorale d'un chien ; on détruit ainsi complètement les propriétés vitales du tissu, et cependant la circulation persiste quelque temps encore jusqu'à ce que le sang se soit coagulé dans les vaisseaux, tandis que les parties molles subissent une décomposition gangreneuse (Kussmaul). En fait (préalablement à la stase et à la coagulation dans les capillaires), il y a un trouble de nutrition consécutif à l'inflammation, qui se développe parfois dans les tissus avec tant d'intensité, qui s'y étend si rapidement, qu'il conduit directement à l'abolition des échanges nutritifs. Le sang circule donc encore dans des tissus où les échanges nutritifs ne se font déjà plus d'une façon normale et où les liquides nutritifs ont déjà subi une décomposition dont les produits immédiats se rapprochent peut-être beaucoup de ceux de la décomposition putride. Il y a des panaris, des phlegmons dans lesquels les phénomènes de gangrène se développent si rapidement qu'il n'est pas vraisemblable, si on les compare à d'autres processus, que cette mortification se soit produite à la suite d'une thrombose artérielle. La circulation capillaire cesse évidemment bientôt quand le tissu a été frappé de gangrène primitive. Cependant, la gangrène qui apparaît presque subitement alors n'est pas due à l'arrêt de la circulation dans les artères et dans les veines, comme c'est le cas pour la gangrène par étranglement, mais elle est due à l'abolition des fonctions des parois vasculaires par le processus inflammatoire, ce que je considère comme le degré le plus élevé de l'altération due à l'inflammation (Cohnheim) qui dans ces circonstances évolue rapidement. Une abolition aussi rapide de la vie des cellules et du tissu avant l'inflammation s'observe aussi au troisième degré de la congélation : si un membre congelé dégèle, la circulation peut se rétablir et persister quelque temps, quoique le tissu soit complètement privé de vie, jusqu'à ce que la coagulation consécutive à l'altération de la paroi vasculaire ait lieu. De plus, on observe dans les inflammations résultant d'une infection, surtout d'une infection diphthéritique, les phlegmons diphthéritiques, cette particularité que la gangrène atteint très tôt les tissus, malgré la persistance de la circulation pendant un certain temps encore.

Il va de soi que ces cas dans lesquels le sang continue à pénétrer au sein des tissus déjà mortifiés et atteints de putréfaction sont les plus graves, parce que la résorption des produits de décomposition dans le sang s'ensuivra nécessairement.

Il n'existe pas de traitement propre à la gangrène confirmée, car il n'y a aucun moyen thérapeutique capable de faire renaître à la vie des tissus frappés de mortification.

Les moyens propres à prévenir l'apparition de la gangrène sont par conséquent d'une importance capitale.

Pour empêcher la gangrène consécutive à la congélation, on place le membre dans l'élévation ; ce moyen est également utile dans la gangrène inflammatoire. Dans ce dernier cas, quand il y a une forte tension des tissus et une stase intense, on pourra, en incisant à temps, faire disparaître la pression subie par les tissus et favoriser l'écoulement des produits inflammatoires. Comme mesure préventive opposée au décubitus, l'on doit surveiller de bonne heure et soigneusement l'état de la peau, dans toutes les affections qui prédisposent à cette sorte de mortification. Le lit le meilleur pour les malades est constitué par un matelas de crin ; les draps doivent en être toujours parfaitement unis, afin que le patient ne soit pas blessé par des plis. Chez les personnes aisées, on interpose entre les draps de lit et le matelas, au niveau du siège, un morceau de peau de chevreau. Après chaque selle, le patient doit être nettoyé avec une compresse humide, puis parfaitement essuyé. Le mieux est d'exiger que le malade soit soigneusement lavé deux fois par jour avec de l'eau vinaigrée (vinaigre et eau, parties égales), dans le dos et dans les régions sacrée, fessière et périnéale.

On force ainsi les gardes-malades à examiner chaque jour les parties, précaution qu'un sentiment de fausse pudeur ou que l'indolence font souvent négliger de prendre. De cette façon, on s'aperçoit de suite s'il existe quelque part de la rougeur. Celle-ci se montre habituellement au niveau du sacrum : il faut alors surtout redoubler de vigilance, afin que le lit ne soit pas souillé par les urines et les fèces. En outre, vous ferez laver chaque jour les parties suspectes avec le jus frais d'un demi-citron, et vous préserverez les parties de la compression en les isolant du lit, soit par des anneaux de ouate, soit par un bon coussin de caoutchouc, rempli d'air ou d'eau. Si, malgré tout, la peau s'excorie, on la badigeonnera avec une solution de nitrate d'argent et on y appliquera un morceau de sparadrap d'emplâtre à la céruse.

Le décubitus prend-il dès le début l'aspect gangreneux, et le sphacèle prend-il de l'extension, on aura recours au traitement habituellement dirigé contre la gangrène, traitement que nous allons décrire.

Le traitement local doit remplir deux indications : 1° hâter l'élimination des parties mortifiées en provoquant une suppuration abondante, ce qui permet de limiter la gangrène ; 2° éviter le développement de la putréfaction dans les tissus gangrenés, ou, si celle-ci existe déjà, veiller à ce que la résorption des produits putrides et à ce que l'infection de l'organisme n'aient pas lieu. Une autre indication, moins importante, est de désinfecter et de désodoriser les parties gangrenées, afin que la salle ne soit pas trop empestée.

Pour remplir la première indication, on employait autrefois des cataplasmes, mais ils ne présentent aucun avantage. Dans la gangrène humide, la chaleur favorise la décomposition et le cataplasme ne peut en rien favoriser l'élimination d'une eschare sèche. Il est préférable d'appliquer sur les parties gangrenées un pansement de Lister ou un pansement à l'iodoforme ; ou bien si ces derniers moyens sont contre-indiqués, à cause de l'étendue de la décomposition putride, l'on doit recouvrir les parties, jusqu'au delà de la ligne de démarcation, avec de la charpie et des compresses d'eau chlorurée ou d'une solution d'acétate de plomb, et renouveler ce pansement deux fois par jour. C'est là le meilleur procédé pour enlever toute odeur et pour favoriser l'élimination de l'eschare. L'eau créosotée, l'acide phénique, la solution d'acide pyroligneux purifié, l'alcool concentré, l'alcool camphré ou l'essence de térébenthine agissent de la même façon. Afin d'absorber le liquide des parties atteintes par la putréfaction, et dans le but de transformer autant que possible la gangrène humide en gangrène sèche, on fait usage de poudre de charbon ou de coaltar dont on applique une couche épaisse. Ces deux moyens sont très utiles, mais il faut aussi en renouveler l'emploi plusieurs fois par jour, si l'on veut complètement faire disparaître l'odeur de la putridité. Pour enlever l'odeur du tissu mortifié, on se sert encore du permanganate de potassium en solution (1 : 100 d'eau). L'effet momentané de cette substance est bon ; mais il est de courte durée et, par suite, de beaucoup inférieur à celui de l'acétate d'alumine et du chlorure de chaux. Les solutions concentrées d'acide phénique ne sont pas recommandables, à cause surtout des phénomènes d'intoxication auxquels elles donnent facilement lieu.

Il est utile, dans la gangrène étendue et profonde, de faire des incisions multiples, afin que les médicaments puissent exercer leur action sur le tissu sous-cutané et que les liquides puissent librement s'écouler. On inspectera chaque jour la partie gangrenée et l'on en enlèvera avec des ciseaux les lambeaux détachés, en ayant soin de ne pas atteindre les tissus sains, afin de ne pas produire d'hémorrhagie. Cette précaution est surtout importante dans la gangrène étendue du tissu cellulaire sous-cutané, par exemple, après l'infiltration urineuse.

On continuera l'emploi des moyens antiseptiques locaux jusqu'à ce qu'il se soit formé des bourgeons charnus de bonne nature. Guidé par les lésions anatomiques qui s'observent dans la gangrène spontanée, on a conseillé de faire, au début de la maladie, des frictions sur les membres, dans le but d'empêcher, si faire se peut, la coagulation du sang; ce moyen n'est que rarement applicable, à cause de la douleur et du gonflement des parties; de plus, cette manipulation peut donner lieu à la désagrégation des coagula et, par suite, provoquer des embolies.

Si la mortification atteint les extrémités, comme c'est le cas dans les différentes formes de gangrène spontanée et sénile, je vous engage vivement à ne rien entreprendre avant que la ligne de démarcation soit nettement établie. S'il s'agit de la gangrène de quelques orteils seulement, vous en abandonnerez l'élimination à la nature; si la gangrène s'est emparée de tout le pied ou de la jambe, l'amputation deviendra nécessaire, mais vous la ferez de telle sorte qu'elle ne constitue qu'un moyen d'aider l'élimination normale; ainsi vous n'essayerez de détacher sur la limite des parties saines que la peau strictement nécessaire pour recouvrir la surface de section, et vous scierez l'os à l'endroit qui correspond, autant que possible, à la ligne de démarcation.

Il ne faut excepter de cette règle que les cas dans lesquels le développement et l'extension de la gangrène sont très lents et graduels, en même temps que l'état général du patient, du moins au début, reste relativement bon. Il s'agit habituellement alors d'une affection des artères ; la gangrène, dans ce cas, ne se limite pas bien, et néanmoins on doit amputer, tant que l'état général est encore passable. Seulement il faut opérer dans les tissus complètement sains, en un point aussi éloigné que posssible : ainsi l'on réussit parfois à sauver le patient. D'autres fois, malheureusement assez souvent, l'amputation ne réussit pas; la gangrène atteint les tissus sains en apparence du moignon d'amputation et fait des progrès continus. Dans les formes habituelles de gangrène sénile, vous vous abstiendrez le plus souvent d'amputer, parce que l'état général contre-indique toute intervention opératoire.

Si le patient succombe avant qu'une ligne de démarcation bien nette soit dessinée (ce qui sera le cas le plus fréquent), vous ne devez pas vous reprocher de n'avoir pas fait d'amputation, car vous pouvez être sûrs que le malade serait mort encore plus tôt si vous l'aviez amputé! En général, le pronostic de la gangrène par causes internes (comme s'exprimaient les anciens chirurgiens) est mauvais.

Quant au traitement général des malades atteints de gangrène, il faut instituer une médication roborante, dans certains cas même excitante. Un régime fortifiant, de fortes doses de vin, même d'alcool, la quinine, les acides, parfois quelques doses de camphre, voilà ce qu'on emploie généralement. Les violentes douleurs qui apparaissent dans la gangrène sénile seront calmées par des injections sous-cutanées de morphine. Contre la gangrène qu'on observe dans la stomatite hydrargyrique, nous ne possédons aucun antidote; il faut cesser de suite l'usage des préparations mercurielles; si l'on s'est servi de pommade mercurielle, le patient doit prendre un bain; on le couchera dans une chambre bien aérée, on lui donnera du linge de corps frais, on changera les draps, et on prescrira un gargarisme au chlorate de potasse. Nous n'avons pas davantage un contrepoison de l'ergotine : les vomitifs, les préparations de quinquina et le carbonate d'ammoniaque sont les remèdes qu'on a le plus recommandés.

Le noma réclame un traitement énergique. Il faut ici, avant tout, mettre un terme à l'extension de l'affection, ce que l'on ne peut obtenir qu'en favorisant l'élimination des parties sphacélées et la réaction des tissus sains.

Tout d'abord, on incisera profondément le foyer gangreneux situé habituellement à la joue; puis on raclera, au moyen de la curette, les tissus atteints par l'infiltration, en poursuivant celle-ci partout, particulièrement dans les alvéoles dentaires que la gangrène atteint fréquemment. Après avoir raclé tout et avoir arrêté l'hémorrhagie, on applique, sur les points atteints, de l'acide nitrique fumant afin d'obtenir une eschare solide et profonde. La cavité de la plaie est alors saupoudrée d'iodoforme et bourrée de charpie imprégnée d'acétate d'alumine; par-dessus on applique la chaleur humide. Deux fois par jour ce pansement est renouvelé. Si l'infiltration de la peau continue à s'étendre, on badigeonne le point atteint avec de la teinture d'iode; la cavité buccale elle-même est rincée plusieurs fois par jour, et, si de nouveaux foyers de gangrène apparaissent, on en fait le raclage et la cautérisation.

On arrive ainsi, quand les enfants ne sont pas trop débilités et quand les organes de la digestion fonctionnent, à arrêter l'extension du noma et parfois à sauver la vie. La perte de substance résultant de l'élimination des parties gangrenées ne peut généralement être comblée que par une opération autoplastique.

CHAPITRE XIII

DES MALADIES TRAUMATIQUES ET INFLAMMATOIRES ACCIDENTELLES
ET DES PLAIES ENVENIMÉES

VINGT-QUATRIÈME LEÇON

1. Maladies locales qui peuvent compliquer les plaies et d'autres foyers inflammatoires. — 2. Inflammation diffuse et progressive du tissu cellulaire. — 3. Pourriture d'hôpital et diphthérie des plaies. Diphthérie ulcéreuse de la muqueuse buccale. — Diphthérie ulcéreuse de la vessie. — 4. Erysipèle traumatique. — 5. Lymphangite.

A l'occasion des traumatismes, j'ai soutenu la thèse que le traumatisme ne constituait en lui-même nullement une irritation inflammatoire et qu'il fallait, pour qu'il en fût ainsi, l'intervention d'une complication. Nous avons dit antérieurement aussi quelles étaient les causes qui donnaient le plus souvent lieu à l'inflammation des plaies simples. L'inflammation consécutive au traumatisme doit donc, à la rigueur, être considérée comme une maladie accidentelle de la plaie, et il n'existe à proprement parler qu'une différence de degré entre celle-ci et l'inflammation traumatique, dite normale. C'est pourquoi l'on a l'habitude de considérer, comme ne sortant pas des limites normales, l'inflammation légère consécutive à un traumatisme et dans laquelle les symptômes locaux restent limités.

Cette appréciation repose sur ce fait que, dans le plus grand nombre des plaies simples abandonnées à elles-mêmes, il y a nécessairement un léger degré d'irritation, à la vérité indépendant du traumatisme, mais inséparable des complications en quelque sorte nécessaires auxquelles il donne lieu. En nous proposant d'étudier spécialement dans ce chapitre les maladies accidentelles des plaies, nous voulons faire complètement abstraction de l'inflammation dite traumatique ; nous entendons laisser de côté les processus inflammatoires qui résultent de complications particulières à l'état de la plaie, soit immédiatement après sa production, soit immédiatement pendant la suppuration, complications dont nous avons déjà parlé.

Je dois vous dire qu'il y a encore une série d'autres processus particuliers, de nature soit gangreneuse, soit inflammatoire, qui peuvent compliquer les plaies et qui donnent lieu à leur tour à des affections générales graves, le plus souvent fébriles ; quelques-unes de ces dernières peuvent, il est vrai, se montrer également, sans que la plaie subisse des modifications notables. Enfin, dans une plaie préexistante ou qui vient d'être produite (exemple : morsure d'un animal venimeux ou malade), il peut pénétrer des substances qui entraînent de violentes inflammations locales ou de graves maladies générales. On s'occupera de toutes ces questions dans ce chapitre, et je vais essayer de vous en donner un aperçu général. Parlons d'abord des phénomènes locaux qui compliquent accidentellement les plaies ou les foyers inflammatoires dus à quelque autre cause.

1. *Maladies locales qui peuvent s'ajouter aux plaies ou autres foyers inflammatoires.*

Nous étudierons d'abord les inflammations progressives du tissu cellulaire (phlegmons diffus) de nature sanieuse, purulente et fibrineuse (diphthéritique) dont nous avons déjà parlé antérieurement. Le deuxième, le troisième ou le quatrième jour après la blessure apparaît d'abord un œdème très étendu sans chaleur, sans rougeur, mais parfois accompagné d'une coloration livide de la peau, qui offre une consistance pâteuse, cependant plus dure au centre du foyer et qui devient brillante et fortement tendue. Bientôt l'infiltration dure s'étend, en même temps que la peau prend une coloration scarlatineuse allant au rouge brun foncé et devient chaude. Toute la partie enflammée augmente fortement de volume, devient inerte, pesante, comme une partie privée de vie. Le tissu sous-cutané infiltré a une dureté particulière très grande ; la peau sus-jacente est fortement tendue ; çà et là se forment, à la suite des troubles de la circulation, des phlyctènes remplies d'un sérum trouble, sanguinolent. Si l'on incise à ce moment les parties molles, il ne s'écoule pas de pus, mais tout le tissu conjonctif sous-cutané et intermusculaire est transformé en une masse grisâtre lardacée dans laquelle se trouvent çà et là des foyers blancs verdâtres, d'une couleur uniforme ; l'incision donne issue à une grande quantité de sérum rougeâtre, jaunâtre ou brunâtre ; en comprimant, on peut faire sortir quelques bouchons visqueux et blanchâtres. L'hémorrhagie est d'habitude faible, à cause de la thrombose d'un grand nombre de vaisseaux ; par l'incision s'écoule habituellement du sang très noir. Si le phlegmon est abandonné à lui-même, tous les symptômes s'exagèrent ; la douleur, à laquelle s'ajoute un sentiment de tension et d'étranglement, devient très vive. Des troubles gastriques et nerveux apparaissent ; souvent le début de la suppuration s'annonce par un frisson. La dureté du tissu sous-cutané diminue et fait place à une infiltration pâteuse ; en certains points, la peau se tend, s'amincit et se gangrène rapidement dans une certaine étendue.

Il en résulte de grandes pertes de substance anfractueuses, par lesquelles s'élimine un pus abondant, fétide, souvent mêlé de gaz et de débris de tissus. L'extrémité, fortement tuméfiée, s'affaisse aussitôt, et l'on constate alors, dans une grande étendue, des cavités communiquant entre elles et d'où s'écoule, comme des trous d'une éponge, une notable quantité de pus. De plus, il s'échappe de grands lambeaux d'aponévroses et de muscles gangrénés ; le tissu cellulaire sous-cutané se gangrène d'habitude tout au début, de sorte qu'après la guérison l'extrémité paraît extrêmement amaigrie, et la peau est partout directement apposée sur les parties profondes, puisque le tissu adipeux n'est pas remplacé. Si le patient triomphe de la suppuration et de la gangrène qui sont inséparables de ce phlegmon, il se produit très lentement, au niveau des parois de cette vaste plaie, un tissu de granulations ; l'étendue de la perte de substance donne souvent lieu plus tard à des contractures, à des adhérences des muscles et des tendons, et à des troubles fonctionnels graves. Les symptômes généraux du phlegmon diffus sont le plus souvent très graves ; l'affection débute ordinairement par un, souvent même par plusieurs frissons, aussitôt suivis d'une élévation thermique ; les patients sont agités, affaiblis ; puis ils tombent dans un état inconscient, demi comateux, ont du délire, et même, pendant la période de suppuration, la maladie peut prendre l'aspect d'une pyémie.

La mort peut être causée par septicémie générale, ou par pyémie, ou enfin, si le patient triomphe de ces deux dangers, par épuisement.

2. *Inflammation diffuse et progressive du tissu cellulaire.* — Ce qui caractérise le phlegmon diffus, c'est la rapide diffusion de l'inflammation dans les mailles du tissu cellulaire et la prompte décomposition des produits de celle-ci, lors même que les tissus sont encore en vie. Il s'agit presque toujours, dans ces cas, d'une infection aiguë de la plaie récente, soit par la sécrétion décomposée qui pénètre facilement dans les interstices béants du tissu, soit par des objets infectés mis en contact avec la plaie.

Le plus souvent, ce sont des éponges mal désinfectées qui transportent le contage. Il est presque certain que ce dernier est constitué par des microorganismes et leurs germes qui ont pénétré dans la plaie ; ils trouvent là les conditions les plus favorables à leur multiplication et à leur diffusion, et partout où ils arrivent ils donnent lieu à des inflammations progressives, à des phlegmons de nature purulente ou diphthéritique. Jusqu'à présent on a isolé par culture dans le pus des phlegmons circonscrits et diffus quatre espèces de coccus (Koch, Rosenbach) ; il semble dès lors que l'extension de l'inflammation ne dépend pas de la présence d'un seul organisme spécifique.

Quand la suppuration existe, la plaie peut encore devenir le siège d'une inflammation phlegmoneuse par suite d'une irritation mécanique, de l'action de corps étrangers, d'une forte congestion, de la rétention et de la décomposition du pus dans les anfractuosités de la plaie, d'infection au moyen de substances phlogogènes diverses, et cela aussi longtemps que la plaie est ouverte. Le traitement du phlegmon diffus doit être énergique d'emblée : les émissions sanguines locales, la glace, l'onguent mercuriel, etc., n'ont aucune utilité et font perdre du temps. Si, pour son bonheur, le patient est soigné de suite, on débutera par des scarifications de toute la partie infiltrée, éventuellement de toute l'extrémité ; au niveau de ces piqûres il se produit une exsudation abondante de sérum jaune rougeâtre. Quand cet exsudat s'est écoulé, on frotte énergiquement et longtemps la place avec une solution carbolique à 4 p. 100; on renouvelle le traitement au bout de quelques heures; entre temps, on applique la chaleur humide et on immobilise le membre dans l'élévation.

On doit soigneusement rechercher chaque jour les points où la peau est le plus tendue, s'il y a du pus ou non, et les bords de la plaie doivent être écartés l'un de l'autre par de la gaze iodoformée. Si le phlegmon est déjà dans un tel état que la peau soit gangrenée, on doit diviser les parties infiltrées au moyen de longues et profondes incisions, favoriser l'écoulement du pus et l'élimination des tissus gangreneux en essuyant avec des éponges sèches ou en faisant le curage. On détache avec le doigt toutes les adhérences existant entre la peau et les muscles, afin qu'il n'y ait nulle part de rétention; on irrigue toute la cavité avec une solution phéniquée; on place des drains dans les endroits anfractueux; on remplit les interstices de gaze iodoformée, et l'on fait l'irrigation permanente. Si l'extrémité malade est le siège d'une suppuration telle qu'elle menace d'épuiser le patient, si les gaines tendineuses et les articulations sont remplies de pus, si le périoste est détruit, il ne reste d'autre ressource que l'amputation. Le traitement général doit avoir pour but de soutenir de toutes façons les forces du patient. L'alcool à haute dose et la quinine associée à l'opium sont les moyens principaux; il peut être nécessaire d'y ajouter de l'éther, du musc, du camphre, etc., en outre une nourriture roborante et de digestion facile : œufs, lait, viande, etc.; utiles dès le début, ces moyens sont particulièrement nécessaires pendant la période de suppuration.

3. *Pourriture d'hôpital* (*gangrène nosocomiale*); *diphthérie ulcéreuse* (*phagédénique*) *des plaies*. — Je vais d'abord vous décrire la maladie; ensuite j'ajouterai quelques remarques sur l'étiologie.

A certaines époques, on observe, surtout dans les hôpitaux, un grand nombre de plaies, aussi bien les plaies récentes faites par le bistouri que celles qui sont déjà couvertes d'une bonne granulation et en train de se cicatriser, atteintes d'une altération toute spéciale et sans cause connue. Dans quelques cas, la surface granuleuse se transforme en une bouillie jaune, poisseuse, qui se laisse enlever à la superficie, mais dont les couches profondes adhèrent solidement aux parties sous-jacentes. Cette transformation occupe non seulement la surface bourgeonnante, mais s'étend bientôt à la peau rosée qui entoure la plaie et qui, jusque-là, était parfaiment saine. Celle-ci prend peu à peu une teinte jaune grisâtre et une consistance poisseuse, et la plaie primitive acquiert, au bout de trois à quatre jours, une étendue double; la marche vers la profondeur est peu considérable dans cette forme pulpeuse de la pourriture d'hôpital; du moins les aponévroses et les muscles l'entravent dans une certaine mesure. Dans d'autres cas, une plaie récente ou bien couverte de granulations prend très rapidement la forme d'un cratère, sécrète un liquide séro-ichoreux dont l'enlèvement met les tissus à nu; la peau est légèrement rougie à la circonférence. Cette fonte moléculaire et sa transformation en un ichor fluide s'étendent ordinairement sous une forme circulaire assez bien tranchée; ainsi la plaie peut prendre l'aspect d'un fer à cheval ou d'une feuille de trèfle. Cette forme ulcéreuse de la pourriture d'hôpital s'étend plus rapidement que la forme pulpeuse, surtout dans la profondeur des tissus. Bien que l'une ou l'autre de ces deux formes se présente parfois seule, on observe cependant aussi leur combinaison. Ce ne sont pas les plaies de grande dimension qui sont plus particulièrement exposées à cette maladie, mais principalement les lésions insignifiantes, comme les piqûres de sangsues, les ventouses scarifiées; les parties de la peau privées d'épiderme par un vésicatoire peuvent même être atteintes de cette pourriture, qui en revanche ne se montre jamais sur la peau intacte.

Beaucoup d'auteurs ont fait ressortir la ressemblance qu'il y a entre la pourriture d'hôpital et l'inflammation diphthéritique des muqueuses. La gangrène nosocomiale a plus d'analogie encore avec la diphthérie vraie des plaies, quoique les symptômes cliniques ne soient pas toujours aussi marqués dans celle-ci, de sorte que l'on peut considérer ces deux affections comme identiques.

L'infiltration dure, fibrineuse qui provoque la gangrène du tissu est propre aux deux affections; mais on observe, en outre, dans certaines plaies atteintes de diphthérie, des caractères qui ne correspondent pas aux signes de la pourriture d'hôpital : la surface de la plaie se recouvre d'une pseudo-membrane fibrineuse épaisse, la peau dans le voisinage est le siège d'une rougeur érysipélateuse, le tissu infiltré se mortifie, il subit une sorte de fonte ou bien s'élimine par lambeaux. De plus, l'un ou l'autre signe de la gangrène nosocomiale fait ici défaut, par exemple, la destruction pulpeuse étendue des bords de la plaie, la grande sensibilité des granulations, et la tendance qu'ont celles-ci à saigner, etc.

Néanmoins, je crois, avec Heine, qui nous a laissé une monographie très complète sur la gangrène nosocomiale, que les différences qu'on observe dans la marche de ces deux processus ne sont pas fondamentales. Il y a des degrés variables dans la diphthérie des plaies, mais la lésion anatomique est toujours une infiltration des granulations par un exsudat qui se coagule rapidement et donne lieu immédiatement à la destruction gangreneuse. Parfois l'infiltration diphthéritique atteint en même temps les bords et la surface de la plaie et s'étend alors avec tant de rapidité que, en quelques heures, une notable portion de tissu se mortifie, l'élimination de cette pulpe décomposée qu'on peut si facilement enlever par une friction légère, met à nu les tissus profonds saignants et corrodés. Tel est l'aspect de cette forme de diphthérie des plaies, que l'on désigne plus particulièrement sous le nom de gangrène nosocomiale. Heine a déjà fait ressortir qu'on peut produire la pourriture d'hôpital en infectant les plaies au moyen du virus de la diphthérie des muqueuses, et il a vu, d'autre part, des malades exposés à la contagion de la pourriture d'hôpital être atteints d'une diphthérie de la gorge. Les paralysies propres à la diphthérie peuvent aussi succéder à la gangrène nosocomiale.

L'identité entre ces deux affections n'est pas admise par tous les chirurgiens. D'après moi, il y a pour la diphthérie du larynx, comme pour la diphthérie des plaies, des périodes épidémiques pendant lesquelles l'affection est beaucoup plus intense que dans les cas de nature sporadique.

La diphthérie des plaies épidémique présentant les caractères de la pourriture d'hôpital se distingue surtout alors, par l'acuité de sa marche et par l'intensité des phénomènes locaux, des cas de diphthérie disséminés.

Durant une très grave épidémie de diphtérie des muqueuses, j'ai moi-même observé de nombreux cas de diphthérie des plaies dus manifestement à l'infection et atteignant les blessés dans un hôpital d'enfants. Cette affection se comportait exactement comme la pourriture d'hôpital, en ce sens qu'elle atteignait les blessures légères, telles que les érosions cutanées, les surfaces d'eczéma grattées, l'herpès des lèvres, les brûlures superficielles, etc. Ces plaies étaient surtout atteintes probablement parce qu'elles étaient moins mises à l'abri de l'infection. Je pense que, à la suite des infections continues des individus les uns par les autres, le contage originaire de la diphthérie des muqueuses a acquis dans ce cas une intensité telle qu'à la fin il donne manifestement lieu aux symptômes locaux de la pourriture d'hôpital. Aussi suis-je d'avis que cette dernière affection ne diffère pas essentiellement de la diphthérie des plaies ; ce qui la caractérise, c'est qu'elle apparaît sous forme épidémique et qu'elle se traduit à cause de cela par des phénomènes plus graves, dus en quelque sorte à ce fait que le poison a été cultivé dans l'organisme de nombreux individus. Ce qui vient d'être dit vous fera comprendre pourquoi j'ai classé la pourriture d'hôpital parmi les maladies accidentelles des plaies. Après cette digression, nous pouvons reprendre notre sujet.

Dans la pourriture d'hôpital, tout l'organisme est en souffrance ; la fièvre, il est vrai, n'est pas violente dans la plupart des cas, elle peut même manquer tout à fait ; mais il existe un embarras gastrique plus ou moins prononcé ; la langue est chargée, il y a des nausées, un abattement général. La pourriture d'hôpital peut mettre en danger la vie des vieillards et des personnes affaiblies, surtout si cette affection détruit de petites artères et provoque ainsi des hémorrhagies artérielles. L'expérience a montré que les gros troncs vasculaires résistent souvent d'une manière étonnante à la pourriture d'hôpital. C'est ainsi que Billroth eut l'occasion de voir un jeune homme chez lequel s'était développée une pourriture d'hôpital après l'ouverture d'un abcès de l'aine ; elle prit la forme pulpeuse et détruisit la peau de la région inguinale dans l'étendue de la main ; le travail de destruction pénétrait si profondément, qu'on voyait battre distinctement l'artère fémorale, complètement à nu au fond de la plaie, sur une longueur de 4 centimètres. Billroth avait fait surveiller le malade par un infirmier, qui ne devait jamais le quitter, pour faire immédiatement la compression dès que l'hémorrhagie se montrerait, ce qui pouvait arriver à chaque instant. Cependant l'hémorrhagie ne survint pas. La bouillie pulpeuse détachée, la plaie se recouvrit de granulations vigoureuses, et le malade guérit complètement, quoique lentement.

La rougeur érythémateuse qui s'observe dans les cas de phlegmons diphthéritiques et de pourriture d'hôpital, est parfois très bien délimitée et suivie d'une desquamation analogue à celle qu'on observe dans l'érysipèle qui complique les plaies de bonne nature. Mais, tandis que ce dernier a une certaine tendance à s'étendre, la dermatite érythémateuse (érysipèle septique) compliquant la diphthérie ou la gangrène nosocomiale est plutôt stable et ne se diffuse que peu. L'intoxication septique de l'organisme est toujours plus intense dans la diphthérie grave des muqueuses que dans la pourriture d'hôpital.

Les opinions sur les *causes* de la pourriture d'hôpital sont partagées, ce qui a principalement sa raison d'être en ce que beaucoup de chirurgiens de notre temps ont eu le bonheur ou le malheur de ne jamais voir cette maladie; c'est ainsi qu'à l'hôpital de Zurich, par exemple, elle n'a jamais été observée par Billroth dans le cours de sept années, quoique les maladies accidentelles des plaies n'y fissent cependant pas défaut. Les chirurgiens qui n'ont jamais vu cette maladie ou qui ne l'ont observée qu'à l'état sporadique, croient qu'elle est produite par une grande négligence, par des pansements malpropres, etc., qu'elle peut être comparée à un ulcère de la jambe, devenu superficiellement gangreneux par suite de malpropreté et de manque de soins. Cette opinion n'est pas justifiée. Schede a observé la gangrène nosocomiale sur des plaies complètement aseptiques; les plaies restaient même aseptiques malgré l'infection. D'autres chirurgiens admettent que la pourriture d'hôpital est une maladie qui, comme l'indique son nom, est particulière à certains hôpitaux, et que le manque de soins dans les pansements favorise simplement son développement. Une troisième opinion, enfin, consiste à croire que cette forme de mortification naît sous l'influence de causes épidémico-miasmatiques, que c'est à tort qu'on lui donne le nom de pourriture d'hôpital, parce qu'on l'observe également en dehors des hôpitaux, quand elle règne dans ceux-ci. Dans ces derniers établissements, elle s'étend probablement par inoculation, car je ne doute pas que des matières provenant de plaies gangreneuses et transportées sur des plaies saines au moyen des pinces à pansement, de la charpie, des éponges, etc., ne reproduisent la maladie sur ces dernières plaies. C'est aussi l'opinion de Pitha et de Fock, qui croient que la pourriture d'hôpital est une maladie épidémique de nature miasmatique. On a observé déjà des épidémies, qui non seulement atteignaient les malades d'un seul hôpital, mais qui s'étendaient encore dans d'autres hôpitaux de la même ville en même temps, et dont étaient même frappés des malades de la ville qui n'étaient nullement en rapport avec l'hôpital. Cette maladie arrivait assez rapidement et disparaissait complètement après quelques mois, quoique le traitement des plaies n'eût été modifié en rien et que l'hôpital lui-même n'eût subi aucun changement; ce qui prouve que les causes ne se trouvaient ni dans la manière de panser, ni dans les conditions de l'hôpital lui-même.

Il est très vraisemblable que la pourriture d'hôpital épidémique, de même que la diphthérie, est due à des espèces déterminées de petits organismes qui ne se développent que rarement; ces êtres organisés, à la manière des ferments, provoqueraient une décomposition sur la plaie et dans le tissu bourgeonnant. Les conditions qui président au développement de ces organismes dépendent probablement de certains états atmosphériques, et de là provient sans doute l'extension épidémique de la maladie. Dans la diphthérie, de même que dans la gangrène nosocomiale, on rencontre toujours dans les tissus d'abondantes végétations de microcoques. Il n'est plus douteux, aujourd'hui, que c'est à elles qu'est due l'inflammation diphthéritique. Quant à savoir si ces microcoques appartiennent à une espèce particulière, ou s'ils sont identiques à ceux de la diphthérie des plaies et du pharynx, on l'ignore. Mais il est certain que le transport de la pulpe ou de la sanie de la pourriture d'hôpital sur des plaies fraîches donne lieu le plus souvent (sinon toujours, suivant Fischer) à la pourriture d'hôpital, et ce fait a une grande importance. D'après tout ce que j'ai vu, je suis persuadé que cette affection est complètement indépendante des causes qui produisent la pyémie, la septicémie, l'érysipèle et la lymphangite, bien qu'elle puisse être suivie d'une ou de plusieurs de ces maladies.

Le traitement de la gangrène nosocomiale doit consister dans l'isolement absolu du malade, pour les soins duquel il est nécessaire d'avoir un infirmier spécial, des matérieux de pansement et des instruments spéciaux. Quoique cette précaution ne mette pas toujours à l'abri de la maladie, puisque le contage peut se transmettre peut-être aussi par l'air, il en atténue cependant la dissémination, comme le prouve l'expérience ; dans plusieurs épidémies des hôpitaux militaires, on s'est vu forcé d'évacuer complètement certains bâtiments. Localement on emploie l'eau fortement chlorurée, l'eau-de-vie camphrée et la térébenthine ; l'acétate d'alumine exerce ici une action très favorable ; seulement le pansement doit être fréquemment renouvelé, quand on ne l'emploie pas sous forme d'irrigation continue. De plus, je fais badigeonner plusieurs fois par jour la plaie et les tissus voisins avec de la teinture d'iode. A présent, je considère l'iodoforme comme le moyen par excellence pour panser les plaies diphthéritiques, et il mérite d'être employé aussi dans la gangrène nosocomiale épidémique. Mais ces substances ne peuvent empêcher l'affection de s'étendre si elles sont mises au contact de la pulpe gangreneuse. Il faut donc, au préalable, enlever cette dernière. Pour ce faire on endort le patient ; on racle la plaie jusque dans les tissus sains au moyen de la curette ; les bords de la peau sont nivelés, l'hémorrhagie arrêtée par compression, puis on cautérise soigneusement toute la surface avec de l'acide nitrique fumant jusqu'à ce qu'il se soit formé une eschare solide et gris brunâtre. La plaie est ensuite recouverte d'iodoforme et de charpie imbibée de solution de Burow. L'eschare doit rester adhérente au moins six à huit jours, après quoi l'affection prend certainement fin. Si l'on remarque, le lendemain de la cautérisation, que l'eschare s'est en partie détachée, il faut renouveler la cautérisation. Le traitement général doit être roborant et même excitant.

La fièvre dans cette maladie résulte de la résorption des produits putrides et ne diffère donc pas des autres formes de fièvre par infection. La précaution essentielle vis-à-vis de la diphthérie des plaies est de nature prophylactique et consiste à employer le pansement antiseptique dans toutes les plaies. En outre, toute plaie, si petite soit-elle, doit être attentivement surveillée, précisément parce que l'on ne croit pas qu'elle puisse être atteinte par l'infection.

Dans un chapitre antérieur, nous avons dit que des inflammations diphthéritiques pouvaient être produites ainsi par des agents chimiques, par la compression, etc. Vous allez me demander comment on peut faire concorder ces faits avec ce que nous savons de la nature contagieuse de la diphthérie ulcéreuse et épidémique des plaies. De fait, il y a un certain désaccord entre les anatomistes et les cliniciens. Les premiers nomment diphthéritique une forme d'inflammation spéciale, bien caractérisée anatomiquement, qui s'observe dans certains processus infectieux, comme par exemple dans la diphthérie du pharynx, dans la pourriture d'hôpital, etc. Les cliniciens se servent du mot diphthérie pour caractériser une maladie qui se transmet par un contage et vraisemblablement par un microbe spécial. Vous comprendrez, par conséquent, que nous n'ayons en vue que la diphthérie en tant que maladie infectieuse, celle dont l'identité avec la pourriture d'hôpital me paraît probable, et non toutes ces inflammations diphthéritiques qui peuvent apparaître sans l'intervention d'un contage, par exemple à la suite de la cautérisation d'une muqueuse. A la vérité, on peut trouver dans un semblable foyer produit artificiellement des quantités de micrococcus, le tissu étant mortifié et les germes et les organismes pouvant s'y fixer et s'y multiplier; toutefois dans ce cas l'inflammation diphthéritique doit être considérée comme absolument indépendante des microparasites.

Il y a deux régions du corps dont les plaies sont plus particulièrement atteintes par la diphthérie, sans que le transport du contage diphthéritique d'un individu à un autre soit ici nécessaire; en ces deux points, d'une part, il existe par suite de circonstances spéciales de nombreux microorganismes, et, d'autre part, les conditions propres à leur développement sont extrêmement favorables : par suite, il est presque impossible de distinguer quel est le phénomène primitif, si c'est l'inflammation ou l'émigration des micrococcus dans le tissu. Je veux parler des plaies de la cavité buccale et de celles de la vessie.

Après l'ablation de portions étendues de la langue et après la résection du maxillaire inférieur, j'ai vu souvent se former une infiltration du tissu cellulaire étendue et très dure qui était rapidement suivie d'une destruction pulpeuse progressive de la plaie : on avait évidemment affaire ici à une combinaison de phlegmon diphthéritique et d'ulcération phagédénique. Dans la plupart de ces cas, la mort survenait pas septicémie; dans d'autres, la guérison avait lieu après mortification de tout le tissu cellulaire infiltré et élimination de ce tissu par la suppuration consécutive. Quoique le mucus et la salive ne possèdent par eux-mêmes aucune propriété phlogogène ou septique, il n'en est plus de même si l'on considère que ces substances constituent un liquide nourricier favorable aux organismes qui peuvent facilement s'introduire dans la cavité buccale ou qui se trouvent déjà en quantité dans les interstices des dents. On comprend donc très bien que les germes qui ont pénétré dans la cavité buccale, en même temps que l'air, puissent se multiplier aussi rapidement, surtout lorsqu'après une opération la sécrétion primitive de la plaie s'ajoute encore à l'augmentation de la sécrétion du mucus et de la salive.

Plus les matériaux de nutrition et les conditions d'existence seront favorables aux microcoques, plus ceux-ci auront de chances d'envahir les tissus en grand nombre et d'y transporter les produits de décomposition putride auxquels ils ont donné naissance et qui leur sont inhérents. On

comprend ainsi pourquoi l'infection diphthéritique survient presque immédiatement après l'opération, puisque c'est précisément la sécrétion primaire
des plaies qui a le plus de tendance à se décomposer; pourquoi ce processus
ne se développe que dans les premiers temps, jusqu'au cinquième jour tout
au plus, tant que les mailles du tissu restent accessibles à l'invasion des
microcoques; en effet, dès qu'il s'est formé des bourgeons charnus, ceux-ci
constituent un rempart assez ferme qui ne peut céder à ces organismes que
dans les points où la surface granuleuse a été détruite soit par un traumatisme, soit par une altération pathologique, par exemple à la suite d'une
hémorrhagie. Cette forme de diphthérie, dont il est ici question, n'atteint
d'ailleurs pas seulement la surface des plaies, mais elle peut aussi intéresser
la muqueuse de la cavité buccale et de la langue, toutefois elle ne s'étend
pas dans le pharynx, dont la muqueuse est le siège de prédilection de la
diphthérie vraie.

Les symptômes généraux peuvent être dans cette affection d'une haute
gravité : ce qui frappe surtout chez ces malades, c'est un collapsus très
rapide, d'autant plus dangereux que les opérés se trouvent déjà très débilités par suite de la longue durée d'une nutrition devenue difficile depuis
un temps déjà long. Pendant longtemps, toutes les précautions prises en
vue d'éviter cette infection diphthéritique n'ont été suivies d'aucun succès :
tel est le cas de la propreté la plus scrupuleuse, des lavages répétés avec
des solutions désinfectantes, des badigeonnages à la teinture d'iode, etc.; ce
qui rendait encore le plus de services était la cautérisation de la surface de
la plaie récente au moyen d'une solution de chlorure de zinc à 12 p. 100,
ou au moyen de la poudre de permanganate de potassium ; on provoquait
ainsi la formation d'une eschare dure, adhérant pendant quelques jours
et après l'élimination de laquelle on voyait apparaître des bourgeons vigoureux. Mais, depuis que j'ai eu l'occasion d'employer l'iodoforme dans le traitement des plaies des muqueuses, je n'ai plus eu de destruction pulpeuse,
ni d'infiltration diphthéritique; on obtient par ce moyen, on peut le dire,
une marche exempte de réaction et de complications locales et générales.

Après la taille, l'uréthrotomie, l'opération de la fistule vésico-vaginale et
l'opération de l'ectopie vésicale, on observe de temps en temps la gangrène
pulpeuse des bords de la plaie et l'infiltration fibrineuse de la muqueuse
vésicale et même de celle du vagin, surtout quand l'urine est alcaline.
Comme cette affection dépend manifestement de l'altération de l'urine, on
l'appelle diphthérie urineuse. Cette forme de diphthérie est la moins grave
de celles que nous avons citées, parce qu'en général elle a relativement peu
de propension à s'étendre, et parce qu'elle peut évoluer sans symptômes
généraux, si la plaie est entretenue dans un grand état de propreté. Cependant, ici encore, les lambeaux qui ont été formés pour recouvrir la perte de
substance qui existe dans l'ectopie de la vessie, peuvent se mortifier totalement en quelques jours. Il arrive même, dans certains cas, que la muqueuse
se mortifie dans une certaine étendue; plus fréquemment, il arrive que le
processus s'étende sous forme de phlegmon putride jusqu'au tissu cellulaire
rétropéritonéal; cette rétropéritonite donne lieu alors à une péritonite toujours mortelle. Il peut se faire aussi que l'inflammation diphthéritique du

vagin se propage sous forme d'une suppuration superficielle jusque dans la
cavité utérine, et qu'ensuite, par l'intermédiaire des trompes, elle atteigne
le péritoine; cette péritonite suppurée entraîne encore la mort. Je n'ai
jamais vu de phlegmons fibrineux se développer dans de pareilles conditions. On voit alors apparaître de bonne heure des phénomènes généraux
graves; ces cas sont assez fréquents après les accouchements, assez rares
heureusement après l'opération de la fistule vésico-vaginale.

4. *Érysipèle traumatique.* — L'érysipèle est compté, comme cela a été dit
antérieurement, parmi les exanthèmes aigus. Il est caractérisé par un
gonflement diffus, une teinte rosée et un endolorissement de la peau, ainsi
que par une fièvre généralement assez intense. L'érysipèle occupe une
place toute spéciale parmi les exanthèmes aigus : d'un côté, parce qu'il
s'ajoute très souvent aux plaies, quoique cependant il puisse aussi se présenter d'une manière spontanée; de l'autre, parce qu'il ne se propage pas
ordinairement à d'autres individus au moyen d'un contagium aussi intense
que celui de la rougeole, de la scarlatine, etc.; enfin, parce que, si l'on a eu
cette maladie, non seulement on n'est pas à l'abri d'une nouvelle attaque,
mais, dans certains cas, on est tout particulièrement prédisposé à l'avoir
derechef. Comme je ne dois pas supposer que vous ayez déjà étudié en
détail les maladies cutanées, nous sommes obligés de passer rapidement en
revue les symptômes de l'affection en question.

Le début peut varier : ou bien la fièvre précède l'apparition de l'exanthème, ou bien la fièvre et l'exanthème se montrent en même temps. Supposez que vous ayez affaire à un malade atteint d'une plaie suppurée
de la tête; il a été bien portant jusqu'ici et la plaie était en bonne voie de
guérison; tout d'un coup vous constatez une fièvre très violente, qui a été
précédée peut-être d'un frisson intense. Vous examinez attentivement le
malade et vous ne trouvez qu'un léger embarras gastrique qui se reconnaît
à la langue un peu chargée, au goût désagréable de la bouche, aux nausées peu prononcées et à l'anorexie. Un pareil état se montre au début de
tant de maladies aiguës qu'il nous est impossible de poser un diagnostic.
Abstraction faite de la possibilité d'une complication par une maladie
aiguë interne, vous penserez à la pyémie, à la lymphangite et à l'érysipèle traumatique. Ce n'est peut-être que vingt-quatre heures plus tard que
vous trouverez la plaie plus sèche, ne sécrétant qu'un peu de sérosité; le
tissu environnant est tuméfié, rouge et douloureux * dans une certaine
étendue, ou bien les granulations sont fortement gonflées et couvertes
d'un enduit croupal; la teinte de la peau est d'une couleur rosée à bords
nettement tranchés; la fièvre est encore assez forte; à ce moment, le diag-

---

* La sensibilité au niveau de la peau rougie constitue un signe différentiel assez
certain pour qu'on puisse diagnostiquer l'érysipèle d'avec un simple érythème ou d'avec
ce que l'on nomme le pseudo-érysipèle, c'est-à-dire l'inflammation phlegmoneuse. Dans
l'érysipèle, la plus légère pression, le simple frottement avec le doigt sur la peau rougie
sont douloureux, et ce symptôme est pathognomonique, tandis que dans l'érythème la
sensibilité fait complètement défaut et que dans le phlegmon le frottement léger ne
provoque pas de douleurs; il faut ici exercer une pression assez forte avec le doigt
pour causer une douleur sourde et profonde. Vous constaterez à la clinique la constance de ces phénomènes.

nostic d'un érysipèle est évident, et l'on est satisfait d'avoir affaire sinon à une affection tout à fait anodine, du moins à une des moins dangereuses parmi celles qui compliquent les plaies.

Dans une seconde série de cas, l'érysipèle se montre en même temps que la fièvre. On peut alors, pendant un certain temps, hésiter entre une lymphangite, une inflammation du tissu cellulaire sous-cutané ou un érysipèle vrai. Cependant la marche de la maladie dissipera bientôt les doutes; l'étendue qu'avait pendant le premier jour l'inflammation érysipélateuse de la peau reste rarement la même; ordinairement l'érysipèle s'étend de plus en plus, de sorte qu'on peut facilement reconnaître et poursuivre exactement les bords de la peau enflammée, habituellement arrondis et offrant des prolongements en forme de langue; on pourra voir l'inflammation s'étendre tous les jours, tantôt d'un côté, tantôt de l'autre; la rougeur forme en s'étendant des figures analogues à celles d'un liquide tachant un papier buvard. De cette façon, le processus peut s'étendre de plus en plus; il peut passer de la tête à la nuque, de là au dos, ou bien il peut descendre à la partie antérieure du tronc, gagner les bras, et, à la fin, même atteindre les extrémités inférieures. Pfleger a démontré que le mode d'extension de l'érysipèle ambulant est presque toujours le même et qu'il est probablement en rapport avec certains courants lymphatiques qui eux-mêmes résultent de la disposition des fibres du tissu cutané. Aussi longtemps que l'érysipèle est dans sa période d'extension, la fièvre reste ordinairement au même degré et des personnes âgées ou faibles peuvent en être épuisées. La plupart des érysipèles durent de deux à dix jours; il est rare que la durée dépasse quatorze jours; la plus longue durée que j'ai observée fut de trente-deux jours, et cet érysipèle traumatique se termina par la guérison. Vous remarquez encore que dans cet érysipèle *ambulant* l'inflammation cutanée ne reste au même degré que pendant un certain temps; ainsi, quand l'érysipèle gagne du terrain, toute la surface de la peau malade ne présente pas en même temps le summum de l'inflammation locale : celle-ci n'est que partielle.

Après que l'inflammation a persisté au même degré pendant trois jours environ, la rougeur diminue; il se fait une desquamation superficielle de la peau, sous forme d'une poussière furfuracée ou d'écailles et de lambeaux épidermiques. Dans certains cas l'épiderme se soulève dès le début de l'érysipèle; il se forme des bulles plus ou moins grandes, remplies de sérosité : c'est l'*érysipèle bulleux*. Ce dernier ne constitue pas une espèce particulière, il n'est que l'expression d'une exsudation plus rapide. On observe souvent sur la face une formation de bulles, tandis que sur le reste du corps l'érysipèle n'en est pas accompagné. Si cette maladie atteint le cuir chevelu, les cheveux tombent ordinairement, mais ils reviennent assez vite. Suivant Billroth, l'érysipèle provient par ordre de fréquence : des extrémités inférieures, ensuite du visage, des extrémités supérieures, de la poitrine et du dos, de la tête, du cou, puis du ventre. Cet ordre est vraisemblablement en rapport avec la fréquence des blessures sur ces diverses parties du corps.

L'érysipèle peut se compliquer, comme les autres exanthèmes aigus, de maladies internes très diverses, par exemple de pleurésie; pour l'érysipèle de la tête, la complication la plus fréquente est la méningite. Cependant, dans l'érysipèle traumatique, ces complications sont, en général, rares, et sont ordinairement la conséquence d'une extension de l'inflammation vers la profondeur.

La terminaison de cette maladie est favorable dans la plupart des cas; sur cent trente-sept cas, non compliqués, observés par Billroth à Zurich, il y eut seulement dix décès. Cependant, chez les enfants, les vieillards et les malades qui ont été déjà affaiblis par d'autres maladies, cette affection peut devenir dangereuse; d'après mon expérience, ils succombent le plus souvent à l'épuisement, résultant de la fièvre continue et de longue durée; on ne trouve absolument rien sur le cadavre qui puisse expliquer la mort. Le processus de l'érysipèle ne nous est pas encore complètement connu, en ce sens que sa cause et son mode d'extension sont encore assez obscurs. Une dilatation des capillaires du derme, une exsudation séreuse dans ce dernier, une genèse exagérée des cellules du corps de Malpighi, et une infiltration cellulaire entre les fibres du tissu cutané, sont les seuls phénomènes que la dissection nous révèle. La maladie s'étend rarement au tissu cellulaire sous-cutané. Il est vrai qu'il gonfle énormément à certains endroits, comme aux paupières et au scrotum, parce qu'il y est fortement imprégné de sérosité; cependant cet œdème disparaît dans la plupart des cas sans laisser de traces. Dans quelques cas rares, il atteint un tel degré que, par suite de la forte tension des tissus, la circulation du sang cesse et que ces parties deviennent gangreneuses; c'est ainsi que les paupières, par exemple, peuvent être détruites en partie ou en totalité. Si la mortification s'étend à toute la peau de la paupière supérieure ou inférieure, il en résulte une grande difformité. D'ordinaire, cependant, il n'y a que de petites portions qui se gangrènent, et comme la peau, surtout celle de la paupière supérieure, existe chez la plupart des personnes en grande abondance, on ne remarque plus de traces de cette complication après la guérison. — Dans d'autres cas, après la terminaison de l'érysipèle, on trouve en certains endroits dans le tissu cellulaire sous-cutané une tumeur qui devient bientôt fluctuante et dont l'incision donne issue à du pus. L'érysipèle est dans ce cas, qui s'observe parfois, compliqué d'un phlegmon circonscrit.

Les causes qui donnent lieu à l'érysipèles ont de nature très diverses; il est prouvé que l'érysipèle spontané de la tête se développe souvent après de forts refroidissements. On accuse aussi les impressions psychiques, surtout la frayeur. Cependant, si l'on examine attentivement les cas d'érysipèles considérés comme spontanés, on trouve presque toujours dans le voisinage une lésion superficielle ou un foyer inflammatoire qui a donné lieu à l'affection. La plupart des chirurgiens sont unanimes aujourd'hui pour admettre que l'érysipèle est toujours dû à une infection, et que ce sont les solutions de continuité du revêtement cutané qui livrent passage au virus érysipélateux. Quand on examine attentivement des malades atteints d'érysipèle prétendu non traumatique, on trouve presque toujours une petite plaie cutanée quelconque, une crevasse à peine appréciable, une pustule d'acné excoriée, et surtout chez les vieillards, qui sont souvent atteints d'érysipèle du nez, un petit foyer purulent autour d'un follicule pileux dans la cavité d'une narine. En un mot, on trouve une petite plaie à laquelle le patient n'a généralement pas attaché d'importance et qui doit être considérée comme le point de départ de l'affection. Si l'on tient compte de ce fait qu'un grand nombre de personnes grattent ces excoriations avec des ongles malpropres, on comprendra la possibilité d'une infection au niveau de ces points où l'épiderme fait défaut. La plupart des cas d'érysipèle spontanés ne seraient donc que de vraies affections traumatiques accidentelles.

D'après les observations que j'ai recueillies jusqu'à présent dans les hôpitaux sur l'érysipèle traumatique, je me suis créé l'opinion suivante sur cette affection : je considère le processus local dans l'érysipèle comme une inflammation du derme dans laquelle l'irritation inflammatoire est propagée au loin par les vaisseaux lymphatiques ; le mode d'extension de la rougeur inflammatoire et sa délimitation tranchée ne permettent pas de douter que sa progression ne suive invariablement les réseaux vasculaires ; en examinant attentivement, on peut remarquer que très souvent sur la limite de la rougeur il se développe une tache rouge, arrondie, circonscrite d'abord et qui bientôt se confond avec les parties déjà rouges ; ces taches nouvelles correspondent évidemment à un district vasculaire. On rencontre quelque chose de tout à fait analogue lorsqu'on injecte la peau par une artère ; dans ce cas également, la coloration se montre par taches d'abord et ne devient confluente que plus tard sous une pression plus forte ; or, les districts veineux et lymphatiques de la peau étant jusqu'à un certain point analogues aux districts artériels, il n'est pas impossible que le poison irritant qui provoque l'ectasie vasculaire circule dans un de ces petits systèmes. Mais les districts artériels et veineux de la peau n'ont que de rares rameaux de communication dans le sens parallèle à la surface, tandis que dans cette direction les réseaux lymphatiques en possèdent un grand nombre, et ils n'ont que peu d'anastomoses se dirigeant vers le tissu cellulaire sous-cutané : ainsi le poison irritant peut très facilement s'étendre dans le sens de la largeur en suivant les vaisseaux lymphatiques ; mais, en outre, il pénètre également dans les troncs lymphatiques sous-cutanés et y provoque assez souvent des inflammations, de même que dans les ganglions les plus rapprochés. Cette inflammation se traduit par des traînées rouges et un gonflement des glandes lymphatiques avoisinantes. Quant à ce qui concerne la nature du poison, diverses opinions ont été émises. Il n'est pas douteux que l'érysipèle vrai soit dû à un microbe, à un coccus spécial. Ce dernier constitue un élément très petit, rond, immobile, souvent réuni à d'autres en chaînons. On ne le trouve jamais dans les vaisseaux sanguins, mais exclusivement dans les lymphatiques, dans lesquels il entrave parfois l'écoulement de la lymphe ; ce coccus fait souvent défaut dans le contenu des bulles fraîches d'érysipèle. En transportant ce microbe sur des substances nutritives appropriées, on peut obtenir des cultures pures sous forme d'un léger trouble blanchâtre (gazon) ; celles-ci permettent de faire autant de cultures que l'on veut, et, inoculées à l'homme et à certains animaux, elles donnent lieu à un véritable érysipèle. Le micrococcus de l'érysipèle est essentiellement différent du coccus des phlegmons ; de même la dermatite érysipéla-

teuse est complètement indépendante de l'inflammation phlegmoneuse, et
on ne peut la produire par l'infection au moyen de substances putrides. Je
crois que les microbes de l'érysipèle se développent en dehors de l'organisme dans certaines substances où ils peuvent se reproduire, et qu'alors, par
l'intermédiaire des objets mis en contact avec la plaie, ils peuvent pénétrer
dans les tissus; en outre, la contagion directe peut avoir lieu d'un individu
malade à un individu sain atteint d'une lésion cutanée quelconque. En tout
cas, les plaies, quelle que soit leur nature, qu'elles soient fraîches, en voie
de bourgeonner ou de suppurer, etc., constituent une porte d'entrée pour
l'affection. Le virus érysipélateux adhère surtout aux éponges et aux objets
de pansements; avant l'emploi de l'antisepsie, on a souvent observé que des
malades opérés les uns après les autres dans la même matinée, dans la
même salle, en un mot dans les mêmes conditions, étaient tous atteints
d'érysipèle autour de la plaie récente sans qu'il y eût la moindre rétention
des produits de sécrétion, et alors même que les opérés étaient couchés dans
des salles séparées. Ainsi l'érysipèle peut devenir épidémique dans un
hôpital; cette substance infectieuse peut adhérer aux vêtements des chirurgiens, aux instruments, aux lits et aux murs et se propager de cette manière. Billroth a relevé soigneusement et a étudié les cas d'érysipèle qui se
sont présentés à sa clinique à Zurich et à Vienne, et il a pu se rendre compte
des apparitions épidémiques qui ne sauraient être attribuées à aucune
des influences morbifiques extrahospitalières.

Une statistique qui comprend les cas observés pendant une durée de deux
ans et qui a été dressée avec le concours des médecins du canton de Zurich,
démontre que l'érysipèle ne se montre pas épidémiquement dans ces contrées, mais que, comme pour d'autres maladies aiguës, on l'observe plus
fréquemment au printemps et en automne; les épidémies d'érysipèle dans
l'intérieur d'un hôpital doivent donc dépendre des conditions inhérentes à
l'hôpital lui-même que nous avons déjà mentionnées.

De nombreux observateurs (Orth, Lukomsky, Billroth, Ehrlich, Tillmann
et d'autres) ont constaté l'existence de végétations de bactéries dans l'érysipèle, sans réussir toutefois à prouver la spécificité du micro-organisme.
Tillmann a démontré le premier que, en inoculant du sérum érysipélateux
contenant des coccus à des animaux, on pouvait produire un véritable
érysipèle. Fehleisen a récemment établi que l'on pouvait avec succès transporter sur l'homme des cultures pures de coccus érysipélateux. Si l'on examine des coupes de peau érysipélateuse, on voit que la multiplication des
microbes précède la rougeur inflammatoire : la dermatite constitue donc
un phénomène réactionnel consécutif à l'émigration et à la diffusion des
éléments étrangers.

La marche de l'inoculation érysipélateuse artificielle a pu être suivie
dans quelques cas sur les malades auxquels Fehleisen, dans un but thérapeutique, — nous verrons bientôt lequel, — a inoculé des cultures pures du
coccus spécifique dans des incisions cutanées superficielles. Après une durée
d'incubation de quinze à soixante et une heures (maximum), il survint un
frisson, en même temps qu'apparaissait au point d'inoculation la rougeur
caractéristique. Chez un patient qui avait eu plusieurs fois de l'érysipèle,

l'inoculation n'eut aucun résultat. L'affection débute souvent par un frisson, suivi d'une rapide élévation thermique pouvant atteindre le soir déjà 40° C. et plus. La fièvre persiste tant que dure l'inflammation cutanée; tantôt elle prend le caractère continu, tantôt le caractère fortement rémittent; elle se termine soit par crise soit par lysis.

Déjà quelques heures avant l'apparition de la fièvre et avant que la peau soit le siège de la rougeur caractéristique, le patient se sent souffrant; c'est surtout la digestion qui est troublée, la langue est chargée, et souvent des vomissements surviennent.

Les phénomènes gastriques sont très prononcés pendant tout le cours de la maladie; ils peuvent, par leur longue durée et à cause des troubles de la nutrition qui en résultent chez les patients âgés et débilités, devenir extrêmement sérieux.

Un phénomène très singulier, connu depuis longtemps, s'observe parfois dans le cours de l'érysipèle : c'est la disparition complète en quelques jours de néoformations de bonne ou de mauvaise nature, ou du moins une diminution considérable du volume de celles-ci. Il semble que cette influence dépende surtout de la façon dont végètent les micrococcus dans l'érysipèle, et que les éléments de la néoplasie soient directement consumés dans le vrai sens du mot. Récemment on a essayé l'inoculation érysipélateuse dans les cas de tumeurs inopérables, et, de fait, on a observé quelques succès. De nouvelles expériences sont nécessaires pour qu'on puisse formuler un jugement sur cette question.

Le traitement de l'érysipèle consiste surtout dans l'expectation. Au point de vue de la prophylaxie, on peut empêcher par une désinfection soigneuse et par le drainage des plaies tout ce qui contribue à le faire naître, et l'on doit, surtout quand il y a quelques cas de cette affection dans l'hôpital, veiller à ce qu'il n'y ait pas trop de ces malades réunis dans la même salle ; autant que possible, les cas d'érysipèle doivent être complètement séparés d'avec les patients atteints de plaies récentes ou de plaies étendues en voie de suppuration. De temps à autre les salles de malades doivent rester complètement vides pendant quelque temps et doivent être ventilées afin d'empêcher le développement du contagium érysipélateux.

Quant à ce qui concerne le traitement local, on a fait l'essai d'une quantité de moyens afin d'enrayer l'extension de l'inflammation érysipélateuse et afin d'y mettre obstacle tout au début. Tous ces procédés, l'emploi du crayon de nitrate d'argent pour circonscrire la partie de la peau affectée, le badigeonnage au collodion, à la teinture d'iode, au goudron, etc., ne sont d'aucune utilité; ils dissimulent bien la rougeur de la peau, mais celle-ci n'en continue pas moins à s'étendre sous le badigeon. Le traitement vanté par Hueter, et qui consiste à faire des injections sous-cutanées de solution phéniquée à 2 p. 100, n'a quelque chance de succès qu'à la condition d'être employé tout au début, dès l'apparition de l'affection. Les cultures pures de coccus érysipélateux sont détruites par les solutions carboliques à 3 pour 100, mais dans la peau vivante il est presque impossible d'atteindre le microbe. Une seringue pleine suffit à peine pour une portion de peau de l'étendue de 5 centimètres carrés. L'application du froid, à laquelle les anciens n'osaient recourir dans la crainte de voir en résulter une inflammation des organes internes, n'est pas indiquée, non pas à cause de ce motif, mais à cause d'autres raisons. Nous avons déjà dit que quand il existe un œdème intense, la gangrène peut survenir; naturellement cette gangrène sera favorisée par un froid intense; l'application de vessies de glace sur une grande surface, comme sur le dos ou sur tout le visage, ne peut guère être tolérée; enfin le froid ne sera d'aucune utilité, car l'érysipèle a une marche typique, et, dans cette affection, le processus local et l'infection générale sont plus intimement associés encore que dans les autres inflammations.

Les sensations ressenties par le malade dans les parties de la peau affectées sont : une tension désagréable, une légère brûlure, une grande impressionnabilité à l'égard des courants d'air et des changements de température. C'est pourquoi il importe de recouvrir et de mettre à l'abri de l'air les parties malades. Pour ce faire, on peut employer divers moyens. Le procédé le plus simple, celui dont je fais habituellement usage, est d'oindre fortement la peau avec de l'huile et d'appliquer de la ouate par-dessus; généralement les patients se trouvent bien de cette pratique. D'autres saupoudrent les parties enflammées avec de la farine ou de l'amidon, ou bien encore appliquent de la poudre de camphre répandue sur de la ouate, dans la pensée qu'ainsi ils agissent plus directement sur le processus local. S'il existe des bulles, on les ouvre avec la pointe de fines aiguilles et on laisse alors se dessécher l'épiderme soulevé. S'il se forme quelque part un foyer de gangrène, on applique un pansement antiseptique. Quant aux abcès qui se forment après un érysipèle dans le tissu cellulaire sous-cutané, on les ouvre de bonne heure et on les traite comme toute autre plaie en voie de suppuration.

Le traitement interne a surtout pour but de soutenir les forces du malade, afin qu'il puisse supporter la fièvre, qui parfois est de longue durée. Je vous conseille de faire surtout usage, dans ce but, de l'alcool, aussi bien comme stimulant que comme antipyrétique. C'est surtout chez les gens de la classe laborieuse, qui sont habitués à en faire usage, que vous pouvez hardiment donner chaque jour une bouteille de vin et en outre un peu de genièvre ou de cognac. Vous nourrirez le patient au moyen d'aliments substantiels et faciles à digérer. Si le processus traîne en longueur, s'il survient des symptômes d'épuisement, de parésie cardiaque, vous devez recourir aux toniques et aux excitants; vous prescrirez dans ces cas quelques grains de camphre par jour, de la quinine, du musc, etc.

Quant aux maladies internes qui viennent compliquer l'érysipèle, il faut les traiter d'après les règles de l'art; vous ne devez pas avoir peur, en cas de méningite, d'appliquer en permanence une vessie de glace sur la tête, même si le cuir chevelu est atteint de l'inflammation érysipélateuse.

5. *Inflammation des vaisseaux lymphatiques, lymphangite.* L'inflammation des troncs lymphatiques se présente surtout aux extrémités dans diverses circonstances que nous aurons à exposer plus tard. Les symptômes sont, pour le bras par exemple, les suivants : s'il existe une plaie de la main, tout le bras devient douloureux, surtout dans les mouvements, les

ganglions de l'aisselle enflent et sont très sensibles, même à un léger contact. Si l'on examine exactement le bras, on remarque surtout sur le côté de la flexion des traînées rouges, qui parcourent toute la longueur du bras depuis la plaie jusqu'aux ganglions; ces parties sont très douloureuses. En même temps il existe de la fièvre, souvent la langue est chargée, on observe des nausées, de l'inappétence, de l'abattement général. La terminaison est variable. Par des soins intelligents et un traitement régulier, l'inflammation se dissipe ordinairement, les traînées rouges disparaissent peu à peu, de même que le gonflement et la sensibilité des ganglions de l'aisselle. En même temps la fièvre cesse. Dans d'autres cas, il y a suppuration; peu à peu et dans l'espace de quelques jours, la peau du bras rougit sur une surface plus étendue et devient œdémateuse. Le gonflement des ganglions de l'aisselle augmente, la fièvre devient plus forte; quelquefois même il survient des frissons. Au bout de quelques jours on sent distinctement la fluctuation, le plus souvent dans le creux axillaire, quelquefois au bras; le pus se fraye lui-même un passage au dehors, ou bien on fait une incision et l'on évacue le pus ordinairement réuni en un foyer circonscrit. Puis la fièvre cesse, de même que les douleurs et le gonflement, et le malade est bientôt rétabli de cette maladie, qui quelquefois est très douloureuse et très pénible. — La terminaison n'est pas toujours aussi favorable, c'est surtout la lymphangite consécutive aux plaies empoisonnées qui donne lieu quelquefois à la pyémie, principalement à la forme subaiguë dont nous parlerons plus tard. Dans un cas, où le malade était affecté en même temps d'une inflammation chronique des reins, Billroth a observé qu'à la suite d'une lymphangite de la jambe les ganglions inguinaux, après s'être énormément tuméfiés, se sont gangrenés en même temps que la peau qui les recouvrait. Cette terminaison est assez rare, quoique le pus dans ces lymphangites, surtout lorsqu'elles sont consécutives à l'inoculation du virus cadavérique, soit quelquefois de nature ichoreuse. L'inflammation aiguë des *ganglions lymphatiques* se terminant soit par résolution soit par suppuration se rencontre également à l'état idiopathique; cependant dans ces circonstances nous sommes rarement en état de trouver les traînées lymphatiques rouges qui relient la plaie ou un foyer inflammatoire aux ganglions engorgés; on pourrait expliquer ce fait en disant que les lymphatiques superficiels seuls se voient sous forme de traînées rouges, tandis que les profonds, même quand ils sont enflammés, ne sont appréciables ni à la vue ni au toucher. Nous ne reconnaissons donc sur le malade que la lymphangite superficielle. Une des particularités de cette affection, c'est que lorsqu'elle se rencontre aux membres, elle ne dépasse presque jamais les ganglions axillaires ou inguinaux. Une seule fois Billroth a vu s'ajouter à une lymphangite du bras et à une adénite de l'aisselle une pleurésie du même côté qui, à la rigueur, pouvait être attribuée à une propagation de l'inflammation des vaisseaux lymphatiques.

Nous savons très peu de chose des lésions anatomo-pathologiques de la lymphangite du tissu cellulaire sous-cutané; nos connaissances se bornent à ce que nous voyons à l'œil nu sur le malade; car c'est une maladie qui ne se termine presque jamais par la mort, aussi longtemps qu'elle a

pour siège exclusif les lymphatiques, et l'on ne peut qu'imparfaitement la
produire sur les animaux. Dans tous les cas, le tissu conjonctif qui entoure
immédiatement les vaisseaux lymphatiques prend une part essentielle à
l'inflammation, les capillaires y sont dilatés et gorgés de sang. C'est cette
injection du tissu périlymphatique, que nous voyons dans la peau sous
forme de traînées rouges, qui nous fait conclure à l'inflammation des vaisseaux lymphatiques eux-mêmes. Cette stase dans les capillaires doit être
produite par le contact du virus qui circule dans les vaisseaux lymphatiques
qu'ils entourent. Nous ne savons pas si le vaisseau lymphatique est obturé
par de la lymphe coagulée dans les périodes avancées de l'inflammation,
ou bien si dès le début il se forme dans la lymphe, d'ailleurs difficilement
coagulable, des caillots qui, après coup, irriteraient les parois du vaisseau.
Si nous appliquons à la peau ce que nous savons de la lymphangite utérine
qui se rencontre si fréquemment dans la fièvre puerpérale, nous devons
admettre qu'il existe, à certaines périodes du processus, du pus à l'état pur
dans les lymphatiques dilatés ; les alentours des vaisseaux doivent être infiltrés par de la sérosité et des éléments plastiques ; l'infiltration plastique du
tissu conjonctif va jusqu'à l'infiltration purulente, même jusqu'à la formation d'abcès, au milieu desquels les vaisseaux lymphatiques à parois si
minces sont détruits ; plus le réseau lymphatique est serré, plus il est difficile
de distinguer la lymphangite capillaire d'une inflammation du tissu conjonctif. Les dessins de Cruveilhier (*Atlas*, liv. XIII, pl. 2 et 3) donnent une
image exacte de la lymphangite puerpérale qui peut parfaitement nous faire
comprendre ce qui se passe dans d'autres régions. Quant aux *ganglions
lymphatiques*, nous connaissons un peu mieux ce qui s'y passe. Les vaisseaux s'y dilatent considérablement et tout le tissu est fortement imbibé de
sérosité ; il y a formation abondante de jeunes cellules, ce qui probablement met d'abord obstacle à la libre circulation de la lymphe dans l'intérieur du ganglion, et plus tard l'arrête complètement ; cette obstruction
empêche jusqu'à un certain point le processus morbide de s'étendre
plus loin.

La lymphangite peut accidentellement compliquer tout foyer inflammatoire, toute plaie. Suivant moi elle est constamment le résultat de l'irritation produite par un poison qui circule dans les troncs lymphatiques. Le
poison peut être de diverses natures : produit de sécrétion décomposée sur
une plaie, substances putrides de tout genre (surtout le virus cadavérique),
substances qui, sous l'influence d'une irritation exagérée, se forment dans
un foyer inflammatoire.

L'irritation mécanique persistante d'une plaie insignifiante suffit pour
déterminer une lymphangite, autrement dit pour donner lieu à un foyer
d'inflammation dans lequel se produira un virus dont la résorption donnera lieu à une lymphangite. Un fait que peut-être quelques-uns d'entre
vous n'ignorent pas vous servira d'exemple et vous fera saisir ma pensée.
Quelqu'un a au pied une légère excoriation due à la pression exercée par
un clou de la chaussure. Cette plaie est à peine douloureuse ; dans son voisinage la peau est tout à fait normale. L'individu, insouciant de cette douleur légère, continue à marcher ; le frottement dure des heures. La douleur

alors devient insupportable et s'étend jusque dans le pli de l'aine. Vous examinez et vous trouvez que tout le membre est tuméfié, la plaie enflammée ; la peau est le siège de traînées rouges, les ganglions de l'aine sont fortement gonflés et sont douloureux ; le patient peut même être pris de fièvre, et éprouver un frisson à la suite de la résorption du virus phlogogène. Qu'est-il donc arrivé ? Une inflammation s'est développée au niveau de l'excoriation à la suite de l'irritation mécanique ; les produits de cette inflammation ont été résorbés, et cela d'autant mieux que le mouvement et la contraction des muscles ont favorisé beaucoup la circulation lymphatique. On ne s'étonnera pas dès lors que, dans l'espace de quelques heures, les produits de l'inflammation arrivent jusque dans les ganglions lymphatiques de l'aine, produisant partout par leur contact un processus inflammatoire, et que leur pénétration dans la circulation se manifeste par de la fièvre, parfois même par un frisson. Ce que je viens de vous décrire peut arriver dans n'importe quel foyer d'inflammation ; sous l'influence d'une irritation quelconque, il se produit dans ces foyers un virus particulier qui pénètre dans la circulation lymphatique. Un virus isolé dans les limites du foyer inflammatoire peut également, sous l'influence d'une augmentation de pression, être poussé dans les vaisseaux lymphatiques et de là dans le sang, tandis que, sans le concours d'une cause de ce genre, le virus serait resté confiné dans ce foyer inflammatoire et aurait été expulsé lentement ou éliminé par suppuration.

Je vous citerai les exemples suivants : Un des collègues de Billroth avait eu une légère inflammation au doigt à la suite d'une inoculation de virus cadavérique ; ce foyer inflammatoire constituait un mal purement local, à peine perceptible. Dans une petite excursion sur les Alpes, le blessé s'échauffa fortement ; le même soir il eut une lymphangite du bras et une fièvre très vive ; les mouvements intenses et l'activité exagérée du cœur qui en étaient résultés avaient fait pénétrer dans le sang, par les vaisseaux lymphatiques, le virus jusqu'alors contenu dans le foyer inflammatoire circonscrit.

Un homme fut admis à ma clinique pour une lymphangite étendue et grave compliquée d'un phlegmon de la jambe. Quelques semaines avant, le patient s'était brûlé au dos du pied ; cette blessure s'était guérie de suite. Sous l'influence d'une marche continue, la cicatrice s'enflamma, devint douloureuse, et il se développa une inflammation des vaisseaux lymphatiques et du tissu cellulaire qui se termina par la formation d'un abcès. En outre, des abcès métastatiques apparurent dans l'articulation du coude et dans le tissu sous-cutané, loin du foyer primitif.

C'est avec raison que l'on défend strictement aux patients, qui ont été atteints d'une suppuration locale produite par infection, de ne faire, pendant longtemps après la guérison, aucun effort musculaire, de ne s'exposer à aucun échauffement, en un mot d'éviter tout ce qui est de nature à produire une accélération dans la circulation sanguine et lymphatique. Vous me demanderez pourquoi on observe tantôt une inflammation phlegmoneuse diffuse, tantôt un érysipèle, tantôt une lymphangite. Cela peut être dû à des causes purement locales ou bien encore à la nature de la substance toxique.

Suivant certains chirurgiens, l'érysipèle, la lymphangite, le phlegmon progressif, l'œdème septique aigu, de même que les inflammations semblables des organes internes présentant le caractère progressif, constituent, quant à la cause, des processus identiques. Virchow a basé cette opinion sur des points de vue anatomiques. Nous avons vu que l'érysipèle était produit par un contage organique spécifique ; par analogie, nous devons bien admettre que le phlegmon diffus, la lymphangite, etc., sont dus également à des substances phlogogènes spéciales, à des organismes particuliers, si même plusieurs espèces peuvent exister à la fois et à la même époque dans une plaie. Cette hypothèse théorique est complètement d'accord avec l'expérience clinique ; quoique ces affections se combinent on observe très fréquemment l'indépendance de ces maladies l'une par rapport à l'autre, ainsi, par exemple, dans un phlegmon combiné à un érysipèle, le phlegmon disparaît, tandis que l'érysipèle s'étend, ou bien encore la lymphangite disparaît tandis que le phlegmon s'étend et ainsi de suite. La périlymphangite locale peut être produite en quelque sorte par des cellules de pus qui proviennent d'un foyer inflammatoire et qui ont émigré à travers les parois des vaisseaux lymphatiques, ou plutôt par des matières irritantes contenues dans ces cellules de pus, tandis que le liquide toxique qui circule rapidement dans le centre du vaisseau lymphatique arrive dans le sang et provoque peut-être ainsi un mouvement fébrile avant que le processus inflammatoire local ait pris une certaine extension. On comprend d'autre part que l'on puisse, dans certains cas, observer une lymphadénite sans que les vaisseaux lymphatiques situés entre le foyer inflammatoire et les ganglions infectés par ce dernier présentent des signes d'inflammation.

Le traitement de la lymphangite, dans les cas récents, a toujours pour but d'obtenir, autant que possible, la résolution, et d'empêcher le passage à la suppuration. Le malade doit laisser le membre dans l'immobilité. Quand il y a des troubles gastriques intenses, un vomitif sera très utile.

La maladie rétrograde assez souvent à la suite de la purgation et de la transpiration produites par le vomitif. Parmi les moyens locaux, les frictions de tout le membre avec l'onguent mercuriel sont surtout très efficaces ; par-dessus on applique un enveloppement chaud et humide. Un bon moyen est la suspension verticale du bras ; pour l'extrémité inférieure, on tâche au moins de mettre le membre dans une position élevée au moyen de coussins, etc., afin de diminuer l'impulsion sanguine. On pourrait penser que par l'élévation verticale l'extension centripète de l'inflammation doive être favorisée ; cependant cela n'est pas le cas ; cette position diminue la rapidité de la circulation artérielle et active la circulation veineuse ; le gonflement œdémateux diminue, et la sensibilité douloureuse disparaît ainsi presque complètement. Si malgré ce traitement l'inflammation augmente, si la rougeur et le gonflement deviennent diffus, il y aura de la suppuration à un endroit quelconque. Une pareille inflammation diffuse n'est plus circonscrite aux vaisseaux lymphatiques, mais tout le tissu cellulaire sous-cutané y prend une part plus ou moins grande. Dès que la fluctuation se manifeste à un endroit, on fait une incision pour évacuer le pus. Si le processus curatif traîne en longueur, on peut l'aider puissamment par des bains chauds journaliers, qui sont surtout efficaces quand la lymphangite montre une grande tendance à récidiver à l'endroit atteint une première fois. Il peut arriver qu'un virus septique confiné dans les ganglions lymphatiques soit transporté dans la circulation sous l'influence d'une fluxion de ces ganglions et qu'il donne lieu de nouveau à une lymphangite et à une périadénite phlegmoneuse, et même, dans certains cas, à une infection septique générale et mortelle; c'est ainsi que l'on peut expliquer ces récidives et cette longue incubation consécutives à l'infection du virus cadavérique.

<hr>

VINGT-CINQUIÈME LEÇON

Maladies locales qui peuvent compliquer les plaies et d'autres foyers inflammatoires (suite) : 6. Phlébite. Thrombose. Embolie. — Causes des thromboses veineuses. Métamorphoses diverses du thrombus. — Embolie; infarctus rouge; abcès métastatiques par embolie. Traitement.

6. *Phlébite. Thrombose. Embolie. Abcès métastatiques par embolie.* — Outre les formes inflammatoires décrites jusqu'à présent, on trouve souvent un autre processus qui a son point de départ dans une plaie ou dans un foyer inflammatoire, et qui, local d'abord, devient plus tard métastatique; nous voulons parler de la phlébite accompagnée de thrombose. A l'autopsie, on trouve du pus et des coagula grumeleux, purulents ou ichoreux, dans les veines épaissies ou en partie ulcérées du voisinage de la blessure. Indépendamment de ces altérations, on rencontre souvent des abcès dans les poumons, plus rarement dans le foie, la rate et les reins. Cruveilhier a démontré le premier qu'il existe un rapport entre un abcès métastatique et le pus qui se forme dans l'intérieur des veines. Beaucoup plus tard, il est vrai, on a reconnu en quoi consiste ce rapport.

Ce que je vous expose aujourd'hui sur ce sujet est le résultat d'une longue série de recherches et d'expérimentations que nous devons à Virchow, et qui ont été tant de fois répétées et confirmées qu'il n'est pas permis d'avoir le moindre doute sur leur exactitude. Billroth s'est beaucoup occupé de cet objet, à l'éclaircissement duquel il a contribué. Je me laisserais entraîner trop loin si je voulais entrer dans le développement historique de ces travaux grandioses, et les suivre, pour ainsi dire, pas à pas; il faut que j'abandonne cette tâche à votre propre zèle, et que je me contente de vous donner en substance les résultats obtenus.

La première question, d'une haute importance, est la suivante : Quel rapport y a-t-il entre la coagulation du sang et l'inflammation des vaisseaux? Nous savons, d'après les recherches sur la formation du thrombus après la ligature des artères, et d'après l'examen du processus curatif des parois vasculaires blessées, que des coagulations se forment immédiatement à proximité de la lésion vasculaire, et avant qu'il puisse être question d'une inflammation de la paroi.

Brucke a le premier formulé cette règle que le sang ne se coagule pas
tant qu'il reste en contact avec la paroi vasculaire saine. D'après les
recherches d'Alex. Schmidt, le sang contient une substance fibrinogène
et une substance fibrinoplastique : la première est en solution dans le
plasma sanguin, la deuxième provient des globules rouges. A l'état d'isolement, aucune de ces deux substances ne se coagule; mais si on les mélange
et si un troisième corps, le ferment de coagulation agit alors sur elles, la
coagulation se produit. Ce ferment de coagulation se forme, d'après Schmidt,
dans les globules blancs; mais seulement quand le sang est stagnant, de
telle sorte que le sang, à l'état normal, reste liquide dans les vaisseaux
parce que le ferment fait défaut; celui-ci ne se forme que par la destruction des leucocytes. Quant à savoir pourquoi les globules blancs produisent
un ferment, nous l'ignorons; nous devons nous en tenir à la loi formulée
par Brucke, à savoir que l'intégrité de la paroi vasculaire préserve le sang
de la coagulation en empêchant la formation du ferment de coagulation.
L'altération de la paroi vasculaire peut se réaliser de diverses façons; d'abord
par suite d'une blessure. Le coagulum qui se forme dans les veines après
une blessure de celles-ci et qui représente ce qu'on appelle le thrombus, est
très petit dans la plupart des cas; cependant il est permis de supposer
qu'il peut augmenter beaucoup par suite de dépôts successifs de nouvelle
fibrine. Vous avez appris dans nos cours de physiologie que la fibrine du
sang pouvait être coagulée en fouettant et en battant ce liquide. Pendant le
mouvement du sang, la fibrine se fixe, comme les cristaux, aux corps rudes,
et vous pouvez facilement vous convaincre de ce fait en introduisant, par
exemple, un fil de coton dans la veine d'un animal vivant : il sera bientôt
couvert de fibrine. De la même manière, des rugosités de nature variable
peuvent donner lieu, dans le système vasculaire, à des coagula plus ou
moins étendus. Des rugosités de diverses espèces peuvent donner lieu à la
formation de caillots plus ou moins étendus dans le système vasculaire.

Dès qu'en un point quelconque un coagulum s'est formé, son augmentation n'est plus qu'une affaire de temps, soumise à l'influence de la durée
de la circulation.

C'est ainsi que le coagulum primitif devient le point de départ de nouvelles coagulations, et, éventuellement, de l'obstruction du vaisseau. Une
seconde cause qui peut donner lieu à une coagulation du sang dans les
vaisseaux, est le ralentissement de la circulation produit par des résistances
qui augmentent le frottement, telles que le rétrécissement des vaisseaux.
Ce genre de coagulation peut être appelé thrombose par compression. Elle
est également indépendante d'une inflammation des parois veineuses, mais
elle peut être produite par une inflammation du tissu qui entoure les veines;
ainsi, par suite d'une inflammation très violente, un tissu qui, par exemple,
est bridé par une aponévrose, peut tellement se gonfler par suite de l'infiltration séreuse ou de l'infiltration plastique, que les vaisseaux sont fortement comprimés et qu'il se fait une stase et une coagulation du sang.

Outre l'influence mécanique de la compression, qui favorise la coagulation, un autre facteur intervient encore quand un tissu est enflammé : je
veux parler de l'altération qu'a parfois subie la membrane interne des

vaisseaux. A la suite de l'inflammation, plus encore qu'à la suite de la blessure, la paroi vasculaire perd la propriété de maintenir la liquidité du sang, et comme les modifications inflammatoires sont beaucoup plus étendues que les lésions localisées en un point circonscrit, l'inflammation est une des causes les plus importantes de la coagulation étendue à l'intérieur des veines et des capillaires.

L'inflammation péri-veineuse donne d'abord lieu à la stase du sang et à l'adhérence des globules blancs à la paroi vasculaire; ainsi se forme, comme vous le savez, le ferment de coagulation, puis enfin le sang se coagule.

Les travaux modernes ont donc confirmé l'opinion ancienne émise par Rokistansky. Suivant cette opinion, l'inflammation de la paroi veineuse peut produire la thrombose, quand même il ne se forme pas d'abcès dans la paroi du vaisseau, et il n'existe pas, comme on le pensait jadis, une anomalie du sang favorisant sa coagulation et donnant lieu à l'inflammation de la paroi vasculaire. L'observation clinique prouve également que ce processus peut avoir lieu, car il est bien constaté que souvent un phlegmon périphlébitique, une périphlébite précède la phlébite et la thrombose.

Si un vaisseau s'ectasie rapidement, le cours du sang s'y ralentira notablement suivant les lois de la physique, et il se produira alors aux endroits malades et dilatés des coagulations, comme nous le verrons plus tard à l'occasion des anévrysmes et des varices : c'est là ce que l'on nomme la thrombose par dilatation. Enfin la circulation sanguine peut être singulièrement ralentie à cause du manque d'énergie et de contractilité du cœur et des artères; comme ce fait s'observe surtout chez les sujets débilités par l'âge ou par des maladies graves et épuisantes, on donne à cette coagulation le nom de thrombose par marasme. Cette dernière paraît être absolument indépendante de la phlébite, et elle s'observe surtout en des points très éloignés du cœur et où la circulation de retour est, par elle-même, déjà difficile.

Enfin des thromboses peuvent encore provenir de la formation ou de la pénétration dans le sang de certaines substances qui, sans altérer les parois vasculaires, provoquent directement, d'une façon particulière et encore inconnue, la coagulation. Telles sont les thromboses qui s'observent chez l'homme, à la suite de la transfusion du sang d'un animal par exemple.

Il ne faut pas perdre de vue que toutes ces thromboses commencent au niveau des parois et qu'elles augmentent peu à peu, dans le sens du courant sanguin, par le dépôt successif de fibrine. Ce qui favorise l'augmentation de volume du caillot, c'est l'existence d'aspérités à sa surface; le ralentissement du cours du sang dans les veines y contribue encore.

La thrombose traumatique et la thrombose par compression, avec leurs suites, nous occuperont principalement; les thromboses par dilatation et par marasme se rencontrent plus rarement dans les cas chirurgicaux.

Le premier problème à résoudre consiste à savoir ce que devient le sang coagulé dans les vaisseaux, et comment se comporte la paroi vasculaire dans ces cas. Jusqu'ici nous ne connaissons qu'une seule métamorphose du thrombus provenant des lésions des artères et des veines, c'est l'organisation en tissu conjonctif. Elle se rencontre très rarement dans les thromboses veineuses étendues et conduit naturellement à l'oblitération complète des veines. En outre, il y a une seconde métamorphose qui est moins importante et que nous désignons en général sous le nom de ramollissement du thrombus : la fibrine se désagrège et se liquéfie; il se forme une masse plus ou moins liquide, opaque, blanchâtre ou blanc rosé dans laquelle le microscope ne décèle que des leucocytes en dégénérescence graisseuse et de petits noyaux. Supposons un cas très simple, la thrombose consécutive à la saignée de la veine médiane par exemple; une coagulation se produit sous l'influence de l'inflammation aiguë du tissu cellulaire provoqué par l'usage d'instruments ou de matières à pansement malpropres. Cette coagulation, qui atteint la veine céphalique et la veine basilique, comme elle atteint la veine blessée, s'étend en bas jusqu'au poignet et en haut jusqu'à l'aisselle. A la suite des troubles de la circulation produits par cette oblitération, il se forme un œdème de tout le bras, et quand le gonflement du membre a diminué, on sent très distinctement sous forme de cordons durs les veines sous-cutanées thrombosées. Je dois encore ajouter que le diagnostic d'une thrombose veineuse ne peut pas toujours être étayé sur ce fait que l'on sent la veine durcie et sous forme d'un cordon, puisque l'inflammation du tissu cellulaire se localise parfois exactement et uniquement autour des veines et le long de celles-ci dans une direction surtout centripète, et qu'ainsi se produit un épaississement et une induration des gaines vasculaires qui peut aisément faire croire à une thrombose, quoique cette dernière n'en soit pas toujours la suite. Le traitement de cet état consiste à faire garder le lit au malade, qui généralement a de la fièvre, à frictionner le bras avec de l'onguent mercuriel, surtout le long des cordons d'induration, à appliquer la chaleur humide et à placer l'extrémité dans le repos absolu et dans l'élévation; sous l'influence de ce traitement, la tuméfaction du bras diminue ordinairement et la fièvre cesse. On sent alors plus distinctement et pendant un certain temps les cordons durs des veines qui deviennent plus mous au bout de six à huit jours et qui finissent par ne plus être sentis. Dans ce cas, la terminaison a lieu par résolution, les thrombus ramollis se mélangent de nouveau au sang, sans exercer d'action nuisible sur ce dernier, absolument comme du sang ordinaire, qui, répandu dans les tissus à l'état d'extravasat diffus, aurait ensuite été résorbé. Le ramollissement du thrombus peut aussi s'ajouter à une inflammation purulente, et l'on observe alors la liquéfaction purulente, la formation d'abcès. Les premiers symptômes sont les mêmes que ceux que nous venons de décrire; mais bientôt on voit se former, soit au pli du coude, soit au bras ou à l'avant-bras, une tumeur inflammatoire plus circonscrite qui augmente toujours et offre enfin une fluctuation évidente. L'incision laisse écouler du pus en plus ou moins grande abondance, la tuméfaction du bras diminue, l'abcès tend à se fermer, et la guérison peut être complète. L'examen anatomique nous apprend qu'il s'est formé dans ces cas une inflammation qui a surtout pour siège le tissu cellulaire conjonctif sous-cutané. S'il se produit une suppuration circonscrite autour d'une partie d'une veine thrombosée au loin, la paroi de la veine et toute la portion de ce vaisseau entamée par l'abcès participera à la suppuration en même temps que le thrombus; au-dessus et au-dessous du foyer de suppuration, le thrombus s'organisera et se transformera en tissu de granulations, et les extrémités des veines s'oblitéreront; c'est à cause de cela qu'on ne voit presque jamais se produire d'hémorrhagies au niveau des abcès qu'on observe dans la phlébite. La fonte puriforme se montre aussi quand il n'y a pas eu formation d'abcès autour de la veine. Le ramollissement du coagulum commence ordinairement à l'endroit où la thrombose a commencé à se former, par conséquent à l'endroit le plus ancien du caillot. La fibrine se transforme en une bouillie qui a une couleur tantôt jaune, tantôt brune et une consistance poisseuse. Cette fonte s'étend de plus en plus, en même temps que le thrombus détermine une inflammation de la paroi vasculaire; la tunique interne des veines ne reste pas intacte, elle se fronce et s'épaissit. Le thrombus se transforme en pus, qui se mêle aux détritus de la fibrine, pendant que les parois des veines et le tissu cellulaire ambiant s'épaississent fortement; on voit aussi se former quelquefois de petits abcès en dedans des parois veineuses; toutefois, ce phénomène n'est pas très fréquent. Le pus que l'on trouve ainsi dans la veine n'est pas un produit de résorption de la plaie (opinion ancienne), mais il s'est formé dans le vaisseau lui-même aux dépens du caillot. Quelquefois ce liquide puriforme n'est autre chose qu'un détritus liquide de fibrine (thromboses par marasme, sans phlegmon), tandis que dans un grand nombre de cas on trouve dans ces veines un pus épais et de bonne nature mélangé de corpuscules purulents bien formés. Il est certain que, dans ce dernier cas, il y a eu immigration de corpuscules blancs du sang des parties voisines dans le thrombus ramolli. Si dans le voisinage il y a un foyer ichoreux, des substances ichoreuses pourront s'introduire dans le thrombus par l'intermédiaire des cellules migratrices; une invasion de coccus est aussi possible, soit qu'elle provienne d'un foyer de ces éléments, soit qu'elle provienne de la plaie. Toutes ces causes peuvent infecter le thrombus et le transformer en un détritus putride brun sale ou noir verdâtre, mêlé de nombreux microbes, en même temps que se produira une inflammation sanieuse de la paroi veineuse, se terminant par nécrose. Dans le plus grand nombre de cas, la désagrégation du thrombus ou sa suppuration n'exerce aucune influence sur le sang en circulation, puisque la veine est obturée dans une grande étendue. S'il se produisait une fonte rapide du thrombus jusqu'à son extrémité périphérique ou centrale, ce qui est très rare, il y aurait d'abord une hémorrhagie veineuse, puis après l'hémostase, formation d'un nouveau thrombus, de sorte qu'ici encore le pus contenu dans la veine ne pourrait pénétrer dans le sang. Il est difficile, d'ailleurs, que l'extrémité centrale du thrombus se désagrège, parce que le plus souvent de nouvelles couches de fibrine se déposent et que la fonte se fait à partir des parties les plus anciennes.

Vous comprenez ainsi que la pénétration du pus dans l'intérieur des veines blessées ne puisse se faire que difficilement et qu'il faut des conditions spéciales, que nous mentionnerons bientôt, pour que cela se réalise. Résumant nos expériences sur la thrombose veineuse et sur le sort réservé aux thrombus, nous dirons que la plupart des thromboses veineuses ne sont que le résultat d'inflammations très aiguës (siégeant principalement sous les aponévroses, sous une peau fortement tendue, et dans l'intérieur des os) et que le coagulum subit la même métamorphose que la néoplasie inflammatoire. Si cette dernière conduit à une organisation en tissu, alors les thrombus vasculaires s'organiseront également en tissu conjonctif; si l'inflammation donne lieu à une suppuration simple ou ichoreuse, les thrombus y participeront. D'autre part, les métamorphoses du thrombus sont en rapport immédiat avec les inflammations secondaires de la paroi veineuse : plus marquée sera la désagrégation du thrombus et plus intenses seront les troubles inflammatoires de la paroi vasculaire. Depuis que les recherches de von Recklinghausen et de Bubnoff nous ont appris que les cellules pouvaient émigrer hors des tissus à travers les parois veineuses dans le thrombus, nous nous représentons facilement comment toute substance irritante, qui provoque dans la plaie la suppuration ou la gangrène, peut pénétrer dans le thrombus, quoique la circulation soit complètement suspendue.

Une thrombose avec phlébite peut parcourir ses phases sur place, comme on l'observe souvent dans la phlébite suite de saignée et dans d'autres cas. Un danger ultérieur ne peut provenir que des thromboses dont le caillot subit une désagrégation moléculaire, purulente ou gangreneuse. En effet, le bout central du thrombus s'étend ordinairement jusqu'à la branche collatérale la plus voisine et se termine par une extrémité un peu conique; nous avons déjà vu le même fait se produire dans le thrombus artériel; si la cohésion du caillot n'est plus forte, un fragment peut en être détaché par le courant sanguin qui l'effleure et être entraîné dans la circulation.

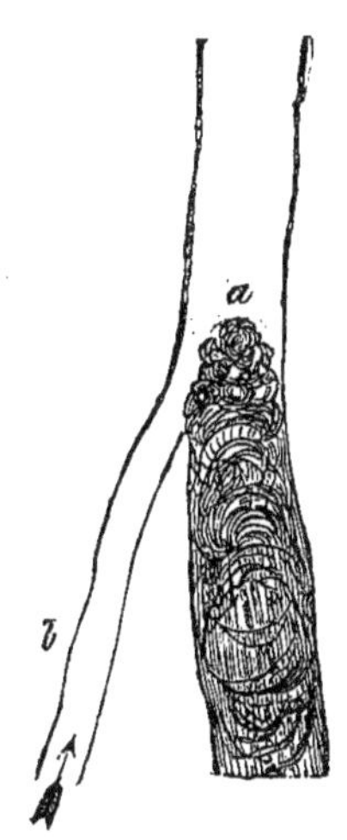

Fig. 64. — *a*. Bout central d'un thrombus veineux proéminent dans un tronc d'une certaine dimension; *b*. branche collatérale, non oblitérée par un thrombus; le sang qui le traverse peut détacher l'extrémité *a* du thrombus et l'entraîner dans le torrent circulatoire. — Dessin schématique au tableau.

Ce fragment arrive ainsi dans des veines de plus en plus grosses et enfin dans le cœur droit, de là dans l'artère pulmonaire, à la bifurcation d'une des branches de laquelle il est arrêté, à cause de son volume. Cette branche de l'artère pulmonaire est donc obturée par le caillot fibrineux comme par un bouchon; cet obstacle est appelé *embole*, et la première conséquence qui en résulte est l'anémie de la portion de poumon alimenté par l'artère obstruée. Cependant cette anémie locale, ischémie de Virchow, ne dure en général pas très longtemps, du moins dans le poumon; le sang se jette dans les branches artérielles vides par les voies collatérales, fortement dilatées sous l'influence de l'augmentation de pression ou de la paralysie des parois vasculaires; si les circonstances s'y prêtent, la partie ischémiée peut être ainsi fortement remplie de sang, et celui-ci se coagulera, puisqu'il stagne complètement dans le réseau vasculaire circonscrit; la tunique interne des vaisseaux intéressés subira, du fait de la stase, des changements qui favoriseront l'émigration des globules rouges dans les tissus; souvent il se produira aussi de véritables déchirures vasculaires, des hémorrhagies, et l'on observera, sur la coupe, que le foyer embolique est non seulement fortement injecté, mais encore que tout le tissu est imprégné de corpuscules et de matière colorante du sang, ce qui lui donne une couleur rouge foncé uniforme. Comme les artères du poumon, de la rate, des reins, se subdivisent en branches de plus en plus fines à mesure qu'on se rapproche de la périphérie, de sorte que le réseau vasculaire s'agrandit au fur et à mesure et offre de la ressemblance avec un cône dont la pointe serait dirigée vers l'intérieur de l'organe, le réseau dans lequel la coagulation se produit à la manière indiquée doit présenter cette forme conique.

On désigne en anatomie pathologique, ces coagulations déterminées par voie embolique, sous les noms d'infarctus coniques, rouges ou hémorrhagiques. Vous verrez que la fréquence de ces infarctus coniques dépend de la possibilité de la suppression complète de la circulation dans un certain réseau vasculaire, par suite de l'embolie. Car s'il existe de nombreuses communications entre les petits troncs artériels, le sang continuera à circuler par les collatérales. Cohnheim a nommé endartéries, ces ramifications artérielles qui se terminent en un réseau capillaire isolé, sans communiquer avec d'autres branches collatérales, et il a montré que la fréquence des infarctus dans certains organes résultait de la distribution des vaisseaux et de l'abondance des endartéries. Si l'embolie n'intéresse pas d'emblée une endartérie, et si la circulation artérielle collatérale est assez forte pour chasser le sang dans les artères derrière l'embolie, comme cela arrive chez les individus sains d'ailleurs et chez les animaux, ainsi que dans les cas où les embolies irritent mécaniquement et chimiquement le tissu, il ne se produit pas d'infarctus, ni en général aucun trouble bien important de la circulation, mais on a simplement affaire à des processus locaux qui s'effectuent autour de l'embole comme autour d'un corps étranger engagé dans la branche artérielle. Ces processus locaux dépendent de la nature de l'embole; ce dernier est-il composé uniquement d'un coagulum de fibrine tout à fait pure, alors il se fait un léger épaississement de la paroi vasculaire à l'endroit qui correspond au siège de l'embole; ce dernier peut ensuite être entouré de nouveaux caillots qui s'organisent en tissu conjonctif, ou bien encore il peut être résorbé. S'il est formé par un coagulum de fibrine imprégné de pus ou d'ichor, il donne lieu non seulement dans la paroi vasculaire, mais encore dans les tissus qui l'environnent, à une inflammation purulente ou ichoreuse. Les microparasites, s'ils sont encore capables de vivre, proliféreront rapidement, pénétreront dans la paroi vasculaire, se diffuseront dans le tissu voisin et donneront lieu à une inflammation spécifique, à la nécrose. Enfin si l'embole possède certaines propriétés spéciales, certaine aptitude à la néoformation, les éléments qui le composent donneront lieu au développement d'un tissu nouveau, hétérogène. C'est ainsi, par exemple, que se formeront des nodules carcinomateux dans le poumon si l'embole est cancéreux. La métamorphose de l'infarctus rouge dépend en partie de son étendue, en partie du degré de circulation qui peut encore exister dans tel ou tel endroit,

mais surtout des propriétés chimiques de l'embole. Si ce dernier est tout
à fait indifférent, et si en même temps l'infarctus est très petit, ou bien
s'il est nourri par quelques vaisseaux encore perméables, il peut s'opérer
une résolution, ou bien les coagulations s'organisent entièrement en tissu
conjonctif et une cicatrice se développe. Si l'embole est indifférent, mais
accompagné d'une thrombose complète dans toute l'étendue de l'infarctus,
le tissu et le coagulum se réduisent lentement en une bouillie jaune, granuleuse et assez sèche, qui s'enkyste et peut même se calcifier : infarctus
jaune, sec. Tout le réseau vasculaire thrombosé et le tissu qui n'est plus
nourri sont atteints de nécrose, et tandis que, d'une part, les vaisseaux
voisins résorbent les éléments liquides, d'autre part la décomposition du
tissu mortifié n'est plus possible, à cause de l'absence complète d'air et
d'humidité; il se produit une lente transformation moléculaire des substances organiques, dont les produits définitifs : pigment, cristaux de
cholestérine, carbonates et cristaux de sels inorganiques sont enkystés par
du tissu conjonctif. Si l'embole est imprégné de pus ou d'ichor, il se produit au voisinage une inflammation purulente ou ichoreuse; l'infarctus
subit lui-même la métamorphose purulente ou ichoreuse, et il se développe
enfin des abcès purulents ou ichoreux. Comme nous parlons ici principalement du poumon, nous pouvons dire immédiatement que ces abcès, ordinairement situés près de la périphérie, provoquent le plus souvent une
pleurésie, qu'ils sont habituellement multiples dans l'un et l'autre poumon,
qu'ils peuvent même entraîner la destruction purulente de la plèvre pulmonaire à l'endroit qui correspond à l'abcès, et, par cela même, un pneu-
mothorax.

Vous ne sauriez vous imaginer, Messieurs, tout ce qu'il a fallu de travail
pour mettre en évidence le rapport qui existe entre la thrombose veineuse
et les abcès pulmonaires, rapport que je vous expose aujourd'hui comme
un fait très simple. Vous lirez avec admiration les travaux classiques faits
sur ce sujet par Virchow, Panum, O. Weber, Billroth, von Recklinghausen,
Cohnheim et par d'autres auteurs; je serais entraîné trop loin si je voulais y
insister davantage en ce lieu; aussi nous permettons-nous d'emprunter à ces
travaux ce qu'ils renferment de plus saillant. Jusqu'à présent, nous ne nous
sommes occupés que des infarctus pulmonaires; la genèse est la même pour
les infarctus et les abcès que l'on rencontre, dans des conditions analogues,
dans la rate, dans le foie, dans les reins et plus rarement dans les muscles. Ils
dépendent aussi d'embolies. Des recherches expérimentales, celles d'O. Weber surtout, ont établi que certaines espèces d'emboles peuvent traverser
les capillaires pulmonaires, arriver dans le cœur gauche, puis dans la
grande circulation et enfin s'introduire dans les organes les plus divers.
Là où les endartéries sont nombreuses et étroites, ces emboles restent fixés
et donnent lieu à des abcès. Ce sont surtout des flocons de pus et des
micrococcus (gliacoccus) qui peuvent ainsi traverser les capillaires pulmonaires. C'est de cette façon que l'on peut se rendre compte de ces cas rares
où l'on n'observe à la suite d'une thrombose veineuse aucun abcès dans
les poumons, tandis qu'on en rencontre dans d'autres organes. Si à côté des
abcès du poumon on rencontre des infarctus ou des abcès emboliques dans

le domaine de la grande circulation, on peut donner à ce fait une autre explication, à savoir, qu'il s'est développé autour des abcès pulmonaires des thromboses veineuses avec désagrégation purulente ou gangreneuse, et que, partant de là, des fragments ont pénétré dans le cœur gauche, puis dans la grande circulation.

L'origine embolique des *abcès métastatiques* est aujourd'hui devenue tellement incontestable, qu'il est permis de conclure avec sûreté de l'existence de ces abcès à une thrombose veineuse avec fonte purulente ou ichoreuse. La démonstration de l'existence d'un pareil rapport dans un cas donné peut quelquefois être très facile, mais souvent aussi très difficile : la démonstration sera très facile toutes les fois qu'on se trouvera en présence d'une thrombose de quelques troncs veineux et d'une embolie de quelque branche de l'artère pulmonaire assez volumineuse et accessible aux ciseaux; la démonstration sera au contraire très difficile toutes les fois qu'il s'agira de coagulations dans de petits réseaux veineux (par exemple en cas de phlegmon ou de gangrène par décubitus), et d'embolies dans le système capillaire du poumon, de la rate, des reins, du foie, des muscles, etc. ; cependant ces derniers cas sont précisément les plus fréquents : disons encore que tous les emboles ne donnent pas nécessairement lieu à des infarctus.

C'est dans vos cours d'anatomie pathologique que vous apprendrez sur quels phénomènes vous devez vous appuyer pour conclure si un caillot est ancien ou récent. Là aussi vous apprendrez à distinguer avec les abcès métastatiques les petits infiltrats lobulaires des poumons qui s'observent surtout dans la bronchite purulente. Il arrive parfois qu'un thrombus veineux reste organisé au point où il débouche dans la plaie, tandis que son extrémité supérieure s'ulcère complètement et se désagrège; celle-ci est enfin complètement entraînée dans la masse du sang par les branches collatérales dans lesquelles ce dernier circule; c'est le seul cas où le pus arrive des veines dans la circulation générale, sans qu'il en résulte une hémorrhagie. On reconnaît ce processus sur le cadavre à cette circonstance que l'on trouve dans les veines épaissies et rugueuses intérieurement du sang liquide ou bien un caillot tout à fait récent. Si le segment de veine en question a pris part à la suppuration à la suite d'un abcès périphlébitique concomitant, il devient impossible d'établir certainement qu'il y a eu un thrombus dissous par la suppuration.

Nous ne nous étendrons pas davantage ici sur les causes de la fièvre dans la phlébite et dans la formation des processus métastatiques; la phlébite avec ses suites ne constituant très souvent qu'un accident à côté d'autres inflammations aiguës préexistantes, il est difficile de juger jusqu'à quel point elle suscite la fièvre par elle-même; les abcès métastatiques entraîneront incontestablement, comme tous les autres foyers inflammatoires, un mouvement fébrile; la thrombose vasculaire simple et restant telle ne provoque que très peu de fièvre. Chez les chiens on peut produire dans les poumons de nombreux petits foyers emboliques en injectant dans la jugulaire de l'amidon ou du charbon en poudre fine, ce qui donne lieu à une certaine élévation thermique, comme Bergmann, Stricker et Albert l'ont démontré; mais il n'est pas certain qu'il se produise une augmentation

de la température à la suite de la production d'embolies d'autres régions
vasculaires; cette élévation thermique dépend vraisemblablement de la
quantité de fibrinferment formée lors de la coagulation du sang. Pour ce
qui est du traitement de la phlébite et de la thrombose, il se confond avec
celui de la lymphangite et des autres processus inflammatoires aigus analogues. Des frictions mercurielles faites avec ménagement, ou bien, si l'on
a lieu de redouter le détachement du caillot, l'application sur la partie
enflammée d'une compresse enduite d'onguent mercuriel double, la chaleur
humide, le repos et l'élévation du membre malade, voilà ce qui est indiqué.
Quant au diagnostic et au traitement des abcès métastatiques, nous en parlerons plus tard à l'occasion de la pyémie. Si la phlébite et la thrombose
se terminent par une suppuration locale, les abcès doivent être ouverts
aussitôt qu'ils sont reconnus.

VINGT-SIXIÈME LEÇON

*Maladies générales accidentelles pouvant s'ajouter aux plaies et à d'autres foyers
inflammatoires : 1. La fièvre traumatique et la fièvre inflammatoire. — 2. La fièvre
septicémique et la septicémie. — 3. La fièvre pyohémique et la pyohémie.*

Les maladies traumatiques locales et accidentelles décrites jusqu'à présent sont toujours accompagnées d'un trouble de l'état général consistant
ordinairement, mais non constamment, en un mouvement fébrile. La fièvre
est une réunion de phénomènes tellement complexes, qu'elle peut affecter
des formes diverses suivant la prédominance de l'un ou de l'autre symptôme; on est aujourd'hui généralement d'accord pour n'admettre l'existence de la fièvre qu'autant qu'il y a élévation de la température du sang,
et pour mesurer d'après le degré de cette élévation l'intensité du processus
fébrile. Je ne pense pas qu'il y ait lieu de chercher à ébranler cette doctrine, car en y renonçant nous perdons du même coup l'idée de l'unité que
nous attachons aujourd'hui à l'état désigné sous le nom de fièvre, et nous
rejetons cette dernière dans l'ancien chaos. Cependant je dois dès à présent
appeler votre attention sur ce fait, que chez les blessés et les individus
atteints de foyers inflammatoires, on rencontre bien des affections générales,
et même fort dangereuses, qui ne sont accompagnées d'aucune élévation
de la température du sang; cette élévation ne fournit donc que *dans certaines conditions* la mesure du danger couru par le malade. A côté de l'élévation de température, la fièvre nous offre encore les symptômes essentiels
qui suivent : accélération de l'impulsion cardiaque et de la respiration,
manque d'appétit assez souvent accompagné de nausées, sentiment de faiblesse, sueurs profuses, et souvent forte excitation de certains groupes musculaires (dans le frisson), excitation psychique et embarras plus ou moins
grand du sensorium. Ces derniers symptômes sont aussi importants que
l'augmentation de température ; c'est leur ensemble qui constitue la fièvre.
Il est nécessaire d'appuyer sur ce point, car il y a des états qui sont mar-

qués par une haute élévation thermique et que nous ne pouvons cependant pas considérer comme fébriles, parce que tous les autres symptômes et surtout la sensation de malaise, font défaut. Nous reviendrons plus tard sur cette différence. La fièvre est une maladie générale pouvant être due à des causes multiples. Suivant la qualité et la quantité des substances pyrogènes qui proviennent des foyers inflammatoires et qui pénètrent dans le sang, il y a prédominance tantôt de tel phénomène, tantôt de tel autre ; ainsi il y a des fièvres qui se distinguent par la haute élévation de la température devant laquelle tous les autres phénomènes s'effacent, des fièvres plus particulièrement caractérisées par l'embarras du sensorium, la température du corps restant à un niveau assez bas, des fièvres à accès spasmodiques particulièrement violents, accès qui constituent le frisson, des fièvres qui se distinguent par le trouble des fonctions de l'estomac, des fièvres où prédomine le sentiment de l'abattement, etc. Pourquoi donc n'y aurait-il pas également des fièvres dans lesquelles tous les autres symptômes, à l'exception de l'élévation de la température du sang, se rencontreraient, tandis que ce dernier symptôme serait, par une cause quelconque, masqué ou empêché de se manifester ?

Cependant nous ferons abstraction des exceptions, et nous nous conformerons à la manière actuelle d'envisager la fièvre ; nous considérerons comme telle l'état où l'élévation de la température du sang peut être constatée ; mais hâtons-nous d'ajouter qu'il y a des maladies générales très graves qui peuvent s'ajouter aux plaies et aux inflammations, et qui évoluent absolument sans fièvre. Une autre condition qui distingue toutes les maladies générales qui vont être décrites, est la suivante : elles sont toutes dues à la résorption de substances qui prennent naissance dans la plaie ou dans ses environs, ou bien encore dans un foyer inflammatoire.

Dans tous les cas, leur résorption a lieu par les vaisseaux lymphatiques et les parois des veines.

Billroth estime que les substances pyrogènes résorbées, soit à l'état de dissolution, soit sous forme de fines granulations (bien que capables de traverser le papier filtre) avancent rapidement au centre des veines avec le sang ; mais au niveau des parois de celle-ci et dans les vaisseaux lymphatiques leur progression serait très lente, puisque le sang ne circule qu'avec grande lenteur dans ces points. Il est possible ainsi que les substances toxiques pénètrent peu à peu dans les parois vasculaires, et de là dans les tissus voisins, où elles donneraient lieu aux inflammations périphlébitiques et périlymphangitiques dont nous avons parlé, tandis que les matières circulant dans le centre des vaisseaux seraient rapidement mélangées au sang.

Cette hypothèse s'accorde parfaitement avec notre manière de voir actuelle, en tant qu'il s'agit de la fièvre traumatique, de la fièvre inflammatoire, de la septicémie et de la pyémie ; il n'en est plus tout à fait de même s'il s'agit du tétanos, du delirium tremens, du délire nerveux et de la manie aiguë. Il y a cependant des raisons sérieuses qui font croire que ces dernières affections sont également d'origine humorale ; c'est pourquoi je ne veux pas établir de divisions parmi les maladies que je viens de nommer.

1. *Fièvre traumatique et fièvre inflammatoire.* — Déjà antérieurement nous avons dit que la fièvre qui se déclare chez les blessés est due en partie à la résorption de liquides extravasés, de la sécrétion primitive de la plaie, en partie à la résorption de substances qui proviennent de la mortification des tissus à la surface de la plaie, en partie enfin à la pénétration dans le sang des produits inflammatoires qui se sont formés dans les tissus irrités par un traumatisme ou accidentellement.

Dans cette supposition, dont nous avons déjà essayé de démontrer brièvement la justesse, il dépendrait d'une part des conditions locales de résorption, de l'autre de la qualité et de la quantité des substances pyrogènes résorbées, que l'intoxication soit plus ou moins forte. Il y a des cas où il n'y a ni résorption ni fièvre, parce que, ou bien il s'est produit une oblitération très rapide des vaisseaux ouverts à la suite du traumatisme et qu'ainsi le foyer traumatique est complètement isolé, ou bien les liquides extravasés peuvent librement s'écouler au dehors. La fièvre peut encore faire complètement défaut s'il n'y a pas de complication inflammatoire, et même si, la suppuration existant, l'écoulement de la sécrétion se fait sans entraves et si la plaie reste aseptique.

Ces cas représentent en quelque sorte l'idéal de l'état normal, en ce qui concerne la participation générale de l'organisme; ils sont rares quand il s'agit de lésions étendues et graves, mais on les observe encore quand la plaie est complètement abandonnée à elle-même. Quand un traitement rationnel est institué, cette éventualité est assez commune. L'infiltration plastique des bords de la plaie conduit rapidement et dans toute l'étendue de la solution de continuité à la formation nouvelle d'un tissu solidement organisé et inséré entre ces bords, soit qu'il se produise une transformation immédiate en tissu de cicatrice, soit qu'il y ait auparavant un développement de granulations. Nous avons déjà eu l'occasion de dire que ces cas doivent être théoriquement et pratiquement considérés comme normaux et que, par conséquent, toute fièvre traumatique est accidentelle. Mais nous avons dit aussi que, chez la plupart des blessés, on observait tôt ou tard une élévation thermique, parfois seulement passagère, et c'est pour cela que nous avons jugé convenable d'exposer déjà la fièvre traumatique à propos de l'état général des blessés.

Il nous reste cependant à compléter ce qui a été dit par des remarques dont vous auriez alors difficilement compris le sens. Parlons donc premièrement *du moment où la fièvre traumatique se déclare d'habitude et de son évolution.* Dans beaucoup de cas, surtout lorsque la lésion intéresse des tissus sains auparavant, la fièvre ne débute qu'au second jour; elle augmente rapidement, se maintient pendant quelques jours à un certain niveau, tout en offrant des rémissions vers le soir, pour disparaître ensuite peu à peu, rarement dans l'espace de vingt-quatre heures. D'après les nombreuses observations de Billroth, la fièvre traumatique commence le plus souvent pendant les premières quarante-huit heures après la lésion. On a l'habitude de faire le tracé graphique de ces mouvements fébriles, ainsi qu'on le voit ci-après (figure 65).

La courbe indique qu'après une amputation primaire du bras nécessitée par un traumatisme et après laquelle on fit un pansement à ciel ouvert (par hasard on n'avait pas dans ce cas mesuré la température dès le premier jour), la fièvre ne commença qu'au troisième jour, et qu'ensuite elle dura du quatrième au septième. A partir du huitième jour, le patient

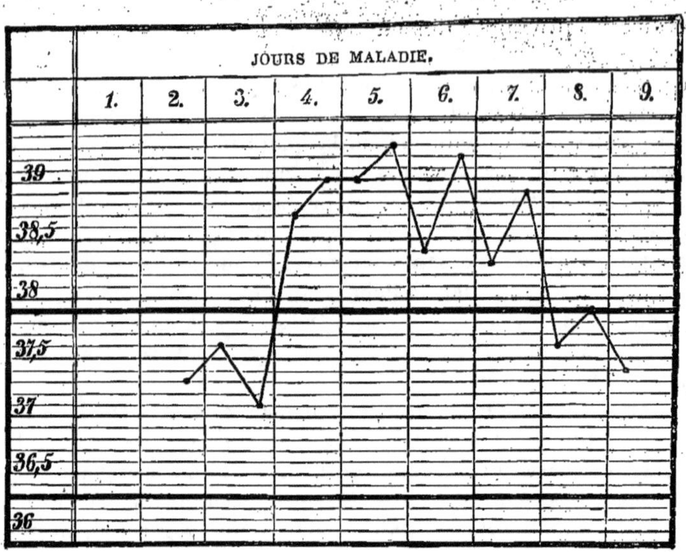

Fig. 63. — Tracé fébrile après une amputation du bras suivie de guérison. Les ordonnées de ce tracé et des suivants indiquent l'échelle thermométrique centigrade, chaque degré étant divisé en dix parties égales. Les abscisses marquent les jours de maladie. La courbe est tracée d'après les mensurations qui ont été exécutées tous les jours matin et soir. Les deux forts traits signifient le maximum et le minimum de la température normale chez un homme sain.

resta exempt de fièvre alors qu'assez souvent, après des amputations, c'est à ce moment qu'apparaît la fièvre secondaire. Cette évolution de la fièvre traumatique est assez commune; nous pouvons l'expliquer de la façon suivante : immédiatement après la lésion, le tissu des bords de la plaie serait le siège d'une infiltration plastique; le troisième jour, celle-ci commencerait à se résoudre en pus, lequel se mélangerait au sang coagulé à la surface de la plaie et ainsi se développerait une inflammation modérément étendue du moignon d'amputation avec résorption de la sécrétion primitive et de certains produits inflammatoires; cette résorption persisterait jusqu'à ce que des causes mécaniques quelconques (diminution de pression, épaississement et oblitération partielle des vaisseaux, etc.) la fassent cesser. Dans d'autres cas, la fièvre débute le jour même de l'accident; c'est ce qui arrive, quand une certaine quantité de sang ou de lymphe a été retenue entre les bords d'une plaie réunie par suture, ou après la ponction d'un kyste de l'ovaire, il s'est écoulé dans la cavité péritonéale un peu de liquide kystique; enfin cela arrive assez fréquemment aussi, lorsque l'on a pratiqué des opérations dans les tissus devenus le siège d'une infiltration inflammatoire chronique dont les produits résorbés donnent lieu à la fièvre. Dans les deux premiers cas, il s'agit de liquides non décomposés; aussitôt que la résorption en est effectuée, ce qui arrive au plus tard le troisième jour, la fièvre disparaît. Au contraire, dans le dernier cas, le tissu qui est le siège d'une inflammation chronique contient des substances irritantes nombreuses, de sorte que la fièvre qui résulte de leur résorption doit durer plusieurs jours. Le tracé suivant se rapporte à ce dernier cas.

Dans les parties infiltrées par les produits d'une inflammation chronique,

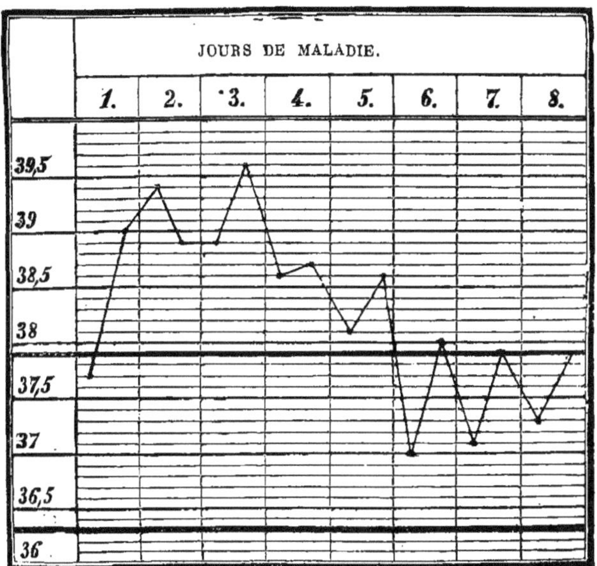

Fig. 66. — Tracé fébrile après la résection d'un poignet atteint de carie avec forte infiltration des parties molles. Guérison.

il se peut que les lymphatiques les plus déliés soient rétrécis et en partie oblitérés et que pour cette raison ils n'aient pas, depuis un certain temps déjà, laissé suffisamment écouler le sérum du tissu; mais les troncs lymphatiques de dimension moyenne sont sans doute dilatés, absolument comme les troncs veineux moyens qui, dans l'inflammation chronique, ont été pendant longtemps soumis à une tension plus élevée; ces troncs lymphatiques sont peut-être même béants, à cause de la rigidité du tissu, et de la sorte ils absorbent, dès le commencement, de fortes quantités des produits de sécrétion de la plaie, à moins qu'ils n'aient été promptement remplis d'un infiltrat plastique solide.

La fièvre suit également de près le traumatisme dans les cas où il y a eu des extravasations étendues de sang et de lymphe, même dans les lésions sous-cutanées, par exemple dans les fractures simples, dans les contusions, etc. Ce fait prouve que la résorption de liquides physiologiques, non décomposés, mais provenant de tissus mortifiés, est susceptible de produire la fièvre.

BILLROTH ET WINIWARTER. 29

Si nous considérons la fièvre traumatique en général comme un accident dû à la résorption de substances variées, il y a lieu de se demander s'il y a des différences entre les diverses espèces de fièvre et en quoi elles consistent. Nous admettons, suivant le mode de production, les espèces de fièvres suivantes : la simple fièvre traumatique, la fièvre inflammatoire, la fièvre septique (septicémie) et la pyohémie. La caractéristique de la simple fièvre traumatique est d'être produite par la résorption de sécrétions non décomposées, de sang et de lymphe. Ce sont donc des liquides normaux ou à peine modifiés qui sont ici en cause. La fièvre inflammatoire est produite par des produits inflammatoires non décomposés, et par conséquent la fièvre simple traumatique peut se transformer immédiatement en fièvre inflammatoire, si la plaie devient le siège d'une inflammation. La fièvre septique et la fièvre pyémique sont au contraire dues à la résorption de liquides décomposés, par conséquent à des substances infectieuses étrangères, qui pénètrent dans la circulation et donnent lieu en même temps à des modifications particulières et à la fièvre.

D'après des observations récentes, il est vraisemblable que l'on doit considérer comme source principale de la simple fièvre traumatique la résorption de fibrinferment (A. Schmidt). Mais le fibrinferment peut naître dans le sang normal, de diverses façons : ainsi non seulement l'extravasation de sang ou de lymphe dans la plaie peut le produire, mais il se forme encore dans le sang en circulation à la suite de la résorption des produits de destruction provenant des échanges nutritifs. De même la pénétration de produits inflammatoires dans la circulation ne donne pas lieu comme telle à la fièvre, mais les substances résorbées produisent d'abord une altération du sang, par exemple une formation de fibrinferment, qui est suivie d'une élévation thermique.

Nous avons déjà dit que la simple fièvre traumatique peut apparaître à la suite de plaies même complètement aseptiques et de blessures sous-cutanées, surtout de contusions, de fractures, etc. Dans ces cas, la température ne dépasse généralement pas 39°-39,5° ; dans certains cas, cette hyperthermie débute déjà quelques heures après la lésion, et la température revient à la normale au bout de quarante-huit heures. Le plus souvent l'élévation thermique dure trois à quatre jours, rarement plus de sept jours.

D'habitude alors, il existe déjà une complication locale et la simple fièvre traumatique s'est transformée en fièvre inflammatoire. Nous réunissons ces deux sortes de fièvre, parce que pratiquement il est difficile, sinon impossible de les séparer ; toutes deux en effet sont le résultat de la résorption de sécrétions non décomposées. Si, au voisinage de la plaie ou dans celle-ci, il survient une inflammation du tissu cellulaire, des vaisseaux lymphatiques ou des veines, la fièvre inflammatoire accompagne immédiatement cette inflammation ou la précède en apparence ; je dis en apparence, car les débuts du processus local peuvent souvent dans ces cas nous avoir échappé, parce qu'ils n'ont offert aucun phénomène perceptible à nos sens ou parce que l'élément pyrogène a agi plus rapidement sur la masse du sang que sur le tissu circonvoisin. La marche de ces fièvres secondaires dépend essentiellement de celle des processus locaux ; dès que ceux-ci se déclarent, la température s'élève rapidement, souvent il y a un frisson initial ; elle reste alors au-dessus de la normale, présente des rémissions matinales, des exacerbations vespérales et tombe peu à peu au fur et à mesure de la disparition des phénomènes inflammatoires locaux. Dans toutes ces fièvres, y compris la fièvre traumatique simple, la proportion d'urée est toujours augmentée et surpasse souvent la quantité d'azote absorbée avec les aliments. En même temps le poids du corps diminue rapidement et d'une façon sensible.

2. *Fièvre septicémique, septicémie.* — On entend par septicémie une affec-

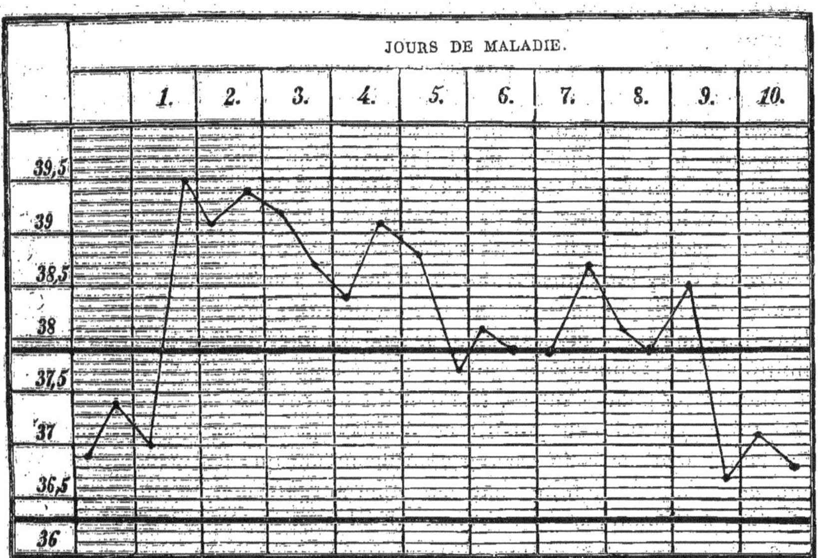

Fig. 67. — Tracé fébrile d'un érysipèle traumatique ambulant de la face, de la tête et du cou développé à la suite de l'extirpation d'un cancer de la lèvre. Guérison.

tion générale, presque toujours aiguë, due au passage de diverses substances putrides dans le sang et l'on admet que ces substances putrides, agissant sur ce liquide à la manière des ferments, le corrompent à un tel point qu'il ne peut plus remplir ses fonctions physiologiques. On peut provoquer artificiellement cette maladie chez les animaux en leur injectant des liquides putrides dans le sang, ou dans le tissu cellulaire sous-cutané, et l'on a reconnu expérimentalement que les animaux de forte taille (tels que les grands chiens, les chevaux) peuvent, dans certaines conditions, survivre à l'empoisonnement septique, tout en ayant été excessivement malades. Tandis que la simple fièvre traumatique est due à des substances pyrogènes dont la composition diffère peu des produits normaux provenant des échanges nutritifs, la fièvre septique résulte de la résorption d'éléments étrangers à l'organisme vivant et pouvant être considérés en général comme des produits de décomposition putride. Nous avons déjà dit que la putréfaction animale et végétale était due à l'existence de germes, de microbes ; nous pouvons par conséquent dire que la fièvre septique est sous la dépendance intime de ces micro-organismes. Cela ne veut cependant pas dire que la fièvre septique soit toujours sous la dépendance d'une seule et même espèce d'organismes de la putréfaction; il y a différentes variétés dont l'action est complètement spécifique. Antérieurement, j'ai déjà cherché à vous expliquer la différence qui existe entre l'intoxication et l'infection; de même, dans la fièvre septique, il peut pénétrer dans la circulation des produits de putréfaction toxique ne contenant pas d'organismes, ou bien des micro-organismes pathogènes peuvent pénétrer dans les tissus et y déterminer, après une certaine durée d'incubation, un complexus symptomatologique analogue à celui qu'ont déterminé les matières toxiques en question.

Evidemment, il n'existe pas chez l'homme de séparation absolue entre l'intoxication septique et l'infection septique : les intoxications pures ne s'observent presque jamais, on rencontre souvent des infections pures; dans beaucoup de cas, l'infection et l'intoxication sont concomitantes et le complexus symptomatologique varie suivant la rapidité de la marche. Nous pouvons voir apparaître la fièvre septique de différentes façons suivant le mode de pénétration du virus septique (pour nous servir d'une expression générale) dans l'organisme. En tout cas, la pénétration des micro-organismes ne suffit pas pour produire la septicémie; l'organisme doit se trouver dans des conditions favorables pour que les microbes se développent et se multiplient; ces conditions peuvent exister pour certains germes spécifiques et faire défaut pour d'autres. L'action du microbe de la décomposition sur l'organisme vivant peut aussi être modifiée par l'état du terrain nutritif. Par conséquent, si la fièvre septique de même que les maladies septiques sont en général produites par des micro-organismes, d'autre part toute infection ne donne pas lieu nécessairement à une maladie organique.

La pénétration des germes putrides dans l'organisme à travers la peau saine non lésée n'est nullement prouvée jusqu'à présent; au contraire, il est certain que des microbes peuvent pénétrer dans le corps humain par les muqueuses, particulièrement par celles des voies respiratoires et digestives. La circulation fœtale peut, dans ces conditions, être infectée par les microbes provenant de la mère. Pour ce qui nous concerne, ces faits étiologiques n'ont qu'une importance secondaire; ce que nous devons rechercher surtout, c'est l'explication de l'infection septique locale dans les cas de blessure et d'inflammation. D'abord un transport direct d'organismes putrides en même temps que des poisons septiques formés par ceux-ci peut être réalisé dans n'importe quelle solution de continuité, si par exemple la plaie a été produite par un instrument malpropre, ou si elle a été infectée ultérieurement de cette façon. A l'occasion des plaies empoisonnées, nous reparlerons de ce mode d'infection. Ou bien l'infection locale peut être due à des germes putrides suspendus dans l'atmosphère, par conséquent sans intervention de poison chimique : les micro-organismes se fixent dans un foyer local quelconque présentant des conditions favorables à leur développement, là ils produisent d'abord une décomposition putride, puis a lieu la pénétration des produits toxiques de la putréfaction dans la circulation. La résorption sera favorisée si les liquides (sang putréfié, pus, sanie, etc.) se trouvent sous une certaine pression, comme c'est le cas par exemple dans les abcès, dans certaines circonstances favorisant la rétention des produits de sécrétion de la plaie et surtout dans les foyers putrides qui sont entourés de parties molles infiltrées par l'inflammation et fortement tendues. Les éléments septiques, ou bien pénétreront directement dans les vaisseaux sanguins et lymphatiques, ou bien leurs solutions se diffuseront à travers les parois vasculaires; les microbes se porteront du foyer putride local dans les interstices du tissu voisin et de là dans les capillaires et dans les vaisseaux lymphatiques; au sein du tissu, les leucocytes peuvent aussi absorber les micro-organismes, de même qu'ils peuvent absorber des granulations colorées et pénétrer ensuite dans les vaisseaux sanguins ou dans les vaisseaux lymphatiques. Enfin la résorption des substances septiques peut aussi avoir lieu à la surface des granulations. Quoique l'on sache depuis longtemps que des substances médicamenteuses, par exemple les narcotiques, peuvent être facilement absorbées par les granulations, on croyait que les bourgeons charnus sains n'étaient pas perméables au liquide putride, parce qu'ils ne contenaient aucun vaisseau lymphatique; de fait, Billroth a pu panser une plaie bourgeonnante chez un chien avec de la sanie, sans qu'il en résultât de septicémie générale. Cependant dans ces derniers temps, Maas et Hack ont prouvé que cette opinion n'est pas justifiée : les surfaces bourgeonnantes peuvent résorber des substances putrides en solution, et en outre des micro-organismes septogènes; toutefois, le pouvoir résorbant de certains bourgeons charnus est très variable, et certaines eschares même ne mettent que peu ou pas du tout à l'abri de l'infection septique. Un exemple qui prouve que sous l'influence de la pression les muqueuses saines peuvent aussi absorber des produits septiques est celui que nous offre la fièvre qui, chez certains individus sensibles, se développe, plus souvent qu'on ne croit, à la suite d'une constipation durant depuis plusieurs jours.

D'habitude on ne constate ce fait que chez les blessés et les opérés, probablement parce qu'on prend chez eux régulièrement la température, qui dépasse rarement 39°. Il est probable qu'il y a alors dans l'intestin une résorption des gaz putrides qui subissent en ce point une certaine pression; ce qui prouve bien que cette constipation est exclusivement la cause de la fièvre, c'est ce fait qu'il suffit de provoquer une évacuation abondante au moyen de lavements pour voir aussitôt la température s'abaisser.

La fièvre qui s'observe dans certains cas de hernies étranglées ou de sténoses aiguës de l'intestin serait due à la même cause.

Dans ces derniers temps, on a fait de nombreuses recherches dans le but de découvrir quelle est la substance qui, dans les tissus animaux putréfiés, constitue réellement le principe toxique, et dans ce but on a traité chimiquement les liquides putrides jusqu'à obtention d'un élément capable de produire encore les phénomènes d'intoxication septique à très petite dose. Ainsi Panum a extrait d'une macération de viande putréfiée un corps non albuminoïde, soluble dans l'eau; il a obtenu en outre une seconde substance à propriétés éminemment narcotiques; Bergman et Schmiedeberg ont retiré de la levure de bière putréfiée un corps cristallin de cette espèce, auquel ils ont donné le nom de sepsine. Enfin Hiller et Mikulicz ont retiré des liquides putrides un extrait glycériné dont l'injection chez les animaux a une action septique.

Pour prouver que ces substances seules sont septiques, il eût fallu pouvoir établir l'innocuité de tous les autres éléments obtenus chimiquement dans le processus de putréfaction. Mais cette preuve n'est pas réalisable : il y a, abstraction faite des produits chimiques connus comme étant toxiques, tels que le sulfhydrate ammonique, les [acides butyriques, la leucine, etc., une grande quantité de mélanges putrides qui ont des propriétés septiques. Suivant moi, il est vraisemblable qu'il se forme dans les liquides putrides, suivant leur nature, leur degré de concentration, leur température, etc., un grand nombre de substances toxiques très diverses, qui se modifieraient continuellement jusqu'à leur transformation définitive.

Ce seraient surtout les produits primaires de cette décomposition qui auraient une action septique énergique, tandis que plus tard il se formerait plutôt des substances qui, tout en étant toxiques, ne donneraient cependant pas lieu aux phénomènes caractéristiques de la septicémie. Tout d'abord il faudrait établir aussi si le stade définitif de la décomposition est toujours le même. Ce n'est pas le moment de discuter plus longuement ici ces questions difficiles; mais il est au moins très vraisemblable que les matières septiques sont déjà formées dans les tissus enflammés et gangrenés et qu'elles se mêlent au sang comme poisons bien définis.

D'après Billroth, nous devons considérer l'action des éléments toxiques septiques sur le sang comme celle d'un ferment qui, introduit en très petite quantité dans le sang, y produirait constamment de nouveaux processus de décomposition et déterminerait ainsi des effets très intenses.

Il est établi aujourd'hui que les organismes de la putréfaction président à tout l'acte chimique qui donne lieu à la formation de poisons chimiques. D'après les recherches de Pasteur, les germes putrides appartiennent à deux groupes d'organismes qui vivent dans des conditions absolument différentes : les organismes aérobics et les anaérobies; les premiers ont besoin pour se développer d'oxygène libre; les seconds peuvent s'en passer; bien plus, l'oxygène les tue. Ces deux espèces d'organismes donnent lieu communément aux processus putrides. Si un liquide organique frais est exposé à l'air, il commence au bout de quelques heures ou de quelques jours à se troubler, parce que les germes de putréfaction suspendus dans l'air l'auront envahi et s'y seront rapidement multipliés; ces germes seront au début exclusivement de nature aérobie. Puis ils consumeront rapidement tout l'oxygène contenu dans le liquide, et, quand il n'y en aura plus, ils mourront et se déposeront au fond sous forme d'une couche trouble. Il n'y a qu'à la surface du liquide que certains de ces microbes pourront survivre, parce qu'ils se nourriront aux dépens de l'air atmosphérique; là, ils constituent une pellicule épaisse, qui empêchera l'air d'arriver au liquide et aux organismes qui s'y trouvent suspendus. Alors commence, en l'absence de tout oxygène, le développement des germes anaérobies, des microbes de la putréfaction (Pasteur). Ceux-ci transforment les combinaisons azotées en substances de plus en plus compliquées, ces dernières sont décomposées par les germes aérobies, qui leur enlèvent leur oxygène, et

ainsi par l'influence réunie des aérobies et des anaérobies se forment enfin
les produits définitifs de la putréfaction : eau, acide carbonique et ammoniaque.

Samuel a entrepris l'étude de l'action exercée par le liquide putride, à
ses différents stades, depuis le début jusqu'à la fin du processus de putréfaction, sur l'organisme animal. Il a pu distinguer trois périodes qui se suivent sans démarcation bien nette : dans la première période (jusqu'au
septième jour, maximum), le liquide putride ne donne lieu qu'à des phénomènes inflammatoires (stade phlogogène) ; dans la seconde (du septième jour
au troisième ou quatrième mois en hiver), il produit la gangrène septique
locale (stade septogène), qui, au début et à la fin de la période, se combine
aussi à l'inflammation et à la suppuration ; enfin dans la troisième période
(du quatrième au huitième mois), il donne lieu à la suppuration seulement
(stade pyrogène). L'action purement septique est, durant une très courte
partie de la seconde période, tellement intense qu'une seule goutte de liquide
introduite dans une plaie ouverte tue l'animal en quelques heures, avant
même l'apparition de la gangrène locale. Il est important que l'on puisse
franchir complètement le premier stade (phlogogène), quand on se sert,
comme liquide putride, d'une infusion de muscles d'animaux qui ont succombé à la septicémie : alors on obtient le second stade, le stade septogène.
Pasteur a cherché à isoler par des cultures successives l'organisme spécifique des diverses formes de microbes qu'il a observées dans les tissus des
animaux atteints de septicémie, et il a réussi à obtenir un microbe qu'il a
nommé vibrion septique, dont l'inoculation chez les animaux donne lieu
aux mêmes symptômes septicémiques que ceux qui résultent de l'inoculation du liquide septique lui-même. Suivant Pasteur, ce vibrion septique a la
forme de petits filaments mobiles et est toujours anaérobie, comme les
microbes de la putréfaction. R. Koch, auquel nous sommes redevables de
recherches expérimentales importantes sur l'étiologie des maladies infectieuses des plaies, pense que cet organisme est le même que celui qu'il a
découvert et qu'il a cultivé sous le nom de « bacille de l'œdème malin »
(fig. 68, *b*). L'activité du sang des animaux infectés de septicémie augmente, suivant Coze, Feltz, Davaine, Magendie, etc., avec le nombre des
inoculations : si par exemple on inocule successivement d'un lapin à un
autre, de celui-ci à un troisième et ainsi de suite, il suffit à la fin de quantités infinitésimales pour tuer l'animal soumis à l'expérience. Cette observation s'explique par ce fait qu'il y a dans le sang une multiplication croissante des organismes septiques.

D'autre part, les travaux de Pasteur et de ses élèves ont établi qu'il
est possible d'affaiblir la virulence de certains micro-organismes en soumettant le liquide à un mode spécial de culture en dehors de l'organisme.
Pasteur a d'abord prouvé ce fait pour le choléra des poules, maladie
infectieuse des volailles de basse-cour, produite par un microbe : si l'on
cultive ce dernier pendant des mois sous l'action de l'air, l'inoculation sur
des poules saines produira une affection générale locale, mais qui cessera
de devenir mortelle. De plus, il a démontré ce fait important que les animaux inoculés avec le virus atténué acquièrent une immunité complète à

l'égard de toute inoculation nouvelle du virus énergique et dont l'effet auparavant était toujours mortel. Pasteur explique cette immunité, dont il a également démontré dans ces derniers temps l'existence pour d'autres maladies infectieuses dans les mêmes conditions, par ce fait que le microorganisme de la maladie a détruit ou plutôt a modifié certaines matières existant dans le corps de l'animal au point que celles-ci cesseraient dans la suite de constituer un substratum favorable au développement de nouveaux micro-organismes. D'ailleurs, comme vous le savez déjà, au siècle dernier, Jenner, conduit par l'empirisme, a prouvé l'immunité que la vaccination assure contre la variole. Naturellement d'autres preuves sont encore nécessaires pour que l'on puisse appliquer sans réserves ces découvertes aux micro-organismes septiques. Je vous les ai citées parce qu'elles donnent beaucoup à penser et parce que les conséquences qui peuvent en découler sont telles, qu'on peut à peine en apprécier toute l'importance.

Après ces remarques générales, nous nous occupons des cas chirurgicaux qui donnent lieu à l'infection septique.

Ce sont, avant tout, ceux dans lesquels il se fait une décomposition au milieu des plaies récentes. Dès les trois premiers jours, on prévoit alors généralement s'il y aura, oui ou non, une infection locale et générale intense, dépassant ce qui existe normalement. Si l'infection locale se trahit par une inflammation modérée, conduisant rapidement à une suppuration circonscrite, de bonne nature, et si l'infection générale se manifeste par une fièvre modérée, la maladie conserve le caractère de la fièvre septique simple. Celle-ci se distingue d'avec la fièvre traumatique par ce fait que, dans cette dernière, des sécrétions non décomposées, du sang, de la lymphe, etc., seront résorbés et exerceront une influence pyrogène, tandis que la fièvre septique, si légère soit-elle, sera due à des produits putrides. Si au contraire l'infection locale est fort intense, s'il se développe un phlegmon à produits sanieux, si en même temps l'état général prend le caractère sur lequel nous insisterons dans un instant, la maladie s'appelle *septicémie*. Dans d'autres cas, c'est un foyer gangreneux étendu, né sous l'influence de causes traumatiques ou spontanées (comme par exemple la gangrène consécutive à une affection artérielle), qui sert de point de départ à la résorption des substances putrides; c'est là ce qui arrive d'une façon plus intense et plus constante dans la gangrène humide que dans la gangrène sèche. De même la résorption des matières putrides peut s'effectuer quand après la naissance de l'enfant la surface placentaire de l'utérus tombe en gangrène et quand chez les nouveau-nés la gangrène atteint le cordon ombilical.

D'après ce qui vient d'être dit, vous devez comprendre *que l'idée qui s'attache au mot « septicémie » repose sur une base essentiellement étiologique*, comme par exemple aussi le groupe pathologique des typhus, et que la fièvre septique légère est à la septicémie ce que la febricula typhique est au typhus. Si le typhus se caractérise, dans ses diverses formes, par des symptômes particuliers et des modifications anatomo-pathologiques spéciales, il en est de même de la septicémie, bien que dans cette dernière les lésions anatomiques soient d'une faible importance.

Nous trouvons d'abord des cas d'intoxication septique tout à fait aigus

(dans les cas de plaies empoisonnées surtout) qui sont caractérisés par
l'apparition rapide des symptômes généraux avant même que les phénomènes locaux soient observés.

Les patients sont atteints de malaise général, d'abattement, de faiblesse,
de tremblements et de dépression intellectuelle; ils chancellent comme des
gens ivres, ne peuvent plus tenir sur leurs jambes; la respiration devient
difficile, superficielle, fréquente. L'agitation augmente, les patients se

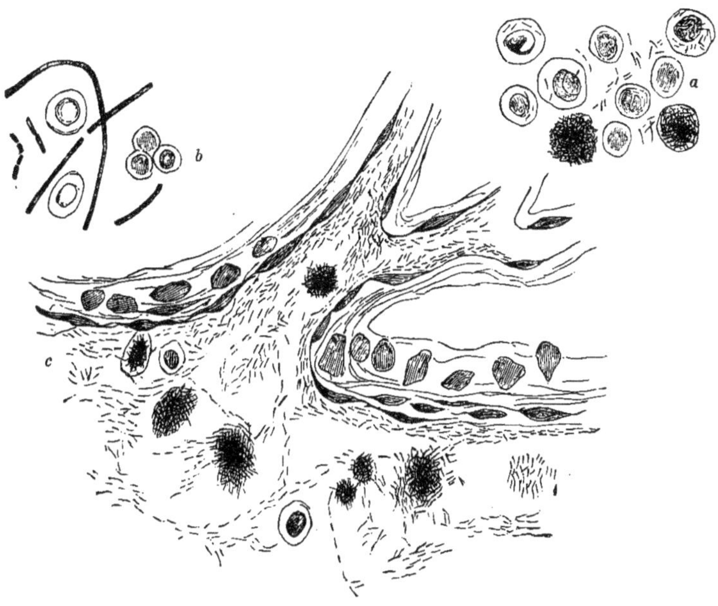

Fig. 68. — a. Globules rouges et blancs d'une veine diaphragmatique d'une souris septicémique. Transition des corpuscules sanguins contenant peu de bacilles à ceux qui sont transformés en masses composées de bacilles. Grossissement 700. D'après R. Koch. — b. Bacilles de l'œdème malin des lapins
(vibrion septique de Pasteur). Grossissement 700. D'après Koch. — c. Veine diaphragmatique d'une
souris septicémique contenant de nombreux bacilles septiques et des corpuscules blancs transformés en amas de bacilles. Grossissement 700. D'après R. Koch.

déjettent dans leur lit, sans pouvoir trouver une position convenable; un
sentiment d'angoisse et d'oppression pénible les envahit; parfois ils sont
tourmentés par des hallucinations pénibles, et ils peuvent même être en
proie à un délire maniaque furieux. Peu de temps après l'infection, la fièvre
survient consécutivement à des frissons répétés, la température s'élève et le
patient éprouve un sentiment de chaleur brûlante; dans les cas plus graves,
à la suite des progrès de la perte du sensorium et d'affaissement, la mort
survient dans le courant du premier ou du deuxième jour; le plus souvent
cependant, vers le second jour, l'état s'améliore, et à la suite d'une abondante sudation les phénomènes d'intoxication générale s'amendent, et le
patient se rétablit sous l'influence d'un traitement local bien ordonné; le
rétablissement est d'habitude très lent.

Considérons, à côté de ces cas graves et rares, la simple fièvre septique,
celle qui accompagne un grand nombre de plaies ouvertes non complète-

ment aseptiques. L'élévation thermique oscille ici entre 38 et 39°, elle s'élève rarement au delà, le matin survient une rémission, le pouls est accéléré et plein; le patient éprouve d'abord de légers frissons, plus tard de la chaleur, la soif est augmentée, l'appétit diminué, la langue chargée, mais humide, l'urine plus abondante et plus chargée que normalement; parfois il existe un peu de céphalalgie et d'agitation, rarement le sensorium est atteint, en un mot l'état correspond à ce que le vulgaire a l'habitude d'appeler la fièvre traumatique. Il n'existe pas de complications du côté des organes internes, ni de complications locales, et cette fièvre septique simple se dissipe sans menaces pour le malade.

Les symptômes sont beaucoup plus graves si, à la suite de l'infection septique, il se produit des inflammations progressives; alors, suivant le siège, l'étendue et la marche du processus local, la septicémie peut se présenter sous les formes les plus variées. L'inflammation septique s'étend dans le voisinage de la plaie et même plus loin, ou bien des produits septiques du foyer local peuvent être résorbés par les vaisseaux lymphatiques, être conduits au loin et produire en des points éloignés des inflammations auxquelles les lymphatiques restent étrangers, ou auxquelles ils participent (lymphangite septique). Nous avons déjà cité ces formes en passant, à l'occasion des plaies contuses et par arrachement, des fractures compliquées, des inflammations des gaines tendineuses, etc. L'affection débute d'habitude alors par de légers frissons et une fièvre rapidement intense, le frisson initial est rare dans la septicémie pure, non compliquée de résorption putride; quand par exception ce frisson s'est montré, il ne se répète plus dans le cours de l'affection; ce fait constitue un signe différentiel caractéristique entre l'infection septique et l'infection purulente. Le malade est affaissé, abattu, se plaint de douleurs de tête, le sensorium s'entreprend bientôt; il devient insensible et n'accuse plus de douleur. Si on lui demande comment il se trouve, il répond qu'il est bien et il retombe aussitôt dans son état d'apathie. L'appétit fait défaut, la langue n'est pas chargée, mais sèche, rouge foncé, plus tard brunâtre, raide, souvent dure comme du bois, ce qui rend l'élocution particulièrement embarrassée; les gencives sont recouvertes d'un enduit brunâtre, poisseux, fuligineux, les lèvres sont sèches, fendillées, la soif est ardente, mais le malade l'apaise rarement à cause de son état d'apathie générale. Souvent des diarrhées profuses et parfois sanguinolentes surviennent; le vomissement est rare. Au début, il peut y avoir une forte sudation; plus tard, la peau est sèche, pâle, jaunâtre et ridée par places. L'urine est rare, très concentrée, parfois albumineuse. Avec les progrès de l'affection, l'émission des urines et des fèces devient involontaire. De bonne heure la région sacrée devient le siège d'un décubitus gangreneux. Au début, la température s'élève souvent très haut, jusqu'à 40° et 42°, et elle se maintient à ce niveau avec de petites rémissions matinales.

A mesure que la maladie fait des progrès, la température du corps baisse jusqu'au niveau de la température normale et même au-dessous; le malade meurt dans un collapsus complet, avec un pouls filiforme, excessivement fréquent. L'état du pouls et de la langue est, au point de vue du pronostic

de la septicémie, d'une plus grande importance que la température ; aussi
ne saurais-je trop vous recommander d'en tenir soigneusement compte.
L'humidité de la langue, lors même qu'elle est chargée, constitue un signe
favorable bien plus important que tous les autres symptômes exprimés
par le malade. Au contraire, un pouls très fréquent et une langue sèche
sont des indices fâcheux ; la température normale ne constitue pas un signe
auquel il faille attacher de la valeur, tandis qu'une forte élévation ou une

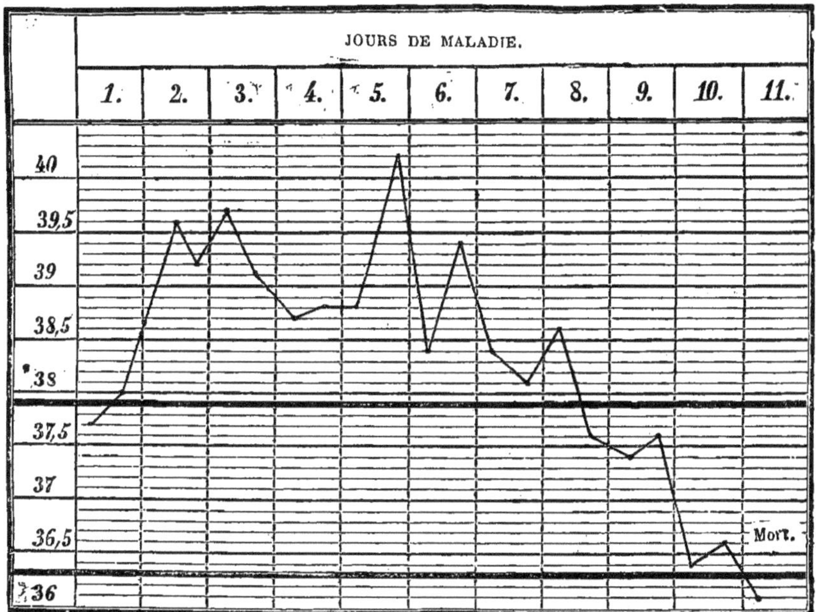

Fig. 69. — Tracé fébrile d'un cas de septicémie consécutive à l'extirpation d'un énorme lipome
situé entre les muscles de la cuisse. — Traitement à ciel ouvert. — Mort.

forte chute thermique aggravent encore le pronostic. L'agonie se prolonge
souvent au delà de vingt-quatre heures.

Telle est la marche régulière de la septicémie aiguë survenue à la suite
d'une plaie récente ; cependant le malade peut aussi succomber pendant la
première période, celle qui correspond à l'augmentation de la chaleur. Il y
a aussi des cas dans lesquels le début de la fièvre est à peine marqué par
une élévation de température, et d'autres qui se caractérisent par une complète absence de fièvre ou par une température extraordinairement basse,
c'est ce qui arrive dans les cas de péritonite septique après perforation
intestinale, etc., et surtout chez les individus âgés, atteints de gangrène
spontanée ; malgré cela, on rencontre presque tous les autres symptômes
mentionnés plus haut. On reconnaît par là, et surtout par le tracé ci-dessus,
que l'abaissement de la température ne constitue nullement par lui-même
un signe d'amélioration, qu'il faut tenir compte, au contraire, des autres
symptômes généraux, de l'état des forces, du sensorium, de l'état de la langue,
du pouls, etc.

Les cas les plus graves sont ceux où il survient rapidement vers le milieu ou vers la fin du deuxième jour un collapsus intense avec cyanose, complication habituellement suivie de mort en quelques heures. Ces patients font la même impression que les cholériques à la période d'algidité ; on peut même observer de véritables diarrhées rhyziformes : les malades, après s'être peut-être très bien trouvés pendant les premières vingt-quatre heures qui suivent l'opération, sont dans le même état que s'ils avaient été subitement empoisonnés. Dans ces cas (qui peuvent être compliqués aussi de diphthérie), la sécrétion de la plaie n'est nullement fétide ; on ne perçoit aucune odeur de décomposition.

Parmi les symptômes résultant de la participation des organes internes au processus septique général, le plus constant est la tuméfaction manifeste de la rate, accompagnée d'une certaine sensibilité à la pression ; le foie, comme nous le verrons plus tard, est également augmenté de volume, mais le plus souvent cela n'est indiqué par aucun signe objectif. L'ictère, surtout la forme hématogène, s'observe souvent à un léger degré ; il est d'autant plus marqué que le nombre de globules rouges détruits par les éléments septiques, par la mycose du sang, est plus considérable. Exceptionnellement, les inflammations septiques diffuses de la plèvre, de l'endocarde et du péricarde s'expriment par des symptômes spéciaux. Parfois, on trouve des éruptions cutanées exanthématiques, présentant les unes le type complet de la scarlatine, évoluant comme celle-ci et se terminant comme elle par desquamation, les autres se présentant sous la forme d'un urticaire, de bulles et de pustules à contenu séreux ou purulo-sanguin. Dans des cas rares, il se développe, pendant la vie, surtout après des traumatismes graves, une putréfaction aiguë et rapidement progressive des tissus, avec coloration verdâtre de la peau, production de gaz dans le tissu, s'étendant jusque dans la profondeur des muscles et entraînant presque toujours la mort en quarante-huit heures au milieu de symptômes semblables à ceux d'un empoisonnement.

Dans ce cas, l'extrémité est fortement tuméfiée, en partie à cause de l'œdème et en partie à cause de la présence des gaz putrides ; les ganglions sont notablement augmentés de volume, et il s'écoule du tissu broyé un liquide séreux, hémorrhagique, d'une couleur indécise, exhalant une odeur putride. Maisonneuve appelait cet état : gangrène traumatique foudroyante (gangrena septica acutissima, Hueter). Dans certains cas, la gangrène locale est le résultat du traumatisme lui-même, quand les parties molles ont été broyées et privées de vie dans une notable étendue, que les germes putrides ont pénétré en grande quantité et que, sous l'influence de conditions favorables, toute l'extrémité a été atteinte d'emblée par la dégénérescence putride.

Dans d'autres cas, l'influence de la contusion a pu être exclue avec certitude, et cependant la gangrène avec production de bulles de gaz s'étend avec une prodigieuse rapidité au loin du foyer traumatique, d'une manière analogue à celle dont progresse la gangrène consécutive à l'infection par certains venins, celui des serpents spécialement. Il faut admettre que sous l'influence de conditions spéciales des substances excessivement toxiques

prennent naissance dès le début au sein des parties blessées. La résorption
de ces produits putrides donne lieu, comme nous l'avons déjà dit, à un véritable empoisonnement, à une septicémie qui entraine la mort au milieu des
signes du collapsus, avant même que des changements manifestes aient pu
se produire dans les organes internes.

Vous voyez que le tableau de la septicémie peut varier beaucoup; cela
ne nous autorise cependant pas à admettre que les différentes formes soient
produites par des organismes spécifiques différents. Les phénomènes
peuvent présenter des différences, suivant la qualité des éléments de décomposition et suivant la quantité des produits putrides résorbés; il faut, en
outre, tenir compte de la résistance du malade. J'aime à croire qu'après ce
que je viens de vous exposer, vous vous serez fait une idée exacte de la
septicémie. Le pronostic est extrêmement mauvais quand les symptômes
sont tels que nous les avons décrits; plus favorable, quand on est en état
d'empêcher par un traitement convenable la résorption ultérieure des substances putrides; il est le plus favorable dans le cas de fièvre septique simple.
Nous parlerons du traitement à la fin de ce chapitre.

Parlons à présent des *altérations cadavériques*. Quelquefois on a de la
peine à retrouver sur le cadavre l'infiltration œdémateuse et la teinte brunâtre de la peau que nous avons vues sur le vivant aux environs de la plaie.
Dans d'autres cas, à marche plus trainante (six à huit jours), nous trouvons
le tissu cellulaire sous-cutané imbibé d'un liquide séreux, sanguinolent; si
la durée de la maladie a été plus longue encore (deux semaines et plus), on
peut aussi rencontrer l'infiltration purulente étendue du tissu cellulaire avec
gangrène plus ou moins considérable de la peau. Souvent les organes
internes n'offrent absolument rien d'anormal. En cas de diarrhée profuse
continue, il peut se développer un gonflement des follicules intestinaux
isolés ou agglomérés. La rate est souvent augmentée de volume et ramollie,
plus rarement de grandeur normale et ferme; le foie est le plus souvent
riche en sang, gonflé, ramolli, très friable, sans toutefois présenter d'autres
modifications. Le sang, dans l'intérieur du cœur, est fréquemment grumeleux, demi fluide, semblable à du goudron; dans d'autres cas, il y a des
caillots fermes, couverts d'une couenne. Le poumon est sain dans la plupart
des cas. Dans quelques cas rares, on rencontre une pleurite diffuse modérée,
occupant un côté ou les deux à la fois; il peut aussi y avoir quelques
traces de péricardite. Les reins sont souvent tuméfiés, le sérum qui s'en
écoule sur une surface de section est trouble. Nous aurons à nous étendre
plus longuement sur ces inflammations diffuses métastatiques, indépendantes
de toute embolie, quand il sera question de la pyémie; ici ces lésions n'ont
aucune importance, pas plus que les infarctus emboliques et les abcès ichoreux que l'on peut exceptionnellement rencontrer dans la septicémie,
lorsque les individus ont résisté pendant un temps plus ou moins long à leur
maladie, et qu'il s'est développé des thromboses veineuses autour de la plaie
ou bien autour du foyer gangreneux. Si l'on examine au microscope le sang
et les organes internes, on trouve habituellement, mais pas toujours et pas
partout, des micrococcus; c'est dans le rein qu'on observe le plus aisément
ces colonies qui parfois produisent dans cet organe de véritables embolies

capillaires. Au contraire, on trouve toujours, dans les foyers inflammatoires locaux, de grandes quantités de micro-organismes, et l'on peut même se convaincre, sur des préparations convenables, que leur invasion dans le tissu précède le processus inflammatoire.

3. *Fièvre de suppuration.* — *Pyohémie.* — La pyohémie (ce nom imaginé par Piorry vient de πύον, pus, et αἷμα, sang) est une maladie infectieuse générale, occasionnée par la résorption du pus infecté ou de quelques-uns des éléments du pus; elle est à la simple fièvre inflammatoire et à la fièvre secondaire, ce que la septicémie est à la fièvre traumatique simple et primitive. Au point de vue symptomatique, elle se caractérise par des accès de fièvre intermittente; sous le rapport de l'anatomie pathologique, elle se distingue par la grande fréquence des abcès métastatiques et des inflammations métastatiques diffuses. Puisque la pyohémie est produite par le pus infecté, nous devons la considérer comme une forme particulière de l'infection septique; on a encore donné à cette maladie les noms de dyscrasie purulente à métastases, d'infection purulente, de diathèse purulente.

Depuis longtemps on a cherché à produire expérimentalement la pyohémie chez les animaux, en introduisant dans leur circulation des substances de provenances diverses. A la suite des travaux qu'il a faits sur les processus embolo-métastatiques, Virchow arrive à cette conclusion que le pus pur, non décomposé, non spécifique, injecté avec précaution dans les veines, même à plusieurs reprises, ne donne lieu souvent à aucun changement notable, à aucune métastase; au contraire, le pus putride ou spécifique provoque des foyers métastatiques putrides et de nature spécifique. O. Weber a pu produire, par l'injection de pus, de nombreux processus métastatiques qui ont entraîné la mort des animaux, tandis que l'embolie produite par la graisse ou par des corps indifférents n'avait aucune influence semblable; chez de gros animaux, il a même réussi à produire des frissons en provoquant de petits thrombus sanguins.

Billroth et O. Weber avaient déjà antérieurement constaté l'influence pyrogène de l'injection de pus; Billroth a fait plus, il a prouvé que le poison putride phlogogène et pyrogène, qui se trouve dans les liquides putrides et dans le pus, a des propriétés moléculaires, et que ce poison pyrogène doit adhérer aussi au pus desséché. On avait déjà établi l'existence de micro-organismes dans le pus et dans les foyers pyémiques d'individus infectés, quand Pasteur, le premier, provoqua un processus absolument analogue à la pyémie, chez le lapin, en infectant celui-ci au moyen d'un micro-parasite spécifique qu'il nomma microbe du pus. Pasteur avait cultivé ce microbe dans de l'eau ordinaire. Le micro-organisme qu'il a trouvé de cette façon est en même temps aérobie et anaérobie, il a une forme allongée et est mobile au début de sa naissance; plus tard il devient immobile. L'injection locale de ce microbe produit régulièrement la suppuration; l'injection intra-veineuse directe produit des abcès dans les organes internes, particulièrement dans le foie. Si l'on inocule du pus de ces abcès dans un liquide de culture, le microbe caractéristique, « microbe du pus », se développe de nouveau. Il résulte à l'évidence des travaux de Pasteur que les foyers métastatiques ne sont pas dus à un poison chimique dissous ou adhérent au pus. Chez les femmes atteintes de fièvre puerpérale (sorte de pyohémie), Doléris a trouvé régulièrement dans les lochies et dans le pus un microbe de forme spéciale, qu'il a nommé micrococcus en couple, qui diffère de l'organisme spécifique de la putréfaction et qui, inoculé chez les animaux, produit la suppuration. Récemment R. Koch, dans les recherches qu'il a faites sur les maladies infectieuses des plaies, a déterminé, chez le lapin, par l'injection d'un liquide putride, un processus analogue à la pyohémie et dans lequel il a trouvé des micrococcus spécifiques particuliers; ceux-ci adhèrent à la surface des globules rouges du sang; ils entourent et réunissent ainsi ces derniers entre eux, ce qui a pour résultat d'amener une coagulation du sang et une thrombose (voyez fig. 70). Dans l'état actuel de nos connaissances, il est certain que la pyohémie est également produite par des organismes spécifiques différant des organismes ordinaires de la putréfaction qui, comme nous le savons, produisent la septicémie; cette différence consisterait essentiellement en ce qu'ils donnent lieu à la suppuration, ce que ne font pas les micro-organismes septogènes.

Après ce court exposé des travaux d'expérimentation relatifs à cet objet, je vais vous décrire un cas de pyohémie, afin que vous ayez une idée de l'aspect de cette maladie.

Un blessé entre à l'hôpital, et vous constatez chez lui une fracture compliquée de la jambe située immédiatement au-dessus de l'articulation tibio-tarsienne et compliquée d'une plaie contuse étendue.

Nous supposons la lésion produite par la chute d'un corps très lourd. Vous examinez la plaie, vous trouvez une fracture transversale du tibia; cependant la lésion vous paraît capable de guérir. Vous appliquez, pour cette raison, un appareil. Le malade se porte d'abord parfaitement bien, il a un peu de fièvre, son état est satisfaisant jusqu'au troisième ou au quatrième jour à peu près; à ce moment la plaie commence à s'enflammer davantage; elle sécrète proportionnellement peu de pus; la peau qui l'entoure devient œdémateuse et rouge; le malade a une fièvre violente, surtout le soir; le gonflement à l'entour de la plaie augmente d'intensité et peu à peu s'étend plus loin; toute la jambe est gonflée et rouge, l'articulation tibio-tarsienne est très douloureuse. En exerçant une pression sur la jambe, un pus diffluent, nauséabond, s'écoule péniblement de la plaie; le gonflement reste limité à la jambe; le sensorium ne se prend pas; il n'y a aucun signe de septicémie aiguë et intense; le malade se plaint beaucoup quand on le panse; il est triste et désolé; il s'est déclaré une fièvre continue rémittente avec exacerbation assez forte de la chaleur et de la fréquence du pouls vers le soir: ce dernier est plein et vibrant; l'appétit est perdu complètement, la langue est fortement chargée. Nous nous trouvons à peu près vers le douzième jour qui suit l'accident.

Une grande quantité de pus venant de différentes directions s'écoule maintenant; un peu au-dessus de la plaie, on perçoit une fluctuation évidente; ce foyer purulent peut, il est vrai, être vidé par la plaie en exerçant une pression longtemps continuée; cependant l'écoulement est difficile, et il devient nécessaire de faire une incision à cet endroit. On procède à cette opération et l'on voit sortir une quantité modérée de pus ; quelques heures après, le malade a un *frisson* violent, suivi d'une chaleur sèche, brûlante, puis d'une transpiration très abondante. L'aspect de la plaie devient un peu meilleur ; cependant ce mieux ne dure pas longtemps ; on observe bientôt, à peu de distance de la plaie et un peu en arrière, dans le mollet, un nouveau foyer de suppuration ; le frisson se reproduit ; il faut faire de nouvelles contre-ouvertures, tantôt en un point, tantôt en un autre, pour donner libre issue au pus qui se forme en énorme quantité. La jambe gauche est blessée ; un beau matin le malade se plaint de violentes douleurs dans le genou droit, qui est un peu gonflé et douloureux à chaque mouvement. L'insomnie est complète ; le malade ne prend presque pas de nourriture ; il boit beaucoup et devient très faible ; il maigrit fortement, surtout de la face ; le teint devient un peu jaunâtre ; les frissons se répètent ; le patient commence alors à se plaindre d'oppression ; il tousse un peu, mais n'expectore que quelques crachats muqueux ; à l'examen de la poitrine, vous constatez un épanchement pleurétique encore assez modéré, soit d'un seul côté, soit des deux côtés à la fois ; le malade n'en souffre pas beaucoup, mais il se plaint davantage du genou droit, qui maintenant est très gonflé et renferme beaucoup de liquide ; à cause de l'excessive transpiration, les urines deviennent très concentrées et renferment quelquefois de l'albumine. Enfin, il survient des eschares de décubitus, dont le malade ne se plaint pas beaucoup ; il est couché tranquillement dans son lit, dans un état de stupeur, et marmotte des paroles inintelligibles. Nous sommes au vingtième jour de la lésion ; la plaie est sèche, car la suppuration a presque complètement cessé ; le malade offre l'aspect le plus misérable ; la face et surtout le cou sont très amaigris ; la peau a une teinte ictérique très prononcée ; le regard est terne ; la langue, qui tremble quand le malade la sort, est tout à fait sèche ; la peau est froide ; la température basse et seulement élevée vers le soir ; le pouls très petit et fréquent ; la respiration est lente, l'haleine a une odeur spéciale, cadavéreuse ; le malade perd connaissance et peut encore rester dans cet état pendant vingt-quatre heures, avant que la mort arrive.

Vous faites l'autopsie ; rien de particulier dans les méninges ; péricarde et cœur normaux ; dans le ventricule et l'oreillette du côté droit un caillot fibrineux blanc et ferme ; les deux cavités pleurales sont remplies d'un liquide séreux trouble ; la surface pulmonaire est couverte de dépôts fibrineux réticulés ; vous enlevez ces dépôts et vous sentez au-dessous d'eux, dans le parenchyme pulmonaire, le plus fréquemment près de la surface, des tumeurs solides de la grosseur d'un haricot ou d'une châtaigne. Elles se trouvent principalement dans les lobes inférieurs ; vous les incisez, et vous voyez que la plupart sont des *abcès*. Le parenchyme pulmonaire un peu condensé forme l'enveloppe d'une cavité qui est remplie de pus et de parcelles du tissu pulmonaire. Parmi ces tumeurs, il y en a qui présentent à la surface de section un aspect rouge de sang ; cette surface est un peu granulée ; au centre on trouve çà et là du pus en quantité variable : il est évident que c'est là le point de départ des abcès. Dans ce cas, vous vous trouvez en face de la lésion que vous connaissez déjà sous le nom d'*infarctus rouge*, qui se transforme en abcès. Quelques-uns de ces abcès sont si près de la surface qu'ils englobent la plèvre dans le travail morbide, de sorte que la pleurite s'est développée secondairement. — Le foie est assez congestionné et friable ; du reste, on n'y rencontre rien d'anormal. La rate, un peu augmentée de volume, laisse apparaître à la section quelques tumeurs fermes, coniques, dont la pointe est dirigée en dedans et la base vers la surface ; elles se comportent comme les infarctus rouges du poumon et en partie subissent également la fonte purulente dans leur milieu. — Tout le canal intestinal, de même que l'appareil génito-urinaire, ne montre rien d'anormal. — En faisant une incision dans l'articulation du genou droit, si douloureux pendant la vie, vous faites écouler une grande quantité d'un pus floconneux ; la membrane synoviale est gonflée et en partie rougie par des extravasations sanguines ; le poli des cartilages articulaires est moins net. — L'examen de la plaie ne nous apprend pas beaucoup plus que ce qu'il nous était donné d'observer sur le vivant, c'est-à-dire une fonte purulente du tissu cellulaire profond et sous-cutané, et la présence du pus dans l'articulation tibio-tarsienne ; les parois de toutes ces cavités consistent pour la plus grande partie en tissus désorganisés, une bonne granulation ne s'observe qu'à quelques rares endroits. La fracture est cependant plus compliquée qu'on ne l'avait cru d'abord ; d'un côté, une fissure longitudinale s'étend jusqu'à l'articulation de la jambe avec le pied ; de l'autre, on trouve plusieurs fragments osseux détachés à la partie postérieure du tibia, où l'examen n'était pas possible sur le vivant. Dans les veines de la jambe, vous trouvez, çà et là, des bouchons fibrineux d'ancienne date, quelquefois aussi un détritus jaune puriforme, et de temps en temps du pus pur.

Je vous ferai observer que ces cas étaient assez communs avant l'emploi du pansement antiseptique ; depuis la méthode Lister, la pyohémie est devenue heureusement rare dans nos cliniques chirurgicales ; nous ne l'observons plus guère que chez les blessés qui déjà en étaient atteints avant leur admission à l'hôpital.

Figurez-vous que vous ayez observé une série de cas semblables : vous serez alors convaincus qu'il ne s'agit pas ici d'une réunion fortuite de différentes maladies, mais d'un ensemble de symptômes réunis par des liens intimes. Vous observez à une extrémité une suppuration très étendue et qui gagne de plus en plus ; elle est accompagnée d'une fièvre continue très intense et se présentant sous forme d'accès. Il s'y ajoute une suppuration dans un article éloigné, puis des inflammations circonscrites dans le poumon et dans d'autres organes, inflammations qui se transforment en abcès. Ces foyers inflammatoires multiples rendent la fièvre continue ; les fonctions des organes correspondants sont troublées et la vie s'éteint au milieu des symptômes de l'épuisement. Ce qu'il y a de particulier et de caractéristique est, comme vous voyez, la formation de foyers inflammatoires multiples, aussitôt que la suppuration primitive a atteint un certain degré. Vous connaissez l'origine des abcès métastatiques ; ils reconnaissent toujours pour cause la thrombose veineuse et l'embolie : je n'ai pas besoin de revenir là-dessus. Il est plus difficile d'expliquer les *inflammations métastatiques dif-*

fuses, qu'on observe aussi bien dans la septicémie que dans la pyohémie ; elles ne dépendent pas toujours, comme la pleurite, dans le cas cité, d'abcès du poumon ; il y a des inflammations métastatiques diffuses de l'œil, des méninges, du tissu cellulaire sous-cutané, des articulations, du périoste, de la moelle épinière, du foie, de la rate, des reins, de la plèvre, du péricarde, etc., inflammations qui ne dépendent ni d'abcès ni d'embolies. Elles proviennent uniquement, dans la pyohémie, comme dans la septicémie, de l'invasion, dans les capillaires de ces organes, des micrococcus dont l'action spécifique amène une inflammation avec suppuration. C'est ainsi encore qu'il faut expliquer les arthrites purulentes au voisinage d'un foyer infectieux puriforme, de même que les suppurations se montrant au niveau d'un cal normalement formé, après une fracture sous-cutanée, si le malade est devenu pyohémique par suite d'une cause quelconque.

En général, les inflammations *métastatiques diffuses* dans les organes internes sont très rares, si l'on ne veut pas y compter le gonflement diffus de la rate qui, à la vérité, est assez fréquent, quoique non constant, dans la pyohémie.

Le *diagnostic des inflammations et des abcès métastatiques* est facile quand ils siègent à la surface du corps ou aux extrémités ; la méningite et la choroïdite métastatiques même sont relativement faciles à reconnaître. Le diagnostic des métastases pulmonaires peut être quelquefois difficile ; les foyers sont souvent si petits et si disséminés dans le poumon, qu'on peut rarement les découvrir par la percussion ; si l'on constate la présence d'un épanchement pleurétique, cette complication aide souvent à porter le diagnostic d'abcès métastatiques du poumon ; s'il existe une expectoration sanguinolente et un catarrhe bronchique, le diagnostic peut être posé avec certitude. On peut, dans ces cas, faire abstraction de la pneumonie, car les autres phénomènes physiques ne se rapportent pas à cette dernière affection ; il n'y a donc d'autre diagnostic à porter que celui d'abcès pulmonaires métastatiques. Quand on a vu quelques cas de l'espèce, on porte de bonne heure son attention sur les signes d'auscultation du catarrhe, et une aggravation subite des phénomènes locaux doit être interprétée comme un signe d'abcès métastatique.

Les symptômes subjectifs sont souvent tout à fait insignifiants, si ce n'est l'opiniâtreté de la toux ; il n'existe de dyspnée considérable que lorsqu'il y a un épanchement pleurétique étendu. — L'ictère s'observe souvent à un degré plus ou moins marqué ; il est toujours plus intense que dans la septicémie ; il est dû, comme dans celle-ci, à la destruction des globules rouges, mais la résorption du pigment biliaire peut contribuer à l'augmenter. La présence de l'ictère ne permet pas de diagnostiquer des abcès du foie dans tous les cas ; ces derniers sont admis avec une certaine vraisemblance, lorsqu'il existe un endolorissement considérable de la région hépatique ; cependant j'ai déjà rencontré des cas où je m'attendais à des abcès du foie et n'ai constaté qu'un ramollissement aigu et diffus de cet organe, coïncidant avec un ictère presque brun. — Le gonflement de la rate peut quelquefois être diagnostiqué par la percussion seule. — Lorsque l'urine renferme une grande quantité d'albumine, des cylindres épithéliaux et fibrineux et du

sang, on est en droit d'admettre une néphrite aiguë métastatique, surtout
lorsqu'en même temps la sécrétion urinaire est considérablement diminuée;
cependant on ne peut savoir avec certitude si dans ces cas le rein est par-
semé d'un grand nombre d'abcès métastatiques ou s'il est le siège d'une
inflammation diffuse, qui est également une manifestation de la métastase.
— Les abcès du poumon et de la rate, de même que les inflammations articulaires métastatiques, se rencontrent le plus souvent; il
est beaucoup plus rare de trouver des abcès du foie et
des reins et des métastases dans tous les autres organes
cités plus haut.

A l'examen microscopique, on trouve que les parois
des abcès primaires et métastatiques donnent asile à de
nombreuses colonies de micrococcus, ainsi que le tissu
périphérique, tandis que le pus en contient si peu qu'ils
peuvent échapper à l'observation. Vous voyez dans la
figure 70 un vaisseau du rein d'un lapin pyohémique,
qui contient des colonies de micrococcus. Les thrombus
dans la pyohémie contiennent toujours un grand nombre de ces micrococcus.

Nous devons donner plus de détails sur un symptôme
de la pyohémie : je veux parler des *frissons;* ils se présentent d'une façon irrégulière, rarement pendant la
nuit, mais à toute époque du jour; leur durée, ainsi que
leur intensité, est excessivement variable; tantôt le malade ne se plaint que d'un frissonnement léger, d'une
horripilation passagère; tantôt il tremble et claque des
dents comme dans la fièvre paludéenne. Au commencement, les frissons ne sont pas aussi fréquents que par
la suite : alors ils reviennent quelquefois deux ou trois
fois par jour; vers la fin ils redeviennent plus rares. Les
accès eux-mêmes ressemblent à ceux qu'on observe dans
la fièvre intermittente sous le rapport du froid, de la

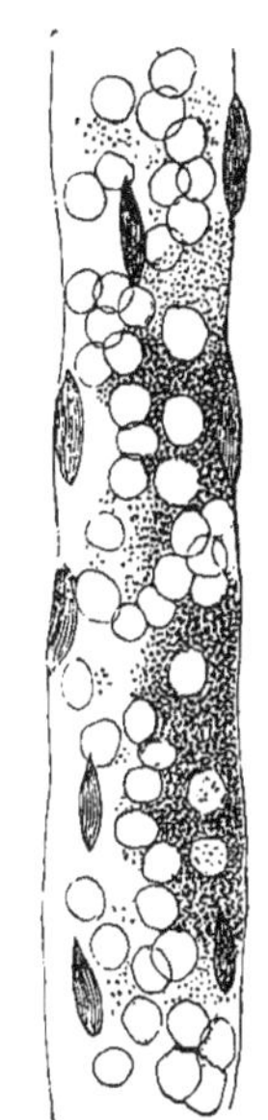

Fig. 70. — Vaisseau du rein d'un lapin pyohé-mique. Amas de micro-coccus le long de la pa-roi et entre les corpus-cules sanguins. — Gros-sissement 700. D'après R. Koch.

chaleur sèche et de la transpiration; cependant, après l'accès, la fièvre ne
cesse pas complètement. Si vous mesurez la température du corps avec le
thermomètre depuis le début du frisson, vous trouvez que cette température augmente continuellement et même d'une manière assez rapide, quelquefois de 2 à 3 degrés centigrades dans l'espace d'un quart d'heure. Vers la
fin du frisson et pendant la période de chaleur sèche, la température du corps
atteint ordinairement son plus haut degré; elle peut s'élever jusqu'à 42 degrés centigrades; il est rare cependant qu'elle dépasse beaucoup 40°,5 C.;
à partir de là elle diminue progressivement. L'augmentation rapide de la
température joue évidemment un rôle dans la production du frisson; outre
cela, il paraît qu'une certaine irritabilité du système nerveux est nécessaire
pour que ce dernier se produise; car, chez les individus très torpides et
émoussés par les narcotiques, les frissons se développent beaucoup plus
rarement que chez les personnes très irritables.

Les maladies aiguës les plus diverses débutent par des frissons, surtout les exanthèmes aigus, les pneumonies, les lymphangites, etc., plus rarement les maladies infectieuses miasmatiques, telles que le typhus, la peste, le choléra. Ordinairement les frissons ne se répètent pas et il n'y a que le commencement de la maladie qui soit accompagné de ce phénomène, qui, dans toutes ces maladies comme dans la pyohémie, est dû manifestement aux mêmes causes. Si, pour cette raison, nous ne pouvons pas considérer le frisson en lui-même comme un phénomène caractéristique de la pyohémie, il faut cependant avouer que le retour fréquent de ce symptôme et, d'une manière générale, le type *intermittent* de la fièvre sont spéciaux à cette maladie. Ce n'est que dans la fièvre paludéenne que nous trouvons quelque chose d'approchant : dans cette affection, nous avons des accès *intermittents* à intervalles réguliers.

On ignore la cause de ces intervalles; quant à la cause immédiate des accès, on peut l'attribuer à l'entrée par bouffées dans le sang de produits morbides, venant de la rate; la preuve anatomique que dans la fièvre intermittente il entre dans le sang des substances provenant de la rate, est fournie par la mélanémie et par les métastases pigmentaires; on sait qu'il se forme dans le pancréas et la rate des accumulations de sécrétions normales (Ladungen, Schiff) et qu'elles se vident pendant la digestion par poussées successives; il ne me paraît donc pas trop hardi d'admettre qu'avec ces substances normales il peut également entrer dans le sang des produits pathologiques. — De la même façon, je pense, entrent aussi de temps en temps du pus et des produits purulents dans le sang pendant la pyohémie, et ainsi se développent, sous des conditions du reste favorables, des accès de fièvre avec frissons. Ce qui prouve que les embolies et les inflammations métastatiques ne sont pas la cause des frissons, c'est que, dans les cas rares de fièvre purulente intermittente dont on a pu faire l'autopsie, et dans lesquels on avait observé 10 à 12 frissons, on n'a trouvé ni d'inflammation métastatique circonscrite ni d'inflammation métastatique diffuse. Au contraire, un fait plaide en faveur de cette opinion, à savoir que les frissons sont dus à la pénétration rapide, subite, dans la circulation, d'une certaine quantité de substances pyrogènes : souvent un frisson survient quelques heures après qu'on a ouvert un abcès, qu'on a fait une contre-incision, en un mot après qu'on a pratiqué récemment une solution de continuité. Peut-être la résorption du pus par les vaisseaux sanguins ouverts donne-t-elle lieu alors à l'apparition du frisson. Nous avons déjà dit que les frissons apparaissent presque exclusivement au début des inflammations infectieuses aiguës, et qu'ils ne se montrent à l'état intermittent que dans la fièvre intermittente et dans la résorption purulente, tandis qu'ils font défaut presque toujours dans la septicémie aiguë.

Les propriétés chimiques de la substance infectieuse jouent probablement ici un rôle important encore inconnu. La solution expérimentale de cette question est très difficile, parce que l'on ne réussit qu'avec peine et même pas du tout chez les petits animaux, soumis habituellement à ces recherches, à produire des frissons. Vous comprenez, d'après ce que nous avons dit, que la méthode habituellement employée pour mesurer la température le matin et le soir ne peut donner aucune idée de la marche de la fièvre dans la pyohémie : faite de cette façon, la mensuration peut correspondre tantôt à l'acmé, tantôt à la défervescence d'un accès de fièvre, tantôt à la période de rémission (une interruption complète de la fièvre s'observe rarement dans la pyohémie), et on obtient naturellement alors un tracé graphique très irrégulier.

Si l'on voulait tracer un tableau fidèle de la marche de la fièvre dans la pyohémie, il faudrait laisser le thermomètre en place et noter la température à peu près tous les quarts d'heure. Les recherches entreprises dans le but de savoir s'il y a dans le pus des individus pyohémiques des substances particulières, ou si la composition qualitative de leur pus est autre que celle du pus d'hommes qui guérissent sans incident, ces recherches, disons-nous, n'ont été jusqu'à présent suivies d'aucun résultat. Le pus pyohémique n'a pas toujours une mauvaise odeur; cependant nous y trouvons toujours des coccus (Orth, Birch-Hirschfeld, Ogston), et il n'est pas rare que l'on reconnaisse la décomposition du pus à son odeur. Mais on ignore si les coccus se développent dans le sang en circulation; en tout cas, il est relativement très rare qu'on en rencontre dans le sang de pyohémiques.

La manière dont la pyohémie débute varie sous bien des rapports. Le plus souvent cette maladie se montre à l'époque où la suppuration commence, si la plaie récente a été infectée; ou bien plus tard, lorsque de nouvelles inflammations s'ajoutent à la plaie, soit que ces dernières succèdent immédiatement à l'inflammation traumatique, soit qu'elles se montrent plus tard accidentellement, lorsque le foyer inflammatoire primitif s'est déjà limité. Dans ces cas, la fièvre pyohémique succède à la fièvre traumatique ou à la fièvre secondaire, et ces deux dernières sont considérées par certains observateurs comme les stades prodromiques de la pyohémie. Il est tout aussi difficile de déterminer exactement le moment où le malade devient pyohémique, qu'il est malaisé d'indiquer la transition de la fièvre traumatique primitive à la septicémie. Je maintiens le terme de pyohémie pour la maladie que nous venons de décrire. Je vous ai indiqué comme cause la résorption de pus; comme symptôme principal, la marche intermittente de la fièvre conduisant rapidement au marasme; comme lésion anatomique essentielle, les inflammations métastatiques.

Cependant il est quelquefois très difficile de poser, dans un cas donné, le diagnostic de pyohémie. Si vous vous en tenez à la description donnée antérieurement, et si vous considérez l'infection dans ses rapports avec la thrombose et l'embolie, vous parviendrez à donner le vrai nom à la maladie que vous aurez devant vous. En fait, il n'est guère possible de dénommer chacune des distinctions qu'on observe entre la septicémie, l'infection purulente, les processus métastatiques diffus, la thrombose, l'embolie, etc. Il y a par exemple une septicémie sans trace de métastases, une septicémie avec des métastases diffuses, une septicémie avec thrombose et embolie; une infection purulente sans trace de métastases ou bien avec des métastases diffuses, une infection purulente avec des métastases et des thromboses diffuses, ou avec des thromboses seulement, ou avec des thromboses et des embolies; il y a des thromboses avec des accidents locaux sans embolie, avec embolie, avec épanchements hémorrhagiques, avec apoplexies, etc., etc.

Outre les dénominations en usage, on en a trouvé d'autres encore pour désigner la combinaison des différents processus mentionnés; pour l'infection purulente pure (infection par l'ichor), Virchow préconise le terme d'ichorrhémie; mais il faut remarquer que l'ichor, le pus de mauvaise nature, n'est autre chose qu'un mélange de pus et d'éléments septiques; l'ichorrhémie devrait donc être considérée en bonne logique comme une septico-pyémie, combinaison communément observée avant l'époque de l'antisepsie et qui parfois à présent se rencontre chez des patients dont les plaies en voie de suppuration ont été pansées par un charlatan quelconque et sont devenues le siège d'une infection septique artificielle. O. Weber fit usage du mot *embolhémie* pour désigner l'état caractérisé par la présence d'emboles dans le sang. Hueter appela *pyohémie simple* les cas où il y a infection purulente sans métastases, et *pyohémie multiple* ceux où il y a en même temps des métastases; dans tous les cas, cette division n'a pas d'avantage pratique, on peut même dire qu'entre ces deux formes, il n'y a aucune différence essentielle, ou qu'il n'y a qu'une différence de degré. L'expression usitée autrefois par Stromeyer de *pyohémie suraiguë* correspond à ce que nous appelons à présent *septicémie*.

Quant à la marche de la pyohémie, elle est le plus souvent aiguë (huit à dix jours), souvent subaiguë (deux à quatre semaines), rarement chronique (deux, trois, cinq mois). Dans les cas aigus, la rapidité de la marche doit être attribuée soit à l'intensité et à la répétition fréquente de l'infection, soit aux métastases étendues. Dans les cas chroniques, il s'agit habituellement d'une résorption continue de germes infectieux et d'autres substances pyrogènes, provenant d'un foyer purulent, soit que celui-ci ait persisté après une infection septique ou purulente aiguë, soit que la lésion primitive n'ait été marquée par aucun symptôme local et général. Cette forme chronique succédant à l'aiguë s'observe aussi chez des individus très forts ou très résistants, et est caractérisée dans ces cas par des métastases situées aux parties externes du corps, par des abcès du tissu cellulaire, des arthrites suppurées qui maintiennent les patients dans un état pathologique. Cette infection chronique présente l'aspect de ce que l'on nomme la fièvre hectique; la température est peu élevée, mais elle l'est d'une façon constante, et la mort arrive enfin à la suite d'épuisement, si l'on ne réussit pas, par un traitement convenable, à supprimer le foyer de suppuration.

Le pronostic dépend absolument de la marche. Plus fréquemment les frissons se répètent-ils, plus rapidement les forces diminuent-elles, et plus tôt les signes de métastases internes apparaîtront-ils, plus la mort sera précipitée.

On aura d'autant plus d'espoir de sauver le malade que les frissons seront plus éloignés les uns des autres, que les forces se soutiendront mieux et que la langue restera humide plus longtemps; mais tout danger n'aura disparu que quand la plaie aura repris un bel aspect, lorsque plusieurs jours se seront écoulés sans accès de fièvre, et que le patient présentera l'aspect d'un convalescent. Il est extrêmement rare qu'un malade qui présente tous les symptômes décrits antérieurement puisse survivre.

Nous arrivons à présent à l'étiologie de la pyohémie. J'ai réservé à dessein cette question pour la dernière, afin de pouvoir la traiter plus rapidement. Ici se pose tout d'abord cette question : Y a-t-il une pyohémie spontanée, ou plutôt les cas rares d'abcès multiples, de thromboses veineuses avec suppurations embolométastatiques consécutives, etc., se présentant sous l'aspect d'une maladie infectieuse générale, d'une tuberculose miliaire, etc., doivent-ils être considérés comme une pyohémie sans foyer de suppuration primaire? L'expression pyohémie spontanée est en elle-même incorrecte, car une infection spontanée est un contre-sens. Il ne peut donc s'agir ici que de savoir si l'on est autorisé à admettre en opposition avec la forme secondaire habituelle une infection pyohémique sur l'origine de laquelle on n'est pas renseigné, par conséquent une pyohémie primaire se produisant en dehors de tout foyer local.

Nos connaissances actuelles sur l'ostéomyélite infectieuse aiguë prouvent qu'une infection septogène générale, se manifestant par des inflammations et des suppurations locales, peut se produire par la muqueuse des voies respiratoires et digestives et peut-être aussi par la muqueuse de l'appareil génito-urinaire. Par conséquent, pour cette pyohémie dite primaire, la supposition d'une infection produite par l'une de ces voies est possible, quoique nous ignorions jusqu'à présent si cette affection est due à des micro-organismes spécifiques. Toutefois, il faut séparer nettement de ces cas ces pyohémies dans lesquelles l'origine de l'affection est restée inconnue, parce que l'autopsie n'a pas été faite et que, pendant la vie, on n'a pu constater aucun foyer primaire local. Ces faits n'ont naturellement que la valeur de cas incomplètement observés.

La preuve qu'en pratique ces sortes de pyohémies, à première vue énigmatiques, peuvent se présenter, nous est fournie par l'exemple suivant : un vieillard décrépit présentant tous les symptômes d'une pyohémie, atteint de métastases pulmonaires et articulaires, est admis à ma clinique ; on ne constate nulle part de blessure ou de foyer inflammatoire, les renseignements anamnestiques apprennent seulement que le patient a eu depuis dix jours des frissons répétés ; peu de temps après son admission, il succombe ; l'autopsie démontre l'existence d'abcès métastatiques dans les poumons avec pleurite consécutive, infarctus dans la rate, arthrites purulentes et comme cause de tous les symptômes des abcès de la prostate. Dans ce cas, il est évident que l'on n'aurait pas constaté le foyer inflammatoire primitif si l'autopsie n'avait pas été pratiquée.

L'infection pyohémique peut se produire déjà au moment de la blessure, par exemple par l'emploi d'instruments infectés ; une plaie récente ou en voie de bourgeonnement peut être infectée par du pus décomposé et desséché, par l'intermédiaire d'éponges, d'appareils à pansements, par les doigts des chirurgiens, etc. Dans les deux cas, l'affection peut se borner à l'infection locale, ou bien il se formera d'abord, consécutivement à celle-ci, une suppuration locale, qui donnera lieu à une infection générale. La pyohémie se présente aussi sous forme de complication d'autres maladies infectieuses, en ce sens que les produits inflammatoires et purulents de celles-ci seront infectés et donneront naissance à une infection générale purulente. Je vous citerai comme exemple la variole, dont les produits, le contenu des pustules, donnent souvent lieu à la pyohémie et à une terminaison fatale.

Il ressort clairement de ces faits que la pyohémie est infectieuse, c'est-à-dire que le transport direct du pus d'un individu pyohémique sur un individu sain peut donner lieu à l'affection ; aussi, avant le pansement antiseptique, observait-on dans les hôpitaux de véritables épidémies de pyohémie. Cependant la substance infectieuse peut se produire aussi en dehors de l'organisme humain et être inoculée à un malade qui n'a jamais séjourné dans un hôpital et qui n'a jamais été mis en contact avec un pyohémique.

Le sexe ne paraît avoir aucune influence particulière sur la fréquence des maladies infectieuses dont il est ici question ; peut-être le tempérament, l'énergie du cœur et la fréquence du pouls ont-ils une influence sur la résorption des substances toxiques. Il semble que l'enfance soit moins prédisposée à la pyohémie que l'âge adulte, si ce n'est pendant les premiers jours de la vie. Il est extrêmement difficile de faire une statistique de ces faits, parce qu'on observe relativement moins de blessures chez les femmes et les enfants que chez les hommes ; par conséquent, si le nombre des hommes succombant à la pyohémie est plus considérable que celui des femmes et des enfants, on n'en peut naturellement tirer aucune conséquence relativement à la prédisposition plus grande des uns ou des autres à contracter des maladies infectieuses.

Les fractures ouvertes, au début surtout, prédisposent à la pyohémie ; d'après une statistique empruntée à la clinique de Billroth (antérieurement à la méthode antiseptique), les blessures des extrémités inférieures sont les plus exposées à la pyohémie ; les blessures du tronc au contraire sont celles qui y sont le moins sujettes.

Les saisons et l'accumulation de cas chirurgicaux graves, dans les hôpitaux, n'ont qu'une influence indirecte sur l'apparition de la pyohémie, en ce sens que ces conditions favorisent l'amas de substances infectieuses dans les salles, sur les instruments, les linges, etc., et qu'ainsi l'infection a plus de chances de se produire.

En considérant les rapports intimes qui, d'après notre opinion, existent entre la fièvre traumatique, la septicémie et la pyohémie, nous nous croyons en droit de réunir dans un même article le traitement de ces maladies. Celui-ci comprend la prophylaxie et le traitement proprement dit de ces états morbides arrivés à leur complet développement. La prophylaxie l'emporte de beaucoup en importance : il s'agit d'éviter tout ce qui peut être favorable au développement de ces affections. Toutes les précautions de la méthode antiseptique doivent être prises pour les préparatifs de l'opération et pour l'opération elle-même ; l'hémostase doit être faite exactement, surtout quand on veut suturer des plaies profondes ; on doit veiller scrupuleusement à ce que l'évacuation de la sécrétion primitive, qui est très dangereuse, se fasse aisément. Pour cela, il faut donner à la plaie opératoire la forme la plus convenable, il faut faire des contre-ouvertures et introduire des drains. Je considère qu'avec le perfectionnement des méthodes de pansement les maladies accidentelles des plaies deviendront plus rares, mais je crois aussi que leur disparition totale est complètement impossible, parce que le résultat du pansement dépend de l'aptitude, peut-être même de l'habileté manuelle du chirurgien. On ne pourra jamais supprimer l'influence personnelle de ce dernier, lors même que l'on s'astreindra aux prescriptions les plus correctes; on n'y arriverait même pas si l'on était capable de réduire l'opération à une simple solution de continuité et de supprimer toute influence de celle-ci sur l'organisme.

En général, on prévient les maladies accidentelles des plaies en désinfectant celles-ci et en cherchant à empêcher la décomposition de la sécrétion. Quant aux moyens de réaliser ces deux *desiderata*, nous en avons déjà parlé en partie, et aux leçons de clinique vous serez encore renseigné à cet égard. Si vous ne voulez ou ne pouvez faire usage du pansement occlusif antiseptique, le mieux sera de recourir au pansement à ciel ouvert. Toutes les plaies profondes doivent être maintenues immobiles par des appareils; tout ce qui plus tard est de nature à provoquer des inflammations secondaires doit être évité avec soin. Le malade doit garder un repos complet et être couché aussi commodément que possible; pendant le pansement, il faut soigner la plaie et le malade avec la plus grande sollicitude; la plus grande minutie est alors de mise.

Les conditions qui se présentent à l'hôpital offrent un intérêt tout particulier, mais que je ne toucherai ici qu'en passant. S'il est vrai qu'un petit nombre d'entre nous auront seuls le bonheur de pratiquer dans des hôpitaux civils, par contre chacun peut être appelé à servir pendant la guerre et a besoin alors de quelques connaissances sur cette question. Évidemment on n'établit des hôpitaux qu'aux endroits qui ne sont pas marécageux; il faut engager l'administration à bâtir l'hôpital sur une place spacieuse, entourée d'arbres; les latrines seront bien disposées. Parmi tous les systèmes de ventilation artificielle, celui de van Heke paraît être le seul jusqu'ici qui réponde au but désiré : toute la maison est parcourue par des canaux qui se trouvent dans l'intérieur des parois; dans chaque salle s'ouvre un canal; tous ces canaux partent de corridors en croix situés sous le bâtiment; au point d'intersection il y a une espèce de moulin à vent, mû par la vapeur. De cette façon, l'air frais est sans cesse poussé dans les salles de malades (système de propulsion). Vous pouvez contrôler à l'opéra de Vienne dans toutes les saisons la puissance extraordinaire de ce système de ventilation. Si l'on n'a pas d'appareil pour faire une ventilation artificielle, il faut se contenter de la ventilation dite naturelle, obtenue en pratiquant dans les salles des ouvertures en haut et en bas, aux portes et aux fenêtres, de sorte que les malades soient atteints aussi peu que possible par le courant; ces ouvertures ne doivent jamais être complètement fermées. Un chirurgien anglais (Spencer Wells) dit : « Il n'y a qu'une manière de faire une ventilation efficace, c'est d'empêcher qu'on ferme les portes et les fenêtres. » Cette remarque est très juste, vous pouvez suppléer à la ventilation artificielle en effectuant une ventilation naturelle constante et énergique. Il faut que d'un côté au moins la fenêtre reste toujours en partie ouverte, jour et nuit; habituellement les malades protestent contre cette précaution et on est forcé de combattre vivement des préjugés enracinés. En hiver, il suffit, dans les conditions normales, la fenêtre restant ouverte, que la température de la salle soit de 12 à 14° C; seulement les malades doivent être bien couverts dans leur lit. La meilleure preuve d'une bonne ventilation est l'absence de cette odeur spéciale, caractéristique, propre aux locaux où plusieurs personnes couchent et que l'on perçoit quand on entre dans une salle de malades. Une chose beaucoup plus importante à mon avis que la question de ventilation, c'est l'emploi rationnel qu'on fait des salles de malades. Aucune salle ne devrait être occupée plus de quatre semaines : après ce temps, on devrait l'évacuer pour quelques jours et la nettoyer soigneusement; malheureusement dans la plupart des hôpitaux, et même dans la plupart des cliniques, cette mesure reste à l'état de *desideratum*, parce que généralement on ne dispose pas de locaux suffisants pour effectuer ce changement.

Les murs de la salle doivent être peints à l'huile, afin que le lavage en soit facile, ou bien ils doivent être blanchis 2 à 3 fois, et plus souvent, si cela est nécessaire, pendant l'année. La literie sera exposée à l'air et au soleil, la poussière en sera chassée ; la paille sera renouvelée dans les paillasses, il vaudra mieux encore avoir au lieu de celles-ci des sommiers métalliques. Chaque service de chirurgie doit avoir une ou, mieux encore, deux salles supplémentaires pour pouvoir changer régulièrement; dans le même but, il ne devrait pas y avoir plus de six à huit lits dans une salle, pour que le nombre des sortants pendant la semaine corresponde exactement à la population d'une salle; les nouveaux entrants seront toujours transportés dans la salle nettoyée en dernier lieu. Si l'on veut avoir de bons résultats dans un hôpital, il faut avoir beaucoup d'espace et ne pas ménager l'argent pour avoir des infirmiers en grand nombre, du linge en abondance, etc. De cette façon, on peut parfaitement se servir même des hôpitaux dont la disposition est défectueuse. Les grandes salles, contenant 20 à 30 lits, que l'on ne peut évacuer à volonté à cause de l'accumulation des malades et pour d'autres motifs, sont extrêmement mauvaises. Aujourd'hui on est généralement d'accord pour considérer les hôpitaux immenses, à plusieurs étages, à dimensions monumentales, comme beaucoup moins convenables que les établissements construits suivant le système dit à pavillons. Ces derniers consistent en un nombre déterminé de constructions, à charpente de fer ou de bois, isolées les unes des autres, ne possédant qu'un seul étage au maximum et nommées pavillons. Chaque construction constitue un hôpital isolé, renfermant tout ce qui est nécessaire pour 30 à 50 malades, et elle est divisée en compartiments de grandeur moyenne contenant 8 à 10 lits.

Le chauffage, la ventilation et la désinfection sont beaucoup plus faciles à installer dans ces pavillons. Si une épidémie d'érysipèle, de pyohémie, de gangrène nosocomiale, etc., y apparaît, on peut immédiatement et sans peine l'évacuer complètement, afin d'en faire le nettoyage et la désinfection complets. Le directeur d'un département chirurgical doit, avant tout, avoir à sa disposition un nombre déterminé de pavillons de moyenne grandeur, bien ventilés, et dont l'évacuation et le nettoyage peuvent être effectués d'après les principes établis.

Nous sommes bien forcés d'admettre aujourd'hui que les substances infectieuses les plus actives n'exhalent aucune odeur; cependant ce serait commettre une grande faute de tirer de là cette conclusion que l'infection dans les salles d'hôpital est utile aux blessés et aux malades. Le mauvais air est aussi dangereux pour ces derniers que pour ceux qui sont bien portants.

Les hôpitaux malsains, surtout les salles malpropres sont plus préjudiciables aux blessés que les habitations les plus pauvres : la combinaison d'une atmosphère empestée avec l'accumulation de substances infectieuses est extrêmement meurtrière pour les blessés. Les chirurgiens ne devraient jamais perdre de vue qu'ils sont eux-mêmes coupables dans la plupart des cas, quand leurs patients sont atteins d'érysipèle, de pourriture d'hôpital, de pyohémie, etc., car vouloir tout imputer, suivant l'ancienne routine, à un génie épidémique, invisible, insaisissable, présent partout, vaporeux, attribuer tout aux miasmes et aux conditions constitutionnelles du malade, serait nier tout progrès de notre art.

Arrivons maintenant au traitement propre à la fièvre traumatique, à la septicémie et à la pyohémie. Ordinairement on ne prescrit rien contre la fièvre traumatique et de suppuration, lorsqu'elle ne dépasse pas les bornes ordinaires, si ce n'est quelques boissons rafraîchissantes, la diète et le soir un peu de morphine pour donner du repos la nuit. Si la fièvre dure plus longtemps ou si elle prend un caractère particulier, on peut mettre en usage les antifébriles. Dans ces cas, on emploie peu la digitale, à cause de son effet lent et incertain; la vératrine abaisse bien la température, mais il paraît qu'elle est peu utile dans les fièvres traumatiques toxiques; il serait à désirer qu'on fît de nouvelles expériences sur cette substance, surtout dans la pyohémie : d'après les recherches spéciales de Biermer sur ce remède, il faut une attention, des soins tout particuliers pour l'employer. L'aconit a été jadis recommandé vivement par Textor contre la pyohémie, mais il n'est guère actif. La quinine est le moyen par excellence contre les fièvres de suppuration intermittentes, surtout associé à l'opium; 1 gr. à 1,50 gr. donnés en trois doses rapprochées dans le courant de l'après-midi, et 0,08 gr. d'opium administrés le soir, font très souvent disparaître les frissons. Ce moyen m'a été d'une grande utilité dans les fièvres de suppuration graves; dans la pyohémie bien prononcée, ils sont moins efficaces. Liebermeister a démontré par une étude attentive que la quinine n'agit sûrement comme antifébrile dans le typhus et d'autres maladies infectieuses que donnée à la dose de 1 gramme. Le salicylate de soude, à la dose de 4 à 6 grammes dans l'intervalle d'une à deux heures, a parfois provoqué une chute considérable de la température. Le benzoate de soude, vanté avec tant d'enthousiasme par Klebs contre les maladies infectieuses de toute espèce, n'a malheureusement pas mieux réussi contre la pyohémie que contre la diphthérie. Récemment on a employé comme antifébriles énergiques la résorcine et l'antipyrine; leur utilité est très douteuse. Un moyen très efficace aussi bien contre l'infection septique que contre l'infection purulente est, comme nous l'avons dit, l'alcool, soit sous forme de vin généreux (bordeaux, vins du Rhin, tokay, porto, scherry, champagne), soit sous forme de rhum, de cognac, d'esprit-de-vin, purs ou associés à un amer.

L'alcool agit non pas tant comme fébrifuge que comme favorisant l'action du cœur. Il sert vraisemblablement encore à modérer l'activité des échanges organiques pendant la fièvre et s'oppose ainsi à la consomption qui en résulte. Je ne puis trop vous recommander son emploi. Nous ne manquons pas d'observations sur des remèdes prescrits dans le but d'agir directement contre l'intoxication du sang. Les remèdes antiseptiques internes, les acides, l'eau chlorurée, les sulfates alcalins, vivement recommandés par Polli, m'ont paru être sans effet. Mais on peut encore employer d'autres substances qui ont pour but d'exagérer l'échange des matériaux et d'éliminer de cette façon, en même temps, le poison organique du sang. En voyant les fortes diarrhées chez les chiens que l'on a rendus artificiellement septicémiques, et qui guérissent pourtant assez souvent, on devrait croire que le virus est le plus facilement éliminé par le canal intestinal.

En effet, Breslau a observé des résultats favorables dans la fièvre puerpérale, en donnant à plusieurs reprises des purgatifs énergiques; malheureusement on n'en peut pas dire autant pour la pyémie. Dans celle-ci les diarrhées profuses sont toujours une complication grave qui conduit rapidement au collapsus. Les vomissements sont également dangereux. Billroth a essayé, dans la septicémie, d'obtenir une forte sudation, quand la peau était sèche. On y réussit parfois en donnant un bain chaud d'une heure, suivi de l'enveloppement dans des couvertures de laine, et en faisant prendre au malade quelques doses de quinine et d'opium, ou bien de grandes quantités de boissons chaudes, thé ou grog au rhum, etc. On obtient quelquefois ainsi de l'amélioration, et je crois devoir à ce moyen d'avoir rappelé à la vie des malades qui paraissaient perdus sans retour; ce traitement est assurément efficace, surtout au début de l'infection septique.

On peut obtenir une forte diurèse en donnant des boissons en grande quantité, mais cette manière d'agir n'exerce pas d'effet sensible sur l'état général des malades.

Enfin, on pourrait encore penser à l'amputation, si celle-ci pouvait être faite sur des parties saines du membre; de cette façon on supprimerait l'absorption ultérieure des substances nuisibles qui proviennent de la partie blessée ou enflammée, même dans les cas où il existerait déjà des phénomènes graves d'intoxication générale.

Dans les cas aigus de septicémie et de pyohémie, ce procédé n'a que très rarement un succès durable; cependant il est vrai de dire qu'il y a presque toujours une amélioration passagère. Dans la pyohémie subaiguë et chronique, l'amputation peut sauver la vie du malade; mais ces cas sont malheureusement assez rares. Il est tout aussi rare que l'on puisse reconnaître la décomposition purulente du caillot d'une veine thrombosée; lorsque quelques jours après une amputation il survient un frisson par suite de la décomposition de là sécrétion de la plaie, on peut supposer avec quelque vraisemblance qu'il s'est produit une infiltration purulente d'un thrombus veineux.

En pareil cas, on a réussi plusieurs fois à enrayer l'infection générale et à sauver le patient en mettant à nu le tronc veineux, en incisant sa paroi après ligature préalable, en enlevant le coagulum ainsi que le segment de la veine malade et en faisant la ligature dans les tissus sains.

Hunter a déjà émis l'idée de fermer par compression les veines atteintes de thrombophlébite purulente. Malheureusement en pratique, ce procédé n'est applicable que dans une mesure restreinte et en outre immédiatement après l'amputation; au contraire, dans la pyohémie consécutive à des fractures compliquées par exemple, on ne réussit guère à reconnaître en temps opportun l'endroit où se trouve le thrombus atteint de décomposition purulente, lorsqu'il n'intéresse pas immédiatement une grosse veine sous-cutanée. Dans la septicémie aiguë, le traitement local est toujours la chose essentielle.

Quelque mauvais que soient en pareils cas les résultats de l'amputation, l'on doit cependant se décider à opérer même au risque de voir le moignon d'amputation lui-même se gangrener. Dans la gangrène dite foudroyante, on a parfois réussi à sauver le malade en faisant usage d'un traitement antiseptique énergique et d'incisions multiples dans la peau, en extirpant les tissus sphacélés, en irriguant avec une solution de chlorure de zinc à 5 p. 100 et en faisant l'irrigation continue. En tout cas, je vous recommande, en pareille circonstance, de n'obéir à aucune considération pour négliger d'intervenir activement, car si vous vous croisez les bras, le malade sera indubitablement perdu.

Nous conclurons enfin que l'on peut faire beaucoup pour prévenir les fièvres traumatiques et suppurations graves, mais qu'on doit peu espérer du traitement de ces maladies, une fois qu'elles sont bien développées.

On attribue principalement ce fait à ce que la substance septique introduite dans la circulation exerce l'action d'un ferment, et qu'ainsi il suffit d'une petite quantité pour donner lieu, chez l'homme, à la fermentation putride du sang et de toutes les humeurs. Cette action du poison septique n'a toutefois pas encore jusqu'à aujourd'hui reçu confirmation. Billroth pense, et je suis tout à fait d'accord avec lui, que le poison septique, de même que le poison diphthéritique, le sang de rate et d'autres substances semblables, agit aussi longtemps et d'une façon aussi répétée dans le corps, même quand il n'y a eu qu'une très légère absorption, parce que l'organisme humain (comme aussi celui de certains animaux) ne s'en affranchit que très difficilement et parce qu'aux endroits où ces substances sont retenues il se forme souvent de nouveaux foyers pathologiques dans lesquels le virus se reproduit (toutefois peut-être sous une forme moins active). Les chiens par exemple peuvent supporter une grande quantité de virus septique, probablement parce qu'ils l'évacuent avec une rapidité étonnante par le canal intestinal; ils résistent ainsi même à des infections putrides très graves. La faculté d'éliminer plus ou moins vite les virus infectieux absorbés peut être chez l'homme très variable suivant l'individu.

VINGT-SEPTIÈME LEÇON

Maladies accidentelles générales pouvant s'ajouter aux plaies et à d'autres foyers inflammatoires (suite) : 4. Tétanos. — 5. Délire alcoolique. — 6. Délire nerveux.

Le groupe que nous réunissons dans cette leçon renferme le tétanos traumatique, le *delirium tremens* et les troubles psychiques, fort rares, qui succèdent aux lésions accidentelles et aux opérations.

Il règne des opinions extrêmement variées sur leur mode de développement. Comme nous avons affaire ici à des maladies qui se trahissent par des symptômes que l'on doit rapporter à l'irritation du cerveau et de la moelle épinière, on en cherche ordinairement la cause dans les centres nerveux. Or il est connu que l'empoisonnement du sang, par exemple au moyen de la strychnine, produit également des convulsions tétaniques violentes, et l'empoisonnement par l'alcool (l'ivresse), des troubles psychiques; par conséquent il est bien permis de supposer que les formes morbides dont il va être question peuvent également être dues à un empoisonnement par des substances particulières, qui *peut-être se produisent très rarement* dans les plaies pour passer de là dans le sang, peut-être à une infection microparasitaire, tandis que dans le *delirium tremens* il suffit de la série des substances pyrogènes ordinaires pour provoquer dans l'organisme malade, déjà empoisonné par l'alcool, des troubles particuliers. Les symptômes que nous apprendrons à connaître dans ces maladies se rencontrent tous dans la fièvre ordinaire, quoique à un degré beaucoup inférieur et peu prononcé. Le frisson a une ressemblance manifeste avec le tétanos, par le fait de l'action combinée des groupes de muscles atteints; des troubles psychiques allant jusqu'à de véritables accès de manie sont en partie très bien représentés par le délire de la fièvre, surtout dans quelques cas de septicémie. Nous reviendrons sur ces considérations, qui malheureusement ne se fondent sur aucune base expérimentale, quand il sera question de ces diverses maladies.

4. *Le tétanos traumatique et le trismus.* — Cette maladie, qui consiste en spasmes intéressant tantôt exclusivement les muscles masticateurs (trismus), tantôt tous les muscles du corps (tétanos), et envahissant de préférence, dans ce dernier cas, soit les extrémités, soit les muscles du tronc, antérieurs ou postérieurs, se montre quelquefois chez les blessés, quoique rarement en comparaison des maladies traumatiques accidentelles dont nous avons parlé jusqu'ici, et s'observe moins souvent encore chez les individus non blessés. Il semble, d'après les observations faites dans ces dernières années, que le tétanos, du moins dans nos pays, soit devenu beaucoup plus rare qu'autrefois; on n'entend plus parler comme alors d'épidémies de tétanos. Cette maladie n'appartient pas exclusivement à la clientèle des hôpitaux, on l'observe également en dehors. Mais avant d'entrer dans l'étude des conditions étiologiques, je vais vous présenter en résumé l'histoire d'un cas aigu.

Le troisième ou le quatrième jour après une lésion, rarement plus tôt,

vous trouvez que le malade n'ouvre pas bien la bouche en parlant et qu'il
se plaint de douleurs lancinantes et de raideur dans les muscles masticateurs. Dans les cas suraigus, ces premiers symptômes sont déjà accompagnés d'une fièvre violente; dans d'autres cas, les malades n'ont pas encore
de fièvre à cette période. Les traits prennent peu à peu une expression de
raideur toute particulière, parce que les muscles de la face se trouvent en
partie dans un état de contracture. Plus tard surviennent des crampes
tétaniques qui sont tantôt plus prononcées au tronc, tantôt aux extrémités;
elles se présentent par accès qui durent de plusieurs secondes à quelques
minutes, et qui sont provoqués, comme dans l'hydrophobie, par toutes les
irritations extérieures. Ces crampes sont accompagnées de violentes douleurs. Quelques groupes musculaires restent parfois contracturés depuis le
commencement jusqu'à la fin, sans donner lieu à des douleurs; chez certains malades même, les convulsions font complètement défaut et l'on
n'observe qu'une contraction persistante de groupes musculaires plus ou
moins nombreux. Souvent le corps est baigné de sueur; le malade conserve
toute sa connaissance; l'urine renferme quelquefois de l'albumine. La température peut s'élever à un degré qu'on remarque rarement dans d'autres
maladies : elle dépasse 42 degrés centigrades. Billroth a rencontré des cas
de tétanos suivis de mort rapide sans qu'il y eût d'élévation thermique ;
Rose et d'autres en ont vu également. La mort peut survenir dans les vingt-
quatre heures qui suivent le début de la maladie. Cependant cet état peut
durer trois ou quatre jours, tout en restant intense, et ces cas peuvent
encore être comptés parmi les cas aigus. — Il existe en outre une forme
subaiguë ou chronique du trismus seul et du trismus associé au tétanos,
caractérisée par un trismus modéré et des contractures qui ne s'étendent
qu'à quelques groupes de muscles, par exemple aux muscles du membre
blessé, et qui ne sont pas douloureuses. La fièvre manque d'ordinaire complètement dans ces cas chroniques. En général, il est rare qu'un cas aigu
passe à l'état chronique.

Tous les symptômes observés semblent indiquer que nous avons affaire à
une maladie de la moelle épinière et de la petite racine du trijumeau. Les
phénomènes offrent une certaine ressemblance avec ceux que nous produisons artificiellement dans l'empoisonnement par la strychnine. Malheureusement, les résultats que fournit l'autopsie ne sont rien moins que satisfaisants. On n'a absolument rien trouvé dans la moelle épinière, lorsque les
cas étaient très aigus; dans ceux dont la durée était de quelques jours,
Rokitansky prétend y avoir observé le développement d'une grande quantité de jeunes cellules et du tissu conjonctif de formation nouvelle : d'après
cela, il paraîtrait qu'on a affaire à un travail inflammatoire de ce centre
nerveux. Les symptômes observés durant la vie dans le cas d'une inflammation évidente de la moelle diffèrent tellement du tétanos qu'il n'est pas
vraisemblable d'admettre que cette affection dépende d'une névrite ascendante qui donnerait lieu à une myélite. Si, à l'autopsie, on rencontre çà
et là dans les muscles et même dans le névrilème de petits extravasats
sanguins, ce fait n'a pas beaucoup d'importance relativement à la cause
de l'affection, puisque ces extravasations peuvent provenir de la déchi-

rure .des capillaires consécutive à la violence des contractions muscu-laires.

Il existe sur la cause productrice de cette maladie un grand nombre d'opi-nions, comme c'est le cas pour tous les processus qui n'offrent pas de signes palpables sous le rapport anatomo-pathologique. La première idée qui devait se présenter était de rechercher cette cause dans les nerfs. Il y a un grand nombre de cas où les troncs nerveux voisins de la blessure parais-sent avoir été contusionnés, déchirés ou irrités par des corps étrangers. Il arrive parfois, par exemple dans les fractures compliquées, qu'un nerf soit atteint par une esquille pointue. Il est inutile d'imaginer des théories dans le but d'expliquer pourquoi cette sorte de lésion des nerfs détermine des crampes tétaniques, tandis que ces dernières ne se présentent qu'excep-tionnellement après la division des nerfs par instruments tranchants, car il y a un grand nombre de cas où le tétanos se présente après des plaies simples de la peau, quelquefois lorsque la plaie est déjà couverte de bourgeons charnus et sur le point de se cicatriser, ou bien même après l'application d'un vésicatoire, après une piqûre d'abeille, etc.

J'ai vu le tétanos survenir quelques jours après une brûlure très profonde du dos et de toute l'extrémité supérieure mortifiée au point que l'on put désarticuler au niveau de l'épaule au moyen des ciseaux. Une autre fois, j'ai vu, chez un vieillard admis à ma clinique pour une ulcération sarcoma-teuse de la région lombaire, le tétanos survenir le matin même de son entrée à l'hôpital. Ces deux patients succombèrent quelques jours après l'apparition des premiers symptômes tétaniques.

Il est remarquable que cette maladie se développe surtout après les lésions des extrémités, principalement des mains et des pieds, tandis qu'elle se présente, en somme, rarement après des traumatismes graves siégeant plus haut sur les membres et sur le tronc. Billroth pense, d'après ce qu'il a vu, que les cas où le tétanos survient lorsque la plaie est déjà recouverte de granulations ont une marche plus chronique et moins intense que ceux où l'affection se montre peu de temps après la lésion. L'opinion de Rose, suivant laquelle le tétanos surviendrait surtout dans les cas de blessures peu ou mal soignées, n'a aucune valeur générale.

Après s'être adressé en vain aux nerfs et même aux tissus tendineux, on a eu recours, pour expliquer la cause de cette maladie, aux influences de température; quelques-uns admettent qu'une température chaude et hu-mide favorise tout particulièrement le développement du tétanos. Cette opinion paraît être fondée, car on a observé fréquemment des épidémies de tétanos coïncidant avec une température chaude et humide. La fréquence du tétanos dans les pays tropicaux confirme encore cette opinion; cepen-dant on a observé aussi de petites épidémies en hiver. D'autres accusent le refroidissement par des courants d'air, ou le brusque changement de température, d'être la cause principale de cette maladie (opinion émise récemment encore par Heineke). Enfin, d'autres encore croient que le sys-tème nerveux n'est pas affecté primitivement, mais que le sang est d'abord malade et que le système nerveux n'est atteint que secondairement. Rose a renové récemment cette vieille opinion que le tétanos, semblable à la

rage, doit être considéré comme une maladie primitive du sang. Je crois
que le tétanos, comme la septicémie, est une maladie infectieuse propre,
dont le virus se développe dans la plaie ou dans le foyer d'inflammation,
peut-être à la suite de circonstances complètement exceptionnelles, ou
qui, formé en dehors de l'organisme, pénètre ensuite dans ce dernier. Ce
fait que le tétanos peut se localiser à une extrémité, à la main par exemple,
comme l'a vu Billroth, plaide en faveur d'une cause locale, inhérente à
une lésion nerveuse. Le fait qu'assez souvent des contractions se montrent
d'abord dans le moignon des amputés, par exemple avant la généralisation
des convulsions, pourrait être expliqué par cette circonstance que le virus
tétanique se formerait dans la plaie, irriterait d'abord les muscles et les
nerfs du moignon, puis plus tard seulement déterminerait une irritation
de la moelle épinière.

Il règne beaucoup d'obscurité sur ces questions.

Récemment, deux médecins italiens, Carle et Rattone, ont déclaré qu'ils
avaient réussi à inoculer le tétanos de l'homme au lapin. Immédiatement
après la mort, ils avaient enlevé la partie de la peau enflammée autour
d'une pustule d'acné, d'où le tétanos semblait être parti, ils avaient préparé avec cela une émulsion et en avaient injecté un peu dans le névrilème
du nerf ischiatique, un peu dans la cavité de la moelle dorsale, un peu
dans les muscles du dos : sur 12 lapins inoculés, 11 furent atteints de
tétanos, assurent les auteurs, et moururent après une survie maximum de
quatre jours. L'inoculation du sang d'un animal malade à un animal sain
resta sans suites; au contraire, une inoculation faite avec une émulsion
préparée au moyen du nerf ischiatique inoculé détermina chez deux lapins
le tétanos et la mort. Des expériences analogues ont été faites dans ces
derniers temps sur des chiens avec du sang de tétaniques, mais elles n'ont
été suivies d'aucun résultat positif.

La fièvre intense dans le tétanos et cette circonstance que, même après la
mort des individus qui ont succombé à cette maladie, la température peut
aller en augmentant, ont beaucoup occupé les esprits des pathologistes.
Ce double fait devint encore plus intéressant lorsque Leyden, en provoquant un tétanos artificiel du corps entier, au moyen de puissants courants
électriques qui traversaient toute la moelle épinière d'un chien, produisit
une très forte élévation de la température du sang. A. Fick a démontré
que dans ce cas l'excédent de chaleur est développé dans les muscles
et de là communiqué au sang, et que, d'un autre côté, l'élévation de
température constatée dans le rectum après la mort n'est que le résultat
de l'équilibre qui s'établit entre la chaleur des muscles et celle du reste du
corps. — Si, d'après ces expériences, il est hors de doute que la chaleur du
corps est fortement exagérée par les contractions musculaires tétaniques,
cela ne prouve pas encore que dans le tétanos traumatique, chez l'homme,
les hautes températures fébriles soient nécessairement dues à des contractions musculaires. Ce qui indique qu'il n'en est pas ainsi, c'est que des cas
de tétanos à marche très aiguë peuvent se passer presque sans fièvre,
quoique le fait soit rare; cependant bien des énigmes restent ici à résoudre.

Malheureusement, le *pronostic* est mauvais la plupart du temps ; parmi les cas aigus, il n'y en a que très peu qui guérissent; parmi les cas chroniques, ceux qui durent plus de quinze jours guérissent presque tous. Mais c'est là encore une exception.

Les connaissances si incomplètes que nous avons sur l'étiologie de cette maladie ne permettent d'instituer qu'un *traitement* symptomatique. On a recommandé aux diverses époques un grand nombre de remèdes. En général, on se sert des narcotiques, que j'ai également adoptés comme base de ma thérapeutique. On emploie habituellement la morphine en injections sous-cutanées, dont on doit renouveler l'emploi suivant le besoin. Ce moyen est plus avantageux et plus sûr que la teinture d'opium, dont on doit donner de grosses doses, 1 gramme et plus par jour. La combinaison des injections de morphine avec les lavements de chloral est très utile (3 à 5 grammes pro die); parfois sous cette influence les convulsions cessent, mais le plus souvent il n'en résulte qu'une amélioration passagère. Pendant les accès, les inhalations de chloroforme constituent le meilleur moyen de calmer le malade. Ces patients supportent des doses colossales de chloroforme, de chloral, de morphine, etc., et si l'on réussit à les maintenir dans une narcose continue, on parvient parfois à transformer l'état aigu en un état chronique, et alors il y a quelque espoir d'obtenir une guérison. Un moyen malheureusement très inconstant, mais qui cependant est très actif, est le curare. Vous savez que cette substance, qui sert à empoisonner les flèches des sauvages de l'Amérique, produit une paralysie des muscles striés, ce qui a contribué à son fréquent emploi dans les expériences physiologiques.

Dans certains cas de tétanos, on a retiré évidemment de bons effets des injections sous-cutanées de curare, répétées à de courts intervalles, et jusqu'à ce qu'il se produisît un relâchement des muscles contractés, ce qui nécessite des doses considérables du médicament. Si, d'autre part, on conteste à ce moyen toute espèce d'influence, il est vraisemblable que cette divergence d'opinions repose sur la variabilité des substances délivrées dans le commerce sous le nom de curare. Dans ces derniers temps, le traitement opératoire local de certains cas de tétanos a été suivi d'une série de guérisons, aussi énigmatiques que la maladie elle-même. Je veux parler de l'extension mécanique du tronc nerveux principal d'une extrémité, ou d'une branche de celui-ci, s'il est le siège d'une blessure qui doit être considérée comme le point de départ du tétanos. Pour cela on isole le tronc nerveux, et au moyen d'un écarteur-mousse ou au moyen du doigt on l'amène à la surface et on le tend avec une certaine force absolument de la même façon que l'on tend une corde de violon. Quant aux phénomènes qui se passent alors dans le nerf, on ne les connaît pas; les expériences entreprises sur les animaux n'ont permis de constater aucune modification particulière soit dans la structure soit dans la conductibilité du nerf étiré; il n'en résulte qu'une légère diminution de sensibilité.

Après que Billroth eut, le premier, fait usage de ce procédé dans les affections chroniques des nerfs (crampes épileptiformes, névralgies, etc.), et que de Nussbaum et d'autres l'eurent employé avec succès, Verneuil l'appliqua dans le tétanos aigu non sans succès. Depuis, il y a déjà un assez grand nombre d'observations dues à Vogt, à Kocher, à Pilz, etc., qui ont prouvé l'effet rapide de l'extension des nerfs dans le cas de tétanos traumatique aigu. Malheureusement, je dois ajouter que ce moyen non plus n'est pas toujours suivi de succès, et qu'il y a, en outre, des cas où il ne peut être employé, parce que l'on ignore quelle est l'origine du mal.

J'ai fait l'extension du nerf sciatique sans résultat dans un cas de tétanos aigu, qui s'était développé trois semaines après une fracture compliquée de la jambe. Les accidents se calmèrent un peu, il est vrai, mais le patient succomba cinq jours après le début de l'affection. Chez ce malade, qui n'eut de la fièvre que le dernier jour, il se développa rapidement, en vingt-quatre heures, un décubitus considérable de la cuisse et de la région fessière du côté blessé.

La guérison qui, dans certaines formes de tétanos traumatique, est consécutive à l'extension des nerfs, semble cependant prouver que les nerfs périphériques participent de l'une ou l'autre façon à la production de cette maladie, car on ne peut guère admettre que la traction mécanique fasse toujours sentir ses effets jusqu'à la moelle épinière.

Parmi les autres modes de traitement, je dois encore vous citer l'usage de bains chauds fréquents, l'application de violents révulsifs au niveau de la colonne, larges vésicatoires, moxas, fer rouge, moyens dont je ne puis espérer aucun résultat favorable.

Dans les cas chroniques, pas n'est besoin d'employer d'autre traitement que les injections de morphine et les lavements de chloral; le malade restera au lit et gardera un repos absolu; on le mettra à l'abri de toute cause d'excitation physique et morale.

5. *Délire traumatique des buveurs.* — *Delirium tremens.* — Nous avons à vous citer à présent un ennemi des blessés, qui, par bonheur, n'est pas très dangereux. Vous avez sans doute déjà entendu parler du délire des buveurs, cette manifestation aiguë de l'empoisonnement chronique par l'alcool, manifestation qui se montre quelquefois d'une manière tout à fait spontanée, mais qui souvent aussi éclate dans le cours de certaines maladies aiguës, surtout de la pneumonie. Les lésions traumatiques sont souvent la cause occasionnelle du delirium tremens. Cette maladie vous sera exposée plus en détail dans le cours de médecine interne, parce que les accès ne se distinguent pas essentiellement les uns des autres, quelles que soient, du reste, les causes occasionnelles qui les aient provoqués; je serai donc court.

Ordinairement cette affection éclate pendant les deux premiers jours qui suivent la lésion, rarement plus tard. Elle n'atteint que les malades qui, depuis de longues années, sont habitués à l'usage immodéré des alcooliques, surtout de l'eau-de-vie et du rhum. C'est à tort cependant que l'on croit que l'usage de la bière et du vin préservent du délire. Les premiers symptômes qu'on observe sont l'insomnie, une grande agitation, le tremblement des mains et de la langue, le regard incertain; les malades se jettent de côté et d'autre dans le lit; ils sont très loquaces, puis le délire les prend. Ils marmottent continuellement; ils voient de petites bêtes, telles que des mouches, s'agiter devant leurs yeux; des souris, des rats, des fouines, des renards, sortent de dessous leur lit; ils se croient entourés d'une atmosphère remplie de fumée, ou bien ils s'imaginent être balancés dans l'espace. Le délire prend quelquefois les formes les plus comiques : un soldat que traitait Billroth pour un delirium tremens, voyait un grand nombre d'autres soldats dans son verre à boire; un autre patient prenait les médecins pour des policemen venus pour l'empoisonner et il cherchait à se sauver, etc. En général, le délire est gai; cependant, les malades sont en proie à une inquiétude indicible, se jettent continuellemeut de côté et d'autre et veulent se sauver. Si l'on n'a pas à sa disposition deux infirmiers robustes, on en est réduit à leur mettre la camisole de force et à les attacher au lit. Cependant ils sont rarement méchants dans leurs accès, et, quand on les interpelle vivement, ils répondent très sensément, mais retombent immédiatement dans leurs hallucinations. De toutes les lésions, ce sont principalement les fractures, et surtout les fractures avec plaie, qui sont la cause occasionnelle la plus fréquente de cette maladie. Avant que l'on connût les appareils inamovibles, c'était une tâche très difficile d'immobiliser les fragments, car ces malades ne sentent pas les douleurs et meuvent les membres fracturés avec une telle violence, que tout appareil fait avec des attelles est complètement détaché en peu d'heures. Le pronostic, une fois que le délire a éclaté, n'est pas défavorable, d'après l'opinion de la plupart des chirurgiens; ce qui n'empêche pas que des vieillards peuvent succomber au delirium tremens; ces derniers tombent souvent subitement dans le collapsus, perdent tout sentiment et meurent.

Le traitement a pour but d'abord d'empêcher l'apparition du delirium tremens. Comme l'expérience apprend que la suppression subite de l'alcool, chez les personnes qui en font régulièrement usage, favorise l'apparition de la maladie, on en donne chaque jour aux buveurs quelques doses, soit sous forme de cognac soit sous forme d'une potion à laquelle on ajoute une teinture amère. A côté de l'alcool, l'opium constitue un moyen souverain, aussi bien pour empêcher l'invasion du délire que pour calmer ceux qui en sont atteints. On le donne à forte dose (de 0,10 à 0,40 gr. toutes les deux heures) jusqu'à ce que le sommeil se produise; on peut encore y associer de petites doses de tartre stibié. Sous cette influence, les malades tombent dans un état comateux, dont ils sortent guéris dans les cas heureux, mais dans lequel ils peuvent aussi quelquefois passer de vie à trépas. Je ne puis vous recommander de meilleur remède que l'opium contre le delirum tremens, quoique je pense qu'à haute dose il n'est pas sans danger. Depuis que l'hydrate de chloral est en vogue, on l'emploie en même temps que l'opium. Ces deux médicaments se complètent l'un l'autre, et par leur combinaison, même à petite dose, on obtient ce qu'aucun d'eux, employé seul, ne peut donner : un sommeil calme de quelques heures.

De notre temps, quelques voix se sont élevées en Angleterre pour bannir complètement l'opium et le tartre stibié de la thérapeutique de cette maladie, et pour recommander un traitement plus expectatif; d'autres vantent les effets obtenus à l'aide de la digitale; d'autres enfin conseillent l'emploi exclusif de l'alcool (vin généreux, cognac). La plupart des chirurgiens cependant se félicitent beaucoup de l'emploi du chloral et de l'opium, et il suffit d'avoir été une seule fois témoin du bon effet de ces médicaments, qui procurent une nuit de calme aux malades, pour apprécier la valeur de ce traitement, que semble encore réclamer l'intérêt des autres patients couchant dans la même salle.

Le pronostic est plus favorable dans les cas de delirium tremens chroniques et non accompagnés d'accès de manie ; le grog fort rend d'assez bons services dans cette maladie. Vous pouvez prescrire le mélange suivant : jaune d'œuf cru, n° 1 ; rhum, 30 grammes ; eau, 120 grammes ; sucre, 60 grammes. Cette potion, qui n'est pas désagréable au goût, peut être employée aussi comme excitant, chez les vieillards (une cuillerée à soupe toutes les deux heures). Je dois encore vous avertir du danger des saignées, qui sont excessivement pernicieuses aux buveurs et qui souvent amènent un collapsus rapidement mortel.

Les résultats nécroscopiques chez les individus morts de delirium tremens ne nous éclairent pas sur la cause immédiate de la mort ; on rencontre les lésions ordinaires de la dyscrasie des buveurs : catarrhe chronique de l'estomac, foie gras, dégénérescence des reins, comme dans la maladie de Bright ; épaississement des méninges ; cependant pas de lésion constante dans la pulpe cérébrale elle-même. Parfois les vieillards succombent à une pneumonie hypostatique, et l'on peut constater alors chez eux une hépatisation molle des lobes inférieurs et un catarrhe bronchique chronique.

6. *Délire nerveux et troubles psychiques après des blessures.* — Par délire nerveux traumatique, on entend un état d'exaltation nerveuse extrême, non accompagné de fièvre et survenant après des blessures. Cet état se rencontrerait surtout chez les personnes hystériques ; jusqu'à présent je n'en ai observé aucun cas.

Billroth mentionne l'observation suivante : Un homme d'environ vingt-quatre ans, du canton de Thurgovie, qui n'avait jamais abusé de boissons alcooliques, atteint d'une fracture de la jambe compliquée d'une petite plaie, fut bientôt après atteint d'un délire sans fièvre, analogue à celui d'un ivrogne ; les troubles nerveux correspondaient aux mêmes objets que dans le délire des buveurs ; mais, sous l'influence de l'opium et d'un traitement calmant, ils se dissipèrent sans accès de manie ; quatre jours plus tard le délire cessait et le patient reprenait ses sens.

Je dois citer ici encore les cas rares et intéressants où, chez des individus bien portants, du reste, des troubles psychiques se développent après les opérations ; ces cas se soustraient à toute explication et ne peuvent être comparés qu'à ceux où l'on a observé une véritable manie après d'autres maladies aiguës, telles que la pneumonie, le rhumatisme aigu, le typhus, l'état puerpéral. Billroth a vu deux cas semblables dans la clinique chirurgicale de Berlin : les deux patients, opérés de rhinoplastie complète, présentaient une mélancolie avec prédominance d'idées religieuses. Ils étaient catholiques : l'un, jeune homme, se creusait sans cesse la tête pour comprendre le mystère de la Trinité ; l'autre, jeune fille, tâchait de se punir par la prière et la mortification d'avoir cédé à la vanité, au point de se refaire un nez, le sien ayant été complètement détruit par un lupus. Chez le jeune homme, on remarqua plusieurs fois de violents accès de fureur ; les deux malades se rétablirent tout à fait au bout de quelques semaines. Von Langenbeck, von Gräfe et Esmarch ont aussi observé des accès de manie, le premier après une autoplastie, les deux autres après une opération à l'œil. En général, ces cas sont extrêmement rares. Consécutivement à des amputations étendues de la langue, Billroth a vu deux fois du délire furieux, dépendant vraisemblablement dans les deux cas d'une septicémie aiguë grave provenant de la diphthérie de la plaie. Un autre malade, un officier supérieur, qui, avant et pendant l'extirpation d'un cancer de la langue, s'était montré très calme et très courageux, se tua vingt-quatre heures plus tard, dans un accès de délire, en se jetant par la fenêtre. Peut-être existait-il déjà chez ce dernier une intoxication septique aiguë. Toutefois ne sont-ce pas là, à proprement parler, des cas types de délire nerveux, mais bien plutôt des phénomènes analogues aux troubles cérébraux consécutifs à une intoxication narcotique.

Un profond état de mélancolie s'observe parfois chez les hommes auxquels on a pratiqué l'amputation du pénis ou la castration. Cela est dû vraisemblablement à l'impression que leur cause la perte de leur puissance génésique, et ce sentiment de tristesse disparaît dès que ces opérés s'aperçoivent ou tout au moins ont la conviction que l'amputation du pénis ou la castration unilatérale n'a pas compromis leur virilité.

APPENDICE AU CHAPITRE XIII

DES PLAIES EMPOISONNÉEES

Plaies envenimées : piqûres d'insectes, morsures de serpents. — Infection par le virus cadavérique. — Morve, pustule maligne. — Stomatite aphteuse et piétin. — Rage.

Nous avons à nous occuper encore de quelques espèces de plaies dans lesquelles des substances toxiques ont été inoculées au moment ou peu après la production de la blessure. Ces substances provoquent soit des phénomènes locaux très violents, soit des affections générales dangereuses.

Plusieurs animaux sécrètent leur venin; chez d'autres, le poison se développe sous l'influence de certaines maladies et se transmet de ces animaux à l'homme.

Les piqûres [1] d'un grand nombre d'insectes ont des conséquences tout à fait disproportionnées avec la faible irritation locale qu'elles produisent. Cette disproportion peut tenir en partie, il est vrai, à la grande irritabilité de la peau, attendu qu'il y a des personnes qui, après des piqûres de punaises, de mouches, de puces, gagnent des inflammations étendues, quoique passagères, de la peau, tandis que chez d'autres la même irritation ne produit rien. Une piqûre avec une épingle est une lésion beaucoup plus forte qu'une piqûre de puce, et cependant cette dernière est suivie de démangeaisons avec formation d'élevure, tandis que les conséquences de la première sont nulles.

Il est donc vraisemblable que, dans ces sortes de lésions, il entre dans la peau une substance irritante en même temps que la plaie est faite. Peut-être encore cette vive réaction est-elle due uniquement à la longue durée de la succion.

Les piqûres d'abeilles et de guêpes donnent lieu, comme on sait, à des phénomènes encore plus violents; il se produit une inflammation très douloureuse et quelquefois étendue de la peau, avec rougeur et gonflement considérables, inflammation qui, il est vrai, passe ordinairement à la réso-

---

1. On parle communément de piqûres de punaises, de mouches et de puces, bien qu'à proprement parler cela soit incorrect. Par piqûre d'insecte on entend une lésion qui est produite par un appareil venimeux spécial, particulier, le dard, qui se trouve toujours à l'extrémité postérieure du corps de l'animal (abeilles, guêpes, frelons, etc.). Les punaises, les mouches et les puces ne possèdent pas d'aiguillon, mais elles blessent la peau au moyen de leur organe buccal, dont la conformation est telle qu'elles peuvent sucer le sang des capillaires au moyen de leur trompe; elles ne piquent donc pas, mais elles mordent, non pas pour blesser, mais pour se nourrir. En d'autres termes, certaines espèces animales empoisonnent la plaie en l'imprégnant d'une sécrétion plus ou moins virulente.

lution et ne devient pas dangereuse, mais qui peut être très incommode. Parfois même une simple piqûre de ce genre peut être suivie de phénomènes toxiques généraux graves, sans qu'on puisse attribuer une réaction aussi anormale à une autre cause qu'à la prédisposition individuelle ou peut-être à la pénétration directe du virus dans un gros vaisseau lymphatique.

Les blessés tombent rapidement dans le coma; la peau devient froide, se recouvre d'une sueur visqueuse; le visage se cyanose; la respiration devient superficielle et lente, le pouls s'accélère et devient à peine sensible. Habituellement, ces accidents graves disparaissent en quelques heures, de même que les phénomènes locaux; mais les patients se ressentent pendant quelques jours encore de l'épuisement qui en est la suite.

Un grand nombre de piqûres d'abeilles, faites en même temps, constituent une lésion qui peut avoir des conséquences fâcheuses, surtout chez les enfants. On a vu des hommes et des animaux succomber aux blessures d'un essaim d'abeilles et de guêpes. Ces piqûres, à la langue, au palais, aux paupières, peuvent entraîner des dangers par le gonflement considérable de ces parties. Comme ces inflammations guérissent en peu de temps, le médecin est rarement appelé. Le peuple emploie, dans ces cas, différents moyens rafraîchissants, qui modèrent la douleur; je vous citerai, entre autres, l'application de terre glaise mouillée, de pommes de terre râpées, de feuilles de chou, etc.

Les éleveurs d'abeilles du sud de l'Allemagne, surtout ceux des régions alpestres, emploient contre leurs piqûres l'huile de scorpion. Ce n'est autre chose que de l'huile d'olive dans laquelle on a conservé quelques scorpions, si nombreux dans l'Europe méridionale. D'après l'expérience d'observateurs sérieux et dignes de foi, cette huile agit en réalité comme un contrepoison; le gonflement et la sensibilité disparaissent rapidement après une application de cette substance. En l'absence de ce moyen, on appliquera sur le point blessé un peu d'ammoniaque; toutefois l'ammoniaque n'agit qu'immédiatement après la piqûre. Quand l'inflammation est intense, on fait usage de compresses d'eau de Saturne et d'autres moyens antiphlogistiques. Les blessures que produisent les tarentules et les scorpions des régions méridionales sont plus graves encore que les piqûres d'abeilles et de guêpes. Elles occasionnent une inflammation plus étendue de la peau, accompagnée de cuisson, de douleur intense et parfois de production de vésicules; il peut, en outre, s'y ajouter de la fièvre; cependant, en général, ces accidents n'impliquent pas de danger, à moins d'une localisation particulière de la blessure.

Le traitement est identique à celui que nous venons de mentionner.

Par bonheur, nous n'avons que peu d'espèces de serpents venimeux dans nos contrées, et encore ne sont-ils communs que dans certaines localités. De plus, tous ces serpents venimeux sont des animaux nocturnes, d'où il résulte que l'on a peu de chance de les rencontrer. En Europe, nous possédons la vipère commune (Vipera berus) et la Vipera Redii, à deux dents venimeuses, pourvues de petites glandes qui s'ouvrent lorsque l'animal mord et qui laissent écouler leur contenu dans la plaie. La morsure de ces serpents n'est pas aussi dangereuse qu'on le croit : d'après les relevés statistiques, il meurt à peu près deux individus sur soixante mordus.

La douleur est très vive ; il se produit une inflammation, une tension et un gonflement de la peau très considérables ; avec cela, une fièvre très forte, une vive anxiété, de l'abattement, des vomissements, quelquefois un léger ictère. Quant au traitement, le mieux est de pratiquer immédiatement la succion, parce que le venin n'est pas absorbé par la muqueuse buccale et stomacale, et que peut-être même il est détruit de cette façon. On lave sur-le-champ la plaie ; et l'on conseille, pour empêcher la résorption, de mettre une ligature sur le membre ou au-dessus de l'endroit blessé. Le venin a eu généralement le temps d'être résorbé avant que le malade arrive chez le médecin. Les opinions sont divisées pour savoir si, à cette époque, l'application d'une ventouse, la cautérisation ou l'excision de la plaie sont encore de quelque utilité ; cependant, je ne négligerais pas d'exciser et de cautériser la plaie, même à une période éloignée.

L'inflammation locale de la peau doit surtout être traitée, à cause de la tension douloureuse : on fera des embrocations d'huile ou d'onguent gris ; on protégera la plaie contre le contact de l'air par les moyens que nous avons appris à connaître en parlant des brûlures superficielles, et on emploiera la chaleur humide.

A l'intérieur, on donne ordinairement un vomitif et des remèdes antiseptiques, par exemple des acides minéraux. L'ammoniaque doit être également employée. Les médecins américains font usage de cette substance contre les morsures de serpents, et la donnent non seulement à l'intérieur, mais aussi en injections sous-cutanées et en injections intra-veineuses. Suivant les uns, ce procédé aurait de bons effets ; suivant d'autres, il n'aurait aucune action et serait même dangereux. Cela dépend beaucoup du temps qui s'est écoulé depuis la morsure, et de la rapidité de la résorption du venin, qui peut extrêmement varier. Putz a injecté le contenu d'une seringue de Pravaz, renfermant parties égales d'ammoniaque liquide et d'eau, dans le voisinage de la morsure d'une vipère, et il a donné, en outre, plusieurs fois par jour douze gouttes de ce mélange à l'intérieur. La patiente, petite fille de huit ans, chez laquelle avaient déjà apparu des phénomènes graves, fut guérie. Il serait préférable de mélanger à l'ammoniaque deux ou trois parties d'eau, afin d'éviter l'abcession à l'endroit où l'injection est faite. D'après toutes les recherches et toutes les observations faites jusqu'à ce jour, il semble que le venin des serpents est, au point de vue de la qualité, toujours identique ; la morsure de tous les serpents venimeux donne lieu au même complexus de symptômes ; toutefois l'intensité de ceux-ci varie beaucoup, suivant l'espèce et pour la même espèce, suivant l'époque de l'année, particulièrement suivant que le serpent a ou n'a pas mordu pendant un certain temps.

On comprend très bien que des morsures renouvelées doivent épuiser le contenu des glandes venimeuses et par conséquent que la dernière morsure de l'animal donnera lieu à des accidents beaucoup moins graves que la première. Parmi toutes les morsures de serpents, celles des Crotales (serpents à sonnettes) de l'Amérique et des Cobra de l'Asie et de l'Afrique sont les plus dangereuses ; elles tuent très souvent, et quelquefois en peu d'heures ; la réaction locale à laquelle elles donnent lieu est très vive et très étendue.

Avant l'apparition des phénomènes inflammatoires, il se produit une gangrène de la peau, sans signe quelconque de thrombose artérielle ou veineuse.

Les tissus, au contact du venin, subissent immédiatement de telles altérations dans leur constitution chimique, qu'ils cessent d'accomplir leurs échanges normaux et meurent aussitôt. Les individus mordus sont en proie à une angoisse terrible, puis au délire, auquel succède bientôt un état soporeux ; enfin le collapsus survient et le blessé succombe.

Si une grande quantité de virus a pénétré d'emblée dans la plaie, ou si la morsure intéresse une partie où la résorption a lieu très rapidement, la mort arrive tôt, avant l'apparition de symptômes locaux : les manifestations principales sont la cyanose, la dyspnée, le collapsus, parfois aussi des convulsions, absolument comme dans l'empoisonnement par l'acide prussique.

Le venin des serpents conserve encore toute son activité à l'état sec, et, même conservé dans l'alcool, celle-ci n'est pas perdue. On a vu plusieurs fois, par exemple, des individus qui manient des préparations de ces serpents, conservés dans l'alcool, être blessés gravement et même mortellement par les dents venimeuses.

Si la rareté et le peu de gravité de ces blessures dans nos pays contribuent à donner peu d'importance à la connaissance du traitement, il n'en est pas de même dans les régions tropicales, où cette question est très importante. On s'en fera une idée si l'on considère que dans les Indes, d'après une statistique dressée par des autorités administratives, il y a environ 20 000 individus qui périssent par suite de morsures de serpents. Il est probable que ce chiffre est encore au-dessous de la réalité ; aussi le gouvernement anglais octroie-t-il une prime pour la destruction de ces animaux.

Une substance très phlogogène, et qui probablement varie beaucoup dans sa composition chimique, est le virus cadavérique. Il n'est pas douteux qu'il appartienne aux virus septiques et qu'il doive son activité à un micro-organisme septogène. Quelques-uns d'entre vous en ont peut-être déjà fait l'expérience à l'amphithéâtre de dissection. Ce virus se développe surtout dans la période ultime de décomposition des cadavres ; on le rencontre aussi dans l'organisme vivant, surtout dans les tissus qui sont le siège d'une infiltration inflammatoire, sanieuse, dans le pus décomposé, dans les sécrétions virulentes de certains organes, par exemple dans l'endométrite puerpérale, dans la péritonite septique, etc. ; les produits blennorrhagiques de certaines muqueuses peuvent également devenir dangereux.

Vous voyez que l'infection par le virus cadavérique est au fond identique à l'infection septique locale, toutefois le virus cadavérique présente une particularité : il se forme tout au début de la putréfaction et est détruit au fur et à mesure des progrès de celle-ci. L'expérience prouve que, dans les décompositions cadavériques les plus intenses, le danger d'une infection par blessure est extrêmement réduit. Au contraire, le virus cadavérique semble avoir une grande activité dans les premières vingt-quatre heures qui suivent la mort. On a observé autrefois de fréquentes infections de ce genre, surtout en Angleterre, où l'on a coutume de faire les autopsies très tôt, souvent quelques heures après le décès.

Je vous rappellerai les recherches de Samuel, qui a pu déterminer des accidents d'intoxication semblables très intenses, en inoculant des doses extrêmement faibles de son liquide au stade septogène de la putréfaction. Ce fait correspond complètement à ce qui se passe dans l'infection cadavérique chez l'homme. Le fait que les cadavres les plus dangereux sont ceux des individus qui ont été infectés pendant la vie s'explique par cette circonstance que le stade septogène 'du processus de putréfaction a atteint rapidement son degré le plus intense, absolument comme le liquide putride emprunté par Samuel à un animal mort de septicémie. Plus tard, quand la décomposition putride a augmenté, il ne se forme plus de substances septogènes aussi actives qu'au début. Quoique théoriquement le virus cadavérique appartienne à la classe des poisons septiques et soit vraisemblablement produit par des organismes spécifiques, on a pris l'habitude en pratique de traiter dans un chapitre spécial l'infection par virus cadavérique, à cause de son étiologie particulière.

A la suite de blessures légères et superficielles, qui d'abord ne donnent lieu qu'à une très légère douleur dans la plaie, il survient rapidement un abattement général, de la céphalalgie et des signes offrant beaucoup d'analogie avec ceux de l'alcoolisme aigu; les patients ne peuvent se mouvoir qu'avec peine, la parole est difficile et lente, comme si la langue ne voulait plus obéir à la volonté; bientôt surviennent du délire et de la fièvre. Les malades, qui d'abord sont très agités, tombent alors dans un état de sopor auquel la mort succède parfois dans les quarante-huit heures qui suivent la lésion. La réaction locale dans ces cas, dont l'évolution est si rapide, n'est guère considérable. Généralement les phénomènes inflammatoires proprement dits sont très peu marqués; en revanche, au niveau du point blessé, une coloration bleu noirâtre de la peau, parfois une bulle remplie de sérum trouble apparaissent; au voisinage existe un œdème intense; la circulation est le plus souvent entravée au point qu'à la suite de cette intoxication aiguë il peut se produire, déjà le premier jour, une gangrène d'une phalange. La gangrène ne résulte pas ici d'une inflammation, mais est produite par l'action du virus cadavérique sur les tissus et les vaisseaux.

Ces cas si graves d'intoxication générale s'observent surtout, soit à la suite de blessures reçues dans le cours d'opérations pratiquées sur des malades atteints d'inflammations aiguës, soit à la suite d'une infection résultant de l'autopsie d'un cadavre frais. Certains cadavres sont particulièrement dangereux, par exemple les cadavres d'individus ayant succombé à un processus septique aigu. Les sécrétions de la péritonite septique, de l'endométrite puerpérale, etc., donnent lieu, d'après l'expérience des chirurgiens et des anatomistes, aux infections les plus fréquentes et les plus graves.

A côté de ces infections graves qui atteignent surtout l'état général, il y a une forme d'infection cadavérique beaucoup plus fréquente et plus légère, à la suite de laquelle il se forme une inflammation circonscrite locale avec tendance à la gangrène. Les symptômes généraux sont en rapport dans ce cas avec l'étendue du processus inflammatoire. Assez souvent, il s'y joint une lymphangite aiguë et une adénite qui, dans la plupart des cas, quand un traitement convenable est institué, passent à la résolution. Parfois cependant il se forme un abcès au bras. La lymphangite peut même, dans certains cas, assez rares, traîner pendant des mois et donner lieu à une série d'abcès successifs, ce qui a une influence grave sur l'état général. Il peut même se produire, sous l'influence de la résorption du virus cadavérique, un état de septicémie aiguë accompagné des symptômes les plus divers, surtout du côté du système nerveux, et d'un état maladif durant même une année et se terminant fatalement.

En outre, il y a des cas d'infection cadavérique dans lesquels il se forme, après une blessure insignifiante, une eschare superficielle, sous laquelle se collecte une très petite quantité de pus.

Si l'on enlève l'eschare, il se forme bientôt une croûte; l'endroit reste sensible, infiltré, dur; si l'on arrache la croûte, on voit apparaître une plaie d'un rouge douteux, saignant facilement, et dont les bords sont comme rongés.

L'ulcération s'étend peu à peu, mais ne gagne guère en profondeur, et, ce qui est caractéristique, c'est que les bords paraissent minés par des bourgeons flasques et mous au point de donner la sensation de fluctuation. La sécrétion est très faible, la sensibilité très grande, le simple attouchement des granulations cause une douleur analogue à celle qu'occasionne la cautérisation au fer rouge. Si cet état se prolonge longtemps, comme c'est toujours le cas quand on n'institue aucun traitement convenable ou quand on s'expose à de nouvelles infections par le contact des cadavres, il se produit peu à peu, à la suite de l'hypertrophie centrifuge des papilles du derme, une tumeur ressemblant à une verrue, à surface humide et souvent ulcérée. C'est ce que l'on appelle le tubercule des anatomistes. Cette forme chronique de l'affection, qui ne s'observe à son degré le plus élevé que chez les personnes qui sont exposées durant des mois ou des années au contact des liquides cadavériques, comme les anatomistes, reste généralement bien localisée. Il est rare que ces tubercules donnent lieu à une inflammation aiguë, compliquée de lymphangite et de lymphadénite avec leurs conséquences, et cet incident aigu ne modifie en rien le cours chronique de la maladie. Tandis qu'au début il n'y a que des nodosités isolées au niveau de la face dorsale de la région interphalangienne, celles-ci peuvent plus tard prendre un développement de plus en plus considérable et de nouvelles papilles être sans cesse envahies; enfin il y a confluence de ces nodosités, et tout le dos de la main et la surface d'extension des doigts peuvent être le siège d'un tubercule anatomique consistant, ayant l'aspect d'une verrue, ulcéré par places, humide et toujours douloureux. Cette affection ne prendra fin et la guérison ne pourra avoir lieu que si le patient renonce à des occupations qui le mettent en rapport avec les cadavres. Tant qu'il sera en contact, si peu soit-il, avec ces derniers, l'on ne doit pas compter sur la guérison.

C'est pourquoi les tubercules anatomiques n'ont pour ainsi dire aucune importance relativement au point de vue de l'état général.

Enfin il arrive que certaines personnes dont la peau est très fine et très poreuse s'infectent, sans avoir été blessées, et cela parce que le virus

pénètre dans une glande sébacée; il se produit d'abord autour d'un follicule pileux une petite collection purulente semblable à une pustule d'acné,
et, si l'on n'y prend garde, il peut en résulter une lymphangite progressive.
Ou bien l'inflammation reste localisée au point d'infection et il se produit
une infiltration furonculeuse avec un bourbillon central de tissu mortifié.
Après l'élimination de ce dernier il reste une petite ulcération suppurant
peu, cratériforme, très douloureuse, et qui, quand le patient continue à être
en contact avec les cadavres, comme le font les domestiques d'amphithéâtre
et même certains anatomo-pathologistes, peut donner lieu à une perte de
substance profonde. Ces « pustules de dissection » se montrent de préférence au dos de la main et à la face dorsale des doigts, surtout au niveau
des articulations des phalanges.

Le mode de production de l'infection cadavérique est très variable ; dans
un petit nombre de cas, le virus est porté directement dans les tissus par
l'instrument blessant, et le plus souvent alors il s'agit d'une piqûre, surtout
d'une piqûre d'aiguille, ou bien d'une écorchure légère, telle que celle que
produit une esquille tranchante, au niveau des surfaces osseuses sciées, etc.
Les blessures diverses que l'on ne remarque pas ou que l'on néglige, et
qui plus tard seulement s'infectent au contact des liquides cadavériques,
sont autrement fréquentes et partant bien plus dangereuses. La probabilité
d'une infection primitive est, toutes choses égales d'ailleurs, d'autant plus
grande que la plaie est plus irrégulière, qu'elle est plus profonde et qu'elle
a donné lieu à une hémorrhagie moins considérable. L'infection secondaire
dépend naturellement de la facilité plus ou moins grande avec laquelle les
liquides cadavériques l'ont pénétrée. De petites écorchures ou des excoriations de la peau sont toujours plus exposées à l'infection que les plaies profondes par instruments tranchants ; la raison en est que dans celles-ci l'écoulement du sang entraine le virus au dehors de la plaie. Les blessures
(piqûres et excoriations) les plus dangereuses sont celles dont on ne
s'aperçoit pas au moment de leur production, parce que ce sont celles-là
qui ont le plus de chances d'être infectées.

Autant qu'il m'en souvienne, presque toutes les infections graves produites par le virus cadavérique, que j'ai vues, étaient consécutives à des
blessures si légères, que l'examen pouvait à peine en découvrir le siège.
Ainsi j'ai vu chez un jeune homme un petit point rouge à peine appréciable
à l'extrémité du pouce ; quelques heures plus tard, il y avait sous l'épiderme
une gouttelette de pus, qui fut évacué par une scarification. L'après-midi
le patient avait un frisson, et le lendemain toute la phalangette du pouce
était gangrenée. Il se produisit une lymphangite compliquée de phénomènes
généraux graves, et il en résulta un abcès, la guérison n'eut lieu qu'après
un grand nombre de semaines. La susceptibilité envers le virus cadavérique
varie d'ailleurs suivant l'individu ; des infections répétées semblent plutôt
l'augmenter que la diminuer. Le symptôme le plus singulier de cette infection est la sensibilité douloureuse de la plaie qui persiste même après la
douleur primitive de la blessure et quand même celle-ci est protégée par un
pansement convenable.

C'est la présence du virus dans le tissu qui cause cette douleur avant même que des signes d'inflammation apparaissent au niveau de la plaie. C'est un phénomène commun à toutes les plaies infectées et même la cicatrice consécutive à ces sortes de lésions peut rester douloureuse, si une trace du virus y est restée enkystée.

La meilleure preuve de ce fait, c'est qu'il suffit souvent de faire une cautérisation locale énergique pour faire disparaître d'emblée une douleur durant depuis des semaines et des mois dans un foyer infecté, et cela uniquement parce que cette cautérisation détruit le virus.

La prophylaxie est très importante pour tous les individus exposés au contact des cadavres. Certains prosecteurs ont soin de s'oindre les mains avec un corps gras quelconque (huile de ricin) avant de commencer l'autopsie. La propreté la plus scrupuleuse, l'usage fréquent d'eau et de savon, ne suffisent pas toujours. Il est très utile, chaque fois que l'on a été longtemps en contact avec des parties cadavériques, de se laver les mains avec de l'acide muriatique coupé d'eau. On sera attentif à la moindre blessure, qui pourrait paraître sans importance. Toute plaie récente produite pendant une autopsie, une opération, etc., sera soigneusement lavée avec de l'eau; puis on tâchera de favoriser l'hémorrhagie et de l'entretenir autant que possible en pressant la plaie du centre à la périphérie. Je vous engage de plus à sucer la plaie pendant longtemps; on parviendra souvent ainsi à éliminer le virus. La cautérisation de ces plaies fraîches avec le nitrate d'argent ou la potasse caustique est tout à fait inutile, souvent même dangereuse. S'il y a déjà infection, l'on ne peut pas s'attendre qu'une cautérisation circonscrite détruise le virus résorbé dans l'organisme; au contraire, cela n'aura pour effet que d'ajouter une nouvelle irritation à celle qui existait déjà.

La cautérisation n'est indiquée que lorsqu'il s'est formé un foyer d'inflammation et de suppuration locales, qui s'étend de plus en plus par ulcération. Dans ce cas, l'on doit enlever l'eschare, et cautériser avec le nitrate d'argent ou mieux encore avec l'acide nitrique fumant.

Ce procédé est très douloureux, mais il suffit le plus souvent à amener la guérison. On ne renouvellera la cautérisation que si l'eschare est éliminée par suppuration après 24 ou 48 heures, et on la répétera jusqu'à ce que cette eschare soit adhérente; la cicatrisation se fait généralement assez vite sous celle-ci. S'il n'en est pas ainsi, il faut parfois extirper toute l'étendue de l'ulcération, jusqu'au tissu sain, puis cautériser. Quand il y a de la lymphangite, on fait sur la peau des frictions de pommade mercurielle et l'on applique la chaleur humide.

On placera naturellement dans le repos absolu le membre qui sera le siège d'une infection aiguë; autant que faire se peut, l'extrémité blessée doit être suspendue. Dans certains cas, quand ce poison a donné lieu à une gangrène locale étendue compliquée de phénomènes généraux graves, il est important d'intervenir énergiquement. C'est habituellement alors une blessure insignifiante, une piqûre d'aiguille, n'ayant pas saigné, qui est le point de départ de l'infection.

Presque toujours alors on ne s'aperçoit de la chose que quelques heures après l'infection, quand apparaissent au point blessé une coloration gangre-

neuse et un gonflement considérable. En pareil cas il n'y a qu'un moyen
de combattre les symptômes généraux graves et d'éviter la gangrène primitive que provoque le contact du virus cadavérique : ce moyen consiste à
diviser largement et profondément dans toute son étendue la partie de la
peau qui a changé de couleur, de façon que la plaie reste béante ; souvent il est nécessaire, pour cela, de faire une incision cruciale. On tâche
ainsi de produire une hémorrhagie aussi forte que possible, et d'éliminer,
autant que faire se peut, le poison des tissus par la succion. Je regarde la
cautérisation locale comme contre-indiquée dans ces cas, car on ne peut plus
atteindre par ce moyen le virus qui se trouve dans les tissus et qui est partiellement déjà résorbé. Je vous conseille plutôt d'introduire un peu de
charpie, trempée dans le liquide de Burow, entre les lèvres de l'incision,
d'envelopper toute la main et même tout l'avant-bras avec des compresses
humides que l'on recouvre de gutta-percha laminée, et de changer ce pansement toutes les trois heures, afin de provoquer une réaction aussi vive
que possible de la part des tissus sains. Il va de soi que l'on devra immobiliser et placer dans l'élévation l'extrémité blessée. L'insommie et l'agitation
qui surviennent chez ces malades dans les premiers jours qui suivent l'infection, seront combattues de préférence au moyen de la morphine, en
injections sous-cutanées. Ce moyen exerce sur les patients une action éminemment bienfaisante. Si le virus cadavérique a infecté des glanglions lymphatiques, il lui faut, même s'il a produit une inflammation et une abcession, un certain temps avant d'être complètement éliminé de l'organisme.
Quant à la façon dont cette éliminatiou a lieu, nous n'en savons rien. Mais
il est évident qu'elle ne s'accomplit pas dans tous les cas avec la même
rapidité et sans difficultés ; il peut se faire que pendant longtemps, durant
des semaines et des mois, une partie du virus reste enkystée, comme à
l'état latent, dans les glandes lymphatiques ou même dans la cicatrice ; le
seul signe de ce fait est la persistance de la sensibilité douloureuse 'au
niveau de la cicatrice ou au niveau des ganglions lymphatiques tuméfiés et
indurés. Quand les circonstances sont favorables, l'élimination totale a
lieu lentement et peu à peu ; on la seconde au moyen de bains tièdes locaux
et généraux ; les patients ne se rétablissent qu'après une longue convalescence.

Toutefois à la suite de mouvements violents, à la suite d'un échauffement,
de préoccupations psychiques, etc., le virus qui se trouve en l'un ou l'autre
point à l'état latent peut pénétrer dans la circulation, à la suite de l'augmentation de la pression sanguine ; alors la lymphe intoxiquée peut donner
lieu dans le sang, même très rapidement, à des décompositions chimiques
qui présentent absolument les caractères d'une septicémie.

La mort peut survenir subitement plusieurs semaines ou quelques mois
après l'infection, ou bien les patients succombent à un état maladif dont
la durée peut être d'un an. Nos moyens thérapeutiques sont complètement
impuissants contre ces accidents ; on doit se borner à en combattre l'éclosion par une prophylaxie convenable. Pour cela on a recours aux cures thermales, aux cures d'eau froide, au séjour prolongé sur des lieux élevés, etc. ;
il va de soi que le calme moral et physique est de toute importance.

Nous devons encore parler de quelques virus produits par certaines maladies de quelques animaux et qui peuvent être transmis à l'homme. Tels sont la morve, la pustule maligne, la stomatite aphteuse, le piétin et la rage. Heureusement ces sortes d'infections deviennent, grâce aux mesures de police sanitaire, de plus en plus rares dans les pays civilisés, de sorte que vous pourrez vous considérer comme favorisés par la chance si vous avez l'occasion d'en observer un seul cas à la clinique, pendant le cours de vos études.

La morve (maliasmus) est une maladie infectieuse qui atteint surtout les chevaux et les ânes, et qui se transmet à un grand nombre d'animaux autres que les bêtes à cornes.

Cette maladie est caractérisée par une inflammation de la muqueuse nasale avec formation de nodosités plus ou moins grosses, par une sécrétion de pus épais et visqueux qui provoque la fonte caséeuse de ces nodosités et à la suite de laquelle il se forme des ulcérations à fond caséeux; il s'y joint un gonflement des glandes lymphatiques, un développement de noyaux tuberculeux dans les poumons, un état de marasme général; la terminaison la plus ordinaire est la mort. Il y a une forme de morve dont la marche est plus chronique et moins effrayante : on la désigne sous le nom de farcin. Le farcin est plus rare; il est caractérisé par la présence dans la peau de nodosités qui par leur fonte successive produisent des ulcérations.

La morve peut, à l'état aigu, entraîner la mort au bout de dix à vingt jours; à l'état chronique, elle peut durer des mois et même une année entière. L'infection se transmet de l'animal à l'animal, ou bien à la suite de l'inoculation de la sécrétion des ulcères sur des excoriations de la peau, plus souvent par l'intermédiaire d'un contage provenant des produits de l'affection et qui serait absorbé par les voies respiratoires ou par les voies digestives. Récemment on a découvert une forme de microbe qui serait le germe de cette maladie ou plutôt le véhicule de son contagium. La morve ne se localise pas toujours d'abord dans les narines; parfois elle débute dans les poumons, ce qui en rend au début le diagnostic très difficile.

L'affection morveuse et farcineuse ne se transmet des animaux à l'homme que par inoculation accidentelle. Si un peu de pus provenant d'un cheval morveux arrive sur une plaie ou sur une excoriation de la peau de l'homme, ou même si du pus morveux très virulent est déposé sur cette peau intacte, dans des endroits où l'épiderme est mince, il se déclare souvent des inflammations très aiguës, qui sont accompagnées d'une infection septique générale et qui sont mortelles dans la plupart des cas. Il arrive parfois que l'on ne peut découvrir l'infection locale ; cela est d'autant moins étonnant, que, à cause des règlements sévères de la police sanitaire, l'existence de la morve est habituellement cachée avec obstination par la population des campagnes. Au surplus, on admet aussi que l'infection puisse avoir lieu par les voies respiratoires ou par les voies digestives.

La forme chronique de la morve est rare chez l'homme. Les symptômes consistent principalement en inflammations pustuleuses de la peau, en abcès du tissu cellulaire sous-cutané, qui se montrent tantôt d'un côté, tantôt d'un autre; le danger n'est pas si considérable. Dans quelques cas d'intoxication morveuse aiguë, il se développe une lymphangite et une suppuration, limitées au membre atteint. Dans d'autres cas, il se forme très vite une rougeur érysipélateuse diffuse de la peau, accompagnée d'un fort gonflement, et une fièvre très intense se déclare en même temps. L'inflammation locale peut passer à la gangrène; les foyers de gangrène isolés subissent une fonte sanieuse et s'étendent de plus en plus; toute la face peut être détruite ainsi que les yeux, de telle sorte qu'il ne reste plus que la charpente osseuse recouverte de débris mortifiés de parties molles; il survient du délire, bientôt remplacé par un état comateux; la diarrhée, un écoulement purulent du nez, des douleurs dans les muscles, peuvent s'y ajouter, et la mort arriver au milieu de ces symptômes. La durée de la maladie peut être très courte. Cependant on observe également des cas où les malades atteints de cette forme aiguë vivent encore pendant dix ou quinze jours, et où se développent tous les phénomènes de la pyohémie, surtout une foule d'abcès hémorrhagiques dans les muscles, qui caractérisent tellement la pyohémie d'origine morveuse, qu'ils permettent à eux seuls de porter le diagnostic de la morve. Dans des cas rares, la morve chronique peut servir de point de départ à une morve aiguë, rapidement mortelle; réciproquement, on a remarqué que la morve aiguë peut passer à la forme chronique. Naturellement, cette maladie, qui ne se montre jamais primitivement chez l'homme, attaque principalement les personnes que leurs occupations mettent souvent en rapport avec les chevaux. — Malheureusement, il ne peut pas être question de traitement dans cette maladie; on se contente de combattre les symptômes les plus importants, absolument comme dans la pyohémie aiguë. On a recommandé l'iode, l'arsenic, la créosote, comme antidotes de la morve.

Le charbon (Milzbrand) est une maladie infectieuse qui, chez le bœuf, se développe le plus souvent d'une manière idiopathique.

Cette maladie doit son nom (Milzbrand, gangrène de la rate) à ce fait que la rate des animaux morts de cette affection est fortement tuméfiée, brunâtre, comme mortifiée. En outre dans beaucoup de cas, la muqueuse intestinale est congestionnée et tuméfiée; le tissu cellulaire lâche sous-péritonéal, parfois aussi le tissu cellulaire sous-cutané de l'une ou de l'autre extrémité est infiltré et œdémateux; dans l'épaisseur de la muqueuse de l'intestin, parfois aussi dans l'épaisseur de la peau, on rencontre des infiltrations, analogues aux furoncles et devenant rapidement gangreneuses.

Comme toutes les maladies infectieuses, le charbon évolue plus ou moins rapidement suivant la quantité et l'intensité du virus résorbé et suivant la résistance de l'individu malade. La marche peut être foudroyante (apoplectiforme), mais elle peut être aussi de plusieurs jours.

Les herbivores en sont plus facilement atteints que les omnivores et les carnivores. Le virus de cette affection est un des contages organiques les mieux observés et étudiés; c'est à la présence d'un microbe allongé en forme de bâtonnet, le bacillus anthracis (Milzbrandbactérie) qu'il doit son activité.

Les micro-organismes décrits d'abord par Pollender en l'an 1855, appartiennent aux plus grosses bactéridies que nous connaissions; elles ont la forme de bâtonnets, sont également épaisses; à un fort grossissement, elles apparaissent comme des corps fixes, enchaînés, et ont une certaine ressemblance avec les bacilles de la septicémie et avec les microbes, décrits par Pasteur sous le nom de vibrions septiques, et par Koch sous le nom de bacilles de l'œdème malin des lapins; suivant Pasteur, ils sont aérobies; l'inoculation du microbe dans la cornée des lapins donne lieu à la formation d'une tache d'aspect étoilé (Frisch), composée de masses de bacilles.

Sur des coupes microscopiques de tissus provenant d'animaux atteints de charbon, on peut rendre les bacilles très apparents au moyen du méthyl-violet; ils se trouvent dans les capillaires, surtout dans les villosités intestinales en grand nombre, tandis que les vaisseaux artériels et veineux d'un calibre plus considérable n'en contiennent qu'un petit nombre.

Les bacilles eux-mêmes meurent en dehors de l'organisme, au bout de quelques jours, tandis que leurs spores possèdent une résistance extraordinaire : elles peuvent vivre aussi bien à l'humidité qu'à la sécheresse sans perdre aucunement leur aptitude à se développer; le passage de la sécheresse à l'humidité ne leur porte aucun préjudice, elles résistent à la plupart des antiseptiques et supportent pendant des heures le froid le plus intense, même celui qui produit la liquéfaction de l'acide carbonique (von Frisch). Les spores ne se rencontrent jamais dans l'organisme vivant, où se développent exclusivement, par scission, les bactéries. Ce n'est que quand les organismes charbonneux ont été transportés sur un substratum nutritif mortifié et approprié, et à une température convenable (entre 12 et 43° centigrades, et mieux à 36°) qu'il en est ainsi. Dans ces conditions les bacilles forment des filaments allongés souvent roulés en spirales dans lesquels on aperçoit des nucléoles brillants; ceux-ci augmentent de volume, deviennent ovoïdes et le filament disparaît, tandis que chaque spore reste enfermée dans une masse sphérique transparente. Les spores s'allongent dans la direction de leur long axe, et il se forme ainsi un tube embryonnaire en forme de bâtonnet, auquel les spores restent au début encore adhérentes.

D'après les recherches de Koch, nous devons nous représenter l'étiologie du charbon de la façon suivante : les spores qui depuis longtemps se sont accumulées dans certaines contrées, qui, pendant des années et même des siècles, ont pu vivre, à l'état humide ou sec, arrivent sous l'influence de circonstances favorables, dans des régions marécageuses, aux bords d'un fleuve, etc., sur un terrain végétal approprié, par exemple sur des graines amylacées ou sur des racines succulentes; elles s'y développent et forment une quantité de nouvelles spores; ces dernières, par suite des inondations ou des fortes eaux, sont transportées dans les pâturages et viennent se mêler ainsi à la nourriture du bétail. Elles sont avalées en même temps que les matières alimentaires et donnent lieu ainsi à l'infection la plus commune des animaux, à celle qui se produit par les voies digestives. Dans le sang, dans les déjections et dans tous les produits pathologiques de l'animal charbonneux, on trouve des bacilles en grand nombre; ceux-ci arrivent sur le sol, sur l'herbe et trouvent partout avant de mourir des conditions favorables à leur développement et à la formation de spores. Dans le cadavre d'un individu mort du charbon les bacilles seront bientôt détruits par la putréfaction ; ils ne se développeront pas davantage si le cadavre a été enfoui profondément parce que la température du sol est trop basse. Par l'inoculation de petites quantités de cultures pures de bactéridies charbonneuses pratiquées dans le tissu cellulaire sous-cutané, on peut chez presque tous les animaux à sang chaud reproduire l'affection, qui presque toujours

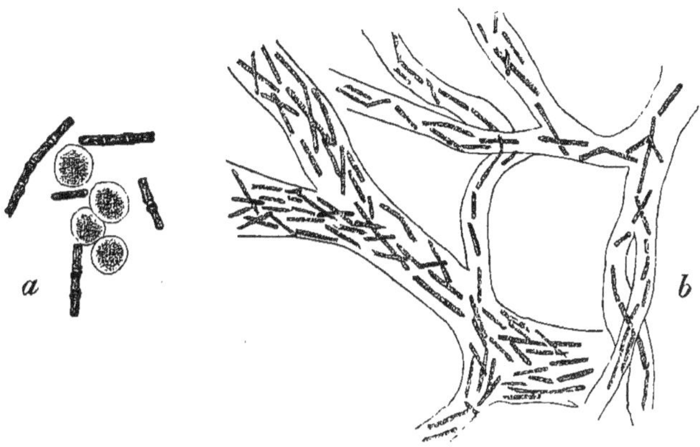

Fig. 71. — *a.* sang charbonneux, souris. Corpuscules rouges du sang et bacilles ; *b.* charbon, lapin. Vaisseaux d'une villosité intestinale, contenant un grand nombre de bacilles ; grossissement 700. D'après R. Koch.

entraîne rapidement la mort. Le virus charbonneux est transporté par presque tous les liquides physiologiques et pathologiques des échanges nutritifs ; il se transmet de la mère au fœtus ; le lait lui-même devient infectieux (Bollinger).

Cependant tous les animaux ne sont pas également prédisposés à l'infection ; ainsi les moutons d'Algérie et les rats blancs présentent une immunité relative. Les recherches sur l'inoculation charbonneuse ont conduit à des résultats importants sous le rapport de la prévention, résultats que je dois relater en peu de mots. D'après les observations de Collin la généralisation du virus charbonneux se fait toujours dans les ganglions lymphatiques ; avant que le virus soit arrivé là (pendant les premières 24 heures), l'affection reste locale.

Toussaint a trouvé que la généralisation fait défaut, quand du sang défibriné, provenant d'animaux atteints de charbon et dépouillé de ses bacilles, a donné lieu à l'inflammation des ganglions lymphatiques. Si on inocule alors à ces animaux, ainsi vaccinés, du virus charbonneux frais, ce dernier s'arrêtera dans les ganglions lymphatiques et les animaux resteront indemnes. Si l'on inocule, de cette façon, des brebis pleines, dans les derniers mois de la portée, les agneaux auxquels elles donneront le jour seront réfractaires au virus de la pustule maligne.

Toussaint et Pasteur ont démontré en outre qu'en cultivant les bacilles du charbon à une température de 42 à 43°, l'activité du virus était considérablement affaiblie. Chauveau a montré que le sang contenant ces bacilles, après avoir été chauffé pendant quelques heures, devenait complètement inactif si on l'inoculait, quoique les organismes y contenus eussent encore conservé complètement la faculté de se multiplier. Enfin Toussaint en enlevant l'oxygène, Chamberland et Roux en ajoutant des antiseptiques à la culture des bacilles, en ont diminué la virulence.

S'appuyant sur les faits mentionnés, Pasteur et ses élèves ont cherché à obtenir l'immunité contre le charbon en faisant l'inoculation du virus mitigé, c'est-à-dire l'inoculation d'un contage produit de différentes façons et dont la virulence est moindre. Ces essais ont été faits sur une grande échelle, surtout en France, où les épidémies de charbon sont fréquentes; d'autres pays ont suivi cet exemple. Les opinions varient beaucoup quant à ce qui concerne les résultats obtenus et l'importance pratique de ceux-ci; je ne puis vous cacher que la théorie sur laquelle cette inoculation préventive est basée est contestée par les premiers observateurs.

Le charbon symptomatique, maladie infectieuse qui atteint également le bétail, présente une certaine ressemblance avec le charbon; dans cette affection les micro-organismes constituent des bâtonnets arrondis et qui, contrairement aux bacilles du charbon, sont mobiles.

Le transport du virus charbonneux chez l'homme a lieu le plus souvent par l'intermédiaire de la sécrétion des pustules malignes, et en outre par le contact des liquides provenant d'animaux morts, surtout pendant le dépeçage; la peau apprêtée de l'animal contient en outre le contage, même très longtemps après la mort, quand, comme c'est presque toujours le cas, elle n'a pas été abandonnée à la putréfaction, mais qu'elle a été rapidement séchée. L'infection n'est pas même sous la dépendance d'une blessure; si le virus est mis en contact avec la peau de l'homme, il peut pénétrer, malgré l'intégrité de l'épiderme, dans une glande sébacée ou sudoripare.

Il se produit d'abord une tache rougeâtre circonscrite de l'étendue du quart d'un centimètre carré. Dans son milieu, on remarque un point à peine du volume d'une pointe d'aiguille, rouge vif, qui laisse suinter une minime quantité de sérum clair. Bœck a examiné ce sérum trois jours après le moment de la production probable de l'infection et y a constaté déjà un grand nombre de bacilles de nature manifestement charbonneuse.

Bientôt, autour du point rouge, l'épiderme gris jaunâtre et infiltré de sérosité forme un cercle, tandis que la rougeur s'étend dans le voisinage. En même temps, il se forme une papule qui d'abord donne lieu à une vive démangeaison, puis à une sensation de brûlure et dont le centre paraît affaissé, desséché et rouge noirâtre. Tout autour d'un foyer d'infection, et s'étendant au loin, les tissus sont tuméfiés, œdémateux. Le plus souvent il y a déjà à ce moment une fièvre intense, dont le début est souvent signalé par un frisson; le cercle épidermique, dont nous venons de parler, s'élève et s'élargit; en certains points, on remarque des taches hémorrhagiques, le sérum de ces taches contient un grand nombre de bacilles. Si, par un traitement approprié, on arrête le processus local, le cercle épidermique qui circonscrit le point d'infection se dessèche peu à peu, tandis que les foyers hémorrhagiques s'étendent et produisent de véritables ecchymoses en dedans de la partie œdématiée. Sur cette dernière, la peau s'élève formant des vési-

-cules; tandis que l'œdème diminue, celles-ci se dessèchent, les points gangreneux se délimitent et la guérison survient; les patients néanmoins restent pendant longtemps encore abattus et souffrants. Dans les cas très
graves, l'inflammation cutanée prend de bonne heure un caractère carbonculeux, avec terminaison rapide par gangrène; la fièvre reste forte; les
malades ont du délire, tombent dans le coma et succombent presque toujours en huit à dix jours, après que le gonflement s'est étendu de plus en
plus et que l'infection a envahi, par les vaisseaux lymphatiques, les ganglions eux-mêmes. On a cherché à combattre la pustule maligne de façons
très différentes. Outre l'administration de remèdes internes, comme la quinine, l'acide phénique, les préparations iodées, etc., on a de tout temps
cherché à détruire, aussi complètement que possible, le poison introduit
dans le corps et à combattre le développement de l'inflammation carbonculeuse et de la gangrène qui en est la conséquence. Autrefois, on extirpait
aussi complètement que possible le foyer infectieux au moyen d'une incision cruciale; ou bien on pratiquait au moins quelques incisions profondes;
on cautérisait la plaie soit avec le fer rouge, ou bien avec des caustiques,
tels que la potasse, l'acide nitrique fumant, le chlorure de zinc, etc.
La cautérisation avait entre autres avantages celui de déterminer une
réaction intense, de la part des tissus, ce qui entrave l'extension de la
gangrène. Plus tard, on a opposé à la pustule maligne les injections sous-
cutanées d'acide carbolique; les chirurgiens français surtout ont attaché,
sans trop de raisons, semble-t-il, une grande valeur à ce procédé. Davaine
considère la teinture d'iode comme un moyen capable d'arrêter sûrement le
développement des bacilles. Contrairement à ce traitement énergique, certains chirurgiens, entre autres Roser, lui préfèrent l'expectation, l'application de la chaleur humide, les compresses trempées dans l'eau blanche, dans
la solution de chlorure de chaux, etc., surtout dans les cas où l'extension
des phénomènes locaux fait supposer que ni l'excision ni la cautérisation
ne pourront atteindre la totalité du tissu infiltré.

L'expérience a prouvé que la pustule maligne même très étendue et suivie
de pertes de substance considérables pouvait guérir spontanément. L'on
fait donc bien, au début de la maladie, de pratiquer, aussitôt que possible,
l'excision des parties atteintes, et de cautériser la plaie avec précaution. Mais
si la rougeur locale et la tuméfaction œdémateuse se sont déjà étendues au
loin, l'excision et la cautérisation devront être considérées comme inutiles
et l'on s'en tiendra à l'expectation ou bien aux injections phéniquées. Le traitement local réussira certainement, quand le virus n'a pas encore pénétré
dans les ganglions lymphatiques; au contraire, quand déjà il y a infection générale, ni les incisions, ni la cautérisation, ni les injections phéniquées n'auront d'utilité. Ce sont l'intensité de la maladie et la résistance
de l'individu atteint qui établiront le pronostic relativement à la terminaison.
Quand la pustule maligne a atteint son développement complet, et que les
phénomènes septicémiques existent, la mort est la terminaison certaine. De
Leube et W. Müller ont observé des cas où l'usage de la viande provenant
d'animaux morts du charbon avait donné lieu à une inflammation intense de
l'intestin se terminant fatalement. E. Wagner a observé la même chose chez

les ouvriers qui cardent le crin et qui s'infectent probablement par l'intermédiaire des aliments qu'ils prennent avec les mains sales. Dans ces cas, l'autopsie démontra dans la muqueuse intestinale et surtout dans les capillaires des villosités une quantité innombrable de bacilles et de coccus (Mycosis intestinalis, Buhl). D'un autre côté, cependant, des rapports dignes de foi établissent qu'en Hongrie, par exemple, les Bohémiens mangent sans crainte et sans inconvénient la viande des animaux charbonneux, tandis que les individus qui ont abattu et dépecé l'animal malade, sont atteints de pustule maligne. Il est probable que la décomposition rapide qui suit la mort détruit le contage charbonneux, et que cette décomposition n'empêche pas les Bohémiens de faire usage de cette viande.

Depuis peu, l'attention des médecins et des autorités médicales a été attirée sur une maladie infectieuse particulière qu'on observe chez les ouvriers des fabriques de papier, et qui souvent entraîne la mort rapidement : cette affection est déjà depuis longtemps connue sous le nom de maladie des chiffonniers. On l'observe presque exclusivement chez les individus chargés du triage et de la division des chiffons au moyen desquels on fabrique le papier, et qui sont exposés à en respirer la poussière sèche. D'après les descriptions malheureusement incomplètes qui ont été recueillies, cette maladie présente l'aspect d'une pneumonie typhique (autrement dit septique). Il est presque certain que la maladie des chiffonniers est due au contage du charbon (von Frisch). Parmi les chiffons de toute espèce, provenant des provinces orientales de l'Autriche et de la Russie, il s'en trouve probablement çà et là qui ont été infectés par le virus de la pustule maligne, ce qui d'ailleurs n'a rien qui doive vous étonner si vous tenez compte de la fréquence des épidémies de charbon dans ces contrées, et de l'indifférence des habitants de ce pays relativement aux mesures de police sanitaire édictées. Quand on fait le triage et la division de ces haillons sordides, le contage fixe, que nous pouvons nous figurer exister dans le sang ou la sécrétion desséchée des pustules malignes, en d'autres termes les bacilles et les spores stables, pénètrent dans les poumons sous forme de poussières et provoquent l'apparition de phénomènes pneumoniques et de l'infection générale. Un mode de transmission analogue du charbon par les voies respiratoires a été récemment observé chez les ouvriers qui trient et cardent les poils bruts du chameau. L'identité du charbon avec cette maladie a été prouvée par l'examen du sang et l'inoculation; les bœufs et les moutons qui ont fait usage de l'eau dans laquelle cette laine a été lavée, deviennent malades.

Il nous faut encore mentionner la stomatite aphteuse et le piétin des bêtes à cornes, puisque la transmission de ces affections à l'homme a été prouvée par des travaux récents. La maladie est caractérisée par la production, sur la muqueuse buccale et à la base du sabot des bêtes à cornes et aussi sur le pis des vaches, de vésicules et de pustules qui guérissent spontanément au bout de cinq à quatorze jours. C'est à cela que se borne cette affection qui revêt un caractère épidémique et qui se propage, soit par la sécrétion des pustules et par le lait, soit, comme on l'admet, par un contage organique. Quoique les animaux atteints maigrissent souvent beaucoup à la suite de cette affection, il n'y a guère que les jeunes veaux qui y succombent.

La transmission de cette maladie à l'homme se fait par suite du contact de la sécrétion des pustules de l'animal avec des parties de la peau blessées, ou bien encore par suite de l'usage immodéré du lait non bouilli de vaches atteintes. Si l'affection se produit de cette dernière manière, des vésicules et des pustules apparaissent dans la bouche, sur les mains et les pieds. Il peut aussi y avoir de l'angine et du catarrhe gastrique. Le traitement consiste en lavages fréquents de la cavité buccale, en badigeonnages des vésicules de la bouche, avec une solution de borax (5 gr. pour 30 grammes de miel), en cautérisations légères des pustules des mains et des pieds avec le nitrate d'argent.

La substance infectieuse est détruite par la cuisson du lait. Il est probable que certaines affections aphteuses des nouveau-nés sont le résultat de l'infection du lait provenant de vaches atteintes de stomatite aphteuse et de piétin. L'affection n'est pas moins bénigne chez l'homme que chez le bœuf; il n'y a guère que les enfants très jeunes qui soient en danger.

Une affection mieux connue et plus fréquente que les deux précédentes est l'hydrophobie ou la rage (Lyssa), qui peut se transmettre de l'animal à l'homme. Bollinger conteste que cette affection se produise spontanément (primitivement).

Elle n'apparaîtrait qu'à la suite de la morsure d'animaux malades et à la suite du transport de la salive dans la plaie produite; son virus se fixe chez tous les animaux à sang chaud.

Ce virus ne perd pas de son énergie par inoculation, et sa transmission ne lui fait jamais perdre de sa force. Si, par exemple, un chien enragé mord un chat et si ce dernier, devenu malade, mord un homme, la salive de ce dernier, inoculée à un animal, reproduira exactement la maladie. De même on peut produire la rage en inoculant le sang d'un animal enragé; cependant le résultat est moins certain que si l'on emploie la salive. La salive est encore virulente vingt-quatre heures au moins après qu'on l'a prise sur l'animal malade; les glandes salivaires des lapins, auxquels on a inoculé la rage, sont encore extrêmement virulentes trente-six heures après la mort des animaux.

L'invasion de la maladie se fait surtout rapidement quand on inocule le virus sous les méninges ou dans la cavité du crâne; il semble qu'alors le virus rabique agisse d'abord sur le cerveau et la moelle allongée. Pasteur a trouvé dans la salive de chiens enragés un micro-organisme auquel il attribue une activité pathogène spécifique; les recherches de cet auteur et de ses élèves sur l'affaiblissement du contage rabique et sur l'inoculation préventive ne sont pas encore sanctionnées.

Les symptômes chez le chien sont décrits de la manière suivante par les vétérinaires : On distingue la rage furieuse et la rage mue. Avant l'une et l'autre, le chien est triste et ne prend pas de nourriture. Après que cet état a duré huit jours à peu près, la rage furieuse commence, le chien court sans but, le regard inquiet, comme s'il était poussé par une peur intérieure; quand il est irrité, il mord sur tout ce qui se présente. La gueule est sèche;

le chien essaye de boire ; cependant il s'éloigne bientôt de l'eau sans avoir bu. Il s'amaigrit ; la marche devient incertaine, puis les extrémités postérieures se paralysent ; l'aboiement devient une sorte de hurlement ; il y a des mouvements spasmodiques, et, trois ou quatre jours après ces derniers symptômes, il meurt. Dans la rage mue, ou remarque bientôt une paralysie des muscles de la mâchoire inférieure, et, par là, l'impossibilité de mordre et de manger. Les autres symptômes ressemblent à ceux que nous venons de décrire. Quelques auteurs n'admettent pas ces deux formes de la maladie comme distinctes, mais ils les considèrent comme des degrés différents, dont la durée est tantôt courte, tantôt longue.

A l'autopsie de ces animaux, on trouve, suivant Bollinger : le sang foncé, épaissi et comme poisseux, de l'œdème cérébral, des modifications catarrhales plus ou moins considérables de toutes les muqueuses, surtout des muqueuses des appareils respiratoire et digestif, souvent compliquées d'hyperémie et d'ecchymoses, de l'hyperémie et de la cyanose des organes parenchymateux, l'absence d'aliments dans l'intestin et l'estomac, et la présence dans ces organes de corps étrangers indigestes ; enfin, un amaigrissement considérable. Récemment Weller a trouvé, comme lésion caractéristique de la rage chez le chien et chez l'homme, une forte hyperémie avec accumulation considérable de cellules lymphatiques dans les espaces périvasculaires de la moelle allongée et de la partie supérieure de la moelle cervicale ; ce processus se distingue d'une myélite aiguë en ce qu'il ne va pas jusqu'au ramollissement. Tandis que, chez le chien, le cerveau et la moelle sont le siège de modifications pathologiques, *surtout de masses arrondies d'un éclat particulier*, on n'observe celles-ci, chez l'homme, qu'au niveau de la moelle allongée et de la moelle épinière. Les glandes salivaires chez l'homme, comme chez le chien, présentent aussi des changements caractéristiques. Quant à ce qui concerne la transmission de la rage à l'homme, ce qu'il y a de rassurant c'est que tous les individus mordus ne sont pas infectés et que le virus n'agit qu'environ 47 fois sur 100 cas. Le plus souvent, la morsure guérit rapidement ; plus rarement elle suppure pendant un certain temps, ce qui doit être considéré comme un signe favorable. Jamais la réaction locale n'est telle qu'elle implique un danger par elle-même, et, sous ce rapport, l'hydrophobie se distingue nettement des poisons animaux que nous avons énumérés ; en un mot, ce n'est pas un virus phlogogène. L'invasion de la maladie a rarement lieu avant la sixième semaine qui suit la morsure ; plus souvent elle a lieu plus tard ; il existe une observation récente d'invasion rabique après une durée d'incubation de six mois. Les anciens attribuaient une durée plus longue encore au stade d'incubation : le vulgaire considère à cet égard le nombre 9 comme fatidique, pense que l'affection survient au neuvième jour, ou à la neuvième semaine ou au neuvième mois après la morsure, et qu'avant l'expiration de la neuvième année on est toujours exposé à être atteint de la rage. Ce préjugé repose sur la longue durée du stade d'incubation qui, en elle-même, est très étrange et bien capable de donner lieu à ces fantaisies.

On ignore absolument où s'arrête le virus pendant cette longue incubation de l'affection, si c'est dans la cicatrice, dans les ganglions lymphatiques

voisins, ou dans le sang. Mais on a observé, parfois, que les blessés éprouvaient des douleurs avant l'invasion de la maladie, et remarquaient un peu
de rougeur au niveau de la cicatrice; plus tard, il se produisait une grande
irritabilité, de l'agitation, de l'inquiétude et même, bien que rarement,
du spasme de la déglutition. L'irritabilité augmente ensuite toujours davantage; la lumière, le bruit, le moindre courant d'air impressionnent les
malheureux hydrophobes et déterminent chez eux des convulsions générales et des spasmes extrêmement douloureux de la déglutition. Puis apparaît
peu à peu l'hydrophobie proprement dite, phénomène qui fait complètement défaut chez le chien : les malades ont une soif inexprimable; mais,
quand ils veulent boire, des spasmes épouvantables apparaissent; bientôt
l'aspect d'un liquide, d'un objet miroitant, la pensée seule de boire provoquent chez ces malheureux un sentiment de crainte horrible et des spasmes
généraux; parfois des accès de dyspnée intense apparaissent; le sommeil
fait défaut, les malades éprouvent une inquiétude croissante au moindre
bruit, parce que tout cela produit ces spasmes douloureux qui atteignent le
corps entier et donnent lieu finalement à des accès de rage accompagnés
d'une angoisse terrible. En général, cependant, sous l'influence du repos et
des consolations, ces malheureux sont calmes; ils sont résignés ou bien
tombent dans un état de mélancolie extrême. Parfois ils préviennent leur
entourage de ne pas trop les approcher afin de n'être pas mordus, mais ils
ne sont nullement aussi méchants qu'on s'est plu à le croire. Ce n'est qu'à
la fin que survient une sécrétion salivaire abondante, et que l'écume apparaît
à la bouche; dans certains cas, la mort est précédée de contractions tétaniques intenses; d'autres fois, les contractions et l'hydrophobie ayant pris fin,
la mort survient pendant une accalmie complète trompant l'espoir du
patient et du médecin lui-même.

Il est nécessaire, dans tous les cas, de cautériser énergiquement les morsures produites par les animaux enragés, et de maintenir les plaies aussi
longtemps que possible dans l'état de suppuration; du moins est-ce là la
seule pratique rationnelle. Les observations recueillies jusqu'à présent ne
permettent pas de se prononcer sur la valeur de l'excision de la cicatrice
consécutive à la morsure, quand la maladie est déjà déclarée; en tout cas
il y a lieu de faire des expériences à cet égard. Quant au pronostic de la
rage chez l'homme, nous devons malheureusement reconnaître que, jusqu'à
présent du moins, les individus chez lesquelles l'affection était déclarée
succombaient, à de rares exceptions près. Les exceptions comportent des cas
récents traités par les injections sous-cutanées de fortes doses de curare. Ce
médicament est, en définitive, le seul dont on puisse peut-être espérer un
résultat.

Le nombre des moyens préconisés contre la rage est du reste considérable; on a, depuis les temps les plus reculés, mis à contribution toutes les
substances possibles pour empêcher l'invasion de la maladie; mais, comme
l'infection ne donne lieu à la rage que chez un certain nombre d'individus
mordus, on ne doit reconnaître à toutes ces panacées qu'une valeur problématique. On a employé contre cette maladie presque tous les remèdes les
plus énergiques de la matière médicale, et un grand nombre de moyens

chirurgicaux; on a donné tous les narcotiques, surtout l'opium et la belladone à petites doses et à doses toxiques; on a amputé le membre avec la cicatrice. Dieffenbach a fait chez un hydrophobe l'amputation; bien plus, on a fait
même usage contre la rage du venin de la Vipera berus. Rien n'a réussi! [1]
Le plus souvent l'on doit se borner à tempérer les douleurs du patient; dans
ce but le mieux est de faire des injections sous-cutanées de morphine, et de
prescrire en même temps de l'hydrate de chloral; le repos le plus complet dans une chambre obscure est nécessaire pour calmer la soif sans produire de spasmes; on introduit, au moyen de la sonde œsophagienne, les
liquides dans l'estomac.

Contre les accès tétaniques, le mieux est de faire respirer du chloroforme;
les malades qui ont été chloroformisés une fois réclament avec instance
l'emploi de ce moyen. Telles sont malheureusement les seules ressources
dont nous disposions.

Actuellement encore, malgré les mesures les plus rigoureuses de police
sanitaire, le nombre des individus succombant à la rage dans les pays civilisés est assez considérable.

D'après les évaluations moyennes il meurt annuellement en Prusse, à la
suite de la rage, 71 individus, en Autriche 58, en France 24, en Bavière 17.
En Orient et à Constantinople particulièrement, où le nombre des chiens
errants dans les rues est extrêmement considérable, la rage n'existe pas.

Les dernières maladies dont nous venons de parler touchent par tant
de points au domaine de la médecine vétérinaire, de l'hygiène publique et
de la médecine interne, que je ne puis vous en donner qu'un court aperçu.
Vous trouverez des détails plus circonstanciés dans la pathologie spéciale
de Virchow (vol. II; section Zoonoses). J'attirerai tout spécialement votre
attention sur un travail de Bollinger, qui a paru dans le traité de pathologie et de thérapeutique spéciale de von Ziemssen.

---

1. *Depuis la communication faite par Pasteur à l'Académie de médecine de Paris
(27 octobre 1885) il n'est plus douteux que la question de la prophylaxie et même de la
guérison de la rage soit près d'être définitivement jugée. Les inoculations du vaccin rabique, suivant la méthode du savant bactériologiste français, ont jusqu'à ce jour donné
des succès assez nombreux sur le chien, pour que l'on ait confiance dans la généralisation
de leur application à tous les animaux et à l'homme lui-même.* (Note du traducteur.)

CHAPITRE XIV

DE L'INFLAMMATION CHRONIQUE, PARTICULIÈREMENT DES PARTIES MOLLES

VINGT-HUITIÈME LEÇON

Modifications anatomiques : 1. Épaississement, hypertrophie. 2. Hypersécrétion. 3. Suppuration, abcès froids, abcès par congestion, fistules, ulcération. — Conséquences des inflammations chroniques. — Symptomatologie générale. — Marche.

Jusqu'ici nous nous sommes occupés presque exclusivement des processus aigus; nous arrivons maintenant aux processus chroniques, et surtout à l'inflammation chronique. En traitant ce sujet, je suivrai une autre méthode que celle à laquelle je me suis astreint jusqu'à présent : je ne commencerai pas par vous exposer les différentes formes morbides qui se présentent ordinairement dans la pratique chirurgicale, mais je vous donnerai d'abord un aperçu général de l'inflammation chronique dans son ensemble.

Dans l'inflammation chronique, comme dans l'inflammation aiguë, il y a des altérations chimiques et morphologiques du tissu et des troubles de nutrition; puis, tantôt un ramollissement et une résolution, tantôt une fonte moléculaire ou bien une nécrose du tissu lentement progressive. A ces phénomènes viennent s'ajouter la dilatation vasculaire, l'exsudation et la nouvelle formation de tissus. Cette combinaison de processus peut se produire d'une façon très variable; l'inflammation chronique présente des formes très compliquées, suivant que l'un ou l'autre stade est plus ou moins stable, suivant qu'il se produit une destruction, un ramollissement ou un épaisissement du tissu malade, et suivant la terminaison variable de la néoformation inflammatoire.

Sous le rapport étiologique aussi, l'inflammation chronique est beaucoup plus compliquée. Il ne s'agit plus ici d'une irritation momentanée, d'une blessure, d'une brûlure et de leurs conséquences à marche typique, mais il faut expliquer pourquoi, en général, l'inflammation se développe, et pourquoi elle prend un caractère chronique. Je commencerai par vous exposer quelles sont les modifications anatomiques subies par les tissus pendant le travail inflammatoire chronique. Ici encore, comme dans l'inflammation aiguë, nous avons à considérer le tissu conjonctif comme siège ordinaire de la maladie. A côté de la dilatation des capillaires et de leur multiplication par formation d'anses, nous considérons, dans l'inflammation aiguë, l'infiltration séreuse et plastique du tissu comme le phénomène anatomique le plus essentiel. Dans l'inflammation chronique, la modification des capillaires occupe le second rang, au moins dans beaucoup de cas, tandis que la formation nouvelle dans le tissu, et l'infiltration séreuse, sont destinées à jouer un plus grand rôle. La formation de cellules est bien rarement aussi rapide que dans l'inflammation aiguë ; pour cette raison, les cellules arrivent souvent à un développement un peu plus complet. Mais, pendant ce travail néoplasique, le tissu intercellulaire se modifie également : la fibre de tissu conjonctif perd sa nature résistante et fibreuse, le tissu cellulaire sous-cutané perd son extensibilité et son élasticité ; la conséquence est, quant aux caractères palpables et visibles, que le tissu est gonflé, d'une consistance gélatino-lardacée et qu'il est moins mobile sur les parties sous-jacentes. Voilà la période de début de toute inflammation chronique. La marche peut différer de la manière suivante :

1° Le tissu persiste dans cet état d'infiltration séreuse plastique et dense ; la peau et le tissu cellulaire sous-cutané, les capsules articulaires, les tendons, les ligaments, les aponévroses, en un mot tous les tissus du corps constitués par l'élément conjonctif, présentent à la section un aspect assez homogène, lardacé. Dans les maladies des articulations et de leur voisinage, on observe plus souvent cet état, et, comme ce gonflement des articulations se développe sans que jamais il y ait rougeur de la peau, on l'a désigné dans le temps par le nom de tumeur blanche. Ce nom, il est vrai, ne dit rien quant à l'essence du processus ; cependant il peut être utilement employé dans la pratique quand on le restreint à certaines formes de maladies articulaires. — Vous comprenez facilement que ce tissu, en somme peu altéré jusqu'ici, peut sortir de cet état maladif et revenir à l'état normal. Le sérum infiltré se résorbe, les cellules nouvellement formées se transforment en partie en corpuscules de tissu conjonctif, et en partie disparaissent par la fonte ; le tissu conjonctif lui-même retourne à son état antérieur, et si l'état des parties n'est pas tout à fait ce qu'il était primitivement, au moins il s'en rapproche beaucoup. Il persiste quelquefois un épaississement cicatriciel ; il peut encore se faire que, pendant le développement de l'inflammation chronique, il se forme dans le tissu de petits extravasats ou bien qu'à la suite de l'augmentation de pression il se produise seulement une diapédèse des globules rouges du sang à travers la paroi vasculaire ; la matière colorante du sang se transforme en un pigment brun rouge qui, lorsqu'il est abondant, donne au tissu une teinte jaunâtre ou grisâtre.

Si la restauration n'a pas lieu, si le processus persiste sous cette forme, par suite de l'excédent continuel de matériaux nutritifs qui, dans certains cas, arrivent aux parties atteintes d'inflammation chronique, les éléments des tissus peuvent devenir plus longs et plus épais ; le tissu entier prend plus de consistance. Aux dépens des jeunes cellules infiltrées, il se forme du nouveau tissu conjonctif entre les fibres du tissu con-

jonctif ancien, de telle façon, par exemple, que la peau peut s'épaissir
du triple, du quadruple et plus. En anatomie pathologique, on donne le
nom d'hyperplasie (de ὑπερ, et πλάσσω, former) à cette interposition d'un
tissu nouveau et de même nature dans les couches du tissu ancien. Si l'épaississement de la peau prend une forme inégale et bosselée, il se forme un
état qui est appelé pachydermie (παχὸς, épais, et δέρμα, peau) ; d'habitude
alors il se produit des anomalies dans la sécrétion et des modifications dans
la formation de l'épithélium, car dans cette affection cutanée ou bien l'épiderme se formera d'une façon excessive et s'épaissira rapidement, ou bien
cet épaississement n'aura lieu qu'imparfaitement, l'épiderme cutané n'arrivera pas à son complet développement. Dans ce dernier cas, le trouble de
nutrition inflammatoire ne produit directement aucune destruction du tissu ;
sa persistance, même à un faible degré, entretient aussi à un certain point le
processus de régénération, mais la formation de tissus achevés reste incomplète. C'est là ce qui constitue la transition à la formation de tumeurs, sur
laquelle nous reviendrons ultérieurement.

2° Reportez en imagination le processus de l'inflammation chronique tel
que vous le connaissez jusqu'ici, sur une muqueuse ou une séreuse et vous
comprendrez qu'avec les modifications pathologiques qui sont survenues
dans le tissu de ces membranes, la sécrétion ne puisse pas rester normale.
Ordinairement elle est augmentée, il y a hypersécrétion ; l'inflammation
chronique d'une synoviale ou d'une muqueuse peut même avoir pour caractère principal et dominant cette hypersécrétion.

Les inflammations chroniques des muqueuses peuvent atteindre de préférence tantôt les couches épithéliales, tantôt les couches de tissu conjonctif, tantôt les glandes de la muqueuse ; dans beaucoup de cas, ces trois
éléments sont malades en même temps et au même degré.

Dans certains cas les muqueuses ainsi atteintes sécrètent du pus pur, sans
être pour cela altérées notablement. Il est probable que, dans ces blennor-
rhées chroniques, les parois vasculaires se trouvent, d'une façon persistante,
dans un tel état de relâchement, qu'elles se laissent traverser continuellement par une grande quantité de cellules migratrices.

Les conditions sont un peu différentes pour les synoviales articulaires : il
y a des formes d'arthrites chroniques, qui se caractérisent surtout par une
sécrétion très abondante d'une synovie très aqueuse, sans mélange de pus
(hydrops articulorum) ; d'autres, qui se caractérisent plutôt par l'épaississement de la membrane synoviale sans que la sécrétion soit notablement
augmentée.

3° L'inflammation chronique peut aussi s'accompagner d'infiltration purulente et de formation d'abcès, et les phénomènes intimes sont les mêmes
que dans le processus aigu ; seulement tout se passe plus lentement. Il se fait,
par exemple, à un endroit quelconque du corps, et pour un motif quelconque, une inflammation circonscrite, qui donne lieu à une infiltration cellulaire et plus tard à un ramollissement et à la désagrégation du tissu infiltré.
Ainsi se forme d'abord le pus ; celui-ci, par ses propriétés phlogogènes, qui
toutefois sont moins marquées que celles du pus du phlegmon aigu, détermine l'inflammation des tissus voisins. Le tissu voisin du premier foyer ma-

lade s'infiltre peu à peu de cellules, de la même façon, et devient aussi le siège d'une suppuration ; le tissu infiltré est d'autant plus disposé à la suppuration et à la fonte, qu'il ne s'y est pas formé de vaisseaux, ou bien que les vaisseaux préformés sont restés paralysés et dilatés au point qu'il n'y a plus un transport suffisant de matériaux nutritifs, sous le rapport de la qualité et de la quantité, pour entretenir la continuation de l'existence des cellules en excès.

De cette manière se forme peu à peu un abcès, une cavité purulente circonscrite, dont les parois sont sans cesse en voie de transformation purulente. Tout se fait ici lentement et sans phénomènes palpables ; souvent sans douleur, sans rougeur, sans augmentation de chaleur de la partie atteinte, ordinairement aussi sans fièvre. Pour cette raison, on appelle les abcès qui suivent une marche chronique dans leur dévoloppement, *abcès froids*. Pour désigner ce processus chronique de la suppuration, on se sert de l'expression *fonte ulcérative*. Si vous examinez le pus d'un pareil abcès au microscope, vous trouvez qu'il est très riche en petites molécules, mais assez pauvre en cellules purulentes bien développées ; il ne contient pas non plus de coccus, lesquelles se rencontrent toujours dans les abcès aigus, abcès chauds. Cela vient de ce que le pus a été enfermé pendant très longtemps dans le corps, et qu'il a été modifié, d'une part, par la fonte des cellules purulentes et leur division en molécules, d'autre part, par des transformations chimiques : ces dernières donnent lieu surtout à des corps gras souvent en grande abondance, principalement à la cholestérine cristallisée. L'aspect d'un pareil pus à l'œil nu est également modifié par ces métamorphoses ; il est ordinairement plus fluide et plus clair que celui des abcès aigus ; il contient en outre des flocons fibrineux et des débris de tissus mortifiés. L'injection du pus, provenant d'abcès froids, chez les animaux n'exerce aucune action pyrogène ou phlogogène.

L'abcès froid met quelquefois plusieurs mois et même des années, avant que la fonte purulente de ses parois soit assez avancée pour rompre la peau. Il arrive même dans quelques cas qu'un pareil abcès persiste pendant des années, que le travail ulcératif de ses parois cesse, que celles-ci se transforment en une capsule de tissu cicatriciel, et que le pus s'enkyste complètement. Si l'on examine de pareils abcès, on y rencontre un liquide émulsionné, renfermant de la graisse cristallisée, quelquefois nulle trace de cellules purulentes, de sorte que les résultats anatomiques permettraient difficilement de dire que ce sac a été un abcès, si toute la marche n'était pas là pour le prouver. — Si l'abcès s'est ouvert au dehors, le pus est évacué, et les autres circonstances étant favorables, la guérison peut s'effectuer de la manière que nous décrirons à l'instant. Pour que cette terminaison puisse se réaliser, il faut avant tout que le travail ulcératif de la paroi interne de la cavité purulente cesse, ce qui n'arrive que lorsqu'il se fait dans les parois de l'abcès un développement vasculaire énergique et abondant, sous l'influence duquel la surface interne de l'abcès se transforme en une surface à granulations de bonne nature. Il arrive alors, d'une part, que cette surface se condense et se réduise par sa transformation en tissu cicatriciel ; de l'autre, que les surfaces opposées s'agglutinent et se soudent comme dans la guérison de l'abcès aigu, chaud; l'écoulement de pus diminue progressivement et la cavité finit par disparaître complètement. Pendant quelque temps encore on sent sous la peau la cicatrice de l'abcès sous forme d'un épaississement calleux; mais avec le temps celle-ci disparaît également et revient à l'état de tissu conjonctif ordinaire. — Je veux immédiatement vous faire connaître un nom technique qu'on emploie pour les abcès qui ne se sont pas formés primitivement à l'endroit où on les observe plus tard, mais qui se déplacent, soit que le pus ait fusé vers les parties déclives, soit que le processus ulcératif ait fait plus de progrès dans une direction déterminée. Il peut, par exemple, se produire une suppuration à la partie antérieure de la colonne vertébrale; le pus, suivant le tissu cellaire lâche rétro-péritonéal et la gaine du muscle psoas, descend et se collecte sous forme d'abcès, au-dessous du ligament de Poupart. Ces sortes d'abcès sont appelés *abcès par congestion*. — Le travail d'oblitération du sac, indiqué plus haut, ne se fait pas toujours d'une manière rapide; au contraire, l'état général et l'état local sont quelquefois tels, qu'avec l'évacuation du pus, il survient dans l'abcès une inflammation très aiguë avec fièvre violente, suivie de pyohémie ou de marasme fébrile, ou bien, malgré l'évacuation du pus, le processus ulcératif chronique s'étend de plus en plus sur les parois de la cavité, lentement mais continuellement. Dans de pareils cas, les ouvertures de ces grandes excavations, souvent profondes, laissent passer continuellement un pus ténu, de mauvaise nature; les ouvertures plus ou moins larges de pareils ulcères en caverne sont appelées des *fistules*.

Imaginez le processus suppuratif et ulcératif que nous venons de décrire, transporté sur une surface, une membrane, et vous aurez un *ulcère en surface* ou *ulcère ouvert;* mais comme ce sujet a une importance pratique très grande, nous y consacrerons plus tard un article spécial.

4° L'inflammation chronique peut encore avoir une autre terminaison, qui a beaucoup d'analogie avec la suppuration, c'est la *transformation caséeuse de la néoplasie inflammatoire*. Figurez-vous une forte accumulation de cellules nouvellement formées, et supposez que cette néoplasie subisse une désagrégation moléculaire à son centre, sans qu'une substance intercellulaire fluide vienne s'y mélanger, on aura une bouillie caséeuse. L'infiltration plastique s'avance lentement à la périphérie du foyer caséeux; cependant le tissu infiltré subira également et en peu de temps la métamorphose caséeuse, et de cette façon le foyer central augmentera toujours de volume. Ici encore c'est le manque de nutrition par suite de l'insuffisance et de la rapide destruction des vaisseaux, ou bien encore c'est l'absence d'une vascularisation en rapport avec la formation cellulaire, qui est la cause locale de la désagrégation du tissu infiltré. Dans ces conditions, tout le foyer doit subir la nécrose; toutefois, comme d'une part les éléments liquides sont éliminés par résorption et que d'autre part tout contact avec l'air atmosphérique fait défaut, les cellules conservent à peu près leurs formes; elles se ratatinent seulement, leur protoplasme se transforme en une masse granuleuse, contenant des molécules de graisse et il se produit une sorte de gangrène

sèche, sans décomposition, que l'on peut appeler ulcération caséeuse (nécrose sèche, avasculaire). De cette façon le foyer central s'étend de plus en
plus, et de nouvelles parties sont envahies par la métamorphose caséeuse.
Quand l'on rencontre de pareils foyers jaunes sur le cadavre, on admet généralement qu'on a devant soi un foyer purulent desséché ; cependant ce n'est
pas le cas, au moins le plus souvent ; la plupart de ces foyers, caséeux au
début, étaient en petit ce qu'ils sont maintenant en grand, et n'ont jamais été
constitués par du pus liquide. Il est très aisé de prouver expérimentalement
que ces foyers caséeux peuvent provenir directement et sans suppuration
de la néoplasie inflammatoire. Si, par exemple, vous provoquez un processus inflammatoire continu par l'introduction d'un corps étranger (par
exemple d'un séton) dans le tissu conjonctif sous-cutané du lapin, il se forme
autour du corps étranger, au bout de quelques jours, une masse jaune, caséeuse, qui représente évidemment le pus chez l'homme, mais qui n'a jamais
été auparavant du pus liquide. Il y a aussi chez l'homme des états morbides
sous l'influence desquels on voit dans les processus inflammatoires chroniques la transformation purulente être remplacée par la transformation
caséeuse. Ce sont surtout les inflammations chroniques produites par le virus
tuberculeux qui donnent lieu à ces masses caséeuses, au point que dans ces
derniers temps les pathologistes ont considéré chaque foyer caséeux comme
un produit tuberculeux et qu'ils ont décrit la masse caséeuse comme un tubercule jaune. Le sort ultérieur de ces foyers est très divers chez l'homme.
Si le travail morbide a lieu en un endroit qui n'est pas trop éloigné de la
surface, il peut se faire jour à l'extérieur en progressant toujours de dedans
en dehors ; la bouillie s'épanche, et la cavité peut se fermer peu à peu, à
l'instar d'un abcès froid. Il arrive aussi qu'une inflammation et une suppuration se produisent au voisinage d'un ancien foyer caséeux, après des
mois et des années et à la suite d'une irritation ; toute la masse caséeuse se
mélange alors au pus de l'abcès et est éliminée en même temps que celui-ci.
Le phénomène que nous venons de décrire s'observe principalement dans
les inflammations chroniques des *ganglions lymphatiques;* là cependant
l'élimination spontanée des foyers caséeux se fait très lentement, et pour
cette raison des fistules communiquant avec les ganglions peuvent rester
au même point pendant des mois et des années.

On observe une autre terminaison lorsque le foyer caséeux n'atteint
qu'une faible dimension : ce foyer se ratatine complètement et se charge
d'une telle quantité de sels de chaux, qu'à la fin il est transformé en une
concrétion calcaire, entourée de toutes parts par un tissu cicatriciel.
Cette terminaison ne s'observe du reste, comme nous l'avons dit, que sur
les petits foyers caséeux, fréquemment dans les ganglions mésentériques,
dans les ganglions du hile de la rate et dans les ganglions bronchiques;
très rarement dans les autres ganglions du corps.

Il y a encore une espèce de dégénérescence chronique nommée métamorphose colloïde, et dans laquelle des tissus ont vraisemblablement été le
siège de la formation de diverses substances chimiques. Von Recklinghausen distingue la dégénérescence amyloïde ou lardacée, la dégénérescence
hyaline et la dégénérescence muqueuse. Ces trois formes se caractérisent

par des signes physiques et chimiques particuliers. Je ne m'y arrêterai pas
davantage, parce qu'on ne les rencontre que dans les organes internes et
qu'elles n'ont pour nous qu'un intérêt secondaire.

Les suites du processus inflammatoire chronique considérées sous le
rapport purement histologique sont de différente nature. L'infiltration
cellulaire et le processus néoplasique se passent principalement dans le
tissu conjonctif, et le résultat final après l'évolution de la maladie est le
retour à l'état normal ou la formation d'une cicatrice après la destruction
des parties par le travail ulcératif. Si ces phénomènes se passent dans un
muscle ou un nerf, ces tissus sont entraînés dans le mouvement morbide.
La substance contractile du muscle de même que le cylindre-axe et la
gaine médullaire des fibres nerveuses périssent assez souvent, soit par fonte
moléculaire, soit par dégénérescence graisseuse. L'atrophie des muscles et
la paralysie des nerfs peuvent donc être la conséquence de l'inflammation
chronique qui environne ces organes. Il n'est pas possible de dire jusqu'où
va la faculté régénératrice des muscles et des nerfs dans ces circonstances;
en général, elle paraît être très peu développée.

La fonte moléculaire et la dégénérescence graisseuse peuvent très bien se
produire sans qu'il y ait inflammation du tissu conjonctif qui entoure les
muscles et les nerfs. Aussi ne me paraît-il pas conforme à la pratique de
considérer la dégénérescence graisseuse du protoplasme comme une inflammation des muscles et des nerfs, ainsi que le soutient Virchow, pour les
muscles au moins. Je serais plus disposé à ranger cet état parmi les diverses
formes d'atrophie; toutefois, tenant compte de l'opinion actuelle relativement à l'inflammation, j'admets volontiers que les limites dans lesquelles
on peut étendre l'expression d'inflammation aux processus chroniques sont
surtout conventionnelles. J'espère qu'après ce que nous venons de dire
vous interpréterez convenablement cette question.

Après ces généralités anatomiques, passons brièvement en revue les
symptômes de l'inflammation chronique. Ils sont les mêmes que ceux de
l'inflammation aiguë, seulement ils se suivent souvent dans un autre ordre,
se combinent autrement et présentent une moindre intensité.

Le *gonflement* de l'endroit malade est ordinairement le premier symptôme; il dépend en partie de l'infiltration séreuse, en partie de l'infiltration plastique. Les parties ont une consistance pâteuse, et au commencement elles sont assez dures; si un abcès se forme, ce qui peut arriver au
bout de plusieurs semaines ou de plusieurs mois, on perçoit peu à peu une
fluctuation évidente. — Nous n'observerons distinctement la *rougeur* que si
les parties enflammées se trouvent à la surface du corps, car elle n'est ni
très intense ni très étendue, à cause de la dilatation quelquefois très faible
des vaisseaux. Une inflammation chronique de la muqueuse nasale ou de la
conjonctive se reconnaît facilement au gonflement, à la rougeur et à la sécrétion augmentée. Dans l'inflammation chronique de la peau, cette membrane
montre aussi peu à peu une rougeur bleuâtre ou brunâtre. Mais si les parties
enflammées sont situées profondément, la peau ne change pas de couleur,
elle ne devient rouge que si l'inflammation chronique, marchant de dedans
en dehors, se communique enfin à la peau, comme, par exemple, c'est le

cas dans l'*ouverture* des abcès froids. — La *douleur* est un des symptômes de l'inflammation chronique qui offre le plus de variations; elle manque complètement dans beaucoup d'inflammations à marche très lente, mais dans d'autres circonstances elle peut devenir très violente, avoir un caractère lancinant ou térébrant, se montrer tantôt spontanément, tantôt à la suite d'une pression ou même d'un léger attouchement. Le *trouble fonctionnel* dépend principalement de la douleur et des modifications anatomiques que subissent les parties, il est donc tantôt faible, tantôt considérable. La *chaleur*, c'est-à-dire l'augmentation de la température appréciable à la main, n'existe ordinairement pas ou au moins reste très faible dans les endroits atteints d'inflammation chronique.

La *fièvre* n'est pas un symptôme qui appartienne nécessairement à l'inflammation chronique; elle ne se présente que lorsque cette inflammation prend un caractère un peu plus aigu, comme cela arrive assez souvent pendant le cours de la maladie, surtout si le corps a été affaibli au dernier degré par une suppuration de longue durée. Alors on observe ce qu'on appelle la *fièvre hectique*, une fièvre continue ou rémittente avec de très grandes différences dans les températures du corps, prises le matin et le soir, une fièvre à courbes très rapides sur le tracé. D'après l'idée que Billroth s'en est faite, cette fièvre hectique de suppuration, ou fièvre de consomption, est due à la résorption continue des produits inflammatoires et surtout des produits de la désagrégation; dans les cas de foyers purulents ouverts, des produits de décomposition septique peuvent aussi être résorbés et donner lieu à une fièvre aiguë ou chronique septique ou pyémique. D'après ce qui a été dit, ce sont donc les cas dans lesquels il se produit une ulcération progressive rapide des parois de l'abcès et une désagrégation moléculaire étendue des produits inflammatoires qui sont le plus souvent compliqués de fièvre. L'organisme s'altère beaucoup dans ces cas de fièvre hectique : la perte d'appétit, la diarrhée, les sueurs nocturnes, l'amaigrissement rapide, etc., emportent le malade en peu de temps. Peu de personnes sont en état de supporter longtemps ces fièvres de suppuration rémittentes et chroniques; Billroth a observé cependant durant toute une année un garçon de quatorze ans qui conservait une fistule à la suite d'une résection de la tête du fémur et chez lequel s'était développée une dégénérescence lardacée généralisée; pendant ce temps il présenta sans interruption les symptômes d'une fièvre rémittente; il finit par succomber à une hydropisie générale.

Les inflammations chroniques peuvent, d'après leur *marche*, être rangées en deux catégories : dans la première, le début de la maladie est annoncé d'une manière indistincte et peut être rarement indiqué par le patient avec certitude; tantôt c'est le gonflement, tantôt une douleur légère, tantôt un trouble fonctionnel peu considérable qui attire l'attention sur l'état morbide. Les cas qui ont commencé ainsi d'une manière insensible, insidieuse, conservent ordinairement ce caractère dans les périodes ultérieures. Dans l'autre catégorie, l'inflammation chronique est le résidu d'un processus aigu; la marche chronique est interrompue de temps en temps par des accès aigus avec fièvre. C'est sur la *durée* de l'inflammation chronique en général qu'il est le moins possible de dire quelque chose de positif, car elle dépend, avant tout, de causes sur lesquelles nous reviendrons à l'instant; je vous prierai dès à présent de considérer que les inflammations chroniques, comme les aiguës, portent déjà en elles la tendance à une terminaison, à une fin déterminée; car la néoplasie dans l'inflammation chronique ne va jamais au delà de la formation de tissus parfaitement caractérisés, et si le tissu malade ne périt pas par fonte, il y aura formation de tissu conjonctif, cicatriciel d'une manière ou de l'autre; vous comprendrez plus facilement pourquoi il est important de ne pas perdre de vue ce que je viens de vous dire, lorsque nous aurons à parler de la distinction à établir entre d'autres néoplasies, c'est-à-dire entre les tumeurs proprement dites et l'inflammation chronique. Il est de toute évidence que la formation nouvelle n'arrive pas à une terminaison définitive, lorsque les causes qui l'ont amenée ne peuvent être supprimées ou ne disparaissent pas d'elles-mêmes, ou bien lorsque la destruction envahit des organes *indispensables au maintien de la vie*, ou bien enfin lorsque la longue suppuration épuise totalement les forces.

VINGT-NEUVIÈME LEÇON

Etiologie générale de l'inflammation chronique. — Irritations extérieures continues. — Causes morbides inhérentes au corps : conception empirique de la diathèse et de la dyscrasie. — Maladies infectieuses chroniques : Tuberculose, lèpre, syphilis, actinomycose. — Inflammations chroniques consécutives à une altération du sang : arthritisme, scorbut. — Traitement local de l'inflammation chronique : Repos, élévation. — Compression. — Massage. — Chaleur humide. — Enveloppements hydrothérapiques. — Bains de boues. — Bains d'animaux. — Bains de sable. — Résorbants. — Antiphlogistiques. — Dérivants : cautères; sétons; moxas; fer rouge. — Valeur de ces moyens thérapeutiques.

Nous arrivons aujourd'hui à une des parties les plus importantes non seulement de cette section, mais de toute la médecine, aux *causes de l'inflammation chronique*. Nous avons vu les inflammations aiguës se produire après une irritation unique, parcourir leurs phases et se terminer différemment, selon les conditions anatomiques de la partie irritée, selon l'espèce et l'étendue de l'irritation, mais avoir toujours une marche relativement courte et typique. Maintenant nous avons affaire à des processus inflammatoires qui durent plusieurs mois, souvent plusieurs années; il faut nécessairement admettre une cause persistante, une irritation continue. Ces irritants continus peuvent avoir une action purement locale. Arrêtons-nous un moment sur ce point. Si de petits animalcules, comme le sarcopte de la gale, s'installent dans la peau, en creusant comme un renard leurs terriers dans la couche superficielle du derme, qu'ils y pondent des œufs et y passent une vie remplie d'occupations, nous avons un exemple d'une irritation persistante de la peau; à ceci vient s'ajouter l'action de se gratter et de cette façon naît et se développe une inflammation chronique de la peau, la gale. Si des spores de mucédinées sont déposées dans l'épiderme, qu'elles s'y développent et s'y multiplient par millions, la peau est mise par ces parasites dans un état d'irritation continue; il se développe des éruptions chroniques, par exemple le favus, l'herpès tonsurant, le *pityriasis versicolor*, etc.

Ce qui se passe sur la peau à la suite de l'irritation permanente produite par des parasites relativement volumineux vous donne une idée approximative des troubles résultant de l'infection de toute l'économie par des petits organismes végétaux, par les microbes, et par d'autres espèces plus élevées. Nous connaissons déjà divers processus inflammatoires aigus, qui sont uniquement produits par une invasion de Mucédinées; de même il y a des inflammations chroniques qui sont d'origine parasitaire, des maladies extrêmement fréquentes, qui emportent des millions d'hommes ou qui, du moins, les mettent dans un état d'infirmité grave, comme la tuberculose et la syphilis.

On doit se représenter la façon dont les micro-organismes donnent lieu à une inflammation chronique de la manière suivante : au point où ils sont réunis, ils provoquent d'abord, par leur multiplication, une irritation locale, comme le feraient des corps étrangers, plus tard ils altèrent les processus biologiques d'une façon particulière, encore peu connue.

Comme les microparasites déterminent divers troubles fonctionnels, suivant les organes qu'ils ont envahis, tout l'organisme souffre plus ou moins suivant l'importance des parties malades; mais en outre, par suite de la multiplication considérable des microbes, le corps est sans cesse privé de matériaux de nutrition, et de là résulte, sans tenir compte de l'influence débilitante exercée par la fièvre, la suppuration, etc., inséparables de l'inflammation chronique, un trouble de nutrition, général continu, avec toutes ses suites, caractérisant les maladies infectieuses chroniques.

A côté de ce fait étiologique important, d'autres causes secondaires favorisent l'inflammation chronique. Mentionnons : 1° l'irritation mécanique constante ou répétée, surtout la pression et le frottement; ces causes agissent surtout sur la peau, mais aussi sur le tissu conjonctif, les muscles et les os. A la suite de cette inflammation chronique il se produit une hypertrophie, un épaississement des parties atteintes. Les durillons aux talons, une grande partie des cors aux pieds sont les résultats d'un frottement et d'une pression continus exercés par nos chaussures. De la même manière, l'ouvrier qui manie continuellement le marteau ou la hache aura des durillons à la main; le cordonnier en aura à la partie externe du petit doigt et au bord de la main, sur lequel appuie constamment le ligneul, etc. Enfin des corps étrangers renfermés dans nos tissus peuvent entretenir une inflammation chronique persistante autour d'eux. 2° Des influences chimiques durables ou souvent répétées sur les tissus peuvent encore donner lieu à l'inflammation chronique; ainsi, par exemple, le catarrhe chronique de l'estomac est souvent déterminé par l'abus du genièvre ou d'autres liqueurs alcooliques. 3° La stase persistante de sang et de lymphe, comme aussi la coagulation de ces liquides dans les vaisseaux, provoque d'abord un processus hyperplasique dans les parois vasculaires et dans leur voisinage, une dilatation et un état sinueux des vaisseaux collatéraux, parfois encore un épaississement diffus du tissu ; c'est surtout la peau de la jambe qui est prédisposée à cette maladie, quand le retour du sang veineux rencontre d'une façon persistante des difficultés quelconques.

Jusqu'ici nous avons vu une irritation locale s'exercer d'une manière durable sur un tissu sain ; figurez-vous qu'une irritation passagère agisse sur un tissu déjà malade ; vous ne sauriez admettre que, dans ces cas, les choses se passent comme dans le processus inflammatoire purement traumatique développé dans les tissus sains ; il est bien plus vraisemblable que les conséquences de l'irritation passagère seront autres et persisteront très longtemps, parce que les conditions de la guérison normale n'existent plus du côté des tissus. Figurez-vous qu'une partie de peau, déjà atteinte d'inflammation chronique, soit excoriée superficiellement par une contusion ; le développement d'une suppuration chronique, même d'une ulcération s'étendant de plus en plus, peut être la suite de cette irritation passagère qui, dans les conditions normales de la peau, eût été suivie rapidement d'une formation nouvelle d'épiderme et de la guérison.

Si nous recherchons les causes de l'inflammation chronique, nous observons le fait important suivant : nous voyons que chez certains individus une seule et même irritation donne lieu à une inflammation chronique, tandis que chez d'autres elle reste sans effet ou ne produit qu'un trouble très court, passager. En d'autres termes, nous constatons une prédisposition individuelle à l'égard des causes d'inflammation, pour nous servir d'une expression générale. Quant à ce qui concerne les caractères de cette prédisposition, l'expérience nous apprend d'abord que certaines formes de maladies chroniques frappent toujours certains organes, et certains points bien déterminés du corps, qu'en même temps ces inflammations ne se montrent qu'à un certain âge et chez des individus qui offrent, même extérieurement, une certaine ressemblance. C'est ainsi qu'on observe, par exemple, des enfants qui souffrent particulièrement de gonflements chroniques et de suppurations des ganglions lymphatiques, des articulations, des os ; d'autres qui sont principalement atteints d'inflammations pulmonaires insidieuses, d'autres qui sont disposés d'une manière toute spéciale aux refroidissements et se plaignent, tantôt ici, tantôt là, de douleurs dans les muscles et les articulations. On observe ensuite que les individus de cette espèce, qui sont toujours frappés de la même maladie, transmettent souvent à leur progéniture ces prédispositions pathologiques, que les pères en ont déjà hérité de leurs pères ou de leurs mères, etc. Pour voir clair dans ce chaos de prédispositions morbides individuelles, on a classé en certains groupes ces hommes ainsi disposés à certaines maladies chroniques. C'est ainsi que prit naissance d'une manière tout à fait empirique la division des hommes, d'après les prédispositions morbides ou diathèses, en lymphatiques, scrofuleux, tuberculeux, rhumatisants, etc., expressions par lesquelles on voulut d'abord dire que ces individus étaient particulièrement prédisposés à certaines maladies. Plus tard on développa davantage ce groupement, et l'on conclut qu'une pareille disposition à des maladies déterminées dépendait d'une altération bien définie des processus physiologiques qui se passent dans tout le corps. On admit donc une substance morbide, une essence pathologique, une *materia peccans;* comme véhicule de cette substance, on devait penser tout naturellement au sang et à la lymphe. Le mot dyscrasie (mauvais mélange) désigne un état morbide du sang : d'après cela on admit des dyscrasies scrofuleuse, tuberculeuse, etc. Peut-être y a-t-il un état particulier du sang qui donne lieu à la maladie, sans que nous puissions en faire la preuve, cependant il n'est pas vraisemblable que cet état agisse pendant un certain temps et sans la participation d'autres tissus, parce que le sang jouit aussi peu d'une stabilité absolue, quantitative et qualitative, que les autres tissus du corps; il est renouvelé sans cesse; chaque portion dépensée est de nouveau remplacée; les corpuscules sanguins sont formés en partie dans les grosses glandes abdominales et en partie dans la moelle osseuse. Vous avez appris en physiologie que le sérum du sang se forme continuellement aux dépens de la lymphe, que celle-ci provient principalement des vaisseaux chylifères de l'intestin, qu'une grande quantité de liquide est éliminée par les reins, le poumon, la peau, etc.

Vous pouvez déjà conclure de là que le sang ne peut être normal qu'à la condition que le corps le soit aussi et réciproquement, que l'on ne peut donc pas parler physiologiquement d'une maladie du sang seulement qui serait indépendante de l'état des tissus.

Mais ce serait temps perdu que de vouloir nous appuyer sur ces motifs pour bannir du langage médical le mot dyscrasie ou diathèse, qui a acquis depuis longtemps le droit de domicile. Nous devons seulement bien établir ce que l'on doit entendre par ces expressions.

Si l'on veut désigner par là un état organique sous l'influence duquel tel individu sera plutôt que tel autre atteint d'une affection inflammatoire chronique, l'expression correspondra à ce que nous nommons la prédisposition individuelle. Il est certain qu'une pareille prédisposition existe; la meilleure preuve à en donner, c'est que tous les hommes ne sont pas également, et au même moment, accessibles au même contage. Quant à savoir à quoi tient cette prédisposition morbide, nous pouvons tout au plus le présumer, sans être en état d'en faire la preuve. Mais d'habitude ce n'est pas dans ce sens qu'on se sert des termes dyscrasie et diathèse : on entend par là un état qui est déjà le résultat de l'altération organique ; la maladie se manifeste de diverses façons, et certaines anomalies qu'on considérait autrefois comme les signes d'une disposition morbide sont les conséquences d'une altération organique générale existant déjà depuis longtemps. Un exemple vous rendra la chose plus claire. Quand un individu a le thorax étroit, affaissé, le teint pâle, les joues colorées, le corps faible et amaigri, qu'il souffre de suppurations glandulaires, qu'il tousse, qu'il expectore, etc., le vulgaire, comme vous savez, dit de cette personne qu'elle est prédisposée à la tuberculose. De la même façon, à une certaine époque, les médecins caractérisaient cet état en disant que l'individu était entaché de diathèse scrofuleuse ou tuberculeuse. Aujourd'hui on sait que les individus chez lesquels on observe ces phénomènes ne sont pas prédisposés à la tuberculose, mais qu'ils en sont déjà atteints et que ces symptômes qui ont frappé le vulgaire sont des manifestations morbides organiques qui résultent de l'existence dans le corps du virus tuberculeux.

Si aujourd'hui encore nous nous servons des mots « dyscrasie » et « diathèse » dans le sens qui vient d'être indiqué, c'est pour désigner le facteur inconnu qui, dans certaines maladies, fait sentir ses effets sur l'économie entière et qui, abstraction faite des affections organiques en particulier, modifie d'une façon manifeste tous les processus physiologiques.

Nous savons, par exemple, que la syphilis est une maladie infectieuse chronique qui se localise de diverses façons dans différents organes. Or il peut se faire qu'à un certain moment, chez un individu syphilitique, il n'y ait aucune lésion organique ou du moins aucune lésion appréciable, et que néanmoins, sous l'influence du virus syphilitique existant dans l'économie, l'individu réagisse autrement qu'un autre. C'est là un fait d'observation, et chaque jour nous pouvons démontrer les conséquences de cette réaction anormale.

Cette réaction anormale, pour nous servir d'une expression en usage, est appelée diathèse ou dyscrasie syphilitique. Vous comprenez que ces deux termes devront disparaître dès que nous connaîtrons exactement, dans tous ses détails, l'altération du processus organique général résultant de la présence du virus syphilitique.

Jusqu'à présent force nous est de nous servir de ces dénominations conventionnelles, afin de nous faire mieux comprendre. Ces données générales étant établies, nous étudierons d'abord les maladies infectieuses chroniques, caractérisées par des processus inflammatoires multiples dont les différents organes sont le siège; ces processus sont en relation intime de cause à effet avec le virus organique : partout où existent des micro-organismes pathogènes, les tissus sont le siège d'altérations inflammatoires chroniques et spécifiques, et réciproquement l'inflammation spécifique fait défaut en l'absence de ces germes pathogènes.

La tuberculose (diathèse scrofuleuse, tuberculo-scrofulose). — Le nom de cette maladie vient de *tuberculum*, petite tumeur, parce que les produits de cette affection se présentent sous forme de très petits nodules isolés et confluents dans la suite. L'origine du mot scrofulose n'est pas claire, il faudrait la rapporter à « scrofa », truie, sans doute à cause de l'analogie qui existe entre le gonflement des ganglions lymphatiques cervicaux de l'homme avec un état semblable que l'on rencontre souvent chez le porc. Jusque dans ces derniers temps, on a séparé d'avec la tuberculose la scrofulose, que l'on a considérée comme un trouble nutritif propre à l'enfance, et on a appelé scrofuleux ou lymphatiques les individus qui, à la suite de la moindre irritation, présentaient une inflammation chronique et une caséification des ganglions lymphatiques, ce qui était le signe particulier d'une prédisposition à la tuberculose. Actuellement il est établi que la scrofulose n'est autre chose que la tuberculose de l'enfance et que cette inflammation pathognomonique et cette caséification ganglionnaire sont produites par le virus tuberculeux, au même titre que l'affection pulmonaire qui a toujours été considérée comme le prototype de la tuberculose. Par conséquent, si l'on peut parler d'une prédisposition à la tuberculose, se manifestant dans le jeune âge, sans qu'il existe encore cependant de tuberculose, il faut entendre par là la prédisposition héréditaire ; nous savons que les enfants provenant d'individus tuberculeux deviennent facilement tuberculeux, mais ils ne naissent pas toujours tuberculeux, comme c'est le cas pour un enfant atteint de syphilis héréditaire. On considère souvent comme caractéristique de la disposition à la tuberculose un état, un habitus qui n'est, en défini-

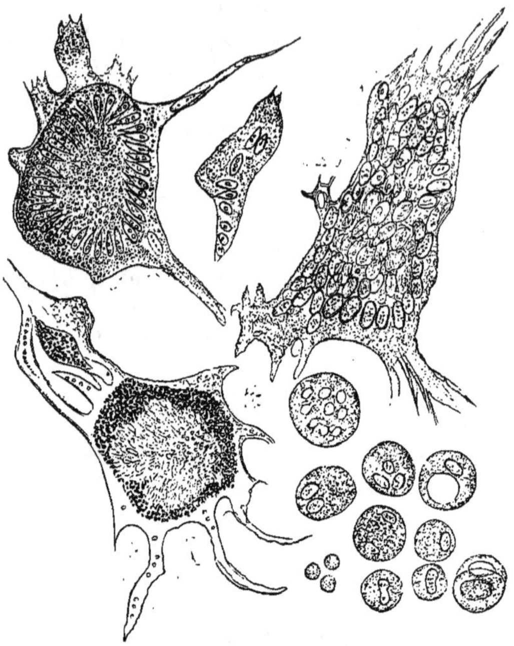

Fig. 72. — Cellules géantes à différentes périodes de leur évolution, d'après Langhans.
Grossissement 400 environ.

tive, que la suite d'une tuberculose existant déjà ; mais, abstraction faite de cela, les enfants provenant d'individus tuberculeux présentent un aspect tout particulier, comme le prouve ce fait que l'on |a autrefois décrit un habitus propre à la scrofulose torpide et un habitus propre à la scrofulose érétique.

Le processus tuberculeux est caractérisé au début par l'existence de petites nodosités microscopiques, grises, translucides, dont nous allons décrire la structure.

Si l'on examine au microscope un tubercule récent, on constate qu'il est constitué par une masse de cellules rondes, de moyenne grosseur, bien distinctes à la périphérie, tandis que dans le milieu, ainsi que l'établissent les recherches de Schüppel, de Langhans, de Rindfleisch, etc., se trouve très souvent une cellule « géante », autrement dit une grosse cellule, contenant une masse de protoplasma granulée dont les noyaux sont habituellement rangés à la périphérie. La présence de ces cellules géantes n'étant pas constante, il n'y a là rien d'absolument caractéristique pour le tubercule.

Toutefois elles ont une grande importance, puisque, comme vous le verrez plus tard, ce sont elles surtout qui sont le siège du contage tuberculeux.

Dans les nodosités tuberculeuses anciennes, on trouve, au centre, une sorte de bouillie desséchée, finement granuleuse, résultant de la fonte moléculaire des cellules, qui s'étend peu à peu à la périphérie.

Plus tard, tout le tubercule est transformé en une masse caséeuse jaunâtre. Les cellules du tubercule récent se trouvent placées dans une sorte de réticulum que l'on considère comme un produit d'excrétion cellulaire ; la caractéristique du néoplasme tuberculeux est l'absence totale de vaisseaux, tout à fait comme dans les néoplasmes de nature exclusivement épithéliale. Toutefois à la périphérie du nodule il existe de nombreux vaisseaux.

Le néoplasme que nous venons de décrire constitue un nodule visible à l'œil nu ou atteignant le volume d'un grain de millet, tubercule miliaire. A côté de cette nodosité nettement circonscrite, on rencontre aussi, surtout dans l'épiploon, des amas cellulaires plus diffus (infiltrats tuberculeux), ne différant guère des infiltrats inflammatoires ordinaires que par le volume des cellules, qui sont jusque deux fois plus grosses que les cellules migratrices qu'on rencontre dans l'infiltration cellulaire primitive de l'inflammation aiguë.

Une particularité propre au tubercule, mise en évidence surtout par Rindfleisch, est sa formation fréquente sur et dans les parois des petites artères des capillaires et des vaisseaux lymphatiques ; on ne le rencontre que très rarement sur les veines.

Quant à l'origine des cellules qui forment le tubercule, elle peut être interprétée de diverses façons. Klebs, Köster, Rindfleisch, Kundrat et d'autres sont d'avis que les cellules tuberculeuses proviennent d'une néoplasie endothéliale, surtout de l'endothélium des vaisseaux lymphatiques et sanguins et de leurs tuniques adventices. Rindfleisch croit qu'elles peuvent aussi se développer aux dépens des cellules musculaires des artères ; Deichler, Colberg, Mang, etc., les font provenir des cellules de l'adventice ; Virchow, Cohnheim, Ziegler et d'autres les attribuent aux éléments fixes du tissu conjonctif et aux cellules migratices. On peut admettre, par conséquent, que l'élément nécessaire à la formation des tubercules existe dans tous les tissus, à l'exception de ceux de nature exclusivement épithéliale.

Pour ce qui regarde le sort ultérieur de la granulation tuberculeuse, tout dépend de l'absence de toute vascularisation, prouvée par la plupart des observateurs, et surtout par Rindfleisch, Heitzmann et Ziegler.

Le néoplasme ne peut donc être nourri que par la circulation dite plasmatique ; dès que l'amas cellulaire a atteint un certain volume, les parties centrales doivent être frappées de mortification, tandis que les éléments cellulaires périphériques reçoivent des matériaux de nutrition par les vaisseaux du tissu voisin.

La partie centrale mortifiée se désagrège à la suite de la résorption des substances liquides, parfois aussi en même temps que se produit une dégénérescence graisseuse des cellules du tubercule, en une substance amorphe finement granuleuse, qui ressemble, à l'œil nu, à une bouillie caséeuse desséchée. Il est probable que la présence du virus tuberculeux agit aussi

sur les éléments cellulaires du tubercule et contribue à la prompte caséification. L'augmentation de volume d'un tubercule pourrait en quelque
sorte être indéfinie si l'infiltration du tissu par des éléments cellulaires
nouveaux, autour du foyer primitif, continuait à se faire; toutefois ce fait
est rare.

Les gros foyers caséeux que l'on trouve dans le cerveau, dans le testicule, etc., sont dus le plus souvent à la confluence de nombreux petits

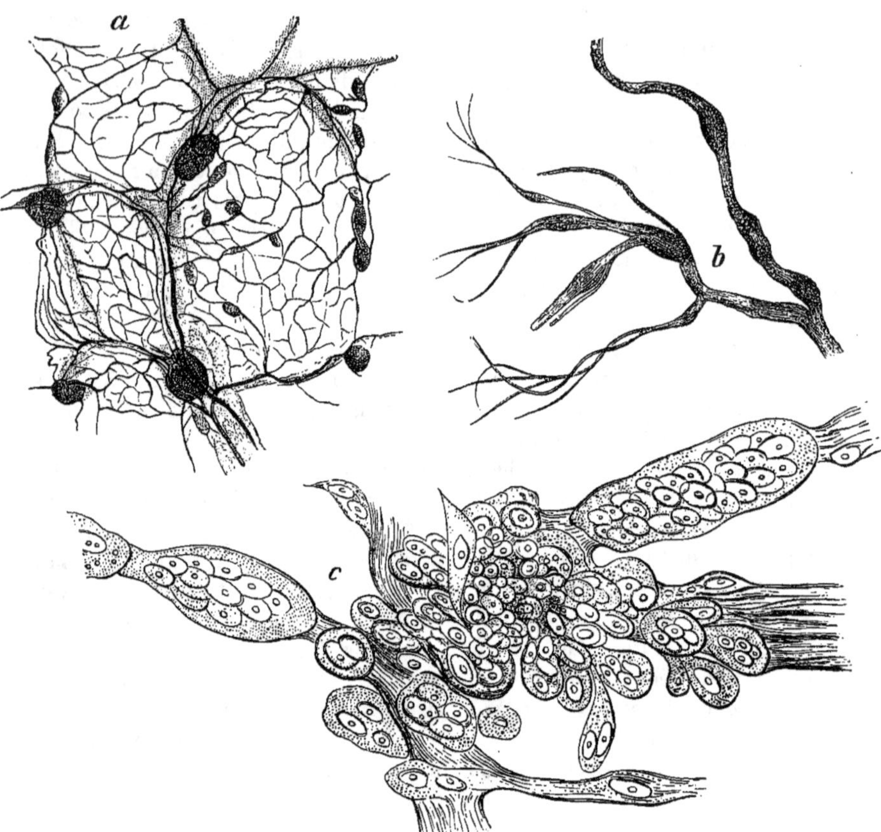

Fig. 73. — *a*, petits tubercules dans l'épiploon; *b*, tubercules d'une artère centrale; *a* et *b*, préparations vues à la loupe (Rindfleisch); *c*, développement de petits tubercules dans l'épiploon, d'après
Kundrat. — Grossissement, 500 environ.

foyers, et toujours on rencontre entre les nodosités tuberculeuses qui les
constituent un reste du tissu primitif. A la périphérie de ces gros tubercules
caséeux on trouve très souvent en outre un nombre considérable de nodules
jeunes, isolés, qui se fondent peu à peu dans le conglomérat central et qui
contribuent ainsi à augmenter le volume de celui-ci.

Les foyers tuberculeux apparaissent d'ordinaire très nombreux en même
temps dans un organe ou dans une partie d'organe; le tissu en est en
quelque sorte infiltré (tuberculose disséminée). Au voisinage du tubercule,

il se produit habituellement une inflammation subaiguë, avec infiltration cellulaire et vascularisation abondante. Cette inflammation peut donner lieu à la suppuration du tissu, à l'abcédation, à des processus d'ulcération; il se produit alors une cavité qui contient du pus, des lambeaux de tissus et de la matière tuberculeuse caséeuse. Une pareille cavité dans le poumon est appelée caverne. Mais l'inflammation pérituberculeuse peut aussi s'accompagner de métamorphose caséeuse, et alors on peut voir se produire

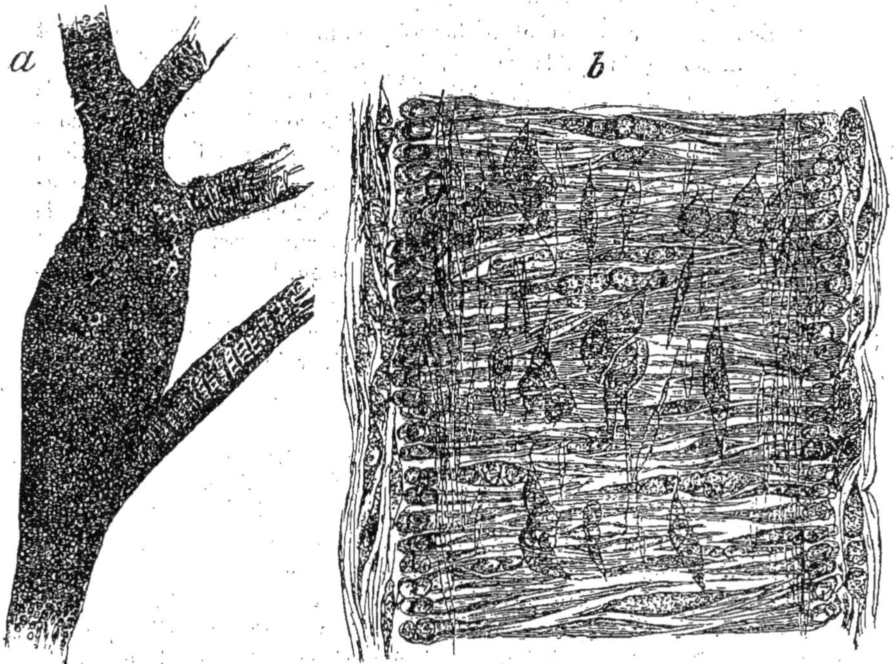

Fig. 74. — *a*. Petit tubercule d'une artère centrale. Grossissement, 100. — *b*. Début de la [multiplication cellulaire dans une petite artère centrale. (Je considère préalablement comme irrésolue la question à savoir si les cellules géantes sont des cellules migratrices, des cellules du tissu conjonctif, des cellules endothéliales, des cellules musculaires ou si elles proviennent d'une transformation de l'intime en protoplasme.) — Grossissement, environ 1000. Préparations d'après Rindfleisch.

un foyer caséeux étendu qui englobe le tubercule primitif; ce dernier peut ensuite participer à la suppuration périphérique ou bien se calcifier après s'être solidement enkysté. Si les muqueuses sont le siège de la formation de tubercules, comme c'est si souvent le cas pour la muqueuse du larynx, des bronches, de l'intestin, des uretères et de la vessie, il s'ajoute encore à l'infiltration et à l'ulcération tuberculeuses un catarrhe purulent, une desquamation épithéliale considérable, surtout dans les alvéoles pulmonaires (pneumonie desquamative de Buhl). Dans tous ces cas, il peut se faire, bien que ce soit malheureusement chose rare, que le foyer tuberculeux, après avoir subi l'une ou l'autre métamorphose, soit enkysté par une production abondante de tissu conjonctif, et qu'ensuite, après l'évacuation du contenu ou la calcification de celui-ci, cette capsule se ratatine en une cicatrice solide. Dans les membranes séreuses, surtout dans le péritoine, il arrive aussi très souvent que l'inflammation produite par la dissémination des tubercules donne lieu à une néoformation de tissu conjonctif et qu'il en résulte non seulement un enkystement rapide de chacun des nodules, mais encore une soudure si intime des intestins entre eux et avec la paroi abdominale, qu'il devient presque impossible, à l'autopsie, de les isoler les uns des autres. Tous les organes peuvent devenir tuberculeux, mais il en est de plus particulièrement prédisposés.

Les tubercules se rencontrent le plus fréquemment dans le poumon. C'est surtout aux sommets qu'ils se développent volontiers; il s'en forme ordinairement un grand nombre à la fois; ils sont confluents; les parois des bronches entraînées dans le travail morbide sont détruites, et le contenu caséeux en partie ramolli des tubercules est rejeté par l'expectoration; des vaisseaux peuvent se rompre pendant ce temps et donner lieu au crachement de sang et à l'hémorrhagie pulmonaire. Ce n'est pas ici le lieu de vous donner plus de détails; plus tard, vous entendrez parler souvent encore de cette maladie terrible. Après le poumon, la formation du tubercule se fait le plus souvent dans la muqueuse laryngienne, puis dans la muqueuse intestinale, même dans le rectum, où les ulcères et les abcès tuberculeux offrent aussi de l'intérêt pour le chirurgien.

Les tubercules se rencontrent aussi dans les os, surtout dans les os spongieux, et particulièrement dans le calcanéum, les corps des vertèbres, l'épiphyse du tibia; ils s'observent fréquemment aussi dans les synoviales articulaires. Quoique les glandes lymphatiques s'affectent fréquemment dans la tuberculose, le tubercule miliaire proprement dit ne s'y rencontre presque jamais, parce que ces organes sont atteints de bonne heure et que les tubercules y subissent rapidement la caséification.

Les opinions relativement à l'étiologie de la tuberculose ont subi dans le cours de ces vingt-cinq dernières années des modifications telles que l'on pourrait remplir un livre si l'on voulait énumérer toutes les phases de ces changements. Depuis le commencement de notre siècle, on considérait la tuberculose comme une maladie d'origine spontanée qui se transmettait d'autant mieux que les enfants de parents tuberculeux y étaient plus prédisposés. On parlait donc d'une diathèse tuberculeuse, de même qu'on parlait d'une diathèse scrofuleuse, et, sans les considérer comme identiques, on regardait cependant ces deux affections comme d'origine voisine. On rattachait la formation du tubercule à l'exsudation par les vaisseaux d'un blastème spécial qui devait s'organiser. Von Laennec émit l'opinion que les petites néoformations noduleuses (les tubercules miliaires gris) constituaient toujours la forme primitive de la tuberculose et que c'était leur confluence et leur accroissement qui donnaient lieu à la destruction du tissu atteint.

Rokitansky décrivit la tuberculose miliaire aiguë et formula l'opinion que cette dernière procédait presque toujours d'une tuberculose chronique existant déjà; il considéra comme des tuberculoses vraies les affections dites scrofuleuses des ganglions lymphatiques, des os et des membranes synoviales; enfin il démontra la connexion qui existe entre la formation tuberculeuse et la phthisie tuberculeuse, et formula ce principe que la tuberculose ne s'observe ni chez le fœtus ni chez le nouveau-né et qu'elle est susceptible de guérison. Virchow a beaucoup restreint la dénomination de « tuberculose », puisqu'il a considéré en général la caséification comme un processus d'inflammation chronique indépendant le plus souvent de la formation tuberculeuse.

C'est à Buhl qu'il était réservé d'établir, sur l'appui de recherches minutieuses, que la tuberculose miliaire aiguë est réellement le type de l'affection tuberculeuse, et qu'elle provient toujours de la résorption de substances provenant de foyers inflammatoires caséeux et purulents et de la dissémination dans tous les organes du corps de particules très petites. Toutefois Buhl se rallia à l'opinion de Virchow, suivant laquelle la plupart des foyers caséeux n'étaient pas de nature tuberculeuse; de sorte que, d'après lui, le début de l'affection tuberculeuse était uniquement constitué par le développement de la tuberculose miliaire aiguë.

Dès lors on considéra la tuberculose comme une maladie aiguë résultant le plus souvent d'une anto-infection, comme une sorte d'exanthème noduleux apparaissant sur les organes et dans leur intérieur, et provenant de la pénétration dans ces derniers d'une substance nuisible issue surtout d'anciens foyers d'inflammation caséeuse, siégeant dans les ganglions lymphatiques, dans les poumons, les os, etc. : quelques-unes de ces petites particules, constituant des embolies dans les vaisseaux sanguins et lymphatiques, exerceraient en ces points une action infectieuse spécifique. Virchow a sans cesse appuyé sur ce fait qu'entre la tuberculose proprement dite et les processus inflammatoires chroniques se terminant par caséification il n'y avait d'autre rapport que la constance et surtout la précocité avec laquelle cette dernière envahit, chez les individus tuberculeux, les produits pathologiques.

Beaucoup de cliniciens se sont rangés à la manière de voir des pathologistes, et peu à peu la phthisie des tissus, surtout la phthisie pulmonaire, que l'on considérait autrefois comme le début de la tuberculose, fut attribuée à l'inflammation chronique, avec terminaison par caséification et fonte du tissu, lesquelles n'ont absolument rien de commun avec la tuberculose.

On est arrivé ainsi à distinguer la pneumonie caséeuse, cause la plus fréquente de ce qu'on nomme la phthisie pulmonaire, d'avec la tuberculose pulmonaire, et ce fut surtout Niemeyer qui tira de ces faits des conséquences pratiques. Cet auteur, en effet, émit l'opinion que la pneumonie caséeuse et que la phthisie pulmonaire en résultant n'étaient que des processus inflammatoires locaux, pouvant s'arrêter dans leur marche; mais que les individus qui en étaient atteints étaient particulièrement exposés à devenir tuberculeux, à la suite de la résorption des substances nuisibles formées dans les foyers caséeux. Ainsi s'explique la présence assez fréquente dans les poumons de phthisiques, à côté de destructions étendues, de tubercules miliaires jeunes ; cela serait dû à la résorption de produits caséeux; la tuberculose pulmonaire ne serait donc en l'espèce qu'une affection secondaire. Niemeyer conclut alors que la diathèse scrofuleuse favorisait l'appartion de la tuberculose, par une prédisposition innée, héréditaire aux processus inflammatoires chroniques avec dégénérescence caséeuse de certains organes, prédisposition contribuant à la production de tubercules, tandis que la transmission de la tuberculose proprement dite ne devait pas nécessairement être admise. Un progrès important fut réalisé dans la question de l'étiologie de la tuberculose, quand Villemin le premier établit par de nombreuses expériences la transmissibilité de cette affection de l'homme à l'animal, et de celui-ci à un autre. D'après Villemin, si l'on fait pénétrer de la substance tuberculeuse dans le corps d'un animal, il se développe une tuberculose vraie. Que la transmission ait lieu par inoculation, par injection ou par l'intermédiaire de l'alimentation, peu importe ; ce qu'il faut, c'est que la matière tuberculeuse soit inoculée à l'état frais et sans avoir subi d'altération. Les expériences de Villemin ont été reprises par Chauveau, Lebert et Wyss, Fox, Cohnheim, Klebs, Waldenburg, Menzel et d'autres, et ont toujours été suivies des mêmes résultats, mais les conséquences qu'en a tirées l'auteur ont été révoquées en doute. On a d'abord objecté que les inoculations ne réussissaient que chez les animaux présentant une certaine prédisposition à la caséification de tous les produits inflammatoires, tels sont surtout les lapins, et que, par conséquent, ce n'était pas la transmission de la matière tuberculeuse qui dans l'inoculation exerçait une action spéciale, mais bien la production d'une inflammation circonscrite, souvent chronique, dont les produits caséeux donnaient lieu à la tuberculose. Cette objection paraît être d'autant plus sérieuse, que l'on réussit chez les lapins à produire des tubercules, ou du moins des formations qui leur ressemblent tout à fait, en injectant des corps étrangers complètement indifférents et finement divisés, tels que du charbon, du cinabre, de la mœlle de sureau, etc. (Cohnheim et Fränkel). On admit par suite (Rindfleisch) que les lapins pouvaient en quelque sorte se tuberculiser eux-mêmes, que chez eux chaque irritation inflammatoire donnait lieu à la formation de produits caséeux, qui produisaient alors la tuberculose. Ce n'est que dans ces derniers temps que les nombreuses contradictions apparentes dans les résultats obtenus ont été expliquées. D'abord, il a été prouvé que l'inoculation de corps étrangers indifférents ne donne lieu à la tuberculose que si les animaux soumis aux expériences ont été en même temps exposés à d'autres causes d'infection tuberculeuse. On a reconnu d'abord que les lapins des instituts anatomo-pathologiques, où l'on avait entrepris ces expériences, devenaient tuberculeux, quand même on ne les soumettait à aucune expérience, et cela parce que l'infection tuberculeuse se développait chez eux accidentellement ; si les animaux étaient mis à l'abri des influences nuisibles du laboratoire, l'on n'arrivait pas à les rendre tuberculeux par l'inoculation de substances indifférentes.

En second lieu, il a été établi que l'on pouvait inoculer aux animaux soumis aux expériences des produits d'inflammation de toute espèce, sans qu'il se développât trace de tuberculose, et que cependant une quantité de substances pathologiques provoquait toujours et sans exception la tuberculose vraie. Peu importe si l'on prend pour faire ces inoculations un morceau de péritoine tuberculeux, ou un fragment de pie-mère tuberculeuse, ou un lambeau pulmonaire caséeux, infiltré par la pneumonie, ou de la substance caséeuse provenant d'un testicule tuberculeux, ou enfin une glande lymphatique caséeuse du cou récemment extirpée, toujours l'apparition de tubercules en résulte après un temps très court, le vingt et unième jour chez les lapins, d'après Cohnheim et Salomon; déjà avant une semaine chez les cochons d'Inde, et cela aussi bien quand la transmission est faite directement de l'homme à l'animal que si elle est faite après cette première inoculation de l'animal à un autre animal.

D'après les résultats évidents de ces expériences, on devait considérer la tuberculose comme une maladie infectieuse *sui generis*, présentant un long stade d'incubation. Tout produit d'une métamorphose caséeuse ne donnait pas lieu à la formation de tubercules ; au contraire, il n'y avait d'actives que ces substances que l'on considérait avant Virchow comme des produits de néoformation tuberculeuse.

Ainsi fut remise en honneur, comme vous le voyez, l'opinion primitive de Laennec et de Rokitansky relativement à la connexion causale de la tuberculose miliaire aiguë avec l'infiltration tuberculeuse et avec les produits résultant de la fonte et de l'ulcération du tissu tuberculeux.

De là cette conclusion logique que l'on doit considérer comme de nature tuberculeuse toutes les substances pathologiques dont l'inoculation est susceptible de transmettre cette affection à un autre individu.

Le réactif de la tuberculose est par conséquent l'animal soumis à l'expérience. La tuberculose ne peut être produite que par la transmission d'une substance tuberculeuse et par rien d'autre; d'autre part, tout ce qui produit, par transmission chez l'animal, la tuberculose, appartient à la tuberculose et réciproquement (Cohnheim). Tel était l'état de la question, lorsque tout récemment la nature du virus tuberculeux fut de nouveau discutée. La transmission de la tuberculose avait été constatée par de nombreuses expériences; non seulement il avait été prouvé que les produits spécifiques de la tuberculose, crachats, tissus infiltrés, etc., étaient actifs, mais encore on avait établi, par de nombreuses observations de tuberculose chez le bétail, que l'affection pouvait se transmettre à d'autres animaux par l'intermédiaire du lait provenant de vaches tuberculeuses, que même le séjour dans le même local suffisait à la transmission de la maladie d'un animal à un autre. Déjà Villemin avait prouvé que les substances tuberculeuses, pulvérulentes et desséchées conservaient leur activité. Plus tard on prouva expérimentalement que la tuberculose pouvait être transmise de l'homme à l'animal (chien, lapin, etc.) en faisant inhaler à ce dernier des substances tuberculeuses finement divisées (crachats, tubercules gris et caséeux, granulations provenant de foyers d'inflammation caséeuse de ganglions lymphatiques, des os, des articulations, etc.). On était par conséquent bien près d'admettre que chez l'homme également la tuberculose était due à un contage solide, peut-être pulvérulent, et, tenant compte de l'excessive fréquence de l'apparition primitive de cette maladie dans les poumons, que le mode habituel d'infection était réalisé par la pénétration du virus dans ces organes. Cohnheim en a alors tiré cette conséquence naturelle que la tuberculose était en général une affection produite par inhalation, tout en admettant que le virus tuberculeux pouvait encore pénétrer dans l'organisme par le canal digestif et probablement aussi par d'autres points.

La conclusion que l'on devait tirer des expériences d'inoculation, c'est qu'il est impossible que le virus tuberculeux soit lié à l'existence d'éléments cellulaires vivants, et que la résistance de ce virus est beaucoup plus consirable que celle que possèdent les tissus organiques.

Hueter et Klebs avaient déjà émis l'opinion que la tuberculose est une maladie infectieuse; aussi cherchait-on à démontrer dans les divers produits de la tuberculose l'existence d'une espèce de coccus « monade tuberculeuse » comme germe caractéristique de la maladie. Mais ces hypothèses n'étaient pas sanctionnées par l'expérience. Ce n'est qu'au commencement de l'année 1882 que Koch parvint à isoler et à élever un micro-organisme dont l'inoculation transmet la tuberculose d'une façon aussi sûre que l'inoculation des produits tuberculeux eux-mêmes. Ce microbe est une bactérie en forme de bâtonnet, dont le long diamètre a environ le quart ou la moitié du diamètre d'un globule rouge, plus longue et plus épaisse que la bactérie de la putréfaction, mais moins longue que le bacille du charbon. Elle se trouve en quantité plus ou moins grande, mais d'une façon constante, dans tous les produits de la tuberculose aiguë et chronique, dans les crachats, l'urine, les selles tuberculeuses, etc., aussi bien isolée que mêlée au protoplasme des cellules, et, d'après les recherches de Koch, elle peut être décelée par une réaction spéciale, caractéristique, sa coloration par le bleu de méthylène. Koch a isolé complètement des bacilles de la tuberculose humaine d'avec toutes les autres matières qui les contenaient, au moyen de cultures spéciales, et, en inoculant le produit pur, il a produit la tuberculose vraie. Autrement dit, les produits de la maladie d'un animal inoculé, portés sur un animal sain, ont produit la tuberculose; les bactéries, empruntées à des animaux inoculés, isolées et cultivées, puis utilisées pour l'inoculation, ont donné lieu aux mêmes effets; seulement la période d'incubation était plus longue qu'après l'inoculation des produits de la maladie confirmée.

Presque en même temps, comme Koch publiait ce travail mémorable, Baumgarten trouvait des bacilles dans les tubercules des lapins, de sorte que la découverte de Koch recevait ainsi une confirmation. Mais Koch ne s'est pas contenté de démontrer l'existence des bacilles tuberculeux; il a cherché, par de nombreuses expériences d'inoculation, par l'observation de la tuberculose spontanée des animaux et par la comparaison de celle-ci avec la tuberculose inoculée, par la réalisation de découvertes anatomo-pathologiques relatives à la tuberculose humaine, il a cherché, disons-nous, à élucider l'étiologie de cette maladie. Grâce à Koch et à ses collaborateurs, un grand progrès a été réalisé dans la connaissance des maladies infectieuses et dans l'appréciation du rôle que jouent les micro-organismes dans l'éclosion de celles-ci.

Nous ne sommes qu'au début de ces recherches. Qui s it si l'avenir ne nous réserve pas de nouvelles découvertes, capables de modifier puissamment le traitement de ces affections.

Puisque certaines matières colorantes agissent d'une façon particulière sur les bacilles de la tuberculose, il n'est pas invraisemblable qu'on puisse découvrir un jour un moyen capable d'anéantir la vitalité de ces organismes dans l'intérieur des tissus vivants.

D'après ce qui vient d'être dit, la tuberculose doit être considérée, dans le sens vrai du mot, comme une maladie infectieuse parasitaire susceptible d'être transmise par un contage organique palpable et dont la multiplication ne peut s'effectuer que dans l'organisme vivant.

Suivant Koch, si les bacilles de la tuberculose se sont primitivement développés aux dépens d'autres bacilles, ce sont dès lors de véritables parasites. Sans doute ils peuvent, dans des conditions appropriées, séjourner longtemps en dehors de l'organisme animal — ils résistent à la putréfaction pendant plusieurs semaines — sans perdre de leur virulence, mais ils ne donnent lieu à la formation de spores et ne se multiplient que dans le corps humain ou animal.

Nous devons, d'après Koch, nous figurer la transmission de la tuberculose de la façon suivante : Ce sont surtout les animaux domestiques, le bétail particulièrement chez lequel la tuberculose est très fréquente, et l'homme tuberculeux qui constituent les sources principales du virus tuberculeux. Pour que la tuberculose puisse être transmise à l'homme par le lait et accidentellement aussi par la viande non cuite provenant de ces animaux domestiques, l'infection doit se faire par le tube digestif. De fait, ce mode d'infection est relativement rare, excepté chez les enfants, aussi rare que la tuberculose intestinale primitive de l'adulte. L'infection par l'expectoration tuberculeuse de l'homme est sans comparaison beaucoup plus importante. Si l'on considère combien la tuberculose pulmonaire chronique est commune chez les habitants des grandes villes surtout, et si l'on réfléchit à ce fait que chaque malade expectore durant des semaines et des mois une quantité de matières qui contiennent des milliards de bacilles et de spores, on comprendra aisément que le virus tuberculeux soit presque aussi ubiquitaire que les organismes de la putréfaction. La contagion de l'homme malade à l'homme sain ne se fait pas tant par l'expectoration fraîche que par l'expectoration desséchée qui adhère au sol, aux linges, aux vêtements, etc., dont la poussière est inhalée avec l'air dans lequel elle est suspendue. Si tous les hommes, sans exception, qui sont en contact avec des phthisiques, ne deviennent pas tuberculeux, quand même le virus a pénétré dans leurs poumons, cela tient surtout à la lenteur du développement des bacilles; avant que ceux-ci puissent se fixer et se développer, ils sont rejetés au dehors des voies respiratoires par les mouvements des cils vibratiles de celles-ci. Ils trouveront des conditions propres à l'infection, si, par suite de maladies (par exemple, la rougeole), il y a eu une desquamation épithéliale des voies respiratoires ou si, à la suite d'affections catarrhales, il y a eu stagnation de sécrétions dans les bronches, ou enfin si l'expansion normale du poumon a été entravée par des adhérences, des pseudo-membranes pleurétiques, des exsudats dans la cavité pleurale, etc. ; en pareils cas, les bacilles peuvent séjourner et se multiplier dans les voies respiratoires. Outre ces causes favorables, il existe peut-être à certains moments, chez ces mêmes individus, des conditions particulièrement favorables à la nutrition des bacilles; ce qui prouve ce dernier fait, c'est la possibilité de la guérison de la tuberculose pulmonaire. L'infection pulmonaire primitive étant accomplie, ainsi que cela a lieu dans le plus grand nombre des cas, l'affection s'étend, se dissémine soit par le passage de l'expectoration tuber- culeuse dans l'intestin, soit par l'intermédiaire des cellules migratices conte- nant des bacilles; ces dernières arrivent dans le courant lymphatique, puis dans les ganglions lymphatiques et y donnent lieu à de nouveaux foyers tuberculeux. Enfin la circulation sanguine transporte des cellules contenant des bacilles, ceux-ci étant entraînés avec la lymphe dans le conduit thora- cique, ou bien encore les nodosités tuberculeuses pénètrent dans les parois des veines ou des artères et déversent leur contenu dans le sang. Ou bien une tuberculose miliaire étendue et rapide peut être produite par ces diverses causes, ou bien certains organes, plus particulièrement prédisposés, peuvent être affectés. Je ne puis malheureusement pas étudier de plus près toutes ces particularités qui contribuent à donner à la tuberculose son aspect anatomique et clinique : mais je veux au moins vous en faire res- sortir l'importance dans le sujet qui nous occupe.

Comme nous l'avons dit, on peut démontrer l'existence de bacilles tuber- culeux dans tous les produits tuberculeux, mais on ne réussit pas partout avec la même facilité. Tandis que des coupes à travers des tubercules miliaires jeunes, à cause du grand nombre de bacilles qu'ils contiennent, paraissent régulièrement colorées en bleu déjà à un faible grossissement, on ne trouve parfois, dans les foyers de tuberculose chronique, qu'un ou deux bacilles dans chaque nodule microscopique. Ces observations nous appren- nent que, quand il n'y a dans un tubercule qu'un petit nombre de bacilles, ils se trouvent toujours dans l'intérieur des cellules géantes; sous ce rap- port, il existe une relation particulière entre les micro-organismes et les noyaux des cellules géantes. Si les noyaux se trouvent à la périphérie de la cellule, on voit les bacilles, à l'intérieur du cercle formé par ces noyaux, avec leur axe longitudinal rayonnant de façon à constituer une sorte d'au- réole (Koch, fig. 75). Si les noyaux des cellules géantes se trouvent réunis dans un point excentrique, le bacille ou le groupe de bacilles occupe le pôle opposé de la cellule; si les noyaux sont divisés en deux groupes, les bacilles se sépareront également en deux groupes, etc. Les cellules géantes avec la disposition rayonnée des nombreux bacilles disparaissent manifestement bientôt, car on trouve habituellement dans la préparation, à côté de ces formations, des points au niveau desquels on constate encore parfaitement la disposition radiée des bacilles, mais où l'on n'observe plus de noyaux : la disparition des noyaux est le premier symptôme de la fonte molécu- laire.

Le développement du tubercule se fait vraisemblablement dans la plu- part des cas de la façon suivante : une cellule migratrice renfermant un ou des bacilles tuberculeux est entraînée par le courant lymphatique ou bien pénètre dans le tissu, jusqu'à ce que, dans un point quelconque, sa faculté de se mouvoir soit perdue par suite de l'action qu'exerce sur elle le parasite qu'elle loge, et qu'elle se fixe en ce point, ce qui d'habitude arrive très tôt. Vraisemblablement elle se transforme alors en cellule épithélioïde et enfin en cellule géante, en même temps que ses noyaux et parfois aussi les bacilles qu'elle contient se multiplient fortement. L'influence pathogène des bacilles renfermés dans les cellules primitivement infectées paraît agir de telle façon que les cellules voisines se transforment à leur tour en éléments épithélioïdes. Ainsi se forme le tubercule microscopique. Le sort ultérieur dépend de la marche du processus pathologique. Si cette dernière est lente, le nombre des bacilles contenus dans la cellule géante ne dépasse pas un à

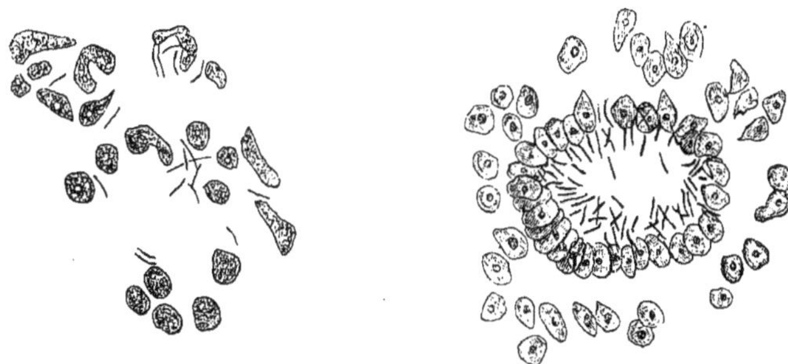

Fig. 75. — Bacilles de la tuberculose, d'après R. Koch. — Grossissement, 700. — Coloration au méthyl violet et à la vésuvine. Eclaircissement par le condensateur d'Abbé.
a. Crachat desséché sur un couvre-objet; b, cellules géantes provenant d'un ganglion bronchique caséeux de l'homme (tuberculose miliaire). Les noyaux rangés circulairement appartiennent aux cellules géantes; ils entourent les bacilles.

deux; les bacilles peuvent même mourir, ou bien il peut se faire qu'il ne reste dans le protoplasme que leurs spores.

Si, au contraire, les bacilles augmentent de nombre, les noyaux se désagrègent en particules très petites et la cellule se dissout. Nous avons déjà parlé des altérations subies ensuite par les tissus : ce sont des métamorphoses régressives, la caséification, la suppuration, la calcification, etc.

Grâce à la découverte de Koch [1], on peut savoir, par la recherche des bacilles dans les tissus malades, quels sont les processus qui doivent être considérés comme de nature tuberculeuse. Nous ne connaissons jusqu'à présent aucune espèce de bactérie qui puisse être confondue avec le bacille tuberculeux; celui-ci seul réagit, à l'égard de la matière colorante, de la façon indiquée; nous pouvons donc admettre avec certitude que les processus dans lesquels nous trouvons ces bacilles sont de nature tuberculeuse. Ce qui donne de l'importance à la tuberculose au point de vue chirurgical, c'est qu'elle est d'abord une affection locale et qu'ensuite sa localisation primitive donne très souvent lieu à des maladies parfaitement déterminées des ganglions lymphatiques, des articulations, des os, de la peau, du tissu cellulaire, etc., maladies qui sont du ressort de la thérapeutique chirurgicale. Pourquoi le virus tuberculeux, qui très vraisemblablement a pénétré dans l'organisme, par les poumons ou par l'intestin, se localise-t-il si souvent dans les tissus que nous venons de citer? Nous ne pouvons faire à cet égard que des conjectures. En tout cas, ces processus locaux peuvent pendant un

1. Koch compare ces diverses cellules géantes aux volcans en activité et à ceux qui sont éteints.

certain temps, jusqu'ici inappréciable, rester complètement limités, et il est certain que, sous certaines influences favorables, une guérison spontanée peut avoir lieu par élimination du virus.

D'autres fois, à la tuberculose locale succède une infection générale à laquelle les malades succombent. On sait depuis longtemps que, dans le cours d'inflammations, dites scrofuleuses, des glandes, des os et des articulations, il arrive souvent qu'il se développe tout à coup une tuberculose pulmonaire aiguë ou une méningite tuberculeuse. Chez les adultes, le danger de la généralisation de l'affection est plus grand encore que chez les enfants. Des observations cliniques nombreuses établissent que, sous l'apparence d'une synovite fongueuse et d'une carie, une formation tuberculeuse assez rapide s'observe dans les articulations et dans les os du carpe et du tarse surtout, et que ce processus n'y reste presque jamais localisé ; aussi est-il fréquent de voir mourir ces patients de tuberculose pulmonaire ou intestinale.

Tout en reconnaissant les progrès considérables que l'on a accomplis dans ces derniers temps dans l'étude de la tuberculose, nous ne pouvons néanmoins nous dissimuler que les rapports qui existent entre certaines affections chirurgicales chroniques et la tuberculose des organes internes des poumons surtout n'ont été nullement élucidés. Si le nombre des cas où la tuberculose pulmonaire apparaît après des suppurations osseuses et articulaires chroniques est relativement considérable, il n'est pas moins commun de voir succomber à l'épuisement des individus souffrant depuis longtemps de semblables suppurations ; dans ces derniers cas, l'autopsie ne décèle pas de tuberculose des organes internes, mais une dégénérescence amyloïde étendue. Il y a donc des conditions particulières sous l'influence desquelles il ne se produit pas de résorption du virus tuberculeux, ou, tout au moins, sous l'influence desquelles la résorption ne donne pas lieu à une infection générale. Ce fait prouverait qu'il doit y avoir non seulement une prédisposition à l'affection locale, mais aussi une prédisposition à la résorption du virus, à la tuberculisation. De même il arrive que, chez certains animaux, une inoculation quelconque de tuberculose donne lieu à l'infection générale, tandis que chez d'autres l'inoculation n'est suivie que d'une affection locale. On désigne cette prédisposition particulière de certains individus à l'égard de l'infection tuberculeuse généralisée sous le nom de diathèse tuberculeuse.

L'opinion actuelle relativement à l'étiologie de la tuberculose semble avoir donné une importance spéciale à la thérapeutique. Tout d'abord on se préoccupe de plus en plus de la prophylaxie.

Nous devons à cet égard porter notre attention sur deux points : d'abord, il est nécessaire de chercher à écarter le plus possible les causes qui favorisent l'infection tuberculeuse ; ensuite il faut nous efforcer d'augmenter la résistance qu'oppose l'individu à la pénétration et au développement du bacille.

On ne peut atteindre le premier but que par l'observation scrupuleuse des précautions indiquées par l'hygiène et la police sanitaire ; malheureusement sous ce rapport, jusqu'à présent, on n'a presque rien fait ; on n'a même tracé aucune règle pratique relativement aux moyens qui pourraient être mis en œuvre pour rendre inoffensif le véhicule principal de l'infection, l'expectoration des phthisiques. Je ne puis pas entrer dans les détails que comporte cette question importante; mais je dois du moins dire quelques mots sur le second but que poursuit la prophylaxie. Nous savons depuis longtemps que, pendant les premières années de la vie, la tuberculose des ganglions lymphatiques et celle de l'intestin atteignent très souvent les enfants chétifs, mal nourris, surtout ceux dont les parents ont déjà souffert d'anomalies constitutionnelles. Chez ces enfants prédisposés à la tuberculose (scrofuleux), qui se distinguent par leur propension à contracter des catarrhes des muqueuses et surtout des muqueuses respiratoires, il importe avant tout de modifier la nutrition et de relever l'état des forces. Il faut régler la diététique; on doit prescrire : du bon lait, des œufs, de la viande, un peu de pain de froment, peu de pommes de terre, de légumes et de farineux, quoique ces derniers aliments soient l'objet des préférences des enfants; de plus, le séjour à l'air frais, sur les montagnes ou au bord de la mer, l'aération constante des chambres à coucher même pendant la nuit, etc.; des ablutions journalières et de tout le corps à l'eau froide en hiver, des bains de rivière ou de mer en été, des bains d'eau salée, tiède, une gymnastique rationnelle, surtout des muscles respiratoires, chez les enfants très jeunes, du massage et des mouvements passifs. Ce régime suivi avec soin et persévérance peut donner de bons résultats, mais vous verrez bientôt dans votre pratique que ces prescriptions, qui ne comportent pas l'administration toutes les heures d'une cuillerée de l'une ou l'autre médecine, ne sont pas accueillies ou sont bientôt délaissées par le public, et même par les personnes qui paraissent intelligentes; aussi devrez-vous réagir avec énergie, persévérance et ténacité contre l'indolence des parents.

A côté de ces moyens diététiques et hygiéniques, on emploie encore la médication roborante : si les enfants maigrissent, on leur fait prendre pendant l'hiver de l'huile de foie de morue; aux enfants gras et anémiques chez lesquels la digestion est laborieuse, la constipation fréquente, etc., on donne du fer associé à la quinine ou aux amers, ou de l'arsenic à petite dose. Les catarrhes des voies respiratoires, surtout ceux qui font suite aux exanthèmes aigus, doivent éveiller la plus grande sollicitude; vous apprendrez quel en est le traitement à la clinique interne. Après la première enfance, c'est surtout la période de la puberté jusque trente ans environ qui prédispose à la tuberculose. Les règles prophylactiques sont alors semblables à celles qui sont propres au jeune âge : avant tout il faut soigner de bonne heure les catarrhes chroniques des bronches, les affections des poumons et des plèvres, en un mot toutes les maladies qui favorisent l'accumulation et la rétention des sécrétions dans les voies respiratoires. Nous nous en tiendrons là et nous aborderons un sujet qui a plus d'importance pour nous, à savoir la conduite à tenir dans le cas d'une affection tuberculeuse.

Une question toutefois s'impose au chirurgien : existe-t-il un procédé au moyen duquel nous puissions empêcher la résorption du virus tuberculeux d'un foyer de tuberculose local? Ou bien, en d'autres termes, pouvons-nous empêcher la tuberculose de se généraliser? Nous devons jusqu'à nouvel ordre y répondre négativement. Nous connaissons jusqu'à présent trop peu de choses sur le mode de résorption; en outre, le temps qui s'écoule entre l'apparition du foyer tuberculeux local et l'infection de tout l'organisme nous est inconnu.

D'après les conclusions que l'on peut tirer des expériences pratiquées sur l'animal, cet espace de temps serait fort court, quelques semaines. Chez l'homme toutefois, cette évaluation ne peut se faire, parce que nous ne pouvons jamais déterminer exactement si un foyer tuberculeux visible au dehors est le résultat d'une infection primaire locale, ou si la tuberculose ne s'était pas déjà produite en d'autres points du corps ayant échappé à notre examen, de sorte que ce que nous considérerions comme une affection primitive ne serait que l'expression d'une maladie générale.

Ainsi, suivant Cohnheim, les ganglions bronchiques et trachéaux seraient fréquemment déjà atteints de métamorphose caséeuse, alors qu'il n'existerait dans les poumons que quelques tubercules; comme nous l'avons dit antérieurement, c'est la respiration surtout qui contribue le plus souvent à l'infection, et les bacilles de la tuberculose pénétrant dans les poumons trouvent tout d'abord dans les ganglions un terrain favorable à leur multiplication. A cet égard, il y a, quant à ce qui concerne la marche de la tuberculose chez l'homme, de très grandes différences. Parfois l'infection générale suit l'affection localisée au pied, parfois plusieurs années se passent entre l'apparition de l'un et de l'autre phénomène; ou bien encore l'affection reste locale, l'organisme en triomphe, et le processus tuberculeux guérit.

Nous connaissons de longue date les transformations anatomiques que peut subir ce processus, d'une part la cicatrisation, d'autre part la transformation crétacée et la métamorphose calcaire, mais nous ignorons comment le virus tuberculeux peut être éliminé ou rendu inoffensif. Vous comprendrez, d'après cela, pourquoi notre thérapeutique est restée presque infructueuse.

Quant à ce qui concerne la transmission de la tuberculose, jusqu'à présent on l'a considérée comme un fait certain, bien que nous ignorions comment le virus est transmis des parents aux enfants, et comment il se fait que la tuberculose ainsi transmise ne se manifeste pas immédiatement après la naissance, mais reste d'habitude à l'état latent pendant plusieurs années.

Depuis la découverte de Koch, une quantité de questions analogues, sur lesquelles on semblait être fixé depuis longtemps, ont été soulevées de nouveau par des médecins réfléchis; jusqu'à présent il n'est pas encore possible de les résoudre convenablement. Aussi fera-t-on bien, en attendant, de s'en tenir dans la pratique à l'opinion étayée sur des faits nombreux et de déconseiller vivement les mariages entre individus tuberculeux ou issus de parents tuberculeux.

La tuberculose peut entraîner la mort — abstraction faite de l'influence des maladies intercurrentes, comme la méningite diffuse, les hémorrhagies pulmonaires, le pneumothorax, l'empyème, la péritonite consécutive à la perforation de l'intestin, la pyémie, etc., — soit par suite d'une suppuration profuse et du marasme fébrile relativement rapide qui en résulte, soit par suite de la dégénérescence amyloïde des organes internes, qui s'ajoute à la suppuration, soit enfin par suite d'une tuberculose miliaire aiguë, autrement dit à la suite de |l'apparition dans les organes internes d'une grande quantité de tubercules.

Cette tuberculose miliaire aiguë se complique d'une intoxication générale dont les symptômes sont analogues à ceux du typhus. Les cas de guérison spontanée de la tuberculose ne sont pas tellement rares ; en revanche, il arrive très souvent que la récidive se produise dans le voisinage après l'élimination du foyer primitif d'infection obtenue par l'intervention thérapeutique.

D'après ce que nous avons dit, on peut considérer comme assez illusoires tous les efforts que nous tentons pour empêcher l'extension de la tuberculose.

Néanmoins le médecin consciencieux ne doit pas rester inactif quand il s'agit de préserver un individu de l'infection générale. Dans beaucoup de cas, il ne nous reste pour atteindre ce but que les moyens diététiques et les remèdes internes, si les poumons par exemple sont entrepris. Depuis longtemps on sait que le catarrhe chronique des bronches est surtout dangereux chez les individus prédisposés à la tuberculose. Les moyens que l'on oppose à cette affection sont du ressort de la médecine interne; la chirurgie, elle, a plutôt pour but de combattre la tuberculose, directement accessible aux moyens thérapeutiques. Cependant on a tenté dans ces derniers temps d'atteindre les foyers tuberculeux pulmonaires par une intervention opératoire, soit en y pratiquant des injections parenchymateuses d'iodoforme, soit en pratiquant directement l'ouverture des cavernes pulmonaires et en en détruisant les foyers tuberculeux. Mais jusqu'à présent ces essais isolés n'ont donné lieu à aucune méthode rationnelle, et pour l'observateur réfléchi il est très douteux que l'on obtienne quelque chose d'une intervention opératoire dans les cas de tuberculose pulmonaire. Même l'extirpation des foyers de tuberculose locale des os et des articulations, au moyen du curage ou de la résection des parties malades, présente de très grandes difficultés. Sans doute, cette opération dans les cas favorables peut directement sauvegarder la vie de l'individu en mettant l'organisme à l'abri de l'infection générale ; mais il arrive souvent que le processus tuberculeux récidive dans le voisinage des points opérés et qu'ainsi le but de l'opération ne soit pas atteint. Les bourgeons charnus qui se développent par exemple sur les surfaces de la plaie deviennent alors le siège d'une néoformation tuberculeuse : les granulations deviennent fongueuses. Ainsi la guérison de la plaie opératoire peut faire des progrès, il peut même y avoir une véritable cicatrisation de la peau, tandis que dans le fond, au lieu de se transformer en tissu conjonctif fibrillaire, les granulations s'infiltrent peu à peu de tubercules qui deviennent caséeux et provoquent, quelque temps après, la suppuration et la destruction du tissu. Dans ces cas, il ne reste parfois d'autre ressource que l'amputation et c'est au prix d'une mutilation que la vie du sujet est conservée. Ce n'est malheureusement pas toujours le cas : souvent les malades se décident trop tard à une semblable opération et ils succombent à la tuberculose pulmonaire ou à l'émaciation.

Jusque dans ces derniers temps on ne connaissait d'autre moyen agissant contre la tuberculose localisée que l'enlèvement du tissu malade et la cautérisation des parties voisines par le chlorure de zinc, le perchlorure de fer, la potasse caustique, etc., remèdes qui n'avaient qu'une action très limitée.

Depuis que l'iodoforme a été employé comme moyen de pansement par von Mosetig-Moorhof, un grand progrès a été réalisé sous ce rapport. Néanmoins l'action spécifique antituberculeuse de l'iodoforme est contestée par beaucoup de chirurgiens ; il est certain cependant que plus aucune cellule géante ne se forme dans une masse bourgeonnante tant qu'il reste encore de l'iodoforme dans le tissu. Ce fait prouve du moins que l'iodoforme exerce une certaine influence, encore mal définie, sur le tissu de granulations, et l'observation clinique est favorable à cette manière de voir. Assurément on ne réussit pas à guérir des foyers tuberculeux étendus en y projetant un peu d'iodoforme : ce médicament n'agit pas non plus à distance, ni contre la tuberculose généralisée. Mais si l'on introduit dans la plaie opératoire de la poudre d'iodoforme en quantité suffisante pour remplir complètement la cavité, des bourgeons charnus vigoureux et normaux se développent, et, peu à peu, il se produit une cicatrice de tissu conjonctif solide. L'iodoforme empêche donc la récidive de la tuberculose locale et rend ainsi possible la guérison définitive.

La nutrition des patients traités par l'iodoforme s'améliore presque toujours, leur facies est bon, le poids du corps augmente malgré leur séjour à l'hôpital, en un mot la résorption de l'iodoforme semble avoir une heureuse influence sur leur état général. Mais, dans des cas rares où de grandes quantités d'iodoforme avaient été employées en une fois, on a observé des phénomènes particuliers d'intoxication : de la fréquence du pouls, de l'insomnie, de la mélancolie, de l'agitation nerveuse, parfois des troubles intellectuels, phénomènes qui disparaissaient en général, mais qui parfois cependant entraînaient la mort. Au fur et à mesure que les chirurgiens se sont familiarisés avec l'usage de l'iodoforme, ces cas d'intoxication sont devenus plus rares, et, comme je vous l'ai déjà dit, ce moyen est à présent mis en usage, même dans les cas qui ne sont le siège d'aucun processus tuberculeux. Quelque favorable que soit l'influence locale de l'iodoforme dans les affections tuberculeuses, elle ne suffit cependant pas à empêcher l'issue funeste de la maladie, autrement dit l'infection générale, car certains malades succombent à la méningite tuberculeuse ou à la tuberculose pulmonaire alors que la plaie traitée par l'iodoforme est parfaitement guérie. On ne peut donc pas dire jusqu'à présent que l'iodoforme détruise dans l'organisme le virus tuberculeux.

Schüller, dans les expériences qu'il a faites afin de produire chez des animaux des affections tuberculeuses des os et des articulations, est arrivé à ce résultat que les moyens dits antiseptiques, surtout l'acide phénique et le benzoate de soude, exercent une action curative sur la tuberculose. Les recherches ont été plus tard répétées souvent sur l'homme, avec le benzoate de soude surtout, qu'on administrait dans la phthisie pulmonaire, sous forme d'inhalations ; malheureusement, il a été démontré que ce médicament n'avait aucune influence sur la marche et l'issue de la tuberculose. Notre thérapeutique doit donc avoir pour but avant tout d'empêcher le développement des processus qui ont si souvent pour conséquence une tuberculose généralisée et conjointement d'accroître par une diététique générale soigneuse la force de résistance de l'individu. Ainsi il faut tout d'abord, autant que faire se peut, enlever les parties malades et, si cela est nécessaire, recourir, de bonne heure pour les extrémités, à l'amputation. De même l'on doit avoir pour les catarrhes de toute espèce les soins les plus attentifs, et il importe de les faire disparaître aussi complètement que possible. Le meilleur moyen consiste assurément dans le changement d'air, dans un séjour de quelques années dans un climat chaud, l'Égypte, Madère, la Sicile, etc., combiné à une alimentation et à des soins appropriés. Mais c'est là pour les malades la chose la plus difficile à réaliser, même quand leurs moyens de fortune le permettent. Avant tout on doit chercher à fortifier l'état général, et sous ce rapport rien n'est changé dans le traitement de la tuberculose, si ce n'est qu'actuellement on intervient le plus tôt possible et avec intelligence, parce que l'on a acquis la conviction que la guérison est encore possible.

Tous les moyens, l'usage des bains, le séjour dans certaines stations, toutes les précautions, etc., ont pour but : 1° de combattre les affections locales actuelles ou d'en enrayer la marche ; 2° de relever les forces des patients ; 3° d'éviter tout ce qui peut donner lieu chez ces individus à des processus inflammatoires et à une élévation thermique. Malheureusement tous nos efforts sont souvent stériles ; ainsi il arrive trop souvent que des enfants atteints d'affections chroniques des os et des articulations, et que le chirurgien croyait avoir sauvés en les opérant de bonne heure, sont atteints quelques années plus tard d'affections analogues ou bien succombent, à âge de la puberté, à une tuberculose pulmonaire aiguë ou subaiguë.

La *lèpre* (*Elephantiasis Græcorum*) est une maladie endémique qui, au moyen âge, a envahi toute l'Europe, mais qui à présent ne se rencontre plus que dans certaines régions, en Norwège, en Livonie, dans certaines localités des bords de la Méditerranée et de la mer Noire, tandis que dans toutes les autres parties du monde elle est très rare. Quoique ce sujet sorte du cadre de ces leçons, je désire cependant, pour être complet, vous en dire quelques mots.

Malgré les nombreux travaux dont la lèpre a jusqu'ici été l'objet, l'étiologie de cette maladie n'est encore rien moins qu'éclaircie. Il y a quelques années, Armand Hansen a le premier découvert dans les produits spécifiques de cette affection, les nodosités lépreuses, une bactérie spéciale, dont l'existence a depuis été confirmée par d'autres observateurs. Il est à présent généralement admis que ce micro-organisme (bacillus lepræ) est la cause de la maladie ; la lèpre peut être transmise aux animaux par la transplantation des produits lépreux, et on trouve alors chez eux les bactéries caractéristiques, qui ont une certaine ressemblance avec les bacilles tuberculeux.

La lèpre est une maladie constitutionnelle, présentant un long stade d'incubation et une marche chronique ; elle donne lieu à des taches et à des décolorations particulières, à des infiltrations diffuses et noduleuses de la peau, des nerfs périphériques et des organes internes, et presque toujours elle entraîne la mort. Le substratum anatomique, le noyau lépreux, ou l'infiltration lépreuse consiste, comme le tubercule, en une agglomération de grosses cellules rondes ou ovales nommées « cellules lépreuses » (Virchow), provenant des cellules migratrices, degré intermédiaire entre les cellules épithéliales et les cellules fixes de tissu conjonctif et contenant toujours un grand nombre de bacilles. L'infiltrat lépreux de la peau donne lieu à un épaississement noduleux considérable de celle-ci (lèpre tuberculeuse); les noyaux disparaissent en partie en laissant une plaie de coloration foncée, atrophiée, ou bien ils se désagrègent et produisent une ulcération. Dans les nerfs périphériques, un épaississement considérable résulte de l'infiltration lépreuse, et il s'ensuit une compression, puis enfin une destruction complète des fibres. Les conséquences de cette compression sont d'abord des hyperesthésies, des douleurs névralgiques, puis de l'anesthésie et une paralysie avec atrophie des parties périphériques (lèpre anesthésique).

Dans les stades ultérieurs de la maladie, des membres entiers peuvent se gangrener et tomber (lèpre mutilante). Dans les organes internes, intestins, poumons, foie, rate, etc., on trouve également des noyaux d'infiltration, surtout dans le tissu conjonctif, et peu à peu le tissu parenchymateux s'atrophie. L'affection, dont la durée peut être très variable, un, deux, dix et même vingt ans, se termine par la mort, soit à la suite de marasme, soit à la suite d'une maladie intercurrente, le tétanos par exemple.

D'après Neisser, on doit se représenter le mode d'infection comme suit : les spores des bacilles de la lèpre ou ces derniers eux-mêmes sont introduits dans l'organisme, nous ne savons comment, et arrivent vraisemblablement, par le courant lymphatique, dans les ganglions lymphatiques, où ils séjournent durant le stade d'incubation. De là ils font invasion d'abord dans la peau et dans les nerfs périphériques, puis dans les organes internes. La présence des bacilles ou de leurs spores détermine une inflammation locale sans suppuration; il se produit une accumulation de cellules migratrices et de jeunes cellules du tissu conjonctif, et les bacilles sont avalés par les cellules amiboïdes.

Sous l'influence des micro-parasites, ces cellules se transforment d'une manière spéciale, elles deviennent des cellules lépreuses et comme telles portent l'infection partout où elles sont entraînées par le courant lymphatique.

Ainsi deviennent infectieux tous les produits pathologiques provenant des tubercules lépreux, tandis que le sang paraît ne pas contenir d'organismes pathogènes. La transmission de l'affection d'un lépreux à un individu sain peut se faire directement et aussi indirectement par les objets auxquels des spores ou des bacilles adhèrent; cependant l'organisme humain paraît très résistant à l'égard du virus lépreux, et d'autre part l'énergie vitale du micro-organisme est très faible. Vous voyez que la lèpre, au point de vue étiologique, ressemble beaucoup à la tuberculose, à cette réserve près que le virus tuberculeux est sans comparaison plus actif que celui de la lèpre.

La *syphilis* (*dyscrasie syphilitique*) est une maladie infectieuse chronique, qui se transmet le plus souvent, pendant le coït, par le contact de deux individus, et qui exceptionnellement peut être transmise par des objets infectés.

Pendant longtemps on a rangé parmi les maladies syphilitiques tous les processus infectieux résultant des relations sexuelles. Aujourd'hui la plupart des cliniciens sont d'accord pour considérer les affections dites vénériennes, l'uréthrite et le chancre mou, comme des affections locales, n'ayant rien de commun avec la syphilis, qui est une affection générale.

La blennorrhagie ou chaudepisse est un écoulement purulent de l'urèthre, atteignant les deux sexes, et qui chez l'homme peut se propager aux canaux déférents, aux testicules et à la prostate, et donner lieu à une prostatite ou à une orchite gonorrhéique, tandis que, chez la femme, la muqueuse vaginale seule est généralement intéressée. Dans les deux sexes, la blennorrhée se propage parfois à la partie inférieure du rectum.

L'hypertrophie de la couche papillaire sous forme de ce que l'on nomme condylomes pointus (de κονδῦλος, saillies osseuses en forme de boutons; ici simples saillies) se montre souvent dans des points où le pus blennorrhagique séjourne.

Le chancre mou (ulcus molle s. specificum) est un processus ulcératif circonscrit, siégeant ordinairement sur le gland ou le prépuce, chez la femme sur les lèvres et la vulve; il apparaît quelques jours après l'infection et provoque souvent, par l'entremise des vaisseaux lymphatiques, une inflammation des glandes inguinales offrant une grande tendance à la suppuration. Des ulcérations analogues peuvent se montrer accidentellement aussi en d'autres points de la peau, à la suite de l'inoculation de la sécrétion spécifique.

Certains observateurs ont découvert dans la sécrétion blennorrhagique de même que dans le pus et dans le tissu du chancre mou des micro-organismes dont la nature spécifique n'a pas encore jusqu'ici été prouvée.

La syphilis se distingue déjà des deux affections que nous venons de citer par ce fait que le virus, après l'infection et après une durée d'incubation de deux à quatre semaines, se diffuse dans toute l'économie, et que ce n'est qu'après ce laps de temps qu'il se produit au point d'infection une réaction locale. L'infection étant réalisée, l'individu est syphilitique et capable d'infecter d'autres individus sains. Le virus syphilitique est très probablement aussi de nature parasitaire; on a, dans ces derniers temps, trouvé des bactéries dans les cellules des produits syphilitiques, et ces micro-parasites réagissent d'une façon spéciale à l'égard des matières colorantes. Mais il est difficile de prouver si ces organismes sont réellement la cause de la syphilis; en effet, on n'a pu réussir jusqu'à présent à reproduire le processus syphilitique aigu par l'inoculation sur l'animal. Le foyer syphilitique, au point où a eu lieu l'infection, présente un aspect particulier : c'est une nodosité indurée, indolente, aux dépens de laquelle se forme une ulcération, l'ulcère syphilitique primaire, le chancre induré.

Le condylome large, cette infiltration noduleuse, dure, humide des muqueuses, surtout de la muqueuse de la vulve et de l'anus, a la même valeur pathologique que le chancre dur.

Bientôt après surviennent dans les organes les plus divers une série de processus inflammatoires chroniques qui d'abord ont un caractère plastique, mais qui, dans la suite, donnent lieu à la désagrégation des tissus infiltrés et qui prennent ainsi un caractère ulcératif et destructeur. Les phénomènes suivants peuvent se présenter dans la syphilis : éruptions de la peau, tachetées, papuleuses, squameuses, noueuses; ulcérations dans la gorge, aux lèvres, à la langue, à l'anus ; périostites et ostéites ossifiantes et ulcératives, surtout au tibia, aux os du crâne, au sternum, etc. ; processus inflammatoires chroniques les plus variés, ordinairement avec métamorphose caséeuse le plus souvent dans les testicules, le foie, le cerveau, parfois aussi le poumon. Le produit noduleux circonscrit de la syphilis a été appelé tumeur gommeuse par Virchow, syphiloma par E. Wagner. Il est formé par l'accumulation d'éléments cellulaires ronds , complètement semblables à ceux de la néoplasie inflammatoire, et est peu vascularisé.

La syphilis peut aussi se transmettre par hérédité; il y a des enfants atteints de syphilis en venant au monde ; la dyscrasie peut être communiquée par le sperme à l'œuf; d'un autre côté, elle peut passer de la mère à l'enfant. Une femme saine, et concevant, d'un homme sain, devenant ensuite syphilitique pendant la grossesse, peut-elle transmettre la syphilis au fœtus? Le contage syphilitique, transmis à l'œuf par le sperme, peut-il infecter la mère, quand celle-ci a échappé à l'infection pendant le coït? Autant de questions qui n'ont pas encore reçu de solution. On n'admet pas cependant que le virus syphilitique puisse traverser le placenta.

La syphilis constitutionnelle, dont chaque individu n'est atteint qu'une seule fois, ne peut être éliminée qu'avec le temps par les échanges organiques, et tous les remèdes qui favorisent ces échanges à un haut degré peuvent être employés, jusqu'à un certain point, à titre de médicaments antisyphilitiques. Ce sont les traitements diaphorétiques et laxatifs que l'on emploie le plus souvent dans ce but; parfois la syphilis est détruite au bout de six semaines de traitement; dans quelques cas, on est obligé d'interrompre le traitement et d'y revenir à plusieurs reprises avant qu'il soit couronné de succès; enfin il y a des cas qu'il est impossible de guérir, par n'importe quel moyen. A la suite d'observations scrupuleuses, on admet généralement aujourd'hui que la guérison rapide de la syphilis est extrêmement rare, et que beaucoup d'individus paraissant guéris sont souvent atteints de nouveau, quelques années plus tard, d'éruptions syphilitiques, ou bien encore succombent à des formes graves de syphilis cérébrale et viscérale, dont la nature est souvent méconnue. De plus, les cas de syphilis qui se terminent par la mort semblent être beaucoup plus fréquents qu'on ne le suppose habituellement. Le médecin a donc le devoir de ne pas leurrer le patient et de ne pas se leurrer lui-même en instituant seulement contre la syphilis un traitement de quelques semaines. Pour éloigner peu à peu de l'organisme le virus syphilitique, il faut que le traitement soit continué au moins deux à trois années, en modifiant, suivant les nécessités, l'emploi des préparations employées et en l'interrompant régulièrement.

Ce n'est que quand tous les symptômes ont disparu depuis longtemps et qu'après que le malade a procréé avec une femme saine un enfant qui naît à terme et qui ne présente aucun signe d'affection syphilitique héréditaire, que l'on est autorisé à considérer la guérison comme complète.

Le mercure, en frictions ou administré à l'intérieur sous diverses formes et pendant un certain temps, peut quelquefois faire disparaître les phénomènes de la syphilis avec une étonnante rapidité ; il conservera par conséquent sa valeur antisyphilitique dans les cas où il s'agit d'enrayer le plus rapidement possible certaines formes ulcératives, surtout du côté des os.

De nos jours, on a révoqué en doute, non sans raison, la propriété du mercure d'anéantir par lui-même la diathèse syphilitique, et l'on a en même temps fait ressortir le dommage causé par le traitement mercuriel prolongé, cette espèce d'empoisonnement mercuriel chronique. Le parti des mercurialistes et celui des antimercurialistes sont en lutte depuis un temps infini.

Personnellement je suis d'avis que la syphilis peut être guérie non seulement par l'emploi exclusif du mercure, mais aussi par d'autres moyens, surtout par l'iodure de potassium et par certains extraits végétaux, etc. En tout cas, l'iodure de potassium est presque généralement considéré comme un des moyens les plus importants et les plus actifs pour combattre les accidents syphilitiques tardifs, tandis que contre les accidents primaires il n'aurait que peu d'action. Le traitement local, abortif de la syphilis primaire, par l'extirpation sanglante du chancre induré, avant l'apparition des symptômes généraux, n'a rencontré jusqu'à présent aucune vogue. Au contraire, le traitement chirurgical local est de toute importance dans les processus ulcéreux de la peau et dans un grand nombre d'affections osseuses syphilitiques.

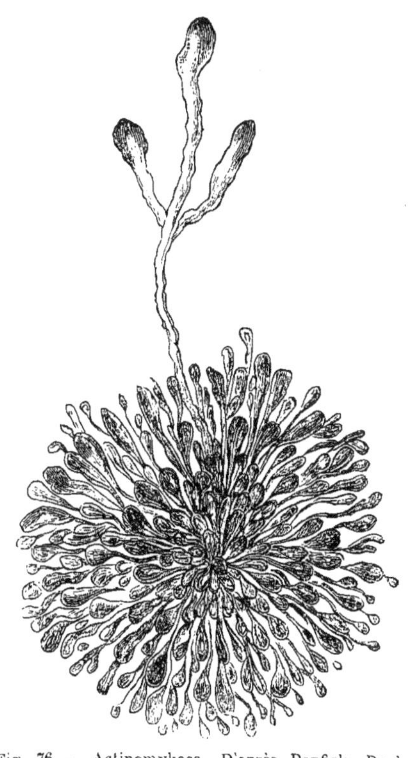

Fig. 76. — Actinomykose. D'après Ponfick. Boule actinomykosique ; de son milieu part un prolongement qui se ramifie. Grossissement, environ 700.

L'*actinomykose* de l'homme est une affection générale caractérisée par des inflammations chroniques rapidement extensives des parties molles et des os et qui est due à un parasite végétal nommé actinomyce.

La maladie se présente dans certaines contrées à l'état endémique chez le bétail, et de celui-ci elle est exceptionnellement transmise à l'homme. Nous devons nous en occuper, parce que les lésions auxquelles elles donnent lieu sont essentiellement du domaine de la chirurgie.

L'actinomykose du bœuf a été, en 1877, découverte et décrite avec détails par Bollinger. L'affection se localise chez le bœuf, d'abord aux mâchoires ;

une masse néoplasique molle sortant des alvéoles des dents molaires ou de la partie spongieuse des os amène un gonflement, puis une usure de ceux-ci, et fait saillie au dehors après avoir détruit tous les tissus voisins en se développant. A la coupe, cette masse paraît composée d'un tissu de granulations ramolli ou plutôt fibreux, à l'intérieur duquel se trouvent des foyers jaunâtres. Cette coloration particulière dépend de granulations de la grosseur d'un grain de chènevis, jaune soufré, donnant la sensation du tissu graisseux ; on les trouve régulièrement aussi bien dans la tumeur primitive que dans les néoformations secondaires, dans la langue, dans le pharynx et dans le larynx, dans l'intestin, dans les ganglions lymphatiques, etc., et elles sont caractéristiques de la maladie. Ces granulations sont formées par l'agrégation de petites boules d'actinomyces ayant la forme d'une mûre. Au microscope, la partie centrale de cette masse se montre constituée par des filaments mycéliens, très délicats, entre-croisés, se dirigeant vers la périphérie de la masse, où ils se terminent en gonidies renflées en forme de massue, et jaunâtres. Bollinger les a nommés, à cause de leur forme de champignons rayonnés, actinomyces, tandis qu'il a désigné sous le nom d'actinomykose la maladie qui en résulte. Plus tard, J. Israël observa chez l'homme plusieurs cas d'une affection analogue à la pyémie et dans laquelle il trouva les granulations jaunâtres dont nous venons de parler et dont il reconnut la nature végétale ; il détermina même son rang en botanique avec l'aide de J. Cohn. Il ignorait cependant qu'il avait affaire à l'actinomykose.

En 1879, Ponfick trouva à Breslau, en autopsiant un homme qui était mort d'une affection chronique des voies respiratoires et d'un phlegmon para-pleurétique, des granulations jaunâtres, caractéristiques, et, aidé de la connaissance de la découverte faite par Bollinger chez le bœuf, il prouva que l'actinomykose s'observe également chez l'homme et qu'elle constitue chez lui, aussi, une affection générale mortelle. Depuis, plusieurs cas ont été observés chez l'homme par Ponfick, Israël et d'autres, de sorte que cette maladie a été rapidement connue et qu'on a pu déjà pendant la vie en poser le diagnostic.

A la vérité, nous ne connaissons encore que très peu de chose relativement à l'origine et au développement de l'actinomyce. Le fait que les carnivores semblent être complètement indemnes à l'égard de l'actinomykose fait croire à Ponfick que les substances d'alimentation végétale peuvent être considérées comme les véhicules du parasite et de la contagion, et que la cavité buccale et surtout les dents cariées sont les endroits où le microbe élit domicile. La diffusion du parasite se ferait alors à la suite d'un traumatisme quelconque de la muqueuse, ce qui en favoriserait l'invasion dans les tissus. De plus, la transmission de l'actinomyce peut vraisemblablement aussi se faire par inoculation dans une plaie cutanée, elle peut encore avoir lieu par l'intermédiaire du tube digestif et peut-être aussi par d'autres points.

L'aspect que revêt cette affection chez l'homme est très variable. Dans un certain nombre de cas, il se développe au niveau du maxillaire inférieur une tuméfaction circonscrite, en apparence fluctuante, qui, peu à peu, s'étend vers le cou jusqu'à la clavicule, et qui enfin fuse vers différents

points, puis qui s'ouvre spontanément. De ces ouvertures s'écoule très peu
de pus, mais il en sort une masse granuleuse molle, spongieuse, tremblo-
tante, bleu rougeâtre, qui donnait auparavant la sensation de fluctuation.
Dans le pus et dans le tissu de granulations, mais là seulement, on trouve,
en proportion souvent considérable, de ces granulations d'un jaune de
soufre, caractéristiques de l'actinomyce. L'affection a une marche chronique; elle évolue sans fièvre, et la réaction locale est très restreinte.

Si l'on intervient énergiquement, si l'on ouvre, si l'on fait le raclage et si
l'on cautérise toutes les cavités recouvertes de ce tissu de granulations et
communiquant entre elles, si l'on en éloigne complètement les actinomyces,
on pourra, dans le cas léger dont nous avons fait la description, obtenir la
guérison.

Dans un second groupe de cas, il survient d'abord des douleurs lancinantes, d'habitude dans le dos et dans la poitrine, parfois dans les membres,
ou dans la nuque, ou dans la région pulmonaire. Le plus souvent apparaissent alors des signes de pleurésie ou de pleuropneumonie, qui tantôt se
dissipent, tantôt, sous l'influence des progrès de la réaction inflammatoire,
s'étendent jusqu'à ce qu'enfin se montre sous la forme d'un abcès froid du
dos ou du thorax un gonflement manifeste, qui fuse par différentes voies,
soit directement, soit après avoir décollé les muscles du dos, le long du psoas
jusqu'à la région inguinale, perfore la peau et donne lieu à un système
étendu de trajets fistuleux et de cavités anfractueuses communiquant avec
l'extérieur. Dans ces cas, la marche est très lente, d'habitude fébrile, sans
douleurs et sans troubles fonctionnels; ni l'ouverture, ni la thérapeutique
locale, toujours restreinte, ne peuvent la modifier. Parfois des métastases
apparaissent dans les organes internes; ou bien il se produit une dégénérescence amyloïde de tous les viscères abdominaux, et le malade succombe
après des mois ou des années à l'épuisement, compliqué d'anémie ou d'hydrémie. A l'autopsie, on trouve partant du foyer pathologique primitif une
masse de granulations s'étendant très loin, pénétrant et détruisant tous les
tissus; souvent cette masse granuleuse partant de la base du crâne s'étend
le long de la colonne vertébrale jusqu'aux poumons, le diaphragme, le foie,
la rate; puis, après que des adhérences se sont formées entre la membrane
séreuse du médiastin postérieur et les organes de la cavité thoracique et
abdominale, la néoformation a pénétré dans le parenchyme de ces derniers.

La substance osseuse des vertèbres, des côtes, de la base du crâne est
détruite dans une grande étendue, comme rongée, cariée, et, à l'entour des
os, les parties molles sont en partie remplacées par la masse granuleuse,
en partie perforées, décollées, séparées les unes des autres. On trouve dans
la plupart des organes internes des foyers isolés, dus à des embolies.

Enfin, dans un troisième groupe de cas, l'affection se localise plus particulièrement aux organes de la cavité abdominale : elle débute par des douleurs dans le bas-ventre, présente l'aspect d'une péritonite chronique,
presque afébrile, avec formation de nombreuses tumeurs dans les parois
abdominales, se faisant jour au dehors et souvent aussi dans l'intestin,
et production d'abcès secondaires dans les reins, le foie, les poumons, le
cerveau, etc.

Je vous ai décrit plusieurs types de l'affection en détail, parce que jusqu'à présent on ne peut pas faire une description typique de l'actinomykose de l'homme. Le signe commun à toutes ces formes est la production d'une masse granuleuse caractéristique, dans laquelle se trouvent les actinomyces; la marche chronique, presque sans réaction, et les troubles étendus rappellent involontairement un processus analogue observé dans la lèpre et dans la phthisie tuberculeuse, comme aussi la structure anatomique de la néoplasie qui consiste en cellules lymphoïdes. Il faut considérer, jusqu'à présent, l'actinomykose comme une maladie assez rare, mais qui cependant, au début, est plus accessible à une intervention chirurgicale que la lèpre et que la tuberculose.

Le diagnostic n'offre aucune difficulté quand le foyer pathologique est accessible à notre intervention : déjà, microscopiquement, on peut reconnaître les granulations jaunes actinomykosiques, et cela est si caractéristique que nous pouvons considérer avec certitude comme étant le premier cas d'actinomykose observé chez l'homme celui relaté par B. von Langenbeck en 1845 et dans lequel il trouva ces éléments dont il fit ensuite la description. Le traitement local, cela va de soi, doit consister dans l'extirpation complète de tout le produit pathologique; cette opération, pratiquée de bonne heure, peut, comme l'expérience le prouve, être alors suivie d'un résultat durable. Dans l'ignorance de l'étiologie de cette maladie, nous ne pouvons établir de règles prophylactiques.

Jusqu'à présent, nous avons considéré en général les processus inflammatoires chroniques qui sont dus à une infection. Nous ne connaissons, maintenant, pour les affections que nous allons étudier, rien qui permette de croire qu'elles proviennent d'un virus venant du dehors. On admet qu'elles sont le résultat d'un trouble général de la nutrition.

La *goutte* (*arthritis*) est une maladie qui ordinairement ne se manifeste qu'entre la trentième et la quarante-cinquième année de l'existence; on la confond très souvent avec le rhumatisme chronique, dont elle diffère cependant sous plusieurs rapports. La vraie goutte est une maladie très rare chez nous et diffère du rhumatisme en ce qu'elle revient par accès, souvent une seule fois par an et à des époques déterminées, et que, dans l'intervalle, les individus sont bien portants. La goutte est une maladie des gens riches et « des gens d'esprit », ajoutent quelques vieux médecins, qui en ont souffert eux-mêmes. Elle se manifeste principalement chez les hommes qui mènent une vie molle et commode, et se transmet assez souvent aux générations suivantes, sans toutefois jamais se déclarer avant l'âge viril avancé. Harvey, Sydenham, Romberg et beaucoup d'autres médecins célèbres ont eu la goutte. La cause essentielle de la goutte semble être une formation exagérée ou une rétention d'acide urique dans l'organisme; du moins on peut, en liant, chez les oiseaux, les uretères, produire les mêmes phénomènes pathologiques, dans les reins et les cartilages surtout, que ceux qui caractérisent la goutte chez l'homme. Quant à ce qui occasionne cette maladie, nous en sommes réduits à des conjectures. Les inflammations qui se montrent dans la goutte se bornent à quelques articulations déterminées et aux parties qui les entourent. L'articulation du premier métatarsien avec la

première phalange du gros orteil est atteinte le plus souvent. C'est là que
siège la vraie *podagre*. Les articulations de la main et de ses phalanges
peuvent également être atteintes dans la goutte, qui prend alors le nom de
chiragre. La peau qui entoure les articulations prend part à ces inflammations ; elle se colore d'un rouge brillant, enfle pendant les accès et devient
très sensible, comme dans l'érysipèle ; des ulcères peuvent même se former,
dans quelques cas rares, sous l'influence de ces processus. Souvent des
épaississements artériels, autrement dit l'athérome des artères, se rencontrent chez les goutteux avec leurs conséquences éventuelles, l'apoplexie
cérébrale et la gangrène sénile. L'obésité, les affections du foie et des reins
peuvent accompagner la goutte ; un accident surtout fréquent que l'on
rencontre dans cette maladie est la gravelle, c'est-à-dire la présence
d'urates (ou d'oxalates) en granulations fines dans l'urine, constituant des
petites masses du volume d'un grain de millet ou plus, rondes, lisses, rougeâtres et présentant sur la coupe des couches multiples ; on observe souvent aussi des calculs vésicaux et rénaux plus volumineux. Dans les articulations et les gaines tendineuses affectées on a trouvé également une
quantité assez considérable d'urates, parfois tellement abondants qu'ils
tapissent les surfaces et les capsules articulaires sous forme d'une couche
de granulations blanches. Ordinairement un accès de goutte est précédé
pendant un temps plus ou moins long d'un malaise général, qui disparaît
aussitôt que le processus inflammatoire envahit une partie extérieure du
corps, presque toujours une articulation. Ces inflammations durent de
quinze jours à trois semaines et disparaissent en laissant à leur suite un
épaississement de l'articulation qui persiste à jamais. D'autres fois les membres atteints restent durant de longues années sans changement. Cependant,
chez beaucoup de vieux goutteux, on trouve des nodosités ayant la dureté
de la pierre, non seulement dans les articulations et dans les gaines tendineuses, mais encore dans la peau, par exemple au pavillon de l'oreille.
Lorsque ces nodosités s'ulcèrent, on peut retirer avec une curette les dépôts
de chaux et d'acide urique ; il se passe des mois entiers avant que ces nodosités goutteuses, ainsi ouvertes et alors devenues très sensibles, se ferment
entièrement ; toute espèce d'opération doit être fortement déconseillée dans
ces cas. — L'accès de goutte ordinaire ne se termine presque jamais par
suppuration, mais presque toujours par résolution. A cause de l'existence
d'un dépôt anormal d'acide urique dans les articulations malades, on a désigné la goutte sous le nom d'arthritis urica (de οὖρον, urine).

Le traitement de l'accès de goutte, de l'arthrite goutteuse, doit être distingué du traitement de la goutte considérée comme maladie générale.
L'arthrite goutteuse suit presque toujours une marche typique qui ne saurait être entravée par une intervention thérapeutique. La principale tâche
de l'art médical consiste à soulager les souffrances très pénibles, en modé-
rant l'inflammation ; la glace rendrait ici d'excellents services, s'il n'y avait
pas lieu d'en redouter l'emploi pour plusieurs raisons, et surtout parce que
l'athérome si fréquent des petites artères pourrait provoquer la gangrène
sous l'action continue d'un froid intense. Il n'y a guère d'objections à élever
contre l'application des compresses froides, contre les fomentations froides

à l'eau blanche, les solutions faibles de nitrate d'argent et l'application locale des sangsues; cependant bien des goutteux préfèrent onctionner les articulations malades avec un corps gras et les entourer de ouate. La chaleur, une compression modérée, l'immobilisation, parfois aussi l'élévation sont les moyens par excellence pour calmer la douleur. Une forte sudation, provoquée, par exemple, par l'usage de grandes quantités de thé chaud et par des enveloppements hydrothérapiques, diminue la durée de l'accès. L'usage interne des eaux minérales est surtout estimé comme traitement général de la diathèse goutteuse. Karlsbad, Kissingen, Hombourg, Vichy et d'autres sources fortement salines, ainsi que les eaux thermales de Teplitz, Ragatz, Gastein, Wiesbaden, Aix-la-Chapelle, sont les lieux les plus fréquentés par les goutteux. Toutefois on ne doit pas oublier que les bains chauds peuvent provoquer un accès aigu.

A côté de la diathèse arthritique, les chirurgiens français admettent encore une diathèse rhumatismale, dont les manifestations s'exprimeraient par des attaques de rhumatisme poly et mono-articulaire. Tout traumatisme accidentel, toute opération, même le cathétérisme, peut se combiner, chez les individus atteints de cette dyscrasie, à une arthrite rhumatismale (épanchement séreux dans les grosses articulations, le genou surtout) accompagnée d'une inflammation locale aiguë et très douloureuse. De plus, ces individus seraient particulièrement prédisposés aux inflammations des membranes séreuses.

Que le rhumatisme articulaire aigu récidive souvent, c'est là un fait bien connu, mais il n'est rien moins que prouvé que ces attaques de rhumatisme soient en relation causale avec le traumatisme, etc., et par conséquent on n'est pas fondé à parler d'une diathèse rhumatismale. En France et en Angleterre, la doctrine dyscrasique est beaucoup plus répandue qu'en Allemagne, et on s'y efforce de rapporter à l'influence des diverses diathèses tous les phénomènes qui peuvent apparaître dans le cours des traumatismes et des processus inflammatoires aigus et chroniques. Se basant sur cette manière de voir, on admet que la marche habituelle, pour ainsi dire normale, est modifiée d'une façon particulière, mais constante pour chaque diathèse. Je devais bien vous parler de cette appréciation, que vous rencontrerez souvent dans la littérature étrangère.

La *diathèse scorbutique* se trahit par une grande fragilité des vaisseaux capillaires et par les hémorrhagies sous-cutanées qui en résultent, hémorrhagies résultant tantôt d'une déchirure des vaisseaux, tantôt d'une diapédèse. On considère comme la cause de ce fait un état de dissolution du sang, bien qu'on ne puisse déterminer l'espèce de changement subi par ce dernier et d'où résulte l'altération des vaisseaux.

Sous cette influence, il se produit de nombreuses extravasations sanguines, dans la peau et surtout dans les muscles; les gencives se tuméfient, deviennent violacées, s'ulcèrent et saignent facilement; à cela peuvent s'ajouter des hémorrhagies intestinales, un amaigrissement et une faiblesse générale, de l'anémie et de l'hydrémie, et les patients succombent à l'épuisement. Sous cette forme grave, le scorbut se montre à l'état endémique sur les côtes de la Baltique et chez les matelots qui se sont nourris pendant longtemps uniquement de viande salée sans aliments végétaux. Sur les continents, le scorbut se montre fréquemment chez les soldats mal logés, dans les casernes humides, chez les prisonniers, etc., quoique ces individus aient chaque jour de la viande fraîche. De plus, on observe une espèce de scorbut aigu sporadique. Le scorbut endémique généralisé est très difficile à guérir, parce que, le plus souvent, il est impossible de soustraire les malades aux conditions endémiques nuisibles. Le traitement au moyen des acides, surtout au moyen des acides végétaux, est le meilleur; en outre, on prescrira des légumes frais, surtout du cresson de fontaine et de l'oseille, qui ont une grande réputation comme antiscorbutiques, sans doute à cause de la quantité d'acides végétaux qu'ils contiennent. Dans les expéditions lointaines sur mer, surtout dans les régions polaires, on fera sur le navire de nombreuses provisions de cresson frais; en l'absence de celui-ci, l'usage de la choucroute a une action thérapeutique et prophylactique favorable.

L'*hémophilie*, dont il a été déjà question, diffère de cette dernière maladie générale en ce que le scorbut constitue un trouble de la nutrition, tandis que l'hémophilie n'est nullement influencée par l'alimentation et l'état de santé. Le scorbut a, au point de vue chirurgical, moins d'intérêt; à l'occasion des ulcères, au chapitre prochain, nous en reparlerons.

Remèdes locaux contre l'inflammation chronique. — Pour terminer le chapitre de l'inflammation chronique, il nous reste encore à passer en revue les remèdes locaux, qui, selon la nature des cas particuliers, occupent une place plus ou moins importante dans le traitement. Quand nous ne parvenons pas à découvrir les causes générales et internes d'une inflammation chronique, nous sommes exclusivement réduits à l'emploi de ces moyens locaux. Le repos absolu de la partie enflammée est nécessaire dans tous les cas où il y a douleur et phénomènes congestifs. On y joint, autant que possible, l'élévation, que l'on réalise au moyen d'appareils à suspension ou bien au moyen de coussins. L'élévation a pour but de diminuer et même d'empêcher la stase veineuse, favorisée par le repos absolu, en facilitant la circulation de retour; elle est donc d'une grande importance dans tous les cas où l'hyperémie veineuse contribue à l'apparition ou à l'aggravation d'un processus inflammatoire chronique.

Compression. — Celle-ci est obtenue par l'enveloppement des parties malades au moyen de bandes de flanelle, de coton ou de toile, de bandelettes de sparadrap, quelquefois par des pelotes fixées sur les parties malades au moyen de tours de bande, ou bien encore par l'application de poids·modérés, par exemple lorsqu'il s'agit de comprimer des glandes inguinales tuméfiées. Depuis quelque temps, on fait usage aussi avec succès de la compression élastique, dont l'effet est beaucoup plus énergique. On se sert alors soit de bandes de caoutchouc, ou bien, suivant le conseil de Heine, surtout quand la compression doit s'exercer sur des articulations tuméfiées, d'éponges humides bien exprimées, qu'on maintient au moyen de quelques tours de bande, et qui exercent une compression bien régulière et très intense. Parfois on porte cette compression élastique jusqu'à l'anémie du membre, au moyen de la bande d'Esmarch; il va de soi que, dans ces derniers cas, la bande ne peut rester en place que pendant peu de temps. La compression constitue un des moyens locaux les plus actifs, et partout où elle peut être faite méthodiquement, c'est le remède le plus efficace pour dissiper les infiltrations inflammatoires chroniques.

Le *massage*, dont nous avons déjà parlé antérieurement, est surtout applicable dans les cas où il s'agit de faire disparaître de vieux infiltrats; on réussit parfois extrêmement bien par ce moyen, soit qu'il en résulte une suppuration rapide et qu'après l'écoulement du pus il se produise une guérison comme dans le cas d'un abcès ordinaire, soit parce que les produits de l'inflammation chronique sont liquéfiés et résorbés à la suite de l'activité considérable de la circulation lymphatique et sanguine. C'est ainsi que disparaissent souvent avec une étonnante rapidité des tuméfactions produites par une véritable néoformation inflammatoire; même des produits de la coagulation de la fibrine, comme les grains dits riziformes, que l'on rencontre souvent dans la tendo-vaginite chronique, sont résorbés sous l'influence de la pression intermittente du massage, ce qui ne se produit pas quand on fait usage de la compression constante. Nous possédons, dans le massage, un moyen capable non seulement d'activer localement la circulation et de favoriser la résorption, mais capable encore d'agir sur la circulation générale et d'augmenter l'activité propre de certains organes, des reins par exemple. Ainsi le massage, sans agir sur la cause locale, favorise la résorption de l'œdème, en augmentant considérablement la quantité d'urine sécrétée. Vous apprendrez et vous apprécierez à la clinique seulement combien nombreuses sont les applications de ce moyen. Qu'il me suffise de vous dire que le massage a été employé avec succès dans les processus les plus variés et que l'on en découvre toujours des indications nouvelles. Mais, si l'on veut réussir, il faut employer cette méthode de traitement avec intelligence et la mettre en pratique avec énergie et persévérance.

La chaleur humide et les enveloppements hydrothérapiques constituent aussi des moyens fort actifs. Ces derniers consistent à plonger dans l'eau froide un linge plié en plusieurs doubles, à le tordre, à en entourer les parties malades, à envelopper le tout d'une couche imperméable de taffetas gommé, de tissu en gutta-percha, et à renouveler cet appareil toutes les deux ou trois heures, de telle sorte que ces alternatives continuelles de froid et de chaleur entretiennent les vaisseaux de la peau dans une activité continuelle et les rendent particulièrement propres à une action résorbante. Ces enveloppements peuvent aussi être étendus au corps entier. Les bains chauds, surtout les bains chauds locaux de boue et de limon, exercent parfois une influence très favorable sur la résorption des infiltrats torpides anciens et sur les affections névralgiques des parties atteintes d'inflammations chroniques. A Pystian, Ofen (Hongrie), à Teplitz (Bohème), etc., des sources chaudes se jettent dans le limon de petits cours d'eau; chaque jour et une ou deux fois par jour les membres malades sont plongés dans cette boue naturellement chaude, dont on remplit le bain de bras ou de pieds. Dans certaines stations thermales on prépare à présent des bains de boue artificiels. Les bains de limon de Franzensbad et de Marienbad sont également très utiles : le limon qui contient du fer et qui est fortement imprégné par les sources salines est chauffé et employé de la même façon que les bains de boue dont nous venons de parler.

Les eaux thermales provenant de sources riches en iode et en brome ont également une action favorable sur la résorption. Elles donnent souvent lieu, et cela après peu de temps, à une éruption cutanée, et peuvent par suite être rangées parmi les remèdes dérivants. D'après des recherches récentes, il semble établi que ces bains agissent non pas parce que certaines substances contenues dans leurs eaux seraient absorbées par la surface cutanée, mais surtout parce qu'ils exerceraient une grande influence sur la circulation et secondairement sur le système nerveux. Dans le peuple, les bains animaux sont aussi fort en honneur ; pour ce faire, on place et on maintient l'extrémité malade entre les intestins d'un animal fraîchement tué, jusqu'à ce qu'il soit refroidi ; la chaleur animale aurait en outre une vertu magique particulière, mais pour les croyants seulement. Enfin il faut mentionner encore les bains de sable chaud, autrefois si estimés, et qui n'ont pas d'avantages sur la chaleur humide ; citons enfin l'insolation, usitée dans les pays méridionaux, qui consiste à exposer, chaque jour et pendant plusieurs heures, la partie malade aux rayons directs du soleil.

Moyens résorbants. — Les fomentations d'eau saturnée, d'infusion d'arnica, de camomille, etc., jouissent d'une certaine réputation, qu'elles ne doivent cependant qu'à leur façon d'agir comme des compresses chaudes et humides, et non pas à l'action du médicament ajouté à l'eau ; ce sont plutôt des remèdes familiers indifférents. Il est parfois nécessaire d'ordonner ces fomentations chez les patients qui n'ont pas confiance dans l'eau simple et qui n'en feraient pas un usage conséquent, si le médecin n'y ajoutait quelque préparation officinale.

L'onguent gris, le sparadrap mercuriel, la pommade à l'iodure de potassium et la teinture d'iode sont également des résorbants, des résolutifs que l'on emploie dans les inflammations chroniques. Le « traitement de Mayor », opposé aux arthrites chroniques, jouit d'un certain renom ; ce n'est autre chose qu'un mélange, parties égales, d'onguent mercuriel et d'onguent belladoné, dont on fait une application épaisse et qu'on recouvre de ouate ; le tout est fixé par quelques tours de bande ; ce pansement est renouvelé toutes les deux ou trois semaines. Une substance employée depuis longtemps en dermatologie, le savon vert, sert depuis quelque temps comme remède favorisant la résorption. On l'emploie en onctions, au lieu de la pommade mercurielle, ou bien sous forme de cataplasmes formés d'un mélange de farine de moutarde et de savon (1 : 5). Ces deux procédés sont anciens. Je suis loin de vouloir contester à ces remèdes toute espèce d'activité dans l'inflammation chronique, cependant je vous engage à ne pas trop y compter. La teinture d'iode a été dans ces derniers temps employée en injections parenchymateuses dans les glandes lymphatiques, à la dose du contenu d'une demi ou d'une seringue de Pravaz entière. Toutefois les résultats de cette méthode sont très variables. Le résultat est beaucoup meilleur quand on combine à l'injection iodée le massage des glandes pratiqué pendant un certain temps.

Je passerai sous silence une quantité d'emplâtres résolutifs ; ils ont très peu de valeur, et ils agissent, les uns en irritant légèrement la peau, les autres en formant simplement une enveloppe égale, une couche protectrice contre les influences nuisibles du dehors. Vous pourrez prescrire ces emplâtres dans certains cas, afin d'éviter que les patients ne fassent usage de choses nuisibles. Les emplâtres populaires sont les suivants : emplastrum minii adustum; emplastrum saponato-camphoratum, emplastrum cicutæ, emplastrum meliloto.

Il n'y a guère que l'emplâtre mercuriel qui ait de l'effet, surtout si, en même temps, il exerce une compression durable.

Je dois citer encore l'électricité comme résolutif; son action ne paraît pas être grande, mais toujours est-il qu'en certains cas elle peut être employée avec avantage; c'est du reste une méthode qui devrait encore être expérimentée.

Antiphlogistiques proprement dits. — La glace, les sangsues, les ventouses scarifiées, sur l'emploi desquelles vous aurez l'occasion de vous instruire dans la clinique, ne sont utilisées que rarement dans les inflammations chroniques à marche lente; elles ne donnent, dans ces cas, que des résultats peu importants et passagers; cependant, dans toutes les exacerbations intercurrentes, ces moyens ont une importance tout aussi grande que dans les processus inflammatoires primitivement aigus. Quant à la glace, quelques chirurgiens modernes, surtout Esmarch, l'emploient d'une manière continue, même dans les inflammations tout à fait chroniques et torpides, et vantent le succès de ce traitement. On en arrive parfois à appliquer la glace durant des mois, en prenant des précautions; généralement ce moyen contrarie beaucoup le patient et son entourage, mais il agit parfois très bien sur la résorption des infiltrats inflammatoires chroniques, surtout dans les affections articulaires et osseuses. J'ai observé quelques cas de l'espèce qui ont été singulièrement modifiés, d'autres fois ce moyen ne réussit pas.

Médicaments dérivatifs. — Ces derniers jouent un grand rôle dans le traitement de l'inflammation chronique. Ils doivent leur nom au but que l'on se propose, de détourner, par leur emploi, l'inflammation de son siège primitif, pour la provoquer dans un autre endroit moins dangereux; ce sont des moyens par lesquels on peut exciter des inflammations de la peau d'une intensité très variée et que l'expérience nous montre souvent très efficaces dans leur manière d'agir. Un problème qui n'a pas encore été résolu jusqu'à présent consisterait à donner l'explication physiologique du mode d'action de ces dérivatifs externes ou révulsifs. On se figure la chose à peu près de la manière suivante : les moyens en question appliqués dans le voisinage d'une inflammation chronique qui occupe une articulation ou un os solliciteraient l'afflux du sang et des humeurs vers les parties extérieures, et surtout vers la peau. Dans certains cas, lorsque le processus inflammatoire est d'une nature torpide, peu énergique et accompagné d'une faible vascularisation, les moyens dits dérivatifs agissent plutôt en provoquant un afflux de matériaux, c'est-à-dire que le processus inflammatoire aigu que l'on vient d'exciter très près du siège de l'inflammation chronique détermine une fluxion plus forte vers ces parties en général, et par là le processus inflammatoire chronique et torpide reçoit une impulsion plus énergique. Gardons-nous cependant de nous fatiguer ici à discuter l'action physiologique des dérivatifs, car, de tout temps, cette recherche a été une tâche fort ingrate ; aussi ferons-nous mieux de nous en tenir à l'expérience pratique. J'emploie très rarement ces moyens. Mais d'autres les emploient assez souvent.

Le *nitrate d'argent* mêlé en solution concentrée (environ 5 pour 30 grammes) avec une graisse et employé plusieurs fois par jour en frictions sur la peau provoque une coloration d'un brun foncé, à reflet argentin, et une desquamation lente de l'épiderme. C'est un des dérivatifs les plus doux, qui convient surtout dans les maladies articulaires chez les enfants irritables. — La *teinture d'iode*, surtout la teinture concentrée (5 grammes d'iode dissous dans 35 grammes d'alcool absolu avec un peu d'éther), occasionne, lorsqu'on en badigeonne la peau soir et matin, une douleur brûlante assez intense ; si l'on continue ees applications pendant deux à trois jours, il en résulte un soulèvement bulleux de l'épiderme quelquefois étendu partout où le remède a été employé. — Les *vésicatoires* agissent plus promptement ; ils consistent en cantharides pilées incorporées dans un mélange de cire et de graisse et étendues sur de la toile, du cuir ou du taffetas ciré. L'emplâtre de cantharides ordinaire, bien préparé, est collé sur la peau par morceaux qui varient de la grandeur d'une pièce de 1 franc à celle d'une pièce de 5 francs. Au bout de vingt-quatre heures au plus tard il se produit une ampoule que l'on perce et sur laquelle on doit appliquer un peu de ouate qui adhère solidement et tombe au bout de trois à quatre jours. On peut appliquer le vésicatoire en une seule fois en lui donnant des dimensions plus grandes, ou bien on prescrit plusieurs jours de suite un nouvel emplâtre plus petit ; cette dernière méthode constitue celle des vésicatoires dits volants. Enfin on peut encore se servir d'un emplâtre qui ne contient qu'une très faible quantité de cantharides et qui ne détermine qu'une rougeur continue ; c'est là le vésicatoire dit perpétuel ; on le fait porter plusieurs jours ou plusieurs semaines consécutivement. Les dénominations françaises adoptées pour ces divers dérivatifs vous prouvent que leur emploi est surtout fréquent de l'autre côté du Rhin. L'emplâtre Rigollot, les vésicatoires et la teinture d'iode jouent dans ce pays un grand rôle dans les affections des organes internes, de même que l'huile de croton et le cautère. En Allemagne, le vulgaire lui-même n'accorde plus guère de confiance à ces moyens.

L'application des remèdes que nous allons nommer à présent est suivie d'une suppuration prolongée, suppuration qui, selon la volonté du médecin, est entretenue pour un temps plus ou moins long par des irritants artificiels externes. Pendant ces dix dernières années, leur emploi a diminué au point que le nombre des chirurgiens qui en font encore usage est très faible. Quant à moi, je ne les emploie plus guère. Dans le nombre, nous aurons à signaler l'*onguent de tartre stibié* et l'*huile de croton*. L'un et l'autre provoquent, lorsqu'on en frotte pendant un certain temps et à plusieurs reprises la peau, une éruption pustuleuse dont l'apparition est souvent accompagnée d'une très vive douleur et qui se montre après six à huit jours, plus tôt même chez les individus dont la peau est irritable. Quand ces pustules apparaissent, on suspend l'emploi du remède. Il n'est pas rare que des cicatrices assez considérables persistent à la suite de cette médication ; la manière d'agir de ces substances est assez irrégulière, aussi leur usage n'est-il en général pas très répandu. Par *cautère* ou *fonticule* (de *fons*, fontaine), on entend toute plaie de la peau produite artificiellement et entretenue en suppuration. On peut faire des cautères de bien des manières. Si, par exemple, vous appliquez d'abord un vésicatoire ordinaire, que vous enleviez l'épiderme soulevé et que vous pansiez tous les jours l'endroit dénudé avec de l'onguent de cantharides ou d'autres pommades irritantes, vous produisez une suppuration qui durera aussi longtemps que ce genre de pansement. Une autre manière d'appliquer un cautère consiste à faire une incision comprenant toute l'épaisseur du derme et à introduire dans cette plaie un nombre de pois d'iris qui varie selon la grandeur que vous voulez donner au cautère. Les pois, maintenus dans la plaie par un morceau de sparadrap et renouvelés tous les jours, se gonfleront et l'irriteront comme corps étrangers ; de cette manière, vous produirez artificiellement un ulcère simple. Le procédé le plus simple est de faire le cautère par le moyen d'une incision ; cependant on peut encore déterminer une cautérisation complète de la peau par un caustique quelconque et maintenir la plaie qui restera après l'élimination de l'eschare en suppuration en y introduisant des pois. De semblables cautères, placés habituellement au bras, étaient entretenus pendant vingt et trente années par les fanatiques de ce traitement, que l'on ne rencontre plus guère aujourd'hui que parmi les malades, et, à en croire ceux-ci, ce seraient ces cautères qui les auraient empêché de succomber à l'une ou l'autre maladie.

Le *séton* (*setaceum* de *seta*, soie, poil) consiste en une mince lanière de toile ou en une mèche à lampe ordinaire, de coton, que l'on fait passer sous la peau à l'aide d'une aiguille particulière. L'*aiguille à séton* est une lancette d'une largeur moyenne, assez longue, pourvue à son extrémité inférieure d'un chas assez considérable pour enfiler la lanière ou la mèche. On applique ordinairement le séton à la nuque, en procédant de la manière suivante : Vous faites avec le pouce et l'indicateur de la main gauche un fort pli à la peau dans le sens vertical, vous traversez ce pli à sa base avec l'aiguille que vous retirez du côté opposé. Vous laissez la lanière pendant quelques jours dans la plaie sans y toucher, en attendant que la suppuration commence ; alors vous tirez sur l'extrémité du séton, vous coupez le morceau qui est imprégné de pus et vous répétez tous les jours la même manœuvre. Dans toute la longueur du trajet occupé par le séton se forment des bourgeons charnus qui sécrètent du pus en abondance. On fait porter le séton pendant des semaines ou des mois ; on ne l'enlève que quand on veut faire cesser la suppuration. — Une autre manière de provoquer une suppuration durable consiste à déterminer à l'aide de la chaleur une eschare sur la peau et à empêcher, pour un temps plus ou moins long, selon l'effet que l'on veut obtenir, la plaie bourgeonnante de se fermer, soit en la pansant avec des substances irritantes, soit en y introduisant des pois. A cet effet, on se sert de deux appareils différents : le *moxa* et le *fer rouge* ou cautère actuel. On peut préparer les moxas de la manière suivante : on fait une petite boule de ouate entourée d'un fil de soie, on l'imbibe d'alcool et on l'allume après l'avoir fixée sur la peau au moyen d'une pince à pansement. On détermine ainsi une brûlure plus ou moins profonde suivant l'action plus ou moins prolongée de la chaleur. Si vous voulez produire une eschare à la peau, vous le faites plus simplement au moyen des caustiques énergiques, des *pâtes caustiques* ou bien du *fer rouge*.

Il ne faut pas confondre l'emploi du fer rouge, en vue de produire une eschare, avec une méthode plus récente et qu'on nomme l'ignipuncture. Par celle-ci on détermine dans le tissu atteint d'inflammation chronique une vive réaction en piquant au moyen d'un cautère bien fin ou mieux encore au moyen du thermo-cautère.

Cette méthode est très rationnelle et donne d'excellents résultats surtout dans certaines affections chroniques des os et des articulations, de même que dans le catarrhe chronique de certaines muqueuses, le pharynx par exemple. Nous aurons plus tard l'occasion d'y revenir.

Presque toutes les classes de médicaments ont leur temps de vogue suivant les vues théoriques de l'époque; c'est ainsi qu'il y a eu un temps où les moxas, le fer rouge, les cautères étaient vantés comme des panacées contre toute maladie chronique. On se faisait appliquer un cautère au bras dans l'espoir d'être à l'abri du rhumatisme, des hémorrhoïdes, de la tuberculose ou du cancer, et cela parce que l'on s'imaginait que le pus du fonticule devait entraîner toutes les humeurs morbides du corps. De même on faisait usage autrefois tous les ans, à une époque déterminée, de purgatifs, de vomitifs, de la saignée, etc. Aujourd'hui encore vous entendrez bien souvent de vieux praticiens affirmer que tel ou tel malade a été préservé de toutes les maladies imaginables par l'application d'un cautère. Loin de moi la prétention de vouloir ici énoncer une opinion sur les limites du possible en thérapeutique, car nous sommes, précisément en ce qui concerne les révulsifs, bien loin de savoir en calculer physiologiquement l'influence; cependant il faut se méfier de l'action des remèdes que l'on vante comme des remèdes universels. — Quelle que soit ma confiance dans les révulsifs appliqués à titre de remèdes *locaux*, je ne puis leur accorder aucune influence directe sur la guérison d'états morbides généraux.

CHAPITRE XV

DES ULCÈRES

Anatomie pathologique. — Caractères extérieurs des ulcères : forme, étendue, fond, sécrétion, bords, pourtour. — Traitement local des ulcères selon les conditions locales. — Ulcères fongueux, calleux, ichoreux, phagédéniques, sinueux. — Étiologie des ulcères : irritation continue, stases veineuses. — Causes dyscrasiques.

La description des ulcères se rattache tout naturellement à celle de l'inflammation chronique. Les médecins sont presque tous d'accord sur la question de savoir ce que c'est qu'un ulcère et si, dans un cas donné, on doit considérer comme tel la surface d'une plaie ; donner une courte définition de l'ulcère est cependant chose aussi difficile que de définir tout autre objet, soit de la médecine, soit des sciences naturelles. Pour vous en donner un aperçu sommaire et à peu près juste, nous dirons qu'un ulcère est une perte de substance qui ne montre aucune tendance à la guérison. Ceci vous indique déjà que toute plaie d'une certaine étendue et couverte de granulations exubérantes peut également être considérée comme un ulcère, lorsque le processus curatif y subit un temps d'arrêt ; et, en effet, Rust, auquel nous sommes redevables de la nomenclature la plus complète de ces lésions, a désigné du nom d'ulcères simples les plaies couvertes de bourgeons charnus.

En général, on peut dire que la formation d'un ulcère résulte d'un processus inflammatoire chronique et que la destruction des couches superficielles du tissu n'a lieu que quand ce dernier est déjà infiltré d'éléments cellulaires, qu'il est ramolli et devenu friable à la suite de l'altération inflammatoire. Mais on peut aussi considérer comme une simple nécrose une désagrégation du tissu consécutive au manque d'éléments nutritifs.

L'exemple le plus simple du développement d'un ulcère est le suivant. Figurez-vous qu'un abcès aigu se soit ouvert spontanément, et que toute la peau recouvrant le foyer inflammatoire se soit ulcérée ; il se formera une cavité arrondie ouverte qui sera tapissée de granulations. Si l'irritation inflammatoire persiste, parce que, par exemple, il existe dans le tissu un virus spécifique, la couche bourgeonnante continuera à produire du pus et le tissu de granulations lui-même s'ulcérera constamment à sa surface, c'est-à-dire qu'il subira une fonte, tandis que dans la profondeur il se formera toujours de nouveaux bourgeons. C'est ce processus qui a lieu quand il s'agit d'un foyer inflammatoire chronique. Si dans le centre de ce foyer il se produit de la suppuration, ou de la caséification, ou une autre espèce de ramollissement et de désagrégation, s'étendant peu à peu à la périphérie et amenant la perforation de la peau, de dedans en dehors si la néoplasie cellulaire, quand les éléments liquides se sont écoulés, est soumise au contact de l'air atmosphérique, une nouvelle irritation inflammatoire exercera continuellement ses effets sur le tissu, mais elle ne sera pas suffisamment intense pour donner lieu à la formation de bourgeons et de pus normaux. Il se formera sans cesse des cellules qui, en l'absence de matériaux de nutrition suffisants, subiront la caséification et la gangrène moléculaire; en même temps il y aura une sécrétion plus ou moins abondante d'un pus ténu mêlé de détritus cellulaires et dans lequel on ne trouvera guère de cellules purulentes intactes. L'ulcération résulte donc d'une néoformation cellulaire, combinée à une gangrène moléculaire, de telle sorte que ou bien ces deux processus se contrebalancent l'un l'autre, ou bien la destruction l'emporte sur le processus de néoformation. Dans le premier cas, l'ulcère reste à peu près stationnaire; dans le dernier, il s'agrandit continuellement. Si l'ulcération se développe aux dépens d'un foyer inflammatoire s'ouvrant en dehors, on l'appelle ulcère anfractueux, tandis que l'ulcère « ouvert » provient d'un processus inflammatoire chronique qui a pour siège les couches les plus superficielles de la peau ou de la muqueuse. Je vais vous en faire comprendre la nature par un exemple.

Supposons qu'une des causes signalées antérieurement ait donné lieu à un processus inflammatoire chronique de la peau de la jambe, par exemple au tiers inférieur et en avant. La peau est parcourue par des vaisseaux dilatés, elle devient plus rouge qu'à l'état normal; tuméfiée par une infiltration en partie séreuse et en partie plastique, elle est en même temps un peu sensible à la pression. Sous l'influence du développement de jeunes cellules, surtout dans les parties superficielles du derme, les papilles s'agrandissent et s'imbibent, les cellules du réseau de Malpighi se forment en plus grande abondance et la couche superficielle de ce dernier ne parvient plus à prendre sa consistance cornée; le tissu conjonctif de la couche papillaire est devenu plus mou et presque gélatineux. Un léger frottement suffit pour détruire en un endroit la couche cornée mince et ramollie de l'épiderme. Par là la couche des cellules du réseau de Malpighi se trouve mise à nu; de nouvelles irritations surviennent et il se développe une surface suppurante, dont la couche supérieure est composée des cellules du réseau de Malpighi, et la couche inférieure des papilles du derme dégénérées et augmentées de volume. Si, à cette période, les parties étaient maintenues dans le repos et si elles étaient préservées de nouvelles irritations, l'épiderme se régénérerait assez promptement et l'ulcère, jusque-là tout à fait superficiel encore, se cicatriserait. D'ordinaire cependant on fait peu attention à cette plaie peu considérable et superficielle, qui est exposée à de nouvelles atteintes de différentes espèces; il se produit une fonte purulente et une désagrégation moléculaire du tissu enflammé et dénudé, par conséquent, et avant tout, des papilles; de cette manière se forme une perte de substance qui gagne en profondeur et en surface, l'ulcère est alors complètement développé. Au microscope on trouve au voisinage de l'ulcère la peau fortement épaissie, infiltrée de jeunes cellules, les papilles sont hypertrophiées surtout au niveau des bords de la perte de substance et recouvertes d'une couche épaisse d'épiderme, qui se continue d'habitude sur la surface de l'ulcère à une certaine distance et envoie vers la profondeur, dans le tissu de granulations, des prolongements cylindroïdes. Ces prolongements, formés de grosses cellules épithéliales polyédriques, sont dirigés obliquement de haut en bas, du centre à la périphérie de l'ulcère, et ils deviennent de plus en plus courts, à mesure qu'ils se rapprochent du centre. La surface de l'ulcère elle-même, le tissu de granulations est fibreux dans la profondeur; à la surface, il consiste presque uniquement en cellules lymphoïdes, en une substance intercellulaire demi liquide et rare, et en vaisseaux nombreux, surtout en capillaires larges munis d'une paroi mince, qui se dirigent sous forme d'anses compliquées perpendiculairement en haut. Dans les papilles de la peau, le long des bords de l'ulcère, les anses vasculaires sont également beaucoup plus nombreuses qu'à l'état normal.

Vous devez considérer comme absolument identique le processus qui se passe sur les *muqueuses :* ainsi la couche épithéliale devient d'abord le siège d'une néoplasie cellulaire plus abondante; bientôt il s'y ajoute une infiltration séreuse et plastique modérée du tissu conjonctif de la muqueuse, en même temps qu'une multiplication des vaisseaux; les glandes mucipares sécrètent davantage. De même que pour la peau, l'irritation continue d'une muqueuse atteinte d'affection catarrhale chronique donne lieu au ramollissement et à la désagrégation du tissu, et il se produit alors un ulcère catarrhal.

Il y a encore un autre mode plus aigu de production d'ulcères, c'est celui où ils tirent leur origine de pustules qui ne tendent pas à guérir, mais s'agrandissent après l'évacuation du pus et conservent en même temps un caractère inflammatoire aigu; tels sont les chancres mous. Dans ce dernier cas, la désagrégation est probablement le résultat de la pénétration d'un virus infectieux dans les tissus, de même que pour les ulcères consécutifs aux infections cadavériques. On rencontre aussi sans dyscrasie spécifique appréciable ces sortes d'ulcères provenant de pustules d'ecthyma aux jambes, chez des sujets jeunes, très sanguins et très sains d'ailleurs, ulcères sur la cause desquels on ne sait rien de positif.

On observe parfois aussi chez les individus atteints de diabète sucré des ulcérations superficielles du prépuce et du gland qui résistent à tout traitement local, et qui guérissent spontanément avec la disparition du sucre dans l'urine. Plusieurs affections portent à tort le nom d' « ulcères », comme, par exemple, l' « ulcère typhique »; dans le typhus abdominal, il se forme une inflammation qui se termine dans beaucoup de cas par la gangrène et la mortification des parties enflammées de la muqueuse. Ce qui reste après l'élimination des eschares est une surface de granulations qui se cicatrise ordinairement bientôt; cette surface bourgeonnante n'est pas un ulcère dans le sens strict du mot, elle ne le devient que quand la guérison ne suit pas sa marche normale; l'ulcère typhique lent, c'est-à-dire retardé dans sa guérison, est seul un vrai ulcère. Je ne vous en parle qu'accessoirement; on peut se servir librement de ces expressions, pourvu que l'on s'entende sur les processus eux-mêmes.

La fonte ulcéreuse a lieu soit par ramollissement du tissu, par suppuration, soit par nécrose moléculaire, soit encore par les deux processus à la fois. Dans les exemples que nous avons pris jusqu'à présent, la néoplasie précède toujours la fonte ulcéreuse; mais il peut arriver au contraire qu'il survienne, en un point de la peau, jusqu'alors sain, un trouble nutritif qui entraîne d'emblée une mortification circonscrite, une formation d'eschare, comme vous l'avez appris dans le chapitre relatif à la gangrène.

Alors, au niveau des bords de la peau normale, se formeront des cellules jeunes, qui contribueront, si les parties sont saines, d'abord à l'élimination du tissu mortifié, ensuite à la formation des granulations et de la cicatrice. Si les parties ne sont pas saines, ou si elles ne le sont que peu, il y aura bien encore une néoformation cellulaire, mais après l'élimination de l'eschare, au lieu d'être vigoureuses, les granulations exposées au contact de l'air se désagrégeront, et, loin de se cicatriser, la perte de substance ne cessera d'augmenter.

Un semblable processus, dans lequel se produit en premier lieu un ulcère avec fonte moléculaire sans infiltration cellulaire préalable, ne s'observe que très rarement. La fonte moléculaire et la gangrène ne sont, à proprement parler, que des variétés d'intensité du même processus, de la mortification de portions de tissus. La seule différence, c'est que dans la gangrène il y a élimination de portions de tissus macroscopiquement appréciables et encore reconnaissables à leur structure, tandis que dans la fonte moléculaire on n'observe qu'une masse de détritus, dans laquelle le microscope peut à peine déceler des cellules. Il peut y avoir des circonstances dans lesquelles le processsus ulcératif et la gangrène se touchent de très près, comme, par exemple, dans la pourriture d'hôpital, dont il a été déjà question, et aussi dans l'ulcère rond de l'estomac, dans lequel la nécrobiose de la muqueuse, qui d'habitude résulte d'un extravasat, est généralement primitive.

Les remarques que je viens de vous communiquer et qui doivent vous apprendre quel rapport existe, d'une part, entre le processus ulcératif et la néoplasie, de l'autre, entre ce même processus et la gangrène, vous ont sans doute fait voir combien il est difficile d'établir entre ces divers états pathologiques des séparations bien tranchées. Vous ne devez cependant pas craindre qu'en insistant je veuille jeter la confusion dans vos esprits. Nous passerons donc immédiatement aux propriétés spéciales des ulcères; j'ajouterai seulement que les ulcères peuvent être divisés en deux groupes principaux, ceux dans lesquels prédomine le processus néoplasique et que nous appellerons simplement des *ulcères exubérants*, puis ceux dans lesquels prédominent plutôt le processus suppuratif et la désagrégation et que nous appellerons *ulcères atoniques* ou *torpides*. Entre ces deux limites extrêmes des propriétés anatomiques et vitales qui caractérisent les ulcères s'interposent un grand nombre de formes intermédiaires.

Pour que la guérison commence à s'opérer dans un ulcère, il faut d'abord que la néoformation du tissu de granulations marche de pair vers la régénération épithéliale qui part des bords, et qu'au fur et à mesure de l'extension du bord épithélial les bourgeons charnus se transforment en tissu conjonctif. Pour cela, la désagrégation doit cesser à la surface de l'ulcère et le fond de celui-ci doit, au moins jusqu'à un certain point, prendre l'aspect d'une surface bourgeonnante saine. Dans les ulcères torpides, atoniques, il doit y avoir un développement de vaisseaux abondants et de cellules vigoureuses, qui, au lieu de pus, produisent du tissu conjonctif nouveau ; dans les ulcères exubérants, il faut, au contraire, que la néoplasie cellulaire se transforme en tissu conjonctif fibreux et que les vaisseaux néoformés s'oblitèrent en proportion. Néanmoins la guérison, quand même toutes ces conditions sont remplies, est impossible aussi longtemps que certains obstacles mécaniques empêchent la cicatrisation au niveau des bords de l'ulcère. La régénération épithéliale ne peut se faire qu'aux dépens d'une « matrice épithéliale » physiologique, et la couche épithéliale nouvelle doit pouvoir s'étendre sur la surface des granulations. Mais cela n'est pas possible, lorsqu'il y a entre cette dernière et le bord une différence de niveau considérable, lorsque les bourgeons charnus débordent l'épithélium, ou lorsque, au contraire, les bords de l'ulcère sont décollés ! Enfin il faut que les bords de la peau présentent une certaine mobilité pour la guérison des ulcères étendus, afin que la rétraction cicatricielle normale puisse avoir lieu. Vous trouvez là, pour peu que vous réfléchissiez, une indication sur la manière dont il faut instituer le traitement local dans l'un et l'autre cas.

La *nomenclature* des ulcères varie beaucoup, comme déjà vous avez dû vous en apercevoir, suivant le point de vue auquel on les envisage. D'après l'origine, on peut distinguer deux groupes principaux : les ulcères idiopathiques et les ulcères symptomatiques, comme dans l'inflammation chronique en général. Les *ulcères idiopathiques* sont ceux qui naissent à la suite d'irritations purement locales ; on peut aussi les appeler *ulcères par irritation*. Les *ulcères symptomatiques* ne constituent que le symptôme d'une maladie générale et sont dus à des causes internes dyscrasiques, sans qu'une irritation locale ait agi sur l'endroit ulcéré. Cette division d'après les causes correspond donc exactement à celle que nous avons déjà appris à connaître dans l'étiologie des processus inflammatoires chroniques.

Ne nous préoccupons pas pour le moment des conditions étiologiques et cherchons à nous représenter d'une manière plus frappante encore ce que l'on doit entendre par ulcère en examinant ses caractères extérieurs.

Dans la description d'un ulcère, on doit s'attacher à distinguer les points suivants :

1° Forme et étendue de l'ulcère. Il peut être circulaire, semilunaire, annulaire, tout à fait irrégulier, superficiel, profond. Il peut encore représenter un canal qui conduit dans la profondeur ; être un ulcère tubulé, autrement dit une fistule (de *fistula*, canal). Ces fistules, comme je vous l'ai déjà dit antérieurement, sont dues à ce que dans la profondeur, soit dans la couche profonde du derme, soit dans le tissu cellulaire sous-cutané, soit dans le muscle, dans le périoste ou les os, soit dans les parties glandulaires, il se développe des foyers inflammatoires qui, par une ulcération lente, arrivent peu à peu à la surface.

2° Fond et sécrétion de l'ulcère. Le fond peut être plat, excavé ou proéminent; il peut être couvert d'un liquide sale, fétide, séreux, ichoreux, même de lambeaux de tissus gangreneux (ulcère gangreneux); il peut aussi présenter des granulations trop exubérantes qui sécrètent un pus muqueux (ulcère fongueux).

3° Les bords de l'ulcère sont plats ou élevés, saillants, durs (ulcères calleux), mous, échancrés (ulcères sinueux), festonnés, renversés, décollés, etc.

4° Le pourtour de l'ulcère peut être normal ou enflammé, œdémateux, induré, pigmenté, etc.

Ces dénominations, généralement usitées en pratique, suffisent pour décrire exactement l'aspect de tous les ulcères. Mais elles sont insuffisantes pour en tirer une classification anatomique quelconque.

L'état des diverses parties d'un ulcère dépend surtout de circonstances locales et générales qui, elles-mêmes, sont souvent accidentelles. Ainsi des irritations locales, de nature mécanique ou chimique ou encore médicamenteuse, jouent sous ce rapport un grand rôle. Un simple ulcère peut, à la suite d'un traitement peu approprié ou plutôt à la suite d'un traitement mauvais, prendre tous les caractères d'un ulcère consécutif à la désagrégation d'un néoplasme malin ; cela provient surtout de ce fait que le rapport existant entre la néoformation et la désagrégation — ces deux processus fondamentaux propres à l'ulcération — est modifié et qu'en outre il s'est produit une inflammation du pourtour de l'ulcère. L'aspect de la maladie éprouvera de la sorte des changements considérables qui pourront donner lieu très facilement à l'erreur. Je veux vous en donner un exemple : l'arète aiguë d'une dent a déterminé par un frottement continu une petite ulcération catarrhale de la langue. Au lieu de faire disparaître cette irritation mécanique en limant la dent, le patient lui-même ou bien un médecin inexpérimenté cautérise chaque jour l'ulcère avec la pierre infernale ou avec un autre caustique. Bientôt ce mal, qui était inappréciable, grandit; au voisinage se produit une forte infiltration, le fond de l'ulcère se recouvre de lambeaux gangreneux, — en un mot l'ulcération prend tous les caractères de ce que l'on a l'habitude de décrire comme un ulcère carcinomateux. On ne serait pas excusable, à ce moment, si l'on voulait, d'après ce tableau, poser le diagnostic d'ulcération maligne, car, dès que l'irritation locale aura cessé d'agir, la surface de l'ulcère et sa périphérie reprendront leur aspect normal.

Vous voyez par là que les signes anatomiques de l'ulcère ne correspondent pas toujours à leur nature étiologique. Mais comme les dénominations basées sur des signes anatomiques seraient trop compliquées, on emploie souvent des expressions qui caractérisent en général l'état de vitalité du processus ulcéreux, telles que celles de : torpide, atonique, exubérant, fongueux, etc., expressions qui correspondent chacune à un certain nombre de caractères anatomiques.

On se sert souvent aussi de termes qui en rappellent les causes éloignées, surtout pour les ulcères symptomatiques : on parle d'ulcères scrofuleux, tuberculeux, syphilitiques, etc.

A présent que vous avez encore fraîchement en mémoire les caractères de l'ulcère, nous étudierons les remèdes locaux qu'on peut leur opposer, leur emploi dépendant surtout de l'état de la lésion. Un grand nombre d'ulcères, surtout ceux qui se sont produits à la suite d'une irritation locale répétée, guérissent facilement. Dès que les parties malades sont placées dans des conditions favorables et cessent d'être exposées à des causes nuisibles, la cicatrisation se fait spontanément. On est étonné souvent de voir combien les ulcères de la jambe s'améliorent rapidement, après que les malades ont pris un bain chaud, ont recouvert la lésion de compresses simplement imbibées d'eau, et ont gardé le lit pendant vingt-quatre heures.

L'ulcère, qui auparavant était sale, gris verdâtre et répandait une odeur fétide, paraît alors tout autre : il présente une surface bourgeonnante, sinon très vigoureuse au moins meilleure, et il sécrète du pus de bonne nature ; un repos d'une quinzaine de jours et de grands soins de propreté suffisent dans certains cas à la cicatrisation complète de pareils ulcères. Cependant, à peine le malade, renvoyé dans ses foyers, a-t-il repris son genre de vie habituel, que la cicatrice se rouvre et qu'au bout de peu de jours l'ulcère est redevenu ce qu'il était auparavant. C'est ainsi que le patient retourne à l'hôpital pour en être bientôt renvoyé et y revenir encore peu de temps après. Nous possédons, il est vrai, des ressources contre ces récidives, et nous en parlerons plus tard. Il s'en faut que tous les ulcères soient disposés à guérir aussi rapidement ; beaucoup réclament pour se cicatriser de nombreux traitements et un temps très long.

Nous devons à présent passer en revue les diverses formes d'après les phénomènes locaux et au point de vue des remèdes topiques à employer.

1° *Ulcère à pourtour enflammé et ulcère éréthique.* — Il arrive très souvent, lorsque le malade a beaucoup marché, que l'ulcère est fortement rougi et très douloureux au premier examen ; ce léger degré d'inflammation se dissipe tout seul après un court repos. Mais il y a d'autres ulcères dont le pourtour offre une rougeur très intense, la peau est très sensible tout à l'entour et l'ulcère lui-même saigne facilement, les granulations peuvent même être douloureuses au toucher. On peut appeler ces sortes d'ulcères *ulcères éréthiques.* Les degrés les plus élevés de l'éréthisme des surfaces ulcéreuses sont excessivement rares : Bilroth a eu en traitement à l'hôpital un patient qui avait perdu, par gangrène, une partie très considérable de la peau de la cuisse à la suite d'un phlegmon fort intense ; après l'élimination de l'eschare, il se fit un développement exubérant de bourgeons charnus ayant peu de tendance à la guérison ; le plus léger attouchement de la surface bourgeonnante suffisait pour provoquer des douleurs extraordinaires, au point de faire frémir et crier le malade. Précédemment nous avons montré quelle peut être la cause de cette extrême sensibilité. Pour ce qui concerne le traitement des ulcères enflammés et éréthiques, on essaye d'abord les onguents doux, tels que l'onguent composé de beurre frais et de riz, le cérat, puis les pommades dites rafraîchissantes, telles que la pommade à l'oxyde de zinc, le cérat saturné, ou les fomentations à l'eau blanche; si, sous l'influence de ce traitement, les granulations continuent à être douloureuses et à présenter un mauvais aspect, quoique l'inflammation environnante ait diminué, il y a lieu de recourir à une forte cautérisation de la surface ulcérée avec le nitrate d'argent et mieux encore avec le fer rouge ou le thermocautère; c'est ce dernier moyen et plus tard la compression à l'aide de bandelettes qui, dans le cas mentionné plus haut, ont fini par amener la guérison. Les bains tièdes continus, suivant la méthode

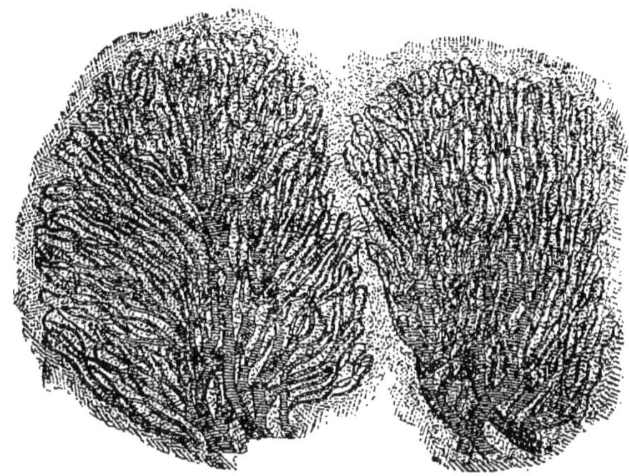

Fig. 77. — Vaisseaux sanguins de deux bourgeons charnus exubérants, provenant d'un ulcère ordinaire (non cancéreux) de la jambe, injectés artificiellement par Thiersch. (*Cancer épithélial*, pl. XI, fig. 4.)

d'Hebra, sont d'une grande utilité dans ces cas. Peut-être la cocaïne pourrait-elle être employée aussi comme anesthésique.

2° *Ulcères fongueux*, c'est-à-dire ceux dont les granulations végètent à la manière des champignons et dépassent le niveau de la surface cutanée. — Ces ulcères sécrètent un pus muqueux et sont extrêmement riches en vaisseaux.

On peut, dans ces cas, faire usage des astringents, par exemple des fomentations faites avec une décoction d'écorces de quinquina ou de chêne, moyens dont l'efficacité est cependant très secondaire. Le mieux est de détruire par les caustiques toute la partie superficielle des granulations; souvent il suffit de les toucher tous les jours avec le crayon de nitrate d'argent; lorsqu'il y a lieu d'agir plus énergiquement, on peut recourir à la potasse caustique et même au fer rouge. La compression avec des bandelettes de sparadrap rend également d'excellents services dans ces cas.

Le moyen le plus simple consiste à couper ces granulations, aussi souvent que cela est nécessaire, avec des ciseaux; quand elles sont très rebelles, on les enlève avec la curette tranchante.

3° *Ulcères calleux*, ceux que les praticiens redoutent le plus, en raison du temps qu'ils mettent à guérir. — On donne ce nom à des ulcères dont la base, les bords et le pourtour sont épaissis et ont pris une dureté cartilagineuse sous l'influence d'une inflammation chronique très longue. L'ulcère, d'un caractère essentiellement torpide, est ordinairement situé fort au-dessous du niveau de la surface cutanée; ses bords sont très nets. La thérapeutique a une double tâche à remplir; d'abord elle doit obtenir le ramollisement du tissu pauvre en vaisseaux et de consistance tendineuse, ensuite ramener une vascularisation convenable aussi bien dans les bords que dans le fond de l'ulcère. On a vu des ulcères de cette espèce durer vingt ans et au delà. On les combat par les moyens suivants : la compression à l'aide de bandelettes de sparadrap, que l'on applique de telle façon qu'elles se recouvrent en partie les unes les autres, d'après les règles que vous apprendrez à la clinique. Un pareil pansement au sparadrap, qui ne doit pas simplement couvrir l'ulcère, mais la jambe entière, peut rester en place pendant un ou deux jours au commencement, et plus tard, une fois que l'ulcère est en voie de guérison, pendant un temps beaucoup plus long. Ce bandage agglutinatif (de Baynton) est d'une très grande utilité, surtout dans les cas où les malades ne peuvent pas conserver une position tranquille et doivent vaquer à leurs affaires. J'ai eu occasion de faire bien des observations sur ce mode de traitement des ulcères de la jambe, mais comme traitement *curatif* je ne saurais le considérer comme un moyen capable de guérir définitivement les ulcères de la jambe; les bandelettes de sparadrap sont très avantageuses dans un traitement policlinique, car elles permettent aux individus de marcher sans que leur ulcère grandisse par trop.

Toutefois il n'est pas exact que tous les ulcères guérissent rapidement et en peu de temps grâce à ce pansement. La meilleure façon d'entretenir une congestion durable au niveau des ulcères, et d'accroître ainsi la formation des vaisseaux et du tissu, consiste dans la chaleur humide, sous forme d'enveloppements au moyen de compresses trempées dans le liquide de Burow, ou mieux encore au moyen d'un bain continu d'eau chaude. Je vous recommande tout particulièrement ce dernier procédé, dont l'effet est en même temps de produire un gonflement et un ramollissement artificiels du pourtour induré de l'ulcère. Un procédé au moyen duquel on combine la chaleur humide à la compression est l'emploi des bandes dites de Martin, bandes fines en caoutchouc, dont les médecins américains et anglais surtout font usage pour recouvrir les ulcères des membres inférieurs. Ces bandes sont directement appliquées sur la surface bourgeonnante de l'ulcère préalablement nettoyé et serrées de telle façon que le patient puisse en supporter la pression. Avec ce pansement, qui peut être renouvelé chaque matin avant de quitter le lit, les malades peuvent circuler ; sous l'influence de cette enveloppe de caoutchouc imperméable à l'air et à l'eau, l'infiltration calleuse diminue peu à peu, et il semble que ces bandes de caoutchouc aient une influence favorable sur la formation des bourgeons charnus. Pendant la nuit on peut supprimer la bande et appliquer soit un simple pansement avec un corps gras, soit un enveloppement chaud et humide. Un autre moyen, encore peu usité, et qui souvent m'a donné de bons résultats dans les ulcères anciens, à bords durs, calleux et fixes, est le massage. Mais il faut de la part du malade et du médecin de la persévérance et de la patience.

Parfois il faut détruire complètement les bords calleux ou y provoquer un haut degré d'inflammation suppurative. Le premier but sera rempli rapidement à l'aide du fer chaud, le dernier par l'application répétée de la pommade stibiée ou de l'emplâtre cantharidé. Si, après avoir employé ces derniers médicaments, il se produit une inflammation pustuleuse ou même une inflammation gangreneuse de l'ulcère et des parties environnantes, et si alors la jambe est mise dans un bain d'eau chaude, vous obtiendrez dans bien des cas une rapide guérison. Dans beaucoup d'ulcères calleux, la peau est tellement épaissie et si intimement adhérente aux os, que les bords sont complètement fixés. On peut y remédier par la « circoncision de l'ulcère » : pour cela on fait à 3 centimètres environ de l'ulcère et l'entourant de toute part une incision allant jusqu'au périoste, de telle façon que la surface de l'ulcère, entourée d'une mince languette de peau, soit en quelque sorte isolée. Généralement la plaie ainsi produite reste béante; si cela n'est pas le cas, on y introduit de la charpie. A la suite de cette opération, la surface de l'ulcère peut se rétracter plus facilement, tandis que la perte de substance circulaire se cicatrisera aux dépens du tissu périphérique.

Cependant on ne réussit pas toujours, et ce sont principalement les ulcères calleux situés sur la face antérieure du tibia et s'étendant jusqu'au périoste dont la guérison est parfois impossible à obtenir; on compte encore parmi les ulcères incurables ceux qui entourent, à la manière d'un anneau, la jambe entière; on les considère comme exigeant l'amputation, lorsqu'ils rendent l'individu incapable de marcher et de travailler.

D'ailleurs un très grand nombre d'ulcères des membres inférieurs sont relativement incurables, en ce sens qu'ils exigent un traitement prophylactique convenable et continu pour que la plaie à peine cicatrisée ne se rouvre pas.

Le mieux est que les patients portent constamment une bande de caoutchouc; dès que la moindre altération de la cicatrice survient, il faut que le malade se couche pendant quelques jours, ou au moins se ménage afin d'empêcher la formation d'une ulcération plus étendue. C'est parce que beaucoup de gens n'ont ni assez de patience, ni assez de temps pour se soigner d'une façon aussi continue, que la plupart des ulcères des jambes, devenus chroniques, se cicatrisent et se rouvrent constamment; c'est pour cela que les pauvres, atteints de cette infirmité, deviennent les hôtes les plus assidus des hôpitaux et des hospices d'incurables. Aussi suis-je certain que dans l'avenir ces ulcères incurables seront une cause d'amputation plus fréquente encore qu'ils ne le sont aujourd'hui.

Plus la statistique des amputations s'améliorera, plus sûrement nous pourrons promettre au patient l'absence de dangers consécutifs à l'opération, et plus nombreux seront ceux qui préféreront être débarrassés de cette façon de leurs ulcères et pouvoir travailler munis d'une jambe de bois, que de devoir séjourner des mois et des années dans les hôpitaux sans autre espoir qu'une guérison de quelques semaines. Assurément, il y aura toujours des individus dont les ulcères constitueront pour eux un moyen d'existence et qui, mendiant en été sous prétexte qu'ils sont incapables de travailler, chercheront l'hiver à profiter du confortable d'un établissement hospitalier.

Outre les circonstances déjà mentionnées, il en est encore une qui rend particulièrement difficile la guérison d'ulcères à pourtour fortement induré :

c'est lorsque la surface bourgeonnante en voie de guérison ou la cicatrice
ne peuvent diminuer de volume et se condenser à la manière ordinaire par
une forte rétraction, parce que la résistance des parties environnantes de la
peau ne permet aucun glissement. Tandis que toute plaie bourgeonnante
subit, comme vous le savez, une diminution de presque la moitié de son
étendue à la suite de la rétraction, et qu'en raison de cette circonstance la
cicatrice elle-même est beaucoup réduite; dans les ulcères, au contraire,
l'absence de contraction fait que, le plus souvent, la surface granulante
dans toute son étendue doit se cicatriser. En pareil cas, outre la circoncision,
on peut aussi avec avantage utiliser, dans le but de hâter la guérison, les
greffes épidermiques de Reverdin. Malheureusement, il arrive souvent aussi
que ces greffes, après avoir repris et recouvert l'ulcère entier, se mortifient,
et qu'ainsi la plus grande partie du résultat péniblement acquis soit perdue.
Comme conséquence de la rigidité des tissus, la jeune cicatrice, non suffisamment condensée, se rouvre très facilement, et l'ulcère déjà guéri se
reforme avec une grande rapidité. Pour prévenir cet inconvénient, il est bon
de couvrir la jeune cicatrice d'une couche de ouate et d'entourer la jambe
de bandes amidonnées. On fait porter cet appareil pendant six à huit
semaines, et même plus longtemps jusqu'à ce que la cicatrice se soit bien
affermie. Depuis longtemps déjà, j'agis de la sorte pour tout ulcère de la
jambe et j'ai tout lieu d'être satisfait des résultats.

1° *Ulcères ichoreux*. — Très souvent la décomposition s'opère à la surface
d'un ulcère uniquement sous l'influence de conditions extérieures défavorables. Dans d'autres cas, cependant, c'est une dyscrasie qui provoque cette
tendance à la désorganisation rapide des tissus à la surface de l'ulcère. La
solution de chlorure de chaux, le vinaigre de bois, la térébenthine, l'alcool
camphré, l'acide phénique, l'acétate d'alumine, le coaltar, l'iodoforme, tels
sont les moyens à employer dans ce cas. Lorsque la désagrégation se fait
avec une rapidité très grande, on dit que l'ulcère est *rongeant* ou *phagédénique;* c'est là une forme qui se rapproche beaucoup de la pourriture
d'hôpital, dont il a été question antérieurement. La désagrégation est quelquefois rapidement arrêtée par le précipité rouge, ou par l'iodoforme,
dont on saupoudre la plaie, quand on a préalablement raclé jusqu'au
niveau des tissus sains toute la surface de l'ulcère et ses bords. Si ce moyen
restait inefficace, je conseillerais de ne pas attendre pour détruire l'ulcère
entier; la cautérisation énergique avec la potasse caustique ou avec le
fer rouge est, dans ces cas, presque toujours suivie d'un bon résultat.

2° *Ulcères sinueux et fistuleux* (ulcères à bords décollés et fistules). — Ils
proviennent généralement d'ulcères en cavernes, qui s'ouvrent lentement
de dedans en dehors, surtout à la suite d'une fonte ulcérative chronique des
glandes lymphatiques. Un ulcère pareil guérira toujours plus vite, si vous
le transformez en ulcère ouvert ou à jour, par l'excision des bords décollés,
ordinairement minces; lorsque la trop grande épaisseur de ces bords et la
profondeur de la cavité ulcéreuse ne permettent pas d'employer ce moyen,
vous devez au moins fendre la peau qui recouvre l'ulcère et mettre ce dernier à nu. Le même traitement est applicable aux ulcères fistuleux, lorsque
ces derniers conduisent à une cavité ulcéreuse située plus profondément.

Il faut que cette cavité disparaisse, pour que la fistule se ferme définitivement. Dans les ulcères en cavernes de la joue et dans les ulcères résultant
de la suppuration de glandes lymphatiques superficielles, tels que ceux que
l'on observe si souvent au cou, je résèque d'abord la peau amincie, je racle
le fond de l'ulcère avec la curette afin d'enlever tout le tissu envahi par la
suppuration et les bourgeons charnus, flasques et inutiles, et j'applique
dans la cavité de la charpie imprégnée de perchlorure de fer; d'habitude,
la guérison a lieu rapidement et avec moins de traces visibles que si l'on
abandonne la cicatrisation à elle-même, ce qui peut durer des mois et des
années.

Nous avons à nous occuper maintenant d'une partie très importante de
l'histoire des ulcères, de leur *étiologie*. Je vous ai déjà fait remarquer
que l'on doit distinguer ici, comme pour l'inflammation chronique, des
causes locales et des causes générales dyscrasiques. Si nous envisageons
d'abord les causes locales, nous devons mentionner premièrement l'irritation locale continue, mécanique ou chimique. Un frottement et une pression
prolongés sont des causes fréquentes de ces sortes d'ulcères : c'est ainsi qu'il a
été prouvé par l'expérience que le simple grattage, souvent répété, au moyen
des ongles, peut donner lieu, sur la peau primitivement saine de la jambe,
à un ulcère complètement analogue à l'ulcère chronique et qui, quoique
produit artificiellement, est tout aussi difficile à guérir. L'ongle dit incarné
provient presque toujours de la pression continue d'une chaussure mal
faite; une dent tranchante ou des aspérités formées par le tartre dentaire
peuvent être la cause d'ulcères de la muqueuse buccale et de la langue, etc.
Ces sortes d'ulcères portent généralement les traces de l'irritation : le pourtour est rouge et douloureux, aussi bien que le fond lui-même. Comme
irritation chimique, on peut citer, par exemple, l'action de l'eau-de-vie sur
la muqueuse de l'estomac; les buveurs d'alcool souffrent, en général, d'un
catarrhe permanent de l'estomac, pendant la durée duquel se développent
souvent des ulcères de diverses natures.

Une deuxième cause, encore plus fréquente, de processus inflammatoires
chroniques terminés par ulcération, réside dans la stase veineuse, dans la
dilatation des veines, autrement dit les varices, et dans la pression qu'exercent ces dernières sur les tissus du voisinage. Ces varices ont des rapports
de causalité très intimes avec les ulcères de la jambe : nous y reviendrons
plus tard.

Pour le moment nous nous contenterons de dire que, par suite de la
distension continue des petites veines, il se fait une infiltration séreuse chronique de la peau, à laquelle s'ajoutent peu à peu l'infiltration cellulaire,
l'épaississement et enfin assez souvent l'ulcération. C'est, d'habitude, une
irritation purement mécanique qui est la cause efficiente de l'ulcération :
les patients éprouvent, au niveau de la peau infiltrée par la sérosité, une
vive démangeaison qui les pousse soit à se gratter au moyen des ongles,
soit à se frotter contre un objet dur. Il en résulte une éruption vésiculeuse
(eczéma), et ces vésicules déchirées et constamment irritées se transforment
bientôt en une ulcération qui grandit considérablement dans ces tissus
altérés.

Les ulcères qui se développent de cette façon et que l'on désigne ordinairement sous le nom d'ulcères variqueux peuvent présenter des aspects très différents. Au commencement, ce sont ordinairement des ulcères simples, souvent exubérants ; plus tard, ils prennent un caractère torpide, et, en même temps, des callosités se forment sur les bords.

Déjà il a été question du changement rapide qui s'opère dans de pareils ulcères lorsque l'on se borne à les traiter par le repos et la propreté. Pour ce qui est du traitement, l'application des bandelettes de sparadrap et de la bande élastique, déjà mentionnée, est destinée à effectuer aussi bien la guérison de l'ulcère qu'à prévenir le développement ultérieur des varices. Cependant je préfère, dans la plupart des cas, un traitement local, le repos au lit, la position élevée du membre, d'après les principes émis antérieurement, et je n'applique les bandelettes ou la bande élastique que plus tard, pour empêcher les varices de s'étendre davantage.

Si nous avons établi un rapport intime entre la dilatation variqueuse des veines et des ulcères, rapport basé sur l'expérience, et si nous avons fait ressortir dès à présent la signification pratique la plus importante de cette maladie des veines, cela ne veut pas dire que les varices soient infailliblement suivies d'ulcérations ; il y a, au contraire, un nombre assez considérable de cas dans lesquels d'énormes dilatations veineuses existent sans ulcération secondaire. Antérieurement il a été démontré que la stase veineuse ne donnait pas lieu par elle-même à l'inflammation. Si, durant des mois et des années, les parois vasculaires ont à supporter une pression augmentant sans cesse, et si les vaisseaux dilatés et fortement tendus compriment le tissu, alors il peut se produire facilement, sous l'influence de cette pression, une altération inflammatoire accompagnée d'un œdème chronique et d'une néoplasie interstitielle (œdème dur).

Les individus les plus particulièrement prédisposés aux ulcères sont ceux chez lesquels les varices produisent une hyperémie veineuse chronique au niveau des couches superficielles du derme, ce qui donne lieu à une démangeaison continuelle irrésistible ; d'autre part, l'œdème dur chronique favorise la fonte ulcéreuse du tissu et l'extension de l'ulcération primitive.

Nous allons donner maintenant une courte description des formes d'ulcères dus à des causes internes et qui tiennent à des états dyscrasiques, autrement dit des ulcères symptomatiques. De ce nombre sont, avant tout, les ulcères tuberculeux.

Depuis les découvertes récentes, il faut faire rentrer dans cette catégorie la plupart de ces processus d'ulcérations, que l'on considérait jadis comme de nature scrofuleuse. Il est établi aujourd'hui que, dans la plupart de ces ulcères, résultant de la fonte caséeuse de foyers siégeant dans la peau, dans le tissu cellulaire sous-cutané et surtout dans les ganglions lymphatiques du cou, il y a de véritables tubercules, contenant des bacilles de la tuberculose, et que l'inoculation de ces masses caséeuses chez les animaux donne lieu à la tuberculose. Mais, comme la destruction de la peau est généralement moins considérable que celle des parties profondes, il en résulte un aspect particulier de l'ulcération cutanée : les bords en sont habituellement un peu rouges, fort amincis et décollés, ce que l'on peut facilement constater au moyen du stylet; ces ulcérations conduisent à des excavations profondes, d'où s'échappent des débris de tissus réduits en matière caséeuse ou un peu diffluente. En général, ces ulcères sont particulièrement atoniques.

Vous voyez par cette description que les ulcères à bords décollés et à prolongements sinueux ne doivent leur forme particulière qu'à leur mode de production, qui peut rester le même au milieu des conditions générales et constitutionnelles les plus variées; cependant l'expérience nous apprend que cette variété se rencontre avec une fréquence toute particulière chez les individus tuberculeux, quoique cela ne soit pas toujours nécessairement le cas. On observe, en outre, des ulcères dus à la fonte de tubercules miliaires, surtout sur les muqueuses; cela constitue souvent un symptôme d'infection tuberculeuse générale, et il est très rare de l'observer au début de la maladie.

D'après les résultats de recherches récentes, les ulcères lupeux sont également de nature tuberculeuse; néanmoins un grand nombre de dermatologistes prétendent que la tuberculose vraie de la peau, affection très rare, est tout à fait différente du lupus cliniquement et anatomiquement. Il est certain cependant que dans les noyaux de lupus cutané il existe des bacilles tuberculeux, en très petit nombre il est vrai, car souvent on ne rencontre qu'un seul bacille dans une tumeur géante (R. Koch), et que l'inoculation du tissu lupeux, chez l'animal, peut donner lieu à la tuberculose. En présence de ces faits, nous devons, par conséquent, considérer le lupus comme une affection tuberculeuse de la peau, quoique sa marche clinique diffère de celle de la tuberculose et quoique l'infection générale de l'organisme dans le lupus soit beaucoup plus rare que dans les autres manifestations de la tuberculose.

L'étiologie du lupus est, jusqu'à présent, assez obscure; il n'est guère possible d'admettre que l'infection produite par le virus tuberculeux, par les poumons, puisse donner lieu à une localisation de l'affection aussi nettement limitée à la peau et aux muqueuses. Les malades qui, depuis des années, souffrent des formes graves du lupus, ne sont qu'exceptionnellement atteints de tuberculose des organes internes, quoique d'autre part on considère depuis longtemps le lupus comme accompagnant fréquemment la tuberculose de l'enfance (scrofulose). Le lupus dit syphilitique est un produit de la syphilis et n'a rien de commun avec le lupus tuberculeux, si ce n'est le nom.

2° *Ulcères lupeux*. — Sous le nom de lupus, Wolf, à cause du caractère destructif de l'ulcération, désigne une maladie caractérisée par le développement de petits tubercules dans la couche superficielle de la peau; ces tubercules peuvent suivre ultérieurement une évolution différente. Ils sont le produit d'une prolifération de petites cellules accompagnée de dilatation vasculaire; en même temps, il se produit un ramollissement du tissu infiltré. Dans certains cas, il semble se produire aussi une multiplication de l'épithélium pénétrant sous forme de cônes dans les nodules lupeux. Ces tubercules peuvent s'agrandir et confluer, et donner ainsi lieu à des tubercules plus gros, à des épaississements bosselés de la peau (*lupus hypertrophicus*);

ou bien il se fait à leur surface une exfoliation abondante de l'épiderme (*lupus exfoliativus*), enfin un processus ulcératif les envahit (*lupus exulcerans*). Les trois formes peuvent se combiner. Les ulcères de la dernière forme peuvent présenter des granulations exubérantes (*lupus exulcerans fungosus*), ou bien ils déterminent une rapide désorganisation des tissus (*lupus exedens, vorax*). La maladie a son siège de prédilection à la face, principalement au nez, aux joues et aux lèvres; c'est là qu'elle entraîne les destructions les plus terribles; tout le nez, les lèvres, peuvent être complètement rongés. Dieffenbach a vu un cas dans lequel toute la peau de la face, le nez, les lèvres et les paupières étaient détruits; les deux yeux avaient disparu par suppuration, et les os, mis à nu, offraient le spectacle le plus épouvantable. Dieffenbach décrit un cas semblable chez une comtesse polonaise, et compare l'aspect du visage à celui d'une tête de mort. Les ulcères consécutifs au lupus n'offrent pas invariablement le même aspect, mais l'état des parties environnantes et celui que les parties affectées de la peau offrent dans leur ensemble facilitent le diagnostic à un haut degré. Dans les cas où le lupus se présente en d'autres endroits, par exemple aux extrémités ou sur les muqueuses, telles que la muqueuse de l'arrière-bouche, la conjonctive, le diagnostic devient difficile et ne peut toujours être sûrement établi; aux extrémités, le lupus peut être confondu avec certaines formes de lèpre; dans l'arrière-bouche, on peut croire à l'existence d'ulcères syphilitiques. Le lupus apparaît le plus souvent à l'époque de la puberté et il s'observe plus fréquemment chez la femme que chez l'homme; il est rare de le rencontrer à une époque plus avancée de la vie; après quarante ans, on peut se considérer comme presque sûrement à l'abri de cette maladie. Quant à la thérapeutique, j'attache la plus haute importance au traitement local, surtout dans la forme ulcéreuse, parce qu'ici il s'agit d'empêcher par tous les moyens mis à notre disposition les progrès de la destruction, car cette marche envahissante peut mettre en danger la peau de la face entière, et les moyens internes n'ont qu'un effet extrêmement lent. Il s'agit ici, comme dans tout travail d'ulcération rapide, de détruire complètement le fond et les bords de l'ulcère, de faire une cautérisation qui étende ses effets au tissu sain; dans ce but, on cautérise énergiquement jusqu'au delà de l'étendue de l'affection : on se sert, d'habitude, du cautère potentiel, ou encore du nitrate d'argent, ou de la potasse caustique sous forme de crayon que l'on plonge dans les ulcères ramollis par le lupus. On peut aussi employer les caustiques en pâte, surtout la pâte au chlorure de zinc, que l'on prépare en mêlant le chlorure avec de la farine de seigle ou de froment et en ajoutant quelques gouttes d'eau pour donner au mélange, en le remuant, la consistance d'une bouillie dont on couvre l'ulcère. Le raclage de l'infiltrat lupeux avec la curette de Volkmann surpasse de beaucoup en efficacité la simple cautérisation. On fera bien de chloroformer le patient avant de faire le raclage exact et profond de toutes les parties suspectes. Il ne faut pas craindre d'atteindre le tissu sain : tout ce qui se laisse enlever par la curette est malade, la peau saine lui résiste toujours.

Le raclage terminé, et l'hémorrhagie, souvent assez considérable, qui en résulte, étant arrêtée, on cautérise encore tous les points atteints au moyen du crayon caustique. La douleur produite par cette cautérisation est très intense, mais elle ne dure pas longtemps. La surface cautérisée est recouverte de charpie sèche, et la croûte noirâtre et adhérente qu'elle forme tombe après dix à quatorze jours. Quand la cautérisation est suffisante, il se forme une belle surface granulante qui se cicatrise à la manière ordinaire. Il ne se produit généralement pas de récidive dans la cicatrice, mais la cautérisation ne peut en aucune façon empêcher l'apparition de nouveaux foyers dans le voisinage. Il y a encore un autre mode de traitement, que certains chirurgiens préfèrent au précédent. Il consiste dans la scarification des points envahis, au moyen d'une fine lancette lancéolée. On fait un grand nombre d'incisions quadrillées parallèles les unes aux autres et intéressant toute l'épaisseur de la peau.

L'hémorrhagie consécutive, qui est assez intense, est arrêtée par la compression ; puis on applique sur l'endroit scarifié une compresse humide. Cette opération doit parfois être renouvelée à plusieurs reprises ; elle aurait sur le raclage suivi de la cautérisation cet avantage que les cicatrices qui en résultent sont moins visibles. Je crois que ce qui contribue surtout à rendre la cicatrice plus ou moins apparente, c'est l'étendue de l'infiltration lupeuse, surtout en profondeur, et l'existence ou l'absence d'ulcérations étendues. Pour le lupus exfoliatif et le lupus hypertrophique, la teinture d'iode ou la glycérine iodée est le moyen local le plus convenable ; toutefois, il ne met pas à l'abri des récidives. Enfin il est parfois nécessaire d'extirper complètement les endroits affectés. En fait de remèdes internes, je n'ai obtenu de succès qu'à la suite d'un traitement persévérant par l'huile de foie de morue à la dose de six cuillerées à bouche par jour, mais cette cure doit être continuée longtemps.

Le traitement par des décoctions de bois sudorifiques n'a d'efficacité que contre le lupus syphilitique.

L'arsenic, remède très estimable dans certaines affections chroniques de la peau, ne rend, pour ainsi dire, aucun service contre le lupus. En général d'ailleurs, je n'attache guère d'importance au traitement interne du lupus ; on observe des cas nombreux dans lesquels, malgré l'emploi constant de pareils moyens, il se produit de temps en temps de nouvelles poussées, quand même on a ajouté à ces remèdes un traitement local approprié ; le plus souvent, la dyscrasie lupeuse s'éteint d'elle-même, par le progrès des années.

Parfois cependant les éruptions lupeuses persistent pendant toute la vie, sans qu'on puisse dire que le lupus ait une influence sur la durée de celle-ci.

3° *Ulcères scorbutiques.* — Dans le scorbut, il se produit dans beaucoup d'endroits de la peau, et surtout dans l'épaisseur des muscles, des extravasats sanguins ; les gencives se gonflent, deviennent violettes et sont le siège d'ulcérations qui saignent avec une grande facilité. Le scorbut localisé sur les gencives et la muqueuse buccale est très fréquent dans tous les pays chez les enfants : les gencives enflent, deviennent d'un bleu rouge foncé, elles saignent au plus léger contact, et il s'y forme des ulcères couverts d'un enduit jaune, poisseux, composé de pus, de cryptogames et de débris de tissus. Récemment on a attribué cette forme de stomatite ulcéreuse à l'usage du lait provenant de vaches atteintes de stomatite aphteuse ; toutefois le rapport de causalité qui existerait entre ces deux affections n'est pas toujours facile à établir. Néanmoins cette maladie, quand elle se montre sous cet aspect et quand elle est soignée de bonne heure, disparaît rapidement. On badigeonne deux fois par jour les gencives avec un collutoire composé de 3 à 5 grammes de miel, ou bien encore on saupoudre l'ulcère d'iodoforme. Comme boissons, on prescrit des acides minéraux, et on ne permet que des aliments faciles à digérer. Quand ces moyens sont consciencieusement employés, la maladie disparaît en peu de temps.

On doit choisir avec soin les aliments et éviter autant que possible l'addition de sel à la nourriture : sans cela les enfants, à cause de la vive irritation que détermine ces aliments salés sur les ulcérations de la muqueuse buccale, refusent toute nourriture.

4° *Ulcères syphilitiques et vénériens.* — Les symptômes que l'on a l'habitude de considérer comme caractéristiques des ulcères syphilitiques se rapportent presque exclusivement au chancre primitif et surtout au chancre mou. Ce dernier commence par une vésicule ou une pustule et finit par se transformer en un ulcère de la grandeur d'un pois environ, à bords rouges et à fond jaunâtre, lardacé. L'ulcère du chancre induré présente un autre aspect ; il se forme d'abord une petite nodosité dans la peau du gland ou du prépuce, et cette nodosité s'entame en commençant par la surface comme les autres ulcères de la peau ; cette ulcération affecte généralement un caractère atonique, torpide, avec une disposition marquée à la désagrégation des tissus. Les condylomes larges ou pustules plates, une des formes les moins malignes de la syphilis constitutionnelle, ont un caractère marqué d'exubérance et ne représentent, à vrai dire, pas autre chose que de petits ulcères superficiels, fongueux de la peau, qui se présentent principalement au périnée, à l'anus et à la langue. Les ulcères syphilitiques de la peau, dits tertiaires, ont fréquemment un pourtour fortement induré, brun rouge, une configuration circulaire ou en fer à cheval, et se distinguent par un caractère plus particulièrement atonique. Leur siège (au front, aux lèvres, à la partie antérieure de la jambe) est pathognomonique ; ils se présentent toujours sous forme d'infiltrations noduleuses ou plates qui se désagrègent à partir du centre. Autrefois le traitement de l'ulcère syphilitique consistait presque exclusivement en un traitement interne, dirigé contre la syphilis constitutionnelle. C'est à Volkmann que l'on doit d'avoir institué à côté du traitement antispécifique un traitement chirurgical local des infiltrations et des ulcérations syphilitiques, ce qui est très important dans les processus de désagrégation rapide aigus. Au lieu de la simple cautérisation au moyen de la pierre infernale ou du crayon caustique, on emploie à présent le raclage de l'ulcère au moyen de la curette, l'enlèvement des bords de la peau au moyen du scalpel et des ciseaux, puis seulement alors la cautérisation jusque dans le tissu sain, afin de détruire sûrement la néoplasie syphilitique. Si après la chute de l'eschare on se trouve en présence d'une surface bourgeonnante saine, on panse avec du précipité rouge ou bien avec un emplâtre mercuriel. Dans des cas rares, il se développe à la jambe ou au pied des ulcères syphilitiques complètement incurables et qui nécessitent l'amputation.

CHAPITRE XVI

DE L'INFLAMMATION CHRONIQUE DU PÉRIOSTE ET DES OS ET DE LA NÉCROSE

Périostite chronique et *carie superficielle*. — Symptômes. — Formation d'ostéophytes. — Formes ossifiantes, suppuratives. — Notions anatomiques sur la carie. — Etiologie. — Diagnostic. — Combinaisons de diverses formes entre elles.

Les inflammations chroniques des os et du périoste, que nous allons étudier à présent, sont beaucoup plus communes que les inflammations aiguës; on rencontre le plus souvent la *périostite chronique*, assez fréquemment combinée avec la *carie superficielle*. Cette périostite chronique peut arriver à résolution dans ses premières périodes, elle peut aussi passer à la suppuration avec ulcération, car une périostite qui date depuis longtemps ne reste jamais sans influence sur l'os. Envisageons d'abord les symptômes de la *périostite chronique*. Une légère douleur et un gonflement modéré de la partie affectée sont les premiers symptômes que l'on aperçoit dans la plupart des cas; en même temps il y a un léger trouble des fonctions, surtout dans les cas où la maladie se montre à une des extrémités. Les douleurs spontanées sont ordinairement très faibles ou manquent entièrement. La pression occasionne cependant une douleur plus vive, et simultanément on trouve que l'empreinte des doigts reste marquée pendant un certain temps sur la peau, ce qui indique le caractère œdémateux du gonflement de cette dernière. A cette période, le mal peut rester longtemps stationnaire et rétrograder avec la même lenteur qu'il a mise à se développer. Vous devez considérer comme particulièrement affectée la couche de tissu cellulaire lâche du périoste. Là existe la dilatation vasculaire, l'infiltration séreuse et plastique.

Il se peut cependant que des symptômes tout à fait pareils se manifestent dans la périostite accompagnée d'ostéite superficielle, à cela près que dans ce dernier cas les douleurs spontanées sont ordinairement plus intenses; la nuit surtout, les malades ressentent des douleurs violentes, térébrantes et lancinantes. Lorsqu'un pareil processus a persisté pendant des mois et suit ensuite une évolution régressive, l'os affecté est devenu plus épais et bosselé à la surface. Si l'occasion vous est donnée d'examiner anatomiquement un cas semblable, vous trouvez les altérations suivantes : les deux couches du périoste ne peuvent plus être exactement distinguées l'une de l'autre et se trouvent transformées en une masse lardacée d'une consistance assez ferme ; au microscope, vous trouvez la membrane formée par un tissu conjonctif richement pourvu de jeunes cellules et parcouru par des capillaires dilatés, plus ou moins augmentés de nombre. Ce périoste hypertrophié se détache plus facilement de la surface osseuse que le périoste normal ; l'os sous-jacent (supposons un os long, par exemple le tibia) est couvert de petites éminences d'une forme particulière, analogues à des stalactites. Si vous sciez l'os en cet endroit, vous trouvez que sur la surface, encore très reconnaissable, de la substance corticale compacte, est superposée une couche d'une épaisseur très variée de substance osseuse poreuse, évidemment de formation récente, mais soudée très intimement avec la couche corticale ; néanmoins, si le processus n'est pas encore trop ancien, on peut la séparer en morceaux cohérents, par exemple avec un ciseau.

Lorsque le processus dure depuis longtemps, la réunion entre les deux couches est très intime ; la masse osseuse superposée est devenue plus compacte, au moins dans les cas où le processus pathologique a terminé son évolution.

Arrêtons-nous un instant à l'examen de ces phénomènes, et cherchons d'où provient cette masse osseuse nouvellement formée. Il me faut rappeler ici vos souvenirs sur les faits que j'ai décrits à l'occasion de la formation du cal. Le tissu conjonctif de l'os, situé dans les canalicules de Havers, réagit par une prolifération de ses éléments cellulaires contre toute irritation un peu intense ; il se produit autour de chaque vaisseau, à la surface de l'os, une néoplasie de tissu conjonctif, qui plus tard donne lieu à la formation de tissu osseux. A la suite de cette active néoplasie, il se forme de vraies touffes de bourgeons charnus, qui, sortant des canalicules de Havers dilatés, s'étendent et s'étalent d'abord sous le périoste. Plus tard, ces granulations pénètrent dans le périoste, qui participe lui-même à la néoformation, laquelle se transforme peu à peu en tissu osseux ; ainsi se forment ces ostéophytes dont nous avons déjà parlé. Tout ce processus peut être considéré comme une inflammation ostéoplastique (ostéite ou périostite), parce qu'il donne lieu à la production d'un nouveau tissu osseux, absolument comme le processus qui, dans les fractures, amène la formation du cal. Vous vous souvenez qu'à cette occasion nous avons dit que les ostéophytes sont le produit d'une irritation inflammatoire du périoste et de la surface de l'os, et qu'ils sont, au point de vue de leur origine, absolument semblables à la cicatrice osseuse que nous nommons le cal. La forme des ostéophytes, souvent très bizarre, dépend de la configuration des vaisseaux autour desquels tout ce jeune dépôt osseux s'est effectué. Je profite de cette occasion pour vous faire remarquer que la périostite, exempte de suppuration et accompagnée seulement d'une formation d'ostéophytes, appartient surtout à quelques formes de la syphilis constitutionnelle. Les douleurs ostéocopes qui, dans la syphilis tertiaire, peuvent être excessivement violentes à la tête et au tibia, doivent presque toujours leur origine à ces sortes de périostites et d'ostéites ostéoplastiques.

Suivant Billroth (et cette opinion est confirmée par Busch, Maas, etc.), presque toutes les périostites chroniques seraient, au début, ostéoplastiques, et tôt ou tard toutes les autres terminaisons sortiraient de là. En d'autres termes, le trouble de nutrition de nature inflammatoire, chronique, qui se produit dans le périoste et à la surface de l'os, ne donne pas directement lieu à la destruction du tissu, mais il détermine d'abord une infiltration cellulaire que suit de près la formation de tissu conjonctif.

Une forme très fréquente est la périostite *suppurative*. Elle peut se manifester sans une participation bien évidente de l'os. Rappelez-vous les symptômes mentionnés précédemment : gonflement œdémateux de la peau, douleur vive à une pression profonde, et moindre pendant les mouvements de l'extrémité ; cet état reste longtemps stationnaire, mais il survient ensuite un gonflement plus considérable assez circonscrit bien localisé, de consistance pâteuse ; petit à petit la peau elle-même rougit, et la tumeur offre une fluctuation manifeste ; quatre à six mois peuvent se passer ainsi, pendant lesquels la tumeur reste stationnaire. La douleur est un peu plus intense et les fonctions sont troublées davantage. Si l'on abandonne le processus à lui-même, l'abcès froid que l'on a désormais évidemment sous les yeux s'ouvre spontanément et il s'en écoule un pus ténu, mêlé de flocons ou d'amas caséeux. Si vous introduisez une sonde dans l'étroite ouverture de l'abcès, vous arrivez dans une cavité tapissée de granulations. Si vous n'attendez pas l'ouverture spontanée de l'abcès et que vous fassiez auparavant une incision de la peau amincie, il est possible qu'il n'y ait pas de pus et que la tumeur fluctuante soit composée seulement d'un amas de granulations gélatineuses rouges ; dans d'autres cas, il y a un peu de pus au centre ; dans d'autres cas encore, la tumeur est entièrement remplie de pus. — Ce que j'ai dit antérieurement des conditions anatomiques de l'inflammation chronique vous explique facilement les cas différents que vous rencontrez à l'ouverture de ces foyers inflammatoires. Supposez que dans le périoste, devenu le siège d'une infiltration séreuse et plastique, il se produise un abondant développement vasculaire, avec formation simultanée de jeunes cellules et transformation du tissu conjonctif en substance intercellulaire gélatineuse, cette membrane se trouvera transformée en une masse spongieuse de bourgeons charnus ; cette dernière sera tôt ou tard liquéfiée en pus, et finalement il en résultera un abcès.

Si cette infiltration n'intéresse que le périoste et les parties molles qui le recouvrent, l'os reste assez intact ; une certaine tendance à une néoplasie superficielle s'y manifeste par la production d'une couche d'ostéophytes au-dessous et à l'entour du foyer de la périostite. Cependant il n'est pas impossible que l'abcès guérisse lentement après l'évacuation du pus et que l'état normal extérieur se reproduise d'une manière assez complète. La périostite suppurée sans participation de l'os se présente parfois dans la pratique ; cependant elle est assez rare. Il arrive bien plus fréquemment que l'os est atteint en même temps, ne fût-ce qu'à la surface, alors l'ostéite se combine avec la périostite, mais c'est une ostéite chronique, suppurative, ulcérative, une *carie superficielle*, et non une ostéite ossifiante. Les symptômes de cette carie diffèrent à peine de ceux d'une périostite suppurée, tant que l'abcès ne s'est pas ouvert au dehors ; mais aussitôt cette ouverture

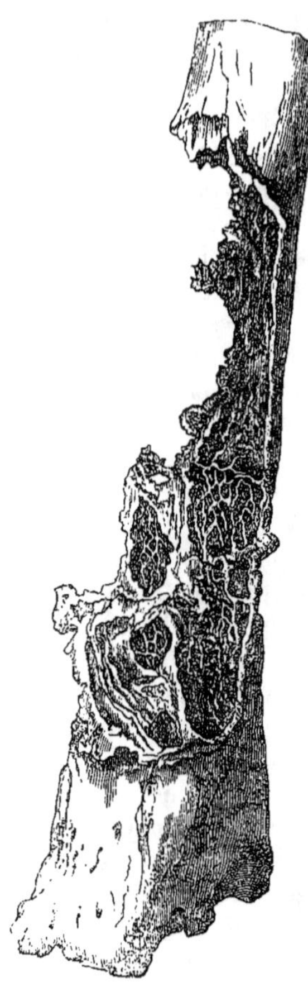

faite, on peut pousser la sonde dans la partie superficielle de l'os, que l'on sent rongé, rugueux et friable ; la carie existe dans la profondeur bien avant que l'abcès soit ouvert, le processus marchant insidieusement dans l'os ; la carie existait peut-être déjà quand le périoste ne paraissait encore qu'infiltré, quand il consistait encore en une masse granuleuse, gélatineuse. La suppuration n'est donc pas nécessairement liée à la carie, quoique souvent elle s'y ajoute. Pour vous représenter mieux tout ce que je viens de dire, il vous faut étudier l'ostéite chronique sur des préparations anatomiques ; l'évolution et la marche de cette affection ressemblent absolument au processus inflammatoire chronique des parties molles ; cependant la dureté et le peu de solubilité des os modifient un peu les conditions.

Déjà antérieurement nous avons dit comment la néoplasie cellulaire inflammatoire s'effectuait à l'intérieur du tissu osseux compact. Vous vous souvenez que c'est le tissu conjonctif qui entoure les vaisseaux dans les canalicules de Havers et dans la moelle qui s'infiltre de jeunes cellules, tandis que la substance osseuse même se dépouille de ses sels de chaux et est peu à peu résorbée sous l'influence de l'accélération de la circulation. Si vous reportez ce que nous avons dit à l'occasion de l'inflammation aiguë à l'inflammation chronique, il est évident que l'os est

Fig. 78. — Carie superficielle progressive du tibia. D'après Follin.

peu à peu remplacé complètement par du tissu de néoformation, à la suite du processus décrit plus haut. La substance osseuse, auparavant compacte, devient poreuse ; dans les mailles formées par les canalicules de Havers dilatés, se trouve un véritable tissu bourgeonnant, avec une substance intercellulaire gélatineuse et de nombreux vaisseaux ; il s'est produit, en un mot, une végétation interstitielle de bourgeons charnus intraosseux.

Si le processus prend de l'extension, du tissu de granulations pourra se substituer peu à peu à l'os, qui ainsi sera en quelque sorte consumé. Remarquez bien que jusqu'ici il n'est pas encore question de pus ; cependant le néoplasme inflammatoire peut suppurer plus tard, et si nous admettons que le processus donne lieu, dans le périoste, à la formation de pus, nous aurons un abcès froid situé à la surface de l'os et dont les parois peuvent cependant être entièrement tapissées de granulations, tandis que plus profondément la couche corticale de l'os sera ramollie, spongieuse, cariée.

Vous voyez que le tissu osseux proprement dit ne joue, dans tout ce processus, qu'un rôle absolument passif. Il est résorbé peu à peu, sans que les corpuscules osseux eux-mêmes manifestent une activité spéciale, abstraction faite peut-être des phénomènes de prolifération qu'on observe chez les individus jeunes. On peut donc dire à bon droit que l'ostéite chronique ou

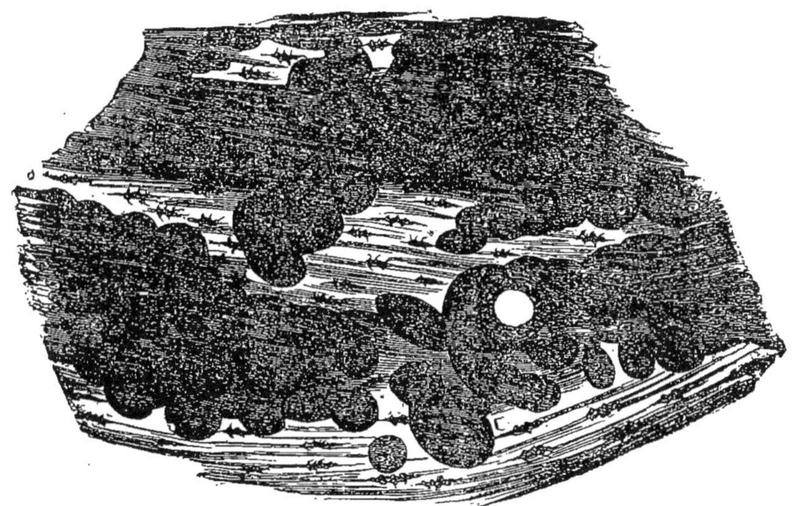

Fig. 79. — Coupe d'une partie d'os carié : carie granuleuse ou fongueuse. — Grossissement, 350.

la carie n'est, en réalité, qu'une inflammation chronique du tissu conjonctif de l'os, avec fonte ou dissolution de ce dernier. Quant aux phénomènes chimiques de cette fonte et aux hypothèses auxquelles leur explication a donné lieu, nous en avons déjà parlé antérieurement.

Si vous prenez un fragment d'os carié et que vous le décalcifiez au moyen de l'acide chromique, puis que vous fassiez des coupes microscopiques en des endroits où le processus n'a pas encore complètement déterminé la destruction de l'os, vous obtiendrez à peu près l'image représentée par la figure 79. Les parcelles osseuses sont érodées sur leurs bords, d'une façon souvent assez régulière. Le jeune néoplasme végète dans l'intérieur de ces pertes de substance, et, à mesure qu'il poursuit son développement, la dissolution de l'os fait des progrès.

Très souvent on trouve dans les granulations de l'os carieux, au voisinage immédiat d'une érosion lacunaire, ces cellules géantes, multinucléaires, que nous connaissons déjà sous le nom d'ostéoklastes. Pendant ces dernières années, comme nous l'avons dit, les recherches faites par König, Volkmann, Schuller, etc., sur le tissu de granulations des os cariés, y ont démontré l'existence fréquente de tubercules miliaires dont la dégénérescence donne lieu également à ces foyers caséeux que l'on rencontre si souvent dans ces os. Les bacilles tuberculeux sont très clairsemés, d'après Koch, dans ces granulations carieuses, de même que dans les foyers lupeux. Si, d'après ces résultats, un grand nombre d'ostéites et de périostites chroniques doivent être considérées comme des processus de nature tuberculeuse, il ne s'ensuit pas qu'il y ait quelque chose de modifié dans les processus histologiques que je vous ai décrits. A notre avis, la tuberculose est un trouble de nutrition de nature inflammatoire chronique dû à un virus spécifique : grâce aux découvertes modernes, nous parvenons à nous faire une idée plus exacte de l'étiologie de ces maladies chroniques.

La disparition de la substance osseuse compacte à la suite de la pénétration de la masse granuleuse a d'abord été reconnue par Howship (de là le nom de « lacunes de Howship » pour désigner les pertes de substance de l'os carié), et elle a été désignée par R. Volkmann sous le nom de corrosion lacunaire. Assez souvent le tissu de granulations atteint dans cette ostéite interstitielle un développement semblable à celui d'une tumeur; c'est pourquoi certains pathologistes l'appellent granuleuse; la plupart des chirurgiens se servent du terme « fongus », et nous nommons conséquemment le processus que nous venons de décrire : « ostéite granuleuse ou fongueuse ».

Les phénomènes morphologiques offerts par l'os carié, désignés très judicieusement par Volkmann sous le nom de corrosion lacunaire, et découverts pour la première fois par Howship, sont aujourd'hui généralement admis, tels que je vous les ai exposés, bien qu'autrefois d'autres opinions aient régné sur ce sujet.

A côté de la résorption du tissu osseux par les granulations, on observe encore dans l'ostéite purulente chronique une nécrose directe de petites parcelles osseuses, dans lesquelles la nutrition a cessé complètement, ce qui résulte de la compression des vaisseaux consécutive à la multiplication des cellules; aussi n'est-il pas rare de rencontrer alors dans le pus ou entre les granulations des particules osseuses.

Ici nous aurions donc affaire à une nécrose sous une forme infiniment petite; une semblable mortification du tissu se présente dans les parties molles, dans l'inflammation aiguë aussi bien que chronique; dans tous les cas, ce n'est pas la règle dans la carie. Ce n'est qu'exceptionnellement qu'on observe, dans la carie suppurée et caséeuse, la nécrose de parties osseuses même un peu plus volumineuses; pour désigner cette combinaison de la carie et de la nécrose, on se sert du nom de carie nécrotique.

Jusqu'à présent, nous avons considéré la dénomination de carie comme absolument synonyme d'ostéite chronique et de fonte osseuse; cette manière de voir est aujourd'hui assez répandue. Autrefois cependant, on ne se servait du mot carie que pour désigner l'ulcération accompagnée de suppuration, l'ulcère osseux qui n'est que le résultat de l'ostéite chronique.

Il vaudrait peut-être mieux laisser tomber le terme « carie » en désuétude et le remplacer par celui d'ostéite, que l'on ferait suivre de diverses dénominations, telles que raréfiante, ostéoplastique, ulcéreuse, granuleuse, etc.; ou bien ne se servir de l'expression carie que pour les pertes de substance osseuse qui résultent d'un processus tuberculeux. Sur des os macérés cela est toujours facile à reconnaître; il n'y a jamais de doute quant à savoir si l'on doit considérer l'os comme carieux, puisque nous appelons caries toutes ces pertes de substances qui paraissent comme rongées; cependant on pourrait tout aussi bien les appeler pertes de substance lacunaires ou par corrosion. Mais il faut posséder déjà des connaissances précises et avoir une longue expérience pour discerner avec certitude, sur le vivant, si un os dans lequel la sonde peut facilement pénétrer est seulement ramolli ou s'il est le siège de pertes de substances lacunaires considérables.

Vous avez appris à connaître jusqu'à présent une ostéite fongueuse ou granuleuse, dans laquelle il n'est pas question encore de la désagrégation du neoplasme inflammatoire chronique. Virchow et Volkmann nomment carie sèche cette ostéite avec hypertrophie granuleuse, dans laquelle l'os est le siège d'une végétation de tissu bourgeonnant interstitiel qui en amène la destruction, sans qu'il y ait suppuration. Par contre, le néoplasme inflammatoire chronique peut, au lieu de former du tissu de granulations, se liquéfier en pus; ou bien encore la fonte caséeuse ou moléculaire peut envahir le tissu de granulations à peine formé. Il va de soi que, dans ce cas, la carie prend un autre caractère, de même que, pour les ulcères des parties molles, les formes torpides atoniques se distinguent des ulcères fongueux exubérants. Il y a aussi des formes de caries torpides, atoniques, dans lesquelles la néoformation cellulaire subit très vite la dégénérescence caséeuse ou bien la désagrégation, et qui, par suite, ne dissout que très peu de substance osseuse, puisque cette dissolution est sous la dépendance de l'activité vitale du tissu de granulations et des vaisseaux sanguins.

La fonte moléculaire du tissu conjonctif de l'os enflammé, autrement dit sa suppuration, supprime la nutrition de ce dernier; lorsqu'il cesse d'être traversé par des vaisseaux, par du tissu conjonctif, lorsque ceux-ci se mortifient à la suite de la suppuration ou de la caséification, avant que le tissu osseux ait été dissous par les granulations, l'os doit nécessairement se nécroser dans toute l'étendue du processus et présenter le même aspect qu'un os macéré.

La raison pour laquelle la désagrégation se montre aussitôt dans certains cas nous est inconnue : est-ce à une vascularisation insuffisante, est-ce à la présence du virus tuberculeux, comme dans la carie tuberculeuse, qu'il faut attribuer cette fonte caséeuse rapide? En tout cas, il est certain que la raison pour laquelle il se manifeste, dans telle circonstance, une carie fongueuse ou exubérante, dans telle autre, une carie atonique, doit être recherchée dans l'organisme malade lui-même. Nous abordons ainsi la question étiologique de l'ostéite chronique.

L'inflammation chronique du périoste et des os a pour causes principales les affections constitutionnelles, et, s'il est vrai qu'une violence, une contusion, une chute, etc., peuvent devenir la cause occasionnelle de pareilles maladies, la condition essentielle se trouve cependant réalisée dans la partie lésée ou dans tout l'organisme, car autrement le processus aurait sa terminaison ordinaire comme toutes les inflammations traumatiques et aurait bientôt achevé son évolution. Si une cause traumatique provoque des processus inflammatoires insidieux chroniques, il faut en chercher la cause soit dans une disposition locale toute particulière, soit dans une disposition générale. C'est surtout la tuberculose et la syphilis qui prédisposent à l'ostéite et à la périostite chroniques, et en général, chez les enfants, ce sont les formes fongueuses de la carie que l'on observe, tandis que chez les adultes ce sont plus souvent les formes atoniques. Très souvent, cependant, on rencontre aussi des cas de périostite chronique chez des individus qui ne portent aucune trace des dyscrasies sus-mentionnées et chez lesquels on ne trouve absolument aucune cause à signaler. Ainsi, chez les vieillards, il n'est pas rare de trouver la périostite avec carie dans ses formes les plus fâcheuses, les plus torpides, et cela à la suite des plus légères blessures.

Quand tout l'organisme se détériore, la néoplasie inflammatoire dans l'os doit nécessairement s'en ressentir ; chez les enfants morts de carie, vous trouverez presque toujours les formes atoniques, car chez eux le néoplasme s'est déjà désagrégé et l'os malade a été macéré avant la mort, vers la fin de la vie, quand la nutrition était déjà profondément altérée.

Les anatomo-pathologistes qui n'étudient la carie que sur la table de dissection connaissent mal la forme fongueuse ou la considèrent comme la moins commune ; mais si l'on examine les parties osseuses cariées, enlevées par l'opération et surtout les extrémités articulaires réséquées chez les enfants, c'est-à-dire au moment où le processus est dans son développement complet, on apprend à envisager la chose tout autrement que devant la table de dissection et dans les cabinets d'anatomie, où l'on conserve presque exclusivement des os macérés. Si je n'ai parlé ici que de carie fongueuse et de carie atonique, c'est que je n'ai entendu signaler que les deux termes extrêmes, à savoir le néoplasme exubérant et le néoplasme tendant vers une rapide destruction ; il va sans dire qu'entre ces deux extrêmes sont placés encore divers autres degrés de vitalité.

Comment reconnaître si le processus carieux que nous n'avons diagnostiqué jusqu'à présent qu'à l'aide de la sonde a, dans un cas donné, le caractère exubérant ou le caractère torpide ? Voilà ce que vous allez me demander avec raison, cela devant exercer sans doute une influence sur la thérapeutique, absolument comme la même distinction a son importance pour le traitement des ulcères. Oui, certes, et non seulement sur la thérapeutique, mais encore sur le pronostic ; car une carie à caractère franchement torpide offre décidément moins de chances de guérison que la carie fongueuse, quand ce ne serait que parce qu'elle se rencontre de préférence chez les sujets chétifs et mal nourris et chez les vieillards. La distinction n'est pas difficile ; dans les formes plus particulièrement exubérantes, le gonflement des parties molles, du périoste, de la peau, et surtout de la capsule articulaire, quand le mal a son siège aux extrémités articulaires, est souvent très considérable ; toutes ces parties offrent une consistance mollasse au toucher ; s'il y a des ouvertures cutanées, vous les voyez recouvertes de granulations fongueuses ; il s'en échappe un pus muqueux, visqueux, semblable à la synovie. Si vous examinez à la sonde, vous ne trouvez aucun os dénudé ; il faut que vous poussiez le stylet à travers les granulations, souvent assez profondément, pour sentir l'os devenu friable. — Dans les formes essentiellement atoniques, il y a peu de gonflement; la peau est mince, rouge, souvent décollée; les bords des ouvertures sont tranchants, comme coupés à l'emporte-pièce; il s'en échappe un pus mince, séreux, quelquefois fétide, même ichoreux; en introduisant la sonde, vous arrivez immédiatement sur l'os dénudé et rugueux, dont les parties molles ont déjà été détruites par la suppuration ou par la macération. Tels sont, dans la série des différentes modifications de la carie, les deux tableaux extrêmes entre lesquels se placent bien des degrés intermédiaires.

Résumons brièvement ce que nous savons jusqu'à présent des maladies chroniques du périoste et des os : nous avons vu une périostite chronique, ossifiante (avec formation d'ostéophytes sans suppuration); ensuite une périostite suppurée seule, et enfin cette même maladie combinée avec l'ostéite superficielle, la carie. Mais il se peut encore qu'une périostite ossifiante se combine avec la périostite suppurée et la carie; cette combinaison est même assez fréquente, c'est-à-dire que des ostéophytes se forment tout à l'entour d'un foyer de carie. Examinez un certain nombre de préparations d'articulations affectées de carie, et vous trouverez, autour des parties détruites, des ostéophytes partant de la surface de ce dernier; la périostite, qui dans un endroit avait entraîné la destruction de l'os, a produit une néoplasie osseuse aux environs. Vous pouvez fort bien comparer cet état de choses à un ulcère à bords calleux : épaississement par néoplasie à la périphérie, désagrégation au centre. Toutefois, ce n'est pas dans les formes atoniques de la carie que l'on rencontre les ostéophytes périphériques; il faut, au contraire, que pendant un certain temps au moins la maladie ait affecté le caractère exubérant; de même, ce n'est pas dans les ulcères torpides que l'on trouve des bords épaissis, mais uniquement dans ceux qui, pendant quelque temps au moins, ont été précédés d'une infiltration plastique et d'un épaississement de la peau. Ainsi donc nous retrouvons encore dans les os cette combinaison entre l'exubérance et la désagrégation, que déjà nous avons si souvent observée dans l'inflammation.

TRENTE-DEUXIÈME LEÇON

Ostéite primitive chronique : Symptômes. Ostéite raréfiante, ostéoplastique, suppurative, fongueuse. Ostéomyélite chronique. Carie centrale. — Abcès osseux. Formes combinées. Ostéite caséeuse. Tuberculose osseuse. — Diagnostic. — Déplacement des os consécutif à leur destruction partielle. — Abcès par congestion. — Étiologie.

Il n'a été question jusqu'à présent de l'ostéite chronique qu'autant qu'elle dépend de la périostite; dans les os longs, il doit en être ainsi le plus souvent, parce que la couche corticale de ces os n'est pas très exposée à devenir le siège d'une affection primitive, la syphilis toutefois exceptée. Il n'en est plus de même pour les os spongieux et les parties spongieuses des os longs.

Là un processus inflammatoire chronique peut se manifester tout comme dans la cavité médullaire d'un os long; il peut se produire une ostéomyélite chronique circonscrite, qui entraîne secondairement, de dedans en dehors, la participation de la couche corticale au processus inflammatoire. Ces cas sont considérés comme de simples ostéites qui peuvent donner lieu à des abcès osseux ou à des caries centrales. Les symptômes de cette inflammation chronique profonde de l'os sont dans beaucoup de cas extrêmement peu prononcés.

Une douleur sourde, modérée, et le léger trouble des fonctions qui en dépend, sont souvent les seuls symptômes. Le gonflement ne s'y ajoute que

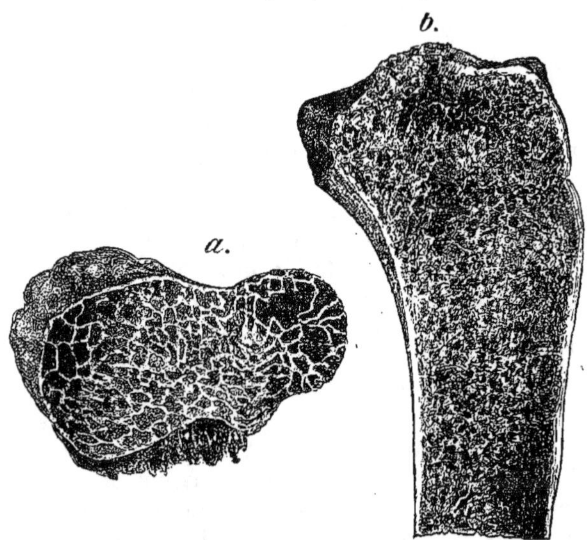

Fig. 80. — Ostéite raréfiante. *a*. Coupe verticale du calcanéum, malade en avant et en arrière, normal dans son milieu. — *b*. Coupe verticale de l'épiphyse supérieure d'un tibia atteint d'ostéoporose assez intense.

plus tard, et la maladie peut durer des mois avant que l'on puisse établir un diagnostic certain. Mais, ensuite, une douleur plus forte à la pression et un œdème de la peau s'y ajoutent; le périoste finit par participer au processus inflammatoire chronique; alors on est peu à peu conduit sur la voie du diagnostic, d'autant plus facilement que le processus est plus circonscrit et que finalement il y a une perforation de la peau. Par cette ouverture la sonde s'engagera profondément dans l'os, et, de cette façon, la maladie se fera directement reconnaître. Souvent, pendant longtemps, la périostite est le symptôme principal de l'ostéite ; la périostite peut même avoir d'abord une telle importance, qu'elle semble résumer toute l'affection jusqu'à ce que la longue durée du processus, les pertes de substance qui se produisent dans l'os de dedans en dehors, et parfois enfin l'élimination de parcelles osseuses fassent reconnaître que cette suppuration persistante est due à une lésion profonde de l'os.

Précédemment déjà nous avons dit que le trouble de nutrition qui se montre dans l'os atteint d'inflammation chronique se traduit d'abord par

une modification chimique, qui provoque la dissolution des sels de chaux.
Jusqu'ici nous n'avons eu en vue que des cas dans lesquels l'affection se
localisait en des points circonscrits et se propageait de dehors en dedans.

Supposez que, dans un os spongieux, par exemple dans un os du tarse ou
dans un os long, comme dans la partie inférieure de la diaphyse du tibia,
il se développe une ostéite, et que les sels calcaires disparaissent au sein de
ce tissu osseux, tandis que les vaisseaux de la moelle se multiplient de plus

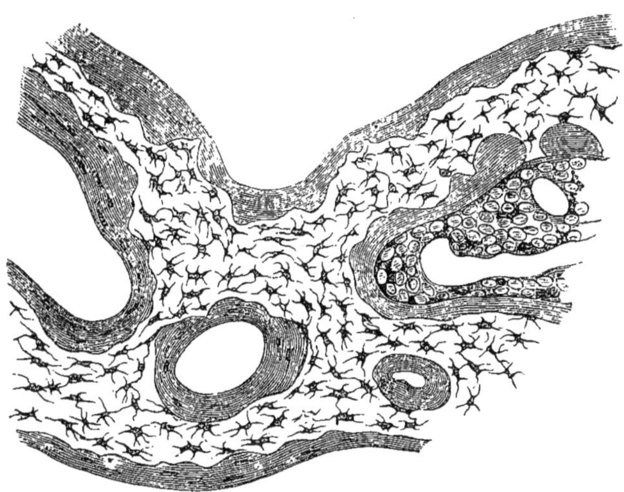

Fig. 81. — Disparition des sels de chaux des parties périphériques des travées osseuses, dans l'ostéite
raréfiante. — Grossissement, 300. D'après Rindfleisch.

en plus et qu'en même temps celle-ci s'infiltre de cellules migratices au
niveau des points où le tissu osseux disparaît.

Vous aurez ainsi l'image de l'ostéite pure, de l'ostéomalacie inflammatoire, de l'ostéite raréfiante (Volkmann).

Les os deviendront extrêmement légers, leur couche corticale très mince.

Rindfleisch a démontré comment, dans ces circonstances, l'atrophie avait
lieu ; il a prouvé que les sels de chaux étaient d'abord dissous, puis résorbés comme dans l'érosion lacunaire. Mais, tandis que dans celle-ci le tissu
osseux disparaît en même temps que les sels calcaires, dans l'ostéite raréfiante il persiste encore un certain temps après la disparition de la chaux,
puis enfin est résorbé. Quant à savoir s'il en est toujours ainsi, ou si la substance fondamentale s'imprègne de nouveau de sels de chaux et peut reformer du tissu osseux normal, c'est là une question sur laquelle on ne sait
rien de certain.

On n'a pas non plus suffisamment recherché si cette espèce d'atrophie,
que l'on a à juste titre considérée comme une décalcification des os, se faisait comme l'indique la figure 81. Il pourrait se faire que le tissu et les sels
de chaux soient résorbés en même temps dans cette atrophie du tissu osseux
enflammé.

Il me semble que l'absence de toute trace d'hypertrophie des corpuscules osseux, dans le tissu calcifié, prouve que les cellules osseuses ne sont pas prédisposées à la prolifération.

Nous avons ici une forme d'inflammation osseuse, caractérisée surtout par une atrophie ; l'os est aussi le siège d'une formation extrêmement peu marquée d'ostéophytes, qui d'ailleurs peut manquer complètement. Il n'y a, à l'intérieur de l'os, pas trace de régénération ; la moelle, très rouge à cause de la vascularisation plus intense, reste chargée de graisse ; mais elle est plus abondante que ne l'est d'habitude la moelle des adultes ; elle est infiltrée de jeunes cellules et ressemble davantage à la moelle des os d'un enfant. A un degré ultérieur, la moelle est de plus en plus chargée de graisse ; en même temps que les vaisseaux s'oblitèrent et disparaissent, les cellules adipeuses laissent épancher leur graisse à l'état liquide, de telle façon qu'il ne reste plus finalement qu'une cavité médullaire extrêmement élargie, remplie d'une graisse rouge jaunâtre, liquide à la température du corps, et entourée d'une couche corticale de la minceur d'une feuille de papier. Si l'on ampute un os semblable sur le vivant, il s'écoule une substance claire analogue à l'huile d'olive, de telle façon que la cavité médullaire rappelle l'aspect des os remplis d'air des membres des oiseaux.

L'os peut rester très longtemps, en apparence, dans cet état, et toutes les pressions et efforts finissent par n'être plus supportés que par la mince couche corticale. Je ne me souviens pas cependant avoir observé, dans ces cas, de fracture spontanée ou de déplacement. Enfin les os amincis ne pourront plus soutenir le poids du corps. On comprend que, dans ces conditions, il ne se produise pas de suppuration ou de métamorphose caséeuse spontanée de la moelle osseuse, bien qu'une cause extérieure puisse y donner lieu aussi longtemps que la moelle n'est pas complètement remplacée par de la graisse moléculaire. Les irritations extérieures qui peuvent y donner lieu sont surtout le sondage pratiqué avec violence, les contusions, les coups, les interventions opératoires. La guérison de ce processus qui transforme lentement le tissu osseux en tissu graisseux s'observe souvent dans les cas légers ; mais, à un haut degré, et surtout chez les individus débilités, cette affection est incurable et nécessite l'amputation.

L'ostéite ostéoplastique est le contraire de l'ostéite raréfiante ; on ignore si le trouble nutritif qui la provoque débute par une calcification du tissu osseux. Le trouble a pour résultat principal une néoformation anormale de tissu osseux dans la moelle et dans les canalicules de Havers. Nous avons déjà eu l'occasion, antérieurement, de parler de la néoformation de tissu osseux au voisinage d'une fracture ; ce même processus que nous avons vu se développer alors en un point circonscrit, et qui se montrait à l'état aigu, sous l'influence d'un traumatisme, atteint dans l'ostéite ostéoplastique l'os entier en même temps ; il peut se manifester simultanément sur plusieurs os du squelette.

Une pareille maladie peut avoir pour effet de remplir toute la cavité médullaire d'une masse osseuse assez compacte, de boucher presque complètement par de la substance osseuse les canalicules de Havers et le plus souvent aussi de donner lieu à une formation osseuse nouvelle à la surface.

L'os entier devient énormément pesant et plus épais qu'à l'état normal ;

on désigne ce processus sous le nom d'hypertrophie diffuse de l'os et plus
souvent encore de sclérose osseuse (de σχλήρος, dur), ostéite condensante
(R. Volkmann). Du reste, ce ne sont pas seulement les os longs, mais encore
les autres os du squelette qui peuvent être atteints; tels sont, par exemple,
les os de la face et ceux du bassin; dans ces cas, les dépôts osseux prennent
quelquefois un aspect inégal, bosselé, spongieux, qui communique à l'os
atteint une certaine ressemblance avec la peau dégénérée dans l'éléphantiasis; d'ailleurs, ces deux processus ont
entre eux une grande analogie (*leontia-
sis ossium*, Virchow). L'accumulation de
tissu osseux compact dans le diploé,
entre la table interne et la table externe
des os craniens, est un fait tellement
fréquent dans la période avancée de
l'âge viril, qu'il n'est guère possible d'y
voir une anomalie pathologique. Les
causes de la sclérose sont très obscures;
il est possible que la syphilis en soit,
dans quelques cas, la cause occasionnelle; cependant il est rare que les formations osseuses survenant dans la syphilis prennent une solidité aussi grande
que dans la véritable sclérose. Sur le
vivant on ne reconnaîtra cette maladie
que très exceptionnellement, parce que
ces os n'offrent ordinairement au toucher d'autre particularité qu'une épaisseur un peu plus grande et une inégalité
le plus souvent peu considérable de la
surface.

La *carie interne circonscrite et suppurée* débute dans les os longs généralement d'une manière primitive, sous la
forme d'une ostéomyélite. Le foyer inflammatoire s'étend peu à peu à la face
interne de la substance corticale; celle-
ci se dissout à la manière indiquée précédemment, et enfin se consume totalement en un endroit. Au centre de la
néoplasie inflammatoire, la suppuration
peut, dans ces cas, se développer de bonne
heure et se faire jour plus tard à l'extérieur. C'est la maladie à laquelle on a

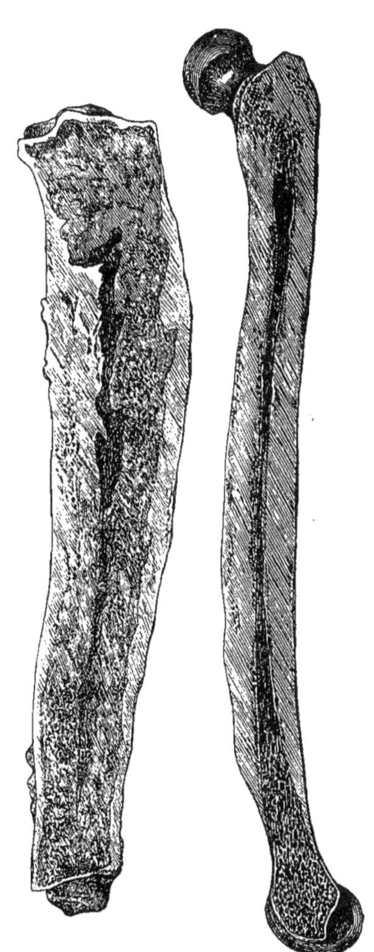

Fig. 82. — Sclérose du tibia et du fémur; le tibia
d'après Follin; le fémur d'après une préparation de l'institut anatomo-pathologique de
Vienne.

donné plus spécialement le nom d'*abcès osseux*. Le périoste ne reste pas inactif,
il s'épaissit, et, dans ce cas encore, de nouvelles couches osseuses se forment
au début sur la surface non encore perforée et irritée de dedans en dehors.
L'os long est épaissi extérieurement à l'endroit où s'est formé l'abcès inté-

rieur; par cette circonstance il semble dilaté, quoique ce ne soit là qu'une simple apparence. Il est très difficile, souvent même impossible, de distinguer un semblable abcès osseux d'une périostite ossifiante circonscrite, et l'on ne doit pas, par conséquent, trop se hâter d'opérer. Cette ostéomyélite centrale chronique suppurée peut s'étendre peu à peu à toute la cavité médullaire. Billroth a observé un cas semblable chez une jeune fille de quinze ans : la moelle de tout le radius avait été envahie lentement par la suppuration; la substance corticale de l'os était très amincie; il réséqua toute la diaphyse et laissa le périoste épaissi et les deux épiphyses; la guérison eut lieu en trois mois, mais la régénération fut très minime. Il se peut encore qu'avec cette carie centrale se combine une nécrose partielle de quelques parcelles osseuses à la face interne de la substance corticale, ce qui donne lieu à la *carie nécrotique centrale.* Enfin, dans les cas de la pire espèce, une carie chronique interne et externe s'est combinée avec la nécrose et avec une périostite en partie suppurée et en partie ossifiante, le tout à la fois sur un seul et même os long. On voit alors des abcès se montrer à différents endroits de l'os, et l'on rencontre avec la sonde tantôt un tissu osseux friable, tantôt un séquestre; ici on enfonce la sonde jusqu'au milieu de la cavité médullaire, là il n'y a que la surface qui paraisse malade; l'os entier est épaissi, le périoste de même, et, par les ouvertures fistuleuses, s'écoule un pus rare et séreux. La préparation macérée d'un tel os offre un singulier aspect : la surface est couverte d'ostéophytes très poreux; entre ceux-ci on trouve çà et là des fragments nécrosés qui appartiennent à la surface de l'os; quelques ouvertures conduisent dans l'intérieur de la cavité médullaire; si vous sciez cet os dans le sens de la longueur, vous trouvez la cavité médullaire en partie remplie de masses osseuses poreuses; la couche corticale également poreuse a perdu.sa densité uniforme, de sorte qu'elle ne peut plus être distinguée qu'en quelques endroits peu nombreux des dépôts d'ostéophytes; dans l'ancienne cavité médullaire on trouve de distance en distance des excavations arrondies, assez grandes, dont quelques-unes contiennent des fragments osseux nécrosés. Un os atteint de cette maladie est dans un état qui n'admet ordinairement aucun espoir de guérison et nécessite soit son extirpation, soit l'amputation du membre.

Les conditions sont tout à fait les mêmes dans la *carie des os spongieux courts;* ici la néoplasie inflammatoire exubérante amène assez promptement la dissolution osseuse avec fonte purulente secondaire du périoste, quoique cette dernière ne soit nullement une conséquence fatale. Il y a des cas d'ostéite dans les os spongieux et courts des articulations de la main et du pied et aussi dans les épiphyses des os longs, où, sans gonflement considérable (car ordinairement ce dernier symptôme n'est occasionné que par la périostite consécutive) et sans la moindre trace de suppuration, les os sont entièrement dissous par la masse bourgeonnante interstitielle qui les traverse (ostéite interne granuleuse ou fongueuse). La conséquence de ces dissolutions osseuses aux articulations que nous venons de nommer, aussi bien qu'à d'autres, est le déplacement des parties, déplacement qui s'opère sous l'influence des contractions musculaires dans la direction où la destruction des os a fait le plus de progrès. Le degré de ces déformations permet aussi de déterminer approximativement l'étendue de la destruction osseuse. Ainsi, Billroth a observé le cas d'un pied qui, à la suite d'une pareille destruction sans suppuration, siégeant à la face interne de l'astragale et du calcanéum, avait été tellement déjeté que le bord interne était relevé comme dans un pied bot congénital très prononcé, ce qui forçait le malade à prendre en marchant un point d'appui fort peu solide sur le bord externe. Il s'était formé sur ce bord un ulcère assez grand, qui avait fini par rendre la marche absolument impossible et qui nécessita l'amputation. Un cas tout à fait semblable est relatif à l'articulation de la main : il s'agissait d'une fille âgée de vingt et quelques années, qui, depuis longtemps déjà, souffrait du poignet gauche, sans qu'il y eut gonflement des parties molles. La pression sur les os du carpe était très sensible; or, peu à peu, sans qu'il y eût gonflement ni suppuration, cette main se porta dans une forte abduction; si l'on soumettait la patiente à l'action du chloroforme, on pouvait ramener la main dans sa position normale, et l'on sentait alors qu'une partie des os du carpe avait complètement disparu. — Dans les os spongieux d'un plus grand volume, comme, par exemple, le calcanéum et les épiphyses des os longs, il peut aussi se former une excavation centrale, un abcès osseux qui se combine quelquefois avec une nécrose centrale. Dans des cas beaucoup plus nombreux, une périostite suppurée vient compliquer l'ostéite; c'est surtout ce qui arrive dans les petits os du carpe et du tarse; ces os sont si petits que, lorsque le périoste devient malade, l'affection se transmet très facilement à l'os entier et à ses surfaces articulaires et que, réciproquement, l'affection primitive de ces os se transmet très promptement au périoste et aux surfaces articulaires. De plus, la maladie envahit les gaines tendineuses et la peau, qui est perforée en plusieurs endroits par une ulcération procédant de dedans en dehors. A la main, il peut arriver que le radius, le cubitus et les extrémités articulaires des os métacarpiens soient entraînés dans ce processus morbide; la même chose peut arriver au pied pour l'extrémité inférieure du tibia et du péroné, les extrémités postérieures des os métatarsiens. Toute l'articulation de la main ou du pied devient ainsi le siège d'un gonflement difforme; dans beaucoup d'endroits un pus ténu s'écoule par les ouvertures fistuleuses, en même temps que les os du carpe et du tarse subissent une dissolution partielle et sont remplacés par des granulations fongueuses ou bien se nécrosent totalement ou en partie. Je n'ai pas besoin de vous faire remarquer que cette forme d'ostéite suppurée primitive avec carie offre dans son évolution tout autant de degrés différents que la périostite chronique. Vous pouvez donc également distinguer ici des cas qui ont un caractère essentiellement atonique et d'autres un caractère fongueux. Enfin, une série de degrés intermédiaires s'observe entre ces deux extrêmes.

Je dois encore mentionner spécialement une espèce d'ostéite chronique dite ostéite tuberculeuse avec métamorphose caséeuse du néoplasme inflammatoire, habituellement compliquée de pertes de substance lacunaires se produisant lentement et souvent de nécroses partielles. Vous connaissez déjà ce genre d'inflammation chronique; il rentre en général dans les formes atoniques avec vascularisation faible ou sans vascularisation aucune. On le rencontre principalement dans les os spongieux; dans la bouillie caséeuse qui remplit la cavité de l'os, on trouve presque toujours des fragments osseux mortifiés non dissous. Les corps des vertèbres, les épiphyses des os longs et le calcanéum sont les sièges de prédilection de cette ostéite interne caséeuse. Ce n'est que dans quelques cas rares que cette forme peut être reconnue sur le vivant; on arrive graduellement à fixer le diagnostic de l'ostéite interne, mais on ne peut en déterminer la forme spéciale que dans les cas où la perforation, se faisant en dehors, la bouillie caséeuse à moitié liquide est évacuée.

Ponfick a prouvé qu'il n'était pas rare de voir se développer, dans le typhus surtout, une ostéite centrale circonscrite. Récemment la relation qui existe entre ces affections osseuses et certaines maladies infectieuses a été mise en évidence par Lücke surtout; on en a observé des cas à la suite d'exanthèmes aigus, comme la scarlatine, la rougeole, la petite vérole, la coqueluche, la diphthérie, les affections gonorrhéiques et syphilitiques. Dans ces cas, il s'agit, semble-t-il, d'un processus éminemment infectieux, bien que l'inflammation de l'os ne survienne pas toujours immédiatement après l'affection générale; le virus peut même séjourner pendant longtemps en un point quelconque et ne devenir actif qu'à la suite de quelque irritation.

Enfin, nous avons déjà dit que, dans un grand nombre de cas, la tuberculose jouait un grand rôle, au point de vue étiologique, dans le développement des inflammations caséeuses des os.

On trouve, par suite, de véritables tubercules miliaires au voisinage des foyers caséeux, c'est-à-dire de petites nodosités grises au commencement et caséeuses par la suite. On les rencontre dans la substance spongieuse des épiphyses, dans les os du tarse et dans les corps des vertèbres. Il n'est pas possible de diagnostiquer sûrement au début cette tuberculose osseuse centrale; c'est tout au plus si on peut la soupçonner avec une certaine probabilité dans le cas où existe une affection tuberculeuse d'autres organes, du poumon ou des ganglions lymphatiques surtout.

Nous avons étudié jusqu'à présent une série de processus chroniques qui peuvent se rencontrer accidentellement l'un à côté de l'autre sur un seul et même os, et que l'on doit cependant considérer comme des maladies absolument indépendantes au point de vue de leur essence.

Ils ont tous ceci de commun, qu'ils provoquent la fonte du tissu osseux normal, auquel ils substituent une néoplasie cellulaire molle, à l'exception toutefois de la sclérose osseuse, dans laquelle le tissu néoformé se transforme en tissu osseux compact.

Quelques-uns de ces processus ont un caractère inflammatoire, comme l'ostéite fongueuse, qui donne lieu à la formation d'un tissu de granulations intra-osseux et même, si les circonstances s'y prêtent, à un abcès osseux, comme aussi l'ostéite caséeuse, etc. — Cependant, dans l'ostéite raréfiante, comme dans l'ostéite ostéoplastique, les phénomènes inflammatoires occupent le second rang. Tandis que, dans les premières formes, la néoplasie provoque, du moins dans certaines conditions, la suppuration, cela n'est jamais le cas pour les deux dernières. Dans celles-ci c'est la néoformation

vasculaire qui paraît jouer le plus grand rôle, non seulement dans la
résorption, mais encore dans la néoplasie de tissu osseux. Dans l'ostéite
raréfiante, le processus se borne à la fonte de l'os par suite d'une formation
de tissu médullaire, qui se transforme à la fois en graisse liquide, tandis
que dans l'ostéite ostéoplastique, au contraire, la néoplasie s'ossifie rapidement. Dans les formes d'ostéites qui amènent la disparition du tissu osseux,
c'est donc, soit le tissu de granulations (fongus sans trace de pus), le pus

osseux, la néoplasie cellulaire caséeuse,
ou bien la graisse « moléculaire » qui
constituent finalement les produits par
lesquels l'os est remplacé. En opposition
avec ces formes destructives, se trouve
l'ostéite ostéoplastique , seul processus
de néoformation ; si, au début, ce processus provoque partiellement aussi la
fonte de l'os, il produit aussitôt du tissu
osseux nouveau , non seulement pour
remplacer celui qui a disparu, mais encore pour en augmenter la quantité normale. En vous entretenant de la périostite et de l'ostéite chroniques, je vous ai
fait incidemment quelques remarques au
sujet de leur diagnostic. Vous avez pu
voir qu'en général ces maladies ne sont
pas très difficiles à reconnaître, lorsqu'elles durent depuis un certain temps,
mais qu'il n'est pas toujours possible de
préciser la forme et l'extension de la
maladie dans un cas donné. Deux faits
surtout facilitent essentiellement le diagnostic dans les cas où l'examen direct

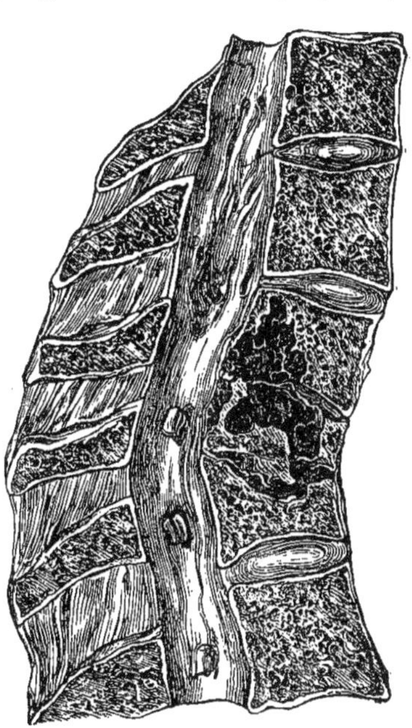

Fig. 83.— Foyer d'ostéite caséeuse
dans la colonne vertébrale d'un homme.

de l'os ne peut être fait avec la sonde, savoir, les *déplacements subis par les
os*, tels que dans beaucoup d'endroits du moins ils doivent être la suite de
la dissolution partielle, et la *formation d'abcès* qui très fréquemment s'ajoute
au déplacement.

La destruction carieuse des grands os longs est rarement assez profonde
pour provoquer une solution de continuité ; ce fait, là où il pourrait à la
rigueur se présenter, est empêché par les ostéophytes qui se développent
à la surface externe de l'os en même temps épaissi. Billroth a vu une fois
dans une carie tout à fait atonique du tibia, chez un vieillard décrépit, l'os
corrodé à l'endroit malade au point que sa continuité était entièrement
interrompue (fracture spontanée) ; le même auteur a vu deux fois encore le
même fait dans des cas de carie de côtes ; à l'autopsie on reconnut qu'il
n'existait pas la moindre trace d'ostéophytes. L'os reproduit dans la
figure 78 est corrodé de dehors en dedans. Sur les os longs de petite dimension, tels que les phalanges et les métacarpiens, une dissolution complète
de l'os n'est pas rare ; on a donné de temps immémorial à ce genre de carie

scrofuleuse le nom de *pédarthrocace* (παῖς, enfant, ἄρθρον, membre, et κακία, mauvaise nature), ou de *spina ventosa*, vieux noms qui ne signifient rien autre chose que la carie des doigts et des orteils avec renflement fusiforme. Si les os sont entièrement détruits dans cette maladie, soit par la végétation fongueuse, soit par la nécrose partielle des petites diaphyses, les doigts se ratatinent et sont fortement rétractés par les tendons, au point de n'être plus que des rudiments informes. — Un fait beaucoup plus commun est le déplacement subi par les os spongieux quand ils sont détruits; je vous en ai déjà parlé à l'occasion des os du carpe et du tarse, mais ce phénomène s'observe d'une manière bien plus générale encore sur d'autres os; par exemple, si la tête du fémur et le bord supérieur de la cavité cotyloïde sont détruits par la carie, l'os de la cuisse est peu à peu attiré en haut dans le sens de la destruction et occupe une place analogue à celle qu'il prend dans la luxation de la hanche en haut.

Des déplacements semblables se produisent aussi dans les articulations de l'épaule, du coude et du genou. — Les déplacements les plus frappants sont ceux que subit la colonne vertébrale après la destruction carieuse des corps vertébraux; si un ou plusieurs de ces corps sont dissous par une ostéite, la partie de la colonne située au-dessus n'a plus de point d'appui solide et tend à s'affaisser; mais comme les arcs vertébraux et les apophyses épineuses participent rarement à la maladie, le rachis ne s'affaisse que dans sa partie antérieure, il se fait une inflexion en avant et nécessairement une courbure en arrière, autrement dit une *gibbosité de Pott*, ainsi dénommée d'après le chirurgien anglais Percival Pott, qui, le premier, a exactement décrit cette maladie. Dans tous les musées anatomiques vous trouvez des préparations de cette affection, malheureusement assez fréquente. L'apparition d'une pareille gibbosité, kyphose (de κυφοω, plier en avant), est quelquefois le symptôme unique mais très certain d'une carie de la colonne vertébrale.

Un deuxième symptôme important de la carie consiste dans les suppurations (sous forme d'abcès froids), qui se présentent souvent et même dans le plus grand nombre des cas. Le pus se réunit dans une cavité située dans la profondeur, il se produit donc un abcès froid; mais le pus ne s'arrête pas toujours à l'endroit où il a pris naissance, la direction qu'il suit dépend de la résistance plus ou moins grande des parties molles, surtout des fascia et des aponévroses; rarement il suit uniquement la loi de la pesanteur. Cette direction est caractéristique pour tous les foyers importants de suppuration et dépend des conditions anatomiques. Récemment König a fait, avec Henke, des études soigneuses relativement à la direction que ces abcès doivent suivre, par suite de leur augmentation et de leur extension, ou plutôt par suite de raisons anatomiques. Le meilleur exemple d'un pareil abcès, dit *par congestion*, se rencontre chez les individus atteints de l'affection sus-mentionnée de la colonne vertébrale; celle-ci débutant le plus souvent sous la forme d'une périostite chronique de la face antérieure des corps vertébraux, c'est aussi dans cet endroit que la suppuration prend ordinairement naissance; le pus fuse derrière le péritoine, le long du muscle psoas, et se montre généralement au-dessous du ligament de Poupart, vers le côté interne; la collection purulente peut également s'étendre dans une autre direction, par exemple en arrière ; cependant ce cas est beaucoup plus rare. Ces abcès par congestion ont une importante signification pour le diagnostic et plus encore pour le pronostic ; ils sont en général de mauvais augure ; leur traitement, dont il sera question plus tard, est un des points les plus difficiles de la thérapeutique chirurgicale.

La migration de l'abcès n'a pas lieu, ainsi qu'on le pensait autrefois, par suite d'une simple descente du pus, comme se fait la descente de l'eau à travers la terre d'un pot de fleurs, mais bien par suite d'un processus d'ulcération, et elle se réalise le plus facilement dans les régions où il n'y a qu'un tissu cellulaire lâche. La pression sous laquelle le pus est dans l'intérieur de la cavité de l'abcès n'est guère considérable au début. Les fascia et les aponévroses, les insertions musculaires et les surfaces osseuses, offrent naturellement une résistance beaucoup plus grande au contact du pus que le tissu conjonctif lâche, et l'abcès ne s'étend par conséquent qu'en proportion des interstices du tissu conjonctif. Si, par exemple, du pus s'est accumulé à la face antérieure de la colonne vertébrale, il arrivera, en suivant la voie indiquée, au côté interne de la cuisse, sous la peau ; puis il se produira, souvent très lentement, une perforation de celle-ci, non par

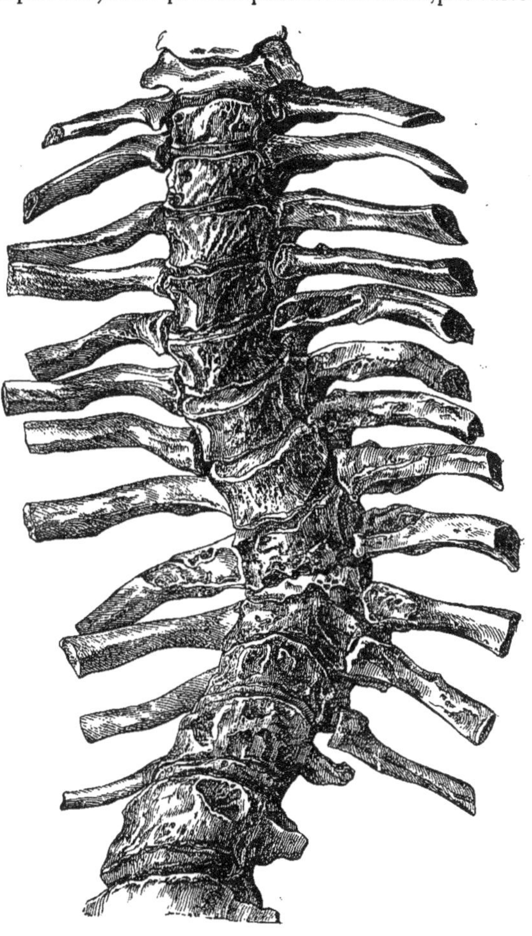

Fig. 84. — Destruction des vertèbres à la suite de périostites multiples et d'ostéite antérieure. Préparation du musée anatomo-pathologique de Bâle.

l'effet de la pression mécanique, mais par suite d'une destruction ulcéreuse de dedans en dehors, comme cela arrive pour la perforation de tous les abcès et ulcères en caverne. Un abcès par congestion peut rester un an et demi à deux ans dans cet état, avant de s'ouvrir spontanément.

Nous arrivons maintenant à l'*étiologie* de l'ostéite et de la carie internes ; nous pouvons ici nous résumer brièvement, parce que les causes qui produisent la périostite chronique et même l'inflammation chronique en général jouent dans ce cas aussi le rôle principal. Il est rare, en général, qu'une cause traumatique donne lieu chez l'homme sain au développement d'une ostéite chronique. Il peut arriver cependant que dans les grands os longs une pareille affection se développe sous la forme d'une ostéomyélite, par l'effet d'une forte commotion et d'une contusion.

Il n'est pas difficile d'expliquer ces conséquences du traumatisme, quand on sait que même une contusion fort légère de l'os peut donner lieu à de nombreuses extravasations sanguines punctiformes dans le tissu médullaire (Gussenbauer); à plus forte raison peut-il se produire, dans les contusions intenses, des épanchements sanguins considérables qui compriment mécaniquement le tissu et en amènent la mortification.

La même chose peut se produire à la suite de contusions des os courts du carpe et du tarse. Cependant il se développe de préférence dans ces conditions un processus aigu, par exemple une ostéomyélite. Lorsque, après une lésion de l'articulation du poignet ou du pied, le cartilage est détruit et que la suppuration se propage à l'os, il peut se produire une ostéite fongueuse des petits os spongieux allant jusqu'à leur dissolution complète. Même chez les individus parfaitement sains et robustes, il peut se présenter, sous l'influence d'une suppuration articulaire traumatique de longue durée, un état d'anémie ou de cachexie, par suite duquel l'inflammation traumatique ne parvient pas à sa terminaison normale, mais passe à l'état chronique. Le plus souvent, c'est la tuberculose (ou, comme on disait jadis, la scrofulose) et la syphilis qui sont les causes les plus ordinaires des inflammations osseuses chroniques. Dans la tuberculose, on observe surtout les formes fongueuses, tant que les patients, enfants ou individus jeunes, conservent encore un certain embonpoint et sont bien nourris. Chez les individus maigres, mal nourris, anémiques, il n'est pas rare qu'il se développe au contraire une ostéite avec transformation caséeuse, ainsi que les formes essentiellement atoniques.

Ces deux derniers genres se combinent ensuite assez fréquemment avec la nécrose partielle. Les corps vertébraux, les épiphyses articulaires, les phalanges et les os métacarpiens sont les sièges les plus fréquents de l'ostéite et de la périostite tuberculeuses; il est rare que le mal attaque le maxillaire et les grands os longs. Dans la syphilis, l'ostéite et la périostite ostéoplastique sont fréquentes au tibia et au crâne; la carie fongueuse sèche se développe soit primitivement dans le diploé des os du crâne, soit après une périostite; chez les enfants atteints de syphilis héréditaire, on trouve parfois une carie multiple à la voûte du crâne, sous forme de foyers circulaires, entourés d'un réseau vasculaire annulaire, à l'intérieur duquel l'os se ramollit complètement sans suppuration et se décalcifie, de telle façon qu'en ces endroits la calotte cranienne semble être remplacée par une membrane vasculaire et translucide. Dans ce cas, il y a absence totale de périostite ostéoplastique et d'infiltration des parties molles, au moins pendant longtemps. La boîte cranienne a alors l'aspect d'un crâne dans lequel existeraient plusieurs trous de trépanation guéris, mais non remplis par de la substance osseuse. Le sternum, l'os palatin et les os du nez sont souvent atteints chez l'adulte; la nécrose se combine très souvent avec la carie syphilitique.

Certains auteurs modernes, comme R. Volkmann, considèrent cette lésion comme propre à la syphilis et l'appellent ostéite gommeuse; il est certain que certaines combinaisons sont particulièrement fréquentes dans cette maladie et qu'ainsi elles constituent une forme pathologique typique : mais, au point de vue anatomique, la syphilis osseuse n'est autre chose qu'une ostéopériostite chronique. Tandis qu'il est très rare que dans la syphilis une cause externe donne lieu à un processus local, dans la tuberculose ce fait doit être considéré comme la règle.

Dans cette dernière, les traumatismes, quelque faibles qu'ils soient, les contusions, les distorsions, etc., jouent un grand rôle au point de vue étiologique, et cela uniquement parce que, chez ces individus infectés, toute irritation donne lieu à la production d'une néoplasie tuberculeuse inflammatoire chronique. C'est là un fait d'observation clinique, qui, nous l'avons dit déjà, a été confirmé expérimentalement (M. Schüller, etc.). Que les maladies infectieuses aiguës aient une certaine influence sur le développement de l'ostéite chronique, nous l'avons déjà dit; le contage est-il produit et propagé dans ces processus par une végétation de micrococcus, de même que dans l'ostéomyélite aiguë infectieuse et dans la tuberculose, c'est là une question qui, jusqu'à présent, est infirmée par l'observation. Dans beaucoup de cas, on n'est pas en état de découvrir, même par l'examen le plus attentif, les causes locales ou générales qui font naître une carie, et, à mon avis, il est préférable d'avouer son ignorance que de vouloir, à toute force, trouver chez le patient une raison quelconque.

Il me faut encore mentionner, en cet endroit, l'influence exercée par les vapeurs de phosphore sur les ouvriers qui font les allumettes; ces vapeurs produisent une ostéite purulente, souvent suivie de nécrose du maxillaire, ostéite qui présente des caractères cliniques particuliers et qu'on peut produire expérimentalement aussi chez les animaux. L'ostéite et la périostite des ouvriers qui travaillent la nacre, affections dont nous avons parlé antérieurement, ont parfois un caractère chronique, malgré leur acuité primitive, et, dans ce cas, elles donnent lieu à un épaississement ostéoplastique des extrémités diaphysaires des os longs ou des os spongieux du carpe et du tarse.

TRENTE-TROISIÈME LEÇON

Processus curatif de l'ostéite chronique, de la carie et des abcès par congestion. — Pronostic. — État général dans les inflammations chroniques des os. — Tuméfactions secondaires des ganglions lymphatiques. — Traitement de l'ostéite chronique et des abcès par congestion. — Résections dans la continuité.

Avant de passer au traitement de la périostite et de l'ostéite chroniques, nous devons encore ajouter quelques remarques sur le *processus curatif de ces maladies* et sur leur *pronostic*. Le processus curatif varie selon le caractère de la maladie, comme cela s'observe aussi dans les ulcères de la peau. Supposons que la végétation du néoplasme inflammatoire cesse, alors le tissu bourgeonnant interstitiel se ratatine peu à peu et se transforme en tissu cicatriciel. Le processus, envisagé histologiquement, se résume en une transformation du tissu de granulations en tissu conjonctif solide et fibreux, en même temps que les vaisseaux capillaires développés en très grande abondance s'oblitèrent en grande partie et que les cellules prennent le caractère des corpuscules du tissu conjonctif. Si la carie coexiste avec une suppuration extérieure, cette suppuration cesse petit à petit et les fistules se ferment. L'ostéite a-t-elle déjà détruit une partie de l'os et des déplacements se sont-ils produits, alors ces derniers ne peuvent plus se réparer, la perte de substance osseuse commence à se combler par un tissu conjonctif cicatriciel fortement rétracté, et les os, après avoir glissé les uns sur les autres, sont réunis dans cette position vicieuse par la cicatrice ainsi formée. Cette dernière s'ossifie plus tard en grande partie, de sorte que la perte osseuse est jusqu'à un certain point réparée. Les adhérences cicatricielles qui se sont formées entre deux os rapprochés accidentellement, par exemple entre deux corps vertébraux qui sont venus à se toucher après la destruction d'une vertèbre intermédiaire, s'ossifient, et par là les vertèbres juxtaposées sont fortement soudées entre elles; une réparation complète, par exemple une néoplasie osseuse telle que les vertèbres puissent se redresser, ne s'observe jamais dans la carie. — Lorsqu'un ulcère osseux atonique guérit, cela arrive de deux manières différentes : 1° Les fragments osseux nécrosés, s'il en existe, sont éliminés d'abord par les seuls efforts de la nature; ensuite une vascularisation abondante se produit sur les parois de la perte de substance et y donne lieu au développement d'une néoplasie énergique; s'il s'agit de grands ulcères creux, d'abcès dans l'os, la cavité entière commence par se remplir de granulations avant qu'une guérison devienne possible; ces granulations doivent elles-mêmes se transformer en cicatrice et s'ossifier si la guérison doit devenir complète. 2° Dans le second mode de guérison, les granulations qui surgissent de la partie saine de l'os, derrière la partie malade, en voie de nécrose, finissent par dissoudre le fragment osseux non encore éliminé; par là le processus torpide est transformé en un processus actif, exubérant, et la cicatrisation peut encore s'effectuer. Si les circonstances y contribuent, la cicatrice, comme dans le cas précédent, pourra s'ossifier. L'essentiel pour qu'un foyer tuberculeux local guérisse, c'est que le virus tuberculeux soit éliminé. Nous ignorons comment les bacilles de la tuberculose disparaissent, si c'est la suppuration, la nécrose, etc., qui contribuent à leur élimination; le fait est que la guérison spontanée des affections osseuses tuberculeuses peut avoir lieu. Les pertes de substance osseuse, au centre des os longs, ne peuvent, en aucune façon, être diminuées par la rétraction qui abrège tant la durée de la guérison dans les parties molles; il faut qu'elles soient entièrement comblées par la néoplasie. — C'est là l'écueil contre lequel la guérison de la carie échoue si souvent, les conditions générales, constitutionnelles, qui engendrent les formes torpides de la carie, étant, en général, très difficiles à détruire; il est donc malaisé non seulement d'arrêter le processus ulcératif, mais encore, et tout autant, de provoquer une néoplasie énergique dans les parties malades. Si l'on parvient définitivement à arrêter le processus ulcératif, il n'en reste pas moins assez souvent des fistules osseuses qui, sans être douloureuses, persistent pendant nombre d'années et quelquefois ne guérissent jamais. Du reste, ces fistules osseuses sont, dans la plupart des cas, assez inoffensives, si le processus morbide est arrivé à sa fin. Si l'occasion vous est fournie d'examiner anatomiquement ces fistules sur des os macérés, vous trouverez que les canaux qui conduisent dans l'intérieur de l'os sont tapissés d'une couche osseuse extrêmement dense, éburnée, absolument comme on voit les vieilles fistules des parties molles avoir des parois très dures et cicatricielles. — Il nous reste à parler encore du processus curatif des abcès chroniques qui se forment dans ces maladies. Dans la plupart des cas, ces abcès, ouverts en dehors, ne se tariront que lorsque la maladie osseuse elle-même sera disposée à guérir.

Même alors l'agglutination directe des parois est très rare, il est même difficile de se la figurer dans ces processus, qui, le plus souvent, sont de nature tuberculeuse tant qu'il y a des végétations de bacilles à l'intérieur de ces parois; lors même que ces végétations sont peu nombreuses, la guérison ne se fait pas. D'habitude l'amélioration de l'état local débute par une vascularisation et une néoformation cellulaire abondantes dans les couches profondes des parois de l'abcès. Sous cette influence, il se produit d'abord une dégénérescence caséeuse ou graisseuse de la couche interne, de la membrane de l'abcès qui est éliminée, tandis que le tissu de granulations néoformé se transforme en tissu conjonctif et donne lieu à une rétraction et à une diminution considérables de la cavité primitive. Alors seulement les parois de l'abcès peuvent se mettre en contact; néanmoins la guérison n'a lieu que par une formation lente de granulations et par la rétraction cicatricielle du tissu infiltré. Lorsqu'un pareil abcès ne s'ouvre pas et reste sous-cutané pendant que la maladie osseuse guérit, il arrive fréquemment qu'une grande partie du pus, dont les cellules se réduisent en un détritus moléculaire, se résorbe, pendant que la paroi interne de l'abcès est transformée en un tissu cicatriciel et qu'ainsi le liquide puriforme se trouve dans une poche fibreuse. Ces kystes purulents restent souvent pendant des années entières dans le même état; une résorption complète, sans y comprendre même le résidu finalement concentré en bouillie caséeuse, est malheureusement un fait beaucoup plus rare qu'on ne le souhaiterait et qu'on ne l'admet en général. Ce processus de guérison sous-cutanée par résorption des abcès froids est toutefois extrêmement rare.

Pour poser le *pronostic* d'un cas de carie, il faut d'abord établir une distinction entre le sort réservé à l'os malade et l'état dans lequel l'organisme entier a été placé par une longue suppuration des os et des parties molles. Quant à la partie malade elle-même, nous en avons déjà parlé suffisamment en exposant, d'une part, le mode de la destruction et ses conséquences sur les parties environnantes; d'autre part, les différentes manières dont la guérison peut s'opérer. J'ajouterai seulement encore cette remarque que tout naturellement dans une carie de la colonne vertébrale la moelle épinière peut courir le danger d'être englobée dans le travail de suppuration ou de subir, par suite de la déviation de la colonne vertébrale, une flexion qui supprime ses fonctions : la paralysie des extrémités inférieures, de la vessie, du rectum, peut donc survenir dans la carie des vertèbres. On sait par expérience que cela arrive plus rarement que l'on ne devrait le supposer *a priori*, attendu que la moelle épinière est suffisamment protégée par la dure-mère, qui lui fournit une enveloppe très solide, et qu'elle supporte aussi, sans être gênée dans ses fonctions, une flexion portée à un degré assez élevé, pourvu que celle-ci se produise lentement. — La constitution générale du corps, le degré et le genre de réaction fébrile ont leur importance au point de vue du pronostic général. Il est rare que les maladies osseuses chroniques débutent par de la fièvre ; dans beaucoup de cas même, surtout lorsqu'on s'abstient de toute intervention locale, le patient reste toujours exempt de fièvre. Cette immunité complète n'est cependant pas très commune, et, alors même que les malades n'éprouvaient aucune fièvre avant l'ouverture des abcès, elle arrive en général aussitôt que l'ouverture s'est faite ; la fièvre affecte le simple type rémittent, c'est-à-dire qu'elle est caractérisée par une température assez basse le matin et assez élevée le soir. Plus on se hâte d'ouvrir les *grands* abcès par congestion, plus vite survient l'état fébrile ; dans ce cas, il n'est pas rare qu'il surgisse une fièvre rémittente continue très intense et très épuisante ; le processus ulcératif chronique peut alors se transformer rapidement en un processus inflammatoire aigu avec une tendance marquée à la diphthérie des parois internes de l'abcès. Après que le pus mince, floconneux, mais non fétide, a été évacué, il survient quelquefois, quoique passagèrement, une suppuration ichoreuse. La pyohémie peut, dans ces cas, être le processus final de toute la maladie. — Il est difficile de dire ce qui produit ce changement de la marche après l'ouverture des abcès par congestion, et ce qui transforme si rapidement l'inflammation chronique en une inflammation suraiguë. La supposition ordinaire est que l'accès de l'air dans la cavité de l'abcès développe une très vive inflammation dans ses parois déjà prédisposées à la désorganisation, et que son contact donne principalement lieu à la décomposition.

Il est clair que si l'air atmosphérique pénètre dans la cavité et s'y mélange avec le contenu liquide, les germes organiques de la putréfaction, qui y sont suspendus, doivent provoquer un processus de décomposition du pus stagnant en cet endroit, et qu'il doit en résulter une inflammation aiguë des parois de l'abcès. Il n'est pas douteux non plus que la ponction ou un mode quelconque d'ouverture de l'abcès, qui, par l'intermédiaire des instruments, met des substances infectieuses en contact avec le pus, puisse donner lieu à une décomposition putride de toute la paroi de l'abcès.

Dans certains cas, la suppuration, immédiatement après l'ouverture de l'abcès, devient très abondante ; les parois de ce dernier entrent en partie en suppuration, et, à la suite de la résorption de plus grandes quantités de substances pyrogènes, il survient une violente fièvre. Peu à peu le processus prend une forme chronique, la température baisse, mais il persiste souvent un état fébrile avec exacerbations vespérales et rémissions matinales. Il résulte de là que l'ouverture de l'abcès doit être considérée, au point de vue du pronostic, comme une éventualité défavorable, d'autant plus que la résorption du contenu de l'abcès froid non ouvert est assez restreinte, quand elle existe, tandis qu'en ouvrant l'abcès d'un coup on expose l'organisme aux dangers d'un foyer d'infection étendu qui constitue une cause permanente de fièvres septique et pyémique. Par conséquent, l'ostéite fongueuse, qu'elle soit sèche ou compliquée d'une faible suppuration, est moins dangereuse pour la vie que l'ostéite atonique, avec grande tendance à la suppuration et à l'ouverture au dehors. Cette vérité ressort encore de cette circonstance que la néoplasie inflammatoire exubérante se présente dans des conditions constitutionnelles relativement favorables, comme cela a été dit plus haut. Si les végétations fongueuses se désorganisent rapidement sans cause extérieure, si la suppuration devient plus profuse, plus ténue, c'est là un signe qui prouve que la nutrition générale a été profondément altérée.

Les forces sont consumées par la production du pus et par la fièvre et elles ne sont réparées que d'une manière très incomplète, parce que l'estomac absorbe mal, et ne digère pas convenablement; ce trouble des fonctions réagit à son tour sur les processus locaux, et c'est ainsi que la corrélation la plus intime existe entre l'état général et l'état local. Plus le foyer carieux est petit, moins il fait naître de dangers généraux; cependant il y a certaines régions du corps dont les lésions ruinent plus l'organisme, rien qu'à cause de leur siège, que les affections d'autres régions; ainsi les suppurations des vertèbres suivies de grands abcès par congestion sont très dangereuses; la carie des phalanges, au contraire, alors même qu'il y en a plusieurs d'atteintes, a une gravité beaucoup moindre; il y a surtout de grandes différences sous le rapport du danger, suivant que telle ou telle grosse articulation a été atteinte avec les diaphyses correspondantes; les caries de la hanche, du genou, du pied sont beaucoup plus dangereuses que les caries des articulations de l'épaule, du coude, du poignet. L'âge en outre a une haute signification pour le pronostic de la carie; plus un individu est jeune, plus il y a lieu d'espérer la guérison; plus il est âgé, plus cet espoir est faible; toute carie qui se déclare après l'âge de cinquante ans, qu'elle soit précédée d'une périostite ou qu'elle soit primitive, sous forme d'ostéite, rend le pronostic extrêmement douteux, quelque insignifiant que le processus ait d'ailleurs été au commencement. Enfin le pronostic dépend beaucoup des affections constitutionnelles auxquelles la maladie est due. Le pronostic le plus favorable est celui de la carie syphilitique, parce que c'est contre la syphilis que nous possédons le plus de ressources thérapeutiques. La carie tuberculeuse chez les enfants bien nourris est rarement dangereuse pour la vie, parce que, même dans ces cas, l'expérience l'a établi, souvent des guérisons spontanées s'observent.

Mais si les enfants sont chétifs, s'il y a des troubles de digestion, si les masses fongueuses entrent en suppuration, la mort est produite par l'épuisement, lors même que la tuberculose n'est pas généralisée. Le pronostic est particulièrement défavorable dans la carie qui se montre lorsqu'il existe déjà une tuberculose localisée; en pareil cas, l'affection osseuse guérit très rarement spontanément; mais même quand cela arrive, ou lorsque, à la suite d'une intervention thérapeutique convenable, l'on a obtenu la cicatrisation, la tuberculose pulmonaire continue à progresser, il se produit souvent une tuberculose miliaire aiguë, ou bien le malade succombe à une méningite tuberculeuse.

Voici ce qui se passe chez les individus destinés à périr lentement de suppuration chronique : on les voit devenir de plus en plus maigres, pâles, anémiques, ils sont atteints finalement d'œdème aux extrémités inférieures, mangent tous les jours moins, meurent enfin dans le marasme, souvent d'une manière extrêmement lente, quelquefois en ayant l'air de s'endormir tranquillement, d'autres fois après avoir pendant plusieurs jours encore lutté contre la mort. — Jadis on admettait ordinairement que la mort, dans ces cas, était due à un épuisement lent ; mais les autopsies plus minutieuses faites de nos jours ont prouvé que cet épuisement et cette sanguification, s'accomplissant d'une manière de plus en plus incomplète, sont souvent dus à des causes très palpables. On trouve, en effet, très fréquemment que le foie, la rate et les reins ont subi la dégénérescence lardacée ou amyloïde (hyalinose, d'après O. Weber).

L'imbibition du foie, de la rate et des reins, ainsi que celle des tuniques artérielles, du canal intestinal et des glandes lymphatiques, doit naturellement exercer une grande influence sur l'élaboration du sang et finir par la supprimer entièrement. Les grandes suppurations chroniques prédisposent, à un haut degré, à la dégénérescence lardacée ; celle-ci doit donc être fortement redoutée chez les malades atteints de caries étendues, et malheureusement il est impossible, dans bien des cas, de la prévenir. — Indépendamment de la tuberculose et de la dégénérescence lardacée, qui, pour comble de malheur, se combinent assez souvent entre elles, ces pauvres malades sont encore parfois menacés de la forme ordinaire de la néphrite diffuse aiguë et chronique, autrement dit de la maladie de Bright.

Je mentionnerai encore, surtout dans les inflammations chroniques du périoste et des os, l'engorgement des *glandes lymphatiques* voisines. Dans les inflammations aiguës, les glandes lymphatiques sont infectées si fréquemment par des substances qui, du foyer inflammatoire, viennent jusqu'à elles, qu'elles deviennent à leur tour le siège d'une inflammation aiguë ; de même, nous les voyons aussi participer à l'inflammation chronique. Les glandes lymphatiques se tuméfient lentement, sans douleur, mais souvent d'une manière très notable dans le cours des mois et des années ; le tissu de leurs trabécules s'épaissit, quelques trajets lymphatiques s'oblitèrent, d'autres se dilatent, mais rarement le processus va au delà de ce simple gonflement hyperplasique ; quelquefois cependant surgissent de petits abcès et de petits foyers caséeux.

Il est temps qu'après vous avoir fait connaître sous toutes les faces la périostite et l'ostéite chroniques, nous songions à leur *traitement*. Après avoir envisagé ces maladies dans leur extension et dans leurs combinaisons les plus variées, il faut que nous recommencions à parler de la périostite chronique simple. Le traitement doit être à la fois local et général ; dans tous les cas où il est possible de constater l'existence des causes dyscrasiques, on doit s'attacher, avant tout, à combattre ces dernières ; pour cela je dois vous renvoyer à ce qui a été dit à l'occasion de l'exposé général de ces dyscrasies au chapitre de l'*inflammation chronique*. Nous aurons donc à nous occuper principalement ici des *moyens locaux*. La première règle et la plus générale à suivre dans le traitement de l'inflammation chronique des os consiste à assurer le repos de la partie malade; car le mouvement, les chocs accidentels, les chutes et d'autres causes occasionnelles semblables peuvent transformer la marche peut-être bénigne et peu dangereuse de la maladie en une marche aiguë et pleine de dangers; pour les affections osseuses des extrémités inférieures, le repos et la position horizontale sont donc, dans la plupart des cas, les premières conditions à remplir; pour les extrémités supérieures, on recommande le repos du membre dans une écharpe. Ce repos est d'une importance capitale pour les maladies osseuses au voisinage des articulations. Dans ces cas, il est vrai, le repos s'impose de lui-même, à cause de la douleur qui résulte des mouvements. Plusieurs formes de carie intéressant les diaphyses des petits et grands os longs et de la tête deviennent, il est vrai, une fois que le pus s'est ouvert un passage en dehors, si peu douloureuses, que le mouvement même reste sans influence sur les os malades; aussi dans ce cas est-il permis d'accorder un exercice modéré.

Vous n'obtiendrez pas grand'chose en pratique de ce premier principe de thérapeutique : le repos absolu; vous verrez en effet les adultes se servir de leur membre malade aussi longtemps qu'ils le pourront, c'est-à-dire tant que la douleur ne sera pas trop intense; et, comme vous ne pourrez garantir au patient une guérison certaine, en retour d'un repos de quelques semaines, comme ces affections, en dépit d'un traitement scrupuleux, durent des mois et des années, le malade continuera à vaquer à ses occupations jusqu'à ce que la marche devienne impossible. Cela est surtout triste quand le sort d'une famille dépend du travail journalier du patient. On pourrait croire que, au moins chez les enfants qui ne travaillent pas, le repos absolu sera obtenu; vous verrez à la clinique et surtout à la policlinique combien il est rare que cette prescription soit suivie; il faudrait, pour qu'il en fût ainsi, qu'une personne surveillât l'enfant et s'en occupât toute la journée. Or on ne peut pas obtenir cette surveillance dans la classe pauvre et on ne l'obtient guère davantage chez les personnes aisées.

Songez aux conditions dans lesquelles se trouve la famille du patient; il est très facile d'ordonner que l'enfant reste au repos absolu durant plusieurs mois, qu'il soit chaque jour transporté à l'air frais dans une voiture, ou qu'il soit placé dans le jardin, sous un berceau ombragé, quand la température le permet. Quand une pareille prescription doit être suivie pendant une année, cela coûte beaucoup d'argent; en outre, l'enfant réclame presque tout le temps les soins d'un garde-malade. On fera bien plutôt des sacrifices pour se procurer des remèdes coûteux, pour faire une cure thermale, etc., enfin pour « en finir en une fois », suivant l'expression favorite des pères de famille, fatigués des tribulations constantes, du désordre intérieur, de l'absence de la paix domestique, que provoquent ces soins journaliers accordés à l'enfant.

En pareil cas, on doit compter avec les circonstances, pour obtenir le plus possible, et l'on prescrira des appareils immobilisants mécaniques; chez les pauvres, des appareils plâtrés et silicatés, afin que les os malades n'aient pas à supporter le poids du corps. Chez les adultes, atteints d'affections chroniques des os et des articulations des membres inférieurs, vous tâcherez de faire adopter le plus tôt possible l'usage des béquilles ; en général, vous rencontrerez bien des obstacles, avant que les patients acquièrent la conviction de l'importance qu'il y a pour eux à ménager le membre malade. Si je vous fais le tableau de ce que vous réserve la pratique à cet égard, c'est afin que plus tard vous ne soyez pas trop désillusionnés. Vous vous convaincrez souvent de ce fait qu'il y a beaucoup d'affections chroniques qui ne sont nullement incurables, mais qui ne guérissent presque jamais par suite de raisons sociales.

Une fois que les premiers phénomènes d'une périostite et d'une ostéite chroniques se sont présentés, le traitement doit tendre à provoquer la résolution. Sous ce rapport, les moyens purement antiphlogistiques donnent fort peu de résultats. L'application de sangsues ou de ventouses, l'administration interne de purgatifs, l'emploi du froid, sont, à mes yeux, des moyens qui n'ont d'efficacité que contre les exacerbations aiguës de l'inflammation chronique, et même alors ne sont-ils indiqués que d'une façon très réservée.

Leur influence est toujours extrêmement passagère, et les émissions sanguines locales, aussi bien que les laxatifs, peuvent même, si l'on y revient souvent, exercer une influence nuisible. Je vous conseille donc de laisser plutôt ces moyens de côté, et, pour ne pas contrarier les malades imbus d'anciens préjugés, de leur permettre, quand cela peut leur faire plaisir, d'appliquer des ventouses sèches.

L'application continue de vessies de glace, employée par Esmarch, rend parfois des services dans les cas compliqués de douleurs intenses; comme l'usage continu de la glace est assez compliqué, on peut remplacer ce moyen par les tubes réfrigérants que vend depuis peu Leiter (à Vienne) : ce sont des appareils formés de tubes métalliques fins et très minces, disposés en spirale, susceptibles de se mouler sur la partie malade et à travers lesquels circule constamment un courant d'eau froide. Chez la plupart des patients on obtient au moyen de la chaleur humide une rapide diminution des douleurs et du gonflement local. Il est très important d'y ajouter l'élévation du membre, afin de favoriser le retour du sang veineux; la compression méthodique au moyen de bandes roulées agit aussi dans ce sens. Dans certains cas on augmente encore cette compression par l'application de la bande élastique en vue d'obtenir une anémie complète et on renouvelle chaque jour ce moyen pendant dix à vingt minutes. La douleur, qui d'habitude est très vive au début, diminue rapidement, et cesse généralement après l'enlèvement de cette bande. Le massage, dont nous avons déjà fait ressortir l'utilité dans les processus inflammatoires chroniques, peut être également employé au début de l'ostéite et de la périostite chroniques.

En outre, au début des inflammations chroniques des os, on a recours aux moyens résolutifs et légèrement dérivatifs : la teinture d'iode officinale, la pommade à l'iodure de potassium, l'onguent mercuriel double rendu un peu moins actif par l'addition d'une certaine quantité d'axonge, les emplâtres mercuriels, le nitrate d'argent en pommade, l'hydrothérapie locale, etc. Tels sont les moyens qui, accompagnés d'un traitement hygiénique convenable et des cures thermales dont nous avons parlé à propos de la scrofulose, servent ordinairement à combattre les maladies en question, tant qu'elles sont encore à leur début, et nous permettent quelquefois d'enrayer le processus dans les premières périodes de son développement. A cette époque, l'évolution régressive se produit souvent sans laisser aucune trace d'altération morbide ; d'autres fois, en laissant à sa suite un certain degré d'épaississement de l'os dû à une formation définitive d'ostéophytes. Le traitement des affections osseuses syphilitiques qui promet le plus de succès dans cette période consiste en une médication spécifique énergique.

Si le processus fait des progrès et si la carie reste sèche, on continue les moyens que nous venons d'énumérer, auxquels on peut encore ajouter chez les individus vigoureux des dérivatifs énergiques, sans qu'on doive cependant espérer en retirer un grand effet. Si les symptômes de la suppuration se présentent et qu'il se forme des abcès, on pourra faire usage pendant un certain temps de remèdes résolutifs, plutôt dans le but de prouver au patient que la résorption du pus ne peut être obtenue par ce moyen. Mais bientôt vous serez placés en face de cette alternative : ouvrir l'abcès artificiellement, ou bien en attendre l'ouverture naturelle. Je vous engage à suivre, à cet égard, la règle générale que voici : lorsque les abcès proviennent d'os sur lesquels il est ou impossible ou dangereux de pratiquer une opération chirurgicale, comme, par exemple, les vertèbres, le sacrum, le bassin ou la face interne des côtes, ne touchez pas à l'abcès, considérez, au contraire, comme autant de jours heureux ceux pendant lesquels il reste encore fermé, et attendez tranquillement qu'il s'ouvre de lui-même, car c'est encore l'ouverture spontanée qui est suivie des phénomènes les moins dangereux.

On a proposé diverses méthodes pour l'ouverture des grands abcès par congestion. Ces procédés, qui ont cela de commun qu'ils ont pour but d'éviter la pénétration de l'air dans la cavité de l'abcès pendant l'évacuation du pus, étaient : l'application de sétons ou de pâtes caustiques ; la ponction au moyen d'un trocart fin ; l'incision dans une direction très oblique, au moyen d'un ténotome, pratiquée de façon à empêcher la communication directe de l'ouverture cutanée avec l'ouverture de la paroi de l'abcès (Abernethy) ; l'aspiration du pus (Guérin) au moyen d'une pompe aspirante [1], etc. Plus tard, on considéra qu'il fallait avant tout, dans le traitement, modifier les parois de l'abcès de telle façon que le pus cessât de s'y former ; pour cela, on injecte une solution iodée, après avoir au préalable évacué le pus par la ponction. Chassaignac drainait les abcès au moyen de tubes de caoutchouc. Dans ces derniers temps, cette partie de la chirurgie moderne a subi une grande transformation ; c'est surtout à Lister que l'on doit le perfectionnement apporté au traitement des abcès froids et des abcès par congestion. Avant d'aborder le traitement rationnel antiseptique, nous devons expliquer pourquoi les méthodes de traitement autrefois usitées n'étaient pas suivies de

---

1. De tous les appareils construits dans ce but, la seringue de Dieulafoy est la plus commode ; l'opération elle-même est appelée « aspiration pneumatique sous-cutanée ».

succès. L'écoulement du pus en une fois, quelle que soit la façon dont on procède (nous ferons abstraction bien entendu des grandes incisions faites dans toute la longueur des abcès par congestion, méthode qui n'est applicable que dans un petit nombre de cas), quand il est pratiqué lentement et avec précaution, soit avec le trocart, soit avec le bistouri en suivant la méthode sous-cutanée, est suivi au commencement d'un résultat qui paraît satisfaisant. Si l'ouverture est bien fermée et qu'elle se cicatrise, il n'y a ordinairement pas de fièvre consécutive, mais le foyer se remplit de nouveau avec une extrême rapidité; tandis que dix mois peut-être seront nécessaires pour la formation complète de l'abcès, en dix jours une quantité de pus aussi considérable qu'avant l'évacuation de la cavité se sera reformée.

La raison de ce phénomène réside vraisemblablement dans ce fait que les vaisseaux de la paroi de l'abcès sont subitement soumis à une pression beaucoup moindre qu'ils ne l'étaient lors de la première accumulation de pus. Si la cavité est vidée rapidement, la pression y diminuera au point de devenir nulle, puisque les parois n'en sont pas élastiques; souvent même la pression deviendra négative, de sorte que le pus sera, pour me servir d'une expression figurée, pompé en quelque sorte au dehors de ces granulations flasques. Il s'accumulera une grande quantité de globules blancs du sang et de sérum, et, ce qui prouve l'importance de cette diminution de pression consécutive à l'écoulement, c'est qu'on trouvera souvent le pus mélangé de sang ou de matière colorante du sang. On revient alors à la ponction, et l'ouverture se ferme encore une fois; le malade commence à avoir un léger mouvement fébrile, et la collection purulente se reforme avec la même rapidité! On ponctionne une troisième, une quatrième et une cinquième fois, toujours en d'autres points; dès ce moment la fièvre augmente, l'abcès devient de plus en plus chaud, même douloureux ; le patient a l'air fatigué, affaibli. Les plaies ne veulent plus guérir; les premières peuvent même se rouvrir; l'écoulement du pus devient continu ; parfois aussi il y a pénétration d'air, surtout si les parois de l'abcès sont rigides et ne peuvent pas s'affaisser.

Dès à présent vous avez une fistule; la fièvre reste continue et la marche devient ensuite le plus souvent défavorable. Si vous faites suivre la ponction d'une injection de teinture d'iode, le processus ne s'en trouve pas essentiellement modifié, d'après mes observations; tout au plus peut-il y avoir guérison dans les cas d'abcès froids parfaitement enkystés. Les choses se passent à peu près de la même manière si vous avez recours aux sétons, aux caustiques avec ou sans drainage, à l'aspiration, etc. ; je n'ai jamais rien obtenu par l'emploi de ces méthodes qui confirmât les recommandations de leurs auteurs. A côté de ces procédés imparfaits, il convient de citer la méthode Lister, perfectionnée surtout par Volkmann et König et qui constitue un progrès immense, quoique pour moi du moins il importe aujourd'hui encore de s'en tenir à la règle que je vous ai recommandé de suivre plus haut, et de ne toucher aux abcès froids que quand on peut atteindre les os d'où ils proviennent et sans devoir courir les risques d'une intervention trop sérieuse. Après avoir soigneusement désinfecté le champ opératoire, le foyer purulent sera ouvert largement par une incision longitudinale. Mais alors, au lieu d'évacuer seulement le contenu de l'abcès, les bourgeons charnus qui en recouvrent les parois et qui ne servent nullement à la cicatrisation seront enlevés : on fera un raclage soigneux de l'abcès au moyen de la curette, et puis on le nettoiera avec des éponges. L'hémorrhagie sera arrêtée au moyen d'eau glacée ou par compression, puis toute la cavité de l'abcès sera irriguée au moyen d'une solution phéniquée à 2 p. 100; on la désinfectera ensuite, avec les plus grandes précautions, au moyen d'une solution de chlorure de zinc à 6 p. 100, ce qui donne lieu à la formation d'une mince eschare qui s'oppose à la résorption des produits de décomposition. Je saupoudre enfin alors toute la cavité d'iodoforme. On fait ensuite des contre-ouvertures pour favoriser l'écoulement de la sécrétion aux endroits les plus favorables; ici, il faut avant tout éviter de produire de fortes hémorrhagies, car souvent les couches de tissus qui doivent être incisées sont très épaisses.

C'est pourquoi on n'incisera d'abord que la peau, pendant qu'un assistant poussera une sonde métallique épaisse et flexible à travers la cavité de l'abcès jusqu'à sa surface ; on introduira alors dans la profondeur par des mouvements de vrille une longue pince fermée, et on dilatera, en écartant les branches de l'instrument, le canal ainsi formé jusqu'à ce qu'on puisse y faire passer un drain épais qui sera conduit jusque dans la cavité de l'abcès. Les drains appliqués, l'incision sera suturée en grande partie; on s'assurera encore une fois si le contenu de la cavité peut facilement s'écouler et l'on fera un pansement antiseptique typique, avec beaucoup de gaze ; par-dessus, dans le but d'exercer une compression régulière sur la cavité de l'abcès, on appliquera une forte éponge imprégnée de solution phéniquée.

Vous voyez d'abord que, grâce à ce traitement, les masses granuleuses, flasques, sans réaction et en partie envahies par la métamorphose graisseuse ou caséeuse, sont éliminées jusqu'au niveau du tissu sain; que tout ce qui peut être l'occasion d'une stagnation et d'une décomposition du pus est empêché autant que possible; qu'enfin la reproduction du pus, à la suite de la brusque diminution de pression, est évitée par la compression. Celle-ci a pour effet d'accoler les parois de l'abcès qui sont avivées et semblables aux surfaces saines d'une plaie, et de contribuer à leur réunion par première intention.

On a obtenu avec ce mode de traitement, qui exige cependant beaucoup d'attention et d'habitude, des résultats très remarquables et l'on peut même dire très étonnants, tandis qu'autrefois, même dans les cas les plus favorables, on n'arrivait qu'à un mince résultat et parfois même on voyait survenir une aggravation ou une terminaison fatale.

Je crois que l'emploi de l'iodoforme dans ces abcès par congestion a encore ce grand avantage de réduire d'une part considérablement la sécrétion, et de contribuer, d'autre part, à la formation de bourgeons charnus sains et vigoureux.

On peut se demander encore si le traitement iodoformé peut réussir dans les abcès par congestion auxquels le pansement de Lister n'est pas applicable. Car il y a malheureusement toujours des cas qui, en dépit de tout effort, évoluent encore mal : que vous ayez attendu ou que vous soyez intervenus activement, le public vous accusera toujours d'avoir provoqué la terminaison malheureuse, parce qu'il ne peut se figurer l'importance du danger d'un abcès par congestion, et qu'il compare toujours l'abcès froid à l'abcès chaud.

Les conditions sont beaucoup plus favorables quand il s'agit de très petits abcès, provenant d'affections osseuses des extrémités, ou d'abcès froids plus volumineux sus-aponévrotiques et indépendants d'affections des os. Pour les suppurations qui sont en rapport avec les grandes articulations, on préfère également surseoir à l'opération ; plus tard je vous en reparlerai à l'occasion des maladies articulaires. En cas d'abcès froids des diaphyses, la temporisation n'est d'aucune utilité]; dans ces cas, je suis d'avis que l'on doit opérer de bonne heure, en exceptant toutefois les gommes syphilitiques, dont la résorption peut encore se faire, même à la période de fluctuation, et les abcès d'individus atteints de tuberculose avancée ou très affaiblis, qui ne sont passibles d'aucune intervention opératoire. Dans toute autre circonstance, je pense que l'on doit faire une large incision, afin d'être à même de bien examiner la nature et l'étendue du processus, et afin de pouvoir y remédier de la façon indiquée plus haut. Si après l'ouverture de l'abcès le doigt ou la sonde constate que, dans la profondeur, l'os est mis à nu ou est ramolli par la carie, il y a indication d'enlever toute la partie malade, jusqu'à ce qu'on rencontre du tissu osseux solide et sain. Pour ce faire, on emploie divers instruments ; toutefois le mieux est de se servir de la curette, au moyen de laquelle on racle toute l'ulcération osseuse.

Si l'état général est bon, il se formera, aux dépens du tissu osseux sain, de nombreux bourgeons vigoureux qui rempliront rapidement la cavité et s'ossifieront peu à peu. Ce traitement est remarquablement bien supporté, même chez les individus tuberculeux, quoique chez eux il y ait souvent récidive avant la guérison, ou peu après. Les granulations prennent alors un caractère fongueux, sécrètent un pus séreux jaunâtre, rompent la plaie cutanée déjà cicatrisée ou font hernie à travers les ouvertures fistuleuses. En pareil cas l'antisepsie la plus correcte ne peut rien, tandis que l'iodoforme appliqué sur la surface osseuse raclée donne lieu le plus souvent à une guérison définitive. Dans le cas d'une ostéite interne, d'une carie centrale d'un os long, ou d'un gros os spongieux, tel que le calcanéum, les circonstances peuvent nécessiter, si la douleur est très vive ou si les signes précédemment décrits d'un abcès osseux se manifestent peu à peu, la trépanation, afin de livrer passage au pus y contenu. Dans d'autres cas, vous pourrez attendre la perforation spontanée des parois osseuses par le pus de l'abcès ; alors vous pourrez sonder et juger du cas avec plus de sûreté. Si vous trouvez une cavité étendue, si dans celle-ci vous rencontrez un séquestre, si en deux mots il s'agit d'une carie nécrotique, il faut ouvrir largement l'ulcération osseuse. Dans ces cas il faudra généralement élargir la fistule osseuse au moyen de la gouge et du maillet et enlever de la couche osseuse corticale jusqu'à ce que le foyer de la carie soit accessible. On traitera ensuite ce dernier comme une carie superficielle, c'est-à-dire qu'on raclera tout ce qui peut être raclé par la curette jusqu'à ce qu'on rencontre du tissu osseux sain. Il va de soi que l'on doit renoncer à pareille opération, quand l'état général du sujet et surtout quand une tuberculose pulmonaire ou un état de marasme contre-indiquent toute intervention.

Dans les cas où la carie est tellement étendue qu'elle intéresse en un point toute l'épaisseur d'un os long, on pourrait penser à l'enlèvement, au moyen de la scie, de toute la partie malade. Ce cas est d'abord très rare, et ensuite pareille opération donne un résultat très incertain. On pourrait, à la rigueur, réséquer tout un segment du péroné, du radius ou du cubitus, des os métacarpiens ou métatarsiens, sans que pour cela la fonction de l'extrémité correspondante fût gravement compromise; mais si l'on pratiquait la même opération sur l'humérus, le fémur, le tibia, et si la guérison s'ensuivait, les fonctions de l'extrémité pourraient tout au plus être rétablies, jusqu'à un certain point, par le secours d'un appareil; pour les extrémités inférieures, un pilon rendrait alors de meilleurs services qu'une jambe dont l'os principal aurait subi une solution de continuité d'une certaine étendue. Dans ces cas, on s'est imaginé que le périoste détaché avant l'opération et laissé dans la plaie pouvait reproduire l'os; mais cette réparation osseuse est bien incomplète, à la suite d'opérations faites contre la carie; il ne faut donc pas y attacher une grande importance.

Enfin, lorsqu'il s'agit de cas où un os long est devenu malade dans son entier à la suite d'une périostite, d'une carie externe et interne, d'une nécrose partielle interne et externe, cas assez rares du reste, il ne peut être question que d'une extirpation totale ou d'une amputation du membre atteint. Des extirpations de tout le radius ou de tout le cubitus, ou bien encore de tout le premier métatarsien ont été faites souvent avec succès. Billroth a, chez un enfant de douze ans, enlevé tout un humérus atteint de carie, onze semaines après avoir pratiqué chez le même malade la résection de l'articulation du coude. Bien que tout le périoste eût été conservé et que, deux mois après l'opération, la cicatrisation fût complète, on n'observait pas trace de régénération osseuse; six mois plus tard, pas davantage, quoique le bras ne parût pas raccourci. Cependant les mouvements de l'avant-bras et de la main furent conservés, grâce à un appareil orthopédique approprié; ce garçon, qui jouait du cor, pouvait exécuter les mouvements nécessaires, tandis que si, au lieu d'enlever l'humérus, on avait fait la désarticulation du bras — il s'agissait du bras droit, — il eût été incapable de jouer de son instrument. Vous voyez, d'après cet exemple, que cette opération ne peut guère être pratiquée que sur le membre supérieur, tandis que pour l'extrémité inférieure l'absence d'une néoformation osseuse rendrait le membre complètement inutile. La carie des os spongieux courts et des épiphyses articulaires se rattache si intimement aux maladies articulaires que nous devons nous réserver d'en parler plus tard. Le traitement de cet état de marasme général, qui survient à la fin des maladies osseuses accompagnées de grandes suppurations, doit être dirigé selon les règles générales de l'art; nous devons faire en sorte que cet état redoutable ne se présente pas, ou au moins qu'il arrive le plus tard possible. Le devoir du médecin est toujours de conserver la vie aussi longtemps que l'art peut le permettre. Nous devons donc faire tout ce qui dépend de nous pour soutenir les forces même des individus presque sûrement perdus. Les moyens fortifiants, toniques, un régime analeptique, doivent être mis en usage dès l'instant que l'on aperçoit les premiers symptômes de l'amaigrissement et d'une altération de la nutrition ; plus tard, on s'adresse inutilement à ces moyens.

Pour favoriser la nutrition chez les individus très débilités, particulièrement chez les tuberculeux, on a imaginé récemment un procédé original : « le gavage » de l'estomac pratiqué avec la sonde œsophagienne. On introduit ainsi dans l'estomac une grande quantité de nourriture fortifiante, de digestion facile, d'habitude de la pulpe de viande. Les organes digestifs s'accommodent d'une façon remarquable de ce surcroît d'aliments, et l'état général s'améliore rapidement et d'une façon étonnante sous cette influence. Jusqu'à présent, aucune observation spéciale relativement à la valeur de cette méthode, dans le cas de marasme consécutif aux suppurations osseuses, n'a encore été publiée, mais ce procédé mérite d'être pris en sérieuse considération, d'autant plus que nous sommes tout à fait impuissants contre cet état de lente débilitation auquel le malade finit par succomber.

Chez les enfants et les jeunes gens, un jeune médecin peut facilement se tromper sur l'état réel des forces, et vous pourrez vous assurer assez souvent par vous-mêmes que des individus tout à fait misérables, réduits à l'état de squelette, anémiques au dernier degré, peuvent se rétablir d'une manière inattendue et merveilleuse, quand l'extrémité malade, qui semblait miner l'existence, a été amputée ; car je n'ai pas besoin de vous dire que dans ces cas on peut *rarement* escompter le succès d'une résection. En pareille circonstance, il faut se préoccuper d'abord de la conservation de la vie, et en second lieu seulement de la conservation du membre. Il faut être en présence d'un cas donné pour pouvoir dire avec une certaine assurance, qui même alors n'a pas le caractère de la certitude, jusqu'où il est permis de pousser le principe de la conservation des membres au moyen de la résection des parties osseuses affectées.

TRENTE-QUATRIÈME LEÇON

Nécrose. — Étiologie. — Notions anatomiques sur la nécrose totale et partielle. — Symptomatologie et diagnostic. — Traitement. — Séquestrotomie.

Déjà plusieurs fois je vous ai parlé de la nécrose, et vous savez que l'on entend par là la gangrène osseuse, la mort d'un os ou d'une portion d'os ; d'un autre côté, je vous ai déjà appris que l'os nécrosé a reçu le nom de séquestre. Vous savez que la nécrose peut se manifester aussi bien consécutivement à des processus aigus que conjointement à des processus ulcératifs, et constituer, dans ce dernier cas, ce que l'on est convenu d'appeler la carie nécrotique (caries necrotica). La cessation de la circulation est la cause immédiate de la nécrose, comme elle détermine la mort de toute autre partie du corps, tandis que la suppression de l'activité nerveuse n'agit pas assez fortement pour produire la mort locale, bien que l'on observe assez souvent un trouble de la nutrition, une atrophie des os dans les parties paralysées. La nutrition de l'os s'effectue par les vaisseaux du périoste et par ceux de la moelle ; ces derniers proviennent de l'artère nourricière, les deux systèmes sont réunis par de nombreuses anastomoses, de sorte que, quand on lie l'artère nourricière, il y a aussitôt compensation par la circulation collatérale (W. Koch). Les expériences faites dans le but de produire artificiellement la nécrose dans les os longs ont établi que ni la séparation du périoste seulement, ni la destruction de la moelle seulement ne produisaient sûrement la nécrose de l'os ; dans le premier cas, le périoste se soude de nouveau avec la substance corticale ; dans le dernier, le tissu médullaire est rapidement régénéré. Ce n'est que si l'on interpose entre le périoste et la surface de l'os un corps étranger, et que si la cavité médullaire raclée a été remplie de morceaux de linge, qu'on obtient une nécrose circonscrite périphérique. Cette dernière pourrait en outre être produite par l'application de caustiques intenses ou par l'action prolongée du fer rouge sur le tissu médullaire (F. Busch). Si l'on injecte dans l'artère nourricière un liquide indifférent tenant en suspension des granulations colorées, il n'en résultera aucun trouble nutritif ; il n'y a que l'injection de mercure qui soit suivie d'une nécrose totale. De tout cela, vous pouvez conclure que la circulation osseuse, du moins chez les individus sains, est très résistante, et qu'on ne peut déterminer artificiellement la nécrose que très difficilement.

Voyons à présent quelles sont les causes qui donnent lieu à la nécrose.

1° *Influences traumatiques.* — De ce nombre sont la forte commotion et la contusion de l'os même, sans plaie extérieure. Le processus est le suivant : la lésion que nous venons de nommer détermine des extravasats aussi bien dans la moelle osseuse que dans les os spongieux, dans la substance osseuse compacte que sous le périoste. Ces déchirures vasculaires sont très importantes dans le tissu osseux, d'une part parce que la circulation collatérale se rétablit très difficilement, et d'autre part à cause de la distribution particulière des vaisseaux dans le tissu osseux; distribution qui a été décrite récemment par C. Langer. Les branches artérielles pénétrant dans l'os sont entourées, à l'intérieur de tous les canaux et de toutes les mailles, d'un réseau veineux qui occupe l'intervalle laissé libre entre l'artère et la paroi osseuse.

Dans les contusions et les commotions osseuses, ces rameaux veineux à minces parois doivent facilement se rompre, tandis que les artères elles-mêmes résistent. Il se produit ainsi des extravasations sanguines dans les canaux et les mailles de l'os ; le coagulum, qui d'une part touche à la paroi osseuse rigide, et qui d'autre part comprime l'artère, exerce facilement une compression complète sur celle-ci, de telle façon que tout le réseau alimenté par cette artère cesse de recevoir du sang et n'est plus nourri ; une partie de l'os se gangrène, et, suivant les circonstances, il se produit une nécrose centrale soit superficielle, soit totale (cette dernière s'observe surtout au niveau des petits os).

L'os mort joue le rôle d'un corps étranger dans l'organisme; cependant il adhère encore dans la continuité avec l'os sain; nous avons déjà dit antérieurement que cette séparation du séquestre d'avec la partie saine se produit par la fonte de la substance osseuse sur la limite du tissu vivant. Une autre cause de nécrose traumatique est l'arrachement ou la rupture complète d'une portion déterminée de l'os, dans les cas de fractures compliquées et même dans les cas de fractures sous-cutanées, circonstances à la suite desquelles ce fragment est complètement privé de circulation; tel est par exemple l'arrachement de la tête de l'humérus ou d'un morceau du condyle du fémur, dans l'intérieur de l'articulation. Des os courts peuvent être complètement détachés des tissus avec lesquels ils sont unis et par suite se nécroser totalement.

L'exemple le plus frappant de ce phénomène est la luxation traumatique complète de l'astragale en avant, sans même qu'il y ait déchirure de la peau. J'ai vu deux cas analogues qui ont présenté une marche typique; bien que les luxations eussent été réduites immédiatement après l'accident, il y eut cependant chez les deux patients nécrose totale de l'os.

Des déchirures partielles du périoste ne donnent pas lieu à la nécrose; à la suite d'une fracture compliquée, un fragment osseux restant encore adhérent au périoste peut se conserver dans la plupart des cas, lors même que le pédicule est très mince. La nécrose de l'os a lieu parfois à la suite d'une dénudation complète de la surface de l'os, surtout si ce dernier, exposé longtemps au contact de l'air, se dessèche. Quand on scie un os et que même le périoste est détaché à quelques millimètres au delà du trait de scie, il ne se produit pas nécessairement une nécrose au niveau de la surface de section; on peut s'en convaincre dans chaque amputation, si toutefois la plaie reste aseptique. Quand on employait le pansement à ciel ouvert pour les moignons d'amputation, on voyait souvent se produire une élimination de fragments osseux, ayant deux à trois millimètres d'épaisseur et parfois davantage; certains chirurgiens attribuaient cette nécrose apparaissant au niveau de l'extrémité sciée à l'échauffement de la moelle osseuse par l'action rapide de la scie; c'est là une opinion que rien ne justifie.

Si, néanmoins, il n'est pas rare qu'une nécrose superficielle et partielle s'observe après les causes traumatiques que nous venons de mentionner, cela constitue un phénomène secondaire, soit que des coagulations étendues se soient produites dans les extrémités des vaisseaux osseux blessés, soit que les vaisseaux, quand la suppuration est abondante, aient été comprimés dans les canalicules de Havers et aient participé à la suppuration.

2° La *périostite* et l'*ostéite aiguës*, l'*ostéomyélite*, sont des causes très fréquentes de nécroses, souvent très étendues, quelquefois même totales, des grands os longs. En cas de suppuration du périoste, l'afflux du sang par les vaisseaux qui passent du périoste dans l'intérieur de l'os est supprimé de fait; si la suppuration se continue le long des canalicules de Havers, jusque dans la moelle, et que cette dernière y participe, la nécrose devient inévitable et s'étend aussi loin que le processus inflammatoire. La même chose arrivera en cas d'ostéites et d'ostéomyélites primitives aiguës, lorsqu'elles sont suivies de périostite.

3° L'*ostéite* et la *périostite chroniques* peuvent se compliquer de nécrose, lorsque, d'une manière tout à fait analogue à ce qui se passe dans le processus aigu, la suppuration, la réduction du néoplasme inflammatoire en détritus, ou transformation caséeuse, s'étendent jusque dans l'intérieur de l'os et portent une telle atteinte à la circulation, qu'une partie ne peut plus être nourrie et doit par conséquent se nécroser ; les formes atoniques de la carie entraînent plus facilement la nécrose que les formes fongueuses, comme du reste cela a été dit antérieurement.

Il est certain que des foyers de nécrose peuvent se produire dans l'os, à la suite d'embolies, bien que ce soit très rare : il ne s'agit cependant pas ici d'embolies des artères nourricières, lesquelles sont aussitôt suivies d'une

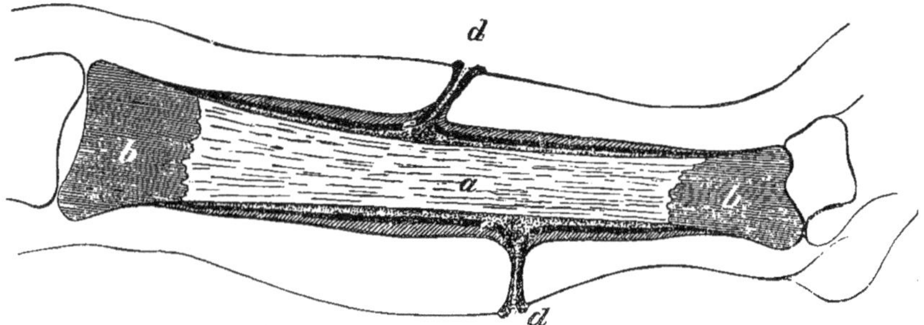

Fig. 85. — Nécrose totale de la diaphyse du tibia. Dessin schématique.

compensation par la circulation collatérale, mais d'embolies capillaires multiples se produisant surtout à la suite de la pénétration de masses de coccus dans les vaisseaux.

Il me paraît convenable d'entrer dans les détails anatomiques de la nécrose, surtout de celle qui succède à la périostite et à l'ostéomyélite aiguës.

Vous savez que dans toutes les affections aiguës et chroniques des os le périoste prend part au processus de néoformation ; cette participation se traduit par une multiplication cellulaire de la couche ostéogène qui s'ossifie dans la suite et donne lieu aussi à un dépôt de substance osseuse, à un épaississement de l'os. Le processus est ici, d'après les recherches de F. Busch, absolument le même que s'il s'agit de la formation du cal, dans la guérison d'une fracture ou d'une production d'ostéophytes dans la périostite et l'ostéites aiguës et chroniques, ou d'un épaississement de la couche corticale dans la nécrose. Ce tissu osseux néoformé est toutefois d'une importance très variable, quant à ce qui concerne le résultat définitif du processus nécrotique. L'épaississement de l'os au voisinage du séquestre, dans l'exfoliation d'un os plat du crâne ou dans la transformation en séquestre de la surface de section formée par un trait de scie, n'a aucune conséquence pratique ultérieure. Au contraire, la néoformation osseuse dans la nécrose des extrémités fracturées ou des fragments isolés, dans les cas de fractures compliquées, est un fait important, qui contribue d'une part à la solidité future de l'os et qui, d'autre part, favorise souvent l'enkystement complet du fragment osseux, qui doit, par suite, être enlevé artificiellement.

La néoplasie osseuse dont il est ici question prend surtout une haute signification dans la nécrose totale intéressant toute une diaphyse; elle sert alors à remplacer l'os perdu. C'est ce processus si important, cette admirable disposition de la nature, que nous devons à présent examiner de plus près. Supposons qu'il s'agisse d'une périostite et d'une ostéomyélite totales aiguës avec nécrose de la diaphyse, par exemple, au tibia. Tout le périoste et la moelle sont détruits par la suppuration : dans l'intérieur de l'os, le pus se réduit en détritus ou se putréfie purement et simplement; le pus provenant du périoste a perforé la peau en plusieurs endroits, de dedans en dehors. Dans toute l'épaisseur de la diaphyse la circulation est supprimée; *la diaphyse entière n'est plus qu'un séquestre.* Vue sur une coupe longitudinale, voici l'aspect qu'elle présente (fig. 85) : *a* représente le séquestre; *bb*, ses limites supérieure et inférieure; *cc*, le pus qui le baigne et se fraye des passages en *dd* et se vide par là. La couche la plus ombrée *ee* forme la paroi du grand foyer purulent; elle consiste en tissu devenu le siège d'une infiltration plastique (tissus conjonctif, tendineux ou musculaire infiltré); sa face interne, dirigée du côté du séquestre, supporte une couche de granulations, comme dans toute cavité purulente, et ces granulations produisent sans cesse du pus nouveau par leur surface dirigée du côté de l'os.

L'inflammation et la suppuration débutent en partie à la surface de l'os, en partie dans les parties molles du périoste, dans la couche externe de celui-ci; la couche interne, la couche tendineuse y prend peu part, se mortifie en grande partie, et n'est pas écartée de l'os sous forme d'une ampoule, comme l'admettent certains chirurgiens, ce à quoi d'ailleurs s'oppose sa structure. Cette opinion est en outre infirmée par les résultats d'autopsies. La cavité purulente autour du séquestre ne pourra se fermer que lorsque ce dernier en sera sorti; mais il adhère encore par ses deux bouts. La manière dont la séparation interstitielle se fait vous est déjà connue; aux points *bb* une production de granulations prend naissance sur la limite du tissu osseux vivant, dans les canalicules de Havers et dans le tissu médullaire. Par l'intermédiaire des ostéoklastes et sous l'influence de l'augmentation de l'afflux sanguin, le tissu osseux est dissous. La lumière des canalicules de Havers s'élargit de plus en plus; ces derniers se transforment en sortes d'alvéoles médullaires, jusqu'à ce qu'enfin, au niveau de la ligne de démarcation, la substance compacte soit remplacée par une couche cohérente de tissu de granulations qui provient de l'os vivant et poreux et pénètre dans les anfractuosités superficielles et comme minées de l'os nécrosé. De cette façon, le séquestre est entièrement isolé; la couche supérieure des granulations se ramollit; il se forme un grand nombre de nouvelles cellules, et ainsi l'espace qui se trouve entre le séquestre et l'os en voie de bourgeonnement est rempli de pus. Il en résulte que la diaphyse nécrosée se trouve isolée dans l'intérieur d'une cavité purulente recouverte partout par des granulations exubérantes. Cette séparation du séquestre met beaucoup de temps à s'accomplir dans les gros os longs, ordinairement plusieurs mois, parfois même plus d'un an; jusque-là, le pus s'est toujours écoulé par les perforations de la peau; si vous faites pénétrer la sonde à travers ces ouvertures, vous sentirez la surface ordinairement lisse de la diaphyse.

Pendant que le séquestre s'est limité et s'est isolé peu à peu à ses extrémités, dans la masse granuleuse qui provient de la prolifération périostale
et ostale et qui constitue la paroi de la cavité purulente qui contient le
séquestre (*ee*, fig. 86), il se produit une néoformation osseuse abondante
absolument comme dans le cal périostal après une fracture compliquée.

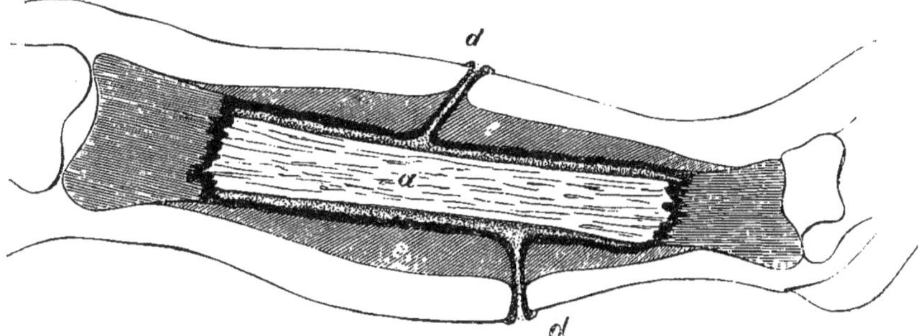

Fig. 86. — Nécrose totale de la diaphyse d'un os long avec détachement du séquestre. Étui osseux
nouvellement formé. Dessin schématique.

Cette néoformation s'étend uniformément à l'entour de toute la diaphyse
et au delà de celle-ci vers la surface épiphysaire de l'os vivant, où elle se
confond peu à peu avec la substance de ce dernier et avec son périoste
épaissi. Ainsi se forme une sorte de coque osseuse adhérente en haut et en bas
avec les épiphyses et qui contient le séquestre baignant dans le pus. Cette
capsule osseuse présente dans sa paroi un ou plusieurs orifices livrant issue

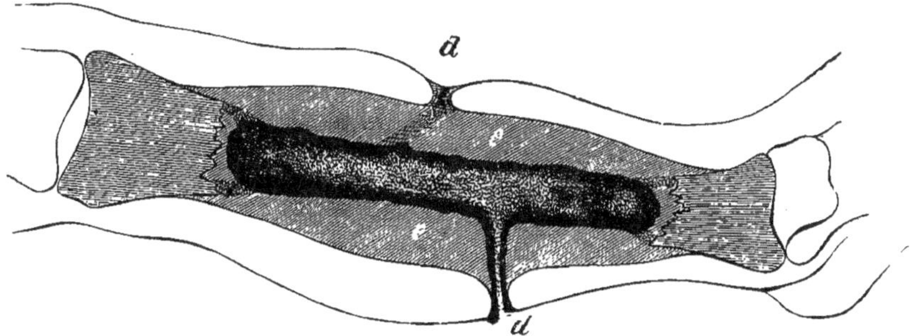

Fig. 87. — Après l'enlèvement du séquestre.

au pus. Plus le séquestre séjourne longtemps dans la cavité et plus longtemps dure l'irritation que détermine ce corps étranger (car il faut considérer comme tel l'os nécrosé), plus l'épaisseur de la capsule osseuse augmente; avec le temps, cette augmentation devient énorme : elle peut aller
jusqu'à 2 centimètres au bout de quelques années, si jusque-là le séquestre
n'a pas été retiré. Cette capsule consiste au commencement en une masse
osseuse et poreuse, mais plus tard elle devient de plus en plus compacte et
solide. Il s'est donc formé autour du séquestre un véritable moule tel qu'on
le fait en plâtre, quand on veut reproduire un corps quelconque; mais le

moule osseux a quelques ouvertures par lesquelles le pus s'écoule, et qui ne peuvent pas se fermer, parce que l'écoulement continuel du pus s'y oppose. La figure 85 prend maintenant l'aspect de la figure 86.

Le séquestre *a* est détaché et baigné par le pus que sécrètent les granulations déjà mentionnées antérieurement; *d, d* représentent les fistules qui conduisent] dans la cavité purulente (on leur a donné le nom de *cloaques*); *ee* est la capsule osseuse, ou, si l'on veut, l'*étui osseux* produit par l'ossification de la paroi épaissie de l'abcès. — L'épaississement de cet étui irait toujours en augmentant, si l'irritation exercée par le séquestre durait toujours. Supposez maintenant que le séquestre soit extrait de la cavité dans laquelle il est emprisonné (vous verrez plus tard de quelle manière), vous comprenez que, bien que l'os soit privé de toute sa diaphyse, sa continuité n'est cependant pas interrompue, parce que la capsule osseuse nouvellement formée remplace la partie éliminée et qu'elle adhère solidement aux épiphyses en haut et en bas. — Mais que doit-il arriver après cela? La cavité où était logé le séquestre continuera-t-elle à suppurer? Non. Si tout marche normalement, cette cavité, comme dans la carie centrale, se remplira de granulations; ces granulations s'ossifieront, et l'os sera restitué complètement, au moins quant à la forme. Se reproduit-il dans ces cas une cavité médullaire comme après la guérison des fractures? Cela n'a pas encore été constaté par des observations directes, mais cependant paraît probable d'après les lois de l'analogie. La guérison de ces cavités après l'élimination du séquestre exige souvent des mois et des années; quelquefois elle ne se fait jamais complètement, surtout lorsque les individus sont atteints d'une affection générale, ou que leur organisme entier est devenu malade par la longue suppuration que ce processus entraîne. Il n'est pas rare que l'albuminurie se développe dans le cours de ces suppurations osseuses de longue durée; mais la maladie apparaît alors sous une forme assez bénigne. Je ne sais si cette albuminurie peut disparaître spontanément avec le temps après la guérison de l'affection osseuse; il serait intéressant et important au point de vue du pronostic de réunir les observations relatives à ce fait. Ce que je vous ai démontré ici d'une façon schématique vous est représenté dans les figures 88 et 89 par des dessins de préparations provenant de la collection anatomique et chirurgicale de Zurich.

Vous connaissez à présent la marche normale, ordinaire de la nécrose totale. Il faut que je vous fasse encore connaître une marche qui s'écarte de celle que je viens de vous retracer. Vous devez vous rappeler qu'à l'occasion de la périostite aiguë je vous ai dit que, dans cette affection, la suppuration peut s'étendre même jusqu'au cartilage épiphysaire, si ce dernier existe encore, comme chez les jeunes sujets. Si pareille chose arrive au bout supérieur ou inférieur (cas excessivement rare d'ailleurs), le séquestre est naturellement détaché par le fait même, et détaché si prématurément qu'il n'a pas encore pu se reformer un nouvel os autour de la cavité purulente, ou qu'au moins, s'il existe, ce nouvel os est excessivement faible. Si à ce moment on extrait l'os nécrosé, qui n'a pas encore pu être remplacé, il ne le sera pas par la suite, parce que l'irritation nécessaire fait défaut : or cette irritation nécessaire pour la production osseuse est fournie par le séquestre lui-même, aussi longtemps qu'il est encore contenu à l'état de corps étranger dans la capsule.

Il en résulte qu'après l'extirpation des os longs la néoformation périostale fait complètement défaut, quand l'opération a été entreprise à cause d'une carie et non pas à cause d'une nécrose, comme c'était le cas dans l'exemple

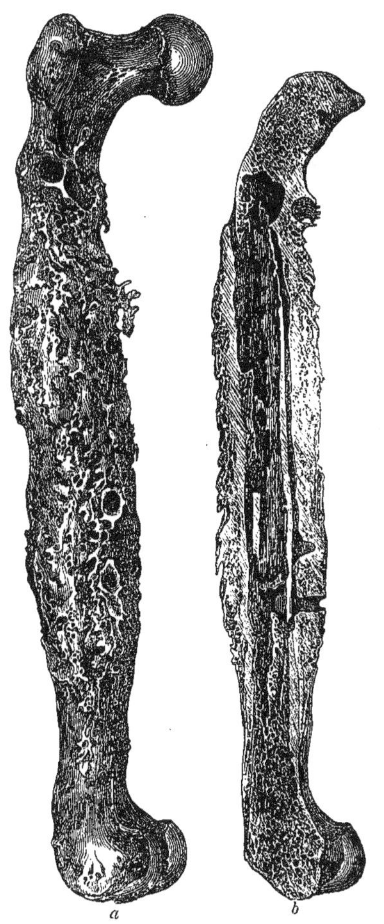

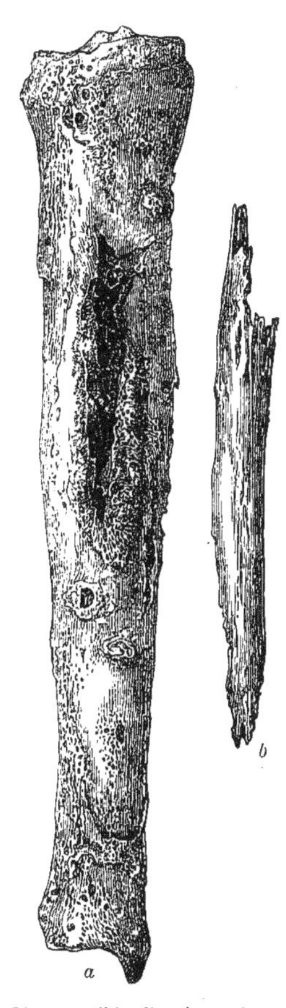

Fig. 88. — *a*, nécrose totale de la diaphyse du fémur avec étui osseux considérable, remplaçant le fragment osseux nécrosé; quelques orifices assez larges existant sur cet étui permettent d'arriver à l'intérieur jusque sur le séquestre ; *b*, même préparation vue sur une coupe longitudinale.

Fig. 89. — *a*, tibia d'un jeune homme après nécrose totale de la diaphyse ; environ deux ans avant, le séquestre *b* a été extrait ; la cavité s'est remplie presque complètement d'ostéophytes. Ce patient est mort du charbon.

de Billroth cité plus haut. Par suite, l'extrémité peut être privée de tissu osseux et devenir complètement inutile, si l'on a pratiqué de très bonne heure l'extraction du séquestre, après la fonte totale des épiphyses.

Quand la suppuration n'a envahi qu'un seul cartilage épiphysaire, par exemple, à l'extrémité inférieure du fémur, le séquestre reste encore fortement adhérent en haut et la fonte osseuse doit alors s'effectuer complètement, comme dans les conditions normales. Si le séquestre n'est pas enlevé aussitôt, l'étui osseux qui s'est formé autour de lui peut adhérer très intimement à l'extrémité épiphysaire et, bien qu'avec plus de lenteur, devenir assez ferme pour remplacer complètement la perte de substance.

Il peut encore arriver, comme dans un cas (fig. 90) de nécrose de l'extrémité inférieure de la diaphyse du fémur (clinique de Billroth), que le bout inférieur, détaché du cartilage épiphysaire appuie fortement contre la peau

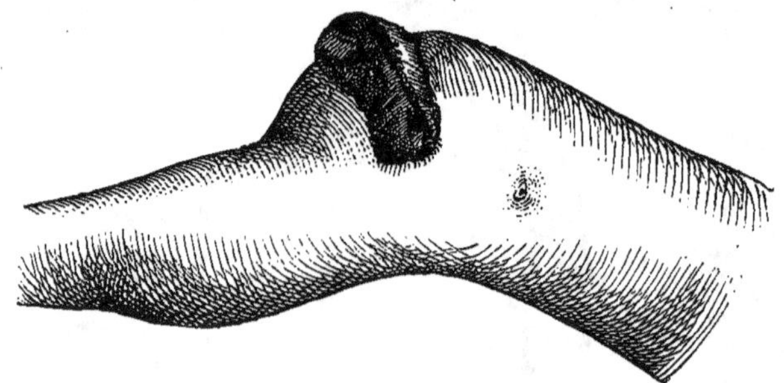

Fig. 90. — Nécrose de la moitié inférieure de la diaphyse du fémur, avec séparation du cartilage épiphysaire et perforation de la peau.

de dedans en dehors, au point de la perforer lentement et de faire issue à l'extérieur; l'épiphyse inférieure du fémur était alors tirée en haut par les muscles.

Chez ce malade, le séquestre fut enlevé (fig. 91), l'articulation du genou redressée, et, après la guérison, on observa que la néoformation osseuse était assez intense pour suffire à supporter le poids du corps.

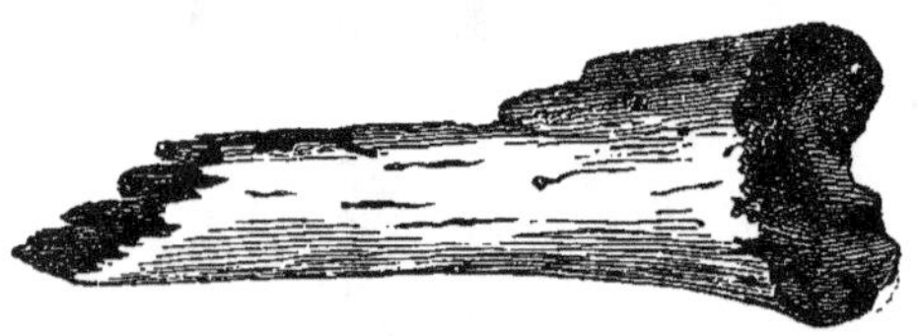

Fig. 91. — Séquestre enlevé dans le cas représenté par la figure 90.

Toutefois il s'était produit, comme c'est habituellement le cas dans la nécrose, au voisinage des épiphyses articulaires, une ankylose complète de l'articulation du genou.

Des processus absolument semblables ont été observés à l'extrémité inférieure de l'humérus.

Il peut se faire aussi, par suite de circonstances encore inconnues, et sans même que le séquestre ait été extrait trop tôt, que la néoplasie osseuse soit si faible, que l'os nouvellement formé soit en un point complètement souple; on a affaire alors à une pseudarthrose de l'os néoformé. Si le patient est jeune et si son état général est bon, la guérison peut encore être obtenue, en enfonçant dans l'os, à plusieurs reprises, des pointes d'ivoire, ainsi que le prouve un cas de Billroth. Toutefois chez ce patient, un enfant de douze ans, le traitement exigea huit mois.

Je dois encore ajouter qu'à la suite d'une ostéomyélite avec nécrose au voisinage d'une articulation (beaucoup plus rarement à la suite des fractures au voisinage des articulations) on a observé un accroissement, en longueur, excessif des os, de sorte que ceux-ci, dans certains cas, deviennent plus longs d'un pouce environ que les os normaux de l'autre côté. L'articulation, sans être sérieusement entreprise, devient parfois, après une ostéomyélite, le siège

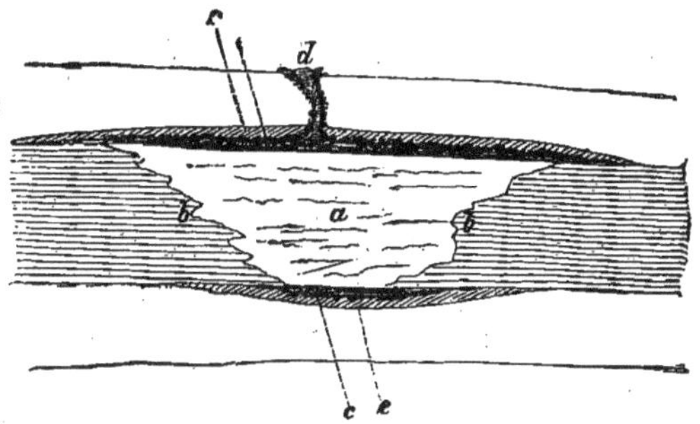

Fig. 92. — Nécrose partielle d'un os long. (Dessin schématique.)

d'une mobilité anormale et d'un relâchement considérable, peut-être à cause de l'allongement trop intense des ligaments articulaires; cet état

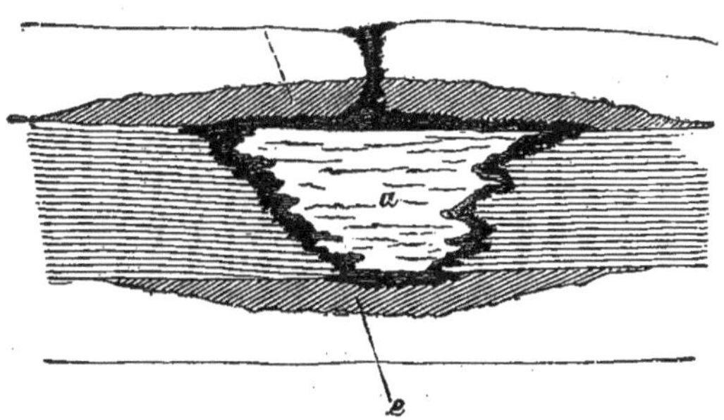

Fig. 93. — Figure 92 à une période ultérieure avec néoplasie osseuse. (Dessin schématique.)

n'implique ordinairement pas d'altération essentielle dans les fonctions de l'extrémité et il disparaît à la longue.

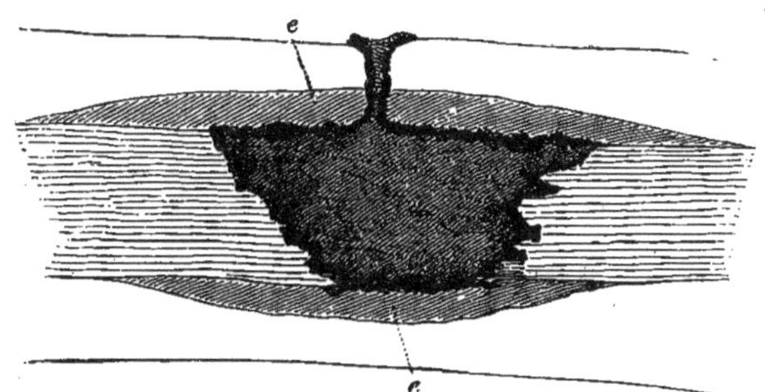

Fig. 94. — Figure 93 après l'élimination du séquestre.

Des nécroses plus fréquentes que celles que nous venons de décrire comme intéressant la diaphyse entière sont les *nécroses partielles*, qui peuvent comprendre toute l'épaisseur ou seulement la moitié de la circonférence, selon l'étendue de l'ostéomyélite et de la périostite. Vous pouvez facilement rapporter à ces nécroses partielles tout ce qui a été dit plus haut de la nécrose totale. Citons encore un exemple. Qu'une périostite ait gagné sur un fémur une partie de la diaphyse, et qu'ensuite cette partie se soit nécrosée (voyez fig. 92 et 93). Soient : *a*, le séquestre ; *bb*, ses limites ; *cc*, la cavité purulente ; *d*, la perforation en dehors ; *ee*, la paroi épaissie et en voie d'ossification de la cavité purulente. Quelques mois plus tard, on trouve (fig. 93) : *a*, le séquestre détaché qui doit être éliminé ; *ee*, la masse osseuse nouvellement formée destinée à remplacer la portion perdue de l'os ; l'os nouveau recouvre naturellement aussi le séquestre en avant ; mais il a fallu en faire abstraction sur le dessin, de même que sur les figures 86 et 87, pour rendre le séquestre visible.

Les faits que vous avez appris à connaître ici s'appliquent aussi à la *nécrose des os plats et des os spongieux courts ;* cependant je dois ajouter que, dans la nécrose de ces os, la néoplasie osseuse est beaucoup plus faible ; que souvent même elle manque absolument.

En général, la néoplasie inflammatoire prend vite dans la nécrose des os spongieux le caractère ulcérant, et l'on a rarement rencontré des néoplasies osseuses étendues ; d'ailleurs, une périostite très aiguë et non traumatique est un fait excessivement rare dans les os spongieux.

Même après une périostite et une ostéite purement ossifiantes au commencement, il peut se développer une nécrose étendue, le dépôt osseux de nouvelle formation étant résorbé et subissant une fonte purulente et ichoreuse à l'endroit où il est en contact avec l'os malade ; par là, la nutrition de l'os est de plus en plus altérée : ce dernier continue souvent de vivre pendant un temps plus ou moins long dans la cavité médullaire, ou n'a plus, pour ainsi dire, qu'une demi-existence. Cette forme de la périostite et de la nécrose se rencontre principalement sur les os maxillaires après l'empoisonnement chronique par les vapeurs de phosphore. Je ne peux m'étendre davantage ici sur cette périostite et cette nécrose phosphorées, qui se distinguent par beaucoup de particularités remarquables ; je serais, en effet, forcé d'entrer dans trop de détails, qui, pour le moment, jetteraient la confusion dans vos esprits.

Retenez provisoirement ce que je vous ai dit de la nécrose des os longs ; quant aux anomalies que les conditions particulières peuvent faire naitre dans tel ou tel cas, vous aurez suffisamment l'occasion de les observer à la clinique, attendu que la nécrose est une des affections osseuses les plus communes.

Je ne puis passer sous silence, à l'occasion de l'anatomie de la nécrose et de la régénération osseuse que l'on observe dans ce cas, le nom d'un savant chirurgien français, qui pendant de nombreuses années a étudié les propriétés ostéoplastiques du périoste, et qui a contribué à développer avec un rare talent les travaux de Troja, de Flourens, de B. Heine, d'A. Wagner, etc. : je veux parler d'Ollier, dont les expériences et les observations cliniques poursuivies avec un zèle infatigable ont élucidé l'étude de cette question.

Vous voyez que, comme nous vous l'avons déjà dit, il y a une analogie complète entre le processus de régénération après nécrose, la formation du cal et l'ossification complète de celui-ci; toutefois le processus évolue beaucoup plus rapidement après une fracture qu'après la nécrose d'une partie osseuse. Les figures 95 prouvent que la conservation du périoste dans les résections pratiquées sur de jeunes animaux joue un rôle important

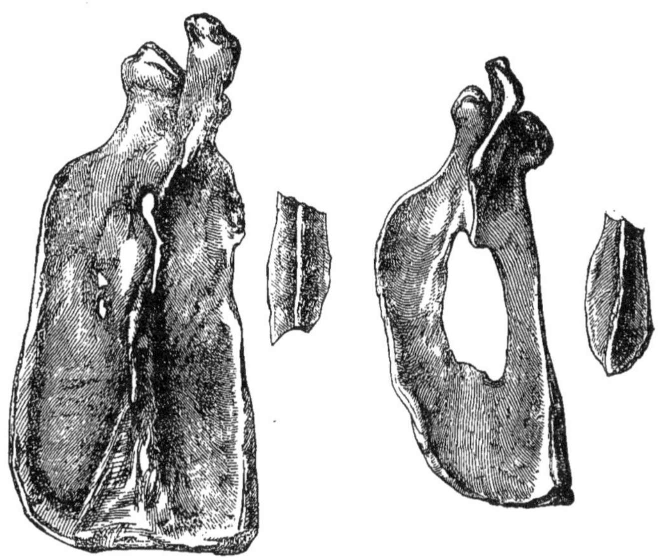

Fig. 95.

Omoplate d'un jeune chien, cent cinquante jours après l'enlèvement de la partie représentée à côté, partie qui, à l'époque de la résection, constituait toute la surface osseuse de l'omoplate; les surfaces articulaires et cartilagineuses ainsi que le périoste soigneusement détachés avaient été conservés. L'os a continué de s'accroître et la partie réséquée a été presque intégralement régénérée.

Omoplate d'un jeune chien de la même portée, cent cinquante jours après la même opération, pratiquée le même jour, mais sans conservation du périoste. L'accroissement de l'os a subi une interruption et la partie réséquée n'a pas été régénérée.

dans la régénération de l'os extirpé, quand l'irritation chronique exercée par le séquestre fait défaut.

Nous passons à présent aux *symptômes* et au *diagnostic* de la nécrose. On donne ce nom à une maladie osseuse depuis le moment où il est reconnu qu'une partie ou la totalité d'un os est morte, jusqu'à l'époque où le séquestre est extrait; la marche ultérieure vers la guérison de l'excavation osseuse est généralement caractérisée par un développement de bourgeons charnus de bonne nature, avec suppuration, pouvant aussi, à la vérité, prendre le caractère ulcéreux. — La question est donc de savoir par quels moyens nous reconnaissons qu'une partie est affectée de nécrose. Cela peut, dans certains cas, se reconnaître d'une manière bien simple, comme, par exemple, lorsque l'os nécrosé est à jour, par conséquent dans tous les cas où la nécrose succède à la dénudation d'un os; l'os mort devient blanc, dans quelques cas cependant il peut aussi devenir noirâtre, comme d'autres tissus qui se dessèchent et meurent, si même, avant de se nécroser, il était rempli de sang. La gangrène osseuse, en tant qu'il ne s'agit que de la substance propre de l'os, ne peut être qu'une gangrène sèche; les parties molles de l'os, les vaisseaux, le tissu conjonctif et la moelle peuvent cependant, comme d'autres parties molles, être sujettes à la gangrène sèche ou humide; une dessiccation complète se produit dans presque tous les cas où l'os est exposé à l'air; il est donc rare qu'une putréfaction, une mauvaise odeur se remarque dans cette nécrose superficielle. Dans la nécrose située plus profondément, par exemple dans la nécrose d'une diaphyse entière, ou dans celle des surfaces de section laissées par le trait de scie ou des surfaces d'une fracture, lorsque ces parties sont engagées profondément sous les parties molles, la putréfaction a lieu le plus souvent, surtout du côté de la moelle : l'odeur répandue par un grand séquestre nouvellement extrait est parfois des plus pénétrantes. La moelle en voie de putréfaction est dangereuse pour l'organisme tant qu'il ne s'est pas formé une ligne de démarcation, tant que les vaisseaux lymphatiques dans le voisinage immédiat restent ouverts; une fois que la végétation du tissu s'est effectuée dans l'os sur la limite des parties saines, la néoplasie inflammatoire forme bientôt un rempart qui ne laisse plus aucun accès à la résorption, tant que le tissu de granulations est sain, qu'il n'est pas atteint par un traumatisme, ou qu'il n'est pas le siège d'une inflammation et d'une gangrène. — De quelle manière reconnaîtra-t-on un séquestre caché dans la profondeur? Pour être renseigné à ce sujet, il faut avoir recours à la sonde. Vous introduisez donc à travers les ouvertures qui donnent issue au pus une sonde métallique aussi épaisse que possible, et vous touchez par ce moyen la surface ordinairement polie et solide du séquestre; vous cherchez à faire glisser la sonde le long du séquestre pour en connaître la longueur; ensuite vous appuyez fortement sur le séquestre pour vous assurer, autant que possible, s'il y a de la mobilité, si l'os nécrosé est détaché, ou s'il adhère encore solidement; c'est là, comme vous devez le comprendre, un point essentiel pour savoir s'il est temps de songer à l'extraction du séquestre. — Une circonstance qui vient encore en aide au diagnostic est le fort épaississement du membre : on sent sous les doigts le grand volume du néoplasme osseux; les ouvertures donnent issue à un pus épais, jaune et souvent muqueux; l'extrémité n'est pas sensible à la pression. L'examen à la sonde ne provoque pas généralement une vive douleur, bien qu'il soit souvent l'objet d'une grande appréhension de la part des malades, parce que certains chirurgiens croient devoir sonder chaque jour avec rudesse, sans pour cela arriver toujours à poser un diagnostic exact. Le malade n'a pas de fièvre.

D'après cela, vous reconnaîtrez facilement, dans beaucoup de cas, la nécrose; tant qu'il n'y a pas d'ouverture communiquant à l'extérieur, il est toujours très difficile d'établir le diagnostic de la nécrose centrale d'un os. — On ne peut confondre la nécrose qu'avec la carie; le mode de production, le siège, contribuent déjà beaucoup à éclairer le diagnostic; en effet, la nécrose s'observe le plus souvent à la suite de l'inflammation aiguë ou subaiguë des os longs (fémur, tibia, humérus); la carie au contraire apparaît le plus souvent lentement dans les os spongieux; mais, même sous le rapport des symptômes objectifs, il y a des différences. Dans la carie, il y a très peu de néoplasie osseuse aux environs du mal; quelquefois on n'en

trouve aucune ; dans la nécrose, au contraire, cette néoplasie est toujours
très considérable. Le pus de la carie est mince, séreux, de mauvaise
nature ; celui de la nécrose est épais, souvent de bonne nature et fréquemment muqueux. Dans la carie, la sonde pénètre dans l'épaisseur
même de l'os mou et friable, ce qui provoque ordinairement une assez
forte douleur ; au contraire , dans la nécrose , la sonde rencontre un
séquestre dur, et cet examen ne produit souvent aucune douleur. Cette
comparaison des phénomènes, qui ont leur raison d'être dans l'essence
différente de l'une et de l'autre maladie, vous montre que le diagnostic est
possible, et que, dans un très grand nombre de cas, il est même très facile
et très simple, Dans d'autres cas, les conditions anatomiques sont plus
difficiles à saisir : lorsqu'il y a combinaison entre la nécrose et la carie, tous
les phénomènes parlent plutôt en faveur de la carie, à moins qu'on ne
reconnaisse, à l'aide de la sonde, le fragment nécrosé. Dans la carie centrale
des os longs, on rencontre exceptionnellement d'énormes épaississements
de l'os ; il se peut, en outre, que dans ces cas la paroi interne de la cavité
osseuse soit très ferme et dure au toucher. Ces cas peuvent donner lieu à
des erreurs : on ouvre la cavité et l'on ne trouve pas le séquestre que l'on
avait cru devoir y rencontrer ; il n'est pas impossible que dans ces cas, fort
rares à la vérité, le séquestre, qui peut-être n'avait eu qu'un faible volume,
ait été résorbé, comme nous le verrons un peu plus loin. Ces cas exceptionnels ne sauraient renverser la règle générale, et vous aurez, par conséquent,
à vous en tenir provisoirement au diagnostic différentiel exposé plus haut.

Encore quelques mots sur le sort du séquestre. Qu'en pensez-vous ? Le
morceau d'os mort ne pourrait-il pas être résorbé ? Ne vous ai-je pas dit à
plusieurs reprises que l'os mort peut être dissous et consumé par les granulations ? On devrait donc s'attendre à la possibilité d'une disparition du
séquestre sans aucun secours de l'art. — Il est hors de doute, d'après mes
observations, que de petits séquestres peuvent être entièrement consumés
par des granulations exubérantes ; au contraire, des granulations constamment en voie de désagrégation ou de métamorphose caséeuse ne possèdent
aucun pouvoir dissolvant sur les os : c'est ce que je vous ai déjà exposé
antérieurement en parlant de la carie, et je vous ai fait remarquer que l'on
observe facilement la nécrose partielle dans l'ostéite atonique et caséeuse,
précisément parce que la néoplasie inflammatoire, qui se désorganise
aussitôt formée, ne dissout pas l'os, qui est au contraire en quelque sorte
macéré dans l'organisme. La résorption des séquestres a cependant ses
limites : d'abord, il est tout naturel qu'elle ne se fasse pas aux endroits où
l'os est à nu ; car là il ne subit pas l'action des granulations. En outre, la
résorption doit cesser aussitôt que les granulations sécrètent du pus ; le
séquestre qui se forme après une périostite aiguë ne sera donc pas résorbé
aux endroits où le périoste est entré en suppuration et où le pus continue
d'être sécrété pendant toute la durée du processus, simplement parce que
dans ces endroits le séquestre n'est pas en contact avec les granulations.
Cela confirme parfaitement l'hypothèse émise précédemment, à savoir que
la résorption est réalisée par les liquides contenant de l'acide carbonique et
tout d'abord donc par le sang ; naturellement cela n'est possible qu'à la con-

dition que les vaisseaux des granulations se trouvent au voisinage de l'os nécrosé et pénètrent dans son épaisseur, à la condition, en d'autres termes, qu'il y ait entre le tissu mort et le tissu vivant des échanges endosmotiques. Ce sont donc les granulations interstitielles formées à la limite du tissu osseux vivant qui donnent lieu à la résorption de la partie du séquestre qui leur correspond. Dans d'autres endroits, au contraire, où le séquestre devra se détacher, une résorption sera effectuée par la masse de bourgeons charnus interstitiels qui se forme sur la limite de l'os. Quand, à la fin, une fois le séquestre détaché, cette masse de granulations produit également du pus, la résorption cesse, et le séquestre, dès ce moment baigné par le pus de tous côtés, ne peut plus diminuer de volume ; du reste, avec le temps, les granulations qui, dans l'intérieur des cavités purulentes, s'accumulent de tous côtés autour du séquestre, subissent encore un changement particulier ; en effet, elles éprouvent très fréquemment la dégénérescence graisseuse. — Enfin, il faudra bien que le séquestre sorte. Peut-il donc sortir de lui-même ? Cela peut arriver ; quelle est alors la force motrice qui l'expulse ? Supposez le cas d'une nécrose centrale ; un séquestre se détache de tous côtés, il est donc beaucoup plus petit que la cavité qui le loge, pour les raisons que nous venons de donner. Le fragment osseux est donc entièrement libre dans la cavité ; tout autour, des granulations se pressent contre lui, excepté du côté où la cavité s'ouvre en dehors ; là, il n'y a pas de résistance, et si l'ouverture est assez grande, les granulations, qui continuent à se développer, finissent par expulser le séquestre par cette ouverture. Ainsi, pour cela il faut certaines conditions mécaniques qui se trouvent rarement réunies ; de petits séquestres seront assez souvent expulsés spontanément, mais, pour les grands qui ne peuvent sortir par les ouvertures existantes, il faut le secours de l'art.

La *vis medicatrix naturæ* prouve donc ici comme souvent, dans les affections chirurgicales, son insuffisance absolue.

Le *traitement* de la nécrose consiste simplement à maintenir les plaies à l'état de propreté. Il n'y a pas lieu de songer à une dissolution chimique du séquestre, car, si vous versiez journellement de l'acide chlorhydrique dans les ouvertures fistuleuses, vous dissoudriez tout autant et même plus la substance osseuse nouvellement formée que le séquestre, et cela serait fort mauvais, car il faut bien que la néoplasie osseuse remplace le séquestre. Il ne vous reste donc rien à faire qu'à extraire ce dernier mécaniquement. Cela ne doit être fait cependant qu'après que le séquestre est libre. Ce principe est d'une haute importance et se fonde, premièrement, sur ce fait qu'il est rarement possible d'enlever avec la scie le fragment mort sans enlever du même coup une partie considérable de l'os sain et de l'os nouvellement formé, ce qui est doublement fâcheux ; et en second lieu sur cet autre fait que rarement la néoplasie osseuse a acquis une solidité suffisante avant le détachement du séquestre. Il ne faut pas que l'art détruise les effets de cette sage disposition par une intervention trop hâtive. La règle posée plus haut ne souffre qu'un petit nombre d'exceptions ; quand les épiphyses sont totalement détachées, l'extraction du séquestre ne doit pas être pratiquée, quoiqu'il soit mobile, avant que l'on soit convaincu qu'il y a une néoformation osseuse suffisamment considérable. Dans la nécrose phosphorée, au contraire, on opère parfois avant que le séquestre soit complètement libre. En effet, ce n'est pas ici une nécrose pure ; elle est au contraire très souvent compliquée de carie ; il en sera question plus amplement dans la *Chirurgie spéciale* et dans la *Clinique*. Je vous ai déjà dit que l'on peut quelquefois reconnaître, à l'aide de la sonde, si le séquestre est détaché ; cependant ce n'est pas toujours le cas : le séquestre peut être tellement pressé par les granulations, qu'il ne donne aucune sensation de mobilité ; cette dernière est encore très difficile à constater quand le séquestre est très grand. Ce qui peut enfin contribuer à rendre très difficile l'exploration de la mobilité, c'est la forme courbe de l'os, par exemple du maxillaire inférieur. Dans ces cas douteux, la durée du processus et l'épaisseur de l'étui osseux nous aident beaucoup à reconnaître si le séquestre est détaché ou non. En huit à dix mois, la plupart des séquestres sont généralement détachés, et au bout d'un an toute une diaphyse nécrosée peut même être logée dans un étui de nouvelle formation à l'état de séquestre libre de tous côtés. Ce sont là des estimations purement approximatives et qui peuvent naturellement souffrir des exceptions. Si la formation osseuse est encore faible, et que cependant le séquestre soit déjà détaché, on fait bien de retarder encore l'opération sur l'humérus, le tibia et le fémur, afin que le nouvel os ait le temps de se fortifier, en supposant, bien entendu, que l'état général ne soit pas en souffrance. Quand il se produit de l'albuminurie, on fait bien de hâter l'extraction du séquestre.

L'extraction des séquestres, surtout si elle exige une dilatation préparatoire des cloaques, c'est-à-dire des fistules qui conduisent dans l'intérieur de l'étui osseux, est appelée l'*opération de la nécrose* ou la *séquestrotomie*. Cette opération peut être simple ; si une des ouvertures de l'étui est assez grande et le séquestre petit, on prend une pince assez forte ; on l'introduit dans la cavité osseuse, on cherche à saisir le séquestre et on le retire. Lorsque, comme cela arrive dans la carie nécrotique, il n'y a pas de néoplasie osseuse, on dilate les ouvertures fistuleuses par une incision dans les parties molles, et l'on retire le fragment nécrosé ; si, au contraire, les ouvertures sont petites et le séquestre de grande dimension, il faut enlever une partie de l'étui osseux, aussi bien pour pouvoir introduire les instruments à extraction que pour retirer le séquestre lui-même. Rarement il suffit d'agrandir simplement une des ouvertures à l'aide du trépan, de la gouge et du maillet, etc. Ordinairement je procède de la manière suivante : le champ opératoire ayant été rendu exsangue par l'application de la bande d'Esmarch, je fais avec un couteau à résections, court et fort, une incision qui traverse toute l'épaisseur des parties molles et qui s'étend d'une ouverture fistuleuse à une autre voisine dans une direction aussi parallèle que possible aux muscles, aux vaisseaux et aux nerfs ; ensuite je prends une rugine montée sur un manche, un raspatoire, avec lequel je gratte la surface bosselée de l'étui osseux pour en enlever les parties molles épaissies. On a ainsi sous les yeux l'étui osseux dans une certaine étendue en largeur et en longueur ; c'est cette partie qu'il s'agit d'enlever pour obtenir une ouverture qui permette de retirer le séquestre. Dans ce but, on peut employer différentes espèces de scies, l'ostéotome, la scie droite en pointe, etc. ; pour ma part, je me suis toujours tiré d'embarras avec le ciseau et le maillet. Quels que soient les instruments employés, ce travail est toujours pénible ; le morceau d'étui enlevé doit être aussi petit que possible, afin que la solidité du nouvel os ne soit pas trop compromise. Une fois l'étui ouvert, on a le séquestre sous les yeux ; on cherche à l'enlever avec des instruments en forme de levier, des *élévatoires,* ou bien avec de fortes pinces, travail également très pénible dans certains cas et après lequel la tâche de l'art est accomplie. — Si, contrairement à votre attente, vous trouvez que le séquestre n'est pas encore détaché, gardez-vous de faire d'inutiles efforts pour l'enlever de force, attendez plutôt encore quelques semaines ou quelques mois pour vous assurer que le séquestre est cette fois bien isolé. Après l'opération, on racle complètement avec la curette, jusqu'au tissu sain et dur, la cavité osseuse, afin d'en enlever les granulations inutiles et souvent en dégénérescence graisseuse. On désinfecte ensuite la cavité ; on y introduit, si besoin est, un ou plusieurs drains, et on suture les parties molles autant que faire se peut, après avoir au préalable nivelé les bords des fistules de tous côtés. L'hémorrhagie osseuse n'est habituellement pas considérable ; je n'enlève la bande d'Esmarch qu'après avoir appliqué un pansement antiseptique compressif et après avoir mis le membre dans l'élévation. Cependant si le séquestre est considérable, compact, par exemple toute une diaphyse, je tamponne la cavité avec de longues bandelettes de gaze iodoformée, dont les extrémités sont laissées en dehors de la plaie ; je recouvre le pansement d'une éponge humide pour avoir une compression exacte, puis j'enlève la bande d'Esmarch. En pareil cas, je n'enlève les tampons qu'au bout de quelques jours, quand cela peut se faire sans effort.

Dans tous les cas, après l'opération, l'extrémité est fixée sur une attelle et immobilisée. Le traitement consécutif consiste à favoriser l'issue de la sécrétion et à éviter la décomposition de celle-ci ; le malade garde le lit pendant quelque temps ; les fistules suppurent beaucoup moins qu'auparavant ; cependant la sécrétion persiste jusqu'à ce que la cavité soit comblée par des granulations ossifiables. On ne peut guère hâter ce travail, et les fistules qui, dans ces conditions, persistent pendant longtemps encore, occasionnent en général si peu d'embarras, qu'on n'a pas de raison pour intervenir. Quelquefois, cependant, il reste une ouverture trop grande, dont les parois s'indurent ; en même temps le bourgeonnement s'arrête ; le traitement à employer dans ces cas est celui de l'ulcère osseux atonique ; l'application du fer rouge dans ces vieilles excavations est le seul moyen que j'aie vu employer parfois avec quelque succès ; cependant il y a aussi des fistules osseuses incurables, mais elles n'entraînent aucun trouble fonctionnel.

La séquestrotomie est une opération dont l'importance n'a été bien comprise que dans les dernières décades de ce siècle. Elle n'a été accueillie partout favorablement que depuis l'invention du chloroforme ; car cette opération en elle-même est horrible ; le spectacle de coups de scie, de ciseau et de marteau sur l'étui osseux a quelque chose de hideux, et cela d'autant plus que ce travail peut durer très longtemps ; une amputation n'est rien en comparaison; aussi amputait-on autrefois très souvent les individus atteints de nécrose totale, ce qui ne viendrait plus guère à l'esprit d'un chirurgien de nos jours. C'est pourquoi vous trouvez dans les anciens musées des préparations magnifiques de nécroses étendues, comme on ne les rencontre plus aujourd'hui, parce que l'on extrait presque généralement les séquestres en temps opportun. La lésion locale causée par l'opération est très sérieuse; cependant la réaction est ordinairement peu considérable, sinon nulle, quand on opère sous la sauvegarde de l'antisepsie et que le pansement est antiseptique. Il en serait tout autrement si l'opération que l'on fait sur l'os qui recouvre le séquestre était entreprise sur un os sain; dans ce cas, l'inflammation et la fièvre seraient des plus intenses; Billroth n'a eu qu'un seul cas où cette opération ait été suivie d'un mauvais résultat. J'ai la conviction que l'opération de la nécrose est une des meilleures, attendu qu'elle sauve la vie à beaucoup d'individus qui, autrefois, auraient succombé aux suites de l'amputation ou aux maladies générales qui surviennent pendant les longues suppurations osseuses.

APPENDICE AU CHAPITRE XVI

RACHITISME ET OSTÉOMALACIE

TRENTE-CINQUIÈME LEÇON

Rachitisme. — Anatomie pathologique. — Symptômes. — Étiologie. — Traitement. — *Ostéomalacie. — Hypertrophie* et *atrophie* des os.

Nous avons encore à mentionner brièvement deux maladies générales caractérisées principalement par une altération spéciale des os, consistant dans le ramollissement. Ces deux affections sont le *rachitisme* et l'*ostéomalacie;* elles sont presque identiques sous le rapport de la déformation qu'elles font subir aux os, mais elles diffèrent quant à leur essence. On ne peut pas les ranger, sous tous les rapports, parmi les maladies chroniques, bien qu'elles se rapprochent le plus de ce genre de processus. Commençons par le *rachitisme;* ce nom, dérivé de ῥάχις, signifie, à vrai dire, inflammation de la colonne vertébrale; il est rare cependant que cette dernière soit fortement atteinte dans le rachitisme; l'origine du nom de *rachitisme* n'est donc pas bien claire. Plus tard, on a souvent donné à cette maladie le nom de *maladie anglaise, morbus anglicus,* parce qu'elle a surtout été décrite par des auteurs anglais et peut-être aussi parce qu'elle est particulièrement fréquente en Angleterre. — L'essence de la maladie consiste dans l'insuffisance des sels calcaires qui se déposent dans les os pendant leur accroissement et dans l'épaisseur extraordinaire des cartilages épiphysaires. Déjà vous reconnaissez par là que cette maladie appartient particulièrement à l'enfance; c'est une anomalie du développement osseux, anomalie qui atteint un nombre d'os très considérable, souvent même tous les os du squelette, de sorte qu'il ne s'agit pas là d'un trouble local, mais d'une maladie générale que vous pouvez ranger parmi les dyscrasies qui vous sont déjà connues.

Mais le dépôt insuffisant de sels de chaux dans les os en voie de croissance, qu'on observe dans le rachitisme, se combine encore avec un développement vasculaire insolite et parfois aussi avec une résorption extraordinairement intense du tissu osseux déjà formé (il se produit toujours pendant l'accroissement des os un léger degré de résorption au niveau des faces internes de la couche corticale). Enfin ce dépôt insuffisant est accompagné encore d'un accroissement extrêmement considérable des cartilages épiphysaires. Si vous ajoutez à cela la néoformation d'ostéophytes qu'on observe à la face externe des os longs, vous ne vous étonnerez pas qu'on puisse à peine séparer ce trouble de nutrition d'avec un processus inflammatoire, bien qu'il soit très rare qu'il s'ensuive de la suppuration et de la métamorphose caséeuse. Dans beaucoup de cas on trouve des symptômes de rachitisme chez les enfants scrofuleux, et cette coïncidence a été cause que plusieurs médecins ont voulu faire dépendre le rachitisme de la scrofulose; cette manière de voir n'est pas juste, car chez beaucoup d'enfants rachitiques on ne rencontre aucune trace de symptômes scrofuleux; d'un autre côté, il n'existe aucune parenté entre les lésions anatomiques du rachitisme et les formes de la périostite et de l'ostéite que l'on rencontre le plus communément chez les enfants scrofuleux, car le rachitisme ne donne jamais lieu à la carie. L'absence de relation qui existe entre le développement des os et leur calcification fait que, naturellement, les os n'ont pas la solidité voulue; ils se courbent, surtout ceux qui supportent le poids du corps; dans les degrés extrêmes de cette mollesse osseuse, la contraction musculaire agit à son tour sur les os pour en exagérer la courbure. On la rencontre surtout aux extrémités inférieures : les fémurs se courbent en avant; les os de la jambe se courbent dans leur tiers inférieur en avant, en dehors ou en dedans. De plus, les os des extrémités inférieures sont généralement tordus dans la direction de leur axe longitudinal. La cage thoracique est comprimée latéralement, ce qui fait fortement saillir le sternum et donne lieu à la poitrine dite *en carène*. Dans le rachitisme très avancé, il faut ajouter à ces lésions des déviations du bassin, de la colonne vertébrale et même des extrémités supérieures. L'occiput reste pendant longtemps mou et compressible, et la dentition est retardée.

La mollesse de l'occiput est dans certains cas l'unique symptôme du rachitisme, ce qui a fait considérer par quelques-uns cet accident comme entièrement indépendant des troubles généraux de la maladie en question. Les courbures des extrémités inférieures dépendent le plus souvent, d'après Virchow, d'une série de petites fractures incomplètes (infractions) de l'os, d'une rupture de la couche corticale n'ayant lieu que d'un seul côté. A mon avis, cette explication n'est exacte que pour un petit nombre de cas. Il me paraît plutôt que cette courbure des os est due au poids des extrémités, surtout à la pression et à l'action musculaire. Cela se voit le mieux dans les cas très graves, quand les enfants ne marchent pas, mais qu'ils passent leur vie assis ou couchés. Comme vous le savez, les enfants très jeunes ont l'habitude, soit assis, soit couchés sur le dos, de tenir les jambes pour ainsi dire entrelacées l'une dans l'autre, c'est-à-dire qu'elles sont d'abord croisées dans une position demi fléchie et qu'en outre la jambe placée en dessous s'infléchit de telle sorte que la plante du pied de ce côté se place contre le dos du pied de la jambe située au-dessus, ce qui fait que les deux pieds se trouvent dans une flexion plantaire intense. Dans le rachitisme très prononcé, on trouve les deux jambes tordues pour ainsi dire en tire-bouchon, et on observe surtout une flexion sus-malléolaire à angle ouvert en arrière et telle que le grand axe du pied est presque parallèle à l'axe longitudinal de la jambe. Cette déformation correspond exactement à la position habituelle des jambes, et, comme on ne peut admettre que des fractures puissent se produire à l'état de repos absolu, il faut bien en conclure que l'os ramolli a pris la forme produite par le poids et l'action musculaire, et, d'ailleurs, il ne peut guère intervenir d'autre cause, étant donnée la consistance de l'os rachitique.

On observe absolument la même chose aux extrémités supérieures, lorsque l'enfant rampe ou lorsqu'étant assis il s'aide des bras pour se traîner sur le sol. Les fractures complètes sont rares; lorsqu'elles arrivent, la consolidation se fait généralement très bien par la formation d'un cal osseux, sous l'influence du traitement ordinaire. Rarement on observe des fractures complètes multiples, successives, des extrémités inférieures, et alors la formation du cal paraît souvent retardée.

Outre ces déviations, on remarque ordinairement d'autres altérations des os, à savoir l'épaississement des épiphyses et des points de jonction entre les côtes et les cartilages costaux. L'épaississement des épiphyses peut être tellement fort à l'extrémité inférieure du radius par exemple, qu'on voit au-dessus du poignet, immédiatement en arrière du cartilage épiphysaire du radius, un deuxième étranglement de la peau. Cet aspect des articulations explique le nom que la maladie porte en Allemagne, « doppelte Glieder », jointures doubles; les nodosités qui se produisent aux extrémités antérieures des côtes osseuses sont souvent très apparentes, et, comme elles sont situées très régulièrement les unes au-dessous des autres, on leur a donné le nom de chapelet rachitique. Quand on se trouve en présence des altérations osseuses que nous venons de mentionner, on peut, sans hésiter, prononcer le diagnostic de rachitisme. Tant qu'un des symptômes que nous venons de nommer ne s'est pas clairement manifesté, le diagnostic est très difficile à établir.

Il est vrai qu'il y a quelques prodromes, grande voracité, gros ventre, répugnance à se tenir debout et à courir; toutefois, ces phénomènes sont toujours trop vagues pour permettre d'en tirer des conclusions certaines. La maladie débute le plus souvent dans la seconde année de l'existence et se présente chez des enfants bien nourris, souvent même chargés d'embonpoint; des troubles de la digestion, une tendance à la constipation, s'observent de temps en temps, mais non toujours. Quant aux conditions étiologiques qui jouent un rôle dans la production du rachitisme, on en sait bien peu de chose. Cependant les conditions hygiéniques défavorables, les habitations humides, privées d'air et de lumière, dans lesquelles sont entassés un grand nombre d'individus, l'absence de mouvement au grand air, etc., favorisent l'éclosion de la maladie; d'autre part, une nourriture mal appropriée, même pendant les premiers mois de la vie, semble avoir moins d'influence sur son développement.

C'est pourquoi le rachitisme est particulièrement fréquent chez la classe pauvre des villes, tandis qu'on l'observe plus rarement à la campagne, bien qu'ici la façon de nourrir les enfants soit d'habitude moins rationnelle encore qu'en ville. A Vienne, par exemple, le rachitisme atteint environ 80 p. 100 des enfants pauvres, surtout des enfants appartenant à la classe des petits travailleurs et des ouvriers de fabrique. En Allemagne, il en est à peu près de même, bien que, dans ce pays, cette maladie s'observe dans

toutes les classes de la société; en Belgique, où les conditions matérielles
de la vie sont, chez l'ouvrier, de beaucoup supérieures, le rachitisme est
relativement rare, si je m'en rapporte à mon observation propre. L'hérédité peut avoir une influence; une perturbation dans la composition du
sang, dans l'assimilation des éléments nutritifs introduits dans le corps
peut être admise hypothétiquement, mais cette supposition ne repose sur
aucune preuve positive. Quant à la marche, il faut observer que la maladie,

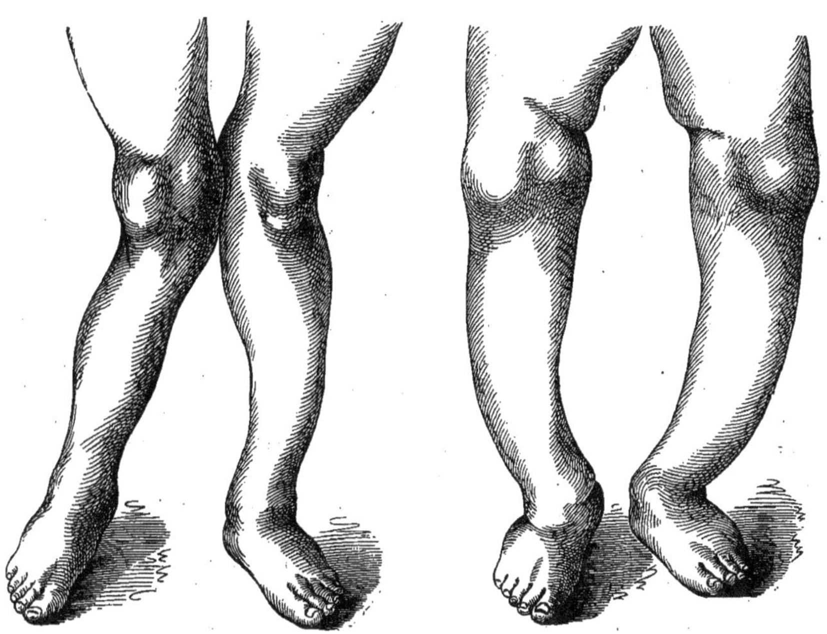

Fig. 96. — Formes typiques de déviations rachitiques des jambes.

traitée convenablement, s'éteint souvent en peu de temps, c'est-à-dire que
les symptômes de déviation disparaissent ou plutôt ne font pas de nouveaux
progrès; les enfants qui avaient cessé de marcher recommencent à courir.
Une fois que l'accroissement des os suit son cours normal, les déviations
deviennent de moins en moins apparentes et finissent souvent par disparaître entièrement, ce qui s'explique, du reste, par le mode d'accroissement
du système osseux, qui se fait par apposition. Avant que les os reprennent
leur état normal, il se forme généralement, pendant un certain temps et vers
la fin du processus, un dépôt osseux extrêmement abondant, de sorte que
ces os autrefois rachitiques prennent, à une certaine époque, une dureté et
une solidité anormales, c'est-à-dire qu'ils deviennent éburnés.

Kassowitz a fait récemment des recherches sur la nature du rachitisme.
Il part de cette proposition que, normalement, il se produit, à l'entour de
chacun des vaisseaux sanguins de l'os, une résorption due à la circulation
plasmatique qui s'étend dans toutes les directions et qui est produite vraisemblablement par l'intermédiaire de l'acide carbonique du sang. Suivant

Kassowitz, il y aurait dans le rachitisme une hyperémie chronique et une néoformation vasculaire anormalement abondante dans le cartilage et le périoste en voie d'ossification, et aussi dans les os en voie d'accroissement, et ce serait là la cause de l'obstacle apporté au dépôt des sels calcaires ; pour le même motif, la résorption dans les os complètement formés augmenterait en même temps d'intensité. Les lacunes résultant de cette résorption se rempliraient alors de tissu osseux jeune, mais qui ne s'ossifierait pas normalement.

Ainsi s'expliquerait la forme irrégulière des lamelles osseuses et de la surface des os du squelette rachitique.

Que le processus rachitique soit en connexion causale avec la formation des vaisseaux, ce fait a été déjà signalé par Rokitansky ; et les récentes recherches sur le pouvoir dissolvant de l'acide carbonique sur les os tendent à prouver que le ramollissement rachitique dépend de la vascularisation. Les recherches relatives à l'accroissement des os, à l'ossification et à la résorption, sont, du reste, si difficiles, qu'il n'y a pas lieu de s'étonner que, malgré les nombreux travaux dont cette question a été l'objet, aucune théorie générale n'ait encore été trouvée.

Dans quelques cas rares, le rachitisme persiste jusqu'au complet achèvement du squelette, et ce sont précisément ces cas qui donnent lieu aux courbures et aux déplacements intenses que l'on montre comme types de la maladie. Dans tous les musées anatomo-pathologiques, vous trouverez des exemplaires de ces squelettes tout à fait monstrueux et déformés par le rachitisme.

D'après nos observations, il est très vraisemblable qu'un grand nombre de pieds plats, de genu valgum, de genu varum et de déviations latérales (scolioses) sont essentiellement le résultat d'une faiblesse des os, qui ne doit pas être distinguée d'avec les degrés légers du rachitisme. Ce rachitisme diversement localisé se rencontre, il est vrai, à un âge plus avancé, surtout dans la deuxième décade de la vie, tandis que l'affection de tout le système osseux décrite simplement sous le nom de rachitisme s'observe, comme nous l'avons dit, de préférence chez les jeunes enfants jusqu'à l'âge de six ans. Toutefois, dans l'un et l'autre cas, il s'agit d'un état permanent de mollesse et de souplesse des os en voie de croissance, état auquel contribuent encore diverses causes occasionnelles pour produire les formes de courbures décrites.

Vous entendrez dire souvent plus tard par certains médecins que le rachitisme chez les enfants est en relation directe avec certaines maladies cérébrales, surtout avec des paralysies, des contractures et des troubles psychiques. Je ne veux pas prétendre que ce processus pathologique général, qui pour nous est encore assez confus, ne puisse pas avoir une influence directe sur le développement du cerveau ; toutefois, le plus souvent, il n'y a entre ces phénomènes que des relations indirectes. Souvent au processus rachitique des os du crâne succède une éburnation rapide, une néoformation osseuse si intense et si étendue que même les sutures de certains os du crâne s'ossifient. De cette façon, le développement ultérieur, régulier du crâne est entravé : le crâne est déformé, devient trop étroit pour le cerveau en voie d'accroissement, et ainsi se produisent des troubles fonctionnels, ce dernier organe étant soumis, dans son développement normal, à l'influence d'un crâne rachitique. Ordinairement, les parents ne présentent les enfants rachitiques au médecin que lorsqu'ils s'aperçoivent du gonflement des articulations ou des déviations, ou bien lorsque les enfants cessent de marcher et de se tenir debout, tandis qu'ils avaient su, auparavant, se servir de leurs jambes; la maladie est tellement commune et tellement populaire, que souvent il est à peine nécessaire de recourir au médecin pour la reconnaître. La thérapeutique n'a ordinairement qu'une seule tâche à remplir, tâche qui consiste à faire disparaître la diathèse morbide générale ; il faut donc, avant tout, un traitement médical, surtout diététique. Quant à ce dernier, il faut surtout refuser aux enfants l'usage trop exclusif du pain, des pommes de terre, de la bouillie et des légumes venteux; il faut, au contraire, recommander l'usage du lait, des œufs, de la viande et du pain blanc en quantité modérée. On fera prendre en même temps des bains fortifiants, bains salés, de malt, d'espèces aromatiques, etc. A l'intérieur, on prescrira l'huile de foie de morue, le fer et d'autres moyens roborants. Le phosphate de chaux a été tour à tour préconisé, et rejeté comme inutile. Beneke conseille le phosphate de chaux associé, parties égales, à l'oxyde de fer saccharifié (la valeur de la pointe d'un couteau 3 fois par jour). Le phosphore, dont on attendait de bons effets à la suite des recherches expérimentales de Wagner, n'a pas justifié cet espoir. D'après Kassowitz, le phosphore n'agit chez les enfants rachitiques qu'à petites doses (un milligramme par jour). On l'associe à l'huile de poisson, ou l'on en fait, avec une poudre indifférente, des pilules qu'on enveloppe de gélatine.

Très souvent on demande au médecin si l'on doit laisser marcher les enfants ou s'il faut les laisser couchés. Le mieux est, sous ce rapport, de laisser les enfants libres d'agir à leur guise ; tant qu'il leur répugne de marcher, il ne faut pas les y pousser; s'ils restent plus souvent couchés que debout, il faut cependant, autant que possible, les porter à l'air. Il suffit souvent de transporter pour quelque temps un enfant de la ville à la campagne pour guérir la rachitisme. Quant à l'emploi de bottines garnies d'attelles et d'autres appareils plus ou moins semblables qui embarrassent les pieds, il ne faut y recourir que dans les cas de déviation extrême où la position des pieds oppose un obstacle mécanique à la marche; ces cas sont très rares, et, par conséquent, l'emploi des appareils orthopédiques est très limité dans le rachitisme. Lorsque le rachitisme est éteint, des courbures tellement fortes peuvent parfois persister qu'il devient nécessaire de s'en occuper. Ce n'est qu'à la jambe que l'on voit parfois persister des déviations dans lesquelles le pied est si fortement dévié qu'il n'y a plus que son bord interne ou externe qui touche le sol. Si ce vice de conformation reste au même point pendant des années, il faut procéder au redressement.

Ceci peut être fait de deux manières. On chloroformise l'enfant et l'on fait avec précaution l'infraction sous-cutanée artificielle de l'os ; ensuite on maintient la jambe en position rectiligne et l'on applique un appareil plâtré ; la lésion artificielle se traite comme une fracture simple ; la guérison se fait généralement avec beaucoup de facilité. Le plus souvent, une seule infraction suffit; parfois cependant, il est nécessaire de briser l'os en plusieurs endroits pour obtenir un redressement complet. Dans d'autres cas, l'os a pris une telle solidité après la terminaison du processus rachitique, que cette rupture complète n'est plus possible. Dans ces cas, il y a lieu de procéder à l'ostéotomie sous-cutanée ou à l'excision cunéiforme. Les résultats de cette opération, que j'ai eu souvent l'occasion de pratiquer, ont été très favorables jusqu'à présent; dans la plupart des cas, la plaie cutanée guérit par première intention et tout marche comme dans une fracture simple sous-cutanée. L'opération n'en sera pas moins faite assez rarement, parce qu'en général les déviations extrêmes du rachitisme sont peu communes et parce que le plus souvent on parvient à rompre l'os par la force des mains ou par l'ostéoclaste de Rizzoli. Néanmoins l'ostéotomie constitue un progrès important en thérapeutique chirurgicale, car jadis ces déviations étaient incurables.

Disons encore quelques mots de l'*ostéomalacie*, le ramollissement osseux par excellence. Cette maladie se caractérise également par des déformations osseuses; mais ici il se produit réellement une résorption de la substance osseuse toute formée. Dans les os longs, la moelle devient de plus en plus abondante et la substance corticale de plus en plus mince; de cette manière, les os se ramollissent et peuvent finalement être entièrement résorbés au point qu'il ne reste plus, pour ainsi dire, que le périoste, qui ne joue qu'un faible rôle dans la maladie, en servant de point de départ à quelques ostéophytes peu nombreux. Les os spongieux deviennent également de plus en plus faibles, les trabécules osseuses plus minces; ces dernières se ramollissent de leur côté à un tel point qu'elles se ratatinent quand on les soumet à la macération. La moelle paraît rougeâtre, gélatiniforme, cependant elle ne consiste pas exclusivement en granulations, comme dans la carie fongueuse, mais renferme, au contraire, beaucoup de graisse.

Les phénomènes microscopiquement appréciables dans cette affection ont déjà été décrits à propos de l'ostéite raréfiante. On a constaté la présence de l'acide lactique dans la moelle des os longs frappés d'ostéomalacie, ce qui rend infiniment probable que c'est cet acide lactique qui dissout l'os. Une observation de K. Heitzmann semble devoir être interprétée de cette façon : une femme enceinte avait nourri régulièrement quelques animaux avec de l'acide lactique afin de produire artificiellement le rachitisme; elle avorta d'un fœtus qui présentait tous les signes du ramollissement osseux. Tous les enfants qu'elle avait eus auparavant n'avaient pas montré trace de rachitisme. Le rachitisme intra-utérin est lui-même fort rare. L'ostéomalacie, au point de vue anatomique, ne présente aucune particularité ; la seule chose qui la caractérise, c'est que souvent, si les circonstances s'y prêtent, cette affection intéresse en même temps, comme l'ostéite raréfiante, un grand nombre d'os du squelette. Jamais cette maladie n'est compliquée de suppuration ou de métamorphose caséeuse.

Quant à l'étiologie de la maladie, on en sait bien peu de chose; l'ostéomalacie se rencontre dans certaines contrées de l'Europe, et fréquemment chez les femmes; chez celles-ci, elle se développe surtout pendant l'état puerpéral; quelquefois des tiraillements douloureux et une douleur notable pendant les mouvements et au moindre contact précèdent la maladie et l'accompagnent dans son évolution ultérieure. Les déformations se montrent le plus souvent primitivement et quelquefois exclusivement au bassin; ce dernier prend un aspect particulier, dû à la compression latérale, et que vous apprendrez à mieux connaître dans le cours d'accouchements. Les déformations de la colonne vertébrale, des extrémités inférieures, compliquées de contractures musculaires, s'ajoutent à ce phénomène. La maladie peut

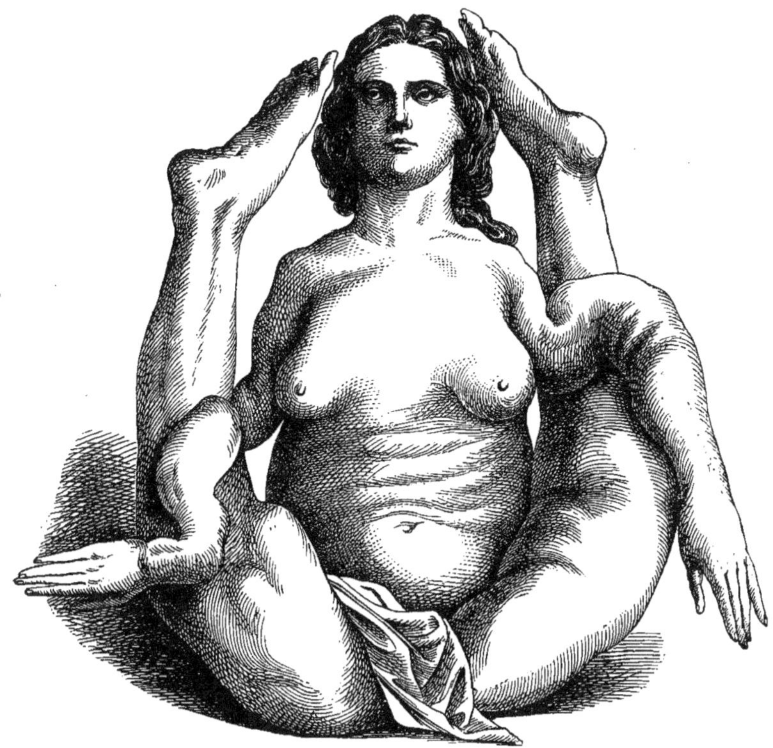

Fig. 97. — Femme atteinte d'ostéomalacie intense d'après Morand. En place des os il n'y a plus ici que des cylindres membraneux ou des tubes osseux très amincis.

rester stationnaire, puis offrir des exacerbations après de nouvelles couches, et ainsi de suite. Souvent on observe chez ces patientes une élimination considérable d'oxalate de chaux par les urines. Des degrés peu intenses d'ostéomalacie, et, entre autres, la simple ostéomalacie du bassin, guérissent assez souvent spontanément; quand la maladie est très fortement développée, il n'est pas rare qu'il s'y ajoute un marasme général; les malades finissent alors par succomber. Le traitement est analogue à celui du rachitisme, mais les chances de succès sont plus faibles.

Je veux encore faire mention de l'*hypertrophie* et de l'*atrophie* des os, qui, à la vérité, offrent un intérêt plutôt anatomique que clinique.

Anatomiquement parlant, on peut appeler *hypertrophié* tout os qui est agrandi dans son diamètre longitudinal ou traversal. Il arrive bien rarement que tel ou tel os long, par exemple le fémur ou le tibia, s'accroisse démesurément en longueur, et qu'ainsi il se développe une inégalité des extrémités ; pour cet accroissement exagéré en longueur, je veux bien admettre que l'on se serve du terme d' « hypertrophie des os », mais donner ce nom à tout épaississement, à toute sclérose, peut être très commode en anatomie, mais n'est de nulle valeur pratique, parce que des processus morbides très divers forment la base de cet état des os, processus encore en cours d'évolution ou déjà terminés. Une idée plus vague encore s'attache au mot *atrophie osseuse* ; anatomiquement, on rapporte parfois cette dénomination à un os affecté de carie, d'ostéomalacie, à un os à moitié détruit, etc. C'est donc encore là une appellation sans valeur pratique. Je n'entends pas prétendre par là qu'il n'y ait pas une usure osseuse sans processus morbide proprement dit. L'atrophie sénile des os, par exemple celle des arcades alvéolaires, est un exemple éclatant de ce genre d'atrophie ; pour ces sortes de cas, il n'y a pas d'inconvénient à conserver l'expression d'atrophie osseuse ; cette dénomination peut encore avoir sa raison d'être dans les cas où les os, par défaut d'usage (chez les paralytiques, par exemple), deviennent plus minces et poreux, sans que cette résorption soit compliquée d'une vascularisation plus abondante et d'une formation d'ostéophytes, et quand il y a un retard notable dans leur accroissement en longueur. Enfin on rencontre encore une véritable atrophie osseuse aux points où un anévrysme comprime une partie du squelette ; nous reviendrons plus tard sur ce fait. Dans la plupart des autres cas, on fera mieux de désigner le processus qui a donné lieu à l'atrophie.

CHAPITRE XVII

TRENTE-SIXIÈME LEÇON

Remarques générales sur la variété de ses formes principales. — Arthrites granulo-fongueuses et purulentes. — Tumeur blanche. — Symptômes. — Anatomie pathologique. — Ostéite granulante sèche. — Ostéite avec abcès périarticulaires et périostaux. — Formes atoniques. — Etiologie. — Marche et pronostic.

Dans la moitié des cas d'arthrites chroniques, c'est la membrane synoviale qui est primitivement malade; dans l'autre moitié, l'affection a pour point de départ l'os et les ligaments. L'affection de la synoviale peut être combinée à une sécrétion plus ou moins considérable de liquide, et celui-ci peut être seulement séreux ou plutôt purulent. L'hydropisie chronique des articulations est une forme pathologique qui est caractérisée principalement par une exsudation séreuse sans destruction notable de la synoviale, et qui, sans cause extérieure appréciable, ne passe jamais à la synovite suppurée, pas plus que l'arthrite chronique rhumatismale. Dans cette dernière, on observe un épaississement fibreux des ligaments, des destructions et des altérations du cartilage et des os. Mais d'autres formes d'arthrites chroniques produites par une tuberculose locale de la synoviale peuvent, dès le début, être compliquées de suppuration ou sont, quand il n'en est pas ainsi, caractérisées par une formation considérable de bourgeons charnus et ont une tendance à la suppuration : la synoviale peut alors se transformer peu à peu et complètement en un tissu fongueux, susceptible de fournir du pus à sa surface, de provoquer des perforations en dehors, de donner lieu à des abcès froids et à des fistules, de détruire les os, enfin de provoquer la carie des épiphyses. Ce·dernier groupe, qui lui-même se subdivise en plusieurs autres, constitue l'arthrite granulo-fongueuse et suppurée. Ce sont les cas de beaucoup les plus fréquents parmi les maladies articulaires, et nous aurons à nous en occuper longuement. Pour de plus amples détails relativement aux maladies des articulations, je vous recommande surtout les excellents travaux de Bonnet, de Volkmann et de Hueter.

Arthrites granulo-fongueuses et suppurées; arthrites tuberculeuses. Tumeur blanche. — Tumeur blanche, White Swelling, est un vieux nom qui autrefois était donné à tous les gonflements articulaires non accompagnés de rougeur de la peau; aujourd'hui on est tombé d'accord pour ne plus appliquer cette dénomination qu'aux inflammations articulaires, que l'on désigne du reste encore, surtout en Angleterre, sous le nom d'arthrites scrofuleuses.

Cette maladie est très fréquente dans l'enfance, surtout au genou et à la hanche; son début est généralement très lent, rarement subaigu. Lorsque l'articulation du genou, par exemple, est devenue malade, les parents commencent habituellement par s'apercevoir que l'enfant traîne la jambe ou bien qu'il boite légèrement de ce côté; l'enfant accuse, soit spontanément, soit seulement après avoir été interrogé, une légère douleur à la suite d'une marche prolongée ou bien lorsqu'on exerce une pression sur l'articulation. Les individus étrangers à l'art n'aperçoivent absolument rien d'anormal. Mais le médecin, en comparant les deux genoux, trouvera bientôt que les sillons qui, à l'état normal, existent sur les côtés de la rotule quand le membre est dans l'extension, et qui contribuent si puissamment à l'harmonie des formes de cette région, sont effacés sur le genou qui commence à s'affecter, ou qu'ils sont, du moins, beaucoup plus superficiels que du côté sain; c'est là tout ce qu'il est possible d'observer au commencement. La gêne dans la marche est si insignifiante que les enfants se promènent pendant des semaines et des mois en boitant légèrement et se plaignent très peu; ordinairement on ne prend l'avis du médecin que lorsque la jambe, après une fatigue un peu plus longue, commence à gonfler et à faire souffrir davantage. La tumeur, peu apparente au commencement, se reconnaît facilement dès ce moment; le genou est uniformément arrondi et très sensible à la pression. Si l'art n'intervient pas à cette période et que la maladie poursuive son cours régulier, voici ce qui arrivera : le malade se traînera peut-être quelques mois encore; mais ensuite viendra un temps où il ne pourra plus marcher; il sera presque toujours forcé de rester couché, l'articulation étant devenue très douloureuse; ordinairement la jambe se fléchit de plus en plus sur la cuisse, surtout après chaque exacerbation subaiguë. Dès à présent, quelques-parties de l'articulation deviennent plus douloureuses sur les bords interne ou externe ou dans le jarret; une fluctuation manifeste se développe à un de ces endroits, la peau y devient rouge, s'amincit de dedans en dehors et enfin se perfore; il s'échappe un pus ténu, entremêlé de flocons de fibrine de consistance caséeuse. Après cet accident, les douleurs diminuent, l'état recommence à s'améliorer; mais cette amélioration n'est pas de longue durée, bientôt un nouvel abcès survient et ainsi de suite. Cela peut durer deux à trois ans, pendant lesquels l'état général a déjà beaucoup souffert; l'enfant, auparavant sain et robuste, est devenu pâle et maigre; la perforation des tissus par le pus est, dans certains cas, accompagnée ou suivie de fièvre; à chaque nouvelle formation d'abcès, cette fièvre s'exaspère; le malade en est épuisé, il perd l'appétit, la digestion se ralentit et l'amaigrissement augmente de semaine en semaine. Le mal peut alors rétrograder spontanément, ce qui est rare, ou poursuivre son évolution et entraîner la mort par l'épuisement qui résulte de la forte suppuration et de la fièvre hectique continue. Lorsque la guérison doit se faire, elle s'annonce ordinairement par la diminution de la sécrétion du pus, par l'amélioration de l'état général, le retour de l'appétit, etc. ; finalement, les fistules se ferment ; l'articulation, il est vrai, forme un angle ou présente quelque autre difformité, mais elle n'est plus le siège d'aucune douleur, et le malade en est quitte pour une jambe raide. Cette terminaison de la suppuration articulaire chronique par ankylose est ce qui peut arriver de plus favorable quand l'affection est grave ; l'ankylose elle-même peut être complète ou incomplète, c'est-à-dire que l'articulation peut être tout à fait immobile ou rester mobile à un faible degré.

Quant aux phénomènes locaux, je dois encore ajouter que peu à peu certains muscles restent dans un état de contraction permanente ; habituellement, ce sont les fléchisseurs, et, pour l'articulation de la hanche, les muscles adducteurs et rotateurs, que contracte constamment le malade dans une position telle qu'il ressente peu ou pas de douleur. Ces positions anormales, plus ou moins accusées suivant les individus, peuvent, quand elles résultent seulement de la contracture musculaire et qu'elles n'ont pas persisté longtemps, être améliorées de suite dans la narcose chloroformique ; mais après des mois et des années, il se produit d'abord dans les aponévroses, ensuite dans les muscles, des rétractions qui, même dans la narcose, ne cèdent qu'à l'emploi d'une certaine force. Quand l'extrémité a depuis longtemps cessé de fonctionner, les muscles s'atrophient à un haut degré par la dégénérescence graisseuse et la rétraction cicatricielle. La capsule articulaire, qui avait été fortement infiltrée et gonflée, et les ligaments accessoires se rétractent également, principalement du côté de l'articulation vers lequel cette dernière s'était infléchie ; au genou, cette rétraction sera donc surtout prononcée du côté du jarret.

Il est relativement rare que la maladie débute par un épanchement séropurulent dans l'articulation (synovite catarrhale, blennorrhéique) ; j'ai vu cela surtout chez les tuberculeux. Les symptômes initiaux sont alors semblables à ceux de l'hydropisie articulaire chronique ; toutefois l'articulation est douloureuse et le siège de troubles fonctionnels plus accusés.

Assez souvent, l'ostéite et la périostite tuberculeuses périarticulaires donnent lieu à la synovite.

L'un ou l'autre côté des condyles du fémur ou du tibia, ou de l'extrémité inférieure de l'humérus, ou la face postérieure de l'olécrane deviennent douloureux ; la douleur reste longtemps localisée en un point déterminé ; il s'y développe de l'empâtement puis un abcès. Les fonctions de l'articulation restent parfois complètement intactes pendant de longs mois jusqu'à ce que la suppuration se fasse jour dans l'articulation, en même temps que se manifestent des signes d'inflammation aiguë ; à partir de ce moment, l'affection évolue comme nous l'avons décrit plus haut.

Dans certains cas, ces abcès restent périarticulaires et guérissent avant qu'il y ait perforation vers l'articulation ; ce qui donne lieu à des contractures cicatricielles sans lésion de l'articulation elle-même.

Enfin les os peuvent être primitivement atteints d'ostéite raréfiante, comme cela s'observe parfois, chez des individus débilités, dans les os du tarse et du carpe et au niveau de la tête fémorale. Dans ces cas, les articulations restent, souvent aussi, longtemps indemnes, quoiqu'il se forme des abcès périostaux, un œdème considérable, et des fistules suppurant abondamment.

La contracture des muscles se produit d'habitude moins facilement, quand l'affection se développe d'abord en dehors des épiphyses, que s'il s'agit d'une lésion primitive de la synoviale et d'une ostéite subchondrale primitive.

Ce court exposé suffit pour vous donner provisoirement une idée de cette maladie et de sa gravité ; pour l'intelligence des diverses formes qu'elle peut affecter, je considère cependant comme indispensable de vous faire bien comprendre d'abord les phénomènes anatomiques qui se passent dans ces maladies articulaires. On a l'occasion d'étudier ces phénomènes à diverses périodes, soit sur des articulations réséquées, soit sur des membres amputés, soit enfin sur le cadavre. Ces lésions ont dans tous les cas des caractères communs, et ce que vous savez déjà de l'inflammation chronique des autres organes vous permet de présumer qu'il s'agit encore ici d'une variation de l'ancien thème de l'infiltration séreuse et plastique avec les divers degrés de vascularisation, de processus caractérisés par l'exubérance fongueuse et la désagrégation, etc.

Étudions d'abord à l'œil nu les articulations aux diverses périodes de leur altération morbide. Supposons d'abord le cas le plus fréquent d'un processus débutant par une synovite chronique. La première chose qui se présente est le gonflement et la rougeur de la membrane synoviale ; celle-ci est déjà modifiée vers les parties latérales de l'articulation, dans les plis et dans les prolongements ; ses franges sont boursouflées, encore peu allongées, mais très molles et imbibées ; toute la membrane se distingue et se détache dès à présent avec plus de facilité qu'à l'état normal du tissu solide de la capsule. La synovie est rarement augmentée dans cet état, mais elle est trouble et peut même ressembler au muco-pus. Peu à peu les altérations de la membrane synoviale augmentent ; elle devient plus épaisse, plus œdémateuse, plus molle et plus rouge ; les franges sont devenues d'épais bourrelets, et déjà on leur trouve çà et là un aspect de granulations fongueuses. Le cartilage perd à la surface son brillant bleuâtre, cependant il n'est pas encore visiblement malade ; mais les excroissances de la membrane synoviale commencent à le déborder sur les côtés et à se glisser entre les deux surfaces cartilagineuses opposées. Pendant ce temps, la capsule articulaire s'est également épaissie et a pris un aspect uniformément lardacé, elle s'est aussi fortement œdématiée ; ce gonflement et l'œdème s'étendent petit à petit au tissu cellulaire sous-cutané et à la peau. Parmi les modifications ultérieures, celles du cartilage devront surtout attirer notre attention : les végétations de la synoviale, cette masse de granulations fongueuses et rougeâtres, s'étendent de proche en proche au-dessus de la surface du cartilage, et finissent par la couvrir entièrement, comme le ferait un voile (fig. 98) ; si nous cherchons à enlever ce voile, nous le trouvons fortement adhérent en certains endroits où les végétations forment des prolongements qui s'engagent jusque dans l'épaisseur du cartilage et qui ne pourraient être mieux comparés qu'aux racines qui partent d'une branche de lierre pour s'enfoncer dans le sol (il se passe ici quelque chose d'analogue à ce qu'on observe dans la formation d'un pannus sur la cornée); ces racines non seulement s'allongent, mais encore s'étendent en largeur et consument petit à petit le cartilage; celui-ci, lorsqu'on soulève le voile formé par la végétation fongueuse qui le couvre, paraît d'abord rugueux dans plusieurs endroits, plus tard perforé et finit enfin par disparaître complètement; ensuite la végétation fongueuse pénètre jusque dans l'os et commence à le détruire à son tour; il se développe une carie fonguéuse, comme déjà vous avez appris à la connaître; l'os est résorbé, ainsi que vous l'avez vu antérieurement, par l'effet de la néoplasie inflammatoire chronique; vous avez donc ici sous les yeux une transition entre l'inflammation articulaire fongueuse et la carie, et vous comprenez le rapport qui existe entre ces deux affections. Le processus morbide fait des progrès plus considérables, tantôt en tel endroit, tantôt en tel autre; un condyle articulaire peut être presque entièrement

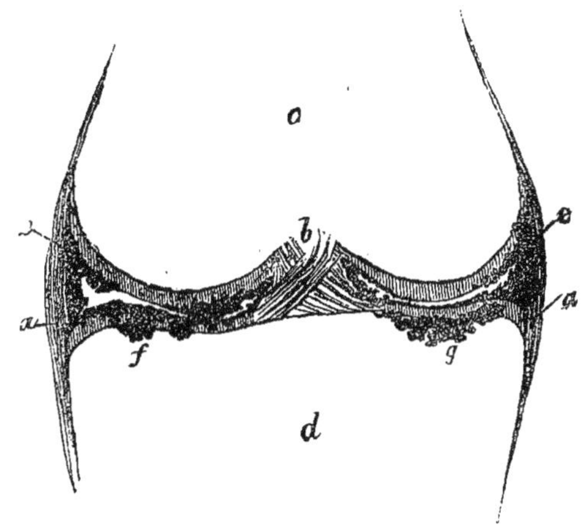

Fig. 98. — Coupe schématique d'une articulation fémorotibiale atteinte d'arthrite fongueuse. Les cartilages semilunaires sont laissés de côté, le cartilage articulaire est figuré par les hachures. Dessin au tableau. *aa*, capsule fibreuse; *b*, ligaments croisés; *c*, fémur; *d*, tibia; *ee*, membrane synoviale fongueuse végétant dans l'épaisseur du cartilage et en *f* jusque dans l'os; *g*, amas de granulations ayant végété isolément dans l'os, sur la limite entre l'os et le cartilage.

détruit, pendant que l'autre conserve encore en partie son revêtement cartilagineux. Quant aux autres parties de la membrane synoviale modifiée, elles peuvent aussi végéter fortement en dehors, du côté de la capsule; la capsule, le tissu cellulaire sous-cutané, la peau, se transforment tantôt en un point, tantôt en un autre, en masses fongueuses avec ou sans formation de pus, et c'est ainsi qu'il se produit des perforations, des fistules qui communiquent, soit directement avec l'articulation, soit avec une poche synoviale.

Arrêtons-nous un instant et revenons sur les lésions que nous venons de décrire, en les étudiant au microscope :

La membrane synoviale consiste en tissu conjonctif lâche, pourvu d'un réseau capillaire d'une abondance moyenne et formant des anses plus compliquées dans les franges; à la surface de la membrane existe une couche simple d'épithélium composée de cellules polygonales plates, comme sur la plupart des membranes séreuses. Le tissu de la membrane s'infiltre peu à peu de cellules; en même temps il se ramollit, perd sa disposition fibreuse; ses vaisseaux se dilatent et se multiplient considérablement. La couche des cellules plates endothéliales se désagrège; à sa place se montrent de petites cellules rondes de nouvelle formation qui bientôt se confondent avec le tissu de la membrane synoviale de plus en plus altéré et finissent par être à peine reconnaissables. La membrane synoviale finit par perdre peu à peu sa structure primitive par suite des progrès incessants de l'infiltration plastique. Le tissu conjonctif, criblé d'un nombre infini de nouvelles cellules, devient de plus en plus homogène, et la vascularisation se développant toujours davantage, ce tissu ressemble complètement, dès à présent, au point de vue histologique, au tissu bourgeonnant. On trouve fréquemment dans ces granulations fongueuses de petits noyaux blanchâtres, les uns constitués par du tissu muqueux, les autres par de vrais tubercules miliaires (Köster), amas d'éléments ronds, de nature épithéliale, au sein desquels il n'est pas rare de trouver une cellule géante. La nature tuberculeuse de ces nodules a été longtemps contestée : ici, de même que pour d'autres productions pathologiques dont l'origine laisse subsister des doutes, l'expérimentation, l'inoculation tranchent la question. De fait, König a produit la tuberculose miliaire en inoculant des granulations articulaires fongueuses, et Hueter, après avoir transplanté dans la chambre antérieure de l'œil des lapins des nodosités isolées provenant d'une synovite fongueuse, a vu se développer une tuberculose de la choroïde, et, après un stade d'incubation plus long, une tuberculose généralisée.

Ces expériences, dont nous avons déjà parlé, ont été répétées par un grand nombre d'anatomo-pathologistes et de chirurgiens, et, dans ces derniers temps, on a démontré dans ces foyers fongueux l'existence du virus spécifique de la tuberculose, des bacilles. R. Koch a trouvé que ces bacilles n'existent le plus souvent qu'en petit nombre, et qu'en pareil cas ils sont toujours situés dans les cellules géantes; souvent il n'y a qu'un ou deux bacilles dans une cellule. Quand l'affection est chronique, traînante, la multiplication des bacilles est très lente. Il y a lieu de se demander si la tuberculose de la synoviale est jamais idiopathique, ou si, chez les individus atteints de tuberculose articulaire, on doit toujours admettre une auto-infection due à l'existence d'un foyer tuberculeux quelconque d'un organe interne. Il n'est pas facile de se prononcer à cet égard : il arrive qu'à l'autopsie on ne trouve, en dehors de l'articulation, aucun autre point qui soit le siège de la tuberculose, qu'on ne constate pas de tuberculose pulmonaire. Néanmoins, même alors, on peut toujours admettre que les bacilles de la tuberculose, après avoir pénétré dans les voies respiratoires, se sont fixés dans un ganglion lymphatique quelconque, sans donner lieu à une infection pulmonaire, et que l'arthrite a eu pour point de départ cette tuberculose ganglionnaire primitive qui, à l'autopsie, peut être très facilement méconnue. Quant à savoir de quelle façon le virus tuberculeux arrive dans la membrane synoviale, il est tout aussi difficile de le dire que pour la tuberculose primitive des os. On sait depuis longtemps que les traumatismes des articulations, les contusions, les entorses, les épanchements sanguins, etc., donnent fréquemment lieu à la maladie; mais cela n'explique pas comment ces lésions sous-cutanées, qui n'ont guère de commun que l'extravasation sanguine, peuvent favoriser la pénétration du virus tuberculeux. Cohnheim a exprimé cette opinion, à laquelle je me range actuellement aussi, que dans ces cas l'infection se fait par l'intermédiaire des poumons ou du tractus intestinal; que le virus circule dans le sang, peut-être avec les globules blancs, et qu'il arrive avec le sang extravasé dans le tissu de la synoviale, où il donne lieu au développement de la tuberculose. Les recherches de Schüller, dont il a été fait mention plus haut, ont démontré la possibilité de produire, chez les animaux rendus expérimentalement tuberculeux par inhalation, des arthrites fongueuses complètement analogues à celles de l'homme; il suffit pour cela de produire chez eux des traumatismes insignifiants au niveau des articulations.

L'importance de la synovite fongueuse, de l'ostéite et de la périostite, de ce groupe d'affections similaires que l'on désigne sous le terme défectueux de « tuberculose locale », réside dans ce fait qu'à tout instant ces affections peuvent faire naître une tuberculose généralisée, aiguë ou subaiguë, ou bien une affection tuberculeuse d'un organe important, des poumons, des méninges, du cerveau, etc., quand le virus est résorbé et qu'il trouve, dans les organes internes, des conditions favorables à son développement.

Des processus tout à fait semblables s'observent à la surface du cartilage, surtout aux endroits où il est recouvert par la végétation fongueuse. Les cellules cartilagineuses commencent à se diviser rapidement pendant que la substance hyaline intercellulaire se fond et se dissout (fig. 99); si vous enlevez de la surface d'un cartilage ainsi altéré et criblé de petits trous une petite lamelle dans le sens de cette surface, vous trouverez toujours autour des pertes de substance une foule de cellules cartilagineuses en voie de prolifération, ce qui coïncide tout naturellement

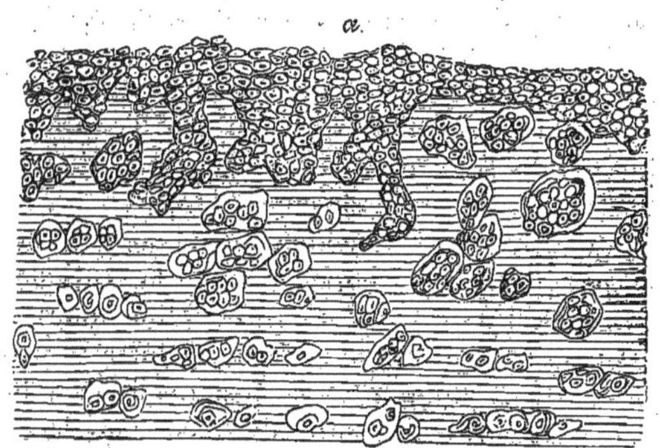

Fig. 99. — Dégénérescence du tissu cartilagineux dans la synovite fongueuse. a, tissu bourgeonnant à la surface. — Grossissement, 350; d'après O. Weber.

avec une fonte de la substance cartilagineuse. Aux endroits où le cartilage se transforme ainsi en un tissu à cellules non vascularisé jusqu'alors, il se confond avec les fongosités synoviales qui le recouvrent; de ces dernières lui arrivent des anses vasculaires, et, à mesure que le néoplasme est ainsi nourri davantage, la substance cartilagineuse tout entière est consumée plus promptement. Vous voyez, d'après cet exposé, que la dissolution cartilagineuse se fait d'une manière analogue à celle de l'os, cependant avec cette grande différence que les cellules cartilagineuses prennent une part très active à la dissolution de la substance intercellulaire, tandis que la cellule osseuse n'y joue aucun rôle, et que, dans les os, la résorption se fait exclusivement par la prolifération cellulaire qui a lieu dans les canalicules de Havers. Cependant je dois ajouter que quelquefois aussi, sur le cartilage, les cellules cartilagineuses jouent un rôle très peu actif, c'est-à-dire qu'elles participent peu à la prolifération cellulaire, de sorte qu'il se fait parfois une résorption passive de la substance cartilagineuse par la végétation synoviale. On ne sait pas si la multiplication des cellules cartilagineuses produit des cellules de pus, bien que de nombreux observateurs le prétendent. Dans l'ostéite et la synovite suraiguës (panarthrite), le cartilage peut aussi se mortifier, se désagréger en parcelles, sans qu'auparavant ses éléments cellulaires se soient multipliés, de même que cela s'observe dans la cornée, dans la panophtalmie suraiguë. Quant aux modifications histologiques que l'on observe dans la capsule

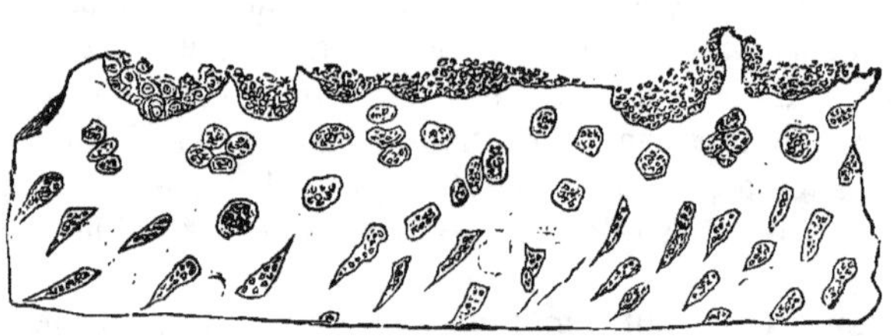

Fig. 100. — Ulcères cartilagineux atoniques de l'articulation du genou d'un enfant; les cellules cartilagineuses légèrement multipliées sont en dégénérescence graisseuse et se désagrègent très rapidement avec la substance intercellullaire. — Grossissement, 250.

articulaire et dans les ligaments, elles consistent en une infiltration séreuse et plastique, qui n'arrive qu'en peu d'endroits à un degré élevé et ne conduit le plus souvent qu'à une néoplasie de tissu conjonctif prenant à l'œil nu l'aspect d'un épaississement lardacé.

Si l'affection a uniquement pour point de départ le tissu osseux, ou si ce dernier participe de bonne heure à la maladie, il peut arriver qu'en même temps qu'il se produit une production fongueuse de la synoviale, il y ait aussi des fongosités qui se forment entre le cartilage et l'os (fig. 98, *g*), que plus tard ces fongosités se fusionnent de telle façon que le cartilage se trouve en partie isolé entre deux couches de granulations. Ce fait s'observe assez souvent surtout aux articulations de la cuisse, du coude et du pied. Par l'effet de cette ostéite primitive des extrémités articulaires ou de cette carie sous-chondrale, le cartilage se trouve détaché si complètement qu'il se laisse séparer comme une membrane, et dans un état en apparence assez intact, de l'os sous-jacent qui est ramolli et très riche en vaisseaux. Antérieurement, je vous ai dit qu'une arthrite peut être provoquée par une périostite et une ostéomyélite aiguës; l'inflammation se propage alors du périoste à la capsule articulaire et de là à la membrane synoviale; les modifications anatomiques sont celles que nous avons exposées plus haut.

Les infiltrats fongo-tuberculeux que nous rencontrons si souvent, par exemple au dos du pied, autour des gaines tendineuses et au voisinage des malléoles, sont parfois des affections complètement indépendantes du tissu cellulaire périostal et péritendineux, mais souvent leur apparition dépend d'une ostéite des os du tarse. Lorsqu'une arthrite traumatique aiguë ou une synovite purulente aiguë et spontanée devient chronique, on observe également ment les modifications anatomiques qui correspondent à l'arthrite fongueuse.

La périostite traumatique au voisinage des articulations peut aussi donner
lieu à une arthrite, si des foyers purulents se font jour dans l'articulation; il en est de même pour les excroissances bourgeonnantes chroniques
siégeant dans la capsule articulaire, telles que celles qui résultent d'entorses
mal soignées.

Une circonstance qui exerce une haute influence, principalement *sur les
symptômes extérieurs des articulations malades*, est l'étendue dans laquelle
les parties circonvoisines prennent part à l'inflammation articulaire. Si la
capsule prend une part très active à la maladie, l'articulation formera une

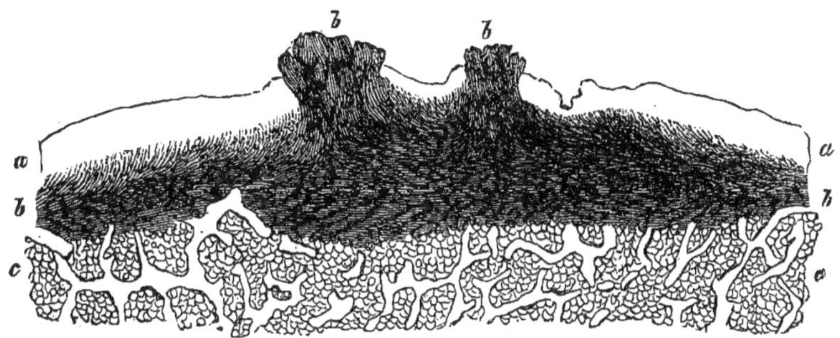

Fig. 101. —Ostéite granuleuse sous-chondrale de l'astragale. Pénétration des fongosités dans l'articulation.
Grossissement, 20. — *a*, cartilage; *b*, masses bourgeonnantes; *c*, os normal avec sa moelle.

tumeur uniformément arrondie; les formations d'*ostéophytes* déposés à la
surface des extrémités articulaires contribuent ultérieurement d'une manière
assez notable à ce gonflement de l'articulation; ces dépôts seront d'autant
plus considérables que la capsule et le périoste des extrémités articulaires
seront plus affectés et que le processus en général sera plus exubérant et
plus productif; pendant que les condyles et les cavités articulaires sont
détruits par le travail qui part de l'intérieur même de l'articulation, de nouveaux dépôts osseux se font en dehors, ainsi que cela vous a été montré
antérieurement dans la carie. — Pour désigner la carie des articulations, on
a l'ancienne dénomination d'*arthrocace*, dont on se sert encore parfois
aujourd'hui; on joint ce terme au nom des diverses articulations, et l'on dit
par conséquent : gonarthrocace, coxarthrocace, omarthrocace, etc. Rust
a écrit un livre sur les maladies articulaires, sous le titre horrible d'*Arthro-
cacologie*, que vous n'avez nullement besoin de retenir et que je ne vous
cite qu'à cause de sa singularité; il date d'ailleurs d'une époque où le premier et le plus important soin du médecin versé dans la littérature était
d'imaginer un nom ronflant pour désigner une chose ancienne et connue
de tous; l'auteur alors avait la conscience d'avoir lui-même découvert
l'objet. Ce temps heureusement n'est plus. — Il est très important de savoir
jusqu'où s'étend la participation des muscles à la tumeur blanche; dans le
voisinage des articulations malades et souvent fort au loin, la substance
contractile disparaît peu à peu des fibres primitives; ordinairement une
dégénérescence graisseuse a précédé principalement à cause de la persistance de l'inaction, parfois aussi à cause de modifications inflammatoires

chroniques; ainsi le membre malade devient de plus en plus maigre, et cela bien plus chez un malade que chez l'autre; plus cet amaigrissement augmente, plus on est frappé de l'épaisseur de l'articulation, épaisseur qui néanmoins est loin d'être aussi considérable qu'elle le paraît lorsque vous comparez l'articulation saine et l'articulation malade en mesurant les circonférences. — Vous entendrez parler quelquefois de tuméfaction des extrémités articulaires des os dans les tumeurs blanches; c'est là une locution vicieuse, car les os ne se gonflent jamais dans la carie articulaire; s'ils paraissent plus épais, cela tient à un épaississement des parties molles ou à une accumulation d'ostéophytes.

Une autre différence que peut présenter la marche de la maladie articulaire consiste dans la *disposition plus ou moins grande à la suppuration;* les abcès et les fistules sont loin de constituer un élément *indispensable* de l'arthrite fongueuse; ils sont, au contraire, toujours un simple accident. Déjà vous savez que la carie fongueuse est très souvent une carie sèche. Or l'arthrite fongueuse se combine assez fréquemment avec la carie sèche; le processus peut durer pendant des années, surtout chez des adultes sains, sans qu'il se produise de suppuration; des destructions étendues du cartilage et des os avec les déplacements consécutifs, déjà mentionnés à l'occasion de la carie, peuvent se développer sans qu'une seule goutte de pus soit formée. Si vous examinez dans un pareil cas les amas de granulations dans l'articulation et dans l'os, vous les trouverez plus fermes qu'à l'ordinaire, quelquefois d'une consistance presque cartilagineuse, analogues à des granulations qui se ratatinent et se préparent à la cicatrisation; et, en effet, un ratatinement partiel s'y produit, et malgré cela la végétation fait toujours de nouveaux progrès, et avec elle la destruction de l'os. La suppuration n'indique donc en aucune façon l'étendue du processus dans l'intérieur de l'os; au contraire, plus le processus plastique est énergique, plus la destruction est étendue. Le *déplacement des os,* la difformité de l'articulation, sont les meilleurs points de repère pour mesurer l'étendue du processus dans l'os et les ligaments; si, chez un individu ayant un genou malade, vous voyez une rotation de la jambe en dehors, si le tibia glisse en arrière, alors vous pouvez être certains qu'une portion de l'os et la plus grande partie des ligaments articulaires sont détruits; quand cette position anormale a duré longtemps, on peut, avec beaucoup de vraisemblance, conclure à une perte de substance de l'os.

Dans l'arthrite tuberculeuse, le plus souvent, des ouvertures se forment vers le dehors, tantôt plus tôt, tantôt plus tard, mais fréquemment la perforation de la peau a lieu sans suppuration : la masse fongueuse perfore d'abord la capsule articulaire, puis s'étend entre les muscles et les tendons, et enfin la peau fait saillie sous forme d'une tumeur molle, un peu douloureuse. Dans ce cas, tout symptôme d'inflammation aiguë fait défaut; la peau n'est pas rouge; elle se soude peu à peu avec les tissus sous-jacents, s'amincit de plus en plus, se décolle, devient livide et enfin se perfore. Les fongosités apparaissent alors et les granulations commencent à devenir le siège d'une fonte purulente. Si l'on examine un semblable foyer, avant la perforation de la peau, on sent une sorte de fluctuation, au point de croire à l'existence de pus; on incise et il ne s'écoule pas une goutte de liquide; cependant on peut, au moyen de la pression du doigt, faire sourdre, comme de l'intérieur d'une figue fraîche, une masse abondante de granulations rosées, gélatineuses. Dans d'autres cas, il se produit de la suppuration, déjà avant la perforation, à cause, me semble-t-il, si j'en crois mon expérience, de l'intervention d'une inflammation aiguë ou subaiguë, qui a atteint pour une cause quelconque l'articulation malade. Les granulations produisent le pus à leur surface, ou bien une poche synoviale annexe qui peut ne pas être fortement atteinte le produit à sa surface; parfois aussi une synovite subaiguë se déclare dans quelques-unes de ces poches, tandis que le reste de la synoviale est encore sain et dans d'autres cas déjà dégénéré; les articulations du genou et du coude sont particulièrement prédisposées à ces lésions séparées et indépendantes de certaines poches synoviales, qui ne communiquent que par de petites ouvertures avec la cavité articulaire, ou qui, quand elles communiquent avec elles, en restent complètement isolées par suite des conditions mécaniques de l'articulation, au moins pendant une certaine durée, tant que les replis de la synoviale et les ligaments intra-articulaires sont intacts.

Vous vous rappelez ce que je vous ai dit, à ce sujet, à propos des arthrites aiguës. Ces suppurations sont pour la plupart accompagnées d'exacerbations aiguës de la douleur et de mouvements fébriles, lorsque le pus se vide en dehors et que d'autres poches synoviales peu malades jusqu'alors deviennent le siège d'une poussée aiguë ou subaiguë. Une *suppuration profuse survenant ainsi de bonne heure dans l'intérieur de l'articulation* est donc quelquefois une preuve du *faible* degré de dégénérescence de la membrane synoviale, car la plus grande quantité de pus est sécrétée par les membranes séreuses au moment où elles ne sont encore atteintes que d'un catarrhe purulent. Le pus sécrété par les granulations est ordinairement peu abondant et de nature séreuse ou muqueuse. — Il peut en être autrement dans les cas où la suppuration s'établit également dans le tissu conjonctif articulaire, et lorsque des *abcès périarticulaires* (qui à la vérité peuvent exister indépendamment de toute lésion articulaire) s'ajoutent aux affections articulaires fongueuses. — Quoique le plus souvent ces abcès périarticulaires ne communiquent pas avec l'articulation, et qu'ils se développent d'une façon indépendante à la suite d'une résorption de substances phlogogènes, ils ont cependant leur importance par suite de la grave atteinte qu'ils font subir à l'état général, soit par la perte de liquides, soit par la fièvre qu'ils produisent d'habitude.

Enfin, nous avons encore à nous occuper brièvement des conditions de vitalité du néoplasme inflammatoire et des conséquences anatomiques qui en découlent.

La vitalité, l'exubérance et le sort ultérieur des néoplasmes inflammatoires chroniques dépendent beaucoup, comme vous le savez, des conditions générales, constitutionnelles de l'individu, et cela à un tel point que la vitalité des processus locaux permet de conclure à la santé générale. Une arthrite fongueuse avec carie sèche et disposition à la rétraction cicatricielle du néoplasme ne se présentera guère que chez des individus sains quant au reste, et nous sommes, dans ce cas, souvent embarrassés pour découvrir la cause de la chronicité du processus, dont le point de départ a été peut-être un refroidissement, un excès de fatigue, une cause traumatique quelconque. — Une production très abondante de granulations fongueuses, avec sécrétion d'un pus muqueux, s'observe également chez des individus d'une santé passable ou au moins bien nourris, chez les enfants gras, scrofuleux; quelquefois aussi ce n'est que la continuation chronique d'une arthrite aiguë chez des personnes qui avaient été bien portantes jusque-là et qui ne sont tombées dans un état d'anémie que par la longue durée de la suppuration. — Une grande tendance du néoplasme à la fonte purulente ou à la désagrégation moléculaire constitue ordinairement le signe d'un mauvais état de la nutrition; une suppuration profuse, fétide et séreuse avec destruction ulcérative étendue de la peau, avec des ouvertures fistuleuses qui semblent faites à l'emporte-pièce, se rencontre dans les inflammations articulaires, accompagnées ou non de carie, chez les individus vieux et cachectiques, les tuberculeux, les enfants atrophiés et scrofuleux. Il peut arriver ici ce qui existe dans la carie torpide, c'est-à-dire que la néoplasie soit de très courte durée et que son produit à peine formé se désagrège aussitôt; c'est ainsi que des processus nécrotiques se déclarent en même temps que la carie, par exemple, aux petits os du carpe, plus rarement dans les diaphyses; le néoplasme lui-même peut subir une transformation caséeuse. Nous devrions, à la rigueur, séparer cette forme *atonique* de l'arthrite suppurée chronique de la forme fongueuse, mais nous ne voulons pas le faire, d'une part, pour ne pas nuire à la facilité de l'aperçu, d'autre part, parce que cette première forme débute aussi très fréquemment par une synovite essentiellement fongueuse et ne passe à l'état torpide que plus tard, quand la nutrition générale du sujet a déjà souffert; c'est la forme torpide que nous rencontrons surtout aux autopsies, et nous serions exposés à méconnaître entièrement l'état antérieur si nous n'avions pas l'occasion de l'étudier sur des articulations réséquées et des membres amputés. — Je ne veux pas poursuivre plus loin ces détails anatomiques, auxquels il serait possible de donner encore beaucoup plus d'extension; j'espère que ce que je viens de vous dire suffira pour vous orienter dans chaque cas particulier qui pourra se présenter.

Il n'est pas impossible de grouper les diverses formes des processus que nous venons de décrire et de les analyser isolément; mais cela me paraît sans importance pratique, puisque ces formes différentes ne laissent subsister aucun doute ni au point de vue étiologique, ni au point de vue du pronostic, ni au point de vue du traitement. Je crois que si vous vous êtes bien rendu compte des conditions anatomiques et que si, dans tous les cas que vous aurez l'occasion d'observer sur le vivant et sur le cadavre, sur les articulations réséquées, les membres amputés, etc., vous vous reportez à la description que je vous ai faite, vous distinguerez parfaitement ces maladies sans devoir systématiser davantage leurs formes symptomatologiques.

Il y a peu de chose à dire en général sur les causes de l'arthrite fongueuse chronique. La tuberculose se localise de préférence aux articulations, chez certains individus, sans que nous en sachions la raison. Quand on ne connaissait pas la nature tuberculeuse de ces affections, on prétendait que la diathèse scrofuleuse y prédisposait particulièrement. Cela revient à dire, dans la terminologie moderne, que la tuberculose prédispose particulièrement aux arthrites tuberculeuses. Les arthrites aiguës spontanées ou traumatiques donnent parfois lieu à cette affection articulaire; nous avons déjà parlé de l'importance étiologique des contusions et des distorsions. Mais, à côté de cela, il y a encore un grand nombre de cas que nous ne pouvons attribuer à aucune cause locale.

La *marche* de la maladie en question est extrêmement variée, mais toujours chronique, se prolongeant pendant des mois et le plus souvent pendant des années, et offrant tantôt des temps d'arrêt et des rémissions, tantôt des exacerbations. La guérison peut arriver à chaque période de la maladie; si elle survient dans la première période, elle peut être complète, c'est-à-dire que toute la mobilité de l'articulation peut être rétablie, ou bien elle est incomplète et alors il reste un degré plus ou moins prononcé de raideur. Tant que le cartilage n'a pas encore été couvert de végétations, ou détruit par sa base, et lorsque le néoplasme provient de la substance osseuse, un rétablissement assez complet de la mobilité est possible; celle-ci, toutefois, peut encore être compromise par la rétraction cicatricielle de la synoviale fongueuse et des ligaments infiltrés, de même que par les contractures secondaires des muscles. Le cartilage a-t-il été détruit partiellement ou complètement, la carie est-elle survenue immédiatement ou lentement après le début de la maladie, alors il ne peut plus être question que d'une guérison par ankylose, car le cartilage ne peut plus se reproduire; les granulations des surfaces cartilagineuses opposées se confondent peu à peu entre elles, et souvent il se forme des adhérences très solides qui peuvent même s'ossifier. — Il dépend beaucoup du vice fondamental de la constitution que cette ankylose se produise ou que la destruction de l'articulation poursuive son cours sans rémission; le traitement peut faire beaucoup s'il est institué de bonne heure et si l'individu n'est pas trop débilité. Bien des différences existent également, quant au degré de participation des muscles à ce processus; l'atrophie musculaire la plus prononcée se produit, d'après mes expériences, dans les cas où l'on a affaire à une carie sèche et non à une suppuration articulaire et dans lesquels l'affection articulaire est due à une ostéite primitive. — Il nous reste à soumettre à une courte appréciation l'importance relative des divers symptômes : chacune des formes de cette maladie peut être accompagnée de douleurs plus ou moins intenses; je ne saurais vous dire à quoi tiennent ces différences; il y a des cas dans lesquels l'os est détruit à un haut degré sans qu'il se manifeste aucune trace de souffrance, d'autres dans lesquels ces souffrances sont des plus vives; les exacerbations aiguës avec développement de nouveaux abcès sont toujours assez douloureuses. — En sondant les fistules, tantôt nous rencontrons l'os, tantôt nous ne le rencontrons pas; cette différence dépend de la présence ou de l'absence des granulations à sa surface; sous ce rapport, je dois vous renvoyer à ce qui a été dit à l'occasion de la carie; il en est de même de la sensation de frottement que donnent les articulations malades : la crépitation comme signe de carie des extrémités articulaires n'a de valeur que par sa présence; son absence ne permet pas de conclure à l'absence de la carie. La difformité, les déplacements des extrémités articulaires, les *luxations*, dites *pathologiques* ou *spontanées*, sont l'unique point de repère qui permette de juger assez sûrement du degré de la destruction osseuse : on ne peut se tromper ici que dans le cas où la capsule se rompt de bonne heure, de telle sorte que la tête articulaire se luxe réellement, cas très rare, qui cependant peut être observé à la hanche et à l'épaule. — Nous sommes réduits presque exclusivement à ce qui vient d'être dit pour juger de l'état anatomique de l'articulation; cependant nous pouvons nous appuyer aussi sur l'étiologie et surtout sur la durée du processus. Une suppuration profuse de l'articulation indique toujours qu'une partie de la synoviale n'est pas encore complètement dégénérée *ou bien qu'il y a de grands abcès à côté de l'articulation;* la sécrétion des granulations fongueuses est moins abondante, elle est séreuse ou muqueuse. — Nous ne possédons aucun signe qui nous permette de connaître exactement le degré de la destruction du cartilage.

La crépitation des surfaces articulaires, quand elle existe, est la preuve d'une dégénérescence plus ou moins intense; mais ce symptôme fait défaut quand la destruction est considérable, parce qu'alors les surfaces articulaires cessent d'être en contact.

Ajouter encore quelque chose de particulier sur le diagnostic et le pronostic de cette maladie serait nous exposer à revenir deux fois sur le même sujet, car vous devez posséder dès à présent toutes les notions qui vous sont nécessaires pour bien reconnaître un cas de tumeur blanche. Je dois encore vous faire observer qu'un léger gonflement de l'articulation, associé à une sensibilité intense et à une atrophie précoce chez un enfant anémique, avec peu ou pas de suppuration, prouve que l'affection est primitivement localisée à l'os et que le pronostic est très grave. Une bonne nutrition est l'indice d'un pronostic favorable, que n'influence pas toujours sérieusement une suppuration hâtive et même considérable.

TRENTE-SEPTIÈME LEÇON

Traitement de la tumeur blanche. — Intervention opératoire. — Résection articulaire.
Appréciation de cette opération suivant les diverses articulations.

Abordons à présent le traitement. Celui-ci doit être, comme pour toutes les inflammations chroniques, à la fois général et local. Le traitement général doit même prévaloir et d'autant plus que la maladie sera plus chronique et plus lente; pas n'est besoin que nous nous y arrétions : il doit toujours être établi d'après la constitution du sujet; d'ailleurs les règles nous en sont déjà connues.

La nutrition du patient, son anémie, son hygiène générale et sa diététique doivent dicter votre conduite.

Votre devoir est de bien renseigner le patient à cet égard; toutefois, vous ferez bientôt l'expérience de l'indifférence avec laquelle les conseils sont reçus sous ce rapport, et vous verrez combien il est rare qu'ils soient suivis. Il y a certaines influences malheureuses, surtout des dispositions héréditaires, contre lesquelles nous ne pouvons rien, car il ne faut pas espérer que l'on fasse choix pour la reproduction de l'espèce des individus les plus solides, provenant de familles saines, et que le mariage entre personnes appartenant à des familles maladives soit empêché.

Quant à ce qui regarde le traitement local et ses suites, il faut remarquer qu'en général il est d'autant plus actif que le processus est plus aigu. On ne rencontre d'habitude aucune difficulté à calmer les exacerbations subaiguës ou les débuts subaigus du processus. On emploie avec avantage dans ces conditions les moyens déjà mentionnés antérieurement : la pommade au nitrate d'argent (5 pour 50 d'axonge), le badigeonnage à la teinture d'iode, les vésicatoires volants, la glace, les enveloppements humides, la compression modérée au moyen de bandes; à cela il faut ajouter le repos absolu de l'articulation, ce qu'on ne réalise, pour les extrémités inférieures, que par le séjour au lit. Pour ce qui concerne l'emploi du massage, dès le début de la tumeur blanche, les opinions varient quelque peu. A mon avis, on ne doit y recourir qu'avec précaution, et il ne doit pas être trop intense, sans quoi il favorise la suppuration, si déjà le malade y est prédisposé. Il doit être pratiqué par un médecin habile, bien familiarisé avec cette méthode de traitement; en de pareilles mains, le massage est assurément avantageux, tandis que, pratiqué sans soins et sans méthode, il peut nuire. Aussi dois-je vous conseiller provisoirement de n'y recourir que dans les cas torpides. Toutefois, s'il n'est pas toujours bon de masser l'articulation malade, ce traitement peut être avantageusement appliqué aux muscles de toute l'extrémité, afin de combattre l'atrophie et l'amaigrissement, qui surviennent inévitablement à la suite du repos prolongé. Au lieu de la simple compression, vous pouvez employer la bande d'Esmarch jusqu'à ce que toute l'extrémité soit anémiée (comme si vous deviez faire une opération) et maintenir l'anémie pendant cinq minutes d'abord; plus tard et peu à peu vous la prolongerez jusqu'à un quart et même une demi-heure. Généralement, ce traitement pratiqué journellement m'a donné, au début des tumeurs blanches, de bons résultats. Le petit nombre d'observations relatives à cette méthode nous encourage à en continuer l'essai. Quand le processus ne s'améliore pas après quelque temps de repos et après l'emploi des moyens mentionnés, je ne connais pas de méthode préférable à l'emploi d'un appareil solide, un appareil plâtré, afin d'exercer sur le membre tuméfié une compression constante, modérée, et d'obtenir en même temps une immobilisation complète. Pour les articulations de l'épaule et de la cuisse, l'appareil plâtré ne convient pas; pour fixer l'articulation de l'épaule, on se sert simplement de tours de bande; dans le cas d'inflammation de l'articulation coxo-fémorale, on fait usage d'une autre méthode, dont nous parlerons tantôt.

Après l'application de l'appareil plâtré, les patients atteints d'une carie des extrémités inférieures, les enfants surtout, peuvent se promener si cela ne leur cause pas de douleur; une canne ou mieux encore des béquilles serviront alors de soutiens. L'avantage de cette pratique est de laisser aux malades l'usage des muscles de l'extrémité atteinte, ce qui en empêche l'atrophie; de plus, de cette façon, les patients qui ne sont que difficilement transportables peuvent séjourner au dehors et bénéficier d'un air pur. Si le patient doit en même temps prendre des bains, on fend l'appareil longitudinalement, pour l'enlever avant le bain et le remettre immédiatement après. Si le malade est fortuné et si l'on a sous la main un bandagiste expert, ces appareils plâtrés peuvent être remplacés, au moins chez les enfants, par de légers appareils à attelles, dont le but est d'abord d'immobiliser complètement l'articulation malade, et ensuite de la soustraire à l'influence du poids du corps. La mécanique a, sous ce rapport aussi, accompli de grands progrès.

Il ne faut pas croire que l'emploi prolongé de l'appareil plâtré ou de l'appareil à attelles entraîne nécessairement une raideur de l'articulation, il n'est pas rare d'observer le contraire, à savoir qu'un membre, très peu mobile avant l'application de l'appareil, le devienne davantage après par la raison que le gonflement de la membrane synoviale se dissipe sous l'appareil.

On peut, avant d'appliquer l'appareil, frictionner fortement le membre avec de l'onguent mercuriel, appliquer un emplâtre mercuriel ou bien encore faire une friction avec une pommade au nitrate d'argent. Je ne saurais assez vous recommander les appareils plâtrés contre les inflammations articulaires fongueuses à marche chronique; même quand vous sentez déjà une fluctuation bien manifeste, vous devez encore y avoir recours. Il vous arrivera, très rarement à la vérité, de voir ces abcès se résorber; mais si la perforation se fait spontanément sous l'appareil, ce que le patient reconnaît très facilement à l'imbibition de ce dernier, cette ouverture se fait très doucement, d'une manière insensible et sans aucune aggravation de la maladie et des douleurs; aucun autre traitement n'offre plus d'avantages.

Si des fistules se sont produites, l'appareil est fenêtré, et on institue un traitement général roborant en conséquence. De cette manière, vous pouvez parfois conserver dans une position convenable et utile des membres encore suffisamment mobiles, et cela dans des cas qui, au commencement, semblent du plus mauvais pronostic. Parfois même vous serez surpris du succès de ce traitement, qui souvent, aux yeux du public, constitue un moyen inutile ou une précaution superflue.

Avant de fixer un membre dans un appareil, il faut le redresser; pour l'extrémité inférieure, il s'agit presque toujours de placer dans l'extension l'articulation, plus ou moins fléchie. Cette opération doit être pratiquée avec beaucoup de précautions, et au cas où, même dans la narcose, on rencontrerait des difficultés, elle ne doit pas être achevée en une seule séance; on ne doit pousser le redressement qu'au degré réalisable sans l'emploi d'une force trop grande.

Dans les arthrites du genou et de la hanche, au lieu d'une extension violente, j'emploie avec les meilleurs résultats l'extension lente au moyen de poids et je prépare ainsi les patients, surtout les enfants, à l'application d'un appareil. Au surplus, dans les affections de la hanche, l'extension permanente est à la fois le meilleur moyen pour immobiliser l'articulation

et pour la soustraire à la pression du poids du corps et à l'action musculaire. Ce procédé, appelé méthode par distraction (Distractions-methode,
Volkmann), agit comme l'appareil plâtré, et il a, de plus, l'avantage d'agir
contre la rétraction des ligaments, des aponévroses et des muscles, rétraction qu'on n'évite pas complètement par l'emploi des appareils solides. Volkmann a fait de l'extension permanente le traitement systématique des
inflammations articulaires de la hanche et du genou, et son exemple a été
suivi par la plupart des chirurgiens allemands. La manière de faire l'extension a tant d'importance au point de vue de la pratique de cette méthode,
que je dois vous engager tout spécialement à diriger votre attention à la
clinique sur la technique qu'elle comporte. Vous allez me demander ce qu'il
faut faire dans un cas donné, si l'on doit employer l'appareil plâtré ou si
l'on doit donner la préférence à la méthode par distraction. Je répondrai à
cette question : à l'exception de la hanche et du genou, il vaut mieux, pour
toutes les autres articulations, employer un appareil inamovible ou un
appareil plâtré que de recourir à l'extension permanente, qui exige absolument le repos au lit.

Les arthrites de la hanche exigent impérieusement le repos au lit ; de plus,
ici, l'emploi de l'appareil plâtré est très compliqué et très pénible pour le
patient, car si vous voulez immobiliser l'articulation coxo-fémorale, vous
devez plâtrer tout le bassin, l'extrémité malade, et, en outre, le membre sain
au moins jusqu'au-dessus du genou. L'avantage qu'a l'appareil plâtré
d'exercer une pression égale sur l'articulation n'entre pas en ligne de
compte pour la hanche, car on ne peut guère penser à comprimer cette
région.

Si l'on réfléchit à ces conditions, on arrive à la conclusion suivante : la
méthode par distraction est la seule rationnelle dans les cas d'inflammation
articulaire de la hanche. Ce n'est guère, par conséquent, qu'à l'articulation
du genou que l'on peut également employer l'appareil plâtré et l'extension
permanente. C'est pourquoi ma ligne de conduite est la suivante : lorsque
l'articulation est fixée dans un état de flexion intense, j'emploie l'extension
jusqu'au redressement complet ; j'y ai encore recours s'il existe déjà des
trajets fistuleux au niveau de l'articulation malade, que celle-ci soit fléchie
ou non. En pareil cas, le repos au lit est formellement indiqué. J'applique
un appareil plâtré dans tous les cas légers, quand le patient peut circuler
à l'aide de béquilles, et, dans les cas plus graves, si l'articulation est dans
l'extension ou si celle-ci peut être obtenue sans grande peine dans la narcose,
à la condition toutefois que le pus ne se soit pas fait jour encore à l'extérieur. Dans tous les cas, je fais l'extension manuelle pendant l'application
de l'appareil plâtré dans la narcose, et je diminue aussi, autant que possible, la pression qu'exercent l'une contre l'autre les surfaces articulaires.
C'est pour cela qu'à la cuisse l'appareil doit s'élever jusqu'au périnée et
qu'il doit être, autant que possible, très légèrement matelassé ; une bande
épaisse de flanelle convient mieux sous ce rapport que la ouate. Dans la
pratique privée, l'extension permanente peut présenter quelques difficultés,
à cause de la surveillance continue que réclament les bandes de sparadrap.
Un chirurgien américain, Taylor, a construit pour les extrémités inférieures

des machines au moyen desquelles la distraction est réalisée et l'articulation dégagée du poids du corps, et qui, en même temps, permettent au patient de circuler. Ces appareils agissent souvent très bien, mais outre qu'ils sont difficiles à exécuter et d'un prix dispendieux, leur emploi exige, de la part du médecin, une certaine expérience.

Mais si le chirurgien possède cette expérience et s'il sait déployer quelque imagination dans l'application des bandages, il pourra, au moyen d'attelles, de sutures métalliques, etc., et avec l'aide d'appareils peu coûteux de plâtre et de silicate, imaginer des procédés qui rempliront tout aussi bien le but que les machines coûteuses fabriquées par les bandagistes. Tous les moyens contentifs cités, les bandages plâtrés et à extension, les appareils prothétiques, etc., exigent une surveillance continue de la part du médecin, afin qu'ils ne produisent pas de plaie par la pression et le frottement et pour que leur déplacement ne donne pas lieu à des accidents. Pour apprécier si, chez les enfants, l'extension est suffisante ou trop forte, pour les habituer aux inconvénients du traitement, pour rassurer les parents rendus inquiets par les cris d'impatience ou de méchanceté des patients, enfin pour obtenir rapidement de ceux-ci l'obéissance nécessaire et les empêcher d'enlever l'appareil, il faut extrêmement de patience et de ténacité.

Il est très rare, en pratique civile, que ces méthodes de traitement soient suivies avec persévérance, aussi ne peut-on trop conseiller aux parents le traitement dans un hôpital ou dans un institut orthopédique, au moins jusqu'à ce que tout danger de déformation ait disparu. Par suite, il est absolument nécessaire de renseigner exactement et sincèrement le public chaque fois que l'on est appelé à donner ses soins pour une arthrite chronique. Il faut aussi informer le malade de ce dont il s'agit et lui faire comprendre que le processus peut durer plusieurs mois, peut-être même des années, que la guérison ne peut être obtenue plus tôt, et que le traitement ne pourra prendre fin que quand les douleurs auront cessé et que le membre sera suffisamment apte à la marche, quelle que soit d'ailleurs sa mobilité.

Quant à ce qui concerne les abcès froids, vous pouvez, en observant rigoureusement les règles de l'antisepsie, entreprendre une opération si vous avez la persuasion de pouvoir atteindre le foyer purulent dans toute son étendue. Pour ce faire, vous divisez les parties molles, vous évacuez le pus, vous faites le raclage de toute la surface interne de la cavité avec la curette tranchante, vous saupoudrez d'iodoforme, vous réunissez la plaie entièrement, à l'exception de la partie qui livre passage aux drains, et vous appliquez un pansement de Lister. Naturellement, le membre entier sera immobilisé soit au moyen d'un appareil à attelles, soit au moyen d'un appareil à extension. Je vous déconseille vivement, dans les cas d'arthrites chroniques, les émissions sanguines; elles ne peuvent que nuire, surtout si l'on en renouvelle l'emploi. Le froid est très utile, dans certaines circonstances, dans les attaques subaiguës très douloureuses; mais il faut l'employer d'une façon suivie, des semaines et des mois, et y combiner l'immobilisation. L'emploi continu de la chaleur sous forme de cataplasmes, de compresses d'eau chaude, d'enveloppements de tourbe chaude (Franzensbad), ou de bains de boue (Ofen, Pystian), etc., peut parfois rendre des services

si la marche du processus présente un caractère torpide, si les ulcérations
fistuleuses ont mauvais aspect, si l'état de la vascularisation des granulations laisse à désirer, si enfin la sécrétion est de mauvaise nature et que,
par suite, il soit indiqué de provoquer une forte irritation. Cependant la
chaleur ne doit pas agir trop longtemps, parce qu'alors l'effet serait de
nouveau perdu et qu'au lieu d'obtenir, comme on le recherche, une fluxion,
il se produirait une atonie complète.

Jusqu'ici, je vous ai décrit en quelques mots ma manière de voir dans le
traitement de l'arthrite fongueuse; je dois cependant attirer encore votre
attention sur les principes thérapeutiques suivis par d'autres chirurgiens.

Il y a encore, surtout en France et en Angleterre, des partisans du traitement antiphlogistique dogmatique, des médecins qui, dans les arthrites
chroniques, appliquent d'abord de temps en temps des sangsues ou des ventouses, font usage de pommades au tartre stibié ou de frictions à l'huile de
croton, recourent à l'application des vésicatoires et prescrivent des laxatifs,
puis plus tard font usage de cataplasmes et terminent par les moxas et le
cautère actuel, mettant ainsi à contribution toute la série des tortures médicales. La maladie prend-elle toujours de l'extension, se forme-t-il çà et là des
trajets fistuleux, le patient devient-il très anémique, l'indication d'amputer
se présente, surtout dès que la crépitation s'est fait sentir dans l'articulation. Telle était autrefois la façon d'agir : les résultats étaient, en général,
quoad vitam, favorables, et d'autant plus que les amputations pratiquées de
bonne heure dans ces circonstances étaient, en général, suivies de succès.
L'amputation, d'ailleurs, n'était plus rien pour ceux qui avaient survécu à
l'emploi des moyens mentionnés; quant aux patients qui n'étaient pas en
état de supporter ce traitement, ils succombaient rapidement. Aujourd'hui,
en Allemagne du moins, on s'accorde à attribuer à la thérapeutique chirurgicale un rôle plus élevé que celui de faire le plus grand nombre d'amputations possible ; et c'est assurément à l'observation plus attentive des
conditions mécaniques qu'il faut rapporter, dans le traitement des affections
articulaires, ce fait qu'on conserve à présent tant de membres susceptibles
de fonctionner normalement ou, du moins, de rendre encore quelques
services, tandis qu'autrefois on en eût fait certainement l'amputation. D'un
autre côté, ce qui a encore restreint l'indication de l'amputation, c'est que
nous sommes arrivés à guérir, du moins chez beaucoup de malades, les
affections articulaires chroniques par une intervention opératoire locale et
sans priver les patients de leurs extrémités.

Néanmoins l'amputation est, à présent encore, dans certains cas, la ressource extrême à laquelle nous devons avoir recours.

En général, on peut dire que les résultats de la thérapeutique chirurgicale
sont relativement favorables dans les arthrites fongueuses, si même parfois
les patients conservent un membre rigide, à la condition cependant que le
traitement soit institué de bonne heure. Malheureusement, il reste un
nombre considérable de cas qui sont négligés au début, de sorte que,
malgré les soins les plus vigilants, l'affection ne se guérit pas ou bien
récidive lentement après une courte amélioration ou après une guérison

en apparence complète. Cela est dû en partie aux conditions anatomiques de l'articulation atteinte, et en partie aussi à l'état général du patient.

Les affections articulaires du pied et de la main sont, au point de vue anatomique, celles où l'on obtient les résultats les plus défavorables : à cause du grand nombre de petits os et d'articulations, le processus y est extrêmement lent; l'affection peut débuter d'une manière tout à fait chronique au niveau d'une petite articulation du tarse ou du carpe, persister longtemps en ce point, et même rétrocéder en partie; puis une autre articulation s'entreprend ; il se produit tantôt d'un côté, tantôt d'un autre, de la suppuration; le patient devient anémique, s'affaiblit, est condamné à une immobilité indéfinie et finit par réclamer avec instance l'amputation du membre malade, afin d'être enfin débarrassé de cette longue souffrance. D'autres fois, il se produit de bonne heure un état cachectique accompagné d'anémie, de perte d'appétit et de troubles considérables de la nutrition, qui se termine par la dégénérescence amyloïde des organes internes ou par une tuberculose des poumons ou des méninges, de telle façon qu'on ne peut plus penser à la guérison. En tout cas, nous possédons à présent, dans l'iodoforme, une substance qui agit très favorablement sur le processus tuberculeux local et qui nous permet, après l'ablation des produits fongueux, d'empêcher, partiellement au moins, la récidive, puisque sous son action il se produira rapidement une surface granuleuse saine. Mais dans beaucoup de cas nous n'avons pas affaire uniquement à des foyers d'infection primitifs, il existe déjà une tuberculose des organes internes; si, dans ces cas, on abandonne l'affection à elle-même, les patients succombent plus ou moins tôt, d'autant plus vite que l'articulation atteinte est plus considérable (genou, hanche) et que le nombre d'articulations atteintes en même temps est plus grand, ce qui arrive souvent. Il y a deux moyens de sauver encore ces malades : 1° renoncer à la guérison du mal articulaire, extirper les extrémités osseuses malades pour sauver ainsi le membre et la vie, faire, en un mot, la résection de l'articulation affectée, et 2° sacrifier le membre pour sauver la vie, par conséquent faire l'amputation.

En comparant théoriquement ces deux moyens entre eux, on préférera sans doute la résection à l'amputation, et, en principe, cela est parfaitement juste, aussi la chirurgie moderne a-t-elle le droit d'être fière des perfectionnements donnés aux résections articulaires. Mais les circonstances peuvent être telles qu'il y ait indication d'amputer, bien que la résection soit possible ; il faut, avant tout, tenir compte de l'état général et de l'âge du patient. Après la résection, il reste une grande plaie avec deux surfaces de section osseuse, qui, il est vrai, peut guérir complètement sans suppuration sous l'influence du pansement antiseptique, mais qui cependant, le plus souvent, entraîne une suppuration de longue durée due à la persistance de l'une ou l'autre fistule, quoique le reste de la plaie soit cicatrisé. Jadis, on observait plus souvent des suppurations du tissu cellulaire sous-cutané, des gaines tendineuses et du périoste, et la nécrose des surfaces sciées, qu'à présent, et cela parce que la technique opératoire et le traitement consécutif étaient moins perfectionnés, mais on n'est pas cependant complètement à l'abri de ces dangers; si le patient peut les surmonter, ce n'est qu'au prix de souffrances pouvant durer des semaines et des mois. L'expérience a démontré que, chez les individus malingres, débilités, et chez ceux qui ont déjà dépassé l'âge mûr, la résection n'exerçait pas sur l'état général l'heureuse influence que l'on recherche avant tout; les malades ne se rétablissent pas aussi bien après cette opération qu'après l'amputation. Sans doute, grâce au traitement antiseptique, la plaie opératoire se cicatrise souvent complètement, mais la synovite fongueuse peut récidiver dans l'un ou l'autre point de la membrane synoviale qui n'a pas été enlevé, ou bien il peut se produire une carie tuberculeuse au niveau des surfaces sciées de l'os réséqué, de sorte que le patient n'a pas lieu de se féliciter de la résection. En apparence il est guéri; le médecin comptera peut-être l'opération au nombre de ses succès, mais le patient, pour lequel l'essentiel est de pouvoir se servir de son membre, en jugera autrement, et cela avec raison. Peu de temps après la résection il se formera de nouvelles fistules, la suppuration recommencera; on ouvrira peut-être une seconde fois l'articulation réséquée et l'on trouvera une masse fongueuse considérable, recouvrant les extrémités osseuses et rendant impossible toute réunion solide.

Il est certains patients chez lesquels il n'y a d'autre ressource que l'amputation, parce que la conservation de la vie doit prévaloir aux yeux du médecin sur la conservation d'un membre. Chez les individus souffrants, cachectiques, fortement débilités à la suite de troubles de nutrition et de fièvre hectique, et chez lesquels existe peut-être déjà de l'albuminurie, etc., il importe avant tout d'empêcher une terminaison fatale, aussi faut-il enlever le foyer pathologique local aussi rapidement et aussi complètement que possible. Or on ne peut guère obtenir ce résultat que par l'amputation, qui rend possible une guérison rapide, tandis qu'après la résection le malade est encore fortement exposé. Il faut donc toujours se demander si le patient est capable de supporter la résection et ses suites. La réponse est, en général, difficile à formuler, et même, dans un cas donné, il est difficile de prendre une détermination; nous ne possédons, en effet, aucun moyen de mesurer la résistance qu'offre le patient à son affection. Il faut s'assurer si l'amaigrissement, l'anémie et la perte d'humeurs sont seuls en cause dans l'affaiblissement du patient, ou s'il existe des lésions profondes dans les organes internes; dans ce dernier cas, l'amputation sera préférable, si toutefois une opération peut encore être de quelque secours; en effet, il va de soi que, chez les enfants affaiblis par des arthrites multiples, des abcès froids, des diarrhées, des aphtes, etc., que chez les individus atteints de cavernes pulmonaires, que chez ceux dont le foie et la rate ont subi la dégénérescence amyloïde, il n'y a pas lieu d'opérer, de même que chez les vieillards en proie au marasme; nous ne devons pas, dans ces cas, nous faire illusion sur l'impuissance de notre art. Une autre question à résoudre est celle de savoir quelle est l'opération la moins dangereuse pour la vie. On ne peut pas y répondre d'une manière générale, et les considérations particulières qui doivent nous guider varient pour chaque articulation dont il est question de faire la résection; il faut comparer les résultats que donne la résection avec ceux que donne l'amputation, pour chaque cas particulier.

Dans la carie de l'articulation de l'épaule, la résection est moins dangereuse que la désarticulation; il en est de même pour l'articulation coxo-
fémorale; la désarticulation de la cuisse est une des opérations les plus
dangereuses, tandis que la résection de cette articulation, pratiquée chez
des individus jeunes, constitue une opération relativement bénigne. Il ne
peut donc être question de désarticuler dans les cas de carie des articulations scapulo-humérale et coxo-fémorale. En pareil cas, ce qu'il importe
d'établir, c'est si l'état général est tel qu'il faille abandonner l'affection à
elle-même, ou si l'on doit s'efforcer d'en enrayer la marche par la résection. Quand le cas est favorable, la guérison spontanée est suivie d'une
ankylose dans une position vicieuse; si la guérison est consécutive à la
résection, l'extrémité conservera une certaine mobilité, et, dans les cas favorables, le membre pourra encore rendre des services. Autant de circonstances en faveur de la résection, surtout pour l'épaule; à cet endroit,
on serait même tenté de se décider assez tôt à pratiquer celle-ci, afin de
rétablir rapidement et convenablement le patient. Pour ce qui concerne
l'articulation coxo-fémorale, la résection présente un sérieux inconvénient:
la résection du côté de l'os coxal ne peut pas se faire ou ne peut se faire
qu'imparfaitement; il reste alors une partie de l'articulation fongueuse qui
peut encore donner lieu à la suppuration; la coxalgie légère peut aussi
guérir sans opération.

L'expérience est encore beaucoup plus favorable aux résections qui se
pratiquent dans l'articulation du coude.

Cette résection n'est pas plus dangereuse que l'amputation du bras; après
la résection, on obtient une articulation capable de rendre d'excellents services, tandis que la guérison spontanée est presque toujours suivie d'ankylose; dans ce cas, on ne sera donc pas embarrassé pour choisir, et l'on se
décidera facilement à la résection, beaucoup moins en vue de sauver l'existence (car la carie de cette articulation ne menace la vie que si elle dure
depuis bien longtemps) qu'en vue de faire une opération qui rend une articulation mobile avec un danger relativement peu considérable, car, de toute
autre manière, l'ankylose ne se produit généralement qu'après des années.
Les résections partielles de l'articulation du coude sont particulièrement
encourageantes chez les enfants; chez eux on peut, suivant l'exemple de
Volkmann, se borner au raclage des parties malades au moyen de la curette, sans faire une résection typique avec ablation des extrémités osseuses.
On peut ainsi conserver des parties importantes de l'articulation; les pertes
de substance sont comblées par du tissu osseux sain, et on parvient, par
cette opération exempte de dangers, à obtenir une mobilité presque normale. On va même jusqu'à réséquer les articulations déjà ankylosées pour
obtenir une pseudarthrose mobile. Cependant je ne vous conseille pas de
suivre cette pratique; en effet, quant à ce qui concerne l'utilité d'un bras
après la résection, l'expérience a montré que la pseudarthrose consécutive se
relâche souvent beaucoup après quelques années, de sorte que l'extrémité
devient, en fin de compte, au point de vue fonctionnel, bien moins utile que
dans le cas d'ankylose. On n'est malheureusement pas complètement
maître du résultat fonctionnel définitif qui suit la résection articulaire,

bien qu'on puisse en améliorer beaucoup les conséquences par les appareils prothétiques, les mouvements passifs et l'électricité.

Les conditions sont tout autres pour l'articulation du genou; la résection de celle-ci est une opération plus considérable que les résections dont nous avons parlé, elle doit être placée sur la même ligne que les amputations de la cuisse; après la résection du genou, nous ne visons qu'à l'ankylose, que nous obtenons également par la guérison spontanée; cette opération, avec tous les dangers qui l'entourent, ne nous promet pas de meilleurs résultats que ceux qui peuvent également être obtenus par la thérapeutique chirurgicale sans le secours d'aucune opération; elle ne doit donc être entreprise qu'autant qu'elle assure le salut de l'existence. Cette résection ne peut être suivie de succès que chez des individus très jeunes et de bonne constitution; elle constitue plutôt un moyen de hâter la guérison dans les cas offrant des chances relatives de succès.

Mais si tout traitement continué pendant des années est inutile, si le patient s'épuise, si les douleurs sont excessives, ou enfin si l'affection atteint des vieillards chez lesquels il n'y a pas de chance probable d'obtenir la guérison de la carie du genou, alors il n'y a plus d'autre ressource que l'amputation. En Angleterre, on est si favorablement disposé à l'égard de la résection du genou, que l'on y pratique cette opération très souvent et au début de la maladie. Chez les enfants, avant le développement complet du squelette, on ne fait pas volontiers la résection totale du genou, parce que très souvent après celle-ci, consécutivement au trouble considérable qui se produit dans l'accroissement du membre opéré, il se fait, au niveau de la résection, une déformation angulaire qu'aucun moyen ne peut modifier. A cause de cela et du raccourcissement de l'extrémité, le membre conservé de cette façon rend moins de services au patient qu'un simple pilon. Sans doute, le danger que comporte cette résection est beaucoup amoindri depuis quelques années, grâce aux précautions minutieuses de l'antisepsie, mais les résultats définitifs sont loin d'être aussi favorables qu'on eût pu l'espérer dans les premiers moments d'enthousiasme pour la nouvelle méthode de traitement des plaies. Ainsi récemment König a démontré, par un relevé statistique très soigneux, que c'était bien la minorité des cas de résections du genou et de la hanche qui, à la longue, étaient suivis d'une guérison avec conservation d'un membre encore utile. Certains chirurgiens allemands ne partagent pas cette appréciation pessimiste, parce qu'ils ont obtenu de meilleurs résultats. Mais si l'on ne pratique l'opération que dans les cas favorables en y ayant recours très tôt, et si l'on renonce à opérer les cas défavorables ou douteux, on fera moins de résections, mais on comptera plus de succès et on guérira ainsi un certain nombre de patients qui, bien probablement aussi, auraient pu guérir sans intervention opératoire.

Il en est de même pour les grandes opérations : si l'on a quelque expérience et si l'on se soucie peu de renvoyer la plupart des patients non guéris, on s'intéressera de préférence aux cas les plus favorables, et l'on passera bientôt pour un opérateur et un médecin extrêmement heureux. Il y a beaucoup de chirurgiens éminents qui se font aisément illusion de cette façon sur la pratique de leur art. Malheureusement ou plutôt heureusement, tout le monde n'a pas le don de considérer les choses de pareille façon.

Nous arrivons à l'articulation de la main : la résection de cette articulation consistera le plus souvent dans l'extirpation de tous les os du carpe, y compris la surface articulaire du radius et quelquefois même les surfaces articulaires des os métacarpiens. J'ai pratiqué plusieurs fois cette opération avec un plein succès; la main retrouva sa mobilité et les doigts leur utilité; l'un des patients put même, pendant son séjour à l'hôpital, se servir de la main opérée pour un travail important. Malheureusement, on rencontre souvent chez les patients une opposition insurmontable à l'exécution de la résection de la main : ils veulent à tout prix être amputés de leur avant-bras, et cela parce que la guérison obtenue à ce prix exige, suivant eux, un temps trop long.

Il semble étonnant qu'un malade ne donne pas son consentement lorsque le médecin lui propose de lui conserver la main au prix d'une opération assez peu dangereuse, car tel est le cas pour la résection de la main. Il faut croire qu'avant de prendre l'avis du chirurgien, ces malades se sont faits complètement à l'idée d'une amputation. Quand on leur représente qu'on veut chercher à leur conserver la main, que cependant deux mois au moins peuvent se passer avant qu'ils puissent s'en servir, ils répondent presque toujours que c'est trop attendre, que depuis quatre, cinq ou huit ans déjà leur main est devenue inutile, qu'ils n'ont cessé d'en souffrir, qu'ils sont fatigués de tout traitement et décidés à se laisser amputer; ils n'ont d'autre souci que celui d'être débarrassés définitivement du membre malade et de pouvoir vivre comme les autres. Vous voyez donc quelles difficultés rencontre parfois le médecin qui cherche loyalement à bien faire. Il s'en faut que toutes les caries du poignet se prêtent à la résection; en général, tant qu'il n'y a pas eu une notable destruction osseuse, on ne se décidera guère à opérer, bien que l'on puisse affirmer que la carie du poignet guérit très rarement spontanément, avec conservation des mouvements. La raison pour laquelle la guérison est si difficile à obtenir tient aux conditions locales, à l'existence d'une quantité de petites articulations qui communiquent entre elles et s'entreprennent les unes après les autres; en outre, il y a au voisinage immédiat de l'articulation de la main une masse de tendons dont les gaines participent également à l'affection, souvent dans une grande étendue, et qui se remplissent de bourgeons fongueux. Il en résulte que les doigts se tiennent raides, dans l'extension; les os métacarpiens, le radius et le cubitus tombent souvent malades en même temps, quoique, dans bien des cas, on n'y rencontre qu'une simple périostite.

Les parties molles qui entourent la main et surtout la peau sont ordinairement traversées par un grand nombre de fistules et même détruites dans une grande étendue, la peau est largement ulcérée, de sorte que les conditions favorables pour les résections cessent d'exister. Dans les cas de carie très étendue du poignet avec dégénérescence considérable des parties molles, l'amputation de l'avant-bras devra donc garder ses anciens droits. C'est le cas surtout pour les individus âgés, ceux qui ont dépassé quarante ans, qui peut-être sont, de plus, atteints de bronchite chronique, sont forcés de vivre dans de mauvaises conditions, ont des transpirations nocturnes profuses, le visage pâle, l'aspect misérable, et qui, en outre, sont issus de parents tuberculeux. En pareil cas, je vous déconseille vivement la résection ; il vaut mieux recourir à l'amputation en s'entourant de toutes les précautions antiseptiques : déjà, dès le soir qui suit l'opération on voit la température baisser ; l'état général s'améliore, le patient se remet à manger avec appétit, et, quelques semaines plus tard, il devient méconnaissable. L'extraction de quelques os du carpe ou la seule résection de l'extrémité du radius conduit rarement à un résultat favorable ; on voit, il est vrai, des cas dans lesquels le mal s'est borné à un ou à deux os du carpe ; ceux-ci se sont nécrosés, et à cela s'est borné tout le processus. Dans ces conditions, l'opération se réduit à l'extraction du séquestre, et la guérison s'ensuit rapidement. Mais ces cas sont rares ; en général, le processus s'étend plus loin et n'est pas arrêté dans sa progression par l'extirpation de quelques os plus malades que le reste. En somme, je suis persuadé que l'on ne pratique pas assez souvent la résection totale de l'articulation du poignet chez les jeunes gens ; cette opération me paraît être, pour ces patients, digne d'appeler sur elle toute l'attention des chirurgiens.

Nous arrivons enfin à l'articulation du pied, et nous comprenons dans une même description toutes les articulations du tarse et l'articulation tibio-tarsienne elle-même. Les conditions sont fort analogues à celles de l'articulation de la main ; et, s'il est vrai que la carie de quelques-uns des os du tarse, par exemple la carie nécrotique assez commune du calcanéum, guérit à la longue et d'elle-même, surtout chez les enfants, presque aussi sûrement que la carie fongueuse des doigts, des orteils, des os métatarsiens et métacarpiens, on peut dire cependant qu'en général la carie des articulations du pied guérit rarement d'une manière spontanée chez les adultes, même jeunes encore, et pour ainsi dire jamais chez les personnes âgées. Dans ces cas, il faudra donc toujours, tôt ou tard, en venir à une opération. On peut à la vérité, du moins chez les enfants, obtenir beaucoup en raclant avec la curette les os malades et en extirpant les masses fongueuses sans faire de résection proprement dite. La plaie est, dans ces conditions, beaucoup plus petite que dans les résections articulaires, et l'on conserve ainsi autant de tissus sains qu'il est possible. On pourrait penser, si l'on n'a pas mûrement réfléchi, qu'il doit en être de même chez l'adulte et qu'il est possible d'obtenir des succès, même quand toute l'articulation est envahie, en réséquant et en extirpant un ou plusieurs os. Mais, d'après l'expérience, deux raisons s'opposent à la grande extension de ces opérations dans la carie du pied, surtout chez les adultes : 1° On voit, après l'extirpation d'un os, la maladie en gagner très souvent un autre, par conséquent il n'y a pas de guérison complète. 2° Il est nécessaire de conserver au pied toujours assez de solidité pour que le sujet puisse s'y appuyer en marchant ; on peut donc bien se permettre d'extirper les os cunéiformes, le scaphoïde et le cuboïde, même encore l'astragale ou le calcanéum ; ainsi j'ai réséqué deux fois l'astragale en entier, une fois tout le calcanéum, et j'ai obtenu une guérison parfaite. Si l'on pousse l'extirpation plus loin, la guérison peut encore être obtenue ; grâce à l'antisepsie, ces résections étendues peuvent même guérir, mais, dans ces cas, l'opération n'a d'autre résultat le plus souvent que la formation d'un moignon de pied, beaucoup moins utile au point de vue fonctionnel qu'un bon moignon d'amputation. Les cicatrices qui prennent la place des os extirpés se rétractent beaucoup à la longue, et en admettant même que, dans ces cicatrices, il y ait une formation osseuse, en tout cas il ne se fait pas une régénération comme après la nécrose ; le pied se rétracte fortement à l'endroit où l'os manque et, par cette rétraction, devient difforme et impropre à la marche. Voilà donc des obstacles très sérieux ; il faut encore ajouter qu'un bon moignon, comme on l'obtient après la désarticulation de Syme ou bien après l'opération de Pirogoff, est souvent tout aussi utile et même plus utile pour la marche qu'un pied faible et difforme, et que, pour obtenir la guérison de ce dernier, il faut ordinairement bien des mois, tandis que pour celle des deux premières opérations il suffit de quatre à six semaines. Ce sont surtout les beaux succès de l'amputation de Pirogoff qui font une concurrence sérieuse aux résections de l'articulation du pied, et je crois que bientôt l'expérience se prononcera d'une manière plus générale qu'à présent contre la trop grande extension prise par les extirpations des os du tarse et en faveur des amputations du pied.

Les résections des articulations, qui, depuis une trentaine d'années seulement, jouissent d'une vogue si générale, avaient, au premier abord, quelque chose de si éblouissant, grâce au succès avec lequel elles ont été exécutées sur certaines articulations, principalement sur celles du coude et de l'épaule, que l'on s'est laissé aller à en exagérer la portée, et c'est là le sort de toutes les inventions de l'esprit humain. On commence seulement à tirer un parti plus restreint de ces opérations. Il fallait naturellement commencer par recueillir des faits, et bientôt on s'aperçut que la valeur des résections différait beaucoup suivant les articulations où elles étaient entreprises. Quoique, pour ma part, je ne prétende nullement que l'expérience ait dit dès à présent son dernier mot, je crois cependant vous avoir donné dans ce qui précède un résumé exact de l'état actuel de la question. En général, on cherche moins aujourd'hui qu'autrefois à obtenir une pseudarthrose mobile après la résection ; par suite, on fait aussi beaucoup plus rarement la résection typique, totale ; mais on se borne à enlever partiellement, à racler soigneusement l'os atteint de carie et à extirper la capsule synoviale fongueuse sous les précautions antiseptiques, dans le but d'obtenir une ankylose aussi vite que possible, et avec le moins de suppuration possible (arthrectomie).

Jusqu'à présent, nous avons parlé des résultats des résections pour autant qu'ils se rapportent à la lésion locale, et, sous ce rapport, notre thérapeutique est féconde en succès. Mais si l'on se préoccupe du sort ultérieur des opérés, on fait malheureusement de tristes découvertes ; en effet, un grand nombre des opérés, après avoir souffert longtemps, guéris de l'opération et renvoyés chez eux forts et bien portants, reviennent quelques années plus tard, à l'hôpital, atteints de tuberculose pulmonaire ou de carie d'autres os, et succombent à ces dernières affections. Un petit nombre seulement des enfants opérés pour carie articulaire atteignent l'âge moyen de la vie ; la plupart succombent à l'âge de la puberté, soit à la tuberculose généralisée

ou à la méningite tuberculeuse, soit à la dégénérescence amyloïde des reins
ou au mal de Bright, etc.

Billroth le premier, avec un mérite qui est trop méconnu, a mis ces
faits en évidence par les statistiques des hôpitaux de Zurich et de Vienne.
Ses observations établissent cette circonstance remarquable, que les individus atteints de carie des extrémités supérieures sont bien plus exposés à
devenir tuberculeux que ceux qui sont atteints de carie des extrémités inférieures. Billroth, pour expliquer ce fait, prétend que, chez les individus
entachés d'une diathèse scrofulo-tuberculeuse, non seulement les poumons, mais le plus souvent aussi les extrémités supérieures sont atteintes
par le processus; cette combinaison de lésions serait du plus mauvais pronostic. Outre les affections générales mentionnées, on voit survenir assez
souvent de légères récidives au niveau des articulations, même guéries depuis
longtemps par ankylose. Les personnes qui ont souffert des diverses formes
d'arthrites chroniques que nous avons décrites n'atteignent pas un âge
avancé : on rencontre peu d'individus qui dépassent l'âge de quarante à
cinquante ans, après une ankylose consécutive à une tumeur blanche. Quelques chirurgiens considèrent comme empreint d'exagération et comme
non fondé le pessimisme de Billroth relativement aux résultats obtenus
dans les cas d'affections osseuses et articulaires chroniques. Le même
reproche a été formulé récemment à l'égard de König, à propos de cette
opinion qu'il a émise, que le pansement de Lister lui-même n'avait pas
modifié sensiblement les résultats des résections articulaires pratiquées
dans les cas de carie.

Je ne puis m'empêcher, quant à moi, si je m'en rapporte aux faits que
j'ai observés en Belgique, de me ranger à l'avis de Billroth et de König.
On ne peut guère révoquer en doute, actuellement, que toutes ces affections osseuses et articulaires chroniques sont d'autant plus difficiles à
guérir qu'elles sont liées à des altérations constitutionnelles, bien que
cela ne saute pas toujours aux yeux. A cet égard, il y a beaucoup à faire
encore au point de vue de la statistique, et je dois particulièrement attirer
votre attention sur les relations étiologiques qui existent entre les affections
osseuses et articulaires chroniques et les maladies infectieuses aiguës du
jeune âge, telles que les exanthèmes aigus, la diphthérie, etc., qui sont
accompagnées de catarrhes desquamatifs aigus et après la disparition desquelles il persiste souvent un état maladif persistant et, communément,
une tuberculose des os et des articulations.

TRENTE-HUITIÈME LEÇON

Synovite séreuse chronique. — Hydropisie articulaire chronique. — Anatomie pathologique. — Symptômes. — Traitement. — Hydropisie du genou à répétitions. — Appendice : Des hydropisies chroniques des gaines tendineuses, des hernies synoviales
et des bourses muqueuses sous-cutanées.

Les maladies articulaires chroniques dont il nous reste encore à parler
sont toutes beaucoup plus rares que la synovite fongueuse, avec ses con-

séquences et avec ses complications d'ostéite et de carie des extrémités articulaires. On peut les réunir en un groupe, en opposition avec le groupe des inflammations articulaires fongueuses et fongo-purulentes, puisqu'elles n'entraînent jamais la suppuration par elles-mêmes, à moins que des irritations répétées, des causes traumatiques et autres semblables n'aient agi sur elles. Bien qu'elles soient souvent longues et pénibles pour les patients, elles n'ont cependant aucun rapport avec les affections générales graves, la tuberculose et la dégénérescence amyloïde; par conséquent, elles n'entraînent que rarement la mort et constituent moins des maladies de la jeunesse que de l'âge mûr.

Nous commençons par la plus simple de toutes ces formes, par la *synovite séreuse chronique*, aussi appelée *hydropisie articulaire chronique* ou *hydarthrose*. La maladie consiste en une accumulation lente d'une synovie assez fluide; la membrane synoviale subit très peu de changements, elle augmente un peu d'épaisseur, de densité; le tissu conjonctif y devient plus considérable sans vascularisation bien remarquable; les franges articulaires s'allongent, et, à leurs sommités, les anses vasculaires deviennent un peu plus abondantes, mais la substance conserve la fermeté du tissu conjonctif, tandis que dans la synovite fongueuse elle est ramollie par une infiltration plastique et séreuse et affecte les caractères des bourgeons charnus; c'est là ce qu'on n'observe pas dans la synovite séreuse; l'ensemble des modifications pathologiques du tissu est très peu considérable, même après une longue durée de la maladie. Quelques chirurgiens ne comptent même pas ces hydropisies des articulations, ainsi que les maladies similaires des bourses muqueuses, parmi les inflammations chroniques, et veulent y voir un genre particulier de maladies. Ce point de vue me semble peu juste. Personne ne se refusera à compter parmi les inflammations chroniques les catarrhes anciens des membranes muqueuses avec prédominance d'hypersécrétion; l'hydropisie chronique des membranes synoviales est parfaitement analogue au catarrhe chronique des muqueuses.

Cette affection ne constitue souvent que le reste d'une hydropisie articulaire aiguë, survenue à la suite d'une contusion, d'un refroidissement, etc., comme cela a été dit antérieurement; dans beaucoup d'autres cas, cependant, la maladie se manifeste dès le principe sous la forme chronique et reste chronique. Il n'est pas certain que la gonorrhée ait quelque rapport avec cette maladie; les cas d'inflammations articulaires concomitants avec la gonorrhée, qu'il m'a été donné de voir, présentaient un caractère aigu ou subaigu. L'hydarthrose se présente principalement chez les jeunes gens, le plus souvent au genou, assez souvent des deux côtés à la fois; rarement on l'observe à l'épaule, à la hanche, au coude; jamais je ne l'ai observée sur d'autres articulations dans sa forme pure, exempte de complications. Quand la maladie est très développée, on la reconnaît facilement : l'articulation est fortement enflée, la fluctuation est partout sensible; au genou on sent d'ailleurs le ballottement de la rotule, qui est soulevée par le liquide et que l'on peut aisément repousser dans le creux intercondylien, quelquefois même avec un bruit appréciable. Comme les surfaces articulaires sont maintenues en rapport par de forts ligaments (au genou par les ligaments latéraux et les ligaments croisés) qui ne se laissent pas facilement distendre, le liquide s'amasse surtout dans les poches synoviales annexes de l'articulation, et par là le gonflement peut souvent, au simple aspect extérieur, faire reconnaître une hydarthrose : ainsi particulièrement au genou, où ces poches ou prolongements synoviaux, sous le tendon des extenseurs, de chaque côté de la rotule et dans le creux poplité, sont fortement distendus par le liquide, tandis qu'un gonflement plus uniforme de la capsule fait paraître la tuméfaction plus également arrondie. Il faut ajouter que les malades atteints d'une pareille hydropisie peuvent mouvoir leur articulation assez librement et sans douleur, qu'ils peuvent souvent faire des marches forcées et souffrent parfois si peu que l'idée ne leur vient même pas de consulter un médecin; l'examen de l'articulation par la palpation ne provoque non plus aucune douleur. Le seul trouble fonctionnel que l'on observe dans l'hydarthrose intense du genou consiste dans l'impossibilité de fléchir complètement l'articulation, et encore n'est-ce que la masse du liquide qui y fait obstacle. Comme on le sait, l'articulation du genou présente sa plus petite capacité dans l'état de flexion; c'est pourquoi une quantité plus grande de sérum, ne trouvant pas place sur les côtés de l'articulation, détermine, si la flexion augmente, une tension telle de la capsule articulaire qu'il se produit un obstacle mécanique à la flexion complète. Après des efforts très considérables, une hydarthrose intense donne lieu à une légère fatigue de l'extrémité correspondante, quelquefois aussi à un peu de douleur avec augmentation de l'exsudation; cependant ces phénomènes se dissipent de nouveau après quelque repos; on voit par là que le malade est, en général, très peu incommodé.

Le *pronostic* est toujours favorable, en ce sens que cette hydropisie des articulations n'entraîne aucune conséquence ultérieure; le liquide peut augmenter énormément, mais à cela se borne alors le mal, et s'il n'y a pas d'excès de fatigue ou des causes traumatiques qui viennent s'y ajouter, tout reste dans le *statu quo*. Quant à la curabilité, le pronostic est toujours meilleur lorsqu'il s'agit de cas dans lesquels la maladie est devenue chronique après un début subaigu ou aigu; dans ces circonstances, on observe ordinairement une guérison complète par résorption qui, il est vrai, se fait longtemps attendre. Par contre, les cas les plus opiniâtres sont ceux dans lesquels la maladie affecte un caractère et une marche chroniques dès le début; souvent alors il est très difficile, sinon impossible d'en obtenir la guérison.

Le traitement, dans les épanchements tout à fait chroniques, consiste dans l'application sur l'articulation d'un emplâtre mercuriel par-dessus lequel on fait porter une genouillère de cuir ou de tissu élastique parfaitement appropriée; cet appareil entrave les mouvements trop étendus et donne plus d'assurance à la marche. Si cependant l'hydarthrose doit être guérie, le patient doit, avant tout, se soumettre à un repos absolu. On emploiera d'abord les remèdes que vous avez déjà appris à connaître à l'occasion des inflammations chroniques et qu'il faut appliquer avec persévérance pendant plusieurs emaines : l'élévation, la teinture d'iode, les vésicatoires volants, les enveloppements humides, la compression. Celle-ci est le meilleur moyen, mais elle doit être faite avec énergie et d'une façon continue (compression forcée; Volkmann); on serre fortement le membre avec des bandes humides ou élastiques, les vaisseaux du creux poplité étant protégés, au préalable, contre la pression par une attelle légèrement fléchie et un peu excavée. S'il survient alors un peu d'œdème de la jambe, il n'en résulte aucun inconvénient, mais si les orteils deviennent bleus et froids, il faut enlever l'appareil. Un procédé beaucoup plus actif encore, mais assez douloureux pour les patients, consiste à provoquer l'anémie complète du membre au moyen de la bande élastique ou bien encore à comprimer l'articulation au moyen d'une éponge humide (Heine) que l'on maintient en place au moyen d'une bande. Il va de soi que cette compression ne peut être que de courte durée, dix à vingt-cinq minutes; le reste du temps on applique un simple bandage roulé. Dans des cas récents, j'ai déjà vu la guérison se produire après l'usage répété deux ou trois fois de ce moyen. Outre la compression, on emploie avec avantage le massage de l'articulation; si l'on masse énergiquement, à l'hydarthrose chronique s'ajoute très vite une inflammation séro-fibrineuse aiguë, qui, combinée à l'augmentation de la pression sanguine et lymphatique, favorise la résorption de l'exsudat articulaire. Si, après avoir été employés des semaines et des mois, ces remèdes ne produisent rien, ou s'il n'en résulte qu'un effet passager, il reste encore la ponction simple et la ponction suivie de la compression ou du massage, ou de l'injection de teinture d'iode. La ponction simple ne sert généralement pas à grand'chose : vous prenez un fin trocart que vous plongez dans l'articulation, et vous laissez écouler lentement le liquide, en ayant soin toutefois de fermer la canule avant que le tout soit vidé, pour empêcher la pénétration de l'air dans la cavité; ensuite vous fermez la plaie avec un emplâtre; cela fait, vous badigeonnez l'articulation avec de la teinture d'iode et vous l'enveloppez de bandes mouillées, ou bien vous y appliquez un appareil au collodion; il se peut qu'ainsi vous obteniez dans quelques cas la guérison. Il se fera dans l'articulation une rapide accumulation de sérum, accompagnée d'un peu de douleur, et ce liquide sera peu à peu résorbé complètement. La ponction suivie d'une injection de teinture d'iode n'est pas sans danger; on évacue d'abord le liquide par le trocart, puis on remplit une bonne seringue d'un mélange de teinture d'iode officinale et d'eau distillée, parties égales, ou, si l'on veut être plus prudent, d'une partie de teinture d'iode pour deux d'eau. On injecte, après s'être assuré qu'il n'y a pas d'air dans la seringue, environ 40 à 80 grammes de ce liquide, suivant le volume de l'articulation; on maintient le liquide dans la cavité articulaire pendant trois à cinq minutes, suivant l'intensité de la douleur, puis on l'évacue. Cela fait, on ferme exactement la plaie, on applique un pansement légèrement compressif et on immobilise le membre. Dans tous les cas, il y aura une nouvelle exsudation séreuse aiguë qui restera stationnaire pendant huit jours environ et sera suivie d'une résorption lente et enfin de la guérison complète. Il va sans dire qu'après cette opération, comme après la simple ponction, le malade devra garder le repos le plus absolu, car, dans tous les cas, une légère inflammation ne manquera pas de se produire, et l'on sait que dans toutes les inflammations articulaires le repos est la première condition de succès. On ne s'explique pas encore bien comment il se fait que la teinture d'iode, lorsqu'elle est en contact, même pendant peu de temps, avec une membrane séreuse disposée à une sécrétion excessive, agisse en modifiant et en arrêtant cette sécrétion; autrefois on admettait qu'après ces injections, que l'on emploie avantageusement dans beaucoup d'hydropisies chroniques de membranes séreuses, il se formait une inflammation dite adhésive, c'est-à-dire une adhérence entre les surfaces opposées de la poche séreuse, et, par cela même, une oblitération complète de cette dernière; ceci n'est nullement le cas, et moins que jamais lorsque l'injection de teinture d'iode a été employée avec succès contre l'hydropisie articulaire, si une pareille adhérence se produisait après l'injection, l'articulation deviendrait raide infailliblement. L'action est tout autre : l'iode se précipite à la surface de la membrane et dans ses cellules épithéliales, il y reste déposé pour le moins pendant quelques mois et semble, par sa présence, empêcher une sécrétion ultérieure. Au commencement, il se manifeste une forte fluxion, accompagnée d'une exsudation séreuse (synovite aiguë séreuse), mais le sérum est résorbé par les vaisseaux encore dilatés, et plus tard la membrane se ratatine et revient, par la rétraction du tissu conjonctif, à son volume normal; cependant il reste toujours un certain degré d'épaississement. Tel est à peu près le processus curatif, qui est analogue à celui qui survient dans la tunique vaginale et dont le résultat est la guérison de l'hydrocèle. Après les injections de teinture d'iode dans l'hydrocèle, on a eu plusieurs fois l'occasion de faire des recherches anatomiques qui semblent avoir démontré que la guérison s'opère de la manière que nous venons de décrire; le ratatinement de la membrane séreuse avec renouvellement de l'épithélium me paraît être la cause principale qui arrête la sécrétion.

L'injection de teinture d'iode dans l'hydarthrose, imaginée par Boinet et Velpeau, est beaucoup plus fréquemment employée en France et en Angleterre qu'en Allemagne; je l'ai vu faire trois fois et l'ai faite rarement moi-même, toujours avec un résultat favorable; mais ce n'est pas toujours le cas. On connaît une série de faits dans lesquels cette opération n'a pas réussi et où l'on a été forcé d'y revenir; je crois devoir vous avertir qu'il ne faut pas répéter l'opération à de trop courts intervalles; dans tous les cas, vous laisserez passer d'abord la période aiguë qui suit l'opération. — On connaît une autre série de cas dans lesquels ces injections ont été suivies d'*inflammations articulaires très violentes;* la synovite aiguë séreuse devenait alors, comme cela se voit si fréquemment dans l'arthrite traumatique, une synovite aiguë purulente; il se faisait, dans les cas les plus favorables, une guérison par ankylose, *d'autres fois il fallait amputer, et dans d'autres cas enfin les malades succombaient à la pyohémie.* Les suites malheureuses d'une opération que l'on tente en vue de guérir une maladie, opiniâtre il est vrai, mais facile à supporter et surtout non dangereuse, ont, avec raison, fait reculer les praticiens devant les injections iodées intra-articulaires, et je suis par conséquent bien loin de vous conseiller avec instance l'opération dont il s'agit; elle est dangereuse pour l'articulation et même pour la vie, et, par conséquent, il n'y a lieu d'y recourir que dans le cas d'indication formelle.

Le lavage de l'articulation au moyen d'une solution phéniquée de 2 à 4 pour cent, que j'ai employé dans ces derniers temps à plusieurs reprises avec les précautions antiseptiques, est bien moins dangereux que l'injection iodée. Avant tout, il faut, quand on a recours à ce moyen, que la surface entière de la synoviale soit mise en contact avec l'acide phénique. Pour cela, on fait couler au travers de la canule d'un fin trocart, jusque dans l'articulation, la solution contenue dans un irrigateur, et l'on imprime à l'articulation des mouvements alternatifs de flexion et d'extension ; la capsule articulaire se dilate fortement sous la pression du liquide injecté. Ce dernier est renouvelé à plusieurs reprises, puis on l'évacue entièrement, ou bien on l'aspire en abaissant l'irrigateur. On ferme ensuite exactement la plaie, on applique un pansement de Lister, et on immobilise sur une attelle. Ici aussi, la réaction peut être intense ; de plus, il survient parfois des phénomènes d'intoxication que l'on rapporte à la résorption de l'acide phénique et à la suite desquels, chez certains individus particulièrement sensibles, se produit un collapsus extrêmement dangereux. Je cherche à éviter autant que possible la résorption d'acide phénique en enveloppant le membre au-dessus du genou, et préalablement à la ponction, au moyen de la bande d'Esmarch, et je n'enlève celle-ci qu'après avoir vidé complètement l'articulation et après avoir appliqué le pansement. Néanmoins, après ce traitement, le liquide peut encore se reproduire.

Le diagnostic de l'hydarthrose est simple dans la plupart des cas, comme nous l'avons dit plus haut, et la maladie diffère essentiellement de la synovite chronique fongo-purulente ; cependant je dois vous faire remarquer qu'au début de la tumeur blanche on observe aussi parfois des exsudations séreuses en faible quantité, et même de la fluctuation dans l'articulation, ce qui ne permet pas toujours d'établir le diagnostic différentiel dès le commencement ; cependant il suffit d'une observation de quelques semaines pour se rendre compte de la nature du mal ; le diagnostic est encore facilité par cette circonstance que l'hydarthrose ne devient commune que chez les jeunes adultes, tandis que la tumeur blanche s'observe très fréquemment dès l'enfance.

Une affection singulière et très rare est l'hydarthrose du genou à répétitions typiques ; on l'a même observée à plusieurs reprises localisée aux deux genoux. Jusqu'à présent je ne l'ai jamais rencontrée ; Billroth en cite un cas observé dans sa pratique chez un jeune homme. Ce patient présentait tous les neuf jours les signes d'une hydarthrose aiguë du genou ; le liquide, sous l'influence du repos, se résorbait complètement en cinq jours ; pendant quatre jours, l'articulation ne présentait absolument plus rien d'anormal, puis alors l'affection reparaissait. L'affection durait déjà depuis quatre mois. Peu de temps avant son début, le patient avait eu une blennorrhagie : Billroth n'en a pas poursuivi la marche ultérieure.

APPENDICE

DES HYDROPISIES CHRONIQUES DES GAINES TENDINEUSES
ET DES BOURSES MUQUEUSES SOUS-CUTANÉES. HERNIES SYNOVIALES.

Il nous reste à parler, sous forme d'appendice, des hydropisies chroniques des gaines tendineuses. La maladie consiste en une accumulation surabondante de la synovie, qui est sécrétée par les gaines tendineuses pour favoriser le mouvement des tendons et leur glissement; les poches formées par les gaines tendineuses sont ainsi dilatées à un haut degré. Cette hydropisie atteint le plus fréquemment les gaines tendineuses des fléchisseurs de la main. Un gonflement se produit petit à petit, d'une part dans le creux de la main, de l'autre à l'extrémité inférieure de la face palmaire de l'avant-bras, et l'on sent très manifestement un liquide qui se laisse déplacer dans les gaines tendineuses et qu'on peut faire passer alternativement du creux de la main à l'avant-bras au-dessous du ligament palmaire du carpe. Les doigts se tiennent ordinairement dans la flexion, il est impossible de les étendre complètement; la force des mouvements de la main et des doigts est un peu diminuée; mais il n'existe pas de douleurs, et les malades ne se présentent ordinairement chez le médecin que quand le mal est déjà arrivé à un degré très avancé.

Une autre forme de cette maladie, c'est l'*ectasie partielle, herniaire, des gaines tendineuses avec hydropisie*. Il se forme dans une gaine tendineuse une dilatation sacciforme pouvant aller jusqu'à la grosseur d'un œuf de pigeon, avec accumulation anormale de synovie tendineuse. C'est là ce que, dans le langage chirurgical ordinaire, on appelle un *ganglion*, lorsque le mal siège sur le dos de la main. C'est une affection beaucoup plus commune que l'hydropisie de toute l'étendue des gaines tendineuses; elle est ordinairement localisée à quelques endroits de prédilection. Le plus souvent, les ganglions siègent sur la face dorsale de l'articulation de la main et ont alors pour point de départ les extenseurs; il est rare qu'on les observe à la face palmaire et à l'avant-bras, plus rarement encore au pied, où je les ai vus occuper le plus souvent les gaines tendineuses des muscles péroniers. Le contenu de ces ganglions consiste, dans la plupart des cas, en une gelée épaisse, vitrée et limpide. — Le contenu des dilatations tendineuses plus étendues, dont il a été question précédemment, peut également consister en une gelée tout à fait limpide, mais il n'est pas rare qu'en même temps on y découvre une foule innombrable de petits corps blancs analogues à des pépins de melon (grains hydatiformes), qui ne sont nullement organisés et consistent en fibrine pure, amorphe. Ces corps peuvent être tellément abondants qu'une ponction dans ces poches ne laisse écouler que très peu de liquide ou même pas du tout. On peut, dans certains cas, diagnostiquer à l'avance avec certitude la présence de ces grains fibrineux, parce qu'il en résulte (absolument comme dans l'inflammation subaiguë des gaines tendineuses) un bruit de frottement très considérable.

Dans le *traitement*, on doit avoir principalement en vue ce point essen-

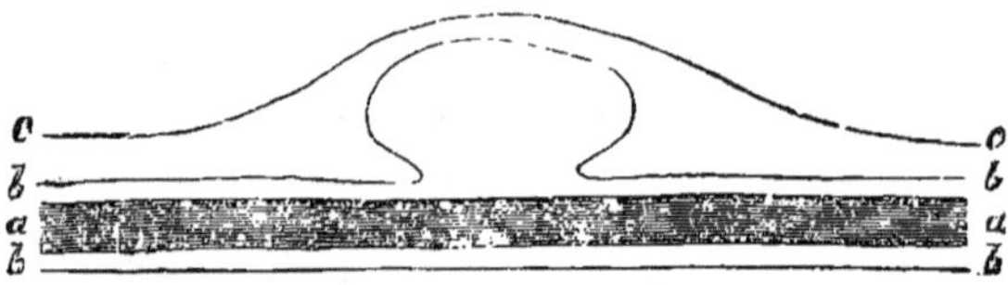

Fig. 102. — Dessin schématique d'un ganglion de l'espèce la plus commune. — a. Tendon. b. Gaine tendineuse avec renflement herniaire hydropique. c. Peau.

tiel, qu'il faut à tout prix éviter de provoquer par une opération chirurgicale une inflammation purulente des gaines tendineuses, laquelle exposerait le patient, peu incommodé jusqu'alors, à garder pendant longtemps le lit et à conserver même parfois une main entièrement raide. Les remèdes qui, dans les inflammations aiguës et subaiguës, favorisent si puissamment la résorption, tels que le mercure, la teinture d'iode, restent pour ainsi dire sans effet dans ces circonstances. La manœuvre opératoire la plus simple et, par cela même, la plus usitée, consiste dans l'*écrasement du ganglion*. Dans le cas où, comme cela arrive ordinairement, le ganglion se trouve sur la face dorsale de la main, on applique les deux pouces l'un à côté de l'autre sur le ganglion, après avoir recommandé au patient de fléchir la main; ensuite on exerce une forte pression, qui a quelquefois pour effet de faire éclater la poche et de répandre le liquide dans le tissu cellulaire sous-cutané, où il est ensuite facilement résorbé. Contre cette méthode il n'y a pas grande objection à faire dans le cas où elle est facile à exécuter; seulement le mal n'est pas toujours ainsi radicalement guéri. La petite ouverture sous-cutanée de la poche se referme bientôt d'elle-même, le liquide s'y reproduit et le mal revient au même point qu'auparavant. Dans les cas où l'on ne réussit pas à faire éclater la poche du ganglion avec les doigts, on a conseillé de chercher à obtenir ce résultat par un fort coup frappé avec un marteau large.

Dans certains cas, j'ai obtenu la guérison radicale par un massage persistant; cette pratique m'a même réussi dans un cas qui avait récidivé après l'ouverture et l'évacuation du sac d'après la méthode décrite. Dans les cas où le sac était trop épais pour être écrasé avec les doigts, on employait jadis la méthode de la discision sous-cutanée au moyen d'un couteau mince, court et pointu (ténotome de Dieffenbach); aujourd'hui, sous l'égide du pansement antiseptique, on peut ouvrir le sac par une incision, en évacuer le contenu, laver la cavité avec une solution phéniquée à 4 p. 100, le drainer et le recouvrir d'un pansement de Lister. Il importe, après cette opération, d'exercer pendant un temps assez long une compression assez intense sur le ganglion. Dans ce but, on applique sur la main et l'avant-bras jusqu'au coude un léger appareil plâtré dans lequel on pratique, au niveau du ganglion, une fenêtre d'une étendue correspondant au volume de celui-ci. On peut alors exercer sur le ganglion une pression continue très intense au moyen d'une pelote de ouate que l'on fixe avec une bande élastique, tandis que l'appareil plâtré préserve le membre de la constriction et contribue à son immobilisation. Au bout de huit jours, l'appareil est enlevé, la petite plaie est guérie per primam, et, d'habitude, le kyste ne se reproduit plus. L'extirpation des ganglions était considérée autrefois comme une opération extrêmement grave, et cela avec raison, car on ne pouvait jamais savoir à l'avance si elle n'aurait pas pour conséquence une suppuration étendue des gaines tendineuses avec ses dangers, comme cela arrivait souvent. Mais aujourd'hui la méthode antiseptique constitue un moyen qui permet d'éviter presque avec certitude les inflammations progressives des gaines tendineuses. On peut, par suite, en prenant des précautions minutieuses, entreprendre l'extirpation des ganglions récidivant facilement, même quand le sac communique avec la gaine du tendon, ce qui n'est pas toujours le cas. On ferme alors la communication au moyen de fines sutures de catgut, et l'on immobilise l'extrémité jusqu'à la guérison complète. Il m'est impossible de vous dire avec certitude si, dans les cas où l'on a observé des ganglions complètement isolés, il n'y avait d'abord qu'une fine ouverture faisant communiquer la hernie de la gaine tendineuse avec la cavité de la poche, communication qui aurait disparu peu à peu, de telle sorte que le sac herniaire se serait transformé en un kyste complètement clos, ou s'il y a effectivement des kystes qui se développent d'une façon absolument indépendante des gaines tendineuses, et qui sont complètement séparés de celles-ci.

Le traitement des hydropisies étendues des gaines tendineuses à la paume de la main et à l'avant-bras est beaucoup plus difficile ; il l'était plus encore avant que l'on connût la méthode antiseptique. Les résolutifs ne servent à rien, la discision sous-cutanée n'est pas applicable, le massage et la compression forcée, employés comme nous l'avons dit plus haut, ont parfois été suivis de guérison, alors même qu'existaient des corps fibrineux, mais la cure alors est de longue durée et exige, de la part du médecin et du patient, une grande persévérance. Aussi est-on forcé parfois de choisir, entre ces méthodes, celle qui entraîne après elle la suppuration la moins considérable, dans les cas favorables.

Examinez donc auparavant s'il est bien nécessaire d'entreprendre une opération ; si le désordre fonctionnel n'est pas assez considérable pour empêcher le patient de vaquer à ses affaires, il vaut mieux s'abstenir. Si, au contraire, vous êtes forcés d'agir, vous n'avez à choisir qu'entre deux méthodes : faire une large incision suivie du drainage, ou une ponction suivie d'une injection de teinture d'iode. Si vous voulez faire la ponction, vous devez prendre un trocart de calibre moyen, parce que les corps fibrineux ne peuvent passer par une canule très fine. Vous pourrez même avoir de la peine à les faire passer par une grosse canule, mais vous pourrez dans ce cas vous tirer d'embarras en poussant quelques injections de solution phéniquée tiède à travers la canule; l'augmentation du liquide favorise, en effet, l'expulsion des corps fibrineux, assez glissants de leur nature. La quantité des matières évacuées est souvent très grande; après que le tout a été vidé, on remplit la seringue d'une once de teinture d'iode étendue de moitié son poids d'eau ou de solution iodurée d'iode, puis on injecte lentement le liquide, que l'on fait séjourner pendant une à deux minutes dans le sac avant de le laisser s'écouler. On retire ensuite la canule; on place sur la plaie un peu de gaze phéniquée, on entoure soigneusement la main et l'avant-bras d'une bande, et l'on fixe le membre sur une attelle.

Le patient reste au lit pendant quelques jours. Immédiatement après, il se produira un gonflement notable dû à l'accumulation de liquide consécutive à l'inflammation aiguë du sac séreux. Si la tension est très considérable, on enlève la bande, on ferme soigneusement la plaie avec un morceau d'emplâtre, et on badigeonne les parties tuméfiées avec de la teinture d'iode concentrée.

Dans les cas les plus favorables, la tumeur diminuera alors lentement, elle deviendra moins douloureuse et aura complètement disparu après deux à trois semaines. Mais dans beaucoup d'autres cas, il s'ensuivra une suppuration, souvent de courte durée, il est vrai, et très facile à maintenir dans des limites restreintes et à vaincre même à l'aide de la glace. Cependant, dans les cas les plus malheureux, il peut encore survenir ici une suppuration étendue et profonde des gaines tendineuses, suivie de la mortification des tendons avec ses conséquences. Vous voyez donc que l'injection de teinture d'iode n'est pas sans dangers; de plus, c'est un moyen incertain, car on ne peut garantir avoir évacué par la canule tous les corps fibrineux adhérents aux parois du kyste. En outre, on ne peut mesurer à l'avance l'irritation que produira la teinture d'iode, parce que l'on ne sait pas si toute la masse injectée sera évacuée. C'est pourquoi je préfère à ce procédé la simple incision pratiquée suivant la méthode antiseptique. Ce procédé était déjà employé autrefois, avant la méthode antiseptique, mais il était alors très incertain et très dangereux, tandis qu'actuellement il offre toute chance d'une prompte guérison. Ce moyen consiste à ouvrir largement la tumeur à la paume de la main et à l'avant-bras, à la vider soigneusement et à en enlever tous les dépôts fibrineux pariétaux, après quoi on introduit à travers les deux incisions un drain fenêtré que l'on meut dans le sac de façon à en irriter la surface. Toute la cavité est alors lavée, l'hémorrhagie arrêtée, et, après s'être assuré de l'exactitude du drainage et avoir, si possible, enlevé une partie de la poche, on suture au moyen de soie fine. L'immobilisation absolue sur une attelle est ajoutée enfin au pansement antiseptique typique.

On a publié dans ces derniers temps un certain nombre d'opérations de cette espèce qui ont été suivies d'une réunion per primam et d'une mobilité parfaite des doigts; toutefois, cette opération doit être faite avec le plus grand soin, et je ne puis trop vous recommander d'agir avec prudence quand vous aurez à opérer des kystes qui, par eux-mêmes, ne sont nullement dangereux. L'incision ne met pas non plus à l'abri de la récidive, ainsi que j'ai eu l'occasion de l'observer.

A ce propos, je dois encore rappeler que les capsules articulaires, comme les gaines tendineuses, présentent de veritables procidences herniaires qui deviennent le siège d'une hydropisie isolée, non étendue à la membrane synoviale tout entière. Les fibres de la capsule articulaire s'écartent, et à travers la fente ainsi formée la membrane synoviale se fait jour et arrive dans le tissu cellulaire sous-cutané. Bien que toutes les articulations

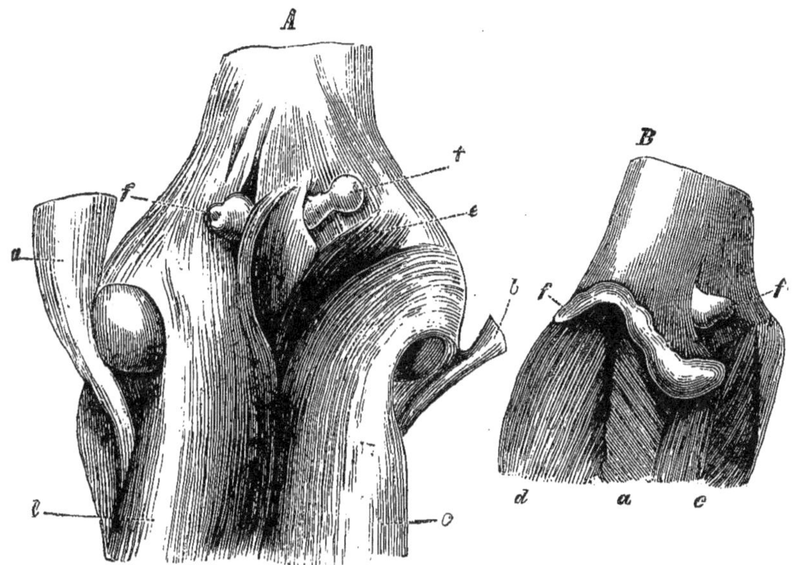

Fig. 103. — Procidences herniaires de la membrane synoviale de l'articulation du genou, en arrière (d'après N. Gruber). — A. *a.* Muscle demi-membraneux. *b.* Muscle biceps. *c. d.* Muscle gastrocnémien. *e.* Muscle plantaire. *f. f.* Hernies synoviales. — B. *a.* Capsule articulaire du genou. *c. d.* Muscle gastrocnémien. *f. f.* Hernies synoviales.

puissent offrir des exemples de ce genre de productions, affectant une forme tantôt arrondie, tantôt pédiculée, tantôt allongée et sinueuse, etc., il n'en est pas moins vrai qu'on les a surtout remarquées aux articulations du genou, de la main et du coude; sur cette dernière articulation, j'ai observé à différentes reprises cette hydropisie isolée de hernies synoviales communiquant avec l'articulation; une raideur peu considérable de cette dernière et un certain degré d'arthrite déformante accompagnaient l'affection.

Je déconseille expressément de tenter une opération quelconque contre ces ganglions articulaires; l'inflammation purulente de l'articulation pourrait en être la conséquence.

On remarque aussi, dans les franges des poches des gaines tendineuses, des *corps cartilagineux*, des enchondromes qui peuvent même s'ossifier; une formation de lipomes (*lipoma arborescens*, J. Müller) s'observe également ment dans les franges. Ces tumeurs ne doivent être extirpées que quand elles incommodent beaucoup les individus et en prenant toutes les précautions de l'antisepsie.

Nous rattachons à ce qui vient d'être dit les hydropisies chroniques des *bourses muqueuses sous-cutanées.* Nous devons encore rappeler que lorsqu'une bourse semblable communique largement avec l'extérieur, il se développe dans la poche une suppuration ordinairement assez longue; cette suppuration offre, il est vrai, rarement des dangers, cependant on l'a vue, dans quelques cas, être le point de départ d'une suppuration s'étendant jusque dans le tissu cellulaire sous-cutané. Après la guérison presque complète de la plaie cutanée, il reste un pertuis assez fin à travers lequel on pénètre avec la sonde jusque dans le sac. Cette fistule donne journellement issue à une certaine quantité de sérosité; j'ai vu plusieurs fois cette affection à la bourse muqueuse sus-olécranienne et à la bourse prérotulienne. Quelquefois il est possible d'en obtenir la guérison en cautérisant avec le nitrate d'argent et en exerçant une compression avec du sparadrap; dans quelques cas cependant, la guérison en est très difficile; vous pouvez essayer alors les injections de teinture d'iode en vue de produire une suppuration un peu plus intense de la face interne du sac et d'en obtenir la disparition par le retrait ou l'adhérence réciproque de ses parois; il y a cependant un procédé plus court, qui consiste à introduire à travers la fistule un bistouri boutonné dans le sac et à fendre complètement ce dernier avec la peau qui le recouvre. Tout l'intérieur de la poche étant ainsi mis à nu, les granulations s'y développent peu à peu et la plaie se cicatrise finalement comme toute autre surface bourgeonnante. J'accorde une préférence marquée à ce dernier procédé, comme étant le plus expéditif de tous.

Une affection tout à fait analogue à l'hydropisie sus-mentionnée des gaines tendineuses, c'est l'*hydropisie des bourses muqueuses sous-cutanées.* Une contusion ou une pression est quelquefois la cause déterminante de ce mal, mais dans beaucoup d'autres cas il n'est pas possible de l'attribuer à une cause quelconque. Bien que l'hydropisie puisse s'emparer de toutes les bourses muqueuses sous-cutanées, soit normales, soit accidentelles, on la rencontre cependant avec une fréquence toute particulière dans la bourse muqueuse rotulienne, qui, d'après les recherches les plus récentes de Linhart, consiste souvent en deux ou trois bourses superposées, quelquefois parfaitement distinctes, d'autres fois communiquant entre elles. L'hydropisie de la bourse rotulienne, hygroma (de ὑγρός, humide), est très facile à reconnaître, en ce sens que la tumeur, qui atteint à peu près le volume d'une petite pomme, est très manifestement implantée sur la rotule, et qu'il est facile de reconnaître par l'examen que la poche qui contient le liquide ne communique point avec l'articulation du genou. Souvent cette maladie se manifeste au début avec le caractère d'une inflammation aiguë ou subaiguë : la collection liquide se fait rapidement, la tumeur est douloureuse, la peau qui la couvre devient rouge et le malade éprouve beaucoup de gêne en marchant. Les terminaisons varient; souvent la résorption se fait complètement et tout rentre dans l'état normal; dans d'autres cas, la résorption n'est que partielle, les symptômes de l'inflammation aiguë se perdent et le mal passe peu à peu à l'état chronique. Une terminaison très rare est la rupture du sac; cette rupture peut être sous-cutanée; dans ce cas, le liquide s'épanche dans le tissu cellulaire sous-cutané et y est résorbé, ou bien il se produit une inflammation diffuse de ce tissu. L'accident le plus rare est la rupture simultanée du sac et de la peau. La marche ultérieure est alors la même que celle d'une plaie de la bourse muqueuse par un instrument piquant ou tranchant, telle que nous l'avons déjà exposée plus haut.

Une forme plus fréquente que la forme aiguë au début est la forme *chronique* d'emblée. Dans ce cas, l'affection se développe sans douleur et très lentement, plus souvent chez les individus d'un certain âge que chez les jeunes gens. En Angleterre, on a donné à cette hydropisie chronique de la bourse rotulienne le nom de « housemaid's-knee ». On la dit, en effet, très commune dans ce pays parmi les femmes de chambre qui ont à brosser tous les jours les tapis en se tenant à genoux. Il me semble cependant extrêmement douteux que cette habitude puisse avoir une influence quelconque sur l'origine du mal, attendu que plusieurs anatomistes ont déjà appelé l'attention sur ce fait que, dans la position agenouillée, ce n'est pas la rotule, mais les condyles du tibia qui servent de point d'appui au corps; pour toucher le sol avec la surface antérieure de la rotule, on serait forcé de se coucher presque à plat ventre.

Quant au contenu de ces poches hydropiques, il est *beaucoup moins visqueux* que celui des gaines tendineuses; cependant ces cavités peuvent également contenir des corps fibrineux qui donnent à la palpation du sac la sensation d'un frottement et d'un craquement sourd, analogue à celui qu'on entend lorsqu'on écrase de la fécule entre les doigts. Le sac lui-même s'épaissit fortement à la longue, et d'autant plus que la maladie dure depuis un temps plus long. — Il n'y a que les cas aigus qui se présentent de bonne heure à l'observation du médecin; le traitement à instituer doit être le suivant : avant tout, le patient doit garder le repos au lit; alors vous faites un badigeonnage assez fort de teinture d'iode et vous le répétez plusieurs fois. Par ce moyen, l'hydropisie cède ordinairement en peu de temps; vous cherchez à faire disparaître par la compression le reste de l'épanchement, et vous pouvez appliquer dans ce but soit des bandelettes de sparadrap, soit des bandes, ou bien encore vous pouvez recourir au mas-sage. Vous pouvez aussi mettre en usage, dès le commencement, la com-pression à l'aide de bandes mouillées, et faire sur le genou un enveloppe-ment hydro-thérapique; la pommade mercurielle et l'emplâtre mercuriel rendent également de bons services. — L'hydropisie chronique de la bourse muqueuse rotulienne occasionne si peu de souffrances qu'on ne la montre ordinairement que très tard au médecin. La plupart des personnes en éprouvent à peine une légère gêne en marchant. D'autres affirment qu'ils se sentent fatigués plus tôt qu'auparavant du côté malade. Le plus souvent, le mal n'affecte qu'un seul côté; cependant il peut aussi atteindre les deux jambes. Très rarement on obtient la résolution d'un hygroma chronique du genou par les moyens sus-indiqués, et l'on est ordinairement forcé de recourir à une opération. Avant tout, on essayera la compression forcée (Volkmann) au moyen d'une bande de flanelle, une attelle bien matelassée protégeant les vaisseaux et les nerfs du creux poplité contre une trop forte pression. Il n'y a guère qu'une opération qui puisse assurer la guérison certaine. La simple ponction produit ici un effet tout aussi passager que dans les autres hydropisies, le liquide s'accumulant bientôt de nouveau; si l'on veut que la ponction soit efficace, il faut qu'elle soit suivie d'une injection de teinture d'iode. Celle-ci n'offre aucun danger si le malade garde le repos pendant le traitement; la guérison est radicale dans la grande majorité des cas. Un autre traitement consiste à fendre le sac, qui entre ensuite en suppuration. Si le sac est trop épais, on fait bien de l'extirper complètement, cependant il faut prendre beaucoup de précautions, afin que la capsule articulaire voisine ne soit pas entamée.

———

TRENTE-NEUVIÈME LEÇON

Arthrite rhumatismale chronique. — Arthrite déformante. — Malum senile coxæ. — Anatomie pathologique. — Formes diverses. — Symptômes. — Diagnostic. — Pronostic. — Traitement. — Appendice I : *Des corps mobiles intra-articulaires :* 1. Corps fibrineux. 2. Corps cartilagineux et osseux. — Symptômes. — Opérations. — Appendice II : *Des névroses articulaires.*

Arthrite rhumatismale chronique. — Rhumatisme articulaire chronique. — Arthrite sèche. — Goutte rhumatismale. — Arthrite déformante. — Chondrite hyperplastique tubéreuse. — Malum coxæ.

Vous reculerez avec épouvante devant cette foule de noms, qui tous désignent la même lésion anatomique, et vous aurez raison de me demander pourquoi donner tant de noms à une seule et même chose. Quand une maladie a eu tant d'appellations diverses, cela prouve souvent que dans son essence elle n'a pas encore été bien comprise ou qu'à diverses époques elle a été envisagée à des points de vue différents; or c'est là précisément ce qui n'existe pas dans le cas qui nous occupe; le processus en lui-même a, au contraire, toujours reçu la même interprétation, et tous ceux qui ont travaillé ce sujet sont arrivés aux mêmes résultats. Ici il convient de commencer par l'anatomie pathologique. La maladie affecte particulièrement et primitivement le cartilage et secondairement la membrane synoviale, ensuite le périoste et l'os. Les lésions que nous rencontrons sur le cartilage sont les suivantes : le cartilage devient bosselé en plusieurs endroits, ensuite rugueux à la surface, il se laisse séparer en fibres; dans les degrés élevés de la maladie, il manque totalement en certains endroits, et l'os est à découvert, entièrement lisse et comme poli. Si vous examinez au microscope le cartilage ainsi réduit en fibres, vous trouvez également que la substance intercellulaire est devenue fibreuse au lieu d'être tout à fait homogène et hyaline comme à l'ordinaire. Vous trouvez, en outre, les capsules du cartilage agrandies et contenant des cellules en voie de scission; ces cellules ne sont cependant pas aussi petites ni aussi peu développées que cela est ordinairement le cas dans les formations cellulaires qui sur-

viennent pendant les inflammations; elles sont, au contraire, bien développées et en partie reconnaissables comme cellules cartilagineuses nouvelles
à leur membrane un peu épaissie; le processus marche avec une lenteur
infinie, qui permet aux jeunes cellules d'arriver à un plus haut degré de
développement histologique que ce n'est le cas dans l'inflammation
(voy. fig. 104); il n'y a pas non plus, comme on l'observe dans l'inflammation, un ramollissement du tissu intercellulaire, mais une désagrégation
fibreuse; voilà ce qui caractérise déjà le processus en question; mais bien
d'autres faits remarquables viennent encore s'y ajouter. Le cartilage devenu

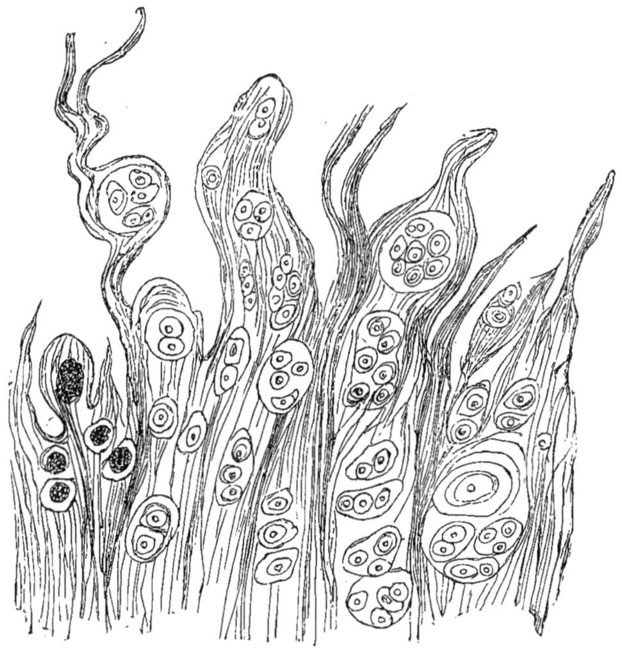

Fig. 104. — Dégénérescence du cartilage dans l'arthrite déformante; en *a*, métamorphose graisseuse
des cellules cartilagineuses. Grossissement, 350, d'après O. Weber.

rugueux ne résiste pas aux frottements des extrémités articulaires l'une
contre l'autre, il est usé petit à petit et disparaît jusqu'à l'os. Immédiatement au-dessous du cartilage, il y a toujours une couche de substance
osseuse assez compacte, quoique mince, après laquelle vient ensuite l'extrémité spongieuse de l'épiphyse; c'est cette couche compacte qui supporte le
frottement après la disparition du cartilage, il se forme même dans son
intérieur de la substance osseuse nouvelle par suite de l'irritation mécanique produite par le frottement; la moelle de la substance spongieuse s'ossifie dans une faible étendue au-dessous de l'endroit où le frottement a lieu.
Malgré cela, les mouvements qui se font dans l'intérieur de l'articulation ont
pour effet une usure de plus en plus considérable des os opposés, mais
comme ce frottement détermine toujours une formation osseuse nouvelle,
la surface usée ne cesse d'être ferme et polie, parce que la destruction

opérée par le frottement est toujours précédée d'éburnation ; de cette façon, si l'articulation reste mobile, une partie assez considérable de l'os peut disparaître petit à petit et l'os n'en reste pas moins poli. Les surfaces unies qui résultent de ce frottement se trouvent, dans l'articulation de la hanche, à l'extrémité supérieure de la tête du fémur et au sommet de la cavité cotyloïde ; au genou, sur les deux condyles, et ainsi de suite. La substance spongieuse du col du fémur peut être affectée d'ostéoporose dans quelques endroits ; pendant ce processus, il se peut qu'une fonte osseuse partielle se manifeste dans la substance spongieuse, tandis que l'éburnation, par conséquent une néoplasie osseuse, a lieu à la surface du frottement ; le col du fémur peut, à la longue, être entouré d'ostéophytes et offrir de cette façon une forme très singulière. Voilà donc un phénomène qui vous paraîtra extrêmement remarquable : ici une usure, là une formation nouvelle, et toujours pendant le même processus, les deux conditions opposées réunies l'une à côté de l'autre sur le même os ! La maladie débute assez fréquemment par une végétation cartilagineuse bosselée et se termine par une atrophie du cartilage ! Je pense que vous êtes déjà habitués à cette combinaison d'usure et de néoplasie dans les inflammations chroniques ; rappelez-vous la carie et le processus ulcératif en général. N'avons-nous pas là également une désagrégation à la surface de l'ulcère et une néoplasie très productive dans ses environs ?

A ces modifications du cartilage et de l'os s'ajoutent quelques modifications de la membrane synoviale, lesquelles cependant ne diffèrent pas beaucoup de celles qui s'observent dans l'hydropisie chronique des articulations ; la cavité articulaire contient une synovie peu abondante, mais trouble, fluide et entremêlée de parcelles cartilagineuses enlevées par le frottement. La membrane elle-même est devenue plus épaisse, peu vascularisée, et il n'y a que les franges souvent très allongées dont les sommités soient pourvues d'anses vasculaires plus nombreuses. — Mais les *parties qui entourent l'articulation* peuvent également participer à la maladie, tels sont le périoste, les tendons, les muscles. Dans ces derniers se fait une ossification lente dont le résultat est de recouvrir extérieurement les extrémités articulaires d'une couche osseuse assez épaisse de formation nouvelle ; ces végétations osseuses prennent, dans certains cas, un développement très considérable. La forme des ostéophytes est tout autre que celle que nous avons appris à connaître jusqu'à présent. Ainsi, nous les trouvons lisses, arrondis, ils n'ont pas la forme de stalactites pointues ; on dirait une substance liquide, épaisse, qu'on aurait coulée sur l'articulation et qui se serait solidifiée pendant qu'elle coulait encore (Rokitansky) ; ces ostéophytes ne sont d'ailleurs pas poreux comme les autres, mais consistent dans toutes leurs couches en substance osseuse entièrement compacte. Ces particularités, que l'examen d'une série de pièces préparées vous permettra facilement de saisir, caractérisent extérieurement déjà à un tel point ce genre de maladie articulaire, que vous reconnaîtrez très facilement, sans posséder aucune notion spéciale sur le cas donné, les préparations osseuses macérées qui appartiennent à l'arthrite déformante (voy. fig. 105, 106, 107).

La raison pour laquelle la néoplasie osseuse affecte ici un caractère si complètement différent est probablement, d'une part, le développement si lent de ces formations osseuses, et, de l'autre, le fait qu'elles ne sont pas précédées d'une vascularisation abondante, comme cela se présente pour les ostéophytes qui se forment lors de la guérison des fractures, dans la carie, la nécrose, l'ostéite; lorsqu'un tissu est très riche en vaisseaux au moment de son ossification, il doit se transformer en une substance osseuse poreuse, car plus il y a de vaisseaux, plus aussi il y aura de lacunes dans l'os. Or, dans l'arthrite déformante, la formation osseuse n'est pas précédée d'une néoplasie vasculaire bien considérable, les tissus s'ossi-

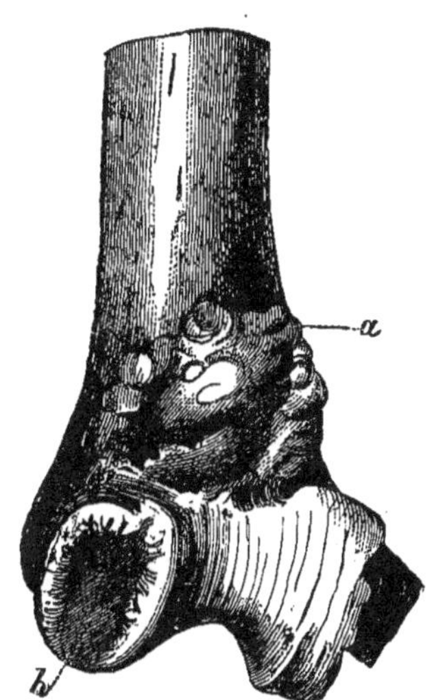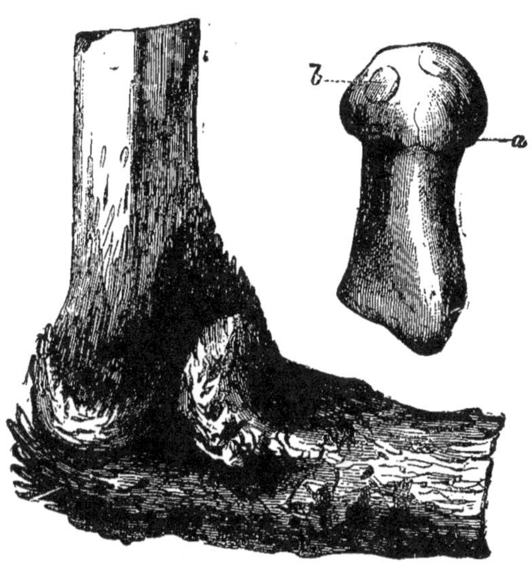

Fig. 105 et 106. — Ostéophytes de l'arthrite déformante.

Fig. 105. — Extrémité inférieure de l'humérus. Dessin réduit. a, ostéophytes; b, surface de frottement.

Fig. 106. — Articulation du coude affectée de carie, inflammation articulaire fongueuse, ostéophytes en stalactites. Dessin réduit.

Fig. 107.
Premier métacarpien. a et b, comme dans la figure 105.

fient pour la plupart dans l'ordre qui suit : *périoste, tendons,* et *même capsule articulaire, ligaments, muscles;* ce processus s'effectue avec une grande lenteur; de cette manière l'os nouvellement formé prend plus de solidité. Il se peut même que dans ces cas, au milieu du tissu cellulaire sous-séreux, dans le voisinage de l'os, des points d'ossification isolés prennent naissance et produisent des fragments arrondis conservant pendant un certain temps une existence entièrement à part; ces fragments peuvent ne se confondre que plus tard avec le reste de la masse osseuse, sur laquelle ils semblent comme collés, de telle sorte que l'on peut souvent encore facilement reconnaître le mode de production, rien qu'à la forme affectée par le néoplasme osseux. Ces formations nouvelles peuvent déplacer complètement les extrémités articulaires, qui prennent une position tout à fait vicieuse, telle qu'elle existe dans la subluxation; *l'articulation peut ainsi devenir entièrement immobile,* tandis qu'au contraire, si ces néoplasies sont peu nombreuses et si l'atrophie consécutive au frottement est intense, l'articulation peut devenir anormalement mobile. Dans quelques cas, ces nouvelles formations osseuses pénètrent dans l'intérieur de l'articulation, se détachent et donnent lieu aux corps mobiles intra-articulaires, dont il sera question plus tard. — Enfin, il faut encore faire remarquer que l'hydarthrose peut venir compliquer cette maladie; vous comprendrez ainsi que tout un concours de circonstances peut rendre les articulations tellement difformes que l'on a bien raison de donner à ce mal le nom d'arthrite déformante. Je reviens cependant sur une observation que je vous ai déjà faite, à savoir que toutes ces modifications pathologiques n'entraînent jamais la suppuration.

Nous arrivons maintenant au *tableau clinique* de cette singulière maladie. Notre expérience nous conduit à en distinguer trois formes principales : l'une, ordinairement polyarticulaire et accompagnée de contractures musculaires; une autre, monoarticulaire, qui se rencontre chez les sujets jeunes ou d'un âge moyen, et enfin une troisième, qui ne s'observe que chez les vieillards. On voit aussi ces diverses formes combinées.

1° Le *rhumatisme polyarticulaire chronique* (arthrite sèche, rhumatisme noueux, rhumatisme goutteux) se développe chez les jeunes sujets et chez les individus d'âge moyen, plus souvent chez les femmes que chez les hommes, chez les pauvres que chez les riches; les individus mal nourris et anémiques y sont particulièrement exposés, bien que l'affection puisse atteindre aussi des femmes très grasses. Un rhumatisme articulaire aigu ou une arthrite blennorrhagique peut en être le point de départ; après que l'état aigu ou subaigu de ces maladies articulaires est arrivé à sa fin, il reste dans quelques articulations, le plus souvent dans les genoux et fréquemment des deux côtés, de la raideur, de l'endolorissement et une légère tuméfaction. Mais la maladie peut aussi débuter par l'état chronique et s'accompagner alors de douleurs modérées dans les articulations, douleurs qui disparaissent même complètement par intervalles. Au commencement, les patients se servent encore assez bien de leurs extrémités malades, mais, après des mois et des années, la mobilité diminue peu à peu; des efforts et des refroidissements intercurrents sont suivis d'hydropisies articulaires subaiguës, une partie du liquide épanché se résorbe, mais toujours l'articulation reste un peu plus épaisse et plus raide après chaque exacerbation. Le matin, quand les patients se lèvent, les membres sont si raides qu'il n'y a presque pas possibilité de les mouvoir; après quelques efforts préparatoires, la mobilité revient jusqu'à un certain point pendant la journée, mais, vers le soir, les articulations deviennent plus douloureuses. Peu à peu un nouveau symptôme apparaît : les muscles s'atrophient, les jambes deviennent plus grêles et peuvent se mettre dans la flexion; les muscles en voie d'atrophie ont une grande tendance à se contracter, ce qui est aussi favorisé à la longue par la position anormale de l'articulation. L'état général, pendant tout ce temps, ne cesse pas d'être satisfaisant : les patients ont bon appétit, ils digèrent bien et n'ont qu'une légère fièvre, quand des exacerbations aiguës se manifestent dans la maladie articulaire. Une pression exercée sur les articulations provoque peu de douleur; en les remuant, on sent et l'on entend un frottement très prononcé. — Ainsi la maladie

continue pendant des années. Enfin, les membres maigrissent considérablement, les articulations deviennent difformes et raides, et les malades ne
peuvent s'en servir en aucune manière ; si le mal attaque les hanches ou
les genoux, ils sont à tout jamais condamnés au lit, mais, tout en souffrant
des années entières, ils peuvent encore vivre longtemps s'ils reçoivent de
bons soins ; les articulations affectées le plus souvent sont celles du genou,
de la hanche, de la main, des doigts et de l'épaule.

2° L'*arthrite déformante* est toujours monoarticulaire, rarement biarticu-
laire dans les articulations similaires, et se rencontre chez des individus
parfaitement sains d'ailleurs, plus souvent chez les hommes que chez les
femmes. Cette forme doit son nom à cette circonstance qu'ici les formations osseuses périostiques et périarticulaires et l'usure des surfaces prennent des proportions si énormes que l'articulation en devient complètement difforme. J'ai rencontré cette affection, peu commune, à la cuisse,
aux deux genoux chez le même malade ; à un pied, à un coude, et deux fois
à l'épaule. Le plus souvent, il n'est pas possible de trouver une cause qui
explique le développement de la maladie ; dans quelques cas, cette dernière a été précédée d'une entorse ou d'une luxation ; ces articulations
ne sont ordinairement le siège d'aucune douleur, mais elles sont raides,
gonflées par un épanchement hydropique, et souvent elles renferment des
corpuscules ossifiés libres ; la membrane synoviale peut être entièrement
couverte d'appendices graisseux.

3° *Malum coxæ senile.* — Quand la maladie se manifeste chez des personnes
âgées, elle affecte ordinairement des allures un peu plus bénignes ; c'est alors
principalement la hanche qui devient le siège de la maladie, d'où lui vient
le nom de *malum coxæ senile ;* cependant elle s'observe aussi à l'épaule,
aux genoux, aux coudes et surtout aux doigts et au gros orteil. Chez les
vieillards, la maladie débute toujours comme une affection chronique,
accompagnée de peu de douleur, mais avec beaucoup de raideur, plus rarement avec une période initiale aiguë ; souvent les malades ne se plaignent
que de la raideur dans les premiers temps et principalement le matin ; une
fois que l'articulation est entrée en fonction, cela va mieux ; le frottement
dans l'articulation est souvent tellement manifeste que le malade appelle
sur ce signe l'attention du médecin. Des accès douloureux accompagnés
d'un léger mouvement fébrile s'observent surtout dans les cas où le processus sévit fortement sur les doigts ; ceux-ci deviennent, à la longue, difformes et épais au niveau des articles ; le gros orteil glisse tout à fait en
dehors, et la tête du premier métatarsien, couverte de stratifications osseuses,
proémine fortement. Si la maladie a son siège à la hanche, les patients
boitent légèrement ; les dépôts osseux sont ordinairement peu considérables chez les vieillards, mais la cuisse se raccourcit insensiblement, parce
que la tête du fémur et la cavité cotyloïde sont usées en haut par le frottement ; les muscles s'atrophient fortement ; enfin la hanche devient tout à
fait raide, mais souvent après bien des années seulement. L'articulation du
genou est parfois tellement relâchée que, pour marcher, les patients sont
forcés de placer cette articulation dans un angle dont la pointe regarde en
arrière, et de l'allonger jusqu'à ce qu'elle soit fixée par les moyens d'arrêt

naturels, le ligament croisé et la paroi postérieure de la capsule articulaire. Ce qui est remarquable, c'est que, malgré cela, certains individus puissent encore marcher. A l'articulation du coude, la mobilité anormale consécutive à l'usure des os est particulièrement marquée ; dans les cas graves, les extrémités articulaires se laissent aisément luxer en tous sens, et l'extension sur l'avant-bras permet un éloignement de ces surfaces de deux centimètres : l'articulation devient une articulation de polichinelle dans le véritable sens du mot ; la contraction musculaire n'a plus le moindre effet sur elle, parce que les points d'insertion des muscles sont tellement rapprochés que ceux-ci deviennent trop longs pour le fonctionnement normal de l'articulation. La maladie est bien plus fréquente chez les hommes que chez les femmes et se rencontre principalement chez les sujets maigres. Il est rare que l'on constate une maladie d'autres organes et surtout d'organes internes ; cependant l'affection se rencontre assez communément chez les individus qui sont en général fort disposés aux dépôts calcaires et aux ossifications anormales ; aussi la rigidité des artères, l'ossification des cartilages costaux et des disques intervertébraux avec ossification des ligaments vertébraux antérieurs sont des anomalies qu'il n'est pas rare de rencontrer chez des patients atteints d'un mal sénile qui frappe plusieurs articulations à la fois.

Le *diagnostic* de cette affection est très facile chez les vieillards ; la description que je viens de donner ne vous permettra guère de vous y tromper. — Si la maladie se présente, au contraire, chez de jeunes sujets et comme affection monoarticulaire, on peut se demander au commencement si l'on est en présence d'une arthrite fongueuse ou bien d'une arthrite déformante ; mais une observation suivie ne laisse pas longtemps dans le doute. Dans les périodes ultérieures, on pourrait confondre la maladie avec une arthrite fongueuse ou avec une carie sèche, qui donnent lieu également à une atrophie musculaire et à un frottement intra-articulaire, et qui précisément se présentent aussi chez les individus jeunes, d'ailleurs bien portants, et affectent chez eux une marche très chronique ; mais, dans cette dernière affection, les articulations ne se couvrent pas de dépôts aussi étendus que dans l'arthrite déformante, qui, de plus, ne montre jamais une disposition à la suppuration, même après une longue durée, et n'est guère aussi douloureuse. Si l'arthrite rhumatismale chronique se montre des deux côtés ou dans plusieurs articulations à la fois, et qu'il s'y ajoute des contractures réflexes des muscles sous l'influence d'une irritation de la membrane synoviale, la maladie ne peut être méconnue. Le rhumatisme noueux est très souvent confondu avec la goutte, surtout à raison de la ressemblance qu'il offre avec cette dernière lorsqu'il atteint la main et le pied. Cependant la goutte est si bien caractérisée par la spécificité de ses accès, qu'elle doit être considérée comme une maladie *sui generis ;* c'est, du reste, un sujet que nous avons traité déjà antérieurement.

Le *pronostic* du rhumatisme polyarticulaire est très mauvais, quant à la curabilité de la maladie : si celle-ci se présente chez des personnes âgées, je la considère absolument comme incurable. Chez les individus jeunes, on peut, par un traitement persévérant, enrayer quelquefois la maladie lorsqu'elle est arrivée à un certain point de son développement et obtenir une faible amélioration, mais ce résultat même est difficile à atteindre, et peu de malades se rétablissent complètement. C'est que la cause de ces fâcheuses conditions réside dans les effets anatomiques de la maladie; le cartilage et l'os usés ne se remplacent pas; les stratifications osseuses ne sont pas résorbées, elles sont pour cela trop compactes et trop solides; l'atrophie des muscles n'est pas entravée par le mouvement naturel des membres, car les muscles affaiblis peuvent à grand'peine imprimer quelques légers mouvements aux membres raides et difficiles à mouvoir. Si, par conséquent, il vous arrive un malade pareil, armez-vous de patience et ne vous étonnez pas s'il consulte tantôt tel confrère, tantôt tel autre, et ensuite tous les charlatans, et si, en fin de compte, il vous accuse, vous-mêmes, d'être l'auteur de la maladie et de la grande extension qu'elle a prise.

Permettez-moi de vous rappeler encore que jamais ces formes pathologiques ne sont compliquées d'un état de marasme fébrile, de tuberculose et de dégénérescence amyloïde. Ce sont bien plutôt des maladies du cœur et des vaisseaux et des processus de sclérose d'organes internes qui peuvent exister en même temps.

Il faut encore citer, à propos de l'arthrite déformante, certains cas rares d'affections articulaires de nature syphilitique, qui n'appartiennent pas à la période aiguë consécutive à l'infection et qui ne sont pas davantage le résultat du développement de gommes osseuses. Leur existence est infirmée par beaucoup de chirurgiens, bien à tort, comme mon expérience personnelle permet de vous l'assurer. Ainsi j'ai observé, chez des enfants entachés de syphilis héréditaire, des arthrites chroniques, surtout du genou, atteignant le plus souvent les deux côtés à la fois, et caractérisées par une accumulation notable de liquide et un épaississement considérable des extrémités articulaires et surtout des condyles du fémur. Ces inflammations n'ont aucune tendance à la suppuration; on constate une certaine sensibilité, une altération fonctionnelle due à l'accroissement considérable du volume des épiphyses, altération telle que l'articulation cesse de pouvoir être complètement étendue. La preuve la meilleure qu'il s'agit bien, en l'espèce, d'une lésion syphilitique, est fournie par le succès éclatant qui suit l'administration des remèdes spécifiques, de l'iodure de potassium surtout, sans autre médication locale; sous cette influence, l'épaississement des extrémités articulaires disparaît relativement en peu de temps. Il existe en outre des arthrites syphilitiques, et particulièrement des arthrites du genou, avec destruction du cartilage remplacé, pour la plus grande partie, par du tissu conjonctif dur, fibreux, calleux; toute la synoviale est épaissie, l'articulation recouverte d'excroissances villeuses, qui n'ont pas le caractère des granulations fongueuses, mais qui sont formées de tissu conjonctif ferme et de graisse; les os sont intacts. Les symptômes sont constitués par une certaine sensibilité et un trouble fonctionnel; jamais la suppuration ne survient. Il importe de faire remarquer que cette maladie a été observée chez des individus jeunes (de vingt-cinq à trente ans) et qu'elle a toujours été concomitante d'affections syphilitiques tertiaires d'autres organes. Cette affection se distingue d'avec l'arthrite déformante par l'absence d'hypertrophie et de transformation fibreuse du cartilage et par l'absence de l'usure caractéristique des extrémités articulaires.

On ne possède, jusqu'à présent, que de rares observations relativement aux résultats du traitement de l'arthrite syphilitique chronique; en tout cas, les résultats thérapeutiques sont plus encourageants que ceux que l'on obtient dans les cas d'arthrites chroniques de nature non spécifique. Ces arthrites rhumatismales chroniques, atteignant simultanément diverses articulations, sont dues évidemment, non pas à une influence nuisible locale agissant sur une articulation déterminée, mais souvent au moins à une cause générale : à cette diathèse rhumatismale, si obscure encore sous beaucoup de rapports, à cette prédisposition aux inflammations des membranes séreuses et aux processus d'exsudation dans les articulations et les muscles; c'est cette dernière qui est souvent en cause, et c'est pourquoi nous lui opposons les remèdes antirhumatismaux. L'emploi prolongé de l'iodure de potassium, du colchique associé à l'aconit, de l'acide salicylique et [de ses composés, des diaphorétiques et des diurétiques trouve ici son application, quelque faibles qu'en soient les résultats; cependant, nous ne connaissons rien de mieux, ou, du moins, aucun autre remède susceptible de combattre directement le rhumastisme. Indépendamment des moyens susmentionnés et de ceux qui trouvent leur justification dans l'individualité du malade et dans les indications spéciales, il y a lieu d'employer les bains chauds, et, avant tout, les eaux thermales indifférentes, telles que Wildbad dans le Wurtemberg, Willbad-Gastein dans le Salz-Kammergut, Wiesbaden, Baden, près de Zurich, Ragatz (canton de Saint-Gall), Baden-Baden, Teplitz en Bohême, Krapina Töplitz en Croatie, Mehadia en Hongrie. Mais, outre ces eaux thermales, on peut encore employer les eaux salines, principalement les eaux un peu excitantes, en cas d'atrophie musculaire commençante. Le climat de ces localités doit surtout être pris en considération, parce que tous ces malades sont fortement impressionnés par une atmosphère froide et humide. Les eaux sulfureuses thermales ne doivent être employées qu'avec une extrême précaution, et l'on aura soin d'y renoncer aussitôt qu'il y aura des exacerbations subaiguës. Si ces malades habitent une contrée où règnent des hivers froids et humides, on leur fera passer l'hiver en Italie, mais en ayant soin de les envoyer dans des endroits où il y a des habitations convenablement disposées en vue des froids éventuels; telles sont Nice, Pise, Palerme. — Les habitations humides sont surtout funestes. Les malades doivent s'habiller chaudement, porter constamment de la laine ; les articulations malades seront toujours couvertes de flanelle. — On a beaucoup recommandé l'hydrothérapie, et ce moyen rend évidemment des services, si son emploi est dirigé par des médecins consciencieux et non exclusivement par des propriétaires d'établissements hydrothérapiques; l'avantage de ce traitement consiste encore à endurcir les patients et à les rendre moins impressionnables à toutes les influences extérieures, et principalement aux refroidissements; en outre, l'eau bue en abondance et les enveloppements après les bains produisent un effet diurétique aussi bien que diaphorétique; enfin, un dernier avantage qui s'attache à ce traitement, c'est que le patient s'y adonne avec conscience et persévérance, tandis qu'il est bien vite fatigué de prendre des remèdes internes; on sait que les personnes soumises à l'hydrothérapie se passionnent bientôt pour leur traitement et que ce sont des patients très reconnaissants, même alors que le succès du traitement se réduit à zéro. Lorsque, par conséquent, la constitution générale du sujet n'est pas trop faible et qu'il n'a pas une trop grande répugnance pour ce traitement (chose qui arrive également), il est certainement utile d'y recourir, mais en ayant soin de le faire continuer pendant au moins une année si l'on veut obtenir un résultat. Dans quelques cas, les bains de vapeur russes ont eu du succès. Chez les individus mal nourris, cette affection est encore améliorée par l'huile de foie de morue, la quinine et le fer. Quant au traitement local, on a préconisé des frictions de diverses espèces, qui, à la vérité, sont principalement efficaces par l'irritation mécanique du frottement. Aussi peu importe que vous vous serviez de pommade iodée, d'axonge pure, de liniment volatil ou d'autres substances. Le massage est surtout indiqué, mais il doit être pratiqué *lege artis* par un médecin expérimenté; on en obtient parfois alors un véritable succès. De plus, j'emploie avec avantage les enveloppements humides, pour lesquels je fais usage du liquide de Burow. Les révulsifs énergiques ne sont d'aucune utilité, et même la teinture d'iode ne doit être employée que contre les exacerbations subaiguës, que l'on peut aussi combattre par les vésicatoires. Vous devez, en général, mettre beaucoup de prudence dans l'emploi de tous les irritants énergiques. Les douches peuvent produire un effet excellent dans les cas très chroniques et très atoniques, même les douches d'eau chaude ou de vapeur, ainsi que les bains de boue. Les bains sulfureux locaux se sont montrés utiles dans quelques cas; cependant, dans d'autres cas, les douches en arrosoir les plus faibles, ayant une chute d'à peine un pied de hauteur, produisent déjà un effet trop excitant; il n'est pas toujours possible d'en prédire l'effet, aussi les malades doivent-ils essayer sous la direction d'un médecin; aussitôt que des douleurs se déclarent, il faut que les douches soient suspendues pour être reprises avec un redoublement de précautions et après un repos plus ou moins long : si les douleurs ne cessent pas de se produire, on fait bien de cesser définitivement.

On peut se demander si les membres doivent être maintenus dans un repos absolu ou s'il y a lieu de faire exécuter des mouvements. Un repos complet n'est pas à recommander, pour diverses raisons : d'une part, parce que les articulations sont exposées à devenir entièrement raides et souvent à prendre une position excessivement désavantageuse; de l'autre, parce qu'un repos absolu ne peut que favoriser l'atrophie musculaire. Des mouvements modérés, passifs et actifs, doivent être exécutés; cependant ils ne doivent jamais aller jusqu'à produire des douleurs ou de la fatigue; quant aux mouvements passifs, le malade peut les produire lui-même avec le secours des mains, ou, mieux encore, à l'aide des machines fort ingénieusement conçues dans ce but par Bonnet. — Il nous reste enfin à ajouter quelques mots sur l'atrophie musculaire; nous pouvons chercher à fortifier les muscles par le frottement, par l'électricité, par des mouvements réglés, tant actifs que passifs; la gymnastique médicale trouve ici aussi un champ d'application assez vaste. Mais tous ces traitements, si l'on veut qu'ils soient de quelque utilité, doivent être continués avec persévérance. Il n'y a pas de doute que ce traitement complexe, continué durant un certain temps, soit très rationnel ; c'est ainsi que le Dr Barbieri, à Vienne, en a obtenu des résultats remarquables, dans certains cas surtout ; chez d'autres patients cependant, la gymnastique, continuée durant des mois et des années, a maintenu les articulations dans un état satisfaisant, sans cependant les améliorer sensiblement.

Vous reconnaissez, par ce résumé thérapeutique, que nous ne sommes pas pauvres en remèdes à employer utilement contre l'arthrite déformante. Mais tous les traitements que nous venons de nommer sont coûteux, souvent inabordables pour les pauvres gens ; et, comme cette maladie attaque principalement la classe pauvre, on se trouve dans les plus mauvaises conditions ; car dans les masures des pauvres un air chaud et sec, une bonne nourriture, les moyens d'éviter les refroidissements, les bains, sont des *desiderata* ordinairement irréalisables ; et quand ces conditions essentielles font défaut, prescrire des remèdes coûteux, c'est faire faire une dépense inutile à ces malheureux. Mais je reviens à ce qui a été dit antérieurement : plus ces malades se hâteront de se soumettre à ce traitement, plus ils seront jeunes, plus aussi vous pourrez obtenir de bons résultats ; vous pouvez ainsi faire en sorte que la maladie reste stationnaire. Une fois qu'elle a pris un certain développement, que les articulations sont devenues difformes, que les muscles se sont atrophiés, il ne peut plus être question de guérir le mal. Je considère le *malum coxæ senile* comme incurable dans la plupart des cas ; cependant il est rationnel de le combattre également par les moyens signalés plus haut. — L'arthrite déformante monoarticulaire est incurable ; si l'articulation atteinte cause par trop d'embarras, on peut la sacrifier, soit par la résection, soit par l'amputation.

APPENDICE I

Par corps mobiles intra-articulaires, on entend des corps plus ou moins solides qui prennent naissance dans l'intérieur d'une articulation. Les corps étrangers venus du dehors, tels qu'aiguilles, balles, etc., ou les éclats osseux qui flottent librement dans l'articulation, doivent être exclus de cette forme morbide. — Il y a deux sortes de corps intra-articulaires : 1° De petits corps ovalaires, semblables à des pépins de melon ou de forme irrégulière, lesquels sont généralement produits en grande quantité à la fois et ne consistent qu'en fibrine, ainsi que cela a été prouvé par l'examen microscopique. Ces corps prennent naissance dans les articulations atteintes d'hydropisie chronique et ne sont autre chose que des précipités formés dans la synovie altérée qualitativement et quantitativement ; ce sont les mêmes corpuscules que nous avons déjà appris à connaître dans l'hydropisie des gaines tendineuses ; ils peuvent aussi tirer leur origine de la fibrine d'anciens caillots sanguins. Ils ne constituent, à vrai dire, qu'un fait accessoire de l'hydropisie articulaire chronique et n'ont d'importance que parce qu'ils peuvent, quand on a fait la ponction, entraver l'écoulement de l'exsudat. Quelquefois on peut reconnaître leur existence sur le vivant par une sensation de frottement doux que donne l'exploration des articulations ; cela ne modifie cependant en rien le traitement précédemment exposé de l'hydarthrose, et ces corpuscules n'ont de l'importance qu'en ce qu'ils empêchent l'articulation de revenir à son volume normal. 2° Les corps intra-articulaires de la seconde espèce sont d'une dureté cartilagineuse, presque toujours à noyau osseux, quelquefois adhérents et d'autres fois libres dans la capsule ; leur forme est très variée, parfois bizarre, et le nom de *souris articulaire (mus articularis)* peut bien provenir d'une ressemblance accidentelle avec une souris. Ces corps sont toujours plus ou moins arrondis, mais rarement tout à fait ronds ou ovales ; on les trouve au contraire bosselés, mamelonnés, ayant beaucoup d'analogie avec les ostéophytes de l'arthrite déformante. Ils ont, d'habitude, le volume d'une petite fève ou d'une amande ; dans le musée de Vienne, il y a un corps intra-articulaire du volume du calcanéum qui adhère à la capsule du genou par un pédicule ; moi-même j'ai vu, dans le genou d'une vieille femme, une mure articulaire qui avait presque le volume de la rotule et qui donnait lieu relativement à peu d'inconvénients. — Sous le microscope, on les trouve composés d'une enveloppe mince de cartilage fibreux ou hyalin, qui s'ossifie à partir du centre, mais qui quelquefois n'est que crétacé; ces corps organisés en tissus ne peuvent donc pas être dus à un simple précipité formé aux dépens de la synovie, ils doivent, au contraire, même lorsqu'ils flottent librement dans l'articulation, avoir autrefois fait partie du tissu circonvoisin, avoir pris naissance dans ce tissu et s'être détachés plus tard. Et, en effet, c'est ainsi que les faits se passent : ces corps naissent le plus souvent dans les sommités des franges synoviales. Dans les franges, il y a des cellules cartilagineuses, quelquefois déjà à l'état normal; si, comme cela arrive parfois, il se développe à la surface de la synoviale des productions dendritiques, les éléments des noyaux cartilagineux peuvent commencer à s'accroître et donner lieu ainsi à de petites tumeurs, des enchondromes entourés de tissu conjonctif et ayant un pédicule de la même substance (Rokitansky); ce pédicule s'allongera, s'amincira peu à peu, et se détachera enfin complètement. Le corps, qui peut ensuite s'ossifier au centre, deviendra libre dans la cavité articulaire. Le deuxième mode de formation des corps intra-articulaires est le suivant : dans la capsule articulaire, immédiatement au-dessous de la membrane synoviale, se forment des corps cartilagineux en voie d'ossification, ostéophytes, qui proéminent dans l'intérieur de la cavité articulaire, se détachent et finissent ainsi par devenir libres. Il est vraisemblable que le corps détaché,

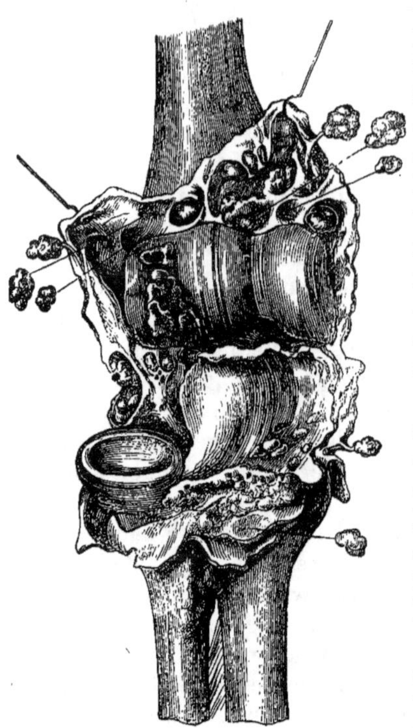

Fig. 108. — Nombreux corps mobiles de l'articulation du coude, d'après Cruveilhier. Cas très rare; le plus souvent, ces corps se rencontrent dans l'articulation du genou.

libre dans l'articulation cesse de s'accroître; il est cependant possible qu'il emprunte à la synovie ses éléments de nutrition. Amabile pense qu'au début ces corps sont toujours osseux et que leur revêtement cartilagineux est de formation secondaire. Au développement des corps articulaires correspond toujours un certain degré d'hydropisie articulaire; cette dernière est peut-être la maladie primitive. Les corps articulaires se rencontrent presque exclusivement ou au moins principalement dans l'articulation du genou, on les trouve uniquement chez les adultes; c'est une affection excessivement rare, peut-être la plus rare de toutes les affections articulaires. Il existe un rapport évident entre la formation des corps articulaires, l'arthrite déformante et l'hydarthrose; ces affections sont similaires par leur essence et forment la contre-partie des inflammations articulaires fongueuses et fongo-purulentes; elles dépendent probablement d'une diathèse générale acquise ou congénitale.

Les phénomènes que l'on considère comme pouvant caractériser l'existence d'un corps articulaire sont les suivants : le patient est atteint d'une hydarthrose modérée du genou et ressent subitement en marchant une douleur très pénible dans cette région, douleur qui l'empêche sur le moment d'aller plus loin; le genou se maintient alors quelquefois dans la demi-flexion ou dans l'extension, et la mobilité ne peut lui être rendue qu'après quelques frottements exécutés sur l'articulation. Ce phénomène est dû à l'étranglement du corps extra-articulaire entre les os qui constituent l'articulation du genou, entre les cartilages interarticulaires ou dans une des poches synoviales. Mais même avant que ces symptômes d'étranglement se manifestent, les malades se plaignent ordinairement, pendant des semaines ou des mois, de faiblesse ou de légères douleurs dans le genou, et l'examen fait constater dans la plupart des cas, comme cela a été dit plus haut, un léger degré d'hydarthrose. La singularité de cette manifestation subite d'une vive douleur, suivie d'une disparition aussi prompte, fait très souvent supposer aux malades eux-mêmes qu'un corps mobile doit exister dans leur genou; il n'est pas rare qu'ils le sentent très distinctement et qu'ils le rendent aussi sensible pour le médecin en exécutant certains mouvements. Dans d'autres cas, c'est le médecin qui, après des explorations répétées, sent le premier le corps dans l'intérieur de l'articulation et le fait glisser tantôt dans un endroit, tantôt dans un autre; souvent il disparaît de nouveau et il se passe des jours et des semaines avant qu'il reprenne une position qui permette de le sentir extérieurement. Tous ces symptômes ne sont bien manifestes que quand le corps est détaché; aussi longtemps qu'il adhère encore, ou bien s'il est assez grand pour ne pas pouvoir s'enclaver, il provoque peu ou point de souffrances.

S'il est vrai que le malaise occasionné par un corps intra-articulaire et par une hydarthrose modérée du genou n'est pas toujours très considérable et n'augmente pas spontanément, s'il n'en résulte pas non plus des inflammations purulentes, mais seulement de temps à autre, sous l'influence de causes occasionnelles, des inflammations subaiguës avec épanchement séreux, il arrive cependant, dans d'autres cas, que les douleurs provenant de l'étranglement et le danger d'être exposé à tout moment à cette douleur extrême fatiguent à un tel point les malades qu'ils réclament avec instance le secours d'une opération chirurgicale. L'essai de fixer ces corps en provoquant une inflammation adhésive, soit en appliquant des bandages compressifs, soit en appliquant de la teinture d'iode ou des vésicatoires, a eu peu de succès. Aussi préférait-on encore, dans certains cas, mettre les patients à l'abri des douleurs consécutives à l'enclavement du corps articulaire au moyen d'un bandage spécial. C'est à cause de ces inconvénients que, de bonne heure, on a pratiqué l'extraction des corps articulaires. On cherchait à obvier de différentes façons aux dangers inhérents à l'ouverture des grandes articulations avant que l'on connût la méthode antiseptique. On poussait fortement le corps articulaire vers l'un des côtés de l'articulation; ensuite on faisait glisser la peau fortement en sens inverse, afin de la tendre davantage, et on l'incisait, ainsi que la capsule, jusque sur le corps articulaire; on faisait saillir ce dernier, en continuant la pression, ou bien on le retirait au moyen d'un levier, d'un petit élévatoire (ou d'une curette très rationnellement employée par Fock); après cela, on fermait immédiatement la plaie avec le doigt et l'on étendait la jambe; on laissait ensuite la peau revenir dans sa situation normale, ce qui faisait que l'incision cutanée se trouvait situuée plus bas que celle de la capsule et qu'ainsi les deux plaies ne communiquaient pas directement; la plaie cutanée était réunie par des points de suture et des bandelettes de sparadrap, et la jambe fixée dans l'extension au moyen d'une attelle.

On faisait aussi l'opération en deux temps : d'abord on introduisait obliquement sous la peau un fin ténotome pointu, on sectionnait la capsule articulaire et on faisait arriver le corps mobile dans le tissu sous-cutané. Quelques jours plus tard, quand on supposait la plaie articulaire complètement cicatrisée, on faisait l'extraction complète du corps étranger. Malgré ces précautions, il n'était pas rare de voir survenir des accidents : des arthrites suppurées suivies parfois de mort par pyohémie; parfois encore des complications nécessitant l'amputation. Il y avait de vieux chirurgiens qui préféraient même, pour éviter les dangers de l'ouverture de l'articulation du genou, amputer la cuisse et enlever du même coup le membre et le corps articulaire. Aujourd'hui, il serait criminel de ne pas exécuter cette opération sous la sauvegarde de l'antisepsie. On incise directement sur le corps étranger, on ouvre la capsule articulaire dans l'étendue nécessaire à l'extirpation, l'hémorrhagie est soigneusement arrêtée, la plaie articulaire soigneusement désinfectée et fermée au moyen de sutures fines. On applique ensuite un Lister et on immobilise l'articulation. L'inflammation articulaire légère consécutive doit être traitée d'après les règles en usage dans le cas d'affection traumatique. Si un corps intra-articulaire ne donne lieu à aucun symptôme pénible, on se contente d'appliquer un bandage compressif pour empêcher l'épanchement de prendre trop d'extension et pour fixer l'articulation de façon à éviter tout mouvement trop étendu; l'état du patient est déjà ainsi très amélioré.

APPENDICE II

DES NÉVROSES ARTICULAIRES

Par névroses et névralgies, on désigne ces affections caractérisées par des douleurs plus ou moins intenses, tantôt régulières, tantôt irrégulières, et que l'on ne peut rattacher à des altérations des tissus. On suppose qu'il existe ici un trouble nerveux fonctionnel sans modifications morphologiques. Il est certain qu'il y a dans les tissus, et surtout dans les nerfs, des troubles fonctionnels que nous considérons habituellement comme un affaiblissement ou comme une surexcitation et qui ne se traduisent, ni pendant la vie ni après la mort, par aucune altération morphologique ou chimique appréciable à nos sens, lors même que nous les analysons par tous les moyens modernes que nous possédons; quant à déclarer qu'il n'existe pas de modifications, nous ne pouvons pas le faire, puisque ce qui ne tombe pas sous nos sens n'existe pas pour nous. C'est pourquoi on désigne sous le nom de névrose articulaire l'état d'une articulation qui est le siège de douleurs sans phénomènes objectifs d'altération pathologique. La seule anomalie que l'on constate parfois dans la narcose est un léger frottement des surfaces articulaires l'une contre l'autre; je crois que cela est le résultat de l'immobilité prolongée. Un signe particulier à cette affection est l'absence d'atrophie des muscles, même quand l'affection a duré des mois, et que, pendant ce temps, le membre a été complètement inactif. Toutefois, jamais ici les douleurs ne se montrent d'une façon typique, c'est-à-dire à des heures fixes, comme c'est le cas dans les névralgies, dans la prosopalgie par exemple. Brodie a considéré d'abord les névroses articulaires comme une modalité pathologique particulière; Stromeyer, Esmarch et Wernher se sont, dans ces derniers temps, occupés de ces affections et en ont mieux établi le diagnostic clinique. Mais, d'après eux, on doit aussi ranger dans la classe des névroses ces maladies articulaires compliquées d'altérations anatomiques appréciables, quoique minimes, se manifestant surtout par une sensibilité douloureuse et des troubles fonctionnels disproportionnés avec le degré à peine marqué de la lésion. Il en résulte que les névroses articulaires doivent rentrer dans la classe des hyperesthésies sensitives, sensuelles et psychiques et de leurs complications réflexes, en un mot dans le groupe des psychoses, de l'hystérie et de l'hypochondrie.

D'après la description de ces auteurs, les cas que l'on considérait jadis commè des névroses articulaires étaient soit des arthrites légères, dont les symptômes chez les femmes et les jeunes filles hystériques étaient singulièrement exagérés, souvent même simulés, soit des affections osseuses ou articulaires au début qui n'étaient pas encore reconnaissables, soit enfin un état de sensibilité extrême ayant persisté après la disparition de la maladie. Il est très bon de réunir ces diverses formes en un groupe, mais on ne doit pas les considérer à un seul point de vue, ou les traiter d'une manière uniforme. L'expérience médicale et la connaissance de l'homme doivent, surtout chez les hystériques, intervenir dans le traitement; les femmes montrent dans la simulation des contractures et des spasmes un entêtement et une science auxquels le médecin expérimenté peut seul échapper.

L'hystérie est essentiellement une maladie mentale, souvent incurable, ou seulement curable momentanément. S'agit-il de combattre une sensibilité très grande des surfaces articulaires, alors les douches froides, les cures d'eau froide, les bains salés seront employés; des mouvements constants seront imprimés aux articulations, comme Esmarch surtout l'a préconisé. Toutefois, Billroth a vu aussi réussir, dans certaines névroses consécutives à des affections articulaires antérieures, les eaux thermales, les bains de boue et d'électricité. Le massage également a de bons effets dans ces cas; dans la plupart des cures dites miraculeuses de prétendues lésions articulaires et d'anciennes luxations obtenues par ces charlatans ou ces vieilles sorcières qui opèrent ou surprennent le public par leurs passes et leurs frictions, il ne s'agit de rien autre que de névroses articulaires; on ne sait pas, dans ces cas, ce qui agit le plus, si c'est le massage ou l'impression psychique que détermine, chez les patients crédules, les simagrées dont ils sont l'objet.

CHAPITRE XVIII

QUARANTIÈME LEÇON

Variétés. — Causes anatomiques. — Diagnostic. — Traitement : extension
graduelle, extension forcée, opérations sanglantes.

Déjà vous savez que, par ankylose, on entend la raideur des articulations ;
je dois cependant ajouter que, généralement, on ne se sert de ce terme que
pour désigner la raideur qui persiste après que le processus aigu ou chronique d'où elle dépend a terminé son évolution, et quand l'amoindrissement
ou l'anéantissement complet de la mobilité articulaire est la seule anomalie
qui se présente. Si, par conséquent, dans une inflammation de l'articulation
du genou ou de la hanche, l'extrémité se trouve dans un état de flexion
prononcé sous l'influence de contractions musculaires involontaires et persistantes, et si les douleurs empêchent d'étendre l'articulation, bien qu'il
y ait possibilité mécanique de le faire, alors nous n'avons pas affaire à une
ankylose, mais à une inflammation articulaire avec contracture des muscles. — La raison pour laquelle on ne peut étendre une articulation, alors
même qu'il n'y a plus de processus inflammatoire, doit être cherchée dans
des obstacles mécaniques situés tantôt en dehors, tantôt dans l'intérieur
même de l'articulation ou dans les tissus qui font partie intégrante de cette
dernière. Un muscle raccourci par atrophie et ratatinement, une cicatrice fortement rétractée de la peau, surtout lorsqu'elle est située du côté
de la flexion, sont des causes qui peuvent essentiellement nuire à la mobilité
d'une articulation saine du reste ; aussi n'a-t-on pas une pareille cause en
vue quand on parle simplement d'ankylose de telle ou telle articulation ;
on donne, au contraire, aux états que nous venons de mentionner, le nom
de *contractures musculaires* ou *cicatricielles ;* si l'on veut appeler ankylose
ce genre de difficultés apportées aux mouvements articulaires, on fait bien
de le désigner par une épithète spéciale, de dire, par exemple, *ankylose par
cause externe, fausse ankylose,* etc. — Restent donc les ankyloses dues à des

modifications pathologiques des parties intégrantes de l'articulation. Ici peuvent se présenter les conditions suivantes :

1° Adhérences cicatricielles entre les surfaces articulaires elles-mêmes ; ces adhérences peuvent offrir beaucoup de différences sous le rapport de leur nature, aussi bien que sous celui de leur étendue ; elles prennent naissance après la guérison de l'arthrite fongueuse et sont dues, dans ce cas, à la réunion qui s'établit entre les fongosités du néoplasme inflammatoire. De cette manière naissent des espèces de brides cicatricielles à peu près comme celles que l'on voit entre la plèvre costale et la plèvre pulmonaire, ou bien

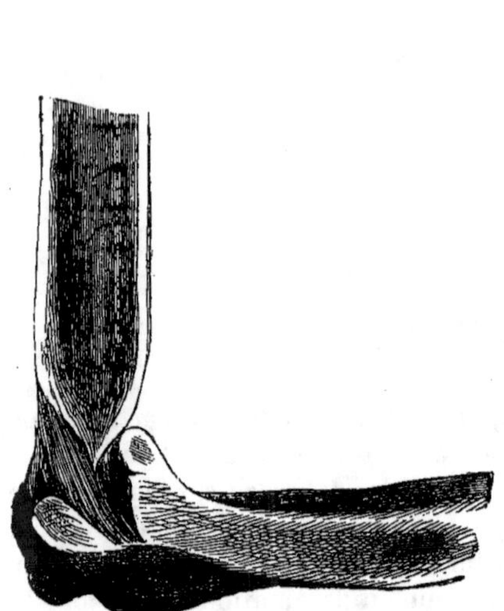

Fig. 109.
Adhérence cicatricielle complète entre les surfaces articulaires du coude chez un enfant ; la trochlée de l'humérus et une partie de l'olécrâne sont détruites. Coupe longitudinale. Grandeur naturelle.

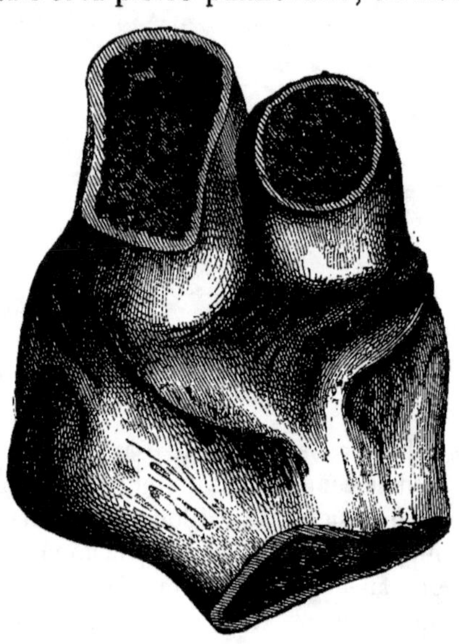

Fig. 110.
Articulation du coude, ankylosée et réunie par des ponts osseux, réséquée chez un adulte. Grandeur presque naturelle.

des adhérences épaisses, étendues en surface. En même temps le cartilage peut rester en partie intact ; dans d'autres cas, il est détruit, ainsi qu'une partie de l'os. Le plus souvent, ces adhérences sont formées par du tissu conjonctif (fig. 109), comme toutes les autres cicatrices ; dans d'autres cas, surtout lorsque l'articulation est devenue entièrement immobile, ce tissu cicatriciel s'ossifie et les deux extrémités articulaires sont réunies par des ponts osseux ou fondues ensemble dans toute l'étendue de leur surface (voy. fig. 110).

2° D'autres obstacles à la mobilité résultent des ratatinements cicatriciels de la capsule articulaire et des ligaments accessoires ou bien du raccornissement des cartilages semi-lunaires, qui peuvent même être détruits en entier. Ces rétractions cicatricielles se présentent non seulement aux endroits où s'étaient formées des fistules, mais se rencontrent aussi indépendamment de toute suppuration, parce que chaque tissu qui a été le siège d'une infiltration plastique se rétracte plus ou moins après l'évolution du processus inflammatoire.

3° Un obstacle assez important à la mobilité et qui constitue la raison pour laquelle, après des arthrites fongueuses très étendues, la mobilité parfois ne peut plus être rétablie, consiste en ce que les parois nécessairement mobiles des prolongements accessoires de la cavité synoviale articulaire adhèrent entre elles et se ratatinent. Pour bien vous faire comprendre cette cause d'immobilité, il faut que je vous rappelle brièvement les conditions normales qui président au mouvement dans les grandes articulations. La capsule articulaire ne possède jamais un degré d'élasticité assez élevé pour lui permettre de se prêter sans difficulté à toutes les positions de l'article.

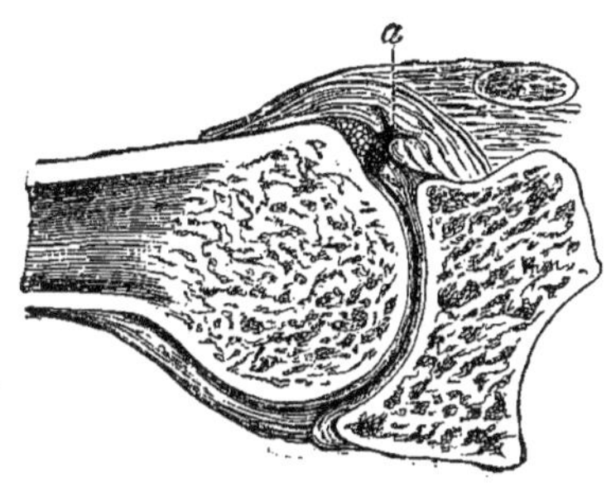

Fig. 111.
La capsule plissée en haut, au point *a*.

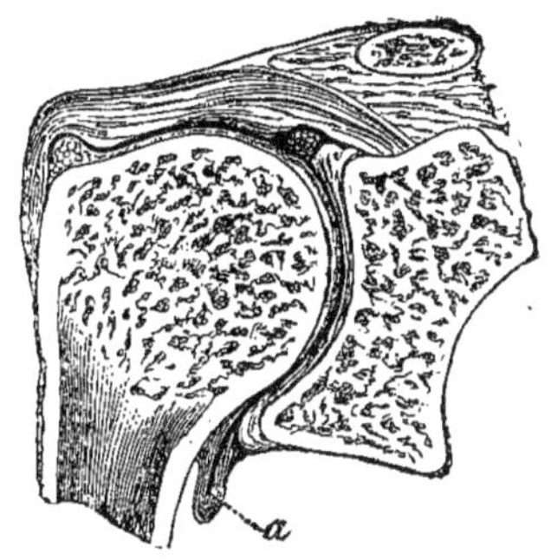

Fig. 112.
La capsule plissée en bas, au point *a*.

Supposez un humérus appliqué contre le thorax, il faudrait que la capsule fût très fortement contractée en bas et fort dilatée en haut ; si, au contraire, vous supposez le bras levé en l'air, la partie supérieure de la capsule devrait fortement se contracter et la partie inférieure se dilater : la capsule devrait, en un mot, avoir l'élasticité du caoutchouc ; mais cela n'est pas le cas ; la capsule est douée de très peu d'élasticité et ne se contracte pas dans les diverses positions extrêmes de l'article ; elle se plisse, au contraire, selon des directions tout à fait déterminées ; lorsque la direction de l'articulation change, le pli s'étend de nouveau, et sur le côté opposé, lisse auparavant, la capsule se plisse à son tour. Voyez, par exemple, ici l'articulation de l'épaule dans des positions qui correspondent à l'élévation (fig. 111) et à l'abaissement (fig. 112) du bras. Le dessin représente une coupe verticale, parallèle à la moitié antérieure du corps (d'après Henle).

Si la membrane synoviale devient malade, l'articulation se fixe ordinairement dans une position donnée, l'humérus est ordinairement abaissé ; la poche synoviale qui existe en bas (fig. 113, *a*) peut entrer en suppuration, se ratatiner, contracter des adhérences, et alors même que l'articulation serait encore tout à fait mobile du reste, l'élévation du bras ne serait cependant plus possible, parce que la capsule ne peut plus se déplisser au côté inférieur de l'articulation. Ainsi, des ankyloses peuvent prendre naissance malgré l'intégrité du revêtement cartilagineux ; la sécrétion synoviale s'arrête, les cartilages peuvent, avec le temps, dégénérer en tissu conjonctif (comme en cas de luxation ancienne avec immobilité des extrémités articulaires) ou même s'ossifier, et, de la sorte, l'ankylose se solidifie encore davantage. —

Des conditions analogues existent dans presque toutes les articulations; dans l'*Anatomie* de Henle, vous trouverez les meilleurs dessins sur cet objet. — R. Volkmann a décrit dans le temps ce genre d'ankylose, que l'on rencontre surtout chez les jeunes sujets (surtout après les arthrites rhumatismales et puerpérales) à la suite d'une inflammation subaiguë de la hanche sans suppuration, mais avec forte tension musculaire, et il a donné à cette affection le nom d'ankylose cartilagineuse; ce nom a sans doute été choisi parce que le mal peut exister indépendamment de toute lésion du cartilage.

4° Un autre obstacle mécanique peut consister en dépôts osseux qui se forment autour de l'articulation, en dehors, sur les extrémités des os correspondants : si, par exemple, la cavité coronoïde ou olécrânienne de l'humérus se remplit de dépôts osseux, l'apophyse coronoïde, ou l'olécrâne du cubitus cesse d'entrer dans la cavité correspondante; alors, dans le premier cas, le bras ne pourra pas être complètement fléchi, et, dans le second, il ne sera pas complètement étendu. Cet obstacle se manifeste principalement dans l'arthrite déformante, plus rarement dans l'arthrite fongueuse (voyez fig. 105 et 106).

5° Enfin, la carie des extrémités articulaires peut produire des pertes de substance tellement considérables, que les épiphyses perdent entièrement leurs rapports normaux et ne peuvent plus s'adapter l'une à l'autre, parce que leurs surfaces sont trop modifiées, et que, dans cette position anormale (luxation pathologique), elles ne peuvent plus se mouvoir l'une sur l'autre. Jetez encore une fois les yeux sur la figure 109, à la suite de la destruction de la trochlée-humérale, le cubitus a été attiré à un tel point vers l'humérus, que, malgré une certaine mobilité, la flexion entière ne peut cependant pas être exécutée, parce que l'apophyse coronoïde arc-boute en avant contre l'humérus, la cavité coronoïde n'existant plus. — Il peut arriver, de même que dans la carie du genou, que le tibia glisse tantôt en avant, tantôt en arrière, de sorte que les surfaces articulaires opposées ne se correspondent plus du tout, et que dans la nouvelle position qu'elles ont prise elles n'admettent plus aucune mobilité ou conservent seulement une mobilité très restreinte.

A ces causes d'immobilité plus ou moins situées dans l'articulation elle-même peuvent s'ajouter des causes extérieures, surtout les contractures musculaires déjà mentionnées, ainsi que les cicatrices des fistules qui peuvent adhérer aux muscles, aux tendons et aux os, et contribuer de la sorte à fixer l'articulation dans la position vicieuse.

De même, les adhérences des tendons avec les gaines tendineuses peuvent avoir pour suite une raideur et une fixité absolues; ce fait s'observe surtout à la main, par exemple après des phlegmons étendus, sans que les gaines tendineuses aient été le siège d'une suppuration; tous les doigts deviennent raides, fixes, habituellement étendus, malgré l'intégrité des articulations; la rupture de ces adhérences par des mouvements passifs peut avoir ici un effet surprenant et rendre aux doigts leur mobilité.

Le *diagnostic* général de l'ankylose n'est pas difficile, mais on peut éprouver des difficultés à reconnaître laquelle, parmi les conditions susmentionnées, est la cause de l'abolition ou de la diminution de la mobilité.

En cas d'immobilité complète, on est toujours tenté de supposer qu'il s'agit d'une ankylose osseuse; il s'en faut cependant que ce soit là toujours le cas; des adhérences très courtes et raides, surtout celles qui se sont établies sur de larges surfaces, doivent également entraîner une complète immobilité. Plus il y a de temps qu'une ankylose de ce genre est dans un état d'*immobilité* absolue, plus il est probable qu'il s'est développé une adhérence osseuse; même dans les cas où l'articulation est relativement faiblement lésée, et alors même que la plus grande partie du cartilage articulaire est normal, il pourra cependant s'établir une ankylose complètement osseuse, si l'articulation reste pendant plusieurs années dans un repos complet, qui peut n'être dû qu'à la rétraction de la capsule; et, en effet, une articulation, même entièrement saine, doit, après avoir été maintenue dans l'immobilité pendant des années, finir par s'ankyloser.

L'expérience confirme ce fait : d'après les recherches entreprises par Menzel, quand une articulation est soumise à un repos prolongé, il se produit bientôt une hypertrophie des cellules cartilagineuses et une vascularisation plus considérable; ces modifications, abandonnées à elles-mêmes, donnent lieu alors à une métamorphose granulante du revêtement cartilagineux en même temps que la sécrétion de la synovie tarit.

Pour la conservation à l'état sain de la membrane synoviale, le mouvement est une condition capitale; vous le voyez déjà dans les articulations du corps qui exécutent des mouvements restreints ou nuls, telles que les articulations intervertébrales, celles des os du bassin et du sternum ; elles ne possèdent qu'une membrane synoviale très peu développée et un cartilage fort rudimentaire. Pour ce qui concerne le cartilage, c'est le frottement normal et la pression plus ou moins grande qu'éprouvent les surfaces articulaires des os en rapport qui sont indispensables au maintien de l'accroissement; quand ces conditions font défaut, le cartilage articulaire perd son poli et s'atrophie.

Nous avons été conduit à faire ces remarques pour faire comprendre que la durée d'une ankylose immobile permet de tirer des conclusions très fondées sur son degré de solidité. Mais lorsque l'ankylose est mobile, ne serait-ce même qu'à un faible degré, il est rare que la membrane synoviale soit entièrement détruite; une partie du cartilage continue également à exister dans ces sortes de cas. On peut se faire bien des illusions sur la mobilité et l'immobilité d'une ankylose, si l'on ne se préoccupe pas du degré de tension des muscles ; souvent la connaissance exacte des obstacles mécaniques ne s'acquiert qu'après avoir annulé complètement l'action musculaire ; c'est ce qu'on obtient à l'aide du chloroforme, dont l'action narcotique doit être poussée jusqu'au relâchement complet des muscles.

Qu'y a-t-il donc à faire contre ces ankyloses? Peut-on rendre la mobilité à l'articulation raidie? Dans la plupart des cas, on peut répondre à cette question par l'affirmative. Mais peut-on maintenir cette mobilité pour longtemps et rétablir, ne serait-ce qu'imparfaitement, la fonction normale? Voilà ce qui, malheureusement, est impossible le plus souvent. Mais que faire alors, et à quoi bon un traitement? Il y a des cas dans lesquels vous êtes en droit de soulever cette question, mais le plus souvent l'opportunité du traitement ne peut être contestée. Nous avons insisté à plusieurs reprises sur ce fait que, dans les inflammations articulaires, les membres prennent, en général, une direction vicieuse, dans laquelle ils ne rendent presque plus aucun service ; une jambe pliée à angle droit au niveau du genou est un fardeau inutile, dont on débarrassait autrefois les personnes par l'amputation, parce qu'elles marchaient mieux sur un bon pilon qu'avec deux béquilles. Un bras dont le coude est entièrement en extension ou faiblement fléchi est également un organe très incommode et se prêtant fort mal à la préhension des objets, et ainsi de suite. On peut donc, en mettant les membres ankylosés dans la position relativement la plus favorable, par conséquent, le genou dans l'extension, l'avant-bras fléchi à angle droit sur le bras, rendre déjà de très grands services aux patients ; aussi ces opérations, ces extensions ou flexions forcées de l'ankylose constituent-elles des opérations avantageuses. Les ankyloses avec direction vicieuse étaient, à une certaine époque, infiniment fréquentes, mais elles deviennent de plus en plus rares et disparaîtront tout à fait, aussitôt que le principe si vivement soutenu par nous de mettre les articulations, dès le commencement du traitement des inflammations aiguës ou chroniques, dans la position la plus convenable pour une ankylose éventuelle, sera devenu d'une application plus générale. Ce ne sera que rarement qu'il arrivera à un chirurgien moderne de faire des opérations ayant pour but une rectification de la position d'un membre ankylosé, lorsqu'il aura dirigé lui-même le traitement de l'inflammation articulaire. Mais il se présente une foule de cas qui ont été traités à la campagne dans les conditions les plus défavorables, et qui sont suivis d'une ankylose, avec direction vicieuse du genou et de la hanche, de sorte que l'extension forcée devra toujours être faite de temps à autre.

Les efforts tentés pour redresser des membres guéris dans une fausse direction remontent à une époque très reculée. Déjà, dans les œuvres chirurgicales des médecins du moyen âge, on trouve des dessins et des descriptions de machines construites dans ce but, car la méthode par laquelle on se propose de remédier aux déviations, par une extension lente à l'aide de machines, est la plus ancienne. On a construit un grand nombre d'appareils pour les diverses articulations, lesquels permettent de forcer l'extension et la flexion des extrémités par l'action d'une vis. On ne se sert plus aujourd'hui de ces appareils que dans les cas où l'on espère conserver la mobilité, tout en obtenant le redressement ; mais ces cas étant des plus rares, et se trouvant, eux aussi, plus convenablement traités par l'extension rapide, l'emploi des machines a beaucoup perdu de son importance. A côté de l'extension lente des ankyloses, nous avons l'extension rapide, le *brisement forcé*. Cette opération offrait beaucoup d'inconvénients avant l'emploi du chloroforme, elle était très douloureuse et non exempte de danger ; il fallait une force énorme pour exécuter cette extension violente des ankyloses, leur brisement et leur déchirement, et la raison en était non seulement dans les obstacles situés dans l'articulation, mais encore et surtout dans l'action des muscles qui se contractaient vivement, aussitôt que la douleur se faisait sentir ; on était donc souvent obligé de diviser les tendons des muscles susceptibles de se contracter, avant de procéder à l'extension de l'ankylose ; ainsi l'opération se compliquait de plaies qui, d'habitude, se déchiraient et augmentaient d'étendue pendant l'extension ; on ne savait pas non plus bien traiter les suites de l'extension, on attachait les membres étendus sur des attelles ou on les fixait par des machines ; de là devaient résulter de vives inflammations et de forts gonflements ; aussi la méthode avait-elle de la peine à entrer en faveur. Bouvier et Dieffenbach étaient pour ainsi dire les seuls qui en pratiquassent de temps à autre ; d'autres chirurgiens préféraient considérer ces patients comme incurables, ou les adresser aux orthopédistes, qui devaient les soumettre à une extension graduée, ou bien même amputer le membre quand ils avaient affaire à des malheureux, pour leur procurer le bénéfice d'une marche plus commode sur un pilon. Les choses en étaient là quand B. de Langenbeck essaya pour la première fois, en 1846, de briser les ankyloses du genou sous l'influence d'un narcotisme profond obtenu par l'éther ; il put alors constater ce fait intéressant que, pendant le sommeil produit ainsi, les muscles auparavant contractés deviennent lâches et mous et se laissent étendre comme le caoutchouc ; ainsi devenaient inutiles les ténotomies et myotomies préalables. L'opération pouvant être exécutée sans aucun sentiment de douleur, il y avait dès lors possibilité de la pratiquer lentement et prudemment, par la seule force des mains. Les résultats obtenus furent si éminemment favorables, que la méthode, qui, sous sa nouvelle forme, ne mérite plus guère le nom un peu brutal de brisement forcé, fut bientôt universellement adoptée et finit par se substituer complètement à l'extension lente et graduée par les machines. Le procédé opératoire, les indications, le traitement consécutif, tout cela fut tellement perfectionné par Langenbeck, que l'opération en question peut être considérée aujourd'hui comme une des plus sûres et des plus simples. Afin que, rebutés par le nom, vous ne vous fassiez pas une idée trop cruelle de cette opération, je vais vous décrire la manière dont on procède pour opérer l'extension d'un genou fléchi à angle droit : le patient est d'abord couché sur le dos et on le chloroformise peu à peu, assez profondément pour relâcher tous les muscles et faire disparaître toute trace de mouvements réflexes ; une fois cet état survenu, on couche le patient sur le ventre, un aide soutient la tête, un autre lui met le bras sous la poitrine ; on observe attentivement le pouls et la respiration, parce que l'opération doit être interrompue aussitôt que des symptômes graves se manifestent·du fait de la narcose. Couché ainsi sur le ventre, le malade est placé à l'extrémité inférieure de la table d'opération, assez loin pour que le genou appuie sur le bord de celle-ci. Il faut d'abord attacher un coussin de crin fortement rembourré sur la table. Quand le patient est dans cette position, un aide appuie de toutes ses forces les deux mains sur la cuisse ; l'opérateur, debout du côté externe du genou ankylosé (nous supposons que ce soit le genou gauche), applique sa main gauche dans le creux poplité, de manière à abaisser la cuisse, la main droite étant appliquée sur le côté postérieur de la jambe au niveau de la surface postérieure des condyles du tibia, par conséquent immédiatement au-dessus du mollet ; c'est alors de cette main droite qu'il abaisse la jambe dirigée en haut. Si l'ankylose est récente, pas trop solide, la jambe cédera lentement avec un bruit de déchirement ou un craquement à peine perceptible, et reviendra peu à peu à une position tout à fait rectiligne. Si l'extension n'est pas aussi facile à exécuter, l'opérateur appuie sa main un peu plus loin sur la jambe, par exemple au mollet ou immédiatement au-dessous; mais alors il ne faut pas agir avec une force aussi grande qu'à l'endroit précédent, parce que de cette manière, surtout dans le cas d'une certaine mollesse de l'os, on risquerait de briser le tibia au-dessous des condyles. Si, avec le procédé que nous venons de décrire, on n'aboutit à rien, on essaye d'abord de rompre les adhérences dans l'articulation par une flexion plus forte : on saisit la jambe par le côté antérieur et on cherche à la fléchir lentement, mais sous une pression égale et continue; quelquefois les adhérences se rompent ainsi plus promptement que par l'extension : aussitôt que quelques-unes d'entre elles sont rompues, l'extension à son tour s'exécute ordinairement avec plus de facilité. Toute secousse, toute traction brusque est positivement nuisible et ne conduit d'ailleurs presque jamais au but. Lorsqu'enfin on est parvenu à étendre la jambe autant qu'on le juge convenable pour une première opération, ou même à rendre cette extension complète, on retourne de nouveau le patient sur le dos, on fait abaisser la cuisse par un aide et fortement étendre la jambe par une traction exercée sur le pied, ensuite on applique un appareil plâtré depuis le pied jusqu'à un pouce au-dessous du périnée, en ayant d'abord soin d'entourer d'épaisses couches de ouate le genou et les parties de la jambe qui correspondent aux extrémités de l'appareil, et sur lesquelles la plus forte pression devra s'exercer plus tard. Mais comme l'appareil n'est pas solidifié avant le réveil du patient, on le fixe au moyen de quelques tours de bandes, dans une gouttière fortement rembourrée en haut et en bas, et correspondant au côté de la flexion; ainsi on empêche le genou de se contracter de nouveau. On aura soin d'enlever la gouttière après trois ou quatre heures, au bout desquelles l'appareil aura pris assez de solidité pour résister à la contraction musculaire. Les douleurs ressenties dans l'articulation après le réveil ne sont pas toujours très vives, souvent même elles sont fort insignifiantes, eu égard à la force employée. Le pied devient quelquefois le siège d'un gonflement œdémateux, si l'on n'a pas eu soin de bien l'envelopper; mais il n'en résulte aucun inconvénient sérieux. Si les douleurs étaient, au contraire, très vives immédiatement après l'opération, il faudrait appliquer une vessie de glace sur l'appareil et faire une injection sous-cutanée de morphine. Après peu de jours, les douleurs ont disparu complètement. Au bout de huit à dix jours on peut satisfaire le désir du malade, en lui permettant de se lever avec son appareil et de se promener en s'appuyant sur des béquilles ou des cannes. Au bout de huit à douze semaines, l'ankylose est guérie dans sa nouvelle position, le patient s'est débarrassé de ses béquilles, et il marche en s'appuyant sur une simple canne, peut-être même sans aucun soutien, quoique avec une jambe raide, mais au moins droite; dès ce moment, l'appareil peut être enlevé et le patient peut être considéré comme guéri.

Dans le cas que nous venons de décrire, nous avons supposé qu'une opération était suffisante pour obtenir une extension complète du genou. Cependant cela n'est pas toujours le cas, très souvent on n'ose pas, à la première opération, aller trop loin, de crainte de produire des lésions graves et funestes dans leurs conséquences. Quelles sont les circonstances qui peuvent nous empêcher de terminer en une seule séance? Ce sont surtout les cicatrices étendues de la peau qui commandent une extrême prudence; des cicatrices dans le jarret surtout sont parfois bien difficiles à étendre et ne cèdent que peu à peu; elles se rompraient si l'on voulait forcer l'extension. Quelquefois les cicatrices se trouvent aussi dans le voisinage des grands troncs artériels et nerveux, dont les gaines cellulaires peuvent avoir été entraînées dans l'ancienne ulcération, ce qui ferait de la déchirure de ces parties une complication très grave, peut-être même dangereuse pour l'existence. Toute déchirure de cicatrice peut être suivie d'une suppuration, même d'une gangrène, et par conséquent les cicatrices de la peau ne doivent jamais être tendues jusqu'à l'extrême, jusqu'à la déchirure. Une fois que l'extension est arrivée à un point tel que les cicatrices sont fortement tendues, on doit s'arrêter, appliquer l'appareil et recommencer l'opération après quatre à six semaines, et ainsi de suite, jusqu'au moment où l'extension complète est obtenue. Une autre circonstance qui nous force à être prudents est la position vicieuse du tibia telle qu'elle se produit consécutivement à la carie du genou, et principalement la tendance de cet os à se luxer en arrière; de toute manière, il est difficile et parfois impossible de remédier à cette position vicieuse du tibia; cependant on y arrivera le mieux en faisant des tractions lentes et graduelles; une extension forcée serait suivie dans ces cas d'une luxation complète en arrière, et alors il serait de toute impossibilité d'obtenir un redressement complet. Il ne faut pas vous attendre à ce que ces genoux, même entièrement redressés, reprennent leur conformation normale; cela n'arrive jamais. Il peut se faire aussi qu'après le redressement complet le membre soit un peu raccourci, par suite du retard qu'il a subi dans son développement, dès le début de la maladie. Mais comme nous ne sommes pas tenus de nous promener les genoux nus, à la manière des Écossais, cela ne tire pas à conséquence, pourvu que le genou soit droit et offre assez de solidité pour la marche. Bien que l'on puisse rendre aux articulations affectées de tumeur blanche presque à toute époque, et même lorsqu'il y a des fistules, la situation qui convient le mieux pour l'exercice de la fonction, pourvu que l'on ait soin de les entourer d'un appareil fermé ou à valves, il n'en est pas moins vrai que le moment le plus défavorable pour l'opération est celui où les fistules viennent de se fermer, où les cicatrices sont encore fraîches, épaisses et fragiles; c'est alors que l'on doit, en effet, redouter le plus les déchirures des cicatrices cutanées et de nouvelles suppurations.

Dans ces cas, je ne fais jamais plus l'extension dans la narcose, mais j'ai recours à l'extension progressive au moyen de poids.

Tout ce que nous venons de dire des ankyloses du genou peut se rapporter sans difficulté à celles de la hanche et du pied. Les ankyloses de l'épaule et du coude ont une tout autre signification fonctionnelle; là il s'agit de rétablir la mobilité, et c'est à quoi il est impossible de parvenir par la déchirure des adhérences, suivie de l'application d'un appareil plâtré.

Si l'on veut essayer, après l'extension du genou faite en cas d'adhérences peu nombreuses, d'obtenir la mobilité, on ne doit évidemment appliquer aucun appareil plâtré après l'opération; il faut, au contraire, se servir de machines à l'aide desquelles, quelque temps après le redressement, on fait journellement exécuter quelques mouvements : il est préférable encore de tâcher, du moins au début, de faire subir à l'articulation divers mouvements, en s'aidant seulement de la force des mains. Ou bien on emploie dans ce but certains appareils (tels que ceux de Heine) combinés au bandage plâtré et au moyen desquels l'articulation peut être étendue et fléchie à volonté. Je ne veux pas contester que, dans certains cas, on ait pu obtenir de cette façon une mobilité suffisante; mais ces cas sont rares et sont de la nature de ceux dans lesquels, après des fractures intra-articulaires, il y a eu persistance d'un certain degré de raideur, ou dans lesquels la raideur a succédé à une inflammation articulaire de peu de durée; je serais tenté de croire que, dans ces conditions, la mobilité aurait fini par se rétablir d'elle-même, sous l'influence d'un exercice journalier. Néanmoins il importe, dès que la période inflammatoire a pris fin après les arthrites rhumatismales et puerpérales, de rompre les adhérences souvent considérables et d'abord peu solides du sac synovial, car, plus tard, non seulement ces adhérences deviennent plus résistantes, mais encore l'appareil ligamenteux se rétracte et devient moins souple, et le cartilage s'atrophie, se transforme en tissu conjonctif et s'ossifie. On ne doit pas s'abandonner à des espérances exagérées sur les résultats à espérer de l'extension forcée des ankyloses; en effet, c'est déjà un assez grand triomphe remporté sur l'ancienne chirurgie que de pouvoir rayer complètement de nos jours les ankyloses du cadre des indications de l'amputation, ce qui ne veut pas dire qu'il n'y ait plus rien à faire pour donner de plus amples développements à la nouvelle méthode et arriver à des résultats meilleurs.

Il est des cas dans lesquels les conditions mécaniques de l'articulation sont telles qu'il n'est plus possible de mettre les extrémités articulaires dans une autre position. Antérieurement déjà, je vous ai cité l'articulation du coude comme pouvant offrir un exemple de ce genre; supposez l'avant-bras formant avec le bras un angle obtus; il s'agit d'une arthrite déformante, les cavités antérieure et postérieure de l'extrémité inférieure de l'humérus, immédiatement au-dessus de la trochlée, sont remplies de masses osseuses de formation nouvelle; ici il est impossible de mobiliser le cubitus, soit en avant, soit en arrière; des conditions analogues se rencontrent encore dans d'autres articulations, précisément en cas d'arthrite déformante; les ankyloses qui en résultent ne peuvent donc pas reprendre de la mobilité, pas plus que les difformités articulaires qui succèdent à la goutte; ces deux affections seront donc le plus souvent des contre-indications au brisement forcé. Enfin, l'adhérence entre les extrémités articulaires peut, comme cela a été dit plus haut, s'être ossifiée, ou bien il y a ankylose osseuse; très rarement et seulement dans le cas où existent quelques points osseux isolés, on parviendra à rompre de pareilles ankyloses, presque toujours l'articula-

tion restera immobile. Que faut-il faire dans ces cas? Il y a deux manières
de modifier la position d'une semblable articulation, à savoir : le brisement
de l'os au-dessus ou au-dessous de l'articulation ankylosée, ou la résection
d'un fragment osseux dans l'articulation ou dans la continuité de l'os. Quant
à la première méthode, plus d'un chirurgien trouverait étrange qu'on la
généralisât, et cependant ce brisement incomplet ou même complet de l'os
a été souvent fait involontairement et a rarement produit des accidents. Il
m'est arrivé, deux fois en voulant étendre des ankyloses du genou, et une
fois en voulant étendre celle de la hanche, de rompre l'os incomplètement
ou même complètement; l'os céda sans grand effort, en faisant entendre
une légère crépitation. L'articulation elle-même resta dans le même état
qu'auparavant; mais immédiatement au-dessus, pour le genou, et au-dessous, pour la hanche, l'os se brisa incomplètement et s'infléchit de manière
à former un angle qui compensait celui de l'articulation; le redressement
était donc obtenu de fait, quoique sans rupture de l'ankylose. Dans tous
ces cas, j'appliquai immédiatement l'appareil plâtré; la marche était la
même que celle d'une fracture simple sous-cutanée, la douleur encore plus
faible qu'après des ruptures d'ankyloses, et le résultat final parfaitement
satisfaisant. Je ne comprends pas, après cela, pourquoi on refuserait de
remplacer l'extension impossible par une infraction ou fracture incomplète
de l'os, et, de fait, je l'ai pratiquée dans plusieurs cas d'ankylose de la hanche
et du genou; je suis même d'avis que l'on doit toujours essayer d'éviter
pour le moins la résection du genou, quelle que soit, d'ailleurs, la manière
de l'exécuter, en faisant l'infraction de la cuisse s'il est possible de la faire
sans trop de difficultés; pour d'autres articulations, il faut naturellement
préférer la résection pour diverses raisons déjà indiquées.

Il y a trois manières de réséquer en cas d'ankylose osseuse :

1° *D'après Rhea Barton* (il a publié sa méthode en 1825). — On enlève à
la scie, en cas d'ankylose du genou avec déviation anguleuse, un fragment
du fémur, immédiatement au-dessus de l'articulation, après avoir d'abord
divisé les parties molles. Il doit être triangulaire, à base dirigée en haut;
l'angle inférieur doit effacer, en le compensant, l'angle formé par l'ankylose (on peut du reste aussi retirer ce fragment de l'articulation ankylosée
elle-même); ensuite on redresse le membre, l'articulation reste ce qu'elle
était, mais la courbure est reportée à la cuisse comme après l'infraction.
Cette opération a été plusieurs fois pratiquée avec succès; dans les ankyloses de la hanche, on enlève un coin en dessous de l'articulation.

2° On fait l'*ostéotomie sous-cutanée* dans l'articulation ankylosée, d'après
B. Langenbeck. Cette méthode, que nous avons déjà appris à connaître
antérieurement comme très efficace, après les fractures à consolidation
vicieuse et dans les déformations du rachitisme, convient dans les cas d'ankyloses osseuses. Gross perfore ces dernières transversalement et divise les
adhérences au moyen de ciseaux fins. Actuellement, on pratique d'habitude
l'ostéotomie en dessous ou au-dessus de la région articulaire, dans l'os lui-
même; pour l'ankylose de la cuisse, en dessous des trochanters.

3° *La résection totale de l'articulation.* — Plus haut déjà, j'ai exprimé mes
doutes sur l'opportunité des résections dans les ankyloses du genou et de la

hanche, et, dans tous les cas, je n'y recourrais que comme à un remède ultime et fort chanceux ; il en est tout autrement pour l'articulation du coude : là nous pouvons, au moyen de la résection totale, obtenir en échange d'une articulation ankylosée une pseudarthrose mobile, *si toutefois tout se passe heureusement ;* mais c'est là ce qu'il s'agit d'obtenir et ce qui n'est pas toujours en notre pouvoir ! Qui voudra exposer sa vie pour être débarrassé d'une raideur dans l'articulation du coude? C'est précisément après les résections tentées en vue de remédier à une ankylose du coude, que les résultats n'ont pas été des plus brillants, ni sous le rapport de la mobilité, ni même au point de vue de la conservation de l'existence, bien qu'il soit vrai que quelques-unes de ces opérations ont eu des succès éclatants. On ne se décidera donc pas trop légèrement à faire des résections dans l'articulation du coude. Quant à l'épaule, nous nous trouvons ici en face de conditions toutes particulières ; l'expérience, en effet, nous apprend que les personnes atteintes d'une ankylose de l'épaule peuvent, en s'exerçant régulièrement, communiquer à leur omoplate un tel degré de mobilité, que la raideur dans l'articulation scapulo-humérale est relativement peu gênante, et alors ce serait folie d'opérer; dans d'autres cas, il est vrai, l'épaule ankylosée reste très raide et fonctionne très mal, alors on peut songer à l'opération. Les malades atteints d'une carie du poignet se sentent ordinairement si heureux quand, après nombre d'années, la maladie arrive enfin à guérir, qu'ils ne songent pas à se plaindre de la raideur de leur main ; cependant on a pratiqué, dans ces derniers temps, avec succès, des résections de poignets ankylosés ; on ne connaît, il est vrai, pas grand'chose relativement aux résultats définitifs de ces opérations. Quant au pied, il ne peut guère être question ici d'une résection, lorsqu'il y a ankylose avec position vicieuse; ordinairement, c'est une perte de substance des os du tarse qui devient la cause principale des déviations du pied après des inflammations articulaires. On verra suivant l'occurrence si le pied peut encore être utilisé pour marcher, si une ostéotomie ayant pour but de le mettre dans une position convenable est possible et promet du succès, ou bien si l'on doit préférer un bon et solide moignon d'amputation.

CHAPITRE XIX

QUARANTE ET UNIÈME LEÇON

I. Difformités d'origine embryonnaire dues aux altérations de développement des articulations. — II. Difformités qu'on ne rencontre que chez les enfants et les jeunes gens, et qui résultent d'altérations dans le développement des articulations. — III. Difformités dues à des contractures ou à une paralysie de certains muscles ou de certains groupes musculaires. — IV. Diminution de la mobilité des articulations résultant de la rétraction des aponévroses et des ligaments. — V. Contractures cicatricielles. — Traitement : Extension à l'aide de machines. Extension dans la narcose. Compression. Massage. Ténotomies et myotomies. Sections d'aponévroses et de ligaments. Gymnastique. Électricité. Muscles artificiels. Appareils de soutien.

1. — Difformités d'origine embryonnaire dues aux altérations de développement des articulations.

Nous aurons à parler aujourd'hui de ces déformations dont la cause n'est pas toujours nécessairement liée à des maladies primitives des articulations, et qui cependant donnent lieu à des altérations dans le fonctionnement de celles-ci, soit que les surfaces articulaires prennent une forme anormale par suite de circonstances diverses, soit que leur aspect restant normal, leurs mouvements soient entravés dans l'un ou l'autre sens par suite d'obstacles imputables à une modification des muscles, des aponévroses, des tendons et de la peau.

Le plus souvent il s'agit de raideurs, de déformations, de troubles de la mobilité des articulations, en un mot d'altérations qui siègent au dehors de la capsule synoviale. Je suivrai de préférence dans ce chapitre la division de Volkmann, dont je ne puis assez vous recommander l'excellent travail publié sur ce sujet dans la *Chirurgie* de von Pitha et Billroth.

Ces déformations sont toujours congénitales ; elles sont surtout fréquentes

1. Loxarthroses, de λόξος, mal tourné, ἄρθρον, articulation.

aux pieds, où elles affectent souvent la forme de pieds bots, « pes varus, equino-varus ». Bien qu'on puisse considérer comme un pied bot et qu'on ait ainsi désigné autrefois chacune des déformations du pied rendant celui-ci contrefait, on n'admet plus guère, à présent, sous cette dénomination, que l'altération de forme caractérisée par le soulèvement du bord interne. Le pied est habituellement alors aussi dans l'état de flexion plantaire, et, chez les enfants, il ne se laisse plus replacer dans sa position normale ou tout au moins ne s'y laisse replacer qu'à l'aide d'un effort manuel intense.

Cette forme de pied bot ne s'observe que chez les enfants qui n'ont pas encore marché. Quand ils commencent à marcher sur leurs pieds ainsi déformés (le plus souvent cette difformité congénitale est double), ils appuient sur le bord externe; ce dernier se tourne de plus en plus en dedans et s'élargit un peu sous l'influence de la pression; la plante du pied se rétrécit, la partie moyenne et la partie antérieure éprouvent un retard dans leur développement; les articulations des petits os du tarse s'anky-losent et les pieds se déforment; la partie externe du dos du pied devient une surface d'appui; il se produit à ce niveau un épaississement calleux sous lequel se forme une bourse muqueuse. Comme le pied ne peut plus guère se mouvoir, les muscles de la jambe s'atrophient si bien qu'il ne reste plus guère d'intacts que les os et la peau : ainsi s'accentue la ressemblance avec le pied du cheval. On a distingué différents degrés du pied bot, depuis la difformité légère, qu'on observe immédiatement après la naissance et qui constitue le premier degré, jusque la monstruosité qui vient d'être décrite. Je dois faire remarquer encore que le degré le plus élevé du pied bot est le résultat de la marche. Il est vraisemblable que cette déformation congénitale n'augmenterait peu ou pas si l'individu qui en est atteint ne marchait pas.

On a fait, relativement aux causes de la production du pied bot congé-nital, les hypothèses les plus variées.

La forme typique, presque toujours semblable, de cette déformation con-génitale, tend tout d'abord à prouver qu'il s'agit ici d'un trouble du pro-cessus de développement physiologique des extrémités inférieures; car s'il s'agissait de maladies fœtales, de troubles de nature inflammatoire, de pressions anormales exercées dans l'utérus, ces déformations présenteraient entre elles des différences bien autres encore que celles que vous consta-terez plus tard. Aussi l'opinion suivante, émise récemment, me paraît-elle avoir une grande importance quant à l'origine de la difformité en question. Eschricht a montré qu'au début de leur formation les extrémités inférieures sont insérées à l'extrémité abdominale de l'embryon, de telle façon que leurs faces postérieures sont dirigées du côté du ventre; pendant les pre-miers temps de leur développement, les membres doivent subir un mouve-ment de torsion autour de leur axe, de sorte que les pieds, qui d'abord regardaient en arrière, se tordent ensuite dans la direction opposée. Si ces moignons de membres se trouvent rapprochés au point qu'ils semblent confondus en un seul membre par un revêtement cutané commun, ou s'ils sont réellement réunis, la torsion dont il vient d'être parlé peut ne pas se réaliser, et l'on a alors des monstres (Sirenes) dont les pieds sont complètement dirigés en arrière et chez lesquels il y a toujours une adhérence des petits orteils, une réunion des pieds par les bords, qui doivent, dans les conditions normales et sous l'influence de la torsion, se porter en dehors; les gros orteils se trouvent placés aux côtés externes de ce membre unique, en forme de queue. Nous trouvons exactement le même type de membre postérieur chez certains amphibies (Phoques), ce qui confirme encore l'opinion de Eschricht, puisque les degrés si nombreux du développement de l'embryon humain trouvent des analogies dans les êtres inférieurs du règne animal, chez lesquels ces formes persistent durant toute la vie.

Cette torsion suivant l'axe typique, que peuvent entraver des conditions anormales, mais qui, sans ces dernières, s'effectue régulièrement en dehors, nous rend compte de l'origine de la déformation; on comprend sans peine qu'un fœtus chez lequel la torsion de l'extrémité inférieure s'est suspendue pour l'une ou l'autre cause conserve une position du pied particulière. Déjà Dieffenbach avait remarqué qu'en effet tous les nouveau-nés présentaient un certain degré de pied bot, et, de fait, la torsion en question n'est pas complètement achevée au moment de la naissance. Elle ne se complète que pendant la première année de la vie, et plus tard, quand les enfants commencent à marcher, le pied de l'enfant n'acquiert la forme normale que sous l'influence du poids du corps. Le pied des nouveau-nés se distingue surtout d'avec le pied formé des individus plus âgés par cette circonstance que la pointe s'en trouve fortement en dedans, de sorte que quand les enfants commencent à marcher, ils appuient très souvent sur les orteils. Il serait, par exemple, complètement impossible de mettre un enfant âgé de six mois à un an dans une position analogue à celle du soldat dans les rangs : c'est-à-dire de lui donner une position telle que les jambes étendues se touchent dans toute leur longueur, que les talons soient serrés l'un contre l'autre et les pointes des pieds fortement dirigées en dehors. La torsion suivant l'axe ayant lieu non seulement pour le pied, mais pour toute l'extrémité inférieure, les articulations du genou et de la hanche des nouveau-nés ne sont pas absolument semblables à celles des adultes, et cette différence doit se manifester surtout et à un degré plus marqué chez les enfants atteints de pieds bots; c'est, en effet, ce que l'on observe.

Le pied bot congénital rentre, par conséquent, dans la classe des arrêts de développement; quant à savoir pourquoi ces arrêts de développement se produisent, c'est là une question jusqu'à présent aussi insoluble que celle relative à la cause des autres monstruosités de cette catégorie.

Il faut encore rattacher à cette position vicieuse que conserve le pied dans l'utérus et pendant son développement, les anomalies de formes constatées par Hueter, particulièrement dans la configuration des articulations, dans la disposition des os du tarse et dans les dimensions anormales des muscles : tel est le cas pour le muscle gastrocnémien, dont le raccourcissement si marqué est connu depuis longtemps.

Cette explication, basée sur des observations précises, rend parfaitement compte de l'origine du pied bot congénital et l'emporte sur toutes les autres hypothèses théoriques qu'on mettait jadis en avant et d'après la plupart desquelles le pied bot résulterait d'une myélite fœtale suivie de paralysies et de contractures. Ces hypothèses n'ont plus guère aujourd'hui qu'une valeur historique.

Certaines autres déformations congénitales du pied dépendent néanmoins de dispositions anormales de l'embryon dans la cavité utérine, et particulièrement de conditions de pression anormale. C'est ainsi que la réduction de la capacité de l'utérus, consécutive le plus souvent à une diminution de la quantité de liquide amniotique, joue ici un grand rôle. Volkmann a rassemblé à cet égard des observations fort intéressantes ; cependant tous ces cas sont très différents, preuve qu'ici des éventualités diverses peuvent être observées. — Dans d'autres cas de déformations congénitales des articulations, il arrive que des portions d'os considérables n'atteignent pas leur développement normal, ainsi l'extrémité inférieure du tibia ou celle du péroné, ou bien encore l'extrémité inférieure du radius, ou enfin le radius en entier (manus vara). Au niveau de la colonne vertébrale, il arrive parfois que des moitiés latérales des corps vertébraux sont en retard dans leur développement ou bien encore qu'entre les corps vertébraux s'interposent des parties supplémentaires incomplètement développées, ce qui donne lieu à une flexion latérale de la colonne (une scoliose).

Ces cas de scoliose congénitale sont extrêmement rares; le musée de Vienne en possède quelques exemplaires. Enfin il faut encore citer ici le raccourcissement congénital du muscle sterno-cléido-mastoïdien, qui est assez fréquent, et aussi une forme particulière de déformation, nommée le caput obstipum ; ici il n'y a pas, qu'on sache, d'anomalie des vertèbres ; on ne sait rien relativement à la cause de cette déformation, qui, le plus souvent, n'attire l'attention qu'après une durée de quelques années. Les hypothèses qui ont été faites à cet égard sont, d'après moi, à peine vraisemblables. A côté de cette forme de caput obstipum, on observe beaucoup plus souvent un raccourcissement congénital d'un des muscles sterno-cléido-mastoïdiens, avec déviation de la tête, produit par une myosite traumatique consécutive aux violences de l'accouchement.

2. — *Déformations ne se montrant que chez les enfants et les individus jeunes, produites par des troubles dans le développement des articulations.*

Toutes les positions du corps, telles que la station, la marche, la position assise, etc., dépendent en partie de la forme des articulations et de leurs ligaments, et en partie aussi de l'action musculaire. Si vous essayez de fixer dans une position déterminée un cadavre dont la rigidité musculaire a pris fin, vous vous rendrez facilement compte de l'importance du rôle de l'action musculaire dans toutes les positions que nous prenons, même dans la position couchée; vous verrez ainsi que nous mettons rarement à profit les entraves naturelles constituées par les articulations et leurs ligaments, mais que nous nous aidons surtout de l'action musculaire. Les individus dont les muscles sont vite fatigués, soit parce qu'ils sont trop faibles, soit parce qu'une maladie quelconque les épuise, soit enfin parce qu'ils ne s'exercent pas ou qu'ils évitent de s'en servir par indolence, cherchent naturellement, pour chaque position qu'ils doivent prendre, à mettre les membres dans une situation telle que l'activité musculaire devienne autant que possible inutile et que les entraves naturelles puissent exercer leurs effets.

La pression, répartie toujours uniformément sur les surfaces articulaires par suite de l'action musculaire, subit, quand cette dernière fait défaut ou diminue, un changement tel que certaines parties des épiphyses osseuses constituant l'articulation doivent seules supporter toute la pression, tandis que d'autres en sont anormalement allégées.

Si cette charge anormale dure peu de temps et si les os ont acquis leur développement et leur solidité complets, il n'en résulte aucun inconvénient. Mais si les os sont encore en voie d'accroissement, s'ils sont encore mous et restent quelque temps dans cet état jusqu'à ce que leurs formes soient complètement acquises, s'ils sont exposés à une pression unilatérale s'exerçant toujours sur le même point, se répétant et augmentant sans cesse de durée, alors les surfaces articulaires se modifient peu à peu par suite de l'irrégularité de leur développement; les parties de l'articulation constamment surchargées se développent beaucoup plus lentement, tandis qu'au contraire celles qui n'ont plus à supporter la pression normale s'accroissent avec une rapidité disproportionnée.

En outre, le développement normal des ligaments est influencé : ceux qui se trouvent du côté de la surcharge se ratatinent et se raccourcissent, tandis que les autres s'allongent et augmentent de volume. A leur tour et consécutivement, les os s'enflamment par suite de cette compression et deviennent le siège d'un état pathologique, compliqué souvent de phénomènes douloureux, et, sous l'influence de la surcharge normale, les troubles survenus dans le développement des extrémités articulaires s'accroissent rapidement. L'insertion des ligaments et des muscles à ces extrémités articulaires, et l'anomalie des conditions statiques de cette partie du squelette agissent, en raison des lois physiques, d'abord sur la forme et le développement des deux articulations voisines, vers le centre et vers la périphérie, puis sur chaque articulation du corps. Je citerai comme exemples de cette anomalie la scoliose, le genu valgum et le pied plat.

Sous le terme de « scoliose » (de σκολιός, courbé) on désigne une déviation de la colonne vertébrale caractérisée par une courbure latérale continue, telle que le rachis est incurvé vers le côté droit ou le côté gauche.

Nous avons dit déjà qu'une déviation analogue pouvait être consécutive à une conformation anormale du corps des vertèbres; elle peut se produire aussi consécutivement à une dilatation considérable d'une moitié de la poitrine à la suite d'un exsudat pleurétique, ou consécutivement à l'affaissement du thorax à la suite de la résorption ou de l'évacuation d'un exsudat; enfin, on peut l'observer encore à la suite d'une fixation du bassin dans une position oblique, soit que cette position résulte d'un raccourcissement réel ou apparent d'un membre causé par une maladie osseuse ou articulaire, soit qu'il provienne d'autres anomalies.

Toutes ces conditions sont rarement en jeu dans la déviation que nous avons en vue ici, dans la scoliose dite habituelle, qui s'observe souvent chez les jeunes filles peu de temps avant l'époque de la puberté. Les scolioses ont une forme toute spéciale : en général, la région lombaire de la colonne présente une convexité dirigée à gauche, tandis que la région dorsale supérieure est convexe à droite. On ne sait trop si c'est la courbure inférieure ou la courbure supérieure qui apparaît d'abord, si la première est primitive et la seconde consécutive (courbure de compensation), ou si c'est le contraire qui a lieu; en général, on observe les deux incurvations dès le début, et toutes deux apparaissent souvent en même temps. Si la position vicieuse n'a pas attiré l'attention, si elle n'a été l'objet d'aucun traitement, et si les conditions défavorables persistent, l'omoplate droite s'élèvera (c'est là le premier symptôme qui frappe les parents du malade), puis les corps vertébraux sembleront se tordre, c'est-à-dire que leurs deux moitiés se développeront irrégulièrement, et la déformation atteindra un degré toujours plus marqué.

La partie supérieure de la colonne vertébrale devenant convexe, la position de la tête subira à son tour une modification; le thorax changera de forme; en un mot, le corps prendra l'aspect bossu, comme vous l'avez certainement déjà vu. Par suite de raisons anatomiques, que H. Meyer surtout a fait ressortir, à la courbure en arrière de la colonne (kyphose, de κῆφος, bosse) s'ajoutera toujours un haut degré de scoliose : de là la dénomination de « kypho-scoliose » donnée à cette déviation. La plupart des individus âgés atteints de gibbosité appartiennent à cette catégorie; il est rare que les malades atteints de carie de la colonne deviennent vieux; la protubérance produite par la carie, dite carie de Pott, ne s'observe guère par conséquent que chez les enfants ou que chez les individus très jeunes.

La cause essentielle de la scoliose réside dans une faiblesse des muscles du dos ou dans une inactivité de ceux-ci; tant que les enfants délicats sont abandonnés à eux-mêmes, tant qu'ils sont libres de se coucher, de s'asseoir, d'aller, de courir comme ils l'entendent, et aussi longtemps qu'ils le veulent, généralement la scoliose n'apparaît pas. Mais dès qu'ils sont astreints à un maintien de longue durée et pénible pour eux, ainsi que cela est nécessaire pour écrire, pour lire, pour faire un travail manuel, pour jouer du piano, etc., ils recherchent, pendant ces occupations, les positions qui leur permettent le plus possible d'épargner l'action des muscles, et de laisser agir contre cette pression constante les obstacles naturels. Ces positions deviendront alors une habitude. Si les enfants sont assis, dans l'inactivité, et si des raisons de bienséance les empêchent de s'appuyer, ils se soutiennent sur leur siège au moyen d'une main; s'ils sont debout, alors ils s'appuient de façon à n'avoir plus à supporter le poids de la partie supérieure du corps; habituellement ils se tiennent sur une jambe, afin de laisser l'autre au repos, etc. La scoliose se produit plus rapidement et plus facilement encore sous l'influence des positions que les enfants prennent pour ainsi dire naturellement pendant certaines occupations. Ainsi, quand ils écrivent, si les bancs ou les tables de travail sont mal construits, comme c'est souvent le cas, il peut arriver que la colonne vertébrale soit journellement fixée pendant des heures dans une position vicieuse. Plus longtemps dure l'enseignement et plus courte est la récréation permise aux enfants, plus est considérable l'effet de la fatigue; de sorte que, en définitive, la position vicieuse qui d'abord n'était prise que dans l'acte d'écrire devient une habitude, et la colonne vertébrale cesse alors de reprendre sa position normale. Au début de l'affection, on peut encore faire disparaître la scoliose en exerçant une traction sur les épaules ou en soulevant celles-ci ; les enfants peuvent même la faire disparaître spontanément en contractant les muscles. Mais quand la déformation a duré des mois ou des années, la position anormale devient définitive, les centres de gravité du tronc et de la tête se modifient toujours davantage, et la déviation augmente rapidement.

Au début, il n'y a guère que les disques intervertébraux qui soient comprimés latéralement, puis ils se relâchent et deviennent plus épais du côté opposé ; après, les corps des vertèbres subissent à leur tour une compression latérale de plus en plus forte jusqu'à ce qu'enfin de cylindriques qu'ils étaient, ils prennent la forme de coins. Dès lors la scoliose est établie et la colonne vertébrale fixée dans une position anormale. Cette compression donne lieu parfois aussi à des néoplasies inflammatoires, à de légers dépôts d'ostéophytes, et quelquefois encore à l'ossification des ligaments.

Sous le nom de « genu valgum » on désigne une difformité du genou telle que la jambe forme avec la cuisse, au niveau de l'articulation tibio-fémorale, un angle obtus regardant en dehors. Si l'individu cagneux est couché sur le dos, et rapproche l'un contre l'autre les côtés internes des genoux, les pieds s'éloignent notablement l'un de l'autre ; s'il veut rapprocher les bords internes de ceux-ci l'un contre l'autre, il doit alors croiser les genoux. Cette déformation se produit le plus souvent chez les individus jeunes, du sexe masculin, forcés toute la journée à un travail pénible des bras et du haut du corps dans la station debout, et astreints par suite à se ployer sur l'articulation du genou : les apprentis boulangers, serruriers, menuisiers sont le plus exposés à cette difformité qui, portée à un haut degré, peut être compliquée de vives douleurs. Si on fléchit au maximum l'articulation d'un genu valgum très prononcé, la difformité disparaîtra complètement ; le long axe de la cuisse et celui de la jambe ne formeront plus un angle, mais sembleront se trouver dans le même plan. Ce fait a longtemps préoccupé les chirurgiens ; les hypothèses les plus diverses ont été faites pour expliquer ce phénomène. On a même voulu guérir le genu valgum en fixant durant des mois dans un appareil plâtré, toute l'extrémité ainsi fléchie. Vous comprendrez de suite quelle est la cause qui fait disparaître le genu valgum quand on fléchit l'articulation, si vous découpez dans une feuille de papier un morceau suivant le modèle ⟩⟩ de la déformation du genou. Si vous regardez alors ce modèle placé devant vous et que vous le pliiez de façon à ce que les deux moitiés se recouvrent, comme si vous vouliez fléchir un genou, vous verrez disparaître complètement l'angle qui se trouve en dehors. Ce phénomène n'est autre chose qu'une illusion d'optique, produite par la perspective. Tant que le genou est fléchi, l'angle qui correspond au creux poplité, et qui est dirigé en arrière, subit seul un changement ; nous rapportons néanmoins ce mouvement, qui a lieu dans un plan vertical à l'angle que nous avons observé dans le plan horizontal, et comme nous ne voyons plus, quand le genou est fléchi, qu'un côté de cet angle, ce dernier nous paraît lui-même avoir complètement disparu. La meilleure preuve que rien n'est changé à la position angulaire produite par le genu valgum est fournie par l'expérience suivante : si vous marquez, pendant que le membre est dans l'extension, la ligne médiane de la jambe et celle de la cuisse, au moyen d'un trait noir, vous verrez les deux lignes se rencontrer et former un angle en avant. Cet angle vous donne la mesure du degré du genu valgum. Si vous fléchissez alors le genou au maximum, vous verrez que les lignes marquées correspondent toujours exactement à la ligne médiane de la jambe et de la cuisse, ce qui ne pourrait avoir lieu, s'il s'était produit une torsion de l'un ou l'autre de ces os suivant l'axe longitudinal, comme on était tenté de l'admettre.

Récemment Mikulicz a fait une étude très approfondie des conditions étiologiques et des conditions statiques du genu valgum. D'après lui, les premiers changements se manifestent au voisinage des diaphyses du fémur et du tibia, et cette difformité est due en partie à un développement irrégulier à la limite des épiphyses, et en partie aussi à une déformation anormale de toute l'extrémité diaphysaire. L'articulation du genou avec toutes ses parties constituantes ne prend primitivement aucune part à la déformation, de telle sorte que les épiphyses à peu près intactes semblent fixées aux extrémités diaphysaires anormalement infléchies. Le genu valgum est toujours en relation avec le rachitisme des os des extrémités. Dans les formes graves on observe, outre les anomalies de développement que nous venons de mentionner, une hypertrophie asymétrique du cartilage épiphysaire, en sorte que ce dernier est plus large au côté interne et plus étroit au côté externe, ce qui augmente la difformité.

La réunion de toutes ces influences a pour résultat d'augmenter notablement la hauteur du condyle interne du fémur, tandis que le condyle externe reste sous ce rapport en retrait ; le ligament latéral interne s'allonge, le ligament latéral externe se rétracte ; consécutivement, le muscle biceps se raccourcit un peu et fait saillie comme une corde tendue.

Le genu valgum est nécessairement toujours compliqué d'une déformation pathologique du pied. Pour pouvoir toucher le sol malgré cette déformation angulaire de l'articulation du genou, les patients s'appuient habituellement sur le bord externe du pied, tandis que le bord interne est relevé ; de cette façon toute la partie moyenne du pied subit une torsion autour de son long axe d'où résulte un pied varus. Quand les patients parviennent ainsi à corriger l'anomalie de l'articulation, la marche, comme l'a prouvé König, est possible et les douleurs sont relativement moindres, si même le pied est fortement tourné en dedans. Mais il en est tout autrement chez les individus qui tout au début s'appuient pour marcher sur le bord interne du pied : chez eux en effet il se développe rapidement un fort degré de pes valgus, qui rend la marche presque impossible. De vives douleurs apparaissent dans les articulations des pieds ; la marche est chancelante et difficile, et cette combinaison du genu valgum avec le pied valgus entraîne souvent à sa suite des troubles fonctionnels graves.

Le pied plat (pes planus) est une déformation fréquente qui atteint plus souvent les jeunes filles que les jeunes gens, un peu avant l'époque de la puberté, et qui se montre surtout chez les sujets forcés de rester longtemps debout : suivant H. von Meyer, la voûte du pied est formée par le cal-

canéum, le cuboïde, le troisième cunéiforme et le troisième métatarsien ;
l'astragale transmet, pendant la marche, le poids du corps à cette voûte
par l'intermédiaire du calcanéum. Si les os, qui la constituent, sont atrophiés par suite de la pression continue du poids du corps, ou s'ils sont
arrêtés dans leur développement, la résistance de cette voûte diminuera ;
le relâchement ou l'allongement des ligaments à la plante du pied n'intervient en rien ; des recherches comparatives précises établissent d'ailleurs
l'absence de tout relâchement. Cette diminution de la résistance de la voûte
a pour résultat immédiat un changement de forme du pied, à la suite
duquel l'articulation s'affaisse en dedans (von Meyer). Dans cet acte, l'astragale surchargé intervient comme facteur principal ; il descend sur la
poulie du calcanéum, subit en même temps un mouvement de torsion par
suite duquel son axe transversal devient oblique dans l'articulation tibio-
tarsienne. Si cette torsion atteint un certain degré, le centre de gravité du
corps tombera en dedans du bord interne du pied, de ce point d'appui, et
ainsi se produira un affaissement de la voûte en dedans. Dans la forme
complète du pied plat, la plante du pied touche le sol par une surface
beaucoup plus grande que normalement ; les surfaces articulaires sont
déplacées et la pression éprouvée par celles-ci est inégalement répartie.
Comme le développement du squelette n'est pas encore terminé, quand le
pied plat apparaît, le déplacement des os du pied a toujours pour résultat un accroissement asymétrique, irrégulier des surfaces articulaires
(Henke, von Meyer, etc.) qui est suivi d'une déformatien définitive. Cette
malformation est très fréquente ; elle peut être consécutive au genu
valgum et aux déviations rachitiques de la jambe, mais elle se montre
plus souvent spontanément et est assez rapidement alors compliquée de
douleurs vives. Par conséquent, le pied plat constitue, même à un degré
léger, une affection très pénible et compromettante au point de vue fonctionnel.

Si l'on attribue surtout la scoliose, le genu valgum et le pied plat à l'influence d'une pression contraire sur les os en voie de développement, l'expérience démontre d'autre part que ces déviations ne se produisent que
chez un nombre relativement petit d'individus soumis à ces causes nuisibles,
ce qui donne la conviction que, outre la faiblesse musculaire, il faut qu'il
existe encore une faiblesse individuelle du système osseux, une sorte de
ramollissement particulier des os. Pour ce qui concerne les déformations du
genou Mikulicz a démontré à l'évidence l'influence du rachitisme, et je ne
puis, quant à moi, me départir absolument de cette pensée, qu'un léger
degré de rachitisme intervient dans la production des autres déviations
citées. C'est là une manière de voir que certains auteurs, Lorinser, par
exemple, ont émise tout d'abord relativement à l'étiologie de la scoliose.
Je crois néanmoins que le pied plat peut se montrer sans trace de rachitisme, chez les enfants forcés de bonne heure à une station debout prolongée et à une marche excessive.

Si l'on tient compte des résultats des recherches modernes, on ne peut
plus guère admettre, comme autrefois, que la rétraction et le relâchement
des ligaments articulaires soient primitifs dans ces déviations, bien que ces

processus surviennent nécessairement, comme manifestations secondaires, dans les déformations des surfaces articulaires.

3. — *Difformités consécutives à la contracture ou à la paralysie de certains muscles ou de certains groupes de muscles.*

Nombreux sont les cas qui rentrent dans cette catégorie. D'abord certains processus inflammatoires aigus, siégeant dans la substance musculaire ou bien dans son voisinage immédiat, dans sa gaine, peuvent donner lieu à des contractures, par cette seule raison que l'extension du muscle enflammé donne lieu à de vives douleurs. Il en est ordinairement ainsi dans les abcès profonds du cou, à la suite desquels la tête tend à s'incliner vers le côté malade, au point que le patient, en dépit de ses efforts et de sa volonté, ne parvient pas à la redresser; ce n'est qu'en ayant recours à la narcose qu'on arrive dans ce cas à rétablir la position normale. C'est ainsi encore que j'ai vu, à la suite d'un abcès du mollet, un pied se fixer dans la position du pied équin. Une inflammation aiguë du psoas, psoïtis avec péripsoïtis, a pour résultat une forte flexion de la cuisse. Les cicatrices musculaires, consécutives à des abcès, donnent lieu à de véritables raccourcissements. Il faut encore faire rentrer dans ce groupe les contractures de Volkmann, dites ischémiques, qui résultent d'un arrêt prolongé de la circulation artérielle des muscles (ainsi, à la suite de bandages compressifs, après l'application de la bande Esmarch, etc.) analogue à la rigidité cadavérique; cette contracture est généralement difficile à vaincre. L'irritation directe des nerfs due à une maladie du système nerveux central, peut produire une contracture persistante; en pareil cas, si le cerveau est entrepris, la thérapeutique peut bien peu de chose. Dans la carie de la colonne vertébrale, compliquée de l'inflammation des cordons antérieurs, on voit parfois survenir des contractures et des paralysies des muscles des extrémités; j'ai vu, dans un cas de l'espèce, la guérison complète survenir spontanément. On rencontre encore des contractures de nature réflexe : j'en ai vu à la hanche, à la main, au pied, surtout chez des individus jeunes, du sexe féminin ; ces contractures étaient dues dans certains cas, à une chute sur la partie intéressée, et étaient souvent compliquées d'hystérie. Ce qui les caractérise, c'est qu'elles disparaissent complètement pendant le sommeil et pendant la narcose. Enfin nous arrivons aux cas les plus fréquents de ce groupe, aux contractures dites paralytiques, qu'on observe surtout chez les enfants atteints de paralysies partielles ou totales consécutives à la méningite et à l'encéphalite (paralysie infantile, dite essentielle). Ces contractures qu'on ne rencontre guère qu'aux extrémités inférieures, peuvent être simples ou doubles. Une jambe complètement inerte se trouve toujours, quand elle est suspendue, dans une position telle, par suite de sa construction mécanique, que le pied est dans la flexion plantaire et un peu tourné en dedans; vous pouvez aisément vous convaincre de ce fait sur le cadavre. Si la rigidité cadavérique survient pendant que les membres sont étendus sur un plan horizontal vous trouverez toujours les pieds fixés dans la position légèrement équino-varus. La même chose a lieu chez les individus qui sont restés longtemps au lit, sans se servir des muscles de leurs extrémités inférieures. Si le pied n'est pas changé de place, s'il reste toujours dans cette même position, alors le talon se relèvera de plus en plus en même temps que le bord externe du pied subira un mouvement de rotation qui l'inclinera davantage en dedans. Cette position anormale deviendra peu à peu définitive, parce que les ligaments de la partie postérieure du pied, les muscles du mollet, le tendon d'Achille, l'aponévrose qui les recouvre, se rétracteront, ou bien parce qu'ils se développeront avec plus de lenteur. Peu à peu les surfaces articulaires se modifieront à leur tour, ainsi que la forme des os, qui, comme nous l'avons dit déjà, n'auront plus à supporter une pression régulière, et il deviendra de plus en plus difficile, sinon impossible, de replacer le pied dans la position normale. La difficulté qu'on éprouve à faire l'extension, difficulté qui provient du raccourcissement et de la rétraction des muscles et des tendons, a fait naître l'idée que, même dans les cas où tous les muscles de la jambe étaient paralysés, le muscle gastrocnémien avec le tendon d'Achille étaient contractés. On tirait de là cette conclusion qu'il n'y avait que les muscles extenseurs qui fussent complètement paralysés, et que leurs antagonistes, étant encore un peu soumis à l'influence de l'innervation, agissaient seuls sur le pied. Ainsi prit naissance la théorie des contractures antagonistes, développée surtout par Delpech, et étayée particulièrement sur le cas où la parésie et la paralysie sont inégalement réparties sur certains groupes de muscles. Ce fut Hueter qui démontra le premier que c'était la position résultant du poids des membres paralysés et la fixation dans cet état qui donnait lieu aux contractures, et que ces prétendues contractures antagonistes n'étaient nullement des contractions musculaires actives, et n'avaient d'autre raison qu'un arrêt de développement et qu'une atrophie analogue à celle qu'on observe dans le pied bot congénital. Si nous examinons de près les observations relatives aux paralysies des membres, nous trouvons que, chez les individus qui sont constamment dans la position assise, les jambes pendantes et les cuisses fléchies, il se produit une contracture des fléchisseurs du genou et de la cuisse. Et si ces patients, dont les membres sont en partie paralysés, ont encore assez de force pour circuler à l'aide de béquilles, c'est que les mouvements articulaires peuvent encore s'effectuer dans les limites fixées par leurs points d'arrêts naturels; vous pouvez vous convaincre de ce fait sur le cadavre, quand il n'existe pas de rigidité.

Le pied qui s'appuie sur le sol, chargé du poids du corps, se dévie en dehors (pes plano-valgus paralyticus), le genou se plie en avant (genu antecurvatum), le tronc se porte en avant de la hanche jusqu'au soutien constitué par le membre encore sain, la béquille ou la canne. Ainsi se produisent, sous l'influence du poids du corps (Volkmann), ces positions des membres qui peu à peu deviennent définitives, et qui, chez les individus jeunes, ont à la longue une influence marquée sur l'état des surfaces articulaires. Alors qu'autrefois on en était réduit à des hypothèses très compliquées, bien peu en rapport avec les faits, pour se rendre compte de ces déformations, on en est arrivé aujourd'hui à trouver leur explication naturelle dans les lois mécaniques.

4. — *Diminution de la mobilité articulaire consécutive à la rétraction des aponévroses et des ligaments.*

L'immobilisation prolongée d'un membre, lors même qu'elle ne dépend pas, comme précédemment, d'une maladie des muscles ou des nerfs, peut donner lieu à la contracture des aponévroses.

Ainsi un individu qui pendant un an et demi avait tenu la jambe et la

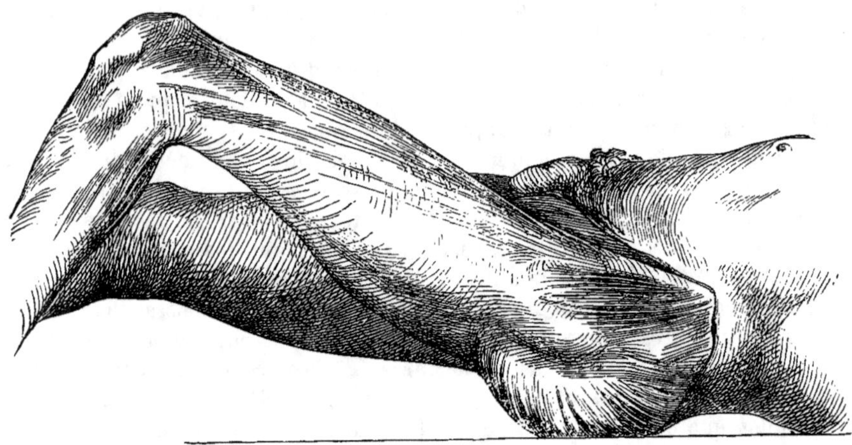

Fig. 113. — Contracture du fascia lata dans un cas de coxitis. Dessin d'après Froriep.

cuisse gauches fléchies à cause d'une suppuration des glandes inguinales, se présenta à notre clinique, guéri de son bubon, parce qu'il n'était plus capable d'étendre la jambe.

Il faut noter encore le retrait dont le fascia lata peut être l'objet après un repos de quelques mois, retrait qui peut atteindre un degré tel qu'on ne puisse plus le vaincre ; de même, après la disparition d'une coxitis, alors que l'articulation est complètement intacte, la contracture de la jambe peut constituer un obstacle absolu à l'extension, au point que ces patients boitent parfois durant toute leur vie, ce qui prouve encore une fois combien on doit veiller à la position du membre dans toute inflammation articulaire.

5. — *Contractures cicatricielles.*

Précédemment déjà nous avons parlé à plusieurs reprises de la rétraction cicatricielle ; elle provient de ce que le néoplasme inflammatoire qui prend naissance dans la plaie cédant de plus en plus ses parties liquides, la formation originairement gélatineuse se ratatine peu à peu en tissu conjonctif sec et se rétracte fortement, comme tout corps en voie de dessiccation. Plus la surface couverte par la cicatrice est grande, plus la rétraction agissant en tous sens est forte ; toutes les plaies accompagnées d'une destruction étendue de la peau auront donc pour conséquence des rétractions cicatricielles fort étendues, et comme il est rare que d'autres lésions entraînent

des destructions aussi vastes que les brûlures, ce sont ordinairement les cicatrices provenant de ces dernières qui déterminent les plus fortes déformations. Il dépend naturellement beaucoup de la situation de la cicatrice
qu'elle ait des effets fâcheux, et qu'elle devienne une cause de déformation
ou de tiraillements. Les cicatrices du côté de la flexion des articulations
peuvent empêcher, si elles s'étendent fort loin dans le sens de la longueur,
l'extension complète. Les cicatrices étendues du cou occasionnent la dévia-

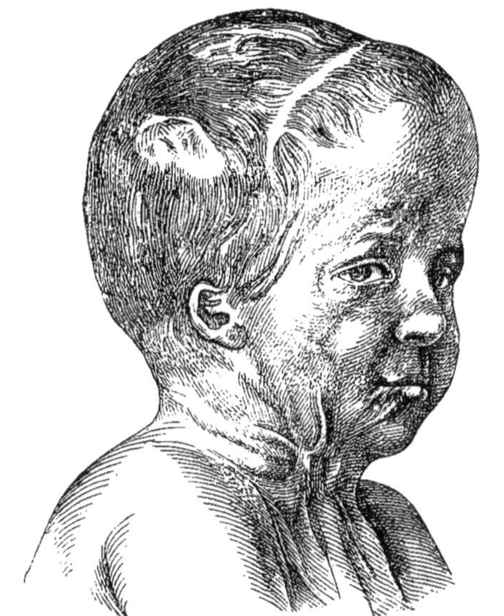
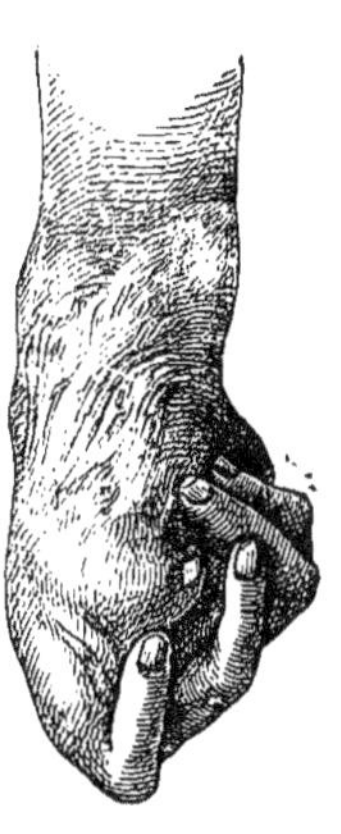

Fig. 114.   Fig. 115.

Contractures cicatricielles consécutives à des brûlures.

tion et la fixation de la tête dans le sens du côté lésé (fig. 114); des cicatrices de la joue peuvent déformer la bouche et la paupière inférieure, des
cicatrices du dos de la main et du pied dans le voisinage des articulations
des doigts peuvent avoir pour résultat la fixité et la flexion incomplète
des doigts correspondants (fig. 115).

Il se peut même que des cicatrices d'organes situés plus profondément,
tels que les muscles et les tendons, deviennent une cause de déformations,
et cela se conçoit aisément, les lésions des tendons étant facilement suivies
de la nécrose de ces organes et le tissu cicatriciel se mettant à leur place,
une partie lésée de la sorte, un doigt par exemple, deviendra définitivement
difforme et roide.

Il y a des cas extrèmement rares de pareilles cicatrices musculaires congénitales, produites par l'entortillement du cordon ombilical autour des
extrémités.

Généralement, les extrémités sont dans ce cas, durant la vie fœtale, complètement étranglées, pour ainsi dire amputées; dans d'autres circonstances,
on ne trouve cependant au siège de l'étranglement qu'une atrophie de la
peau d'aspect cicatriciel et une disparition complète de la substance mus-

culaire qui paraît remplacée par une masse de tissu conjonctif, comme dans l'insertion tendineuse. De là des raccourcissements des muscles qui entraînent habituellement des déformations considérables, au pied surtout.

Les cas de torticolis résultant d'un raccourcissement cicatriciel d'un des sterno-mastoïdiens par suite d'une myosite intersticielle aiguë sont beaucoup plus fréquents ; il est très vraisemblable que cette inflammation est le résultat d'un tiraillement et d'une contusion subis par le muscle pendant l'application du forceps ou pendant une extraction violente. On peut constater, en pareil cas, immédiatement après l'accouchement et durant les premières semaines de la vie extra-utérine, une infiltration inflammatoire du muscle, douloureuse et plus ou moins étendue, qui le plus souvent disparaît spontanément en laissant à sa suite un raccourcissement cicatriciel. Parfois, cependant, il se produit un véritable abcès musculaire, qui ne guérit, non plus, qu'en donnant lieu à la formation d'un tissu cicatriciel rétractile.

Quoique dans ce qui précède il ait été principalement question des conditions étiologiques qui président au développement des déformations, le diagnostic s'y trouve implicitement renfermé, de sorte que nous n'aurons pas à nous en occuper davantage. — Quant au pronostic de ces anomalies, tout dépend naturellement de la possibilité d'éloigner les causes ; le *traitement* sera donc naturellement aussi varié que ces causes elle-mêmes.

La première indication qui semble devoir se présenter à l'esprit lorsqu'il s'agit de remédier à des contractures, est d'essayer d'*étendre* les parties contracturées ; on pourrait obtenir ce résultat en faisant exercer des tractions plusieurs fois par jour sur les membres contractés Cependant il faut pour ces manœuvres beaucoup de force et de persévérance, et il semble par conséquent plus rationnel d'obtenir cette extension par l'action uniforme d'une *machine*. Les machines à extension, que l'on emploie de nos jours, présentent surtout l'action combinée de la vis et de la roue dentée, mécanisme qui dès les temps les plus reculés avait été mis en usage pour certains appareils chirurgicaux ; les machines peuvent être construites très diversement, mais elles doivent être à la fois légères, solides et bien rembourrées. Elles ne doivent presser fortement nulle part et s'adapter à chaque position du membre ; ces machines sont surtout faciles à construire pour le genou ou le coude ; pour l'épaule et la hanche, on rencontre de grandes difficultés à fixer l'omoplate et le bassin.

Depuis peu de temps on emploie aussi l'extension élastique permanente au moyen de liens ou de bandes de caoutchouc ; c'est un moyen énergique, qui a sur la vis et sur la roue dentée, l'avantage d'agir d'une façon continue.

L'extension pendant la narcose chloroformique peut être mise en usage et, répétée de temps à autre, accélérer la guérison, mais on se gardera d'employer trop de force et on tiendra compte de ce fait, que les muscles qui sont le siège d'une rétraction cicatricielle sont moins extensibles que les muscles normaux, et que, par conséquent, ils ne doivent être allongés que peu à peu. Pour les contractures musculaires, dues à des névroses, l'extension mécanique ne peut guère être employée, tout au plus peut-on s'en servir pour seconder le traitement ; celui-ci doit être surtout dirigé contre l'affection nerveuse qui provoque la contracture. C'est surtout contre les

contractures des ligaments et des aponévroses que le traitement au moyen
d'appareils (l'orthopédie, de ὀρθος, droit, et παις, enfant) trouve son indication.

Dans ces vingt dernières années on a substitué aux machines l'appareil
plâtré et l'extension permanente, moyens qui simplifient le traitement et
qui sont bien plus à la portée du médecin pratiquant qu'ils ne l'étaient autrefois. Je dois bien renvoyer à la clinique l'étude des avantages de l'une ou
l'autre méthode de traitement dans chaque cas particulier. Les contractures
cicatricielles peuvent assurément être améliorées par l'extension ; toutefois
on réussit rarement à les guérir ainsi complètement. La pression continue,
au moyen d'emplâtres, de bandes ou de compresseurs agit plus efficacement
contre ces dernières que l'extension ; il va de soi qu'à chaque cas particulier
sera approprié l'un ou l'autre de ces moyens. On favorisera beaucoup ainsi
l'atrophie des cicatrices qui se développent spontanément dans le cours des
années. Au moyen du massage direct de la cicatrice, on obtient un résultat
plus rapide que par la pression permanente ; on peut de cette façon faire
disparaître à la longue des contractures cicatricielles considérables, telles
que celles qui sont consécutives aux brûlures. L'extension des cicatrices
est combinée avec la compression dans le traitement des rétrécissements
annulaires de certains conduits, tels que l'urèthre et l'œsophage, par l'introduction de sondes élastiques que l'on appelle aussi bougies (parce que,
autrefois, elles étaient faites avec de la cire) et dont on a soin d'augmenter
graduellement le volume. Ces bougies introduites dans le rétrécissement
sont laissées en place pendant quelque temps.

Les traitements orthopédiques mentionnés jusqu'à présent ne conduisent
pas toujours au but ou n'y conduisent que très lentement ; on a donc
dès le moyen âge songé à diviser les tendons des muscles contractés ou ces
muscles eux-mêmes ; ces opérations ont reçu les noms de *ténotomie* et de
myotomie [1] ; la première est employée beaucoup plus souvent que la seconde.
Autrefois on opérait simplement en divisant d'abord la peau jusque sur le
tendon et ensuite ce dernier lui-même ; la plaie guérissait par suppuration ;
les succès n'étaient pas brillants : ainsi la suppuration pouvait être très
considérable ; il se formait d'épaisses cicatrices qui, à leur tour, ne se laissaient étendre que très lentement. Aussi cette opération ne devint-elle
réellement utile qu'à l'époque où Stromeyer conçut l'idée de la pratiquer
par la méthode sous-cutanée, qui fut ensuite introduite dans la pratique,
sur une vaste échelle, par Dieffenbach, et s'exécute seule encore aujour-
d'hui. — Je vais vous donner une courte description de cette opération
avant d'en discuter les résultats : prenons pour exemple la ténotomie qui se
fait le plus fréquemment, celle du tendon d'Achille. L'instrument dont on
se sert est le *ténotome* de Dieffenbach, qui a la forme d'un scalpel bien
pointu et légèrement recourbé : Vous faites coucher le patient sur le ventre ; un aide fixe la jambe par le mollet ; vous-même saisissez le pied
difforme et tenez le ténotome dans la main droite ; vous le faites pénétrer
dans la peau à côté du tendon, ensuite vous le faites glisser sous la peau
par-dessus ce dernier en dirigeant le tranchant en bas, jusqu'à ce que vous

---

1. De τένων, tendon ; μῦς, muscle ; τέμνω, couper.

ayez dépassé le tendon, sans toutefois perforer la peau ; arrivé là, vous appliquez le tranchant sur le tendon et vous incisez ce dernier ; la division fait entendre un bruit particulier. Immédiatement après, votre main gauche éprouve une secousse particulière, le pied devenant instantanément un peu plus mobile par la section du tendon ; cela fait, vous retirez l'instrument avec précaution. On ferme la plaie cutanée au moyen d'un morceau d'emplâtre et l'on applique une bande afin de fixer provisoirement le pied dans la position pathologique. L'amélioration de la position, qu'on recherche par l'opération, sera obtenue ultérieurement. Vous voyez que, dans cette méthode, la section du tendon est sous-cutanée ; la plaie cutanée peut alors se fermer per primam, sans réaction. — La méthode que nous venons de décrire et que l'on appelle la *ténotomie de dehors en dedans*, est la plus facile pour les commençants, parce qu'on ne risque pas de diviser la peau plus qu'il ne faut. Une méthode plus élégante et plus convenable pour plusieurs cas est la *ténotomie de dedans en dehors*. L'attitude du chirurgien et la manière de tenir le pied sont les mêmes que dans le cas précédent ; la ponction se fait encore de la même manière ; seulement on conduit ici l'instrument au-dessous du tendon, ensuite on tourne le tranchant du ténotome en haut, contre le tendon, et l'on pose le pouce de la main qui opère sur la peau, à l'endroit qui correspond à la pointe de l'instrument pour connaître sa situation et s'assurer qu'il ne traverse pas la peau ; cela fait, on divise le tendon de dedans en dehors, en ayant soin de ne pas trop tendre le pied, afin que le couteau ne soit pas poussé à travers la peau par la secousse qui suit la section du tendon. Cette méthode paraît plus difficile qu'elle n'est en réalité, cependant elle exige, comme en général toutes les opérations, des exercices préliminaires sur le cadavre. — Après l'opération, il sort ordinairement très peu de sang de l'ouverture cutanée ; quelquefois cependant la perte peut être assez considérable, parce que chez un certain nombre d'individus un rameau assez important de la tibiale postérieure côtoie le tendon et se trouve divisé en même temps. — Si l'hémorrhagie est très peu considérable, il suffit de coller sur la plaie un morceau de taffetas d'Angleterre que l'on peut fixer mieux encore avec du collodion ; l'hémorrhagie est-elle plus forte, on recouvre la plaie d'une petite compresse et on entoure le pied d'une bande qui remonte jusqu'au mollet ; de cette façon l'hémorrhagie s'arrête toujours. — Cet appareil est enlevé après vingt-quatre heures, pour être remplacé par un morceau d'emplâtre diachylon. — Presque toujours la guérison se fait par première intention ; au bout de trois à quatre jours la plaie extérieure est fermée. Quelquefois cependant il y a suppuration ; alors la région rougit, enfle, devient sensible ; la plaie laisse échapper du pus, et du côté opposé il peut se développer un abcès, qu'il est nécessaire d'ouvrir ; en supposant même qu'il n'y ait pas de suites fâcheuses, cette suppuration peut cependant se prolonger pendant deux à trois semaines et rendre le succès de l'opération fort douteux, parce qu'il se passera bien du temps avant que la cicatrice assez épaisse qui en est le résultat se prête à une extension. — Immédiatement après la ténotomie, vous sentez à l'endroit qui correspond à la section une dépression, parce que le muscle se contracte dès que son tendon a été divisé ; il suffit de vingt-quatre heures pour faire disparaître cet enfoncement qui, au bout de quelques jours, est même remplacé par un gonflement. Petit à petit ce gonflement diminue, et au plus tard quinze jours après une ténotomie guérie normalement, le tendon paraît complètement rétabli. Les phénomènes qui caractérisent ce processus curatif ont été beaucoup étudiés par voie d'expérimentation; autrefois on croyait y reconnaître quelque chose de tout particulier; la guérison se fait ici comme partout et elle ressemble le plus à la guérison des nerfs et des os. Une fois le tendon coupé et le muscle se contractant, il devrait se produire un espace vide à l'endroit divisé si la pression atmosphérique n'avait pas pour effet immédiat de faire pénétrer le tissu conjonctif environnant dans l'espace compris entre les deux bouts tendineux; cet espace se trouve ainsi rempli; ce tissu devient ensuite, comme dans tout traumatisme, le siège d'une infiltration séreuse et plastique, et d'une vascularisation abondante; le tissu conjonctif qui environne les bouts tendineux subit une métamorphose semblable, et, de cette façon, ces bouts se trouvent entourés et réunis par la néoplasie inflammatoire qui se développe dans le tissu conjonctif environnant, absolument comme les fragments d'un os sont réunis par le cal externe, à cela près que, dans le cas présent, le cal externe pénètre même entre les bouts tendineux, l'absence d'un canal médullaire rendant impossible la formation dans les tendons d'un cal interne. L'aspect que la lésion présente à cette période (à peu près au quatrième jour) est le suivant (fig. 116).

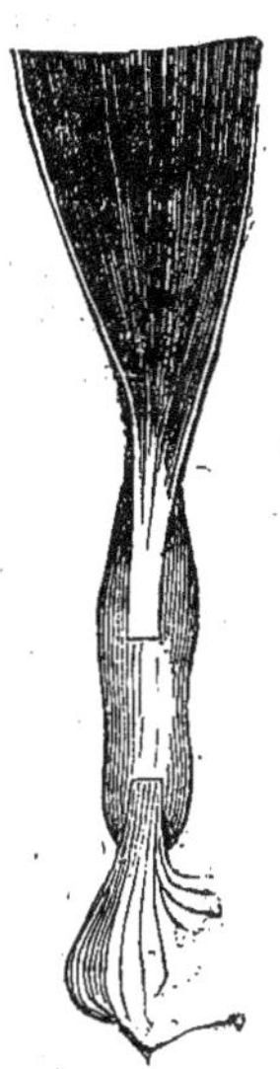

Fig. 116. — Tendon divisé par la méthode sous-cutanée, examiné le quatrième jour. Dessin schématique au tableau.

Cette réunion provisoire devient bientôt définitive, le néoplasme inflammatoire se transformant en tissu conjonctif; pendant ce temps, la néoplasie s'est développée un peu dans les bouts tendineux eux-mêmes, et son produit se confond avec la masse intersticielle nouvellement formée. Celle-ci se rétracte peu à peu très fortement, devient ferme et prend le caractère du tissu tendineux; ainsi le tendon se régénère complètement. — Ce processus, toutefois, ne marche pas toujours avec la rapidité que nous venons d'indiquer; il peut arriver, au contraire (comme cela s'observe aussi sur les fractures), qu'il soit retardé par un extravasat sanguin plus ou moins fort, qui se dépose entre les extrémités tendineuses; cet extravasat, entouré par le néoplasme inflammatoire, ne s'organise qu'en partie et doit être résorbé presque en totalité avant qu'une régénération complète du tendon puisse avoir lieu. Des extravasats sanguins étendus peuvent, à raison de leurs proportions et de la lenteur de leur résorption, non seulement entraver la guérison, mais encore, quand il y a eu infection pendant l'opération, donner lieu à la suppuration ou à la décomposition. — Quant à la myotomie, on peut lui appliquer tout ce que nous venons de dire de la ténotomie et du processus curatif qui se développe à sa suite.

Vous venez de voir que les tendons se régénèrent complètement et que la substance intermédiaire cicatricielle se contracte très fortement, et, par conséquent, se raccourcit ; vous vous étonnerez donc aussi, non sans raison, qu'après une observation pareille on puisse encore songer à faire cette opération, puisque le tendon ne peut guère en être allongé. A cela je réponds que la ténotomie n'offre aucun avantage direct, ou du moins qu'un avantage peu considérable pour la guérison des contractures, et qu'on doit même éviter, au début, d'éloigner l'une de l'autre les extrémités coupées du tendon, afin que leur réunion puisse se faire exactement. Ce n'est qu'après quatorze jours, quand la cicatrisation est achevée, qu'on entreprend le redressement du pied ; on trouve alors une cicatrice tendineuse souple et extensible, tandis que ni le tendon du muscle contracté, ni ce dernier lui-même n'étaient susceptibles d'un allongement. La différence est, en définitive, la même qu'entre un os sain et un cal encore mou. Il en résulte que la ténotomie ne peut être suivie de succès que grâce au traitement orthopédique ultérieur ; elle favorise essentiellement ce traitement et le rend souvent seul possible, si les muscles, les aponévroses et les ligaments rétractés résistent à toute extension. On ne doit donc pas laisser la cicatrice du tendon divisé arriver à une rétraction complète ; il faut, au contraire, la distendre tant qu'elle est encore récente ; dix à douze jours après la section du tendon dans le pied bot, le traitement orthopédique peut déjà être institué, soit que vous vouliez faire l'extension continue à l'aide de machines, soit que vous vous proposiez de redresser le membre et de le maintenir à l'aide d'un appareil plâtré. La ténotomie *sous-cutanée* seule a rendu possibles les bons résultats de ces traitements ; ici la guérison marche très rapidement et il se produit une cicatrice extensible : si la plaie vient à suppurer longuement, si la peau s'affecte également, alors la cicatrice, longtemps fragile, ne se laissera peut-être étendre qu'au bout de six à huit semaines, parce que si on voulait le faire plus tôt, on la déchirerait en même temps que la peau et on la ferait suppurer de nouveau. — On conçoit que la ténotomie n'est pas indispensable pour la guérison de tous les pieds bots, surtout pour celle des pieds bots peu prononcés ; mais il est tout aussi certain que la ténotomie favorise le traitement orthopédique des formes graves de cette difformité. — Ce qui précède vous permet déjà de juger que l'indication de la ténotomie et celle du traitement orthopédique se trouvent assez souvent réunies ; cette simultanéité n'est pas absolue, il est vrai ; le champ de la ténotomie est tantôt restreint, tantôt plus vaste. Il est évident qu'on peut toujours diviser par la méthode sous-cutanée tout tendon fortement tendu ; mais la question est de savoir si l'on fait toujours bien de procéder à cette opération. Je ne saurais passer en revue ici tous les cas qui peuvent se présenter ; cependant je vais vous nommer les tendons que l'on divise le plus souvent : au cou, les deux chefs du sterno-cléido-mastoïdien à leurs points d'insertion, au sternum et à la clavicule ; au bras, on fait rarement la ténotomie, je la déconseille formellement aux doigts et aux orteils ; *les tendons pourvus de gaines tendineuses bien développées* ne se prêtent généralement pas à cette opération ; dans ces cas, la guérison ne peut être obtenue aussi facilement que pour les tendons simplement entourés d'un tissu cellulaire lâche, et cela pour des raisons anatomiques que vous pourrez facilement saisir ; ordinairement, la suppuration survient ici avec ses suites les plus fâcheuses, ou bien les bouts tendineux restent séparés. A la hanche, dans la coxalgie, on peut diviser l'adducteur contracté à son origine, toutes les fois que sa contracture ne peut être vaincue dans le narcotisme chloroformique ; on peut en dire autant du biceps fémoral, du demi-tendineux et du demi-membraneux, que l'on divise tout près de leurs points d'insertion au péroné et au tibia. Au pied, on divise le plus souvent le tendon d'Achille, et aussi, quoique selon moi avec un dommage réel pour la mobilité ultérieure du pied, le tendon du tibial antérieur et du tibial postérieur parfois contracté, enfin les tendons des muscles péroniers. Dans l'extension forcée des ankyloses, on usait autrefois largement de la ténotomie, mais aujourd'hui on peut, pour ainsi dire, complètement se passer de cette opération ; si, par exemple, dans une ankylose du genou, les muscles sus-nommés ne sont pas adhérents à une cicatrice, ils céderont toujours petit à petit dans le sommeil produit par le chloroforme, si toutefois ils méritent encore le nom de muscles, c'est-à-dire s'ils ne sont pas déjà transformés en simples cordons de tissu conjonctif, ce qui, soit dit en passant, est rare. — La ténotomie trouve encore son application dans une série d'autres cas. (Je ne parle pas ici de la ténotomie des muscles contractés de l'œil, ou opération du strabisme qui doit être traitée dans les cours d'ophthalmologie.) — On peut quelquefois se trouver dans le cas de faire la ténotomie pour remédier aux contractures paralytiques ; on se propose alors de rendre les muscles contracturés incapables pour un certain temps de fonctionner, d'allonger plus tard leurs tendons par extension et de procurer ainsi aux antagonistes frappés de parésie une plus grande liberté d'action ; aucune force ne les contre-balance plus alors, ou du moins si une pareille force existe encore, elle est beaucoup moindre et l'équilibre peut être rétabli. Si la paralysie est complète, la ténotomie du muscle contracturé ne peut avoir pour but que de placer le pied dans une position favorisant l'application d'appareils prothétiques, soutenant le poids du corps.

La *section sous-cutanée des aponévroses* n'a pas pris une grande extension ; souvent on fait avec succès la section du cordon formé par le fascia lata dans les flexions forcées de la cuisse, ce cordon se laissant très difficilement étendre ; l'aponévrose plantaire, si elle est tendue, peut aussi quelquefois être divisée avec succès dans le pied bot.

La section de l'aponévrose est abandonnée dans une affection où elle semblerait rendre le plus de services : je veux parler de la contracture de l'aponévrose palmaire, maladie que je n'ai pas encore mentionnée, et sur la nature de laquelle on ne sait rien de certain. La rétraction de cette aponévrose détermine une contraction vers la paume de la main de quelques doigts d'abord, puis peu à peu, de tous les doigts, de sorte que la main ne peut plus guère servir. Dupuytren a employé contre cette contracture la section de l'aponévrose palmaire. Je dois cependant vous déconseiller cette opération ; d'habitude, elle est suivie d'une telle suppuration que l'on doit s'estimer heureux si l'on conserve le membre, et la contracture n'est pas moindre qu'avant.

D'après la plupart des chirurgiens, le pronostic de cette maladie, du moins quand elle atteint un degré considérable, est tout à fait défavorable. Récemment, Barbieri a obtenu, dans un cas de moyenne gravité, un succès marqué au moyen de l'extension mécanique et du massage, mais le traitement doit être continué au moins un an pour que le résultat soit durable.

La section des ligaments ne s'exécute pas très souvent; cependant on a divisé maintes fois, dans des cas de pieds bots, les petits ligaments qui réunissent les os du tarse, et qui étaient tendus. B. Langenbeck a introduit en chirurgie la section du ligament latéral externe du genou, chez les individus à jambes cagneuses (genu valgum); on ouvre toujours momentanément l'articulation. Actuellement, cette opération n'est pratiquée que très rarement parce que, dans les déviations légères, elle n'est pas nécessaire et que, dans les cas graves de genu valgum, d'autres méthodes sont employées.

L'idée de diviser aussi les cicatrices rétractées doit naturellement se présenter à l'esprit. Mais ne serait-il pas bien plus sage alors de ne pas laisser, de prime abord, la rétraction cicatricielle arriver au point de permettre aux désordres fonctionnels de se produire? Ne vaudrait-il pas bien mieux, pendant le processus curatif d'une grande plaie, au pli du coude, par exemple, fixer le bras dans l'extension pour empêcher la rétraction par la cicatrice? L'intention est certainement bonne, mais le succès suit rarement un traitement aussi pénible; d'abord ces plaies, dans lesquelles la rétraction cicatricielle ne peut s'effectuer, guérissent très difficilement, et lorsque enfin la guérison s'est faite et que le membre reste abandonné à lui-même, la rétraction ne s'en fait pas moins après coup. Tous les chirurgiens qui ont essayé, par un procédé orthopédique, d'empêcher la rétraction cicatricielle pendant la guérison de la plaie, sont convaincus de l'inefficacité absolue de pareilles tentatives.

Je vous conseille donc de laisser guérir la plaie comme elle doit; vous aurez déjà assez de peine à obtenir la guérison des grandes brûlures chez les enfants, même en agissant de la sorte, car, de toute manière, elles guérissent difficilement et prennent facilement un caractère ulcéreux. Après des mois et souvent des années seulement la cicatrice, à mesure que ses vaisseaux s'oblitèrent et que son tissu ressemble davantage au tissu cellulaire sous-cutané (et surtout une fois qu'elle se sépare en une espèce de derme et en tissu cellulaire sous-dermique), la cicatrice, dis-je, perd sa raideur, devient plus extensible, plus résistante, se rétracte de plus en plus au point de n'être souvent, vers la fin, qu'un mince cordon, enfin déplace et tend de plus en plus la peau environnante. De là résulte que la mobilité s'accroîtra d'elle-même avec le temps, si toutefois la cicatrice a entravé les mouvements au commencement. Déjà je vous ai exposé la manière de seconder cette diminution de la cicatrice par la compression, l'extension et le massage. Lorsque la cicatrice est enfin réduite à ses plus faibles proportions, il y a quelquefois avantage à l'exciser soit totalement, soit partiellement et petit à petit, mais toujours de telle sorte qu'après chaque excision vous obteniez une guérison par première intention, qui substitue au cordon épais et à peine extensible, une cicatrice fine et linéaire beaucoup plus facile à étendre que la cicatrice primitive; si cependant ces opérations étaient suivies d'une suppuration et d'un large écartement des bords de la nouvelle plaie, le succès serait fort douteux; il se produit de nouveau une plaie large, couverte de granulations et suivie d'une guérison lente, une cicatrice qui ne le cède en rien à la précédente sous le rapport de la largeur, de la longueur et de la solidité. Il résulte de là que vous ne pouvez employer le procédé de l'excision que sur les cicatrices tout à fait rétractées et réduites à l'état d'un mince cordon. Lorsqu'il s'agit, au contraire, d'enlever des cicatrices qui restent larges, comme, par exemple, on les rencontre au cou après des brûlures, l'excision ne suffit plus et l'on est forcé de transporter à la place de la cicatrice un lambeau de la peau circonvoisine que l'on cherche à réunir avec les bords de la perte de substance, et qui se laisse étendre ; cela peut se faire, soit par le simple glissement de la peau du voisinage, soit par la transplantation d'un lambeau, d'après les principes de l'autoplastie, sur lesquels il m'est impossible de m'appesantir en ce moment. Les essais faits par Reverdin dans le but de remplacer la peau perdue par des transplantations épidermiques, ne réussissent malheureusement qu'exceptionnellement. Les parties transplantées reprennent bien, mais, généralement, elles se mortifient, sans qu'on sache pourquoi, quelques semaines plus tard.

Il nous reste à parler du traitement des déformations qui résultent des contractures musculaires consécutives aux paralysies complètes ou incomplètes. Je vous ai déjà dit que, dans ces cas, on peut avoir recours à la ténotomie, mais simplement à titre d'adjuvant ; le fond du traitement devra toujours être dirigé contre les paralysies. De la curabilité de ces dernières dépendra celle des contractures et des déformations qui en résultent. Ici s'ouvre le vaste champ de la pathologie des nerfs, que vous apprendrez à mieux connaître dans les cours de pathologie interne et dans la clinique médicale. Il y a beaucoup de cas dans lesquels vous renoncerez *a priori* à tout traitement de la paralysie ; lorsqu'il y a tumeur du cerveau, apoplexie, encéphalite chronique, déchirure traumatique de la moelle épinière, déchirures étendues des nerfs, la thérapeutique sera, en général, assez impuissante. Cependant il existe des cas d'inflammation de la moelle épinière, avec parésie des extrémités inférieures, surtout chez les enfants, qui permettent un pronostic relativement assez favorable. D'une part, le traitement interne par l'huile de foie de morue et le fer, les bains de malt ou les bains salins, et surtout le temps, peuvent exercer dans ces cas une action très favorable sur la marche régressive des modifications, malheureusement encore peu connues, survenues dans la moelle épinière, et, de l'autre, les muscles eux-mêmes peuvent être soumis à une excitation qui les ranime ; les cas qui permettent l'espoir du succès sont surtout ceux dans lesquels il n'y a pas de paralysie complète, pas de paraplégie, mais simplement parésie de quelques groupes musculaires. Deux moyens sont surtout indiqués : 1° *la gymnastique ;* 2° *l'électricité.* La gymnastique consiste à éveiller la contractilité engourdie, peu développée, par la volonté concentrée sur les muscles frappés de parésie. Des mouvements déterminés sont exécutés régulièrement et à des heures fixes ; ce but est très bien rempli par la « gymnastique suédoise » que l'on a introduite dans ces derniers temps, et qui consiste à faire exécuter au malade certains mouvements musculaires, pendant que le gymnaste oppose une légère résistance à ces mouvements. On emploie aussi, dans le même but, des appareils construits de façon à suppléer à l'intervention du gymnaste et qui mettent en action certains groupes de muscles au moyen de poids que l'on peut augmenter successivement. Cette gymnastique est avantageusement encore combinée au massage, qui, dans ces cas, agit surtout en augmentant l'énergie fonctionnelle et l'activité de la circulation. Dans la paralysie complète cette méthode peut être encore employée, le gymnaste imprimant alors des mouvements aux muscles paralysés, au moyen de certains appareils, et sans la coopération du patient.

Le deuxième moyen que nous avons à notre disposition, est l'électricité. Son emploi a également réalisé de nombreux progrès dans les temps modernes. Les appareils dont on se sert ont été beaucoup simplifiés, rendus plus transportables et disposés de telle manière que le courant peut être renforcé ou affaibli à volonté. En outre, on a réalisé des progrès dans la manière d'appliquer l'électricité; autrefois, en effet, on électrisait indifféremment un ou plusieurs muscles d'une extrémité, en appliquant les pôles tantôt à tel endroit, tantôt à tel autre; aujourd'hui, on sait électriser chaque muscle isolément; sous ce rapport, un médecin français, Duchenne de Boulogne, a fait des travaux très méritoires. Les points où il faut appliquer les pôles ou un pôle pour forcer tel ou tel muscle à se contracter ont été d'abord trouvés par Duchenne d'une manière purement empirique; plus tard, Remak a démontré que ce sont ordinairement ceux où la branche nerveuse motrice la plus forte pénètre dans le muscle. De nos jours, Ziemssen et Erb ont fait des travaux extrêmement remarquables sur l'électrothérapie; leurs livres se distinguent autant par l'utilité pratique que par l'érudition. — Le traitement consiste à faire journellement une ou deux séances pendant lesquelles on électrise méthodiquement tantôt un muscle, tantôt un autre; ces séances peuvent durer une demi-heure ou trois quarts d'heure; il ne faut pas qu'elles soient trop longues, afin que la faible activité nerveuse ne soit pas anéantie par une irritation trop forte; on pourrait aussi faire beaucoup de mal en employant un courant trop énergique; il faut toujours qu'un médecin dirige le traitement et fournisse des indications très précises sur la durée des séances et le degré de force du courant. Ordinairement on reconnaît bientôt jusqu'à quel point les muscles qui peutêtre ne pourraient exécuter aucun mouvement spontané, se contractent encore à la suite de l'irritation électrique; on ne doit pas perdre courage, même alors que, dans les premières séances, on n'a obtenu aucune contraction; souvent on n'en voit apparaître qu'au bout d'un certain temps et quand l'électricité a eu le temps de développer son influence.

Un moyen très ingénieux de remédier aux contractures a été inventé et utilisé avec beaucoup de succès dans ces derniers temps par Barwell. Ce moyen consiste à exercer une traction continue dans la direction suivant laquelle les muscles fonctionnent d'une manière incomplète; ainsi, dans le pied bot, on applique, au moyen de bandelettes de diachylon, une forte bande de caoutchouc, qui part du bord externe du pied, et remonte de là jusque sur le bord externe du tibia, immédiatement au-dessous du genou, et qui agit par une traction continue, comme un muscle artificiel. Ce moyen, qui a été mis en usage par Billroth, Lücke, Volkmann, etc., me paraît très rationnel dans certains cas, et mérite d'être expérimenté sur une grande échelle.

Dans ces derniers temps, on a cherché à guérir par une opération ces contractures paralytiques, en transplantant les tendons des muscles capables de fonctionner aux points d'insertion des muscles paralysés et en les fixant dans cette position au moyen de la suture. C'est ainsi que Nicoladoni a réuni par la suture le tendon du muscle péronier non paralysé au tendon d'Achille, et il a ainsi obtenu un résultat fonctionnel excellent. Malheureusement, ce procédé ne peut être employé que dans un nombre de cas restreint. D'habitude, on en est réduit à faire faire, pour le patient, un appareil à attelles, qui donne au membre une certaine solidité que les muscles ne peuvent lui donner; cela suffit parfois à mouvoir quelques muscles, et à rendre, par exemple, la marche possible. Les appareils qui servent de soutien à l'extrémité ne doivent pas toujours être considérés comme un moyen extrême, mais ils peuvent seconder le traitement comme une véritable gymnastique, en permettant aux patients de circuler, même à l'aide de leurs muscles parésiés. Au moins le malade, quoique soutenu artificiellement, se sert de ses muscles, tandis qu'étant couché ou assis continuellement il les laisse inactifs et toujours plus disposés à s'atrophier. De plus, ces appareils ont encore cela de bon qu'ils étendent les jambes et placent le pied à angle droit, ce qui empêche la production des contractures. La gymnastique, le massage, l'électricité, les muscles artificiels, et les appareils à attelles, combinés avec des traitements internes rationnels et surtout avec des cures d'eaux minérales convenables, peuvent rendre des services positifs aux malades, et, s'il est vrai que beaucoup de ces cas sont incurables, il y en a cependant dans le nombre quelques-uns de curables et d'autres qui peuvent être sensiblement améliorés.

CHAPITRE XX

DES VARICES ET DES ANÉVRYSMES

———

QUARANTE-DEUXIÈME LEÇON

Varices : Formes diverses, causes de leur production, régions où elles se développent de préférence. — Diagnostic. — Calculs veineux. — Fistules variqueuses. — Traitement. — Varices lymphatiques. — Lymphorrée.
Anévrysmes : Processus inflammatoire dans les artères. — Anévrysme cirsoïde. — Processus athéromateux. — Différences de formes des anévrysmes. — Modifications ultérieures de l'anévrysme. — Symptômes, conséquences. — Considérations étiologiques. — Diagnostic. — Traitement : compression, ligature, injections styptiques. Électropuncture. Extirpation.

Par varices on entend des dilatations veineuses; ces ectasies peuvent avoir diverses formes, elles se font généralement aussi bien dans le sens de l'épaisseur que dans celui de la longueur du vaisseau. Un allongement ne peut cependant se produire qu'autant que le vaisseau se déjette latéralement et prend une disposition sinueuse, comme cela se remarque aussi en cas d'inflammation pour les petits vaisseaux. Dans certains cas, l'allongement est moins remarquable, et le diamètre transversal n'est pas non plus uniformément augmenté, mais on trouve en divers endroits, surtout au niveau des valvules, des dilatations en fuseau ou en sac. Les grosses veines du tissu cellulaire sous-cutané sont celles qui offrent le plus souvent ce genre d'affection; d'autres fois, ce sont surtout les veines musculaires profondes, et souvent les unes et les autres à la fois. Mais il y a aussi des varices qui occupent les veines les plus petites et à peine visibles de la peau elle-même; il n'est pas rare que ces veines deviennent seules malades, d'où résulte alors une coloration d'un bleu clair uniforme et une apparence bosselée de la peau. Par suite de ces dilatations veineuses qui se développent d'une manière très lente, les capillaires laissent exsuder plus de sérum qu'à l'ordinaire, parce que la distension considérable des veines et l'insuffisance des valvules qui en est la conséquence doivent augmenter d'une manière très notable la pression exercée par le sang sur les parois internes des capillaires. Cet excédent de matériaux nutritifs provoque petit à petit une néoplasie cellulaire, et c'est ainsi que se produit une infiltration d'abord plastique, puis séreuse, puis enfin un épaississement des tissus parcourus par des veines variqueuses; des globules rouges peuvent aussi émigrer à travers les parois capillaires; déjà nous avons indiqué comment le développement ultérieur de ce processus tend à modifier de plus en plus les tissus et à faire naître l'ulcération. De cette manière se produisent non seulement des ulcères, mais encore d'autres formes d'inflammations chroniques de la peau, surtout l'éruption vésiculeuse chronique connue sous le nom d'eczéma.

Nous devons à présent rechercher d'où proviennent les varices.

Il est permis de supposer *a priori* que la cause est un obstacle au retour du sang veineux, par pression exercée sur la veine, ou diminution de son calibre déterminée de quelque autre manière.

Il ne faut cependant pas que l'obstacle naisse tout à coup, car un empêchement subit au retour du sang veineux ne produit ordinairement que l'œdème : tel est l'effet de la ligature d'un gros tronc veineux ou d'une thrombose rapidement développée. Il faut donc que la pression agisse peu à peu sur le tronc veineux. Cette condition n'est même pas suffisante, car souvent une pression qui augmente d'une manière très insensible ne produit pas de dilatation variqueuse, mais développe une circulation collatérale plus abondante, qui fait que rien n'est modifié ou qu'il ne se déclare qu'un œdème dur. Il faut qu'il y ait en même temps une prédisposition aux dilatations vasculaires, une certaine laxité, une extensibilité des parois veineuses, peut-être un état d'irritation de celles-ci.

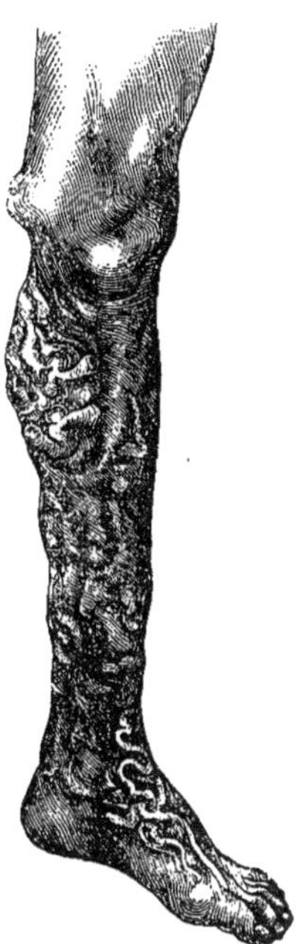

Fig. 117. — Varices de la veine saphène.

Des recherches approfondies, auxquelles Soboroff s'est livré sur les veines ectasiées, il résulte que la paroi de celles-ci se comporte très différemment. Ainsi, pour ce qui concerne la veine saphène et ses ramifications, il y a suivant les sujets une différence très marquée dans la structure du vaisseau, même à l'état normal, au point que, dans des parties très voisines, les couches isolées de la paroi vasculaire n'ont pas le même aspect. Cette découverte présente un grand intérêt, parce qu'elle démontre pourquoi l'apparition des varices est si variable alors que les causes occasionnelles sont les mêmes, et pourquoi les conditions individuelles seules contribuent à leur formation. Parmi les veines ectasiées, il en est dont les parois sont amincies, et d'autres dont les parois sont épaissies. Toutes ont cela de commun que certains faisceaux musculaires sont augmentés de volume et que leur endothélium est resté intact.

La différence d'épaisseur des parois veineuses est, en grande partie, le résultat de l'hypertrophie de l'adventice et de l'augmentation de la masse de substance intermédiaire des fibres musculaires; l'épaississement de la membrane interne n'y contribue que pour une faible part. Il est extrêmement rare que cette dernière membrane subisse un épaississement scléreux analogue à celui des artères. Les conditions anatomiques sont par conséquent, pour les parois veineuses subissant une augmentation de pression, absolument semblables à celles que l'on observe pour les parois de la vessie et celles du cœur dans les mêmes circonstances. Les fibres musculaires d'abord semblent devenir plus volumineuses sous l'influence de l'augmentation d'activité fonctionnelle.

S'il s'y ajoute, par suite d'un développement plus intense des vasa vasorum, une exagération de nutrition, le tissu cellulaire de l'adventice s'accroîtra sensiblement; si au contraire cette augmentation de nutrition fait défaut, il en résultera une atrophie et un relâchement complet. La prédisposition aux varices peut être considérée comme individuelle dans beaucoup de cas; les maladies vasculaires se transmettent souvent par hérédité, aussi bien celles des artères que celles des veines et des capillaires. La dilatation anormale de ces derniers est la source des nævi materni qui produisent ces grains de beauté ou taches vasculaires à la transmission héréditaire desquelles les légendes et les contes des romanciers, comme aussi la superstition populaire, ont, depuis l'antiquité, attaché tant d'importance.

On conçoit, dès lors, que cette affection soit bien connue du vulgaire lui-même.

Dans tous les cas, nous ne pouvons considérer les causes que nous allons énumérer que comme des causes occasionnelles venant s'ajouter à une disposition préexistante.

Les varices sont plus fréquentes chez les femmes que chez les hommes; on attribue surtout cette fréquence aux grossesses répétées : l'utérus qui grossit insensiblement comprime d'abord les veines iliaques primitives et plus tard aussi la veine cave; un œdème des pieds peut même résulter de la compression qui agit sur ces veines. Souvent, les varices sont produites dans tout le domaine de la veine saphène, mais quelquefois aussi dans celui des veines honteuses et particulièrement dans les grandes lèvres. Il est bien plus difficile de trouver les causes qui président à la production des varices chez les hommes. Une grande accumulation de matières fécales peut, il est vrai, devenir la cause occasionnelle de varices à raison de la pression que les scybales exercent sur les veines abdominales; cependant il est rare que l'on puisse prouver l'existence de cette cause. Chez beaucoup d'hommes porteurs de varices, vous trouverez les membres inférieurs d'une longueur disproportionnée, surtout les jambes très longues; ce fait pourrait être, dans certains cas, une circonstance favorable aux stases veineuses. Ensuite il serait possible que l'accumulation d'une graisse compacte ou bien qu'un ratatinement du repli falciforme du fascia lata provoquât des stases veineuses dans la veine saphène, celle-ci se jetant précisément en cet endroit dans la veine fémorale. Je ne sache pas que des recherches anatomiques aient été faites en vue de cet objet. Il n'est pas toujours nécessaire que l'obstacle au cours du sang siège dans le domaine des veines dilatées : ainsi, il peut très bien se faire que, dans le cas de rétrécissement graduel et d'oblitération complète de la veine fémorale au-dessous du point d'entrée

de la saphène, les branches de celle-ci se dilatent énormément par suite de
la circulation collatérale.

On rencontre des varices dans d'autres parties du corps, particulièrement à la partie inférieure du rectum et dans le cordon spermatique. Les
premières, celles des veines hémorrhoïdales (de αἷμα, sang, et ῥέω, couler),
constituent les hémorrhoïdes, qui se montrent de préférence, comme vous
le savez, chez les individus astreints à une vie sédentaire et chez ceux qui
souffrent d'une constipation habituelle. Les varices du cordon spermatique
portent le nom de varicocèle. Les varices existent très rarement à d'autres
endroits du corps. On en voit quelquefois à la tête ; le plus souvent leur cause
n'est pas connue. Elles peuvent aussi succéder à une lésion qui détermine
une adhérence entre les parois vasculaires artérielles et veineuses et la pénétration du sang artériel dans les veines, c'est ce qui constitue la varice
anévrysmale, dont il a été question précédemment. Dans l'atlas anatomo-
pathologique de Cruveilhier, vous voyez reproduit, comme grande rareté,
un dessin de varices considérables des veines abdominales ; une préparation
du même genre existe dans la collection anatomo-pathologique de Vienne.
J'ai observé aussi un cas de l'espèce, sur le vivant, à la clinique de Billroth :
une tuméfaction ganglionnaire sous-sternale avait fortement comprimé la
veine sous-clavière droite et avait déterminé une dilatation considérable des
veines périphériques.

Il n'est guère possible de diagnostiquer avec certitude les varices des
veines musculaires profondes ; quand, au contraire, l'affection intéresse les
veines sous-cutanées, le diagnostic n'est pas difficile.

A la cuisse et à la jambe, les veines à parcours sinueux se dessinent souvent dans tout leur trajet si nettement à travers la peau, qu'il est facile de
les reconnaître ; dans d'autres cas, on ne voit que des nœuds isolés, légèrement colorés en bleu, fluctuants et compressibles ; ces nœuds correspondent
principalement aux dilatations sacciformes des veines et aux endroits où sont
situées les valvules. Là on trouve parfois des corps très durs, solides, qu'on
appelle *calculs veineux*, phlébolithes (φλέψ, veine, et λίθος, pierre). A l'examen
anatomique, on les reconnaît pour des corps stratifiés, consistant primitivement toujours en fibrine, mais pouvant ensuite se calcifier dans toute leur
épaisseur et prendre l'aspect de petits pois. Les varices des extrémités inférieures ne provoquent, dans la plupart des cas, aucune souffrance par elles-
mêmes, sauf peut-être une certaine tension et une pesanteur dans les jambes
après une station ou une marche prolongée. Mais, dans d'autres cas, quelques culs-de-sac veineux deviennent le siège de thromboses ; il se produit
une inflammation de la paroi veineuse et du tissu cellulaire environnant, et
s'il est vrai qu'en soumettant de bonne heure cet accident à un traitement
convenable on obtient ordinairement la résolution du processus inflammatoire, il peut cependant aussi en résulter, dans certains cas, une suppuration,
un abcès. Le traitement est celui de la thrombose et de la phlébite traumatique, mentionné antérieurement. Un autre accident que peut entraîner une
varice est sa rupture, cas, du reste, excessivement rare. Quand cet accident
survient, et que le médecin tarde à venir, il se produit habituellement, par
suite de la perte de sang, une syncope, qui favorise l'hémorrhagie. Il ne

vient, d'habitude, pas à l'esprit du vulgaire de mettre alors en usage les moyens les plus simples et les plus sûrs à la fois : la compression et l'éléva- tion du membre ; mais on recourt à des moyens de toutes sortes, au sel, à la toile d'araignée, aux feuilles de plantes diverses, etc., ou même à des sorti- lèges, ce qui contribue parfois à hâter la mort de l'individu.

Une varice rompue de la sorte peut aussi donner lieu à un ulcère variqueux, dans un sens restreint, cependant cela est fort rare. Il peut se faire encore que la petite ouverture d'une varice rompue ne se ferme que temporaire ment, pour s'ouvrir de nouveau, saigner, puis se fermer et ainsi de suite, ce qui dure un certain temps. On nomme cet état de choses varice fistu- leuse ; la guérison n'en est obtenue que par le repos et la compression, ou par l'extirpation de la varice. Lorsque toute la peau et le tissu cellulaire sous-cutané d'une jambe sont fortement indurés et que cette induration s'est propagée jusque sur la tunique externe des veines sous-cutanées, la veine est tout à fait immobile et donne la sensation d'un cordon, si on la palpe sous cette peau ferme, rigide et semblable au cuir. Je vous signale ce fait, car autrement vous pourriez bien, dans ces cas d'induration de la peau, laisser passer les varices entièrement inaperçues.

Dans le *traitement des varices*, nous devons commencer par déclarer notre incompétence en tant qu'il s'agit d'indiquer un médicament capable d'anéantir la prédisposition à ces affections. Nous ne sommes pas non plus en état de combattre, dans la plupart des cas, les causes de pression, et c'est ainsi que nous arrivons à dire qu'en général les varices sont incurables, c'est- à-dire que nous ne possédons aucun moyen de ramener la veine anormale- ment dilatée à ses proportions normales. Nous sommes forcés d'admettre que souvent le développement des varices, envisagé physiologiquement, n'est qu'un moyen de compensation employé par la nature pour remédier à des conditions de pression anormale dans le système vasculaire, et que nous n'aurons aucune chance de guérir les varices tant qu'il nous sera impossible d'en éloigner la cause première ; car en supposant même que nous extirpions une ou plusieurs de ces veines malades, elles seraient bien vite remplacées par d'autres. Pour cette raison déjà, je rejette toute espèce d'opération ayant pour but d'enlever une ou plusieurs nodosités variqueuses à la jambe. Songez que les varices ne causent, pour ainsi dire, aucune souffrance par elles-mêmes et que toute opération faite sur les veines peut devenir dan- gereuse pour la vie, à raison d'une complication par thrombose et embolie, et vous serez d'accord avec moi pour considérer comme non justifiable cette opération. Et cependant on exécute encore ces opérations, principalement en France, et assez souvent la mort en est le résultat ; il y a un grand nom- bre de méthodes opératoires ; je n'en dirai ici que peu de mots. La méthode la plus ancienne, déjà connue des Grecs, consiste à mettre à nu les veines variqueuses et à les enlever, soit au bistouri, soit en les arrachant. Plus tard, on a beaucoup employé le fer rouge, et l'on a ainsi produit une coagu- lation du sang dans les veines, suivie d'une oblitération partielle ou totale du vaisseau. Dans le même but, on y a aussi injecté avec une seringue très fine, par une canule effilée comme la pointe d'une aiguille, du perchlorure de fer liquide, lequel, comme vous savez, provoque une rapide coagulation du sang. Enfin, on a encore mis en usage la ligature des veines, surtout la ligature sous-cutanée, d'après Ricord, et l'enroulement sous-cutané, d'après Vidal, petits procédés opératoires que je vous montrerai dans le cours de médecine opératoire. Il est bien dommage que ces méthodes, imaginées avec tant de sagacité, ne conduisent à aucun résultat et ne soient même pas exemptes de danger.

Actuellement, on a remis en usage, sous la sauvegarde de la méthode antiseptique, des opérations qui, en Allemagne, étaient assez abandonnées. Il est certain que, grâce aux moyens modernes, on peut, après avoir appliqué la bande d'Esmarch, faire la ligature double de certains cordons variqueux et les extirper ensuite. On a aussi pratiqué la ligature percutanée (Umstechung) des veines, opération qui consiste à passer à travers la peau derrière la veine ectasiée, à son extrémité centrale et à son extrémité périphérique, un fil de catgut qu'on lie au-dessus d'un drain élastique, de sorte que la veine est fermée par une double ligature. Mais, en premier lieu, ces moyens ne sont pas exempts de tout danger, malgré le pansement antiseptique, à cause des thromboses qui doivent forcément se produire et qui peuvent parfois entraîner la mort, et, en second lieu, ils n'enlèvent pas radicalement le mal. Et puis à quoi sert-il de retrancher quelques branches du système veineux dilaté, de la jambe, par exemple? En très peu de temps, d'autres branches, jusqu'alors intactes, deviendront variqueuses à leur tour. L'expérience confirme complètement ce raisonnement théorique ; j'ai acquis la persuasion, à diverses reprises, qu'aucune de ces deux méthodes opératoires, ni l'extirpation, ni la ligature, n'empêchait la récidive. Aussi dois-je vous conseiller de n'entreprendre aucune opération en cas de varices, à moins de circonstances spéciales.

Mais faut-il pour cela rester inactif? Non, il faut chercher à les contenir dans de certaines limites, et, par là, empêcher ou rendre au moins très insignifiants leurs effets consécutifs. Pour ce faire il n'y a qu'un moyen, la compression continue, qui cependant ne doit être appliquée qu'à un degré facilement supportable pour le patient. Nous possédons deux moyens mécaniques différents pour exécuter la compression dans ces sortes de cas, les bas lacés et l'application méthodique d'un bandage roulé. Le premier consiste soit en un bas de cuir bien confectionné, serrant également toute la jambe et fendu sur un côté, où il se lace comme un corset, soit en un tissu en fil de caoutchouc, recouvert de soie ou de coton; vous connaissez ce genre d'étoffe avec laquelle on confectionne en grande partie les bretelles. Ces bas lacés ou élastiques, qui doivent être confectionnés avec grands soins et qu'il est nécessaire de porter continuellement, sont coûteux et ont besoin d'être renouvelés assez souvent, parce qu'il est impossible de les laver, d'où il résulte que les personnes aisées seules peuvent s'en permettre l'usage. Pour la plupart des cas, il suffit d'un bandage formé avec des bandes de gaze amidonnée ou avec des bandes de coton que l'on imprègne d'amidon. Vous choisissez de préférence des bandes larges de 2 à 3 travers de doigt, vous entourez le pied et la jambe jusqu'au genou, en ayant seulement soin de laisser à nu le talon ; ce bandage peut être porté pendant cinq à six semaines consécutives s'il est convenablement ménagé, et l'on peut, par ce moyen, prévenir la production d'ulcères, alors même que la peau est déjà passablement infiltrée, par la raison qu'on empêche ainsi les varices de devenir plus considérables. Au lieu de bas lacés, j'emploie, chez les gens aisés, de minces bandes de caoutchouc (tissu élastique non recouvert de soie ou de coton), dites bandes élastiques de Martin, dont il a déjà été question à l'occasion du traitement des ulcères de la jambe. Ces bandes ont cet avantage sur les bas élastiques d'être moins coûteuses ; de plus, elles ne s'usent pas aussi vite. Enfin on peut les porter même s'il existe des ulcères variqueux ; dans ces cas, j'ai trouvé que le mieux était de recouvrir les parties ulcérées d'une épaisse couche d'un mucilage de gomme arabique et de poudre d'iodoforme (10 : 1) et d'appliquer par-dessus, chaque matin, la bande élastique.

Quand il s'agit de réduire des varices trop considérables, on peut employer un procédé mis récemment en vogue, et dont le but est de provoquer une rétraction du tissu qui entoure la veine, ce qui amène un rétrécissement de la dilatation vasculaire : ce procédé présente bien moins de dangers que l'intervention opératoire directe. Je veux parler de l'injection sous-cutanée de certains liquides, ergotine (von Langenbeck), alcool (Schwalbe, Englisch, etc.), non pas dans les veines, mais dans le tissu voisin. Ces injections sont suivies d'une inflammation locale, parfois intense, qui, dans les conditions normales, donne lieu, non pas à l'abcession, mais à une formation cicatricielle, à un ratatinement du tissu périveineux ; si ces injections sont renouvelées en certains points pendant un peu de temps, il en résulte une rétraction du sac veineux et même une oblitération complète de certaines branches. Nous reparlerons plus tard de cette méthode, dont les résultats ont été si vantés par certains chirurgiens.

On observe parfois aussi, bien que très rarement, des varices des vaisseaux lymphatiques aux extrémités ; la face interne du tiers supérieur de la cuisse est le siège de prédilection de cette maladie, qui doit déjà présenter un certain degré de gravité pour devenir visible à l'œil nu. Dans la plupart des cas connus, il s'était formé un véritable lacis de lymphatiques ectasiés confluents dans des culs-de-sac caverneux. Il n'est pas rare qu'il se produise alors une perforation de la peau, une fistule lymphatique qui donne chaque jour issue à une grande quantité de lymphe, le plus souvent d'aspect purement séreux, parfois d'aspect laiteux. La compression ne suffit pas toujours à amener la guérison, et souvent on en est réduit à faire l'extirpation de toute la masse lymphatique ectasiée.

Autrefois je vous ai parlé de l'anévrysme traumatique ; vous vous rappelez qu'il en a été question à l'occasion des plaies par instruments piquants et que je vous ai dit alors que l'anévrysme est une cavité, un sac, qui communique soit directement, soit indirectement avec l'intérieur d'une artère ; déjà vous savez que ces cavités peuvent se développer à la suite d'une piqûre d'artère, d'une déchirure sous-cutanée et d'une contusion de ces vaisseaux. Mais, pour le moment, je n'ai pas à vous entretenir de cet anévrysme traumatique, appelé aussi anévrysme faux, mais je dois vous parler de l'anévrysme vrai, qui se développe lentement sous l'influence d'une maladie de la paroi artérielle.

Pour bien vous figurer comment les choses se passent, le mieux est de
prendre pour point de départ les conditions anatomiques. Jusqu'à présent,
vous possédez bien peu de notions sur les maladies artérielles. Sauf la
formation du thrombus après une lésion traumatique, le développement
de la circulation collatérale et le processus athéromateux que nous n'avons
fait que mentionner en passant, à l'occasion de la gangrène sénile, je ne
vous ai cité aucun phénomène pathologique du côté des artères. D'ailleurs,
les processus que je viens de nommer forment à peu près toute la pathologie de ces vaisseaux, seulement nous n'avons encore envisagé qu'à un
point de vue fort restreint les conséquences de l'affection athéromateuse.

Parmi les diverses parties dont se compose le tube artériel, la tunique
musculaire et la tunique interne deviennent malades le plus souvent, et
sont, à ce qu'il paraît, le siège d'affections primitives. La tunique moyenne
se compose de cellules musculaires et d'un peu de tissu conjonctif; la
tunique interne comprend des lamelles élastiques privées de vaisseaux,
une membrane fenêtrée et une couche épithéliale très mince. Après la
lésion d'une artère, on constate facilement que la paroi est gonflée et reste
plus épaisse pendant un certain temps; l'infiltration plastique de la paroi
vasculaire peut même entraîner la suppuration, de sorte qu'il se forme
dans son intérieur quelques petits foyers purulents, phénomène qui
s'observe, il est vrai, plus rarement dans les artères que dans les veines.
Il se produit pendant ce temps un relâchement des membranes; la tunique
interne se détache plus facilement qu'auparavant de la moyenne, cette
dernière devient plus molle, les cellules musculaires peuvent être partiellement détruites par une désagrégation moléculaire, et cette diminution de
résistance de la paroi peut entraîner la dilatation du tube artériel. — Sans
aucun doute, ces processus inflammatoires aigus avec néoplasie plastique
et ramollissement partiel peuvent aussi se manifester d'une manière
spontanée, et bien qu'on ne possède là-dessus aucune observation spéciale,
l'analogie avec d'autres tissus n'en permet pas moins de conclure qu'une
inflammation spontanée, idiopathique, aiguë et subaiguë des artères doit
pouvoir suivre une évolution pareille. Dans tous les cas, ces inflammations
artérielles aiguës et spontanées sont extrêmement rares, tandis que les
inflammations chroniques sont beaucoup plus fréquentes. Une seule forme
d'anévrysme dérive peut-être d'un processus inflammatoire subaigu des
artères, avec néoplasie diffuse de tissu conjonctif dans les parois vasculaires
et diminution de la résistance de ces dernières, c'est l'*anévrysme* dit *cirsoïde*
(angioma arteriosum racemosum). Ce genre de dilatation artérielle n'a rien
de commun avec les anévrysmes que nous décrivons plus loin; il ne s'agit
pas ici de la dilatation circonscrite d'une partie d'une artère, mais de la
dilatation d'un certain nombre d'artères très rapprochées les unes des
autres, qui peuvent en outre décrire de fortes sinuosités, ce qui prouve que
la longueur des artères a également augmenté.

L'anévrysme cirsoïde est donc un lacis d'artères dilatées et allongées. Pour
que cette modification puisse avoir lieu, il faut que, dans la paroi artérielle,
il se fasse une néoplasie considérable, même dans le sens de la longueur;
la dilatation dépend probablement de l'atrophie de la tunique musculaire.

Ordinairement on admet (sans toutefois pouvoir en faire la preuve) qu'une paralysie des parois artérielles est la cause première de ce genre d'anévrysme ; cependant, en admettant même que la paralysie explique une dilatation modérée des artères, cette explication ne nous apprend rien sur la cause de la paralysie (dans la paralysie totale des extrémités inférieures, par exemple, il n'y a pas de dilatation artérielle) ; il n'en est pas moins vrai que l'allongement du tube artériel, qui ne peut dépendre que d'une néoplasie, n'en devient pas plus facile à comprendre. Je crois, comme je vous l'ai dit plus haut, que cette espèce de dilatation artérielle, qui a une grande analogie avec la dilatation des vaisseaux et la formation d'anses nouvelles dans l'inflammation, doit reconnaître pour cause première un processus inflammatoire des artères, processus qui ne consiste pas dans l'inflammation chronique avec formation d'athérome, telle que nous l'exposerons plus loin, mais constitue plutôt une inflammation diffuse et subaiguë. Plusieurs faits étiologiques parlent en faveur de cette opinion : ainsi il n'est pas rare que ces anévrysmes prennent naissance à la suite d'un coup, d'un choc, d'un traumatisme quelconque ; on les rencontre surtout aux endroits où beaucoup de petites artères s'anastomosent entre elles, ainsi particulièrement à l'occiput, à la région temporale et pariétale ; on pourrait envisager cette espèce d'anévrysme comme un excès de développement de la circulation collatérale ; car, même dans les conditions ordinaires, quand cette circulation se développe, les artères collatérales non seulement se dilatent, mais décrivent encore de fortes circonvolutions, d'où il résulte que le processus est évidemment le même dans les deux cas. Ajoutons que cet anévrysme cirsoïde atteint surtout les jeunes sujets, chez lesquels les processus chroniques qui entraînent les autres anévrysmes se présentent très rarement. — Le diagnostic de l'anévrysme cirsoïde est très simple, lorsqu'il est situé, comme cela arrive ordinairement, immédiatement sous la peau ; il est vrai qu'il y a aussi des anévrysmes de cette nature qui se rencontrent plus profondément, ainsi on en a observé sur l'artère fessière ; mais toujours est-il que les plus

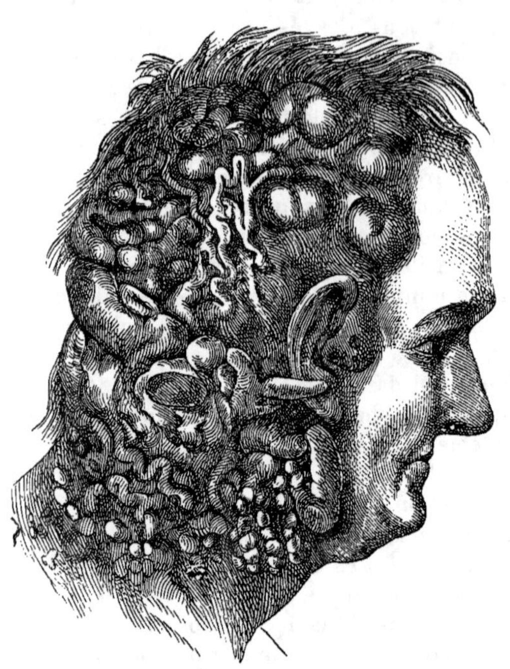

Fig. 118. — Anévrysme cirsoïde de la tête chez une vieille femme ; une petite tumeur congénitale aurait donné lieu, en se développant peu à peu, à cette formation, d'après Breschet.

fréquents sont ceux de la tête ; là on sent distinctement les sinuosités artérielles et les pulsations ; ces dernières même sont quelquefois très visibles,
et la maladie peut être ainsi facilement reconnue ; en général, elle n'est pas
très commune.

En passant, nous ajouterons que la paroi artérielle peut devenir le siège
d'une affection aiguë aussi bien que chronique, lorsqu'un travail de suppuration ou d'ulcération se développe dans le voisinage, et s'étend de là
d'abord à la tunique externe et ensuite aux autres membranes ; cela arrive
assez rarement en cas d'abcès aigus, plus fréquemment dans les processus
ulcératifs chroniques. Ainsi, pour ne citer qu'un exemple, il n'est pas rare
que, dans la formation d'une caverne tuberculeuse pulmonaire, l'ulcération
tuberculeuse s'empare des parois des petites artères, et que la tunique
externe soit en partie détruite et ramollie ou qu'il se produise dans les
parois artérielles un ramollissement consécutif à la formation de tubercules.
Il en résulte qu'en cet endroit l'artère se dilate, qu'il s'y forme un petit
anévrysme dont la rupture donne lieu à de fortes hémorrhagies. D'autres
processus ulcératifs peuvent encore, quoique cela ne soit pas en général
très commun, se frayer un chemin vers une artère et en entamer la paroi,
ce qui donne lieu à la rupture artérielle et à une hémorrhagie mortelle, si
l'artère atteinte est d'un fort calibre. Billroth cite plusieurs cas de ce
genre : Chez un vieillard, un abcès s'était produit dans la profondeur du
cou et s'était ouvert dans le pharynx ; c'est ce que démontrait le gonflement lent et douloureux du cou, suivi du rejet abondant par la bouche
d'un pus fétide ; le patient avait à peine passé quelques heures à l'hôpital,
qu'il se mit à rejeter une énorme quantité de sang, tomba rapidement dans
un état asphyxique et mourut ; on découvrit, à l'autopsie, qu'à la suite
d'une fonte suppurée circonscrite de l'artère thyroïdienne supérieure, une
grande quantité de sang s'était échappée du vaisseau et avait pénétré dans
le larynx, ce qui avait déterminé la mort par asphyxie. Dans un autre cas,
un jeune homme, atteint de carie du rocher droit, eut des hémorrhagies artérielles répétées par l'oreille correspondante ; Billroth diagnostiqua un abcès près de la face inférieure du rocher, avec fonte suppurée
de l'artère carotide interne ; il était impossible d'arrêter les hémorrhagies
par le tamponnement de l'oreille ; il fit la ligature de la carotide primitive
droite. Les hémorrhagies cessèrent pendant dix jours et se reproduisirent
ensuite de nouveau ; ayant recommencé sans succès durable le tamponnement et la compression digitale, il lia encore l'artère carotide primitive
gauche ; deux jours plus tard, le malade mourut néanmoins d'une hémorrhagie profuse par l'oreille droite, le nez et la bouche ; l'abcès, qui s'était
rempli de sang et qui, dès lors, pouvait être considéré comme un anévrysme faux, s'était encore ouvert du côté du pharynx. L'autopsie confirma
entièrement le diagnostic.

Mais revenons aux affections chroniques des artères et à leurs suites,
aux *anévrysmes vrais*. A un âge avancé, on voit les artères devenir épaisses
et dures, et prendre même quelquefois une configuration sinueuse, surtout
celles dont le diamètre est égal à celui de la radiale ou plus petit que ce
dernier. En examinant plus attentivement ces artères rigides, on trouve la

tunique interne plus épaisse, d'une dureté cartilagineuse et la lumière du
vaisseau largement béante; dans quelques endroits, l'artère a même pris
plus de solidité, grâce aux dépôts de sels de chaux dont ses parois sont le
siège; elle peut même être entièrement transformée en matière calcaire, être
ossifiée. Ces éléments calcaires ne forment pas des dépôts diffus dans la paroi
vasculaire, mais des cercles qui correspondent aux couches musculaires
transversales de la tunique moyenne; ce sont les muscles vasculaires qui se
calcifient. Dans ces cas, on trouve, dans l'aorte et dans les premières grosses
branches qui en partent, des taches, des stries et des plaques d'un blanc jaunâtre qui couvrent la surface interne, et dont quelques-unes sont rugueuses,
comme rongées et à bords minés. Si l'on incise ces points, on trouve la
tunique interne tout entière d'une dureté cartilagineuse, d'un blanc jaunâtre,
quelquefois aussi entièrement calcifiée et d'une dureté osseuse, ou bien
réduite en une masse granuleuse, en une espèce de bouillie grumeleuse. Partout où cette altération est arrivée à un haut degré, les artères sont dilatées
et présentent des évasements. — Tel est le tableau de la maladie connue sous
le nom d'athérome des artères, comme nous le rencontrons sur le cadavre.
Les différentes périodes de l'altération se voient souvent l'une à côté de
l'autre sur la même artère ou sur des artères différentes. Si l'on examine
ces endroits plus attentivement au microscope, principalement sur des
coupes transversales fines passant par des points d'aspect différent, on
découvre les phénomènes suivants : les premières modifications se montrent dans les couches extérieures de la membrane interne, vers la limite
de la membrane moyenne; là commence une prolifération cellulaire. Les
cellules de formation nouvelle peuvent se transformer en tissu conjonctif
et donner lieu à un épaississement calleux de la paroi artérielle; mais
le plus souvent elles meurent très vite. Pendant que les unes se forment
nouvellement à la périphérie du foyer morbide, celles qui ont pris naissance les premières se réduisent en détritus granuleux, en une bouillie,
composée de fines molécules et de graisse, qui reste assez sèche, comme
cela arrive dans la métamorphose caséeuse; à la suite de cette destruction,
qui s'étend ainsi lentement en surface, la nutrition de la tunique moyenne
est en souffrance aussi bien que celle des couches les plus centrales de la
tunique interne; les cellules musculaires de la première subissent une
désagrégation granulo-graisseuse, de même que les lamelles élastiques de
la tunique interne; cette fonte s'avance en dedans jusqu'à ce que la dernière lamelle et la membrane endothéliale soient détruites; dès ce moment,
la cavité remplie de bouillie athéromateuse est ouverte du côté de la lumière
du vaisseau. Le processus athéromateux, qui a débuté sous la forme d'un
ulcère en caverne, a fini par produire un ulcère ouvert à bords minés;
vous voyez que le mécanisme est le même que celui qui s'observe dans la
peau et dans les ganglions lymphatiques; c'est une inflammation chronique qui se termine par fonte caséeuse ou par formation d'athérome
(ἀθάρα, ἀθηρη, gruau), comme on appelle la bouillie en question. Tels seraient
donc les phénomènes essentiels de ce processus, qui offre de l'intérêt au
point de vue de la formation des anévrysmes; cependant il subit encore
plusieurs modifications; une des principales dépend des différences de

structure des artères. Moins la musculeuse et la tunique interne sont
développées, moins il se formera de bouillie athéromateuse, car cette
dernière provient surtout de la désagrégation de la tunique interne.
Commençons par les petites artères : nous pouvons surtout étudier leurs
maladies sur les artères microscopiques du cerveau : la prolifération cellulaire se fait plus aisément dans la tunique externe, qui participe peu et
toujours secondairement à l'athéromasie dans les artères d'un plus gros
calibre. La tunique externe tout entière se transforme pour ainsi dire en
cellules, les fibres musculaires peu nombreuses s'atrophient, la membrane
hyaline si fine, qui fait fonction de tunique interne, est extrêmement
élastique, de sorte que le ramollissement de la tunique externe déterminé
par l'infiltration cellulaire produit rapidement la dilatation de l'artère et
même sa rupture, lorsque les parois ne sont plus assez solides pour résister
à la pression de l'onde sanguine. Quelquefois la productivité plastique de
la tunique externe va plus loin encore ; la prolifération cellulaire dans son
milieu entraîne le développement d'excroissances en massue, qui prennent
leur point de départ sur la tunique externe et consistent, partie en tissu
conjonctif fibreux nouvellement formé, partie en tissu conjonctif muqueux.
Nous ne pouvons entrer davantage dans la description de ces altérations,
qui sont d'une importance secondaire pour le chirurgien. — Une métamorphose graisseuse et une calcification de la musculeuse se remarquent aussi
dans les petites artères du cerveau à côté des infiltrations plastiques de la
tunique externe ; cependant ces altérations ne sont pas aussi fréquentes.
— Si nous passons de là aux artères d'un diamètre égal à celui de l'artère
basilaire, de la radiale, etc., nous y voyons encore parfois le processus
plastique de la tunique externe intervenir efficacement avec celui des deux
autres tuniques, quoiqu'ici on observe déjà une désagrégation en bouillie
et une calcification de ces dernières. Dans ces artères, il se produit tantôt
une augmentation en épaisseur et un développement de sinuosités, tantôt
plus particulièrement une désagrégation, un ramollissement, et, comme
conséquence, une dilatation et une formation d'anévrysmes ; car si les
tuniques moyenne et interne sont transformées en un endroit en bouillie
athéromateuse, l'externe n'est plus assez forte pour résister à la pression du
sang et elle subit un évasement. — Si nous considérons enfin les gros troncs
artériels, l'aorte, les artères carotides, sous-clavières, iliaques, fémorales,
nous voyons qu'ici la musculeuse est réduite au minimum, qu'elle fait même
en quelques endroits complètement défaut, et que, par contre, la tunique
interne, composée d'un grand nombre de lamelles élastiques, s'appuie
presque directement contre la tunique externe plus ou moins riche en
fibres élastiques. C'est ici que le processus plastique de la tunique externe
prend le moins de développement ; la modification pathologique, le trouble
de la nutrition se distingue surtout par la désagrégation rapide ou la calcification du néoplasme pathologique, qui prend naissance en partie sur la
limite de la tunique interne et en partie dans cette dernière elle-même. Il
est vrai que dans la tunique interne il peut aussi se développer du tissu
conjonctif de formation nouvelle, par plaques circonscrites plus ou moins
étendues, comme déjà cela a été exposé ; mais toujours est-il que cette

altération est plus rare que la transformation en bouillie athéromateuse. C'est dans les artères nommées en dernier lieu que cette bouillie athéromateuse se forme le plus souvent, et voilà pourquoi aussi c'est sur ces mêmes artères que nous rencontrons le plus d'anévrysmes. Si vous examinez au microscope la bouillie athéromateuse, vous y trouvez, indépendamment des granulations moléculaires et adipeuses, des cristaux de matières grasses, principalement de cholestérine, en outre des grumeaux de carbonate de chaux, quelquefois aussi des cristaux d'hématoïdine, qui s'y rencontrent parce que des caillots sanguins se déposent sur des rugosités des artères, et que leur matière colorante se transforme en hématoïdine.

Vous possédez maintenant un aperçu général du processus athéromateux, tel qu'il se produit dans les artères de divers calibres, et vous comprenez comment, par le ramollissement de la paroi vasculaire, il peut entraîner la dilatation partielle du tube artériel, la formation d'un anévrysme. La forme de cette dilatation peut varier, selon que l'artère est altérée dans toute sa circonférence, également ou inégalement, selon que dans tel endroit prédomine le ramollissement, dans tel autre l'incrustation calcaire.

La dilatation artérielle peut être complètement uniforme dans une certaine étendue : c'est ce qu'on appelle *anévrysme cylindriforme;* si la dilatation se fait plutôt en fuseau, c'est l'*anévrysme fusiforme.* Si le ramollissement est limité à un seul côté de la paroi artérielle, il se produit une dilatation en forme de poche, un *anévrysme sacciforme,* pouvant communiquer par une ouverture plus ou moins petite avec la cavité de l'artère. — Une autre différence dans la structure de l'anévrysme consiste en ce que tantôt toutes les tuniques peuvent également participer à la dilatation, et tantôt la tunique interne et la moyenne sont entièrement ramollies et détruites, de telle sorte que le sac est formé exclusivement par l'adventice, devenue peu à peu plus épaisse, et par les parties environnantes infiltrées. Il y a encore des anévrysmes dont la paroi est seulement constituée par l'intime retroussée en forme de doigt de gant, dans lesquels les membranes moyennes et adventice ont disparu; mais ils n'ont aucune importance chirurgicale pratique, parce qu'ils n'atteignent jamais un volume considérable. Enfin, le sang peut se frayer un passage entre la tunique moyenne et l'adventice, séparer les deux membranes l'une de l'autre comme le ferait une dissection anatomique; c'est ce que l'on nomme un *anévrysme disséquant.* On peut pousser ces distinctions encore plus loin, mais ces subdivisions n'ont aucune importance pratique. Je me bornerai à mentionner encore qu'en cas de rupture sous-cutanée d'un anévrysme auquel toutes les tuniques artérielles ont pris part, la lésion prend les caractères anatomiques de l'anévrysme faux ou traumatique. Tel est le cas d'un individu, en apparence très bien portant, d'une cinquantaine d'années, chez lequel tout à coup, au moment où il se retournait dans son lit, se développa une énorme tumeur à la cuisse, que l'on reconnut facilement pour un anévrysme traumatique diffus; il était hors de doute que l'artère fémorale était dégénérée et s'était subitement rompue sur un point de son trajet. Après avoir longtemps et inutilement employé la compression, on fit la ligature du vaisseau qui apparut tacheté de jaune pendant l'opération; la ligature tint bon et tomba après quatre semaines, mais l'anévrysme devint plus grand et douloureux; dans la sixième semaine après la ligature, la gangrène s'empara du pied, on fit alors l'amputation au tiers supérieur de la cuisse et le patient guérit. On trouva un anévrysme faux énorme et une fente longue d'un pouce dans l'artère dégénérée, mais non dilatée par un anévrysme. (Billroth.)

Il est très intéressant de connaître les changements qui s'opèrent ultérieurement dans l'anévrysme et l'influence de ces derniers sur les tissus environnants, ou sur l'extrémité correspondante. Les changements anatomiques survenant par la suite dans l'intérieur et autour de l'anévrysme consistent en ce que ce dernier devient de plus en plus grand, déplace les parties voisines et en détermine l'atrophie par la pression qu'il exerce et par les pulsations dont il est continuellement le siège; cela est vrai non seulement pour les parties molles, mais encore pour les os qui sont lentement creusés par l'anévrysme, ainsi que cela s'observe surtout pour les anévrysmes des artères aorte et innominée qui peuvent déterminer l'usure des corps vertébraux, du sternum et des côtes. Un autre accident venant compliquer les anévrysmes est l'inflammation des parties environnantes, entraînant, il est vrai, rarement la suppuration, mais devenant souvent chronique, et provoquant dans des cas très rares la gangrène du sac anévrysmal. — Enfin, il se produit souvent dans les anévrysmes des coagulations sanguines; des couches très fermes de sang coagulé peuvent se déposer sur les parois internes du sac, combler ce dernier entièrement et produire ainsi une oblitération spontanée, une sorte de guérison de l'anévrysme. Ce qui peut arriver de plus funeste, c'est que l'anévrysme, après avoir pris un accroissement de plus en plus considérable, se rompe; cette rupture peut avoir lieu à l'extérieur, mais il arrive plus souvent, surtout pour les grosses artères du tronc, qu'elle se fasse en dedans, par exemple dans l'œsophage, dans la trachée, dans la cavité pectorale ou abdominale; il en résulte évidemment une mort rapide par hémorrhagie.

Nous n'avons pas à nous occuper ici des conséquences que peut entraîner l'anévrysme des artères internes; je me bornerai donc à dire que les coagula qui se forment dans les dilatations anévrysmales, ou qui s'attachent aux rugosités des artères athéromateuses, peuvent abandonner des parcelles qui sont entraînées sous forme d'emboles dans le torrent circulatoire et arrivent ainsi jusqu'aux artères périphériques. Ces emboles deviennent à leur tour l'origine de petits foyers gangreneux, qui se développent principalement dans la peau; cet accident n'est pas aussi commun qu'on pourrait le croire, parce que, en général, les caillots adhèrent très solidement aux parois artérielles.

Il nous reste à nous occuper particulièrement des *anévrysmes des extrémités*. Ces lésions produisent au commencement une légère fatigue et une faiblesse musculaire, plus rarement un endolorissement de l'extrémité atteinte, ce qui fait qu'au début on croit généralement qu'il s'agit d'une affection musculaire rhumatismale ou d'une névralgie; aussitôt que l'inflammation se développe autour de la poche, il s'y ajoute naturellement de la douleur, une forte rougeur de la peau, un œdème et des troubles fonctionnels considérables qui peuvent aller si loin que le membre cesse de fonctionner, lorsque l'anévrysme a pris un grand développement et qu'il s'est produit autour de lui une inflammation continue, chronique ou subaiguë. Si de vastes coagulations se font dans le sac anévrysmal d'un gros tronc artériel, la gangrène peut s'emparer de toute la partie du membre située au-dessous de l'anévrysme.

Antérieurement, et à l'occasion de la gangrène, nous disions que cette dernière peut être la conséquence d'une athéromasie artérielle et qu'elle prend alors le nom de gangrène spontanée ; mais alors il s'agit d'une autre affection, à savoir d'une dégénérescence des petites artères qui, à la suite d'une destruction pathologique de leur tunique musculaire, ne fonctionnent plus et ne chassent plus le sang dans les capillaires, par la raison très simple qu'elles ne peuvent plus se contracter. Ici il s'agit de l'oblitération d'un tronc artériel, due à une accumulation de caillots dans un endroit dilaté. Je veux vous raconter un cas de ce genre, qui a été observé à la clinique chirurgicale de Zurich. Un homme de soixante-douze ans, maigre et misérable, fut amené à l'hôpital ; sa jambe droite était devenue noire presque jusqu'au genou ; l'épiderme tombait en lambeaux ; bref, la gangrène était évidente. L'examen des artères fit reconnaître un anévrysme de l'artère fémorale gauche, immédiatement au-dessous du ligament de Poupart ; cet anévrysme était fusiforme et était le siège de pulsations très prononcées ; un second anévrysme existait à la même artère, trois pouces au-dessous du précédent ; ce dernier était sacciforme, ferme au toucher ; enfin un troisième, également assez dur, siégeait dans le jarret, mais il était impossible d'en bien reconnaître la forme, à raison du gonflement des parties molles environnantes ; entre le deuxième et le troisième anévrysme, on sentit encore les pulsations pendant les premiers jours que le malade passa à l'hôpital ; cependant cette pulsation se perdit de jour en jour davantage, en remontant vers le haut de la jambe ; la gangrène n'était pas bien limitée et semblait vouloir remonter encore plus haut ; petit à petit, les pulsations artérielles s'effacèrent complètement jusqu'au ligament de Poupart ; le patient mourut quinze jours environ après son admission à l'hôpital. L'autopsie vint confirmer les lésions déjà reconnues pendant la vie, et montra une athéromasie étendue de presque toutes les artères. — Si vous vous rappelez ce que je vous ai dit à l'occasion de la ligature des gros troncs artériels, au sujet du développement de la circulation collatérale, vous croirez peut-être trouver une contradiction entre ces faits. Pourquoi la gangrène n'arrive-t-elle pas quand vous fermez l'artère par une ligature, aussi bien que quand elle est obturée par des caillots? La réponse est facile : Une circulation collatérale abondante suffisant à la nutrition des parties périphériques ne se produit que dans les artères saines, capables de se dilater ; le sang passe par des détours à côté de la ligature, et arrive ainsi dans le bout périphérique du tronc artériel ligaturé. Mais lorsqu'une formation de caillots partant d'un anévrysme s'étend jusque dans le tronc artériel, les artères collatérales sont généralement malades, en partie incrustées de dépôts calcaires, ou déjà oblitérées antérieurement et, dans tous les cas, peu susceptibles de dilatation. De plus, tandis que, après la ligature, les vasa vasorum sont en grande partie conservés et contribuent par leur dilatation au rétablissement de la circulation collatérale, dans le cas d'athéromasie artérielle, au contraire, la vascularisation des parois vasculaires est réduite à un minimum ; enfin, l'oblitération du tronc n'est pas, comme en cas de ligature, bornée à un court espace ; elle s'étend, au contraire, au loin, peut-être même, comme dans le cas cité tout à l'heure, à l'artère entière ; alors la circulation devient impossible, aussi bien par les voies accessoires que par la voie principale. — Il faut, toutefois, que la maladie artérielle soit bien généralisée et la coagulation sanguine fort étendue, pour qu'une gangrène puisse se produire, en sorte que cette dernière n'est pas une conséquence très fréquente des anévrysmes, heureusement pour le traitement, qui, comme vous le verrez tout à l'heure, a surtout en vue l'obturation de la poche anévrysmale, avec ou sans ligature du tronc artériel.

Nous arrivons à l'*étiologie* des anévrysmes. Bien que l'athéromasie artérielle soit une maladie excessivement commune dans la vieillesse et se rencontre partout, il n'en est pas moins vrai que l'anévrysme des extrémités n'en est pas très fréquemment la conséquence. A Zurich, suivant Billroth, l'athérome artériel et, chez les personnes âgées, la gangrène sénile s'observent assez souvent, mais il est rare d'y trouver des anévrysmes. La fréquence des anévrysmes des membres varie singulièrement dans les divers pays européens : en Allemagne, comme en Belgique, on les rencontre très rarement, un peu plus souvent en France et en Italie, le plus souvent en Angleterre. Il est difficile d'indiquer la raison de ces différences ; ce qu'il y a de certain, c'est que les maladies artérielles en général, aussi bien que le rhumatisme et la goutte, se voient plus souvent en Angleterre que dans le reste de l'Europe. Quant à l'âge, les anévrysmes sont rares avant trente ans, plus fréquents entre trente et quarante, et surtout communs après quarante ans. (Il est évident que nous ne parlons pas des anévrysmes traumatiques.) Les hommes y sont plus sujets que les femmes. On ne connaît pas de causes occasionnelles bien positives ; l'anévrysme le plus fréquent aux extrémités est l'anévrysme poplité ; on a voulu voir la cause de cette fréquence dans la situation superficielle de l'artère en cet endroit, dans la tension à laquelle l'exposent les mouvements rapides du genou, dans des contusions, etc. ; ainsi on prétend que l'anévrysme poplité se rencontre en Angleterre principalement chez les valets de pied qui se tiennent debout derrière les voitures ; je dois néanmoins avouer que cette histoire me paraît tout aussi invraisemblable que l'origine prétendue du « Housemaids-Knee », l'hygroma des femmes de chambre. Je croirais volontiers que la prédisposition aux maladies artérielles, comme la prédisposition à la goutte, est le plus souvent congénitale ; on admet également qu'un travail fatigant et pénible et l'usage immodéré de l'eau-de-vie y disposent ; cette dernière cause doit conduire souvent, surtout en Angleterre, à l'atonie des parois artérielles, même sans athéromasie.

Le *diagnostic* d'un anévrysme des extrémités n'est pas très difficile, si l'on examine le malade avec attention et si l'anévrysme n'est pas trop petit. On découvre alors une tumeur élastique, plus ou moins dure, circonscrite (dans les anévrysmes faux et dans ceux qui sont rompus, elle est diffuse), qui adhère à l'artère; la tumeur offre des pulsations visibles et palpables, non seulement isochrones avec les battements du pouls, mais en même temps excentriques, elle devient plus volumineuse. Si vous appliquez la main sur la tumeur en écartant légèrement les doigts, ces derniers seront soulevés et écartés l'un de l'autre au moment de la systole. Ce dernier signe est important au point de vue du diagnostic différentiel, parce qu'il fait défaut si la pulsation n'a pas son siège dans le sac lui-même, mais est seulement transmise par un vaisseau sous-jacent à une collection liquide. C'est le cas pour les foyers purulents, pour les cavités remplies de liquide séreux, etc., superposés ou contigus à un gros vaisseau : on observe bien alors une pulsation comme dans l'anévrysme, mais la tumeur n'augmente pas de volume pendant la systole. Si vous appliquez un stéthoscope, vous entendez un bruissement pulsatile ou plutôt un bruit de souffle qui se développe par le frottement du sang contre les caillots ou contre les ouvertures plus ou moins rétrécies du sac anévrysmal, ou bien encore par le tourbillonnement du sang dans l'intérieur du sac. La tumeur cesse de battre si vous comprimez l'artère au-dessus de l'anévrysme. — Ces symptômes sont si précis, qu'il semble qu'une erreur de diagnostic soit impossible; cependant cette erreur a souvent été commise, même par les chirurgiens les plus expérimentés, dans des moments où l'idée même d'un anévrysme ne se présentait pas à leur esprit et où ils étaient trop pressés d'intervenir. Le fait est que l'anévrysme peut être masqué lorsque, par suite d'une vive inflammation des tissus environnants, les parties molles sont fortement gonflées; il peut, dans de certaines conditions, être pris pour une simple tumeur inflammatoire, pour un abcès; il peut même avoir eu son point de départ dans un abcès, comme nous l'avons vu précédemment. C'est surtout avec l'abcès qu'il a été le plus souvent confondu; on fait la ponction, et au lieu de pus on voit s'élancer un long jet de sang artériel! Le médecin imprudent, qui perd la tête en pareil cas, est exposé à voir mourir le malade d'hémorrhagie. L'issue n'est toutefois pas toujours aussi funeste : si l'on est calme et de sang-froid, on reconnaîtra de suite ce dont il s'agit, on comprimera immédiatement l'artère avec le doigt, on appliquera même provisoirement la bande d'Esmarch jusqu'à ce qu'on ait statué sur le parti à prendre. Cependant je ne voudrais pas vous représenter les difficultés du diagnostic plus grandes qu'elles ne le sont, et je vous répète que, si l'on examinait toujours avec attention, ces erreurs ne se verraient pas aussi souvent. — Si l'anévrysme est fortement rempli de caillots, le battement de la tumeur peut manquer ou être très peu sensible; il en est de même du bruit de frottement; mais, d'autre part, l'absence de fluctuation dans ce cas empêchera la confusion avec un abcès. — D'un autre côté, il peut arriver également qu'on prenne pour un anévrysme une tumeur. Il y a surtout dans les os, ceux du bassin particulièrement, une espèce de tumeur molle (ostéosarcome alvéolaire), qui est très riche en artères et qui, pour cette raison, présente des pulsations très manifestes; sur ces artères peut se former un grand nombre de petits anévrysmes par suite du ramollissement de la tumeur et des parois artérielles; l'ensemble des bruits qui se produisent dans ces petits anévrysmes peut ressembler tout à fait au bruit de souffle modèle d'un sac anévrysmal; dans ce cas encore il n'y a qu'un examen très minutieux et une observation longtemps continuée qui puissent nous apprendre la vérité. Ces tumeurs osseuses pulsatiles ont souvent été considérées comme des anévrysmes vrais de l'os; je ne crois pas qu'il puisse se former spontanément des anévrysmes dans le tissu osseux; je suis plutôt d'avis que tous ces prétendus anévrysmes osseux sont des tumeurs osseuses molles et très riches en artères. — Enfin, on peut être tenté de confondre avec un anévrysme une tumeur qui est située immédiatement sur l'artère et qui est soulevée par l'onde sanguine; l'absence du bruit anévrysmatique, la consistance de la tumeur, la possibilité de l'isoler de l'artère, l'observation ultérieure de la marche garantiront encore contre toute erreur. Le pronostic des anévrysmes varie beaucoup suivant leur siège; aussi ne peut-on rien en dire en général.

Avant de passer au *traitement* proprement dit, permettez-moi de vous faire observer que dans quelques rares cas la guérison d'un anévrysme peut se faire spontanément par l'obturation complète du sac et d'une partie de l'artère au moyen de caillots; la croissance de la tumeur cesse alors, et peu à peu cette dernière peut se ratatiner; on a également observé, comme je l'ai déjà dit, que l'inflammation autour de l'anévrysme peut, dans certains cas, donner lieu à une mortification locale; si l'artère a été préalablement oblitérée, tout l'anévrysme peut tomber en gangrène et être éliminé sans qu'il y ait hémorrhagie. Ces guérisons par les seuls efforts de la nature sont excessivement rares; cependant elles nous montrent la voie que la thérapeutique doit suivre pour arriver à la guérison de cette maladie. — Je fais abstraction ici du traitement médical des anévrysmes internes, et je me contente de citer une seule méthode, la méthode de Valsalva; elle a pour but de réduire au minimum la masse sanguine du corps, d'affaiblir par là l'impulsion du cœur et de favoriser la formation de caillots. Des saignées répétées, des purgatifs, un repos absolu, un régime restreint; à l'intérieur, de la digitale; des applications de glace sur la région occupée par l'anévrysme : voilà les moyens auxquels on a recours dans ce traitement; les résultats obtenus sont très douteux; on affaiblit énormément les malades, et les symptômes peuvent alors être moins évidents; mais, dès que les patients reprennent quelques forces, ils retombent le plus souvent dans le même état qu'avant le traitement. — On peut bien employer, dans une certaine mesure, les moyens indiqués pour modérer les symptômes lorsqu'ils arrivent à un degré extraordinaire, mais on n'arrivera pas à une guérison complète; les anévrysmes internes doivent presque toujours être considérés comme incurables.

Passons maintenant au traitement des anévrysmes externes. On peut poursuivre deux buts : ou bien on veut rendre l'anévrysme complètement inaccessible au sang, ou bien on veut l'enlever en totalité. Dans la plupart des cas, il suffit de rendre la tumeur inaccessible au sang. Les moyens que nous employons dans cette intention sont de natures diverses.

1° *La compression.* — Elle peut être faite de différentes manières, soit sur l'anévrysme lui-même, soit sur le tronc artériel au-dessus de la tumeur. Ce dernier procédé est de beaucoup le meilleur, parce qu'une pression, même peu intense, sur l'anévrysme, est souvent douloureuse et peut donner lieu à des processus inflammatoires à son pourtour. La manière dont on fait la compression diffère également : elle peut être permanente et en même temps complète ou incomplète; elle peut aussi être temporaire; mais, dans ce cas, elle est toujours complète, c'est-à-dire qu'on comprime au point de faire cesser complètement les pulsations. Les différentes méthodes de compression sont à peu près les suivantes : *A*. La compression digitale, employée surtout par Vanzetti, auquel elle a donné, comme à d'autres chirurgiens, d'excellents résultats. Elle est faite par le médecin, par des infirmiers ou par les malades eux-mêmes, pendant plusieurs heures avec des intervalles de repos, jusqu'à ce que les battements cessent dans la tumeur; ce traitement est continué pendant des jours, des semaines, des mois même, jusqu'à ce que l'anévrysme ne présente plus de pulsations et qu'il soit devenu petit et dur. — *B*. La compression de l'anévrysme par la flexion forcée du membre; ce procédé, mis en usage d'abord par Malgaigne, et en Allemagne par Adelmann et Burow surtout, est particulièrement applicable à l'anévrysme poplité; la jambe est complètement fléchie; on la fixe dans cette position par un bandage, jusqu'à ce que les battements aient cessé dans l'anévrysme. — *C*. La compression au moyen d'appareils spéciaux : pelotes, compresseurs, qui doivent être faits de telle sorte que la pression ne s'exerce que sur le tronc artériel, car si les veines sont comprimées en même temps, il se produira de l'œdème. Il n'est pas besoin que la pression soit forte au point de faire cesser complètement la pulsation; son seul but est de diminuer l'arrivée du sang. C'est à Esmarch que l'on doit l'appareil le plus simple imaginé dans ce but : un simple bâton appuyé par son extrémité supérieure au-dessus du lit, contre le plafond et comprimant l'artère par l'autre bout muni d'une pelote. Le vaisseau est de la sorte comprimé par le bâton jusqu'à ce que toute pulsation cesse. — *D*. La compression du membre entier, jusqu'à l'anémie, au moyen de la bande élastique d'Esmarch. On applique cette dernière, chaque jour, en la serrant modérément depuis l'extrémité du membre jusqu'au-dessus de l'anévrysme; puis, à ce niveau, on entoure le membre d'un tube élastique ou d'une seconde bande, après quoi on enlève la bande périphérique, de façon à intercepter toute circulation dans le domaine de l'artère malade. Au commencement, cette compression complète n'est maintenue que pendant trois à cinq minutes; plus tard on la fait durer davantage. Toutefois, avant d'enlever le tube servant à la constriction, le membre doit être de nouveau entouré par une bande élastique, qui doit alors être peu serrée, afin que le patient puisse en supporter facilement la pression. On laisse alors seulement se rétablir la circulation. Comme vous le voyez, dans cette méthode, à une compression complète et non continue on ajoute encore une compression élastique modérée, ne supprimant pas complètement l'arrivée du sang.

Les opinions sur l'efficacité de la compression appliquée aux anévrysmes variaient beaucoup autrefois; les médecins irlandais d'abord, puis les médecins français et italiens ont, depuis les travaux remarquables de Broca, employé cette méthode avec enthousiasme; c'est surtout la compression

digitale intermittente qui a produit quelques beaux résultats. Mais ce n'est
que depuis l'application de la bande d'Esmarch au traitement des anévrysmes
que l'on a généralement reconnu la valeur de la compression. Dans ces derniers temps, on a rassemblé un grand nombre d'observations qui établissent
la rapidité et la sûreté de l'action de la bande élastique, même dans des
cas d'anévrysmes dont la guérison n'avait pu être obtenue par l'intervention opératoire. J'ai la conviction que la méthode d'Esmarch deviendra en
quelque sorte la méthode normale de traitement des anévrysmes des extrémités, car la compression doit toujours être considérée comme le moyen
auquel il faut recourir en premier lieu.

Cependant les observations prouvent aussi qu'elle n'est pas également
applicable à tous les cas, et qu'elle ne guérit pas toujours d'une manière
radicale.

2° *La ligature du tronc artériel.* — Elle peut être faite de différentes manières : *A*, immédiatement au-dessus de l'anévrysme (d'après Anel); *B*, au lieu
d'élection, situé au-dessus et à une certaine distance de l'anévrysme (J. Hunter); *C*, immédiatement au-dessous de l'anévrysme, c'est-à-dire à l'extrémité périphérique de la tumeur (d'après Wardrop, Desault et Brasdor). De
toutes ces méthodes, la ligature immédiatement au-dessus de l'anévrysme
est relativement la plus sûre, la ligature immédiatement au-dessous la moins
sûre. Si l'on fait la ligature à un endroit éloigné de l'anévrysme, on guérit
bien la maladie pour un certain temps (quelquefois aussi pour toujours),
c'est-à-dire que les battements cessent dans la tumeur; mais, si la circulation collatérale se fait d'une manière complète, les battements peuvent
se montrer de nouveau dans la tumeur. Billroth a observé un cas semblable : un garçon de douze ans environ reçut un coup de canif vers la
partie moyenne de la cuisse; il se forma un anévrysme de l'artère fémorale
de la grosseur d'une forte noix; on fit la ligature de l'artère immédiatement
au-dessous du ligament de Poupart; dix jours après, le fil avait coupé
l'artère et il s'ensuivit une forte hémorrhagie qui fut immédiatement arrêtée;
on coupa le ligament de Poupart et l'on appliqua une seconde ligature
un pouce plus haut; celle-ci tint bon; la plaie guérit; mais, lorsque le
malade quitta l'hôpital, on sentit de nouveau des pulsations dans l'anévrysme,
qui, après ligature, était devenu complètement dur et ne présentait plus
trace de battements. Malgré ces récidives, la ligature à un endroit éloigné
de l'anévrysme conservera pourtant toute son importance et restera la
méthode générale, car les artères dans le voisinage immédiat de l'anévrysme
peuvent être tellement altérées, qu'il n'est pas prudent d'appliquer une
ligature à cet endroit. Les artères rigides et incrustées d'éléments calcaires
sont si vite coupées par le fil, que le thrombus n'offre pas encore assez de
résistance au moment où la ligature tombe.

Pour la ligature des artères athéromateuses, il est très avantageux d'employer des ligatures susceptibles de se résorber dans le tissu, parce que
la plaie peut ainsi guérir per primam. Le mieux sera de faire usage du
catgut à l'acide chromique, préparé suivant les indications de Kocher; ce
catgut est résorbé moins rapidement; en l'absence de ce dernier, on peut
faire usage de soie antiseptique fine. Cette soie ne donne pas lieu à plus de

réaction que le catgut, et son usage donne la certitude que la ligature tiendra jusqu'à l'organisation définitive du thrombus.

3° *Moyens produisant directement la coagulation du sang dans l'anévrysme.* — Parmi ces moyens, c'est l'injection de perchlorure de fer d'après Pravaz et Pétrequin, qui dans ces derniers temps a été relativement la plus employée : cette injection doit être pratiquée avec beaucoup de soins, et néanmoins elle n'est jamais sans dangers. A cet effet, on se sert d'une petite seringue dont le piston est mû par une vis : chaque tour de vis fait sortir une goutte. Cet instrument est adapté à une canule très fine, qui est pointue à l'extrémité, afin que l'on puisse l'enfoncer dans l'anévrysme. On laisse ensuite couler avec précaution quelques gouttes de la solution dans la tumeur. En conseillant cette opération, on avait pour but de produire une simple coagulation du sang et un ratatinement de l'anévrysme ; mais l'expérience a prouvé que cette manœuvre était suivie bien plus souvent de l'inflammation, de la suppuration et de la gangrène. Je crois que l'on s'abuse sur l'action de l'injection de perchlorure de fer ; il n'est guère vraisemblable qu'un caillot imbibé de perchlorure de fer puisse s'organiser, mais il se produit probablement une irritation de la paroi vasculaire ; celle-ci s'enflamme, perd sa propriété de maintenir la fluidité du sang, et ainsi se produirait secondairement une coagulation et un ratatinement de la paroi artérielle. Von Langenbeck a injecté dans le voisinage immédiat des anévrysmes une solution d'ergotine, et il a obtenu ainsi des guérisons ; je m'explique l'action de ce traitement de la même façon, par l'inflammation de la paroi vasculaire qui en résulte. C'est ainsi aussi qu'agissent dans le voisinage de l'anévrysme les injections d'alcool étendu, mentionnées à l'occasion des varices, et qui ont été employées d'abord par Leroy d'Etiolles.

L'acupuncture de l'anévrysme (Amussat, Guthrie et Home) ou du tronc artériel (Velpeau) repose sur ce fait d'observation, que des coagulations se forment d'habitude autour des corps étrangers qui se trouvent au contact du sang en circulation. On introduit donc dans le sac anévrysmal quelques fines épingles, qu'on chauffe convenablement, puis on les laisse à demeure pendant trois à cinq jours, dans la pensée qu'elles donneront lieu à une coagulation et qu'ainsi peu à peu l'occlusion de l'anévrysme ou de l'artère elle-même se produira. Mais c'est là un espoir trompeur, ainsi qu'il a été démontré ; aussi ce procédé est-il à présent complètement abandonné. Un moyen plus digne d'emploi est l'électropuncture ; ce procédé, négligé pendant assez longtemps, a depuis peu été remis en honneur par Ciniselli, qui lui doit d'excellents résultats même dans les anévrysmes de l'aorte. La méthode consiste à introduire dans l'anévrysme une aiguille qui est mise en communication avec le pôle négatif d'une batterie galvanique, le pôle positif étant appliqué en un endroit quelconque du corps ; on peut encore faire agir sur le sang deux aiguilles mises en contact avec les deux pôles de la batterie ou d'une simple pile voltaïque. On pensait autrefois que le courant électrique avait la propriété de coaguler directement le sang ; mais il résulte de recherches physiologiques que cela n'est pas le cas, et qu'il se produit, sous l'influence de l'action thermique du courant, une petite eschare au voisinage de la piqûre d'aiguille, et ensuite une coagulation à ce niveau.

En somme, cette méthode est également incertaine et elle a donné lieu à de nombreux insuccès.

4° Nous arrivons maintenant au *traitement chirurgical des anévrysmes*, lequel a pour but de détruire complètement ces tumeurs. S'il réussit, il est naturellement plus certain sous le rapport de la guérison radicale que toutes les autres méthodes dont nous avons parlé jusqu'ici ; mais, par contre, l'opération en elle-même est beaucoup plus sérieuse. On peut la faire de la façon suivante, d'après Antyllus : le tronc artériel est comprimé au-dessus de l'anévrysme, ou, si cela est possible, l'hémostase complète du membre est pratiquée et le tube Esmarch placé au niveau de sa racine, ce qui rend naturellement l'opération plus aisée; on fend alors tout le sac, sous la sauvegarde des règles antiseptiques ; on enlève les caillots ; on introduit par l'intérieur une sonde dans le bout supérieur de l'artère, une autre dans le bout inférieur, et on lie les deux bouts du sac ; naturellement les sondes introduites sont retirées avant de serrer le fil, car elles ne servent qu'à trouver plus facilement et plus vite les troncs artériels. Cette opération n'est pas toujours aussi simple qu'elle paraît, car il est souvent difficile de trouver les ouvertures de l'artère dans le sac rempli de caillots ; souvent encore on voit saigner, outre le tronc principal, d'autres artères, parce que des branches collatérales débouchent parfois dans l'anévrysme. Si l'on a opéré, avec la bande d'Esmarch, après ligature de tous les vaisseaux visibles, on tamponnera le sac avec de la gaze phéniquée ; on appliquera par-dessus un pansement compressif exact allant de la périphérie à la partie supérieure du membre, puis alors seulement on enlèvera le tube constricteur. L'extrémité sera ensuite placée dans l'élévation, ou même suspendue, pour favoriser la circulation veineuse. Parfois une suppuration plus ou moins considérable se produit, surtout quand on n'a pas enlevé tous les caillots ; toutefois cela n'entrave pas nécessairement la cicatrisation, et la guérison peut s'effectuer sans incident. Si l'anévrysme est petit et très nettement limité, on peut l'extirper totalement comme une tumeur, après avoir au préalable fait l'hémostase. De nos jours, la méthode d'Antyllus a été également employée avec succès par Syme, pour des anévrysmes de très grosses artères.

En présence de ce grand nombre de méthodes opératoires, je voudrais bien vous donner quelques conseils précis sur celle que vous devez choisir ; mais cela est presque impossible, parce que, selon le cas individuel, il faut donner la préférence tantôt à l'une, tantôt à l'autre. En général, je vous engage à employer d'abord les méthodes par compression : quand cela est possible, la compression avec la bande élastique, sinon, la compression intermittente au moyen du tourniquet ou du bâton (Esmarch); l'insuccès apparent du début ne doit pas vous rebuter, et il faut que le traitement soit poursuivi avec constance pendant assez longtemps (même pendant des mois), si vous voulez réussir [1].

---

1. Gersuny a récemment publié un cas d'anévrysme des deux artères poplitées qui me paraît démontrer encore ce fait. Ici toutes les méthodes possibles, la ligature de la fémorale y compris, avaient échoué, et néanmoins la guérison fut obtenue par une compression pratiquée avec persévérance, moyen qui, d'abord employé, avait été délaissé trop tôt sous prétexte qu'il ne donnait pas de résultat.

La compression est une méthode infiniment moins dangereuse et plus sûre quant à la guérison définitive des anévrysmes que toutes les autres, surtout si l'on ne tient nullement compte de la dépense de temps. Ce procédé est encore utile dans les cas où l'anévrysme est compliqué d'une tumeur diffuse des parties molles, circonstance qui nécessitait jadis une opération, parce qu'on se trouvait, avec les moyens dont on disposait alors, dans l'impossibilité de pratiquer une compression suffisamment intense. A présent, on peut commencer d'emblée en pareil cas par l'application de la bande d'Esmarch. La compression n'est nullement aussi pénible à supporter que l'on serait tenté de le croire. Il n'est d'ailleurs pas nécessaire que cette compression soit telle que toute pulsation cesse; il suffit d'obtenir un affaiblissement souvent répété du cours du sang pour que la guérison se fasse peu à peu. Si la compression est impraticable, ou si elle est restée sans résultat, il me semble alors que l'on doit choisir entre toutes les méthodes opératoires, la méthode d'Antyllus. C'est le procédé le plus sûr et celui qui semblerait être le plus simple et le plus rapide pour guérir un anévrysme, si l'on n'avait pas à redouter le danger des hémorrhagies consécutives aux ligatures et si l'on ne voyait pas si souvent de fortes hémorrhagies survenir plus ou moins tôt au niveau des ligatures artérielles. Peut-être trouvera-t-on d'autres méthodes d'occlusion artérielle, agissant comme la ligature sans en avoir les inconvénients. On doit sous ce rapport considérer déjà comme un progrès la résorption des fils dans les tissus.

Si l'on ne peut mettre en pratique le procédé d'Antyllus, on aura recours aux méthodes d'Anel ou de Hunter.

Pour l'anévrysme variqueux (varice anévrysmale), le mieux est de placer des ligatures au-dessus et au-dessous de la communication vasculaire et de sectionner la partie intermédiaire. Enfin s'il est impossible de faire la ligature centrale, parce que le lieu d'élection est inaccessible, la ligature de l'artère, en aval de l'anévrysme, peut encore offrir quelques chances de succès. J'ai guéri ainsi un anévrysme de la carotide primitive, tout à fait inaccessible aux autres méthodes de ligature.

Dans ces cas, on peut encore recourir aux injections d'ergotine ou d'alcool, en ayant soin de ne les pratiquer que dans le voisinage de la tumeur, ce qui au moins n'offre pas de dangers. Je vous déconseille beaucoup de recourir aux injections de perchlorure de fer dans l'anévrysme; je les considère comme tellement dangereuses, que je ne me déciderais à les employer que dans des circonstances tout à fait exceptionnelles; la même remarque peut s'appliquer, avec moins de rigueur cependant, à l'électropuncture.

Il nous reste encore à faire quelques remarques sur le *traitement de l'anévrysme cirsoïde*. Les méthodes opératoires dont nous avons parlé jusqu'ici ne peuvent être employées qu'en partie dans la maladie en question. La compression directe de toute la tumeur à l'aide de bandages et surtout de compresses, faits pour le cas spécial, peut être appliquée; en parlant de cette méthode, nous avons en vue la région de la tête où ces sortes d'anévrysmes s'observent si fréquemment; cependant la compression n'a presque jamais eu de succès. L'injection de perchlorure de fer pourrait parfaitement réussir dans ces cas, car la fonte suppurée ou la mortification de tout le conglomérat artériel n'est pas autant à craindre que dans les anévrysmes qui siègent sur les grosses artères des extrémités. On pourrait rendre la tumeur imperméable en liant toutes les artères afférentes; mais c'est là une opération très pénible et de réussite incertaine; la ligature d'une ou des deux carotides externes pour un anévrysme cirsoïde de la tête promet tout aussi peu de succès et n'est pas sans danger. Une autre méthode, par laquelle on poursuit le même but, consiste à traverser la peau tout autour de la tumeur avec des épingles à insectes qu'on entoure d'un fil comme dans la suture entortillée; la suppuration et l'oblitération succéderont à cette application, peut-être aussi se produira-t-il une mortification partielle de la peau.

On peut encore introduire dans l'anévrysme lui-même des épingles (acupuncture), ou bien le traverser au moyen de fils imprégnés de perchlorure de fer; il se produit alors des coagulations dans les vaisseaux et la tumeur s'oblitère. Toutefois le procédé le plus sûr est encore l'extirpation de tout le lacis des vaisseaux dilatés pratiquée en une ou plusieurs séances. Pour ce faire, on entoure la circonférence de la tumeur d'une grande quantité de ligatures percutanées, placées les unes à côté des autres, ou bien on introduit parallèlement l'une à l'autre deux longues aiguilles à acupuncture aux limites de la tumeur; on réunit ces aiguilles au moyen d'un fin tube élastique ou au moyen d'un fil quelconque, de façon à empêcher toute circulation dans le domaine vasculaire compris dans la ligature; alors on peut exciser en tout ou en partie la masse des artères ectasiées; si la tumeur est très volumineuse, on n'arrivera que peu à peu par des extirpations partielles au but proposé. Les artères sectionnées seront liées et les bords de la plaie rapprochés le mieux possible par des sutures. Heine, s'appuyant sur les recherches approfondies qu'il a faites sur le traitement de ces anévrysmes, émet une opinion très favorable relativement à leur extirpation.

CHAPITRE XXI

DES TUMEURS

QUARANTE-TROISIÈME LEÇON

Ce qu'on doit entendre par tumeur. — Remarques anatomiques générales : Polymorphisme des tissus. — Origine des tumeurs. — Arrêt de développement cellulaire dans certains types de tissus. — Rapports embryologiques. — Mode d'accroissement. — Métamorphoses anatomiques. — Aspect extérieur.

Messieurs,

Nous abordons aujourd'hui le chapitre si difficile des tumeurs. Les tuméfactions dont nous avons parlé jusqu'ici ne dépendaient que de quelques causes peu nombreuses : c'était une collection anormale de sang, soit en dedans soit en dehors des vaisseaux, ou bien une imbibition des tissus par le sérum, ou une formation nouvelle de cellules répandues au milieu des éléments de ces tissus (infiltration plastique); ces causes agissaient isolément ou bien se combinaient entre elles. En opposition avec ces gonflements, on appelle tumeurs, dans le sens clinique, des formations nouvelles qui reconnaissent d'autres causes que la néoplasie inflammatoire (causes parfois inconnues) et prennent un accroissement qui, en général, n'aboutit pas à une fin typique, mais qui se prolonge pour ainsi dire à l'infini; en outre, les tumeurs sont composées ordinairement d'un tissu qui possède une organisation supérieure à celle de la néoplasie inflammatoire. Examinons ce point d'un peu plus près. Vous ne connaissez jusqu'ici qu'une espèce de formation nouvelle, celle qui est le résultat du processus inflammatoire. Cette néoplasie inflammatoire est, comme vous le savez, très uniforme, non seulement dans la manière dont elle prend naissance, mais encore dans son développement ultérieur; elle peut être arrêtée dans ce développement par la désagrégation, par la dessiccation, par la fonte muqueuse, etc.; elle peut devenir, il est vrai, exubérante sans perdre toutefois son caractère; mais, à la fin, s'il n'existe pas de conditions locales ou générales particulièrement défavorables, ou si un organe essentiel n'a pas été détruit, la néoplasie suit une marche régressive, elle redevient tissu conjonctif. Le processus inflammatoire se termine donc par la formation d'un tissu cicatriciel. Nous avons vu qu'en cas d'inflammation des surfaces il se fait un développement de cellules épithéliales et épidermiques sous l'influence de l'épiderme lésé, que, d'autre part, la cicatrice osseuse s'ossifie; que, dans la cicatrice des nerfs, il se développe de nouvelles fibres nerveuses; la formation de nouveaux vaisseaux joue dans tous ces phénomènes un rôle important; mais, je le répète, que le processus soit aigu ou chronique, que le travail morbide se passe à la surface ou qu'il soit interstitiel, il trouve toujours sa terminaison typique dans la cicatrice. — Nous avons déjà cité un groupe d'inflammations chroniques qui donnent lieu à des productions semblables aux tumeurs : le tubercule, le noyau lépreux, la gomme syphilitique. On a bien considéré ces processus comme des tumeurs granuleuses infectieuses, mais elles se distinguent cependant essentiellement des vraies tumeurs, surtout parce que leur croissance n'est nullement illimitée et qu'elles présentent par elles-mêmes des conditions de désagrégation, et ensuite parce que leur développement est lié à l'existence d'un virus organisé qui se retrouve dans chaque foyer pathologique et dont la transmission se traduit par la formation d'un tissu de granulations. On n'observe rien de semblable dans les vraies tumeurs; jusqu'à présent nous ne connaissons aucun contage dont la transmission puisse donner lieu à une tumeur.

S'il est vrai qu'il peut se former, exceptionnellement, aux dépens de cicatrices du tissu conjonctif nerveux et osseux, des tumeurs de tissu conjonctif nerveux et osseux, ces cas n'en constituent pas moins une très faible partie des formes de tissus observés dans les tumeurs, formes très variées et très compliquées; des glandes, des dents, des cheveux, par exemple, etc., peuvent se rencontrer dans les tumeurs; on y constate même des tissus qu'on ne trouve nulle part avec cet agencement particulier, ni dans l'organisme achevé, ni aux différentes périodes de la vie fœtale. Pour que vous puissiez vous faire une idée nette de la composition anatomique des tumeurs, je vais vous rappeler quelques principes de pathologie générale sur le développement des néoplasies ; vous trouverez, du reste, des exposés excellents et très détaillés sur ce sujet dans les ouvrages de Virchow et de O. Weber.

Lorsqu'une partie du corps est anormalement agrandie, cet agrandissement peut être dû à une *augmentation de volume anormale* de chaque élément en lui-même (*hypertrophie simple*), ou bien à une *formation nouvelle* d'éléments, qui se trouvent placés entre les anciens éléments (*hyperplasie*). Dans ce dernier cas, la néoplasie peut être analogue (*néoplasie homéoplastique*) au tissu dans lequel elle se forme, ou bien elle ne l'est pas (*néoplasie hétéroplastique*). La néoplasie homéoplastique se fait soit par simple scission des éléments existants (par exemple une cellule cartilagineuse se divise par fissiparité d'abord en deux, puis en quatre cellules), on l'appelle dans ce cas néoplasie *hyperplastique* (hypertrophie numérique); ou bien les éléments cellulaires existants donnent naissance d'abord à de petites cellules rondes, en apparence indifférentes (comme dans la néoplasie inflammatoire), et celles-ci donnent lieu ensuite à un tissu analogue à celui qui est le siège de la formation nouvelle : *néoplasie homéoplastique* dans le véritable sens du mot. Les formations nouvelles *hétéroplastiques* débutent *toujours* par le développement d'un tissu à cellules primitives, c'est-à-dire par des cellules formatrices indifférentes (période de granulation de Virchow), et aux dépens de celles-ci se forme alors le tissu hétérologue au tissu dans lequel elles se sont développées (par exemple, du cartilage se forme dans les testicules, du tissu musculaire dans le sein, etc.).

Ce schéma établi par Virchow paraît, sous le rapport purement anatomique, parfaitement juste; mais, si l'on voulait classer ainsi les tumeurs, on se tromperait fort. Dans la majorité des organes, il y a du tissu conjonctif et des vaisseaux qui prennent part tous deux à la formation des tumeurs : mais, à côté, il existe encore des éléments organiques spécifiques qui prolifèrent et produisent également de jeunes cellules.

S'il se développe, par exemple, dans un muscle strié une néoformation de tissu conjonctif, ce sera une tumeur homéoplastique si elle s'effectue uniquement aux dépens du tissu conjonctif du muscle; mais elle sera hétéroplastique si les cellules musculaires prennent part aussi à sa formation, et, par rapport aussi aux vaisseaux, toute tumeur qui n'est pas exclusivement formée de vaisseaux est hétéroplastique. Beaucoup de tumeurs ont un type qui ne correspond à aucun tissu formé, mais qui présente des analogies avec certaines formes connues de tissus normaux. Il y a, par exemple, des tumeurs qui sont exclusivement formées de cellules fusiformes, que l'on peut considérer comme des éléments jeunes, nerveux, musculaires, ou de tissu conjonctif. Si l'on trouve une pareille tumeur dans un muscle, on sera tenté de la considérer comme hétéroplastique, parce que sa structure est complètement différente de celle du muscle parfaitement développé, et cependant la tumeur ne constitue peut-être qu'une hyperplasie du tissu mère, uniquement constituée par des cellules musculaires jeunes et inachevées

Si l'on voulait se reporter aux premières formes de développement des tissus, il n'y aurait plus de tumeur hétéroplastique; car, au fond, tous les tissus proviennent de cellules formatrices indifférentes, c'est-à-dire de cellules impossibles à distinguer morphologiquement. Je crois que cela vous suffira pour vous faire apprécier l'insuffisance d'une division établie d'après les variétés de tissus. La première question qui se présente dans l'étude de la genèse des tumeurs est celle-ci : d'où proviennent les cellules néoformées? L'accroissement physiologique prouve que certains éléments cellulaires augmentent de volume et se multiplient par division, il s'agit donc avant tout de l'origine de ces éléments morphologiques de ces « cellules formatrices indifférentes » dont les tumeurs sont composées. Nous savons que la néoformation inflammatoire tire son origine de l'émigration des corpuscules blancs du sang et de la prolifération des éléments cellulaires préformés; nous savons encore, par les observations qui ont été faites sur la régénération des tissus, dans la cicatrice, que tous les éléments cellulaires qui contiennent du protoplasme vivant peuvent, par la multiplication des noyaux et la division des cellules, donner lieu à des nouvelles cellules de l'espèce. A vrai dire, dans la néoformation des cellules formatrices

dites indifférentes, nous retrouvons les mêmes processus, mais en outre
il est très vraisemblable que dans la formation des tumeurs le protoplasma
qui a été complètement transformé en tissu puisse passer à l'état granuleux; — qu'il revienne à son état jeune, primitif; — que, dans sa masse, il
se forme des noyaux, et qu'alors il prolifère. Ce processus joue un grand
rôle dans le développement des vaisseaux chez l'embryon. Enfin la formation de jeunes cellules s'observe encore à l'intérieur de masses de protoplasma considérables (cellules mères), quand un néoplasme se développe.
On ignore si les cellules émigrées des vaisseaux contribuent beaucoup à
la formation des cellules jeunes des tumeurs.

Les éléments que nous désignons sous le nom de cellules formatrices
indifférentes se confondent morphologiquement avec les produits de la
néoformation inflammatoire : ce sont de petites cellules, rondes, composées
d'un protoplasma granuleux, qui contiennent un noyau et que nous retrouvons dans tous les tissus qui ont été le siège d'une irritation quelconque.
Jusque dans ces dernières années, on avait toujours admis que ces jeunes
cellules étaient aussi indifférentes que les premières sphères de segmentation de l'œuf, c'est-à-dire qu'elles pouvaient donner naissance à n'importe
quel tissu humain, surtout que les dérivés des cellules du tissu conjonctif
pouvaient donner lieu non seulement à toutes les formes de substance conjonctive (tissu conjonctif, cartilages, os), aux vaisseaux et aux nerfs, mais
encore à des formations épithéliales, à des glandes, etc. Outre Virchow, à
qui l'on devait cette théorie, la plupart des pathologistes, parmi lesquels
des savants de premier rang, s'étaient rangés à cette manière de voir. Mais
Thiersch, le premier, a fait valoir, dans son important travail sur le cancer
épithélial, des arguments si imposants, que l'ancienne théorie n'est plus
soutenable.

Comme nous aurons à revenir plus tard sur ce point, je me bornerai à
vous décrire brièvement pour le moment les transformations qu'ont subies
dans ces dernières années les opinions relatives au développement des
tumeurs.

Vous savez, par les travaux remarquables de Remak, Reichert, Kölliker,
His, Waldeyer, etc., que le développement de l'embryon a été attribué à
l'existence de trois couches cellulaires, primitivement différentes, et appelées feuillets embryonnaires. Jusque dans ces derniers temps il semblait
établi que chacun de ces trois feuillets, distingués en feuillet externe ou
corné, feuillet moyen et feuillet interne ou glandulaire, ne produisait
qu'une certaine série bien déterminée de tissus. Aux dépens du feuillet
externe se formeraient le système nerveux, l'épiderme et ses dérivés, les
glandes cutanées, les glandes sexuelles, le labyrinthe de l'oreille, le cristallin; aux dépens du feuillet moyen, les substances conjonctives, les muscles (?), le système vasculaire, les glandes lymphatiques, la rate; enfin aux
dépens du feuillet interne ou glandulaire, l'épithélium du canal intestinal,
l'épithélium pulmonaire, tous les éléments sécréteurs du foie, le pancréas,
les reins, etc. On concluait de cette loi, théorie des feuillets embryonnaires,
que dans tout le cours du développement de l'embryon il n'arrivait jamais
qu'un de ces feuillets donnât lieu à un tissu qui se forme originairement

aux dépens d'un autre feuillet, qu'en d'autres termes, la différenciation de
l'embryon en trois feuillets s'étant effectuée, il n'y aurait plus de cellules
tout à fait indifférentes et pouvant donner lieu à un tissu quelconque,
et que tous les éléments néoformés et issus des cellules primordiales ne
pourraient donner lieu qu'à des tissus ressortissant au feuillet dont elles
dérivent. Les cellules provenant d'épithéliums vrais, c'est-à-dire du
feuillet externe ou du feuillet interne, ne pourraient jamais produire de
tissu conjonctif, et les dérivés des cellules de tissu conjonctif ne pourraient jamais donner lieu ni à des épithéliums vrais, ni à des glandes. Il
n'y aurait pas de raison d'admettre un changement dans cette loi de la
nature quand les éléments cellulaires de l'organisme complètement développé sont excités à se multiplier sous l'influence d'une irritation quelconque, la jeune couvée ne pourrait donner lieu qu'à des types de tissus
bien déterminés et dépendant de l'origine embryonnaire des cellules
mères.

Revenons à présent au système de néoformation de Virchow : d'après
la théorie des feuillets embryonnaires, il ne pourrait pas exister de véritable hétéroplasie, puisque les cellules embryonnaires issues des dérivés
d'un feuillet embryonnaire ne pourraient produire que certains types de
tissus bien déterminés et non des types de tissus d'un autre feuillet embryonnaire. Toute opinion énoncée avec trop d'affirmation, à présent que l'his-
tiogenèse donne lieu à tant de travaux, court le risque de devoir être modifiée
peut-être bientôt dans l'un ou l'autre sens; c'est, suivant moi, le cas pour
la théorie des feuillets embryonnaires. En effet, des études embryologiques
toutes récentes, entreprises d'abord sur des animaux d'ordre inférieur, ont
produit des résultats très importants, sur lesquels je suis bien forcé de
m'étendre ici à cause de la valeur réelle qu'ils me paraissent avoir dans la
question qui nous occupe. Au lieu des trois feuillets embryonnaires, on distingue à présent l'ectoblaste, l'entoblaste et les feuillets pariétal et viscéral
du mésoblaste. L'ectoblaste et l'entoblaste sont d'abord produits et constituent les deux lamelles délimitantes primitives de l'organisme. Le feuillet
embryonnaire moyen, autrement dit les feuillets pariétal et viscéral du mésoblaste se forment plus tard seulement et probablement par un rétrécissement ou un plissement de l'entoblaste, mais, outre ces feuillets embryonnaires, il y a des cellules embryonnaires qui se développent une à une aux
dépens des éléments primitifs et qui portent le nom de germes du mésenchyme ou de cellules primordiales du mésenchyme. Elles servent à produire entre les lamelles épithéliales limitantes un tissu particulier qu'on
nomme le mésenchyme, et aux dépens duquel naissent les nombreuses formes
de substance conjonctive, les cellules musculaires, le tissu nerveux, les vaisseaux sanguins et enfin le sang lui-même. Chez l'animal formé, les couches
limitantes externe et interne du corps, l'ectoderme et l'endoderme qui dérivent de l'ectoblaste et de l'entoblaste, ont conservé leur état primitif. Mais
entre ces deux couches se trouvent intercalés tous ces tissus et organes
qui proviennent en partie des germes du mésenchyme ou du mésoblaste
ou encore directement d'un des feuillets embryonnaires primitifs : tout cela
constituant le mésoderme. D'après cette exposition, que j'emprunte aux

frères Hertwig, il est évident que la séparation des différents tissus, admise autrefois et basée sur leur développement aux dépens d'un des trois feuillets embryonnaires, ne peut plus être maintenue.

Ainsi le tissu conjonctif ne peut pas être séparé absolument au point de vue embryologique du tissu épithélial proprement dit, puisque le premier provient des germes du mésenchyme, qui, eux-mêmes, dérivent des deux couches épithéliales primitives. Comme vous le verrez ultérieurement, ce fait est très important au point de vue du développement des tumeurs. D'ailleurs, diverses observations, du domaine de la physiologie, ne concordent pas non plus précisément avec l'ancienne théorie des feuillets embryonnaires. Ainsi les travaux récents de Swaen et Masquelin sur le développement du placenta maternel des lapins établissent que les cellules épithéliales de la caduque maternelle proviennent non seulement d'une prolifération des cellules de tissu conjonctif des gaines vasculaires, mais encore des cellules épithéliales propres de la muqueuse utérine; que, de plus, les masses de protoplasma provenant de l'épithélium glandulaire s'étendent entre les cellules de tissu conjonctif des gaines vasculaires et se réunissent à la substance intercellulaire de ces dernières; qu'enfin les cellules épithéliales de la muqueuse utérine, aussi bien que l'épithélium des glandes utérines, finissent par former, après diverses métamorphoses, de l'hémoglobine dont on peut démontrer la présence et dans le protoplasma de ces cellules et dans les cavités des glandes.

Dans le domaine pathologique, outre les observations anciennes qui doivent être prises en sérieuse considération, il y a encore des travaux précis et récents, relatifs au développement des tumeurs, particulièrement des carcinomes, travaux qui ébranlent manifestement la distinction formelle établie entre les tissus, surtout la distinction du tissu épithélial d'avec les conjonctif et musculaire.

Nous reviendrons plus tard sur ce sujet. Pour ma part, je crois qu'il y a partout dans l'organisme parfait des cellules indifférentes, que dans certaines conditions chaque cellule vivante peut en quelque sorte retourner à son état primordial, à son état de cellule formatrice indifférente. Nous pouvons considérer comme types de cellules formatrices indifférentes, les corpuscules blancs du sang, les cellules migratrices de Recklinghausen. Toutes les cellules provenant des substances conjonctives, les cellules endothéliales des membranes séreuses et avant tout les cellules fixes de tissu conjonctif, peuvent être regardées comme des cellules migratrices ou comme des corpuscules blancs du sang transformés. On se représente aisément, par exemple, qu'une cellule fixe du tissu conjonctif puisse, sous certaines influences, entrer en prolifération et produire une jeune cellule, laquelle possédera tous les caractères d'une cellule formatrice indifférente ou d'un corpuscule blanc du sang. D'un autre côté, nous ne pouvons établir aucune distinction entre les jeunes cellules formatrices, aux dépens desquelles se produisent les néoplasies dites hétérologues, et les dérivés des cellules de tissu conjonctif en voie de prolifération.

Tous les tissus, à peu d'exceptions près, peuvent produire des jeunes cellules semblables; et il semble même qu'il ne soit pas nécessaire pour

cela que la cellule soit complète : tout protoplasma vivant peut d'abord
former un noyau, qui se divise et donne lieu ainsi à la cellule. Il est vraisemblable, par conséquent, que toutes les cellules ayant les caractères du
protoplasme vivant soient susceptibles de produire des jeunes cellules de
nature plus ou moins indifférente, analogues aux corpuscules blancs du
sang et aptes, comme ces derniers, à subir diverses phases de développement.

Il n'y a donc rien d'étonnant à ce que certains observateurs aient constaté l'hypertrophie des cellules endothéliales des vaisseaux et leur transformation en cellules carcinomateuses, en même temps que la production
de ces cellules par les corpuscules de tissu conjonctif en voie de prolifération. Ces deux espèces de cellules, cellules endothéliales et cellules du tissu
conjonctif, ne sont en effet pas autre chose que des cellules migratrices
fixes, identiques aux corpuscules blancs du sang et de la lymphe. Mais
quant à savoir comment ces cellules migratrices arrivent dans le sang,
c'est une question qui, jusqu'à présent, n'est pas résolue. Ce sont vraisemblablement les éléments stables des glandes lymphatiques et de la rate, les cellules fixes du tissu conjonctif, par conséquent, qui leur donnent naissance.
Vous voyez d'après cela que, même à l'état physiologique, il existe une migration cellulaire continue dans le développement de l'organisme. Personnellement, je me figure très bien que, dans la formation d'une tumeur, les
cellules des tissus puissent retourner à leur état primitif et prendre les
caractères qu'elles avaient avant la différenciation en feuillets embryonnaires et en mésenchyme. A cette époque, il n'y avait rigoureusement que
des cellules épithéliales constituant l'ectoblaste et l'entoblaste; tous les
éléments aux dépens desquels les tissus ultérieurs se développent proviennent d'une seule source, des lamelles épithéliales primitives, absolument
comme celles-ci dérivent de l'ovule fécondé par la cellule spermatique,
autrement dit de la copulation de deux éléments épithéliaux. Les progrès
de la morphologie moderne, dont l'importance s'affirme par le coup qu'elle
porte aux anciennes opinions et par les résultats féconds qu'elle a produits
dans les directions les plus variées, marquent glorieusement notre époque.

Revenons à présent aux tumeurs.

La vie, la croissance qui se montre dans les tumeurs, peut être de nature
très variée. D'abord, la partie malade d'un tissu primitivement normal, la
première nodosité peut s'accroître en elle-même, sans que de nouveaux
centres morbides se développent dans le voisinage de ce foyer; au milieu
de la tumeur elle-même, aux dépens des cellules de nouvelle formation,
limitées originairement à un endroit circonscrit, naissent sans cesse d'autres cellules qui sont, pour ainsi dire, prédestinées à prendre le même type
de développement que celui que la néoplasie a suivi dès l'abord.

On croyait autrefois que la dilatation des vaisseaux constituait un signe
caractéristique de la néoplasie inflammatoire; les études entreprises par
Billroth sur ce sujet nous ont démontré que la dilatation et la néoformation vasculaires pendant la formation des premiers rudiments des tumeurs
n'étaient pas moindres que dans l'inflammation. Toutes les tumeurs ont cela
de commun que la néoformation vasculaire procède des vaisseaux sanguins

préformés et marche de pair avec la formation des éléments propres à ces tumeurs; en d'autres termes, on ne peut plus admettre, comme autrefois, que les tumeurs se forment d'abord, à la façon des parasites, et qu'après seulement les vaisseaux du voisinage y pénètrent.

Les tumeurs peuvent s'accroître par l'apposition incessante, dans leur voisinage immédiat, de nouveaux foyers pathologiques; quand l'organe est affecté de cette dernière façon, non seulement il est comprimé par la tumeur et ses éléments sont dissociés, mais il dégénère lui-même de proche en proche, il est détruit par le néoplasme, il se confond avec lui; car vous avez déjà vu, à l'occasion de la néoplasie inflammatoire, que partout où une formation nouvelle se montre dans un tissu normal, le tissu primitif cesse d'exister à l'endroit malade et prend les caractères du tissu nouveau. Dans le premier cas, nous avons donc affaire à un foyer isolé qui ne s'agrandit qu'au moyen de ses propres cellules; dans le second cas, il s'agit d'une extension continue du foyer morbide par l'infiltration de points situés dans le voisinage de celui-ci. La première espèce de croissance, pour ainsi dire centrale, est évidemment beaucoup moins défavorable à l'organe malade que la dernière, c'est-à-dire la croissance périphérique, qui, si elle s'étend indéfiniment, peut conduire à la destruction complète de l'organe atteint, comme ce serait le cas si un travail inflammatoire, une néoplasie inflammatoire, continuait toujours à progresser. La combinaison des deux espèces de croissance, malheureusement assez fréquente, est ce qu'il y a de plus défavorable.

Si nous étudions maintenant la façon de vivre de la tumeur elle-même, nous trouvons que le tissu nouvellement formé ne reste pas toujours dans le même état, mais qu'il est sujet à beaucoup de modifications, qu'on observe également dans les tissus sains pendant le processus inflammatoire. Dans les tumeurs peuvent se développer, par différentes causes, des inflammations aiguës et chroniques, c'est-à-dire que sous l'influence d'un processus inflammatoire provoquant de la douleur, du gonflement et une dilatation vasculaire, il peut se produire une infiltration de petites cellules, une infiltration de cellules migratrices ayant pour résultat une fonte suppurée, une abcession de la tumeur. Les tumeurs dans lesquelles la formation des cellules est si abondante et si rapide, que celle des vaisseaux ne la suit que très lentement, sont le moins douées de vitalité; de légères causes suffisent, dans ce cas, pour arrêter çà et là tout le processus formateur, ou, si un arrêt n'a pas lieu, pour provoquer la désagrégation. Ces tumeurs peu vascularisées, à nombreuses cellules, se rapprochent même beaucoup, à cause de leur faible résistance, des néoplasies inflammatoires, et il est parfois difficile de dire, pour certaines d'entre elles, où prend fin le processus inflammatoire chronique et où commence la néoplasie.

Cette distinction est particulièrement difficile quand il existe des métamorphoses régressives, des processus d'ulcérations susceptibles d'être rapportés aussi bien aux produits de l'inflammation qu'aux éléments non viables des tumeurs en voie de formation. Nous sommes obligés d'entrer dans quelques détails sur les métamorphoses des tissus qui constituent les tumeurs. Ces métamorphoses peuvent se faire d'une manière aiguë ou chronique : les inflammations aiguës des tumeurs sont, en général, rares ; cependant elles peuvent être produites par des blessures, des contusions ; la terminaison de cette inflammation traumatique peut se faire par résolution avec ou sans rétraction cicatricielle, lorsque la tumeur est abondamment vascularisée et riche en tissu conjonctif ; mais ces causes donnent plus souvent lieu à des extravasats plus ou moins étendus, à la gangrène et parfois à la suppuration. Les processus inflammatoires chroniques se rencontrent beaucoup plus fréquemment dans les tumeurs ; l'inflammation y est caractérisée par une production prépondérante de tissu nouveau inflammatoire, qui tire son origine des éléments de la tumeur, et par la formation d'ulcérations fongueuses avec vascularisation considérable, aussi bien que dans l'inflammation avec ulcérations torpides. La transformation caséeuse et graisseuse du tissu, de même que sa transformation en un liquide muqueux, se rencontre encore assez souvent. Dans ce travail de ramollissement, on observe des thromboses et l'ectasie collatérale des vaisseaux autour du foyer ramolli, comme autour d'un foyer inflammatoire qui passe à la suppuration ou qui subit la transformation caséeuse. Par suite de cette diversité du développement et des maladies qu'on observe dans les tumeurs, les caractères de ces dernières peuvent être tellement modifiés, qu'il n'est pas toujours facile de reconnaître immédiatement, dans un cas donné, quel a été le tissu primitif de la tumeur. Enfin, il arrive encore que les tumeurs changent quelquefois avec le temps de caractère anatomique ; par exemple, qu'une tumeur de tissu conjonctif, qui a existé longtemps comme telle, devienne plus molle à la suite d'une végétation rapide de cellules et d'une vascularisation plus forte, ou bien, inversement, qu'une tumeur devienne dure par suite de la disparition des cellules et de la rétraction cicatricielle du tissu conjonctif qui s'y trouve. Vous voyez combien de connaissances il faut posséder, quelle grande expérience il faut avoir pour apprécier exactement toutes ces conditions anatomiques dans chaque cas particulier. Il peut même se faire qu'il soit impossible de dénommer exactement et de classer dans un groupe déterminé la tumeur qu'on a examinée.

Pour dénommer les tumeurs formées de plusieurs espèces de tissus, on choisit d'habitude le terme propre au tissu qui en constitue la plus grande partie.

En général, on ajoute au mot qui désigne le tissu la terminaison « oma » afin de caractériser histologiquement la tumeur, ainsi : sarcoma, carcinoma, etc. Le mot « ὦμα » n'existe pas dans la littérature grecque ; il vient de ce que l'on ajoutait à certains substantifs la désinence « οω », afin d'en faire des verbes, par exemple, σάρξ chair, σαρκόω faire de la chair ; καρκῖνος ulcère, cancer, καρκινόω faire quelque chose de semblable au cancer. Les Grecs employaient déjà les expressions : σάρκωμα, « tumeur de chair » ; καρκίνωμα, ulcère cancéreux (Hippocrate). C'est d'après cela que la nomenclature moderne a été établie et complétée par Virchow surtout. L'ancienne expression grecque employée pour désigner les tumeurs en général est « ὄγκος », primitivement saillie, déviation, protubérance ; de là le terme *Onkologie* employé par Virchow pour désigner la science étudiant les tumeurs. L'expression φύμα, φυτον, excroissance, qu'on rencontre dans les œuvres d'Hippocrate, est aujourd'hui rarement usitée. On trouve aussi dans Celse le mot « struma », de « struere », entasser, amonceler, appliqué parfois aux tumeurs en général, mais plus particulièrement aux tumeurs glandulaires du cou. Les Anglais et les Français l'ont encore conservé : le mot strumeux est pour eux synonyme du terme allemand « lymphatisch, scrophulös ». Aujourd'hui le terme « struma » n'est plus guère employé dans la littérature allemande que pour désigner les tumeurs du corps thyroïde.

J'ai encore à faire quelques courtes observations sur l'aspect extérieur des tumeurs. Dans la plupart des cas, les tumeurs sont des formations constituées par des tubérosités rondes plus ou moins faciles à séparer par le toucher et la vue des parties environnantes. Cette définition n'est, à la vérité, pas toujours juste; car les tubercules sont aussi des formations limitées et rondes (au moins dans leurs plus petites dimensions) que l'on ne pourrait pas plus compter parmi les tumeurs que les papules et les pustules de la peau. Dans la peau et les autres membranes, un tubercule bien formé peut se montrer également sous forme de tumeurs, de même qu'il peut s'y développer un abcès, qui apparaît tout d'abord comme une tubérosité. Cependant, de même que la néoplasie inflammatoire chronique superficielle se présente souvent sous forme de végétations papillaires, une tumeur qui se forme sur des téguments peut également prendre la forme papillaire; la surface même d'une nodosité appartenant à une tumeur, ou une cavité kystique renfermant du liquide ou une bouillie peut produire des végétations papillaires. Vous voyez donc par là qu'on ne peut pas séparer les tumeurs des néoplasies inflammatoires au moyen des caractères anatomiques purement extérieurs.

Il y a une foule de termes propres à déterminer les caractères divers des tumeurs, qui sont fréquemment employés encore aujourd'hui, bien qu'ils n'aient pas toujours grande signification. Ainsi on a coutume d'appeler polypes (de πολύς, beaucoup, et de πούς, pied) les tumeurs fixées à une cavité par un pédicule plus ou moins long, son insertion étant plus ou moins large; c'est ainsi qu'il y a des polypes nasaux, des polypes utérins, etc., mais on doit ajouter à ce terme la caractéristique de leur texture (ainsi polypes fibreux, sarcomateux, myxomateux, etc.). Les tumeurs ulcérées qui présentent l'aspect des champignons sont dites « fongueuses »; le terme fongueux s'applique encore aux tissus pathologiques présentant une mollesse analogue à celle des champignons. Si l'on veut dire d'une tumeur qu'elle est très riche en vaisseaux et en éléments sanguins, on se sert du mot « hématode », ou du terme « télangiectasique » (de τέλος, extrémité; ἀγγεῖον, vaisseau; ἔκτασις, dilatation), ou enfin du mot « caverneux ». Une tumeur était-elle très ferme, fibreuse (non cartilagineuse ou osseuse), on la disait autrefois « squirreuse » (σκίρρος, dur). Cette dernière expression n'est plus employée que pour certaines espèces de carcinomes du sein; l'adjectif « squirreux », qui veut dire ferme et qui s'employait aussi bien pour les carcinomes, est hors d'usage. Par médullaires, on entend les tumeurs qui ont la coloration rosée et la mollesse de la moelle et dont la structure est sarcomateuse, carcinomateuse ou lymphomateuse.

Les tumeurs de cette espèce étant connues comme étant particulièrement malignes, on s'est servi aussi des expressions « sarcomes médullaires, carcinomes médullaires » pour désigner, sans tenir compte de leur structure, certaines formes de tumeurs malignes. Certaines tumeurs sont colorées en brun clair, en jaune, en brun noirâtre, en brun bleuâtre, soit que la matière pigmentaire provienne d'extravasations, soit qu'elle soit le résultat d'une propriété spécifique des cellules. Ces mélanomes (μέλας, noir) sont des tumeurs rares, colorées ou tachetées en brun foncé ou en noir, qui, d'après leur structure, appartiennent à la classe des sarcomes ou des carcinomes, et qui, en général, sont très dangereuses. Autrefois on se contentait de ces dénominations et d'autres semblables et on ajoutait un terme de comparaison rappelant l'un ou l'autre tissu ; qu'il vous suffise de connaître la valeur des termes mentionnés.

Revenons encore une fois, maintenant que nous sommes fixés, sur la signification du mot « tumeur ». L'anatomie pure devrait rejeter cette expression ; pour elle il n'existe que des formations de tissus (néoformations organisées de Rokitansky) simples ou composés ; elle peut montrer, par une série d'observations, comment ces formations naissent et ce qu'elles deviennent, mais de cette façon on n'établit pas ce que l'on entend par tumeur dans le sens que nous attachons à ce mot en pathologie. La notion de tumeur, de pseudoplasme, de néoplasme, au point de vue de la pathologie moderne, renferme essentiellement une idée étiologique et en même temps le plus souvent une idée pronostique ; c'est, comme nous l'avons déjà indiqué au commencement de ce chapitre, une nouvelle formation, qui ne reconnaît pas les mêmes causes que l'inflammation, mais qui est due à d'autres causes souvent inconnues ou bien obscures ; le processus qui produit (localement ou généralement) les tumeurs dans l'organisme est considéré comme étant d'une autre nature que le processus inflammatoire ; quelques auteurs admettent même (peut-être avec raison) qu'entre les deux il existe un certain antagonisme. On ne peut contester que, dans certains cas, les causes qui provoquent habituellement un état inflammatoire (irritations traumatiques, thermiques, chimiques, etc.) donnent lieu à la formation de tumeurs, mais ce sont là des cas si extraordinaires, que nous sommes tentés d'y voir l'expression d'une organisation toute particulière. Cette manière de voir, je dirai presque pathologico-physiologique, n'existait pas autrefois ; cependant je ne crois pas me tromper en disant qu'elle est aujourd'hui assez généralement partagée par les pathologistes. Tous les onkologistes évitent autant que possible de discuter ce point, parce qu'ils ne peuvent rien dire de plus.

Il est, par conséquent, impossible d'avoir une idée exacte de la tumeur, lorsqu'on ne la considère que sous le rapport anatomique ; c'est comme si nous voulions faire comprendre ce qu'on entend par typhus, en n'en donnant qu'une définition anatomique : on ne peut s'en faire une idée qu'en tenant compte de l'étiologie et de l'anatomie pathologique.

Dans l'expression étiologique : *processus formateur des tumeurs*, est déjà renfermée l'idée que le sort du produit doit être probablement autre que celui de la néoplasie inflammatoire, et nous pourrions, par conséquent, dire des tumeurs qu'elles ne renferment pas en elles-mêmes les conditions d'une terminaison typique, comme c'est le cas pour la néoplasie inflammatoire. Cependant je ne voudrais pas prétendre que le processus inflammatoire soit antagoniste du processus formateur des tumeurs ; je crois plutôt, et l'expérience est là pour le prouver, que les deux processus se trouvent réunis dans beaucoup de cas, surtout dans certaines formes de l'inflammation chronique et de la formation sarcomateuse, tandis que, il est vrai, une métrite aiguë et un fibroïde de l'utérus sont assez distincts l'un de l'autre sous le rapport étiologique et anatomique. En général, l'opinion que la formation des tumeurs reconnaît des causes spécifiques est peu contestée, et ces objections que l'on élève sont peu sérieuses. Virchow allègue que la formation des tumeurs peut bien dépendre d'une diathèse inflammatoire plus intense ; de cette façon se développeraient des polypes de la muqueuse après des catarrhes de longue durée, etc. Meckel de Hemsbach développa un jour l'idée contraire, disant par exemple que les enchondromes des doigts sont l'expression la plus faible de la diathèse scrofuleuse. Si l'on compare les produits de l'inflammation avec les tumeurs dont les tissus sont arrivés à leur développement complet, il faut admettre que les tumeurs se développant plus lentement que la néoplasie inflammatoire sont probablement produites par une irritation locale plus faible que cette dernière. Toutes les considérations qui précèdent n'ont trait qu'aux tumeurs proprement dites ; c'est de celles-ci seules que nous parlerons dans la suite. Si Virchow range également parmi les tumeurs les extravasats sanguins enkystés et les hydropisies des poches séreuses, il se place sur un terrain étranger aux considérations actuelles.

QUARANTE-QUATRIÈME LEÇON

Etiologie des tumeurs. — Influences miasmatiques. — Infection spécifique. Mode de réaction spécifique des tissus irrités : la cause de cette réaction est toujours constitutionnelle. — Irritants internes ; hypothèses sur leur nature et leur manière d'agir. — Marche et pronostic : tumeurs solitaires, multiples, infectieuses. — Dyscrasie. — Traitement. — Principes qui servent de base à la division des tumeurs.

Arrivons maintenant à l'étiologie des tumeurs. C'est là évidemment qu'il faut chercher la différence et les rapprochements des processus qui président au développement de la néoplasie inflammatoire et à celui des tumeurs. Il nous paraît donc convenable de partir des causes de l'inflammation et de les comparer aux causes de la formation des tumeurs.

Beaucoup d'inflammations aiguës et chroniques sont dues à des substances infectieuses qui entrent dans le corps en venant du dehors. Parmi les tumeurs, il n'y en a qu'une seule qui puisse être considérée comme étant chronique, endémique et infectieuse : c'est le goitre. Toutefois l'hypertrophie de la thyroïde que nous appelons goitre a une marche quelque peu distincte de celle des tumeurs, de sorte qu'on s'est laissé aller à discuter si l'on devait considérer comme une vraie néoplasie le goitre endémique. La cause est, dans tous les cas, spécifique, elle vient du dehors, et tout indi-

vidu, surtout s'il est jeune, peut s'y trouver exposé, lorsqu'il arrive dans
une contrée où le goitre est endémique; tout sujet n'y est pas également
prédisposé, il faut encore des dispositions héréditaires; l'infection se fait
probablement par l'intermédiaire du sang, car il serait difficile de comprendre comment la glande thyroïde pourrait être infectée localement par
le virus. L'affection goitreuse est une maladie générale, qui se manifeste
quelquefois par un état particulier de la nutrition de tout l'organisme, et
surtout par le développement anormal du squelette et ses suites (crétinisme).
Comme conséquence d'une infection miasmatique chronique, on peut
encore citer le léontiasis ou éléphantiasis des Grecs; dans cette affection il
se forme dans la peau des différentes régions du corps un grand nombre
de tumeurs fibreuses bosselées au niveau desquelles on constate une anesthésie; comme ces néoplasies ne disparaissent pas spontanément et qu'aucun
traitement ne peut les faire arriver à un ratatinement cicatriciel, je voudrais
les comprendre, comme Virchow, parmi les tumeurs; cependant j'avoue
que c'est là une question très discutable, et qu'on peut aussi alléguer des
arguments qui tendent à démontrer que cette affection ne doit pas être
comptée parmi les tumeurs, mais parmi les inflammations chroniques.
Quant à l'infection locale, ou la transmission des contages fixes venant du
dehors, nous savons que des processus inflammatoires de diverses natures
peuvent être dus à cette cause. Les matières putrides ne donnent lieu qu'à
des processus inflammatoires; j'ajouterai ici également les tubercules
anatomiques, qui ne peuvent pas être rangés parmi les tumeurs, parce qu'ils
disparaissent spontanément dès qu'il n'y a plus de nouvelle infection. Par
l'inoculation du pus on produit une inflammation, qui prendra un caractère
spécifique, selon la nature de ce liquide; le pus peut aussi donner lieu à
une maladie générale, qui se manifeste à son tour par des processus inflammatoires à localisations très nombreuses, par exemple : la syphilis.

Peut-on produire des tumeurs, ou une diathèse se manifestant par des
tumeurs, en inoculant des sucs ou de petites parcelles d'une tumeur?

Jusqu'à présent l'inoculation des tumeurs proprement dite n'est générale-
lement pas admise. Cependant, si l'inoculation d'une tumeur de l'homme à
l'animal n'a pas réussi, cela ne prouve rien; en tout cas, la transmission
d'un carcinome médullaire d'un chien à d'autres animaux de la même espèce
aurait réussi deux fois; après la transplantation de parcelles de tumeurs,
on a vu, chez deux chiens, apparaître dans le tissu cellulaire sous-cutané des
nodosités dont l'une s'est ulcérée et s'est compliquée d'une infection des
ganglions lymphatiques. La structure de ces tumeurs produites par inoculation correspondait absolument à celle de la tumeur primitive. De nombreuses recherches ont établi que l'on pouvait transplanter des parties de
tumeurs, de même que des portions de tissus d'animaux très jeunes sur
d'autres organismes vivants, et que toujours ces tissus transplantés s'atro-
phiaient après quelque temps, sans qu'on vît jamais se produire une croissance vraie, analogue à celle des tumeurs. Il n'existe pas non plus dans la
littérature médico-chirurgicale un seul exemple bien établi d'un médecin
qui, à la suite d'une blessure, se serait infecté et aurait contracté une
tumeur analogue à celle qu'il aurait extirpée, tandis que les cas de transmis-

sion syphilitique produite de cette façon sont nombreux. On ne peut pas provoquer la formation de tumeurs en inoculant le pus qui en provient.

L'inoculation d'une tumeur d'un individu à un autre ne peut être faite expérimentalement, et jusqu'à présent nous ne sommes pas plus en mesure d'en admettre la possibilité que de la contester.

La preuve la plus évidente de la spécificité des produits inflammatoires et de celle des tumeurs est fournie par les observations nombreuses qu'on peut faire sur l'affection locale et générale dans ces lésions. Nous avons parlé beaucoup dans le temps des inflammations progressives et secondaires, de la lymphangite aiguë, qui est toujours secondaire (deutéropathique, Virchow), des gonflements ganglionnaires secondaires, aigus et chroniques, qui accompagnent les inflammations aiguës et chroniques, surtout celles des extrémités ; je vous ai dit à cette époque qu'il est probable que des micro-organismes septogènes ou des cellules en contenant arrivent du foyer inflammatoire dans les ganglions lymphatiques et y provoquent, par suite de leurs propriétés phlogogènes spécifiques, des inflammations qui sont analogues aux inflammations périphériques primitives ; jamais ces infections locales, partant de foyers inflammatoires, ne donnent lieu à des tumeurs ; si même le foyer primitif s'est établi dans un néoplasme, le pus de ces tumeurs ulcérées ne possède d'autre propriété qu'une action phlogogène. Si le foyer inflammatoire primitif a disparu, les gonflements ganglionnaires inflammatoires secondaires disparaissent également ; mais si le gonflement ganglionnaire persiste, il se produira une hypertrophie inflammatoire chronique des ganglions, mais jamais de tumeur ganglionnaire véritable. Beaucoup de tumeurs ont la propriété d'infecter les tissus, cependant on ne constate alors aucune influence phlogogène ; l'infection se caractérise par le développement de foyers nouveaux isolés dans le voisinage immédiat de la tumeur primitive et souvent aussi dans les ganglions lymphatiques et dans les organes éloignés. Toutes ces tumeurs secondaires (infectieuses) ont la même structure anatomique que les néoplasmes primitifs, et dès qu'elles existent elles sont complètement indépendantes de ce dernier, c'est-à-dire qu'elles continuent à s'accroître, quand même la tumeur primitive a été extirpée.

Vous remarquerez, ici, d'un côté, une certaine analogie entre les métastases inflammatoires et les métastases dues au néoplasme, et, de l'autre, la différence spécifique qui les sépare ; car jamais l'infection phlogistique ne donne lieu à des tumeurs métastatiques, ni l'infection par une tumeur à des abcès métastatiques.

Toutes les tumeurs ne sont pas infectieuses, quoique malheureusement le plus grand nombre possèdent cette propriété ; on les appelle malignes en opposition avec les noms « infectieuses ou bénignes ». Cependant il y a des tumeurs, ordinairement absolument bénignes, qui parfois peuvent devenir infectieuses, c'est-à-dire qui peuvent donner lieu à des tumeurs multiples, de même structure, dans les organes internes, sans que nous puissions expliquer cette anomalie. De sorte que la distinction entre les néoplasmes malins et bénins n'est rien moins que rigoureuse. D'où viennent ces différences ? C'est ce qu'il est difficile de dire ; peut-être faut-il les chercher dans l'espèce et la nature spécifique des éléments, dans leur facile déplacement et dans le fait qu'ils trouvent, comme les graines de quelques plantes inférieures, presque partout un terrain favorable à leur développement, qu'ils peuvent s'accroître dans la plupart des tissus du corps et y donner lieu à de nouvelles tumeurs ; peut-être aussi ces différences s'expliquent-elles par les conditions, tantôt favorables, tantôt défavorables, que peuvent rencontrer les éléments des tumeurs à leur absorption par les vaisseaux lymphatiques ou sanguins ; ainsi, par exemple, il est remarquable que souvent des tumeurs tout à fait molles et qui consistent presque exclusivement en cellules (sarcomes médullaires) ne donnent lieu à aucune infection des glandes lymphatiques, lorsqu'elles sont entourées complètement d'une capsule fibreuse solide ; la même observation a été faite pour quelques abcès enkystés.

Les métastases néoplasiques se font évidemment comme les abcès métastatiques et les inflammations métastatiques diffuses par l'intermédiaire de la circulation sanguine : il y a cependant entre les deux processus cette différence que le processus inflammatoire métastatique est dû à un contage vivant, aux micro-organismes septogènes et pyrogènes, tandis que les métastases néoplasiques sont occasionnées par des particules organiques spécifiques, c'est-à-dire par des thromboses qui entraînent avec elles des éléments de la tumeur. Déjà, à l'occasion du processus embolique, nous avons appuyé sur ce fait que le sort ultérieur du foyer embolique dépend toujours de la constitution de l'embole : si ce dernier est constitué par des éléments possédant la propriété spécifique de s'accroître, une néoformation spécifique se produira au point de localisation du foyer embolique. Pour qu'un embole se produise aux dépens d'une tumeur, il faut que le néoplasme fasse hernie dans la lumière d'un vaisseau, avant que la circulation y soit complètement suspendue, ou bien il faut qu'un caillot sanguin ait été infecté, par exemple, à la suite de la prolifération de l'épithélium ou des cellules des parois vasculaires, ou encore à la suite de l'immigration de cellules de la tumeur dans des thromboses capillaires. Dans les deux cas, des conglomérats constitués par des cellules néoplasiques peuvent être entraînés par le courant sanguin dans un point plus ou moins éloigné du foyer primitif et se fixer en cet endroit dans le système vasculaire.

Le plus souvent c'est par l'intermédiaire de la circulation veineuse que cela se réalise et l'embole arrive dans les poumons ; mais il peut aussi traverser la petite circulation, arriver dans le cœur gauche et de là se transporter avec le sang artériel dans les divers organes du corps, où il se développera d'une façon indépendante. Que des fragments de tissus complètement isolés puissent être placés dans le corps d'un animal vivant et y continuer à vivre, de nombreuses observations l'ont établi ; et même, chose plus importante, au point de vue de la question des métastases emboliques des tumeurs, un tissu implanté de cette façon peut continuer à s'accroître du moins jusqu'à un certain degré. Ainsi, par exemple, on peut faire pénétrer, par aspiration, dans les poumons de chiens vivants, de petits morceaux de périoste provenant d'animaux jeunes ; ceux-là seront nourris et produiront en cet endroit du véritable tissu osseux ; la même chose a lieu si l'on fait la transplantation dans le tissu cellulaire sous-cutané. Des expériences de transplantation et d'implantation semblables ont été faites avec des tissus fœtaux variés, par Léopold; celui-ci a même réussi à implanter ainsi les organes entiers d'animaux jeunes (par exemple l'oviducte d'un lapin dans la chambre antérieure de l'œil), et il a constaté un accroissement de volume physiologique. Ce qui prouve cependant combien les emboles contenant des éléments néoplasiques sont différents, au point de vue de l'énergie de l'accroissement, des tissus physiologiques, c'est que dans aucune de ces nombreuses expériences on n'a réussi à produire une tumeur aux dépens d'un fragment transplanté; toujours ce dernier, si même il s'accroissait au début, était bientôt résorbé. L'origine embolique des tumeurs métastatiques peut être établie anatomiquement dans beaucoup de cas. Ce qui plaide également en faveur de celle-ci, c'est que l'on trouve surtout les tumeurs métastatiques dans les poumons et dans le foie, comme les abcès métasta-tiques. Dans certains cas, on observe une affection des organes internes, sans qu'il se soit formé de métastase embolique. Il s'agit dans ces cas d'une extension directe de la maladie par les vaisseaux lymphatiques; telles sont : les tumeurs de la plèvre, provenant de tumeurs primitives du sein; les tumeurs du foie, que l'on trouve à côté de tumeurs de l'intestin ou de l'es-tomac.

Il y a lieu de se demander comment l'infection ganglionnaire part de la tumeur primitive. Il ne peut pas être question ici de métastase; l'affection envahit les ganglions les plus proches qui reçoivent la lymphe de la région où siège la tumeur, de là l'infection s'étend peu à peu de groupe en groupe, dans une direction centripète. Par analogie avec ce qui se passe dans l'in-flammation, on peut se représenter l'infection ganglionnaire de la façon suivante : les cellules néoplasiques sont entraînées par le courant lympha-tique dans les ganglions du voisinage; là, elles se développent et donnent naissance à de nouveaux foyers; ou bien encore il se pourrait que ces cellules exerçassent sur le parenchyme glandulaire une sorte d'irritation spécifique qui donnerait lieu à une néoformation.

Cette théorie de « l'inoculation cellulaire », si on peut l'appeler ainsi, a été acceptée, tacitement il est vrai, par la plupart des pathologistes et des chirurgiens modernes, mais on ne doit pas méconnaître que la preuve ana-tomique du transport de cellules provenant de la tumeur primitive dans les ganglions lymphatiques n'a pas été fournie. On n'est parvenu ni à découvrir, dans les vaisseaux sanguins et lymphatiques normaux, des cellules de la tumeur isolée, ni même à distinguer dans le tissu des ganglions les cellules infectieuses. Dans les cas où l'on a trouvé les vaisseaux lymphatiques malades, il s'agissait d'une extension directe de la tumeur dans les parois de ces lymphatiques et dans le tissu voisin. Gussenbauer a émis dans un travail récent une autre théorie relative à l'infection. Suivant lui, le véhi-cule de celle-ci, aussi bien dans le sarcome que dans le carcinome, serait non pas les cellules du néoplasme primitif, mais des granulations très petites, rondes, pâles, souvent pigmentées pour les mélanomes, subissant très peu l'influence des matières colorantes employées en histologie, et qu'on ren-contre non seulement dans le protoplasme et dans les noyaux des cellules lymphatiques, des cellules endothéliales, des cellules des parois vasculaires, etc., mais encore à l'état libre dans les voies et dans le réticulum lymphatiques. Ces éléments, appelés par Gussenbauer « éléments corpusculaires », arrivent des foyers primitifs du néoplasme dans les ganglions par l'intermédiaire de la circulation lymphatique et pénètrent alors dans les cellules ; leur présence dans les ganglions constitue le premier stade d'infection par la tumeur, qu'il s'agisse d'un sarcome ou d'un carcinome.

Toutes les cellules ganglionnaires qui ont absorbé des germes infectieux deviennent aussitôt le siège de processus de prolifération et se rapprochent du type des cellules de la tumeur infectante, de sorte qu'enfin il se forme des métastases reproduisant exactement la tumeur primitive. Gussenbauer considère ces « éléments corpusculaires » comme des germes qui, tirant leur origine des tumeurs infectieuses, transmettent aux cellules ganglionnaires certaines propriétés, telles que la néoplasie, s'y produisant, n'a plus le type du tissu mère, mais celui de la tumeur infectieuse. — Quant à la nature et au mode de production des « germes fécondants », Gussenbauer ne se prononce pas, il n'a pu jusqu'à présent établir des caractères différentiels entre les germes des diverses espèces de tumeur. Ce qui caractérise sa manière de voir, c'est que les éléments corpusculaires provenant des tumeurs primitives ne donnent eux-mêmes pas lieu à des cellules analogues à celles de la tumeur, mais qu'ils ne provoquent, en pénétrant dans le tissu des glandes lymphatiques, qu'une production hétéroplasique, qu'ils agissent donc véritablement en exerçant une action infectante, si nous comparons ce processus à celui que nous sommes habitués à regarder en d'autres circonstances comme étant de nature infectieuse. D'après Gussenbauer, le passage des cellules de la tumeur des foyers primitifs dans les ganglions lymphatiques ne serait, par rapport à l'infection, qu'un fait secondaire, si même ce transfert ne peut être révoqué en doute. Je dois avouer que cette théorie me séduit beaucoup ; en tout cas, elle concorde encore avec l'expérience pratique, et elle explique très bien certains faits d'observation, par exemple ceux qui sont relatifs à la récidive des tumeurs.

Il y a encore un autre mode d'infection qu'on rencontre du moins dans certains néoplasmes : l'infection par contact. On l'observe surtout quand une surface muqueuse en contact constant avec une autre surface muqueuse est le siège d'une tumeur ; ainsi on observe parfois que des muqueuses saines voisines des parties malades deviennent à leur tour, après un certain temps, le siège d'une néoplasie, au point correspondant à celui de la tumeur primitive. J'ai observé cette infection par contact entre la langue et les gencives, entre le col utérin et la paroi postérieure du vagin, etc. Il ne peut être ici question d'une extension de l'affection dans le tissu de la muqueuse ; il s'agit évidemment d'une auto-infection par inoculation des éléments de la tumeur. On a observé des inoculations de l'espèce dans le carcinome de l'œsophage ; dans ce cas, le néoplasme secondaire se développait en un point quelconque de la muqueuse de l'estomac.

Outre la dissémination des tumeurs par l'intermédiaire des éléments cellulaires ou corpusculaires, on a admis encore la transmission par un contage, par les sucs du néoplasme qui exerceraient une action purement chimique. Jusqu'à présent, on n'a pas réusssi à confirmer cette hypothèse par la voie de l'expérimentation. — Les produits de formation des tumeurs, les sucs du néoplasme possèdent une action très faiblement pyrogène; ce n'est que si une désagrégation a lieu dans les tumeurs et que si les produits de cette désagrégation arrivent dans la circulation, qu'il se produit un mouvement fébrile. Les opinions sur les influences mécaniques et chimiques, comme causes productrices des tumeurs, présentent surtout la plus grande diversité. Quelque variée que puisse être la nature des irritants, et quelque nombreuses que soient les expérimentations faites avec eux, on n'a jamais réussi à produire artificiellement une tumeur par des irritations mécaniques ou chimiques; la néoplasie inflammatoire, qui seule peut être produite de cette façon, ne persiste pas beaucoup au delà de la durée de l'irritation. Quelle que soit la manière dont nous fassions agir les irritants mécaniques ou chimiques, quel que soit l'endroit où nous les appliquions, nous ne produisons autre chose que des inflammations; *s'il existe donc des irritants spécifiques, chimiques et mécaniques* (et je n'entends parler ici que de ceux qui viennent du dehors agir sur l'organisme, et non de ceux qui proviennent de tumeurs déjà existantes), c'est-à-dire *des irritants dont l'action donne* NÉCESSAIREMENT *lieu à une tumeur, ils sont inconnus jusqu'ici*. Néanmoins nous connaissons des cas où des tumeurs se sont montrées en des points qui avaient été le siège d'un simple traumatisme ou d'irritations fréquemment répétées, ou bien encore qui avaient été le siège d'inflammations aiguës et chroniques; ainsi des tumeurs se formant sur des ulcères, dans des cicatrices, et même dans des foyers de néoformation spécifique (par exemple un carcinome se développant en un point de la peau qui est le siège d'un lupus). Mais cette relation du néoplasme avec une irritation extérieure, que Virchow et O. Weber surtout ont fait ressortir, est tout à fait exceptionnelle, — d'habitude toute irritation extérieure donne seulement lieu à une inflammation. Par suite, si nous reconnaissons l'exactitude de ces faits, il nous faut admettre aussi qu'un mode de réaction spécifique, anormal dans son essence, peut être l'origine d'une formation néoplasique. Quant à savoir en quoi il consiste, s'il provient de la structure anatomique du tissu, comme l'admettent Virchow, Thiersch, etc., ou si, comme le croit Billroth, il réside dans la manière d'être générale de l'organisme, cela n'est pas encore établi. Billroth pense qu'il y a une diathèse spécifique générale qui prédispose à la formation des tumeurs, comme on peut admettre une certaine prédisposition, chez certains individus, aux inflammations chroniques. Mais cette diathèse inflammatoire est généralement rapportée à des causes bien déterminées, par exemple à une infection par des parasites végétaux, tandis que nous ne pouvons jusqu'à présent apporter aucune preuve directe relativement à la prédisposition à la formation de tumeurs. Ajoutons, à ce que nous venons de dire, que l'on n'est pas capable de démontrer toujours l'influence d'une irritation externe locale dans le développement des tumeurs, et qu'on en est réduit, dans beaucoup de cas, à admettre aussi l'existence d'une irritation spécifique, dite interne, naissant dans l'organisme même. Rindfleisch s'exprime de la façon suivante relativement à l'irritation interne : « Par l'échange des matériaux dans les tissus,

il| se développe à tout moment certaines matières excrémentitielles qui
doivent être éliminées sans cesse, non seulement des tissus et organes dans
lesquels elles se forment, mais encore de la masse liquide de tout le corps,
si le processus vital de l'individu ne doit pas être troublé. Le rang chimique qu'occupent ces corps se trouve entre les substances organo-plas-
tiques, d'un côté, et les matières excrémentitielles des reins, de la peau
et des poumons, de l'autre; vous tombez donc dans la grande lacune
qui existe à cet endroit dans la chimie organique ; ces corps doivent, dans
tous les cas, varier un peu pour les différents tissus, et de ces différences
dépend la variabilité des néoplasies pathologiques. En effet, s'ils ne sont pas
transformés et éliminés d'une manière normale, ils s'accumulent d'abord
à l'endroit où ils se sont formés, puis dans les liquides de l'organisme, et
cette accumulation est la cause immédiate de ces processus progressifs qui
commencent par une végétation de noyaux dans le tissu conjonctif et qui
se terminent par la formation de tumeurs tuberculeuses, cancéreuses,
cancroïdes, fibroïdes, lipomateuses, etc. »

Cette hypothèse de Rindfleisch attribue en définitive aussi à la constitution générale anormale la cause pour laquelle il se produit dans le corps
des irritations qui, d'après sa manière de voir, favorisent le développement
des tumeurs.

Nous devons admettre que l'individu chez lequel se produit un néoplasme,
sous l'influence d'une irritation quelconque, locale, externe ou interne, est
anormal, qu'il appartient, comme le dit Billroth, à une race pathologique.

Dans ces derniers temps, Cohnheim a formulé sur l'étiologie des tumeurs
une théorie. Avant lui déjà divers observateurs avaient admis que certaines
espèces de tumeurs étaient dues à des troubles se passant dans les premiers
stades du développement embryonnaire; il rapporte la production des tumeurs à une altération de l'ébauche embryonnaire. Mais jusqu'à présent
on n'a pas encore expliqué en quoi consistait cette altération. Suivant lui,
le plus simple est de se représenter qu'à une époque précoce du développement embryonnaire il y a une production de cellules plus considérable
que ne l'exige la formation de la partie en question, de sorte qu'une certaine
quantité de cellules, peut-être insignifiante en elle-même, resterait sans
emploi, tout en conservant, en raison de leur nature embryonnaire, une
grande aptitude à se multiplier.

La production exagérée de cellules se ferait très tôt, approximativement,
suivant Cohnheim, entre l'époque de la division des feuillets embryonnaires et celle de la formation des différentes ébauches d'organes. Ensuite
on pourrait admettre : ou bien que cette masse cellulaire se répartirait assez
également sur une des couches embryonnaires histogénétiques, ou bien
qu'elle resterait pour ainsi dire à l'état latent en un seul point. Dans ce
dernier cas, le dépôt local donnerait lieu à la formation ultérieure de tumeurs;
dans le premier cas au contraire, à la formation d'un système, par exemple
du squelette ou de la peau.

L'hypothèse de Cohnheim est, en tout cas, de nature à expliquer un grand
nombre de phénomènes relatifs au développement des tumeurs, comme les
néoplasmes congénitaux ou encore les tumeurs provenant de métamorphoses

de certaines formations également congénitales, physiologiques ou pathologiques (ainsi le développement de chondromes au niveau des cartilages épiphysaires, ou le développement de mélanomes aux dépens de grains de beauté, etc.); néanmoins toute une série de faits restent encore énigmatiques dans cette hypothèse.

Cohnheim rejette absolument l'influence étiologique des irritations venant du dehors; il n'admet d'autre cause de production néoplasique qu'un vice dans la formation embryonnaire. A mon avis, c'est là ce qui rend si fragile toute cette théorie, car il faudrait admettre que les irritations externes n'agiraient que là où existent des matériaux de formation embryonnaire, ce qui nous ramènerait alors au point de départ. Suivant moi, il n'est pas douteux que des tumeurs puissent se développer à la suite d'une irritation locale, quoique jusqu'à présent on n'ait pas réussi à produire chez l'animal des tumeurs par le traumatisme. Il me paraît que ce dernier fait n'a pas plus de valeur que les résultats négatifs des inoculations de tumeurs.

De plus, nous nous représentons certainement d'une façon trop grossière, trop matérielle les irritations extérieures qui peuvent donner lieu à la formation des tumeurs. Lorsqu'au niveau d'une ulcération longtemps irritée, d'un cautère, par exemple, ou au niveau d'une ancienne verrue constamment arrachée, nous voyons survenir un carcinome, le fait d'une irritation est manifeste et cependant combien n'est-il pas difficile de produire expérimentalement quelque chose d'analogue! Puis s'il s'agit d'influences irritantes dont nous ne pouvons nier l'existence parce que leurs effets sont visibles, bien que nous ne puissions en définir la nature, comment devrons-nous les expérimenter sur l'animal et quelle valeur auront nos expériences, puisque nous ne pouvons pas reproduire ces conditions? Pour me servir d'un autre exemple, faut-il, parce que nous ne pouvons pas produire chez les animaux des ulcères aux membres inférieurs, refuser d'admettre que les irritations locales contribuent à leur formation? Dans tous les cas, l'irritation locale, comme je vous l'ai dit expressément plus haut, n'est pas la seule cause déterminante de la production des tumeurs, il s'y ajoute encore quelque chose d'autre que nous nommons la disposition spécifique de l'individu; d'après Cohnheim, cette disposition ressortirait aux éléments de formation embryonnaire à une altération de formation.

Avec la théorie de Cohnheim, il suffirait d'admettre, pour n'avoir pas à discuter les questions relatives à l'homéoplasie et à l'hétéroplasie, que certains éléments des germes du mésenchyme ou des cellules primordiales du mésenchyme n'ont pas été utilisées, et qu'elles passent comme telles dans la vie ultérieure. Si les germes du mésenchyme se sont séparés avant la division des feuillets embryonnaires, il est inutile de s'occuper du fait à savoir si un tissu peut produire des tumeurs de types différents, si par exemple le tissu conjonctif peut produire de l'épithélium, puisque les éléments des tumeurs proviendraient toujours en dernière analyse de cellules formatives embryonnaires indifférentes.

Je dois du reste encore ajouter que l'opinion d'après laquelle l'irritation spécifique locale, la cause morbifique des tumeurs, prendrait naissance à l'endroit même où plus tard la tumeur se montre, est tout aussi hypothétique que toutes celles que nous avons examinées jusqu'ici.

Prenons pour point de comparaison la goutte : Zaleski a produit une goutte typique chez une oie en liant les uretères : une affection articulaire a été dans ce cas la conséquence du trouble des fonctions rénales. Il pourrait tout aussi bien arriver que des tumeurs se développassent quelque part à la suite des troubles de la fonction hépatique. En tout cas, eu égard à la diathèse néoplasique, on pourrait admettre que, par suite de raisons connues ou inconnues, dépendant de la nutrition générale du corps et des conditions les plus ordinaires de la vie, il se produise [des substances anormales qui exercent une action spécifique sur telle ou telle partie du corps, action qui trouve son pendant dans celle d'un grand nombre de substances médicamenteuses. Enfin, ajoutons encore que la prédisposition à la formation des tumeurs est héréditaire, ce qui me semble encore prouver que la théorie d'un affaiblissement circonscrit et limité à quelques tissus seulement ou à quelques régions du corps est tout à fait insoutenable. Si les membres d'une même famille ont tous de grands nez, il y a certainement une raison locale qui y contribue ; je veux dire qu'en comparaison avec les autres parties de la face, la croissance de cet organe a été plus grande que chez d'autres hommes ; cependant le grand nez du père ne peut pas se transmettre directement, mais par l'intermédiaire des spermatozoaires ; c'est donc là, dans tous les cas, qu'il faut chercher la cause primordiale ; toutes les qualités dont on hérite doivent évidemment être considérées comme constitutionnelles.

Résumons-nous en quelques mots pour mieux saisir ce que nous avons dit de l'étiologie des tumeurs.

Les tumeurs se développent, comme la néoplasie inflammatoire, à la suite d'une irritation des tissus ; la différence des causes se trouve : 1° dans les propriétés spécifiques de l'agent irritant. Une preuve évidente de ce fait, preuve reconnue par tout le monde, c'est l'infection du tissu sain qui avoisine la tumeur, des ganglions lymphatiques voisins, etc. D'une manière hypothétique, on admet que dans des circonstances inconnues il peut aussi se former localement dans les tissus des matières irritantes spécifiques qui agiraient immédiatement sur place (Rindfleisch). Moi, je crois qu'on peut admettre la formation de matières — pour me servir d'une expression aussi acceptable que possible — dans l'organisme sous l'influence d'une prédisposition, soit héréditaire, soit acquise, c'est-à-dire sous l'influence d'une diathèse, lesquelles matières irriteraient d'une manière spécifique tel ou tel tissu. 2° Une irritation quelconque, qui, dans la plupart des cas, donnerait lieu à une inflammation, peut provoquer le développement d'une tumeur, lorsque le tissu irrité est prédisposé d'une manière spéciale à former des tumeurs. Virchow, O. Weber, Rindfleisch, etc., admettent que de pareilles propriétés spécifiques sont tout à fait locales et se limitent à une partie du corps irritée par accident, ou bien à un système déterminé du corps (système osseux, peau, muscles, nerfs, etc.). Le fait que l'irritation ne peut agir que s'il existe au point irrité des éléments de formation embryonnaire correspond avec cette supposition, comme aussi avec l'hypothèse mentionnée plus haut; il explique un fait énigmatique par une cause non moins énigmatique. Pour ma part, je ne puis me figurer de pareilles propriétés spécifiques purement locales; et je crois que ces propriétés spécifiques, en apparence locales, ont leur raison d'être dans des modifications particulières qui se trouvent dans les rapports les plus intimes avec l'organisme entier.

Par ce résumé, vous pouvez voir que les opinions ne diffèrent que sur la partie purement hypothétique. Si je suis entré dans des détails dont la longueur semble être en disproportion avec le reste de ces leçons, c'est que ce sujet a été traité récemment d'une manière si étendue et si distinguée par Virchow, O. Weber, Rindfleisch, Lücke, Thiersch, Waldeyer, Cohnheim, etc., que je me crois obligé d'exposer avec plus de développements les opinions de ces auteurs, et de faire ressortir les points qui ne me paraissent pas être en harmonie avec les faits. Je ne puis, du reste, pas assez vous recommander l'étude de leurs travaux.

Quant au *pronostic* et à la *marche* des tumeurs, vous pouvez conclure de ce que je vous ai exposé : 1° qu'elles ne guérissent ni spontanément ni, quelques cas exceptés, à l'aide de remèdes internes, du moins d'après ce que nous enseigne actuellement l'expérience, et 2° que quelques-unes exercent une influence infectieuse que l'on n'observe pas sur d'autres. Ce dernier point surtout est très remarquable pour un observateur non prévenu. Il y a des tumeurs qui ne reviennent plus après l'extirpation, et d'autres qui reparaissent non seulement dans la cicatrice restée après l'opération et dans son voisinage immédiat, mais qui, par la suite, se montrent aussi avec le même caractère dans les ganglions lymphatiques les plus rapprochés, et enfin dans des organes internes, comme nous l'avons déjà indiqué antérieurement. Les premières portent depuis longtemps le nom de *tumeurs bénignes*, les dernières celui de *tumeurs malignes* ou *cancers*. Cette distinction est si claire, qu'il semble qu'on n'a qu'à étudier exactement les propriétés de l'une et de l'autre espèce, pour pouvoir porter un pronostic certain. Mais l'étude scrupuleuse, tant sous le rapport anatomique que clinique, ne conduit pas à ce résultat désiré, à ce dualisme si simple; on remarque bientôt que les choses sont beaucoup plus compliquées. Après avoir épuisé tout ce qui peut être dit sur les caractères anatomiques extérieurs des tumeurs bénignes et malignes, on les examina au microscope et au creuset; on croyait avoir trouvé le signe pathognomonique tantôt dans tel caractère, tantôt dans tel autre, mais bientôt on découvrit que chacune de ces découvertes était une erreur; on reconnut qu'il n'existait pas de malignité et de bénignité absolues dans le sens qu'on attachait alors à ces termes, et qu'on avait à distinguer non seulement des formations de tumeurs *solitaires*, *multiples* et *infectieuses*, mais qu'il fallait encore établir des degrés différents dans l'infection. Nous devons entrer dans quelques détails sur ce sujet. Nous appelons *solitaire* une tumeur qui ne se montre qu'à un seul point du corps et qui ne donne lieu qu'à des symptômes locaux; ces productions anormales sont ordinairement constituées par des tissus arrivés à leur développement complet, fibromes, enchondromes, exostoses, etc. Nous employons le terme de *multiple* quand certaines tumeurs d'organisation semblable se rencontrent dans un système de tissu déterminé, quand, par exemple, plusieurs enchondromes s'observent exclusivement dans les os, ou plusieurs lipomes exclusivement dans le tissu conjonctif sous-cutané, ou plusieurs fibromes exclusivement dans la peau, etc. On admet généralement que, dans ces cas, il y a prédisposition du système malade, prédisposition que Virchow regarde comme purement locale, et que moi, je crois devoir rapporter à des conditions générales, constitutionnelles. En général, on peut dire que chaque espèce de tumeur peut être solitaire dans un cas et multiple dans un autre, quoique cette dernière manifestation soit excessivement rare pour certaines formes de tumeurs. Nous appelons *infectieuse* une tumeur qui non seulement infecte spécifiquement son voisinage immédiat, de sorte qu'elle s'accroît sans cesse par la juxtaposition de nouveaux foyers, mais qui peut encore infecter les ganglions rapprochés et éloignés et enfin tout le corps. Sous ce rapport, il existe des différences considérables; pour certaines tumeurs, l'infection s'étend régulièrement jusqu'aux ganglions voisins (carcinomes des lèvres, du visage); pour d'autres, elle s'étend plus loin, jusqu'aux organes internes (carcinomes des seins); enfin l'infection peut donner lieu à des tumeurs métastatiques dans le corps entier, sans infection ganglionnaire (certaines formes de sarcomes). A côté de cela, la vitesse avec laquelle l'infection se produit est excessivement variable. Si l'on réfléchit aux circonstances dans lesquelles les tumeurs infectieuses se développent et si l'on examine la structure anatomique de ces tumeurs elles-mêmes, on remarque, quant au premier point, qu'elles s'observent surtout fréquemment dans la seconde moitié de l'âge viril, et que, dans ce cas, la maladie atteint certains organes déterminés, variant selon le sexe; qu'en outre l'enfance est prédisposée aux tumeurs infectieuses, surtout aux sarcomes malins, tandis que dans la jeunesse et dans la première période de l'âge viril on voit en général peu de tumeurs et surtout peu de tumeurs infectieuses. La manière de vivre, la qualité de la nourriture, l'état de fortune, le caractère, la nationalité, ne paraissent avoir aucune influence sur le développement des tumeurs; si certaines personnes attribuent à ces causes une influence particulière sur le développement des tumeurs infectieuses, ce fait n'a pas été démontré. L'étude de la structure anatomique des tumeurs a été faite de nos jours avec une prédilection toute spéciale, et il en ressort qu'en effet un grand nombre des tumeurs les plus malignes, les plus infectieuses, possèdent des propriétés caractéristiques, pouvant être déterminées par l'examen macroscopique et microscopique, quoique ces moyens d'investigation soient loin de nous permettre toujours de porter un pronostic certain; mais, en général, on peut dire que ce sont ordinairement des formations très riches en cellules, disposées aux processus ulcératifs.

Antérieurement déjà nous avons parlé de la nature et du mode de production de l'infection. Il nous reste encore à étudier le mode de l'extension de la néoformation. Nous avons à considérer ici tout d'abord les vaisseaux sanguins et lymphatiques. Le néoplasme peut se disséminer dans les organes les plus variés par des particules qui jouent le rôle d'emboles, ou bien les ganglions peuvent être intéressés dans la néoplasie soit par une propagation de l'affection suivant les trajets lymphatiques ou par une infection, se reproduisant de la manière indiquée plus haut.

Jusqu'à présent on n'a pu encore démontrer comment des ganglions les éléments de la tumeur arrivent dans le sang. De même que les cordons lymphatiques, les vaisseaux sanguins contribuent souvent à la progression de la maladie, et c'est vraisemblablement ainsi qu'il faut expliquer l'apparition de tumeurs multiples disséminées au voisinage du foyer primitif. Enfin tout récemment Axel Key a attiré l'attention sur ce fait, qui résulte de ses recherches et de celles de Retzius, que tout le système nerveux, périphérique et central, *est pourvu de voies séreuses* spéciales, communiquant entre elles, et par lesquelles des germes de la maladie peuvent être transportés vers les différentes parties du corps, soit vers le centre, soit vers la périphérie. Key pense que les éléments d'une tumeur, cellules ou dérivés de cellules, peuvent être transportés dans ces voies, et qu'il faut chercher la cause de la multiplicité d'un grand nombre de tumeurs, de même que la formation de métastases d'autres néoplasmes, dans la diffusion d'une sorte de semence dans l'intérieur de ces canalicules séreux du système nerveux. Cette manière de voir n'est pas jusqu'à présent suffisamment établie sur des observations spéciales ; cependant elle me paraît digne d'intérêt. Quoi qu'il en soit, relativement à l'infection, il faut tenir compte de la richesse des vaisseaux sanguins et lymphatiques dans la tumeur et dans son voisinage immédiat, de la quantité des nerfs, des conditions plus ou moins favorables à la perméabilité et à l'occlusion de ces diverses voies, et de l'énergie de la circulation.

Les tumeurs infectieuses sont ordinairement solitaires, presque jamais multiples, dans le sens que nous avons attaché à ce mot. Les tumeurs qui, dès le commencement, se montrent à l'état multiple, ne deviennent que rarement infectieuses. Si l'on emploie les termes malin et infectieux comme synonymes, c'est qu'on fait abstraction du lieu où la tumeur se développe. Une tumeur bénigne solitaire, quand elle se forme dans le cerveau, est toujours maligne à cause de son siège ; une tumeur infectieuse au même endroit ne produit probablement jamais que l'infection locale, parce qu'elle emporte le malade de bonne heure. Tout ceci doit être pris en sérieuse considération, si l'on veut bien juger des faits.

Avant tout, il ne faut pas considérer comme infectieuses, comme malignes, toutes les tumeurs quand, après une opération, la récidive se produit à l'endroit de l'opération. Il faut avoir soin de distinguer si la récidive provient de parties de la tumeur primitive restées pendant l'opération (récidive continue de Thiersch), ou s'il s'est produit, après une opération complète, dans la cicatrice ou dans son voisinage, peut-être seulement après quelques années, une nouvelle tumeur due aux mêmes causes que la première (récidive régionnaire). Plus on observe avec soin, plus il est vraisemblable que les récidives les plus fréquentes sont celles qui se montrent peu de temps après l'opération, celles qui sont continues ; c'est-à-dire que la tumeur n'a pas été complètement extirpée avec ses germes ; ce ne sont pas là, à proprement parler, des récidives, puisque la tumeur n'a pas cessé d'exister. Mais si, au contraire, le point opéré reste indemne et si, après l'opération, des tuméfactions ganglionnaires de même nature que la tumeur extirpée se montrent (récidive par infection), ou s'il se développe, dans les mêmes conditions et sans altération ganglionnaire, des tumeurs dans les organes internes, alors il faut bien admettre que ces ganglions et ces organes étaient déjà infectés à l'époque où l'on a opéré, si même l'examen n'a pas rendu compte alors de l'infection.

Il n'y a donc de récidives, dans le vrai sens du mot, que celles que Thiersch a désignées sous le nom de régionnaires, bien que, dans le langage habituel, toute reproduction de tumeurs que l'on croit avoir totalement enlevées soit considérée comme une récidive. Mais outre ces récidives vraies, et nous aurons à revenir sur ce point à l'occasion des carcinomes, il y a encore des néoplasies isolées à répétition se montrant chez un même individu; ainsi, quelque temps après une extirpation totale, il se produit en un autre endroit du corps, souvent dans un organe tout différent, un néoplasme analogue au premier. Ici l'infection ganglionnaire fait complètement défaut, et l'on ne peut pas supposer que des germes de la tumeur soient restés dans l'un ou l'autre ganglion pendant des années à l'état latent. On peut encore moins considérer ces cas comme des métastases, et ils sont tout différents de ceux où se montrent des tumeurs multiples. On pourrait leur attribuer la qualité de récidive, si cette expression ne sous-entendait pas nécessairement la notion logique d'une certaine continuité avec le foyer primitif, d'une connexion locale ou temporaire, circonstance qui fait défaut dans le cas d'une tumeur se « répétant ». C'est pourquoi je me crois autorisé à admettre, dans ces cas exceptionnels, que, par suite d'une certaine prédisposition, l'organisme a été deux fois le siège d'un néoplasme, de même que l'on peut être atteint deux fois du typhus, sans qu'il faille pour cela considérer la seconde atteinte comme une récidive. Si un homme est infecté par une tumeur, on l'appelle dyscrasique, de la même manière que nous appelons dyscrasique un individu infecté par des foyers inflammatoires. Chez de pareils malades, il circule dans les humeurs des matières étrangères qui en altèrent pathologiquement la nature. Cette dyscrasie par des tumeurs infectieuses se manifeste par des troubles généraux de la nutrition, par l'amaigrissement, par le marasme.

La rapidité et l'intensité de ces phénomènes dépendent du siège de la tumeur et de ses caractères (ramollissement, gangrène, ulcération, hémorrhagie, etc.), comme aussi de la résistance et de l'âge du malade.

Pour ce qui concerne le traitement en général, je me bornerai ici à vous faire remarquer que les tumeurs ne peuvent être guéries que par l'élimination; dans des cas extrêmement rares, mais bien constatés, des néoplasmes ont disparu entièrement et spontanément, habituellement à la suite d'une maladie générale grave, parfois pendant un érysipèle, soit par nécrobiose et suppuration, soit par résorption, de sorte qu'on a vu guérir définitivement même des tumeurs malignes. Mais habituellement l'art doit intervenir, soit que l'on fasse usage du couteau, de la ligature, de l'écraseur, des caustiques, soit que l'on emploie un autre moyen. L'ablation des tumeurs graves et rapidement infectieuses n'est souvent qu'un moyen de prolonger la vie ou d'atténuer les souffrances du patient; dans les cas de tumeurs inopérables, il ne peut être question que d'un traitement symptomatique, en vue de calmer la douleur.

Quant aux indications relatives aux divers procédés opératoires, j'en parlerai à l'occasion des tumeurs en particulier.

Nous devons passer maintenant à la description des différentes formes de tumeurs, et nous reculons d'effroi en voyant devant nous cette immense quantité de matériaux. Nous avons besoin d'un principe pour nous guider et nous reconnaître dans ce grand nombre de formes si différentes sous le rapport anatomique et clinique, pour pouvoir les examiner en elles-mêmes, comparer les unes aux autres et étudier leurs rapports avec l'ensemble de l'organisme. Les principes qui servent de base à la division des tumeurs sont et ont été aussi variés que ceux d'après lesquels on divisait et l'on divise encore les maladies en général. La synthèse anatomo-pathologique des maladies, comme l'a formulée par exemple Rokitansky, peut être parfaitement scientifique, comme aussi le système de Virchow, basé sur la pathologie générale; cependant ni l'un ni l'autre système n'a été admis sans conteste par les cliniciens.

On a voulu diviser les maladies d'après leur essence et d'après leurs causes; mais l'essai fait par Schœnlein pour établir un système dans ce sens n'a pas réussi davantage, car nos connaissances sur la nature intime des processus morbides ne sont pas suffisantes pour pouvoir les prendre pour base. Qu'est-il arrivé ensuite? La médecine et la chirurgie pratiques se servent en partie du système anatomique, supposent qu'il est généralement connu et l'emploient pour la subdivision des grandes sections de maladies établies sur les données étiologiques, pronostiques, symptomatologiques, physiologiques. Si l'on pouvait grouper toutes les maladies suivant un point de vue étiologique, on réaliserait un progrès considérable; ce serait la substitution de la physiologie pathologique à la morphologie pathologique; tandis que, dans l'état actuel de nos connaissances, nous nous félicitons déjà beaucoup quand nous avons reconnu exactement la nature du développement morphologique du produit morbide, parce que nous pouvons nous dire que nous connaissons au moins un facteur important du processus pathologique. Au fond, nous ne sommes d'ailleurs guère plus avancés quant à ce qui concerne l'histoire du développement normal; il s'en faut encore de beaucoup qu'on connaisse la physiologie du fœtus en voie de développement.

Tenant compte de ces considérations, nous ne pouvons pas prétendre davantage pour la division des tumeurs que pour la division des maladies; nous devons nous borner à une distinction basée sur l'étiologie, la symptomatologie, le pronostic, la morphologie. Autrefois les médecins divisaient les tumeurs, surtout d'après le pronostic, en malignes et bénignes, et ils ajoutaient des sous-divisions basées sur la forme extérieure, sur la consistance ou sur l'aspect de la coupe. Cette distinction suffit aussi longtemps que les observations dans cette direction furent faites en bloc et que les médecins ne prétendirent à autre chose qu'à formuler le pronostic.

Mais, au fur et à mesure que les observations faites au lit du malade devinrent plus précises, au fur et à mesure que l'on dissocia sous le microscope les tissus néoformés en espèces plus variées, il devint de plus en plus impossible de mettre d'accord les caractères anatomiques des tumeurs avec les anciennes manières de voir sur la bénignité et la malignité; tandis que la plupart des chirurgiens et des anatomo-pathologistes renonçaient à faire entrer le pronostic en ligne de compte et que Jean Muller, par ses travaux sur cette question, cherchait à perfectionner toujours l'anatomie et l'histoire du développement des pseudoplasmes, Billroth tenta de conserver dans un sens plus large le principe de la division des tumeurs d'après les signes cliniques de bénignité et de malignité et de le subordonner aux conquêtes modernes de l'histologie pathologique. Mais bientôt il dut y renoncer, ses efforts restant stériles.

Nous adopterons, dans la division des tumeurs, le principe anatomo-génétique de Virchow, et, partant des tumeurs formées de tissus simples, nous arriverons peu à peu aux néoplasmes constitués par des tissus composés. Il est désirable cependant que l'on cherche à se rendre compte des circonstances physiologiques (étiologie, pronostic, symptomatologie) qui président aux processus de la néoformation et d'établir une distinction d'après ces principes; mais cela n'est pas réalisable dans l'état actuel de nos connaissances.

Je vous ferai encore remarquer que nous ne nous occuperons que des tumeurs qui se localisent, au moins au début de la maladie, dans les parties du corps qui rentrent dans le domaine de la chirurgie. Cette restriction n'est pas aussi importante qu'elle le semble; on peut même dire qu'on ne peut bien étudier la marche spéciale des maladies à tumeurs que lorsque la localisation se fait d'abord dans les parties dont l'atteinte ne met pas directement la vie en danger; car les phénomènes qu'on observe, par exemple, dans les tumeurs du foie, de l'estomac, du cerveau, n'appartiennent pas en propre à ces tumeurs, mais dépendent des troubles que subissent ces organes dans leurs fonctions respectives. Si chaque cas de typhus était accompagné d'hémorrhagie mortelle ou de perforation de l'intestin, nous n'aurions pas une idée complète de ce processus morbide, parce qu'il serait toujours troublé dans sa marche. Nous donnerons parfois des indications sur la fréquence relative des localisations primitives des tumeurs dans les organes internes; cependant nous ne pourrons pas entrer dans des détails sur la symptomatologie de ces organes malades; ce sujet sera, du reste, traité dans la *pathologie spéciale* et dans la *clinique médicale*.

QUARANTE-CINQUIÈME LEÇON

1. Fibromes : *a*, fibromes mous; *b*, fibromes durs. Leur développement. Méthodes opératoires : ligature, écrasement, galvanocaustique. — 2. Lipomes. Anatomie pathologique. Leur développement. — 3. Chondromes. Développement. Opération. — 4. Ostéomes. Formes. Opération.

1. — *Fibromes.*

Les tumeurs qui consistent principalement en fibres conjonctives arrivées à un développement complet sont appelées *fibromes*. On peut distinguer les formes suivantes :

a. Les *tumeurs fibreuses molles*, ou *tumeurs de tissu conjonctif* par excellence. Elles se rencontrent assez fréquemment et ont leur siège presque exclusif dans la peau. Elles consistent en un tissu blanc très coriace, quelquefois un peu œdémateux, et sont toujours recouvertes par une couche du derme. L'*examen microscopique* nous montre un tissu conjonctif lâche comme dans le derme; sur la surface on distingue presque toujours des papilles pointues très manifestes, même lorsque la tumeur siège à un endroit de la peau où il n'existe pas de papilles à l'état normal; dans le réseau de Malpighi, rarement plus profondément, on rencontre souvent un pigment brunâtre; les vaisseaux peuvent y être très développés et les poils et les glandes sudoripares prendre à leur niveau un volume anormal. — Von Recklinghausen a démontré que les fibromes mous de la peau, comme les neurofibromes, dont nous parlerons plus tard, se développent aux dépens de la gaine de tissu conjonctif des nerfs, des vaisseaux et des glandes cutanées. La forme est ordinairement celle d'une tumeur qui pend mollement (*cutis pendula, molluscum fibrosum*), souvent manifestement pédiculée; on pourrait parfaitement appeler ces formations des hyperplasies partielles de la peau, parce qu'elles sont constituées essentiellement par les éléments de cette dernière. Leur croissance est très lente, elle n'est accompagnée d'aucune douleur; elles atteignent quelquefois un volume énorme. Souvent cette maladie est congénitale; des centaines de tumeurs semblables peuvent se montrer sur la surface du corps; il existe, par le fait de la pigmentation, une certaine parenté avec les grosses et épaisses taches hépatiques. C'est à la face que cette végétation anormale de la peau se rencontre le plus fréquemment à l'état congénital; elle est le plus souvent unilatérale, diffuse ou sous forme de végétations molles semblables à des crêtes de coq; c'est dans cette maladie qu'il faut ranger les nævi couverts de poils et pigmentés (mélanoses bénignes, mélanomes, fibromes pigmentés). Quand la maladie est acquise, elle se développe ordinairement vers la fin de l'âge adulte et plus souvent chez les femmes que chez les hommes; chez celles-là il se forme quelquefois aux grandes lèvres des tumeurs considérables, pendantes, et comme on les cache autant que possible, elles sont généralement déjà très volumineuses, quand elles sont soumises à l'examen du médecin. — A cette catégorie appartient ensuite la léontiasis (Virchow); dans cette maladie, des tumeurs multiples, composées de fibres conjonctives, s'élèvent sur la peau, soit de la face, soit d'autres parties du corps; quelquefois il s'y ajoute plus tard des troubles généraux de la nutrition. Quoique cette néoplasie ne puisse pas être appelée infectieuse, dans le sens que nous avons attaché à ce mot, elle conduit cependant le plus souvent à un état dyscrasique, et, avec le temps, à la mort par marasme. Il existe aussi un lien de parenté entre ces néoplasies et l'éléphantiasis des Arabes, quoique l'on comprenne sous ce nom une hypertrophie noueuse et en même temps diffuse de la peau de certaines parties du corps (lèvres, scrotum, jambe), hypertrophie qui s'accompagne de temps en temps d'érysipèles. Si l'on considérait simplement cette néoplasie comme une hypertrophie cutanée ou comme une pachydermie, il pourrait en résulter un malentendu.

b. Les *fibromes denses* (*fibroïdes*, *desmoïdes*) consistent, sous le rapport histologique, en un tissu conjonctif très dense, bien feutré. — Ils sont toujours d'une consistance très dure et de forme ronde; leur surface de section est d'un blanc pur ou d'un rouge pâle; beaucoup d'entre eux montrent à la coupe, examinée à l'œil nu, une stratification très régulière et une disposition concentrique des fibres autour de centres très distincts (voy. fig. 119). Cette disposition provient, suivant Billroth, de ce que le tissu fibreux se forme autour de nerfs et de vaisseaux; ces derniers se trouvent donc au milieu de certaines couches; dans ces circonstances, les nerfs sont souvent détruits; ce mode de formation détermine quelquefois une sensibilité considérable de ces tumeurs. — Les différences qu'on rencontre par l'examen histologique, dans les tumeurs dont nous venons de donner la description, donnent lieu à quelques difficultés quant à la place qu'elles doivent occuper dans le système de classification.

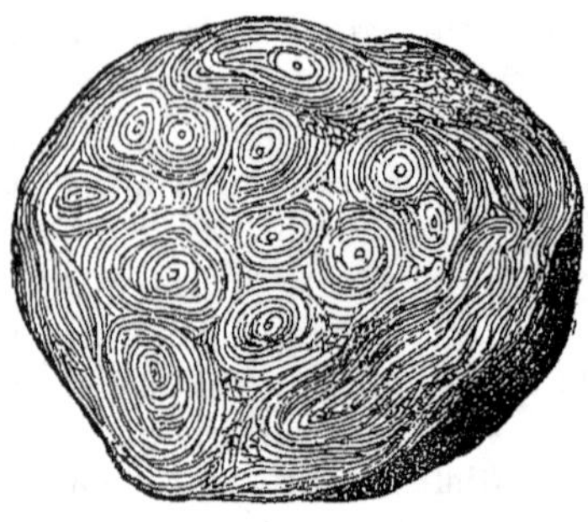

Fig. 119. — Petit fibroïde de l'utérus (grandeur naturelle de la coupe).

Il est certain que celles de ces tumeurs qui consistent principalement en tissu conjonctif dense, comme, par exemple, tous les vieux fibroïdes de l'utérus, appartiennent à cette classe; mais les tumeurs plus jeunes de cette espèce ne présentent presque pas de tissu conjonctif; tout en ayant les mêmes caractères extérieurs et la même consistance, elles ne sont composées que de cellules fusiformes. L'explication qu'on a donnée sur le rôle et la nature de ces cellules est bien différente : Virchow paraît les tenir pour des fibres-cellules musculaires; pour cette raison, il ne range pas les fibroïdes de l'utérus parmi les fibromes, mais parmi les myômes ou les myo-fibromes, et il les appelle « myômes lœvi-cellulaires ».

Si l'on considère les fibres-cellules comme du tissu conjonctif jeune, on doit appeler ces tumeurs sarcomes à cellules fusiformes ou fibro-sarcomes. Comme vous le voyez, nous nous trouvons déjà vis-à-vis de ce tissu fibreux, en apparence si simple, très embarassés au point de vue de l'histologie et de l'histogenèse. Il est cependant une circonstance qui plaide en faveur de la distinction d'avec les sarcomes, c'est que l'on observe dans l'utérus des tumeurs récidivant rapidement, dont les parties anciennes ont surtout la structure des fibromes, tandis que les parties plus jeunes contiennent une grande quantité de cellules fusiformes, de vraies cellules sarcomateuses. Ces tumeurs ne présentent pas du tout les caractères cliniques des myômes, qui sont infiniment plus fréquents, mais ceux des sarcomes. Certains pathologistes admettent qu'en pareil cas une production sarcomateuse a lieu dans le fibrome. — Il est beaucoup plus naturel de classer ces tumeurs parmi les sarcomes, à cause de la prédominance des signes. Il y a deux circonstances qui me feront considérer comme des myômes les tumeurs à cellules fusiformes : savoir, l'aspect nettement ondulé, la forme de bâtonnets des noyaux et la disposition manifeste des couches fibreuses en faisceaux ; cette disposition ne peut être observée que par l'isolement des fibres-cellules, ce qui est très difficile à réaliser et ce que l'on ne peut guère faire qu'en mettant en œuvre les moyens chimiques connus.

De plus, on tiendra compte du siège de la tumeur : il y aura grande probabilité d'un myôme, quand le néoplasme siègera dans la substance de l'utérus.

Les fibromes peuvent subir plusieurs métamorphoses anatomiques ; on observe assez souvent le ramollissement muqueux partiel, l'infiltration séreuse, la crétification et l'ossification vraie. Il est fréquent de voir l'ulcération superficielle, lorsque les fibromes sont situés immédiatement sous une muqueuse ; cette ulcération se produit de la manière ordinaire, sous l'influence de causes extérieures. L'ulcère développé de cette façon montre souvent des granulations et une suppuration de bonne nature, et dans des

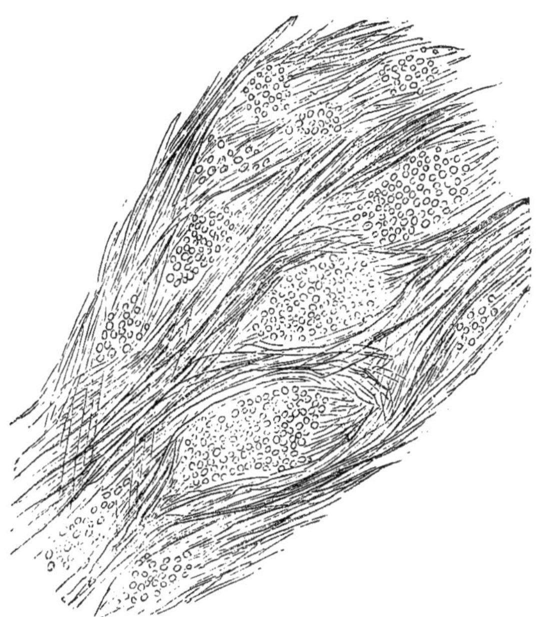

Fig. 120. — Partie d'un fibro-myome de l'utérus. Grossissement, 350. Coupes transversale et longitudinale des cellules musculaires.

conditions favorables il peut facilement se cicatriser. Le tissu fibroïde, quoique en apparence très peu vasculaire, renferme cependant d'ordinaire beaucoup de vaisseaux, tant artériels que veineux, comme on peut s'en convaincre par une injection ; quelquefois il s'y développe un réseau veineux très large, pour ainsi dire caverneux (voy. fig. 121) ; les artères et les veines se confondent tellement avec le tissu de la tumeur, que leur tunique adventice le plus souvent n'existe plus, de sorte que, dans le cas où ils sont entamés par une blessure, ils ne peuvent se contracter, ni selon la longueur ni selon la largeur ; leur lumière reste donc béante : c'est la raison anatomique pour laquelle les hémorrhagies des fibroïdes sont si violentes et souvent ne cessent pas sans l'intervention du médecin ; l'ouverture rigide et béante du vaisseau rend difficile au dernier degré la formation d'un thrombus. On trouve quelquefois dans les fibroïdes de l'utérus d'une certaine dimension, de même que dans ceux du périoste, des espaces creux remplis d'un sérum très fluide ; peut-être sont-ce des sinus lymphatiques ectasiques de nouvelle formation ; cependant il n'existe pas d'observations positives sur ce sujet. On trouve aussi dans les fibromes de l'utérus de grandes cavités remplies de sérum (Spencer Wells).

Les fibromes se rencontrent en bien des endroits ; de tous les organes,

c'est l'utérus (étant admis que nous comprenions sous la dénomination
générale de fibroïdes les myo-fibromes) qui en est le siège le plus fréquent.
Les tumeurs y atteignent quelquefois une grosseur énorme, et dans ces cas
elles se crétifient assez souvent. Les fibroïdes de l'utérus sont généralement
arrondis, bien limités; ils se montrent le plus souvent dans le corps de cet
organe, plus rarement dans le col, presque jamais aux lèvres; la direction
de leur accroissement est ascendante ou descendante, c'est-à-dire qu'ils pro-

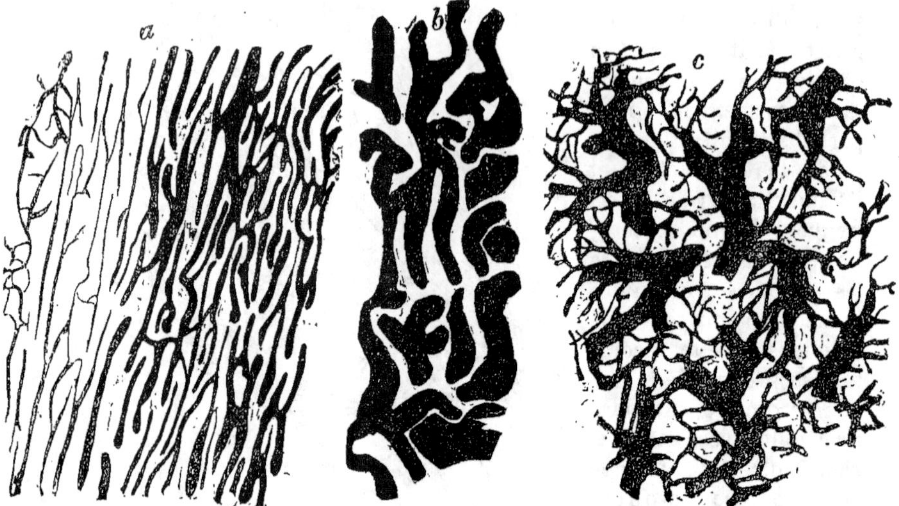

Fig. 121. — *a* et *b*, vaisseaux d'un fibrome cutané (myome?) de la cuisse injecté par une artère. —
b, veines caverneuses. — *c*, veines remarquablement régulières d'un fibrome (myo-fibrome?) de la peau
de la paroi abdominale injecté par une veine. Grossissement 60.

gressent vers la cavité abdominale, avec distension successive du péritoine,
ou vers le vagin par l'orifice vaginal. Les tumeurs continuent sans cesse de
croître dans cette dernière direction; elles deviennent pédiculées et donnent, dans ce cas, souvent lieu à des hémorrhagies violentes, surtout lorsqu'elles font saillie à travers l'orifice externe du col et que, leur pédicule
étant comprimé par les contractions utérines, le retour du sang veineux est
suspendu. De pareilles tumeurs pédiculées sortant d'une cavité portent,
d'une manière générale, le nom de *polypes*, et, dans le cas présent, de
polypes fibreux de l'utérus.

Les fibromes qui partent du périoste se rencontrent aussi très fréquemment; ce sont presque toujours des fibro-sarcomes, c'est-à-dire qu'ils sont
composés de fibres et de cellules fusiformes; ces dernières peuvent même
prédominer (sarcome fibreux de Rokitansky). Le périoste des os du crâne
et de la face est exposé à cette maladie, surtout la face inférieure du sphénoïde; de là les fibroïdes entrent, sous forme de tumeurs polypeuses,
dans les fosses nasales et dans le pharynx. Par la pression qu'ils exercent sur les os, ceux-ci peuvent se résorber; la tumeur pénètre alors dans
la cavité crânienne ou dans l'antre d'Highmore. Ce sont précisément ces
fibromes qui souvent sont très riches en veines caverneuses. On remarque

encore assez souvent des fibroïdes partant du périoste du tibia et de la clavicule ; puis on en rencontre dans l'intérieur des os eux-mêmes, par
exemple dans la mâchoire supérieure, où l'on observe déjà aussi l'étrange
combinaison du chondrome et du fibrome. Enfin, il n'est pas très rare d'observer des fibromes sur et dans les troncs nerveux plus ou moins gros. On
a l'habitude de désigner sous le nom de *névromes* toutes les tumeurs qui se
forment dans les nerfs ; cependant on les distingue d'après leur composition anatomique. La plupart des névromes sont des fibromes ou des fibro-
sarcomes ; d'autres consistent en tout ou en partie en
fibres nerveuses de nouvelle formation (*névromes vrais*).
Quelquefois les fibroïdes des nerfs se suivent sur le
tronc et forment des cordons noueux (névrome plexiforme, Verneuil, fig. 123) ; c'est à leur confluence, comme
nous l'avons fait remarquer, que leur surface de section doit parfois son aspect tout particulier (fig. 119) ;
ils sont souvent congénitaux. — Il est rare que des
fibroïdes se développent dans le tissu conjonctif sous-
cutané ; on ne les observe presque jamais dans les glandes, les seins exceptés.

Le développement des tumeurs fibreuses est propre à
l'âge moyen, depuis trente jusqu'à cinquante ans ; rarement elles se présentent pendant la première jeunesse,
plus rarement encore à un âge avancé, et si nous les
rencontrons pendant la vieillesse c'est qu'elles existent
généralement depuis bien longtemps déjà. Ce ne sont

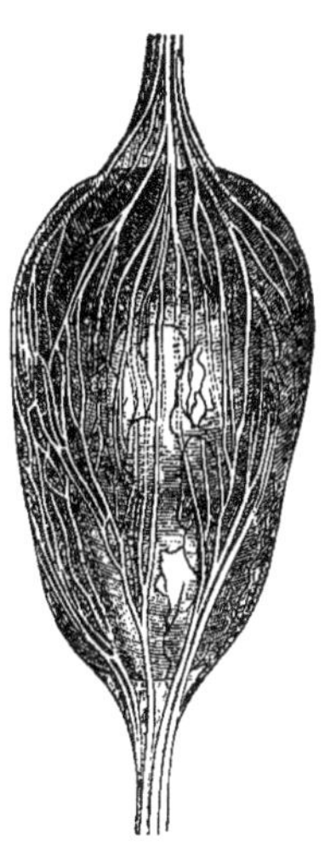

que les névromes fibroïdes et les fibroïdes des os et du
périoste qui peuvent aussi se rencontrer dans le jeune

Fig. 122. — Neurofibrome
d'après Follin.

âge. — En général, les tumeurs de tissu conjonctif, et surtout les fibroïdes,
se rencontrent plus fréquemment chez la femme que chez l'homme ; les
fibroïdes de l'utérus se développent à peu près entre trente-cinq et quarante-
cinq ans, quoique souvent ils ne fassent sentir que plus tard leur influence
fâcheuse. Les fibroïdes se rencontrent plus souvent à l'état multiple qu'à
l'état isolé ; les fibroïdes périostiques sont en général solitaires. Cependant
assez souvent ils reviennent, mais après des années seulement (récidive
régionnaire, affinité avec les sarcomes) ; le plus fréquemment les fibroïdes
ont une croissance purement centrale ; cependant il existe aussi des fibroïdes infectieux ; plusieurs tumeurs situées l'une à côté de l'autre se confondent, et il survient quelquefois une dégénérescence fibroïde des muscles, des
os et des ganglions lymphatiques les plus rapprochés. Les fibroïdes infectieux que j'ai vus étaient toujours des fibro-sarcomes ; ils peuvent donner
lieu à une véritable dyscrasie, comme les sarcomes purs, et provoquer, par
exemple, des tumeurs métastatiques dans le poumon. Les névromes fibroïdes se montrent souvent en grand nombre et surtout sur le trajet d'un seul
et même nerf ; ainsi Billroth a enlevé six névromes à un homme, trois au
bras gauche et trois à l'extrémité inférieure gauche ; il existe des cas où
l'on a constaté jusqu'à vingt et trente névromes à la fois.

Les fibromes purs croissent en général très lentement et s'arrêtent dans leur développement à un âge avancé. Ce fait est bien connu pour les fibroïdes de l'utérus, qui, après la ménopause, cessent le plus souvent de s'accroître et se calcifient alors fréquemment. On observe des combinaisons de ces tumeurs avec d'autres formations de tissu, surtout avec des sarcomes, et cela de telle sorte que les tumeurs primitives montrent une composition plutôt fibreuse, tandis que les tumeurs secondaires, dues à l'infection, se présentent comme des sarcomes purs. Billroth a vu un pareil cas : c'était

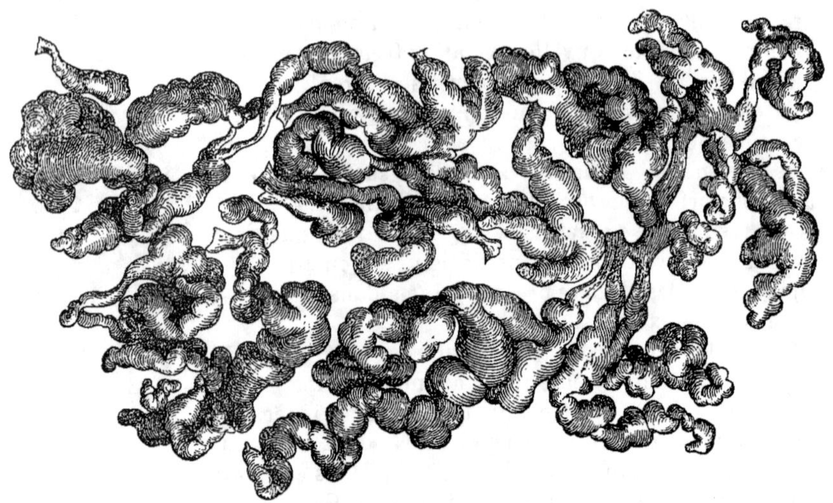

Fig. 123. — Neurofibrome plexiforme de la joue d'après Bruns. Grandeur naturelle.

un jeune homme de vingt-six ans à peu près, d'un aspect florissant; il portait sur les parois abdominales un fibro-sarcome du volume d'une grosse noix : cette tumeur fut extirpée. Dans la plaie déjà se montra une nouvelle tumeur, et plus tard on observa plusieurs tumeurs molles sur d'autres parties de la surface du corps; le malade tomba dans le marasme, et mourut au bout de quelques mois : tout le poumon était farci de tumeurs sarcomateuses molles. Récemment j'ai vu chez une femme de trente-neuf ans, atteinte depuis des années d'un fibrome utérin, aussi gros qu'une tête d'enfant, se développer dans l'épaisseur des parois abdominales un fibroïde du volume d'une prune, qui donnait lieu à de vives douleurs spontanément et sous l'influence de la pression. Peut-être s'agissait-il dans ce cas d'un véritable neurofibrome.

Le *diagnostic* des fibroïdes n'est pas difficile après ce que nous avons exposé; la consistance, le siège, l'âge, le mode d'implantation, la forme de la tumeur, permettent toujours d'en reconnaître la nature d'une manière certaine.

Le *traitement* consiste dans l'ablation de la tumeur. On y arrivera le mieux par le bistouri; cependant, pour enlever les tumeurs de tissu conjonctif pédiculées ou pendantes, et les polypes fibreux, on peut avoir recours à d'autres méthodes opératoires. Jadis on employait très souvent pour ces cas la ligature, c'est-à-dire qu'on entourait solidement le pédicule de la tumeur avec un fil, de sorte que celle-ci se gangrenait et tombait. On choisissait cette méthode principalement dans les cas où l'on craignait une hémorrhagie par les surfaces de section. La ligature a un grand désavantage, c'est que l'on ne réussit jamais par ce moyen, quand le pédicule a une certaine épaisseur, à le comprimer suffisamment pour suspendre d'emblée toute vitalité dans la tumeur et toute communication entre celle-ci et l'organisme. Si le fil coupe lentement, la tumeur se mortifie sur le corps ou dans son intérieur et il peut y avoir résorption des produits putrides; de plus, le fil doit être serré à plusieurs reprises, parce qu'il se relâche et qu'ainsi il peut se produire de violentes hémorrhagies, difficiles à arrêter à cause de la rétraction profonde des vaisseaux dans la masse des tissus. On peut éviter presque complètement ces inconvénients en faisant usage, au lieu du fil, d'un cordon en caoutchouc ou à son défaut d'un drain de la même substance. Pour ce faire on tend fortement la ligature élastique, ou on entoure la base de la tumeur et on lie les deux bouts à leur entrecroisement, sans les nouer, avec un fil solide. Alors seulement on laisse se rétracter le cordon, qui serre dès lors fortement, suspend complètement la circulation, et exerce une compression continue. Si la base est très large, on peut la diviser en plusieurs parties; pour cela on traverse le pédicule de la tumeur avec un fort trocart; on fait passer dans la canule de l'instrument deux ligatures de caoutchouc, qui sont ensuite dirigées et nouées dans deux directions opposées. Le glissement des ligatures n'est guère à craindre, quand elles sont appliquées convenablement; néanmoins, par précaution on peut encore en dessous d'elles placer deux longues aiguilles lancéolées qui traversent crucialement toute l'épaisseur de la tumeur. La section se fait ainsi assez vite; de plus, les parties ligaturées se dessèchent habituellement, en l'absence de toute circulation sanguine et lymphatique dans leur intérieur, et par conséquent les phénomènes de décomposition ne sont pas très marqués. Cependant il ne faut pas attendre la chute spontanée de la tumeur et il vaut mieux l'enlever, du moins en grande partie, soit immédiatement soit après deux ou trois jours, au moyen du couteau ou du thermocautère. On aura soin alors de sectionner à une distance minimum de quelques centimètres des ligatures ou des aiguilles soutenant celles-ci, sans quoi il pourrait arriver que le tissu coupé subît une rétraction en entonnoir et qu'ainsi la ligature se relâchât.

Outre la ligature, il existe d'autres méthodes hémostatiques d'ablation : l'écrasement linéaire de Chassaignac, dont nous avons déjà parlé, et l'anse galvanocaustique de Middeldorpf. Ces procédés permettent d'opérer sans hémorrhagie, même quand il faut couper des vaisseaux du calibre de l'artère radiale, à la condition toutefois que l'effet de la constriction ou de l'anse rougie soit lent et graduel. Si l'on opère trop vite avec l'écraseur, ou si l'on chauffe trop fortement le fil galvanocaustique, l'hémorrhagie sera aussi violente qu'avec des instruments tranchants.

Parfois on observe des hémorrhagies secondaires, après l'emploi de ces deux méthodes; quand cela n'a pas lieu, les conditions de guérison sont favorables; la surface de la plaie est lisse et nette, et la cicatrisation s'effectue sans réaction.

Pour appliquer la ligature, de même que pour appliquer la chaîne de l'écraseur ou l'anse galvanocaustique dans la cavité naso-pharyngienne, dans le vagin, dans l'utérus, etc., on a imaginé une foule d'instruments simples et compliqués; on les désigne sous la dénomination générale de porte-lacs. Vous apprendrez à les connaître plus tard au lit du malade. Dans la pratique chirurgicale journalière, l'écraseur et le thermocautère de Paquelin sont généralement préférables à la galvanocaustique. L'acquisition et l'entretien d'un appareil galvanocaustique nécessitent tant de dépenses qu'il n'y a guère que les cliniques qui peuvent s'en donner le luxe.

Il y a de gros fibromes siégeant profondément, à base large, qui sont complètement inaccessibles à l'intervention opératoire. La chirurgie a cependant dans ces dernières années accompli de réels progrès sous ce rapport, au point qu'on extirpe à présent par la voie abdominale d'immenses fibromes utérins avec ou sans l'utérus, de la même façon que l'on extirpe des kystes de l'ovaire. Des fibroïdes de moyenne grosseur, qui font hernie dans la cavité utérine, peuvent aussi être énucléés et extirpés par le vagin, après dilatation préalable du col utérin. Si ces sortes d'opérations n'ont jusqu'à présent pas été pratiquées très fréquemment, cela ne tient pas à la rareté des fibromes, mais bien plutôt à ce que, le temps aidant, ces tumeurs s'arrêtent dans leur développement, et à ce que le plus souvent elles ne donnent pas lieu à des troubles assez intenses pour qu'on soit autorisé à exposer le patient à une opération aussi dangereuse.

De plus, on a dans tous ces derniers temps obtenu dans ces cas des effets remarquables de l'ergotine administrée soit intérieurement, soit sous forme d'injections sous-cutanées, soit enfin en suppositoires. Sous l'influence de ce traitement, ces tumeurs se rétractent sensiblement ou tout au moins cessent de donner lieu à des hémorrhagies. L'extirpation des ovaires a déjà, dans de nombreux cas de métrorrhagies profuses dues à la présence de fibromes utérins, mis fin à cet accident, et cela en restreignant artificiellement la congestion sanguine vers les organes sexuels internes. Quand on a affaire à des fibromes qui, par leur siège et leur développement, n'impliquent pas de danger pour la vie et qui cependant ne peuvent être enlevés sans que l'existence soit compromise, on doit toujours tenir compte de la grande lenteur avec laquelle ces tumeurs s'accroissent et de la diminution de volume qui résulte des progrès de l'âge ; on ne doit donc pas entreprendre de pareilles opérations avec trop de précipitation ou les recommander avec trop d'instances.

Il y a une quantité de cas où l'on peut et où l'on doit même opérer : ainsi quand des hémorrhagies profuses et réitérées provenant de l'ulcération du néoplasme ont lieu, quand il y a menace d'une destruction osseuse, quand la tumeur se porte vers la cavité cranienne, etc. Dans les neurofibromes, les douleurs sont parfois tellement intenses que les patients réclament l'extirpation, alors même qu'ils sont prévenus qu'il en résultera inévitablement une paralysie des muscles innervés par le nerf atteint, car presque toujours en pareille occurrence on doit exciser un morceau du nerf malade, qui néanmoins fonctionne peut-être encore complètement ou partiellement. Quand les névromes n'occasionnent aucune douleur, c'est folie d'en faire l'extirpation.

2. — *Lipomes.* — *Tumeurs graisseuses.*

La disposition à la formation des lipomes, quand elle ne dépasse pas un certain degré, n'est pas considérée, vous le savez bien, comme une diathèse maladive, mais plutôt comme l'expression d'une nutrition particulièrement bonne. Elle se développe aux différentes périodes de la vie, le plus souvent entre trente et cinquante ans, plus rarement pendant l'enfance; une vie calme et confortable, un caractère phlegmatique y prédisposent surtout. Nous ne la considérons comme pathologique que si elle entraîne à sa suite des troubles fonctionnels de certains organes ou de tout l'organisme, ou encore si la production lipomateuse se localise en un point du corps et constitue là une tumeur graisseuse. Ces lipomes sont absolument analogues, quant à leur structure, aux formations graisseuses embryonnaires. Toldt a prouvé que, chez l'embryon, les couches de tissu graisseux, qui plus tard s'élargissent, se développent d'une façon constante et nettement délimitée en des points du corps bien déterminés, et que ces prétendus organes graisseux se distinguent par une vascularisation propre et complètement indépendante de celle des tissus voisins. Pendant la vie intra-utérine, la plupart des cellules caractéristiques du tissu graisseux, qui sont toutes différentes de celles du tissu conjonctif, ne contiennent pas encore de grosses gouttelettes graisseuses, de sorte qu'à l'œil nu il semble qu'on ait affaire à du tissu glandulaire.

La composition anatomique des tumeurs graisseuses est simple. Ces dernières consistent en tissu adipeux, divisé en lobules séparés, comme la graisse sous-cutanée. Leur tissu conjonctif est plus ou moins bien développé, et les tumeurs peuvent être fermes (lipomes fibromateux), ou molles (lipomes mous). La forme extérieure est ordinairement ronde, lobée, et la masse graisseuse de nouvelle formation, séparée des tissus voisins par une couche condensée de tissu conjonctif (lipome circonscrit; c'est la forme ordinaire), peut être facilement détachée des tissus environnants, comme cela s'observe physiologiquement pour les organes graisseux complètement développés de certains animaux, les lapins par exemple. Plus rarement, le lipome apparaît comme une sorte d'obésité locale, limitée à une partie du corps, sous forme d'un gonflement sans démarcation bien distincte (lipome diffus).

Il est plus que probable que quelques-uns des ces lipomes diffus sont le produit d'une métamorphose graisseuse de tumeurs sarcomateuses. Du moins, ce fait a été constaté par Gussenbauer dans un cas de la clinique de Billroth. Une fillette présentait dans les muscles de la cuisse une infiltration graisseuse telle que l'extirpation, pratiquée par Billroth, qui pensait avoir affaire à une tumeur, ne put être complète. La tumeur avait tout à fait l'aspect d'un lipome diffus; ce fut seulement l'examen microscopique qui révéla ce fait intéressant qu'il s'agissait d'un sarcome à petites cellules avec dégénérescence graisseuse des muscles et des nerfs.

Le siège des lipomes est le plus souvent le tissu conjonctif sous-cutané, surtout celui du tronc; ces tumeurs se rencontrent le plus fréquemment au dos et dans les parois abdominales, puis au périnée, etc.; les lipomes des extrémités sont plus rares; exceptionnellement, on en trouve dans des endroits très variés du corps, dans les méninges, dans l'hypophyse, dans le péritoine, etc.

Dans les plis et dans les villosités des synoviales articulaires, comme aussi dans les gaines tendineuses, il peut se produire une néoformation adipeuse considérable, de telle sorte que ces dernières sont arborisées (lipome arbo-rescent, J. Müller); cette forme a de l'analogie avec le développement grais-seux qui se fait dans les prolongements du péritoine qui recouvre le gros intestin (appendices épiploïques) et dans d'autres membranes séreuses. La croissance des lipomes est toujours très lente; leur développement n'est presque jamais accompagné de douleurs, à moins qu'ils ne se trouvent dans le voisinage immédiat d'un tronc nerveux, ce qui, du reste, est rare. Ces tumeurs peuvent atteindre un volume énorme; c'est parmi elles et parmi les fibromes qu'on rencontre les masses néoplasiques les plus considérables et les plus lourdes.

Les malades s'en trouvent peu incommodés, sont rarement disposés à se soumettre de bonne heure à l'extirpation et ne s'y décident que lorsque la tumeur a atteint un volume considérable et qu'elle exerce sur la peau une pression qui n'est plus supportable. Billroth enleva un jour, chez une femme, un lipome du dos qui partait de la partie inférieure de l'omoplate droite et s'étendait jusqu'au mollet : en haut, à sa base, ce lipome avait à peu près le volume de la racine d'une petite cuisse; en bas, ses dimensions étaient doubles; la patiente portait sa tumeur, dont le poids constituait à peu près le tiers du poids entier du corps, le tronc ployé, au moyen d'une sorte de sac. Il est rare qu'il se produise dans ces tumeurs des modifica-tions secondaires; cependant il peut arriver que les gros faisceaux de tissu conjonctif qui traversent la tumeur se calcifient (se pétrifient) ou même s'ossifient et qu'en même temps le tissu graisseux se transforme en un liquide huileux ou semblable à une émulsion. La peau qui recouvre les tumeurs graisseuses se distend à la longue et s'épaissit ordinairement un peu; en même temps elle est quelquefois pigmentée en brun; en général, elle reste mobile sur la tumeur. Exceptionnellement il s'établit une adhé-rence plus intime entre elle et la graisse nouvellement formée, et alors il peut se produire une ulcération superficielle du derme, qui, dans ces cas, est toujours atrophié; cette ulcération, qui peut être provoquée par des irri-tations extérieures, devient rarement profonde, quoique des portions du tissu graisseux puissent se gangrener; dans ces circonstances, il se forme presque toujours des ulcères dont les granulations sont peu développées et dont la sécrétion est séreuse et d'une odeur nauséabonde.

On rencontre encore, quoique rarement, la combinaison du lipome avec des fibromes mous, avec des sarcomes myxomateux et avec des lymphomes. On a observé aussi plusieurs fois dans des lipomes une ectasie caverneuse considérable des veines.

La disposition à la formation des lipomes se développe le plus souvent à la période de la vie où la tendance à l'obésité en général est la plus fréquente, c'est-à-dire entre trente et cinquante ans; chez les enfants, elle est excessi-vement rare; cependant on l'a observée comme une maladie congénitale.

Des lipomes congénitaux sur le dos, au cou, à la face et quelquefois aux orteils, avec hypertrophie concomitante des os, ne sont pas des cas excessivement rares; ces dernières tumeurs ordinairement ne s'accroissent plus après la naissance. En général, il n'existe qu'un lipome, qui grandit très lentement; arrivé à un certain développement, il peut même rester stationnaire, surtout à un âge avancé.

La formation multiple de lipomes a été souvent observée dans le tissu conjonctif sous-cutané; on a vu des cas où cinquante petits lipomes et plus avaient pris naissance à la fois, mais plus tard ils restèrent stationnaires. Les lipomes multiples sont souvent des tumeurs composées. Le lipome simple n'est jamais infectieux, il ne peut donc jamais y avoir récidive après l'extirpation de ces tumeurs.

Comme cause occasionnelle du développement des tumeurs lipomateuses on a noté quelquefois la pression et le frottement; l'obésité est un peu héréditaire.

Le diagnostic des lipomes est facile dans la plupart des cas : la consistance, la struture lobée, souvent perceptible à l'extérieur; quelquefois l'existence d'une crépitation très sensible, qui se produit par l'écrasement de quelques lobules graisseux, tels sont les signes objectifs; ajoutez à cela la mobilité de la tumeur, le siège, la lenteur de la croissance, l'âge du malade, toutes notions qui aident beaucoup à établir un diagnostic positif. On peut confondre les lipomes avec des tumeurs fibreuses très molles, avec des sarcomes, avec des tumeurs sanguines lipomato-caverneuses.

Le traitement consiste à enlever la tumeur avec le bistouri.

La guérison ne se fait généralement pas par première intention lorsque la cavité de la plaie est constituée par du tissu adipeux, car, dans ce cas, il y a une élimination de tissus assez considérable. Lorsque les lipomes sont très volumineux, il vaut mieux enlever avec la tumeur une partie de la peau qui la recouvre. Les érysipèles étaient, avant l'emploi du pansement de Lister, fréquents après l'extirpation des lipomes, surtout chez les personnes très obèses; cela tenait surtout à l'élimination considérable de tissu graisseux gangrené qui occasionnait une prompte décomposition dans la plaie. On peut cependant entreprendre sans grand danger l'extirpation des plus grands lipomes, car, en général, les personnes qui les portent sont saines. L'extirpation des lipomes diffus est moins favorable que celle des circonscrits; la réaction locale et générale est, d'ordinaire, plus forte; cependant j'ai fait avec succès plusieurs de ces opérations.

3. — *Chondromes.* — *Tumeurs cartilagineuses.*

Ce sont des tumeurs qui consistent uniquement en cartilage, soit en cartilage hyalin, soit en fibro-cartilage. Les *éléments microscopiques* de ce cartilage de nouvelle formation peuvent être de formes très diverses : quelquefois on observe de très belles cellules cartilagineuses rondes, comme nous les rencontrons principalement chez l'embryon et, sous une forme un peu plus petite, dans les cartilages articulaires et costaux ; dans d'autres cas, leur configuration est extrêmement variée (fig. 124). Cependant on trouve rare-

ment dans les enchondromes une homogénéité aussi complète de la substance hyaline intercellulaire, que celle qu'on rencontre dans le cartilage
normal; le plus souvent, la substance intercellulaire qui appartient à un
groupe de cellules est différente de celle d'un autre, et entre les grands
groupes de cellules la substance hyaline se transforme en fibres fines. De là

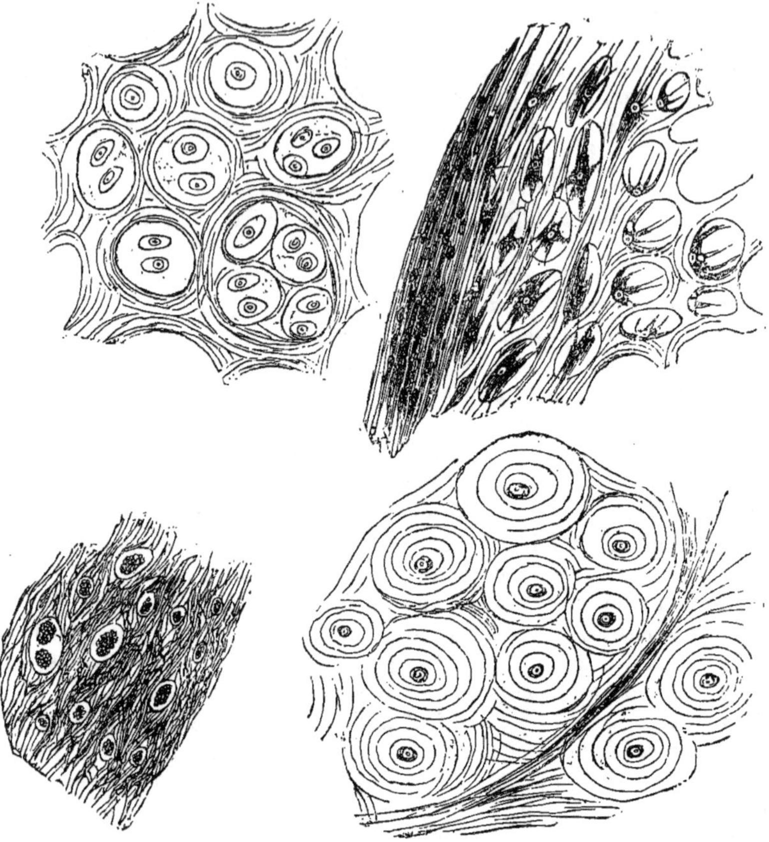

Fig. 124. — Différentes formes de cellules cartilagineuses provenant d'enchondromes de l'homme
et du chien. Grossissement 350.

vient que tout le cartilage est parcouru par des mailles de tissu conjonctif
faisant suite les unes aux autres et disposées sous forme de kystes, et que
sur une surface de section la tumeur présente à l'*œil nu* un dessin réticulé ;
entre ces faisceaux de tissu conjonctif se montre le cartilage avec un reflet
bleuâtre ou jaunâtre. En outre, le tissu de l'enchondrome se distingue
encore de celui du cartilage normal par le caractère suivant : le premier
renferme le plus souvent des vaisseaux dans les faisceaux fibrineux que nous
venons de citer, tandis que le dernier ne possède pas de vaisseaux.

Le chondrome peut se former aux dépens du cartilage préformé comme
aussi aux dépens du tissu conjonctif, et, d'après Wartmann, l'endothélium

des vaisseaux sanguins et lymphatiques de ce dernier pourrait même y donner naissance.

Pour Virchow, une quantité de tumeurs cartilagineuses se développant sur l'os seraient dues à une séparation des petites masses cartilagineuses, qui s'isoleraient du cartilage de formation à l'époque du développement du tissu osseux. C'est ainsi que se formeraient vraisemblablement les exostoses multiples dont il sera question plus tard. Dans la formation du chondrome, une partie des fibres du tissu conjonctif se fondent et se transforment en substance intermédiaire hyaline, tandis que les cellules prolifèrent, s'entourent d'une capsule et se métamorphosent directement en cellules cartilagineuses. L'endothélium des vaisseaux sanguins et lymphatiques se gonfle, prolifère et remplit enfin toute la lumière du vaisseau ; les parois de ce dernier se dilatent sous cette influence, de plus en plus, jusqu'à ce qu'elles se déchirent ; les cellules se répandent dans le tissu et subissent la même métamorphose que les éléments de tissu conjonctif. Les chondromes peuvent donner lieu à des métastases, et cela par suite d'embolies centrales ou périphériques ; là où se fixent les emboles, il se produit sous l'influence de l'hypertrophie de l'endothélium vasculaire des foyers néoplasiques secondaires. Il n'est pas rare que l'on observe, dans les enchondromes, des métamorphoses régressives de la substance intercellulaire et même sa calcification, la désagrégation fibrillaire, une dégénérescence granuleuse qui rend le tissu friable, et enfin un ramollissement muqueux ; ces deux dernières métamorphoses peuvent atteindre aussi les cellules, et il n'est pas rare de voir alors se former de nombreuses cavités cystiques. L'ossification des chondromes se produit très fréquemment.

Quant à la *forme extérieure* des enchondromes, ce sont ordinairement des tumeurs arrondies, parfaitement limitées, qui, dans certaines circonstances, peuvent atteindre le volume d'une tête d'adulte. Leur *croissance* est, au début, presque exclusivement centrale ; plus tard l'augmentation de volume est produite, soit par le développement de nouveaux foyers morbides immédiatement autour de la tumeur primitive, soit par la transformation des tissus adjacents en cartilage (infection locale). A la suite de la dégénérescence kystique et du ramollissement muqueux, les enchondromes, ordinairement très durs au toucher, peuvent présenter çà et là de la fluctuation. Il ne serait pas impossible qu'une ossification complète de l'enchondrome pût terminer ce processus et empêcher la tumeur de s'accroître par la suite ; c'est ce qui a été observé dans quelques cas, très rares il est vrai. Un travail d'ulcération superficielle se remarque encore assez souvent sur les grands enchondromes ; il prend surtout naissance lorsque la peau est fortement tendue et qu'elle est irritée par une cause traumatique ; cependant cette complication n'a pas d'importance. Il est rare qu'on observe un ramollissement ulcératif central se faisant jour à l'extérieur ; cependant Billroth l'a vu sur un enchondrome bien développé, du volume d'une grosse pomme, qui siégeait dans une gaine tendineuse du pied. — Virchow appelle le dépôt de cellules en voie d'ossification situé entre le périoste et l'os qui se développe, cartilage ostéoïde : il nomme par suite « chondrome ostéoïde » les tumeurs périostales et ossifiantes qui ont une texture analogue à celle du cartilage ostéoïde. Je me demande comment il est possible de distinguer ces tumeurs d'avec les sarcomes périosto-ossifiants à cellules rondes et à cellules fusiformes; aussi ne puis-je accepter sans restriction cette distinction établie par Virchow.

Siège. — Les tumeurs cartilagineuses pures se montrent surtout aux os. Les phalanges des doigts et les métacarpiens deviennent le plus souvent le siège des enchondromes, qui atteignent beaucoup plus rarement les os correspondants du pied. A la main, ils se développent presque toujours en grand nombre, quelquefois même tous les doigts sont atteints. Après la main, c'est le fémur et le bassin qui sont le plus souvent exposés au développement des enchondromes; c'est ici que ces tumeurs atteignent les plus

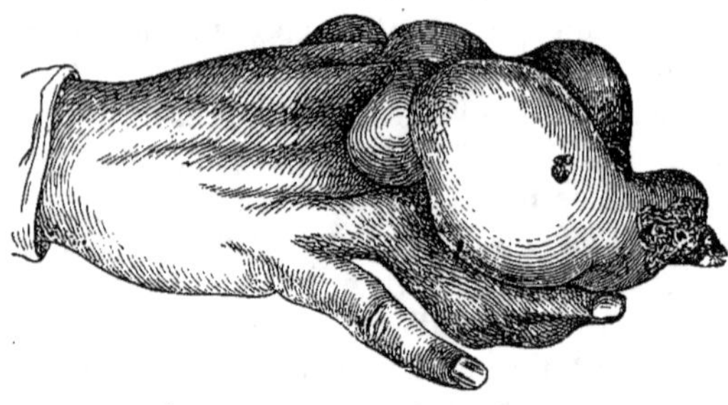

Fig. 125. — Chondromes des doigts.

grandes dimensions connues et amènent la destruction complète de ces os. Les os de la face sont rarement atteints de cette maladie, les os du crâne plus rarement encore; on l'observe un peu plus souvent sur les côtes et sur l'omoplate. On a vu les gaines tendineuses être le siège de ces tumeurs, cependant cette localisation se rencontre rarement. Ainsi que nous l'avons dit déjà, on observe des enchondromes dans les parties molles et particulièrement dans les glandes (testicules, ovaires, mamelles, glandes salivaires), soit sous forme de tumeurs exclusivement cartilagineuses, soit sous forme de tumeurs composées, pour la plus grande partie, de sarcome ou de carcinome, et pour le reste de chondrome.

Le développement des enchondromes est surtout spécial à la jeunesse; je ne veux pas dire qu'on les observe chez les jeunes enfants, mais dans les années qui précèdent la puberté. L'origine de la plupart des enchondromes peut être ramenée à cette époque de la vie, alors même qu'ils ne sont soumis à notre observation que bien des années plus tard. Ces tumeurs se développent parfois après un traumatisme, croissent très lentement, pendant vingt à trente ans, et paraissent pouvoir s'arrêter de temps en temps dans leur développement; j'ai rencontré des cas où les malades prétendaient que les tumeurs avaient persisté pendant des années dans le même état, et des motifs étrangers à la gravité du mal les déterminaient seuls à en demander l'ablation. Dans d'autres cas plus rares, ces tumeurs croissent plus rapidement, détruisant même par leur extension certains organes des cavités thoracique et abdominale, et deviennent infectieuses; il existe même des observations où finalement des tumeurs cartilagineuses se sont développées dans le poumon et ont de cette façon amené la mort. En un mot, elles se comportent comme des sarcomes à petites cellules; alors on considère le néoplasme comme de nature maligne. Parfois on trouve en même temps, dans tous les os du squelette, un grand nombre de tumeurs cartilagineuses, en partie ossifiées. O. Weber a observé des cas de diathèse chondromateuse héréditaire. —

La combinaison du tissu cartilagineux avec le tissu sarcomateux, de même qu'avec le carcinome, s'observe de temps en temps ; dans ces cas, l'élément cartilagineux n'a aucune influence sur la nature et la marche de ces tumeurs.

Mentionnons cependant que, dans les ouvrages anciens, ces formes de chondromes ramollis et kystiques sont souvent désignées comme des tumeurs colloïdes, des cancers gélatineux ou alvéolaires, etc. Comme les éléments épithéliaux ainsi que la gangue de tissu conjonctif peuvent devenir gélatineux aussi bien dans les fibromes, les chondromes, les sarcomes que dans les adénomes et les cancers glandulaires, il faudra toujours savoir d'abord à quoi l'on a affaire ; souvent on ne sera rien moins que certain du diagnostic histologique et de la nature des métamorphoses, et, par conséquent, on sera dans le doute quant au choix de la dénomination.

Le *diagnostic* et le *pronostic* ressortent naturellement de ce que nous venons de dire.

Quant au *traitement*, il ne peut consister que dans l'extirpation des tumeurs, dans les cas où il est possible de les enlever sans mettre la vie directement en danger. Évidemment, on ne touchera pas aux enchondromes du bassin, qui, en général, sont très volumineux. Les tumeurs de la cuisse, qui, d'ordinaire, sont également très grosses à l'époque où le malade vient réclamer les secours de l'art, ne sont susceptibles que d'un seul traitement, la désarticulation, et il est peu probable que cette opération soit indiquée, à moins que le membre n'ait complètement perdu ses fonctions par suite d'une fracture spontanée, conséquence de la destruction osseuse. Les enchondromes qu'on opère le plus souvent sont ceux des doigts, non parce qu'ils donnent lieu à des douleurs, car ils sont le plus souvent indolents, mais parce qu'ils empêchent le fonctionnement de la main ; il est vrai qu'ils n'arrivent que très lentement à ce point, puisque, pour entraver les fonctions des doigts, il faut que la tumeur ait déjà acquis une certaine grosseur. Aussi longtemps que les malades peuvent encore se servir de leurs doigts gonflés par l'enchondrome, ils ne réclament pas l'opération, et le médecin ne doit pas trop les y engager. Quant à la méthode opératoire qu'on doit choisir, on est tenté, dans beaucoup de cas où la tumeur, quoique fortement adhérente à l'os, s'implante latéralement, on est tenté, dis-je, d'enlever simplement la tumeur avec le bistouri ou la scie, après avoir divisé et écarté la peau et évité soigneusement les tendons. Cette opération ne peut cependant être exécutée que dans un petit nombre des cas, si l'on veut enlever toute la tumeur, ce qui est absolument nécessaire : car la masse cartilagineuse envoie très souvent des prolongements dans le canal médullaire de l'os ; si donc on veut sûrement éviter la récidive, il faut enlever toute la phalange adhérente à l'enchondrome, ou réséquer la portion d'os correspondante. On opérera naturellement sous la sauvegarde de l'antisepsie, et l'on pansera de préférence avec l'iodoforme. Jadis, avant l'emploi de l'antisepsie, on voyait souvent se développer, après de pareilles opérations, une inflammation très violente des gaines tendineuses, entraînant la raideur du doigt correspondant. Par conséquent, l'ablation de l'enchondrome seul n'est applicable qu'à un petit nombre de cas, et seu-

lement à ceux où la tumeur est encore très petite ; elle procure parfois
cependant une guérison définitive ; j'ai vu guérir ainsi et sans récidive
deux malades. De semblables petits enchondromes siégeant aux doigts
pourraient donc être enlevés par l'excision. Si les tumeurs ont atteint un
volume assez considérable, il faut avoir recours à la désarticulation, qu'on
ne fera que lorsque les tumeurs empêcheront le malade de se servir de la
main.

4. — Ostéomes. — Exostoses.

On désigne sous ce nom des masses osseuses anormalement développées,
qui, sous une forme circonscrite, représentent une tumeur, ont une crois-

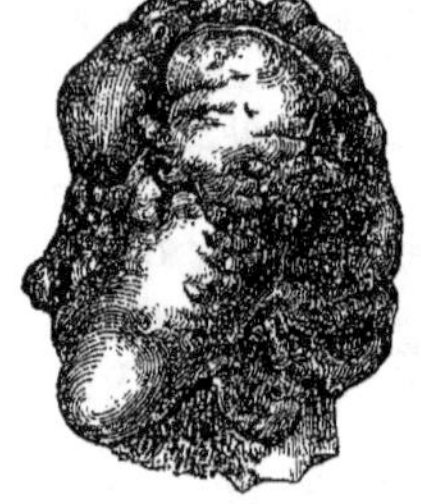

Fig. 126. — Odontome d'une dent
molaire. Grandeur naturelle.

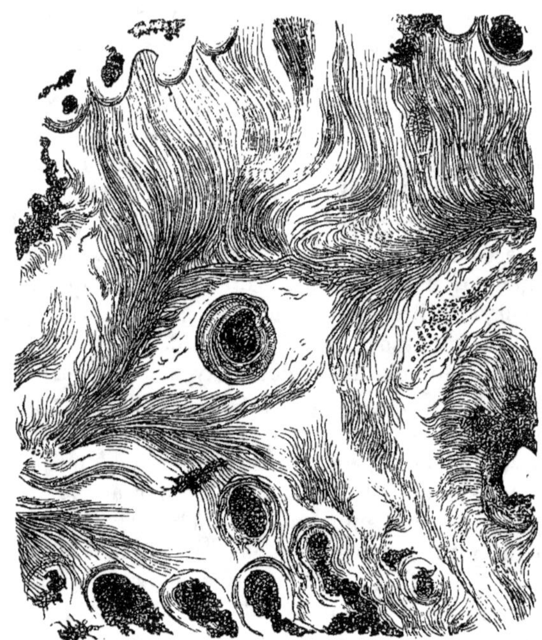

Fig. 127. — Coupe d'un odontome. Grossissement 100.

sance propre, et ne dépendent pas d'un processus inflammatoire chronique.
La formation osseuse peut quelquefois aussi se rencontrer dans d'autres
tumeurs, surtout dans celles qui se développent dans l'os lui-même, comme
nous l'avons appris déjà pour les enchondromes. Cependant on ne donne
le nom d'exostoses qu'aux tumeurs qui sont uniquement constituées par du
tissu osseux. Je rappellerai que non seulement on rencontre des formations
nouvelles de dents entières (de formes très irrégulières, il est vrai), soit
dans les kystes de l'ovaire, soit dans l'antre d'Highmore, mais qu'on a
observé également sur les dents elles-mêmes des excroissances formées
d'ivoire réel, de véritables exostoses éburnées (odontomes, Virchow) ; cependant ce fait, excessivement rare, a plutôt la valeur d'un phénomène curieux

que celle d'une maladie spéciale. — Quant à la structure anatomique des

exostoses, elles consistent soit en substance spongieuse, remplie d'une moelle ordinaire, soit en une masse osseuse dure comme l'ivoire, composée de systèmes réguliers de lamelles, comme dans la substance corticale des os longs. D'après cela, nous distinguerons des *exostoses spongieuses* et des *exostoses éburnées*. Une troisième espèce d'exostoses est constituée par les ossifications des *tendons*, des *aponévroses* et des *muscles*; toutefois on peut hésiter à ranger ces formations parmi les tumeurs.

a. Exostoses spongieuses avec revêtement cartilagineux (exostosis cartilaginea). — Ces tumeurs s'observent presque exclusivement aux épiphyses des os longs; ce sont des excroissances du cartilage épiphysaire : c'est pourquoi Virchow les désigne avec raison sous le nom d'« *ecchondrosis ossificans* » (fig. 129, 130). Sur leur surface arrondie, bosselée, se trouve une couche de cartilage hyalin parfaitement formé, épaisse de 3 à 4 millimètres, qui évidemment possède une croissance en partie centrale, en partie périphérique, et qui s'ossifie rapidement vers le centre. La masse osseuse nouvellement formée se fond elle-même de la manière la plus intime avec la substance

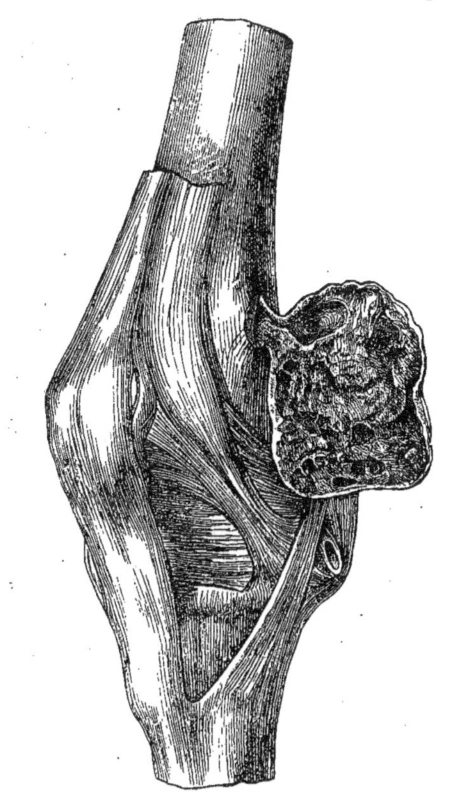

Fig. 128. — Ostéome spongieux pédiculé de l'extrémité inférieure du fémur, d'après Péan.

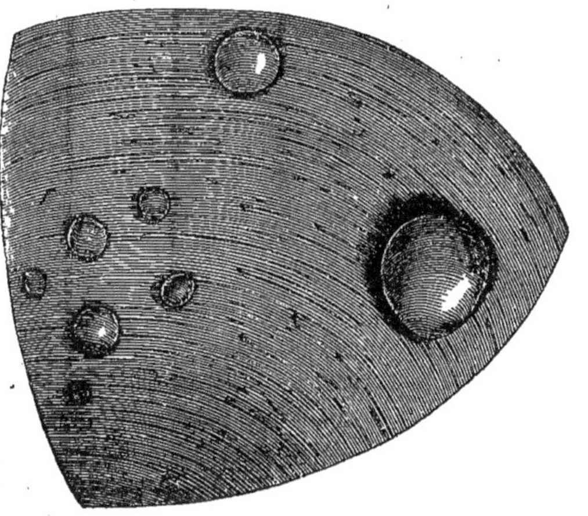

Fig. 129. — Ostéome éburné du crâne.

spongieuse des épiphyses, de sorte que cette tumeur dure est solidement fixée à l'os. Il est dans la nature de ces exostoses de ne pouvoir se montrer que chez des individus jeunes; le tibia, le péroné et l'humérus sont, d'après mes observations, les sièges les plus fréquents de ces tumeurs.

b. Exostoses éburnées. — Elles sont composées de substance osseuse compacte, avec canalicules de Havers et systèmes de lamelles; elles se développent sur les os de la face et du crâne (fig. 131), au bassin, à l'omoplate, au

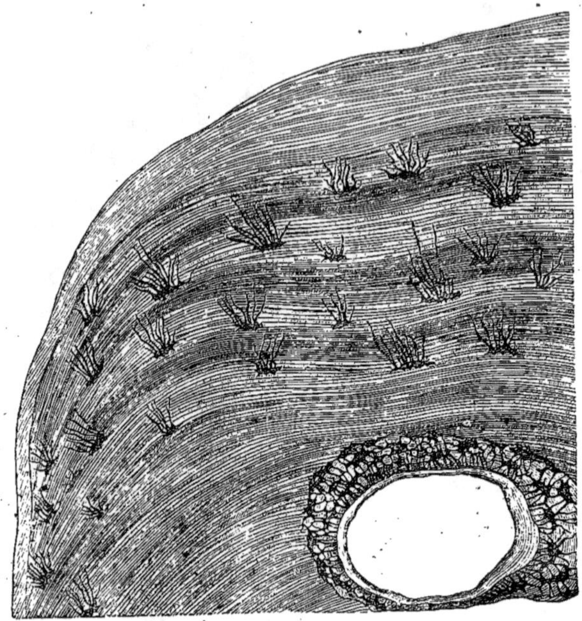

Fig. 130. — Coupe d'un ostéome éburné du crâne.

gros orteil, etc., et forment des tumeurs arrondies, qui sont quelquefois bosselées, d'autres fois lisses.

Une troisième espèce de formation osseuse anormale, donnant lieu à des tumeurs, est l'*ossification des tendons, des aponévroses et des muscles*, qui s'observe généralement en même temps sur un grand nombre de tendons et d'aponévroses, après avoir été précédée d'un racornissement considérable; de sorte que le squelette de pareils hommes, ordinairement jeunes, est garni de vingt à cinquante prolongements osseux, longs et pointus, partout où des tendons se fixent aux os (fig. 131). Quelquefois l'ossification se montre aussi d'une manière primitive dans les aponévroses musculaires; nous avons observé un cas semblable à Zurich. On a vu des cas où cette ossification était tellement considérable, que par exemple tous les muscles de l'épaule et du bras s'ossifiaient et rendaient impossible tout mouvement des extrémités supérieures. — Les os vrais qui se forment anormalement dans les enveloppes du cerveau et de la moelle épinière sont, dans tous les cas, le produit d'un processus inflammatoire chronique; il en est de même des ossifications dont nous parlons, et du tubercule osseux qui se développe dans le muscle deltoïde chez les soldats qui font l'exercice au fusil (*Exer-*

cirknochen) : on rencontre ces os précisément à l'endroit où l'arme touche
l'épaule quand on met en joue. L'ossification des adducteurs de la cuisse
qu'on observe chez les cavaliers (*Reitknochen*) a exactement la même signification. J'ai vu aussi une ossification semblable se produire assez rapidement
à l'extrémité inférieure du biceps chez un soldat qui, pendant des exercices
gymnastiques, s'était contusionné en cet endroit. Ce sont là des néoplasies
osseuses très exceptionnelles qui constituent des
faits rares et qui font présumer une prédisposition à la formation osseuse. L'ossification des
tendons est, dans tous les cas, un fait très remarquable, et rappelle un processus semblable s'effectuant normalement chez les oiseaux.

La prédisposition à la formation des ostéomes
se rapproche beaucoup de celle qui produit des
enchondromes; elle aussi se montre presque exclusivement chez les individus jeunes et plus souvent chez les hommes que chez les femmes, tandis que dans l'enfance on ne l'observe presque
jamais. Quant aux exostoses épiphysaires, qu'on
pourrait appeler tout aussi bien des enchondromes
ossifiants, il est évident que ces tumeurs ne peuvent se montrer que jusqu'à l'âge de vingt-quatre
ans. Cependant les autres exostoses se développent d'ordinaire avant la trentième année; les
observations ne sont pas, du reste, très nombreuses sur cette question, parce que la maladie est
rare. Le fait que les exostoses se montrent principalement chez les jeunes gens est d'autant plus
remarquable que le travail d'ossification est, pour
ainsi dire, le propre de la vieillesse. Les cartilages
costaux et ceux du larynx, de même que les ligaments de la colonne vertébrale, s'ossifient fréquemment à un âge avancé; les dépôts calcaires dans
les artères des vieillards constituent aussi un processus presque naturel, propre à la décrépitude
sénile; malgré cela, on ne voit presque jamais se
développer des exostoses chez les vieillards, et si

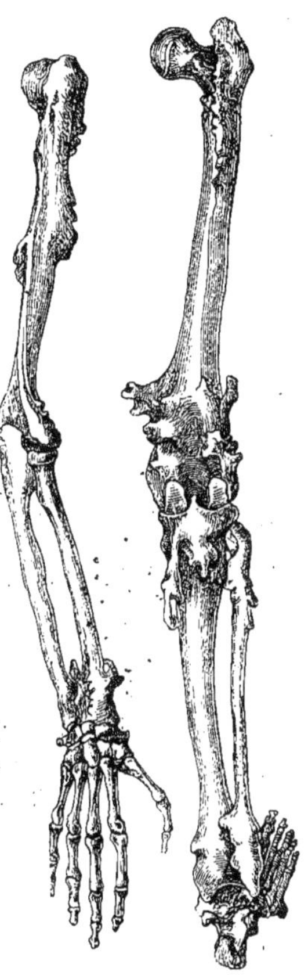

Fig. 131. — Ostéome tendineux,
d'après O. Weber.

l'on rencontre chez eux de pareilles tumeurs, elles se sont, en général,
formées dans la jeunesse. — Les exostoses se montrent tout aussi souvent à
l'état multiple que d'une manière isolée : leur croissance est, en général, très
lente, et cesse ordinairement vers l'âge avancé. Les exostoses épiphysaires
cessent de s'accroître lorsque le squelette est arrivé à son entier développement, et la substance spongieuse devient plus compacte. Dans quelques
cas rares seulement, l'ossification dans les tendons et les muscles fait de
tels progrès que les mouvements en sont complètement empêchés. Dans
des cas plus rares encore, on a observé une formation normale de tissu
osseux dans les poumons. — Les troubles produits par les exostoses sont

dans la plupart des cas importants; le developpement de ces tumeurs n'est pas accompagné de douleurs, et elles ne sont pas sensibles au toucher. Cependant les exostoses situées dans le voisinage des articulations entravent souvent le fonctionnement de ces dernières; les tumeurs de cette nature développées sur les os de la face donnent lieu à des formations désagréables. Les exostoses du gros orteil empêchent le malade de mettre des chaussures; les ossifications des tendons et des muscles entravent les mouvements ou les abolissent complètement; malheureusement ces dernières, vu leur grande étendue et leur nombre considérable, se prêtent peu à un traitement chirurgical, surtout quand la disposition à cette ostéogenèse morbide persiste encore. — Quant à l'opération des exostoses, elle consiste simplement à enlever la tumeur avec la scie ou la gouge. Cependant, comme elles siègent quelquefois dans le voisinage des articulations, on pourrait ouvrir la cavité articulaire; il faut, par conséquent, n'opérer que sous la sauvegarde d'une antisepsie rigoureuse. *Je ne vous conseillerai donc jamais de le faire*, à moins que le trouble fonctionnel ne soit très considérable et à moins que la tumeur n'augmente beaucoup de volume. On se décidera d'autant moins à faire une opération semblable sans indication spéciale, que ces tumeurs ne continuent plus à s'accroître à une certaine époque de la vie. Sur les exostoses épiphysaires se rencontrent quelquefois des bourses muqueuses de nouvelle formation, renfermant des enchondromes en voie d'ossification, soit adhérents aux parois, soit libres; ces bourses communiquent, en général, avec l'articulation près de laquelle l'exostose s'est développée.

D'après les recherches de Rindfleisch, ces bourses muqueuses seraient toujours des prolongements de la synoviale articulaire.

Il n'était pas rare, avant l'emploi de la méthode antiseptique, de voir survenir, après l'ouverture de ces bourses et de l'articulation correspondante, des accidents. Billroth a, pour sa part, perdu à la suite d'une septicémie un malade chez lequel il s'était décidé, après en avoir été instamment prié, à pratiquer la résection d'une exostose de l'extrémité inférieure du fémur et l'extirpation du sac synovial anormalement formé. Dans un autre cas, la bourse muqueuse qui recouvrait une exostose de l'extrémité inférieure de l'humérus s'étant ouverte spontanément, il survint des phénomènes inflammatoires modérés, une suppuration du coude, et enfin une ankylose.

———

QUARANTE-SIXIÈME LEÇON

5. Myome. — 6. Névrome. — 7. Angiome : *a*, plexiforme; *b*, caverneux. — Procédés opératoires.

5. — Myome.

L'existence de myomes purs, composés exclusivement de fibres musculaires striées ou de cellules musculaires embryonnaires (myoma striocellulare), n'est rien moins qu'établie; la présence de fibres musculaires striées

de nouvelle formation a été très rarement constatée dans les tumeurs ;
jamais un néoplasme n'est entièrement constitué de la sorte. Les fibres
musculaires striées se rencontrent à l'état clairsemé dans les sarcomes
ou dans les carcinomes (du testicule, des ovaires, du sein), ou bien encore
dans certaines tumeurs complexes. D'après des observations récentes, on les
rencontrerait surtout dans les sarcomes des reins chez les enfants ; leur
réaction sous l'influence du courant électrique ne laisse pas subsister le
moindre doute à cet égard. Chez les vieillards, on trouve dans la prostate
un grand nombre de fibres musculaires lisses néoformées constituant soit
des productions isolées, soit un épaississement diffus de tout l'organe. Mais
on ne pensera pas un seul instant à considérer comme myome une pareille
hypertrophie prostatique (habituellement il y a en même temps une hypertrophie glandulaire). Des productions analogues ont été observées dans la
tunique musculaire de l'œsophage et de l'estomac. On a extirpé à diverses
reprises de vrais myomes, composés de fibres musculaires lisses (myome
lœvicellulare), en partie pédiculés, situés dans la vessie d'individus jeunes.
— Cliniquement on ne peut rien affirmer quant au diagnostic de myomes
développés dans de pareilles conditions. Dans les muscles, on voit parfois
se développer rapidement des tumeurs fasciculées, qui récidivent aussitôt
après l'extirpation, et qui, par leur extension, entraînent en peu de temps la
mort. Ces tumeurs sont composées de cellules fusiformes, que l'on considérait jadis comme des fibres musculaires ; aujourd'hui on est plus enclin
à considérer ces éléments comme de jeunes fibres nerveuses, de sorte qu'il
faudrait ranger ces néoplasmes parmi les névromes.

6. — *Névromes*.

Nous avons déjà dit que souvent on applique le terme de névrome à toutes
les tumeurs qu'on observe sur les nerfs ; c'est là, si vous voulez, un abus de
langage qu'il est difficile de faire disparaître. Par névrome vrai, on entend
une tumeur qui est composée exclusivement de fibres nerveuses, et même
le plus souvent de fibres nerveuses à doubles contours ; de pareilles tumeurs
ne paraissent pouvoir se développer que sur les nerfs ; elles sont excessivement rares. Nous avons déjà parlé des névromes qui se montrent dans les
moignons d'amputations. Les névromes vrais sont toujours très douloureux.
Un grand nombre de fibromes, siégeant sur les nerfs ou dans leur épaisseur,
contiennent des fibres très singulières, rangées en faisceaux, à noyaux
nombreux, que l'on peut très bien considérer comme des fibres grises sans
moelle, ainsi que le fait Virchow, qui, à cause de cela, a notablement élargi
la classe des vrais névromes, qu'il a divisés en formes médullaires et non
médullaires. Je ne me crois pas capable de distinguer toujours un névrome
non médullaire d'avec un fibrome développé dans un nerf, pas plus que je
ne pourrais exiger d'un autre pareil diagnostic. Il est très difficile d'établir la
nature de ces cellules fusiformes rangées en faisceaux et contenant des
noyaux en forme de bâtonnets ; on peut les considérer soit comme des fibres
musculaires jeunes, soit comme des fibres nerveuses néoformées, et, en tout
cas, il est difficile de faire la preuve de l'une ou de l'autre interprétation.

Des épaississements diffus de toutes les branches d'un plexus nerveux s'observent assez fréquemment; ces névromes, dits plexiformes, se combinent même parfois avec une induration éléphantiasique de la peau et du tissu cellulaire sous-cutané, dans une étendue correspondante à celle de la dégénérescence du tronc nerveux (Czerny). Bien que la plus grande partie du lacis soit composée dans le névrome plexiforme de tissu conjonctif néoformé, on y rencontre cependant çà et là des fibres nerveuses de nouvelle formation. J'ai vu, dans un cas, certaines parties d'un névrome plexiforme prendre absolument l'aspect d'un sarcome à croissance rapide, et des métastases se produire dans les organes internes. En général, on peut distinguer deux espèces de névromes : ceux qui se montrent dans les nerfs de la moelle et du cerveau à l'état multiple et parfois même en très grand nombre, et qui se rapprochent davantage des fibromes par leur aspect, et ceux qui sont isolés, que l'on confond souvent avec les sarcomes, qui sont enclins à la récidive régionnaire et donnent lieu aussi aux tumeurs métastatiques.

Tandis que dans les névromes dont il a été jusqu'ici question on ne rencontre jamais des cellules nerveuses, mais seulement des fibres nerveuses, on observe dans certaines tumeurs du cerveau et de la moelle allongée une néoformation de cellules ganglionnaires. Dans ces derniers temps, Axel Key a constaté ce fait sur une tumeur du volume d'une prune, développée aux dépens du nerf intraorbitaire. Il a observé dans le tissu mou, macroscopiquement semblable à celui du sarcome, une quantité d'éléments volumineux, analogues aux cellules ganglionnaires, qui s'étaient formés aux dépens des fibres nerveuses. C'est là néanmoins un fait excessivement rare. — Il n'est presque jamais possible d'isoler complètement un névrome du tronc nerveux qui en est le siège; presque toujours il faut réséquer une partie de celui-ci. Le pronostic doit être posé avec réserve; on n'aura recours à une opération que si la tumeur s'accroît rapidement ou que si elle est le siège d'une douleur intense. Lorsqu'une résection devra être faite, on tâchera de rapprocher les extrémités du nerf par la suture; mais comme cela ne réussit que rarement, on essayera la transplantation d'un fragment de nerf d'un animal. La transplantation a réussi expérimentalement; l'avenir démontrera si elle peut réussir chez l'homme. En tout cas, on est autorisé à en faire l'essai.

7. — *Angiomes.* — *Tumeurs vasculaires.*

On comprend sous cette dénomination des tumeurs qui sont presque uniquement composées de vaisseaux réunis simplement par une faible quantité de tissu conjonctif. Les formes ordinaires de la dilatation variqueuse des veines et les anévrysmes de certains troncs artériels ne rentrent pas dans cette catégorie. L'anévrysme cirsoïde devrait être compté parmi ces tumeurs, de même que quelques formes de varices anévrysmales. Cependant, en nous conformant aux habitudes reçues, nous avons traité ces deux maladies dans un chapitre précédent.

Il faut distinguer deux espèces différentes de tumeurs vasculaires, qu'on ppelle aussi *tumeurs érectiles* parce qu'elles sont plus ou moins tendues, plus ou moins volumineuses, selon la quantité de sang qui se trouve renfermée dans les vaisseaux, et qu'elles rappellent le tissu caverneux du pénis.

a. L'angiome plexiforme ou la télangiectasie (de τῆλε, loin, ἀγγεῖον, vaisseau, et ἔκτασις, dilatation). — C'est la forme la plus fréquente. Ce néoplasme est complètement composé de capillaires et de très petits vaisseaux ditatés et très flexueux; il se montre tantôt sous forme de tumeur, tantôt sous celle d'une tache rouge à la peau, selon que la production de vaisseaux nouveaux ou l'ectasie pure prédomine. Les télangiectasies de l'espèce que nous décrirons bientôt avec plus de détails se rencontrent presque exclusivement dans la peau. Elles présentent une coloration d'un rouge cerise foncé ou d'un bleu d'acier; elles ont la grosseur d'une tête d'épingle, d'un grain de chènevis; les unes présentent une épaisseur assez notable, les autres font à peine une légère saillie au-dessus de la surface cutanée. On rencontre très souvent une variété où l'on n'a affaire ni à une tache rouge, ni à

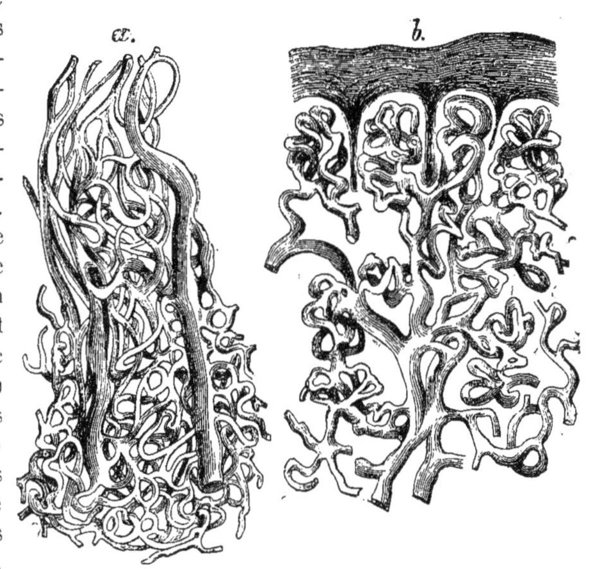

Fig. 132. — Conglomérats de vaisseaux provenant de télangiectasies. — Grossissement 60. — *a*. Plexus vasculaire autour d'une glande sudoripare (qui n'est pas représentée ici pour ne pas compliquer le dessin). — *b*. Dilatations vasculaires dans les papilles de la muqueuse buccale.

une tumeur, mais à une rougeur diffuse s'étendant sur une surface assez considérable du corps. En général, on voit déjà à l'œil nu, à travers l'épiderme, les petits vaisseaux dilatés et flexueux à la surface du derme. L'examen anatomique des télangiectasies avec épaississement montre, après extirpation, que ces tumeurs sont composées de petits lobules de la grosseur d'un grain de chènevis ou même d'un pois, et si l'on fait l'*examen microscopique* de ces tissus après avoir poussé une injection ou employé tout autre mode de préparation, on trouve que cette configuration lobulée est due à ce que les petits systèmes vasculaires des glandes sudoripares, des follicules pileux, des glandes sébacées et des lobules graisseux, qui sont si distincts les uns des autres dans la peau, sont tous malades séparément, et que ces petits systèmes qui ont végété chacun pour leur compte donnent à l'œil nu cet aspect lobulé dont nous avons déjà parlé. Les parois capillaires elles-mêmes sont le siège d'une multiplication cellulaire et nucléolaire considérable; leurs dimensions sont beaucoup plus considérables qu'à l'état normal. La couleur, tantôt rouge de sang, tantôt bleu pâle de ces tumeurs, dépend de ce que, dans le prémier cas, les capillaires de la couche la plus superficielle de la peau sont malades, et, dans le second, les vaisseaux plus profondément situés. En général, cette végétation vasculaire ne dépasse pas le tissu conjonctif sous-cutané; ce n'est qu'exceptionnellement qu'elle s'avance dans les tissus plus profonds, dans les muscles par exemple; il ressort de là que ces néoplasmes ne s'accroissent pas seulement par leur centre, mais encore et surtout par leur périphérie et détruisent ainsi la partie atteinte. — La plupart de ces tumeurs se vident lentement sous la pression pour se remplir de nouveau, dès que la pression a cessé. Cependant il y a des télangiectasies épaisses, dans lesquelles on observe, à côté de l'exubérance vasculaire, une formation nouvelle de tissu conjonctif et graisseux, de sorte qu'on ne peut pas les faire disparaître, les effacer complètement par la pression. Quand ces néoplasmes sont situés à la surface de la peau et que le sang s'en est écoulé après l'extirpation, on ne voit presque rien d'anormal à l'œil nu sur le fragment de peau excisé; lorsque la tumeur est plus épaisse, sa surface de section montre une substance rouge pâle, molle, à petits lobules, mais dans laquelle on ne voit pas de vaisseaux à l'œil nu, parce que tout le processus morbide siège uniquement dans les capillaires, les vaisseaux de transition et quelques petits troncs artériels.

b. Les tumeurs sanguines caverneuses ou tumeurs veineuses caverneuses. — Nous allons commencer par étudier leur structure anatomique, afin que vous puissiez bien saisir les caractères qui les distinguent des télangiectasies. La tumeur sanguine caverneuse, lorsqu'elle est extirpée, se reconnaît déjà à l'œil nu, parce que sa surface de section offre presque exactement l'aspect du corps caverneux du pénis. C'est donc un tissu réticulé, blanc, dense et résistant, qui est vide ou qui, du moins, ne renferme que par places quelques caillots rouges ou décolorés, quelquefois de petites concrétions calcaires, rondes, c'est-à-dire des phlébolithes; pour avoir une idée nette de l'état de ce tissu réticulé avant l'extirpation, on n'a qu'à le supposer complètement gorgé de sang. Ce tissu caverneux, qui peut se former dans toutes les parties du corps, est quelquefois parfaitement délimité par une espèce de kyste; dans d'autres cas, cette dégénération caverneuse, très incomplètement limitée, se continue par endroits avec les tissus avoisinants, en perdant peu à peu ses caractères. L'*examen microscopique* de ce tissu réticulé, qui tantôt n'est constitué que par des fils très fins, tantôt consiste en capsules membraniformes, nous montre que les trabécules mêmes sont formées par les restes du tissu dans lequel l'ectasie caverneuse s'est développée. La paroi interne des espaces remplis de sang est tapissée, dans la plupart des cas, par une couche de cellules endothéliales plates, qui, au niveau des bords des trabécules, prennent l'aspect fusiforme, conditions anatomiques qui tendent à prouver qu'il s'agit ici de dilatations veineuses. On a donné des explications très différentes sur la manière dont ce tissu particulier se forme. Si nous possédions des données exactes sur le développement du corps caverneux du pénis, nous pourrions les appliquer aux tumeurs caverneuses, tant est grande l'analogie entre ces deux tissus. Les trois hypothèses principales qui ont été faites sur le développement des tumeurs caverneuses sont les suivantes :

1° On admet que les espaces caverneux se forment d'abord dans le tissu conjonctif et qu'ils entrent consécutivement en communication avec les vaisseaux, et l'on a même avancé l'opinion que, dans ces espaces caverneux, il pourrait se former du sang, en dehors du torrent circulatoire, par la transformation des cellules de tissu conjonctif en globules sanguins; les trabécules du tissu réticulé se multiplieraient par leur croissance propre, en sorte

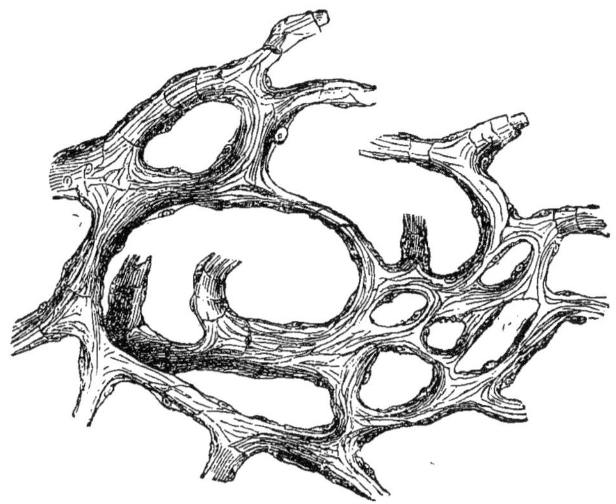

Fig. 133. — Lacis de trabécules d'une tumeur veineuse caverneuse de la lèvre (il faut se figurer le sang renfermé dans les grandes mailles situées entre les trabécules). — Grossissement 350.

que le tissu conjonctif pousserait des prolongements latéraux (Rokitansky). Cette hypothèse et surtout la formation de sang en dehors du courant sanguin ne rencontraient pas autrefois beaucoup d'adhérents, mais, dans ces derniers temps, un si grand nombre d'observations ont été faites dans cette direction, tant sur les tissus physiologiques (je vous ai parlé antérieurement de la découverte « des cellules vasoformatives », des recherches faites sur le placenta, etc.) que sur les tissus enflammés et sur les néoplasmes, que nous sommes bien forcés de reconnaître le bien fondé des indications de Rokitansky sur la formation de corpuscules rouges du sang dans ce qu'il considérait comme étant des masses creuses sans structure, masses qu'on regarde à présent comme des cellules géantes à vacuoles. Il s'agit toujours, dans ce processus, de grosses cellules, de masses protoplasmatiques de diverses origines, dans lesquelles on reconnait d'abord de petits noyaux, distincts du protoplasma par la coloration que leur donne l'hémoglobine, qui peu à peu atteignent le volume des corpuscules rouges du sang et qui enfin deviennent libres dans les vacuoles des cellules au milieu d'un liquide fibrineux. Il est très vraisemblable que ces espaces, provenant des cellules, se transforment ultérieurement en vaisseaux véritables, ou qu'au moins il s'établisse entre eux et les espaces vasculaires préformés une communication. Les observations que j'ai faites dans mes recherches sur les lymphangiomes caverneux confirment encore cette supposition qu'au voisinage immédiat des vaisseaux et peut-être même dans leurs parois il s'accumule des masses cellulaires qui se ramollissent au centre et entrent ensuite en communication avec l'intérieur des vaisseaux; nous observerons plus tard des processus analogues dans les sarcomes villeux. Ce qui prouve que, dans certains cas du moins, le système trabéculaire des tumeurs caverneuses se développe indépendamment du système vasculaire, c'est l'existence dans le foie de petites tumeurs, de structure complètement caverneuse, et non encore remplies de sang, à côté de nombreuses tumeurs analogues, complètement développées et communiquant avec les vaisseaux.

2° On admet qu'il se développe dans les petites veines des dilatations circonscrites et très rapprochées les unes des autres, dont les parois adossées s'amincissent peu à peu et finissent par être complètement résorbées. Diverses observations parlent en faveur de cette opinion, car on peut suivre très distinctement ces dilatations progressives des veines, soit sur la peau, soit sur l'os, lorsque ces tumeurs se développent.

3° Rindfleisch prétend que l'ectasie vasculaire, surtout dans les tumeurs caverneuses qui se trouvent dans la graisse orbitaire, est toujours précédée d'une infiltration de petits éléments cellulaires, et qu'après, une sorte de rétraction cicatricielle du tissu et de tiraillement des vaisseaux a lieu, ce qui entraîne forcément une dilatation des voies sanguines. Qu'il s'agisse, dans la formation des angiomes plexiformes aussi bien que dans celle des angiomes caverneux, d'un processus analogue au processus inflammatoire, je le crois pour diverses raisons, mais ni la dernière (à peine soutenable pour les tumeurs caverneuses des os), ni les deux premières de ces hypothèses ne me paraissent suffisamment fondées pour expliquer complètement les causes et les singulières différences des dilatations vasculaires.

Il faut encore signaler une différence que ces néoplasmes offrent entre eux : ou bien ils sont attachés aux veines d'une certaine dimension, par exemple aux veines sous-cutanées à la manière d'un sac, ou bien un assez grand nombre d'artères et de veines très petites plongent dans la capsule du tissu caverneux. Enfin, il faut encore rappeler que cette ectasie caverneuse des veines peut se rencontrer accidentellement dans d'autres tumeurs, par exemple dans les fibromes et les lipomes, comme nous l'avons dit antérieurement. Billroth a extirpé un lipome lobulé qui s'était développé sous l'omoplate d'un jeune homme vigoureux, et dont chacun des lobules était transformé à son centre en de grandes ectasies veineuses caverneuses. Les angiomes caverneux se développent surtout dans le tissu conjonctif souscutané, plus rarement dans la peau et dans les muscles, très rarement dans les os, assez souvent, par contre, dans le foie, surtout à sa surface, quelquefois dans la rate et dans les reins. Dans quelques cas ils sont très douloureux, dans d'autres tout à fait indolents.

Le diagnostic n'est pas toujours facile; quand ces tumeurs se rencontrent dans la peau, on peut toujours les confondre avec des télangiectasies plus profondes, quoique le sang se laisse exprimer plus facilement des tumeurs veineuses caverneuses que des télangiectasies. Les tumeurs de cette espèce qui sont profondément situées sont toujours difficiles à reconnaître avec certitude; elles présentent ordinairement une fluctuation évidente, sont un peu compressibles et se gonflent par une expiration prolongée; mais ces deux derniers symptômes ne sont pas toujours très évidents, et, par conséquent, ces tumeurs peuvent facilement être confondues avec des lipomes, des kystes et d'autres tumeurs molles.

La moitié au moins des *angiomes* est congénitale ou se montre bientôt après la naissance. Quand ils se développent dans le cours de la vie, c'est généralement pendant l'enfance ou l'adolescence; il est excessivement rare qu'ils prennent naissance pendant l'âge adulte et la vieillesse, ce qui est très remarquable, parce que c'est précisément pendant l'âge adulte que la prédisposition aux maladies des vaisseaux, surtout aux ectasies vasculaires, augmente énormément. Non seulement les artères et les veines de grande dimension se dilatent à cette époque, mais encore les petits vaisseaux de transition et les capillaires montrent, dans de certains endroits, des dilatations très visibles à travers la peau. Chez un vieillard robuste, on voit les joues colorées comme dans la jeunesse, cependant ce n'est pas cette teinte rosée, uniforme, que l'on remarque sur les joues d'une jeune fille, c'est plutôt une rougeur bleuâtre, et si vous examinez de plus près, vous trouverez sur la joue de ces personnes une foule de vaisseaux très flexueux et visibles à l'œil nu; chez d'autres, cette rougeur se montre par plaques. Cependant ces petites ectasies vasculaires ne se rencontrent pas chez tous les vieillards, de sorte que, dans ces cas encore, il faut admettre une prédisposition particulière. D'après cela, quoique la vieillesse dispose davantage aux maladies vasculaires que tout autre âge, cependant les tumeurs vasculaires proprement dites se développent presque exclusivement pendant la jeunesse. Il n'y a aucun doute que les télangiectasies qu'on désigne du nom de *nævi materni*, envies, taches de naissance, soient héréditaires. Un grand nombre de contes semblent déjà le prouver; on y note souvent l'histoire d'enfants qui avaient été perdus et qui ont été reconnus plus tard à une marque héritée soit du père, soit de la mère. Sans doute, on apprendrait encore bien plus sur l'hérédité des tumeurs sanguines, si l'on ne voulait faire attention qu'à l'hérédité des maladies vasculaires, considérées d'une manière générale. Quoique les télangiectasies et les tumeurs caverneuses doivent être considérées comme des tissus distincts sous le rapport anatomique, et que celles-ci se distinguent à leur tour des diverses espèces de varices et d'anévrysmes, il est cependant évident que tous ces états morbides reconnaissent pour cause la prédisposition à la dilatation vasculaire; cette prédisposition est, sans aucun doute, héréditaire à un assez haut degré, et les maladies sus-nommées pourraient être considérées comme des manifestations extérieures différentes, selon la période de la vie, d'une seule et même prédisposition. Jusqu'ici on s'est occupé d'une manière si exclusive des conditions anatomiques des tumeurs que malheureusement on connaît beaucoup trop peu les relations plus intimes qui existent entre ces différents groupes de maladies considérées d'une manière générale.

Quant aux autres caractères des angiomes, nous remarquons que les *télangiectasies*, presque toujours congénitales, se présentent aussi bien à l'état isolé qu'à l'état multiple. Leur croissance est toujours lente et indo-

lente; tantôt elle se fait principalement en largeur, tantôt en profondeur,
ordinairement aux dépens du tissu malade. Il n'est pas douteux que ces
tumeurs s'arrêtent parfois dans leur développement au bout de quelques
années, et qu'elles persistent alors dans l'état où elles se trouvaient à cette
époque. Dans d'autres cas cependant, la croissance continue à se faire, de
sorte que la tumeur peut atteindre presque la grosseur du poing d'un adulte,
comme j'en ai vu un exemple au cou d'un garçon de cinq ans. Il est fréquent de voir, surtout sur le cuir chevelu, deux ou trois télangiectasies
congénitales ou développées rapidement les unes à la suite des autres; il est
plus rare que leur nombre dépasse six à huit. J'ai vu deux cas d'angiomes
plexiformes congénitaux superficiels disparaître en certains points, en partie
à la suite d'ulcération et en partie à la suite de causes inconnues, c'est-à-
dire qu'il apparut çà et là des points cicatriciels blanchâtres où les vaisseaux
étaient oblitérés, tandis qu'à la périphérie la néoplasie ne cessait pas de
s'étendre. Dans des cas rares et même dans le jeune âge, des angiomes
pédiculés peuvent guérir spontanément par suite d'une rétraction continue
des vaisseaux, d'un dessèchement et d'une chute consécutive de la tumeur.
C'est ainsi que j'ai vu, chez un garçon de deux ans, qui avait des angiomes en
trois points différents, l'une de ces tumeurs, grosse comme un œuf de pigeon,
pédiculée et siégeant sur la paroi abdominale, disparaître spontanément.
Cependant il ne faut pas compter, en général, sur cette terminaison. — Les
tumeurs sanguines caverneuses sont rarement congénitales, elles se développent le plus souvent dans l'enfance et l'adolescence, rarement à un âge plus
avancé. Leur siège, comme nous l'avons déjà fait remarquer, est principalement le tissu conjonctif sous-cutané, surtout aux extrémités et à la face,
beaucoup moins fréquemment au tronc. Elles s'observent souvent aussi
en grand nombre, mais, en général, de telle sorte qu'un système vasculaire
déterminé doit être considéré comme le siège de la maladie; c'est ainsi que
ces tumeurs se trouveront réunies sur un bras, sur un pied, une jambe ou
la face. Les phénomènes qui en dérivent sont, outre la difformité, une certaine faiblesse des muscles, et quelquefois un endolorissement dans l'étendue
de la région affectée. Ces tumeurs peuvent atteindre un volume très considérable et ainsi devenir dangereuses, surtout à la tête, d'autant plus que,
par leur progrès, elles peuvent entamer les os et les détruire. Quelques
observations, que je connais, prouvent que dans ces tumeurs il peut se
faire un ratatinement et une formation régressive par suite de la thrombose des espaces caverneux (surtout dans les tumeurs caverneuses du foie).
Cependant on n'a pas observé une disparition complète de ces tumeurs
par oblitération spontanée.

Le *traitement* qu'on applique aux tumeurs vasculaires est très simple.
Les opérations varient selon qu'on se place à l'un des deux points de vue
suivants :

1° *Méthodes qui ont pour but la coagulation du sang avec oblitération et
affaissement consécutifs des tumeurs.* — Dans cette catégorie se range l'injection de perchlorure de fer liquide dans les tumeurs, ou l'introduction
dans celles-ci de fils imprégnés du même liquide; ensuite la cautérisation
au moyen de pointes de feu — soit qu'on fasse usage du thermo-cautère ou

du galvano-cautère, ou d'aiguilles rougies au feu, ou du séton galvanique (fil de platine qu'on rend incandescent par l'appareil galvano-caustique). Dans le même but on emploie encore les scarifications, procédé dont il a été déjà fait mention à l'occasion du lupus. Comme vous vous le rappelez, on fait dans la peau, au moyen d'une lancette, un grand nombre d'incisions parallèles et perpendiculaires les unes aux autres, qui ont pour but de sectionner un grand nombre de vaisseaux ; ces derniers s'oblitèrent alors et s'atrophient plus tard en partie. Enfin l'électrolyse a été aussi employée. Pour ce faire, on enfonce dans la tumeur une électrode en forme d'aiguille et on applique l'autre électrode sur la surface de la peau. On fait alors passer un courant constant, qui a pour effet de produire autour de l'aiguille une coagulation. Ce procédé a certains avantages, ceux, entre autres, de ne déterminer ni inflammation ni suppuration.

2° *Méthodes qui ont pour but la destruction des tumeurs.* — a. Par la ligature, qui doit être double ou multiple, lorsque les télangiectasies sont à base large. Dans ce procédé, on enfonce sous la tumeur une aiguille garnie d'un fil double ; le premier des fils est lié d'un côté et le second de l'autre. On peut avec avantage faire usage ici de la ligature élastique. On opère de la même façon, seulement on se sert, au lieu d'une aiguille, d'un trocart approprié au volume de la ligature élastique.

b. Par l'inoculation du vaccin sur la tumeur : dans ce cas, le tissu morbide est éliminé avec la croûte vaccinale.

c. Par la cautérisation : à cet effet, on emploie surtout l'acide nitrique fumant : au moyen d'une baguette coupée transversalement et de la grosseur d'un tuyau de plume, on applique l'acide sur la télangiectasie jusqu'à ce qu'elle ait pris une couleur jaune verdâtre. Après quoi, on recouvre la plaie de collodion élastique iodoformisé, ce qui permet d'éviter toute suppuration.

d. Par l'extirpation avec le bistouri et les ciseaux.

Si l'on a quelque expérience des opérations, il n'est pas difficile de choisir celle qui convient le mieux pour un cas donné. Je considère la cautérisation avec l'acide nitrique fumant comme devant être la méthode générale pour les télangiectasies superficielles, quand elles n'ont pas une étendue trop grande et qu'elles ne sont pas situées à des endroits où la rétraction cicatricielle consécutive donnerait lieu plus tard à des difformités considérables, comme par exemple en certains points de la face. S'il s'agit d'une ectasie vasculaire superficielle et fort étendue pour laquelle la cautérisation n'est pas de mise, on pourra commencer par les scarifications, faites d'abord à la périphérie. L'hémorrhagie souvent assez considérable qui s'ensuit est toujours facilement arrêtée par une compression exacte. Si l'on a obtenu ainsi une diminution du volume de la tumeur, on pourra ensuite recourir à l'acide nitrique. Pour les télangiectasies épaisses et les tumeurs caverneuses, l'extirpation avec le bistouri et les ciseaux est la méthode la plus sûre. Contre les hémorrhagies trop fortes qui peuvent survenir pendant cette opération, on fait faire soit la compression de tout le pourtour de la tumeur par des aides intelligents, suivie de l'application immédiate de points de suture, ou bien on peut entourer toute la circonférence de la tumeur au moyen de longues aiguilles sur lesquelles on fixe une ligature élastique. L'extirpation est encore préférable à la cautérisation pour beaucoup de cas de télangiectasies situées à la face, parce qu'on peut faire les incisions de telle sorte que la rétraction cicatricielle ne déforme pas les paupières ou les angles de la bouche. Il y a cependant des cas où l'extirpation n'est pas applicable, soit à cause de la grandeur, soit à cause du siège ou du trop grand nombre de ces tumeurs. Dans les angiomes diffus, de beaucoup les plus fréquents dans la pratique, j'ai obtenu d'excellents résultats de ponctions profondes au thermo-cautère ou au galvano-cautère et de l'application du séton galvano-caustique ; on obtient ainsi non seulement une destruction partielle de la néoplasie, mais aussi une rétraction ; et on peut ensuite, par de petites excisions faites çà et là, achever la cure.

L'ignipuncture, comme on désigne ce procédé, constitue la méthode par excellence pour la plupart des tumeurs vasculaires volumineuses ; elle conduit toujours au but si l'on a de la patience et de la persévérance. Au contraire, je vous déconseille d'injecter dans ces tumeurs du perchlorure de fer ; il peut se produire, consécutivement à cette pratique, une gangrène étendue et une suppuration de la peau. Abstraction faite des dangers qui peuvent résulter de l'apparition d'une phlébite suppurée, la cicatrice, après de pareilles pertes de substance, au visage surtout, est très difforme. L'introduction de fils imprégnés de perchlorure et séchés ensuite (Roser), qu'on laisse en place, suivant la réaction, un, deux ou trois jours, est au contraire un excellent moyen. Généralement il se produit, il est vrai, une suppuration dans les canalicules de suture, et parfois aussi un gonflement considérable, mais cela ne donne pas lieu à une destruction notable, et la réaction se produit peu à peu. De plus, l'avantage de cette méthode, de même que de l'ignipuncture, c'est que la destruction de la peau est toujours bornée à des points bien déterminés, tandis que la réaction cicatricielle favorise la disparition des vaisseaux. On obtient ainsi au point de vue esthétique des résultats irréprochables. Pour les tumeurs plus volumineuses, il vaut mieux commencer par introduire des fils trempés dans le perchlorure (Roser), sans toutefois faire trop en une seule séance. Plus tard, quand le volume de la tumeur aura diminué, on se servira de l'ignipuncture. Ainsi, chez un enfant d'un an, dont la moitié de la lèvre supérieure dans toute son épaisseur était le siège d'une tumeur vasculaire considérable s'étendant jusqu'à la racine du nez et se prolongeant vers la muqueuse gengivale, et chez lequel l'extirpation était tout à fait impossible, j'ai obtenu, en trois mois, une guérison complète, parfaite, sans difformité, telle qu'un chirurgien seulement eût été capable de distinguer le côté opéré d'avec le côté sain.

Les autres méthodes que nous avons citées n'ont qu'une importance secondaire ; très fréquemment l'inoculation du vaccin n'entre pas assez profondément, et la ligature est un procédé très long, qui n'est pas toujours sûr et qui ne protège pas contre les hémorrhagies consécutives.

Sous forme d'appendice, je vous parlerai encore ici :

1° De la tumeur lymphatique caverneuse (Lymphangioma cavernosum), forme de néoplasme très rare qui a absolument la même structure anatomique que la tumeur sanguine caverneuse, avec cette différence cependant que dans les mailles se rencontre, au lieu de sang, un sérum ressemblant à la lymphe. Cette espèce de tumeur s'observe à l'état congénital dans la langue comme une des formes de la macroglossie (il y a en outre une forme fibreuse), et au cou comme une forme d'hygroma kystique. J'ai observé ces deux formes concurremment chez un enfant; les espaces caverneux lymphatiques de la langue se continuaient sans démarcation dans la tumeur du cou. J'ai vu, en outre, ces formes de tumeurs chez des individus jeunes, à des endroits divers du tissu cellulaire sous-cutané (lèvres, joues, menton). Antérieurement déjà, nous avons mentionné ce fait que les varices lymphatiques de la cuisse se transformaient souvent en lymphangiomes caverneux. Il résulte de mes observations (que confirment encore les recherches de Wagner) sur l'origine de ces tumeurs, que les espaces caverneux sont formés non seulement par une dilatation des vaisseaux lymphatiques normaux, mais aussi par une transformation des cellules néoformées au voisinage des lymphatiques.

2° Le *nævus vasculaire* est une télangiectasie des vaisseaux les plus superficiels de la peau, cessant de s'accroître à partir de la naissance. Il n'y a pas d'autre différence. Nous avons déjà dit antérieurement que dans ces taches congénitales l'hypertrophie cutanée, la pigmentation, l'ectasie vasculaire et la formation pileuse se combinent entre elles de la manière la plus variée. Si ces taches se trouvent à la face et qu'elles ne soient pas trop étendues (car parfois elles s'étendent à toute une moitié du visage), on peut mettre en usage l'extirpation totale ou partielle, suivie d'une opération plastique, ou bien la cautérisation, selon les circonstances : quelques-unes de ces taches, qui n'intéressent généralement que le sommet des papilles, sont considérablement modifiées et même enlevées par un curage tout superficiel de la peau.

QUARANTE-SEPTIÈME LEÇON

8. Sarcomes. — Anatomie pathologique. *a*, Sarcomes granuleux. *b*, Sarcomes à cellules fusiformes. *c*, Sarcomes à cellules géantes. *d*, Sarcomes à cellules réticulées. *e*, Sarcomes alvéolaires. *f*, Sarcomes pigmentés. *g*, Sarcomes villeux. Tumeur perlée. Psammome. *h*, Sarcomes plexiformes (cancroïdes, adénoïdes). Angio-sarcome. — Cylindrome. — Caractères cliniques. — Diagnostic. — Marche. — Pronostic. — Mode d'infection. — Lieux d'élection : Ostéo-sarcome central. — Sarcome périostal. — Sarcome du sein; des glandes salivaires. — 9. Lymphome. — Anatomie pathologique. — Ses rapports avec la leucémie. — Traitement.

8. — Sarcomes.

Il n'y a pas de classe de tumeurs sur la nature et la composition anatomique desquelles ait régné une incertitude aussi prolongée et aussi grande que la classe des sarcomes.

La dénomination déjà ancienne de sarcome (de σάρξ, chair) n'impliquait autre chose qu'une certaine ressemblance entre l'aspect de ces tumeurs

et celui de la chair musculaire ; cette ressemblance ne permettait naturellement pas de poser un diagnostic, car ce que l'on entendait désigner par le
terme de chair constituait déjà une chose très arbitraire. La tentative faite
en vue de réserver le terme sarcome aux tumeurs formées de fibres musculaires (Schuh) et d'identifier ainsi avec les sarcomes les néoplasmes que nous
appelons myomes aujourd'hui, cette tentative, dis-je, n'eut aucun succès.
Plus tard, la désignation anatomique de « sarcome » fut un peu plus précise,
en ce sens que l'on classa dans cette catégorie toutes les tumeurs riches en
éléments cellulaires qui n'avaient pas de texture alvéolaire et qui n'étaient
pas carcinomateuses. Ce n'est que récemment que la définition histologique
suivante a généralement été admise et employée : « Un sarcome est une
tumeur constituée par un tissu qui, au point de vue du développement,
appartient aux substances conjonctives (tissu conjonctif, tissu cartilagineux,
tissu osseux), aux substances musculaires et nerveuses. Ce tissu dont il est
composé n'atteint d'habitude pas ou du moins n'atteint qu'en partie son
développement complet, mais il subit une dégénérescence particulière. Certains pathologistes retranchent de cette définition « les substances musculaires et nerveuses » ; toutefois des raisons que nous alléguerons à l'occasion des sarcomes fuso-cellulaires nous empêchent de nous rallier à cette
manière de voir. Si l'on veut considérer la néoplasie inflammatoire à ses
diverses périodes comme un paradigme de la formation sarcomateuse (Rindfleisch), nous pouvons nous entendre, parce que cette manière de voir s'accorde assez bien avec la définition précitée. Les recherches récentes de Köster,
Tillmann, Arndt, etc., ont établi sans conteste que les éléments cellulaires
des vaisseaux contribuent parfois à la formation sarcomateuse ; mais vouloir
prétendre que tous les sarcomes ont cette origine me paraît être une opinion
prématurée. On a trouvé dans quelques sarcomes des cellules contractiles
(Lücke, Grawitz), mais la plupart des recherches de l'espèce ont donné un
résultat négatif, de sorte que ces observations n'ont, en somme, pas d'autre
importance. Après avoir établi cette base anatomique pour la désignation
des « sarcomes », on s'aperçut bientôt que le diagnostic pouvait en être
posé à l'œil nu et que certains caractères cliniques étaient propres à la
marche spéciale de ces tumeurs. Comme, à mon avis, les sous-divisions de ce
groupe établies pour diagnostiquer les sarcomes pendant la vie d'après les
propriétés histologiques ont peu d'importance, et que le diagnostic, le pronostic et la marche de ces néoplasmes dépendent surtout de leur siège, de
la rapidité de leur accroissement, etc., je préfère résumer plus tard tout ce
qui concerne les remarques cliniques et décrire d'abord tout ce qui a trait
à l'histologie. Nous distinguons les formes suivantes de sarcomes :

a. Sarcomes granuleux. Sarcomes à cellules rondes de Virchow. — Le tissu
est analogue, ou du moins très ressemblant à celui de la couche superficielle
des bourgeons ; il contient toujours un grand nombre de petites cellules
rondes semblables aux corpuscules lymphatiques ; la substance intercellulaire est tantôt extrêmement réduite, tantôt abondante ; elle peut être complètement homogène, comme dans la névroglie (gliomes et glio-sarcomes de
Virchow), ou légèrement striée (fig. 134), ou même fibreuse, parfois aussi
œdémateuse, gélatineuse (par exemple dans les gros sarcomes du sein) ;

elle peut enfin être réticulée et se rapprocher beaucoup, à cet égard, du tissu des lymphomes (fig. 135).

b. *Sarcomes à cellules fusiformes* (*Carcinoma fasciculatum*, Rokitansky).

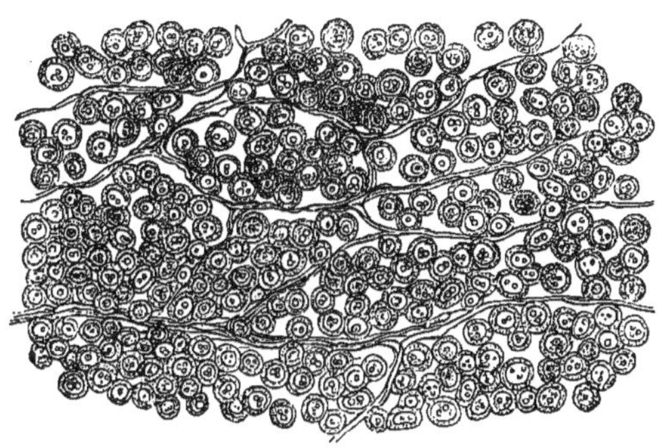

Fig. 134. — Tissu d'un sarcome granuleux. Grossissement 100.

— Ce tissu est constitué surtout par des cellules fusiformes, dites cellules fibreuses, en couches serrées, rangées ordinairement en faisceaux parallèles. Souvent il n'existe pas de substance intercellulaire, parfois cependant il y

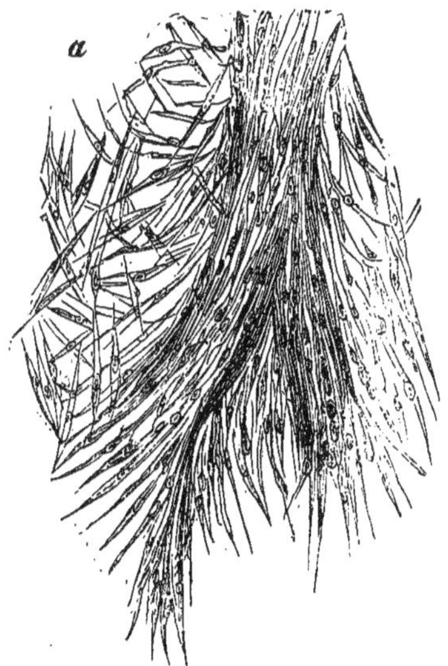

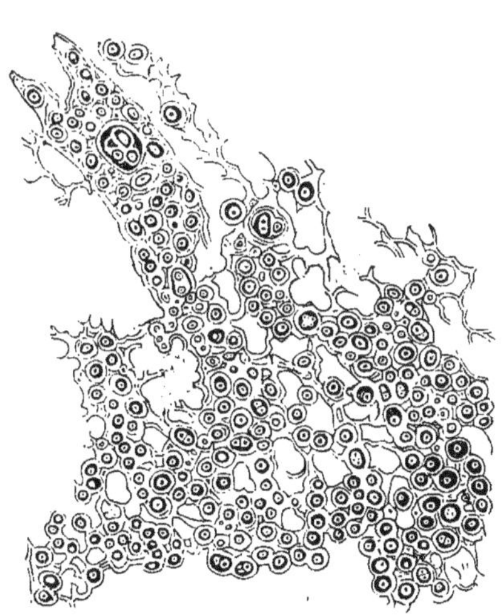

Fig. 135. — Tissu d'un glio-sarcome.
d'après Virchow. Grossissement 350.

Fig. 136. — Tissu d'un sarcome à cellules fusiformes.

en a et elle peut être molle, homogène ou bien fibreuse. Si le tissu fibreux domine, on nomme alors la tumeur fibro-sarcome ou fibrome.

Autrefois on considérait ce tissu fibro-cellulaire comme du jeune tissu conjonctif (tissu fibro-plastique, Lebert). Mais Billroth, s'appuyant sur ses recherches histogénétiques, a depuis longtemps déjà protesté contre cette

manière de voir, et fait ressortir que ce tissu fusocellulaire, que l'on rencontre surtout dans ces sarcomes, ne s'observe à aucune époque de la vie
embryonnaire ni même dans les tendons; le paradigme physiologique de
ce tissu est constitué par le tissu musculaire et le tissu nerveux jeunes; ces
sarcomes à cellules fusiformes seraient donc de jeunes myômes ou de jeunes
névromes. Virchow a élargi encore cette interprétation surtout en ce qui concerne les tumeurs utérines de nature fibreuse (voir précédemment). Billroth

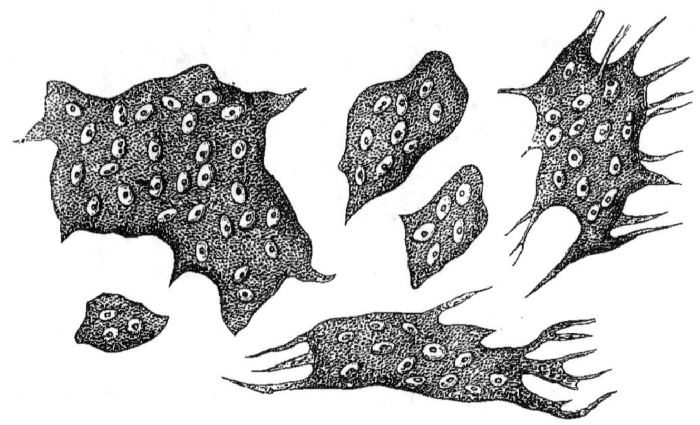

Fig. 137. — Cellules géantes d'un sarcome du maxillaire inférieur. Grossissement 400.

s'est élevé contre cette opinion de Virchow et contre ses conséquences, parce
que le diagnostic, en pareil cas, est toujours très aléatoire. Si un nerf devient
le siège d'une néoplasie constituée par des cellules fusiformes disposées
parallèlement, et dont les extrémités se terminent en fibres amincies, on
peut très bien considérer cette tumeur comme un névrome, dont les éléments ne sont nulle part arrivés à un développement complet. Si une pareille
tumeur siège dans un muscle, si les fibres cellules affectent surtout la forme
rubannée et montrent, même comme au début de la striation transversale,
de fines granulations, on ne pourra contester la dénomination de myôme,
étant admis qu'il s'agit ici de tissu musculaire jeune, arrivé seulement à une
certaine période de son développement. Jusque-là il n'y a pas lieu d'hésiter
dans l'interprétation. Mais si (comme Billroth l'a observé) il se développe,
dans la peau ou dans le pénis, un sarcome à cellules fusiformes, il y aura
lieu d'être très hésitant quant à la nature de la tumeur et l'on pourra se
demander si l'on a affaire à un névrome jeune, à un myôme ou à un fibrome
des nerfs, des muscles et du tissu conjonctif existant dans la peau et dans
le pénis. Dans tous ces cas on a affaire à un tissu fibreux dont le développement s'est arrêté à une production de cellules fusiformes. Je dois encore
vous rappeler à cette occasion que la marche et le pronostic de ces tumeurs
ne dépendent guère de leur origine, mais bien plutôt de leur localisation,
de la rapidité de leur accroissement, de leur consistance et d'autres considérations cliniques.

    c. Sarcomes à cellules géantes. — Virchow désigne ainsi une variété de sar-
comes dans lesquels on trouve des cellules géantes, soit rondes, soit poly-

morphes et à nombreux prolongements (fig. 137). Ces cellules, qui se
trouvent normalement dans la moelle osseuse fœtale, sans atteindre toutefois le volume qu'elles ont ici, ont, à cause de leur grosseur, excité un grand
étonnement; ce sont les masses protoplasmatiques informes les plus volumineuses qu'on ait jusqu'ici observées chez l'homme; elles peuvent contenir
50, 80 et même un plus grand nombre encore de noyaux, et leur formation aux
dépens d'une simple cellule, subissant une série de transformations, peut être

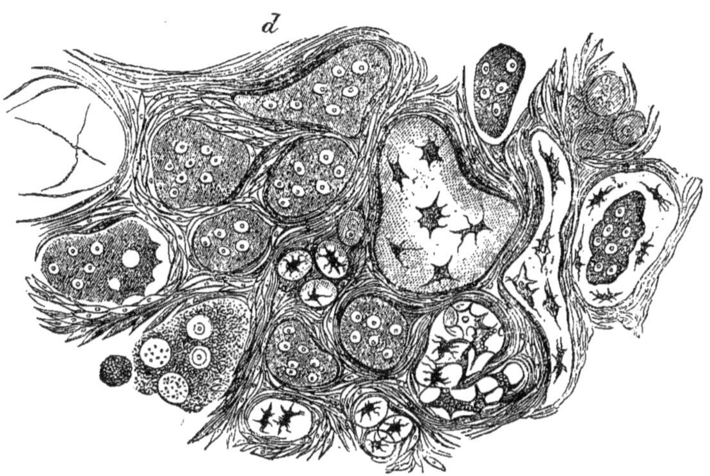

Fig. 138. — Sarcome à cellules géantes de la mâchoire inférieure avec kystes et noyaux d'ossification.
Grossissement 350.

facilement suivie. Les grosses cellules qu'on observe normalement dans la
moelle osseuse du fœtus ont été décrites par Robin sous la dénomination
française de « myéloplaxes ». Ce terme est usité aussi en Allemagne et vous
le rencontrerez parfois dans les ouvrages; il me paraît cependant mal choisi.
Ces cellules géantes s'observent non seulement dans les sarcomes à cellules
fusiformes, mais encore dans les fibro-sarcomes; on en trouve habituellement
aussi, mais de plus petite dimension, dans les myxo-sarcomes. Elles donnent
parfois au tissu, à cause de leur volume, un aspect alvéolaire, et, en se ramollissant, elles peuvent donner lieu à la formation de kystes (fig. 138, a), ou bien
elles peuvent s'ossifier (b). Les recherches de Kölliker et de Wegner ont
prouvé que ces cellules géantes s'observent fréquemment surtout dans les
cas de résorption du tissu osseux. Nous avons dit également qu'elles constituaient presque toujours le noyau des tubercules très petits. Enfin ces cellules se trouvent souvent en relation intime avec la formation des vaisseaux;
ces cellules géantes se développent d'habitude au voisinage des vaisseaux aux
dépens d'éléments cellulaires ronds, qui proviennent eux-mêmes des éléments
normaux du tissu conjonctif et dont le protoplasme devient de plus en plus
abondant, probablement aux dépens des cellules voisines, tandis que le nombre des noyaux augmente. A cette période de développement, les cellules
géantes constituent de véritables hématoblastes, c'est-à-dire que le protoplasme se différencie partiellement en hémoglobine et que cette partie du

corps cellulaire se sépare, sous forme de corpuscules rouges, de la cellule géante.

Il peut se faire encore qu'à la suite d'une fonte de la substance intercellulaire, au voisinage des cellules géantes, des cavités contenant des corpuscules sanguins (kystes sanguins) se forment.

Enfin les cellules géantes (cellules vaso-formatives) peuvent se transformer directement en vaisseaux.

Bien que l'on ne rencontre pas seulement ces cellules dans les tumeurs

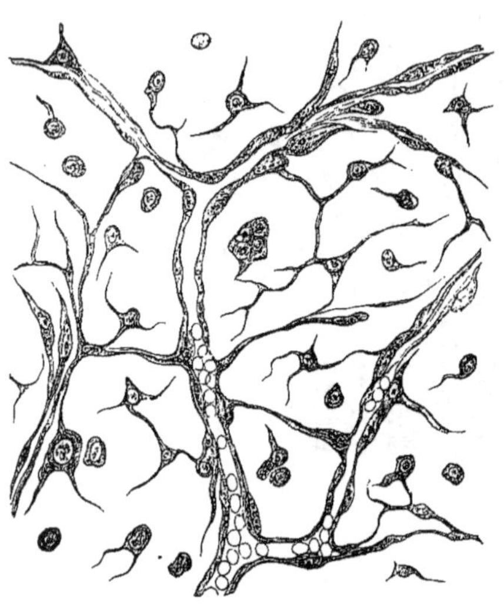

Fig. 139. — Tissu muqueux d'un myxo-sarcome du cuir chevelu. Grossissement 400.

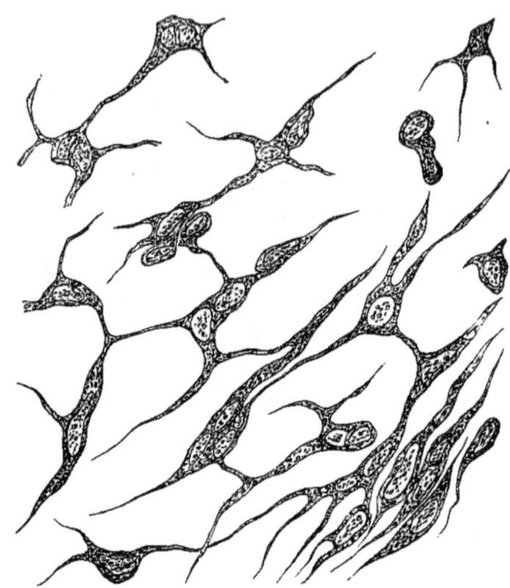

Fig. 140. — Tissu muqueux d'un myxome du sein. Grossissement 400.

mentionnées, mais aussi dans les sarcomes à cellules fusiformes et à cellules rondes (abstraction faite des autres éléments), elles se trouvent réunies ici en si grande quantité et développées d'une façon si complète, que l'on est autorisé à établir pour ces raisons une classe spéciale de sarcomes.

d. Sarcomes à cellules étoilées. Sarcomes muqueux (Rokitansky). — Pour que les prolongements cellulaires puissent se développer et apparaître d'une façon bien manifeste, il faut que la substance intercellulaire soit transparente, assez abondante et molle. C'est pourquoi l'on voit le mieux les cellules étoilées dans les sarcomes à substance intercellulaire muqueuse, gélatiniforme. Cette circonstance ne se réalise pourtant pas toujours ; il y a encore des sarcomes granuleux, qui ont droit à l'appellation de tumeurs muqueuses ou gélatineuses. Si l'on veut grouper ensemble les tumeurs dont il a été jusqu'ici question et qui ont l'aspect muqueux ou gélatineux, sous le prétexte qu'elles contiennent toutes beaucoup de tissu muqueux, on peut les appeler myxomes (Virchow) ou encore les désigner sous le terme ancien de Collonéma (J. Muller) (de *colla*, colle). Le véritable tissu muqueux de Virchow, dont nous trouvons l'analogue dans la gelée ombilicale de Warthon (fig. 139 et 140), appartient évidemment à la série des tissus de nature conjonctive ; on le rencontre parfois aussi dans les granulations muqueuses.

Mais on trouve assez souvent aussi dans les myxomes des cellules fusiformes et des cellules rondes; nous avons dit antérieurement que, même dans les chondromes vrais, on voyait parfois se produire une transformation des cellules cartilagineuses et de la substance intercellulaire en tissu muqueux; on peut donc observer aussi le myxome en combinaison avec le tissu cartilagineux; en pareils cas, l'on aura recours aux dénominations de myxo-sarcome, de myxo-chondrome et ainsi de suite.

e. Sarcome alvéolaire. — Cette variété, généralement rare (on la ren-

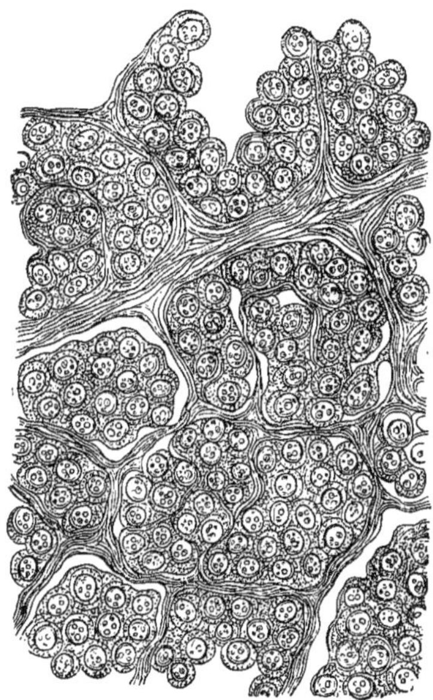

Fig. 141. — Sarcome alvéolaire du muscle deltoïde.
Grossissement 400.

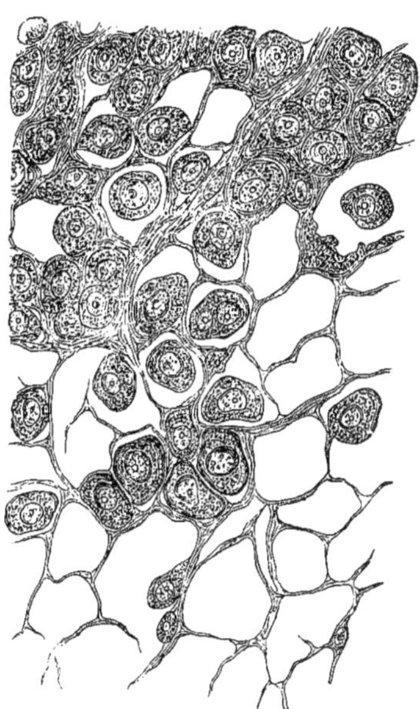

Fig. 142. — Sarcome alvéolaire du tibia.
Grossissement 400.

contre dans la peau, dans les muscles et dans les os), est très difficile à caractériser anatomiquement. Le volume et l'arrangement des cellules en certains points peuvent la faire ressembler tellement au carcinome, que nous ne pouvons en faire toujours le diagnostic avec certitude au moyen du microscope. Les cellules, dans ces sarcomes, sont beaucoup plus volumineuses que les cellules lymphatiques, presque aussi volumineuses que des cellules cartilagineuses ou que des cellules épithéliales plates de moyenne grosseur, et elles contiennent d'habitude un ou plusieurs gros noyaux munis de nucléoles brillants. Les cellules sont entourées d'une substance intercellulaire souvent fibreuse, rarement homogène, peu développée et d'aspect parfaitement alvéolaire; le plus souvent elles sont isolées, plus rarement groupées dans ces alvéoles (fig. 141 et 142). Elles sont intimement unies à ce stroma fibreux et ne peuvent en être isolées qu'avec peine. Ces deux dernières propriétés sont importantes au point de vue du diagnostic histologique du sarcome, car elles prouvent que ces grosses cellules sont bien de nature conjonctive, et non, comme dans le tissu carcinomateux proprement dit, de nature épithéliale.

Parfois les éléments cellulaires sont, dans ces tumeurs, complètement rapprochés les uns des autres sans intermédiaire de matière intercellulaire; la ressemblance alors avec le carcinome épithélial peut induire en erreur. Virchow a décrit et représenté cette forme de sarcome développée sur des verrues cutanées molles.

f. Sarcomes pigmentés. Sarcomes mélanotiques. Mélanomes. — Toutes ces dénominations indiquent que l'on a affaire à une pigmentation des sarcomes : cette pigmentation est souvent granuleuse, rarement diffuse, brune ou noire, et siège presque toujours seulement dans les cellules, rarement dans la substance intercellulaire. Elle atteint, soit faiblement, soit fortement, tantôt toute la tumeur, tantôt une partie seulement. Chacune des variétés de sarcomes jusqu'ici décrites peut contenir des cellules pigmentées, cependant, le plus souvent, c'est la forme mentionnée en dernier lieu et le sarcome fusocellulaire qui sont le siège de cette pigmentation. Cette dernière ne constitue cependant pas un caractère essentiel à certaines tumeurs; on voit assez souvent se former un sarcome d'abord non pigmenté et se produire, après l'extirpation, une récidive sous forme de sarcome pigmenté. Quant à l'origine du pigment dans les mélanomes, les opinions sont partagées : suivant Gussenbauer et Kolaczek, le pigment proviendrait de la matière colorante normale du sang, et, d'après le premier de ces auteurs même, il tirerait uniquement son origine des corpuscules sanguins de vaisseaux thrombosés. D'autres observateurs l'attribuent, avec raison me paraît-il, à la propriété hématoblastique d'un grand nombre de cellules physiologiques et pathologiques, propriété qui peut donner lieu tout aussi bien à la formation de pigment dans le protoplasme qu'à la production de masses d'hémoglobine. Donc, tandis que, d'après la première opinion, le pigment a été absorbé par les éléments de la tumeur, à peu près comme le sont les granulations de cinabre par les cellules migratrices, d'après l'autre manière de voir, les cellules sarcomateuses seraient susceptibles de produire elles-mêmes la matière pigmentaire.

Suivant Creighton, la formation de pigment dans les sarcomes constituerait en quelque sorte l'indice d'un retour à la fonction embryonnaire des cellules du tissu conjonctif : ces dernières produisant normalement chez l'embryon des granulations d'hémoglobine, il se formerait du pigment dans les éléments sarcomateux dérivant des cellules du tissu conjonctif. Pourquoi cela n'a-t-il pas lieu pour tous les néoplasmes? Jusqu'à présent on n'en sait rien; mais il est certain que les diverses espèces de néoplasmes peuvent produire du pigment, abstraction faite des tumeurs qui acquièrent nne certaine pigmentation à la suite d'extravasations sanguines et d'une résorption de la matière colorante du sang. Les mélanomes se développent le plus souvent dans la peau, principalement au pied et à la main, mais aussi à la tête, au cou et au tronc. L'arrangement des éléments cellulaires dans les sarcomes dépend d'une part de la direction des fibres ou des fibres cellules dans le tissu du néoplasme, et d'autre part de la disposition du réseau vasculaire; ces circonstances, de même que le développement de cellules

géantes ou de formations analogues, peuvent donner lieu à une configuration du tissu à peine différente de la structure alvéolaire, considérée autrefois comme propre au tissu carcinomateux. Il n'y a pas lieu de s'en étonner,
puisque nous trouvons dans le cartilage lui-même un type de cavités contenant des cellules et qu'en outre le réticulum des ganglions lymphatiques,
qui appartient évidemment au système des substances conjonctives, doit
être également considéré comme une formation alvéolaire. Les formes de
sarcomes suivantes constituent déjà des tissus plus compliqués et dont la
configuration particulière est due surtout aux vaisseaux.

*g. Le sarcome villeux (infiltré et superficiel), les tumeurs perlées et le psam-
mome.* — Les membranes séreuses produisent, comme on sait, dans certains
états pathologiques, des excroissances villeuses, dont la masse principale est
formée de tissu conjonctif et de vaisseaux, et dont la couche cellulaire est
composée de cellules épithéliales très nombreuses et augmentées de volume.
Les villosités considérables de la synoviale dans l'arthrite déformante,
les excroissances villeuses du péricarde, de l'endocarde sur les valvules,
celles du plexus chroroïde et les granulations de *Pacchioni* sont les types de
ces néoplasies. Jusqu'à présent ce n'est que dans les membranes cérébrales
et dans les gaines des nerfs en provenant immédiatement que l'on a observé
ces néoformations que l'on peut en quelque sorte considérer comme le degré
le plus élevé du développement de ces productions. Beaucoup de ces néoplasmes ont l'aspect villeux, au moins au dehors; d'autres constituent des
masses compactes, par suite de la pénétration des formations dendritiques
les unes dans les autres (fig. 143).

Le mode d'origine de ces tumeurs est le suivant : dans la gaine adven-
tive des vaisseaux se produit d'abord une infiltration cellulaire circonscrite (*a*), qui donne lieu à des excroissances villeuses en massue ; celles-ci,
ou bien se transforment en tissu conjonctif hyalin ou en tissu conjonctif
fibreux, ou bien se creusent dans leur épaisseur de façon à communiquer
à la fin avec la lumière du vaisseau (*b*). Une partie des cellules prend l'aspect épithélial et entoure ces néoformations en massues (*c*). Entre ces
masses cellulaires on trouve des conglomérats, composés de cellules plates
pressées les unes contre les autres (*e*) et qui deviennent en partie des globules secs pouvant parfois se calcifier.

Quant à savoir si les tumeurs perlées des membranes cérébrales (Virchow), formées par des nodosités brillantes, du volume d'un grain de millet
à celui d'un pois, et non vascularisées, proviennent de ces globules endothé-
liaux, ou si ce sont de véritables formations épithéliales, c'est là une question que nous ne pouvons résoudre en l'absence d'observations qui nous
soient propres et en l'absence de tout travail récent sur cet objet. D'après
les recherches faites autrefois par Virchow, les tumeurs perlées proviennent
des cellules du tissu conjonctif; ces néoplasmes devraient donc être compris
parmi les sarcomes.

Les perles du thymus sont le paradigme physiologique de ces formes,
qui, par leur manque de vaisseaux, ont une certaine ressemblance avec le
tubercule.

Une variété de tumeur décrite encore par Virchow est le *psammome* :

c'est une formation qui, jusqu'ici, n'a été observée que dans le cerveau et dans l'orbite, et qui se rapproche en partie du sarcome villeux et en partie du sarcome plexiforme, dont nous aurons à parler.

Cette néoplasie est caractérisée par l'existence de globules calcifiés qui ont l'aspect des concrétions que l'on rencontre normalement dans la glande

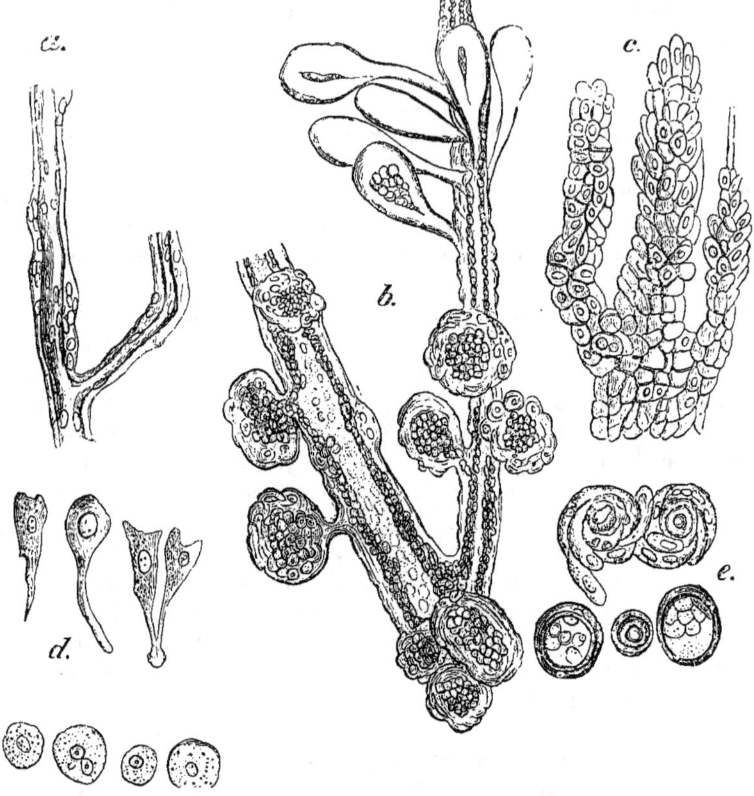

Fig. 143. — Éléments d'un sarcome villeux (cancroïde d'après Arndt) de la pie mère : *a*, infiltration cellulaire au début dans la gaine capillaire ; *b*, excroissances villeuses en massue, partant de la gaine vasculaire ; *c*, les mêmes excroissances recouvertes d'une couche endothéliale épaisse ; *d*, cellules endothéliales parfaites, impossibles à distinguer des cellules épithéliales ; *e*, masses cellulaires globuleuses : perles endothéliales. Grossissement 400.

pinéale et que vous avez appris à connaître, en anatomie, sous le nom de sable cérébral (πσάμμος, sable). Ces formations sont surtout en rapport, comme les perles du thymus, avec les vaisseaux et sont vraisemblablement en grande partie des perles endothéliales calcifiées ; cependant Virchow croit qu'une calcification directe du tissu peut donner lieu à de pareilles productions.

h. Sarcomes plexiformes (cancroïdes, adénoïdes), angio-sarcomes. — Ces néoplasmes se trouvent surtout aussi dans l'orbite et dans le cerveau ; on les a observés aussi dans la parotide. On ne les distingue d'avec certaines formes de carcinomes que nous décrirons ultérieurement qu'après

un examen très attentif. Ce sont des cylindres plexiformes, des amas en
massues, et des globules composés de petites cellules, s'étendant dans le
tissu conjonctif, en dissociant les faisceaux, en remplissant tous les interstices, et pénétrant naturellement aussi dans les voies lymphatiques et dans
les espaces lymphatiques périvasculaires. On ne peut pas toujours distinguer si ce sont d'abord des cellules en voie de multiplication fortement
adhérentes aux cellules migratrices, si ce sont des cellules du tissu conjonctif

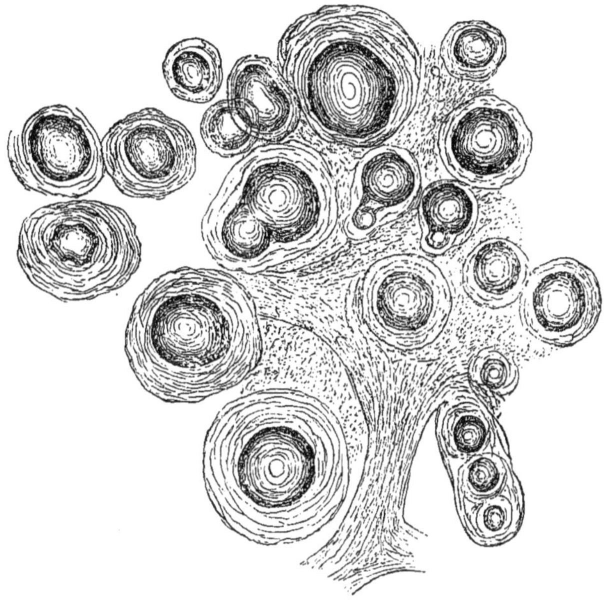

Fig. 144. — Psammome, d'après Virchow. Grossissement 200 environ.

ou des cellules des parois vasculaires, si ce sont enfin des cellules endothéliales ou des cellules épithéliales; peut-être tous ces éléments prennent-ils
part à la fois ou successivement à la formation de ces singulières productions.

La formation néoplasique part d'abord des vaisseaux sanguins, qui se transforment par suite d'une multiplication de leurs cellules endothéliales en éléments tubuleux, anastomosés en réseaux, remplis de petites cellules rondes
ou irrégulières, et plongés au sein d'une couche épaisse de tissu conjonctif
fibrillaire. Les cellules augmentent de volume, leurs limites s'effacent, et
enfin elles remplissent des tubes au point d'en faire disparaître la lumière;
cependant les noyaux des cellules dérivées de l'endothélium conservent
leur disposition longitudinale, ce qui différencie ces tubuli d'avec les tubes
glandulaires épithéliaux. Tandis que l'endothélium augmente considérablement, le reste de la paroi vasculaire subit une métamorphose hyaline, de
sorte que l'on peut alors distinguer facilement dans ces tubes une paroi
(tunica propria) et une couche cellulaire interne. En certains points, des
productions villeuses irrégulières, en forme de massues, apparaissent : elles

sont constituées par une masse cellulaire revêtue d'une épaisse paroi hyaline.

D'autre part, il arrive parfois que des prolongements papillaires pénètrent de la tunique hyaline dans la masse cellulaire, ils apparaissent alors sur une coupe comme des globes hyalins entourés partout par des éléments cellulaires. Ces cellules enveloppantes peuvent alors affecter tellement l'apparence et la disposition épithéliales, que la confusion entre ces productions

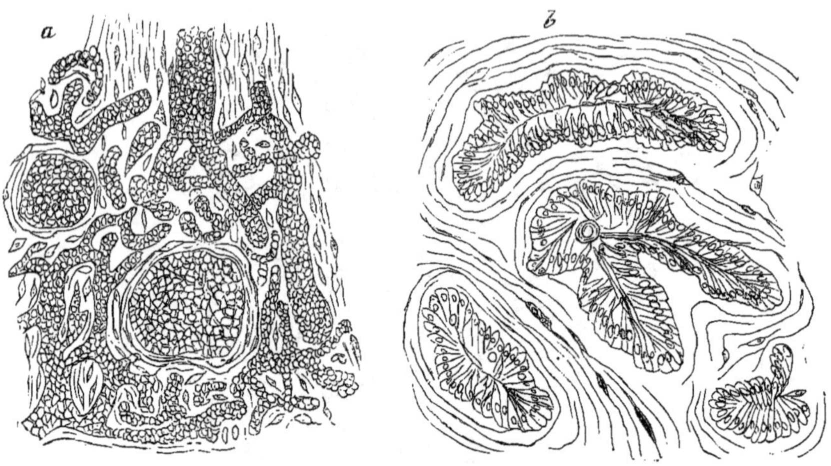

Fig. 145. — a, partie d'une tumeur cérébrale, d'après Arnold; b, partie d'une tumeur cérébrale, d'après Rindfleisch. Grossissement 300-400.

et les coupes de glandes est très possible surtout à de faibles grossissements. La participation marquée des vaisseaux à la formation de ces variétés de sarcomes, et l'influence déterminante qu'exerce la disposition vasculaire sur leur structure, ont fait donner à toutes ces tumeurs le nom d'angio-sarcomes (fig. 145, b); on ne doit pas les confondre avec les sarcomes caverneux télangiectasiques caractérisés par la richesse extraordinaire des vaisseaux.

La métamorphose hyaline atteint parfois aussi les cellules des tubuli; elle part des noyaux, et ainsi se produisent, par la transformation du protoplasma, des configurations cohérentes, dendritiques, ramifiées, en forme de cactus, complètement hyalines. Comme la dégénérescence commence dans les parties centrales, on trouve souvent ces cylindres hyalins entourés de cellules. On a observé aussi le même processus sur des groupes de cellules provenant d'une multiplication des éléments de tissu conjonctif. Ces masses et ces cylindres hyalins singuliers (fig. 146, a, a, a, et fig. 147) ont d'abord été considérés comme des vaisseaux lymphatiques; on pensait alors que ces tubes cellulaires étaient des rudiments glandulaires; ces tumeurs conservèrent le nom de « cylindromes » (Billroth).

Ce furent cependant les recherches de Sattler qui éclaircirent complètement le développement de ces tumeurs. Il ressort de toutes les observations que la dégénérescence hyaline constitue seulement un signe accidentel de certaines variétés de sarcomes plexiformes ou d'angio-sarcomes, tandis que le. signe caractéristique de ces néoplasies est fourni par le développement d'éléments épithéliaux en formations semblables à celles

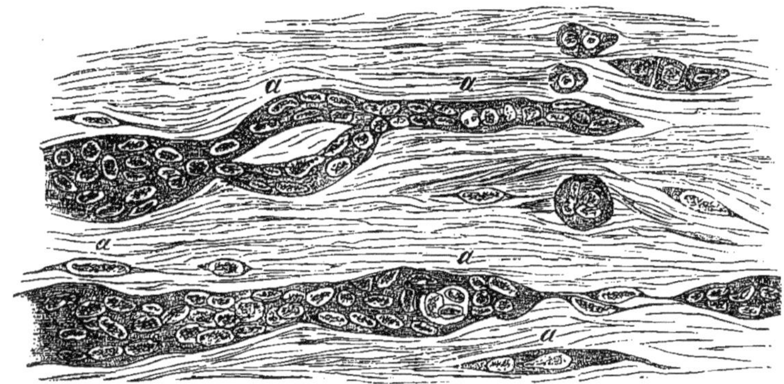

Fig. 146. — Métamorphose hyaline commençante dans un sarcome plexiforme. Début de la formation d'un cylindrome, d'après Sattler. Grossissement 500.

des tubuli glandulaires. La ressemblance de ces cylindres épithéliaux avec les tubuli épithéliaux des carcinomes explique aussi pourquoi, dans un grand nombre de cas, la distinction entre un sarcome et un carcinome est

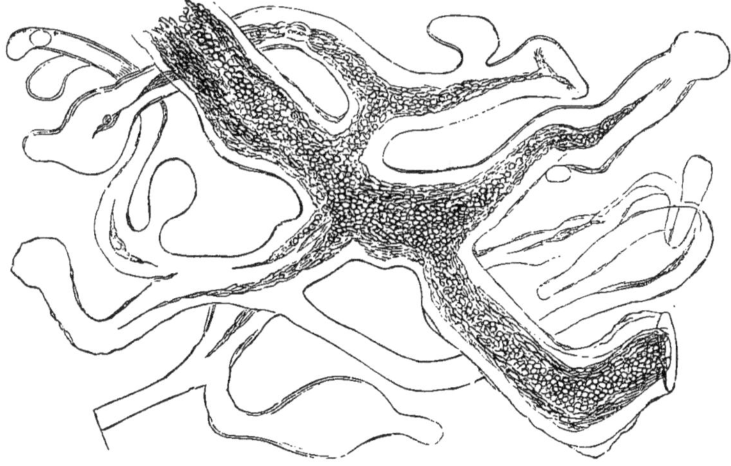

Fig. 147. — Partie d'un cylindrome (sarcome plexiforme avec végétations hyalines) de l'orbite. Grossissement 300.

si difficile. Bien qu'actuellement on soit d'accord pour ranger, parmi les sarcomes, les cylindromes et les formes analogues, je dois cependant vous avouer que cette division a toujours pour moi quelque chose de conventionnel.

De plus, ces formes de sarcomes se comportent cliniquement tout à fait comme les carcinomes; elles se développent souvent dans les organes glandulaires physiologiques (glandes lacrymales, parotide, ovaire, etc.), elles récidivent avec une grande opiniâtreté et très tôt après l'extirpation; elles donnent lieu de bonne heure à l'infection glandulaire, etc.

Nous en sommes arrivés aux caractères propres, appréciables à l'œil nu des sarcomes. Ces néoplasmes ont, dans la plupart des cas, une configuration arrondie, nettement délimitée, souvent même ils sont encapsulés; c'est là un signe de diagnostic important d'avec les carcinomes infiltrés. Ce n'est que rarement que le sarcome se montre superficiellement (soit sur des membranes unies, soit sur des poches membraneuses), sous forme papillaire ou polypeuse; cependant il y a des polypes nasaux et utérins sans éléments glandulaires; et aussi des verrues molles de la peau et des muqueuses, qui, en raison de leur structure histologique, ne peuvent être classées que parmi les sarcomes.

Enfin, on observe parfois des formes infiltrées : les sarcomes villeux et plexiformes, particulièrement, infiltrent souvent les tissus. La consistance et la coloration sont tellement variées qu'on n'en peut rien dire en général, les plus grandes différences étant observées sous ce rapport. Certains sarcomes sont très durs, même cartilagineux; d'autres ont une consistance muqueuse, gélatineuse, presque liquide. La coloration d'une coupe de sarcome peut être pâle, rosée, blanchâtre, jaunâtre, brunâtre, grisâtre, noirâtre, rouge foncé; toutes ces couleurs peuvent même se combiner en diverses nuances dans un seul et même sarcome; abstraction faite du pigment, cela dépend surtout de la richesse en vaisseaux et des extravasations sanguines qui ont pu se produire plus ou moins tôt dans la tumeur. La richesse vasculaire est très variable; tantôt il n'existe qu'un réseau vasculaire restreint, tantôt le néoplasme est traversé par un lacis de veines (sarcome caverneux, télangiectasique). Il est encore un caractère que nous devons faire ressortir : ils ont parfois un aspect tellement blanc et en même temps une consistance si molle qu'ils ressemblent beaucoup à la masse cérébrale. Ces sarcomes médullaires (encéphaloïdes) ont en même temps un caractère malin extrêmement marqué et sont par conséquent très dangereux : ils peuvent d'ailleurs avoir l'une ou l'autre structure histologique mentionnée. Les tumeurs qui se laissent déchirer facilement suivant certaines directions portent encore le nom de sarcomes fasciculés. Les métamorphoses anatomiques qui peuvent s'observer dans les sarcomes sont variées : ce sont surtout les processus divers de ramollissement qui prédominent. Le ramollissement muqueux, jusque y compris la formation de kystes muqueux, les dégénérescences graisseuse et caséeuse sont communs. Dans les sarcomes des os, l'ossification est assez habituelle et peut aller jusqu'à la transformation plus ou moins complète du sarcome en ostéome. La rétraction cicatricielle ne s'observe presque jamais, ce qui constitue encore un signe de diagnostic d'avec le carcinome. L'ulcération cratériforme de dedans en dehors est rare, les sarcomes de la peau s'ulcèrent de bonne heure, sans amener cependant une désagrégation considérable; les ulcérations des sarcomes durs se recouvrent parfois de granulations vigoureuses.

Le diagnostic, chez l'homme vivant, repose sur l'ensemble des considé-rations suivantes : les sarcomes apparaissent très souvent après des irritations locales préalables, surtout après une blessure, et cela assez tôt, souvent même immédiatement après; les cicatrices deviennent souvent aussi le siège de formations sarcomateuses; les sarcomes congénitaux sont assez communs, ou bien ils se développent consécutivement à des anomalies congénitales, à la suite d'une irritation quelconque : tels sont les mélanomes consécutifs à l'irritation des taches de rousseur. La peau, les muscles, les nerfs, les os, le périoste, plus rarement les glandes (parmi lesquelles le sein, la parotide, le testicule sont relativement les plus exposés) en sont le siège. Ils se montrent le plus rarement pendant l'enfance, rarement après dix ans, le plus souvent à l'âge moyen, plus rarement aussi chez les vieillards. Suivant mes observations, les femmes y sont autant prédisposées que les hommes. S'ils ne siègent pas dans un tronc nerveux où bien à sa surface, ils sont en général indolores, à moins qu'ils ne s'ulcèrent; toutefois on connaît des exceptions à cette règle, particulièrement pour les sarcomes plexiformes. S'ils siègent dans le tissu cellulaire sous-cutané ou dans le sein, ils donnent la sensation de tumeurs mobiles enkystées. Leur croissance est tantôt rapide, tantot lente; leur consistance si variable qu'elle ne peut intervenir dans le diagnostic.

Marche et pronostic. — Il peut arriver qu'un sarcome soit solitaire, qu'il reste unique et qu'il ne réapparaisse plus après avoir été extirpé. Les sarcomes, solitaires ou multiples, peuvent récidiver, après des extirpations répétées, dans le cours de 10, 20, 30 années, ou bien il peut ne se former qu'une tumeur solitaire, suivie immédiatement de métastases dans les poumons et dans le foie, et entraînant la mort en quelques mois. Vous voyez que l'on rencontre, dans ce même groupe de néoplasies, la bénignité la plus grande, à côté de la malignité la plus considérable dans la marche. Bien plus, deux sarcomes d'une structure histologique analogue (la consistance différant toutefois) peuvent avoir une marche absolument différente. De cette différence dans la marche de tumeurs de structure semblable, on a tiré cette conclusion que l'examen histologique n'avait absolument aucune valeur quant au diagnostic, et qu'il ne pouvait donner lieu qu'à des erreurs de pronostic.

On doit avouer, il est vrai, qu'un schéma déterminé de la marche clinique d'une tumeur ne peut pas être réalisé par le simple examen de la structure histologique; mais faire pour cela un reproche à l'anatomie histologique serait tout aussi illogique que reprocher à l'anatomie de ne pouvoir distinguer, les unes des autres, des préparations microscopiques de glandes lacrymales, salivaires, muqueuses, etc., alors que ces glandes jouent dans l'organisme un rôle tout différent. Il ne faut pas vouloir trouver partout des formes anatomiques spécifiques pour des fonctions spécifiques. Les moyens d'appréciation, relatifs au pronostic, sont loin de faire défaut pour les sarcomes. Nous reviendrons plus tard sur l'importance de la localisation du néoplasme, à cet égard; ensuite la consistance doit être prise sérieusement en considération : tous les sarcomes durs sont d'un pronostic plus favorable que les sarcomes mous; les sarcomes alvéolaires sont particulièrement graves ; les sarcomes granuleux et fusocellulaires mous, qui apparaissent surtout sous la forme de tumeurs médullaires, sont les plus graves ; les mélanomes sont également très dangereux, les mous plus encore que les fermes. Une considération importante au point de vue du pronostic est la rapidité d'accroissement de la tumeur primitive ; ce caractère d'ailleurs est souvent en rapport avec la consistance du néoplasme. Quand un sarcome met quatre à cinq ans pour atteindre la grosseur d'un œuf de poule, le pronostic n'est pas si mauvais ; si, en quatre à cinq semaines, il a atteint le volume du poing, il est au contraire très défavorable. J'ai vu un sarcome qui, à cause de son développement rapide, avait été pris pour un abcès froid. Billroth cite un cas de sarcome de la paroi abdominale dont l'accroissement fut si rapide, qu'au début on posa le diagnostic de furoncle. En quelques mois la patiente fut criblée de sarcomes, et elle mourut, environ trois mois après l'apparition de la première tumeur, à la suite de sarcomes du poumon. Il arrive encore qu'un sarcome dur, à croissance lente, soit suivi d'un sarcome mou, à croissance rapide, mais le contraire n'a jamais été observé. Généralement ces tumeurs se développent chez les individus forts, bien nourris, souvent chez les personnes très bien portantes et grasses ; j'ai vu chez une jeune fille de dix-huit ans, au teint frais, forte et bien portante, un sarcome médullaire du sein ; elle mourut quelques mois après l'opération, à la suite de sarcomes pulmonaires. Chez des hommes forts et vigoureux, on voit survenir, sans cause aucune, surtout aux extrémités inférieures, des sarcomes mélaniques, très vascularisés, débutant sur la peau sous forme de *bulles sanguines*, s'étendant dans l'espace de six mois à deux ans sur toute la surface du corps, envahissant alors les organes internes et entraînant la mort. Le mode suivant lequel les sarcomes se succèdent est très caractéristique. La tumeur primitive est, par exemple, complètement extirpée ; quelque temps se passe, puis une nouvelle tumeur apparaît dans la cicatrice, en dessous ou à côté de celle-ci ; ce second sarcome est également enlevé ; au point où il siégeait, ou bien à peu de distance de ce point, se montre une nouvelle tumeur ; à côté s'en montrent d'autres ; le patient commence à maigrir ; de nouvelles opérations ne sont peut-être plus praticables ; le marasme augmente, des sarcomes peuvent même se former dans les poumons et dans le foie, puis la mort survient soit consécutivement à une destruction putride de la tumeur primitive, soit consécutivement à une affection organique interne. Dans des cas plus rares, par exemple dans les cas de sarcomes cutanés du thorax, des parois abdominales, de l'occiput, cette marche peut se prolonger pendant des années.

La marche de ces tumeurs se distingue de celle des carcinomes en ce que, pour ceux-ci, la récidive a lieu le plus souvent par continuité, tandis que, dans les cas de sarcomes, elle est plutôt régionnaire, étant admis que l'extirpation ait été complète. Les limites du carcinome infiltré sont beaucoup plus difficiles à déterminer que celles des sarcomes enkystés ; il en résulte que, toutes choses égales d'ailleurs, ces derniers sont plus faciles à enlever complètement ; si l'ablation n'est pas totale, il se produit naturellement, ici aussi, une récidive par continuité.

Il peut s'écouler, comme nous l'avons déjà fait remarquer, un intervalle de plusieurs années entre l'extirpation complète des sarcomes et l'apparition de la récidive régionnaire, enfin le sarcome peut persister pendant des années et même jusqu'à la mort à l'état de maladie locale.

Dans un cas de fibro-sarcome de l'occiput, on a vu un intervalle de vingt-trois années entre l'apparition de la tumeur primitive et celle de la mort par suite de récidive; durant ce laps de temps, ce patient fut opéré cinq fois, et la guérison persista, après chaque opération, pendant longtemps. Chez une vieille femme, Billroth extirpa un sarcome médullaire (forme alvéolaire analogue au carcinome) du muscle deltoïde; à peine la plaie fut-elle guérie, qu'un nouveau sarcome, analogue au premier, se montra; l'ablation de ce dernier néoplasme rendit la santé à la femme pendant quatre ans; puis survint une récidive dans le deltoïde; une extirpation, probablement incomplète, fut pratiquée et suivie de récidive, alors que la plaie était à peine cicatrisée; le bras fut désarticulé; la récidive eut lieu dans le muscle pectoral et dans le grand dentelé, et la patiente succomba à la suite de sarcomes pulmonaires et de pleurésie. On pourrait citer un grand nombre d'observations analogues. Si l'on fait, pour un sarcome du tibia, l'amputation de la cuisse, il peut se produire, après des années, une récidive sur le moignon et des sarcomes pulmonaires. La récidive locale ne pourrait s'expliquer que par l'existence d'une sorte de semence répandue au voisinage de la tumeur, quand les récidives se suivent de près; mais si elles se montrent à des années d'intervalle les unes des autres, cette explication ne peut plus suffire; car il faudrait admettre alors que les éléments sarcomateux pourraient séjourner tranquillement dans les tissus pendant des années, puis sortir tout à coup de leur inaction comme une semence ancienne. Quelque invraisemblable que paraisse cette hypothèse relativement aux tumeurs, nous connaissons cependant assez de cas semblables; tel est celui d'une syphilis héréditaire restant latente dans l'organisme, jusqu'à ce que tout à coup elle fasse explosion. La marche de l'infection est tout à fait caractéristique dans les cas de sarcomes : c'est à Billroth que revient le mérite d'avoir démontré cette propriété propre aux sarcomes : de ne pas donner lieu à l'infection glandulaire, ou de n'y donner lieu que très tard. L'infection sarcomateuse ne se produit pas, comme l'infection carcinomateuse, par les voies lymphatiques, mais principalement, sinon exclusivement, par les veines; c'est là un fait qui parle en faveur de l'opinion des observateurs qui considèrent les vaisseaux eux-mêmes comme les points de départ les plus fréquents de la formation sarcomateuse.

Les sarcomes pulmonaires sont le plus souvent, comme on peut le prouver, d'origine embolique; il semble que les parois veineuses des sarcomes soient très facilement pénétrées par la masse néoplasique et que leur lumière se remplisse de parcelles friables de celle-ci, parcelles qui de là arrivent dans les poumons; parfois la pénétration de la tumeur dans une grosse veine peut être prouvée anatomiquement à l'autopsie, quoique la circulation ait continué à se faire dans le vaisseau, jusqu'à la mort du sujet. Il est plus rare de voir la masse sarcomateuse pénétrer directement dans les veines, sans que, pour cela, la circulation y cesse tout à fait.

La tumeur peut alors, enveloppée par les parois veineuses, s'allonger de plus en plus des veines périphériques vers les veines centrales, comme un caillot continu, flottant librement dans leur cavité, se poursuivant très loin sans adhérer au vaisseau. Il est fort vraisemblable qu'en pareil cas le tissu sarcomateux est nourri par le plasma sanguin, car, sans cela, on ne com-

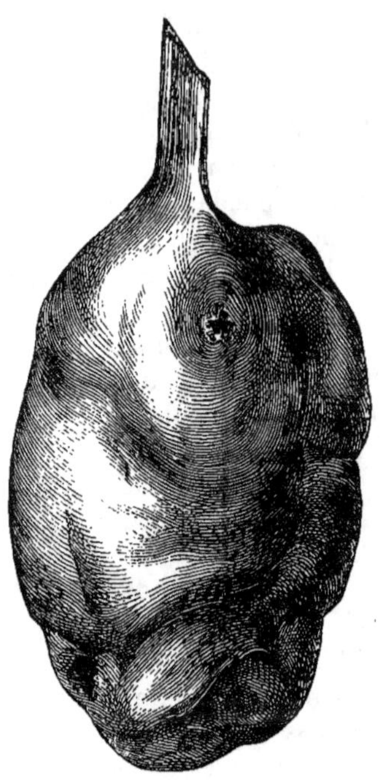

Fig. 148. — Ostéosarcome central du cubitus (de la collection de la clinique chirurgicale de l'université de Berlin).

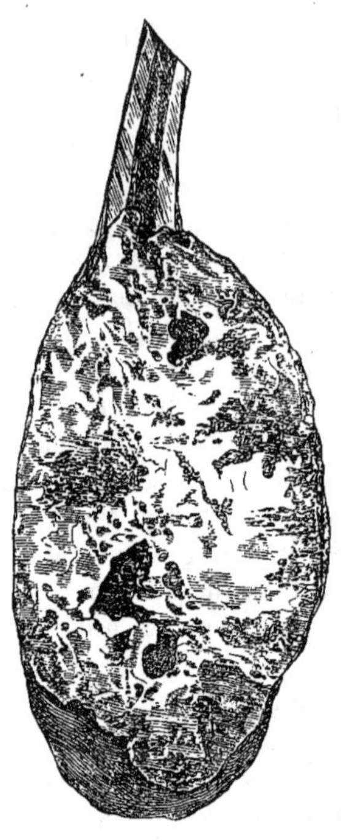

Fig. 149. — Coupe de la préparation (fig. 148).

prendrait pas comment une mince languette sarcomateuse de pareille dimension puisse continuer à vivre.

Un très beau cas de l'espèce a été observé récemment à l'institut pathologique de Vienne : le sarcome primitif, siégeant dans le testicule, s'étendait par la veine spermatique dans la veine cave inférieure, et de là au cœur droit jusqu'au septum ventriculaire, et avait produit des foyers emboliques dans les poumons. Le nombre des sarcomes secondaires est souvent considérable ; toute la plèvre, tout le péritoine peuvent être envahis de masses sarcomateuses. Les variétés mélaniques semblent, à cet égard, l'emporter encore sur les formes médullaires. Parfois des tumeurs secondaires complètement noires, mais quelquefois aussi complètement blanches, succèdent aux tumeurs primitives, pigmentées seulement en partie. Les sarcomes pulmonaires sont le plus souvent des sarcomes granuleux. J'ai observé dans le foie des sarcomes fusocellulaires secondaires très bien pigmentés ; ainsi se transforment de diverses façons les formes sarcomateuses primaires et secondaires.

Topographie des sarcomes. — Ces remarques générales ne vous suffisent

pas pour la pratique; il nous faut encore revenir sur les particularités propres à certaines formes de sarcomes, se montrant dans certains tissus en
des points du corps déterminés.

Assez souvent, les sarcomes se rencontrent dans l'intérieur des os longs
(tumeur myéloïde ou ostéo-sarcome central), généralement sous forme de
sarcomes à cellules géantes; ils se développent de préférence dans le maxillaire inférieur (fig. 150 et 151), mais aussi dans l'humérus, dans le tibia, le

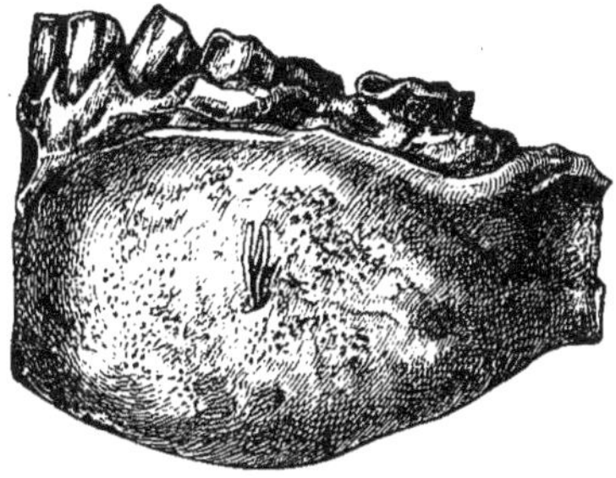

Fig. 150. — Ostéosarcome central du maxillaire
inférieur d'une fillette de six ans.

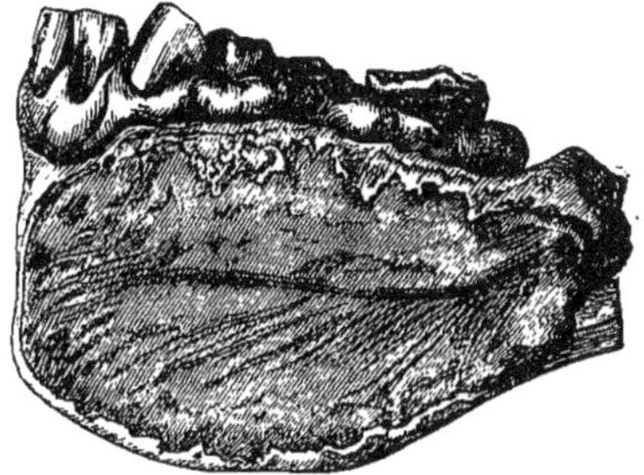

Fig. 151. — Coupe de la préparation (fig. 150).

radius, le cubitus, etc. (fig. 148 et 149). On trouve souvent dans ces tumeurs
des kystes muqueux et des formations osseuses sphériques ou arborescentes.

Ce sont des noyaux circonscrits, la plupart du temps développés dans la
cavité médullaire, qui envahissent l'os peu à peu; cependant il ne cesse de se
produire du tissu osseux nouveau aux dépens du périoste, de sorte que la
tumeur, même lorsqu'elle a atteint un volume considérable, est encore, dans
beaucoup de cas, recouverte en tout ou en partie d'une coque osseuse. L'os
malade semble alors boursouflé et sa continuité n'est pas toujours complètement interrompue par la tumeur, si même il ne faut qu'une légère force
pour qu'il s'y produise une fracture, dite spontanée. Lorsque ces tumeurs
siègent aux extrémités inférieures, il se forme dans leur épaisseur de très
nombreux vaisseaux, on y voit se produire aussi une quantité de petits
anévrysmes traumatiques, et il arrive même qu'on peut entendre, au
niveau du néoplasme, un véritable bruit de souffle anévrysmal, ce qui a
contribué souvent à faire considérer et à faire décrire ces tumeurs comme
de véritables anévrysmes osseux. Les cysto-sarcomes et les cystomes composés qui ont été observés surtout dans le maxillaire inférieur, et parfois
aussi dans des os longs plus volumineux, proviennent en général de sarcomes à cellules géantes (fig. 152), ayant subi par groupes un ramollissement muqueux.

L'ostéo-sarcome central est souvent solitaire; rarement il donne lieu à
une infection générale.

Il se développe volontiers dans les maxillaires supérieur et inférieur, à
l'époque de la seconde dentition, plus rarement à l'époque de la première
dentition. J'ai vu plusieurs fois ces tumeurs au niveau du 1/3 supérieur de
l'humérus, chez des jeunes filles de dix-sept à vingt ans; elles récidivèrent
rapidement après l'opération et amènerent la mort par métastases pulmo-

naires au bout d'un an. Elles se montrent sur les os longs habituellement dans l'âge moyen de la vie. Un grand nombre des néoplasmes que l'on nomme épulis (de ἐπί, sur, et οὖλις, gencive) sont des sarcomes à cellules géantes; leur siège au niveau des gencives n'est souvent qu'apparent; généralement ils proviennent des interstices dentaires et ont pour point de départ les granulations qui se sont développées autour de racines dentaires cariées. Certains auteurs donnent encore le nom d'épulis à des carcinomes épithé-

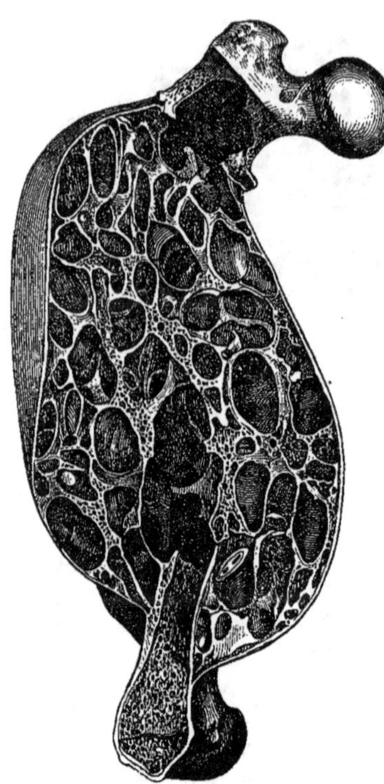

Fig. 152. — Kystome composé du fémur, d'après Péan.

liaux; il est bon de ne pas employer ces expressions, ou du moins d'y associer des qualificatifs : ainsi épulis sarcomateuse, fibromateuse, carcinomateuse etc. Les ostéo-sarcomes qui naissent à la périphérie, ou périosto-sarcomes (chondromes ostéoïdes, Virchow), sont assez malins; ils sont constitués par du tissu de granulations, avec productions osseuses, comme dans les ostéophytes, et ils s'ossifient plus ou moins; ou bien ce sont des myxo-sarcomes composés de cellules fusiformes très grandes, avec ossification partielle. La rapidité de leur marche est très variable, on a observé dans ces cas des métastases pulmonaires.

Dans les muscles, les aponévroses et la peau, on rencontre très souvent des sarcomes à cellules fusiformes, qui tendent à un haut degré à l'infection locale, et qui récidivent souvent après l'extirpation. Ils se forment habituellement par prolifération des éléments du tissu conjonctif et aux dépens des amas de ces cellules rondes qui entourent les vaisseaux, constituent le tissu de granulations et ressemblent beaucoup aux cellules formatives indifférentes. Les myxo-sarcomes se rencontrent dans la peau et dans le tissu conjonctif souscutané et sont souvent très difficiles à distinguer à l'œil nu des fibromes mous, œdémateux. En outre, les nerfs sont un siège assez fréquent de sarcomes multiples. Plus vite se développent ces tumeurs primitives, plus elles ont l'apparence médullaire, et plus elles sont dangereuses. Je trouve que tous les âges sont également prédisposés à ces néoplasmes, à l'exception toutefois de l'enfance; mais, chez celle-ci, on rencontre parfois des sarcomes congénitaux.

Lorsqu'un sarcome se développe dans une glande, il contient presque toujours des éléments glandulaires qui peuvent être très modifiés dans leur forme, et aux dépens desquels se formeront peut-être de nouveaux éléments; il est rare que dans ces sarcomes le tissu glandulaire disparaisse complète-

ment. De là vient que les adénomes purs (qui du reste sont très rares dans
certaines glandes) peuvent très difficilement être distingués des sarcomes
développés dans les glandes. Toutes les glandes ne sont pas prédisposées
au même degré à la formation des adénomes et des sarcomes; nous allons
brièvement passer en revue celles où on les rencontre le plus souvent.

Parmi les glandes à canaux excréteurs ramifiés, la *glande mammaire*
de la femme est la plus disposée aux formations sarcomateuses. Les sarcomes

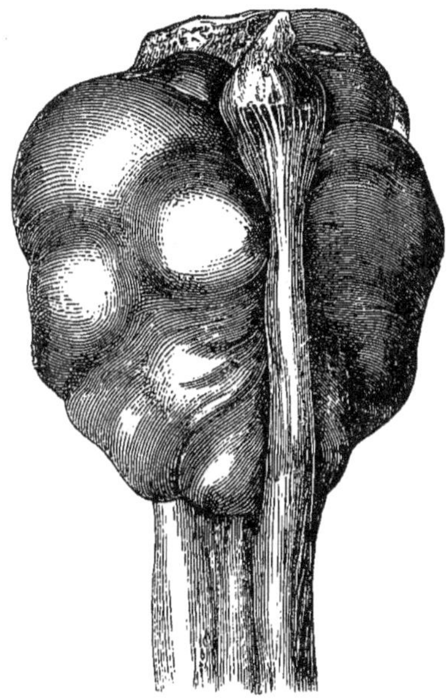

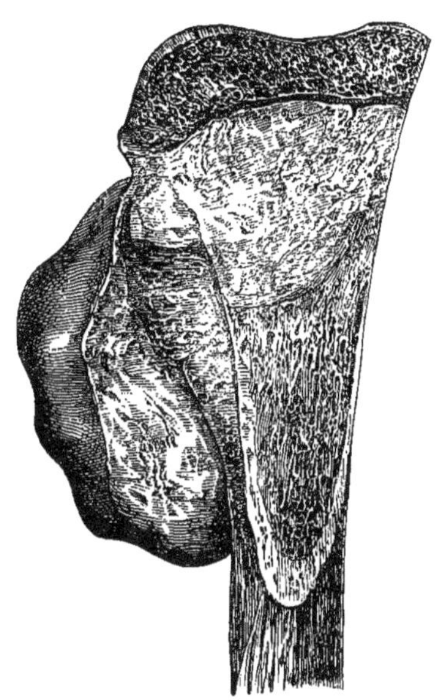

Fig. 153. — Sarcome périostal du tibia d'un jeune
garçon. Collection de la clinique chirurgicale de
l'université de Berlin.

Fig. 154. — Coupe de la préparation
(fig. 153).

du sein constituent des tumeurs bosselées à lobes arrondis, de consistance
ferme et élastique; la maladie atteint tantôt une grande partie de la glande,
tantôt une faible partie; en général, il n'y a qu'un sein affecté, et encore ne
l'est-il qu'à un endroit limité; dans d'autres cas, plusieurs petites nodosités
se montrent en même temps dans une même glande. Ces tumeurs croissent
très lentement et ne donnent pas lieu à de la douleur; elles sont, comme
tous les sarcomes, parfaitement limitées et ne se confondent pas avec le
tissu sain voisin : on peut donc facilement les déplacer, les faire glisser dans
l'intérieur du parenchyme glandulaire; si elles grandissent (et elles peuvent
au bout de quelques années atteindre la grosseur d'une tête d'homme), elles
se transforment presque toujours en cysto-sarcomes, deviennent plus molles
avec le temps et donnent lieu à des douleurs; quelquefois on les voit aussi
s'ulcérer. La *composition anatomique* de ces tumeurs a de tout temps excité
l'intérêt des anatomistes. Comme on y retrouve les éléments glandulaires,
les acini, aussi bien que les conduits excréteurs, on crut jadis que ces parties
étaient toujours un produit de nouvelle formation dans la tumeur, et l'on

appela celle-ci *hypertrophie particlle de la glande mammaire*. Cette opinion
ne me paraît pas justifiée ; je crois, au contraire, me basant sur les recherches de Billroth, qu'il s'agit ici principalement d'une formation sarcomateuse
primitive dans le tissu conjonctif qui entoure les différents acini, formation
qui ne s'étend pas sur ces derniers, qui peuvent du reste se modifier de
différentes façons. En effet, par la distension des conduits glandulaires il se
forme dans ces tumeurs des kystes qui, d'abord en forme de fentes, s'arron-
dissent plus tard et renferment un contenu séroso-muqueux ; nous en
examinerons l'origine dans un instant. Quant au tissu propre de la néoplasie,
il consiste ordinairement en petites cellules rondes ou fusiformes, rarement
étoilées, et en une substance intercellulaire assez abondante, d'un aspect
fibreux, quelquefois gélatineux. Le tissu fibreux peut, dans certains cas,
être tellement abondant, que toute la tumeur ressemble beaucoup à un
fibrome par sa consistance et sa composition. On y observe quelquefois
une formation accidentelle de tissu cartilagineux et osseux, cependant ce
cas est rare et ces produits n'exercent, du reste, aucune influence sur la
marche du processus morbide. Si la croissance de ces néoplasmes était la
même dans toutes les parties, les conduits excréteurs et les acini de la
glande seraient partout agrandis ou comprimés au même degré ; car si
vous vous figurez qu'une partie de la glande, par exemple un lobule, soit
étendue sur une base à laquelle elle est solidement attachée, et que vous
supposiez que cette base gagne en étendue, il faut évidemment que la
partie glandulaire suive ce mouvement. Les glandes pouvant, comme vous
savez, être considérées comme une surface à sinuosités nombreuses, la
comparaison que j'ai employée peut donc parfaitement s'appliquer au cas
donné. Mais une pareille croissance homogène dans toutes les parties de
la néoplasie ne se rencontre jamais, ou au moins très rarement ; la conséquence est que souvent ce ne sont que les conduits excréteurs qui augmentent beaucoup en largeur ou en longueur, ce qui est le cas le plus fréquent,
et que de là proviennent les kystes longs, comprimés, ressemblant à une
fente, qui sont visibles à l'œil nu ; par suite de la dilatation simultanée
des acini, il se forme quelquefois aussi des espaces ronds. Par cette
distension de la surface glandulaire, l'épithélium se multiplie aussi et
arrive à un degré supérieur de développement, parce que les petites cellules
épithéliales rondes des acini augmentent beaucoup en nombre et se transforment en couches stratifiées d'épithélium cylindrique. La substance glandulaire ainsi modifiée donne lieu à une sécrétion mucoso-séreuse, qui ne se
vide qu'en minime partie par le mamelon et qui le plus souvent est retenue
dans la glande et sert à étendre davantage les espaces glandulaires déjà dilatés (kystes de rétention et de sécrétion). Le tissu hétérogène lui-même vient
à son tour s'étendre vers l'intérieur de ces kystes sous forme de végétations
lobulées, feuilletées (*cystosarcoma phyllodes, proliferum*, Jean Müller), de
sorte que ces tumeurs peuvent présenter à la coupe un aspect compliqué.

La proportion entre les formations cystiques et la masse sarcomateuse,
qui, du reste, ne modifie pas sensiblement la nature et la marche de la
maladie, varie beaucoup dans ces cysto-sarcomes, comme dans ceux des
autres organes.

Les sarcomes et les cysto-sarcomes de la glande mammaire ne sont pas
très rares, cependant ils ne sont pas, à beaucoup près, aussi fréquents que
les cancers du sein. Cette maladie se rencontre le plus souvent chez les
jeunes femmes, cependant on l'observe aussi peu de temps avant la puberté,
rarement après quarante ans. La croissance de ces tumeurs est très lente,

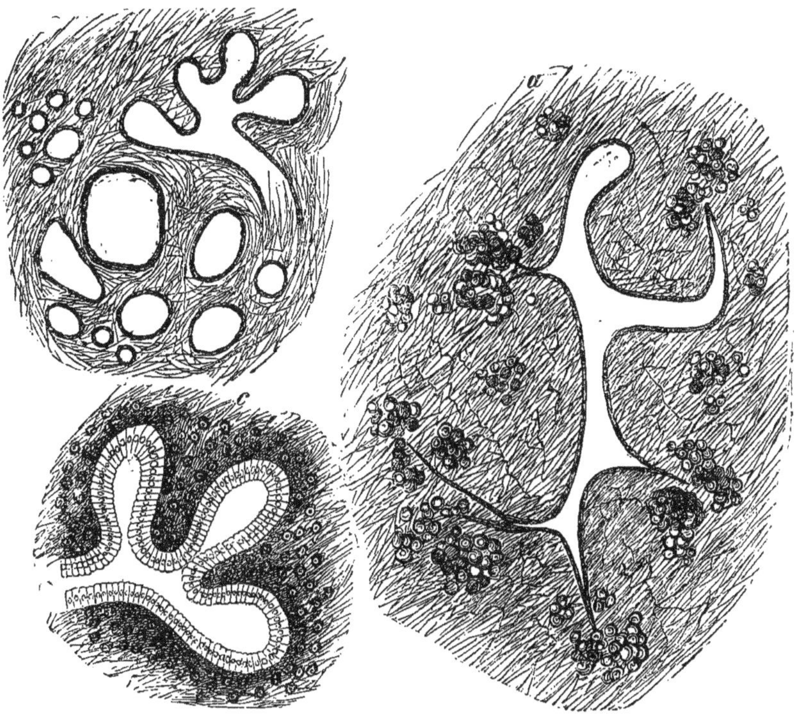

Fig. 155. — Préparations provenant d'adéno-sarcomes du sein de la femme : *a*, dilatation des conduits
excréteurs ; *b*, dilatation des acini. Grossissement 60. *c*, un acinus dilaté de la glande mammaire,
garni d'un épithélium cylindrique ; tissu intermédiaire ressemblant aux granulations. Grossissement 350.

elles sont indolentes aussi longtemps qu'elles n'ont pas atteint un grand
volume ; plus tard cependant on remarque des douleurs lancinantes ; comme
les tumeurs peuvent acquérir le volume de la tête d'un adulte et qu'elles
peuvent s'ulcérer, elles donnent quelquefois lieu à des symptômes très
pénibles. Quelques-unes d'entre elles offrent la particularité de devenir peu
de temps avant et pendant la menstruation plus volumineuses et légèrement douloureuses. L'état général ne présente rien d'anormal dans cette
maladie ; seulement, quand ces tumeurs sont très volumineuses et s'ulcèrent, les malades maigrissent, deviennent anémiques et leur physionomie
porte le cachet de la souffrance. La marche de la maladie peut être très
variée ; dans un assez grand nombre de cas, de petites tumeurs sarcomateuses, développées peut-être après un premier accouchement, disparaissent spontanément avec le temps ou bien persistent sans accidents pen-

dant toute la durée de la vie ; cependant, dans la plupart des cas, ces tumeurs croissent sans cesse, jusqu'à ce qu'on les opère ; si l'opération est faite assez tard, alors que la tumeur a déjà acquis un grand volume et que les femmes qui les portent sont arrivées à un certain âge, ces tumeurs peuvent devenir infectieuses. Chez les jeunes filles et les jeunes femmes, le sarcome du sein ordinairement ne se montre plus après l'extirpation, parce que la prédisposition morbide à la formation de ces tumeurs disparaît spontanément. Mais si le sarcome ne se montre qu'entre la trentième et la quarantième année, il faut craindre une infection des glandes lymphatiques ; il peut arriver aussi que la multiplication épithéliale transforme la tumeur en carcinome. Je crois qu'il est convenable d'extirper de bonne heure ces sarcomes du sein, car on ne peut pas savoir ce qu'ils deviendront avec le temps. — Le diagnostic est souvent très difficile ; de petites indurations circonscrites et lobées dans la glande mammaire peuvent aussi être le résultat d'un processus inflammatoire chronique, surtout pendant et après la lactation, et disparaître spontanément ou après des frictions iodées. Souvent la marche seule de la maladie permet de dire si, dans un cas donné, il existe une inflammation chronique susceptible de régression ou bien s'il y a réellement formation de tumeur. L'examen anatomique le plus scrupuleux ne nous fournit aucun renseignement dans ce cas, car un jeune tissu sarcomateux ne peut pas être distingué d'un néoplasme inflammatoire. C'est là encore un de ces cas où la limite entre la néoplasie inflammatoire chronique et la tumeur ne peut pas être tracée exactement.

Dans les *glandes salivaires* se développent souvent aussi des sarcomes. Les tumeurs qui s'y forment sont en général d'une consistance élastique assez ferme et assez mobiles dans l'intérieur de la glande. Elles ont une croissance excessivement lente ; elles s'observent plus souvent dans la parotide que dans la glande sous-maxillaire et sont excessivement rares dans la sublinguale. La composition anatomique est très différente à l'œil nu ; le tissu morbide est toujours entouré d'une enveloppe, cette dernière est intimement unie au tissu glandulaire. La substance de la tumeur peut être molle, cartilagineuse ou fibreuse avec ossification ou crétification accidentelle ; on y rencontre assez souvent des kystes renfermant un liquide brunâtre, gélatineux ou séreux. *L'examen histologique* de ces tumeurs donne le résultat suivant : elles sont composées dans leurs parties molles de cellules fusiformes et de cellules étoilées, la substance intercellulaire manque complètement ou bien elle s'y trouve en faible quantité et est de nature fibreuse, muqueuse ou cartilagineuse ; on y rencontre aussi des éléments glandulaires de nouvelle formation. Les kystes reconnaissent pour origine le ramollissement muqueux du tissu sarcomateux, ou bien la dilatation des tubes glandulaires nouvellement formés. Ces tumeurs sont parfois situées dans l'épaisseur des joues et complètement séparées de la parotide ; on suppose alors qu'elles proviennent de lobules glandulaires anormaux, supplémentaires, étendus le long du conduit de Sténon. Quelques-unes de ces tumeurs de la parotide sont presque complètement formées de tissu cartilagineux, à l'intérieur duquel se trouvent des tubuli composés de petites cellules épithéliales. On serait tenté de considérer cet état de choses comme

le résultat d'une hypertrophie du tissu physiologique de la parotide, mais
un examen attentif établit que ces tubes cellulaires ne sont autre que des
productions sarcomateuses villeuses, plexiformes et interstitielles, — circonstances qui rapprochent ces tumeurs des cylindromes, d'autant plus
qu'on y observe aussi une dégénérescence hyaline des cordons cellulaires.
J'ai extirpé récemment à la joue, chez une jeune femme, une tumeur magnifique de cette espèce, que l'on pourrait considérer comme un chondro-
cylindrome. Ces tumeurs peuvent se développer depuis la puberté jusque
vers l'âge de quarante ans, elles croissent excessivement lentement, sont
tout à fait indolentes, et leur croissance est d'autant plus lente qu'elles se
sont montrées à un âge plus avancé. Quoique ces tumeurs ne régressent
jamais, cependant les petites, celles de la grosseur d'un œuf, par exemple,
peuvent à un âge avancé rester complètement stationnaires. Si l'on enlève
ces tumeurs chez des jeunes personnes, généralement elles ne reviennent
plus. Mais lorsque les malades sont d'un âge avancé, très souvent elles se
reproduisent après l'extirpation, et quelquefois avec une telle vigueur, que
peu à peu elles gagnent la profondeur du cou et ne peuvent plus être
atteintes par le couteau ; les ganglions lymphatiques du cou les plus voisins
sont également infectés et le tableau du processus morbide se transforme
peu à peu en celui d'une maladie carcinomateuse. Tandis que la tumeur
primitive a d'habitude une consistance ferme, les tumeurs récidivées ont
souvent une structure kystique ; les cavités sont remplies d'un liquide
muqueux d'aspect mielleux, et leurs parois sont garnies d'excroissances
papillaires ; à l'examen microscopique on y constate souvent un revêtement
épithélial bien marqué, de sorte que la structure anatomique du néoplasme
rappelle plutôt celle du carcinome que celle du sarcome. D'après ce que
nous avons dit de leur marche, on devrait prendre pour règle de les enlever de bonne heure. Le pronostic est toujours douteux. En somme, les
sarcomes des glandes salivaires ne sont pas fréquents. Dans la *muqueuse de
la bouche* se développent quelquefois des myxo-sarcomes et des myxo-
enchondromes ainsi que des adénomes semblables à ceux des glandes salivaires.

9. — *Lymphomes.*

Ces néoplasmes sont extrêmement difficiles à distinguer aussi bien anatomiquement que cliniquement.

La simple hypertrophie des glandes lymphatiques, si elle n'est pas le
résultat d'une lymphadénite aiguë, peut être produite par une inflammation chronique, symptomatique, c'est-à-dire déterminée par des matières
phlogogènes ou par une hyperplasie idiopathique. En réalité, cette dernière
seule devrait être classée parmi les néoplasmes. Mais la distinction entre
la tuméfaction inflammatoire et la néoformation homoplastique ne peut
se faire par l'examen anatomique, et l'observation clinique ne peut admettre
le gonflement inflammatoire chronique secondaire que s'il existe un foyer
d'inflammation primitive appréciable.

L'hypertrophie dite scrofuleuse ou plutôt tuberculeuse des glandes lymphatiques ne peut pas être davantage considérée comme une néoplasie que

l'hypertrophie syphilitique, c'est pourquoi il faut absolument renoncer aussi au terme de « sarcome scrofuleux » (Langenbeck).

Je désigne exclusivement, sous le nom de lymphome, l'hyperplasie vraie non inflammatoire du tissu des glandes lymphatiques ; dans tous les cas, cette hyperplasie peut se produire sur un point enflammé : mais ce qui caractérise le lymphome, c'est que le tissu n'est le siège d'aucune métamorphose inflammatoire, qu'il ne se produit ni suppuration, ni caséification, ni résorption, comme c'est le cas dans les adénites secondaires, lorsque le foyer d'irritation primitive disparaît. Le lymphome n'est d'ailleurs nullement à l'abri des irritations extérieures qui peuvent produire secondairement dans la glande hyperplasiée une inflammation et une suppuration. Il résulte de là qu'en pratique la distinction entre le gonflement inflammatoire et l'hyperplasie est encore moins nette, ce qui ne doit pas nous empêcher de séparer complètement en théorie ces deux processus. A mon avis, les lymphomes vrais sont assez rares comparativement aux hypertrophies ganglionnaires inflammatoires qui sont fort communes, surtout dans la tuberculose ou encore dans les cas d'irritation continue ou répétée.

L'hyperplasie atteint un ganglion ou plusieurs ganglions d'un seul groupe et diffère surtout d'avec l'hypertrophie inflammatoire symptomatique en ce qu'elle n'atteint qu'un seul côté du corps et en ce que les ganglions voisins restent complètement normaux, tandis que l'irritation inflammatoire envahit presque toujours un grand nombre de ganglions à la fois. Nous étudierons plus tard une forme particulière de lymphome, qui est caractérisée par sa localisation multiple ; en opposition avec cette forme maligne nous pouvons considérer comme un lymphome solitaire ou bénin la simple hyperplasie ganglionnaire.

L'*examen microscopique des lymphomes* montre l'état suivant, quand on se sert de préparations durcies et passées au pinceau : tous les éléments cellulaires des glandes commencent à végéter, les cellules lymphatiques dans l'intérieur des alvéoles, les cellules de tissu conjonctif des trabécules, des capsules, des alvéoles et des réseaux formant les sinus ; c'est ainsi que peu à peu la structure normale du glanglion disparaît complètement, car tout l'organe se transforme en un amas de cellules lymphatiques ; cependant, le plus souvent, persiste un tissu réticulé très fin, dans lequel le tissu conjonctif dense de la capsule et des trabécules s'est transformé ; les vaisseaux sanguins sont également conservés, mais leurs parois se sont épaissies considérablement (fig. 156) ; l'infiltration cellulaire peut même être si considérable, qu'en certains points la distinction entre un lymphome et un glio-sarcome (fig. 135) peut être difficile ; par-ci par-là se montrent de grosses cellules multinucléaires.

Pendant un temps assez long, dans la simple hyperplasie, l'aspect réniforme du ganglion reste conservé, mais à la fin il disparaît également et les tumeurs ganglionnaires les plus voisines se confondent en une masse unique lobulée.

Ces tumeurs sont mobiles sous la peau, indolores, dures et peuvent atteindre le volume d'un œuf de poule. Après extirpation, elles ne récidivent pas. A l'extérieur et à l'œil nu, elles sont rondes, ovales, ou réniformes ;

sur une coupe elles ont une couleur gris rougeâtre, qui se transforme à
l'air en une couleur jaune rougeâtre. La consistance de ces tumeurs est
dure et élastique; leur siège facilite le diagnostic. Les ganglions lymphatiques ne sont pas tous également disposés à cette affection, ce sont les ganglions cervicaux qui s'hypertrophient le plus souvent, soit d'un côté, soit
des deux; cet état morbide s'observe plus rarement dans les ganglions de
l'aisselle et de la région inguinale, et très rarement dans les ganglions abdominaux et bronchiques. Ces tumeurs ne sont presque jamais congénitales;
cependant on peut les observer depuis la première année jusqu'à peu près

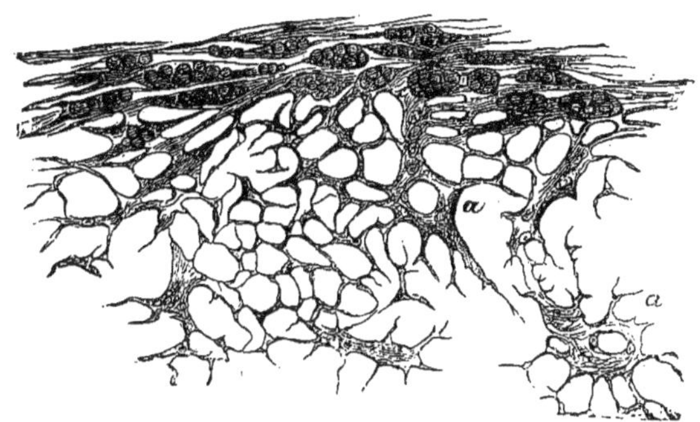

Fig. 156. — Préparation provenant de la couche corticale d'un ganglion lymphatique hyperplastique du
cou. Grossissement 350. — *a*, *a*, section de vaisseaux dont les parois sont épaissies. Préparation
durcie dans l'alcool et passée au pinceau.

60 ans, elles sont surtout fréquentes entre huit et vingt ans. Assez souvent
l'hyperplasie idiopathique des ganglions lymphatiques se montre à l'état
multiple. Cette maladie peut se localiser dans une ou quelques glandes du
cou; dans ce cas, la disposition à ces néoplasies disparaît au bout d'un certain nombre d'années, les tumeurs, qui se sont développées sans douleurs
et qui sont encore indolentes, s'arrêtent alors dans leur croissance et persistent dans le même état jusqu'à la fin de la vie. Dans d'autres cas, la néoplasie se montre en même temps dans tous les ganglions lymphatiques du
cou sur un ou sur les deux côtés, de sorte que le cou devient progressivement large et gêne les mouvements de la tête; si ces tumeurs continuent à
grossir, elles peuvent finir par comprimer la trachée et donner lieu à la
mort par suffocation; cependant dans quelques-uns de ces cas on observe
aussi un arrêt spontané de la maladie et l'on peut alors extirper, avec
beaucoup de chances de succès, des tumeurs même très grosses; il arrive
encore que beaucoup de ces ganglions disparaissent à la suite d'une fonte
ulcérative et d'une transformation caséeuse chronique. Les cas les plus
graves sont ceux dans lesquels les tumeurs arrivent rapidement à un
volume considérable, jusqu'à atteindre celui d'une tête d'adulte, et ceux
dans lesquels les tissus voisins sont envahis par la néoplasie. Chez cette
dernière catégorie de malades la guérison est rare, il survient une anémie
considérable, la nutrition cesse presque complètement, et la mort arrive au
milieu des symptômes d'une anémie et d'un marasme excessifs.
Ces lymphomes malins doivent être considérés en réalité comme des

sarcomes médullaires des ganglions lymphatiques et peuvent par conséquent être désignés comme tels. Mais il règne dans la littérature, relativement à la nomenclature des tumeurs des ganglions lymphatiques, un grand désordre, dû surtout à l'emploi de l'expression « lympho-sarcome ». Ainsi tandis que certains auteurs comprennent sous cette dénomination les sarcomes dont la structure ressemble à celle du tissu ganglionnaire, d'autres désignent ainsi toutes les tumeurs primitives des ganglions lymphatiques, sans distinction de texture, à la condition que leur marche clinique corresponde à celle des sarcomes ; ils comprennent donc dans cette classe les lymphomes malins dont nous avons encore à parler. J'ai proposé de rayer complètement de la littérature le terme lympho-sarcome et de nommer les tumeurs à structure sarcomateuse qui se développent primitivement dans les ganglions lymphatiques « sarcomes des ganglions lymphatiques », de la même façon que l'on dit sarcome de la parotide, du sein, etc. Les sarcomes des ganglions lymphatiques se comportent au début, anatomiquement et cliniquement, comme les lymphomes vrais. Toutefois on les reconnaît bientôt à ce caractère propre aux lymphomes malins, à savoir que le néoplasme, en s'accroissant rapidement, déchire la capsule ganglionnaire et s'étend d'abord dans le tissu périganglionnaire, puis dans le voisinage, envahissant ainsi les muscles, les fascia, la peau, etc. De cette façon, les tumeurs contractent rapidement des adhérences avec les organes voisins, donnent lieu assez souvent à l'ulcération et à la destruction de la peau, ce qui constitue un caractère qui leur est propre. Autant qu'il me paraît, elles ont une tendance invincible à récidiver et rentrent par suite dans le groupe des tumeurs les plus malignes. Tout récemment, j'ai vu plusieurs cas où l'on trouva à l'autopsie des tumeurs métastatiques présentant la structure des sarcomes alvéolaires à cellules rondes et siégeant dans les poumons et dans la rate.

A côté de ces sarcomes malins des ganglions lymphatiques, se trouvent les lymphomes malins proprement dits (Billroth), qui ne sont pas moins dangereux, bien qu'ils ne manifestent pas tous les caractères cliniques des tumeurs malignes, parmi lesquels, entre autres, la tendance à s'étendre démesurément au delà de leur localisation primitive et à détruire les organes qui les avoisinent.

Ces tumeurs sont, comme je l'ai dit déjà, de véritables hyperplasies ganglionnaires ; la néoplasie des éléments lymphatiques atteint toujours ici, en une fois, un groupe ganglionnaire, mais reste nettement localisée à ce groupe, de sorte que la capsule n'est pas déchirée et le tissu voisin n'est pas envahi par la tumeur. Le groupe ganglionnaire d'abord atteint se transforme en une tumeur mobile, constituée par un ou plusieurs nodules, et au début complètement indolore. Puis la néoplasie commence dans le groupe le plus proche, qui est en communication avec le premier par les cordons lymphatiques ; ici encore, il se forme des tumeurs arrondies ; alors elle envahit les ganglions des autres parties du corps, et ainsi de suite, jusqu'à ce qu'enfin les ganglions du médiastin et de la cavité rétropéritonéale soient entrepris. Parfois l'état général du patient, qui ne laissait rien à désirer, s'entreprend à ce moment : la coloration de la peau est pâle, les malades maigrissent, les extrémités inférieures deviennent œdémateuses, plus tard les patients commencent à tousser, une fièvre hectique et de vives douleurs siégeant dans certains paquets ganglionnaires surviennent, et, réduits à l'état squelettiforme, les individus succombent à un épuisement général ou parfois à des diarrhées sanguinolentes, à une toux continue avec expectoration purulente. Cette terminaison n'est pas toujours la règle; il y a des patients, et j'ai vu des hommes âgés et robustes porteurs de lymphomes malins, qui, malgré le développement considérable des tumeurs, ont un état général très bon. Ceux-là ne souffrent absolument que d'une gêne mécanique et d'une compression du larynx et de la trachée, et l'on ne pourrait se figurer combien ces individus sont résistants à cet égard, lorsque la compression ne se produit que peu à peu.

Le plus souvent ces malades meurent subitement par suffocation, surtout après un exercice corporel violent, absolument comme les goitreux.

A l'autopsie, on trouve d'habitude plusieurs groupes ganglionnaires, mais parfois aussi on ne trouve que les ganglions d'une moitié du cou transformés en tumeurs volumineuses, dans lesquelles on distingue très bien encore la réunion de nombreux ganglions augmentés de volume; on trouve aussi les mêmes néoplasmes dans le médiastin et dans la cavité abdominale. De plus, on observe parfois de véritables foyers lymphomateux dans les organes internes, dans les poumons, dans la rate, dans le foie et dans les reins, et même dans la partie spongieuse des os; on doit les considérer comme des métastases. Suivant la consistance on distingue des formes dures et des formes molles, parmi les lymphomes malins; entre elles s'observent aussi des formes de transition. Cependant les tumeurs dures ne doivent pas être considérées comme un degré de développement plus élevé que les formes molles; ces deux espèces ont, dès leur apparition, des caractères tranchés : les lymphomes mous ont un aspect médullaire, une coloration gris rosée; les lymphomes durs sont blancs ou gris blanchâtre, ressemblants aux fibromes. Ces différences se retrouvent dans les tumeurs métastatiques.

Dans les lymphomes mous, comme dans les lymphomes durs, les voies lymphatiques sont perméables; dans les premiers, il est même facile de les injecter. La structure des ganglions lymphatiques est généralement conservée; dans les vaisseaux, on trouve souvent de grosses cellules multinucléaires, souvent aussi des cellules géantes. Dans les formes dures, le réticulum est fortement épaissi et transformé enfin en tissu conjonctif scléreux; dans les formes molles, c'est surtout la néoplasie cellulaire et la dilatation des mailles du réseau qui prédominent.

L'affection débute habituellement dans les ganglions cervicaux d'un seul côté et reste localisée en ce point jusqu'à la mort. Assez souvent aussi les ganglions du pharynx et les follicules lymphatiques des tonsilles s'entreprennent, et alors survient, de bonne heure, de la gêne dans la déglutition et dans la respiration. Plus rarement l'affection débute par les ganglions de l'aisselle; les ganglions inguinaux sont toujours les plus rarement intéressés. Parfois une irritation aiguë donne lieu à l'hyperplasie ganglionnaire; ainsi, chez un patient de Billroth, une piqûre d'abeille à la main suivie d'une lymphadénite aiguë fut le signal de l'affection ; le gonflement ici ne rétrocéda pas, et les ganglions se développèrent comme de véritables tumeurs. Dans d'autres circonstances, il existe une légère tuméfaction ganglionnaire depuis plusieurs mois, produite par une irritation persistante. Tout à coup les ganglions se développent rapidement, puis les groupes voisins s'entreprennent. Habituellement la maladie apparaît sans cause connue. Ce qui est caractéristique, c'est que les individus réellement scrofuleux, chez lesquels l'hyperplasie ganglionnaire chronique est si habituelle, ne sont pas prédisposés aux lymphomes malins ; dès que l'on remarque chez un malade les ulcérations habituelles des ganglions caséeux et suppurés, on peut sûrement exclure le lymphome. Aucun âge n'en est à l'abri ; on les a observés chez des enfants de quelques mois et chez des personnes ayant dépassé la soixantaine ; cependant ce sont le plus souvent les individus ayant atteint l'âge viril qui en sont atteints, et de préférence les individus dont la santé paraît parfaite.

Dans certains cas, les patients avaient eu antérieurement des accès intenses de fièvre intermittente, qui, cependant, n'avaient laissé à leur suite aucun trouble appréciable.

A diverses reprises, on a rapproché les lymphomes malins des tumeurs de la leucémie lymphatique, dans laquelle on observe aussi des néoplasmes dans la rate et dans d'autres organes, et, à cause de cette ressemblance, on a considéré l'affection comme une pseudoleucémie (adénie, Trousseau). Les deux affections, la pseudoleucémie et la leucémie vraie, diffèrent cependant déjà par la structure des ganglions hyperplasiés ; et, chose plus importante encore, dans les cas de lymphomes malins, on n'observe pas le signe pathognomonique de la leucémie : l'augmentation des globules blancs du sang au début et pendant toute la durée de l'affection.

Dans les derniers stades de la pseudoleucémie comme dans tout état marastique, on peut, il est vrai, trouver dans le sang un plus grand nombre de globules blancs que normalement, mais jamais l'augmentation n'atteint des proportions aussi grandes que dans la leucémie. De plus, les individus leucémiques sont souffrants dès le début de l'affection ou même déjà avant ; leur état général trahit l'altération considérable subie par tout l'organisme, tandis que les patients atteints de lymphomes malins, lors même qu'il existe déjà des tumeurs volumineuses, se portent généralement bien, ont une coloration normale et paraissent n'être atteints, en un mot, que d'un mal local. Si dans quelques cas de sarcomes des ganglions lymphatiques on a trouvé une leucocythémie concomitante, cela provenait, vraisemblablement, de circonstances pathologiques particulières, comme cela a été observé par exemple chez un malade dont la tumeur avait pénétré dans la veine axillaire, et non, comme le croyait Virchow, de l'arrivée dans le sang de globules blancs issus des ganglions hyperplasiés.

Enfin, dans la leucémie vraie, la moelle osseuse participe toujours à l'affection, ce qui n'est pas le cas pour les lymphomes malins.

Vous voyez, d'après ce que nous avons dit, que le pronostic du lymphome varie beaucoup. Avant tout, l'on doit se pénétrer de cette opinion de Billroth à savoir « que l'on ne peut jamais dire à l'avance ce qu'il adviendra d'une tumeur des ganglions lymphatiques ». Une augmentation rapide de volume et une prompte adhérence avec les tissus voisins et la peau sont les indices de la formation d'un sarcome médullaire très malin des ganglions lymphatiques et doivent faire conjecturer une marche très rapide. Si plusieurs groupes glandulaires sont augmentés de volume, si donc il s'est formé des lymphomes malins, une terminaison fatale n'est pas douteuse, mais la durée de l'affection dépendra de la rapidité de l'accroissement et des complications résultant du siège des tumeurs, et aussi de l'extension du mal vers les organes internes.

En général, les formes molles paraissent évoluer plus rapidement et donner plus souvent lieu aux métastases que les formes dures; les individus très jeunes et ceux chez lesquels l'affection a, dès le début, atteint de grandes proportions, succombent plus vite que les individus plus âgés ayant dépassé quarante ans. Dans les cas à marche rapide, la mort a lieu habituellement dans l'espace de deux années; dans les autres cas, et ceux-ci constituent la majorité, la mort survient après quatre à cinq ans, rarement plus tard.

Les lymphomes malins constituent les tumeurs les plus fréquentes observées dans le médiastin; elles peuvent donner lieu aux symptômes les plus variés et entraînent toujours la mort au plus tard après trois à quatre ans. De tous les lymphomes, il n'y a que les formes simples hyperplastiques, citées d'abord, qui n'impliquent aucun danger; la tuméfaction de certains ganglions ne dépassant toutefois pas un certain degré, restant stationnaire pendant de longues années, et parfois même pendant toute la vie, et n'entraînant ni suppuration ni caséification, est sans danger. Cette affection apparaît toujours à la période de la puberté, ou même plus tôt. Toute tumeur ganglionnaire apparaissant après trente ans doit être considérée comme suspecte.

Le traitement de la maladie en question sera toujours interne au début, tant que l'on ignorera si l'on n'a pas affaire à une tuméfaction ganglionnaire de nature tuberculeuse. On emploie généralement l'huile de foie de morue, les bains salés, et, si la constitution du malade le permet, l'iode; dans le cas d'anémie, le fer est indiqué soit seul, soit associé à l'iode. Dans les cas les plus favorables, les tumeurs lymphatiques récentes disparaissent par ce traitement.

Lücke a employé avec succès l'injection parenchymateuse de teinture d'iode. J'ai acquis l'expérience que par ce moyen on obtient en tout cas une diminution de volume de la tumeur, surtout parce qu'il se forme des abcès, que l'on ouvre et à la suite desquels se produit toujours une rétraction cicatricielle notable. Je n'ai vu que rarement se produire une disparition par résorption, sans suppuration.

Le courant constant m'a donné les mêmes résultats.

Parmi les moyens externes, le mercure n'agit presque pas, les frictions iodées sont encore les plus efficaces : toutefois, ces dernières donnent habituellement lieu à une périadénite et à l'adhérence des glandes entre elles et avec la peau, de sorte que l'on rencontre plus tard de grandes difficultés si l'on doit recourir à l'extirpation. Baum a fait usage de la compression continue des ganglions au moyen d'appareils particuliers : ce traitement exige beaucoup de temps et n'est presque jamais suivi d'une guérison défi-nitive.

Si l'on a affaire à des tuméfactions ganglionnaires simples, restant long-temps stationnaires, le mieux sera d'en faire l'extirpation, ou du moins on fera l'ablation des plus grosses tumeurs et on abandonnera les plus petites à elles-mêmes.

Pour les lymphomes malins, Billroth a imaginé un traitement médica-menteux : l'arsenic sous forme de solution de Fowler lui a donné, dans un certain nombre de cas, des succès très sérieux.

Par l'usage de solution de Fowler en injections parenchymateuses com-binées avec l'administration interne de doses croissantes de ce médicament jusqu'à l'apparition de phénomènes d'intoxication, il obtint en quelques semaines la disparition de tumeurs énormes, même de tumeurs siégeant dans les cavités thoraciques et abdominales; d'habitude cette disparition est accompagnée d'accès de fièvre intenses et typiques. Personnellement, j'ai étudié de près cette méthode, et j'ai trouvé que le moyen d'adminis-tration le plus actif est le suivant :

On commence par administrer 10 gouttes de liqueur de Fowler intus et par injecter deux gouttes dans la tumeur; tous les trois jours la dose interne est augmentée de 2 gouttes, les injections sont faites chaque jour en chan-geant autant que possible la place où on les pratique; plus tard on injecte 4 à 6 gouttes dans les diverses tumeurs. Si l'intoxication apparaît, la dose est diminuée peu à peu, mais on ne doit jamais cesser subitement. Jusqu'à présent j'ai observé, dans beaucoup de cas, des résultats éclatants, même contre les récidives de lymphomes malins, mais jamais de guérison défini-tive n'a, que je sache, été obtenue par ce procédé. Contre les sarcomes des ganglions lymphatiques, l'arsenic agit beaucoup moins bien, tandis que les injections sont efficaces dans les hyperplasies ganglionnaires simples.

On ne doit espérer le moindre résultat d'une opération dans le cas de lymphome malin. D'habitude, la récidive se produit si vite, qu'on ne peut même pas la suivre par ce moyen et que le malade, soumis à ces opérations répétées, succombe plus tôt qu'il ne l'aurait fait sans cette intervention. Tout au plus l'opération est-elle motivée quand il s'agit d'une affection de quelques glandes qui ne fait plus de progrès. Au contraire, on est obligé de recourir à l'extirpation partielle quand il existe une gêne de la respira-tion, due au siège de la tumeur dans les amygdales ou au cou, au voisi-nage de la trachée.

Dans les cas de sarcomes des ganglions lymphatiques, on peut, au début, faire l'extirpation et tenter ainsi d'obtenir au moins une guérison tempo-raire; on devra réfléchir attentivement afin de savoir s'il est indiqué ou non d'intervenir dans un cas donné. L'opération des lymphomes en général peut être assez simple; d'habitude, cependant, ce n'est pas le cas, ce qui tient surtout au siège du néoplasme. Dans les cas où l'on a affaire à des gan-glions isolés et dont la capsule est encore dure, l'opération est générale-ment très bien supportée; j'ai déjà enlevé avec succès chez un même indi-vidu un grand nombre de ganglions du cou isolés, sans qu'il s'ensuivît la moindre réaction; il serait mieux de dire que dans ces cas je les énucléais avec les doigts. Mais si les ganglions sont confluents et ne forment qu'une seule masse, s'ils sont très mous et, de plus, adhérents à la gaine des gros vaisseaux du cou, l'opération deviendra extraordinairement ardue.

On rencontre chez des individus jeunes et vigoureux des sarcomes médullaires des ganglions du cou, siégeant dans la profondeur, s'étendant derrière le maxillaire, pénétrant jusque dans le pharynx et envahissant les amygdales et le pharynx; ils entraînent bientôt la mort; les opérations, encore réalisables ici, sont entourées de tels dangers, qu'il est rare qu'on arrive ainsi à prolonger la vie des patients.

Parmi les autres glandes qui, d'après les recherches les plus modernes, doivent être rangées dans le système lymphatique, il n'y a que les *amygdales* qui soient susceptibles d'être atteintes d'hyperplasie ; cependant l'hypertrophie tonsillaire ordinaire, qui se rencontre si souvent chez les enfants et les adolescents, est plutôt comparable au gonflement secondaire des glandes lymphatiques à la suite d'une inflammation chronique ; on l'observe fréquemment en coïncidence avec d'autres symptômes de scrofulose, ou bien elle est la conséquence d'un catarrhe chronique du pharynx ; il est faux d'admettre l'inverse, les tonsilles hypertrophiées ne sont jamais la cause du catarrhe pharyngien. Dans ces cas donc, l'extirpation des amygdales n'exerce aucune influence favorable sur la maladie principale, c'est-à-dire sur le retour fréquent des inflammations de la gorge. — On a observé, quoique rarement, des hypertrophies du *thymus*. — Les affections analogues des plaques de Peyer et de la rate ne sont d'aucun intérêt en chirurgie.

On observe aussi des lymphomes dans des tissus qui ne contiennent pas de ganglions lymphatiques : je comprends ici toutes ces tumeurs médullaires, le plus souvent molles, dans lesquelles on trouve après un durcissement soigneux et une préparation appropriée un réseau analogue à celui des ganglions lymphatiques.

Tels sont les lymphomes du maxillaire supérieur, du scapulum, de la peau, du tissu cellulaire, de l'œil, etc., tumeurs dont la structure est souvent difficile à distinguer d'avec celle des sarcomes granuleux (surtout des glio-sarcomes de Virchow), et que l'on désigne brièvement sous le titre de « fongus médullaire », surtout à cause de leur constitution habituellement médullaire.

On peut affirmer que la confusion des diverses formes que nous venons de mentionner n'implique aucune erreur de pronostic, car toutes ces tumeurs paraissent être également malignes et également infectieuses.

Néanmoins, ce n'est pas un motif pour contester l'importance de l'examen détaillé de ces tumeurs ; nous avons, dans ces dix dernières années, à la suite de la séparation complète des sarcomes d'avec les carcinomes, appris à reconnaître entre ces deux formes de tumeurs des différences cliniques très intéressantes et très importantes à la fois. Il y a quinze ans, on se trouvait encore dans l'impossibilité de formuler une opinion nette relativement au groupe des sarcomes et des lymphomes, comme nous venons de le faire. Les tumeurs que nous comprenons aujourd'hui dans la classe des lymphomes étaient rangées jadis en partie parmi les hyperplasies ganglionnaires, en partie parmi les sarcomes, et en partie enfin parmi les fongus médullaires.

QUARANTE-HUITIÈME LEÇON

10. Papillomes. — 11. Adénomes. — 12. Kystes et kystomes. — Kystes folliculaires de la peau, des muqueuses. — Kystes de nouvelle formation. — Kystes de la glande thyroïde. — Kystomes de l'ovaire. — Kystes sanguins.

10. — *Papillomes.* — *Hypertrophies papillaires.*

Il a été exclusivement question jusqu'ici des néoplasies appartenant à la série des substances de nature conjonctive, et de celles des muscles et des nerfs. Voyons à présent les néoplasmes dans lesquels les épithéliums vrais, qui proviennent des cellules des feuillets embryonnaires externe et interne, jouent un rôle plus ou moins marqué.

Les épithéliums constituent l'élément essentiel de deux formations normales, à savoir : les papilles de la peau et des muqueuses (villosités intestinales) et les glandes; les premières sont des saillies ondulées ou en forme de doigt; les secondes sont des dépressions sinueuses ou cylindriques, partout recouvertes d'un revêtement épithélial. Toutes deux constituent les paradigmes physiologiques de certains néoplasmes : d'abord les papillomes, formes purement hyperplastiques; ensuite les adénomes (de ἀδήν, glande); dans les papillomes et les adénomes se montre en même temps une néoplasie de tissu conjonctif et de tissu vasculaire.

Les papillomes cornés se montrent exclusivement dans la peau, rarement dans la paroi des kystes des follicules sébacés. On peut en distinguer deux formes principales.

a. Les verrues. — Elles sont caractérisées anatomiquement par un développement exagéré des papilles en longueur et en largeur. Sur ces papilles anormalement augmentées, l'épiderme se cornifie sous forme de petits cônes qui constituent les verrues, comme vous pouvez facilement vous en convaincre même à l'œil nu (voy. fig. 157). Ces verrues, qui sans cause connue se présentent souvent en grand nombre, principalement aux mains, atteignent rarement un fort volume; elles ne dépassent guère la grosseur d'une lentille ou d'un pois.

b. Les *cornes cutanées* sont jusqu'à un certain point des verrues très grandes; dans cette maladie, la masse épidermique des papilles hypertrophiées se réunit en une substance solide qui peut prendre un accroissement énorme, de sorte que la corne, qu'elle soit droite ou courbe, peut atteindre une longueur de 8 à 12 centimètres et plus. — Quoique l'aspect extérieur de ces cornes, qui ne consistent qu'en cellules épidermiques cornifiées, présente une grande ressemblance avec les cornes de certains animaux, la structure anatomique est cependant différente, parce que les cornes des

animaux sont principalement composées de substance osseuse. La couleur
des cornes cutanées est, en général, d'un brun sale; ces formations remarquables s'observent principalement à la face et au cuir chevelu, mais on
les rencontre également au pénis et à d'autres parties du corps; elles prennent quelquefois naissance dans des kystes athéromateux.

Les formations verruqueuses et cornées se développent évidemment sous
l'influence d'une prédisposition générale. La preuve en est que souvent les

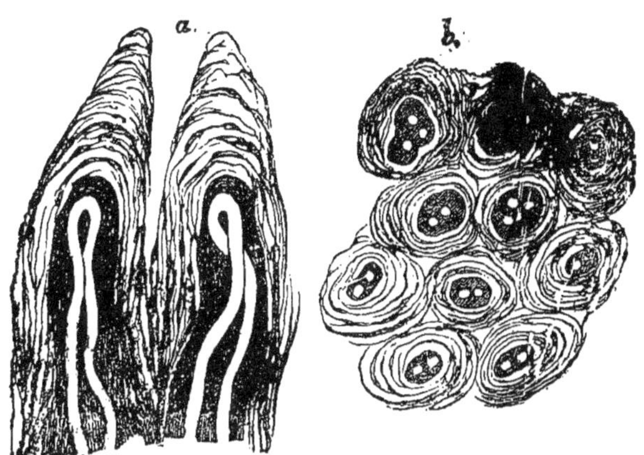

Fig. 157. — Verrue. — a, coupe longitudinale; b, coupe transversale. — Grossissement 20.

verrues se montrent en nombre considérable (de 20 à 50) aux deux mains,
surtout chez les enfants et peu de temps avant la puberté. Évidemment les
irritations extérieures jouent aussi un rôle dans le développement des
verrues; c'est ce que prouve, entre autres, la particularité du siège, les
mains étant principalement exposées aux agents extérieurs.

Il y a quelque temps j'ai vu, chez un vieux monsieur bien portant, accou-
tumé de tout temps à soigner méticuleusement ses mains aristocratiques,
une énorme quantité de verrues presque à tous les doigts; elles s'étaient
développées presque en même temps, en quelques semaines, sans cause
connue; ni la main ni aucune autre partie du corps n'en était atteinte.
Ces néoplasmes furent détruits par la cautérisation et disparurent aussi
vite qu'ils étaient venus.

La prédisposition à la formation des cornes cutanées, qui du reste s'observent rarement, appartient de préférence à l'âge avancé; il en est de même
de la plupart des formations épidermoïdales que nous citerons plus tard.

On ne les rencontre pas chez les hommes seulement, mais encore chez les
vieilles femmes. Sous le rapport anatomique, on pourrait citer, à côté des
formes précédentes, l'hystricisme.

L'hystricisme est une espèce particulière d'hypertrophie papillaire avec
une cornification de l'épiderme, dans laquelle se développe sur la surface
cutanée des appendices en forme de piquants qui font ressembler la peau
à celle du porc-épic. Cette affection est comme l'ichtyose (cornification de
l'épiderme) répandue sur tout le corps et le plus souvent congénitale.

La prédisposition aux verrues, tout à fait exempte de dangers, se montre surtout dans la jeunesse et cesse dans beaucoup de cas spontanément. Le public croit à la contagiosité des verrues ; le sang en provenant, soit que la verrue ait été grattée, soit qu'elle ait été excisée, produirait des verrues partout où il serait mis en contact avec la peau. L'importance des cornes cutanées est beaucoup plus grande ; bien que ces cornes se cassent quelquefois spontanément et tombent, elles se reforment de nouveau, si elles ne sont pas opérées ; dans certains cas même, il se développe à la place où existait la corne cutanée un cancer épithélial.

Dans la plupart des cas, les verrues peuvent être abandonnées à elles-mêmes. Il en est d'elles comme de toutes les maladies qui disparaissent spontanément avec le temps ; je veux dire que le peuple possède un grand nombre de remèdes pour les guérir : le contact de la main couverte de verrues avec la main d'un cadavre, l'application d'une infinité de feuilles et d'herbes, sont des remèdes prônés comme héroïques par les vieilles femmes. Pour détruire ces verrues, le mieux est de faire usage de l'acide nitrique [1] fumant avec lequel on les touche jusqu'à ce que le caustique atteigne à travers l'épiderme épaissi la couche papillaire. On reconnaît que l'acide a pénétré à cette profondeur d'abord par la sensation douloureuse, et ensuite par l'apparition au centre de la surface touchée de points bruns noirâtres dus à la coagulation du sang des anses capillaires de la papille. Généralement, après cinq à six jours la verrue se détache complètement ; parfois la cautérisation doit être répétée.

Les cornes cutanées ne peuvent être guéries radicalement qu'en excisant la partie de la peau sur laquelle elles se sont développées.

Par papillomes mous, sarcomateux, nous entendons parler des néoplasmes qui ont la forme papillaire, qui sont formés de tissu conjonctif ou sarcomateux mou et qui sont recouverts d'une couche épithéliale analogue à celle sur laquelle ils sont implantés.

Rarement on rencontre à la peau des papillomes sarcomateux très vascularisés (verrues molles) ; cependant on observe parfois au visage des formations congénitales, ressemblant à des crêtes de coq, siégeant presque toujours d'un seul côté.

Beaucoup plus communs sont les papillomes sarcomateux des muqueuses, particulièrement de la muqueuse vaginale ; on les rencontre plus rarement déjà sur les muqueuses rectale et nasale. Dans la nomenclature chirurgicale actuelle, on les range dans la catégorie des polypes muqueux. Ce sont souvent des tumeurs complexes, dans lesquelles se trouvent souvent réunies des hypertrophies et des ectasies glandulaires, du tissu interstitiel sarcomateux et des papillomes. Le plus souvent ces tumeurs sont pédiculées ; parfois une grande partie de la muqueuse est affectée en même temps.

Les papillomes sont rarement infectieux ; cependant ils récidivent parfois après l'extirpation. Les papillomes considérables qui se rencontrent

---

1. De tous les caustiques, le seul qui convienne est l'acide nitrique jaune fumant, c'est-à-dire l'acide nitrique mélangé d'acide nitreux ; l'acide pur, tel qu'on le trouve dans les pharmacies, n'a pour ainsi dire pas d'effet.

dans le larynx des enfants sont probablement toujours d'origine syphilitique.

11. — *Adénomes.* — *Hypertrophies glandulaires partielles.*

Il n'est guère commun d'observer une néoplasie de glandes vraies, bien
conformées, ou de parties de glandes ; au contraire, nous verrons plus tard
que la néoformation glandulaire incomplète constitue une des formes les
plus ordinaires du carcinome.

Tandis qu'autrefois on considérait souvent les sarcomes du sein comme
des hypertrophies glandulaires partielles, parce qu'on y rencontrait des
glandes, aujourd'hui on émet des doutes sur la néoformation véritable
d'acini glandulaires décrits plus haut ; quant à moi, si je m'en rapporte à
mon expérience, je considère l'adénome vrai de la glande mammaire comme
assez rare. Förster et d'autres auteurs décrivent des adénomes acineux de
la mamelle.

D'après ce que j'ai vu, les véritables adénomes du sein se rencontrent
surtout chez les jeunes filles, plus rarement chez les femmes de vingt-cinq
à trente ans. Ils apparaissent sous la forme de petits noyaux durs, dépassant rarement le volume d'une noix ; on les délimite difficilement par la
palpation, parce qu'ils se confondent avec la substance glandulaire ferme
du voisinage. Ce qui me paraît être caractéristique dans les symptômes
auxquels ils donnent lieu, c'est la sensibilité douloureuse dont ils sont le
siège, et qui est réveillée non seulement par la plus légère pression, mais
même par le contact des vêtements : les patientes se plaignent habituellement de douleurs spontanées, s'irradiant vers le bras du côté malade, et
d'une sensation de fatigue particulière et douloureuse à la fois se manifestant pendant l'action des muscles du bras à l'occasion des travaux manuels : ainsi pendant l'action d'écrire, de jouer du piano, etc.; parfois la
faiblesse musculaire ou la douleur — il est difficile de distinguer entre elles
— est si intense que les malades se trouvent dans l'impossibilité de soutenir
les objets les plus légers, tels qu'un verre, une assiette, etc., au moyen du
bras correspondant au côté malade.

Tous ces symptômes disparaissent sans laisser de traces à la suite de
l'ablation de ces tumeurs. J'ai fait des recherches à plusieurs reprises afin
de savoir si ces tumeurs atteignaient des nerfs, sans avoir jamais pu en
faire la démonstration anatomique, quoique pour moi il ne subsiste aucun
doute à cet égard. Dans un cas d'adénome du volume d'une fève que j'ai
observé, la cicatrice consécutive à l'extirpation s'hypertrophia et devint
extrêmement douloureuse dans une moitié seulement de son étendue, qui
cependant ne différait en rien de l'autre partie. Le contact de la chemise
était insupportable, et une pression plus forte déterminait dans le sein et
dans le bras, jusqu'au bout des doigts, de vives douleurs. Au bout de
quelques mois, la guérison eut lieu presque subitement.

On ne peut rien dire, jusqu'à présent, relativement au pronostic de ces
tumeurs généralement très petites. En général on les considère comme des
tumeurs de bonne nature. Cependant la récidive a lieu parfois, quelques
années après l'extirpation, non pas dans la cicatrice, mais généralement en

un autre point de la glande ou bien dans l'autre sein. Il me paraît aussi très vraisemblable que ces tumeurs puissent donner naissance à de véritables carcinomes.

Les glandes de la peau et de certaines muqueuses peuvent être aussi le point de départ d'adénomes et d'adéno-sarcomes. Les tumeurs de la peau, qu'il faut considérer comme des adénomes purs, peuvent se former par un développement de l'épithélium glandulaire de la même façon que se forment les glandes chez le fœtus. Verneuil le premier a décrit un adénome des glandes sudoripares. Depuis, diverses observations d'adénomes des glandes sudoripares et sébacées et de la muqueuse du tractus intestinal ont été publiées; ces tumeurs n'atteignent généralement pas un volume considérable et elles n'ont que peu d'importance pratique. Cependant les adénomes de la peau peuvent, sous l'influence de causes fortuites, s'ulcérer et en imposer alors pour des carcinomes. Des néoplasies plus fréquentes que celles-ci sont les formations glandulaires qui se rencontrent dans la muqueuse nasale, dans la muqueuse du gros intestin et dans l'utérus, et qui se sont développées dans un tissu conjonctif gélatineux, œdématié, plus rarement dans un tissu de nature sarcomateuse. Il se produit ainsi des tumeurs que l'on a l'habitude de considérer comme des polypes muqueux, et qui sont ou bien étalées comme les plis de la muqueuse, ou bien pédiculées. Elles ont la couleur et la consistance de la muqueuse dont elles proviennent, et sont recouvertes du même épithélium que cette dernière; seuls les polypes mous de l'organe auditif externe font exception et sont, chose singulière, souvent recouverts d'un épithélium vibratile. Dans l'utérus, on observe, à côté de ces polypes muqueux, des formations œdémateuses diffuses qui, très vascularisées, remplissent toute la cavité utérine d'un tissu friable, grumeleux, qui se reproduit extrêmement vite si l'extirpation totale et jusqu'à la muqueuse saine n'a pas été pratiquée. L'affection utérine due à la présence de ces formations œdémateuses a été désignée dans ces derniers temps sous le nom d'endométrite diffuse adénomateuse. Toutes ces tumeurs, appelées polypes muqueux, ne contiennent pas des glandes; celles-ci font habituellement défaut dans les polypes de l'oreille et dans les petits polypes foliacés de l'urèthre de la femme, que l'on désigne sous le nom de caroncules de l'urèthre. Ces dernières néoformations sont uniquement constituées par du tissu conjonctif œdémateux et gélatineux recouvert d'épithélium. La plupart des polypes muqueux de la cavité nasale, du gros intestin et particulièrement du rectum sont formés cependant pour la plus grande partie par des glandes muqueuses néoformées ou allongées, dont les extrémités fermées se sont transformées, par suite de certaines circonstances, en kystes muqueux. Il résulte de ces faits que les polypes muqueux peuvent, au point de vue anatomique, être rangés, suivant leur contenu en glandes, soit parmi les adénomes purs (tels sont par exemple les polypes muqueux du rectum des enfants [fig. 158], soit parmi les sarcomes (beaucoup de polypes muqueux du nez), soit parmi les fibromes œdémateux, soit enfin parmi les myxo-sarcomes. Depuis l'enfance jusqu'à l'âge de cinquante ans, on est prédisposé aux polypes muqueux. Chez les enfants, l'affection se localise exclusivement au rectum et au gros intestin ; on voit se développer chez eux soit des polypes isolés, soit un grand nombre de ces néoplasmes en même temps ; ce dernier cas se rencontre toutefois beaucoup plus souvent chez les adultes que chez les enfants. Depuis l'époque de la puberté jusqu'à trente ans environ, c'est surtout dans la muqueuse nasale qu'ils se rencontrent, soit d'un seul côté, soit des deux côtés à la fois ; ce dernier cas est le plus fréquent. C'est à la fin de la trentième année d'âge aussi qu'apparaissent les polypes utérins

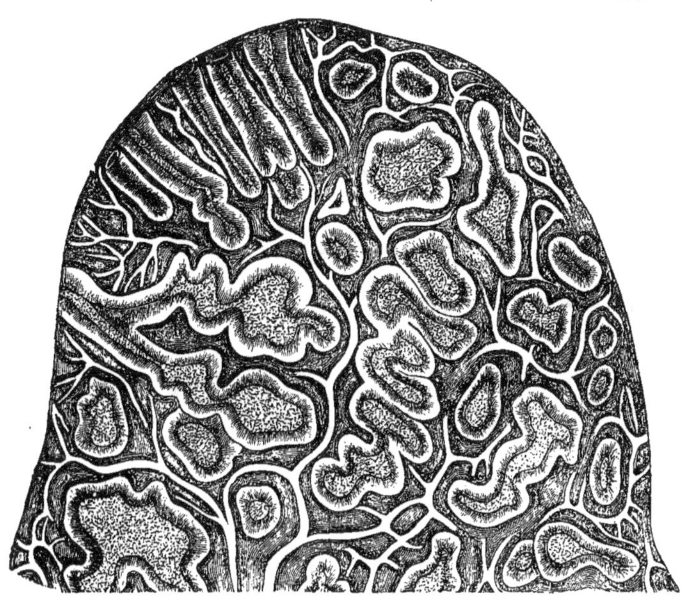

Fig. 158. — Coupe d'un polype muqueux (adénome) du rectum d'un enfant. — Grossissement 60.

qui, plus tard, par suite de certaines circonstances, peuvent se transformer en carcinomes. Tous ces polypes ont une grande tendance à récidiver localement, surtout les polypes du nez, dont on n'arrive souvent à empêcher la reproduction qu'après trois ou quatre extirpations. Dans la plupart des cas, la prédisposition à ces néoformations cesse d'elle-même avec le temps ; la récidive cesse enfin d'avoir lieu, ou bien les polypes plus petits, ceux de l'utérus, par exemple, cessent de s'accroître. L'examen, microscopique de ces tumeurs peut renseigner sur la marche et le pronostic, en ce sens que les tumeurs composées de tissu conjonctif œdémateux inspirent beaucoup moins de craintes relativement à la récidive que celles qui sont composées d'un tissu fusocellulaire ou d'un tissu semblable à celui de la néoformation inflammatoire ; enfin, parfois l'examen histologique seul permettra d'éviter la confusion avec le carcinome épithélial.

Le moyen le plus simple pour enlever les polypes muqueux du nez consiste à les arracher au moyen de pinces spéciales ; on procédera de la même façon pour ceux du conduit auditif externe ; les polypes de l'utérus et du rectum seront coupés au moyen de ciseaux au niveau de leur base d'implantation. Si l'on craint l'hémorrhagie, on appliquera une ligature préalable ou bien on se servira de l'anse galvanocaustique ; les productions diffuses de la muqueuse utérine seront, après dilatation suffisante du col, raclées au moyen de la curette tranchante, après quoi on cautérisera énergiquement la surface de la plaie.

Parmi les glandes non munies d'un canal excréteur, nous nous occuperons seulement ici de la glande thyroïde, qui est une véritable glande épithéliale.

Les adénomes de l'ovaire se convertissent si souvent en formes kystiques,

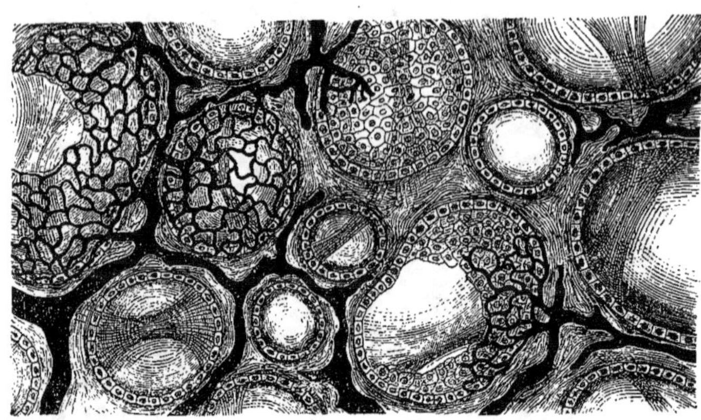

Fig. 159. — Coupe d'un goitre dur. Adénome de la thyroïde. Injection partielle. — Grossissement 100.

qu'il convient mieux d'en reporter l'étude au chapitre prochain. Depuis longtemps on désigne les tumeurs de la glande thyroïde sous le nom de goitres. (Comme nous l'avons dit, le mot « struma », dans l'ouvrage de Celse, désigne particulièrement une tumeur glandulaire du cou.)

Si nous considérons les rapports anatomiques qu'affectent ces tumeurs avec le tissu de la glande, nous distinguons d'abord les gonflements diffus de la thyroïde qui atteignent soit un, soit les deux lobes à la fois, puis des tumeurs qui, logées dans l'intérieur de la glande, ont des limites bien tranchées ; dans ce cas, la thyroïde peut rester à l'état normal ou être légèrement hypertrophiée. Si nous faisons abstraction des kystes simples de cette glande, que nous avons déjà décrits sous le nom généralement admis de *goitre cystique*, la plupart des autres formes de goitre sont des adénomes purs ou des cysto-adénomes. Lorsque le tissu de ces tumeurs, qui peuvent être de consistances très diverses, n'a pas encore changé de nature par une transformation secondaire, la coupe présente à l'œil nu presque la même structure que la surface de section de la glande normale. Sous le microscope, la ressemblance est également très grande ; presque tous les goitres durs montrent à l'examen microscopique une grande quantité de capsules fibreuses, qui renferment une substance gélatineuse limpide, contenant en plus ou moins grand nombre des cellules pâles et rondes (fig. 159). Le volume de ces capsules varie à l'infini : les plus jeunes, qui ne renferment pas encore de substance gélatineuse, mais seulement des cellules, ressemblent aux vésicules thyroïdiennes du fœtus, tandis que les plus grosses

ont un diamètre six à dix fois plus grand. Wölfler s'est occupé particulièrement dans ces derniers temps de l'étude histologique de la formation des
goitres.

Une des modifications les plus fréquentes qu'on observe dans les tumeurs
goitreuses est la formation de kystes ; ces derniers se produisent de la manière
suivante : par suite de la dilatation des vésicules glandulaires, un certain
nombre d'entre elles se fondent ensemble et le contenu gélatineux, d'abord
épais, devient de plus en plus liquide. A côté de ces formations cystiques
dans les goitres, on observe encore d'autres modifications tout aussi fréquentes, et qui se montrent assez régulièrement lorsque les goitres existent
depuis longtemps : je veux parler des extravasats sanguins ; il est vrai que
ces extravasats sont résorbés en grande partie, mais ils laissent toujours à
leur suite des pigmentations en plus ou moins grande quantité. Le sang
peut aussi s'être épanché dans une cavité kystique et former là un caillot
mou ; si l'on vide la cavité, on trouvera habituellement dans l'épaisseur du
caillot une artère complètement isolée, comme fraîchement mise à nu, qui
donnera aussitôt lieu à une nouvelle hémorrhagie. Le plus souvent ces
vaisseaux sont dégénérés, friables, probablement à cause de la dégénérescence amyloïde de leurs parois ; c'est à cette circonstance qu'il faut attribuer le plus souvent les hémorrhagies. La dégénérescence caséeuse et
graisseuse avec formation de cristaux de cholestérine est également fréquente dans les anciens goitres ; enfin on y observe encore assez souvent
l'incrustation calcaire ; on comprend qu'à la suite de toutes ces métamorphoses secondaires les caractères primitifs de la tumeur peuvent être
considérablement modifiés. Les tumeurs goitreuses, qui se développent
tantôt au milieu du cou, tantôt des deux côtés, soit seules, soit en grand
nombre, peuvent atteindre un volume considérable, comprimer la trachée
et provoquer la mort par asphyxie. Il n'est même pas nécessaire pour cela
qu'elles soient volumineuses : si elles s'étendent derrière la trachée ou si
elles se développent sous le sternum, elles peuvent, quand même elles
sont relativement petites, donner bientôt lieu à des symptômes menaçants.
Il arrive beaucoup plus rarement que l'hypertrophie uniforme, bilatérale
de la glande thyroïde atteigne un haut degré et mette la vie en danger.
— La maladie goitreuse est surtout remarquable par son caractère endémique ; on la rencontre principalement dans les contrées montagneuses,
dans le Hartz, en Thuringe, dans les montagnes de la Silésie, de la Bohême
et dans les Alpes, quoique dans cette dernière contrée la fréquence ne soit
pas partout la même. Quelques vallées de la Suisse et des Alpes autri-
chiennes en sont même complètement exemptes.

Sur les montagnes de l'Himalaya et dans certaines parties montagneuses
du Brésil les goitres sont fréquents. Les éléments les plus divers ont été
accusés de causer cette maladie, surtout l'eau et le sol ; cependant les
recherches exactes n'ont pas donné un résultat positif réellement scientifique. Évidemment, les circonstances climatériques et géologiques jouent
un grand rôle dans cette affection. Klebs attribue l'influence nuisible de
l'eau à son contenu en sulfate de chaux et prétend avoir déterminé expérimentalement le goitre en nourrisant les chiens avec cette substance. On

ne peut pas reconnaître une identité complète dans la constitution (peut-être héréditaire) des goitreux.

Ce qui est particulier, c'est le rapport qui existe entre l'affection en question et le crétinisme : on sait depuis longtemps que la plupart des crétins sont atteints de goitre. Dans ces dernières années, Kocher a fait cette observation intéressante, que l'extirpation complète de la glande thyroïde chez les individus jeunes déterminait un trouble caractéristique de la nutrition, qu'il a appelé « cachexia strumipriva » et dont le symptôme le plus marquant est constitué par le développement graduel du crétinisme. Jusqu'à présent, toutes les tentatives faites en vue d'expliquer ce fait, confirmé par d'autres chirurgiens aussi, sont restées sans résultat. Schiff a démontré expérimentalement, il y a déjà quelques années, que l'extirpation totale de la thyroïde chez les animaux entraînait la mort en peu de temps.

Ces expériences, renouvelées avec toutes sortes de précautions, ont prouvé que du moins, chez les chiens, chez les chats et chez les lapins, l'ablation de toute la glande thyroïde provoquait un état de marasme : les animaux deviennent tristes, ne mangent plus, maigrissent, la masse des leucocytes augmente, parfois surviennent des paralysies des extrémités, la marche devient incertaine, vacillante, et, quelques jours après l'opération, la mort arrive sans qu'on puisse constater à l'autopsie aucune altération notable. Cependant, exceptionnellement, on voit des chiens survivre, après avoir été manifestement malades des semaines et des mois entiers.

Si l'on enlève une partie seulement de la glande, une hypertrophie compensatrice a lieu dans le restant et l'opération est supportée sans réaction. Schiff a émis l'opinion que la thyroïde régularise la circulation sanguine du cerveau et que le marasme, consécutif à l'ablation totale de l'organe, est le résultat d'une anémie cérébrale chronique. Je dois vous avouer que cette théorie me paraît jusqu'à présent assez problématique; il n'y a pas de doute possible quant aux faits énumérés, et Kocher a raison de déconseiller l'extirpation totale de la glande thyroïde chez les individus jeunes.

Le goitre peut exceptionnellement être congénital; le plus souvent il n'apparaît qu'à l'époque de la puberté; son développement s'arrête généralement après l'âge de cinquante ans. Les goitres qui, jusqu'à cette époque, n'ont entraîné aucun accident, cessent généralement de s'accroître et ne donnent lieu à aucun trouble ultérieur. En somme, cependant, les cas dans lesquels la mort a été la suite immédiate d'un goitre sont beaucoup plus fréquents qu'on ne l'a supposé. Sous certaines influences, la terminaison fatale peut être subite, par asphyxie : lorsque, par exemple, les anneaux cartilagineux de la trachée sont ramollis ou usés par la néoplasie, de telle façon qu'il ne reste plus qu'un canal membraneux, il suffit parfois d'une brusque rotation de la tête pour fermer complètement la lumière de la trachée et pour interrompre ainsi la respiration. C'est Rose qui, le premier, a eu le mérite d'attirer l'attention sur ce danger autrefois méconnu et de donner l'explication de ces cas jusqu'alors énigmatiques de ce qu'on nomme la « mort par goitre » (Kropftod). Outre les adénomes, on trouve encore assez souvent dans la glande thyroïde des sarcomes mous (médullaires) à croissance rapide, de même que des carcinomes; ces deux variétés néopla-

siques provoquent rapidement des adhérences de la glande avec les organes
voisins et avec la peau, et l'infection des ganglions du voisinage.

A cause de l'extension prise par l'affection, il est rare qu'on puisse opérer
ces goitres malins; presque toujours ici la mort a lieu par suffocation. Pas
n'est besoin de faire une classe à part des goitres anévrysmatiques, puisque
ces néoplasmes ne sont autre chose que des goitres dont les artères sont fortement dilatées.

En général, on oppose aux goitres les préparations iodées, toutefois elles
ne sont efficaces qu'au début, plus tard elles sont sans effet. On les emploie
à l'intérieur (iodure de potassium à doses massives) et à l'extérieur sous forme
de frictions ou d'injections parenchymateuses. Outre les injections de teinture d'iode, employées surtout par Lücke et Schwalbe, on fait usage d'injections parenchymateuses d'alcool étendu, de solutions d'ergotine, plus
récemment enfin d'émulsion iodoformisée (R. iodoforme, glycérine, eau
distillée, parties égales; mucilage de gomme arabique, q. s. pour faire une
émulsion); toutes ces substances me paraissent exercer le même effet à peu
près. Quant à l'inefficacité des injections parenchymateuses dans les cas de
goitres malins, je n'ai pas besoin de vous la faire ressortir. Dans beaucoup
de cas, j'ai obtenu par l'emploi persévérant des injections iodées une guérison complète ou du moins une diminution notable de la tumeur. J'injecte deux fois, chaque semaine, pour tâter la susceptibilité du malade,
d'abord un tiers, et plus tard seulement tout le contenu d'une seringue
de Pravaz (teinture d'iode pure), et je continue la cure pendant plusieurs
mois.

Dans un cas observé par Billroth, l'injection d'alcool a provoqué une
décomposition putride du goitre qui a entraîné la mort. On a observé parfois, à la suite d'une diminution rapide du goitre, une sorte de fièvre hectique, avec amaigrissement, perte d'appétit, anémie et affaiblissement;
certains chirurgiens ont, à tort suivant moi, attribué ces symptômes à
une intoxication iodique chronique. J'ai vu survenir ces phénomènes dans
deux cas, alors que l'on avait cessé la médication iodée depuis des mois et
que la tumeur continuait cependant à diminuer de volume. Suivant moi,
il n'est pas douteux qu'il s'agisse ici de phénomènes résultant de la résorption du tissu néoplasique, analogues à ceux que l'on constate dans les cas
de disparition des lymphomes malins, après l'usage de l'arsenic.

Les individus faibles ou tuberculeux peuvent succomber à ces symptômes.

Il est très important de tenir compte, dans le traitement médicamenteux
du goitre, de la possibilité de ce danger; l'apparition de ces phénomènes
est une raison de plus pour recourir à l'intervention opératoire.

Ce n'est que depuis ces dernières années, grâce à l'amélioration de la
technique opératoire et à l'usage de la méthode Lister, qui permet d'éviter
toute réaction et toute infection, que l'extirpation de la thyroïde hypertrophiée et des tumeurs goitreuses a été fréquemment pratiquée. En outre, les
indications de l'intervention opératoire ont été considérablement modifiées.
Tandis qu'autrefois on n'enlevait que les goitres mettant la vie en danger
par leur volume ou par leur siège, on fait aujourd'hui aussitôt que possible
l'ablation des tumeurs dont le volume augmente sensiblement, lors même

qu'elles ne donnent pas lieu à ce moment à des phénomènes menaçants, parce que l'on connaît mieux les dangers inhérents à cette affection et que le traitement médicamenteux est moins incertain. Les principes thérapeutiques applicables à toutes les tumeurs doivent également nous guider pour ce qui concerne les goitres. Les tumeurs mobiles situées sur la ligne médiane du cou chez les jeunes gens présentent le plus de chance de guérison, tandis que des goitres, même petits, sont difficiles et dangereux à enlever lorsqu'ils sont profondément situés dans les lobes latéraux hypertrophiés ou quand ils s'étendent derrière la trachée.

Les opérations les plus simples de cette espèce doivent être entreprises avec les plus grandes précautions; je vous engage à ne jamais les exécuter sans être assisté convenablement, surtout quand il n'y a pas d'indication vitale immédiate; mais s'il y a menace de suffocation, il ne reste d'autre alternative que d'enlever la tumeur ou de faire la trachéotomie. Dans ces derniers temps, on a pratiqué un grand nombre d'extirpations de thyroïdes hypertrophiées et de goitres avec succès; presque toujours la guérison a été obtenue dans ces cas sans complication, et ce n'est qu'exceptionnellement que l'opération a entraîné la mort. La chose essentielle dans cette opération est l'hémostase artérielle et veineuse : l'on ne doit pratiquer aucune incision sans avoir préalablement suturé ou placé deux pinces hémostatiques sur les vaisseaux qui doivent être coupés. Ensuite on liera à la périphérie au moyen de ligatures doubles et en masse tous les vaisseaux afférents et efférents à la tumeur, on isolera peu à peu celle-ci des tissus voisins et on la séparera enfin dans la profondeur. Dans ce dernier temps, on se gardera bien de déchirer les adhérences sans les avoir préalablement liées; on peut rencontrer de grosses veines affaissées ayant absolument l'aspect du tissu conjonctif, et leur blessure donnerait lieu à une hémorrhagie considérable. Il n'en est pas de même dans le cas d'extirpation de nodules goitreux isolés plus ou moins enkystés dans la thyroïde. Ici on peut souvent, au moyen du doigt ou d'une sonde cannelée, isoler et énucléer les nodules, et se borner à en lier le pédicule, c'est-à-dire le cordon du tissu conjonctif qui contient les vaisseaux afférents et efférents. On ne doit jamais dans les extirpations totales ou partielles négliger de lier les vaisseaux isolés, après les avoir coupés; le malade pourrait perdre trop de sang et il pourrait arriver que cette opération, qui, lorsque tout marche bien, réclame déjà beaucoup de temps, dût être laissée inachevée. Après l'opération, on applique un pansement antiseptique et compressif; il va de soi qu'on aura au préalable drainé et nettoyé convenablement la plaie afin d'obtenir une cicatrice aussi régulière que faire se pourra.

12. — *Kystes et kystomes.* — *Tumeurs kystiques.*

On appelle kyste ou tumeur kystique une néoplasie constituée par un sac, rempli d'une substance liquide ou en bouillie, produite par les éléments de la paroi.

D'après cette définition, il faut exclure toutes les accumulations de liquide qui s'enkystent à la fin dans une membrane de tissu conjonctif, telles sont les extravasations sanguines; par contre, certaines tumeurs dites par rétention rentrent dans la catégorie des kystes.

Le mot kyste pris à la lettre doit être réservé seulement pour les tumeurs dont le sac et son contenu sont de nouvelle formation. Mais, en pratique, on nomme encore kystes des tumeurs formées aux dépens de sacs préformés, tandis que les formations néoformées de cette espèce sont toujours et partout considérées comme des kystomes. Quand une tumeur est composée de la réunion de nombreuses tumeurs kystiques, on l'appelle kyste composé, ou cystome multiloculaire. Si une des tumeurs que nous avons étudiées ou un carcinome est en même temps le siège de kystes et que ceux-ci constituent la partie principale du néoplasme, on se sert des termes : cysto-fibrome, cysto-sarcome, cysto-chondrome, cysto-carcinome, etc.

Virchow range aussi, comme nous l'avons déjà fait remarquer, parmi les tumeurs, les extravasations sanguines enkystées, les hématomes dont il a été précédemment question (kystes par extravasation), puis les épanchements hydropiques et les hypersécrétions des sacs séreux (hydrocèle, méningocèle, hydropisie des articulations, ganglions, etc.), qu'il considère comme des kystes par exsudation. D'après la division de Virchow, les kystes par rétention constituent la troisième classe des tumeurs kystiques. Parmi ces derniers, nous passons sous silence les kystes par rétention des canaux et des cavités d'un certain volume, ainsi l'hydropisie de la vésicule biliaire, du processus vermiforme, des trompes, de l'utérus, qui rentrent dans le domaine de la médecine interne et de la gynécologie, et nous nous bornons à l'étude de ces tumeurs que Virchow réunit sous le nom de kystes folliculaires.

Des kystes peuvent se former non seulement dans les glandes de la peau, mais encore dans celles des muqueuses.

On ne sait trop si les kystes de la glande thyroïde doivent être rangés parmi les kystes folliculaires par exsudation ou parmi les kystes de nouvelle formation. Les follicules clos des glandes lymphatiques paraissent ne jamais donner lieu à la formation de kystes.

Parmi les glandes cutanées, ce sont le plus souvent les glandes sébacées qui donnent naissance aux kystes; on n'observe que très rarement des dilatations kystiques dans les adénomes des glandes sudoripares. Les causes de rétention dans les glandes sébacées sont ou bien un épaississement de la sécrétion ou bien une obstruction du conduit excréteur. Si pour l'une ou l'autre de ces causes la sécrétion est retenue dans la glande, la surface sécrétante qui est disposée sous la forme d'acini se transformera en une seule cavité; la sécrétion accumulée exercera une action mécanique sur le tissu conjonctif de la capsule, qui par suite se condensera en une enveloppe kystique. Quand une pression suffisante permet d'exprimer le contenu de ce sac peu volumineux, on nomme habituellement ce petit kyste ouvert un « comedon », une tanne. Si à la suite d'un processus inflammatoire quelconque l'orifice de la glande sébacée s'est fermé, il peut en résulter une atrophie de la glande, comme c'est souvent le cas, par exemple, à la suite de brûlures avec destruction seulement superficielle du derme; mais, dans d'autres circonstances, la sécrétion glandulaire persiste et la glande se distend peu à peu en une sorte de sac. On appelle ces kystes remplis d'une bouillie graisseuse et épidermique « athéromes », kystes athéromateux. A l'examen microscopique, on trouve dans cette bouillie des gouttelettes et des cristaux de graisse, surtout des cristaux de cholestérine, des cellules épidermiques et des cellules aplaties. Ce contenu a une couleur et une consistance très variables ; la plupart des athéromes qui se montrent à un âge avancé, sur le cuir chevelu, ont un contenu gris brunâtre et exhalant une mauvaise odeur, d'aspect pulpeux, grumeleux, ou disposé en couches concentriques.

L'enveloppe est généralement mince et formée de tissu conjonctif, sa surface interne présente un réseau de Malpighi bien délimité et une disposition ondulée ou papillaire.

Le contenu de ces kystes subit parfois une métamorphose calcaire. A la suite d'un traumatisme, très rarement spontanément, les athéromes peuvent entrer en suppuration et se rompre ; le contenu s'en écoule, les lèvres de l'ouverture s'écartent et la surface interne du sac prend l'aspect d'une surface ulcérée de mauvaise nature. Ces tumeurs sont rares, si ce n'est à la tête et au visage, où on les observe fréquemment.

Une seconde variété de ces tumeurs est constituée par les kystes dermoïdes, qui souvent ont un contenu absolument blanchâtre, formé de nombreuses cellules épidermiques et de cholestérine (cholestéatomes). Sur la paroi de ces kystes on trouve des poils avec des follicules pileux, et aussi des glandes sudoripares ; cette paroi a donc beaucoup d'analogie avec la peau, elle est dermoïde (de δέρμα et εἴδες).

Ces néoplasmes, qui se montrent surtout à la tête, dans la région orbitaire, mais aussi ailleurs (ainsi, comme je l'ai vu, sur le pavillon de l'oreille), sont au début toujours congénitaux. On les considère comme des portions de glandes cutanées, égarées, développées trop profondément et étranglées, qui ont augmenté de volume suivant le mode décrit plus haut. Au cou on rencontre des sacs complètement fermés, recouverts d'épiderme provenant de la fermeture des espaces branchiaux embryonnaires et qui peuvent se transformer, après des années, par suite de l'accumulation des cellules épidermiques, en gros cholestéatomes. On les observe soit au fond de la cavité buccale (grenouillette-ranula), ou à l'extérieur au-dessus et derrière la thyroïde. Des carcinomes peuvent aussi provenir de ces restes de branchies (Volkmann).

Sur les membranes muqueuses également, des kystes peuvent apparaître à la suite d'un épaississement de la sécrétion glandulaire et de la difficulté d'écoulement consécutive ; mais ici c'est bien plus souvent l'obstruction du canal excréteur qui est l'origine de la formation de ces kystes par rétention. Leur contenu est surtout formé d'une masse muqueuse visqueuse, souvent très épaisse, de la couleur du miel ou bien jaune rougeâtre, ou même brunâtre comme du chocolat ; l'examen microscopique y décèle de nombreuses cellules rondes, pâles, contenant souvent des granulations graisseuses, placées dans un mucus homogène, et des cristaux de cholestérine en grande quantité. Ces kystes sont très rares dans la muqueuse nasale, mais on en rencontre dans les polypes muqueux du nez parfois en si grand nombre que l'on a désigné ces tumeurs sous le nom de polypes vésiculeux.

Luschka a trouvé souvent dans la muqueuse de l'antre d'Highmore de nombreux petits kystes. Dans la muqueuse buccale, ces kystes muqueux siègent de préférence au côté interne des lèvres, plus rarement sur les joues. Dans la muqueuse de l'utérus et dans les polypes muqueux de ce dernier organe, les kystes sont communs. Au contraire, dans la muqueuse rectale, on n'en trouve pas, et ils s'observent très rarement dans les muqueuses profondes du corps.

Kystes de nouvelle formation. — Le type le plus simple est constitué par une masse protoplasmatique, dans laquelle s'est formée par division une cavité contenant du liquide, tandis que la couche granuleuse, périphérique s'est condensée en une sorte de membrane. Nous avons vu antérieurement déjà se produire un processus de l'espèce dans les cellules dites vaso-formatives. Rokitansky le premier a décrit ces kystes microscopiques très simples issus de ce qu'il appelle « des masses ou des bourgeons creux sans structure ». Cependant en général ce mode d'apparition des kystes est rare, et, en tout cas, les néoplasies ainsi formées sont toujours d'un très petit volume. Au contraire, les kystes appréciables macroscopiquement se forment surtout à la suite d'un processus de ramollissement de certains tissus préalablement altérés par une infiltration cellulaire, ou par le ramollissement de tissus néoplasiques solides. Quand la néoplasie s'est divisée en un sac et un contenu liquide, la paroi interne du sac devient dans certains cas le siège d'une sécrétion, de sorte que le kyste par ramollissement devient un kyste par sécrétion ou par exsudation et continue à s'accroître.

Tout tissu riche en éléments cellulaires peut se transformer en kyste par la métamorphose muqueuse du protoplasme, ou bien, suivant une autre interprétation, par la sécrétion de substance muqueuse effectuée *par les cellules, sans que pour cela il y ait néoformation de glandes muqueuses.* Nous savons que chez le fœtus il se forme des cavités à la suite d'un ramollissement muqueux du tissu cartilagineux, et qu'ainsi se produisent les cavités articulaires. De même dans les tumeurs cartilagineuses on voit souvent se produire un ramollissement muqueux de certaines parties, ce qui donne lieu à des chondromes avec kystes muqueux. La même chose s'observe encore dans les myxomes et dans les sarcomes, surtout dans ceux à cellules géantes. Les kystes souvent sinueux, à parois très lisses, à contenu séreux ou séro-muqueux qu'on rencontre dans les myômes utérins sont peut-être des espaces lymphatiques fortement dilatés. Les kystes osseux se forment toujours au début par ramollissement; mais il peut se faire aussi qu'ultérieurement la membrane, souvent lisse et brillante, qui enveloppe ces cavités, sécrète à son tour.

Toutes les variétés de kystes énumérées n'ont aucun rapport avec la formation glandulaire; les formes que nous allons étudier à présent proviennent d'adénomes.

Les kystes de la glande thyroïde, les goitres kystiques dont nous avons déjà parlé occupent dans ce groupe un rang assez mal déterminé; car ils ne proviennent pas directement de culs-de-sac ou de conduits glandulaires, mais bien d'une accumulation de la sécrétion le plus souvent muqueuse d'une ou de plusieurs vésicules de la thyroïde; si l'on considère comme une

sécrétion le contenu de ces vésicules, comme il est permis de le faire pour
certaines raisons, ces kystes devront être classés parmi les kystes par rétention. Mais comme il peut être scabreux de parler d'une sécrétion de la
glande thyroïde, puisque certains anatomistes considèrent le contenu des
vésicules de cette glande comme n'étant composé normalement que d'éléments cellulaires, on sera autorisé à regarder comme des néoformations les
kystes produits par le ramollissement muqueux du contenu de ces vésicules. Que l'on admette l'une ou l'autre hypothèse, il est certain que les
kystes de la thyroïde se montrent tout à fait isolément et qu'ils peuvent
devenir très volumineux. Au surplus, presque dans chaque goitre solide
volumineux et aussi dans beaucoup de petits goitres on trouve un ou plusieurs kystes à parois généralement très lisses. Les kystes volumineux et
isolés de cette espèce semblent plutôt des kystes par sécrétion, tandis
que les cavités qu'on observe dans les autres parties de goitres très volumineux donnent beaucoup plus la sensation de kystes par ramollissement
à cause de la mollesse de leurs parois, qui en outre sont déchiquetées.
Le processus de ramollissement dans la thyroïde se termine généralement
par la formation d'un liquide muqueux ; mais il y a aussi, dans cette glande,
des kystes qui contiennent une bouillie friable, grisâtre, ressemblant au
contenu des glandes sébacées et s'en distinguant cependant par ce fait
qu'on n'y trouve que des débris du tissu de la glande thyroïde ; je n'ai
jamais vu dans la thyroïde de matière athéromateuse.

Au nombre des tumeurs kystiques plus compliquées, citons les cysto-sarcomes de la glande mammaire dont nous avons déjà parlé, les kystomes
de l'ovaire et du testicule, les kysto-adénomes, les cysto-sarcomes et les
cysto-carcinomes. Des recherches récentes établissent qu'il s'agit dans la
grande majorité de ces cas d'une néoformation de cavités ou de conduits
glandulaires, dont les extrémités en massue s'isolent comme cela a lieu
normalement dans la formation des follicules de la glande thyroïde et de
l'ovaire. Dans ces follicules néoformés (et peut-être aussi dans les follicules
normaux de l'ovaire) il se fait une sécrétion muqueuse, jaune vineux, brun
rougeâtre, ou brun foncé, qui a pour résultat de dilater de plus en plus
le follicule qui primitivement n'était visible qu'à l'aide du microscope. Des
kystes ovariques, souvent énormes, sont produits de la sorte soit par un
seul follicule, soit par la réunion de plusieurs follicules confluents en une
cavité unique considérable.

Ces kystes peuvent même donner au ventre de la femme un volume
supérieur à celui que produit une grossesse arrivée à son terme. D'autres
fois, une ou plusieurs centaines de ces follicules se dilatent et ainsi se forment
les kystes ovariques multiloculaires. Ce processus s'observe aussi dans le
testicule, quoique plus rarement que dans l'ovaire.

Dans ces deux organes, de même que dans le sein et dans la thyroïde, le
contenu des kystes est généralement muqueux ; cependant on rencontre
quelquefois, dans le sein, bien que ce ne soit pas commun, des kystes à
contenu laiteux, butyreux et même caséeux, comme Klotz en a décrit tout
récemment (cas observés à la clinique de Billroth). Dans les kystes folliculaires néoformés de l'ovaire et du testicule, on observe aussi accidentellement

une sécrétion graisseuse et une production épidermique abondante ; cela
donne lieu à la formation de perles épidermiques du volume d'un grain
de millet à celui d'un pois et à couches concentriques, comme j'en ai vu
dans le testicule, ou bien il se développe de gros kystes remplis d'une
bouillie graisseuse. La paroi de ces kystes, qui atteignent le volume d'une
tête d'enfant et parfois même davantage et que l'on rencontre dans l'ovaire
des femmes de tout âge, atteint d'habitude un degré d'organisation plus
élevé que la paroi des kystes dermoïdes de la peau ; en effet, on y trouve
souvent en grande quantité des poils, des glandes sébacés et sudoriprares,
des papilles, même des excroissances verruqueuses. On y a même rencontré
du cartilage, du tissu osseux, des dents de formes variées, de sorte que l'on
croit alors qu'il s'agit d'une formation fœtale incomplète, d'une féconda-
tion ovarique imparfaite !

Outre ces localisations, on voit encore des tumeurs kystiques congénitales
composées se développer au niveau du sacrum ; ces néoplasmes sont formés
souvent d'épithélium vibratile, de tissus variés et parfois aussi d'éléments
glandulaires, folliculaires.

La diversité des tissus entrant dans la composition de ces tumeurs congénitales du coccyx, depuis les formes relativement les plus simples de
cysto-sarcome jusqu'aux formes d'un *fœtus in fœtu*, est tellement grande que
l'on ne pourrait s'y arrêter plus longuement en cet endroit, sans entrer
dans de nombreux détails. Virchow nomme ces tumeurs, dans la composition desquelles entrent des organes complets ou des parties d'organes
complètement formées, « tératomes » (de τέρας, monstre). Enfin, je dois
encore citer certains kystes décrits çà et là, dans la littérature médicale,
qui contiennent du sang veineux, complètement liquide et dont les parois
sont complètement lisses. Il en est qui, après la ponction, se remplissent
rapidement de nouveau, d'autres qui ne se remplissent que lentement ; on
a observé ces kystes dans le creux axillaire, au thorax, au cou. Si nous
excluons ceux de ces cas dans lesquels un épanchement sanguin a donné
au contenu muqueux ou séreux la couleur foncée du sang et si nous considérons seulement les cas dans lesquels le contenu du kyste était exclusivement constitué par du sang, nous ne pourrons plus guère regarder ces
kystes sanguins que comme de gros sacs veineux ou comme des tumeurs
veineuses avec atrophie totale de leur charpente. Tous les cas de ce genre
observés jusqu'à présent ont été guéris par la ponction, de sorte que l'on
ne peut rien dire relativement à l'anatomie pathologique de ces tumeurs.

Le diagnostic d'une tumeur cystique est facile ; si l'on peut bien la palper,
on percevra la fluctuation. Les kystes profondément situés sont difficiles
à reconnaître. On peut facilement les confondre avec d'autres collections
liquides enkystées ; il est permis de faire une ponction exploratrice avec
un trocart très fin pour établir le diagnostic, si ce diagnostic est nécessaire
pour employer tel ou tel procédé thérapeutique. Il y a plusieurs maladies
avec lesquelles on peut confondre un kyste : par exemple, les abcès froids
forment aussi des tumeurs fluctuantes, indolentes, et qui augmentent quelquefois très lentement de volume. Il y a encore les vers vésiculaires, parmi
lesquels deux espèces s'observent dans les régions superficielles du corps,

c'est-à-dire dans le tissu conjonctif sous-cutané : le *Cysticercus cellulosæ* et l'*Echinococcus hominis* se développent, quoique très rarement, dans le tissu conjonctif sous-cutané (plus rarement encore dans les os). Le premier consiste en une vessie assez petite; le second, en une vessie plus grande, qui ont tous les caractères d'un kyste; la vessie qui constitue l'animal est toujours entourée d'un sac de tissu conjonctif de nouvelle formation. J'ai vu extirper des vessies de cysticerques qui siégeaient sur le nez et sur la langue, des vessies d'échinocoques qui se trouvaient dans le tissu conjonctif sous-cutané du dos et de la cuisse. Dans presque tous ces cas, on avait diagnostiqué des kystes; dans un seul des derniers, on crut avoir affaire à un abcès; et en effet, au lieu de la capsule fibreuse ordinaire, on rencontra du pus autour de la vessie d'échinocoque morte. J'ai ajouté ici ces quelques remarques comme appendice, car nous n'avons pas à nous occuper spécialement des parasites. Les *trichines*, qui se rencontrent quelquefois par milliards dans les muscles de l'homme, ne peuvent évidemment pas faire l'objet d'un traitement chirurgical, quoique, d'après les belles recherches de Zenker, le diagnostic puisse être établi dans certains cas. — Les hydropisies des bourses muqueuses sous-cutanées et des gaines tendineuses de même que le spina-bifida pourraient facilement être pris pour des tumeurs cystiques, si l'on ne faisait pas attention au siège anatomique de ces gonflements.

En dehors des tumeurs liquides, les cystomes pourraient être confondus avec des sarcomes et des carcinomes de consistance gélatineuse et avec des tumeurs graisseuses très molles. Nous le répétons, quand, en vue du traitement, il est nécessaire d'établir exactement le diagnostic, on fera une ponction exploratrice. Mais ce qui nous guide principalement dans le diagnostic des tumeurs en général, c'est l'expérience que nous avons sur leur siège relativement fréquent en telle ou telle partie du corps; je tâcherai de vous donner toujours très exactement les résultats de cette expérience en parlant de chaque forme de tumeur, et plus tard, dans la *Clinique*, j'attirerai votre attention spécialement sur ce point.

Comme le pronostic des cystomes est renfermé dans ce que nous venons d'exposer, nous pouvons passer immédiatement à leur traitement, car la prédisposition à la formation des kystes ne peut pas être traitée directement. Il existe deux manières de détruire les kystes : ou bien on vide le contenu et l'on applique localement des remèdes qui donnent lieu à une inflammation suivie du ratatinement du sac, ou bien on a recours à l'extirpation de ce sac. Ce dernier procédé est le plus simple et conduit le plus rapidement au but; nous lui accorderons toujours la préférence lorsqu'il pourra être exécuté aisément et sans danger pour la vie. Cependant dans les kystes de l'ovaire, dans ceux de la glande thyroïde et dans d'autres profondément placés ou qui, par leur siège anatomique, offrent des dangers, on préfère naturellement une méthode moins périlleuse, pourvu qu'elle offre quelque chance de succès. Dans certains cas rares, quand les kystes sont petits, la simple ponction suffit pour amener la guérison, comme cela a été observé par exemple dans des kystes uniloculaires de l'ovaire. Mais comme un résultat semblable ne peut être prévu à l'avance, il est plus sûr d'employer un procédé plus efficace. Nous pouvons arriver à un ratatinement du sac préalablement vidé, soit par une inflammation suppurative, soit par un processus inflammatoire plus doux. Si vous divisez la paroi du kyste dans toute sa longueur et si vous maintenez écartés les bords de la plaie, il s'établit une suppuration et une formation de granulations sur la paroi interne mise à jour ; les éléments de la tumeur qui y adhèrent et l'épithélium sont éliminés ; le sac se ratatine alors peu à peu, à l'instar d'un tissu cicatriciel, il devient de plus en plus petit jusqu'à guérison complète ; mais jusquelà il peut se passer plusieurs mois. Vous pouvez arriver au même but par un procédé pour ainsi dire sous-cutané : vous n'avez qu'à traverser la tumeur en plusieurs points par des fils à ligatures ou de petits tubes ; par suite de l'entrée de l'air et par l'irritation que provoquent les ligatures ou les tubes qui traversent le sac, il se produit également à sa paroi interne une suppuration et une formation de granulations qui, dans les cas favorables, donnent aussi lieu au ratatinement ; cependant il arrive souvent que par ce procédé la guérison se fasse attendre pendant des mois et des années ; de ces deux méthodes il faut donc préférer la première, qui est surtout applicable aux kystes du cou. On tâche d'arriver au même but par la ponction suivie d'une injection de teinture d'iode ; nous avons déjà parlé antérieurement très en détail de l'effet de cette médication. Ici encore il se produit après l'injection, d'abord une vive inflammation du sac avec exsudation séro-fibrineuse, puis la sérosité est résorbée et le sac se ratatine. Ce dernier procédé est surtout applicable aux cas où le contenu n'est pas constitué par un tissu ramolli, mais par un liquide sécrété principalement par le sac, par conséquent surtout aux kystes à contenu séreux et à quelques espèces de kystes muqueux. Dans les goitres kystiques, la ponction suivie de l'injection iodée donne souvent des résultats remarquables ; c'est à la clinique surtout qu'il appartient de décider du choix de la méthode. Les cystomes qui proviennent du tissu gélatineux ramolli et les kystes graisseux ne se prêtent pas bien aux injections iodées ; ces dernières sont facilement suivies d'une inflammation très violente et de gangrène avec développement de gaz, de sorte qu'on est obligé plus tard de fendre tout le sac. Les sacs à parois très épaisses, qui ne peuvent pas se ratatiner, ou qui ne le font que très lentement, ne se prêtent pas plus à l'injection iodée. C'est ainsi qu'on rencontre des kystes du cou susceptibles d'être traités par cette méthode, et d'autres qui ne le sont pas parce que leurs parois sont trop épaisses. Parmi les cystomes ovariques, il n'y en a malheureusement qu'un petit nombre qui puissent être traités par l'injection, de sorte que de nos jours l'extirpation de l'ovaire est considérée comme le seul procédé opératoire certain. Enfin, il y a des cas où mieux vaut ne pas entreprendre d'opération : par exemple, je crois insensé d'engager un vieillard qui porte de nombreux athéromes sur la tête à se les faire enlever, car si l'opération se compliquait d'un érysipèle de la tête, la mort pourrait facilement en être le résultat.

13. Carcinomes : Historique. — Remarques générales sur leur structure anatomique. —
Métamorphoses. — Formes diverses. — Topographie : 1° Peau et muqueuses à épithélium pavimenteux. — 2° Glandes mammaires. — 3° Glandes muqueuses à épithélium
cylindrique. — 4° Glandes salivaires et prostate. — 5° Glande thyroïde et ovaires. —
Traitement. — Courtes remarques sur le diagnostic des tumeurs.

13. — *Carcinomes — Tumeurs carcinomateuses.*

Pour vous donner une idée de la façon dont on diagnostiquait les tumeurs
autrefois et de l'origine des termes encore en usage aujourd'hui, je vais vous
citer un passage emprunté à l'ouvrage classique fort en vogue à son époque,
de Laurent Heister, dont j'ai la troisième édition, celle de 1739, sous les
yeux. On y lit (page 299) : « Un squirrhe est une tumeur dure, indolore, pouvant se développer dans toutes les parties du corps, mais surtout dans les
glandes, et résultant d'un arrêt et d'un épaississement du sang dans la partie
indurée. » Plus loin, à la page 306 : « Quand un squirrhe n'est pas résorbé,
ou qu'il n'est pas laissé en repos, ou qu'il n'est pas enlevé à temps, il
devient, soit spontanément, soit à la suite d'un traitement mal approprié,
malin, c'est-à-dire qu'il devient douloureux et s'enflamme ; alors on le
nomme habituellement carcinome ou cancer ; souvent, dans ces circonstances, les veines voisines se tuméfient et s'allongent comme les pattes
d'un crabe (ce qui n'arrive cependant pas toujours) ; de là est venu le
nom donné à cette maladie, qui est, en vérité, une des affections les plus
affreuses. Si ce cancer est encore partout recouvert par la peau, on l'appelle cancer caché (cancer occultus) ; mais, si la peau est ulcérée ou ouverte,
on le nomme cancer ouvert ou ulcéré et d'habitude celui-ci fait suite à celui·
là. »

Il n'y a pas bien longtemps que l'on a abandonné cette opinion naïve ;
mais il y a dans cette comparaison et dans cette description quelque chose
de réel et d'utile au point de vue pratique.

Peut-être dans cent ans rira-t-on également de nos définitions anatomiques
et cliniques, comme nous le faisons à présent à la lecture du livre du
vieux Heister. Le temps marche à pas de géant, et il suffit d'un seul instant
pour que des travaux péniblement élaborés par de jeunes observateurs
soient mis au rang de faits purement historiques.

Dans les sciences naturelles, nous n'arrivons jamais qu'à grand'peine à
formuler des définitions courtes, parce que, en fait, cela est à peu près irréalisable à cause des transitions existant entre les divers processus et entre
les diverses formations.

Pour ce qui concerne les carcinomes, on peut dire, au point de vue clinique, que ce sont des tumeurs éminemment infectieuses, et que cette infection elle-même, qui atteint d'abord les ganglions lymphatiques et qui plus
tard peut éventuellement aussi envahir d'autres organes plus éloignés, est
produite par le transfert d'éléments (on ignore encore si ce sont des éléments
moléculaires, des cellules ou des parties de cellules, ou si ce sont des

humeurs) provenant de la tumeur primitive et arrivant dans le sang par
les vaisseaux lymphatiques et veineux.

Quand on fut arrivé à contrôler par l'examen anatomique de ces tumeurs
la notion clinique précitée, on vit bientôt qu'on n'avait encore trouvé aucun
signe permettant de distinguer sûrement les carcinomes d'avec les autres
tumeurs. Les caractères macroscopiques établis par Astley Cooper, à la
suite d'une étude soigneuse des carcinomes du testicule et du sein, pouvaient se rapporter aux néoplasmes en général, et les recherches microscopiques elles-mêmes ne furent pas suivies d'un meilleur résultat. On
recherche dans les cellules dites carcinomateuses, dans la structure alvéolaire ou adénoïde, ou encore dans l'infiltration du tissu sain par la masse
néoplasique, la caractéristique du carcinome, mais on trouva toujours, en
y regardant de plus près, que ces mêmes caractères se retrouvaient aussi
dans d'autres néoplasmes cliniquement distincts des carcinomes. Actuellement, la plupart des pathologistes et des chirurgiens sont d'accord pour
considérer seulement comme étant de nature cancéreuse les tumeurs dont
la structure est analogue à celle des vraies glandes épithéliales (et non à
celle des glandes lymphatiques). Après que l'étude anatomique de la genèse
des tissus néoformés eut été faite par Virchow et que la base de sa division
eut été adoptée, on admit définitivement que le carcinome était de provenance épithéliale. Waldeyer formula cette opinion d'une façon concise, en
déclarant que, « seules, les tumeurs dont les cellules étaient issues d'épithéliums vrais, par conséquent celles qui provenaient des cellules des
feuillets embryonnaires externe et interne, étaient de vrais carcinomes, »
et Billroth d'abord, puis Thiersch adoptèrent cette manière de voir. Remarquez bien que, d'après cette théorie établissant l'origine purement épithéliale du carcinome, la doctrine primitive, développée surtout par Virchow,
de l'homéoplasie et de l'hétéroplasie est sensiblement modifiée. D'après
Virchow, les tumeurs malignes, dont le prototype est toujours le carcinome,
constituent des néoformations hétéroplastiques. Waldeyer a donc dû, pour
être conséquent, considérer le carcinome comme une tumeur véritablement
homéoplastique, puisqu'il provient de cellules identiques aux éléments
mères, et le définir comme une néoformation épithéliale atypique, tandis
que les adénomes doivent être considérés comme des néoformations épithéliales typiques. Conséquemment, tous les éléments carcinomateux doivent
être formés exclusivement par la prolifération des cellules épithéliales, et,
seule, la cellule épithéliale vraie peut produire une cellule carcinomateuse.

A mon avis, cette théorie ne peut plus être soutenue actuellement dans
toute sa rigueur. Je crois que le développement du carcinome en général
est limité dans tous les cas aux organes dans lesquels existe une matrice
épithéliale, mais que cependant les cellules carcinomateuses peuvent aussi
se développer aux dépens d'éléments non épithéliaux, ainsi aux dépens
d'éléments du tissu conjonctif, du tissu musculaire lisse et strié, des parois
vasculaires, etc. D'ailleurs, l'ancienne théorie des feuillets embryonnaires,
sur laquelle est étayée la doctrine de Waldeyer, a été, grâce aux découvertes embryologiques modernes, tellement modifiée que, même pour l'histogenèse normale, la formation d'une cellule épithéliale aux dépens d'une cel-

lule formative indifférente n'a plus rien d'invraisemblable. Si l'on remonte à l'embryon pour expliquer la genèse des tumeurs, il faut bien admettre que toutes les cellules embryonnaires sont en fin de compte de vraies cellules épithéliales, car elles proviennent de deux éléments épithéliaux, de la cellule femelle et de la cellule mâle (cellule-œuf et cellule spermatique). La question à savoir si les cellules carcinomateuses peuvent dériver aussi d'autres cellules que des cellules épithéliales vraies, des cellules de tissu conjonctif par exemple, est en réalité de fraîche date. Ceux qui les premiers observèrent les tumeurs cancéreuses prétendaient que les éléments épithéliaux se formaient aux dépens d'un blastème, c'est-à-dire aux dépens d'une masse organique demi-liquide amorphe — la théorie du blastème devait d'ailleurs expliquer toute espèce de néoformation. Plus tard, quand l'axiome « omnis cellula ex cellula » eut force de loi, personne ne révoqua en doute le fait que les cellules cancéreuses pouvaient résulter aussi d'une prolifération des éléments du tissu conjonctif; il y eut même des observateurs sérieux, tels que H. Meyer, qui contestèrent au tissu glandulaire épithélial toute participation à la formation carcinomateuse dans le sein, et qui prétendirent que les vaisseaux et le tissu conjonctif prenaient seuls part au processus de néoformation des cellules carcinomateuses épithéliales. Vint ensuite l'époque de la genèse exclusivement épithéliale du carcinome. Elle ne dura que peu de temps : du moins des objections s'élevèrent aussitôt contre la théorie de Waldeyer; on en revint à l'opinion primitive de l'hétérologie proprement dite, soutenue par Rokitansky et Virchow : la formation de vraies cellules cancéreuses, analogues aux cellules glandulaires et épithéliales physiologiques, aux dépens du tissu conjonctif, du tissu musculaire des éléments des vaisseaux, etc., fut adoptée par Rindfleisch, Volkmann, Lücke, Eberth, Biesiadecki, Gussenbauer, Weil et d'autres, et considérée non pas comme une exception, mais comme la règle.

Vous allez vous demander comment de pareilles divergences ont pu se produire relativement à l'appréciation du processus anatomique propre au développement du carcinome. Je dois vous dire, pour répondre à cette question, que les tumeurs carcinomateuses ne sont pas seulement et exclusivement composées de cellules que l'on doive d'emblée considérer comme épithéliales; ainsi on y rencontre encore, outre des cellules épithéliales, de très nombreuses cellules rondes, petites, jeunes, infiltrant les parties les plus récentes du néoplasme, qui semblaient avoir une grande importance aux yeux des observateurs. Cette infiltration cellulaire du tissu conjonctif, qui s'observe partout dans les tissus qui sont le siège d'une multiplication épithéliale, est parfois si considérable qu'elle dissimule presque complètement la néoplasie épithéliale (dont elle peut être très difficilement distinguée, quand cette dernière est minime); on peut se demander alors si cette infiltration doit être ou non considérée comme complètement indépendante de la formation carcinomateuse.

Tandis que les défenseurs de la genèse épithéliale des carcinomes considèrent cette infiltration de petites cellules comme un signe de réaction du tissu conjonctif, qui marche de pair avec la néoformation épithéliale, les observateurs modernes regardent ces cellules en apparence indifférentes

comme des formes de transition aux cellules cancéreuses proprement dites,
c'est-à-dire qu'ils admettent que ces productions des éléments du tissu conjonctif se transforment peu à peu en cellules épithéliales.

Il faut reconnaître que nous sommes exposés, dans l'appréciation de la
nature de ces éléments, à commettre de nombreuses erreurs. Nous pouvons
observer directement, pendant la vie, sur des objets déterminés, certains
processus de la vie cellulaire, comme la division des noyaux et des cellules,
la diapédèse, etc.; là nous voyons un élément subir différentes phases. Mais,
dans la recherche histogénétique des tumeurs, nous avons affaire à une
grande quantité d'individualités cellulaires, qui sont plus ou moins distinctes
les unes des autres : les types extrêmes nous paraissent être en quelque sorte
d'une part les éléments des tissus normaux et d'autre part les cellules des
tumeurs complètement formées.

Si nous trouvons entre ces deux types de nombreuses formes de transition
différant par leur configuration, nous concluons de leur existence à la formation possible de l'une aux dépens d'une autre. En d'autres termes, nous
déduisons de ces similitudes de forme leur succession génétique.

Il faut remarquer encore, à cette occasion, que les formes carcinomateuses
et épithéliales qui se trouvent dans les cancers primitifs se retrouveront toujours aussi dans les tumeurs infectieuses des ganglions lymphatiques. Cette
circonstance semble plaider en faveur du développement de foyers carcinomateux secondaires aux dépens d'éléments cellulaires émigrés, en faveur de
la théorie de l'inoculation, comme nous l'avons appelée. Cependant, si l'on
tient compte des faits que nous avons cités antérieurement, on peut très
bien admettre que, sous l'influence d'une sorte de semence particulière, que
ce soient des « éléments corpusculaires » ou quelque chose d'autre, les cellules des ganglions lymphatiques deviennent aptes à produire par exemple
de l'épithélium cylindrique quand elles ont été infectées par un carcinome
à cellules épithéliales cylindriques.

Il est surtout important et difficile d'établir une ligne de démarcation
entre les adénomes et les carcinomes, de même qu'entre ces derniers et les
formes compliquées de sarcomes, ces tumeurs ayant divers caractères communs et pouvant même, en certains points, abstraction faite de leur genèse,
se ressembler tout à fait. Les vrais adénomes sont composés d'une masse
glandulaire de nouvelle formation, complètement analogue ou du moins
très semblable au tissu normal ; le tissu conjonctif entourant les acini néoformés se comporte relativement à ceux-ci comme dans les acini normaux ;
il est dans le même état, ou n'est que très peu infiltré par de petites cellules.
Dans les sarcomes des glandes, il n'y a généralement pas de néoformation
d'acini, mais les cellules de la masse néoplasique englobent les cavités glandulaires restées normales ou élargies, et peuvent considérablement augmenter de nombre et de volume.

Mais le carcinome est caractérisé par ce fait que les éléments épithéliaux
pénètrent dans les tissus du derme et plus profondément sous forme de
masses rondes ou acineuses ou sous forme de cylindres ou de tubes, absolument comme cela a lieu à l'époque embryonnaire. Les cellules épithéliales
deviennent habituellement beaucoup plus volumineuses que normalement.

A côté de ces éléments épithéliaux, on trouve une masse conjonctive de consistance tantôt anormale, tantôt normale, tantôt extrêmement molle, presque muqueuse, généralement d'un volume inférieur à celui de la masse épithéliale.

Dans ce tissu se trouvent les petites cellules rondes infiltrées dont il a été déjà question; souvent ces cellules sont si nombreuses qu'il reste à peine du tissu fibreux. Dans des cas rares, la masse conjonctive peut même avoir la structure des sarcomes granuleux, des sarcomes à cellules fusiformes, et même des sarcomes alvéolaires, ce qui peut embarrasser singulièrement l'observateur pour la classification du néoplasme; souvent les petits éléments cellulaires infiltrés sont disséminés dans le stroma conjonctif; très rarement on rencontre plusieurs cellules réunies dans un interstice des faisceaux conjonctifs. Quand l'os est envahi, il subit une fonte semblable à celle de la carie.

Quant à ce qui concerne le développement des vaisseaux dans le carcinome, on peut se convaincre par l'injection artificielle que la dilatation vasculaire et la néoformation d'anses sinueuses sont très considérables. Dans les points où se trouvent des masses épithéliales cohérentes, la vascularisation n'est pas plus développée que dans les couches épithéliales normales; cependant on trouve toujours la néoformation épithéliale la plus récente en rapport intime avec les vaisseaux. D'après Waldeyer, les vraies cellules carcinomateuses ne se confondent jamais entre elles, tandis que cela semble avoir lieu pour les grosses cellules épithélioïdes de certains sarcomes. Au début, les sarcomes plexiformes et les carcinomes sont souvent difficiles à distinguer les uns des autres (comparez les figures 169, 170 et 171), leurs formes étant extrêmement analogues à celles des glandes. Il en résulte qu'il y a, comme je l'ai dit, des cas que l'on ne peut déterminer que par un examen microscopique attentif, et que, même ici, la diversité d'appréciation prouve encore qu'il n'existe pas dans la nature de ligne de démarcation bien nette et que partout on rencontre des formes de transition. Depuis que l'on discute sérieusement sur la genèse des tumeurs et particulièrement sur celle du carcinome, les opinions ont varié beaucoup, non seulement avec chaque génération, mais encore avec chacun des pathologistes, et, on peut le dire, elles ont sans cesse tourné dans le même cercle. Pour le moment, cela n'offre plus qu'un intérêt secondaire : les arguments pour et contre sont épuisés et on ne dispose d'aucun argument nouveau.

Je ne pense pas que ce soit le lieu ici de faire l'esquisse histologique générale de ces tumeurs, et j'espère qu'après ce qui a été dit vous les reconnaîtrez très bien. L'aspect de la coupe du cancer et sa consistance sont si variables qu'on n'en peut rien dire en général.

Dans la grande majorité des cas, les carcinomes apparaissent sous la forme de nodosités, ou encore sous la forme d'une infiltration, d'une induration des tissus, antérieurement mous, ou bien encore sous la forme d'excroissances papillaires.

Il est rare que les parties malades soient nettement délimitées du tissu sain par une capsule de tissu conjonctif; le plus souvent, leur pourtour se confond peu à peu avec le tissu normal. Parfois il s'agit non pas d'une tumeur cancéreuse, mais plutôt d'une infiltration cancéreuse, parce que, loin d'y avoir une tumeur, on ne constate guère qu'une atrophie de l'organe atteint. Ce qui caractérise en outre le carcinome, c'est qu'une partie de la néoplasie n'a souvent qu'une courte existence, qu'elle se désagrège directement ou consécutivement à une dégénérescence graisseuse, qu'elle est résorbée tandis que son tissu fibreux infiltré se rétracte en une cicatrice ferme et dure. Outre ce ratatinement cicatriciel et assez souvent en même temps que lui, on observe fréquemment un processus de ramollissement, plus communément peut-être même qu'un ratatinement atteignant une grande étendue. Ce ramollissement est dû le plus souvent à une fonte graisseuse des cellules et à une métamorphose caséeuse ; le ramollissement central avec ulcération vers l'extérieur, le développement d'un ulcère sanieux à bords fongueux sont des signes très caractéristiques du carcinome. La métamorphose muqueuse du protoplasma cellulaire est encore un processus qui s'observe dans certains carcinomes glandulaires, le plus souvent relativement dans ceux du foie, de l'estomac, du rectum ; rarement cette métamorphose muqueuse envahit le stroma conjonctif. On appelle ces tumeurs des carcinomes muqueux, gélatineux ou colloïdes. Lorsque la dégénérescence carcinomateuse atteint la surface des membranes, leur couche papillaire peut augmenter tellement de volume, les papilles isolées peuvent tellement s'hypertrophier que ces productions en constituent la masse principale, comme dans certains carcinomes papillaires des lèvres et de la muqueuse de l'estomac, du vagin, et comme dans les cancers villeux qui se développent sur la muqueuse vésicale, sous la forme de végétations dendritiques composées par de volumineuses papilles. Si le ratatinement cicatriciel prédomine dans un carcinome (comme c'est le cas dans certains cancers du sein), il se produit une tumeur ou une induration très dure, que l'on appelle, depuis l'antiquité, un squirrhe. Certains carcinomes sont pigmentés de brun ou de noir ; cependant, en général, les mélano-carcinomes sont extrêmement rares.

La plupart des mélanomes mous sont des sarcomes.

Quant à ce qui concerne la marche de ces tumeurs, j'en ai, à l'occasion des sarcomes, établi les caractères distinctifs. J'insiste encore sur ce fait que les carcinomes infectent toujours d'abord les ganglions lymphatiques voisins. Ceux-ci sont le siège, avant l'infection proprement dite, d'une tuméfaction inflammatoire passagère, qui n'est autre chose que l'expression de la réaction des glandes contre l'irritation qui les atteint. Ce fait est confirmé par cette constatation manifeste, à savoir que l'extirpation de certains carcinomes a été suivie d'une guérison complète et durable, quoique au moment de l'intervention opératoire les ganglions voisins fussent déjà tuméfiés et quoique l'on n'en eût pas fait l'ablation.

Les ganglions constituent en quelque sorte une barrière qui protège l'organisme contre l'infection. Souvent celle-ci ne va pas au delà ; mais, dans d'autres cas, la barrière est rompue et alors il se forme des tumeurs métastatiques dans les organes internes et dans les os. C'est donc dans les ganglions lymphatiques qu'il semble que les éléments infectieux du carcinome trouvent les conditions les plus favorables à la multiplication épithéliale des cellules du tissu. La rapidité de la marche est extrêmement variable ; nous reviendrons sur ce sujet à l'occasion de la localisation de ces tumeurs. Dans la plupart des cas, le carcinome ne reconnaît aucune cause occasionnelle ; cependant il y a un grand nombre d'observations prouvant qu'une irritation locale a été le point de départ du cancer : ici donc la néoformation s'est produite sur un terrain déjà pathologiquement modifié. Moi-même, dans un travail statistique relatif aux carcinomes, j'ai noté, dans environ 20 pour 100 des cas, une irritation locale au point d'apparition du cancer. Je ne puis entrer ici dans des détails ; qu'il me suffise de citer l'apparition constatée de carcinomes sur des surfaces ulcérées suppurant depuis des années, sur les ulcères produits par les cautères, moxas, etc., au niveau des trajets fistuleux, sur les verrues, au niveau d'infiltrations lupeuses, etc. ; les irritations traumatiques, uniques ou répétées, peuvent aussi, si les circonstances s'y prêtent, donner lieu à la formation du cancer. L'hérédité dans certains cas est une cause étiologique évidente ; il semble à cet égard que la disposition à l'affection est surtout transmise dans le même système, sans que le même organe en soit cependant toujours le siège. C'est surtout pour les carcinomes des organes sexuels de la femme que l'on observe ce fait : ainsi, on observera un carcinome utérin chez la mère et un carcinome du sein chez la fille, ou bien l'inverse. Malheureusement toutes les données statistiques relatives à ce point étiologique sont très disséminées. Chez la femme, ce sont surtout les glandes (utérus et sein) qui sont prédisposées aux carcinomes ; chez l'homme, on rencontre plus souvent les carcinomes de la peau.

Parmi les carcinomes des muqueuses, ceux de la bouche, de la langue, du larynx, de l'œsophage et du rectum sont plus fréquents chez l'homme que chez la femme ; l'estomac est atteint aussi fréquemment chez l'un et l'autre sexe. Dans les autres organes, le carcinome primitif est excessivement rare.

Quant à ce qu'on entend dire et à ce qu'on lit relativement à la cachexie cancéreuse et à l'habitus cachectique propre aux cancéreux, mon expérience ne me permet pas d'en donner confirmation. Un cancéreux sera finalement atteint de marasme, comme tout autre individu ayant souffert d'un trouble fonctionnel intense d'un organe important et ayant en outre absorbé des substances provenant de particules de tissus en désagrégation, mais il n'est pas marastique d'emblée ; il deviendra anémique à la suite d'hémorrhagies, de troubles de la nutrition ; alors il maigrira rapidement et aura une coloration cireuse, brunâtre ou même brun verdâtre, suivant le teint de sa peau, absolument comme d'autres individus se trouvant dans les mêmes conditions. C'est pourquoi on trouve surtout l'état général altéré chez les malades atteints de carcinomes de la langue, de l'estomac, de l'intestin ; chez eux, cela n'a rien de surprenant ; mais, dans les cas où le carcinome ne donne lieu ni à des hémorrhagies, ni à des décompositions putrides, ni à des troubles fonctionnels particuliers, l'habitus du malade n'a rien de caractéristique. C'est au point que certains cliniciens ont considéré le cancer comme le propre d'un état de santé trop florissant. Sans adopter cette conclusion, on est cependant autorisé à dire que le carcinome constitue une affection locale, et non un symptôme d'une affection organique générale, comme c'est le cas, par exemple, pour une gomme, qui doit être considérée comme le résultat d'une infection syphilitique du corps.

Autrefois tous les chirurgiens étaient tellement pénétrés de l'idée d'une diathèse cancéreuse qu'on considérait la guérison du cancer comme irréalisable par une intervention opératoire. Aujourd'hui un grand changement s'est opéré sous ce rapport, comme nous le verrons à l'occasion du traitement. Pour ce qui concerne la contagion par le malade, à laquelle croient certaines gens du peuple, l'observation ne l'a nullement établie.

Vous passerez plus rapidement en revue à présent les diverses variétés

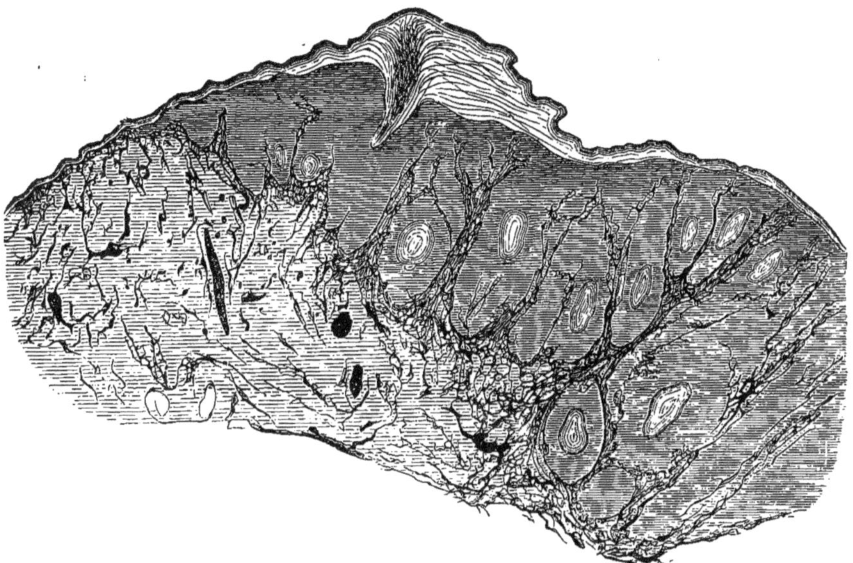

Fig. 160. — Cancer épithélial de la marge de la lèvre au début (croûte cornée). Les vaisseaux sanguins sont injectés. — Grossissement 6).

de carcinomes, si, nous basant sur leur origine et leur siège le plus fréquent, nous les examinons de plus près; nous étudierons ici non seulement les détails histologiques, mais encore la marche clinique de ces tumeurs.

1º Peau et membranes muqueuses à épithélium en pavés. Cancers de la peau. Carcinomes épithéliaux vulgaires (ainsi appelés parce que l'on y a reconnu d'abord que la masse principale de leur tissu était constituée par des cellules épithéliales). Cancroïdes (tumeurs analogues aux cancers; on employait jadis cette expression parce qu'on ne les considérait pas comme aussi malignes que les formes observées dans le sein, formes qui étaient presque exclusivement regardées comme les types des cancers malins). — La peau est recouverte d'une couche épithéliale qui, pénétrant dans le tissu sous-jacent, produit chez le fœtus des enfoncements : ainsi se forment les follicules pileux avec leurs poils, leurs glandes sébacées, et les glandes sudoripares. C'est de la même manière que se forment, dans les membranes muqueuses, les glandes muqueuses.

Beaucoup d'auteurs ont prétendu que toutes ces formations pouvaient donner lieu à des excroissances épithéliales et, quant à moi, je n'en doute pas, mais c'est toujours pour le réseau de Malpighi qu'il est le plus facile

de prouver cette pénétration épithéliale. Bientôt après on constate souvent
une accumulation épithéliale dans les glandes sébacées et dans les glandes
muqueuses, en même temps qu'une augmentation de volume des cellules;
il est plus rare d'observer une participation des follicules pileux et des
glandes sudoripares à ce processus. Les jeunes cellules du réseau de
Malpighi conservent au début leur forme et leurs dimensions; même leurs
rapports avec le tissu conjonctif persistent, puisque les cellules les plus voi-

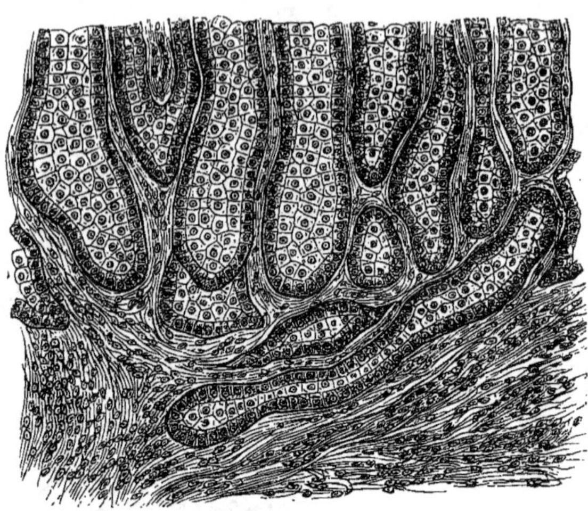

Fig. 161. — Cancer épithélial de la joue; forme glandulaire; tissu conjonctif infiltré par de petites
cellules. — Grossissement 400.

sines de ce tissu conjonctif conservent, comme dans les papilles normales,
leur forme cylindrique et leur disposition. Il est très vraisemblable que
ces végétations épithéliales, semblables aux acini, pénètrent fréquemment
dans les interstices des faisceaux du tissu conjonctif, où circule la lymphe,
le tissu offrant en ces points une moindre résistance. Köster croit avoir
démontré que tous ces boyaux et tous ces cylindres siègent dans les vaisseaux lymphatiques et exclusivement là. Mais cette opinion n'est décidément pas exacte, si l'on considère comme des vaisseaux lymphatiques ces
canalicules à parois anatomiquement appréciables qui semblent au contraire être atteints par la néoplasie plus tard que les vaisseaux sanguins;
sans doute, cette manière de voir serait très séduisante, parce que l'on
comprendrait ainsi très facilement pourquoi, dans ces formes de carcinomes, l'infection des ganglions voisins est parfois si précoce. Mais souvent il ne se produit, dans les épithélioma, pas le moindre gonflement
ganglionnaire.

Ultérieurement, des modifications surviennent dans ces tubes épithéliaux;
ces amas cellulaires isolés s'agglomèrent entre eux et forment des globes
qui augmentent peu à peu par la superposition de cellules nouvelles,
aplaties, et ainsi se développent ces globules épidermiques (globes cancroïdes) qui ressemblent à des têtes de chou, et qui paraissaient si singuliers aux yeux des premiers observateurs.

Il est très probable que ces globules, que nous avons déjà appris à connaître à l'occasion des sarcomes et que nous avons appelés alors perles endothéliales, se forment de la façon suivante : dans une masse de cellules conglomérées, les couches cellulaires périphériques s'aplatissent contre les tissus voisins peu expansibles ; plus ces perles deviennent volumineuses,

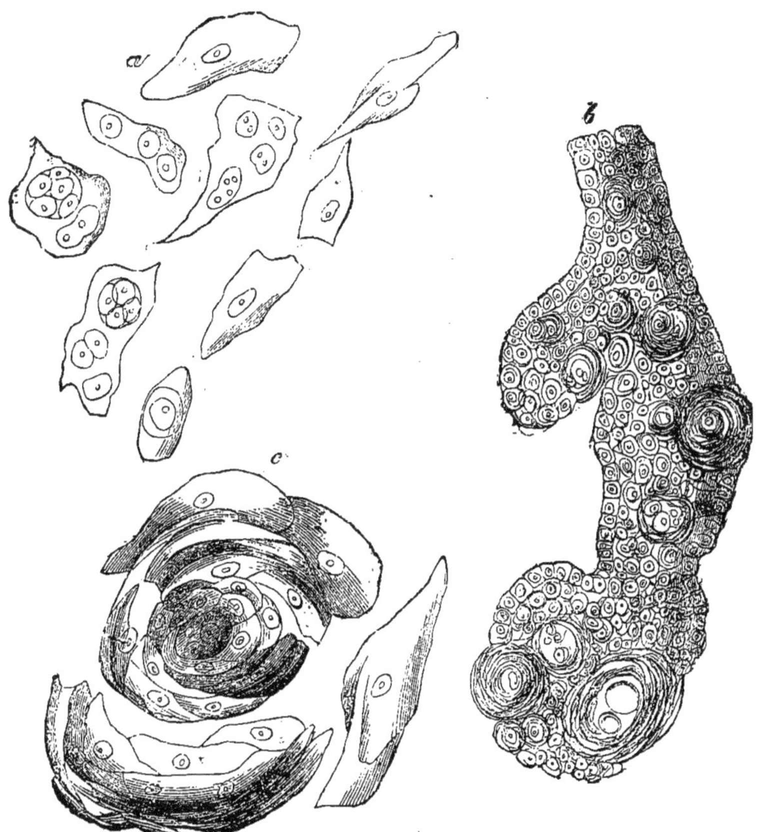

Fig. 162. — Éléments d'un carcinome épithélial de la lèvre (préparation fraîche avec addition d'acide acétique très dilué). — a, cellules isolées avec division endogène des noyaux ; b, un bouchon cancroïde avec des globes concentriques et un épithélium cylindrique extérieur ; c, un globe cancroïde écrasé. — Grossissement 400.

plus elles proéminent au dehors des cylindres épithéliaux ; elles apparaissent alors souvent aux extrémités des masses glandulaires. Parmi les cellules de l'intérieur des perles, et aussi dans les autres parties épithéliales de ces tumeurs, on voit souvent de grosses cellules multinucléaires, contenant des cellules filles.

Dans certains de ces carcinomes on a trouvé aussi des cellules pointues, et des cellules dentelées en grande quantité, comme dans les couches interposées entre la partie muqueuse et la partie cornée de l'épiderme ; malheureusement, les aspérités et les dentelures ne se forment pas d'une

façon constante, même dans les jeunes cellules épidermiques, de sorte que
l'on ne peut pas considérer ce caractère comme propre aux cellules épithéliales vraies. Si les masses épithéliales ont bourgeonné profondément dans
le tissu et si l'on fait une coupe traversant les couches profondes d'une
pareille tumeur durcie, on aura à peu près la figure représentée ci-dessous

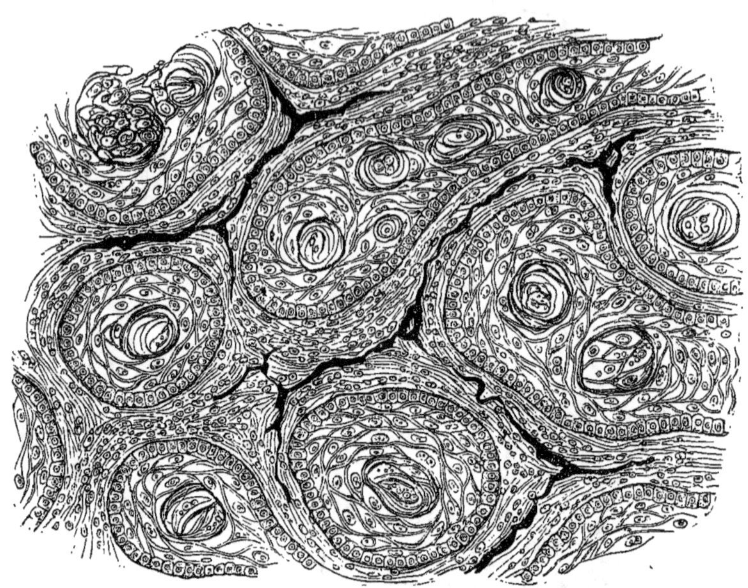

Fig. 163. — Cancer fongueux de la main dont les vaisseaux sont incomplètement injectés.
Grossissement, 400.

(fig. 163), dans laquelle on distingue très bien les alvéoles remplies d'épithélium d'avec le tissu conjonctif.

Les vaisseaux de ce stroma conjonctif présentent à peu près l'aspect
représenté dans la figure 164 *a*, tandis que la même figure représente,
en *b*, une néoplasie vasculaire des papilles hypertrophiées d'un gland, telle
qu'on l'observe dans la formation des premières excroissances épithéliales.

Tandis que, dans ce dernier cas, l'hypertrophie papillaire, ainsi que cela
arrive fréquemment, apparaît même au début de la néoplasie comme la
partie essentiellement caractéristique, dans d'autres cas elle ne constitue
qu'un élément secondaire, c'est-à-dire que les bouchons épithéliaux de la
surface de la peau ou de la muqueuse se ramollissent, se désagrègent, et
qu'il ne reste qu'un tissu conjonctif très vasculaire sous forme d'un ulcère
festonné, de la profondeur duquel font saillie ou végètent finalement
quelques touffes papillaires.

Le cancer de la peau peut débuter sous forme d'un papillome induré,
d'une verrue; fréquemment, cependant, il commence par une nodosité;
quand la néoplasie reste d'abord circonscrite, il pénètre dans le derme,
s'accroissant lentement à ses dépens, sans apposition de nouveaux petits
noyaux carcinomateux. D'habitude la production carcinomateuse pénètre

dans la peau en s'étendant peu à peu en surface, et infiltre celle-ci en n'y
produisant souvent qu'une saillie à peine marquée.

Ce qui distingue les cancers cutanés entre eux, c'est la pénétration plus
ou moins profonde dans la peau de la néoformation épithéliale; il y a des
cancers de la peau qui restent absolument superficiels, atteignant à peine
le tissu cellulaire sous-cutané, et qui ne s'accroissent que fort lentement
(carcinomes épithéliaux superficiels, Thiersch). La description des cancers

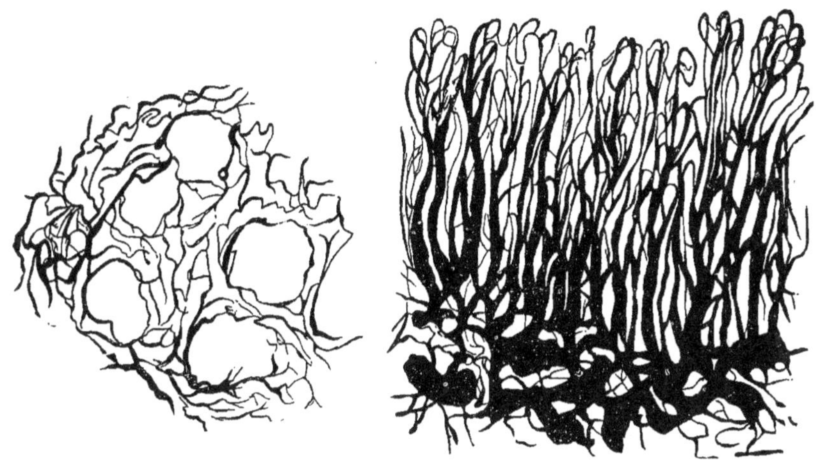

Fig. 164. — Vaisseaux d'un carcinome du pénis. — Grossissement 60. — *a*, réseau vasculaire entourant les
perles épidermiques d'une tumeur complètement développée; *b*, anses vasculaires de la surface du
gland fortement induré, mais non encore ulcéré.

cutanés, faite ci-dessus, se rapporte surtout aux formes infiltrées; dans le
cancer épithélial superficiel, les cylindres épithéliaux pénètrent rarement
plus loin que dans les couches profondes du derme, et sont surtout composés
de petites cellules rondes. A côté de ces excroissances, les glandes sébacées
deviennent plus volumineuses, se remplissent de grosses cellules épithéliales arrivées à leur développement parfait, et le tissu conjonctif est infiltré
de nombreux éléments cellulaires. Relativement, on observe rarement dans
ces néoplasmes des perles épidermiques. L'ensemble, examiné sur le malade, constitue à cette période une infiltration cutanée, dure, peu proémi-
nente, recouverte d'un épiderme corné. Cette production épithéliale est
cependant peu solide; elle se désagrège parfois, se ramollit et donne lieu
à l'élimination des excroissances glandulaires et des glandes sébacées. Il
ne reste qu'un tissu conjonctif très vascularisé avec des foyers épithéliaux
épars, et il peut alors se former un tissu de granulations ou bien une cicatrisation partielle. Tandis que ces phénomènes se passent au centre du
néoplasme, ce dernier continue à s'étendre, toujours très lentement, vers
la périphérie.

Tout au début, ces carcinomes présentent sur une coupe une coloration
rosée et une consistance dure; bientôt ils deviennent mous et granuleux
à la surface de section; dans les formes fortement infiltrées, on voit d'habitude, à l'œil nu, de grosses perles et de gros noyaux épithéliaux. L'ulcération

se produit généralement de bonne heure, presque plus souvent de dehors
en dedans, par suite d'un manque de nutrition, que de dedans en dehors,
par suite d'un ramollissement médullaire. Le ramollissement muqueux est
très rare. Quant à la topographie de ces tumeurs, les parties suivantes en
sont le plus souvent le siège :

a. Tête et cou ; ici ce sont les paupières, la conjonctive, le nez et la peau
du visage, la lèvre inférieure, la muqueuse buccale, les gencives, la joue, la
langue, le larynx, l'œsophage, l'oreille et le cuir chevelu qui en sont principalement atteints. Le début est très variable ; dans les cas les plus graves,
l'affection commence par l'apparition, dans l'épaisseur de la muqueuse ou
de la peau, de nodosités qui s'ulcèrent rapidement à la suite d'un ramollissement central ; d'autres fois, elle commence par la surface : il se forme une
crevasse, une fissure, une excoriation indurée, une eschare épidermique,
une verrue molle ; ces lésions, d'apparence légère au début, peuvent rester
longtemps superficielles, puis s'étendre lentement en surface, moins vers la
profondeur, et présenter des bords indurés. Si le cancer se forme aux dépens
d'une sorte de verrue, il conserve parfois pendant longtemps son caractère
papillaire. Les parties atteintes sont détruites définitivement par suite de la
métamorphose en tissu cancéreux ; dans les carcinomes épithéliaux hyper-
trophiques, aucun ratatinement cicatriciel n'a lieu ; les ulcérations auxquelles ces néoplasmes donnent rapidement lieu, varient comme les autres
ulcères cancéreux ; tantôt l'ulcère est le siège d'une gangrène profonde plus
ou moins étendue et prend alors l'aspect cratériforme, tantôt il devient
fongueux, à bords saillants. Ces ulcères laissent souvent suinter à la pression
une bouillie caséeuse, parfois analogue à du pus, qui s'échappe comme un
ver, tout à fait comme le sébum concret d'une glande cutanée dilatée
(comédon) ; cette bouillie est un mélange de masses épithéliales ramollies
et de graisse. Tantôt plus tôt, tantôt plus tard survient un gonflement
souvent douloureux des ganglions cervicaux voisins, qui va en augmentant
peu à peu ; les glandes tuméfiées deviennent confluentes, se réunissent en
partie les unes avec les autres, en partie avec la tumeur primitive ; de
nouveaux points s'ulcèrent et la destruction locale progresse de plus en
plus. Le néoplasme peut même s'étendre en profondeur jusqu'aux os du
crâne ou de la face : les os sont alors détruits et remplacés par le tissu
cancéreux. La mort peut avoir lieu par suffocation ou par inanition,
suivant que la masse cancéreuse comprime les voies aériennes ou alimentaires, ou par l'extension de la tumeur dans la cavité cérébrale consécutivement à la perforation du crâne ; le plus souvent, elle résulte d'un état de
marasme progressif, d'un épuisement complet, se montrant sous l'aspect
d'une cachexie profonde. A l'autopsie on ne trouve presque jamais de
tumeurs métastatiques dans les organes internes. Tous ces carcinomes de
la tête, du visage et du cou sont beaucoup plus fréquents chez l'homme
que chez la femme. La durée moyenne de la vie dans les cas de carcinomes
de la langue ou de la cavité buccale est d'un an à un an et demi ; les cancers
de la peau situés au visage amènent la mort après un temps variable ; les
épithéliomes infiltrés, plus rapidement que les superficiels. Il est très difficile
aujourd'hui de faire une statistique exacte relativement à la durée de la

vie des individus atteints de ces cancers, car on ne rencontre dans les pays civilisés que très peu de malades de l'espèce qui n'aient pas été opérés ou au moins traités par les caustiques.

Le cancer cutané superficiel (appelé autrefois par Billroth squirre cutané) constitue la forme la plus anodine de ces néoplasies; à peu d'exceptions près, ce sont surtout les vieillards qui en sont atteints; l'affection débute parfois par une infiltration de la couche papillaire par de petites nodosités, mais elle est toujours superficielle. Généralement il se forme d'abord une accumulation bien localisée de cellules épidermiques jaunâtres, une petite eschare; après la chute de celle-ci, la peau apparaît légèrement rougie, à peine infiltrée. L'eschare se reproduit de nouveau quand on l'enlève; après l'enlèvement répété, on trouve bientôt à sa place une petite surface ulcérée, rugueuse, finement papillaire, sèche, présentant parfois déjà à ce moment des bords durs, un peu surélevés. Cette petite ulcération, sur laquelle se forment toujours de nouvelles croûtes, s'étend, il est vrai, à travers l'épaisseur de la peau, mais rarement dans le tissu conjonctif sous-cutané; elle a plus de tendance à gagner en largeur qu'en profondeur, quelquefois même elle guérit complètement au centre, où se forme un épiderme nouveau et sain, tandis qu'une induration et une ulcération peu considérables s'étendent à la périphérie, mais d'une manière très lente. Il y a des cas où l'on n'observe jamais d'ulcération, mais seulement une infiltration de la peau avec mortification de l'épiderme et rétraction cicatricielle consécutive.

Le siège le plus fréquent du squirre cutané est la face, surtout la joue, le front, le nez, les paupières; cependant il peut se rencontrer aussi sur d'autres parties de la peau, principalement sur celles qui sont en général atteintes par le carcinome épithélial; le squirrhe de la peau se remarque le plus fréquemment entre cinquante et soixante ans et, d'après mes observations, aussi souvent chez la femme que chez l'homme. Souvent toute la surface cutanée, surtout celle de la face et des mains, est d'une sécheresse toute spéciale et montre une foule d'eschares épidermiques, sèches, plates et jaunâtres; en même temps, on observe une grande quantité de très petites infiltrations, qui souvent disparaissent sous l'influence d'un travail de ratatinement. — L'*extension* du squirre cutané se fait d'une manière excessivement lente; il se passe quelquefois six à huit ans avant qu'un morceau de peau gros comme une pièce de 5 francs, ou une aile du nez, ou une paupière, ou une partie de l'oreille, etc., soient détruits; rarement la marche est plus rapide. Comme les personnes atteintes sont en général très avancées en âge, elles meurent incidemment d'autres maladies, et voilà pourquoi souvent on n'observe pas de récidives après les opérations. Cependant, dans les cas même où l'on n'a pas opéré et où rien n'a été fait pour combattre le mal, ces formes carcinomateuses ne se montrent très infectieuses que dans un petit nombre de cas; probablement l'infection ne va jamais au delà de l'infiltration ganglionnaire, dont la marche est aussi lente que celle de l'infiltration primitive et s'accompagne également de ratatinement. — Pour ces raisons, on a voulu retrancher encore cette forme de cancer épithélial de la série des carcinomes, et la classer parmi les processus inflammatoires chroniques sous le nom d'*ulcère rongeant* (Hutchinson), ou la considérer comme une forme de lupus appartenant spécialement aux vieillards. Beaucoup de chirurgiens français et anglais séparent encore à présent ces formes dites cancroïdes, sans pouvoir cependant établir des signes différentiels nets. Comme l'incurabilité du cancer constitue encore pour eux un dogme inébranlable, ils déclarent souvent, si après l'opération il y a récidive, que la tumeur devait être cancéreuse, et réciproquement, quand la guérison a lieu, qu'il s'agissait d'un cancroïde. La combinaison très fréquente de ce squirre cutané avec le cancer épithélial parfaitement caractérisé, dans quelques endroits des bords infiltrés, la possibilité de sa transformation en cancer épithélial vrai, ainsi que quelques autres caractères cliniques ne me permettent pas de douter que la forme d'infiltration et d'ulcération décrite ne soit de nature cancéreuse, et qu'elle ne constitue la forme la plus bénigne, la moins infectieuse dans la série des néoplasmes épithéliaux carcinomateux.

b. La deuxième région où l'on rencontre fréquemment les carcinomes épithéliaux est celle des *organes génitaux.* Le col de l'utérus, le vagin, les petites lèvres et le clitoris, le pénis, surtout le gland et le prépuce, sont les endroits qui sont le plus souvent affectés. De toutes ces parties le col de la matrice est le plus fréquemment atteint; là aussi le carcinome s'ulcère rapidement, et comme la surface de la tumeur se fissure aisément dans ce processus et présente ainsi quelque ressemblance avec la surface d'un chou-fleur, on a appelé ces tumeurs : cancers en chou-fleur (*cauliflower-cancer*); mais cette dénomination n'est pas tout à fait caractéristique, car les papillomes sarcomateux peuvent donner lieu au même aspect. Dans tous les endroits susnommés, la tumeur ulcérée tantôt prend un caractère destructeur, ulcérant, tantôt est de nature fongueuse; elle peut être infiltrée ou bien superficielle. La matière sécrétée par les cancers utérins est mêlée d'un ichor d'une fétidité remarquable; des hémorrhagies parenchymateuses souvent continues s'observent dans ce cas. — Quant à la marche ultérieure de la maladie, tôt ou tard on voit les ganglions lymphatiques inguinaux ou rétropéritonaux envahis; la mort est ordinairement la conséquence du marasme; dans ce cas encore nous ne rencontrons que *très rarement* des tumeurs métastatiques dans les organes internes.

c. Parmi les autres régions du corps où l'on rencontre quelquefois dans la peau le cancer épithélial, il faut encore citer la main, surtout le dos de la main et la jambe. Chose intéressante, ces cancers de la peau, en somme assez rares, se développent le plus souvent aux membres inférieurs, soit au niveau d'un ulcère ou au niveau d'une cicatrice déchirée. Je connais deux cas de carcinomes épithéliaux du bras qui se sont montrés au niveau de cautères dont on avait pendant des années entretenu la suppuration. J'ai observé également des ulcères du pied qui se sont transformés en carcinomes après une durée d'un an, et cela sans cause connue.

On trouve dans la littérature des exemples de carcinomes formés dans des points où existent des séquestres, dans des trajets fistuleux, sur des surfaces ulcérées, au niveau de plaies de décubitus.

d. Nous avons à mentionner ici les carcinomes qui se forment dans la muqueuse vésicale, dont l'épithélium est aussi constitué par des cellules pavimenteuses. Bien qu'ils soient difficilement accessibles à une intervention thérapeutique, ils doivent cependant être bien connus des chirurgiens, à cause du diagnostic différentiel. Nous avons répété déjà que des excroissances papillaires s'observent dans les carcinomes; cela est surtout le cas pour les cancers de la muqueuse vésicale; ici les papilles, énormément développées, constituent une masse arborescente et sont pour ce motif désignées sous le nom de cancers villeux.

Les carcinomes provenant de l'épithélium cutané et de l'épithélium glan-

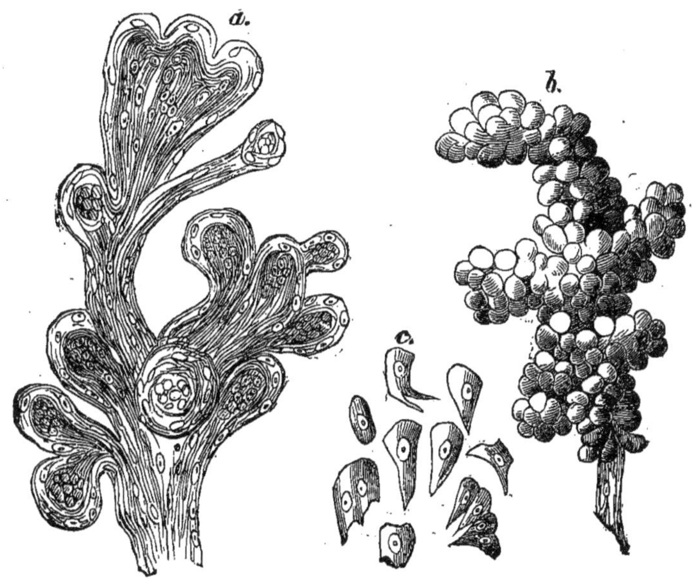

Fig. 165. — Formations papillaires d'un cancer villeux de la vessie, d'après Lambl. *a*, sans épithélium ; *b*, avec épithélium ; *c*, cellules épithéliales isolées des villosités. — Grossissement 350.

dulaire sont relativement aux cancers villeux dans les mêmes rapports que les adénomes relativement aux papillomes. Quand le papillome prend les caractères d'une formation fongueuse, exubérante, et qu'en même temps il donne lieu à une prolifération de masses épithéliales dans la partie qui en est le siège, de sorte que le tissu conjonctif ou le tissu musculaire soit ainsi infiltré, en un mot quand la tumeur prend manifestement le caractère destructif, on peut la considérer comme un papillome carcinomateux ou comme un carcinome villeux. Il peut arriver que la distinction entre un simple papillome et entre un carcinome villeux soit très difficile à faire.

A la surface interne de la vessie se développe, comme nous l'avons dit, une tumeur qui s'avance dans la cavité et qui, semblable à une algue, flotte dans l'urine; la base de cette tumeur se comporte comme un carcinome et les villosités souvent très longues et ramifiées sont couvertes de très grandes cellules épithéliales, tandis que le tronc des papilles consiste en tissu conjonctif, dont les cellules se groupent ainsi çà et là en foyers, comme dans le carcinome (fig. 165). L'analogie avec un sarcome villeux est en fait très grande; la seule différence, c'est que là (fig. 143) les villosités sont recouvertes d'endothélium, tandis qu'ici elles sont recouvertes d'épithélium.

Permettez-moi de vous dire encore quelques mots sur la marche des carcinomes épithéliaux en général : ils se montrent le plus souvent chez des individus d'âge avancé, c'est-à-dire entre quarante et soixante ans, très rarement plus tard, malheureusement moins rarement plus tôt; j'ai vu un cancroïde de la langue chez un jeune homme de dix-huit ans et des cancroïdes de l'utérus chez des femmes de vingt ans. En général, les habitants de la campagne sont plus exposés au cancer si fréquent de la lèvre que les habitants des villes. La tumeur locale est d'autant plus végétante, la participation des ganglions lymphatiques d'autant plus précoce, et la marche générale d'autant plus rapide, que le cancroïde se montre à un âge moins avancé.

Il n'y a pas de doute que l'on puisse obtenir une guérison complète par l'extirpation de la tumeur. De nombreux exemples le prouvent.

Dans certains cas, l'affection évolue très rapidement, dans l'espace d'une année; d'autres fois, elle dure trois, cinq, dix ans et plus (cancers cutanés superficiels); il arrive aussi que la récidive ne se montre que dans les ganglions, tel est le cas par exemple quand un cancer de la lèvre a été totalement extirpé, alors que cependant, au moment de l'opération, existaient déjà dans les ganglions cervicaux des germes carcinomateux (récidive par infection). La néoplasie dans les ganglions a, au début, un aspect rosé et est formée par une infiltration diffuse assez dure, ou bien c'est un noyau blanchâtre, qui se ramollit à la longue et se résout en partie ou en une sorte de bouillie ou en une masse purulente.

Les ganglions carcinomateux du cou ont une grande tendance à s'ulcérer; leur structure microscopique est analogue à celle du cancer primitif.

Les formes de carcinomes décrites ne dépassent presque jamais les ganglions lymphatiques; l'infection des organes internes (foie, poumons, rate et rein) ne s'observe ici que très rarement.

J'ai moi-même observé quelquefois chez des individus guéris, par l'opération, de carcinomes cutanés du visage non compliqués d'infection ganglionnaire, une formation carcinomateuse dans les organes internes, qui, en d'autres circonstances, sont généralement le siège de tumeurs primitives; ainsi j'ai vu succomber à un cancer de l'estomac à marche rapide un homme chez lequel on avait enlevé un cancer du pavillon de l'oreille; chez un patient mort à la suite d'une rhinoplastie nécessitée par la perte de substance consécutive à l'ablation d'un cancer du nez, on trouva à l'autopsie un carcinome de l'intestin, etc. Dans ces cas, il est impossible, en l'absence de toute infection ganglionnaire, d'admettre une formation métastatique, du moins d'après notre manière de voir actuelle, suivant laquelle l'infection générale se produit pour ainsi dire exclusivement par l'intermédiaire des vaisseaux lymphatiques, à cette exception près, créée par cette circonstance rare qu'un carcinome peut se développer directement dans une veine volumineuse et non thrombosée et qu'alors des particules de la tumeur, étant détachées par le sang en mouvement, donnent lieu à la formation d'embolies. Mais, dans les cas cités plus haut, on ne pouvait absolument pas expliquer comment des métastases se seraient produites dans des organes qui n'en sont habituellement que très rarement le siège. Dans ces conditions, nous devons bien admettre la possibilité d'une affection double, localisée en deux points différents (par exemple, à la peau du visage et à la muqueuse intestinale), chez un individu prédisposé au cancer. Cette explication serait également pratique pour ces cas exceptionnels où, dix ans et plus après une extirpation de cancer, on voit se produire un nouveau néoplasme carcinomateux en un autre point que celui où siégeait la tumeur primitive. C'est ainsi que j'ai constaté chez un homme opéré d'un carcinome lingual par Schuh, seize ans plus tard, l'apparition d'un cancer de la joue, tandis que la langue était restée indemne. Vous rencontrerez souvent à la clinique de ces faits remarquables, preuves palpables de notre ignorance de la vie des néoplasmes.

La constance avec laquelle le cancer épithélial se montre à certains endroits, surtout aux points de transition de la peau à la muqueuse (vagin, pénis, rectum, lèvres), a justement éveillé l'attention des observateurs. Il est naturel de chercher dans la structure de ces parties, dans les irritations auxquelles ces orifices sont exposés, les causes de la maladie; à présent que la plupart des pathologistes sont peu disposés à admettre des irritations spécifiques tout à fait inconnues dans leur essence, on s'est arrêté tantôt à telle idée, tantôt à telle autre, pour éclaircir les obscurités qui règnent encore sur les tumeurs spécifiques de ces régions. Quant à la lèvre des vieillards, Thiersch indique surtout les modifications importantes qui se produisent dans ce tissu, comme en général dans la peau, par suite des progrès de l'âge; il s'y fait, d'après lui, une atrophie considérable du tissu conjonctif et du système musculaire, de sorte que les formations épidermiques, comme les follicules pileux, les glandes sébacées, les glandes sudoripares, les glandes labiales, gagnent le dessus, et que leur nutrition l'emporte sur celle du tissu conjonctif; il résulte de là que tous les irritants qui agissent sur la lèvre (mauvais rasoir, action de fumer, intempéries de l'air, etc.) affectent principalement les parties glandulaires de la lèvre et les mettent dans un état d'irritation hyperplastique.

En Angleterre, on observe assez souvent chez les ramoneurs des cancers épithéliaux du scrotum (cancer des ramoneurs); on les a attribués à l'influence de la suie. En Allemagne, Volkmann a récemment observé une forme de cancer absolument analogue à la précédente, chez les ouvriers des fabriques de goudron et de paraffine, forme qui se localise surtout aussi au scrotum et au pénis. Dans l'un et l'autre cas, ce cancer paraît dû aux produits chimiques du goudron qui détermineraient une irritation spéciale de la peau et un processus néoplasique, car chez ces ouvriers aussi les affections cutanées non carcinomateuses sont extrèmement rares. Tout récemment, Ludwig a décelé dans la fumée de tabac l'existence d'un acide carbolique (produit de la décomposition du goudron), de sorte que peut-être aussi l'action irritante de la fumée serait due à cette substance. Certainement ces influences peuvent être pour quelque chose dans la production de ces maladies, mais elles sont loin de pouvoir nous expliquer pourquoi elles sont précisément suivies de cancers épithéliaux, de tumeurs infectieuses, pourquoi il ne se développe pas tout aussi souvent des inflammations chroniques, des affections catarrhales. Je ne veux pas entrer dans plus de détails sur cette question, et je vous renvoie à ce que nous avons dit dans l'introduction de ce chapitre sur l'étiologie des tumeurs.

2° *Glandes mammaires.* — Je place ici le carcinome du sein, parce que ces glandes dérivent aussi de l'épiderme. Cependant les cancers glandulaires du

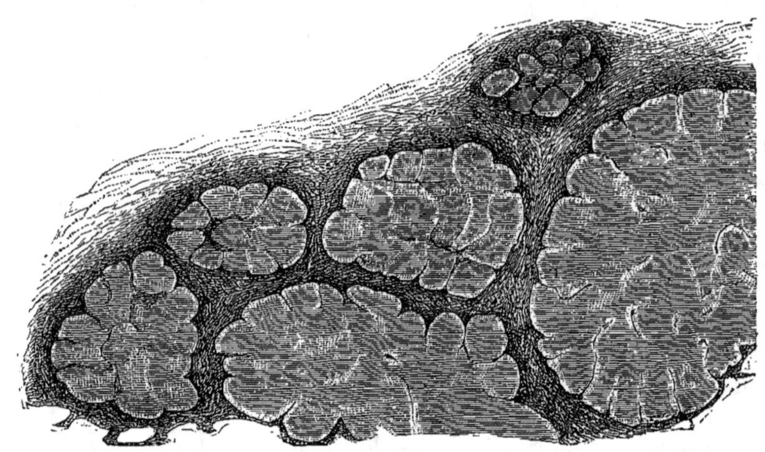

Fig. 166. — Cancer du sein. Forme acineuse. — Grossissement 50.

sein diffèrent un peu du cancer épithélial ci-dessus décrit, et si l'on rencontre aussi de véritables cancers épidermiques du sein, surtout de la peau du mamelon, ils sont toujours extrêmement rares.

Le cancer du sein, malheureusement très commun, débute, suivant moi, presque toujours par une multiplication des petites cellules rondes épithéliales dans les *acini* et par une infiltration cellulaire du tissu conjonctif circonvoisin. Comme nous l'avons fait remarquer, il n'est guère possible, avec les méthodes d'investigation dont nous disposons actuellement, de découvrir si les premiers changements se passent dans les cellules glandulaires ou dans le tissu conjonctif.

En effet, l'accumulation des petites cellules rondes autour des *acini* est bientôt telle, qu'il devient de plus en plus difficile d'être fixé sur le sort ultérieur des *acini* glandulaires.

L'accumulation des cellules dans les *acini* provoque d'abord l'augmentation de volume de ceux-ci; parfois même, il y a une légère sécrétion (ce qui se reconnaît à l'écoulement du sérum par le mamelon). Cette accumulation cellulaire progressant, les *acini* augmentent ensuite de volume et cela de deux façons, si bien qu'on peut distinguer deux variétés de carcinomes du sein, suivant Billroth : la forme acineuse (dans laquelle souvent les cellules sont considérables) et la forme tubulaire (forme à petites cellules surtout). La première donne lieu à la formation de gros noyaux glandulaires; ici, la forme des *acini* glandulaires est assez bien conservée, quoique les contours en soient grossièrement marqués. A un faible grossissement,

cette variété de tumeur présente, dans ses parties périphériques, l'aspect
suivant (fig. 166).

Les bourgeons épithéliaux augmentés de volume et transformés en
masses glandulaires volumineuses sont entourés de tissu conjonctif, infiltrés et traversés par un fin stroma, que Billroth considère comme un reste
de la paroi intermédiaire préexistante des *acini*, mais que d'autres consi-

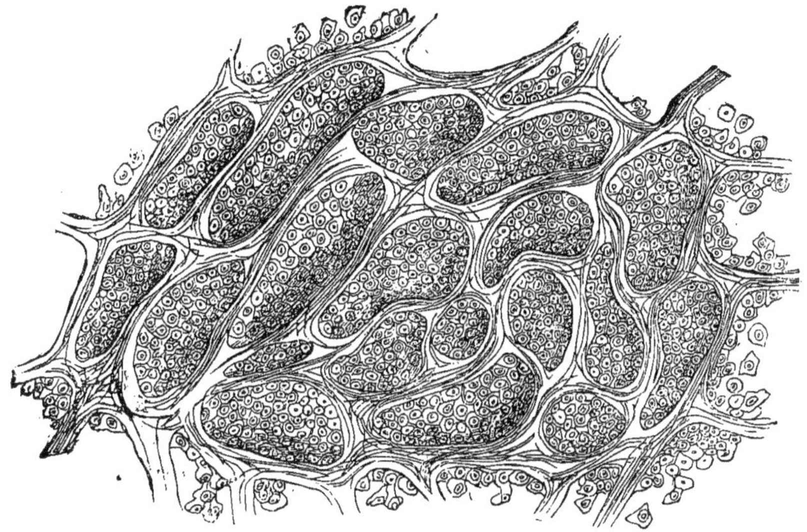

[Fig. 167. — Cancer mou du sein. Tissu alvéolaire du carcinome. Tumeur traitée par l'alcool. —
Grossissement 100.

dèrent comme étant en grande partie de nouvelle formation. Si l'on fait une
coupe à travers une préparation durcie de ce cancer mou, acineux, à un
grossissement moyen elle aura l'aspect représenté dans la figure 167.

Cette forme de cancer glandulaire du sein est le plus souvent molle, et
sur une coupe elle est granuleuse et blanc grisâtre (médullaire). Si l'on racle
avec un scalpel la surface de section d'une pareille tumeur, on en fera
sourdre une bouillie épaisse, blanchâtre ; examinée à l'état frais, on trouvera cette dernière constituée par des masses cellulaires présentant l'aspect
de glandes en massues, très pâles ; les cellules dont elles sont formées sont
polymorphes, munies de gros noyaux et de nucléoles très nets ; beaucoup
de ces cellules contiennent plusieurs noyaux, ce qui est peut-être un indice
de segmentation. Le stroma dans lequel sont logés ces éléments apparaît,
à un faible grossissement et à l'état de vacuité, sous l'aspect indiqué
figure 168.

La seconde variété, généralement plus commune (variété plus dure et
rosée à la coupe), peut être appelée tubulaire, parce que les *acini* n'ont pas
conservé leur forme, mais ont végété à l'état de cylindres épithéliaux très
minces dans le tissu conjonctif, qui en même temps était le siège d'une
infiltration cellulaire. Comme les cellules épithéliales dans cette variété de
cancer n'atteignent généralement pas un volume aussi grand que dans le

cas précédent, et que les cellules, accumulées dans le tissu conjonctif, sont parfois très serrées, on comprend qu'il doit être très difficile de

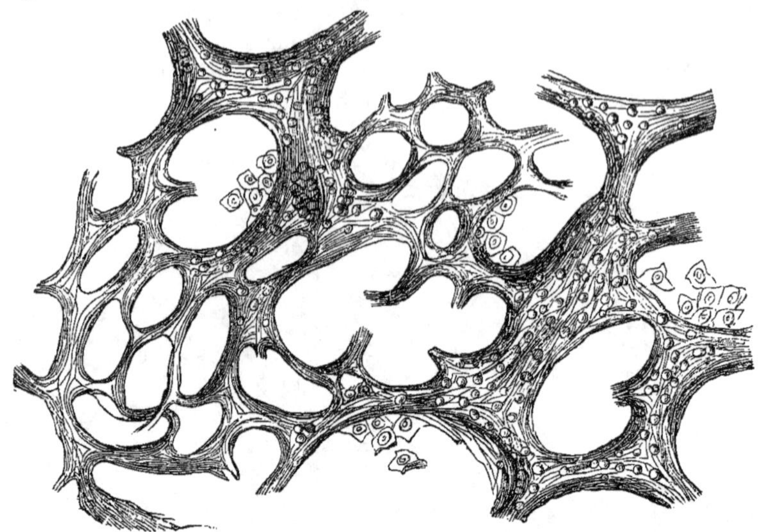

Fig. 168. — Stroma conjonctif d'un carcinome du sein; les faisceaux épaissis sont infiltrés par de nombreuses cellules jeunes. Coupe traitée par l'alcool et par le pinceau. — Grossissement 100.

distinguer, dans ces tumeurs, les cellules dérivant de l'épithélium glandulaire, et les cellules provenant du tissu conjonctif, les cellules migratrices.

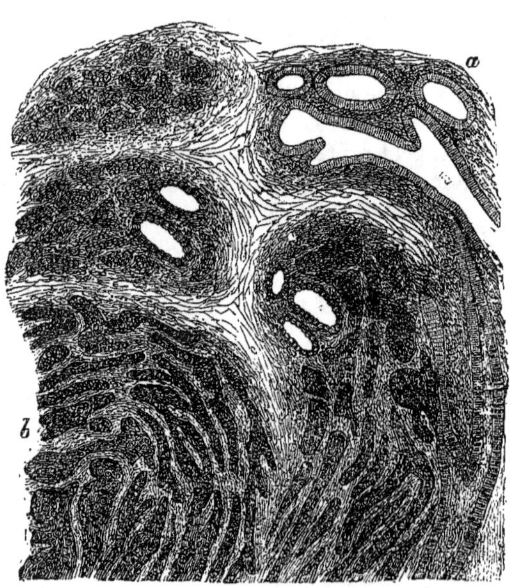

Fig. 169. — Cancer glandulaire du sein. Forme tubulaire. Grossissement 150.

Bien que toutes les espèces de cancers du sein soient sujettes à l'ulcération, celle-ci se montre cependant beaucoup plus souvent dans les formes molles que dans les dures.

Ce n'est pas toujours parce que les éléments cellulaires sont peu abondants que le cancer est dur ; les cancers acineux à nombreuses cellules peuvent devenir durs si les amas cellulaires se trouvent placés dans des alvéoles de tissu conjonctif, petites, nombreuses et fortement distendues, comme les *acini* normaux.

Le ramollissement se fait au centre dans un noyau voisin de la peau ou dans les variétés dures, plus fréquemment de dehors en dedans, au niveau des points où la tumeur a contracté des adhérences avec la peau.

Le ramollissement muqueux du stroma et la métamorphose muqueuse des cellules glandulaires s'observent rarement. Doutrelepont en a décrit un cas. Les parties ramollies ont à l'œil nu un aspect blanc jaunâtre, gra- nuleux (ramollissement caséeux, graisseux); ou bien, quand les tu- meurs sont très vascularisées, un aspect gris rougeâtre ou rouge foncé, surtout si des extravasations ont eu lieu. Il peut se produire des kystes dans ces carcinomes à la suite du ramollissement et de l'en- kystement du foyer de ramollisse- ment, qui peut être situé profondé- ment; il peut encore se produire des kystes par rétention et des

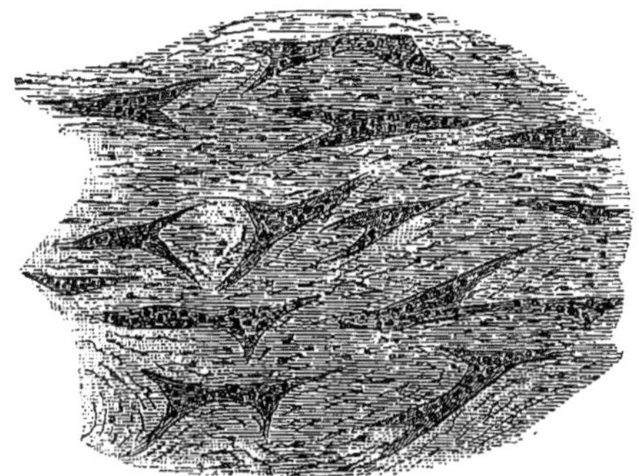

Fig. 170. — Cancer du sein. Partie cicatricielle et ratatinée. — Grossissement 200.

kystes par sécrétion, dans le sein, dans l'intérieur ou au voisinage de la tumeur carcinomateuse.

Le processus de ratatinement est très fréquent; le mamelon et d'autres parties du sein peuvent ainsi être rétractés en forme d'ombilic.

A l'examen microscopique on voit dans ces parties ratatinées des cordons de tissu conjonctif, avec des corpuscules de tissu conjonctif rétractés, et la coupe de canalicules amincis, ramifiés (alvéoles rétractées, fig. 170) et rem- plis de débris cellulaires ou de graisse.

Ce ratatinement cicatriciel du néoplasme constitue dans certains cancers du sein un caractère d'une telle importance que l'on a distingué à cause de cela une forme particulière de carcinome, « le cancer cicatriciel ». On ne peut pas contester que cette forme carcinomateuse ne présente certaines particularités qui la distinguent d'avec les cancers habituels, les plus fré- quents; c'est pourquoi nous préférons en parler plus en détails ultérieu- rement.

Le développement du carcinome glandulaire du sein est combiné à une dilatation vasculaire considérable et aussi à une néoformation vasculaire. Dans les parties jeunes du néoplasme, on trouve des vaisseaux et des réseaux vasculaires ténus et très nombreux (fig. 171); dans les parties anciennes, sur- tout dans les parties ramollies, les vaisseaux s'élargissent bientôt (fig. 172); plus tard ils se thrombosent et cessent de fonctionner, de sorte qu'il se forme, autour des foyers de ramollissement, des réseaux de vaisseaux dila- tés, semblables à ceux qui se forment lors de l'apparition d'un abcès.

Quant à ce qui concerne les signes cliniques auxquels donne lieu le can- cer habituel du sein, nous ferons remarquer ce qui suit :

Cette maladie se montre ordinairement entre trente et soixante ans, rare- ment plus tôt ou plus tard; les femmes atteintes sont le plus souvent bien portantes d'ailleurs; les personnes mariées et non mariées, les femmes de toutes les conditions, qu'elles aient eu des enfants ou non, sont sujettes à cette affection. Assez fréquemment les parents ou les aïeuls sont morts à la suite d'une maladie carcinomateuse. Le plus souvent il se forme dans un sein, surtout dans la partie inférieure et externe, une tumeur, d'abord petite

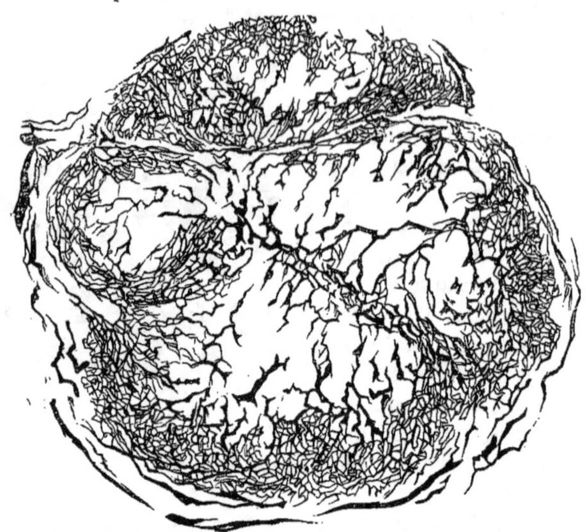

Fig. 171. — Réseau vasculaire d'un noyau cancéreux jeune du sein. — Grossissement 50.

et indolente, qui reste quelquefois inaperçue pendant des mois ; elle a une consistance dure, est assise solidement dans la glande, cependant au début elle est mobile sous la peau et sur les muscles thoraciques ; sa croissance

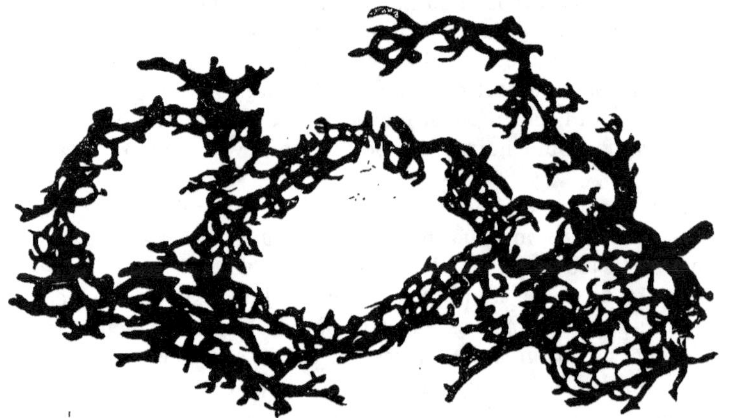

Fig. 172. — Réseau vasculaire entourant un foyer de ramollissement dans un cancer du sein. — Grossissement 50.

n'est pas très rapide au commencement, il peut se passer un an avant que la tumeur ait atteint la grosseur d'une petite pomme ; son volume ne reste pas toujours le même, quelquefois la tumeur est plus grosse et devient sensible, surtout avant et pendant la menstruation ; on la voit encore aug-

menter de volume sous l'influence des grossesses; quelquefois la tumeur
diminue de nouveau et devient complètement indolente. Ces phénomènes
dépendent en partie de congestions vers le sein, en partie du ratatinement et d'un processus cicatriciel dans la tumeur elle-même. — Avec le
temps, dans l'espace de quelques mois, la tumeur devient toujours plus
grosse, la peau qui la recouvre devient immobile, et dans la profondeur
il se produit une adhérence avec le muscle grand pectoral. Souvent les
malades ne remarquent pas elles-mêmes le début du gonflement des ganglions lymphatiques dans l'aisselle, et si de temps en temps l'examen du
médecin n'est pas dirigé de ce côté, la formation de tumeurs dans les
ganglions lymphatiques, qui se traduit également par un gonflement dur de
ces parties, n'est remarquée que bien tard; d'un autre côté, ces ganglions
sont situés si profondément et si haut sous le pectoral, qu'on ne les sent
que lorsqu'ils ont déjà acquis un volume assez considérable. Les ganglions du cou sont plus rarement atteints dans le cancer de la mamelle;
dans le cas où on les observe, le pronostic est plus fâcheux. Si l'on ne
trouble pas le développement ultérieur de la tumeur, les choses se passent à peu près de la manière suivante, lorsque la marche n'est pas trop
rapide : La tumeur du sein et celles des ganglions axillaires se réunissent
peu à peu, il en résulte une tumeur bosselée, bombée, immobile, qui est
soudée avec la peau en quelques endroits; par la pression qu'elle exerce sur
les nerfs et les vaisseaux de l'aisselle, il se développe des douleurs névralgiques et de l'œdème dans le bras; les patientes, qui jusque-là se sentaient
parfaitement bien et pouvaient encore vaquer à leurs occupations, sont
obligées dès ce moment de garder le lit à cause du gonflement du bras et des
douleurs qui se présentent, surtout la nuit, et qui ont un caractère lancinant, térébrant. — Un autre phénomène qui, à cette époque (nous admettons qu'il se soit passé à peu près deux ans depuis l'apparition de la première tumeur), existe déjà ou se présente bientôt, est l'ulcération. Elle se
montre d'ordinaire avec les symptômes extérieurs suivants : une partie de
la tumeur se soulève sous forme d'un segment de sphère; la peau, qui
devient de plus en plus mince, rougit et se couvre de ramifications vasculaires très apparentes; enfin il se produit une crevasse ou une vésicule sur
cette partie bombée rouge, ramollie jusqu'à donner la sensation de la fluctuation; à ce moment, une partie de la masse cancéreuse, qui est exposée à
l'air, devient gangreneuse, elle est éliminée par lambeaux, et il se développe
une ulcération profonde, cratériforme, qui conserve cet aspect si le fond et
les parois sont encore très durs; dans le cas où le voisinage de l'ulcération
est déjà ramolli, la masse cancéreuse commence à végéter sur les parois et
le fond, sort par l'ouverture et s'étale sous forme de champignon. C'est ainsi
que se développe un ulcère, qui a quelquefois un caractère torpide, d'autres
fois un caractère fongueux; la sécrétion de cette surface ulcérée est toujours
séro-ichoreuse et fétide, souvent des lambeaux gangreneux sont éliminés.
Phénomène plus grave, les hémorrhagies parenchymateuses, et même artérielles, viennent quelquefois épuiser les forces du malade. Dans notre description nous avons suivi la malade jusqu'à l'époque où elle est obligée de
garder le lit momentanément ou pour toujours: alors nous arrivons bientôt

à la catastrophe : les malades ont un teint pâle, l'appétit se perd, les forces diminuent, les nuits sont fréquemment sans sommeil, parce que les douleurs deviennent plus vives ; il faut déjà avoir recours aux préparations opiacées pour procurer un peu de repos et pour diminuer les douleurs. Nous avons maintenant devant les yeux le tableau de la *dyscrasie* ou *cachexie cancéreuse*. Cet état peut durer encore des mois : la décomposition qui se fait sur l'ulcère cancéreux empeste la chambre, les malades deviennent de plus en plus faibles, le teint prend une couleur gris jaunâtre, terreuse, les mouvements respiratoires deviennent douloureux, il s'y ajoute une grande sensibilité dans la région du foie et quelquefois dans les os des extrémités. Les malades tombent dans le marasme, et, après des souffrances longues et cruelles, elles succombent enfin à une longue agonie, à moins qu'une pleurésie ou une pneumonie ne vienne hâter la fin. A l'autopsie, nous rencontrons dans la plupart des cas des tumeurs carcinomateuses de la plèvre et du foie, quelquefois aussi des os, soit du fémur ou de la colonne vertébrale, soit des côtes du côté de la tumeur. — Toute la maladie dure à peu près deux ans et demi.

Cette description est tout à fait exacte pour beaucoup de cancers du sein, cependant on observe aussi quelques modifications dans cette marche. D'abord la rapidité du processus local est variable ; la tumeur peut rester limitée à la glande mammaire sans que les ganglions lymphatiques s'affectent, c'est là un cas très rare ; ensuite, l'affection ganglionnaire peut se montrer presque en même temps que la tumeur du sein : dans cette circonstance, il y a lieu de s'attendre toujours à une marche rapide de la maladie, tandis que si l'opposé a lieu, si l'extension aux ganglions lymphatiques se fait tardivement et d'une manière peu intense, on peut s'attendre à une marche plus lente, plus bénigne de toute la maladie. Les deux seins peuvent être atteints soit en même temps, soit rapidement l'un après l'autre, d'ordinaire ce fait annonce également une évolution rapide. Dans certains cas il ne se développe pas de tumeur isolée dans le sein, mais toute la glande est envahie en même temps que la peau qui la recouvre. Le pronostic est très mauvais si dans le cas de carcinome du sein de nombreux nodules isolés se forment dans la peau pour s'étendre ensuite ; en pareil cas, si même la tumeur ne s'ulcère pas et est très dure, la marche sera assez rapide. Enfin, il peut y avoir depuis huit ou dix ans un adénome ou un adénosarcome, qui prend rapidement les caractères du cancer, c'est-à-dire devient immobile, douloureux et se complique d'indurations ganglionnaires. — On observe également des cas où la tumeur du sein se rapetisse et se ratatine au point qu'on croirait qu'elle va disparaître complètement ; malheureusement ceci n'empêche pas la maladie de se généraliser, cependant cette modification paraît ralentir la marche, ou bien ne se montre que dans les cas bénins, qui mettent quatre à six ans pour parcourir leurs périodes. Certaines malades succombent de bonne heure à l'anémie, produite par l'ulcération et les hémorrhagies, avant que des tumeurs métastatiques aient eu le temps de se développer. — Quant à l'époque où se montrent les tumeurs cancéreuses métastatiques dans les organes internes, elle est aussi très variable ; en général, on peut dire que lorsque la croissance locale des

tumeurs est lente, les tumeurs métastatiques se montrent également assez
tard ; cependant il y a des exceptions à cette règle. La localisation des
tumeurs secondaires est d'une régularité remarquable dans le cancer du
sein ; nous l'avons déjà dit, la plèvre, le foie, les os (colonne vertébrale,
humérus, fémur) le cerveau sont les sièges les plus fréquents des tumeurs
métastatiques. Nous faisons naturellement abstraction de l'extension directe
du cancer aux côtes, à la plèvre costale et au diaphragme.

La marche si variable du cancer fait qu'il est excessivement difficile,
impossible même de comparer le résultat des opérations pratiquées sur les
tumeurs cancéreuses dans leurs différentes périodes, avec les cas qui n'ont
pas été opérés ; l'âge déjà offre de grandes différences : chez les individus
âgés, la marche de la maladie est presque toujours plus lente que chez des
individus plus jeunes ; une foule de causes tout à fait inconnues font sentir
leur influence. Les chirurgiens les plus expérimentés ont établi les principes
les plus opposés quant à l'utilité de l'intervention chirurgicale : les uns
admettent que la marche de la maladie est ralentie par l'opération, les
autres prétendent qu'elle est accélérée.

D'après les statistiques jusqu'ici publiées, parmi lesquelles les dernières
seules sont dignes d'attention (car autrefois on confondait toutes les tumeurs
du sein avec les cancers et on comprenait même parmi ceux-ci des tumeurs
de nature inflammatoire), on ne peut douter que la vie des malades soit prolongée par l'opération. Au surplus, cette question est oiseuse, puisque l'observation prouve d'une façon irréfutable qu'on peut, par l'opération, obtenir
une guérison radicale même quand on est forcé d'extirper des ganglions déjà
infectés et quand la récidive nécessite deux et même trois opérations. Il
existe à présent déjà un grand nombre d'observations de guérisons radi-
cales obtenues par l'opération — cas non suivis de récidive trois ans après
celle-ci. — Un pareil résultat doit être considéré comme très encourageant.
D'après mes recherches, qui portent sur près de 200 cas, l'absence de récidive après trois ans semble prouver une guérison, car dans presque tous
les cas de ma statistique, quand il y avait récidive locale ou ganglionnaire,
celle-ci se montrait dans le cours de l'année suivant l'opération, le plus souvent déjà trois mois après cette dernière. Dans un seul cas l'intervalle a
dépassé trois ans, ou bien, chose plus vraisemblable, il s'est formé dans cette
circonstance un nouveau cancer. Si donc une minorité des patientes est
guérie définitivement, ce fait justifie encore l'opération. Néanmoins, les cas
suivis d'une guérison radicale constituent, jusqu'à présent, la grande minorité ; les tumeurs récidivent très souvent, même dans la cicatrice, dans son
voisinage ou dans les ganglions, parce que, même à notre époque, l'opération est trop différée ; dans ces conditions, si les malades ne succombent
pas à la décomposition ichoreuse, aux hémorrhagies ou à des affections
intercurrentes aiguës, elles seront certainement tuées par la métastase ; cela
ne fait malheureusement pas de doute, et le pronostic, à peu d'exceptions
près, sera facile à établir. Combien de temps l'affection peut-elle durer? Quels
dangers entraîne-t-elle localement? Ce sont là des questions qui s'imposent
tout d'abord. Mais nous anticipons en abordant ici déjà la question du traitement, sur laquelle nous aurons à revenir de plus près à la fin du chapitre.

Une des questions les plus importantes, tant au point de vue théorique qu'au point de vue pratique, est celle relative à l'état des ganglions dans le cas de carcinome primitif. Nous trouvons au voisinage du néoplasme, donc ici, surtout le long du bord externe du grand pectoral, et ensuite dans le creux de l'aisselle, des ganglions qui ont à peine le volume d'un pois et qu'on reconnaît déjà comme nettement atteints de dégénérescence carcinomateuse, à l'examen microscopique. Si les ganglions infiltrés sont devenus plus gros, s'ils ont augmenté de nombre, il n'est pas rare de constater à la palpation l'existence d'un cordon dur, réunissant les ganglions à la tumeur primitive : autrefois on considérait simplement ce cordon comme formé de vaisseaux lymphatiques thrombosés par le carcinome; aujourd'hui, des recherches exactes faites sur des coupes multiples ont établi que ce cordon contient non seulement des vaisseaux lymphatiques et sanguins, mais aussi des faisceaux de tissu conjonctif, et que tous ces éléments sont plus ou moins envahis par la métamorphose carcinomateuse. Dans les ganglions eux-mêmes, on trouve, au début, des foyers de tissu cancéreux disséminés; plus tard, tout le ganglion se transforme en tumeur cancéreuse, la capsule se déchire, les ganglions isolés deviennent confluents et se confondent avec les organes voisins; les adhérences avec les gros troncs vasculaires, surtout avec la veine axillaire, ont des conséquences pratiques sérieuses sur lesquelles nous reviendrons ultérieurement. L'examen macroscopique et l'examen microscopique font retrouver, dans les tumeurs ganglionnaires secondaires, le type et la structure du foyer carcinomateux primitif. Comme nous l'avons dit plus haut, cette règle est générale pour tous les carcinomes qui donnent lieu à l'infection ganglionnaire.

Dans certains cas, la marche diffère de celle que nous avons décrite; le néoplasme est le siège d'un ratatinement continu et précoce. On nomme cette forme, déjà mentionnée, squirre du sein, squirre atrophique, cicatriciel, carcinome rétracté, cancer du tissu conjonctif. L'aspect de l'affection et la marche du processus anatomique, dans ce cas, sont les suivants :

Il se développe dans la glande mammaire, rarement avant cinquante ans, un point dur, on ne peut pas dire un gonflement, car cette dureté est ordinairement accompagnée d'une diminution partielle, rarement totale, de la glande; l'induration grandit de plus en plus, mais d'une manière excessivement lente, pendant des années ; elle se forme tantôt sans douleur, d'autres fois elle est accompagnée des plus vives douleurs. Admettons qu'à ce moment la glande indurée soit opérée et que nous examinions l'endroit malade, nous trouvons un tissu si dur, que nous pouvons à peine le couper au couteau; la surface de section se présente à l'œil nu comme une cicatrice fibreuse dure, passant peu à peu au tissu environnant normal par des faisceaux rayonnés de tissu conjonctif. Dans les cas bien prononcés, il serait difficile de trouver à l'œil nu un autre élément pathologique que ce tissu cicatriciel; cependant, dans un certain nombre de tumeurs, on rencontre à la périphérie une couche plus ou moins prononcée d'un rouge pâle, d'un brillant lardacé, qui se trouve placée entre la cicatrice et le tissu sain et passe insensiblement aux deux formes de tissu. — Si l'on examine une coupe fine de tissu cicatriciel après l'avoir fait durcir dans l'alcool, on ne trouve que du tissu

conjonctif avec des fibres élastiques ; les faisceaux de tissu conjonctif n'ont
cependant pas une disposition aussi régulière que dans le fibroïde, mais ils
sont mêlés sans ordre et, comme nous l'avons dit, accompagnés de beaucoup de fibres élastiques, ce qu'on n'observe pas dans le fibroïde. L'examen
du tissu qui se trouve à la limite du précédent donne le résultat suivant :
on constate qu'il s'y forme des cellules, en petite quantité, il est vrai ; il s'y
développe de petits groupes d'éléments pâles, à un noyau, ressemblant à

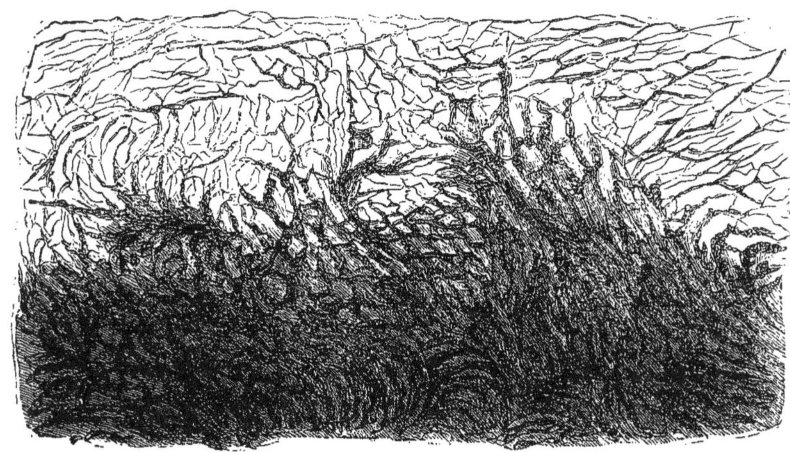

Fig. 173. — Infiltration carcinomateuse de la limite d'un noyau carcinomateux du sein, s'étendant dans
la peau ; les parties foncées correspondent à la néoformation cellulaire. — Grossissement 50.

des cellules lymphatiques, comme au début de toute néoplasie. Une partie
de ces cellules est disposée en groupes tubulés un peu plus gros que les
autres. Cependant ces cellules ont une existence très courte, car à peine se
sont-elles formées, qu'elles commencent déjà à se désagréger sans prendre
une forme plus parfaite, puis le tissu conjonctif, qui avait été un peu écarté,
se rétracte de nouveau, et nous avons, comme résultat de ce processus,
la cicatrice ; mais à la périphérie cette formation de cellules, à la vérité
peu considérable, s'étend de plus en plus loin, et il n'arrive jamais, ou
du moins très rarement, que cette néoplasie guérisse spontanément et complètement par la formation d'une cicatrice. Si l'on regarde à un faible grossissement les limites de cette néoformation, on voit comment l'infiltration
des petites cellules s'étend entre les mailles du tissu conjonctif, qu'elle
poursuit.

L'extension de cette infiltration dans le tissu graisseux se fait exactement
comme dans l'inflammation ; la plupart des jeunes cellules se trouvent toujours dans le voisinage des vaisseaux ; elles dérivent probablement, non pas
de globules blancs émigrés, mais des éléments des parois vasculaires elles-
mêmes, dont les cellules endothéliales et celles de l'adventice sont en prolifération active.

Examinons maintenant de plus près la marche clinique de ces cas : nous
avons déjà dit que les individus âgés sont seuls atteints de cette maladie, et

que l'affection locale progresse d'une manière excessivement lente; il y a
des cas où sept à huit ans s'écoulent avant qu'une moitié d'un sein soit complètement ratatinée. L'état général n'est jamais troublé. Dans le squirre
du sein, les ganglions lymphatiques participent à la maladie, et le processus
y prend le même caractère : on y observe une très faible augmentation de
volume, mais une forte induration et le ratatinement cicatriciel. Le squirre
est d'autant moins dangereux qu'il est plus pur, c'est-à-dire que le néoplasme arrive plus rapide-
ment à se ratatiner et que le
processus s'étend plus lentement; après l'extirpation ou
la cautérisation de ces sortes
de cancers, les récidives locales ne se montrent que très
tard, quelquefois même elles
font complètement défaut.
Cettemarche, de même que.
le caractère anatomique, a
déterminé beaucoup de chirurgiens et d'anatomistes à
ne pas compter cette tumeur
parmi les tumeurs carcinomateuses, mais à la considérer comme une espèce à
part. Wernher a appelé cette
espèce de ratatinement de

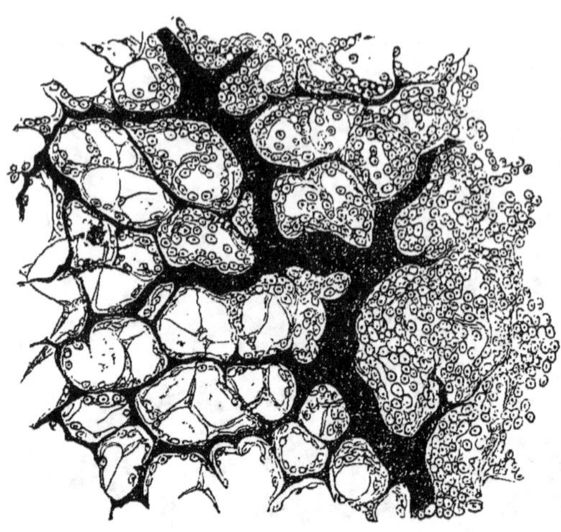

Fig. 174. — Infiltration cellulaire du tissu graisseux à la périphérie d'un cancer dur du sein. Les vaisseaux sanguins sont injectés. — Grossissement, 200.

la glande mammaire *cirrhose du sein*. — Je reconnais parfaitement que,
dans certains cas de squirre, on est en droit de douter du caractère
carcinomateux; cependant je persiste à les compter parmi les cancers, et
cela par les raisons suivantes : Parmi toutes les tumeurs, le ratatinement appartient en propre aux cancers; mais il faut surtout remarquer
que les cancers cicatrisants sont très souvent combinés au carcinome ordinaire; la plupart du temps il existe même, à côté des masses squirreuses,
une végétation cancéreuse plus ou moins forte, quelquefois sous forme d'un
très grand nombre de petits tubercules cancéreux dans la peau, tandis que les
formes tout à fait pures du cancer cicatrisant sont relativement rares. Cette
combinaison, qu'on n'observe ni dans la cirrhose du foie ni dans celle des
reins, parle donc en faveur des rapports intimes qui existent entre cette
néoplasie cicatrisante et le cancer; dans ces cas complexes, les récidives
locales ne manquent pas après l'extirpation, pas plus que les tumeurs des
glandes lymphatiques et les cancers métastatiques dans les organes internes.
Il existe, d'ailleurs, identiquement le même rapport, comme l'a fait déjà ressortir Rokitansky, entre la sténose du pylore produite par le cancer et certains processus inflammatoires chroniques, qui donnent lieu également à un
épaississement des parois de l'estomac et à une sténose du pylore. Quelle que
soit l'analogie anatomo-pathologique des deux cas, il ne viendra cependant
à l'esprit de personne d'identifier pour cela les deux processus ou de consi-

dérer le cancer du pylore amenant la sténose comme une forme spéciale d'inflammation chronique.

Citons enfin encore une forme de carcinome du sein, débutant également par une induration de la glande, atteignant bientôt la peau, dans laquelle il s'étend sous forme de petites nodosités, de façon à envahir très rapidement toute la paroi thoracique antérieure. Ce cancer lenticulaire (Schuh), squirre pustuleux ou disséminé (Velpeau), s'observe tantôt comme forme primitive, tantôt comme récidive d'un carcinome glandulaire dur du sein extirpé et ne se rencontre pas exclusivement chez les femmes âgées. J'ai vu deux fois se développer ce cancer immédiatement à la suite d'une mastite puerpérale ayant traîné en longueur chez des femmes âgées de moins de trente ans. Il s'agissait, dans les deux cas, d'une infiltration inflammatoire des seins, qui avait été mal traitée par des incisions nombreuses, mais toujours insuffi- santes; tandis que tout le sein avait augmenté de volume, qu'il était devenu dur au toucher et que, sous l'influence de la pression, il laissait, comme une éponge, écouler du pus par de nombreuses fistules; on sentait déjà dans la peau du voisinage des nodosités disséminées donnant tout à fait la sensation de grains de plomb. Ces cas étaient tout à fait remarquables par l'extension considérable de ces noyaux secondaires dans la peau et le tissu cellulaire sous-cutané; à cause de cela, l'extirpation nécessita une perte de substance considérable; les ganglions étaient complètement indemnes. Cette forme noduleuse (on pourrait presque dire tuberculeuse) peut, par confluence et ratatinement, enserrer la paroi antérieure et latérale du thorax comme dans une cuirasse (cancer en cuirasse, Velpeau); la marche est généralement ici plus lente, quoique non toujours, et la tendance aux métastases peu mar- quée; néanmoins le pronostic est très mauvais, parce que toute tentative d'entraver l'extension de l'affection par une opération est inutile.

3° *Muqueuses à épithélium cylindrique.* — La plupart des cancers qui se forment dans le nez et dans l'antre d'Highmore et qui s'étendent peu à peu au maxillaire supérieur, aux os sphénoïde et ethmoïde, et à la cavité orbi- taire, proviennent de la muqueuse du nez et de celle de l'antre d'Highmore.

Les cancers qui se développent en ces points sont le plus souvent com- posés d'acini et de tubuli qui renferment des éléments glandulaires ronds ou cylindriques, et, dans des cas rares, des cellules pavimenteuses. La forme des acini néoformés et leur volume sont très variables; cependant assez souvent la forme en est si nette, si normale, qu'on pourrait les confondre avec les glandes muqueuses normales; ce qui rend cette erreur plus facile encore, c'est l'existence d'une sécrétion muqueuse qui reste accumulée dans la cavité de ces glandes néoformées. Si cette sécrétion reste dans un grand nombre d'acini, si la forme des acini néoformés est bien arrondie, si le tissu conjonctif interstitiel est peu développé, les coupes fines et durcies d'une semblable tumeur peuvent avoir une grande ressemblance avec celles du tissu de la glande thyroïde. Le tissu interstitiel, dans ces tumeurs, est le plus souvent extrêmement mou, comme dans les membranes muqueuses qui en sont le siège; il peut même être presque muqueux. Il est parfois aussi difficile d'éviter la confusion de ces néoplasmes avec les sarcomes plexiformes et les cylindromes.

La consistance de ces tumeurs est toujours très molle ; l'aspect blanchâtre, médullaire et gélatineux ; ce n'est que si elles sont très vascularisées qu'elles sont rouge foncé. Les os sont détruits par ces carcinomes, non seulement par une sorte d'usure due à la pression des éléments néoplasiques, comme cela s'observe pour les anévrysmes, mais par une véritable infiltra-

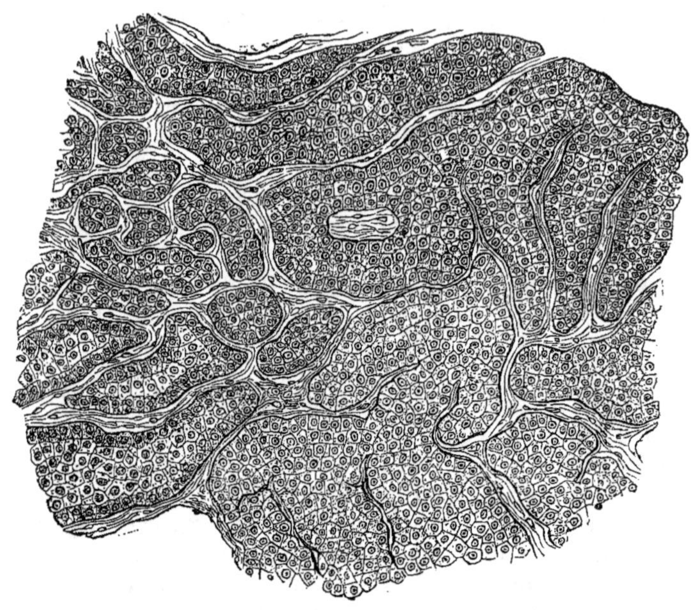

Fig. 175. — Cancer de la cavité nasale. — Grossissement 200.

tion. Dans les préparations convenablement traitées, on voit d'abord, sur une coupe, les canalicules de Havers élargis et remplis de cellules qui se sont vraisemblablement formées aux dépens des cellules des parois des vaisseaux et qui entourent ces derniers. Outre cela, on trouve encore une prolifération considérable des corpuscules osseux : chacun de ceux-ci est remplacé par plusieurs cellules, et, tandis que la structure générale de l'os est encore conservée, quoique déjà peut-être alors les sels calcaires soient résorbés, la coupe transversale laisse déjà apercevoir la végétation néoplasique : on voit, au centre, une accumulation considérable de cellules, et rangés d'une façon concentrique, séparés les uns des autres par une substance fondamentale devenant de plus en plus rare, les agglomérats d'éléments cellulaires issus des corpuscules osseux. Peu à peu les cellules dominent, la substance osseuse fondamentale diminue de plus en plus, mais la disposition spéciale propre à la structure anatomique de l'os persiste encore, bien que ce dernier soit consumé par la tumeur au point qu'il n'en reste pas trace. D'après la théorie épithéliale de Thiersch et de Waldeyer, ces phénomènes ne seraient autre chose que l'expression de la réaction de l'os, provoquée par l'infiltration carcinomateuse ; suivant moi, les cellules qui se forment autour des vaisseaux, dans les canalicules de Havers, aux dépens des corpuscules osseux, sont de jeunes cellules carcinomateuses, et l'arrangement des éléments cancéreux, arrivés à leur développement complet suivant une disposition qui correspond à la structure de l'os, prouve que ces éléments proviennent d'une prolifération des cellules osseuses préformées.

Au point de vue des signes extérieurs et de la marche clinique, ces

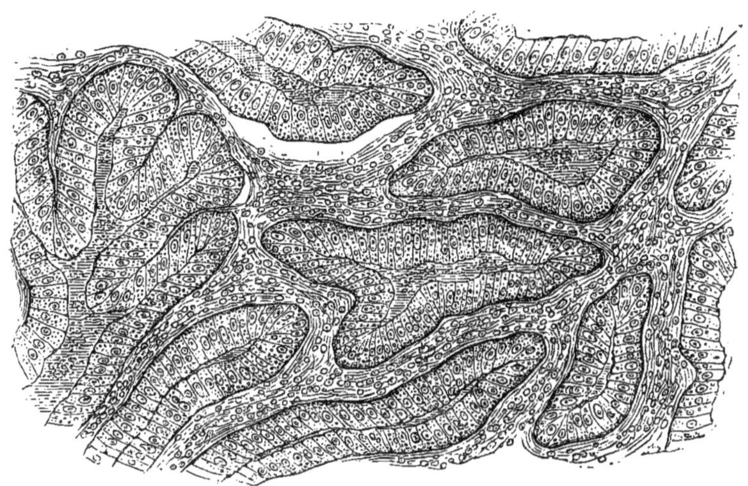

Fig. 176. — Carcinome du rectum. — Grossissement 200.

tumeurs présentent quelques particularités qui les séparent des autres carcinomes. On les observe à tout âge, à partir de vingt ans, mais surtout entre quarante et cinquante ans ; leur croissance est toujours rapide, et elles font saillie tantôt par les narines, tantôt au niveau des joues, tantôt à l'angle interne de l'œil ; elles sont parfois nettement limitées, enkystées, ce que l'on constate par la palpation et ce qui est rendu évident par l'opération ; parfois elles sont plutôt diffuses dans le maxillaire supérieur. Jusqu'à présent, je n'ai vu que rarement ces cancers des glandes muqueuses du visage donner lieu à l'infection ganglionnaire, et je suis persuadé que ces patients auraient pu être guéris par une opération complète pratiquée au début ; mais ici il est très difficile de poser le diagnostic de bonne heure, et, quand la tumeur a atteint de grandes proportions, l'extirpation radicale devient presque impossible. Je n'ai été certain d'avoir enlevé complètement la masse néoplasique chez aucun de mes opérés ; toujours la tumeur s'étendait tellement en haut et en arrière qu'il eut été dangereux pour la vie d'aller plus avant. Aussi ai-je vu souvent survenir une récidive locale, entraînant la mort par marasme ou par compression du cerveau ; ou bien encore les patients succombaient à l'étendue de l'opération. Dans aucun des cas dont j'ai fait l'autopsie, je n'ai vu de métastases.

Dans l'estomac, il n'est pas rare de rencontrer des carcinomes glandulaires, surtout des carcinomes muqueux donnant lieu à des néoplasies deutéropathiques du foie ; le cancer du duodénum est très rare. L'extirpation du cancer de l'estomac par l'ablation de l'organe, après avoir été essayée expérimentalement sur l'animal, et reconnue comme complètement justifiée, a été tentée chez l'homme d'abord par Péan et Rydygier : les deux patients succombèrent. La première résection du pylore cancéreux qui ait été suivie de succès a été pratiquée en 1881 par Billroth ; depuis, cette opération doit être considérée comme acquise à la thérapeutique chirurgicale. Déjà antérieurement, des résections d'intestin cancéreux ont été pratiquées avec succès. De tous les carcinomes de l'intestin, les plus fréquents et les plus importants au point de vue pratique sont ceux du rectum. Ils sont formés surtout de tubuli glandulaires entortillés et ramifiés, souvent remplis de mucus, recouverts d'épithélium cylindrique, à cellules généralement énormes. Le tissu conjonctif interstitiel est souvent très vasculaire et atteint de dégénérescence muqueuse. Généralement la tunique musculaire est, au début de l'affection, hypertrophiée ; plus tard elle est envahie aussi par l'ulcération, qui, le plus souvent, se produit de bonne heure.

Les premiers symptômes du cancer du rectum étant constitués d'habitude par la constipation, l'écoulement muqueux et de légères hémorrhagies, les patients sont souvent considérés pendant longtemps comme atteints d'hémorrhoïdes, avant que l'exploration digitale ait établi le diagnostic. L'induration et l'infiltration noduleuse, la végétation foliacée du néoplasme commençant habituellement directement au-dessus du muscle sphincter de l'anus, atteignent bientôt toute la circonférence de la muqueuse, de sorte que l'on sent alors un anneau épais, boursouflé, un rétrécissement plus ou moins long. L'ablation ne peut être faite qu'au moyen de l'extirpation du rectum. Sur le rectum excisé, on voit habituellement une ulcération à bords surélevés, renflés, à fond induré et infiltré, et en certains points un ratatinement cicatriciel. Les ganglions inguinaux et rétro-péritonéaux ne s'entreprennent que tardivement ; on observe alors aussi des tubuli bien nets recouverts de cellules cylindriques, et souvent des dilatations kystiques, au milieu d'un tissu ganglionnaire en apparence non modifié.

Les malades meurent souvent des suites de la sténose intestinale, du marasme produit par les hémorrhagies et de la décomposition de la masse cancéreuse.

Les glandes du col utérin donnent parfois aussi naissance à des carcinomes à cellules épithéliales cylindriques surtout ; ces néoplasmes envahissent d'abord l'utérus, puis peu à peu les parties voisines ; enfin ils infectent et infiltrent les ganglions rétro-péritonéaux ; ils se combinent aussi avec les cancers à cellules plates et ont une marche absolument semblable à celle de ces derniers. Enfin, des cancers à structure glandulaire peuvent se montrer dans le larynx sous forme d'infiltration diffuse ; le néoplasme se substitue peu à peu au cartilage, qu'il corrode, et donne lieu aux sténoses du larynx.

4° Glandes salivaires et prostate. — Les glandes salivaires peuvent être le siège de carcinomes qui cependant ne se développent dans ces organes qu'à un âge avancé, s'accroissent alors rapidement et souvent ont une marche présentant l'aspect d'une inflammation chronique. La forme des acini néoformés est souvent plutôt tubuleuse qu'acineuse, et l'on rencontre, à l'extrémité des tubuli recouverts de cellules cylindriques, des perles épithéliales. Ces patients succombent le plus souvent à l'ulcération du néoplasme

et au marasme général; par suite, les tumeurs métastatiques sont ici extrêmement rares.

Dans la prostate des vieillards se forment parfois des carcinomes très
vascularisés et de structure acineuse.

Une statistique très intéressante, relative aux tumeurs malignes, publiée
par O. Wyss, établit qu'ici aussi l'affection n'est mortelle que du fait de phénomènes locaux. Les ganglions et les parties voisines peuvent bien être
infectés, mais les tumeurs secondaires dans les organes internes s'observent rarement.

5° *Glande thyroïde et ovaires.* — Je réunis ici ces deux organes, parce que
tous deux dérivent de vraies cellules épithéliales glandulaires et parce que
tous deux contiennent des follicules formés par l'étranglement des conduits glandulaires. Ces deux organes retournent, quand ils deviennent
cancéreux, au type embryonnaire, c'est-à-dire que les follicules se transforment de nouveau en conduits et en tubuli, aux dépens desquels de nouveaux
follicules pourront se former par étranglement; cependant certaines de ces
formes carcinomateuses, généralement rares, consistent uniquement en
tubuli cellulaires, sans néoformation de follicules. Les individus jeunes,
comme les individus d'un certain âge, peuvent en être atteints. La marche
est souvent suraiguë, en ce sens que les cancers de la thyroïde, à cause de
leur extension dans les voies respiratoires, ou bien à cause de la compression externe exercée sur celles-ci, et que les cancers de l'ovaire, à cause de
leur rapide accroissement, des adhérences qu'ils contractent avec les parties
voisines et de l'ascite précoce qui en résulte, deviennent très dangereux.

J'ai observé chez une femme de trente-deux ans une formation carcinomateuse papillaire très vascularisée et présentant la disposition d'une grappe
de raisin, qui donna lieu à des noyaux secondaires diffus du péritoine.

Nous sommes obligés de traiter séparément les différentes formes des carcinomes, à cause des différences dans leur marche et leur structure anatomique, mais pour le *traitement* nous pouvons les réunir. — On appelle
ordinairement le traitement de la dyscrasie carcinomateuse (carcinose) une
partie honteuse de la médecine; je ne suis pas complètement de cet
avis. Il est vrai, nous ne pouvons pas guérir la maladie, mais n'en est-il
pas de même de beaucoup d'autres maladies aiguës et chroniques? Pouvons-nous faire cesser un simple coryza à chaque période? Pouvons-nous
arrêter la marche des exanthèmes aigus, du typhus? Pouvons-nous toujours guérir la tuberculose? Certes non; dans ces cas comme dans beaucoup d'autres, la maladie poursuit sa marche typique; nous intervenons
peu par les remèdes, mais au moins nous évitons les traitements intempestifs.
Dans la carcinose, notre impuissance thérapeutique ne nous paraît si grande
que parce que la maladie se termine presque toujours par la mort, et que
nous ne pouvons rien pour en arrêter la marche; mais, en vérité, notre
thérapeutique est aussi impuissante contre le rhume de cerveau que contre
la maladie carcinomateuse; le rhume de cerveau n'est pas une maladie
mortelle, voilà pourquoi on ne demande pas au médecin des remèdes
pour le guérir; on s'est habitué à le considérer comme inguérissable; il

serait nécessaire qu'on s'habituât également à la marche de la carcinose comme à celle de beaucoup d'autres maladies.

Nous sommes habitués à avouer, dans certains cas, notre impuissance, et si jusqu'ici nous n'avons encore trouvé aucun moyen médicamenteux capable de guérir le cancer, nous pouvons du moins regarder avec orgueil les résultats remarquables que nous avons obtenus par le traitement opératoire, par l'extirpation. Le nombre des cas guéris s'accroît tous les ans. L'intervention opératoire devient plus hardie chaque année, et les résultats défavorables (quoad vitam) deviennent de plus en plus rares. Au lieu de s'abandonner à une résignation inactive et de considérer l'incurabilité du cancer comme un malheur auquel on ne peut rien, nous devons, au contraire, interpréter très sérieusement la tâche que nous devons poursuivre contre cette maladie terrible, et imputer chacun de nos insuccès à un vice dans la technique opératoire plutôt qu'à une absolue inaccessibilité du carcinome au traitement opératoire. Dans le traitement du carcinome, le médecin doit poursuivre deux buts : ou bien extirper aussitôt que possible le néoplasme pour empêcher l'infection, ou bien arrêter celle-ci dans sa marche et diminuer les souffrances du patient.

Depuis que l'on connaît l'affection cancéreuse, on est à la recherche de remèdes qui puissent la guérir complètement; il n'y a pas de médicament énergique, pas de méthode diététique, pas de source minérale qui n'aient été recommandés comme un moyen infaillible contre le cancer et auquel on n'ait ajouté foi. Je serais obligé de mettre au jour toute la matière médicale ancienne et moderne si je voulais vous exposer tout ce que les hommes ont écrit et pensé sur cette question. Comme toutes les maladies incurables, la carcinose a été une mine exploitée par les charlatans, et, dans ces dernières années encore, on a vu des charlatans promettre certainement la guérison de cette maladie au moyen d'arcanes spéciaux. Malheureusement, tout était mensonge, ou ce qu'il y avait de vrai dans ces traitements était connu depuis longtemps.

L'étiologie ne fournit aucune donnée pour le traitement, car nous savons bien peu de chose des causes qui font que certaines tumeurs sont si infectieuses, tandis que d'autres ne le sont pas. Une chute, un coup, peuvent, dans quelques cas, être la cause occasionnelle du développement de la maladie, mais non créer la prédisposition aux affections cancéreuses.

Dans certains cas, on a constaté l'influence de l'hérédité.

Des circonstances extérieures diverses peuvent hâter la marche de cette affection, mais non pas la produire. Rien de tout cela ne saurait trouver d'application dans la thérapeutique. Il n'y a pas de spécifique contre la carcinose; cependant je ne veux pas dire par là que tout traitement interne soit inutile et à rejeter. Loin de moi cette idée.

On donnera des remèdes à l'intérieur quand on observera des symptômes qui indiquent l'emploi d'une médication déterminée. Dans tous les cancers on doit s'efforcer de maintenir l'organisme intact aussi longtemps que possible ; par conséquent, tous les modes de traitement débilitants (sudorifiques, altérants, purgatifs, frictions mercurielles méthodiques, etc.) doivent être déconseillés. Contre l'anémie, on donnera des préparations ferrugineuses,

de la quinine à petites doses, des amers pour favoriser la digestion ; dans
le cas d'une nutrition insuffisante, l'huile de foie de morue et d'autres cor-
roborants. Un antique moyen préconisé contre le carcinome est l'arsenic,
qui a toujours été employé ; récemment un observateur sans préjugés, Esmarch, a déclaré que l'arsenic, donné jusqu'à intoxication, exerçait manifestement une influence sur le développement du carcinome. On n'est
jamais arrivé, jusqu'à présent, à guérir de cette façon le cancer, mais je ne
puis que confirmer l'opinion d'Esmarch ; j'ai vu, dans deux cas de cancers
inopérables, se produire, à la suite de l'administration interne de l'arsenic,
un arrêt manifeste dans la marche de l'affection, et une amélioration telle
des symptômes locaux que, pendant quelque temps, j'ai conçu des doutes
sur l'exactitude de mon diagnostic.

Je pense donc que l'on doit, en toute circonstance, essayer ce moyen ;
depuis trois ans je fais prendre, même à tous les individus carcinomateux
qui ont été opérés, de l'arsenic d'une façon suivie. Busch a employé, pour
les carcinomes épithéliaux superficiels, surtout comme traitement consécutif et pour empêcher la récidive, le lavage régulier de la peau avec des
solutions alcalines faibles ; il attribue certains avantages à cette pratique,
surtout au point de vue prophylactique. Le prétendu spécifique vanté
dans ces derniers temps, le condurango, n'a malheureusement pas donné
un seul succès ; de même que la teinture de gaïac et d'autres moyens vantés
par les charlatans. Parmi les sources minérales, celles qui sont puissantes :
Aix-la-Chapelle, Wiesbaden, Carlsbad, Kreuznach, Rhême, sont nuisibles ;
il ne faut recommander que les eaux thermales indifférentes, Ems, Gastein,
Wildbad ; on peut prescrire aussi la cure de lait et de petit lait, l'air fortifiant des montagnes. Le séjour dans les pays méridionaux n'a pas grand
avantage. Vers la fin de la maladie, quand les forces s'épuisent, il faut surtout prescrire un régime fortifiant, de facile digestion, et enfin quand les
douleurs augmentent, l'emploi judicieux des narcotiques soulagera le malade
et préparera une mort moins pénible ; la participation des organes internes
à la maladie peut présenter des indications symptomatiques particulières
sur lesquelles je ne peux pas m'étendre ici. C'est tout ce que j'ai à vous dire
du traitement interne, indiqué en l'absence d'un diagnostic incertain ou
encore quand l'opération ne semble pas absolument ou ne semble plus
indiquée.

Quant au traitement externe, il s'agit d'abord de faire disparaître la
tumeur ; pour cela on peut se servir du bistouri ou des caustiques ; la ligature et l'écrasement ne peuvent presque jamais être employés dans ces cas ;
le dernier moyen peut, à la rigueur, trouver son indication dans l'amputation du pénis et dans l'amputation de la langue.

Mais avant de parler des avantages de l'une et de l'autre méthode, il faut
répondre à la question suivante : Est-il utile d'opérer, alors même que l'opération peut être faite facilement et sans mettre la vie du malade en danger ? Sur
ce point, il y a divergence dans les opinions des chirurgiens les plus experts.
Il y a des opérateurs qui ne touchent jamais à un cancer. Ils disent : l'opération est toujours inutile, parce qu'il y a des récidives ; si l'on opère les récidives, d'autres se reproduisent d'autant plus vite. Ils prétendent même que

plus souvent on opère localement, plus le développement de tumeurs lymphatiques secondaires et de cancers métastatiques est rapide; dans leur opinion, la tumeur locale serait une espèce de dérivation contre l'infection générale; on ne pourrait donc pas enlever ce produit morbide sans favoriser la manifestation de la maladie en d'autres endroits; si l'on voulait à toute force faire disparaître la tumeur, il faudrait dériver les humeurs morbides sur un autre point, par exemple en établissant un ulcère artificiel au moyen d'un cautère ou d'un séton. Il est inutile de dire que ces mêmes médecins considéreront aussi comme dangereux de combattre la transpiration fétide des pieds, ou de guérir la croûte de lait des nouveau-nés. — On peut faire un grand nombre d'objections à ces opinions tirées de la vieille pathologie humorale : d'abord elles manquent absolument de preuves; bien plus, l'expérience démontre qu'elles sont en partie fausses. Nous considérons comme un fait positif et qui peut être constaté par l'observation journalière que le développement des tumeurs ganglionnaires dépend du développement des tumeurs primitives; nous avons déjà dit que la participation des ganglions lymphatiques à la maladie carcinomateuse est due, d'après toutes les analogies, à une contagion locale, provenant non pas du sang, mais de la tumeur primitive, quel qu'en soit le mécanisme. Il est vrai qu'après l'extirpation d'un cancer du sein ou de la lèvre, des gonflements ganglionnaires qui n'étaient pas sensibles avant l'opération peuvent se montrer, mais il faut remarquer que l'affection de ces ganglions lymphatiques peut être assez insignifiante à son début pour échapper à tout examen. La connaissance de ce fait a déjà produit des conséquences pratiques : beaucoup de chirurgiens extirpent toujours aussi les ganglions qui, d'après l'expérience, sont intéressés de bonne heure, même quand ils paraissent indemnes de tout gonflement. — L'existence d'un cancer primitif et secondaire des ganglions lymphatiques peut-elle hâter ou retarder la marche ultérieure de la maladie, le développement de tumeurs métastatiques, l'état général cachectique? C'est là une question qui ne peut être résolue, parce que la marche de la maladie n'a pas une durée bien déterminée; s'il en était ainsi, on pourrait, par la comparaison des cas opérés et des cas non opérés, établir une règle sur l'influence de l'intervention chirurgicale. On pourrait arriver à un résultat approximatif, en comparant des cas qui se ressemblent sous le rapport de l'âge, de la constitution, de la nature de la tumeur, etc.; mais comme la distinction exacte des différentes espèces de carcinomes et, par conséquent, une classification précise des cas n'ont été établies et admises généralement que dans ces derniers temps, on ne peut pas encore s'attendre à des résultats définitifs; les observations d'un seul chirurgien suffisent rarement pour établir de pareilles statistiques. — En étudiant les carcinomes épithéliaux, on remarque que les tumeurs métastatiques se montrent très rarement lorsqu'un grand nombre de ganglions lymphatiques sont malades; ce fait tend donc à établir que la maladie ne devient pas plus intense par ce développement considérable de tumeurs locales, et que les carcinomes des ganglions lymphatiques n'augmentent pas la disposition aux tumeurs métastatiques.

A la question : Les carcinomes doivent-ils être opérés ou non? on ne

pourra répondre que par une statistique exacte des cas opérés et par les
résultats de l'observation des patients pendant plusieurs années après l'extirpation, car les résultats publiés autrefois ne nous renseignent nullement,
outre que le diagnostic y est encore sujet à caution. Aujourd'hui, il existe,
comme nous l'avons dit, des statistiques bien faites à cet égard, si même le
nombre des cas qu'elles comportent est encore peu considérable. Ces travaux mettent en évidence le fait important de la curabilité du cancer par
l'opération; en outre, ils prouvent qu'en général l'opération assure une
prolongation de la vie, si même elle n'est pas suivie d'une guérison radicale
et si les malades finissent par succomber à leur affection. Mais l'opération
n'eût-elle que ce dernier avantage, elle serait encore indiquée dans l'intérêt
du malade.

Quand l'extirpation complète est impossible, il faut du moins rendre l'affection supportable. C'est pourquoi il peut être indiqué de faire, ou bien une
extirpation partielle, afin que le patient, incommodé par le volume, par des
hémorrhagies provenant des points ulcérés, par la fétidité, etc., soit au
moins soulagé. Ou bien encore on entreprendra des opérations, ne touchant
pas au néoplasme, mais remédiant aux accidents qui en résultent; ainsi on
fera la trachéotomie dans le cas de carcinome du larynx, l'anus artificiel
dans le cas de cancer de l'intestin, la gastrotomie dans le cas de cancer
donnant lieu à la stricture du cardia, etc. Si enfin on ne peut, en aucune
façon, arrêter la marche de l'affection, je considère qu'il est du devoir du
médecin de tromper le malade sur l'incurabilité de sa maladie, tout en ren-
seignant les proches parents sur la gravité du cas. Où le médecin ne peut
pas guérir, il doit soulager les souffrances morales et physiques. Peu
d'hommes possèdent la tranquillité d'esprit, la résignation ou la force de
caractère, appelez cela comme vous voudrez, pour passer gaiement le temps
qui leur reste encore à vivre, lorsqu'ils savent qu'ils sont atteints d'un mal
incurable. Les malades, quoique en apparence tranquilles, vous sauront
peu gré de leur avoir fait des ouvertures trop sincères sur ce qui les attend.
Sous ce rapport, vous serez souvent embarrassés comme médecins, et dans
l'indécision sur ce que vous devrez faire; il est certain qu'ils sont rares, ceux
qui exigent la vérité du médecin, quand il s'agit de la mort : mais j'abandonne à votre tact, à votre connaissance du corps humain, à votre sentiment, le soin de vous guider, dans chaque cas spécial.

Si, par l'opération, nous ne pouvons pas détruire la prédisposition carcinomateuse, la diathèse, nous pouvons du moins, en intervenant de bonne
heure, empêcher l'extension de l'affection, et parfois même l'infection ganglionnaire.

Si les guérisons complètes sont encore rares à présent, relativement à la
fréquence des cas et à celle des opérations pratiquées, je suis d'avis que
leur nombre augmentera quand les médecins ordinaires des familles, qui,
généralement, sont les premiers consultés pour ces affections, se décideront
à conseiller plutôt l'extirpation, au lieu de perdre un temps précieux à l'emploi de moyens indifférents et au lieu de ne renvoyer les patients aux
chirurgiens spécialistes que lorsque la maladie locale s'est étendue ou a
atteint les ganglions et qu'il n'est plus possible de faire avec certitude une

ablation totale. Les succès, de plus en plus nombreux, fournis par les statistiques, non seulement pour les cancers des lèvres et du visage, mais encore
pour les carcinomes du sein, et même pour ceux de ces derniers qui sont compliqués d'indurations ganglionnaires, doivent encourager les chirurgiens
consciencieux à faire tous leurs efforts pour établir leur diagnostic le plus
tôt possible, afin que l'extirpation puisse être pratiquée plus souvent au
début du mal. Il semble de plus en plus certain que, la plupart du temps,
la récidive se fait par continuité, c'est-à-dire qu'il ne s'agit pas d'une
récidive de la maladie à proprement parler, mais bien d'une extension de
l'affection primitive, que certains foyers existant à l'époque de l'opération
n'ont pas été enlevés, parce que l'on n'avait et parce que l'on ne pouvait
avoir aucun pressentiment relativement à leur existence. L'avenir nous
apprendra s'il est possible de réduire le nombre de ces opérations incomplètes; nos efforts doivent donc tendre à trouver des signes pratiques nous
permettant de reconnaître, dans les tissus en apparence sains, les débuts
de la maladie, tandis qu'aujourd'hui nous avons pour but, en extirpant le
carcinome aussi largement que possible, d'en enlever tous les rudiments.
Néanmoins toute la persévérance des chirurgiens n'aura qu'un résultat partiel, si le vulgaire n'est pas instruit de la gravité possible de toute tumeur,
quelle qu'elle soit. Il faut donc, pour le médecin comme pour le public, que
cette funeste habitude de considérer le cancer comme un noli me tangere
et de ne penser à l'opération que si des altérations esthétiques ou fonction-
nelles surviennent, prenne fin. Non seulement chaque médecin a pour
devoir d'extirper les cancers, mais il faut encore, si même il ne fait que peu
de chirurgie, qu'il démontre, au malade qui le consulte pour une tumeur
de nature maligne ou suspecte, la nécessité d'une extirpation aussi hâtive
que possible.

A côté des motifs qui peuvent nous engager à opérer, il existe des
indications locales importantes qui demandent l'intervention chirurgicale,
c'est lorsqu'il s'agit d'empêcher aussi longtemps que possible le progrès de
la maladie sur des parties dont l'atteinte entraîne nécessairement la mort.
Si même on peut s'attendre, dans la plupart des cas, à une récidive locale,
pendant des mois ou même des années, la vie peut n'être pas directement en danger. Quelquefois il s'agit aussi de préserver d'une destruction
complète des parties de la face, telles que les lèvres, le nez, les paupières,
qu'on peut remplacer après l'opération par une autoplastie. Si l'on considère ces opérations comme inutiles par la raison qu'on ne peut pas guérir
le mal, on a tort, car d'abord nous ne savons pas si nous n'obtiendrons
pas une guérison complète, et ensuite, par l'opération, nous rendons la vie
plus agréable au patient, pour un certain temps, peut-être même pour la
plus grande partie du temps qui lui reste encore à vivre. On aurait lieu
d'être très content si par une opération ou un traitement quelconque on
pouvait donner, même passagèrement, à un individu atteint de tuberculose avancée, autant de force et de jouissance de la vie que cela arrive
pour beaucoup d'individus délivrés par l'opération d'une grande tumeur
carcinomateuse. En un mot, il existe une série de cas où nous pouvons
intervenir utilement par l'opération; il y en a même beaucoup où l'on

agirait, à mon avis, d'une manière cruelle, si l'on refusait d'opérer. Il y a d'autres cas, il est vrai, où il est plus difficile de se décider. Dans les formes à marche lente, comme par exemple dans le squirre, je crois qu'il est permis de faire une opération qui n'offre pas de danger par elle-même, sans qu'elle soit réellement commandée par la nécessité. Mais si une paupière est détruite, si le nez est perdu en partie ou en totalité, alors l'opération est indiquée, dans le premier cas pour protéger le globe de l'œil, dans le second pour remplacer une perte de substance très désagréable, d'autant plus que dans ces cas on n'observe souvent aucune récidive locale. Il n'y a qu'une circonstance qui m'empêcherait d'entreprendre une opération dans ces cas; ce serait un état de grande faiblesse chez un individu très âgé; du moins il est interdit de faire chez le vieillard des opérations plastiques d'une grande étendue; la perte de sang inévitable pendant l'opération et l'obligation de garder le lit peuvent suffire pour enlever le malade. Autre question : faut-il opérer ou non, lorsque le siège de la tumeur est dangereux, c'est-à-dire lorsque l'opération peut se terminer par la mort, ou du moins qu'elle présente autant de chances d'insuccès que de succès? Dans ces circonstances, la nature du cas spécial entre en ligne de compte, il est impossible de faire là-dessus des réflexions générales; l'opinion sur le danger d'une opération dans un cas donné varie selon les chirurgiens et l'individualité des malades; cependant il faut en principe *n'opérer que lorsqu'on peut enlever toutes les parties malades; il ne faut jamais entreprendre une demi-opération, en laissant des restes de tumeur, à moins d'indications spéciales (fortes hémorrhagies, décomposition considérable). Sous ce rapport je ferai observer qu'il ne faut opérer que dans les tissus sains et qu'il faut s'éloigner de 1 1/2 à 2 centimètres, si faire se peut, de l'infiltration sensible au toucher; alors seulement on est sûr d'enlever toutes les parties malades.* On peut quelquefois, dans ces cas désespérés, prolonger la vie par des opérations très hardies, mais en général on verra, dans ces circonstances, mourir beaucoup plus d'opérés qu'on n'en verra se rétablir.

Nous arrivons maintenant à l'appréciation des *caustiques* les plus généralement employés contre les tumeurs cancéreuses. Dans le cours des temps, l'opinion sur les caustiques a beaucoup varié; tantôt on leur a donné la préférence sur les autres moyens, tantôt on les a rejetés en principe. La plupart des chirurgiens contemporains inclinent vers cette dernière manière de voir, que je partage également.

En principe, je donne la préférence à l'opération par le bistouri et les ciseaux, et cela parce que je sais alors exactement ce que j'enlève, et que je puis juger en toute sûreté si tous les tissus malades ont été enlevés. Je considère donc l'opération sanglante des cancers et des tumeurs en général comme la règle. Il est vrai que, comme toute règle, celle-ci a ses exceptions. Chez les personnes très âgées, chez les malades anémiques, ou chez ceux qui ont trop peur du bistouri, on peut se servir des caustiques, et si l'on en continue l'emploi avec méthode et assez longtemps pour que tous les tissus morbides puissent être détruits, le résultat peut être favorable. Quand on se place au point de vue physiologique, les caustiques ont quelques avantages pour eux ; on peut supposer que le liquide caustique pénètre dans les plus fins vaisseaux lymphatiques qui participent à la maladie et détruit ainsi complètement la matière morbide locale ; c'est ce qui explique qu'un pathologiste aussi distingué que Waldeyer ait en principe déclaré les caustiques supérieurs aux opérations sanglantes. Mais cette hypothèse ne se confirme pas, car le caustique forme avec le tissu qu'il touche une combinaison intime, solide, qui l'empêche d'étendre son action au delà. On a prétendu, dans le temps, que les récidives ne se montraient pas aussi vite après l'emploi des caustiques qu'après l'opération au bistouri, cependant ce fait ne s'est pas confirmé ; je n'admets donc que les exceptions citées plus haut.

Quant au choix des caustiques, je donne la préférence au chlorure de zinc pour la destruction des cancers ; vous pouvez l'employer sous forme de pâte ou sous forme de flèches. S'il s'agit de cautériser une surface, vous préparez une pâte avec parties égales de chlorure de zinc pulvérisé et de farine en ajoutant un peu d'eau, et vous l'appliquez sur la surface ulcérée. Si vous voulez cautériser plus profondément, vous faites délayer une partie de chlorure de zinc dans trois parties d'eau, vous l'étendez sous forme de gâteau et vous faites sécher ; cette masse se laisse facilement diviser avec un instrument tranchant. Vous coupez avec un couteau de petits cylindres pointus, épais de 5 millimètres à 1 centimètre, vous faites avec une lancette étroite une ponction dans la tumeur, et vous y enfoncez la *flèche caustique ;* vous répétez cette opération jusqu'à ce que la tumeur soit farcie de ces flèches, qui peuvent être à une distance de 2 centimètres l'une de l'autre. Après cette cautérisation, on observe pendant quatre à cinq heures une douleur modérée (qui peut cependant devenir très violente lorsque la pâte est molle), et, le jour suivant, vous trouvez la tumeur transformée en une eschare blanche. Cette dernière se détache au bout de cinq à six jours, un peu plus tôt lorsque les tumeurs sont molles, et plus tard lorsqu'elles sont dures. Après la chute de l'eschare, si la cautérisation a été poussée assez avant dans les tissus sains, on trouve une plaie couverte de bourgeons charnus de bonne nature et qui se cicatrise bientôt ; si la masse carcinomateuse se montre de nouveau, on répète la cautérisation avec la pâte ou les flèches.

On peut toujours reprocher à ces cautérisations d'être quelquefois très douloureuses et d'un effet incertain, car on ne sait jamais jusqu'où s'étend l'action du caustique, cependant il y a des cas, je vous l'ai dit, où l'on peut les mettre en usage. D'autres caustiques sont beaucoup vantés : la pâte de Vienne, la pâte arsenicale, le beurre d'antimoine, le chlorure d'or, etc. ; on se sert plus rarement de l'iodure de potassium, de l'acide chromique, de solutions concentrées de chlorure de zinc, d'acide nitrique fumant, d'acide sulfurique, du brome, etc. Dans ces derniers temps, on a pratiqué l'extirpation de cancers de certaines régions, soit au moyen de la galvanocaustique, soit au moyen du thermocautère. Ces procédés ne rentrent cependant pas dans la classe des caustiques à proprement parler, en effet ce n'est pas le tissu néoplasique qui est brûlé ainsi ; l'action se porte sur le tissu sain, qui dans ce procédé est coupé par le fer rougi.

Il n'y a pas longtemps, von Langenbeck a employé le thermocautère pour l'amputation de la langue, d'abord parce qu'ainsi l'opération est plus commode et ne donne pas lieu à des pertes de sang, et ensuite parce qu'après l'ablation de la partie malade on peut encore cautériser et détruire les tissus sains dans une grande étendue, ce qui donne plus de garanties au point de vue de l'extirpation totale. Vous voyez que dans le procédé de Langenbeck on combine la cautérisation à l'excision mécanique du néoplasme.

Je vais encore vous donner quelques conseils sur le traitement local des ulcères cancéreux, lorsqu'ils ne se prêtent plus ou ne se sont jamais prêtés à une opération. Il y a des cas inopérables, où la végétation des masses cancéreuses sur la plaie fait une saillie énorme, fatigue beaucoup les malades et les épuise; dans ces cas on peut faire des cautérisations partielles, soit avec les caustiques, soit avec le fer rouge; par la destruction palliative des masses végétantes, on arrive quelquefois à des résultats tout à fait satisfaisants. L'indication principale du traitement de ces malades est fournie par la décomposition qui se fait à la surface des ulcères et qui est souvent d'une fétidité horrible; dans quelques cas, c'est la douleur qui l'emporte sur les autres symptômes. Pour tarir la sécrétion de mauvaise nature, le fer rouge rend fréquemment de très bons services; on diminue encore la fétidité par des compresses imbibées d'eau chlorurée, de vinaigre de bois purifié, de créosote, d'acide phénique, de permanganate de potassium, d'acétate d'alumine, ou bien encore en saupoudrant de poudre fine de charbon. Le charbon, comme vous l'avez appris en chimie, absorbe facilement les gaz et peut être utilement employé, malheureusement il salit tellement l'ulcère qu'on a cessé d'en faire souvent usage. Un très bon désinfectant et très bon désodorisant est la poudre d'iodoforme; on peut aussi, en appliquant chaque jour de la charpie imprégnée de perchlorure de fer et désséchée, détruire la surface des tissus néoplasiques et faire ainsi disparaître l'odeur. Dans un cas de carcinome du sein ulcéré sécrétant une sanie tellement infecte qu'elle désespérait la patiente, Billroth, après avoir tout essayé, a eu beaucoup à se louer de l'application de figues fraîches et cuites.

Quant aux douleurs dans les tumeurs carcinomateuses ulcérées, on les a combattues localement par les narcotiques; par exemple, on a saupoudré les surfaces avec de l'opium en poudre; cependant les narcotiques, administrés à l'intérieur ou sous forme d'injections sous-cutanées, agissent plus sûrement, et on peut, chez ces pauvres patients, renouveler ces injections aussi souvent qu'il est nécessaire. Je vous recommande surtout la persévérance dans les soins à donner à ces pauvres malheureux et dans les efforts que vous tentez pour calmer leurs souffrances. Il est triste pour nous de ne pouvoir faire davantage dans ces cas, mais il ne nous est pas permis d'abandonner ces patients à leur triste sort. Le médecin sérieux et soigneux qui parvient à atténuer quelque peu les souffrances que provoquent dans les derniers mois ou les dernières semaines le cancer ulcéré, paraît aux yeux du malade un être supérieur.

Quelques considérations sur le diagnostic clinique des tumeurs.

Je ne puis vous en vouloir, si tout ce que je vous ai dit sur les tumeurs n'est pas encore parfaitement clair dans votre esprit ; et, pour votre consolation, je vous dirai que je me trouvais dans le même cas lorsque j'ai entendu pour la première fois exposer tous ces faits. Ce n'est qu'une longue étude et l'exercice dans le diagnostic différentiel des tumeurs, exercice que vous ne pouvez faire qu'au lit du malade, qui vous permettront de vous mouvoir sur ce terrain difficile avec quelque certitude. La consistance de la tumeur, son aspect extérieur, les rapports qu'elle affecte avec les tissus environnants, son siège, sa croissance plus ou moins rapide, l'âge du patient : voilà les points de repère dont on part pour porter un jugement ; tantôt c'est l'une de ces conditions, tantôt l'autre qui décide la question. Prenons un exemple : Un homme dans la cinquantaine vient vous trouver, il est bien bâti et fort pour son âge ; depuis nombre d'années il porte une tumeur sur le dos, qui ne lui causait aucun embarras ; c'est seulement depuis qu'elle a atteint presque la grosseur d'une tête d'enfant, qu'elle devient incommode. La tumeur est molle, élastique, elle n'est ni tendue ni fluctuante, elle est mobile sous la peau ; cette dernière se trouve à l'état naturel ; il n'y a jamais eu de douleurs dans la tumeur, on n'en provoque pas par l'examen. Le diagnostic est très facile dans ce cas : en considérant la région, le siège dans le tissu conjonctif sous-cutané, la croissance lente, indolente, etc., il ne peut guère être question que d'un lipome, peut-être d'une tumeur molle de tissu conjonctif, cependant la plus grande vraisemblance parle en faveur d'un lipome. Prenons un autre cas : Une femme vient vous trouver, ayant une tumeur du sein ; cette tumeur est dure, bosselée, elle a la grosseur d'une pomme ; à sa surface on voit quelques parties de la peau qui sont rétractées en dedans ; la peau adhère complètement à la tumeur. De temps en temps il y a eu des douleurs lancinantes, la pression sur la tumeur est également sensible ; les ganglions axillaires, du côté où se trouve la tumeur du sein, donnent une sensation de dureté. La femme est âgée de quarante-cinq ans, elle est bien nourrie et présente les apparences de la santé. Dans ce cas encore, le diagnostic est facile : il s'agit ici d'un carcinome : 1° parce que, à l'âge où se trouve cette malade, les tumeurs cancéreuses se développent le plus souvent dans le sein, tandis que l'adénome et le sarcome se montrent d'ordinaire plus tôt ; 2° la consistance pourrait parler en faveur d'un fibroïde, mais le fibroïde s'observe très rarement dans la glande mammaire ; le gonflement des ganglions lymphatiques s'oppose aussi à l'admission de cette idée, tandis qu'il parle en faveur du carcinome ; 3° les carcinomes sont douloureux à un certain degré, comme dans le cas cité ; les sarcomes et les fibroïdes ne le sont pas. Nous pourrions appuyer ce diagnostic sur d'autres motifs encore, mais ce que nous en avons dit doit suffire. Considérons encore un troisième cas : Un garçon de dix ans est atteint depuis deux ans d'un gonflement modérément douloureux de la partie moyenne de la mâchoire inférieure, ce gonflement a augmenté lentement ; les dents sont tombées à cet endroit, sans avoir été malades ; le gonflement de l'os est régulièrement arrondi et s'étend depuis la première molaire d'un côté jusqu'à la molaire correspondante de l'autre ; en bas il a la dureté de l'os ; en haut (dans la bouche), où il est recouvert par la muqueuse, il présente une résistance élastique. Ce gonflement osseux peut-il être la conséquence d'un processus inflammatoire chronique, d'une carie ou d'une nécrose? Cela n'est pas vraisemblable : 1° parce que la douleur a toujours été faible; 2° parce qu'il n'y a pas de suppuration, qui fait rarement défaut lorsque la mâchoire est le siège d'une inflammation osseuse datant de deux ans; 3° parce que le gonflement est bien limité et très uniforme, tandis que les dépôts osseux dans la carie et la nécrose ne le sont généralement pas; 4° parce que, à l'âge où se trouve le malade, des inflammations osseuses de cette étendue ne se rencontrent pas souvent, excepté après l'intoxication phosphorique, ce qui n'est pas ici le cas. Nous avons donc affaire à une tumeur : peut-être à un cancer médullaire? l'âge du malade y prédispose, cependant la tumeur est dure, la destruction du tissu osseux n'est pas considérable; l'os, à ce qu'il semble, n'est qu'écarté par un néoplasme qui s'est développé dans la cavité médullaire, la croissance serait aussi trop lente pour un cancer médullaire. Est-ce une exostose? mais la tumeur est trop molle du côté de la bouche, on peut pénétrer facilement dans la tumeur par en haut au moyen d'une aiguille fine. Est-ce un enchondrome? la consistance, la forme, le mode de croissance, l'âge du malade, s'accorderaient parfaitement bien avec cette idée, mais non le siège; les enchondromes dans la partie moyenne de la mâchoire inférieure sont excessivement rares à cet âge. C'est un ostéo-sarcome central probablement à cellules géantes : tous les phénomènes viennent confirmer ce diagnostic, et vous savez que ces tumeurs de la mâchoire inférieure sont fréquentes dans la jeunesse. Je dis : vous savez; je devrais dire : vous l'apprendrez peu à peu, avec le temps; et chaque fois que vous aurez examiné à la clinique un malade porteur d'une tumeur, je vous donne le conseil de relire à la maison ce qui a rapport à ce cas, de le comparer à la description générale des tumeurs, que je vous ai donnée. Si vous vous êtes exercés pendant quelque temps de cette façon, vous aurez bientôt une idée plus claire de ces maladies et tous les détails se graveront dans votre mémoire.

CHAPITRE XXII

DES AMPUTATIONS, DES DÉSARTICULATIONS ET DES RÉSECTIONS

CINQUANTIÈME LEÇON

Importance et valeur de ces opérations. — *Amputations et désarticulations.* — Indications. — Méthodes. — Traitement consécutif. — Pronostic. — *Moignons coniques.* Prothèse. Historique. — *Résections articulaires.* — Historique. — Indications. — Méthodes. — Traitement consécutif. — Pronostic.

Nous avons eu très souvent l'occasion de parler des amputations et des résections ; c'est pourquoi je crois nécessaire, à la fin de ces leçons, de vous parler de ces opérations importantes, qui ont pour but d'enlever des membres entiers ou des parties de membres malades, dont la guérison ne peut être obtenue. Souvent on a considéré ces opérations, si utiles et capables même de sauver la vie, comme un *testimonium paupertatis* de l'art médical ; et en effet l'ablation d'une partie malade ne peut être regardée comme une guérison à proprement parler, si l'on entend par guérison le rétablissement, à son état normal, d'une partie malade du corps.

Mais, interprétée de cette façon, la guérison réelle serait bien rare ; on pourrait dire aussi que la cataracte est incurable, puisqu'ici on ne rend pas au cristallin sa transparence, mais qu'on l'enlève ; on devrait considérer, comme autant de preuves d'impuissance thérapeutique, ces cures brillantes obtenues par les dermatologistes au moyen des caustiques, de même encore que la conservation de la vie de l'homme, sauvé d'une suffocation par l'extirpation d'une tumeur du larynx.

Les plus belles guérisons, ce dernier mot étant pris dans son acception la plus rigoureuse, sont obtenues dans la syphilis ; au moyen de remèdes antisyphilitiques pris à l'intérieur, nous faisons souvent disparaître en quelques semaines, comme le ferait un philtre, des produits pathologiques anciens et étendus. Mais des cures semblables ne sont réalisées que très rarement dans les autres maladies ; nous devons souvent nous contenter de détruire les parties malades et d'empêcher ainsi non seulement l'extension du mal aux parties voisines, mais encore les dommages qui pourraient en résulter pour l'organisme. Plus est petite la partie malade, moins elle importe à la vie de l'organisme, et plus nous nous déciderons facilement à en faire le sacrifice. Mais le danger augmentera en raison directe de l'étendue de la partie qu'il faudra sacrifier, comme aussi la perte éprouvée par le patient, au point de vue de son aptitude au travail. Quand il s'agit d'amputer, ces conditions doivent être mûrement pesées au point de vue social.

Pour un homme riche, la perte, même des quatre membres, ne constituerait pas un obstacle à la vie et n'empêcherait même pas d'en jouir dans certaines limites, car, quant à ce qui concerne le rôle physiologique des extrémités relativement à l'existence individuelle, on peut y suppléer par le travail d'autres individus, et ce travail peut être acheté.

Mais, pour l'homme qui vit du travail de ses bras ou de ses jambes, la perte d'une extrémité (et même pour certains travailleurs la perte ou la déformation d'un doigt) peut ruiner toute l'existence sociale.

Que peuvent faire, par exemple, le facteur, le maçon, le tourneur, sans membres inférieurs sains? Que deviendront, privés d'une main, l'orfèvre, l'horloger, le cordonnier? Souvent même, je me suis trouvé dans la nécessité d'enlever un doigt complètement guéri, mais recourbé et fléchi dans la paume de la main, parce qu'il empêchait l'individu de tenir la hache, la bêche, etc., à pleine main, comme l'exigeait le métier. Que de fois n'ai-je pas entendu ces mots de reproches : Ainsi, vous ne pouvez me guérir le pied! alors je préfère mourir que me laisser amputer la jambe! Je ne supporterai pas cela! non, je ne laisserai jamais faire cela! »

Mais la mort se fait désirer, surtout dans les affections chroniques des articulations. Les douleurs se répètent chaque jour, durant des mois, des années même, sans qu'on en voie la fin, et ces conditions attendrissent l'homme le plus décidé. Puis, la joie de vivre, l'accoutumance à la pensée d'être privé d'un membre, l'espoir peut-être aussi de trouver un métier, décident encore la plupart des hommes à se laisser enfin amputer, souvent trop tard, il est vrai. La résistance opposée à l'amputation par les individus gravement blessés est très variable. C'est surtout alors l'aspect de la blessure et les douleurs que celle-ci provoquent qui les décident.

Quand le membre est en lambeaux et que le blessé voit lui-même les os en éclats, alors il résiste peu à l'idée d'une amputation ; il en est de même encore quand les douleurs sont très vives, ou quand les extrémités fort ecchymosées sont devenues violacées et que les doigts ne peuvent plus se mouvoir. Mais s'il n'en est pas ainsi, si la gravité de la blessure n'est visible que pour le médecin, si, par exemple, il s'agit d'une lésion articulaire compliquée de fracture sans déplacement et sans troubles fonctionnels immédiats, si le blessé peut encore mouvoir ses doigts, alors qu'ils sont fort endommagés, si enfin il ne ressent pas de douleurs, il est souvent difficile de le convaincre de la nécessité d'une intervention opératoire ; il faut que le blessé ait alors une confiance sans réserve, qu'il considère, pourrait-on même dire, son médecin comme un être supérieur, pour qu'il s'en remette à lui, dans de pareilles circonstances, et pour qu'il se décide à se laisser amputer.

En pareil cas, vous verrez souvent les principes qui guident votre intervention thérapeutique et qui sont le résultat d'études sérieuses et d'une longue expérience, venir buter contre une résistance intraitable. Si, après quelques jours, la blessure prend un caractère dangereux, comme cela avait été présagé, et qu'alors le malade réclame spontanément l'opération, vous vous direz peut-être : trop tard! et cependant pourrez-vous avoir la cruauté d'en vouloir au malheureux blessé? Ce sont là des moments bien durs pour le médecin. Si une seule chance de salut, si petite soit-elle, existe encore, vous vous déciderez, quelque défavorables que soient les conditions, à entreprendre l'amputation; l'espoir, en dépit de votre attente, en dépit d'une expérience personnelle étayée sur une série de cas malheureux, de sauver encore un homme considéré comme perdu, est le plus bel apanage de l'orgueil juvénile, de la puissance et du but de l'art chirurgical.

Cependant quand les cas malheureux se succèdent, quand on est fatigué de lutter contre les conditions défavorables pour n'obtenir que rarement un succès, on s'habitue à assister avec résignation au triste spectacle de la mort, contre laquelle la meilleure volonté ne peut rien, et l'on s'abstient de toute tentative, dans la persuasion qu'elle sera infructueuse. S'il est beau de risquer tout, même quand le cas est très grave, l'on ne doit cependant pas aller trop loin dans cette voie, si l'on ne veut pas s'avilir et avilir son art aux yeux des malades, si l'on ne veut pas donner prise aux soupçons. Le public ne juge que d'après les résultats; et quand le chirurgien a perdu tant d'amputés, opérés in extremis, la confiance placée dans l'efficacité de l'opération est ébranlée. D'autre part, le médecin consciencieux, à la suite d'insuccès trop nombreux, finira par perdre le goût de sa vocation, et, chose plus pénible encore, il perdra toute confiance en lui-même et dans les autres, et doutera de l'importance de son art.

J'espère que ce que je viens de vous dire vous fera réfléchir avant d'entreprendre une opération importante, surtout une amputation, sur le moment et la façon d'agir. Ne perdez jamais de vue qu'avant toute opération sérieuse vous exigez du malade qu'il vous confie sa vie sans réserve, et qu'en retour celui-ci a le droit d'exiger de vous tout le dévouement et toute l'érudition dont vous êtes capables.

Il n'est rien moins qu'aisé de formuler les indications générales des amputations et des résections, l'une ou l'autre exception pouvant modifier la base sur laquelle une loi semblable est étayée. Néanmoins il sera plus commode pour nous de réunir d'une façon systématique tout ce que nous avons dit à cet égard dans le cours de ces leçons. Je veux encore ajouter quelques mots, relativement aux principes qui doivent vous guider dans la technique de ces opérations et dans le traitement des opérés.

Il y a des blessures des extrémités ne laissant, dès le début, aucun doute sur l'éventualité d'une gangrène ou d'une suppuration, dont l'abondance et la durée constituent un danger considérable pour la vie. Si, dans ce cas, le patient s'oppose à l'amputation primitive, l'opération faite ultérieurement, quand la gangrène se sera étendue, ne pourra vraisemblablement plus sauver la vie; à plus forte raison quand un phlegmon progressif et une septicémie se seront développés. Il n'y a que les cas où l'amputation aura pu être pratiquée dans les tissus sains qui donneront encore quelque chance de succès : ainsi, l'amputation au haut du bras ou la désarticulation de l'épaule, dans une gangrène traumatique partant d'une blessure de la main ou de l'avant-bras et s'étendant jusqu'au coude. Dans des circonstances analogues, l'amputation au haut de la cuisse ou la désarticulation de la hanche ont donné des résultats beaucoup moins bons, parce que ces opérations sont par elles-mêmes beaucoup plus dangereuses que celles pratiquées sur les extrémités supérieures.

Si, pendant un certain temps, la méthode conservatrice a eu de bons effets et si tout à coup des symptômes de pyohémie surviennent, on pourra encore faire l'amputation, avec plus ou moins de chances de succès, qu'il s'agisse des extrémités supérieures ou des inférieures.

Ces amputations dites secondaires donneront un meilleur résultat encore en l'absence de signes de pyohémie ; cependant, à la suite de phlegmons étendus, la peau sera le siège d'une suppuration si abondante, qu'il n'y aura pas lieu d'espérer une occlusion de la plaie ; ou bien encore le patient, épuisé par la suppuration prolongée des grosses articulations et des parties osseuses, tombera dans un état de marasme.

Les blessures de la main et du pied peuvent nécessiter aussi l'amputation, si leur nature est telle qu'en supposant même que tout marche bien elles procurent un moignon sans utilité et toujours ulcéré. Parfois les plaies par contusion et les plaies par arrachement donnent lieu à de tels délabrements que les os sont mis à nu et qu'il faut alors amputer le moignon lege artis. Il peut en être de même dans les cas de congélations ; cependant, pour les extrémités inférieures, il ne faut pas trop tarder à amputer si la ligne de démarcation est nettement formée, car la septicémie ne complique que trop souvent la mortification de parties importantes du corps, et en amputant de bonne heure on prévient souvent cet accident dans les cas de gangrènes consécutives à la congélation et à la brûlure.

Quant à ce qui concerne les extrémités atteintes d'ostéites et d'arthrites aiguës non traumatiques, le diagnostic et le traitement institués de bonne heure, l'écoulement libre du pus favorisé par des incisions suffisantes, la fixation et l'immobilisation nous permettent de plus en plus de les conserver. Cependant il y a des cas dont la guérison ne peut être obtenue que par l'amputation faite de bonne heure. A la vérité, l'époque de l'intervention est ici très difficile à fixer, puisqu'il s'agit, comme dans les cas d'inflammation chronique, dont il sera ultérieurement question, d'établir si et pendant combien de temps le patient pourra encore résister à la suppuration et à la fièvre. Quant à la gangrène dite spontanée ou, comme la nomment les vieux chirurgiens, la gangrène de cause interne, il faut distinguer entre les divers cas. Si la gangrène s'est produite à la suite d'une embolie artérielle, et que l'état général soit passable, il faut amputer dès que la limite en est reconnaissable. Dans le cas de gangrène consécutive au typhus et à des exanthèmes graves, on peut attendre jusqu'à ce que les malades soient rétablis. Dans le cas de vraie gangrène sénile, il est rare qu'on soit forcé d'amputer. Si la gangrène se localise à un ou plusieurs orteils, on attendra l'élimination spontanée ; si elle s'étend d'emblée jusqu'au-dessus de la partie antérieure du pied, alors il est rare qu'elle s'en tienne là, et si, par exception, cela arrive, on énucléera les os faisant saillie, et on tâchera ainsi, en ménageant les parties molles autant que possible, d'avoir assez de matériaux pour recouvrir le moignon.

Parmi les affections chroniques, ce sont d'abord les ostéites et les arthrites qui nécessitent parfois l'amputation. La carie de longue durée, atteignant un grand nombre d'os du carpe et du tarse, la carie de l'articulation du genou chez des adultes atteints de tuberculose, constituent des causes d'amputation, tandis que la carie des articulations de la hanche, de l'épaule et du coude indique plutôt la résection quand une intervention opératoire est nécessaire; l'ablation du membre, pour ces derniers cas, n'est jamais mise en question qu'en seconde ligne.

Des ulcères du pied incurables et étendus, et une pachydermie de la jambe incurable ou récidivant toujours et à courts délais réclament souvent l'amputation, si l'on ne veut condamner les patients à des douleurs incessantes et à une immobilité continue.

Les gros anévrysmes de la fémorale, surtout ceux qui sont près de se rompre et qui ne peuvent être guéris d'aucune façon, entraîneront certainement la mort si l'on ne pratique l'amputation.

Dans le cas de tumeurs des·membres adhérentes au fémur, à l'humérus ou au tibia, et pénétrant entre les parties molles, il faut encore pratiquer l'amputation.

Les tumeurs qui n'adhèrent qu'au cubitus, au radius ou au péroné, et qui ne sont pas profondément implantées, peuvent être enlevées avec succès par la résection partielle ou même par l'extirpation de ces os.

Enfin, des déformations ou des malformations du pied peuvent aussi être une cause d'amputation si la marche est impossible ou si l'on ne peut remédier à ces états par aucun procédé orthopédique.

L'amputation peut être pratiquée dans l'articulation (amputation dans la contiguïté ou désarticulation) ou bien encore en un point éloigné de celle-ci, c'est-à-dire en sciant l'os (amputation dans la continuité, amputation proprement dite). Ces deux méthodes présentent des avantages et des inconvénients. La première, la désarticulation, semble être la plus naturelle, la plus simple, celle qui produit la plus petite lésion. Les parties molles peuvent même se réunir par première intention au-dessus du cartilage, ou bien ce dernier se nécrosera, et après son élimination la guérison se fera par l'intermédiaire d'un tissu de granulations venant de l'os.

La cavité médullaire de l'os ne sera pas ouverte, si l'on veut éviter l'infection primaire de la moelle osseuse pendant ou immédiatement après l'opération. Il est désavantageux de laisser dans la plaie des parties de la membrane synoviale; car celles-ci ont peu de tendance à se souder entre elles et la sécrétion s'accumule et se décompose facilement dans les poches ainsi formées, lorsque la plaie d'amputation se ferme. En outre, les parties molles destinées à |recouvrir les tubérosités articulaires volumineuses doivent être très vascularisées, ce qui nécessite une plaie considérable; pour le coude et le genou l'on doit donner aux parties molles des dimensions aussi considérables que celles exigées pour les amputations du haut du bras ou de la cuisse.

Au point de vue fonctionnel, les moignons des désarticulations sont d'autant moins utiles que l'articulation du membre artificiel qui y sera appliqué (prenons pour exemple l'articulation du genou, si c'est en ce point qu'a été faite la désarticulation) se trouvera plus bas que l'articulation du côté sain.

Les amputations ont cet avantage que l'on peut fixer nettement le niveau de la séparation de la partie du membre qu'il faut enlever, si l'un ou l'autre point doit être préféré, soit à cause du pronostic, soit à cause de la prothèse. En général, il n'est pas besoin d'autant de parties molles pour recouvrir les moignons d'amputation que pour ceux des désarticulations. La nécessité de scier l'os ne complique pas tellement par elle-même l'opération; cependant, exceptionnellement, il se produit une nécrose limitée le plus souvent à une mince couche osseuse, au niveau de la surface sciée.

Si l'amputation est pratiquée sans précautions antiseptiques et si la moelle osseuse de la cavité médullaire ou de la substance spongieuse est infectée pendant l'opération par une éponge malpropre par exemple, ou si les parties molles sont tellement agglutinées que le pus formé dans la moelle ne puisse pas s'en échapper, il se produira parfois une ostéomyélite aiguë grave qui nécessitera l'ouverture de la plaie, l'enlèvement par la curette des tissus de la cavité médullaire décomposés et une désinfection énergique. Si cette complication n'est pas reconnue à temps, la mort pourra être la conséquence d'une septicémie aiguë. Dans les cas les plus favorables, l'ostéomyélite se localisera et donnera lieu à une nécrose étendue du moignon osseux; au bout de six à huit semaines le séquestre pourra être enlevé; une coque osseuse se sera formée autour de lui et remplacera l'os nécrosé. A l'occasion des fractures compliquées, nous avons dit déjà que des ostéophytes se forment aux extrémités des os amputés et que du tissu osseux obturait la cavité médullaire.

Il faut dans les amputations et les désarticulations :

1° Que l'antisepsie soit complète;

2° Que la perte de sang subie par le malade pendant l'opération soit aussi petite que possible;

3° Que l'hémorrhagie soit complètement arrêtée; qu'il n'y ait pas à redouter d'hémorrhagies secondaires;

4° Que le moignon osseux soit recouvert par les parties molles, et que celles-ci puissent se réunir facilement et complètement au-dessus de lui.

Quant à ce qui concerne les trois premiers points, je n'ai rien à ajouter à ce qui a été dit antérieurement. Avant l'opération, le membre entier sera lavé et désinfecté soigneusement; on prendra toutes les précautions antiseptiques nécessaires pour les instruments, les éponges, les ligatures et les sutures. L'application de la bande d'Esmarch permettra d'opérer sans perte de sang; avant de lever la bande élastique, on liera tous les vaisseaux visibles et l'on placera le moignon dans l'élévation. Alors seulement la bande d'Esmarch sera enlevée; on appliquera des ligatures partout où ce sera nécessaire et l'on combattra l'hémorrhagie en nappe par la compression.

Le moignon osseux doit être recouvert de parties molles, et celles-ci doivent se réunir au-dessus de lui. Si cela n'a pas lieu et si le moignon osseux fait saillie, ou bien les granulations en provenant ne se cicatriseront pas et il se formera un ulcère, ou bien, la cicatrisation ayant lieu, la cicatrice adhérant à l'os offrira si peu de résistance qu'il se produira bientôt une ulcération permanente, lors de l'application du pilon ou du membre artificiel. Cela constituera un grave inconvénient pour l'amputé, car il devra renoncer complètement à se servir de son moignon; il devra toute sa vie faire usage de béquilles et il endurera en outre de vives douleurs. Il faut donc que le trait de scie divisant l'os porte toujours plus haut que la section des parties molles; dans les désarticulations, les parties molles doivent être coupées fort en dessous des extrémités articulaires. On peut, d'après ces données, faire la section des parties molles de la façon suivante et leur donner une forme appropriée aux surfaces qu'elles doivent recouvrir :

1° *Procédé circulaire.* — On fait la section circulaire, c'est-à-dire que l'on coupe circulairement les parties molles; on les rétracte fortement, puis on scie l'os. On abandonne alors les parties molles, qui viennent retomber au-devant du moignon osseux. Pour atteindre, de cette façon, plus facilement et plus sûrement le but que l'on s'est proposé, on pourra procéder de la façon suivante : On coupe d'abord complètement la peau, au moyen d'une circulaire, puis on la sépare des parties profondes en y laissant adhérant autant que possible le tissu cellulaire sous-cutané et le pannicule adipeux; les aponévroses musculaires sont laissées en place. La peau, ayant été préparée dans une étendue de deux à quatre centimètres de haut, est retroussée (manchette) et fortement rétractée en haut par un assistant en même temps que les autres parties molles. On sectionne ensuite les muscles jusqu'à l'os immédiatement au niveau du retroussis de la peau par un trait circulaire net; alors l'assistant qui tient le moignon au moyen des deux mains rétracte les muscles en haut autant que possible; d'un troisième trait circulaire, on sectionne la couche musculaire profonde deux centimètres au-dessus du plan suivant lequel les muscles superficiels ont été coupés. Cette dernière section s'étend jusqu'à l'os; le périoste est enfin divisé et l'os scié à ce niveau. Cela fait, et les parties molles étant abandonnées à elles-mêmes, on doit voir trois plans successifs de sections; savoir : celui qui correspond à la section de la peau, celui qui correspond à la section des muscles, et, enfin, celui qui correspond à la section de l'os, qui se trouvera placé ainsi au fond d'une sorte de plaie en entonnoir. Quand les extrémités sont amaigries, les parties molles doivent dépasser le moignon osseux d'environ six centimètres. Si, au contraire, elles sont très musculeuses, huit à neuf centimètres sont nécessaires. Dans l'amputation de l'avant-bras ou de la jambe, les muscles interposés aux os doivent être sectionnés soigneusement avant que les os soient sciés. Je considère comme une chose très importante, quand on ampute par la méthode circulaire, telle que je viens de la décrire, de s'habituer à faire l'incision bien nette; il faut que le couteau coupe non en pressant, mais en sciant.

Je ne prétends cependant pas que l'on ne puisse très bien exécuter la méthode circulaire autrement. Dans certains cas, on peut apporter à ce procédé des modifications ayant trait soit à la conformation définitive du moignon, soit au manuel opératoire. On peut amputer un membre en sectionnant tous les tissus au même point, comme d'un trait de hache (Botalli); ce procédé peut donner de bons résultats dans l'amputation des doigts. Pour ceux-ci, nous préférons faire usage de la désarticulation; cependant il arrive que des doigts sont coupés net par des machines (scie circulaire, hachoir), et on se demande si de pareils moignons pourront guérir sans l'intervention de l'art. Le fait est que c'est souvent le cas, mais il n'y a qu'aux doigts que l'on rencontre des conditions anatomiques telles, que la peau fixée aux gaines tendineuses et aux os ne se rétracte pour ainsi dire pas, tandis que les tendons eux-mêmes se rétractent dans leur gaine. Il en résulte que la rétraction cicatricielle se fait d'une façon concentrique; que la peau, à cause de cela, est attirée jusqu'au centre de la surface osseuse sectionnée comme une blague à tabac. Dans la plupart des autres points du corps, non seulement la peau est mobile sur les aponévroses, mais souvent aussi les muscles le sont eux-mêmes sur les os; de telle façon qu'après une amputation circulaire faite d'un trait, non seulement les muscles se rétracteront sur les os, mais la peau elle-même se retirera fortement. Lorsque tout le moignon, de l'extrémité duquel l'os fait saillie comme la pointe d'un cône, sera recouvert de granulations, la rétraction cicatricielle pourra sans doute attirer de nouveau la peau et les muscles en avant, si toutefois ces derniers ne se sont pas soudés à l'os recouvert d'ostéophytes et à la peau au point d'être fixés. Il en résulte que l'amputation circulaire, dite en un temps, donne toujours lieu à des moignons coniques, excepté pour les doigts et les orteils; on n'y aura donc pas recours.

L'amputation circulaire en deux temps n'est pratiquée également que d'une façon très restreinte. Cette amputation se fait de la façon suivante : On forme d'abord une manchette cutanée, puis on coupe d'un seul trait et dans le même plan les muscles et les os; ces derniers ne sont donc, par ce procédé, recouverts que par la peau. Si l'os est entouré d'un grand nombre de muscles, ces derniers se rétracteront fortement et entraîneront la peau avec eux : de telle sorte que l'extrémité saillante du moignon osseux se trouvera, à peu près, dans le même plan que celui sur lequel aura porté la section de la peau. Pendant la cicatrisation, la peau recouvrira alors le moignon musculaire conique ainsi formé; l'os fera saillie et l'on aura encore un moignon conique. Ce n'est qu'aux endroits où les muscles ne se rétractent pas sur les os — si, par suite d'une anomalie ou d'une affection de longue durée, les muscles et leurs aponévroses sont fixés aux os et entre eux — que cette méthode peut être pratiquée, ainsi dans l'amputation de la jambe immédiatement au-dessus des malléoles et plus haut directement en dessous de la tête du péroné, de même qu'aux points analogues de l'avant-bras; néanmoins, dans ces cas, la manchette doit être assez longue pour recouvrir complètement le moignon.

L'amputation circulaire en trois temps (la première décrite) peut être faite de différentes façons : dans vos exercices sur le cadavre, je vous conseille cependant de la pratiquer comme je l'ai dit d'abord. Au lieu de faire porter la dernière incision à travers la couche musculaire profonde, on peut refouler à deux centimètres au delà du plan de la première incision musculaire le périoste et les muscles au moyen d'un raspatoire, puis scier l'os;

le résultat au point de vue de la forme du moignon est le ¡même. Si les parties les plus profondes de l'entonnoir ainsi formé sont recouvertes de périoste ou des parties molles voisines de ce dernier, cela n'a aucune influence sur la marche de la guérison ou sur la conformation du moignon. On peut exécuter cette amputation d'une façon plus rapide et plus élégante en renonçant aux sections transversales successives et en formant l'entonnoir de la façon suivante : on coupe, après avoir fait la circulaire de la peau, les muscles circulairement en couches minces, tandis que l'assistant rétracte fortement les parties molles. Par l'exercice, vous apprendrez bientôt à diviser les différentes couches des muscles, de façon à donner à l'entonnoir la profondeur et la conformation que vous voudrez ; mais, si votre assistant rétracte les parties molles trop fortement et si vous ne coupez que de minces couches musculaires, vos incisions se porteront de plus en plus haut et vous finirez par scier l'os en un point si élevé qu'il y aura beaucoup trop de parties molles pour recouvrir le moignon. Si, au contraire, votre assistant rétracte trop peu ou si les parties molles soudées entre elles et aux tissus osseux ne se laissent pas rétracter pendant que vous couperez les muscles trop rapidement et trop bas, les parties molles ne suffiront pas et par suite le moignon deviendra conique. Enfin, pour former l'entonnoir, on a employé le procédé suivant : on introduit le couteau obliquement et on détache par une coupe oblique les parties molles attachées à l'os ; cette méthode n'est pas pratique et je ne vous en décrirai pas les détails.

L'amputation circulaire en trois temps est la méthode normale ; elle peut être employée partout, bien que, pour les désarticulations, les méthodes à lambeaux et la méthode ovalaire soient plus pratiques.

2° *Méthode à lambeaux.* — On coupe un ou deux lambeaux avec lesquels on recouvre la surface sciée ; on forme un lambeau dont la base comporte habituellement la moitié de la circonférence du membre au lieu d'amputation, l'autre moitié du membre est généralement coupée en un seul ou en deux temps. Il est toujours avantageux dans cette méthode de refouler le périoste à un centimètre au-dessus du point où l'os doit être scié et de porter le trait de scie à deux centimètres au-dessus de la base du lambeau, afin que le moignon osseux ne presse pas trop fortement contre le lambeau qui le recouvre lors de la rétraction des muscles. Je préfère former les lambeaux de telle façon que, dans la position normale du membre, ils soient entraînés par leur poids sur la surface osseuse, et qu'il n'y ait pas de tension produite par la suture.

Le lambeau doit être formé par la peau à sa partie inférieure, par la peau et les muscles à la partie supérieure ; pour qu'il en soit ainsi, le procédé le plus pratique consiste à dessiner d'abord la forme du lambeau par une incision cutanée allant jusqu'à l'aponévrose, à rétracter ensuite le lambeau cutané et à couper seulement alors les muscles sous-jacents jusqu'à l'os ; on termine, enfin, en sectionnant la partie opposée, au moyen d'une circulaire faite en deux temps. La longueur du lambeau doit avoir environ le tiers de la circonférence du membre au point d'amputation ; la largeur aura la moitié de cette circonférence, plutôt plus que moins.

La méthode à lambeau unilatéral a cet avantage que, dans les cas de plaies traumatiques irrégulières, dans les cas d'ulcères et de gangrène à limites irrégulières, on peut parfois amputer plus bas que cela ne serait possible par la méthode circulaire, ce qui a pour résultat non seulement d'augmenter les dimensions du moignon, mais encore de rendre le pronostic meilleur.

La formation de deux lambeaux égaux n'a aucun avantage sur la méthode circulaire, puisque, dans tous les cas où l'on emploie tant de matériaux, on peut former les lambeaux comme on veut.

Au contraire, il peut être utile, dans certains cas, de former deux lambeaux inégaux, un grand et un petit, afin de pouvoir amputer plus bas qu'il ne serait possible avec un seul lambeau. Dans certaines circonstances — ainsi quand on veut, chez un individu très musculeux, pratiquer l'amputation de la partie supérieure de la jambe — on fait toujours deux lambeaux, même si les parties molles sont sectionnées d'un des deux côtés du membre par un trait circulaire, parce que, du moins de cette façon, la peau pourra être préparée dans une étendue plus grande. Parfois, dans la méthode circulaire, la peau infiltrée ne se laisse pas bien rétracter et la manchette ne peut être ni formée ni retroussée ; dans ce cas, on incise la peau suivant l'axe longitudinal du membre, sur les côtés, et on forme ainsi, aux dépens de l'incision circulaire, deux lambeaux qui se terminent au niveau du lieu de section de l'os.

Les lambeaux qui ne sont constitués que par la peau ne sont pas utiles ; en effet, s'ils ont une certaine longueur, ils se mortifient aisément à leurs extrémités, et s'il n'y a pas de muscles interposés entre la peau et la surface de l'os scié, celui-ci déterminera facilement, par pression de dedans en dehors, des plaies de décubitus et pourra même perforer les lambeaux. Sans doute cela n'est pas un bien grand malheur, puisque la partie de l'os mise ainsi à nu se nécrosera et s'éliminera ou qu'il se développera à sa surface des granulations qui donneront lieu à la cicatrisation ; mais, dans les deux éventualités, la cicatrice adhérera à l'os, ce qui, plus tard, peut être la cause d'ulcérations du moignon compromettantes au point de vue fonctionnel.

C'est là un inconvénient qu'on évite très difficilement dans les amputations du tiers supérieur de la jambe ; l'arête du tibia presse toujours en cet endroit sur les parties molles peu épaisses, que l'on emploie la méthode circulaire ou la méthode à lambeaux. J'ai trouvé que le mieux était, pour parer à cet inconvénient, de scier toujours le tibia obliquement de haut en bas et d'avant en arrière ; en arrondissant simplement les bords de la surface sciée au moyen des pinces Liston, on n'arrive pas aussi aisément ni aussi efficacement au but.

La méthode par transfixion consiste à traverser toute l'épaisseur des parties molles contre l'os avec un long couteau pointu et à ramener celui-ci vers la peau à mesure qu'on taille le lambeau. En général, les débutants, dans cette méthode, forment des lambeaux étroits, très musculeux et parfois terminés en pointe, recouverts par trop peu de peau pour s'adapter convenablement. Si, avant de former le lambeau par transfixion, on fait fortement rétracter la peau et qu'on introduise alors le couteau adroitement et

parallèlement à l'os, on formera des lambeaux convenables ; il faut naturellement, dans cette méthode, avoir plus d'expérience, plus d'acquit que
dans les autres.

La méthode à lambeaux peut être employée dans tous les cas, mais elle
n'est pas toujours pratique. On peut donner facilement issue au pus en
introduisant des drains sous les lambeaux préalablement relevés. Si les
lambeaux ne se cicatrisent pas par première intention dans la plus grande
étendue de la plaie, le traitement consécutif sera un peu plus difficile, parce
que l'on devra empêcher les lambeaux de se recoquiller sous l'influence de
la rétraction cicatricielle.

3º *Méthode ovalaire*. — Enfin, on emploie encore une troisième méthode,
en quelque sorte intermédiaire entre le procédé circulaire et le procédé à
lambeaux : c'est la méthode ovalaire. Le plan suivant lequel l'incision
ovalaire est pratiquée est oblique de haut en bas; la partie supérieure de
l'ovale est plutôt pointue, l'inférieure est plutôt arrondie. La peau sectionnée doit être fortement rétractée en haut, puis les parties molles et
l'os doivent être divisés dans la profondeur suivant les principes établis à
l'occasion de la méthode circulaire.

La méthode ovalaire est presque complètement abandonnée dans les
amputations dans la continuité, quoique certains chirurgiens se soient
donné grand mal pour la faire adopter comme procédé général; même aux
yeux de l'élève, les méthodes circulaire et à lambeaux paraissent infiniment plus pratiques et plus faciles à exécuter. Ce n'est que dans les désarticulations des doigts et des orteils, dans l'amputation au niveau de l'articulation du gros orteil avec le premier métatarsien et du pouce avec le
premier métacarpien que la méthode ovalaire sera avantageuse. Dans les
désarticulations de l'épaule et de la hanche, je n'ai recours à cette méthode
que s'il n'y a pas assez de peau pour former les lambeaux.

Pour ce qui concerne les préparatifs nécessaires à l'amputation, l'assistance, le choix des instruments, le traitement consécutif, je dois encore
ajouter quelques mots.

Immédiatement avant l'opération, tout le membre malade doit être nettoyé soigneusement au moyen de savon, d'eau chaude et de la brosse, et
être rasé; si c'est possible, on donnera un bain au patient, on amollira au
moyen d'huile et on enlèvera au moyen de la térébenthine toutes les
substances étrangères et malpropres. Pendant la narcose un assistant main-
tiendra l'extrémité dans la position verticale, afin d'empêcher autant que
faire se pourra la circulation sanguine. Cela fait, on appliquera suffisamment loin du lieu d'amputation la bande élastique, qui est préférable au
tube, parce qu'elle serre moins; elle sera fixée au moyen d'épingles de
sûreté. Le membre sera alors placé dans la position la plus favorable pour
l'opération, lavé encore une fois et enfin désinfecté avec une solution phéniquée à 4 p. 100 ou une solution de sublimé à 3 p. 1000; l'extrémité reposera
sur une toile cirée désinfectée; toutes les parties voisines du champ opératoire seront recouvertes de compresses phéniquées ou sublimées humides.
Quand l'anesthésie sera complète, un assistant soutiendra le membre près
du tronc, un second assistant en saisira l'autre extrémité, qu'il fixera hori-

zontalement à la hauteur de la table, en tenant compte naturellement de la taille de l'opérateur; celui-ci se placera à côté du patient de telle façon que de la main gauche il puisse tenir le membre et de la main droite il puisse opérer; c'est le meilleur procédé pour ne pas devoir changer de place pendant l'opération. Si l'on opère à la gauche du patient, on se placera naturellement entre les jambes de celui-ci (pour les extrémités inférieures) ou bien entre le tronc et l'extrémité en abduction (pour les membres supérieurs). Dans les désarticulations, l'opérateur doit se placer en face de l'articulation, de façon à pouvoir lui-même, de la main gauche, diriger les mouvements du membre qu'il faut enlever.

Pour les amputations et les désarticulations des doigts et des orteils, on se sert d'un petit couteau à lame de quatre à cinq centimètres de long, qui ne doit pas être très convexe, sans quoi l'on ne pourrait pas en faire pénétrer la pointe dans l'articulation. Pour les désarticulations de la main et du pied, comme pour les amputations de la moitié inférieure de l'avant-bras et de la jambe, on prend un couteau dont la lame a quinze centimètres de long; pour la partie supérieure de l'avant-bras, du bras, de la jambe et pour la partie inférieure de la cuisse, la lame doit avoir quinze à vingt centimètres de long. Enfin, pour l'amputation de la partie supérieure de la cuisse, il faut qu'elle ait de vingt-cinq à trente-cinq centimètres. Pour votre pratique, si vous avez deux petits couteaux à lame de cinq centimètres et des couteaux à lame de quinze, vingt-cinq et trente-cinq centimètres, cela vous suffira. Je n'aime pas à changer de couteau pendant l'amputation et je préfère que le tranchant de la lame soit un peu arrondi afin de pouvoir préparer la manchette dès le début avec la pointe de l'instrument. D'autres opérateurs préfèrent prendre pour ce temps de l'opération de petits couteaux arrondis analogues à ceux que l'on emploie pour l'incision dans les ligatures, et changer d'instruments pour la section des muscles et pour la division du périoste. Pour diviser les muscles interosseux, on emploie un couteau long, à double tranchant en forme de poignard très incommode. Vous accomplirez le mieux et le plus facilement cet acte de l'amputation au moyen d'un couteau à résection court, étroit et pointu, avec lequel vous couperez en même temps le périoste; de la sorte vous n'émous- serez pas, sur les os, votre couteau à amputation. Pour refouler le périoste, j'emploie un large raspatoire mousse; cet instrument peut être remplacé par les ongles; un assistant habile suffira pour refouler les parties molles au moyen des deux mains afin que l'opérateur trouve la place pour scier, sans danger pour les doigts de l'aide; cependant, on peut, pour ce faire, employer de grandes compresses de toile ou de gaze désinfectée (compresses à rétraction, à un ou à plusieurs chefs). Certains opérateurs s'amusent à pratiquer les amputations même importantes, dans un but d'élégance et de rapidité, au moyen des bistouris ordinaires, les plus petits possible, réduisant ainsi l'appareil instrumental à sa plus grande simplicité; tout cela dépend beaucoup de l'habitude et de la tradition, et est complète- ment accessoire; chacun suit ses goûts personnels. Les scies à amputation sont d'habitude des scies à refendre; la scie ne doit être ni trop grande, ni trop lourde, afin qu'elle n'oscille pas trop pendant la manœuvre; le manche doit en être assez large et ferme à la main ; la lame ne doit pas dépasser deux centimètres de haut et les dents doivent être peu écartées, sans quoi la scie est facilement pincée, surtout si l'assistant qui tient l'extrémité périphérique du membre presse celle-ci en haut, au lieu de la porter un peu en bas. Pendant qu'on scie, on laisse écouler, au lieu d'amputation, une solution phéniquée à 2 pour 100, puis les arêtes tranchantes de l'os scié seront coupées avec les cisailles Liston, et le moignon osseux sera ainsi arrondi.

L'amputation achevée, les vaisseaux seront liés. Pour ce faire on isolera d'abord, en s'aidant des connaissances anatomiques, les artères principales et les veines satellites ; on examinera ensuite méthodiquement, en allant de haut en bas, toute la surface de la plaie, et on liera tous les vaisseaux, artères ou veines, visibles. Pour celui qui n'a pas une grande expérience et qui ne sait' où trouver les vaisseaux, il y a un moyen très pratique, consistant à promener le doigt sur toute la surface d'amputation, en allant du centre à la périphérie : d'habitude, une petite gouttelette de sang vient sourdre à l'extrémité coupée des vaisseaux, gouttelette surtout visible quand l'anémie locale a été de longue durée ; en ce point, on applique une pince hémostatique et on lie.

Je vous engage à lier soigneusement tous les vaisseaux visibles ; si l'on ne procède pas ainsi et si l'on enlève la bande d'Esmarch, l'hémorrhagie provenant des vaisseaux paralysés sera tellement abondante que l'on perdra plus de temps et que le malade lui-même saignera davantage, que si l'on avait opéré sans bande hémostatique.

D'ailleurs, avec un peu d'habitude, on parvient à faire une hémostase complète et telle qu'après l'enlèvement de la bande il n'y a plus un seul vaisseau qui saigne.

Cependant, malgré toutes les ligatures, il se produit souvent une hémorrhagie en nappe assez intense : pour éviter cet accident, on prendra, avant d'enlever la bande, les précautions suivantes : on placera le membre dans l'élévation, on l'irriguera fortement pendant quelques minutes avec une solution phéniquée glacée, afin de favoriser la contraction vasculaire, et l'on n'enlèvera la bande complètement que pendant l'action de ces moyens. On comprimera, au moyen d'une grosse éponge, pendant huit à dix minutes ; alors, généralement, l'hémorrhagie de la moelle osseuse s'arrêtera également. Si ce n'est pas le cas, on comprimera pendant quelque temps au moyen du doigt le tronc artériel principal du membre. Pour nettoyer la plaie pendant l'application des ligatures, on ne se servira que d'éponges molles, neuves et cuites dans une solution phéniquée.

Si l'on est habitué à la recherche des vaisseaux, on peut d'abord complètement suturer, drainer et appliquer un pansement compressif, avant de faire l'élévation du membre et de détacher la bande élastique. Cependant je vous engage à ne pas essayer, au commencement de votre pratique, ce procédé, qui exige avant tout, pour réussir, beaucoup d'exercice.

Vous ferez mieux, une fois la bande élastique enlevée, de lier les quelques vaisseaux qui auront pu n'être pas remarqués ; puis vous irriguerez la plaie avec une solution carbolique à 4 p. 100 et alors seulement vous réunirez au moyen des sutures.

Les fils à ligature, catgut ou soie désinfectée, doivent être coupés près du nœud; les bords de la peau, dans les méthodes circulaire et ovalaire, seront d'habitude réunis linéairement suivant une direction verticale, les lambeaux seront adaptés l'un à l'autre d'après leur forme. Auparavant, on applique, aux endroits convenables, 2 à 4 drains courts, de moyen calibre, pour que la sécrétion puisse s'écouler aisément au dehors par la voie la plus courte; ces drains seront coupés au ras de la peau et fixés par des épingles de sûreté. Pour la réunion de la plaie, on emploie des sutures profondes de fils d'argent aux extrémités desquelles on place des plaques de plomb, des sutures profondes et superficielles de fils de soie. On s'assure enfin que les drains fonctionnent bien, en y faisant passer au moyen de l'irrigateur un courant de solution phéniquée à 2 p. 100, ce qui aura pour effet d'enlever le sang qui aurait pu encore s'accumuler dans la plaie.

On applique alors un pansement antiseptique; je ne m'arrêterai pas à vous en décrire les détails; vous apprendrez plus facilement et plus rapidement en clinique la technique des pansements, que vous ne pourriez le faire à l'aide d'une description même très exacte. J'ajouterai seulement que le pansement doit exercer une compression régulière, qu'il doit avoir pour résultat de désinfecter aussi complètement que possible la sécrétion produite, et qu'en même temps il doit empêcher la pénétration dans la plaie des germes d'infection.

Le moignon sera fixé durant quelques heures dans l'élévation, le malade étant au lit.

Dans certains cas, on lèvera le pansement vingt-quatre heures après l'opération; d'habitude cependant, quand tout va bien, le premier pansement peut rester quatre à cinq jours, jusqu'au moment de l'enlèvement des drains. A partir de cette époque on ne changera plus le pansement que s'il était percé ou que si un incident quelconque le nécessitait. Si tout marche normalement, si le moignon ne cause absolument aucune douleur, s'il n'y a ni rougeur ni gonflement, le patient n'aura pas la moindre fièvre, si ce n'est le soir du premier et du second jour, où la température haussera légèrement. On enlève généralement les sutures lors du troisième pansement; après quatorze jours on peut, si la guérison n'est pas encore complète, employer un simple pansement de Burow; on applique quelques bandelettes d'emplâtre de Bavière qu'on recouvre de ouate et d'une bande; d'habitude alors le patient peut déjà circuler librement. Si le moignon se tuméfie, ou si le patient, sans cette complication, a une fièvre intense, il faut déchirer avec le doigt les adhérences de la plaie d'amputation et ouvrir largement la cavité dans laquelle le pus s'est accumulé et s'est décomposé. Dans ces cas, on abandonne complètement le pansement antiseptique sec et occlusif et l'on emploie le pansement à ciel ouvert au liquide de Burow. Quand il se manifeste dans le moignon des douleurs névralgiques intenses et des contractions spasmodiques fréquentes, l'on doit faire des injection ssous-cutanées de morphine.

Si, dans le courant des premières vingt-quatre heures, il survient une hémorrhagie artérielle secondaire, le vaisseau qui donne doit être recherché et lié. Si une hémorrhagie secondaire se produit plus tard pendant la seconde ou la troisième semaine, quand la plaie bourgeonne, il est toujours plus avantageux de rechercher d'abord le vaisseau qui saigne et de le lier. Si l'on n'y parvient pas, et qu'après une compression digitale pratiquée pendant quelque temps l'hémorrhagie se reproduise, on devra lier le tronc artériel principal du moignon. Généralement, ces sortes d'hémorrhagies s'observent rarement quand le pansement antiseptique a été fait suivant les règles. Déjà, à l'occasion de la méthode circulaire en un temps, nous avons parlé des moignons coniques. Ils peuvent être dus aussi à ce que l'incision des parties molles n'a pas été convenablement pratiquée, à ce que les parties molles n'étaient pas suffisantes pour recouvrir le moignon. Mais ce n'est pas là la seule et la plus fréquente cause; parfois, chez des individus marastiques, il se produit une atrophie considérable des parties molles du moignon, qui s'amincissent de plus en plus et se portent en arrière vers la racine du membre; cela est surtout le cas pour l'extrémité inférieure du fémur, où ne s'insèrent que quelques muscles et d'où n'en partent aucun. Les inflammations et les suppurations des parties molles du moignon ont aussi pour résultat un processus de ratatinement consécutif à l'infiltration inflammatoire intermusculaire et périostale, à la suite duquel les parties molles se rétractent et se fixent à l'os au point que ce dernier, à cause de la rétraction des granulations de la plaie, ne peut plus être recouvert complètement. C'est là une cause très fréquente de la conicité des moignons. Depuis que le pansement antiseptique a rendu de plus en plus rares les inflammations consécutives aux amputations, ce n'est qu'exceptionnellement qu'on doit lutter contre la rétraction cicatricielle des moignons. De plus, les parties molles de ces derniers sont, grâce aux pansements régulièrement compressifs, maintenues et fixées parfaitement contre l'os, de sorte que leur retrait par suite d'une rétraction musculaire ne peut guère avoir lieu.

Si néanmoins, et malgré tout, on s'aperçoit de la formation d'un moignon conique, on peut chercher à étirer la peau au moyen d'une extension continue faite au moyen de bandelettes de sparadrap, suivant la méthode employée pour la coxalgie, ou du moins chercher à contre-balancer par une contre-extension la rétraction concentrique des bourgeons charnus. Si le patient supporte sans douleurs cette traction exercée sur le moignon et s'il ne survient pas de fièvre, ce procédé pourra réussir, mais il faut y renoncer s'il se manifeste des symptômes de réaction intense.

Si, à la suite d'une ostéomyélite, il se produit une nécrose étendue du moignon osseux, celui-ci pourra devenir un peu plus court, mais les ostéophytes néoformés empêcheront son affaissement et s'atrophieront seulement très lentement, après des années; mon expérience ne me permet pas d'affirmer si la conicité du moignon peut être évitée par l'élimination du séquestre. Le plus souvent il faut recourir à une opération. Dans ces cas je divise le cône charnu dans une étendue de 2 à 3 centimètres au-dessus du bord de la peau de bas en haut et profondément jusqu'à l'os; alors, avec un raspatoire introduit le long de l'os, je refoule le périoste avec les ostéophytes et les parties molles détachées de l'os jusqu'au point où j'estime que l'os doit être réséqué pour que le moignon soit convenable. L'os est scié ensuite

au moyen de la scie à chaîne. A l'avant-bras et à la jambe cette résection
sous-périostale ou cette amputation sera pratiquée pour les deux os de la
façon décrite ci-dessus. On doit avoir soin de favoriser le libre écoulement
du canal périostal, d'où l'on a enlevé la portion d'os réséqué, et dans ce
but on y introduira un drain allant jusqu'au niveau de la surface sciée;
quand la plaie se réunit à la surface par première intention, il peut se
faire que, dans la profondeur, du pus s'accumule, se décompose et donne
lieu à une ostéomyélite infectieuse.

L'observation prouve que les moignons d'amputation subissent avec le
temps d'autres modifications encore. Certains moignons s'amaigrissent considérablement; les manchettes et les lambeaux très musculeux s'atrophient
par suite de l'inaction, au point qu'il ne reste que la peau.

La plupart des moignons deviennent coniques après un certain temps,
bien que restant recouverts par la peau; cela se produit d'autant plus sûrement que les individus deviennent plus misérables, et c'est le cas surtout
pour ceux qui ont été amputés pour une carie articulaire et qui ultérieurement sont atteints de caries d'autres os, ou du moignon, ou de tuberculose
pulmonaire ou de dégénérescence amyloïde. Les os de pareils moignons
s'atrophient, leur couche corticale s'amincit. Il n'y a guère que les moignons courts de la cuisse qui fassent exception.

Si l'amputé se sert beaucoup de ceux-ci, les muscles allant du bassin au
haut de la cuisse se développent fortement, la peau et le pannicule adipeux prennent part à ce développement et les moignons deviennent plus
vigoureux qu'ils ne l'étaient immédiatement après l'opération. La plupart
des vieux moignons d'amputation finissant par n'être plus recouverts que
par la peau, et leurs muscles s'atrophiant, on a voulu en tirer cette conclusion qu'il était tout à fait inutile de comprendre les muscles dans la
manchette ou dans les lambeaux. Mais, comme nous l'avons dit, cette
manière de faire est préjudicieuse à la guérison.

Il a été antérieurement question des névromes des moignons d'amputation.

Quant au pronostic de cette opération, on peut dire en général que le
danger augmente d'autant plus qu'on ampute plus près du tronc. Toutefois
cela dépend surtout de l'état général du patient au moment de l'opération.
Les amputations nécessitées par de grands traumatismes réussissent généralement moins bien que celles qui sont pratiquées à cause d'affections chroniques; ce fait paraît être en contradiction avec ce que nous avons dit plus
haut. Mais si l'on tient compte du grand nombre de circonstances défavorables qui agissent dans le cas d'amputation pour traumatisme, on comprendra combien l'avantage résultant de la constitution saine de ces derniers opérés peut être diminué. Au surplus, tant de conditions interviennent
dans chaque cas particulier, que nous ne nous y arrêterons pas plus longtemps.

En général, les chirurgiens n'attachent pas assez d'importance au sort
ultérieur des amputés et à la prothèse. Quand vous pratiquerez, vous verrez
à cet égard beaucoup d'opérés se plaindre. Les douleurs dans le moignon
chaque fois que la température change, les excoriations au niveau des

cicatrices, la pression pénible du pilon ou du membre artificiel en l'un ou l'autre point, les réparations nécessitées par ces appareils, tels sont les principaux griefs articulés par les opérés. Il en est chez lesquels persiste parfois pendant des années une sensibilité aussi grande que si le membre malade leur avait été conservé; ainsi, après l'amputation de la cuisse, ils déclareront avec certitude qu'ils ont tantôt des picotements dans le petit orteil, tantôt une sensation de déchirure dans le gros orteil, ou bien que leur pied est mal placé, etc. Pendant les premiers jours et même les premières semaines qui suivent l'opération, cette sensibilité est la règle, et elle est tellement accusée et tellement nette que l'on pourrait même, en cachant le moignon, faire croire au patient qu'il n'a pas perdu son membre. Ainsi j'ai vu des amputés qui accusaient parfois ces sensations pendant des années. Remarquons aussi en passant qu'il y a des amputés qui, longtemps encore après l'opération, et peut-être même pendant toute leur vie, n'auront pas conscience, dans leurs rêves, de la perte de leur membre, absolument comme les aveugles rêvent souvent qu'ils voient clair.

Quant à la prothèse, il faut distinguer, suivant la classe à laquelle appartient l'amputé, et suivant ses ressources pécuniaires, non seulement pour ce qui concerne l'achat, mais encore pour ce qui concerne l'entretien et le renouvellement du membre artificiel, car tous ces appareils mécaniques se détériorent, se brisent parfois, et l'on ne trouve pas toujours un mécanicien adroit ni l'argent nécessaire à leur réparation ou à leur amélioration. Les bras artificiels et les mains bien imitées sont des objets de luxe. On ne peut pas réaliser les mouvements des doigts; mais, au moyen de ressorts, on peut constituer un mécanisme qui permet de saisir les objets; ce mécanisme s'ouvrira à l'aide de l'autre main, ou par la pression du moignon contre le thorax. Je n'entrerai pas dans plus de détails. Pour les ouvriers, on fait des sortes de boîtes à ressorts, dans lesquelles le moignon de l'avant-bras ou du bras est placé et qu'on fixe au moyen de sangles et de courroies.

La partie inférieure de cet appareil porte une pièce de bois solide à laquelle on adapte, suivant le métier de l'amputé, un crochet, un anneau, etc. Le dimanche, on peut remplacer ce crochet ou cet anneau par une main artificielle en bois.

C'est incroyable ce que les hommes intelligents peuvent faire avec ces appareils très simples, alors que, pour les individus bornés, maladroits et paresseux, les extrémités artificielles les plus compliquées et les plus parfaites ne constituent qu'un fardeau inutile.

Quant à ce qui concerne les extrémités inférieures, il n'y a que peu de moignons sur lesquels les amputés peuvent reposer de façon à leur laisser supporter tout le poids du corps; ce sont les moignons des amputations et des désarticulations du pied et de l'articulation du cou-de-pied. Dans certains cas, le moignon restant après la désarticulation du genou peut aussi supporter tout le poids du corps. Dans tous les autres cas, les patients ne reposent pas sur le moignon d'amputation, mais sur les condyles du tibia et sur la tubérosité ischiatique; ces parties osseuses s'appuient sur un anneau solide et bien matelassé qui constitue la partie supérieure de la sorte de boîte dans laquelle le moignon est reçu. Après les amputations de la jambe, il est bon de reporter également le poids du corps sur les deux points que nous venons de citer. Un autre procédé consiste à faire reposer le genou fléchi, dans le cas d'amputation de la jambe, sur un pilon; de cette façon, naturellement, les mouvements dans l'articulation du genou ne seront pas mis à profit.

Quant à ce qui regarde la construction des membres artificiels et des pilons, qui, dans ces derniers temps, a réalisé d'énormes progrès, et en réalise tous les jours, je n'en dirai pas davantage; mais je dois ajouter que, pour se servir d'une jambe artificielle, il faut toujours un certain degré d'adresse et d'intelligence, comme il faut aussi avoir quelques ressources afin de payer les réparations plus ou moins fréquentes qu'il faut y faire faire. Aussi, pour cette classe d'individus à laquelle nous avons affaire à l'hôpital, un pilon solide est-il préférable; il y a même beaucoup d'amputés, placés dans des conditions plus avantageuses, qui, tracassés des ennuis que leur donne leur membre artificiel, finissent par prendre un pilon. J'ai amputé, il y a quelque temps, la cuisse d'un ouvrier très intelligent qui s'est fabriqué lui-même, au moyen de roseaux, un pilon si léger et si commode, que le bandagiste le plus adroit n'aurait pu faire mieux. Cet homme en vint peu à peu à construire d'autres appareils semblables pour des amputés de l'hôpital qui avaient vu ce pilon et en avaient commandé; tous en furent très satisfaits.

La manière de marcher au moyen d'un membre artificiel est tellement différente de la marche au moyen du pilon que celui qui est habitué depuis longtemps à se servir du pilon, n'arrive qu'avec beaucoup de persévérance et qu'après une parfaite connaissance du mouvement à se servir du premier appareil.

Si simples que nous paraissent à présent les amputations et les désarticulations, l'on ne doit cependant pas méconnaître que cette partie de la chirurgie n'a cessé, depuis Hippocrate jusqu'à nos jours, de faire des progrès. Ce qui prouva, dès le début, qu'on pouvait perdre une partie considérable d'un membre sans danger pour la vie, ce fut l'élimination spontanée de membres gangreneux. On pratiqua les premières amputations dans le but d'enlever des membres gangrenés, et on sciait l'os dans l'épaisseur des tissus sphacélés ou au niveau de la ligne de démarcation. Ce ne fut que lentement que les indications des amputations augmentèrent. Ce qui entravait la généralisation de cette opération, c'était surtout cette circonstance que l'on ne savait pas se mettre sûrement à l'abri de l'hémorrhagie. Avec les styptiques et le fer rouge, on enlevait bien la jambe et l'avant-bras, mais on n'alla pas plus loin. La généralisation de l'amputation resta donc sous la dépendance des méthodes d'hémostase; ce ne fut qu'après l'introduction générale de la ligature et après la découverte du tourniquet que l'on se décida à faire de grosses amputations. Le procédé consistant à ligaturer, à enlever le membre par étranglement, fut d'abord effectué par Guy de Chauliac, et plus tard perfectionné par Ploucquet. Récemment on a repris ce procédé d'amputation et on a fait usage de l'écrasement (Chassaignac), de la galvanocaustique (Bruns), de la ligature élastique (Dittel); mais toutes ces méthodes, en général, eurent peu de succès et peuvent être considérées comme délaissées, depuis que le pansement antiseptique est employé. Plus tard, l'attention des chirurgiens se porta surtout sur les moyens propres à pratiquer l'amputation très rapidement, afin de réduire la douleur et l'hémorrhagie à leur minimum, et sur la façon de sectionner les parties molles pour éviter la conicité du moignon. La rapidité d'exécution dans les amputations et les désarticulations, à présent que nous évitons la douleur par la narcose, l'hémorrhagie par l'hémostase, n'entre plus en ligne de compte. Depuis le commencement de ce siècle, toute l'attention s'est concentrée sur la formation du moignon, sur les moyens les plus capables d'obtenir une réunion par première intention, et, depuis ces dix dernières années, surtout, sur les moyens d'éviter toute infection venant du dehors et celle de la sécrétion de la plaie, d'empêcher la pyohémie, l'ennemi le plus dangereux de l'amputé. Aujourd'hui l'antisepsie dans les amputations et les désarticulations est une règle absolue.

Il ne nous suffit plus d'obtenir une réunion par première intention et sans réaction, mais nous tâchons encore d'obtenir cette dernière aussi rapidement que possible, sans changer le pansement, sans drainage, etc., en n'enlevant le pansement, appliqué après l'opération, qu'après guérison complète. Le premier procédé, qui fut employé par Celse, était la méthode circulaire avec rétraction de la peau ; cette méthode fut peu à peu perfectionnée. On rapporte généralement à Lowdham (1679) la découverte de la méthode à lambeaux ; cette méthode fut perfectionnée par Verduin. Ravaton et Vermale ont les premiers pratiqué la méthode à deux lambeaux ; la méthode ovalaire a été découverte par Scoutetten. Vous trouverez des renseignements précis concernant les amputations en partie dans l'histoire des opérations de Springel, en partie dans l'excellent traité de médecine opératoire de Wenzel von Linhardt, dont je ne puis trop vous recommander la lecture.

Il nous reste encore à ajouter quelques remarques sur les *résections*.

Comme nous l'avons dit antérieurement, on appelle l'ablation de parties d'os malades ou blessées au moyen de la scie, de la gouge et de la curette, résection dans la continuité ; la plupart de ces opérations ont été déjà mentionnées à l'occasion des fractures compliquées, des nécroses et de la carie ; il en est de même des opérations pratiquées dans un but orthopédique : les ostéotomies. Vous aurez trop souvent l'occasion de voir, à la clinique, pratiquer cette opération pour que je m'y arrête ; elle est d'ailleurs toujours très simple. Les indications résultent de ce qui a été dit antérieurement.

Précédemment aussi, nous avons parlé des résections articulaires ; je vous ai dit alors que ces opérations, qui sont surtout faites en pratique civile dans les cas de carie, avaient presque pour chaque articulation des indications, un pronostic et des suites variés ; il en est de même pour les résections articulaires, pratiquées dans les cas de plaies par armes à feu ; on pourrait même dire que chaque articulation a, au point de vue de la résection, son histoire propre. Les résections, surtout les résections totales, sont de date beaucoup plus récente que les amputations. La première excision d'une tête humérale cariée a été faite, par von White, en 1768 ; la résection de l'articulation du coude, en 1782 ; la résection de la tête du fémur, par von

White, en 1769 ; celle de l'articulation du genou, en 1762, par Park. Cependant, au début, ces opérations eurent peu de succès ; on les considérait comme trop difficiles et d'une exécution trop[lente, par suite comme trop douloureuses et comme ne donnant que peu d'espoir au point de vue des suites. Ce n'est que depuis trente ans que l'on peut considérer les résections articulaires comme des opérations adoptées par la généralité des chirurgiens, et ce n'est que depuis cette époque que la technique s'en est de plus en plus perfectionnée.

Au début, on ne pensa qu'à enlever les parties osseuses malades, pour guérir l'affection ; plus tard, on s'efforça de rendre plus complètes les fonctions de la fausse articulation qui se forme après la résection, et on établit des règles pour l'incision, pour l'opération et pour le traitement consécutifs. On alla même jusqu'à réséquer des ankyloses guéries dans le but d'obtenir des pseudarthroses mobiles. Aujourd'hui, la plupart des chirurgiens recherchent, à côté du fonctionnement convenable, la guérison la plus rapide possible de la plaie faite par la résection. Pour les résections des extrémités inférieures, à l'exception de l'articulation coxo-fémorale, l'ankylose osseuse solide constitue le résultat le plus avantageux ; pour la hanche et pour l'extrémité supérieure, les pseudarthroses douées d'une mobilité limitée sont préférables.

Pour conserver à l'articulation son caractère physiologique, on s'efforce de conserver intactes les parties osseuses auxquelles s'insèrent les muscles ou les tendons et celles qui constituent des obstacles naturels à certains mouvements. De même, le périoste des parties qui doivent être réséquées est ménagé soigneusement et laissé adhérent aux parties molles. Peut-être, au début, s'est-on pendant un certain temps représenté d'une façon trop favorable les résultats de ces opérations et en a-t-on par suite élargi les indications ; néanmoins, les résultats atteints sont considérables, et de l'attention soutenue avec laquelle on s'occupe à présent de ces opérations fréquentes, on peut attendre des règles de plus en plus précises concernant les indications, la technique, le pronostic et le traitement consécutif des résections.

Les incisions dans les résections doivent être faites de façon à ménager les gros vaisseaux, les nerfs et le plus de muscles possible, tout en faisant assez de place pour mettre à nu et réséquer les extrémités articulaires. Quand on commença à pratiquer ces opérations, elles parurent si difficiles que l'on crut devoir ouvrir largement les articulations en faisant de grands lambeaux, afin de pouvoir couper facilement les ligaments et les insertions musculeuses et afin de rendre les extrémités articulaires plus accessibles à l'action de la scie. Mais au fur et à mesure que l'on attacha plus d'importance à la mobilité des articulations réséquées, on opéra avec plus de ménagements ; on évita de faire la section transversale des tendons et des incisions cutanées plus grandes qu'il n'était besoin. Enfin, dans ces derniers temps, on institua pour chaque articulation des règles opératoires spéciales basées sur de nombreuses expériences ; grâce à l'observance de ces règles, les résultats des résections cessent de plus en plus d'être soumis au hasard et peuvent être exactement prévus.

C'est Langenbeck, le premier, qui établit les indications des résections articulaires et qui ne cessa d'en perfectionner la technique. Il imagina surtout les incisions longitudinales simples telles qu'elles sont généralement en usage aujourd'hui pour l'épaule, le coude et la cuisse. Pour le genou, il fit, avec le même avantage, une incision à lambeau antérieur à base dirigée en haut. On résèque les articulations du coude et du pied généralement au moyen de deux longues incisions latérales. Grâce à l'emploi de l'antisepsie, on peut d'ailleurs, aujourd'hui, faire des incisions que l'on aurait considérées autrefois comme complètement absurdes. On peut couper les tendons transversalement et les suturer après l'opération, on peut scier les os et les réunir par la suture, etc. Je crois préférable de ne pas m'occuper en détail des méthodes de résection : vous apprendrez tout ce qui s'y rapporte en partie à la clinique, et en partie au cours de médecine opératoire.

L'appareil instrumental généralement employé pour les résections est dû entièrement, la scie à chaîne (Jeffray) exceptée, à von Langenbeck. Un fort couteau droit dont la lame a 5 à 7 centimètres de long et dont le dos de celle-ci est large; ce couteau est introduit jusqu'à l'os et coupe toutes les parties jusque dans la profondeur d'un seul trait. Le périoste sera séparé de l'os au moyen de raspatoires larges et minces, plus ou moins recourbés, à moitié tranchants. Il n'y a que les ligaments et certaines insertions musculaires qui ne puissent pas toujours être détachés de cette façon, et qui nécessitent l'emploi du couteau, qui sera porté directement jusqu'à l'os de façon à isoler les extrémités osseuses des parties molles. Alors on sciera les os au moyen de la scie à chaîne ou de la scie à manche ou encore au moyen de la petite scie à amputation; pour ce faire, on fixera les os au moyen de fortes érignes ou de fortes pinces à résection, et on écartera les parties molles au moyen d'écarteurs doubles. Les extrémités osseuses pointues seront nivelées au moyen des cisailles Liston. Les résections seront toujours pratiquées dans la narcose. Les préparatifs de l'opération (nettoyage, désinfection, etc.) sont identiques à ceux de l'amputation; on se sert de la bande d'Esmarch quand c'est possible; d'ailleurs, l'hémorrhagie ici est rarement considérable : l'opération achevée, on lave tout le champ opératoire au moyen d'une solution carbonique à 4 pour 100; on lie tous les vaisseaux, on introduit dans la cavité de la plaie une certaine quantité d'iodoforme, 2 ou 3 drains courts et épais, et l'on réunit au moyen de sutures profondes et superficielles. Parfois on réunit aussi les surfaces osseuses au moyen de sutures métalliques, ou au moyen de clous, que l'on enfonce simplement à travers les deux os réséqués. On n'agira ainsi, naturellement, que si l'on renonce par avance à la mobilité de l'articulation réséquée. Si l'on a fait l'hémostase artificielle, on n'enlèvera la bande d'Esmarch que lorsque le pansement de gaze phéniquée ou iodoformée sera terminé; dans le but d'obtenir une compression exacte, on recouvrira le pansement de quelques grosses éponges humides que l'on fixera au moyen de tours de bande. Ces éponges seront enlevées deux ou trois jours plus tard, si même le pansement est laissé. Le membre sera placé dans une attelle (on se sert pour cela d'attelles de bois ou de gutta-percha spéciale) ou bien on fixera l'extrémité dans la position convenable au moyen de bandes d'organtine (gaze amidonnée); on peut donner une plus grande solidité à l'appareil en y ajoutant des attelles de carton, de cuir, de zinc, ou encore des attelles en fil de fer; il existe d'ailleurs pour les résections un grand choix d'attelles et d'appareils variés, composés de différentes substances, qui tous ont cela de commun qu'ils sont assez coûteux et qu'ils peuvent être facilement remplacés par un des appareils précédemment cités. Après la résection de l'articulation de la hanche, on n'emploie en général aucun bandage inamovible pour le bassin et la cuisse, mais on fait l'extension permanente au moyen de poids et de bandelettes de sparadrap.

Les plaies de résection sont toujours assez compliquées, la plupart ne guérissent pas par première intention, mais par formation de bourgeons charnus. Au moyen d'une antisepsie rigoureuse, surtout avec l'iodoforme, la suppuration proprement dite est nulle; il s'écoule seulement une certaine quantité de sécrétion séro-muqueuse. Dans tous les cas, la guérison complète exige toujours beaucoup de temps ; cette marche lente constitue la contre-indication la plus sérieuse aux résections chez les individus affaiblis; dans ces cas, d'ailleurs, on ne sait jamais si la carie ne s'étendra pas aux os voisins ou aux surfaces sciées et si les granulations ne prendront pas le caractère fongueux. Sous ce rapport, le pansement iodoformé a réalisé un progrès, en ce sens que la statistique des résections donnera, il faut l'espérer, des résultats ultérieurs beaucoup plus favorables. Cette nouvelle méthode modifiera certainement aussi la durée de la guérison, qui actuellement, dans les cas les plus favorables, est d'un ou deux mois, qui souvent même exige un temps plus long. Après la résection, il persiste souvent pendant des mois et des années des trajets fistuleux, indolents, qui, cependant, n'empêchent pas les patients de se servir de leur membre quand dans la profondeur les extrémités osseuses sont réunies par un tissu cicatriciel, normal et résistant.

Dans ces derniers temps, l'attention a été particulièrement attirée sur les résultats définitifs des résections. Ainsi, les pseudarthroses peuvent tellement se relâcher qu'il n'est plus possible de s'en servir activement et que le membre réséqué pend le long du corps comme une extrémité plus ou moins paralysée tout à fait inerte et flasque. D'autres articulations relâchées sont encore un peu mobiles; d'autres possèdent une mobilité presque complètement normale et une musculature aussi vigoureuse qu'à l'état physiologique; enfin il y a des articulations qui sont ankylosées et qui sont plus utiles que celles qu'on ne peut mouvoir que passivement. L'étendue des parties osseuses enlevées, le degré de la régénération des os aux extrémités articulaires réséquées, le soin avec lequel on a séparé les insertions musculeuses, l'âge, la constitution, la force musculaire de l'opéré ont une grande influence sur les résultats définitifs. La gymnastique, l'électricité, les bains, l'application d'appareils convenables, tout cela est utile pour obtenir de bons résultats ; mais, comme tous ces moyens varient pour chaque articulation et que le traitement nécessite divers méthodes et appareils, nous laisserons à la clinique le soin de discuter les procédés particuliers de chacune des résections.

Relativement au pronostic *quoad vitam*, ce que nous avons dit à propos des amputations peut se rapporter aux résections. En général, la marche des résections en cas de carie est plus favorable qu'en cas de lésion traumatique, il y a d'autant plus de danger que l'on se rapproche davantage du tronc, plus encore dans les résections que dans les amputations ; depuis l'emploi et la généralisation du pansement antiseptique, le danger pour la vie a beaucoup diminué, et les résultats ont été beaucoup améliorés. L'avenir nous fournira une statistique complète à cet égard.

FIN

TABLE DES FIGURES

1. — Tissu conjonctif avec ses capillaires, qui doivent être considérés comme remplis de sang. Dessin schématique.
2. — Simple plaie par incision du tissu conjonctif. — Occlusion des capillaires par du sang coagulé. — Dilatation collatérale. Dessin schématique.
3. — Réunion des lèvres de la plaie par la néoplasie cellulaire. Tissu infiltré de plasma. Dessin schématique.
4. — Néoformation des vaisseaux par bourgeonnement. D'après Arnold.
5. — Plaie avec perte de substance. — Dilatation vasculaire. Dessin schématique.
6. — Plaie bourgeonnante. Dessin schématique.
7. — Dégénérescence graisseuse des cellules d'un tissu de granulations. — Cellules granuleuses.
8. — Cellules de pus.
9. — Coupe de la cornée trois jours après la blessure.
10. — Plaie par instrument tranchant faite dans la joue d'un chien, vingt-quatre heures après la blessure.
11. — Cicatrice, neuf jours après la guérison par première intention, d'une incision pratiquée dans la lèvre d'un lapin.
12. — Tissu de granulations.
13. — Jeune tissu cicatriciel.
14. — Coupe de la langue après injection et durcissement, quarante-huit heures après la blessure. D'après Wywodzoff.
15. — Même coupe de la langue d'un chien. — Cicatrice datant de dix jours. — D'après Wywodzoff.
16. — Même coupe de la langue d'un chien. — Cicatrice datant de seize jours. D'après Wywodzoff.
17. — Coupe d'une plaie cicatrisée de la lèvre d'un chien, sept jours après la lésion.
18. — Micrococcus. — Coccoglia. — Streptococcus. — Bactéries. — Vibrio. — Streptobacteria.
19. — Figure microbienne de la cornée d'un lapin. D'après V. Frisch.
20. — Extrémités disséquées de faisceaux musculaires provenant du muscle biceps d'un lapin, huit jours après la lésion. Préparation de O. Weber.
21. — Processus de régénération des fibres musculaires à striation transversale, consécutif à des blessures. Préparation de Gussenbauer.
22. — Nerf du lapin : dix-sept, cinquante jours après la section : nerf de grenouille, trente jours après la section. D'après Eichhorst.
23. — Terminaisons renflées en massue des bouts nerveux d'un ancien moignon d'amputation du bras. D'après Froriep.
24. — Artère liée dans la continuité. — Thrombus. D'après Froriep.
25. — Coupe transversale d'un thrombus frais.
26. — Coupe transversale d'un thrombus de six jours.
27. — Thrombus datant de dix jours.
28. — Thrombus complètement organisé dans l'artère tibiale postérieure de l'homme. D'après Rindfleisch.
29. — Coupe longitudinale du bout lié de l'artère crurale d'un chien, cinquante jours après la ligature. D'après O. Weber.
30. — Partie d'une coupe transversale de la veine fémorale de l'homme. — Thrombus.
31. — Carotide d'un lapin injectée six semaines après la ligature. D'après Porta.
32. — Carotide d'une chèvre injectée trente-cinq mois après la ligature. D'après Porta.
33. — Artère fémorale d'un fort chien, injectée trois mois après la ligature. D'après Porta.
34. — Artère blessée latéralement, avec son caillot. D'après Porta.
35. — Anévrysme traumatique de l'artère brachiale. D'après Froriep.
36. — Varice anévrysmale. D'après Bell.
37. — Anévrysme variqueux. D'après Dorsey.
38. — Granulations et cristaux d'hématoïdine.
39. — Travail d'élimination du tissu conjonctif mort dans les plaies contuses.
40. — Doigt médius arraché avec ses tendons.
41. — Bout central d'une artère humérale déchirée.
42. — Bras arraché avec l'omoplate et la clavicule.
43. — Fracture sans déplacement d'un os de lapin. Dessin schématique.
44. — Fracture du tibia d'un chien, datant de dix jours. Dessin demi-schématique.
45. — Fracture du péroné guérie. — Coupe longitudinale. D'après Bruns.
46. — Fracture de la diaphyse du fémur guérie avec une déformation anguleuse. D'après Bruns.
47. — Fracture du fémur avec déplacement. D'après Bruns.
48. — Dessin schématique d'une coupe longitudinale d'une fracture de la diaphyse du fémur avec déplacement angulaire des fragments. D'après J. Wolff.
49. — Coupe du cal, cinquante-deux heures après une fracture du cubitus d'un lapin. D'après Bajardi.
50. — Cal externe de la surface d'un tibia de lapin.

51. — Coupe transversale d'un humérus fracturé chez un enfant. Dessin demi-schématique. D'après Thierfelder.

52. — Coupe transversale d'un cal datant de quarante jours, sur le tibia d'un lapin. D'après Maas.

53. — Coupe transversale d'un cal datant de quarante jours; fracture du tibia chez le lapin. D'après Maas.

54. — Cal intermédiaire (coupe longitudinale). — D'après Bajardi.

55. — Cal ossifié à la surface d'un os long, au voisinage d'une fracture.

56. — Balle de chassepot. — Balle du fusil à aiguille prussien. — Projectile de la mitrailleuse.

57. — Fémur d'un soldat français atteint par la balle d'un fusil à aiguille.

57 bis. — Tibia d'un soldat allemand atteint par le projectile d'un chassepot.

58. — Effets de la foudre. D'après Stricker.

59. — Couche épithéliale d'une conjonctive atteinte d'inflammation catarrhale. D'après Rindfleisch.

60. — Tissu conjonctif infiltré et enflammé du prépuce. — Infiltration cellulaire; transformation du tissu conjonctif en néoformation inflammatoire.

61. — Infiltration purulente du tissu conjonctif se transformant vers le milieu en un abcès. Dessin schématique.

62. — Infiltration purulente du pannicule adipeux.

63. — Vaisseaux d'un abcès artificiellement produit dans la langue d'un chien.

64. — Bout central d'un thrombus proéminent dans un tronc d'une certaine dimension.

65. — Tracé fébrile après une amputation du bras.

66. — Tracé fébrile après la résection d'un poignet atteint de carie.

67. — Tracé fébrile d'un érysipèle traumatique.

68. — Globules du sang d'une veine diaphragmatique d'une souris septicémique. D'après Koch. Bacilles de l'œdème malin du lapin. D'après Koch.

69. — Tracé fébrile d'un cas de septicémie.

70. — Vaisseau du rein d'un lapin pyoémique. D'après R. Koch.

71. — Sang charbonneux de la souris. D'après Koch.

72. — Cellules géantes à différentes périodes de leur évolution. D'après Langhans.

73. — Tubercules de l'épiploon, d'une artère centrale, etc.

74. — Petit tubercule d'une artère centrale. — Début de la multiplication cellulaire dans une petite artère centrale. D'après Rindfleisch.

75. — Bacilles de la tuberculose. D'après Koch.

76. — Actinomykose. D'après Ponfick.

77. — Vaisseaux sanguins de deux bourgeons charnus exubérants. — Thiersch.

78. — Carie superficielle progressive du tibia. D'après Follin.

79. — Coupe d'une partie d'os carié.

80. — Ostéite raréfiante.

81. — Disparition des sels de chaux des parties périphériques des travées osseuses dans l'ostéite raréfiante. D'après Rindfleisch.

82. — Sclérose du tibia et du fémur.

83. — Foyer d'ostéite caséeuse dans la colonne vertébrale d'un homme.

84. — Destruction des vertèbres à la suite de périostites multiples. Musée de Bâle.

85. — Nécrose totale de la diaphyse du tibia.

86. — Nécrose totale de la diaphyse d'un os long avec détachement du séquestre.

87. — Après l'enlèvement du séquestre.

88. — Nécrose totale de la diaphyse du fémur.

89. — Tibia d'un jeune homme après nécrose totale de la diaphyse.

90. — Nécrose de la moitié inférieure de la diaphyse du fémur avec séparation du cartilage épiphysaire et perforation de la peau.

91. — Séquestre du cas représenté fig. 90.

92. — Nécrose partielle d'un os long.

93. — Fig. 92 à une période ultérieure avec néoplasie osseuse.

94. — Fig. 93 après l'élimination du séquestre.

95. — Omoplates d'un jeune chien après résections partielles.

96. — Formes typiques de déviations rachitiques des jambes.

97. — Femme atteinte d'ostéomalacie intense. D'après Morand.

98. — Coupe schématique d'une articulation fémoro-tibiale atteinte d'arthrite fongueuse.

99. — Dégénérescence du tissu cartilagineux dans la synovite fongueuse. D'après O. Weber.

100. — Ulcères cartilagineux atoniques de l'articulation du genou d'un enfant.

101. — Ostéite granuleuse sous-chondrale de l'astragale.

102. — Dessin schématique d'un ganglion de l'espèce la plus commune.

103. — Procidences herniaires de la membrane synoviale de l'articulation du genou en arrière. D'après N. Gruber.

104. — Dégénérescence du cartilage dans l'arthrite déformante. D'après O. Weber.

105. — Extrémité inférieure de l'humérus. Dessin réduit.

106. — Articulation du coude affectée de carie, inflammation articulaire fongueuse; ostéophytes en stalactites.

107. — Premier métacarpien.

108. — Nombreux corps mobiles de l'articulation du coude, d'après Cruveilhier.

109. — Adhérence cicatricielle complète entre les surfaces articulaires du coude chez un enfant.

110. — Articulation du coude, ankylosée et réunie par des ponts osseux, réséquée chez un adulte.

111. — Capsule articulaire plissée en haut.

112. — Capsule articulaire plissée en bas.

113. — Contracture du fascia lata dans un cas de coxitis. Dessin d'après Froriep.

114 et 115. — Contractures cicatricielles consécutives à des brûlures.

116. — Tendon divisé par la méthode sous-cutanée, examiné le quatrième jour.

117. — Varices de la veine saphène.

118. — Anévrysme cirsoïde de la tête chez une vieille femme. D'après Breschet.

119. — Petit fibroïde de l'utérus.

120. — Partie d'un fibro-myome de l'utérus. Coupes des cellules musculaires.

121. — Vaisseaux d'un fibrome cutané de la cuisse.

122. — Neurofibrome. D'après Follin.

123. — Neurofibrome plexiforme de la joue. D'après Bruns.

124. — Différentes formes de cellules cartilagineuses provenant d'enchondromes de l'homme et du chien.

125. — Chondromes des doigts.

126. — Odontome d'une dent molaire.

127. — Coupe d'un odontome.

128. — Ostéome spongieux pédiculé de l'extrémité inférieure du fémur. D'après Péan.

129. — Ostéome éburné du crâne.

130. — Coupe d'un ostéome éburné du crâne.

131. — Ostéome tendineux. D'après O. Weber.

132. — Conglomérats de vaisseaux provenant de télangiectasies.

133. — Lacis de trabécules d'une tumeur veineuse caverneuse de la lèvre.

134. — Tissu d'un sarcome granuleux.

135. — Tissu d'un glio-sarcome. D'après Virchow.

136. — Tissu d'un sarcome à cellules fusiformes.

137. — Cellules géantes d'un sarcome.

138. — Sarcome à cellules géantes avec kystes et noyaux d'ossification.

139. — Tissu muqueux d'un myxosarcome.
140. — Tissu muqueux d'un myxome du sein.
141. — Sarcome alvéolaire du muscle deltoïde.
142. — Sarcome alvéolaire du tibia.
143. — Éléments d'un sarcome villeux.
144. — Psammome. D'après Virchow.
145. — Partie d'une tumeur cérébrale. D'après Arnold et Rindfleisch.
146. — Métamorphose hyaline commençante dans un sarcome plexiforme. D'après Sattler.
147. — Partie d'un cylindrome de l'orbite.
148. — Ostéo-sarcome central du cubitus.
149. — Coupe de la préparation précédente.
150. — Ostéo-sarcome central du maxillaire inférieur.
151. — Coupe de la préparation précédente.
152. — Kystome composé du fémur, d'après Péan.
153. — Sarcome périostal du tibia.
154. — Coupe de la préparation précédente.
155. — Adéno-sarcome du sein de la femme.
156. — Préparation provenant de la couche corticale d'un ganglion lymphatique hyperplastique du cou.
157. — Verrues.
158. — Coupe d'un polype muqueux (adénome) du rectum.
159. — Coupe d'un goitre dur. Adénome de la thyroïde.
160. — Cancer épithélial de la marge de la lèvre, au début.
161. — Cancer épithélial de la joue.
162. — Éléments d'un carcinome épithélial de la lèvre.
163. — Cancer fongueux de la main.
164. — Vaisseaux d'un carcinome du pénis.
165. — Formations papillaires d'un cancer villeux de la vessie. D'après Lambl.
166. — Cancer du sein. Forme acineuse.
167. — Cancer mou du sein.
168. — Stroma conjonctif d'un carcinome du sein.
169. — Cancer glandulaire du sein. — Forme tubulaire.
170. — Cancer du sein. — Partie cicatricielle et ratatinée.
171. — Réseau vasculaire d'un noyau cancéreux jeune du sein.
172. — Réseau vasculaire entourant un foyer de ramollissement dans un cancer du sein.
173. — Infiltration carcinomateuse de la limite d'un noyau carcinomateux du sein, s'étendant dans la peau.
174. — Infiltration cellulaire du tissu graisseux à la périphérie d'un cancer dur du sein.
175. — Cancer de la cavité nasale.
176. — Carcinome du rectum.

TABLE ALPHABÉTIQUE

DES NOMS D'AUTEURS CITÉS

A

Abernethy John († 1831 à Londres), 599;
Abbé (Iéna), 131;
Abulkasis († 1106), 7, 119;
Adelmann (ancien professeur de chirurgie à Dorpat), 740;
Afanannasiew (médecin russe), 344;
Alexandre de Tralles (525-605), 7;
Albert (professeur de chirurgie à Vienne), 444;
Amabile (professeur à Naples), 682;
Amussat, 742;
Anel Dominique (chirurgien à Turin du début du xviiie siècle), 741, 744;
Angerer, 108;
Antyllus (iiie siècle), 7, 743, 744;
Arndt (professeur d'anatomie pathologique à Heidelberg), 804, 812;
Arnold, 65, 66, 74, 84, 392, 814;
Aseli (1581-1626), 10;
Asclépiades, 4;
Avenzoar (1126), 7;
Avicenne (980-1037), 7.

B

Barbieri (médecin à Vienne), 680, 717;
Baerensprung (von) (Berlin, 1822-1864), 105;
Bajardi, 240, 243;
Bartscher (docteur à Osnabrück [Hanovre]), 118;
Barwel (chirurgien à Londres), 720;
Baum (ancien professeur de chirurgie à Göttingen), 46, 833;
Baumgarten (professeur à Königsberg), 157, 328;
Baynton (médecin anglais, xviiie siècle), 562;
Beck (médecin principal badois), 314, 322;
Bell Benjamin (1749-1806), 11, 96, 119, 170;
Belloc Jean (1732-1807), 42;
Beneke (autrefois professeur de médecine à Marbourg), 627;
Bergmann (von) (professeur de chirurgie à Berlin), 108, 135, 323, 444, 453;
Bernard Claude (ancien professeur de physiologie à Paris), 24, 80;

Biermer (professeur de clinique interne à Breslau), 475;
Biesiadecki (professeur d'anatomie pathologique à Krakau), 856;
Bilguer Jean-Ulric (1720-1796), 12;
Birch-Hirschfeld (Dresde), 127, 469;
Bœck (Christiania), 500;
Boinet (chirurgien à Paris), 661;
Bollinger (professeur d'anatomie pathologique à Munich), 499, 503, 504, 506, 541, 542;
Bonnet (chirurgien à Lyon, † 1863), 13, 631, 679;
Botalli (1530-1591), 905;
Bouvier (chirurgien à Paris), 693;
Boyer (baron) (1747-1833), 12;
Branca (milieu du xve siècle), 8;
Brasdor (1721-1799), 741;
Braun C. (professeur de gynécologie à Vienne), 41, 43;
Breschet G. († 1845), 235, 730;
Breslau, 476;
Breuer (privat-docent à Vienne), 108;
Broca (professeur de chirurgie à Paris), 740;
Brodie, sir Benjamin (1783-1863), 13, 685;
Brown-Séquard (Paris), 152;
Brücke E. (professeur de physiologie à Vienne), 79, 179, 437;
Bruns (von) (autrefois professeur de chirurgie à Tübingen), 238, 241, 249, 332, 915;
Bruns (professeur à Tübingen), 138, 238, 778;
Brunschwig Jérôme (né en 1430), 11;
Bubnoff (médecin militaire à Saint-Pétersbourg), 441;
Buhl (ancien professeur d'anatomie pathologique à Munich), 356, 502, 523, 525;
Burow (professeur de chirurgie à Königsberg, † 1874), 118, 120, 218, 740, 911;
Busch F. (Berlin), 238, 241, 605, 607;
Busch W. (professeur de chirurgie à Bonn, † 1881), 371, 592, 889.

C

Carter, 410;
Carle, 481;

Celse Aulus-Cornélius (35 avant J.-C.-45 après J.-C.), 5, 755, 842, 916;

Chamberland (Paris), 500;

Chassaignac (chirurgien à Paris, †1869), 119, 194, 599, 779, 915;

Chauveau (Paris), 499, 526;

Cheselden William (1688-1793), 11;

Chrobak (professeur de gynécologie à Vienne), 108;

Ciniselli (médecin à Milan), 742;

Civiale (1792-1867), 13;

Cohn (professeur de botanique à Breslau), 127, 542;

Cohnheim (professeur d'anatomie pathologique), 82, 392, 393, 411, 442, 443, 521, 526, 527, 534, 636, 764, 765, 767;

Colberg, 521;

Colin (Paris), 55;

Coze (Paris), 455;

Cooper, sir Astley (1768-1841), 12, 78, 169, 855;

Culmann, 237;

Creighton (Londres), 810;

Cruveilhier (professeur d'anatomie pathologique à Paris, † 1873), 433, 436, 725;

Czerny (professeur de chirurgie à Heidelberg), 794.

D

Davaine (professeur à Paris), 455, 501;

Daniellsen, 410;

Deichler, 521;

Delpech (1772-1832), 12, 709;

Desault Pierre (1774-1795), 11, 741;

Dieffenbach Jean-Frédéric (1795-1847), 12, 45, 48, 55, 166, 280, 506, 568, 693, 701, 743;

Dieulafoy (médecin à Paris), 599;

Dittel (professeur de chirurgie à Vienne), 163, 915;

Doléris (Paris), 463;

Dorsey, 171;

Doutrelepont (professeur de dermatologie à Bonn), 875;

Dubois-Reymond (professeur de physiologie à Berlin), 79;

Duchenne de Boulogne (médecin à Paris), 720;

Dumreicher (baron, von) (professeur de clinique chirurgicale à Vienne, † 1880), 252;

Dupuytren (baron) (1778-1835), 12, 211, 235, 404, 717.

E

École alexandrienne, 6, 7;

Eberth (professeur d'anatomie pathologique à Zurich), 74, 83, 127, 856;

Edelberg, 108;

Ehrlich F. (médecin à Vienne), 429;

Eichhorst (professeur à Göttingen), 150, 151;

Englisch (privat-docent de chirurgie à Vienne), 376, 728;

Erb W. (professeur à Leipzig), 720;

Eschricht (professeur d'anatomie à Copenhague), 700;

Esmarch Frédéric (professeur de chirurgie à Kiel), 31, 36, 38, 314, 323, 486, 550, 685, 686, 740, 741, 743, 889, 903;

Estlander (professeur de chirurgie à Helsingfors), 409;

Eustache († 1579), 10, 43;

Exner Sigmund (professeur de physiologie à Vienne), 80, 81.

F

Fabriz von Hilden (1560-1634), 11, 44;

Faloppe (1490-1563), 10;

Fehleisen (Berlin), 429;

Feltz, 455;

Fick Adolphe (professeur de physiologie à Würzbourg), 481;

Fischer (professeur de chirurgie à Breslau), 314, 422;

Flourens (1791-1867), 614;

Fock Charles (1828-1863), 421, 684;

Förster (1822-1865), 839;

Follin (1823-1867), 13, 574, 585, 777;

Fox Wilson (médecin à Londres), 526;

Fränkel (Berlin), 526;

Frisch (von) (professeur d'anatomie à Vienne), 132, 498, 502;

Froriep Robert (1804-1861), 152, 154, 169, 170, 171;

Fuchs E. (professeur d'ophtalmologie à Vienne), 83.

G

Galien Claudius (131-201), 6;

Gegenbaur (professeur d'anatomie à Heidelberg), 238;

Genzmer (privat-docent à Halle), 112;

Gersdorf Jean (von) (1520), 11;

Gersuny R. (médecin à Vienne), 743;

Gluck (Berlin), 149;

Golz (professeur de physiologie à Strasbourg), 176;

Graefe Charles-Frédéric (von) (1787-1840), 12;

Graefe Albert (von) (professeur d'ophtalmologie à Berlin, † 1870), 486;

Grawitz (assistant à l'Institut pathologique de Berlin), 804;

Gross (professeur de chirurgie à Philadelphie), 697;

Gruber W. (professeur d'anatomie à Saint-Pétersbourg), 667;

Guérin (chirurgien à Paris), 599;

Guterbock (privat-docent à Berlin), 62;

Guy de Chauliac (xive siècle), 8, 9, 15;

Gussenbauer (professeur de chirurgie à Prague), 62, 148, 376, 590, 761, 762, 781, 810, 856;

Guthrie (médecin anglais), 742.

H

Hack (Fribourg), 453;

Haller Albert (von) (1707-1777), 12;

Hallier (professeur de botanique à Iéna), 127;

Hansen Armand (médecin norvégien), 537;

Harvey William (1578-1658), 10, 544;

Hebra (professeur de dermatologie à Vienne, † 1880), 330, 333;

Heke (van) (ingénieur belge), 473;

Hehn, 150.

Heiberg (médecin à Christiania), 74;

Heine Bernard (fabricant d'instruments et professeur honoraire de chirurgie à Würzbourg. † Contemporain de Cajetan von Textor), 614;

Heine C. (professeur de chirurgie à Prague, † 1877), 13, 419, 547, 660, 696, 745;

Heinecke (professeur de chirurgie à Erlangen), 480;

Heister Laurent (1683-1758), 12, 854;

Heitzmann (médecin à New-York), 521, 628;

Henke (professeur d'anatomie à Tübingen), 588, 707;

Henle (professeur d'anatomie à Göttingen, † 1885), 79, 689;

Hennen John († 1828), 314;

Hering (professeur de physiologie à Prague), 62;

Hertwig, 751.

Hiller (Berlin), 453;

Hippocrate (460-377 avant J.-C.), 4, 754, 755, 915;

His Guillaume (professeur d'anatomie à Leipzig), 749;

Hoffmann F.-A. (médecin à Berlin), 47, 74;

Home (chirurgien anglais), 742;

Howship (chirurgien anglais), 576;

Hueter (professeur de chirurgie à Greifswald, † 1882), 49, 297, 430, 460, 528, 631, 636, 701, 709;

Hufschmidt, 107;

Hunter John (1728-1793), 11, 14, 94, 159, 741, 744 :

Hunter William (ses travaux furent publiés de 1756 à 1807), 11;

Hutchinson (chirurgien à Londres), 867.

I

Israël J. (Berlin), 542.

J

Jackson (médecin à Boston), 13;

Jeffray (?), 918;

Jenner (médecin anglais, 1796), 456;

Jobert de Lamballe (1799-1863), 13;

Jochmann (médecin en Prusse. †), 224;

Jokoloff, 356.

K

Kassowitz (docent des maladies des enfants à Vienne), 238, 241, 625, 627;

Kern Vincent (von) (1760-1829, professeur de chirurgie à Vienne), 12, 13, 118;

Key Axel (professeur d'anatomie pathologique à Stockholm), 83, 769, 794;

Klebs (professeur d'anatomie pathologique à Zurich), 127, 323, 475, 521, 526, 528, 843;

Klotz (docent à Innsbruck), 850;

Koch R. (professeur d'hygiène, directeur de l'Office sanitaire impérial à Berlin), 127, 131, 417, 455, 457, 463, 467, 498, 499, 528, 529, 531, 567, 576, 636;

Koch W. (Berlin), 605;

Kocher (professeur de chirurgie à Berne), 135, 159, 371, 379, 483, 741, 844;

Kochmann (médecin à Strasbourg), 350;

œberlé (professeur de chirurgie à Strasbourg), 32, 39;

Kolaczek (docent à Breslau), 810;

Kolessnikow, 356;

Kolliker (professeur d'anatomie à Würzbourg), 238, 239, 749, 807;

König (professeur de chirurgie à Göttingen), 24, 575, 588, 600, 636, 653, 657, 706;

Köster (professeur d'anatomie pathologique à Bonn), 521, 636, 862;

Kraske (professeur de chirurgie à Fribourg), 149;

Krause (médecin à Hanovre), 161;

Kundrath (professeur d'anatomie pathologique à Vienne), 521;

Kussmaul (professeur de médecine à Strasbourg), 410.

L

Laënnec (1781-1826), 524, 527;

Lambl (professeur à Charkow), 869;

Landois (professeur de physiologie à Greifswald), 48;

Lanfranchi († 1300), 8;

Langenbeck Conrard-Jean-Martin (1776-1850), 12, 16, 161;

Langenbeck (von) Bernard (ex-professeur de chirurgie à Berlin, actuellement à Wiesbaden), 163, 281, 284, 314, 486, 544, 693, 697, 718, 728, 742, 828, 894, 918;

Langer C. (professeur d'anatomie à Vienne), 377, 605;

Langhans (professeur d'anatomie pathologique à Berne), 520;

Larrey Jean-Dominique (1776-1843), 12, 314;

Lawrence, sir Will. (1783-1867), 13;

Lebert (professeur de clinique médicale à Breslau, actuellement médecin en Suisse), 526, 805;

Leiter (fabricant d'instruments à Vienne), 249, 598;

Léopold, 761;

Leroy d'Etiolles (1798-1861), 13, 742;

Leube (professeur de clinique médicale à Erlangen), 501;

Leyden (professeur de clinique médicale à Berlin), 106, 481;

Liebermeister (professeur de clinique médicale à Tübingen), 106;

Liebreich (professeur de médecine à Berlin), 25;

Linbart (von) (professeur de chirurgie à Würzbourg, 1877), 13, 668, 916;

Lister (professeur de chirurgie à Londres), 13, 119, 123, 124, 125, 126, 133, 134, 136, 137, 138, 139, 141, 202, 217, 218, 271, 272, 274, 281, 282, 323, 599, 600, 845;

Löffler (médecin principal prussien, 1873), 314;

Losch (Saint-Pétersbourg), 103;

Lorinser (médecin à Vienne), 707;

Lossen (professeur de chirurgie à Heidelberg), 29;

Lott (docent à Vienne), 74;

Lotze (professeur de philosophie et de médecine à Göttingen), 80;

Lowdham (1679), 916;

Ludwig E. (professeur de chimie à Vienne), 871;

Lücke (professeur de chirurgie à Strasbourg), 371, 586, 720, 767, 833, 845, 856;

Lukomsky (médecin en chef de l'hôpital militaire de Luzk, Russie méridionale), 429;
Luschka (von) (professeur d'anatomie à Tübingen, † 1875), 849.

M

Maas (professeur de chirurgie à Würzbourg), 201, 238, 240, 241, 453, 573;
Magendie (Paris), 409, 455;
Maisonneuve, 460;
Malgaigne (1806-1865), 13, 300, 305, 740;
Mang, 521;
Martin (professeur d'obstétrique à Berlin, † 1876), 48, 562, 728;
Masius (professeur de médecine à Liège), 152;
Masquelin (prosecteur à Liège, † 1884), 754;
Mathysen (médecin militaire hollandais), 247;
Mayer S. (Prague), 150, 151;
Meckel van Hemsbach (1821-1856), 757;
Menel (médecin de régiment en Saxe, commencement de notre siècle, †), 106, 284, 304;
Menzel (médecin à Trieste, † 1877), 526, 691;
Meyer Hermann (professeur d'anatomie à Zurich), 237, 704, 706, 707, 856;
Middeldorpf (ex-professeur de chirurgie à Breslau, 1824-1867), 13, 33, 44, 779;
Mikulicz (professeur de chirurgie à Krakau), 453, 706, 707;
Minnich (médecin à Venise), 135;
Mondino de Luzzi (XIVe siècle), 8;
Monro Alexandre (1696-1767), 11;
Morand (médecin français), 629;
Moreau (1782), 916;
Morton (médecin à Boston), 13;
Mosengeil (professeur à Bonn), 107;
Mosetig von Moorhof (chirurgien à Vienne), 135, 536;
Mott Valent. (1785-1865), 13;
Müller Jean (1801-1858), 772, 782, 808, 824;
Müller W. (professeur d'anatomie pathologique à Iéna), 501.

N

Neisser (Breslau), 538;
Nestoriens, 7;
Neuber (docent à Kiel), 138;
Neudörfer (médecin militaire à Vienne), 49;
Neumann (professeur d'anatomie pathologique à Königsberg), 85, 150;
Nicoladoni (professeur de chirurgie à Inspruck), 721;
Niemeyer (von) (1871), 525;
Nussbaum (von) (professeur de chirurgie à Münich), 24, 482.

O

Ogston Alexandre (professeur de chirurgie à Aberdeen [Écosse]), 359, 469;
Ollier (professeur de chirurgie à Lyon), 238, 614;
Oribase (326-403), 7;
Orth (professeur d'anatomie pathologique à Göttingen), 127, 429, 469.

P

Panum (professeur de physiologie à Copenhague), 48, 443, 453;
Paquelin (médecin à Paris), 44, 780;
Paracelse Bombaste Théophraste (1493-1554), 10, 95;
Paré Ambroise (1517-1590), 11, 321;
Park (1762), 917;
Pasteur (chimiste à Paris), 126, 454, 455, 456, 462, 498, 499, 500, 503, 506;
Paule d'Égin (660), 7;
Péan (chirurgien à Paris), 32, 789, 822, 886;
Percy Pierre-Francois (1754-1825), 11;
Petit Jean-Louis (1674-1760), 11, 37;
Pétrequin (chirurgien à Lyon), 742;
Pfitzer, 157;
Pfleger (médecin à Vienne), 426;
Pfolsprundt (milieu du XVe siècle), 11;
Pilz, 483;
Piorry, 462;
Pirogoff Nicolas (professeur émérite de chirurgie en Russie, † 1881), 249, 314, 319, 656;
Pitha (von) (ex-professeur de chirurgie à Vienne, 1810-1875), 13, 421, 699;
Ploucquet (1744-1814), 915;
Pollender (?), 498;
Polli (professeur à Padoue), 476;
Ponfick (professeur d'anatomie pathologique à Breslau), 48, 331, 542, 586;
Porta (professeur de chirurgie à Pavie, 1876), 159, 160, 161, 168;
Pott Percival (1713-1768), 11, 588, 704;
Pravaz (médecin à Lyon, †), 24, 742;
Purmann Godefroid (ses travaux datent de 1745-1760), 11.
Putz, 589;

R

Raab, F. (médecin à Vienne), 156;
Ranvier (professeur à Paris), 66, 150, 238, 262;
Rattone, 481;
Ravaton (chirurgien français du milieu du dernier siècle), 916;
Raynaud (médecin à Paris), 406;
Recklinghausen (von) (professeur d'anatomie pathologique à Strasbourg), 82, 88, 392, 396, 400, 441, 443, 512, 751, 773;
Reichert (professeur d'anatomie à Berlin), 749;
Remak Robert († 1865), 356, 720, 749;
Retzius (professeur à Stockholm), 769;
Reverdin (médecin à Genève), 90, 564, 719;
Reyher (professeur de chirurgie à Saint-Pétersbourg), 321;
Rhazes (850-932), 7;
Rhea Barton (professeur à Philadelphie), 284, 697;
Richardson (médecin à Londres), 25;
Richter Aug.-Godefroy (1742-1812), 12;
Ricord (chirurgien à Paris), 727;
Riedel B. (médecin à Aix-la-Chapelle), 157;
Rindfleisch Édouard (professeur d'anatomie pathologique à Würzbourg), 142, 356, 520, 521, 526, 527, 581, 763, 764, 766, 767, 792, 798, 814, 856;
Rizzoli (professeur de chirurgie à Bologne), 284, 628;

Robin (professeur d'anatomie à Paris), 807 ;

Rokitansky (ex- professeur d'anatomie pathologique à Vienne, † 1878), 66, 151, 438, 524, 527, 626, 682, 756, 771, 776, 797, 805, 808, 849, 856, 882 ;

Rollet (professeur de physiologie à Graz), 338 ;

Romberg (Berlin, † 1873), 544 ;

Rose E. (professeur à Berlin), 480, 844 ;

Rosenbach (Göttingen), 127, 359, 371, 372, 417 ;

Rosenberger (docent à Würzbourg), 91 ;

Rosenthal (professeur de physiologie à Erlangen), 344 ;

Roser (professeur de chirurgie à Marbourg), 371, 377, 378, 501, 802 ;

Roux (1780-1854), 13, 500 ;

Rumpf, 150 ;

Rust Jean-Népomucène (1775-1840), 12, 554, 639 ;

Rydygier (médecin à Culm), 886.

S

Saint-Côme (collège), 9 ;

Salerne (école), 7 ;

Salomon (Copenhague), 527 ;

Samuel (professeur de pathologie générale à Königsberg), 82, 392, 455, 491 ;

Sattler (professeur d'ophtalmologie à Giessen), 814 ;

Scarpa (1748-1832), 11 ;

Schede M. (chirurgien à Hambourg), 135, 280, 421 ;

Schiff (professeur de physiologie à Genève), 80, 468, 844 ;

Schmidt A., 108, 109, 126, 437, 450 ;

Schmiedeberg (Strasbourg), 108, 109, 126, 453 ;

Schneider (médecin de régiment saxon, début du siècle, †) 284, 304 ;

Schneider (médecin à Königsberg), 106 ;

Schönlein Lucas (1793-1864), 771 ;

Schüller M. (professeur à Berlin), 74, 536, 575, 591, 637 ;

Schuh Franz (ex-professeur de chirurgie à Vienne, 1804-1866), 13, 804, 871, 883 ;

Schultze Max (professeur d'anatomie à Bonn, † 1873), 88 ;

Schüppel (ancien professeur d'anatomie pathologique à Tübingen), 520 ;

Schwalbe (médecin à Weinheim), 728, 845 ;

Schwann Théodore (professeur de physiologie à Liège, † 1882), 124 ;

Scoutetten (professeur à Paris vers 1830), 916 ;

Senator (professeur à Berlin), 106 ;

Senftleben, 157 ;

Seutin (baron), 13, 250, 253 ;

Siebold Charles-Gaspard (von) (1736-1807), 12 ;

Silvestri (médecin à Vizence), 38 ;

Simon (professeur de chirurgie à Heidelberg, † 1876), 53, 56 ;

Simpson, sir James (professeur d'accouchement à Édimbourg, † 1869), 13, 39 ;

Soboroff (médecin à l'hôpital militaire de Moscou), 723 ;

Sonnemburg (docent à Berlin), 331 ;

Sprengel Kurt (1766-1833), 916 ;

Stanley (1791-1862), 13, 233 ;

Steudener (ancien professeur d'anatomie à Halle), 356 ;

Strelzoff, 238 ;

Stricker Salomon (professeur de pathologie générale à Vienne), 82, 396, 444 ;

Stricker (médecin à Francfort), 335 ;

Stromeyer L. (autrefois professeur de chirurgie à Fribourg, Munich, Kiel ; médecin principal à Hanovre, † 1876), 166, 206, 314, 469, 685, 713 ;

Stromeyer (médecin à Göttingen), 388 ;

Susrutas (Ier siècle ?), 4 ;

Swaen (professeur d'anatomie à Liège), 751 ;

Sydenham (1624-1689), 544 ;

Syme († 1869 à Édimbourg), 13, 656, 743 ;

Szymanowski (professeur de chirurgie à Kiew, † 1868), 249.

T

Taylor (chirurgien à New-York), 647 ;

Textor Cajetan (von) (1782-1860), 12, 475 ;

Theden Chr.-Ant. (1714-1797), 12, 40 ;

Thierfelder, 242 ;

Thiersch (professeur de chirurgie à Leipzig), 62, 65, 102, 134, 135, 136, 157, 561, 749, 763, 767, 769, 770, 855, 865, 871, 884 ;

Thoma, 395 ;

Tilmann (docent à Leipzig), 84, 157, 241, 297, 429, 804 ;

Toldt C. (professeur d'anatomie à Prague), 781 ;

Toussaint (Paris), 499, 500 ;

Traube (professeur de clinique médicale à Berlin, 1818-1876), 105, 224 ;

Troja Michel (1747-1827), 614 ;

Trotula (XIIe siècle), 7 ;

Trousseau (ancien professeur de médecine à Paris), 832.

V

Valsalva (1666-1725), 739 ;

Vanzetti (professeur de chirurgie à Padoue), 39, 740 ;

Vanlair (professeur de médecine à Liège), 150, 152 ;

Velpeau (1759-1867), 13, 661, 742, 883 ;

Verduin († 1696), 916 ;

Vermale (chirurgien français du milieu du siècle précédent), 916 ;

Verneuil (professeur de chirurgie à Paris), 32, 39, 482, 777, 840 ;

Vésale André (1513-1564), 10, 11 ;

Vezin (médecin de Westphalie), 118 ;

Vidal de Cassis (professeur de chirurgie à Paris, †), 727 ;

Villemin (médecin à Paris), 526, 527 ;

Virchow (professeur d'anatomie pathologique à Berlin), 29, 78, 96, 239, 395, 410, 435, 436, 443, 462, 469, 506, 513, 521, 525, 537, 538, 540, 577, 583, 623, 747, 748, 749, 750, 754, 757, 758, 759, 763, 766, 767, 771, 772, 773, 778, 785, 786, 788, 789, 804, 806, 808, 810, 811, 812, 813, 822, 832, 835, 847, 851, 855, 856 ;

Vogt P. (Greifswald), 483 ;

Volkmann Rich. (professeur de chirurgie à Halle), 112, 134, 136, 221, 262, 269, 270, 354, 356, 383, 570, 575, 576, 577, 581, 583,

591, 600, 631, 652, 660, 699, 702, 708, 709, 720, 848, 856, 871.

W

Wagner A. (professeur de chirurgie à Königsberg, † 1871), 354, 614 ;

Wagner E. (professeur à Leipzig), 501, 540 ;

Waldenburg (ancien professeur de médecine à Berlin), 526 ;

Waldeyer (professeur d'anatomie à Strasbourg), 238, 749, 767, 855, 856, 858, 884, 894 ;

Waller (médecin anglais), 83 ;

Walther Philipp. (von) (1782-1849), 12 ;

Wardrop (chirurgien anglais, †), 741 ;

Wartmann, 784 ;

Weber Otto (1827-1867), 13, 106, 111, 147, 148, 157, 356, 443, 462, 469, 596, 747, 763, 766, 767, 786, 791 ;

Wegner (médecin à Stettin), 238, 239, 279, 627, 803, 807 ;

Weil C. (professeur de chirurgie à Prague), 856 ;

Weller (médecin anglais), 504 ;

Wells Spencer (chirurgien à Londres), 24, 140, 473, 775 ;

Werhner (ancien professeur de chirurgie à Giessen), 685, 882 ;

Wertheim (docent à Vienne), 331 ;

White (1769), 916, 917 ;

Wilms (Berlin, † 1880), 13 ;

Winiwarter Félix (von) (médecin à Hollabrunn, près de Vienne), 84, 406 ;

Wölfler A. (docent de chirurgie à Vienne), 843 ;

Wolff J. (docent à Berlin), 237, 567 ;

Würtz Félix († 1567), 11 ;

Wunderlich (ancien professeur de chirurgie médicale à Leipzig), 105 ;

Wutzer (1789-1860), 13 ;

Wyss (professeur à Zurich), 526, 887 ;

Wywodzoff (médecin militaire à Saint-Pétersbourg), 101, 102.

Z

Zalesky (professeur d'hygiène à Charkow) 766 ;

Zeis, 90, 766 ;

Zenker (professeur d'anatomie pathologique à Erlangen), 356, 852 ;

Ziegler (professeur d'anatomie pathologique à Tübingen), 84, 90, 521 ;

Ziemssen (professeur de clinique médicale à Munich), 720.

TABLE ALPHABÉTIQUE DES MATIÈRES

A

Abiogenèse, 128.

Abcès : aigus, chauds, 365 ; — froids, 510, 588 ; — par congestion, 511, 588 ; — métastatiques, 436, 467 ; — périarticulaires, 293, 658 ; — pyémiques 465 ; — leur formation, 358, 361 ; — des vaisseaux, 362 ; — des os, 583, 593.

Acide : phénique, 124, 135 ; — borique, 136 ; — nitrique fumant, 838 ; — salicylique, 135.

Actinomycose, 541.

Acupressure, 39.

Acupuncture, 280, 745.

Adénie, 832.

Adénomes, 839 ; — des glandes sudoripares, 840 ; — du sein, 839.

Adéno-sarcomes, 850, 851.

Aérobies et Anaérobies, 454.

Aiguilles, 52 ; — à manche, 55 ; — dans les tissus, 163.

Air (pénétration dans les veines de l'), 28.

Ambulances, 314, 319.

Amputations en général, 899 ; — préparatifs, 908 ; — méthodes des, 904 ; — circulaires, 904 ; — à lambeaux, 906 ; — ovalaires, 908 ; — dans les cas de contusion et d'attrition des parties molles, 200 ; — primaires, dans les cas de fractures compliquées, 259, 268 ; — secondaires, 260, 901 ; — dans les cas de plaies par armes à feu, 320 ; — dans les pseudarthroses de la cuisse, 282 ; — dans les brûlures, 333 ; — dans la congélation, 339 ; — dans la tendo-vaginite suppurée étendue, 369 ; — dans l'ostéomyélite, 379 ; — dans l'arthrite purulente, 296 ; — dans le phlegmon progressif, 418 ; — dans la gangrène, 340, 413 ; — dans la septicémie et dans la pyémie, 476 ; — dans les tumeurs blanches, 649 ; — instruments des, 909 ; — pronostic, 913 ; — historique des, 915.

Amyloïde (substance), 512, 596.

Anémie locale, 38 ; — cérébrale, 47, 177.

Anesthésiques, 24, 25.

Anesthésie locale, 25.

Anastomoses artér., 160.

Ankyloses, 299, 687, 710,

Anévrysme, 168 ; — traumatique faux, 168 ; — vrai, 168, 728 ; — disséquant, 169, 734 ; — variqueux, 170 ; — cirsoïde, 729 ; — cylindriforme, fusiforme, sacciforme, 734.

Angiome, 794.

Angio-sarcome, 812.

Anthrax, 352.

Antisepsie, 120, 216.

Antiphlogistiques, 550.

Aorte (compression de l'), 36.

Apoplexie, 180.

Appareils : amovibles, 247 ; — inamovibles, 247 ; — amidonnés, 250 ; — à chemin de fer, 252 ; — plâtrés, 247 ; — silicatés, 250.

Arnica (teinture), 120.

Arrachement des tendons, des muscles et des membres entiers, 214, 215.

Arsenic : contre les lymphomes malins, 834 ; — contre le cancer, 889.

Artères : plaies par incision des, 26 ; — plaies par piqûres des, 167 ; — plaies par contusion des, 192 ; — ligatures dans les plaies des, 31 ; — ligatures des — dans les anévrysmes, 741 ; — compression, tourniquet, acupressure, électro-puncture, 35, 36, 37, 38, 39, 739, 742 ; — torsion des, 34 ; — cicatrisation des, thrombus, 153 ; — embolie des, 441.

Arthrite traumatique, 689 ; — déformante, 670 ; — tuberculeuse, 632.

Arthrocace, 639.

Articulation : contusion de l', 286 ; — entorse de l', 287 ; — inflammation aiguë de l', 291, 382 ; — ouverture, suppuration de l', 294 ; — hydropisie de l', 382 ; — plaies, traitement, 289 ; — inflammation gonorrhéique, arthritique de l', 389 ; — inflammation pyohémique, puerpérale de l', 390 ; — inflammation rhumatismale, de l', 387 ; — déchirure de la capsule de l', 290 ; — inflammation chronique de l', 631 ; — inflammation granulo-fongueuse, tuberculeuse de l', 632 ; — inflammation purulente de l', 292 ; — inflammation syphilitique de l', 677 ; — corps de l',

681 ; — ankyloses de l', 687 ; — névroses de l', 684.
Ascococcus, 129.
Asphyxie : locale, 403 ; — par le froid, 339.
Aspiration, 599.
Athéromes (kystes), 848.
Athéromasie artérielle, 732.
Atrophie des os, 581, 630.
Attelle de Volkmann, 252, 385.
Aura, 167.
Autotransfusion, 48.
Autotransplantation osseuse, 281.
Avivement : des extrémités fracturées, 281 ; — dans les plaies contuses, 216.

B

Bas élastiques, 727.
Bacille : du charbon, 498 ; — de la lèpre, 537 ; — de l'œdème malin, 455 ; — de la tuberculose, 528.
Bactéries, 128.
Bains : animaux, de boue, de sable, 548 ; — de vapeurs, 548 ; — continus, 333, 561.
Bandage : de Baynton, 562 ; — de Theden, 40.
Bandages, 247 ; — pour fractures, 247 ; — plâtrés, 247 ; — à la tripolythe, 248 ; — silicatés, 250 ; — amidonnés, dextrinés, 250 ; — à la paraffine, 251 ; — en gutta-percha, 251 ; — à attelles provisoires, 251 ; — dans les ankyloses, 692, 694.
Bande : d'Esmarch, 38 ; — de caoutchouc (Martin), 48, 562 ; — de Scultet, 249.
Balles (extraction des), 322.
Ballon de Braun, 41.
Blennhorrhagie, 539.
Blennorrhée, 356.
Bosses sanguines, 181.
Bougies, 713.
Bourses muqueuses : inflammation des, 668 ; — hydropisie, fistule des, 668.
Bourgeons charnus, 68.
Brisement forcé, 692.
Brulures, 327 ; — traitement des, 331 ; — mort consécutive aux, 330.

C

Cachexie strumeuse, 844.
Cal, 232 ; — provisoire, 235 ; — hypertrophique, 285 ; — ossification du, 241 ; — retard de formation du, 275 ; — fracture du, 283.
Calcification, 529.
Camphre (mélange), 121.
Cancer, 854 ; — étiologie du, 860 ; — cachexie du, 860 ; — topographie du, 861 ; — thérapeutique du, 888 ; — curabilité du, 892 ; — cellule du, 855 : — des ramoneurs, 871 ; — des glandes salivaires, 886 ; — villeux, 869 ; — lenticulaire, 883 ; — rectal, 885 ; — en cuirasse, 883 ; — prostatique, 886 ; — du sein, 872 ; — de l'estomac, 885 ; — de l'ovaire, 887 ; — épithélial, 863 ; — du visage, 871 ; — de la vessie, 869 ; — des organes génitaux, 868 ; — en choux-fleurs, 868.
Cancroïde, 864.
Chaleur humide, 218.
Charbon, 497.

Chancre, 539.
Chasse-fil, 55.
Carie : superficielle, 571 ; — fongueuse, granuleuse, 584 ; — nécrotique, 604 ; — nécrotique centrale, 584 ; — sèche, 577 ; — subchondrale, 638.
Cartilages (ulcération des), 638.
Caséification, 511.
Catgut, 32, 53, 140.
Catarrhe, 355.
Caustiques, 143.
Cautère actuel, 44, 552.
Caput obstipum, 702.
Cataplasmes, 384.
Cavernes, 535.
Cellules : migratrices, 62 ; — vasoformatives, 66, 797 ; — de formation (indifférentes), 751.
Cellulite, 357.
Céphalématome, 181.
Chiragre, 545.
Chloroforme, 24.
Chloral, 25.
Chlorure de zinc, 217.
Cholestéatome, 848.
Chondrome, 783.
Cicatrisation, 68.
Cicatrice, 59, 99, 145 ; — provisoire, 64 ; — définitive, 64, 147 ; — hypertrophique, 146 ; — des vaisseaux, 153 ; — des muscles, 148 ; — des nerfs, 149 ; — ulcération de la, 145 ; — néoformation vasculaire dans la, 64, 101 ; — néoformation lymphatique dans la, 103 ; — contracture, 710 ; — rétraction dans la, 329 ; — après les brûlures, 711 ; — osseuse, 232.
Circoncision des ulcères, 563.
Circulation plasmatique, 65.
Cirrhose du sein, 755.
Ciseaux pour appareils plâtrés, 249.
Cloaque, 610.
Coagulation du sang, 436.
Cocaïne, 561.
Coccobactéridie septique, 128.
Coccoglia, 128.
Coccos, 359.
Collonema, 808.
Collodion, 51.
Comedon, 351, 847.
Commotion, 175 ; — cérébrale, 175.
Compression, 35, 187, 205, 221, 547 ; — digitale, 35, 740 ; — par tourniquet, 37 ; — médiate, 40 ; — forcée, 664.
Compresses pour rétraction, 909.
Condurango, 889.
Condylomes, 539.
Congélation, 336.
Congestion, 209, 392.
Constriction élastique d'Esmarch, 38, 740.
Contracture cicatricielle, 687, 711.
Contre-ouverture, 217, 218.
Contusion : sous-cutanée 174 ; — des nerfs, 175 ; — des vaisseaux, 178 ; — des articulations, 286 ; — degré de la, 179 ; — traitement de la, 187 ; — symptômes de la, 181.
Convention de Genève, 320.
Corne cutanée, 836.
Corps articulaires, 681.
Corps cartilagineux, 667.
Corpuscules du tissu conjonctif, 62.

Corrosion lacunaire, 576.
Coup de soleil, 335.
Crampe des artères, 337.
Créosote, 45.
Crépitation, 230.
Crétinisme, 758.
Croup des granulations, 144.
Curettage des cavités carieuses, 602.
Curette mousse, 295, 570, 620.
Curare, 482, 503.
Cultures, 131.
Cylindrome, 814.
Cysticerque, 852.
Cysto-adénome, 850.
Cystome, 847.
Cysto-sarcome, 849, 850.

D

Déchirure de la capsule dans les luxations, 302.
Décoloration dans les plaies contuses, 191.
Décubitus, 254, 402.
Déformations rachitiques, 623.
Dégénérescence des nerfs, 149.
Delirium tremens, 483.
Délire nerveux, 485.
Démarcation (ligne de), 197, 400.
Déplacement des os, 228.
Dérivants, 550.
Dermatite, 349.
Desmoïde, 774.
Diabète, 351.
Diapédèse, 83, 84.
Diathèse : dyscrasie, 518; — arthritique, 545; — tuberculeuse, 518, 519; — rhumatismale, 546; — scorbutique, 546; — syphilitique, 519, 538.
Diphthérie, 144, 418; — du larynx, du pharynx, de la vessie, 423; — des plaies, 144, 418.
Diplobactéries, 129.
Diplococcus, 129.
Discision (ganglions), 664.
Dislocation des fragments, 230.
Distorsion, 287.
Douleur (caractères de la), 22.
Drainage, 119; — des articulations, 296, 386.
Drains, 119, 218; — décalcifiés de Neuber, 138.
Dynamomètre, 305.
Dysmorphostéopalinclaste, 283.
Dyspnée consécutive à la transfusion, 59.

E

Eau chaude (dans les hémorrhagies), 44.
Ébranlement des os, 226.
Écartement des bords de la plaie, 50.
Ecchondrose ossifiante, 789.
Ecchymose, 179.
Echinocoque, 852.
Écrasement linéaire, 194, 779.
Ectoblaste, 750.
Ectoderme, 750.
Eczéma solaire, 335.
Électricité, 550, 720.
Électrolyse, 801.
Électropuncture, 280.
Éléments corpusculaires, 762.

Éléphantiasis, 773.
Elévation, 221, 364, 546, 910.
Élévatoire, 620.
Elimination des parties contuses, 197.
Embolhémie, 470.
Embolie, 436.
Embolie graisseuse, 267.
Emigration, 83.
Emplatres agglutinatifs, 51; — anglais, 51; — de céruse, 51.
Empyème des articulations, 383.
Endoderme, 750.
Engelures, 341.
Enkystement des balles, 324.
Enlèvement des sutures, 57.
Enroulement des veines, 727.
Entoblaste, 750.
Enveloppement : de Theden, 40; — hydrothérapique, 548.
Epilepsie consécutive aux lésions des nerfs, 167.
Episiohématome, 181.
Episiorrhagie, 181.
Eponges, 140; — désinfection des, 140.
Epulis, 822.
Eréthiques (bourgeons), 143.
Ergotine, 728, 780.
Ergotisme, 407.
Eschare, 94, 328; — guérison sous l', 94.
Esquilles (extraction des), 270.
Ether, 24.
Etranglement, 401.
Excision cunéiforme, 284.
Exfoliation, 264.
Exostoses, 788.
Expériences : de Cohnheim, 392; — de Goltz, 176.
Extension, 246; — forcée, 284, 694; — permanente, 252, 712; — continue, 695; — appareils à, 284, 304.
Extravasation, 26, 179, 180; — lymphatique, 182, 186; — de sang, 182; — par traitement, 187, 188.
Extrémités artificielles, 914.
Erysipèle, 209, 425.
Erythème en général, 349; — calorique, 334.

F

Feuillets embryonnaires (théorie des), 749.
Ferments, 124, 126.
Fer rouge, 44, 280, 552, 561, 726.
Fibrine : sa formation dans l'inflammation, 396; — ferments de la, 109, 437.
Fibrome, 772.
Fibromyome, 774.
Fièvre : théorie de la, 104, 223, 446; — après les blessures, 223; — après les fractures simples, 255; — traumatique, inflammatoire, 76, 104, 212, 223, 447; — septique, 112, 451; — aseptique, 137; — de suppuration, 212, 223; — hectique, 514; — dans les maladies chroniques des os, 595.
Fils : ligatures et suture des, 53; — imprégné de perchlorure de fer, 745; — de Florence, 53; — métalliques, 53.
Fistule, 558.
Fixation des articulations, 296, 386.
Flexion : dans les anévrysmes, 740; — forcée dans les hémorrhagies, 40.

FLUCTUATION, 181.
FLUXION, 80.
FONTICULES, 552.
FONGUS, 576; — hématode, 755; — médullaire, 835.
FONGUEUX (bourgeons), 142.
FORCIPRESSURE, 39.
FORMATIONS osseuses consécutives à l'exercice, 790.
FOUDRE (coups de), 335.
FRACTURES: simples, 225; — compliquées, 258; — par contractions musculaires, 227; — par éclatement, 228; — par armes à feu, 228, 265, 324; — symptômes des, 228; — expérimentales sur les animaux, 232; — marche, 231; — durée de la guérison des, 235; — appareils à, 246; — traitement des — simples, 244; — traitement des — compliquées, 268.
FRAGMENTS, 228; — réduction des, 245; — frottement dans les pseudarthroses des, 280.
FRISSONS, 224, 467.
FROID, 26, 43, 187, 222, 598.
FURONCLES, 350.
FURONCULOSE, 351.

G

GAVAGE de l'estomac, 604.
GAINES tendineuses (inflammation des), 663.
GALVANOCAUSTIQUE, 44, 779.
GAZE : Lister, 125; — chiffonnée, 135.
GANGLIONS. 663.
GANGRÈNE, 197, 398; — progressive, 200; — spontanée, 403; — sénile, 403; — symétrique, 406; — par compression, 401; — foudroyante. 460; — nosocomiale, 418.
GENU-VALGUM, 705.
GERÇURES, 341.
GERMES stables, 128.
GLACE (traitement par la), 43, 222; — dans les inflammations chroniques, 550, 598.
GLANDE thyroïde : hypertrophie, 757; — extirpation de la, 845; — cancer de la, 887.
GLIACOCCUS, 128.
GLIOME, gliosarcome, 804.
GLOBES épidermiques, 811.
GOITRE, 757, 842; — malin, anévrysmatique, 845; — mort consécutive au, 844; — marasme consécutif au, 844.
GOMME, 540.
GONORRHÉE, 389.
GOUTTE, 389, 544.
GRANULATIONS, 72, 100, 142, 263; — transformation en tissu conjonctif des, 72; — pouvoir résorbant des, 201; — maladies des, 142; — granuleuse (ostéite), 576.
GRAINS de beauté, 724.
GRAINS riziformes, 548.
GREFFES épidermiques, 90, 564.
GRENOUILLETTE, 848.
GUÉRISON : par première intention, 59, 62, 86; — par seconde intention, 59, 73, 74, 86; — sous-crustacée, 94.
GUTTA-PERCHA: laminée, 120, 121, 548; — bandage en, 251.
GYMNASTIQUE médicale, 710.

H

HÉMARTHRON, 287.
HÉMATOME, 179.

HÉMATOTHORAX, péricarde, 181.
HÉMATOÏDINE, 183.
HÉMOGLOBINURIE, 338.
HÉMORRHOÏDES, 724.
HÉMOPHILIE, 29, 547.
HÉMORRHAGIE, 26; — capillaire, artérielle, 27; — veineuse. 28; — parenchymateuse, 29, 205; — phlébostatique, 206; — sous-cutanée, 180; — secondaire, 38, 203; — traitement, 31.
HÉMOSTASE Esmarch, 38.
HÉRÉDITÉ des tumeurs, 766.
HERNIE de la synoviale, 689.
HISTOIRE de la chirurgie, 3.
HISTOZYME, 109.
HOSPITALISATION, 473.
HYALINOSE, 596.
HYDARTHROSE, 382, 658.
HYDROTHÉRAPIE, 548.
HYDROPYSIE : aiguë articulaire, 382; — chronique, 658; — des gaines tendineuses, 663; — des bourses muqueuses, 668; — à récidives du genou, 662; — de la bourse prérotulienne, 668.
HYDROPHOBIE, 503.
HYGROMA, 668.
HYPERÉMIE, 77, 209, 328, 392.
HYPERPLASIE, 509, 747.
HYPERSÉCRÉTION, 509.
HYPERTROPHIE, 747; — du cal, 285; — des os, 629; — de la prostate, 793.
HYSTRICISME, 837.

I

ICHORRHOEMIE. 470.
ICHTHYOSE, 837.
IGNIPUNCTURE, 553, 801.
INCARCÉRATION, 401.
INFARCTUS : hémorrhagique, 442; — pyémique, 471.
INFECTION, 202, 345; — des plaies, 202, 207; — des tumeurs, 759; — des ganglions lymphatiques, 761; — récidive de l', 769; — substance, germe de l', 111.
INFILTRATION : purulente, 208; — hémorrhagique, 179; — tuberculeuse, 519.
INFLAMMATION, 75, 392; — aiguë traumatique, 75, 95; — aiguë non traumatique, 343; — arthritique, 389; — chronique, 507; — secondaire progressive, 208; — croupale diphthéritique, 144, 209, 356; — métastatique, 389, 443, 444, 461; — phlegmoneuse, 208; — des articulations, 381; — de la peau, 348; — du tissu cellulaire, 415; — des muqueuses, 509; — des muscles, 366, 712; — des os, 371, 571; — des séreuses, 367, 657; — purulente, 509; — septique, 207; — diffuse, 415.
INFRACTION : des os, 228. 623; — du cal, 283; — des ankyloses, 692, 693.
INHALATION (maladies par), 376, 502, 527.
INJECTION : sous-cutanée, 24; — parenchymateuse, 355, 430, 549, 744, 780; — dans les articulations, 661; — dans les kystes, 853; — dans les anévrysmes, 742; — d'eau chaude, 44.
INSOLATION, 335.
INTOXICATION, 345.
INTOXICATION phéniquée, 135, 218.

Iodoforme, 121, 138, 272, 274, 536.
Irrigateur, 219.
Irrigation permanente, 219; — permanente dans les fractures compliquées, 274; — permanente dans les arthrites suppurées, 295.
Irritants : 210; — locaux, continus, 516, 766; — spécifiques, 346, 393, 763, 766, 767; — internes, 765.
Irritation : mécanique, 71, 210, 343; — chimique, 210, 343.
Ivoire (chevilles d'), 281.

J

Jute, 135.

K

Kéloïdes, 146.
Kyphoses, 588, 704.
Kystes, 846; — athéromateux, 848, — butyreux, 850: — caséeux, 850; — congénitaux, 851; — dermoïdes, 848; — par exsudation, 847; — par extravasation, 847; — folliculaires, 847; — muqueux, 848; — par rétention, 850; — sanguins, 184, 851; — par sécrétion, 850.
Kystomes, 847.
Kystoadénome, 850.
Kystosarcome, 847, 850.

L

Lacunes de Howship, 576.
Léontiase, 773; — des os, 583.
Lèpre, 410, 537.
Leptothrix, 128.
Leucine, 109.
Leucémie, 832.
Ligature : après amputation, 910; — dans les angiomes, 801; — dans les anévrysmes, 741; — dans la continuité, 34, 205; — dans les fibromes, 779; — dans les hémorrhagies secondaires, 205; — médiate, 33; — dans la plaie, 32, 34, — percutanée, 727; — dans les varices, 727.
Lipome, 781; — arborescent, 667, 782.
Loxarthroses, 699.
Lupus, 567.
Luxation : traumatique, simple, 299; — compliquée, 308; — avec plaie, 309; — habituelle, irréductible, 306; — spontanée, 299, 644; — congénitale, 310; — du cartilage semilunaire, 314; — du tendon du biceps, 312.
Lymphangite, 209, 431.
Lymphadénite, 432, 492, 512.
Lymphangiome caverneux, 802.
Lymphome, 827.
Lymphome : malin, 829; — scrofuleux, 827; — traitement du, 833.
Lymphosarcome, 834.
Lyssa, 503.

M

Machines orthopédiques, 712, 713, 721.
Macroglossie, 803.
Makintosh, 125.
Mal perforant, 409.
Malum coxæ senile, 670.

Maladies : accidentelles des plaies, 415; — des chiffonniers, 502.
Manchette d'amputation, 904.
Manie après l'opération, 485.
Manipulations orthopédiques, 712.
Massage, 145, 288, 385, 548, 665, 718.
Melanome, 756, 773, 811.
Mélano-carcinome, 859.
Méningite : après plaies de tête, 209; — après l'anthrax, 353.
Mésenchyme, 750.
Mésoblaste, 750.
Méthylène (bichlorure), 24.
Miasmes, 346.
Microbes, 127; — du pus, 463; — de la putréfaction, 454.
Micrococcus, 128, 210, 442, 463, 516.
Microsporon septique, 128.
Moignon d'amputation conique, 912.
Momification, 398.
Monades, 128.
Morve, 496.
Moxa, 552.
Muscles : artificiels, 720; — ossification des, 790; — déchirure sous-cutanée des, 212.
Myéloplaxe, 806, 807.
Myomes, 774, 792.
Myosite, 366, 712.
Myotomie, 713.
Myxomes, 808.

N

Nævus, 773; — vasculosus, 774, 803.
Narcose, 24.
Narcose morphinée, 24, 245.
Narcotique dans le cancer, 895.
Nécrose, 275, 374, 576, 604; — dans les fractures compliquées, 275; — dans l'ostéomyélite, 374; — sèche, 528.
Nécrotomie, 619.
Néoformation épithéliale, 69.
Nettoyage des plaies, 119.
Néoplasmes, 746.
Nerfs : influence sur les vaisseaux des, 80; — irritation dans la fièvre des, 108; — régénération, transplantation des, 150; — extension des, 482; — leur blessure dans le tétanos, 480; — tumeurs des, 777.
Névralgies, 167.
Névrofibrome, 777.
Névrome, 153, 777, 793.
Névrome des moignons d'amputation, 152.
Névroses articulaires, 685.
Noma, 408.

O

OEdème, 393; — consécutif à la suture, 58; — collatéral, 86.
Onguent : basilique, 124; — diachylon, 122; — mercuriel, 121; — au précipité rouge, 121; — d'Hébra, 122.
Onkologie, 754.
Opération sous-cutanée, 166.
Opium : chez les blessés, 222; — dans le délirium tremens, 484.
Organes graisseux, 781.
Organtine (bandes d'), 216.

ORTHOPÉDIE, 713.

Os : fractures des, 225 ; — abcès des, 583, 593 ; — atrophie des, 630 ; — cancer des, 884 ; — cicatrisation des, 225, 233 ; — commotion, contusion des, 226 ; — étui, 610 ; — dans l'empoisonnement chronique par le phosphore, 591 ; — fistules des, 593 ; — fractures artificielles des, 283, 627 ; — inflammation, dans la maladie des ouvriers taillant la nacre, des, 376, 591 ; — régénération des, 236, 237, 607 ; — résorption des, 235, 264, 617, 628 ; — sutures des, 282, 918.

OSSIFICATION : des fascia, 790 ; — des tendons, 790.

OSTÉOBLASTES, 238.

OSTÉOCLASTE, 284, 628.

OSTÉOME, 788.

OSTÉOMALACIE, 629.

OSTÉOMYÉLITE : suppurée, 264, 370 ; — des moignons d'amputation, 912 ; — traitement de l', 378.

OSTÉOPHLÉBITE, 375.

OSTÉOPHYTES, 572, 672.

OSTÉOSARCOMES, 820, 821.

OSTÉOCHONDROMES, 786.

OSTÉOTOMIE : sous-cutanée, 284, 697 ; — dans les ankyloses, 697 ; — dans le rachitisme, 628.

OSTÉITE, 376, 571 ; — caséeuse, 585 ; — étiologie, 589 ; — fongueuse, granuleuse, 576, 584 ; — gommeuse, 591 ; — des os spongieux, 381, 584 ; — des ouvriers tourneurs de nacre, 376, 591 ; — ostéoplastique, 582 ; — phosphorée. 591 ; — raréfiante, 580 ; — traitement, 596.

OUATE de Bruns, 120, 135.

OVALAIRE (méthode), 908.

P

PACHYDERMIE, 509, 773.

PÆDARTHROCACE, 588.

PANARIS, 357 ; — tendineux, 368 ; — périostal, 380.

PANARTHRITE, 293, 638.

PANSEMENT : historique, 116 ; — de Burow, 218 ; — à ciel ouvert, 118 ; — occlusif, 118 ; — de Lister, 119. 123, 216 ; — sec, 121, 138 ; — à l'iodoforme, 138.

PAPILLOME, 836 ; — sarcomateux, 838.

PARALYSIE infantile, 708.

PATES caustiques, 553.

PAVILLONS, 474.

PENGHAVAR-DJAMBI, 45.

PERLES épithéliales, 811.

PERCHLORURE de fer, 45, 726, 742.

PÉRIOSTITE aiguë, 370 ; — chronique, 571.

PÉRIPHLÉBITE, 438.

PERNIO, 341.

PHLÉBITE, 209, 436, 725.

PHLÉBOLITHES, 725.

PHLÉBOTOMIE, 172.

PHLEGMON : septique, 208, 358 ; — purulent, 357, 416 ; — traitement du, 364, 418.

PHLYCTÈNES : dans les brûlures, 328 ; — dans les congélations, 338.

PHOSPHORE dans les pseudarthroses, 279.

PHOSPHORE dans le rachitisme, 627.

PIED-BOT, 700 ; — varus, 700 ; — valgus, 625, 706 ; — planus, 625, 706.

PIÉTIN, 502.

PIGMENT, 183, 508, 810.

PINCE : hémostatique, 32 ; — à balles, 322.

PLACENTA (développement du), 751.

PLAIES : par instruments tranchants, 19 ; — par instruments piquants, 162 ; — pénétrantes, 21, 324 ; — empoisonnées, 487 ; — contuses, 190 ; — à lambeaux, 20 ; — avec perte de substance, 89 ; — par arrachement, 212 ; — des artères, 167 ; — des nerfs, 167 ; — des veines, 72 ; — sécrétion des, 67 ; — résorption, décomposition dans les, 117 ; — douleur dans les, 21 ; — par armes à feu, 313 ; — guérison des, 59.

PLAN incliné, 253.

PODAGRE, 545.

POLYPE, 755 ; — des fosses nasales, 776, 840 ; — muqueux, 776, 840 ; — de l'oreille, 840 ; — du rectum, 840 ; — de l'utérus, 776, 840.

PORTE-AIGUILLE, 55.

POURRITURE d'hôpital, 209, 418 ; — traitement de la, 422.

PROJECTILES, 315.

PROPHYLAXIE : dans les plaies contuses, 201 ; — dans les maladies accidentelles des plaies, 140.

PROTHÈSE, 914.

PSAMMOME, 813.

PSEUDARTHROSE, 275 ; — causes de la, 277 ; — traitement de la, 279 ; — après les résections, 280.

PSEUDO-ÉRYSIPÈLE, 357.

PSEUDO-LEUCÉMIE, 832.

PSEUDOPLASME, 756.

PULVÉRISATEUR Richardson, 25.

PUS, 87, 359 ; — composition, 359.

PUSTULE maligne, 352, 497.

PUTRÉFACTION, 110, 454 ; — germes de la, 110, 454.

PYOHÉMIE, 462 ; — dans les fractures compliquées, 267 ; — dans les plaies simples, multiples, 469 ; — dans les plaies articulaires, 293.

PYROGÈNES, phlogogènes (substances), 108, 111, 113.

Q

QUININE chez les blessés, 222.

R

RAGE, 503.

RACHITISME, 622.

RACHITISME : anatomie, 625 ; — traitement du, 627.

RACLAGE, 568, 570, 602.

RASPATOIRE, 619, 909.

RÉACTION des bords de la plaie. 58.

RÉCIDIVES, 769 ; — continues, 769, 892.

REDRESSEMENT : dans les arthrites, 384 ; — dans les fractures, 283.

RÉDUCTION dans les luxations, 303.

REFROIDISSEMENT, 211, 344.

RÉGÉNÉRATION, 146 ; — dans la cicatrice, 146 ; — dans les muscles, 148 ; — dans les nerfs, 149 ; — dans les os, 233.

REPOS, son influence sur les articulations, 691.

RÉSECTION : des extrémités fracturées, 281 ; —

dans les luxations compliquées, 309; —
dans les fractures par armes à feu, 325;
— dans les ankyloses, 697; — dans les
tumeurs blanches, 650; — dans la carie,
603; — dans la nécrose, 619; — totale,
652, 653; — partielle, 655; — instruments de, 918; — pronostic de, 651,
919.
Résorbants, 549.
Résorption des extravasations, 183.
Rétention, 122.
Rétention de la sécrétion des plaies, 217.
Rétraction des fascia, 710.
Réunion : par première intention, 64; — par
seconde intention, 68; — par combinaison
de la première et de la deuxième intention, 93; — inflammatoire, 85; — obstacles à la, 91; — sous-crustacée, 93; —
des parties divisées (isolées), 90; — par
agglutination de surfaces granulantes, 95.
Rhumatisme : articulaire aigu, 386; — mono,
polyarticulaire, 388, 674; — articul. chronique, 670; — noueux; 674.
Rhyziformes (corps), grains hydatiformes,
664.
Ruptures : sous-cutanées, 214; — du cal, 283;
— des anévrysmes, 735; — des varices,
725.

S

Saignée, 172.
Sarcome, 803; — alvéolaire, 809; — à cellules géantes, 806; — à cellules fusiformes, 805; — à cellules rondes, 804; —
muqueux, 808; — pigmenté, 810; — villeux,
811; — plexiforme, 812; — infiltré, télan-
giectasique, fasciculé, 811, 816; — scro-
fuleux, 828; — des ganglions lymphati-
ques, 830; — de glandes, 822; — du sein,
823; — des os, 821; — des glandes sali-
vaires, 826; — médullaire, 816.
Scarification, 569, 801.
Scie, amputations, 909.
Schistomycètes, 124, 127.
Scoliose, 626. 702,
Scorbut, 569, 546.
Scrofulose, 519.
Sclérose des os, 583.
Section des aponévroses, 717.
Section des veines, 28.
Sels de chaux (résorption des), 581.
Seigle ergoté, 407.
Sepsine, 453.
Séparation des épiphyses, 375, 611.
Septicémie, 212, 451.
Septicopyémie, 471.
Séquestre, 619; — dans les fractures com-
pliquées, 264, 607; — isolement du,
618; — résorption du, 617; — dans la
nécrose, 604.
Séquestrotomie, 618.
Serpents (morsure des), 488.
Seringue Pravaz, 24.
Séton, 280, 552.
Shok, 194.
Silk protective, 125.
Soie, 32.
Solution : de Burow, 120; — de Fowler, 834,
889.
Sonde de Belloc, 42.

Spores stables, 130.
Sphacèle, 197, 398.
Spray, 124, 134.
Squirre, 755; — disséminé, 883; — pustu-
leux, 883.
Stase, inflammation, 392, 393.
Stomatite aphteuse, 502.
Streptococcus, 128.
Strictures, 713.
Struma, 755.
Stupeur, 194.
Styptique, 43, 742, 801.
Subluxation, 300.
Sublimé, 135.
Substance septique, 453.
Suffusion, 179.
Sugillation, 179.
Suppuration, 87, 185.
Suspension verticale dans l'anémie céré-
brale, 47.
Suture, 51; — métallique, 53, 54; — entor-
tillée, 56; — en plaques, 54; — secon-
daire, 95; — entrecoupée, 52; — conti-
nue, des pelletiers, en surjet, 56; — os-
seuse, 281.
Synovite : catarrhale, 292, 631; — suppurée,
293, 383; — séreuse aiguë, 382; — séreuse
chronique, 632, 658; — hyperplastique,
panneuse, 635.
Syphilis, 538, 570.
Syphiloma, 540.

T

Taffetas anglais, 50.
Tamponnement, 40.
Télangiectasie, 795.
Teinture d'iode, 280, 551, 845, 853.
Température : mesure de la, 105; — du sang,
107.
Tendovaginite crépitante, 367.
Ténotome, 166, 664.
Ténotomie, 713, 714; — guérison après, 715.
Tératome, 851.
Tétanos, 478.
Térébenthine, comme styptique, 45.
Thermo-cautère, 44.
Thymol, 136.
Thrombus, 153, 168, 436; — développement du,
154; — organisation du, 154; — vascula-
risation du, 156; — des veines, 158, 441;
— ramollissement du, 439; — résorp-
tion du, 441; — fonte puriforme du, 440.
Thrombose : par compression, 438; — par
dilatation, 438; — marastique, 440.
Thymus (hyperplasie du), 835.
Tissu graisseux (infiltration carcinomateuse
du), 882.
Tonsilles (hypertrophie des), 835.
Torsion des artères, 34.
Tourniquet, 37.
Transfusion, 50; — chez les brûlés, 331.
Transplantation : de tendons, de muscles,
721; — de peau, 89; — épidermique, 90,
719.
Transsudation séreuse, 396.
Trichines, 852.
Tripolithe, 248.
Trismus, 478.
Trocart, 162, 599.

Tubercules miliaires, 524; — bacilles des, 528; — développement des, 530.
Tuberculose, 519; — historique, 524; — traitement de la, 532.
Tumeurs, 746; — blanches, 508, 632; — diagnostic des, 896; — division des, 771; — diathèse générale des, 766; — ébauche embryonnaire des, 764; — pronostic, marche des, 767; — traitement des, 770.
Tuméfaction parenchymateuse de Virchow, 395.

U

Ulcères, 554; — exubérants, torpides, 557, 558; — éréthiques, 560; — fongueux, calleux, 561; — fistuleux, sinueux, 558; — — phagédéniques, 564; — scorbutiques, 569; — scrofuleux, tuberculeux, lupeux, 566; — syphilitiques, 570; — variqueux, 566.
Ulcération, 399, 510, 638, 753; — gangreneuse, 399.
Ulcus rodens, 568.
Uncipressure, 39.
Uréthrite, 539.
Utérus : fibromes de l', 774; — polypes de l', 776; — carcinomes de l', 868.

V

Vaccination dans les angiomes, 801.
Vaisseaux : néoformation des, 65; — cellules formatives des, 66; — cicatrisation des, 153; — maladies des, 722; — tumeurs des, 794.
Varices, 722; — traitement des, 726; — lymphatiques, 728; — anévrysmales, 170.
Varicocèle, 725.
Vascularisation de la cicatrice, 66, 100, 101.
Vaseline, 67.
Veines (blessures dans les fractures compliquées des), 260.
Vergetures, 181.
Venin des serpents, 488.
Ventouses, 598.
Verrues, 836; — molles, 838.
Vésicatoires, 551.
Vibrion septique, 455.
Vipera berus (venin), 488.
Virus cadavérique, 490.

Z

Zooglée, 128.

TABLE DES MATIÈRES

Préface de la neuvième édition allemande... v

Préface de la douzième édition allemande... VII

Avant-propos du traducteur.. VIII

INTRODUCTION

Leçon 1. — La chirurgie considérée dans ses rapports avec la médecine interne. — Nécessité pour le praticien de connaître ces deux sciences. — Aperçu historique. — Enseignement de la chirurgie dans les universités allemandes...... 1

CHAPITRE PREMIER. — Plaies simples des parties molles par instruments tranchants.

Leçon 2. — Mode de production et aspect de ces plaies. — Formes diverses. — Phénomènes médiats et immédiats : douleur ; extravasation de sang et de lymphe. — Diverses espèces d'hémorrhagies : hémorrhagies capillaires, artérielles, veineuses. — Pénétration de l'air dans les veines. — Hémorrhagies parenchymateuses. — Hémophilie. — Suites générales des fortes hémorrhagies. 19

Leçon 3. — Traitement des hémorrhagies : — 1º Ligature immédiate et médiate des artères. Torsion. — 2º Compression, compression digitale, lieux d'élection pour la compression des grosses artères. — Tourniquet. Méthode Esmarch. Acupressure. Forcipressure. Suture. Flexion forcée. Enveloppement. Tamponnement. — 3º Styptiques. — Occlusion des veines saignantes. — Traitement général de l'anémie subite. — Transfusion.................................. 31

Leçon 4. — Écartement des bords de la plaie. — Réunion par les emplâtres agglutinatifs. — Sutures : sutures à points séparés ou entrecoupés ; suture entortillée. — Soie et fils métalliques. — Modifications de la plaie visibles extérieurement. — Enlèvement des sutures. — Guérison de la plaie......................... 50

Leçon 5. — Phénomènes intimes qui se passent dans les tissus après la blessure. — Réunion par première et par seconde intention. — Formation de bourgeons charnus. — Néoformation vasculaire. — Circulation plasmatique.............. 59

Leçon 6. — De l'inflammation. — Historique. — Symptômes cardinaux : rougeur, chaleur, gonflement, douleur. — Néoformation inflammatoire. — Suppuration.. 75

Leçon 7. — Guérison des parties complètement détachées du corps. — Transplantation. — Conditions de la réunion par première intention. — Guérison souscrustacée. — Agglutination des surfaces bourgeonnantes. — L'inflammation est un trouble de nutrition. — Préparations servant à démontrer la guérison des plaies... 89

Leçon 8. — Réaction générale après la lésion. — Fièvre traumatique. — Théories sur la fièvre. — La fièvre est due à la résorption. — Substances pyrogènes. — Fibrinferment de A. Schmidt. — La sécrétion des plaies enflammées a la propriété de donner lieu à la fièvre. — Influence de la putréfaction ; substances infectieuses, germes infectieux. — Marche de la fièvre provoquée expérimentalement. — Action phlogogène locale de certaines substances pyrogènes. — Pronostic des plaies simples par instruments tranchants. — Traitement général des blessés.. 103

Leçon 9. — Du traitement des plaies. — Historique. — Pansement à ciel ouvert. — Méthode Lister. — Pansement antiseptique occlusif. — Traitement des plaies simples. — Anfractuosités des plaies et leurs dangers. — Théorie du pansement de Lister. — Microbes, germes de la putréfaction. — Coccobactéries septiques. — Micro-organismes septogènes et pathogènes. — Modifications du pansement de Lister. — Pansement durable et pansement sec. — Iodoforme comme antiseptique. — Précautions antiseptiques générales...................................... 115

Leçon 10. — Anomalies des granulations : granulations fongueuses, éréthiques, torpides. — Hypertrophie cicatricielle; kéloïdes. — Processus de régénération dans la cicatrice. — Formation de fibres musculaires et nerveuses. — Cicatrice vasculaire; le thrombus et ses transformations. — Circulation collatérale....... 142

CHAPITRE II. — QUELQUES PARTICULARITÉS DES PLAIES
PAR INSTRUMENTS PIQUANTS.

Leçon 11. — Les plaies par instruments piquants guérissent généralement très vite par première intention. — Piqûres d'aiguilles; séjour des aiguilles dans le corps, leur extraction. — Complication des plaies par la présence de corps étrangers. — Opérations sous-cutanées. — Piqûres des nerfs. — Piqûres des artères : anévrysmes traumatiques, variqueux, varices anévrysmales. — Piqûres des veines, saignée ou phlébotomie.. 162

CHAPITRE III. — DES CONTUSIONS DES PARTIES MOLLES SANS PLAIE.

Leçon 12. — Mode de production des contusions. — Commotion nerveuse. — Déchirures vasculaires sous-cutanées. — Sugillation, ecchymose, suffusion. — Déchirures sous-cutanées des artères. — Extravasation de lymphe. — Changements de coloration de la peau. — Résorption. — Terminaisons par tumeurs fibrineuses, par kystes, par suppuration, par décomposition putride. — Traitement des épanchements sanguins et lymphatiques.............................. 174

CHAPITRE IV. — DES PLAIES CONTUSES ET DES PLAIES
PAR ARRACHEMENT DES PARTIES MOLLES.

Leçon 13. — Mode de production de ces plaies, leur aspect. — Changements de coloration et de volume des bords de ces plaies. — Peu d'hémorrhagie dans les plaies contuses. — Shok. — Hémorrhagies consécutives primaires. — Mortification des bords de la plaie. — Influences qui déterminent une élimination plus ou moins prompte des tissus morts. — Indications de l'amputation primaire. — Complications locales des plaies contuses, décomposition, putréfaction. — Inflammations septiques. — Influence du traitement antiseptique. — Contusions des artères. — Hémorrhagies consécutives secondaires. — Leur traitement 190

Leçon 14. — Suppurations progressives partant des plaies contuses. — Inflammations secondaires des plaies, leurs causes; infection locale. — Réaction fébrile dans les plaies contuses, fièvre consécutive, fièvre de suppuration; frisson fébrile, ses causes. — Traitement des plaies contuses. — Mesures prophylactiques contre les inflammations secondaires. — Traitement interne des blessures graves. — Quinine, opium. — Plaies par arrachement, déchirure sous-cutanée des muscles et des tendons; arrachement des membres...................... 206

CHAPITRE V. — DES FRACTURES SIMPLES.

Leçon 15. — Contusions et ébranlements des os; différentes espèces de fractures. — Symptômes, diagnostic. — Marche et phénomènes visibles à l'extérieur. — Notions anatomiques sur le processus curatif; formation du cal. — Origines de la néoplasie inflammatoire ossifiante; remarques histologiques................. 225

Leçon 16. — Traitement des fractures simples. — Recherches. — Époque à laquelle il convient d'appliquer l'appareil. — Choix de ce dernier. — Appareils de plâtre et de tripolithe. — Appareils amidonnés, silicatés et appareils de gutta-percha. — Appareils à attelles; extension permanente; position du membre. — Indications relatives à la levée de l'appareil. — Fièvre dans les fractures simples. — Valeur de cette fièvre. — Durée de la guérison.......... 244

CHAPITRE VI. — DES FRACTURES OUVERTES ET DE LA SUPPURATION OSSEUSE.

Leçon 17. — Différence, sous le rapport du pronostic, entre les fractures sous-cutanées et les fractures ouvertes. — Diversité des cas. — Indications de l'amputation immédiate. — Amputation secondaire. — Formes diverses de guérison. — Suppuration osseuse. — Développement des granulations osseuses. — Histologie de la formation du cal. — Nécrose des extrémités des fragments. — Périostite et ostéomyélite suppurées. — Pronostic et marche des fractures compliquées. — Embolie graisseuse. — Traitement des fractures compliquées... 257

APPENDICE AUX CHAPITRES V ET VI

1° Retard dans la formation du cal. Formation d'une pseudarthrose. — Causes souvent inconnues. Conditions locales. Causes générales. — État anatomique. — Traitement : moyens internes; moyens opératoires; critique des méthodes. — 2° De la consolidation vicieuse des fractures; infraction, opérations sanglantes. Appréciation du procédé. — Hypertrophie du cal............................. 276

CHAPITRE VII. — LÉSIONS DES ARTICULATIONS.

Leçon 18. — Contusion. — Entorse. — Traitement par la compression et le massage. — Ouverture des articulations et arthrite inflammatoire aiguë traumatique. — Variétés dans la marche et la terminaison. — Traitement : ouverture et lavage de l'articulation, irrigation permanente, immobilisation. — Considérations anatomiques sur l'arthrite traumatique aiguë. — Luxations traumatiques, congénitales, subluxations spontanées. — Étiologie. — Réduction. Traitement consécutif. — Luxations habituelles et anciennes. Traitement. — Luxations compliquées. — Luxations congénitales. — Luxations des cartilages semi-lunaires de l'articulation du genou; luxation du tendon du biceps..................... 286

CHAPITRE VIII. — DES PLAIES PAR ARMES A FEU.

Leçon 19. — Remarques historiques. — Lésions produites par les gros projectiles. — Différentes formes des plaies produites par les balles. — Transport et soins à donner aux soldats blessés sur le champ de bataille. — Traitement. — Fractures compliquées produites par les armes à feu............................. 313

CHAPITRE IX. — DES BRULURES ET DES CONGÉLATIONS.

Leçon 20. — 1. *Brûlures :* Degrés, étendue, traitement. — Coup de soleil. — Coup de foudre. — 2. *Congélations :* Degrés. — Raideur générale. — Traitement. — Engelures.. 327

CHAPITRE X. — DES INFLAMMATIONS AIGUES NON TRAUMATIQUES
DES PARTIES MOLLES.

Leçon 21. — Étiologie générale des inflammations aiguës. — Inflammation aiguë : 1° De la peau : *a,* inflammation érysipélateuse; *b,* furoncles; *c,* charbon (anthrax, pustule maligne). 2° Des muqueuses. 3° Du tissu cellulaire. Abcès chauds. 4° Des muscles. 5° Des membranes séreuses : gaines tendineuses et bourses muqueuses sous-cutanées.. 343

CHAPITRE XI. — DES INFLAMMATIONS AIGUES DES OS,
DU PÉRIOSTE ET DES ARTICULATIONS.

Leçon 22. — Considérations anatomiques. — Périostite aiguë et ostéomyélite des os longs : Symptômes, terminaison par résolution, suppuration, nécrose. Pronostic. Traitement. — Ostéite aiguë des os spongieux. — Ostéomyélite multiple aiguë. — Inflammations articulaires aiguës. — Hydropisie aiguë (hydarthrose) : Symptômes. Traitement. — Arthrite aiguë suppurée : Symptômes, marche, traitement, anatomie pathologique. — Rhumatisme articulaire aigu. — Accès de goutte. — Inflammations articulaires métastatiques (blennorhagiques, pyémiques, puerpérales)... 370

APPENDICE AUX CHAPITRES VII A XI

Aperçu général sur le processus inflammatoire aigu... 392

CHAPITRE XII. — DE LA GANGRÈNE.

Leçon 23. — Gangrène sèche, humide. — Causes immédiates. — Processus d'élimination. — Différentes espèces de gangrènes d'après les causes éloignées. — 1. Abolition de la vitalité des tissus par suite de causes mécaniques ou chimiques. — 2. Interruption complète de la circulation artérielle et veineuse. Incarcération. — 3. Pression continue. Décubitus. Forte tension des tissus. — 4. Interruption complète de la circulation artérielle. — Gangrène spontanée. — 5. Gangrène consécutive à l'action des poisons. — 6. Gangrène consécutive à l'altération fonctionnelle des nerfs. — Noma. — Gangrène dans diverses affections du sang. — Traitement.. 398

CHAPITRE XIII. — DES MALADIES TRAUMATIQUES ET INFLAMMATOIRES ACCIDENTELLES ET DES PLAIES ENVENIMÉES.

Leçon 24. — Maladies locales qui peuvent compliquer les plaies et d'autres foyers inflammatoires. — 1. Inflammation diffuse et progressive du tissu cellulaire. — 2. Pourriture d'hôpital et diphthérie des plaies. Diphthérie ulcéreuse de la muqueuse buccale. — Diphthérie ulcéreuse de la vessie. — 3. Erysipèle traumatique. — 4. Lymphangite.. 415

Leçon 25. — Maladies locales qui peuvent compliquer les plaies et d'autres foyers inflammatoires (suite) : 5. Phlébite. Thrombose. Embolie. — Causes des thromboses veineuses. Métamorphoses diverses du thrombus. — Embolie; infarctus rouge; abcès métastatiques par embolie. Traitement............................. 436

Leçon 26. — Maladies générales accidentelles pouvant s'ajouter aux plaies et à d'autres foyers inflammatoires : 1. La fièvre traumatique et la fièvre inflammatoire. — 2. La fièvre septicémique et la septicémie. — 3. La fièvre pyohémique et la pyohémie... 445

Leçon 27. — Maladies accidentelles générales pouvant s'ajouter aux plaies et à d'autres foyers inflammatoires (suite). — 4. Tétanos. — 5. Délire alcoolique des buveurs. — 6. Délire nerveux et manie. — Plaies envenimées : piqûres d'insectes, morsures de serpents. — Infection par le virus cadavérique. — Morve, pustule maligne. — Stomatite aphtheuse et piétin. — Rage...................... 478

CHAPITRE XIV. — DE L'INFLAMMATION CHRONIQUE, PARTICULIÈREMENT DES PARTIES MOLLES.

Leçon 28. — Modifications anatomiques : 1. Épaississement, hypertrophie. — 2. Hypersécrétion. — 3. Suppuration, abcès froids, abcès par congestion; fistules, ulcération. — Conséquences des inflammations chroniques. — Symptomatologie générale. — Marche.. 507

Leçon 29. — Étiologie générale de l'inflammation chronique. — Irritations extérieures continues. — Causes morbides inhérentes au corps : conception empirique de la diathèse et de la dyscrasie. — Maladies infectieuses chroniques : Tuberculose, lèpre, syphilis, actinomycose. — Inflammations chroniques consécutives à une altération du sang : arthritisme, scorbut. — Traitement local de l'inflammation chronique : repos, élévation. — Compression. — Massage. — Chaleur humide. — Enveloppements hydrothérapiques. — Bains de boues. — Bains d'animaux. — Bains de sable. — Résorbants. — Antiphlogistiques. — Dérivants : cautères; sétons; moxas; fer rouge. — Valeur de ces moyens.......... 515

CHAPITRE XV. — DES ULCÈRES.

Leçon 30. — Anatomie pathologique. — Caractères extérieurs des ulcères : forme, étendue, fond, sécrétion, bords, pourtour. — Traitement local des ulcères selon les conditions locales. — Ulcères fongueux, calleux, ichoreux, phagédéniques, sinueux. — Étiologie des ulcères : irritation continue, stases veineuses. — Causes dyscrasiques... 534

CHAPITRE XVI. — De l'inflammation chronique du périoste et des os
et de la nécrose.

Leçon 31. — Périostite chronique et carie superficielle. — Symptômes. — Formation d'ostéophytes. — Formes ossifiantes, suppuratives. — Notions anatomiques sur la carie. — Étiologie. — Diagnostic. — Combinaisons de diverses formes entre elles...   571

Leçon 32. — Ostéite primitive chronique : Symptômes. — Ostéite raréfiante, ostéoplastique, suppurative, fongueuse. — Ostéomyélite chronique. — Carie centrale. — Abcès osseux. — Formes combinées. — Ostéite caséeuse. — Tuberculose osseuse. — Diagnostic. — Déplacement des os consécutif à leur destruction partielle. — Abcès par congestion. — Étiologie..   579

Leçon 33. — Processus curatif de l'ostéite chronique, de la carie et des abcès par congestion. — Pronostic. — État général dans les inflammations chroniques des os. — Tuméfactions secondaires des ganglions lymphatiques. — Traitement de l'ostéite chronique et des abcès par congestion. — Résections dans la continuité   591

Leçon 34. — Nécrose. — Étiologie. — Notions anatomiques sur la nécrose totale et partielle. — Symptomatologie et diagnostic. — Traitement. — Séquestrotomie.   604

APPENDICE AU CHAPITRE XVI. — Rachitisme et Ostéomalacie

Leçon 35. — Rachitisme. — Anatomie pathologique. — Symptômes. — Étiologie. — Traitement. — Ostéomalacie. — Hypertrophie et atrophie des os..........   622

CHAPITRE XVII. — De l'inflammation chronique des articulations.

Leçon 36. — Remarques générales sur la variété de ses formes principales. — Arthrites granulo-fongueuses et purulentes. — Tumeur blanche. — Symptômes. — Anatomie pathologique. — Ostéite granulante sèche. — Ostéite avec abcès périarticulaires et périostaux. — Formes atoniques. — Étiologie. — Marche et pronostic..   631

Leçon 37. — Traitement de la tumeur blanche. — Intervention opératoire. — Résection articulaire. Appréciation de cette opération suivant les diverses articulations   644

Leçon 38. — Synovite séreuse chronique. — Hydropisie articulaire chronique. — Anatomie pathologique. — Symptômes. — Traitement. — Hydropisie du genou à répétitions. — Appendice : Des hydropisies chroniques des gaines tendineuses, des hernies synoviales et des bourses muqueuses sous-cutanées.......   657

Leçon 39. — Arthrite rhumatismale chronique. — Arthrite déformante. — Malum senile coxæ. — Anatomie pathologique. — Formes diverses. — Symptômes. — Diagnostic. — Pronostic. — Traitement. — Appendice I : Des corps mobiles intra-articulaires : 1. Corps fibrineux. 2. Corps cartilagineux et osseux. — Symptômes. — Opérations. — Appendice II : Des nécroses articulaires.........   670

CHAPITRE XVIII. — Des ankyloses.

Leçon 40. — Variétés. — Causes anatomiques. — Diagnostic. — Traitement : extension graduelle, extension forcée, opérations sanglantes........................   687

CHAPITRE XIX. — Des déformations articulaires congénitales myopathiques
et neuropathiques et des contractures cicatricielles. — Loxarthroses.

Leçon 41. — I. Difformités d'origine embryonnaire dues aux altérations de développement des articulations. — II. Difformités qu'on ne rencontre que chez les enfants et les jeunes gens et qui résultent d'altérations dans le développement des articulations. — III. Difformités dues à des contractures ou à une paralysie de certains muscles ou de certains groupes musculaires. — IV. Diminution de la mobilité des articulations résultant de la rétraction des aponévroses et des ligaments. — V. Contractures cicatricielles. — Traitement : Extension à l'aide de machines. Extension dans la narcose. Compression. Massage. Ténotomies et

myotomies. Sections d'aponévroses et de ligaments. Gymnastique. Électricité.
Muscles artificiels. Appareils de soutien.................................... 699

CHAPITRE XX. — Des varices et des anévrysmes.

Leçon 42. — Varices : formes diverses, causes de leur production, régions où
elles se développent de préférence. — Diagnostic. — Calculs veineux. — Fistules
variqueuses. — Traitement. — Varices lymphatiques. — Lymphorrée.
Anévrysmes : Processus inflammatoire dans les artères. — Anévrysme cirsoïde.
— Processus athéromateux. — Différences de formes des anévrysmes. — Modifications ultérieures de l'anévrysme. — Symptômes, conséquences. — Considérations étiologiques. — Diagnostic. — Traitement : compression, ligature,
injections styptiques. Électropuncture. Extirpation......................... 722

CHAPITRE XXI. — Des tumeurs.

Leçon 43. — Ce qu'on doit entendre par tumeur. — Remarques anatomiques générales : Polymorphisme des tissus. — Origine des tumeurs. — Arrêt de développement cellulaire dans certains types de tissus. — Rapports embryologiques.
— Mode d'accroissement. — Métamorphoses anatomiques. — Aspect extérieur.   746
Leçon 44. — Étiologie des tumeurs. — Influences miasmatiques. — Infection spécifique. Mode de réaction spécifique des tissus irrités : la cause de cette réaction
est toujours constitutionnelle. — Irritants internes; hypothèses sur leur nature
et leur manière d'agir. — Marche et pronostic : tumeurs solitaires, multiples,
infectieuses. — Dyscrasie. — Traitement. — Principes qui servent de base à la
division des tumeurs.. 757
Leçon 45. — 1. Fibromes : *a*, fibromes mous; *b*, fibromes durs. Leur développement. Méthodes opératoires : ligature, écrasement, galvanocaustique. — 2. Lipomes. Anatomie pathologique. Leur développement. — 3. Chondromes. Développement. Opération. — 4. Ostéomes. Formes. Opération....................... 772
Leçon 46. — 5. Myomes. — 6. Névromes. — 7. Angiomes : *a*, plexiformes; *b*, caverneux. — Procédés opératoires... 792
Leçon 47. — 8. Sarcomes. — Anatomie pathologique; *a*, sarcomes granuleux;
b, sarcomes à cellules fusiformes; *c*, sarcomes à cellules géantes; *d*, sarcomes à
cellules réticulées; *e*, sarcomes alvéolaires; *f*, sarcomes pigmentés; *g*, sarcomes
villeux; tumeur perlée; psammome ; *h*, sarcomes plexiformes (cancroïdes,
adénoïdes). Angio-sarcome. — Cylindrome. — Caractères cliniques. — Diagnostic.
— Marche. — Pronostic. — Mode d'infection. — Lieux d'élection : Ostéo-sarcome
central. — Sarcome périostal. — Sarcome du sein; des glandes salivaires. —
9. Lymphomes. — Anatomie pathologique. — Leurs rapports avec la leucémie. —
Traitement... 803
Leçon 48. — 10. Papillomes. — 11. Adénomes. — 12. Kystes et kystomes. — Kystes
folliculaires de la peau, des muqueuses. — Kystes de la glande thyroïde. —
Kystes de l'ovaire. Kystes sanguins... 836
Leçon 49. — 13. Carcinomes : Historique. — Remarques générales sur leur structure anatomique. — Métamorphoses. — Formes diverses. — Topographie :
1. Peau et muqueuses à épithélium pavimenteux. — 2. Glandes mammaires. —
3. Glandes muqueuses à épithélium cylindrique. — 4. Glandes salivaires et prostate. — 5. Glande thyroïde et ovaires. — Traitement. — Courtes remarques sur
le diagnostic des tumeurs... 854

CHAPITRE XXII. — Des amputations, des désarticulations et des résections.

Leçon 50. — Importance et valeur de ces opérations. — Amputations et désarticu-
lations. — Indications. — Méthodes. — Traitement consécutif. — Pronostic. —
Moignons coniques. Prothèse. Historique. — Résections articulaires. — Histo-
rique. — Indications. — Méthodes. — Traitement consécutif. — Pronostic..... 898
Table des figures... 921
Table alphabétique des noms d'auteurs cités............................... 925
Table alphabétique des matières... 931

Coulommiers. — Typog. P. BRODARD et GALLOIS.

ANCIENNE LIBRAIRIE GERMER BAILLIÈRE ET Cⁱᵉ

FÉLIX ALCAN, ÉDITEUR

CATALOGUE

DES

LIVRES DE FONDS

(MÉDECINE — SCIENCES)

TABLE DES MATIÈRES

BIBLIOTHÈQUE SCIENTIFIQUE INTERNATIONALE.................. 2

RÉCENTES PUBLICATIONS MÉDICALES ET SCIENTIFIQUES :

Pathologie médicale.......... 6

Pathologie chirurgicale........ 7

Thérapeutique, pharmacie, hygiène.................... 9

Anatomie, physiologie, histologie 10

Physique, chimie.............. 11

Hist. naturelle, anthropologie.. 12

Magnétisme, maladies mentales et nerveuses, sciences occultes................... 14

BIBLIOTHÈQUE DE L'ÉTUDIANT EN MÉDECINE 16

LIVRES SCIENTIFIQUES NON PORTÉS DANS LES SÉRIES PRÉCÉDENTES (médecine, sciences), par ordre alphabétique de noms d'auteurs 18

PUBLICATIONS PÉRIODIQUES :

Revue de médecine............ 29

Revue de chirurgie............ 29

Archives italiennes de biologie. 30

Journal de l'Anatomie......... 30

The Lancet................... 31

Recueil d'ophthalmologie...... 31

Annales d'hydrologie.......... 31

ENSEIGNEMENT SECONDAIRE CLASSIQUE :

Cours de mathématiques élémentaires.................. 32

Manuel du baccalauréat ès lettres 32

On peut se procurer tous les ouvrages qui se trouvent dans ce Catalogue par l'intermédiaire des libraires de France et de l'Étranger.

On peut également les recevoir *franco* par la poste, sans augmentation des prix désignés, en joignant à la demande des TIMBRES-POSTE ou un MANDAT sur Paris.

PARIS

108, BOULEVARD SAINT-GERMAIN, 108

Au coin de la rue Hautefeuille.

JUIN 1885

BIBLIOTHÈQUE SCIENTIFIQUE INTERNATIONALE

Publiée sous la direction de M. Émile ALGLAVE

La *Bibliothèque scientifique internationale* est une œuvre dirigée par les auteurs mêmes, en vue des intérêts de la science, pour la populariser sous toutes ses formes, et faire connaître immédiatement dans le monde entier les idées originales, les directions nouvelles, les découvertes importantes qui se font chaque jour dans tous les pays. Chaque savant expose les idées qu'il a introduites dans la science, et condense pour ainsi dire ses doctrines les plus originales.

On peut ainsi, sans quitter la France, assister et participer au mouvement des esprits en Angleterre, en Allemagne, en Amérique, en Italie, tout aussi bien que les savants mêmes de chacun de ces pays.

La *Bibliothèque scientifique internationale* ne comprend pas seulement des ouvrages consacrés aux sciences physiques et naturelles, elle aborde aussi les sciences morales, comme la philosophie, l'histoire, la politique et l'économie sociale, la haute législation, etc.; mais les livres traitant des sujets de ce genre se rattachent encore aux sciences naturelles, en leur empruntant les méthodes d'observation et d'expérience qui les ont rendues si fécondes depuis deux siècles.

Cette collection paraît à la fois en français, en anglais, en allemand et en italien : à Paris, chez Félix Alcan; à Londres, chez C. Kegan, Paul et Cie; à New-York, chez Appleton; à Leipzig, chez Brockhaus; et à Milan, chez Dumolard frères.

LISTE DES OUVRAGES PAR ORDRE D'APPARITION

VOLUMES IN-8, CARTONNÉS A L'ANGLAISE, A 6 FRANCS.

Les mêmes en demi-reliure veau, avec coins, tranche supér. dorée, non rognés..................... 10 francs.

1. J. TYNDALL. **Les glaciers et les transformations de l'eau**, avec figures. 1 vol. in-8. 4ᵉ édition. 6 fr.

2. BAGEHOT. **Lois scientifiques du développement des nations** dans leurs rapports avec les principes de la sélection naturelle et de l'hérédité. 1 vol. in-8. 5ᵉ édition. 6 fr.

3. MAREY. **La machine animale**, locomotion terrestre et aérienne, avec de nombreuses fig. 1 vol. in-8. 4ᵉ édition. 6 fr.

4. BAIN. **L'esprit et le corps.** 1 vol. in-8. 4ᵉ édition. 6 fr.

5. PETTIGREW. **La locomotion chez les animaux**, marche, natation. 1 vol. in-8, avec figures. 6 fr.

6. HERBERT SPENCER. **La science sociale.** 1 vol. in-8. 7ᵉ éd. 6 fr.

7. SCHMIDT (O.). **La descendance de l'homme et le darwinisme.** 1 vol. in-8, avec fig. 5ᵉ édition. 6 fr.

8. MAUDSLEY. **Le crime et la folie.** 1 vol. in-8. 5ᵉ édit. 6 fr.

9. VAN BENEDEN. **Les commensaux et les parasites dans le règne animal.** 1 vol. in-8, avec figures. 3ᵉ édit. 6 fr.

10. BALFOUR STEWART. **La conservation de l'énergie**, suivi d'une étude sur la *nature de la force*, par *M. P. de Saint-Robert*, avec figures. 1 vol. in-8. 4e édition. 6 fr.

11. DRAPER. **Les conflits de la science et de la religion.** 1 vol. in-8. 7e édition. 6 fr.

12. L. DUMONT. **Théorie scientifique de la sensibilité.** 1 vol. in-8. 3e édition. 6 fr.

13. SCHUTZENBERGER. **Les fermentations.** 1 vol. in-8, avec fig. 4e édition. 6 fr.

14. WHITNEY. **La vie du langage.** 1 vol. in-8. 3e édit. 6 fr.

15. COOKE et BERKELEY. **Les champignons.** 1 vol. in-8, avec figures. 3e édition. 6 fr.

16. BERNSTEIN. **Les sens.** 1 vol. in-8, avec 91 fig. 4e édit. 6 fr.

17. BERTHELOT. **La synthèse chimique.** 1 vol. in-8. 5e édition. 6 fr.

18. VOGEL. **La photographie et la chimie de la lumière**, avec 95 figures. 1 vol. in-8. 4e édition. 6 fr.

19. LUYS. **Le cerveau et ses fonctions**, avec figures. 1 vol. in-8. 5e édition. 6 fr.

20. STANLEY JEVONS. **La monnaie et le mécanisme de l'échange.** 1 vol. in-8. 4e édition. 6 fr.

21. FUCHS. **Les volcans et les tremblements de terre.** 1 vol. in-8, avec figures et une carte en couleur. 4e éd. 6 fr.

22. GÉNÉRAL BRIALMONT. **Les camps retranchés et leur rôle dans la défense des États**, avec fig. dans le texte et 2 planches hors texte. 3e édit. 6 fr.

23. DE QUATREFAGES. **L'espèce humaine.** 1 vol. in-8. 7e édition. 6 fr.

24. BLASERNA et HELMHOLTZ. **Le son et la musique.** 1 vol. in-8, avec figures. 3e édit. 6 fr.

25. ROSENTAHL. **Les nerfs et les muscles.** 1 vol. in-8, avec 75 figures. 3e édition. 6 fr.

26. BRUCKE et HELMHOLTZ. **Principes scientifiques des beaux-arts.** 1 vol. in-8 avec 39 figures. 3e édit. 6 fr.

27. WURTZ. **La théorie atomique.** 1 vol. in-8. 3e édition. 6 fr.

28-29. SECCHI (le Père). **Les étoiles.** 2 vol. in-8, avec 63 fig. dans le texte et 17 pl. en noir et en coul. hors texte. 2e édit. 12 fr.

30. JOLY. **L'homme avant les métaux.** 1 vol. in-8 avec figures. 4e édition. 6 fr.

31. A. BAIN. **La science de l'éducation.** 1 v. in-8. 5e édit. 6 fr.

32-33. THURSTON (R.). **Histoire des machines à vapeur**, précédé d'une Introduction par M. HIRSCH. 2 vol. in-8, avec 140 fig. dans le texte et 16 pl. hors texte. 2e édit. 12 fr.

34. HARTMANN (R.). **Les peuples de l'Afrique.** 1 vol. in-8, avec figures. 2e édit. 6 fr.

35. HERBERT SPENCER. **Les bases de la morale évolutionniste.** 1 vol. in-8. 3e édit. 6 fr.

36. HUXLEY. **L'écrevisse**, introduction à l'étude de la zoologie. 1 vol. in-8, avec figures. 6 fr.

37. DE ROBERTY. **De la sociologie.** 1 vol. in-8. 2e édit. 6 fr.

38. ROOD. **Théorie scientifique des couleurs.** 1 vol. in-8 avec figures et une planche en couleurs hors texte. 6 fr.

— 4 —

39. DE SAPORTA et MARION. **L'évolution du règne végétal** (les Cryptogames). 1 vol. in-8 avec figures.   6 fr.

40-41. CHARLTON BASTIAN. **Le cerveau, organe de la pensée chez l'homme et chez les animaux.** 2 vol. in-8, avec figures.   12 fr.

42. JAMES SULLY. **Les illusions des sens et de l'esprit.** 1 vol. in-8 avec figures.   6 fr.

43. YOUNG. **Le Soleil.** 1 vol. in-8, avec figures.   6 fr.

44. DE CANDOLLE. **L'origine des plantes cultivées.** 2e édition. 1 vol. in-8.   6 fr.

45-46. SIR JOHN LUBBOCK. **Fourmis, Abeilles et Guêpes.** Études expérimentales sur l'organisation et les mœurs des sociétés d'insectes hyménoptères. 2 vol. in-8 avec 65 figures dans le texte, et 13 planches hors texte, dont 5 coloriées.   12 fr.

47. PERRIER (Edm.). **La philosophie zoologique avant Darwin.** 1 vol. in-8 avec fig. 2e édit.   6 fr.

48. STALLO. **La matière et la physique moderne.** 1 vol. in-8, précédé d'une Introduction par FRIEDEL.   6 fr.

49. MANTEGAZZA. **La physionomie et l'expression des sentiments.** 1 vol. in-8 avec huit planches hors texte.   6 fr.

50. DE MEYER. **Les organes de la parole et leur emploi pour la formation des sons du langage.** 1 vol. in-8 avec 51 figures, traduit de l'allemand et précédé d'une Introduction par O. CLAVEAU.   6 fr.

51. DE LANESSAN. **Introduction à l'étude de la botanique** (le Sapin). 1 vol. in-8, avec 143 figures dans le texte.   6 fr.

52-53. DE SAPORTA et MARION. **L'évolution du règne végétal** (les Phanérogames). 2 vol. in-8, avec 136 figures.   12 fr.

OUVRAGES SUR LE POINT DE PARAITRE :

HARTMANN. **Les singes anthropomorphes.** 1 vol., avec figures.

ROMANES. **L'intelligence des animaux.** 2 vol., avec figures.

BERTHELOT. **La philosophie chimique.** 1 vol.

SCHMIDT (O.). **Les mammifères dans les temps primitifs.** 1 vol. avec figures.

BINET et FÉRÉ. **Le magnétisme animal.** 1 vol., avec figures.

DE MORTILLET. **L'origine de l'homme.** 1 vol., avec figures.

OUSTALET (E.). **L'origine des animaux domestiques.** 1 vol., avec figures.

POUCHET (G.). **La vie du sang.** 1 vol., avec figures.

PERRIER (Edm.). **L'embryogénie générale.** 1 vol., avec figures.

BEAUNIS. **Les sensations internes.** 1 vol., avec figures.

CARTAILHAC. **La France préhistorique.** 1 vol., avec figures.

LISTE PAR ORDRE DE MATIÈRES DES VOLUMES

COMPOSANT LA

BIBLIOTHÈQUE
SCIENTIFIQUE INTERNATIONALE

(53 volumes parus)

PHYSIOLOGIE

BERNSTEIN. Les Sens, *illustré*.

MAREY. La Machine animale, *illustré*.

PETTIGREW. La Locomotion chez les animaux, *illustré*.

ROSENTHAL. Les Nerfs et les Muscles, *illustré*.

JAMES SULLY. Les Illusions des Sens et de l'Esprit, *illustré*.

DE MEYER. Les Organes de la parole, *illustré*.

PHILOSOPHIE SCIENTIFIQUE

LUYS. Le Cerveau et ses fonctions, *illustré*.

CHARLTON BASTIAN. Le Cerveau et la Pensée chez l'homme et les animaux. 2 vol. *illustrés*.

BAIN. L'Esprit et le Corps.

MAUDSLEY. Le Crime et la Folie.

LÉON DUMONT. Théorie scientifique de la sensibilité.

PERRIER. La Philosophie zoologique avant Darwin.

STALLO. La Matière et la Physique moderne.

MANTEGAZZA. La Physionomie et l'expression des sentiments, *illustré*.

ANTHROPOLOGIE

DE QUATREFAGES. L'Espèce humaine.

JOLY. L'Homme avant les métaux, *illustré*.

HARTMANN. Les Peuples de l'Afrique, *illustré*.

ZOOLOGIE

SCHMIDT. Descendance et Darwinisme, *illustré*.

HUXLEY. L'Écrevisse (introduction à la zoologie), *ill.*

VAN BENEDEN. Les Commensaux et les Parasites du règne animal, *illustré*.

LUBBOCK. Fourmis, Abeilles et Guêpes. 2 vol. *illustrés*.

BOTANIQUE — GÉOLOGIE

DE SAPORTA et MARION. L'Évolution du règne végétal (les Cryptogames), *illustré*.

DE SAPORTA et MARION. L'Évolution du règne végétal (les Phanérogames). 2 vol. *illustrés*.

COOKE et BERKELEY. Les Champignons, *illustré*.

DE CANDOLLE. Origine des Plantes cultivées.

DE LANESSAN. Le Sapin (introduction à la botanique), *illustré*.

FUCHS. Volcans et tremblements de terre, *ill.*

CHIMIE

WURTZ. La Théorie atomique.

BERTHELOT. La Synthèse chimique.

SCHUTZENBERGER. Les Fermentations, *illustré*.

ASTRONOMIE — MÉCANIQUE

SECCHI (le Père). Les Étoiles. 2 vol. *illustrés*.

YOUNG. Le Soleil, *illustré*.

THURSTON. Histoire de la Machine à vapeur. 2 vol. *illustrés*.

PHYSIQUE

BALFOUR STEWART. La Conservation de l'énergie, *illustré*.

TYNDALL. Les Glaciers et les Transformations de l'eau, *illustré*.

VOGEL. Photographie et Chimie de la lumière, *illustré*.

THÉORIE DES BEAUX-ARTS

BRUCKE et HELMHOLTZ. Principes scientifiques des Beaux-Arts, *illustré*.

ROOD. Théorie scientifique des couleurs, *illustré*.

P. BLASERNA et HELMHOLTZ. Le Son et la Musique, *illustré*.

SCIENCES SOCIALES

HERBERT SPENCER. Introduction à la science sociale.

HERBERT SPENCER. Les Bases de la morale évolutionniste.

A. BAIN. La Science de l'éducation.

BAGEHOT. Lois scientifiques du développement des nations.

DE ROBERTY. La Sociologie.

DRAPER. Les Conflits de la science et de la religion.

STANLEY JEVONS. La Monnaie et le Mécanisme de l'échange.

BRIALMONT (le général). La Défense des Etats et les camps retranchés, *illustré*.

WHITNEY. La Vie du langage.

Prix de chaque volume, cartonné à l'anglaise.................. **6** francs.

En demi-reliure d'amateur, dos et coins en veau.............. **10** —

RÉCENTES PUBLICATIONS MÉDICALES ET SCIENTIFIQUES

Pathologie médicale.

AXENFELD et HUCHARD. **Traité des névroses.** 2e édition, augmentée
de 700 pages par HENRI HUCHARD, médecin des hôpitaux. 1 fort vol.
in-8. 1882. — 20 fr.

BARTELS. **Les maladies des reins,** traduit de l'allemand par le
docteur EDELMANN; avec Préface et Notes de M. le professeur LÉPINE.
1 vol. in-8 avec fig. 1884. — 15 fr.

BIGOT (V.). **Des périodes raisonnantes de l'aliénation mentale.** 1 vol. in-8. — 10 fr.

BOTKIN. **Des maladies du cœur.** Leçons de clinique médicale faites
à l'Université de Saint-Pétersbourg. In-8. — 3 fr. 50

BOTKIN. **De la fièvre.** Leçons de clinique médicale faites à l'Université
de Saint-Pétersbourg. In-8. — 4 fr. 50

BOUCHUT. **Diagnostic des maladies du système nerveux par
l'ophthalmoscopie.** 1 vol. in-8 avec atlas colorié. — 9 fr.

BOUCHUT. **Histoire de la médecine et des doctrines médicales.** 2 vol. in-8. — 16 fr.

BOUCHUT ET DESPRÉS. **Dictionnaire de médecine et de thérapeutique médicale et chirurgicale,** comprenant le résumé de la
médecine et de la chirurgie, les indications thérapeutiques de chaque
maladie, la médecine opératoire, les accouchements, l'oculistique,
l'odontotechnie, les maladies d'oreille, l'électrisation, la matière
médicale, les eaux minérales, et un formulaire spécial pour chaque
maladie. 4e édit. 1883, très augmentée. 1 vol. in-4 avec 918 figures
dans le texte et 3 cartes.
Prix : broché. 25 fr. — Cartonné. 27 fr. 50. — Relié. 29 fr.

CORNIL et BABES. **Les Bactéries,** et leur rôle dans l'histologie pathologique des maladies infectieuses. 1 vol. gr. in-8, contenant la
description des méthodes de bactériologie, avec figures en noir et
en couleurs hors texte, et un atlas de 27 planches en chromolithographie. 1885. — 25 fr.

CORNIL et BRAULT. **Études sur la pathologie du rein.** 1 vol.
in-8, avec 16 planches hors texte. 1884. — 12 fr.

DAMASCHINO. **Leçons sur les maladies des voies digestives.**
1 vol. in-8. 1880. — 14 fr.

DESPRÉS. **Traité théorique et pratique de la syphilis,** ou infection purulente syphilitique. 1 vol. in-8. — 7 fr.

DURAND-FARDEL. **Traité pratique des maladies chroniques.**
2 vol. gr. in-8. — 20 fr.

DURAND-FARDEL. **Traité des eaux minérales** de la France et
de l'étranger, et de leur emploi dans les maladies chroniques.
3e édition. 1883. 1 vol. in-8. — 10 fr.

DURAND-FARDEL. **Les eaux minérales et les maladies chroniques.** Leçons professées à l'École pratique. 2e édit., 1885. 3 fr. 50

DURAND-FARDEL. **Traité pratique des maladies des vieillards.**
2e édition. 1 fort vol. gr. in-8. — 14 fr.

FERRIER. **De la localisation des maladies cérébrales,** traduit
de l'anglais par H. C. DE VARIGNY, suivi d'un mémoire de MM. CHAR-
COT et PITRES sur *les Localisations motrices dans les hémisphères de
l'écorce du cerveau.* 1 vol. in-8 et 67 fig. dans le texte. 1879. 6 fr.

GARNIER. **Dictionnaire annuel des progrès des sciences et
institutions médicales,** suite et complément de tous les diction-
naires. 1 vol. in-12 de 500 pages. 20e année, 1884. — 7 fr.

GINTRAC. **Traité théorique et pratique des maladies de l'appareil nerveux.** 4 vol. gr. in-8.   28 fr.

GOUBERT. **Manuel de l'art des autopsies cadavériques,** surtout dans ses applications à l'anat. pathol., accompagné d'une lettre de M. le prof. Bouillaud. In-18 de 520 pages, avec 145 figures.   6 fr.

HÉRARD et CORNIL. **De la phthisie pulmonaire,** étude anatomo-pathologique et clinique. 1 vol. in-8 avec fig. dans le texte et planches coloriées. 2e édit., avec la collaboration de M. Hanot. (*Sous presse.*)

KUNZE. **Manuel de médecine pratique,** traduit de l'allemand par M. Knoeri. 1883. 1 vol. in-18.   4 fr. 50

LANCEREAUX. **Traité historique et pratique de la syphilis.** 2e édition. 1 vol. gr. in-8 avec fig. et planches coloriées.   17 fr.

MARTINEAU. **Traité clinique des affections de l'utérus.** 1 fort vol. gr. in-8.   14 fr.

MAUDSLEY. **Le crime et la folie.** 1 vol. in-8. 5e édit.   6 fr.

MAUDSLEY. **La pathologie de l'esprit,** traduit de l'anglais par M. Germont. 1 vol. in-8.   7 fr. 50

MURCHISON. **De la fièvre typhoïde,** avec Notes et Introduction du docteur H. Gueneau de Mussy. 1 vol. in-8 avec figures dans le texte et planches hors texte.   10 fr.

NIEMEYER. **Éléments de pathologie interne et de thérapeutique,** traduit de l'allemand, annoté par M. Cornil. 3e édition française, augmentée de notes nouvelles. 2 vol. gr. in-8.   14 fr.

ONIMUS et LEGROS. **Traité d'électricité médicale.** 1 fort vol. in-8, avec de nombreuses fig. interc. dans le texte. 2e éd. (*S. presse.*)

RIBOT (Th.). **Les maladies de la mémoire.** 1 vol. in-18. 3e édition.   2 fr. 50

RIBOT (Th.). **Les maladies de la volonté.** 1 vol. in-18. 3e édition.   2 fr. 50

RIBOT (Th.). **Les maladies de la personnalité.** 1 vol. in-18. 2 fr. 50

RILLIET et BARTHEZ. **Traité clinique et pratique des maladies des enfants.** 3e édition, refondue et augmentée par E Barthez et A. Sanné. Tome 1er, *Maladies du système nerveux, maladies de l'appareil respiratoire.* 1 fort vol. gr. in-8. 1884.   16 fr.

TARDIEU. **Manuel de pathologie et de clinique médicales.** 4e édition, corrigée et augmentée. 1 vol. gr. in-18.   8 fr.

TAYLOR. **Traité de médecine légale,** traduit sur la 7e édition anglaise, par le Dr Henri Coutagne. 1881. 1 vol. gr. in-8.   15 fr.

Pathologie chirurgicale.

ANGER (Benjamin). **Traité iconographique des fractures et luxations,** précédé d'une Introduction par M. le professeur Velpeau. 1 fort volume in-4, avec 100 planches hors texte coloriées, contenant 254 figures et 127 bois intercalés dans le texte. Relié.   150 fr.

BILLROTH. **Traité de pathologie chirurgicale générale,** traduit de l'allemand, précédé d'une Introduction par M. le professeur Verneuil. 1880, 3e tirage. 1 fort vol. gr. in-8, avec 100 figures dans le texte.   14 fr.

DE ARLT. **Des blessures de l'œil,** considérées au point de vue pratique et médico-légal. 1 vol. in-18.   3 fr. 50

GALEZOWSKI. **Des cataractes,** et de leur traitement. 1er fascicule. 1885. 1 vol. in-8.   3 fr. 50

JAMAIN et TERRIER. **Manuel de petite chirurgie.** 1880, 6e édit., refondue. 1 vol. gr. in-18 de 1000 pages avec 450 figures.   9 fr.

JAMAIN et TERRIER. **Manuel de pathologie et de clinique chirurgicales.** 3e édition. Tome I, 1 fort vol. in-18. 8 fr.

Tome II, 1 vol. in-18. 8 fr.

Tome III, 1er fascicule. 1 vol. in-18. 4 fr.

LE FORT. **La chirurgie militaire** et les Sociétés de secours en France et à l'étranger. 1 vol. gr. in-8 avec fig. 10 fr.

MAC CORMAC. **Manuel de chirurgie antiseptique**, traduit de l'anglais par M. le docteur Lutaud. 1 fort vol. in-8. 1881. 6 fr.

MALGAIGNE. **Manuel de médecine opératoire.** 8e édition, publiée par M. le professeur Léon LE FORT. 2 vol. gr. in-18 avec 744 figures dans le texte. 16 fr.

La première partie, *Opérations générales*, se vend séparément. 7 fr.

MAUNOURY et SALMON. **Manuel de l'art des accouchements**, à l'usage des élèves en médecine et des élèves sages-femmes. 3e édit., 1 vol. in-18 avec 115 grav. 7 fr.

NÉLATON. **Éléments de pathologie chirurgicale**, par M. A. Nélaton, membre de l'Institut, professeur de clinique à la Faculté de médecine, etc.

Seconde édition complètement remaniée par les docteurs JAMAIN, PÉAN, DESPRÉS GILLETTE et HORTELOUP, chirurgiens des hôpitaux. Ouvrage complet en six volumes grand in-8, avec 795 figures dans le texte. 82 fr.

On vend séparément les volumes :

TOME PREMIER, revu par le docteur Jamain. *Considérations générales sur les opérations. — Affections pouvant se montrer dans toutes les parties du corps et dans les divers tissus.* 1 fort vol. gr. in-8. 9 fr.

TOME DEUXIÈME, revu par le docteur Péan. *Affections des os et des articulations.* 1 fort vol. gr. in-8, avec 288 fig. dans le texte. 13 fr.

TOME TROISIÈME, revu par le docteur Péan. *Affections des articulations* (suite), *affections de la tête, des organes de l'olfaction* 1 vol. gr. in-8, avec 148 figures. 14 fr.

TOME QUATRIÈME, revu par le docteur Péan. *Affections des appareils de l'ouïe et de la vision, de la bouche, du cou, du corps thyroïde, du larynx, de la trachée et de l'œsophage.* 1 vol. gr. in-8, avec 208 figures dans le texte. 14 fr.

TOME CINQUIÈME, revu par les docteurs Péan et Després. *Affections de la poitrine, de l'abdomen, de l'anus, du rectum et de la région sacro-coccygienne.* 1 vol. gr. in-8, avec 61 fig. dans le texte. 14 fr.

TOME SIXIÈME, par les docteurs Després, Gillette et Horteloup. *Affections des organes génito-urinaires de l'homme. — Affections des organes génito-urinaires de la femme. — Affections des membres.* 1 vol gr. in-8, avec 90 figures. 1885. 18 fr.

PAGET (Sir James). **Leçons de clinique chirurgicale**, traduites de l'anglais par le docteur L. H. Petit, et précédées d'une Introduction de M. le professeur Verneuil. 1 vol. grand in-8. 8 fr.

PÉAN. **Leçons de clinique chirurgicale** :

TOME I. Leçons professées à l'hôpital Saint-Louis pendant l'année 1874 et le premier semestre de 1875. 1 fort vol. in-8, avec 40 figures intercalées dans le texte et 4 planches coloriées hors texte. 1876. 20 fr.

TOME II. Leçons professées pendant le deuxième semestre de l'année 1875 et l'année 1876. 1 fort vol. in-8, avec figures dans le texte. 20 fr.

TOME III. Leçons professées pendant l'année 1877. 1 fort vol., avec figures dans le texte. 20 fr.

PHILLIPS. **Traité des maladies des voies urinaires.** 1 fort
vol. in-8 avec 97 figures intercalées dans le texte. 10 fr.
RICHARD. **Pratique journalière de la chirurgie.** 1 vol. gr. in-8
avec 215 figures dans le texte. 2ᵉ édit., 1880, augmentée de chapitres inédits de l'auteur, et revue par le Dʳ J. CRAUK. 16 fr.
ROTTENSTEIN. **Traité d'anesthésie chirurgicale,** contenant la
description et les applications de la méthode anesthésique de
M. PAUL BERT. 1880. 1 vol. in-8 avec figures. 10 fr.
SCHWEIGGER. **Leçons d'ophthalmoscopie,** avec 3 planches lith. et
des figures dans le texte. In-8 de 144 pages. 3 fr. 50
SŒLBERG-WELLS. **Traité pratique des maladies des yeux.**
1 fort vol. gr. in-8, avec figures. Traduit de l'anglais. 15 fr.
TERRIER. **Éléments de pathologie chirurgicale générale.**
1ᵉʳ fascicule : *Lésions traumatiques et leurs complications.* 1 vol.
in-8. 1884. 7 fr.
VIRCHOW. **Pathologie des tumeurs,** cours professé à l'Université de
Berlin, traduit de l'allemand par le docteur Aronssohn.
    Tome Iᵉʳ. 1 vol. gr. in-8 avec 106 fig. 12 fr.
    Tome II. 1 vol. gr. in-8 avec 74 fig. 12 fr.
    Tome III. 1 vol. gr. in-8 avec 49 fig. 12 fr.
    Tome IV. (1ᵉʳ fascicule). 1 gr. in-8 avec figures. 4 fr. 50
YVERT. **Traité pratique et clinique des blessures du globe
de l'œil,** avec Introduction de M. le Dʳ GALEZOWSKI. 1 vol.
gr. in-8. 1880. 12 fr.
**Recueil des mémoires lus au premier Congrès de chirurgie
français** (avril 1885). 1 fort vol. gr. in-8, avec figures dans le texte.
                                                    (Sous presse.)

Thérapeutique. — Pharmacie. — Hygiène.

BINZ. **Abrégé de matière médicale et de thérapeutique,** traduit
de l'allemand par MM. Alquier et Courbon. 1 vol. in-12 de
335 pages. 2 fr. 50
BOUCHARDAT. **Nouveau Formulaire magistral,** précédé d'une
Notice sur les hôpitaux de Paris, de Généralités sur l'art de formuler,
suivi d'un Précis sur les eaux minérales naturelles et artificielles,
d'un Mémorial thérapeutique, de Notions sur l'emploi des contrepoisons, et sur les secours à donner aux empoisonnés et aux as-
phyxiés. 1885, 25ᵉ édition, revue et augmentée de formules nouvelles
et d'une *Note sur l'alimentation dans le diabète sucré.* 1 volume
in-18. 3 fr. 50 — Cartonné à l'anglaise. 4 fr. — Relié. 4 fr. 50
BOUCHARDAT et VIGNARDOU. **Formulaire vétérinaire,** contenant
le mode d'action, l'emploi et les doses des médicaments simples
et composés prescrits aux animaux domestiques par les médecins
vétérinaires français et étrangers, et suivi d'un Mémorial thérapeutique. 3ᵉ édit. 1 vol. in-18. *(Sous presse.)*
BOUCHARDAT. **Manuel de matière médicale, de thérapeutique
comparée et de pharmacie.** 5ᵉ éd. 2 vol. gr. in-18. 16 fr.
BOUCHARDAT. **Annuaire de thérapeutique, de matière médicale et de pharmacie pour 1885,** contenant le Résumé des travaux thérapeutiques et hygiéniques publiés pendant l'année 1884; et
les formules des médicaments nouveaux, suivi de *Notes sur le choléra
et sur l'atténuation du virus.* 1 vol. gr. in-32. 45ᵉ année. 1 fr. 50
BOUCHARDAT. **De la glycosurie ou diabète sucré,** son traitement hygiénique. 1883, 2ᵉ édition, 1 vol. grand in-8, suivi de Notes et
documents sur la nature et le traitement de la goutte, la gravelle
urique, sur l'oligurie, le diabète insipide avec excès d'urée, l'hippurie, la pimélorrhée, etc. 15 fr.

*

BOUCHARDAT. **Traité d'hygiène publique et privée** basée sur l'étiologie. 1 fort vol. gr. in-8. 2e édition, 1883. 18 fr.

CORNIL. **Leçons élémentaires d'hygiène privée**, rédigées d'après le programme du Ministère de l'instruction publique pour les établissements d'instruction secondaire. 1 vol. in-18 avec fig. 2 fr. 50

DESCHAMPS (d'Avallon). **Compendium de pharmacie pratique.** Guide du pharmacien établi et de l'élève en cours d'études, comprenant un Traité abrégé des sciences naturelles, une Pharmacologie raisonnée et complète, des Notions thérapeutiques, et un Guide pour les préparations chimiques et les eaux minérales ; un Abrégé de pharmacie vétérinaire, une Histoire des substances médicamenteuses, etc. ; précédé d'une Introduction par M. le professeur Bouchardat. 1 vol. gr. in-8 de 1160 pages environ. 20 fr.

WEBER. **Traité de climatologie**, traduit de l'allemand par les docteurs DOYON et SPIELMANN. 1 vol. in-8. (*Sous presse.*)

Anatomie. — Physiologie. — Histologie.

ALAVOINE. **Tableaux du système nerveux**, deux grands tableaux avec figures. 5 fr.

BAIN (Al.). **Les sens et l'intelligence**, traduit de l'anglais par M. Cazelles. 1 fort vol. in-8. 10 fr.

BASTIAN (Charlton). **Le cerveau, organe de la pensée**, chez l'homme et chez les animaux. 2 vol. in-8, avec 184 figures dans le texte. 1882. 12 fr.

BÉRAUD (B.-J.). **Atlas complet d'anatomie chirurgicale topographique**, pouvant servir de complément à tous les ouvrages d'anatomie chirurgicale, composé de 109 planches gravées sur acier, représentant plus de 200 gravures dessinées d'après nature par M. Bion, et avec texte explicatif. 1 fort vol. in-4.
  Prix : fig. noires, relié. 60 fr. — Fig. coloriées, relié. 120 fr.

BÉRAUD (B.-J.) et ROBIN. **Manuel de physiologie de l'homme et des principaux vertébrés.** 2 vol. gr. in-18, 2e édition, entièrement refondue. 12 fr.

BÉRAUD (B.-J.) et VELPEAU. **Manuel d'anatomie chirurgicale générale et topographique.** 2e éd., 1 vol. in-8 de 622 p. 7 fr.

BERNARD (Claude). **Leçons sur les propriétés des tissus vivants**, avec 94 fig. dans le texte. 1 vol. in-8. 8 fr.

BERNSTEIN. **Les sens.** 1 vol. in-8 avec figures, 2e édit. Cart. 6 fr.

BURDON-SANDERSON, FOSTER et LAUDER-BRUNTON. **Manuel du laboratoire de physiologie**, traduit de l'anglais par M. MOQUIN-TANDON. 1 vol. in-8, avec 184 figures dans le texte. 1884. 14 fr.

CORNIL. **Leçons d'anatomie pathologique**, professées pendant le premier semestre de l'année 1883-1884. 1 vol. in-8. 4 fr.

CORNIL et RANVIER. **Manuel d'histologie pathologique.** 2e édition. 2 vol. gr. in-8, avec 577 figures dans le texte. 30 fr.

CORNIL et BABES. **Les Bactéries**, et leur rôle dans l'histologie pathologique des maladies infectieuses. 1 fort vol. gr. in-8, contenant la description des méthodes de bactériologie ; avec figures en noir, et en couleurs hors texte, et un atlas de 27 planches en chromolithographie. 1885. 25 fr.

DUMONT (Léon). **Théorie scientifique de la sensibilité** (le plaisir et la peine). 1 vol. in-8. 3e édit. 6 fr.

FAU. **Anatomie des formes du corps humain**, à l'usage des peintres et des sculpteurs. 1 atlas in-folio de 25 planches avec texte explicatif. Prix : fig. noires. 15 fr. — Figures color. 30 fr.

FERRIER. **Les fonctions du cerveau.** 1 vol. in-8, traduit de l'anglais par M. H. C. de Varigny, avec 68 fig. dans le texte, 1878. 10 fr.

GIRAUD-TEULON. **L'Œil.** Notions élémentaires sur la fonction de la vue et ses anomalies. 2e édition. 1 vol. in-12. 3 fr.

JAMAIN. **Nouveau Traité élémentaire d'anatomie descriptive et de préparations anatomiques.** 3e édition. 1 vol. grand in-18 de 900 pages, avec 223 fig. intercalées dans le texte. 12 fr.
Avec figures coloriées. 40 fr.

LEYDIG. **Traité d'histologie comparée de l'homme et des animaux**, traduit de l'allemand par le docteur Lahillonne. 1 fort vol. in-8 avec 200 figures dans le texte. 15 fr.

LIEBREICH (R.). **Atlas d'ophthalmoscopie**, représentant l'état normal et les modifications pathologiques du fond de l'œil, visibles à l'ophthalmoscope. 1 atlas in-4 avec 12 planches en chromolithographie, avec texte explicatif. 3e édition, 1885. 40 fr.

LONGET. **Traité de physiologie.** 3e édition. 3 v. gr. in-8 avec figures. 36 fr.

LUYS. **Le cerveau, ses fonctions.** 1 vol. in-8, 1882, 5e édit., avec figures. Cart. 6 fr.

MAREY. **Du mouvement dans les fonctions de la vie.** 1 vol. in-8 avec 200 figures dans le texte. 10 fr.

MAREY. **La machine animale.** 3e édit., 1 vol. in-8. Cart. 6 fr.

MEYER (H.). **Les organes de la parole**, et leur emploi pour la formation des sons, du langage. 1 vol. in-8, 1884. 6 fr.

PETTIGREW. **La locomotion chez les animaux**, marche, natation. 1 vol. in-8 avec fig. Cart. 6 fr.

PREYER. **Éléments de physiologie générale**, traduit de l'allemand par M. Jules SOURY. 1 vol. in-8, 1884. 5 fr.

RICHET (Charles). **Physiologie des muscles et des nerfs.** 1 fort vol. in-8. 1882. 15 fr.

ROSENTHAL. **Les nerfs et les muscles.** 1 vol. in-8 avec 75 figures. 2e édit., 1878. Cart. 6 fr.

SCHIFF. **Leçons sur la physiologie de la digestion**, faites au Muséum d'histoire naturelle de Florence. 2 vol. gr. in-8. 20 fr.

SULLY (James). **Les illusions des sens et de l'esprit.** 1 vol. in-8 avec figures. Cart. 6 fr.

VULPIAN. **Leçons de physiologie générale et comparée du système nerveux**, faites au Muséum d'histoire naturelle, recueillies et rédigées par M. Ernest BRÉMOND. 1 vol. in-8. 10 fr.

VULPIAN. **Leçons sur l'appareil vaso-moteur** (physiologie et pathologie), recueillies par le Dr H. CARVILLE 2 vol. in-8. 18 fr.

WUNDT. **Éléments de psychologie physiologique**, traduits de l'allemand par le docteur ROUVIER. 2 forts vol. in-8, avec nombreuses figures dans le texte. 20 fr.

Physique. — Chimie.

BERTHELOT. **La synthèse chimique.** 1 vol. in-8. 4e édit., 1880. Cart. 6 fr.

BLASERNA. **Le son et la musique**, suivi des *Causes physiologiques de l'harmonie musicale*, par H. HELMHOLTZ. 1 vol. in-8, avec figures. Cart. 6 fr.

DUFET. **Cours élémentaire de physique.** 1 vol. in-12, avec 643 figures dans le texte et une planche en couleurs. Cart. **10 fr.**

GRÉHANT. **Manuel de physique médicale.** 1 vol. in-18, avec 469 figures dans le texte. **7 fr.**

GRÉHANT. **Tableaux d'analyse chimique,** conduisant à la détermination de la base et de l'acide d'un sel inorganique isolé, avec les couleurs caractéristiques des précipités. In-4. Cart. **3 fr. 50**

GRIMAUX. **Chimie organique élémentaire.** 3e édit., 1881. 1 vol. in-18 avec figures. **5 fr.**

GRIMAUX. **Chimie inorganique élémentaire.** 4e édit., 1885. 1 vol. in-18, avec fig. **5 fr.**

LE NOIR. **Physique élémentaire.** 1 vol. in-12, avec 455 figures dans le texte. **6 fr.**

LE NOIR. **Chimie élémentaire.** 1 vol. in-12, avec 72 fig. **3 fr. 50**

PISANI (F.). **Traité pratique d'analyse chimique qualitative et quantitative,** à l'usage des laboratoires de chimie. 1 vol. in-12. 1880. **3 fr. 50**

PISANI et DIRVELL. **La chimie du laboratoire.** 1 v. in-12. 1882. **4 fr.**

RICHE. **Manuel de chimie médicale.** 1880. 1 vol. in-18, avec 200 fig. dans le texte. 3e édition. **8 fr.**

ROOD. **Théorie scientifique des couleurs.** 1 vol. in-8, avec figures et une planche en couleurs hors texte. Cart. **6 fr.**

SAIGEY. **La physique moderne.** 1 vol. in-18. 2e édit. **2 fr. 50**

SCHUTZENBERGER. **Les fermentations,** avec figures dans le texte. 1 vol. in-8. 3e édit., 1878. Cart. **6 fr.**

SECCHI (le Père). **Les étoiles.** 2 vol. in-8, avec 63 figures dans le texte et 17 planches en noir et en couleurs hors texte. 2e édit. Cart. **12 fr.**

STALLO. **La matière et la physique moderne.** 1 vol. in-8, 1884. Cartonné. **6 fr.**

THURSTON. **Histoire de la machine à vapeur.** 2 vol. in-8, avec 140 figures dans le texte et 16 planches hors texte. 2e édit. **12 fr.**

TYNDALL (J.). **Les glaciers et les transformations de l'eau,** avec figures. 1 vol. in-8. 4e édit. Cart. **6 fr.**

VOGEL. **La photographie et la chimie de la lumière.** 1 vol. in-8, avec fig. 3e édit. Cart. **6 fr.**

WURTZ. **La théorie atomique.** 1 vol. in-8. 3e édit. Cart. **6 fr.**

YOUNG. **Le Soleil.** 1 vol. in-8, avec figures. Cart. **6 fr.**

Histoire naturelle. — Anthropologie.

AGASSIZ. **De l'espèce et des classifications en zoologie.** 1 vol. in-8. **5 fr.**

BLANCHARD. **Les Métamorphoses, les mœurs et les instincts des insectes,** par M. Émile Blanchard, de l'Institut, professeur au Muséum d'histoire naturelle. 1 magnifique vol. in-8 jésus, avec 160 fig. dans le texte et 40 grandes planches hors texte. 2e édit. Prix : broché, 25 fr. — Relié en demi-maroquin. **30 fr.**

BOCQUILLON. **Manuel d'histoire naturelle médicale.** 2 vol. in-18 avec 415 fig. dans le texte. **14 fr.**

CANDOLLE (de). **L'origine des plantes cultivées.** 1 vol. in-8. 2e édition. Cart. **6 fr.**

COOKE et BERKELEY. **Les Champignons,** avec 110 figures dans le texte. 1 vol. in-8. 3e édit. Cart. **6 fr.**

DARWIN. **Les récifs de corail,** leur structure et leur distribution. 1 vol. in-8, avec 3 planches hors texte, traduit de l'anglais par M. Cosserat. 1878. **8 fr.**

EVANS (John). **Les âges de la pierre.** 1 beau vol. gr. in-8, avec
467 figures dans le texte. 15 fr. — En demi-reliure. 18 fr.

EVANS (John). **L'âge du bronze.** 1 fort vol. in-8, avec 540 figures
dans le texte. 15 fr. — En demi-reliure. 18 fr.

FUCHS **Les volcans et les tremblements de terre.** 1 vol. in-8.
4e édit. Cart. 6 fr.

GAUCKLER. **Les Poissons et la pisciculture.** 1 vol. in-8, avec
nombreuses figures dans le texte. Broché, 8 fr. — En demi-rel.,
tr. dorées. 11 fr.

HARTMANN (R.). **Les peuples de l'Afrique.** 1 vol. in-8, avec
figures. 2e édit. Cart. 6 fr.

HERBERT SPENCER. **Principes de biologie,** traduit de l'anglais par
M. B. CAZELLES. 2 vol. in-8. 20 fr.

HUXLEY (Th.). **L'Écrevisse,** introduction à l'étude de la zoologie. 1 vol.
in-8, avec 89 figures dans le texte. Cart. 6 fr.

HUXLEY. **La physiographie,** introduction à l'étude de la nature.
1 vol. in-8, avec 128 figures dans le texte et 2 planches hors
texte. 1882. 8 fr. — Relié. 11 fr.

JOLY. **L'homme avant les métaux.** 1 vol. in-8. 3e édit., avec
figures. Cart. 6 fr.

DE LANESSAN. **Introduction à la botanique** (*le Sapin*). 1 vol. in-8
avec 103 figures dans le texte. 1885. Cart. 6 fr.

LE NOIR. **Histoire naturelle élémentaire.** 1 vol. in-12, avec
251 figures dans le texte. 5 fr.

LUBBOCK. **L'homme préhistorique,** étudié d'après les monu-
ments et les costumes retrouvés dans les différents pays de l'Europe,
suivi d'une Description comparée des mœurs des sauvages modernes,
traduit de l'anglais par M. Ed. BARBIER, avec 256 figures intercalées
dans le texte. 3e édit. 1 vol. in-8. (*Sous presse.*)

LUBBOCK. **Origines de la civilisation,** état primitif de l'homme
et mœurs des sauvages modernes, traduit de l'anglais. 3e édition.
1 vol. in-8 avec fig. Broché. 15 fr. — Relié. 18 fr.

LUBBOCK. **Les Fourmis, les Guêpes et les Abeilles.** 2 vol. in-8,
avec figures et planches en couleurs. Cart. 12 fr.

PERRIER. **La philosophie zoologique avant Darwin.** 1 vol.
in-8, 1884. Cart. 6 fr.

PIÉTREMENT. **Les chevaux dans les temps historiques et pré-
historiques.** 1 vol. gr. in-8. Broché, 15 fr. — Demi-rel , tranches
dorées. 18 fr.

QUATREFAGES (de). **L'espèce humaine.** 1 vol. in-8. 7e édition.
Cart. 6 fr.

QUATREFAGES (de). **Charles Darwin et ses précurseurs français.** Étude sur le transformisme. 1 vol. in-8. 5 fr.

DE SAPORTA et MARION. **L'évolution du règne végétal.**
Tome I : *Les Cryptogames.* 1 vol. in-8, avec 85 figures dans le
texte. Cart. à l'anglaise. 6 fr.
Tomes II et III : *Les Phanérogames.* 2 vol. in-8, avec 136 figures
dans le texte. 1885. Cart. 12 fr.

SCHMIDT (O.). **La descendance de l'homme et le darwinisme.**
1 vol. in-8, avec figures. 5e édition. Cart. 6 fr.

SMÉE (A.). **Mon jardin,** géologie, botanique, histoire naturelle. 1 magnifique vol. gr. in-8, orné de 1300 figures. Broché, 15 fr. — En
Demi-rel., tranches dorées. 18 fr.

VAN BENEDEN. **Les commensaux et les parasites dans le
règne animal.** 1 vol. in-8, avec figures. 3e édit. Cart. 6 fr.

Magnétisme. — Maladies mentales et nerveuses.
Sciences occultes.

AUBER (Éd.). **Hygiène des femmes nerveuses,** ou Conseils aux femmes pour les époques critiques de leur vie. 1 vol. gr. in-18. 3 fr. 50

BERGERET. **Philosophie des sciences cosmologiques,** critique des sciences et de la pratique médicale. In-8 de 310 pages.   4 fr.

BERTRAND. **Traité du somnambulisme.** 1 vol. in-8.   7 fr.

BRIERRE DE BOISMONT. **Des maladies mentales** (extrait de la Pathologie médicale du professeur Requin). In-8 de 90 pages. 2 fr.

BRIERRE DE BOISMONT. **Des hallucinations,** ou Histoire raisonnée des apparitions, des visions, des songes, de l'extase, du magnétisme et du somnambulisme. 3ᵉ édition très augmentée. 1 vol. in-8.   7 fr.

BRIERRE DE BOISMONT. **Du suicide et de la folie-suicide.** 2ᵉ édition. 1 vol. in-8 de 680 pages.   7 fr.

BRIERRE DE BOISMONT. **Joseph Guislain,** sa vie et ses écrits, esquisses de médecine mentale. 1 vol. in-8.   5 fr.

CAHAGNET. **Abrégé des merveilles du ciel et de l'enfer,** de Swedenborg. 1 vol. gr. in-18.   3 fr. 50

CAHAGNET. **Encyclopédie magnétique spiritualiste.** 1854 à 1862. 7 vol. gr. in-18.   28 fr.

CAHAGNET. **Lettres odiques-magnétiques** du chevalier Reichenbach, traduites de l'allemand. 1 vol. in-18.   1 fr. 50

CAHAGNET. **Magie magnétique,** ou Traité historique et pratique de fascinations, de miroirs cabalistiques, d'apports, de suspensions, de pactes, de charmes des vents, de convulsions, de possession, d'envoûtement, de sortilèges, de magie de la parole, de correspondances sympathiques et de nécromancie. 2ᵉ édit. 1 vol. gr. in-18.   7 fr.

CAHAGNET. **Sanctuaire du spiritualisme,** ou Étude de l'âme humaine et de ses rapports avec l'univers, d'après le somnambulisme et l'extase. 1 vol. in-18.   5 fr.

CAHAGNET. **Méditations d'un penseur,** ou Mélanges de philosophie et de spiritualisme, d'appréciations, d'aspirations et de déceptions. 2 vol. in-18.   10 fr.

CHARBONNIER. **Maladies et facultés diverses des mystiques.** 1 vol. in-8.   5 fr.

CHARPIGNON. **Physiologie, médecine et métaphysique du magnétisme.** 1 vol. in-8 de 480 pages.   6 fr.

CHEVALLIER (Paul). **De la paralysie des nerfs vaso-moteurs dans l'hémiplégie.** In-8 de 50 pages.   1 fr. 50

CHRISTIAN (P.). **Histoire de la magie, du monde surnaturel** et de la fatalité à travers les temps et les peuples. 1 vol. gr. in-8 de 669 pages, avec un grand nombre de fig. et 16 pl. hors texte.   15 fr.

DELEUZE. **Histoire critique du magnétisme animal.** 2ᵉ édition. 2 vol. in-8.   9 fr.

DELEUZE. **Mémoire sur la faculté de prévision.** In-8.   2 fr. 50

DU POTET. **Traité complet de magnétisme,** cours en douze leçons. 4ᵉ édition. 1 vol. in-8.   8 fr.

DU POTET. **Manuel de l'étudiant magnétiseur,** ou Nouvelle instruction pratique sur le magnétisme, fondée sur *trente années* d'expériences et d'observations. 4ᵉ édit. 1 vol. gr. in-18.   3 fr. 50

DU POTET. **Le magnétisme opposé à la médecine.** In-8. 6 fr.

ELIPHAS LEVI. **Histoire de la magie,** avec une exposition de ses procédés, de ses rites et de ses mystères. 1 vol. in-8 avec 90 fig. 12 fr.

ELIPHAS LEVI. **La clef des grands mystères**, suivant Hénoch, Abraham, Hermès Trismégiste et Salomon. 1 vol. in–8.   12 fr.
20 pl.   12 fr.

ELIPHAS LEVI. **Dogme et rituel de la haute magie.** 2e édit. 2 vol. in–8, avec 24 fig.   18 fr.

ELIPHAS LEVI. **La science des esprits**, révélation du dogme secret des cabalistes, esprit occulte des Évangiles, appréciations des doctrines et des phénomènes spirites. 1 vol. in-8.   7 fr.

ESPINAS. **Du sommeil provoqué chez les hystériques.** 1 brochure in-8. 1885.   1 fr.

GARCIN. **Le magnétisme expliqué par lui-même,** ou Nouvelle théorie des phénomènes de l'état magnétique, comparés aux phénomènes de l'état ordinaire. 1 vol. in-8.   4 fr.

GAUTHIER. **Histoire du somnambulisme connu chez tous les peuples** sous les noms divers d'extases, songes, oracles, visions. Examen des doctrines de l'antiquité et des temps modernes, sur ses causes, ses effets, ses abus, ses avantages et l'utilité de son concours avec la médecine. 2 vol. in-8.   10 fr.

GAUTHIER (Aubin). **Revue magnétique**, journal des cures et des faits magnétiques et somnambuliques. Décembre 1844 à octobre 1846, 2 vol. in-8.   8 fr.
Les numéros de mai, juin, juillet, août et septembre 1846 n'ont jamais été publiés ; ils forment, dans le tome II*, une lacune des pages 241 à 432.

GOUPY. **Explication des tables parlantes,** des médiums, des esprits et du somnambulisme. 1 vol. in-8.   6 fr.

LAFONTAINE. **Mémoires d'un magnétiseur.** 2 vol. in-18. 7 fr.

LAFONT-GOUZI. **Traité du magnétisme animal,** considéré sous les rapports de l'hygiène, de la médecine légale et de la thérapeutique. In-8, br.   3 fr.

LÉVI (Eliphas). — Voy. ELIPHAS LÉVI.

MACARIO. **Traitement moral de la folie.** In-4.   1 fr. 50

MACARIO. **Des paralysies dynamiques ou nerveuses.** In-8. 2 fr. 50

MANDON. **Histoire critique de la folie instantanée,** temporaire, instinctive. 1 vol. in-8.   3 fr. 50

MESMER. **Mémoires et aphorismes,** suivis des procédés de d'Eslon. Nouv. édit. avec des notes par J. J. A. Ricard. In-18.   2 fr. 50

MOREAU (de Tours). **Traité pratique de la folie névropathique.** 1 vol. in-18.   3 fr. 50

MORIN. **Du magnétisme et des sciences occultes.** 1 volume in-8.   6 fr.

MORIN. **Magnétisme.** M. Lafontaine et les sourds-muets. In-8. 75 c.

PADIOLEAU (de Nantes). **De la médecine morale** dans le traitement des maladies nerveuses. 1 vol. in-8.   4 fr. 50

PHILIPS (J. P.). **Cours théorique et pratique de braidisme,** ou hypnotisme nerveux, considéré dans ses rapports avec la psychologie, la physiologie et la pathologie, et dans ses applications à la médecine, à la chirurgie, à la physiologie expérimentale, à la médecine légale et à l'éducation. 1 vol. in-8.   3 fr. 50

THULIÉ. **La folie et la loi.** 2e édit. 1 vol. in-8.   3 fr. 50

THULIÉ. **De la manie raisonnante du docteur Campagne.** In-8.   2 fr.

BIBLIOTHÈQUE DE L'ÉTUDIANT EN MÉDECINE

COLLECTION D'OUVRAGES POUR LA PRÉPARATION
AUX EXAMENS DU DOCTORAT, DU GRADE D'OFFICIER DE SANTÉ
ET AU CONCOURS DE L'EXTERNAT ET DE L'INTERNAT.

Ier EXAMEN

(Physique, chimie, histoire naturelle.)

BOCQUILLON. — MANUEL D'HISTOIRE NATURELLE MÉDICALE. 1 vol. grand in-18, avec 415 figures. **14 fr.**

LE NOIR. — HISTOIRE NATURELLE, avec 255 figures dans le texte. **5 fr.**

GRÉHANT. — MANUEL DE PHYSIQUE MÉDICALE. 1 vol. gr. in-18, avec 469 figures dans le texte. **7 fr.**

LE NOIR. — PHYSIQUE ÉLÉMENTAIRE, avec 455 figures dans le texte. **6 fr.**

RICHE. — MANUEL DE CHIMIE MÉDICALE. 3e édit. 1880. 1 vol. in-18, avec 200 figures dans le texte. **8 fr.**

GRIMAUX. — CHIMIE ORGANIQUE ÉLÉMENTAIRE. Leçons professées à la Faculté de médecine. 1 vol. in-18. 3e édition. **5 fr.**

GRIMAUX. — CHIMIE INORGANIQUE ÉLÉMENTAIRE. 4e édit. 1 vol. in-18. **5 fr.**

LE NOIR. — CHIMIE ÉLÉMENTAIRE. 1 vol. in-12, avec 69 fig. **3 fr. 50**

PISANI. — TRAITÉ D'ANALYSE CHIMIQUE. 1 vol. in-18. **3 fr. 50**

PISANI. — LA CHIMIE DU LABORATOIRE. 1 vol. in-18. **4 fr. 50**

2e EXAMEN

1re PARTIE *(Anatomie, histologie.)*

JAMAIN. — NOUVEAU TRAITÉ ÉLÉMENTAIRE D'ANATOMIE DESCRIPTIVE ET DE PRÉPARATIONS ANATOMIQUES. 3e édit. 1 vol. gr. in-18, avec 223 figures dans le texte. **12 fr.**

BERNARD (Claude). — LEÇONS SUR LES PROPRIÉTÉS DES TISSUS VIVANTS, faites à la Sorbonne. 1 vol. in-8, avec 90 fig. dans le texte. **8 fr.**

CORNIL et RANVIER. — MANUEL D'HISTOLOGIE PATHOLOGIQUE. 2 vol. gr. in-8. 2e édit., avec 577 figures. **30 fr.**

HOUEL. — MANUEL D'ANATOMIE PATHOLOGIQUE GÉNÉRALE ET APPLIQUÉE, contenant : la *description* et le *catalogue* du musée Dupuytren. 2e édit. 1 vol. gr. in-18. **7 fr.**

2e PARTIE *(Physiologie.)*

BÉRAUD et ROBIN. — MANUEL DE PHYSIOLOGIE de l'homme et des principaux vertébrés, répondant à toutes les questions physiologiques du programme des examens de fin d'année. 2e édit. 2 vol. in-12. **12 fr.**

LONGET. — TRAITÉ DE PHYSIOLOGIE. 2e édit. 3 vol. gr. in-8. **36 fr.**

VULPIAN. — LEÇONS SUR LA PHYSIOLOGIE GÉNÉRALE ET COMPARÉE DU SYSTÈME NERVEUX, faites au Muséum d'histoire naturelle. 1 fort volume in-8.

3e EXAMEN

1re PARTIE *(Médecine opératoire, pathologie externe, accouchements.)*

MALGAIGNE et LE FORT. — MANUEL DE MÉDECINE OPÉRATOIRE. 8e édition, avec 744 fig. dans le texte. 2 vol. gr. in-18. **16 fr.**

NÉLATON. — ÉLÉMENTS DE PATHOLOGIE CHIRURGICALE. 2e édition, revue par MM. les docteurs *Jamain, Péan, Després, Horteloup* et *Gillette.* 6 vol. gr. in-8, avec 795 fig. **82 fr.**

MAUNOURY et SALOMON. — MANUEL DE L'ART DES ACCOUCHEMENTS. 3e édit. 1 vol. gr. in-18, avec 115 fig. **7 fr.**

JAMAIN et TERRIER. — MANUEL DE PETITE CHIRURGIE. 6e édit. refondue. 1 vol. gr. in-18, avec 455 fig. **9 fr.**

JAMAIN et TERRIER. — MANUEL DE PATHOLOGIE ET DE CLINIQUE CHIRURGICALES. 3e édition :
Tome I. 1 vol. gr. in-18. **8 fr.**
Tome II. 1 vol. in-18. **8 fr.**
Tome III. 1re partie. 1 volume in-18. **4 fr.**

BILLROTH. — TRAITÉ DE PATHOLOGIE CHIRURGICALE GÉNÉRALE, précédé d'une Introduction par M. *Verneuil.* 1 fort vol. gr. in-18, avec 100 figures dans le texte. **14 fr.**

VELPEAU et BÉRAUD. — MANUEL D'ANATOMIE CHIRURGICALE, GÉNÉRALE ET TOPOGRAPHIQUE. 3e édition. 1 vol. in-8. **7 fr.**

2ᵉ PARTIE (*Pathologie interne, pathologie générale.*)

GINTRAC. — COURS THÉORIQUE ET PRATIQUE DE PATHOLOGIE INTERNE ET DE THÉRAPIE MÉDICALE. 9 vol. in-8. 63 fr.

NIEMEYER. — ÉLÉMENTS DE PATHOLOGIE INTERNE, traduits de l'allemand, annotés par M. *Cornil.* 3ᵉ édit. française. 2 vol. gr. in-8. 14 fr.

TARDIEU. — MANUEL DE PATHOLOGIE ET DE CLINIQUE MÉDICALES. 1 fort vol. in-18. 4ᵉ édit. 8 fr.

4ᵉ EXAMEN

(*Hygiène, médecine légale, thérapeutique, matière médicale, pharmacologie.*)

BINZ. — ABRÉGÉ DE MATIÈRE MÉDICALE ET DE THÉRAPEUTIQUE, traduit de l'allemand par MM. Alquier et Courbon. 1 vol. in-12 de 335 pages. 2 fr. 50

BOUCHARDAT. — MANUEL DE MATIÈRE MÉDICALE, DE THÉRAPEUTIQUE ET DE PHARMACIE. 5ᵉ édit. 2 vol. in-12. 16 fr.

CORNIL. — LEÇONS ÉLÉMENTAIRES D'HYGIÈNE PRIVÉE. 1 vol. in-18. 2 fr. 50

BOUCHARDAT. — TRAITÉ D'HYGIÈNE PUBLIQUE ET PRIVÉE BASÉE SUR L'ÉTIOLOGIE. 1 v. gr. in-8. 2ᵉ édit. 18 fr.

DESCHAMPS. — MANUEL DE PHARMACIE ET ART DE FORMULER. 3 fr. 50

TAYLOR. — TRAITÉ DE MÉDECINE LÉGALE, traduit de l'anglais par *H. Coutagne.* 1 vol. gr. in-8. 15 fr.

BOUCHARDAT. — NOUVEAU FORMULAIRE MAGISTRAL. 25ᵉ édition, revue, collationnée avec le nouveau *Codex,* augmentée de formules nouvelles et d'une Note sur l'alimentation dans le diabète sucré. 1 vol. in-18. 3 fr. 50
Cartonné. 4 fr. — Relié. 4 fr. 50

5ᵉ EXAMEN

1ʳᵉ PARTIE (*Cliniques externe, obstétricale, etc.*)

JAMAIN et TERRIER. — MANUEL DE PATHOLOGIE ET DE CLINIQUE CHIRURGICALES. 3ᵉ édition :
2 vol. et 1ᵉʳ fascic. du t. III. 20 fr.

BOUCHUT et DESPRÉS. — DICTIONNAIRE DE MÉDECINE ET DE THÉRAPEUTIQUE MÉDICALE ET CHIRURGICALE, comprenant le résumé de la médecine et de la chirurgie, les indications thérapeutiques de chaque maladie, la médecine opératoire, les accouchements, l'oculistique, l'odonto-technie, les maladies d'oreille, l'électrisation, la matière médicale, les eaux minérales, et un formulaire spécial pour chaque maladie. 4ᵉ édit. 1883. 1 vol. in-4, avec 918 figures dans le texte, et 3 cartes. — Prix : br. 25 fr. — Cart., 27 fr. 50. — Relié, 29 fr.

MAUNOURY et SALMON. — MANUEL DE L'ART DES ACCOUCHEMENTS, à l'usage des élèves en médecine et des élèves sages-femmes. 3ᵉ édit., avec 415 figures dans le texte. 7 fr.

2ᵉ PARTIE (*Clinique interne, anatomie pathologique.*)

GINTRAC (E.). — COURS THÉORIQUE ET CLINIQUE DE PATHOLOGIE INTERNE ET DE THÉRAPIE MÉDICALE. Tomes I à IX. 9 vol. gr. in-8. 63 fr.
Les tomes IV et V se vendent séparément. 14 fr.
Les tomes VI et VII (*Maladies du système nerveux*) se vendent séparément. 14 fr.
Les tomes VIII et IX (*Maladies du système nerveux*) se vendent séparément. 14 fr.

CORNIL et RANVIER. — MANUEL D'HISTOLOGIE PATHOLOGIQUE. 2 vol. gr. in-8, avec 577 figures dans le texte. 2ᵉ édit. 30 fr.

GOUBERT. — MANUEL DE L'ART DES AUTOPSIES CADAVÉRIQUES, surtout dans ses applications à l'anatomie pathologique, précédé d'une Lettre de de M. le professeur *Bouillaud.* 1 vol. in-8 de 500 pages, avec 145 gravures dans le texte. 6 fr.

BERTON. **Guide et Questionnaire de tous les examens de médecine,** avec les réponses des examinateurs eux-mêmes aux questions les plus difficiles; suivi des Programmes des conférences pour *l'internat et l'externat,* avec de grands Tableaux synoptiques inédits d'anatomie et de pathologie 1 vol in-18. 2ᵉ édit. 3 fr. 50

LIVRES SCIENTIFIQUES

NON PORTÉS DANS LES SÉRIES PRÉCÉDENTES

(MÉDECINE — SCIENCES)

par ordre alphabétique de noms d'auteurs.

AMUSSAT (Alph.). **De l'emploi de l'eau en chirurgie.** In-4.   2 fr.

AMUSSAT (Alph.). **Mémoires sur la galvanocaustique thermique.** 1 vol. in-8, avec 44 fig. intercalées dans le texte. 1876.   3 fr. 50

AMUSSAT (Alph.). **Des sondes à demeure et du conducteur en baleine.** 1 brochure in-8, avec fig. dans le texte. 1876.   2 fr.

ARTAUD. **Étude sur l'étiologie de la fièvre typhoïde**, avec une planche. In-8, 1885.   1 fr. 50

ARTIGUES. **Amélie-les-Bains, son climat et ses thermes.** 1 vol. in-8 de 267 pages.   3 fr. 50

AUBER (Edouard). **Traité de la science médicale** (histoire et dogme). 1 fort vol. in-8.   8 fr.

AUBER (Éd.). **De la fièvre puerpérale devant l'Académie de médecine**, et des principes du vitalisme hippocratique appliqués à la solution de cette question. In-8.   3 fr. 50

AUBER (Éd.). **Philosophie de la médecine.** 1 vol. in-18.   2 fr. 50

AUBER (Éd.). **Institutions d'Hippocrate**, ou Exposé dogmatique des vrais principes de la médecine, extraits de ses œuvres. 1 volume gr. in-8.   10 fr.

AUZIAS-TURENNE. **La syphilisation**, syphilis, vaccine, sur les maladies virulentes, variétés. 1 fort vol. in-8, 1878.   16 fr.

BAUDON. **L'ovariotomie abdominale.** In-8.   4 fr.

BAUDRIMONT. **Formation du globe terrestre** pendant la période qui a précédé l'apparition des êtres vivants. 1 vol. in-18.   2 fr. 50

BECQUEREL. **Traité clinique des maladies de l'utérus et de ses annexes.** 2 vol. in-8, avec atlas de 18 planches.   8 fr.

BECQUEREL. **Traité des applications de l'électricité à la thérapeutique médicale et chirurgicale.** 2ᵉ édit. 1 vol. in-8. 2 fr. 50

BECQUEREL et RODIER. **Traité de chimie pathologique appliquée à la médecine pratique.** 1 vol. in-8.   3 fr. 50

BERGERET. **Philosophie des sciences cosmologiques**, critique des sciences et de la pratique médicale. In-8 de 310 pages.   4 fr.

BERGERET. **Petit Manuel de la santé.** 1 vol. in-18.   7 fr.

BERGERET. **De l'urine**, chimie physiologique et microscopie pratique. 1 vol. in-18.   4 fr. 50

BERNARD. **Champignons observés à la Rochelle** et dans les environs. 1 vol. in-8, avec 1 atlas, figures noires. 15 fr. — Coloriées.   25 fr.

BERTET. **Pathologie et chirurgie du col utérin.** In-8.   2 fr. 50

BERTON. **Guide et Questionnaire** de tous les examens de médecine, avec les réponses des examinateurs eux-mêmes aux questions les plus difficiles, suivi de Programmes de conférences pour l'externat et l'internat, avec de grands Tableaux synoptiques inédits d'anatomie et de pathologie. 1 vol. in-18. 2ᵉ édit.   3 fr. 50

BLACKWELL (le Dʳ Élisabeth). **Conseils aux parents sur l'éducation de leurs enfants.** 1 vol. in-18.   2 fr.

BLATIN. **Recherches physiologiques et cliniques sur la nicotine et le tabac.** Gr. in-8.   4 fr.

BOCQUILLON. **Revue du groupe des Verbénacées.** 1 vol. gr. in-8 de 186 pages, avec 20 planches gravées sur acier. 15 fr.

BOCQUILLON. **Anatomie et physiologie des organes reproducteurs des Champignons et des Lichens.** In-4. 2 fr. 50

BOCQUILLON. **Mémoire sur le groupe des Tiliacées.** Gr. in-8 de 48 pages. 2 fr.

BONJEAN. **Monographie de la rage.** 1 vol. in-18, 1879. 3 fr. 50

BOSSU. **Nouveau Compendium médical à l'usage des médecins-praticiens.** 5e édition. 1 vol. gr. in-18. 7 fr.

BOSSU. **Botanique et plantes médicinales.** 1 vol. in-12 de 600 pages, avec 1029 gravures. 7 fr. 50

BOUCHARDAT. **Annuaire de thérapeutique, de matière médicale, de pharmacie et de toxicologie,** de 1841 à 1885, contenant le résumé des travaux thérapeutiques et toxicologiques publiés de 1840 à 1884, et les formules des médicaments nouveaux, suivi de Mémoires divers de M. le professeur Bouchardat.

La collection complète se compose de 45 années et 3 suppléments. 46 vol. gr. in-32.
Prix des années 1841 à 1873, et des suppléments, chacune 1 fr. 25
— — 1874 à 1884, 1 fr. 50

1841. — Monographie du diabète sucré.
1842. — Observations sur le diabète sucré et mémoire sur une maladie nouvelle, l'*hippurie*.
1843. — Mémoire sur la digestion.
1844. — Recherches et expériences sur les contrepoisons du sublimé corrosif, du plomb, du cuivre et de l'arsenic.
1845. — Mémoire sur la digestion des corps gras.
1846. — Recherches sur des cas rares de chimie pathologique, et mémoire sur l'action des poisons et de substances diverses sur les plantes et les poissons.
1846. Supplément. — 1° Trois mémoires sur les fermentations.
     2° Un mémoire sur la digestion des substances sucrées et féculentes, et des recherches sur les fonctions du pancréas.
     3° Un mémoire sur le diabète sucré ou glycosurie.
     4° Note sur les moyens de déterminer la présence et la quantité de sucre dans les urines.
     5° Notice sur le pain de gluten.
     6° Note sur la nature et le traitement physiologique de la phthisie.
1847. — Mémoire sur les principaux contrepoisons et sur la thérapeutique des empoisonnements, et diverses notices scientifiques.
1848. — Nouvelles observations sur la glycosurie, notice sur la thérapeutique des affections syphilitiques, et mémoire sur l'influence des nerfs pneumogastriques dans la digestion.
1849. — Mémoire sur la thérapeutique du choléra.
1850. — Mémoire sur la thérapeutique des affections syphilitiques et observations sur l'affaiblissement de la vue coïncidant avec les maladies dans lesquelles la nature de l'urine est modifiée.
1851. — Mémoire sur la pathogénie et la thérapeutique du rhumatisme articulaire aigu.
1852. — Mémoire sur le traitement de la phthisie et du rachitisme par l'huile de foie de morue.
1856. — Mémoires : 1° sur les amidonneries insalubres ; 2° sur le rôle des matières albumineuses dans la nutrition.
1856. Supplément. — 1° Histoire physiologique et thérapeutique de la cinchonine ;
     2° Rapports sur les remèdes proposés contre la rage ;
     3° Recherches sur les alcaloïdes dans les veines ;
     4° Solution alumineuse benzinée ;
     5° La table alphabétique des matières contenues dans les Annuaires de 1841 à 1855, rédigée par M. le docteur Ramon.
1857 — Mémoire sur l'oligosurie, avec des considérations sur la polyurie.
1858. — Mémoire sur la genèse et le développement de la fièvre jaune.
1859. — Rapports sur les farines falsifiées, le pain bis et le vin plâtré.
1860. — Mémoire sur l'infection déterminée dans le corps de l'homme par la fermentation putride des produits morbides ou excrémentitiels. Des désinfectants qui peuvent être employés pour prévenir cette infection.
1861. — Mémoire sur l'emploi thérapeutique externe du sulfate simple d'alumine et de zinc, par M. le docteur Homolle.
1861. — Supplément (*épuisé*).
1862. — Deux conférences faites aux ouvriers sur l'usage et l'abus des liqueurs fortes et des boissons fermentées.
1863. — Mémoire sur les eaux potables.

1864. — Trois notes sur l'origine et la nature de la vaccine, sur l'inoculation et sur le traitement de la syphilis.
1865. — Mémoire sur l'exercice forcé dans le traitement de la glycosurie.
1866. — Mémoire sur les poisons, les venins, les virus, les miasmes spécifiques dans leurs rapports avec les ferments.
1867. — Mémoire sur la gravelle.
1868. — Mémoire sur le café.
1869. — Mémoire sur la production de l'urée. — Mémoire sur l'étiologie de la glycosurie.
1870. — Mémoire sur la goutte.
1871-72. — Mémoire sur l'état sanitaire de Paris et de Metz pendant le siège.
1873. — Mémoire sur l'étiologie du typhus.
1874. — Mémoire sur l'hygiène du soldat.
1875. — Mémoire sur l'hygiène thérapeutique des maladies.
1876. — Mémoire sur le traitement hygiénique des maladies chroniques et des convalescences.
1877. — Mémoire sur l'étiologie thérapeutique.
1878. — Nouveaux moyens dans la glycosurie.
1879. — Des vignes phylloxérées.
1880. — Mémoire sur le traitement hygiénique des dyspepsies.
1881. — Hygiène et thérapeutique du scorbut.
1882. — Sur la préservation des maladies contagieuses.
1883. — Sur le traitement hygiénique de la fièvre typhoïde, et sur les parasiticides.
1884. — Sur les maladies contagieuses et la genèse de leurs parasites.
1885. — Notice sur le choléra asiatique, sa nature, son parasite; hygiène, traitement. — Mémoire sur l'atténuation des virus.

BOUCHARDAT. **Supplément à l'Annuaire de thérapeutique**, etc., pour 1846, contenant des mémoires : 1° sur les fermentations ; 2° sur la digestion des substances sucrées et féculentes et sur les fonctions du pancréas, par MM. BOUCHARDAT et SANDRAS ; 3° sur le diabète sucré ou glycosurie ; 4° sur les moyens de déterminer la présence et la quantité de sucre dans les urines ; 5° sur le pain de gluten ; 6° sur la nature et le traitement physiologique de la phthisie. 1 vol. gr. in-32.   1 fr. 25

BOUCHARDAT. **Supplément à l'Annuaire de thérapeutique**, etc., pour 1856, contenant : 1° l'histoire physiologique et thérapeutique de la cinchonine ; 2° rapport sur les remèdes proposés contre la rage ; 3° recherches sur les alcaloïdes dans les urines ; 4° solution alumineuse benzinée ; 5° la table alphabétique des matières contenues dans les Annuaires de 1841 à 1855, rédigée par M. Ramon. 1 vol. in-32.   1 fr. 25

BOUCHARDAT. **Opuscules d'économie rurale**, contenant les engrais, la betterave, les tubercules de dahlia, les vignes et les vins, le lait, le pain, les boissons, l'alucite, la digestion et les maladies des vers à soie, les sucres, etc. 1 vol. in-8.   3 fr. 50

BOUCHARDAT. **Traité des maladies de la vigne.** 1 vol. in-8. 3 fr. 50

BOUCHARDAT. **Le travail**, son influence sur la santé (conférences faites aux ouvriers). 1 vol. in-18.   2 fr. 50

BOUCHARDAT. **Histoire naturelle.** Zoologie, botanique, minéralogie, géologie. 2 vol. gr. in-18 avec 308 figures.   2 fr.

BOUCHARDAT. **Physique avec ses principales applications.** 1 vol. gr. in-18 avec 230 figures. 3ᵉ édition.   2 fr.

BOUCHARDAT et QUEVENNE. **Instruction sur l'essai et l'analyse du lait.** 1 br. gr. in-8. 3ᵉ édit., 1879.   1 fr. 50

BOUCHARDAT ET QUEVENNE. **Du lait.** 1ᵉʳ fascicule : Instruction sur l'essai et l'analyse du lait; 2ᵉ fascicule : Des laits de femme, d'ânesse, de chèvre, de brebis, de vache. 1 vol. in-8.   6 fr.

BOUCHARDAT (Gustave). **Histoire générale des matières albuminoïdes.** Thèse d'agrégation. 1 vol. in-8.   2 fr. 50

BOURDEAU (Louis). **Théorie des sciences** Plan de science intégrale. 2 vol. in-8, 1882.   20 fr.

BOURDEAU (Louis). **Les forces de l'industrie.** Progrès de la puissance humaine. 1 vol. in-8, 1884.   5 fr.

BOURDEAU (Louis). **La conquête du monde animal.** 1 vol. in-8, 1885. 5 fr.

BOURDET (Eug.). **Des maladies du caractère** au point de vue de l'hygiène morale et de la philosophie positive. In-8. 5 fr.

BOURDET. **Principes d'éducation positive.** In-18. 3 fr. 50

BOURDET (Eug.). **Vocabulaire des principaux termes de la philosophie positive.** 1 vol. in-18. 3 fr. 50

BOUTIGNY (M. H. P.) d'Évreux. **Etudes sur les corps à l'état sphéroïdal.** 1 vol. in-8. 4e édition. 10 fr.

BOUYER (Achille). **Étude médicale sur la station hivernale d'Amélie-les-Bains.** 1 vol. in-18. 1 fr. 50

BRAULT. **Contribution à l'étude des néphrites.** 1881. Br. in-8 avec 3 planches. 2 fr.

BRÉMOND (E.). **De l'hygiène de l'aliéné.** Br. in-8. 2 fr.

BRIGHAM. **Quelques observations chirurgicales.** 1872. Gr. in-8 sur papier de Hollande avec 4 photographies. 5 fr.

BYASSON. **Essai sur les causes de dyspepsie** et sur leur traitement par l'eau minérale de Mauhourat (à Cauterets). In-8. 1 fr. 50

BYASSON (H.) et FOLLET (A.). **Étude sur l'hydrate de chloral et le trichloracétate de soude.** 1871. In-8 de 64 pages. 2 fr.

CABADÉ. **Essai sur la physiologie des épithéliums.** In-8 de 88 pages, avec 2 planches gravées. 2 fr. 50

CASTORANI. **Mémoire sur le traitement des taches de la cornée,** *néphélion, albugo.* In-8. 1 fr.

CASTORANI. **Mémoire sur l'extraction linéaire externe de la cataracte.** In-8. 3 fr. 50

CAZENEUVE. **Des densités des vapeurs au point de vue chimique** (thèse de concours d'agrégation). In-8. 1878. 3 fr. 50

CELS (A.). **Éléments d'anthropologie.** Tome I, 1885. 5 fr.

CHARCOT et CORNIL. **Contributions à l'étude des altérations anatomiques de la goutte,** et spécialement du rein et des articulations chez les goutteux. In-8 de 30 pages, avec pl. 1 fr. 50

CHARCOT et PITRES. **Etude critique et clinique de la doctrine des localisations motrices dans l'écorce des hémisphères cérébraux de l'homme.** 1 br. gr. in-8. 2 fr. 50

CHARPIGNON. **Considérations sur les maladies de la moelle épinière.** In-8. 1 fr.

CHARPIGNON. **Études sur la médecine animique et vitaliste.** 1 vol. gr. in-8 de 192 pages. 4 fr.

CHASERAY (Alexandre). **Conférences sur l'âme.** In-18. 75 c.

CHAUFFARD. **De la spontanéité et de la spécificité dans les maladies.** 1 vol. in-18 de 232 pages. 3 fr.

CHÉRUBIN. **De l'extinction des espèces,** études biologiques sur quelques-unes des lois qui régissent la vie. In-18. 2 fr. 50

CHIPAULT (Antony). **De la résection sous-périostée dans la fracture de l'omoplate par armes à feu.** In-8. 3 fr. 50

CHIPAULT. **Fractures par armes à feu.** In-8 avec 37 pl. 25 fr.

CHOMET. **Effets et influence de la musique** sur la santé et sur la maladie. In-8. 3 fr.

CLÉMENCEAU. **De la génération des éléments anatomiques,** précédé d'une Introd. par M. le professeur Robin. In-8. 5 fr.

Conférences historiques de la Faculté de médecine faites pendant l'année 1865. (*Les Chirurgiens érudits,* par M. Verneuil. — *Gui de Chauliac,* par M. Follin. — *Celse,* par M. Broca. — *Wurtzius,* par M. Trélat. — *Bioland,* par M. Le Fort. — *Leuret,* par M. Tarnier. — *Harvey,* par M. Béclard. — *Stahl,* par M. Lasègue. — *Jenner,* par M. Lorain. — *Jean de Vier,* par M. Axenfeld. — *Laennec,* par M. Chauffard. — *Sylvius,* par M. Gubler. — *Stoll,* par M. Parrot.) 1 vol. in-8. 3 fr.

CORLIEU. La mort des rois de France depuis François Ier jusqu'à la Révolution française. 1 vol. in-18. 3 fr. 50

CORNIL. Des différentes espèces de néphrites. In-8. 3 fr. 50

CORNIL. — Voy. Laennec.

CORNIL et CHARCOT. — Voy. Charcot.

DAMASCHINO. Des différentes formes de pneumonie aiguë chez les enfants. In-8 de 154 pages. 3 fr. 50

DAMASCHINO. La pleurésie purulente. In-8. 3 fr. 50

DAMASCHINO. Étiologie de la tuberculose. In-8 de 204 p. 2 fr. 50

D'ARDONNE. La philosophie de l'expression, étude psychologique. 1 vol. in-8 de 352 pages. 8 fr.

D'ASSIER (Adolphe). Physiologie du langage phonétique. 1 vol. in-18. 2 fr. 50

D'ASSIER (Adolphe). Physiologie du langage graphique. In-18. 2 fr. 50

D'ASSIER (Adolphe). Essai de philosophie positive au XIXe siècle. Première partie : le Ciel. 1 vol. in-18. 2 fr. 50

D'ASSIER. Essai de philosophie naturelle chez l'homme. 1 vol. in-12, 1882. 3 fr. 50

DAURIAC. Des notions de matière et de force dans les sciences de la nature. 1 vol. in-8. 1878. 5 fr.

DÉGRAUX-LAURENT. Études ornithologiques. La puissance de l'aile, ou l'oiseau pris au vol. 1 vol. in-8. 5 fr.

DELBŒUF. La psychologie comme science naturelle. 1 vol. in-8. 2 fr. 50

DELBOEUF. Psychophysique, mesure des sensations de lumière et de fatigue ; théorie générale de la sensibilité. In-18, 1883. 3 fr. 50

DELBOEUF. Examen critique de la loi psychophysique. 1 vol. in-18. 3 fr. 50

DELBOEUF. Le sommeil et les rêves. 1 vol. in-18, 1885. 3 fr. 50

DELMAS. Étude pratique sur l'hydrothérapie. 1re partie : De l'hydrothérapie à domicile. In-8. 2 fr.

DELMAS. Physiologie nouvelle de l'hydrothérapie. 1 br. in-8 avec 115 tableaux. 3 fr. 50

DELVAILLE (Camille). Études sur l'histoire naturelle. 1 vol. in-18. 3 fr. 50

DELVAILLE (Camille). De la fièvre de lait. In-8. 2 fr. 50

DELVAILLE (Camille). De l'exercice de la médecine, nécessité de reviser les lois qui la régissent en France. In-8. 2 fr.

DELVAILLE (Camille). Lettres médicales sur l'Angleterre. In-8. 1 fr. 50

DEVERGIE (Alphonse). Médecine légale théorique et pratique, avec le texte et l'interprétation des lois relatives à la médecine légale, revus et annotés par M. Dehaussy de Robécourt, conseiller à la Cour de cassation. 3e édit. 3 vol. in-8. 23 fr.

DONDERS. L'astigmatisme et les verres cylindriques. In-8. 4 fr. 50

DROGNAT-LANDRE. De l'extraction de la cataracte. Grand in-8. 1 fr.

DROGNAT-LANDRÉ. De la contagion seule cause de la propagation de la lèpre. In-8. 2 fr. 50

DUBOUCHET. Maladies des voies urinaires et des organes de la génération. 10e édit. 1 vol. in-8. 5 fr.

DUJARDIN-BEAUMETZ. Myélite aiguë. In-8. 2 fr. 50

DUMOUSTIER. Les stations de l'homme préhistorique sur les plateaux du Grand-Morin (Seine-et-Marne). 1 vol. in-8 avec 40 gravures, 1882. 3 fr.

DURAND (de Gros). **Essais de physiologie philosophique.** 1 vol.
  in-8.   8 fr.
DURAND (de Gros). **De l'influence des milieux sur les caractères
  de races, de l'homme et des animaux.** Br. in-8.   1 fr. 50
DURAND (de Gros). **Ontologie et psychologie physiologique.**
  1 vol. in-18.   3 fr. 50
DURAND (de Gros). **De l'hérédité dans l'épilepsie.** Broch.
  in-8 de 15 pages.   50 c.
DURAND (de Gros). **Les origines animales de l'homme,** éclairées
  par la physiologie et l'anatomie comparatives. 1 vol. in-8.   5 fr.
DURAND-FARDEL. **Les indications des eaux minérales et
  leurs actions thérapeutiques.** 1 br. in-8, 1878.   1 fr. 25
DURAND-FARDEL. **Lettres médicales sur Vichy.** 4ᵉ éd. 1877. 2 fr. 50
**Éléments de science sociale, ou Religion physique sexuelle et
  naturelle,** par un docteur en médecine. 4ᵉ édit., 1884. Grand
  in-18.   3 fr. 50
ESTACHY. **Des grossesses dites prolongées.** In-8.   1 fr. 25
FAIVRE (Ernest). **De la variabilité des espèces.** 1 vol. in-18. 2 fr. 50
FERMOND. **Études comparées des feuilles** dans les trois grands
  embranchements végétaux. 1 vol. in-8, avec 13 pl.   10 fr.
FERMOND. **Phytogénie,** ou Théorie mécanique de la végétation.
  1 vol. gr. in-8 de 708 pages, avec 5 planches.   12 fr.
FERMOND. **Essai de phytomorphie,** ou Étude des causes qui dé-
  terminent les principales formes végétales. 2 vol. gr. in-8, avec
  nombreuses planches.   30 fr.
FERMOND. **Faits pour servir à l'histoire générale de la fécon-
  dation chez les végétaux.** In-8 de 45 pages.   2 fr.
FERRIÈRE. **L'âme est la fonction du cerveau.** 2 vol. in-18,
  1883.   7 fr.
FIAUX. **L'enseignement de la médecine en Allemagne.** 1 vol.
  in-8, 1877.   5 fr.
FOURNIER. **Actes du congrès international de botanique tenu
  à Paris en août 1867.** 1 vol. gr. in-8.   6 fr.
FRANCO (de Lausanne). **Petit Traité sur les hernies.** Réimpression
  de l'édition de 1556. 1 vol. in-8 sur papier de Hollande, 1884. 3 fr.
FREDERIQ (Dʳ). **Hygiène populaire.** 1 vol. in-12, 1875.   4 fr.
FUMOUZE (A.). **De la cantharide officinale** (thèse de pharmacie).
  In-4 de 58 pages et 5 planches.   3 fr. 50
FUMOUZE (V.). **Les spectres d'absorption du sang** (thèse de doc-
  torat). In-4 de 141 pages et 3 pl.   4 fr. 50
GALEZOWSKI. **Desmarres,** sa Vie et ses œuvres. 1 br. in-8.   2 fr.
GALEZOWSKI. **Les troubles oculaires dans l'ataxie locomotrice.**
  1 br. in-8, 1884.   1 fr. 50
GALTIER-BOISSIÈRE. **Sématotechnie,** ou Nouveaux signes phono-
  graphiques. 1 vol. in-8 avec figures.   3 fr.
GARNIER. **Dictionnaire annuel des progrès des sciences et
  institutions médicales,** suite et complément de tous les diction-
  naires, précédé d'une Introduction par M. le docteur Amédée Latour.
  1 vol. in-12 de 500 pages.
    Prix de la 1ʳᵉ année 1864.   5 fr.
    — les 2ᵉ, 3ᵉ, 4ᵉ, 5ᵉ et 6ᵉ années, 1865 à 1869, chacune   6 fr.
    — de la 7ᵉ année 1870 et 1871.   7 fr.
    — des 8ᵉ, 9ᵉ, 10ᵉ, 11ᵉ, 12ᵉ, 13ᵉ, 14ᵉ, 15ᵉ, 16ᵉ, 17ᵉ, 18ᵉ, 19ᵉ et
      20ᵉ années, 1872 à 1884, chacune   7 fr.
GELY. **Études sur le cathétérisme curviligne et sur l'emploi
  d'une nouvelle sonde dans le cathétérisme évacuatif.**
  1 vol. in-4 avec 97 planches.   7 fr.

GEOFFROY SAINT-HILAIRE (Étienne) **Vie, travaux et doctrine scientifique**, par Isid. Geoffroy Saint-Hilaire. 1 vol. in-12.   3 fr. 50
— Le même. 1 vol. in-8.   5 fr.
GERVAIS (Paul). **Zoologie.** Reptiles vivants et fossiles. Gr. in-8 avec 19 planches gravées.   7 fr.
GIACOMINI. **Large communication entre la veine porte et les veines iliaques droites**, traduit de l'italien. In-8, 1874. 2 fr. 50
GILLE. **Le traitement des malades à domicile.** 1 vol. in-8.   6 fr.
GIRAUD-TEULON. **OEil schématique**, dimensions décuples. 1 tableau.   2 fr. 50
GOLDSCHMIDT (D.). **De la vaccine animale.** 1 br. in-8, 1885.   1 fr.
GOUJON. **Étude d'un cas d'hermaphrodisme bisexuel imparfait chez l'homme.** In-8 avec 2 planches, 1872.   1 fr.
GRAD. **Considérations sur les progrès et l'état présent des sciences naturelles.** In-8, 1874.   2 fr.
GREHANT. **Recherches physiques sur la respiration de l'homme.** In-8 de 46 pages, avec 1 planche.   1 fr. 50
GROSS. **Manuel du brancardier**, avec 92 dessins dans le texte. 1 vol. in-18, 1884.   3 fr. 50
GROVE (W. R.). **Corrélation des forces physiques**, traduit de l'anglais par M. Séguin aîné. 2e édit. In-8.   7 fr. 50
GUILLEMOT. **Étude sur l'arnica.** In-8, 1874.   1 fr.
GUINIER. **Essai de pathologie et de clinique médicales**, contenant des recherches spéciales sur la forme pernicieuse de la maladie des marais, la fièvre typhoïde, la diphthérie, la pneumonie, la thoracocentèse chez les enfants, le carreau, etc. 1 fort vol. in-8.   8 fr.
HACHE (M.). **Étude clinique sur les cystites.** 1 vol. in-8, 1884.   3 fr. 50
HANRIOT (M.). **Hypothèses sur la constitution de la matière** (thèse d'agrégation, 1880). 1 vol. in-8.   3 fr.
HÉMEY (Lucien). **De la péritonite tuberculeuse.** In-8 de 90 pages.   2 fr.
HIRIGOYEN. **De l'influence des déviations de la colonne vertébrale sur la conformation du bassin** (thèse d'agrégation, 1880). 1 vol. in-8.   4 fr.
HOUEL. **Manuel d'anatomie pathologique générale et appliquée**, contenant le Catalogue et la description des pièces déposées au musée Dupuytren. 2e édition. 1 vol. in-18 de 930 pages.   7 fr.
HUCHARD (H.). **Étude critique sur la pathogénie de la mort subite dans la fièvre typhoïde.** 1 br. in-8, 1878.   1 fr. 25
ISAMBERT (E.). **Études sur l'emploi thérapeutique du chlorate de potasse**, spécialement dans les affections diphthéritiques (croup, angine couenneuse, etc.). 1 vol. in-8.   2 fr. 50
ISAMBERT (E.). **Parallèle des maladies générales et des maladies locales.** In-8.   3 fr.
JACOBY. **Études sur la sélection dans ses rapports avec l'hérédité chez l'homme.** 1 vol. in-8, 1881.   14 fr.
JAMAIN. **Archives d'ophthalmologie.** 1853-1856. 6 vol. in-8 avec figures.   12 fr.
JOSAT. **De la mort et de ses caractères.** 1 vol. in-8.   7 fr.
JOSAT. **Recherches historiques sur l'épilepsie.** In-8.   2 fr.
JOUSSET DE BELLESME. **Recherches expérimentales sur la digestion des insectes**, et de la Blatte en particulier. 1 vol. in-8, 1876.   3 fr.
JOUSSET DE BELLESME. **Phénomènes physiologiques de la métamorphose chez la Libellule déprimée.** In-8.   2 fr. 50
JOUSSET DE BELLESME. **Recherches expérim. sur les fonctions du balancier chez les Insectes diptères.** In-8.   3 fr.

LABORDE. **Les hommes et les actes de l'insurrection de Paris devant la psychologie morbide.** 1871. 1 vol. in-18 de 150 pages.
2 fr. 50

LAENNEC. **Traité inédit sur l'anatomie pathologique.** Introduction et Ier chapitre, précédés d'une Préface par V. CORNIL, ornés de 2 portraits de Laennec. 1884. 1 fr. 50; sur papier de Hollande.
3 fr.

LAHILONNE. **Essai de critique médicale.** Pau et ses environs au point de vue des affections paludéennes. Gr. in-8.
2 fr.

LAHILONNE. **Étude de météorologie médicale au point de vue des voies respiratoires.**
2 fr. 50

LAHILONNE. **Histoire des fontaines de Cauterets** et des variations de leur emploi au traitement des maladies chroniques; précédé d'une Préface de M. le professeur HIRTZ. 1 vol. in-12, 1877.
3 fr.

LANDAU. **Théorie et traitement de la glycosurie.** In-8. 1 fr. 50

LANOIX. **Étude sur la vaccination animale.** In-8 de 56 pages. 2 fr.

LA PERRE DE ROO. **La consanguinité et les effets de l'hérédité.** 1 vol. in-8, 1881.
5 fr.

LAUSSEDAT. **La Suisse.** Études médicales et sociales. 2e édition. 1 vol. in-18. 1875.
3 fr. 50

LAVELEYE (Ém. de). **L'Afrique centrale et la conférence de Bruxelles,** suivi de Lettres et découvertes de Stanley. 1 vol. in-12, avec 2 cartes. 1878.
3 fr.

LE FORT. **La chirurgie militaire** et les Sociétés de secours en France et à l'étranger. In-8 avec gravures.
10 fr.

LE FORT. **Étude sur l'organisation de la médecine** en France et à l'étranger. In-8, 1874.
3 fr.

LIEBREICH (Oscar). **L'hydrate de chloral,** traduit de l'allemand sur la 2e édition par Is. Levaillant. In-8 de 70 pages. 2 fr. 50

LIEBREICH (Richard). **Nouveau procédé d'extraction de la cataracte.** In-8 de 16 pages, 1872.
75 c.

LIOUVILLE (H.). **De la généralisation des anévrysmes miliaires.** 1 vol. in-8 de 230 pages, et 3 pl. comprenant 19 fig.
6 fr.

LŒWENBERG. **La lame spirale du limaçon de l'oreille** de l'homme et des mammifères. 1 vol. in-8.
2 fr.

LOUET. **Guide administratif du médecin-accoucheur et de la sage-femme.** 1 vol. in-18, 1878.
3 fr. 50

LUBANSKI. **Guide du poitrinaire** et de celui qui ne veut pas le devenir. 1 vol. in-18.
3 fr.

MACARIO. **Entretiens populaires sur la formation des mondes et les lois qui les régissent.** 1 vol. in-18.
2 fr. 25

MACARIO. **Lettres sur l'hygiène.** 1 vol. in-18.
2 fr.

MACÉ. **Traité pratique et raisonné de pharmacie galénique.** 1 vol. in-8.
6 fr.

MAGDELAIN. **Des kystes séreux et acéphalocystiques de la rate.** In-8.
2 fr.

MAIRET. **Formes cliniques de la tuberculose miliaire du poumon** (thèse d'agrégation). 1 vol. in-8, 1878.
3 fr. 50

MANDON. **De la fièvre typhoïde,** nouvelles considérations sur sa nature, ses causes et son traitement. 1 vol. in-8.
6 fr.

MANDON. **Van Helmont**, sa biographie, histoire critique de ses œuvres. In-4.								6 fr.

MARX (Edmond). **De la fièvre typhoïde.** In-8.				3 fr.

MELLEZ. **Genèse de la terre et de l'homme.** 1 vol. in-8.		5 fr.

MENIÈRE. **Cicéron médecin.** Étude médico-littéraire. In-18. 4 fr. 50

MENIÈRE. **Les consultations de madame de Sévigné.** Étude médico-littéraire. 1 vol. in-8.						3 fr.

MENIÈRE. **Les moyens thérapeutiques employés dans les maladies de l'oreille.** Thèse. Gr. in-8.					2 fr.

MENIÈRE. **Du traitement de l'otorrhée purulente chronique,**
considérations sur la maladie de Menière. In-18.		1 fr. 25

MESTRE. **Essai sur l'éléphantiasis des Arabes,** observé en Algérie. In-8 de 104 pages, avec 5 pl. lithographiées.		3 fr. 50

MEUNIER (Stanislas). **Lithologie terrestre et comparée** (roches,
météorites). 1 vol. in-8, 108 pages.				4 fr. 50

MIQUEL. **Lettres médicales à M. le professeur Trousseau,**
pour mettre un terme à des erreurs relatives aux maladies éruptives
et à la spécificité. In-8.						7 fr.

MOREAU (Alexis). **Des grossesses extra-utérines.** In-8. 2 fr. 50

MOREL. **Traité des champignons.** 1 vol. gr. in-18, avec fig.	4 fr.

MOUGEOT (de l'Aube). **Itinéraire d'un ubiétiste à travers les
sciences et la religion.** In-18.					3 fr. 50

MUNARET. **Le médecin des villes et des campagnes.** 3ᵉ édit.
1 vol. gr. in-18.							4 fr. 50

NICAISE. **Des lésions de l'intestin dans les hernies.** In-8
de 120 pages.							3 fr.

ODIER ET BLACHE. **Quelques considérations sur les causes de
la mortalité des nouveau-nés,** et sur les moyens d'y remédier.
Gr. in-8 de 30 pages et XI tableaux.				1 fr. 50

OLLIVIER (Clément). **Histoire physique et morale de la femme.**
1 vol. in-8.								5 fr.

OLLIVIER (Clément). **Influence des affections organiques sur la
raison,** ou Pathologie morale. In-8 de 244 pages.		4 fr.

ONIMUS. **De la théorie dynamique de la chaleur** dans les sciences
biologiques. In-8.							3 fr.

ONIMUS ET VIRY. **Étude critique des tracés** obtenus avec le cardiographe et le sphygmographe. In-8 de 75 pages.		2 fr.

ONIMUS ET VIRY. **Études critiques et expérim.** sur l'occlusion
des orifices auriculo-ventriculaires. In-18 de 60 pages.	1 fr. 25

PAQUET (F.). **La gutta-percha ferrée** appliquée à la chirurgie sur
les champs de bataille et dans les hôpitaux. In-8.		1 fr. 50

PÉAN. **Splénotomie,** observation d'ablation complète de la rate pratiquée avec succès.							1 fr.

PÉAN. **De la forcipressure,** ou de l'application des pinces à l'hémostasie chirurgicale, leçons recueillies par MM. G. Deny et
Exchaquet, internes des hôpitaux. In-8, 1875.			2 fr. 50

PÉAN. **Du pincement des vaisseaux comme moyen d'hémostase.** 1 vol. in-8, 1877.						4 fr.

PÉROCHE (J.). **Les phénomènes glaciaires et torrides, et la
précession des équinoxes.** Broch. in-8.			1 fr. 50

PÉROCHE (J.). **Les causes des phénomènes glaciaires et torrides**, justification. Broch. in-8. 2 fr.

PÉROCHE. **Les oscillations polaires et les températures géologiques**. 1 broch. in-8, 1880. 2 fr.

PEROCHE. **L'homme et les temps quaternaires** au point de vue des glissements polaires et des influences processionnelles. 1 brochure in-8. 2 fr.

PHILIPS (J. P.). **Influence réciproque de la pensée,** de la sensation et des mouvements végétatifs. In-8. 1 fr.

PICOT. **De l'état de la science dans la question des maladies infectieuses.** In-8, 1872. 2 fr.

PICOT. **Recherches expérimentales sur l'inflammation suppurative** et le passage des leucocytes à travers les parois vasculaires. In-8 de 40 pages avec 4 planches. 2 fr.

PIGEON (Ch.). **Du rôle de l'électricité dans l'économie animale.** 1 br. in-8, 1880. 1 fr. 50

PITRES. **Des hypertrophies et des dilatations cardiaques indépendantes des lésions valvulaires** (thèse d'agrégation). 1 vol. in-8, 1878. 3 fr. 50

PONCET. **De l'hématocèle péri-utérine** (thèse d'agrégation). 1 vol. in-8, 1878. 4 fr.

PORAK (Ch.). **Considérations sur l'ictère des nouveau-nés** et sur le moment où il faut pratiquer la ligature du cordon ombilical. Broch. in-8, 1878. 2 fr.

PORAK (Ch.). **De l'influence réciproque de la grossesse et des maladies de cœur** (thèse d'agrégation, 1880). 1 vol. in-8. 4 fr.

POUCHET (Georges). **Des changements de coloration sous l'influence des nerfs,** mémoire couronné par l'Académie des sciences. 1 vol. in-8 avec 5 planches en couleur. 10 fr.

POUCHET (Georges). **La biologie aristotélique.** 1 vol. gr. in-8, 1885. 3 fr. 50

QUEVENNE et BOUCHARDAT. — Voy. Bouchardat et Quevenne.

RABBINOWICZ. **La médecine du thalmud.** 1 vol. in-8. 10 fr.

RABUTEAU. **Étude expérimentale sur les effets physiologiques des fluorures et des composés métalliques.** In-8. 2 fr. 50

RABUTEAU. **Phénomènes physiques de la vision.** In-4. 2 fr. 50

REGAMEY (G^{me}). **Anatomie des formes du cheval** à l'usage des peintres et des sculpteurs, publié sous la direction de Félix Regamey, avec texte par le Dr Kuhff. 6 pl. en chromolithographie. 8 fr.

RETTERER (Ed.). **Développement du squelette des extrémités et des productions cornées chez les mammifères.** 1 vol. in-8, avec 4 pl. hors texte, 1885. 4 fr.

REY. **Dégénération de l'espèce humaine** et sa régénération. 1 vol. in-8 de 226 pages. 3 fr.

RICHET (Ch.). **Du suc gastrique** chez l'homme et chez les animaux. 1 vol. in-8, 1878, avec une planche hors texte. 4 fr. 50

RICHET (Ch.). **Structure des circonvolutions cérébrales** (thèse de concours d'agrégation). In-8, 1878. 5 fr.

RIETSCH. **Reproduction des cryptogames.** 1 vol. gr. in-8, avec figures. 5 fr.

ROBIN (Ch.). **Des tissus et des sécrétions.** Anatomie et physiologie comparées. Gr. in-18 à 2 colonnes. 4 fr. 50

ROBIN. **Des éléments anatomiques.** 1 vol. in-8. 4 fr. 50

ROMIÉE. **De l'amblyopie alcoolique.** 1 br. in-8, 1881. 2 fr.

ROISEL. **Les Atlantes.** Études antéhistoriques. In-8, 1874. 7 fr.

SANNÉ. **Étude sur le croup après la trachéotomie,** évolution normale, soins consécutifs, complications. In-8. 4 fr.

SAUVAGE. **Zoologie. Des poissons fossiles.** In-8. 3 fr. 50

SNELLEN. **Échelle typographique** pour mesurer l'acuité de la vision, par le docteur Snellen, médecin de l'hôpital néerlandais pour les maladies des yeux, à Utrecht. 4 fr.

SOUS. **Manuel d'ophthalmoscopie.** 1 vol. in-8. 4 fr.

TALAMON. **Recherches anatomo-pathologiques et cliniques sur le foie cardiaque.** 1 br. gr. in-8. 2 fr.

TAULE. **Notions sur la nature et les propriétés de la matière organisée.** In-8. 3 fr. 50

TERRIER (Félix). **De l'œsophagotomie externe.** In-8. 3 fr. 50

TERRIER (Félix). **Des anévrysmes cirsoïdes** (thèse d'agrégation). In-8 de 158 pages. 3 fr.

THÉRY (de Langon). **Traité de l'asthme.** 1 vol. in-8. 5 fr.

UFFELMANN. **Des maisons hospitalières** destinées aux enfants faibles et scrofuleux des classes pauvres, etc. 1 br. in-8, 1884. 1 fr. 50

VALCOURT (de). **Climatologie des stations hivernales du midi de la France** (Pau, Amélie-les-Bains, Hyères, Cannes, Nice, Menton). 1 vol. in-8. 3 fr.

VALCOURT (de). **Cannes et son climat.** In-18. 5 fr.

VARIGNY (H. C. de). **Recherches expérimentales sur l'excitabilité électrique des circonvolutions cérébrales et sur la période d'excitation latente du cerveau.** 1 broch. in-8, 1884. 2 fr.

VASLIN (L.). **Études sur les plaies par armes à feu.** 1 vol. gr. in-8 de 225 pages, accompagné de 22 pl. en lithogr. 6 fr.

VERNIAL. **Origine de l'homme,** d'après les lois de l'évolution naturelle. 1 vol. in-8, 1882. 3 fr.

VILLEMIN. **Des coliques hépatiques et de leur traitement par les eaux de Vichy.** 3e édition, 1 vol. in-18. 3 fr. 50

VILLENEUVE. **De l'opération césarienne** après la mort de la mère, réponse à M. le docteur Depaul. Br. in-8 de 160 pages. 2 fr. 50

VIRCHOW. **Des trichines,** à l'usage des médecins et des gens du monde, traduit de l'allemand avec l'autorisation de l'auteur par E. Onimus. In-8 de 55 pages et planche coloriée. 1 fr.

VULPIAN (Paul). **Excursions de la Société géologique de France dans la Suisse, la Savoie et la Haute-Savoie.** 1 br. in-8. 1 fr. 50

WIET. **Contribution à l'étude de l'élongation des nerfs.** 1882. Br. gr. in-8 avec figures. 4 fr.

ZABOROWSKI. **L'Anthropologie,** son histoire, sa place, ses résultats. 1 brochure in-8, 1882. 1 fr. 25

PUBLICATIONS PÉRIODIQUES

REVUE DE MÉDECINE

DIRECTEURS : MM.

BOUCHARD
Professeur à la Faculté de médecine de Paris,
Médecin de l'hôpital Lariboisière.

CHAUVEAU
Professeur à la Faculté de médecine de Lyon,
Directeur de l'Ecole vétérinaire.

CHARCOT
Professeur à la Faculté de médecine de Paris,
Médecin de la Salpêtrière.

VULPIAN
Professeur à la Faculté de médecine de Paris,
Médecin de l'Hôtel-Dieu.

RÉDACTEURS EN CHEF : MM.

LANDOUZY
Professeur agrégé à la Faculté de médecine de Paris,
Médecin de l'hôpital Tenon.

LÉPINE
Professeur de clinique médicale
à la Faculté de médecine de Lyon.

REVUE DE CHIRURGIE

DIRECTEURS : MM.

OLLIER
Professeur de clinique chirurgicale
à la Faculté de médecine de Lyon.

VERNEUIL
Professeur de clinique chirurgicale
à la Faculté de médecine de Paris.

RÉDACTEURS EN CHEF : MM.

NICAISE
Professeur agrégé a la Faculté de médecine de Paris,
Chirurgien de l'hôpital Laennec.

TERRIER
Professeur agrégé à la Faculté de médecine de Paris,
Chirurgien de l'hôpital Bichat.

Ces deux Revues paraissent depuis le commencement de l'année 1881, le 10 de chaque mois, chacune formant une livraison de 5 ou 6 feuilles d'impression.

Elles continuent la *Revue mensuelle de médecine et de chirurgie*, fondée en 1877. Le cadre de cette dernière ne permettait pas de donner à chacune des divisions de l'art de guérir les développements reconnus nécessaires ; de là la séparation en *Revue de médecine* et *Revue de chirurgie*.

PRIX D'ABONNEMENT :

Pour chaque revue séparée.

Un an, Paris. . . . . **20** fr.
— Départements et étranger. . . . . **23** fr.

Pour les deux revues réunies.

Un an, Paris **35**
— Départements et étranger . . . . **40** fr

PRIX DE LA LIVRAISON : 2 fr.

Chaque année de la *Revue mensuelle de médecine et de chirurgie*, de la *Revue de médecine* et de la *Revue de chirurgie* se vend séparément. 20 fr. — Chaque livraison. 2 fr.

ARCHIVES ITALIENNES

DE

BIOLOGIE

Publiées en français par

C. ÉMERY et **A. MOSSO**
Professeur à l'Université de Bologne.   Professeur à l'Université de Turin.

4e année, 1885.

Les Archives italiennes de biologie contiennent le résumé des travaux scientifiques italiens ; elles paraissent tous les deux mois par fascicule de 10 feuilles avec nombreuses planches hors texte.

PRIX D'ABONNEMENT, UN AN : **40** fr.

Exceptionnellement, la première année se vend..... **30** fr.

JOURNAL

DE

L'ANATOMIE

ET DE LA PHYSIOLOGIE

NORMALES ET PATHOLOGIQUES

DE L'HOMME ET DES ANIMAUX

Publié par MM.

Charles ROBIN et **G. POUCHET**
Professeur   Professeur-administrateur
à la Faculté de médecine.   au Muséum d'histoire naturelle.

VINGT ET UNIÈME ANNÉE (1885)

Ce journal paraît tous les deux mois, et contient : 1° Des *travaux originaux* sur les divers sujets que comporte son titre ; 2° *l'analyse* et *l'appréciation* des travaux présentés aux Sociétés françaises et étrangères ; 3° une *revue* des publications qui se font à l'étranger sur la plupart des sujets qu'embrasse le titre de ce recueil.

Il a en outre pour objet : la *tératologie*, la *chimie organique*, l'*hygiène*, la *toxicologie* et la *médecine légale* dans leurs rapports avec l'anatomie et la physiologie.

Les applications de l'anatomie et de la physiologie à la *pratique de la médecine*, de la chirurgie et de l'obstétrique.

Un an, pour Paris............................ 30 fr.
— pour les départements et l'étranger..... 33 fr.
La livraison.................. 6 fr.

Les treize premières années, 1864, 1865, 1866, 1867, 1868, 1869, 1870-71, 1872, 1873, 1874, 1875, 1876 et 1877, sont en vente au prix de 20 fr. l'année, et de 3 fr. 50 la livraison. Les années suivantes depuis 1878 coûtent 30 fr., la livraison 6 fr.

THE LANCET

A Journal of British and Foreign Medicine, Physiology, Surgery, Chemistry, Public Health, Criticism and News.

Paraissant tous les samedis.

L'abonnement part du 1er de chaque mois.
Prix pour Paris, les Départements et l'Étranger :

Six mois............................ **23** francs.
Un an............................... **45** —

RECUEIL D'OPHTHALMOLOGIE

Par les Drs GALEZOWSKI et CUIGNET

PARAISSANT TOUS LES MOIS PAR LIVRAISONS IN-8° DE 4 FEUILLES

3e *série*, 7e *année*, 1885.

Abonnement : un an, **20** fr., pour la France et l'étranger.

La livraison.................... **2** francs.

La 1re série, publiée sous le titre de *Journal d'ophthalmologie*, par MM. GALEZOWSKI et PIÉCHAUD, année 1872. 1 vol. in-8........ 20 fr.

Les volumes de la 2e série, années 1874, 1875, 1876, 1877, 1878, se vendent chacun séparément................................ 15 fr.

La 3e série commence avec l'année 1879. Prix des années 1879, 1880, 1881, 1882, 1883 et 1884, chacune séparément................ 20 fr.

ANNALES

DE LA

SOCIÉTÉ D'HYDROLOGIE MÉDICALE DE PARIS

COMPTES RENDUS DES SÉANCES DE 1854 A 1883

Abonnement : un an, Paris..................... 6 francs.
— — Départements.............. 7 —
— — Étranger.................. 8 —

29 volumes in-8. **203** fr. — Chaque volume séparément. **7** francs.

COURS

DE

MATHÉMATIQUES ÉLÉMENTAIRES

A L'USAGE DES CANDIDATS

AU BACCALAURÉAT ÈS SCIENCES

ET AUX ÉCOLES DU GOUVERNEMENT

PAR MM.

EUG. COMBETTE

ancien élève de l'École normale supérieure, professeur au lycée Saint-Louis.

J. CARON	P. PORCHON	CH. REBIÈRE
ancien élève de l'École normale supérieure, professeur au lycée Saint-Louis.	ancien élève de l'École normale supérieure, profeseur au lycée de Versailles.	ancien élève de l'École normale supérieure, professeur au lycée Saint-Louis.

1° **Cours de géométrie élémentaire**, par M. Eug. COMBETTE. 1 vol. in-8°, avec figures dans le texte, broché........................ 10 fr.

2° **Cours d'arithmétique**, par M. Eug. COMBETTE. 1 vol. in-8, broché.... 6 fr.

3° **Cours d'algèbre élémentaire**, par M. Eug. COMBETTE. 1 vol. in-8, br.. 10 fr.

4° **Cours de mécanique**, par M. Eug. COMBETTE. 1 vol. in-8............ 5 fr.

5° **Cours de géométrie descriptive**, par M. CARON. 1 vol. in-8, avec un atlas de 16 planches gravées sur cuivre (droite et plan)................... 5 fr.
    Supplément à l'usage des candidats à l'École de Saint-Cyr. 1 vol. in-8, avec atlas de 16 planches............................ 6 fr.

6° **Cours de cosmographie**, par M. P. PORCHON. 1 vol. in-8, avec figures dans le texte et planches hors texte............................ 5 fr.

7° **Cours de trigonométrie**, par M. Ch. REBIÈRE. 1 vol. in-8, avec figures dans le texte............................ 3 fr. 50

MANUEL

DU

BACCALAURÉAT ÈS LETTRES, 2me PARTIE

ET DU

BACCALAURÉAT ÈS SCIENCES RESTREINT

Par le D^r LE NOIR

Ancien professeur de l'Université.

Histoire naturelle élémentaire. 1 vol. in-18, avec 251 figures dans le texte. 5 fr.

Physique élémentaire. 1 vol. in-18, avec 455 figures dans le texte........ 6 fr.

Chimie élémentaire. 1 vol. in-18, avec 76 figures dans le texte......... 3 fr. 50

Mathématiques élémentaires (*Arithmétique, Géométrie, Algèbre, Cosmographie*). 1 vol. in-18.. 5 fr.

BOURLOTON. — Imprimeries réunies, A, rue Mignon, 2, Paris.